LEHRBUCH
DES STOFFWECHSELS
UND DER STOFFWECHSEL-
KRANKHEITEN

LEHRBUCH DES STOFFWECHSELS UND DER STOFFWECHSEL-KRANKHEITEN

VON

DR. MED. ET PHIL. S. J. THANNHAUSER

O. Ö. PROFESSOR DER MEDIZIN, DIREKTOR DER MEDIZINISCHEN KLINIK
DER MEDIZINISCHEN AKADEMIE DÜSSELDORF

MIT 94 TEILS FARBIGEN ABBILDUNGEN IM TEXT

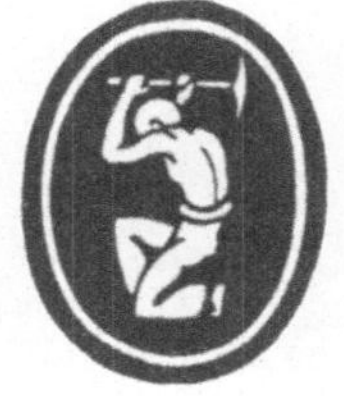

MÜNCHEN
VERLAG VON J. F. BERGMANN
1929

ISBN-13: 978-3-642-98175-3   e-ISBN-13: 978-3-642-98986-5
DOI: 10.1007/978-3-642-98986-5

SEINEM MEISTER FR. v. MÜLLER

ZUM 70. GEBURTSTAG IN DANKBARKEIT

SEINEN LEHRERN, MITARBEITERN UND

SCHÜLERN IN STETER VERBUNDENHEIT

Vorwort.

Meine Hörer in München und Heidelberg traten an mich heran, das Material meiner Stoffwechselvorlesungen in Buchform zu fassen. Die Schwierigkeit, ich möchte sagen, die Vermessenheit der Aufgabe, auf breiter Basis ein Buch des Stoffwechsels und der Stoffwechselkrankheiten allein zu schreiben, war mir von Anfang an bewußt. Einzelne Abschnitte wären zweifellos von anderen Forschern, die in Spezialgebieten besondere Erfahrungen besitzen, besser bearbeitet worden. Ein großes Gemälde wird aber, trotz technisch vollendeter Details, an Wirkung verlieren, wenn mehrere Künstler, deren Empfindung und deren Wollen nicht einheitlich sein kann, an der Ausführung beteiligt sind. Nach langem Zaudern ging ich allein auf den Weg. Eine lange, mühevolle Straße mit vielen Seitenpfaden und Irrwegen, die mich nicht zum Ziele geführt hätte, wäre nicht meine Lebensgefährtin auch diesen Weg mit mir gegangen.

Der Zweck dieses Buches ist, die naturwissenschaftlichen Erkenntnisse in den Mittelpunkt unseres medizinischen Denkens zu stellen. Ich versuchte die Physiologie des Stoffwechsels so stark in den Vordergrund der Betrachtungsweise zu rücken, daß auch in der Darstellung des Stoffes, wie die Wirklichkeit es uns täglich lehrt, der Übergang vom physiologischen zum pathologischen Geschehen sich unmerklich vollzieht.

Das Bestreben, die Forschungsergebnisse kritisch zusammenzustellen, bringt in vielen Fragen ein subjektives Urteil des Autors mit sich. Viele werden diese Subjektivität der Darstellung als einen Fehler empfinden, manche Forscher werden unter den Zitaten ihren Namen vermissen. Ein Lehrbuch dieses Umfanges kann nicht vollständig sein. Es muß seine Unvollständigkeit durch wegweisende Zitate ersetzen. Es wird auch von manchem Leser vermerkt werden, daß in einzelnen Abschnitten unbewiesene Anschauungen vorgetragen werden, daß manche Kapitel sogar unter dem Gesichtspunkte einer Hypothese zur Darstellung kommen. Ich bin mir bewußt, daß Hypothesen in einem Lehrbuch ganz zurücktreten sollten; aber ich erblicke die Aufgabe dieses Buches nicht nur in der Sammlung und Wiedergabe des gesicherten Tatsachenmaterials, sondern auch in der Anregung zu selbständigem Denken und Forschen. Erklärungen und Deutungen der Vorgänge des Stoffwechsels, die heute als bewiesene Tatsachen imponieren, können morgen durch neue Erkenntnisse der Physik und Chemie umgestoßen werden. Für die Erkenntnisse des organischen Stoffwechsels gilt die Heraklitsche Philosophie: „Es gibt nichts Bleibendes, weder in den einzelnen Dingen der Welt noch in ihrem Gesamtbestande. Nicht nur die besonderen Erscheinungen, sondern auch das Weltall als Ganzes ist in ewiger, unablässiger Umwälzung begriffen: Alles fließt und nichts bleibt. Man kann von den Dingen nicht sagen, daß sie sind; sie werden nur und vergehen in dem ewig wechselnden Spiele der Weltbewegung. Was also bleibt und den Namen der Gottheit verdient, das ist kein Ding und kein Stoff, sondern die Bewegung, das Geschehen, das Werden selbst.“ (W. Windelband, Geschichte der Philosophie.)

Wissen, Sehen, Empfinden sind die drei Eigenschaften des guten Arztes. Empfinden kann man nicht lehren. Wissen und Sehen für ein Teilgebiet der medizinischen Wissenschaft zu vermitteln, ist der Wunsch bei der Niederschrift dieses Buches gewesen.

Herr Dr med. Hach hat mich mit unermüdlichem Eifer bei der Niederschrift dieses Buches unterstützt und gefördert. Es ist mir eine angenehme Pflicht, ihm auch an dieser Stelle zu danken.

Düsseldorf, im August 1929.   **S. J. Thannhauser.**

Inhaltsverzeichnis.

IV. Nucleinstoffwechsel.

VIII. Cholesterinstoffwechsel.

IX. Stoffwechsel der Gallensäuren.

X. Stoffwechsel des Blut- und Gallenfarbstoffes.

Der Wasserhaushalt.

XIII. Sediment- und Steinbildungen.

XIV. Vitamine und Avitaminosen.

Begriffsbestimmung. Geschichte der Vitaminforschung.

Wachstums- und ansatzfördernde Vitamine. Quantitative Verhältnisse der Vitaminzufuhr. Die Ödemkrankheit.

XV. Die Hormone.

XVI. Anhang.

I. Gesamtstoffwechsel.

> . . . Aber erst werde ich einige Versuche machen,
> ehe ich weiter vorgehe, weil meine Absicht ist, zuerst
> das Experiment vorzubringen, und dann mit der Ur-
> sache zu zeigen, weshalb selbiges Experiment ge-
> zwungen ist, in solcher Weise zu wirken. Und dieses
> ist die wahre Regel, wie die Erforscher der Wirkungen
> vorgehen müssen, und wenn gleich die Natur mit der
> Ursache beginnt und mit dem Experiment endet. Wir
> müssen entgegengesetzten Weg verfolgen, d. h. be-
> ginnen, wie ich oben sagte, mit dem Experiment und
> mit diesem die Ursache untersuchen.
>
> Leonardo da Vinci MS. A. Fol. 47 r.

Das Wasser, das Feuer, die Luft und die Erde sind die Grundstoffe, aus Historische Ent-
wicklung der
Stoffwechsel-
probleme. denen man sich im klassischen Altertum die organische und anorganische Natur aufgebaut dachte. Der Mensch, das höchst organisierte Wesen der Natur, ist ebenfalls aus diesen Grundstoffen gebildet. Den Ausdruck dieses Gedankens finden wir bereits bei Hippokrates (460—364 a. Chr.) angedeutet, er gewinnt bei Galen (131—200 p. Chr.) feste Gestalt. Die vier Galenschen Kardinalsäfte des Körpers versinnbildlichen die Eigenschaften der vier Naturelemente.

Das Blut (τo $\alpha \tilde{\iota} \mu \alpha$) ist feucht und warm wie die Luft, der Schleim (τo $\varphi \lambda \acute{\epsilon} \gamma \mu \alpha$) ist feucht und kalt wie das Wasser, die gelbe Galle ($\acute{\eta}$ $\chi o \lambda \acute{\eta}$) ist trocken und warm wie das Feuer, die schwarze Galle ($\acute{\eta}$ $\mu \acute{\epsilon} \lambda \alpha \varsigma$ $\chi o \lambda \acute{\eta}$) ist trocken und kalt wie die Erde. Sind diese Säfte im Körper richtig verteilt und gemischt, so ist der Körper gesund. Ist dies aber nicht der Fall, herrscht einer der Säfte in irgendeinem Teil des Organismus vor, so entsteht eine falsche Mischung, eine Dyskrasia. Die Dyskrasia ist die Ursache der Krankheit.

Diese Anschauungsweise der Krankheitsgenese ist die erste und reinste Form der Humoralpathologie. Aus dem fehlerhaften Wechsel der Säfte entsteht jedwede Krankheit. Im Wandel der Zeiten ist die Krankheitserkenntnis fortgeschritten. Aber der Grundgedanke Galens, die „Dyskrasia", ist gewissermaßen der klassische Vorbote derjenigen Erkrankungen, welche wir heute als Stoffwechsel-erkrankungen zusammenfassen.

Über die Vorgänge innerhalb des Körpers, innerhalb der verschiedenen Säfte, über den Zweck und das Schicksal der aufgenommenen Nahrung finden wir bei den Griechen und Römern keine realen Angaben. Die Philosophie suchte nach logischen Erklärungen, jedoch fehlte die körperliche Erkenntnis.

Nahezu eineinhalb Jahrtausend begnügte man sich mit den überkommenen Vorstellungen der Griechen und Römer. Das Kulturniveau der Eroberervölker, welche sich an die Stelle der Römer und Griechen setzten, war viel zu gering, um sofort auf den wahrscheinlich gar nicht assimilierten kulturellen Werten weiterzubauen. Erst das Wiederaufleben der antiken Kultur, das wir gemeinhin als Renaissance bezeichnen, brachte wieder den Drang zur Erforschung der Probleme der Lebenserscheinungen.

Der genialste Mann der Renaissance, vielleicht der an geistigen Qualitäten vollendetste Mensch aller Zeiten, Leonardo da Vinci (1452—1519), erkannte, daß ein Lebewesen nur in einer Atmosphäre existenzfähig ist, in der auch eine Flamme brennen kann. Diese grundlegende Erkenntnis Leonardos blieb drei Jahrhunderte ungenützt, vielleicht vergessen, wahrscheinlich unverstanden.

Die Heilkunde hatte in jenen Zeiten ihre hervorragendsten Pflegestätten an den Universitäten Oberitaliens. In Padua lebte um die Wende des 16. Jahrhunderts ein Mann, dem wir den ersten Stoffwechselversuch verdanken. Dieser Gelehrte, Sanktorius (1561—1636), beschäftigte sich mit dem Problem, daß das Gewicht der eingeführten Nahrung größer ist als das Gewicht der ausgeschiedenen Kot- und Urinmenge. Ein Holzschnitt hat uns den Versuch des Sanktorius überliefert. Auf einer großen einarmigen Waage ist ein Nachtstuhl aufgehängt, in dem Sanktorius sitzt. Das Gewicht der eingeführten Nahrungsmenge wird genau zugewogen. Das Gewicht des Sanktorius wurde während der Verdauung geringer als sein Anfangsgewicht + aufgenommene Nahrung. Es mußte also irgendein wägbarer Stoff unsichtbar den Körper verlassen. Sanktorius nannte diesen Vorgang „perspiratio insensibilis". In seinem Lebenswerk „De medicina statica aphorismi" legt Sanktorius den größten Wert auf die Kenntnis der „perspiratio insensibilis" zur Erhaltung der Gesundheit und zur Behandlung Kranker. „Nur der kann ein guter Arzt sein, der über die perspiratio insensibilis in allen Krankheiten Bescheid weiß."

Die Führung in der Pflege der Wissenschaften übernahmen von den Italienern um die Mitte des 17. Jahrhunderts die Franzosen und die Engländer. In diese Zeit fällt die Gründung der von Ludwig XIV. besonders dotierten Akademie der Wissenschaften in Paris und einer ähnlichen Einrichtung, der Royal Society in London. Die Erforschung chemischer Probleme tritt in den Vordergrund. Van Helmont (1577—1644) beschrieb ein neues Gas, in dem das Leben unmöglich ist. Dieses von van Helmont als „Waldgas" beschriebene Gas ist die Kohlensäure. Robert Boyle (1621—1679) zeigte, daß das Leben und das Brennen einer Flamme unter vermindertem Druck in einer Gasglocke unmöglich ist. Die leonardesken Ideen Boyles führte John Mayow (1640—1679) weiter. In einer Schrift über Respiration schreibt Mayow: „Die Luft verliert bei der Respiration, ähnlich wie durch die Flamme, etwas von ihrer elastischen Kraft. Man muß glauben, daß die Lebewesen in gleicher Weise wie die Flamme Teile der gleichen Art absorbieren." Mayows Lehren fanden keine Verbreitung, sie wurden übertönt von dem Erfolg einer hypothetischen Lehre der Verbrennungserscheinungen, der Phlogistontheorie.

Stahl (1660—1734), der Leibarzt des Königs Friedrich Wilhelm I. von Preußen, stellte die Hypothese auf, daß alle brennbaren Stoffe eine Substanz enthalten, welche die Verbrennung ermögliche. Diese Substanz, das „Phlogiston", gab der Theorie den Namen. Die Phlogistontheorie bildete zunächst die Grundlage der weiteren Forschung, so daß die folgenden großen Entdeckungen unter dem Gesichtspunkt des Phlogiston betrachtet wurden. Die Forscher gingen darauf aus, das Phlogiston in der Atmosphäre zu finden — und fanden den Wasserstoff, Sauerstoff und Stickstoff.

Cavendish (1731—1810) glaubte das Phlogiston gefunden zu haben und nannte das neue Gas „inflammable air". „Inflammable air" ist das Gas, welches wir heute Wasserstoff nennen. Priestley (1733—1804) berichtet folgendes grundlegende Experiment. Er ließ eine Kerze in einem kleinen von der Atmosphäre abgesperrten Raum so lange brennen, bis sie von selbst verlöschte. In den gleichen Raum stellte er eine wachsende grüne Pflanze. Nach einer Reihe von Tagen fand er, daß eine Kerze wiederum in diesem Raume brennen konnte.

Ein weiterer Versuch Priestleys zeigt, daß beim Erhitzen von rotem Queck-
silber (Quecksilberoxyd) auf Rotglut ein Gas entsteht, in welchem eine Kerze
mit großer Flamme brennt. — Priestley schloß aus diesen Versuchen, daß
sowohl durch die wachsende Pflanze als auch beim Erhitzen des roten Queck-
silbers ein Gas entsteht, das er „dephlogisticated air" nannte. „Dephlogisticated
air" ist das gleiche, was wir heute Sauerstoff nennen. Cavendish beobachtete
bereits, daß durch Zusammenbringen von 2 Teilen „inflammable air" und 1 Teil
„dephlogisticated air" durch den elektrischen Funken Wasser entsteht. Ruther-
ford (1749—1819) endlich fand, daß in einem kleinen abgeschlossenen Raum,
in welchem eine Kerze bis zum Verlöschen gebrannt hat, Alkali „fixed air"
(das ist unsere Kohlensäure) aufnimmt und eine beträchtliche Menge eines Gases
zurückbleibt, das die Flamme sofort zum Erlöschen bringt. Er nannte dieses
Gas „residual air". Die Bezeichnung „residual air" wurde später durch Stickstoff ersetzt. Die großen Entdeckungen waren gemacht, und bereits die ersten
Schritte getan zur Erkenntnis von Naturvorgängen, deren Verständnis allerdings
erst dem Genie Lavoisiers vorbehalten blieb. Lavoisier (1743—1794) erkannte, daß Kohlensäure eine Verbindung von Kohle und Sauerstoff ist. Wenn
man Quecksilberoxyd allein erhitzt, entsteht nur Sauerstoff (air respirable),
Quecksilberoxyd mit Kohle geglüht läßt Kohlensäure (Fixed air, Black [1728
bis 1799], Priestley) entstehen.

Lavoisier[1] schloß einen Sperling in eine Glasglocke ein und zeigte, daß aus
der abgeschlossenen Atmosphäre Brennstoff, das ist Sauerstoff, verschwindet
und Kohlensäure entsteht. Im Verfolg dieser Erkenntnis machten Lavoisier
und La Place[2] im Jahre 1780 ihre für die Physiologie grundlegenden Untersuchungen.

Die Forscher bestimmten die Menge Kohlensäure („air fixe"), welche ein
Meerschweinchen in 10 Stunden produziert. Ein weiteres Meerschweinchen wurde
die gleiche Zeit (10 Stunden) in ein von den Untersuchern konstruiertes Eiscalorimeter gesetzt, und die Menge Eis ermittelt, die in 10 Stunden geschmolzen
wurde. Hierauf wurde festgestellt, wieviel Kohle beim Brennen die gleiche
Menge Kohlensäure liefert, als dies das Meerschweinchen im 10-Stunden-Versuch
getan hat. Diese Kohlenmenge wurde im Calorimeter verbrannt und ebenfalls
die geschmolzene Eismenge festgestellt. Im Tierversuch wurden 224 Grains reine
Kohlensäure erzeugt und dabei 13 Unzen Eis geschmolzen. Bei der Verbrennung
der ermittelten Kohlenmenge wurde 224 Grains reine Kohlensäure gebildet und
10,4 Unzen Eis geschmolzen. Lavoisier erkannte bereits, daß diesem grundlegenden Versuch Genauigkeitsfehler anhaften. Die Extremitäten der Meerschweinchen waren erfroren, das Respirationswasser wurde dem Schmelzwasser
zugezählt, die Eistemperatur steigerte die Wärmebildung im Tier. Trotzdem
hielt Lavoisier das Monumentale dieses Experimentes fest. „Die zweierlei
Art der Wärme — animalische Wärme und Verbrennungswärme der
Kohle — haben nahezu den gleichen Effekt. Wir können direkt
ohne Hypothese schließen, daß die tierische Wärme zum größten
Teil durch die Umwandlung von Sauerstoff (‚air pur') in Kohlensäure (‚air fixe') entsteht."

In weiteren Untersuchungen konnte Lavoisier die Zusammensetzung von
Wasser, Salpeter und Schwefelsäure aufklären und die Phlogistontheorie durch
eine exakte experimentelle Widerlegung in einer Schrift „Überlegungen über
Phlogiston" abfertigen. Trotzdem konnten die großen Chemiker jener Zeit,
Priestley, Cavendish und Scheele sich nicht von der Phlogistontheorie
losreißen, nur Black bekannte sich zu den Anschauungen Lavoisiers. Der
Kulminationspunkt des wissenschaftlichen Schaffens Lavoisiers sind die

ersten Respirationsversuche, die er mit Seguin anstellte. Seguin gebührt das Verdienst, die zu den Respirationsversuchen nötige Gasanalyse als Methode ausgearbeitet zu haben. Die Apparate, welche Lavoisier zu diesen Versuchen benutzte, sind leider nicht beschrieben, wir besitzen nur Bilder, welche die Frau Lavoisiers unter Beihilfe des berühmten Malers Gerard David aus dem Gedächtnis nach dem Tode ihres Gatten anfertigte. Die Bilder zeigen die Apparate mit Seguin im Versuch. Sie besitzen leider mehr künstlerischen als wissenschaftlichen Wert und lassen die Versuchsanordnung nicht mit Genauigkeit erkennen. Wenn auch die Versuchsanordnung nicht überliefert ist, die Versuchsresultate sind überkommen und bilden den Grundstock unseres Wissens über den menschlichen Stoffwechsel.

1. Die stündliche Sauerstoffmenge, die ein ruhender, fastender Mensch bei 26^0 C aufnimmt, sind 1210 Kubikzoll $= 24$ l.

2. Bei einer Temperatur von 12^0 C steigt der Sauerstoffverbrauch auf 1344 Kubikzoll $= 27$ l.

3. Die gleiche Versuchsanordnung aber mit Nahrungsaufnahme zeigt einen Sauerstoffverbrauch von 1800 bis 1900 Kubikzoll $= 38$ l.

Wird gleichzeitig körperliche Arbeit geleistet, so steigt die verbrauchte Sauerstoffmenge auf 3200—4600 Kubikzoll $= 65$—91 l.

Lavoisier fand in seinen Versuchen, daß die Menge des aufgenommenen Sauerstoffs und der ausgeschiedenen Kohlensäure abhängig ist

1. von der Nahrung,
2. von der Arbeit,
3. von der Umgebungstemperatur.

Bewundernd stehen wir vor dem Genie Lavoisiers, der kurz nachdem er den Chemismus der Verbrennungserscheinung erkannte, seine Entdeckung auf die Probleme der Lebenserscheinungen mit zwingender Schlußkraft auswertete. Die Zahlen Lavoisiers haben durch unsere moderne Apparatur Verbesserungen erfahren, das Wesentliche aber, seine Erkenntnis, daß der Stoffumsatz abhängig ist von der Nahrung, Arbeit und Temperatur, ist der feststehende Pol jedweder Betrachtung tierischen Stoffwechsels geblieben. Lavoisier starb unter der Guillotine als Opfer des Revolutionsterrors, 50 Jahre alt. Bei der Enthauptung flüsterte der berühmte Mathematiker Lagrange seinem Nachbar zu: „Nur ein Augenblick, und dieses Haupt fiel, 100 Jahre werden nicht ausreichen, um einen Kopf wie diesen wieder erstehen zu lassen."

Ein großer Trugschluß unterlief Lavoisier. Er glaubte, daß die Verbrennungen im Organismus sich in der Lunge vollziehen. Hier sollte eine Flüssigkeit, die Wasserstoff und Kohlenstoff enthält, durch den eingeatmeten Sauerstoff zu Wasser und Kohlensäure verbrannt werden. Bereits Lavoisiers Zeitgenosse und Freund Lagrange hielt dieser Hypothese entgegen, daß in diesem Fall die Temperatur in der Lunge höher sein müßte als irgendwo im Körper.

Nachdem Magnus (1802—1870) die Anwesenheit von Sauerstoff und Kohlensäure im Blute erwiesen hatte, wurden die Verbrennungsvorgänge in das Blut verlegt.

Liebig[3] konnte zeigen, daß nicht Kohlenstoff und Wasserstoff im Organismus verbrennen, sondern die hochmolekularen Nahrungsstoffe selbst dem oxydativen Abbau unterliegen.

Mit Liebig (1803—1873) beginnt eine neue Periode der Stoffwechselforschung. Der junge Liebig studierte in Paris zu einer Zeit, wo dort Laplace, Berthelot, Gay-Lussac, Thénard, Laennec und Magendie lebten. Kaum 21 Jahre alt, kam Liebig auf den neu errichteten Lehrstuhl der Chemie in Gießen. Hier begründete er durch die Ausarbeitung der Elementaranalyse organischer Verbindungen die moderne Chemie. Wichtige organische Substanzen waren lange vor Liebig entdeckt, ihre elementare Zusammensetzung konnte erst durch Liebigs Methodik erforscht werden. Liebig war in einem viel zu naturwissenschaftlichen Milieu in Paris groß geworden, um zu vergessen, daß die gewonnenen neuen chemischen Erkenntnisse zuförderst auf der Chemie der Lebensvorgänge aufgebaut werden müssen. Liebig teilte die Nahrungsstoffe in Eiweiß, Kohlenhydrate und Fette. Durch seine Elementaranalyse wußte er die Menge des im Eiweiß enthaltenen Stickstoffs. Liebig sprach bereits die Vermutung aus, daß die Stickstoffmenge des Urins ein Maß für die Eiweißumsetzung im Tierkörper sein könnte. Dieser Gedanke Liebigs wurde von F. W. Bidder und C. Schmidt[4] in Dorpat aufgegriffen und erstmals in Tierversuchen einer experimentellen Prüfung unterworfen. Die Experimente von Bidder und Schmidt erlangten erst volle Beweiskraft durch die ausgedehnten Untersuchungen von Carl v. Voit (1831—1908).

Voit[5] fütterte einen Hund während 25 Tagen mit 29 kg Fleisch.

Versuchsdauer	25 Tage
Aufgenommene Fleischmenge	29 kg = 986,0 g N
Ausgeschiedene N-Menge im Harn	943,7 g N
„ „ „ Kot	39,1 g N
	982,8 g N.

Differenz der aufgenommenen und ausgeschiedenen N-Menge $= 3{,}2$ g $= {}^3/_{10}\,\%$. Es erscheint also nahezu der gesamte in der Nahrung enthaltene Stickstoff im Harn wieder. Mit diesem Experiment ist der unerschütterliche Grundstein für jedwede Forschung des Eiweißstoffwechsels gelegt. Der Stickstoffstoffwechsel vollzieht sich fast ausschließlich durch Nahrungsaufnahme und Urinausfuhr. Die N-Schlacken im Kot sind, wie der obige Versuch zeigt, nicht erheblich. Der Stickstoff der Luft geht nicht in den Stoffwechsel über. Er löst sich, wie Voit zeigen konnte, entsprechend seines Partialdruckes in der atmosphärischen Luft in den Körperflüssigkeiten. Auch im Stoffwechsel entsteht beim Eiweißabbau kein gasförmiger Stickstoff. Das beim Eiweißabbau sich bildende Ammoniak verläßt den Körper nicht durch die Atmung (Salaskin). Während die Ausatmungsluft keine nachweisbaren aus dem N-Umsatz stammenden Mengen N-haltiger Verbindungen enthält, sind ganz geringe, bei Stoffwechselversuchen aber nicht in Rechnung zu ziehende N-Mengen im Schweiß, in den Hautabschilferungen und in den Haaren enthalten. Nach Benedict sind im Schweiß bei mäßiger Arbeit 0,13 g N pro Stunde, im Ruhezustand aber nur 0,071 g N im Tage enthalten. Moleschot berechnet den täglichen N-Verlust an Haaren und Nägeln mit 0,097 g N.

Voits Versuchsergebnis, daß die ausgeschiedene N-Menge dem N-Gehalt der aufgenommenen und verbrannten Eiweißmenge entspricht, gestattete dem Forscher auch rückläufig aus der Menge des ausgeschiedenen Stickstoffs auf die Menge des aufgenommenen Nahrungseiweißes umzurechnen. Eiweiß enthält ca. 16% N,

$$\text{d. h. } 100 \text{ g Eiweiß} = 16 \text{ g N.}$$

1 g ausgeschiedener Stickstoff entspricht $\dfrac{100}{16}$ Eiweiß $= 6{,}25$ g Eiweiß. Wird mehr Stickstoff ausgeschieden als aufgenommen, so kann man daraus schließen, daß Körpereiweiß einschmilzt. Wird weniger Stickstoff ausgeschieden als aufgenommen, so kann man folgern, daß Stickstoff retiniert und zum Aufbau von Körpereiweiß verwendet wird.

Diese sinnfällige Art der Berechnung des Eiweißumsatzes aus der N-Ausscheidung veranlaßte Voit in Gemeinschaft mit Pettenkofer einen Apparat zu konstruieren, mit dessen Hilfe man die Ausscheidung von Kohlensäure und Wasser bestimmen konnte. Aus den gefundenen Zahlen der Kohlensäureausscheidung mußte dann auch hier die Menge der verbrannten kohlenstoffhaltigen Verbindungen errechnet werden können. Die Konstruktion eines Respirationsapparates hatten bereits Lavoisier, Regnault und Reiset ausgeführt. Die Einzelheiten der Konstruktion des Lavoisierschen Apparates, mit dem Lavoisier die grundlegenden Experimente über den Sauerstoffverbrauch (s. S. 4) des Menschen ermittelte, blieben unbekannt und konnten deshalb von Pettenkofer und Voit nicht verwertet werden. Regnault und Reiset benutzten für die Experimente an kleinen Tieren eine Glasglocke, die nur die Bestimmung der mit der Atemluft ausgeschiedenen Kohlensäuremenge erlaubte. Pettenkofer und Voit standen also vor einer ganz neuen methodischen Aufgabe. Die Forscher konstruierten eine große Kammer, in welcher es möglich war, den Menschen bei seinen gewöhnlichen Gepflogenheiten zu untersuchen. Die Konstruktion der Respirationskammer ist zum größten Teil von Pettenkofer durchgeführt. Die Luft tritt durch eine kleine Öffnung frei ein und wird durch eine zweite Öffnung durch einen Gasometer abgesaugt, der ihr Volumen bestimmt. Die Ventilationsgröße war ca. 500 000 l im Tage. Da es unbequem ist, ein so großes Luftquantum zu analysieren, wurde in einzelnen Zwischenräumen in Proben der Gehalt der zuströmenden und abströmenden Luft an Kohlensäure und Wasser festgestellt. Indem die Differenz an Kohlensäure und Wasser in der zu- und abströmenden Luft festgestellt und auf die Gesamtmenge der in den Gasuhren gemessenen verbrauchten Luft umgerechnet wurde, konnte man bestimmen, wieviel von dem im Respirationsraume lebenden Menschen stammte. Das anschaulichste Bild eines derartigen Respirationsversuches erhält man, wenn man den ersten Respirationsversuch von Pettenkofer und Voit[6] sich zahlenmäßig vergegenwärtigt. Dieser Versuch wurde an einem Mann gemacht, der während des Versuches hungern mußte*.

Gew. zu Beginn d. Vers.	71,090 kg	Gew. am Ende d. Vers.	70,160 kg
Trinkwasser	1,0548 kg	abgegeb. CO_2	0,7383 kg
	72,1448 kg	ausgesch. Wasser	0,8289 kg
		Urin	1,1975 kg
			72,9247 kg

Differenz von 72,9247 und 72,1448 = 0,7799 = verbrauchter Sauerstoff.

Die Untersuchung des Urins ergab: 11,33 g N, 5,81 g C.

Der Kohlenstoff der Exspirationsluft aus der CO_2 berechnet = 201,30 g C.

Totale Ausfuhr an Kohlenstoff: 5,81 g C
                                 201,30 g C
                                 ———————————
                                 207,11 g C.

(Im Hunger ist der C-Gehalt des Kotes zu vernachlässigen.)

Die Gesamtmenge des ausgeschiedenen C und N ist:

$$C = 207,11 \text{ g}$$
$$N = 11,33 \text{ g}$$

Aus diesen auf experimentellem Wege gefundenen Zahlen konnten Pettenkofer und Voit die Menge der verbrannten Nahrungsstoffe auf folgende Weise errechnen:

---

* In dem Originalversuch bekam die Versuchsperson eine kleine Menge Liebigs Fleischextrakt. Die Zahlen für C und N für diese kleine Nahrungsmenge sind bei den angegebenen Bilanzzahlen aus didaktischen Gründen bereits in Abzug gebracht.

Als Fahne für die Errechnung der Analyse dient die N-Ausscheidung. Jedem Gramm ausgeschiedenen Stickstoff entspricht 6,25 g abgebautes Eiweiß. Wenn also unser Mann im Versuch 11,33 g N ausgeschieden hat, so besagt dies, daß er im Hunger $11,33 \cdot 6,25 = 70,81$ g seines eigenen Eiweißes abgebaut hat.

Die Elementaranalyse des Eiweißes hat ergeben, daß im Molekül des Fleischeiweißes 1 g N entsprechen 3,28 g C. In unserem Versuch wurden 11,33 g N ausgeschieden, dementsprechend müssen $11,33 \cdot 3,28 = 37,16$ g C von abgebautem Eiweiß herrühren. Zieht man diese 37,16 g C von der Gesamtmenge des ausgeschiedenen C (= 207,11 g C) ab, so verbleiben 169,95 g C, welche nicht aus verbranntem Eiweiß stammen können. Diese Kohlenstoffmenge ist durch Verbrennung von Kohlenhydraten und Fett entstanden. Voit konnte zeigen, daß im Hunger in der ersten Zeit keine Kohlenhydrate verbrannt werden und der Glucogenvorrat unangetastet bleibt. Die 169,95 g C können also nur durch Verbrennung von Fett entstanden sein. Fett enthält 76,52% C. 169,95 g C entsprechen also 222,1 g Fett.

Nach dieser Berechnung hat der hungernde Mensch während der Dauer des Versuchs 70,81 g Eiweiß und 222,1 g Fett verbrannt. Einen Beweis der Richtigkeit der von Voit und Pettenkofer angestellten Versuchsberechnung lieferte später die Ermittlung der Sauerstoffquantitäten, die Eiweiß, Kohlenhydrate und Fett benötigen, wenn sie außerhalb des Körpers verbrennen.

100 g Eiweiß	verbrauchen	133,43 g O
100 g Kohlenhydrate	„	118,5 g O
100 g Fett	„	288,5 g O

Nach diesen Zahlen wären für die im Voitschen Hungerversuch verbrannten Eiweiß- und Fettmengen 735,24 g O nötig. Tatsächlich verbraucht wurden 770,9 g O. Würden die 169,95 g C nicht, wie Voit annahm, von Fett, sondern von verbrannten Kohlenhydraten herrühren, so wären nur 452,7 g O nötig gewesen.

Nachdem Voit und Pettenkofer aus diesem grundlegenden Versuch gesehen hatten, daß man aus der N- und CO_2-Ausscheidung und aus dem Sauerstoffverbrauch mit ziemlicher Genauigkeit die zum Abbau gelangten Brennstoffe berechnen kann, dehnten sie ihre Untersuchungen ganz allgemein auf die Fragen der Ernährung aus. Sie untersuchten, inwieweit Fett-, Eiweiß- und Kohlenhydratnahrung zur Verbrennung oder zur Aufspeicherung der Nahrungsstoffe führt. Es wurde der Einfluß von körperlicher Arbeit, der Ruhe, der Temperatur auf die Verbrennungsvorgänge studiert. Es konnte gezeigt werden, daß im Hunger nur Eiweiß und Fett eingeschmolzen werden, daß bei körperlicher Arbeit neben Kohlenhydraten Fett zum Abbau gelangt, daß im Schlafe bei absoluter Ruhe die Fettverbrennung nahezu vollständig sistiert. Eine weitere wichtige Feststellung machten die beiden Forscher, indem sie zeigten, daß man durch ausschließliche Eiweißfütterung einen Organismus auf seinem Bestand an Eiweiß und Fett erhalten kann und daß bei reichlicher Eiweißnahrung ein Nahrungsüberschuß an Fett vollständig zum Ansatz kommt.

Voit zeigte im Gegensatz zur alten Liebigschen Lehre, daß Muskeltätigkeit den Eiweißumsatz nicht steigert und daß der Eiweißumsatz nicht parallel geht der Menge des zugeführten Sauerstoffs. Die Sauerstoffaufnahme ist bedingt durch die Menge der im Stoffwechsel zum Abbau gelangenden Brennstoffe. Es konnte die von Lavoisier und Liebig überkommene Ansicht, daß die Sauerstoffaufnahme der Anstoß zu den Verbrennungsprozessen im Körper sei, widerlegt werden. Die Menge der aufgenommenen Nahrung oder der Mindestbedarf des Organismus bestimmt den Abbau der Brennstoffe und nicht die Quantität der Sauerstoffzufuhr. Aus dieser Feststellung geht ferner hervor, daß der Stoffwechsel nicht von der Atmung abhängig ist, sondern daß die Atmung von den Stoffwechselvorgängen, d. h. von dem Sauerstoffbedürfnis und der Kohlensäureproduktion der Organe reguliert wird, wobei das Blut je nach seinem durch die Verbrennungsvorgänge bedingten Kohlensäuregehalt einen Regulationsmechanismus auslöst.

Aus diesen Ausführungen geht hervor, daß die Menge des aufgenommenen Sauerstoffs und der ausgeschiedenen Kohlensäure keine konstante Größe ist. Die Verhältniszahl der ausgeschiedenen Kohlensäure zum aufgenommenen Sauerstoff heißt Respiratorischer Quotient

$$R.\,Q. = \frac{Vol.\ CO_2}{Vol.\ O_2}$$

Wenn nun Kohlenhydrate verbrennen würden, so entsprechen 100 Vol. aufgenommener Sauerstoff 100 Vol. ausgeschiedener Kohlensäure.

$$R.\,Q. = \frac{1}{1} = 1\,.$$

Bei Eiweißverbrennung ist $\dfrac{78{,}1\ Vol.\ CO_2}{100\ Vol.\ O_2}$ R.\,Q. $= 0{,}781$.

Bei Fettverbrennung ist $\dfrac{71{,}0\ Vol.\ CO_2}{100\ Vol.\ O_2}$ R.\,Q. $= 0{,}71$.

Bei hungernden Menschen berechnen Pettenkofer und Voit einen R.\,Q. $= 0{,}69$.

Das Studium der Verbrennungsvorgänge und hauptsächlich das Studium der krankhaften Störungen der Verbrennungsvorgänge führte zu einer neuen Etappe der Stoffwechselforschung, zur Erkenntnis des intermediären Stoffwechsels. Es sind hier die beiden großen Schulen von Franz Hofmeister und Albrecht Kossel, welche neben den klinischen Schulen von Naunyn und Friedrich v. Müller die Pionierarbeit in der Erkenntnis der intermediären Vorgänge des Fett-, Kohlenhydrat- und Eiweißabbaues leisteten. Die Arbeiten von Magnus-Levy, O. Neubauer, Dakin, Knoop und vieler anderer brachten wichtige experimentelle Befunde zum Verständnis der außerordentlich differenzierten und vielgestaltigen Vorgänge des intermediären Stoffwechsels. Der intermediäre Stoffwechsel ist heute in seinen Grundzügen durchforscht, zur Erforschung seiner Details ist noch viel fruchtbare Arbeit zu leisten.

Die jüngste Forschung führte zu der Erkenntnis, daß die Stoffwechselvorgänge abhängig sind von den Inkreten der Drüsen mit innerer Sekretion. Hier sind es vor allem die Erscheinungen an kranken Menschen, welche den Wegweiser bildeten, die Funktionen der normalen Organe zu erkennen. Es wurde die Abhängigkeit der Glucogenspeicherung von Nebennieren und Pankreas erwiesen (Claude Bernard, Minkowski, Blum). Die Wirkung des Inkretes der Schilddrüse und der Hypophyse auf den Gesamtumsatz wurde erkannt und in neuester Zeit gewisse nervöse Zentren im Zwischenhirn als die auf diese Inkrete ansprechenden Erfolgsorgane wahrscheinlich gemacht. Sowohl von der Hypophyse als auch von der Thyreoidea wurden gewisse Einflüsse auf den Wasserhaushalt festgestellt und dessen Beeinflussung durch Gabe von Organextrakten mit Erfolg versucht. Das wirksame Prinzip der Nebennieren wurde als ein Abkömmling des Brenzkatechins als Dioxyphenyloxäthylmethylamin (Adrenalin) identifiziert und der Synthese zugänglich gemacht. Die Namen Claude Bernard, Minkowski, Blum, Banting und Best zeigen die Etappen der Erforschung des Einflusses der Inkretorgane auf den Kohlenhydratstoffwechsel an. In den letzten Jahren wurde auch ein wirksamer Körper der Thyreoidea krystallisiert zur Darstellung gebracht und seine Struktur aufgeklärt.

Wir stehen hier im Beginn der Erkenntnis der für die Physiologie und Pathologie wichtigsten Fragen. Die Humoralpathologie, einstmals ein philosophisches Theorem, gewinnt nunmehr feste Gestalt. Das cellulare Geschehen vollzieht sich wahrscheinlich in Abhängigkeit nervöser, von humoralen Reizen regulierter Impulse.

In kurzen Zügen versuchte ich die Stoffwechselforschung zu umreißen. Die chemischen Veränderungen der Nahrungsstoffe durch die Einwirkung der lebenden Zelle nennen wir Stoffwechsel. Die allerersten Bedingungen dieser chemischen Veränderungen durch die Zelle sind unbekannt. Sie führen uns zu dem unergründlichen Problem des Lebens, zu der Frage, wie gewinnt die anorganische Materie Gestalt in der organischen Verbindung und wie vermag dann der organisierte Körper Lebenserscheinungen hervorzubringen. Lebenserscheinungen sind Bewegungserscheinungen, die verursacht werden durch die Energie, welche bei der Aufspaltung großer Moleküle frei wird. Bewegungsenergie wird im Organismus umgesetzt in Wärme, in mechanische Energie, in Elektrizität. Der Stoffwechsel setzt die potentielle Energie der chemischen Körper in lebendige Kraft um und offenbart sich als Kraftwechsel.

A. Physiologie des Gesamtstoffwechsels.

Für den Kraftwechsel gilt als erstes Grundgesetz die Unzerstörbarkeit der Energie und als zweites Gesetz der zweite Hauptsatz der Thermodynamik, welcher in seiner einfachsten Formulierung lautet: Alle Naturvorgänge laufen in einer Richtung, d. h. sind nicht umkehrbar, jeder Naturvorgang enthält Teilprozesse, in denen Energie einen Entwertungsprozeß durchmacht (meist Streuung von Wärme), die nicht wieder in Energie hoher Intensität übergeführt werden kann. Es verbleiben immer „irreversible" Prozesse, der Hauptvorgang läuft in einer Richtung (Begriff der Entropie).

Lavoisier war der erste, welcher die Identität der tierischen und der Brennwärme erkannte. Er verglich die tierische Wärme, welche nach seiner Ansicht durch Oxydationsvorgänge im Organismus erzeugt wird, mit der Wärme, die eine brennende Kerze hervorbringt. Lavoisier brachte ein Meerschweinchen in ein Eiscalorimeter und bestimmte aus der Menge des geschmolzenen Eises die abgegebene tierische Wärme. Alsdann machte er einen gleich langen Respirationsversuch und bestimmte die in dieser Zeit abgegebene Kohlensäuremenge. Hierauf verglich er die Wärmemengen, die entstehen, wenn die gleiche Menge Kohlensäure durch brennende Kohle erzeugt wird mit der tatsächlich abgegebenen tierischen Wärme. In dem einen Fall wurden 31 Cal., in dem anderen Fall 25 Cal gefunden. Für dieses primitive, wie Lavoisier selbst erkannte, mit Versuchsfehlern behaftete Experiment ein Resultat, welches Lavoisiers These, daß die Quelle der tierischen Wärme Verbrennungsvorgänge im Organismus seien, befestigte. Fast gleichzeitig zeigte Crawford (1748—1795) in England, daß gleichgültig, ob in einem Wassercalorimeter eine Wachskerze oder Kohle brenne oder ein Meerschweinchen lebe, für eine bestimmte verbrannte Sauerstoffmenge die Temperatur des Wassers im Calorimeter um gleiche Grade ansteigt.

Spätere Untersuchungen von Despretz (1792—1863) und Dulong (1785 bis 1838) zeigten, daß die Wärmemengen, welche im Stoffwechsel bei der Verbrennung organischer Verbindungen zu CO_2 und H_2O frei werden, doch um 10 bis 25 % hinter der in der Calorimeterbombe entstandenen Wärme zurückbleiben. Bald darauf publizierte Joule Untersuchungen, welche zur Aufstellung des mechanischen Wärmeäquivalentes führten, während gleichzeitig der Heilbronner Arzt Julius Robert Mayer (1842) die bedeutendste wissenschaftliche Tat durch die Aufstellung des Gesetzes von der Erhaltung der Energie vollbrachte. Energie kann nicht aus nichts entstehen und kann nicht in nichts verschwinden. Die Summe aller Energieformen ist im Weltall konstant, veränderlich ist nur die Form der Energie.

Diesem Gesetz von der Erhaltung der Energie schienen die Untersuchungen von Dulong und Despretz zu widersprechen, die feststellten, daß im tierischen Stoffwechsel weniger Hitze aus Nährstoffen produziert wird als ihrer Verbrennung zu CO_2 und H_2O entsprechen würde. Bidder und Schmidt und hauptsächlich Voit und seine Schule konnten diesen scheinbaren Widerspruch gegen das Gesetz von der Erhaltung der Energie aufklären. Diese Forscher zeigten nämlich, daß es wohl für Fett und Kohlenhydrate richtig ist, die vollständigen Verbrennungswerte anzunehmen, daß aber diese Annahme für das Eiweiß unrichtig ist. Das Eiweiß wird im Stoffwechsel nicht vollständig bis zu Wasser und Kohlensäure verbrannt, sondern der stickstoffhaltige Harnstoff, welcher noch ein ansehnliches calorisches Äquivalent bei seiner vollständigen Verbrennung zu liefern imstande ist, wird als Endprodukt ausgeschieden. Zudem sind auch noch die im Kot unvollständig verbrannt zur Ausscheidung gelangenden Stoffe für das Defizit an Wärmeproduktion zu berücksichtigen. Nimmt man die Verbrennungsreste der im Urin und Kot erscheinenden unvollständig verbrannten Endprodukte des Eiweißstoffwechsels zur tatsächlich produzierten Wärme hinzu, so kommt man auf den vollen Wert der Wärmemenge, den diese Substanzen bei der Verbrennung im Calorimeter geben. Die Übereinstimmung des berechneten Wertes mit dem experimentell gefundenen Wert der Wärmeproduktion war der endgültige Beweis für die Richtigkeit der Erhaltung der Energie im tierischen Organismus und der Beweis für die ausschließliche Herkunft der tierischen Wärme von den Verbrennungsprozessen im Körper.

Es sind Zweifel aufgetaucht, ob die latente Energie eines Nährstoffes in ihrem ganzen Ausmaß als Faktor in die Calorienrechnung einzusetzen ist oder ob die Konsequenz des zweiten Hauptsatzes der Thermodynamik mit dem Begriff der Entropie unsere ganze Calorienrechnung ungültig macht. Es hat sich aber gezeigt, daß die freie Energie eines Nährstoffes bei den in Betracht kommenden Temperaturen nahezu gleich seiner Wärmetönung zu setzen ist. Die praktische Verwendbarkeit der Calorienrechnung ist somit durchaus berechtigt, wenngleich gesagt werden muß, daß die Voraussetzungen (Berthelotsche Lehre) mathematisch anfechtbar sind.

Im Körper werden also Stoffe hoher Spannkraft in Stoffe niederer Spannkraft umgewandelt. Die Differenz findet ihren Ausdruck in der lebendigen Kraft, die sich in den Lebensvorgängen des Organismus äußert. Kennt man die Spannkraft, d. h. die potentielle Energie eines Nährstoffes, so kann man die für den Organismus resultierende kinetische Energie errechnen.

Calorien-
rechnung. Als Maß dient die Calorie, d. h. die Wärmemenge, welche nötig ist, um 1 kg (bzw. g) Wasser von 14,5 auf 15,5° zu erwärmen (große bzw. kleine Calorie). Demnach stellt sich der Nutzwert (physiologische Brennwert) von:

$$
\begin{aligned}
1\ g\ \text{Eiweiß} &= 4,1\ \text{Cal} \\
1\ g\ \text{Fett} &= 9,3\ \text{Cal} \\
1\ g\ \text{Kohlenhydrat} &= 4,1\ \text{Cal.}
\end{aligned}
$$

Rubner[7] unternahm auf Veranlassung seines Lehrers Voit Untersuchungen, die aufklären sollten, in welchen Mengen die einzelnen Nahrungsstoffe einander calorisch gleichwertig sind, d. h. im Energiestoffwechsel wechselseitig füreinander eintreten können. Rubner fand, daß tatsächlich die Nährstoffe sich im Krafthaushalt nach Maßgabe ihres Brennwertes unter gewissen Voraussetzungen (Mindestmaß an Eiweiß) vertreten können.

100 g Eiweiß = 100 g Kohlenhydrat = 44,1 g Fett. Jede dieser drei Größen Gesetz der Isodynamie. entwickelt im Körper die gleiche kinetische Energie, ausgedrückt in Calorienzahl = 410 Calorien und kann isodynam für einander eintreten. Dieses von Rubner postulierte Gesetz der Isodynamie ist nur ein Spezialfall des Gesetzes der Erhaltung der Energie.

Das Gesetz der Isodynamie, das wechselseitige Eintreten eines Nährstoffes für den anderen gilt nur im Kraftwechsel des Organismus, d. h. soweit die einzelnen Nährstoffe lediglich als Energiequelle, als Heizmaterial in Frage kommen. Stofflich sind die einzelnen Nährstoffe absolut nicht gleichbedeutend, insbesondere gilt dies von den stickstoffhaltigen Nährstoffen, denen besondere stoffliche Eigenschaften zukommen. Es ist vollständig unmöglich, einen Menschen auch bei überschüssigem Calorienangebot nur mit Kohlenhydraten oder Fett zu ernähren und ihn dabei auf seinem Bestand zu erhalten. Eine gewisse Menge stickstoffhaltiger Substanz muß stets zugeführt werden. Sie kann niemals, auch nicht durch Verdoppelung isodynamer Mengen anderer Nährstoffe ersetzt werden. Wir werden auf diesen Punkt noch ausführlich bei der Besprechung des Eiweißhaushaltes und speziell des Eiweißminimums (s. S. 131) zu reden kommen.

Die durch das Gesetz der Isodynamie von Rubner begründete energetische Auffassung des Stoffwechsels setzt uns in den Stand, den Bedarf des Organismus an Nährstoffen in Calorien, d. h. Brennwerten, auszudrücken und damit allgemeingültige Normalzahlen aufzufinden.

Auf welche Einheit soll man den Calorienbedarf des Organismus Berechnung des Calorienbedarfs des Organismus berechnen? Es wäre das Richtige, die Berechnung auf die Protoplasmamenge des Körpers zu gründen. Einen Anhaltspunkt für die Protoplasmamenge gibt der N-Gehalt, d. h. der Eiweißgehalt des Körpers, obwohl man auch hier zwischen lebendem Eiweiß, „Protoplasmaeiweiß“ und „zirkulierendem Eiweiß“ unterscheiden müßte. Leider kann man die Protoplasmamenge im Einzelfalle nicht feststellen. Man müßte auf Durchschnittszahlen zurückgreifen. Eine derartige Berechnung wird eine sehr große Ungenauigkeit zur Folge haben. Rubner[7], Carl Bergmann[8] und Meeh[9] versuchten den Energiebedarf auf die Körperoberfläche zu reduzieren. Rubner sagte, „daß beim hungernden und ruhenden Warmblüter bei ungleicher Größe der Energieverbrauch proportional der Oberfläche des Tieres geordnet ist“. Maßgebend für diesen als Rubnersches Oberflächengesetz geltenden Satz ist die Tatsache, daß die Verbrennungsenergie nicht nur primär durch das Protoplasma ausgelöst wird, sondern, daß durch den Wärmeverlust, der eine Funktion der Oberfläche des Organismus ist, ein Dauerreiz auf das Protoplasma ausgeübt wird. Gegen diese Überlegungen sind gewichtige theoretische Einwände vor allem von H. v. Hösslin[10] und Pfaundler[11] erhoben worden. Pfaundler wendet ein, daß neben der Körperoberfläche auch die Lungen- und Darmoberfläche eine Rolle spielt. H. v. Hösslin zeigte, daß das Oberflächengesetz nur ein Spezialfall eines allgemeinen Flächengesetzes ist, und daß der Calorienbedarf vielmehr dem Körperquerschnitt proportional zu setzen sei, eine Vorstellung, die neuerdings von M. Gruber[12] wieder aufgegriffen wurde. Trotz dieser Einwände hat sich die Berechnung des Calorienbedarfs auf die Körperoberfläche für die Praxis als brauchbar erwiesen. Lange Zeit berechnete man nach der Meehschen Oberflächenformel die Oberfläche $O = K \sqrt[3]{G^2}$, wobei für den Menschen $K = 12,3$ ist. Besser ist die Du Boissche[13] Formel, in welcher auch die Länge des Körpers mit einbezogen wird.

$$O = \text{Gewicht}^{\,0,425} \cdot \text{Länge}^{\,0,725} \cdot 71,84 \quad \text{oder einfacher}$$

$$O = \sqrt{\text{Gewicht}} \cdot \sqrt{\text{Länge}} \cdot 167,2.$$

Die Du Boissche Formel ist für die Klinik durchaus brauchbar, obgleich gesagt werden muß, daß die Oberfläche nicht allein für den Umsatz maßgebend ist, da Körpergewicht und Länge nicht nur in ihrer Relation zur Oberfläche gewertet werden müßten. Jede Größe für sich hat einen differenten Einfluß auf den Energiebedarf.

Harris und Benedict[14] haben auf Grund einer sehr großen Reihe von Untersuchungen an normalen Individuen Tabellen angefertigt, aus denen unter Berücksichtigung des Alters und des Gewichts und der Größe der Grundumsatz angegeben ist. Diese Tabellen geben einen ausgezeichneten Anhaltspunkt für die Berechnung bei normalen Individuen, sie versagen aber bei körperlich anormalen Individuen (besonders bei kleinen Menschen: Chondrodystrophie usw.).

Für die Praxis hat sich die Berechnung auf das Gewicht trotz ihrer Ungenauigkeit eingebürgert. Als Korrektur des tatsächlichen Gewichts gebraucht man am besten die Oedersche Berechnung des Idealgewichts. Nach Oeder[15] ist die doppelte Scheitelsymphysenlänge in Zentimeter weniger 100 = dem Sollgewicht in Kilogramm. Noch einfacher ist die Berechnung aus der Körperlänge weniger 100 = kg des Sollgewichts.

Die im Respirationsversuch für den Grundumsatz gefundenen und die nach den Formeln von Du Bois und nach den Zahlen von Harris-Benedict errechneten Werte stimmen leidlich überein.

Als Grundumsatz oder Ruh-Nüchternwert bezeichnet man diejenige Calorienmenge, welche der Organismus bei vollständiger Muskelruhe in nüchternem Zustande innerhalb der physikalischen Wärmeregulationsbreite umsetzt. Die letzte Mahlzeit soll mindestens 12 Stunden vor der Bestimmung zurückliegen; Eiweiß soll aus später zu erörternden Gründen 24 Stunden vor Bestimmung des Grundumsatzes nicht genossen werden.

Ist eine Bestimmung des Grundumsatzes mit guter Methode (ich verweise auf das Buch meines Mitarbeiters E. Krauß: Lehrbuch der Stoffwechselmethodik. Leipzig: S. Hirzel 1928) nicht möglich, so liefern die am Schluß dieses Lehrbuches wiedergegebenen Tabellen von Harris-Benedict für den Grundumsatz ausgezeichnete Durchschnittswerte. Die Tabellen von Harris-Benedict umfassen lediglich Grundumsatzwerte von erwachsenen Personen im Alter von 21—70 Jahren mit einem Körpergewicht von 25—124 kg und einer Körperlänge von 151—200 cm. Angaben über den Grundumsatz im Kindesalter finden sich auf Seite 18 nach den Angaben von Magnus-Levy und Falk.

Für die klinischen Fragestellungen ist es von entschiedener Wichtigkeit, inwieweit ein Abweichen von der errechneten Norm noch in die physiologische Breite der individuellen Schwankungen fällt. Nach Grafe nimmt man mit Magnus-Levy, Du Bois u. a. an, daß Werte, die sich um 10% nach oben und unten vom Durchschnittswert entfernen, noch normal sind. Harris-Benedict stecken die physiologische Breite auf ± 15% von ihren Normalzahlen. Bedenkt man, wie kleine Unterschiede durch den Faktor Zeit die Ursache von Ansatz und Abmagerung sein können, so ist es nicht verwunderlich, wenn man mit der Bestimmung des Grundumsatzes geringe Abweichungen, die im Laufe der Zeit zu großen Wirkungen führen können, nicht fassen kann. Nur bei ganz erheblichen Abweichungen des Grundumsatzes von der Normalzahl wird es möglich sein, klinische Zustandsbilder auf Umsatzveränderungen zurückzuführen. Durch diese Überlegung wird vorläufig leider die Bedeutung der Feststellung des Grundumsatzes für klinische Fragestellungen eingeschränkt (weiteres in dem Abschnitt Fettsucht).

Zu erörtern ist noch die individuelle Konstanz des Grundumsatzes, d. h. ob bei dem gleichen Individuum bei gleichem Ernährungszustand und Körpergewicht, gleicher Innen- und Außentemperatur die Intensität der Verbrennungen konstant ist. Während eine Reihe von Untersuchern, besonders Zuntz[16] und seine Mitarbeiter durch zahlreiche peinlich durchgeführte Selbstversuche innerhalb einiger Dezennien sich für eine solche Konstanz aussprachen und eine maximale Schwankung von 7 % um den Mittelwert fanden, erhob Benedict Befunde, die Schwankungen bis 31,3 % zeigten. Benedict stellte aber fest, daß die Schwankungen nur bei zeitlich weit auseinanderliegenden Versuchen so groß sind, und daß kurz aufeinanderfolgende Versuche gut übereinstimmende Zahlen geben, so daß die Möglichkeit durchaus gegeben ist, am gleichen Individuum den Einfluß besonderer Faktoren auf den Grundumsatz zu studieren (s. w. u.). Geßler[17] machte die Feststellung, daß der Grundumsatz jahreszeitliche Schwankungen aufweist. Er findet ihn im Sommer tiefer, im Winter höher parallel den durchschnittlichen Tagestemperaturen. Diese jahreszeitlichen Schwankungen des Grundumsatzes sind nach Geßler wahrscheinlich ein Ausdruck der chemischen Wärmeregulation. Die jahreszeitlichen Schwankungen des Grundumsatzes sind nicht so groß, daß sie prinzipiell für die Beurteilung der individuellen Konstanz des Grundumsatzes praktisch ins Gewicht fallen.

Lefèvre[18] wendet gegen die Konstanz des Grundumsatzes ein, daß die Gesamtwärmeproduktion aus zwei ursächlich getrennten Größen besteht, aus dem Mindestumsatz bei 35—36⁰ (Bad) Außentemperatur und dem Teil, der zur Aufrechterhaltung der Körperwärme, welche bei 15—20⁰ die Hälfte des Mindestumsatzes beträgt, aufgewandt wird. Dieser letzte Teil unterliegt natürlich je nach der Raumtemperatur, bei welcher der Versuch ausgeführt wird, beträchtlichen Schwankungen. Der Einwand Lefèvres ist nicht berechtigt, da bei einwandfreien Vergleichsuntersuchungen die Konstanz der Außentemperatur eine Vorbedingung für den Versuch ist. Es darf als feststehend angesehen werden, daß innerhalb einer nicht zu groß zu bemessenden Zeitpause der Grundumsatz eines Individuums unter gleichen äußeren und körperlichen Bedingungen nur in einer ganz geringen Breite schwankt und ideell als konstant anzunehmen ist.

Der Grundumsatz erfährt eine Steigerung durch die verschiedensten exogenen und endogenen Momente, d. h. der Kraftwechsel eines Individuums setzt sich zusammen aus dem Mindestumsatz und einem durch besondere Momente bedingten Leistungszuwachs. Ein Leistungszuwachs wird verursacht durch:

1. Temperatur (klimatische Verhältnisse),
2. Nahrungsaufnahme,
3. Muskelarbeit,
4. endokrine Organe (Alter, Geschlecht).

Schon Lavoisier[19] zeigte den Einfluß der Außentemperatur auf den Stoffumsatz des Menschen. Bei sinkender Außentemperatur wird mehr verbrannt, d. h. es steigt der O_2-Verbrauch und die CO_2-Ausscheidung nimmt zu. Voraussetzung ist, daß der Mensch seines Schutzes gegen kältere Temperaturen, d. h. seiner Kleidung oder Bettdecken beraubt ist. Bei steigender Außentemperatur ist das Gegenteil der Fall. Bei hoher Temperatur ist eine Grenze gegeben, bei der auf die anfängliche Senkung wieder eine Steigerung einsetzt. Die Schwankungen der CO_2-Ausscheidung bei verschiedenen Umgebungstemperaturen übersteigt 30 % nicht. Stärkere Schwankungen beobachtet man in kalten und heißen Bädern und Duschen, wo Schwankungen bis zu 200 % nachgewiesen sind. Bei chemischen Reaktionen wird der Ablauf der Reaktion durch Temperaturerhöhung beschleunigt, durch Abkühlung verlangsamt. Aus der Tatsache, daß in homoisothermen Organismen, im Gegensatz hierzu, Abkühlung eine Steigerung, Temperaturerhöhung eine Minderung der Verbrennungsprozesse herbeiführt, ist der Schluß zu ziehen, daß die Temperaturunterschiede im Organismus nicht einfache chemische Reaktionen beeinflussen, sondern auf einen differenzierten Regulationsmechanismus einwirken müssen.

Nervöser Regulations-mechanismus des Wärme-haushaltes.

In diesem Zusammenhang ist der Mechanismus dieser Regulation zu erörtern. Auf welchem Wege gelingt es dem Körper bei verschiedenen Außentemperaturen seine eigene Wärme konstant zu erhalten? In früheren Zeiten glaubte man an eine direkte Einwirkung der Temperaturen auf die Oxydationsvorgänge der Zelle, Kälte im fördernden, Wärme im hemmenden Sinn. Für diese Auffassung fehlt der experimentelle Beweis. Als experimentell gesichert kann heute der physikalische Mechanismus der Wärmeregulation angesehen werden. Die Wärmeregulation geschieht durch Leitung und Strahlung und vor allem durch Wasserverdunstung (1 g verdunstetes Wasser = 0,6 Cal. (Rubner). Der Regulationsmechanismus der Haut ist von der Durchblutung der Haut und von der Tätigkeit der Schweißdrüsen abhängig. Beide Organe, Haut und Schweißdrüsen, stehen unter Kontrolle des Vasomotorenzentrums. Untersuchungen von O'Connor [20] haben diesen zentralen Reflex experimentell studiert. Umstritten wird nur mehr die Frage der chemischen Wärmeregulation, d. h. ob neben der physikalischen Regulation eine selbsttätige Steigerung und Senkung des Stoffumsatzes stattfindet. Die Frage ist beim Menschen besonders schwer zu beantworten, weil man die physikalische Regulation nicht ausschalten kann. Versuche, die physikalische Regulation durch dauernde Hyperämie festzulegen und dadurch eine forcierte Wärmeabgabe zu bewerkstelligen, wurden von G. v. Bergmann [21] gemacht. Die Hyperämie der Haut und die Wärmeabgabe wurde durch Senfbäder und Hochfrequenzbehandlung erzielt. Diese Versuche zeigten eine deutliche Steigerung des Umsatzes. Die Versuche mit starker Unterkühlung der Haut sind nicht eindeutig, da sich reflektorisches Muskelzittern und die damit verbundene Umsatzsteigerung nicht ganz vermeiden lassen.

Geßler [22] suchte neuerdings die chemische Wärmeregulation dadurch zu beweisen, daß er geringe Unterkühlungen, bei denen ein Muskelzittern nicht eintrat, vornahm. In einem Raum von 14—20° wurde der Mindestumsatz der völlig zugedeckten Versuchsperson festgestellt. Hernach die unteren Extremitäten abgedeckt und nach 10 Minuten von neuem der Mindestumsatz festgestellt. Es wurden Steigerungen von 12—20% gefunden. Geßler fand auch hier Verschiedenheiten, die abhängig sind von der Jahreszeit. Der Autor führt dies auf einen verschiedenen Erregungszustand des Wärmezentrums im Sommer und Winter zurück. Nach diesen Resultaten ist an einer chemischen Regulation nicht zu zweifeln. Einen beweisenden Versuch für die chemische Regulation haben Freund und Jansen [23] ausgeführt. Sie trennten den Muskel vom Nerven, schalteten dadurch zentrifugale Impulse aus und unterkühlten. Bei dieser Versuchsanordnung wurde eine Steigerung des O_2-Verbrauches und damit eine chemische Regulation erwiesen.

Unsere Kenntnisse über den Ort der chemischen Wärmeregulation sind durch eine Reihe experimenteller Arbeiten gefördert worden. Die alte Ansicht Pflügers [24], daß die Muskulatur der Ort des gesteigerten Umsatzes und damit der Ort der chemischen Wärmeregulation sei, hat durch die Versuche O. Franks und F. Voits [25] eine Widerlegung erfahren. Tiere mit curarisierter Muskulatur verlieren nicht die Fähigkeit, zu fiebern. Auch die Annahme, daß das Tonussubstrat der Muskulatur die Umsatzänderungen bedingt, hat sich nicht beweisen lassen. Tonusveränderungen haben keine merklichen Veränderungen im Gaswechsel zur Folge. Das Zentrum der chemischen Wärmeregulation dürfte nach den Untersuchungen Pflügers, Krehl [26], Isenschmid [27], Freund und Grafe [28] im Zentralnervensystem zu suchen sein. Das Zentralorgan liegt im Zwischenhirn. Abtrennung des Hirns frontal bis zum Tuber cinereum machten den Warmblüter zum Kaltblüter. Diesem Zentralorgan laufen die zentripetalen Bahnen zu und die zentrifugalen Bahnen nehmen hier ihren Ausgang. Die Topographie dieser Bahnen ist vor allem durch die Krehlsche Klinik geklärt worden. Physikalische und chemische Wärmeregulation lassen sich durch Durchschneidung ihrer Leitungsbahnen trennen. Die physikalische Regulation wird bei Durchschneidung in den beiden ersten Brustsegmenten allein getroffen. Die chemische und physikalische Regulation fällt wie bei der Tuber-cinereum-Durschschneidung aus, wenn man im 6.—7. Halssegment durchschneidet. Die zentripetalen Reize für die chemische Regulation erhält das Zentrum, wie Geßler[22] zeigte, durch die sensiblen Hautnerven. Bei einer Patientin mit Querschnittsläsion und Unterkühlung der Unterextremität, ein Versuch, der wie oben gezeigt wurde, beim Normalen eine Steigerung von 20 % auslöste, wurde keine Stoffwechselsteigerung erzielt. Die Bluttemperatur scheint für die Auslösung der Steigerung keine wesentliche Rolle zu spielen, hingegen dürften die im Blute bei erhöhter Umsetzung sich anhäufenden Abbauprodukte durch ihren Einfluß auf das Zentrum eine gewisse Regulation bewirken.

Es sei bereits hier hervorgehoben, daß Tiere mit Halsmarkdurchschneidung (künstlich poikilotherme) die Fähigkeit zu fiebern verlieren, während bei Tieren mit Durchschneidung der ersten beiden Brustsegmente, trotz Verlust der physikalischen Regulation die Fieberfähigkeit erhalten bleibt. Chemische Wärmeregulation und Fieberfähigkeit scheinen demnach auf gleichen Bahnen zu verlaufen und in einem gegenseitigen Zusammenhang zu stehen. Als das Erfolgsorgan der zentrifugalen Bahnen können nicht mehr ausschließlich die Muskeln angesehen werden. Die Leber wird als das Hauptstoffwechselorgan immer mehr auch als das Haupterfolgsorgan für die chemische Wärmeregulation angesprochen. Die Vorstellung eines einzigen Erfolgsorganes der chemischen Wärmeregulation dürfte sicherlich nicht zutreffen. Die Verbrennungen werden bei Inkrafttreten der chemischen Regulation in ihrer Gesamtheit gesteigert, und der Gesamtorganismus nimmt an der Umsatzsteigerung teil.

Die nervöse chemische Regulation verläuft durch den Ablauf der ausgelösten chemischen Prozesse und durch die Anhäufung der dadurch bedingten Abbauprodukte im Blute in einer gewissen Selbststeuerung. Weiterhin empfängt das Wärmezentrum Impulse von endokrinen Organen. Die Schilddrüse spielt hierbei eine wesentliche Rolle, wie die klinischen Erscheinungen des Morbus Basedowii lehren. Wenn aber Mansfeld[29] der Schilddrüse für Wärmesteigerung und Temperaturabfall die auslösende Rolle zuteilen will, so dürfte diese Ansicht zu weit gehen. Grafe und Redwitz[30] konnten beweisen, daß auch eine chemische Wärmeregulation bei schilddrüsenlosen Tieren vor sich geht. Das Hormon der Schilddrüse wirkt wahrscheinlich auf das Regulationsgetriebe der physikalischen und chemischen Wärmeregulation, je nach seiner Konzentration in den Säften fördernd oder senkend. Es sind aber bisher keine besonderen Kühl- und Heizhormone der Schilddrüse nachgewiesen.

Die physikalische und die chemische Wärmeregulation ist ein eng aneinandergekoppelter Regulationsmechanismus. Unterschiede der Außentemperatur können bei intakter physikalischer und chemischer Regulation leicht ausgeglichen werden. Beide Regulationen greifen eng ineinander, so daß das Ansprechen eines Teiles des Regulationssystems das Getriebe des ganzen Regulationsmechanismus in Bewegung setzt.

Bei Nahrungsaufnahme findet eine kurz dauernde Steigerung des respiratorischen Gaswechsels statt. Im kurz dauernden Versuche trat die Steigerung

Einfluß der
Nahrungs-
aufnahme.

durch Nahrungsaufnahme am besten zutage (Zuntz, Magnus-Levy[31]). Die verschiedenen Nahrungsstoffe verhalten sich verschieden. Die prozentuale Steigerung des Mindestumsatzes nach Nahrungszufuhr ist wechselnd je nach der Größe der Calorienzufuhr, ebenso die zeitliche Dauer dieser Steigerung. Die hieraus resultierende Extracalorienproduktion steht in einem gesetzmäßigen Verhältnis zur Calorienzufuhr, vorausgesetzt, daß die Untersuchung innerhalb der physikalischen Regulationsbreite erfolgt. Bei Eiweiß machen die Extracalorien ca. 30 % des zugeführten Eiweißbrennwertes aus. Werden die Untersuchungen außerhalb der physikalischen Regulationsbreite ausgeführt, z. B. ohne Bekleidung bei 15° Außentemperatur, so wird jede Steigerung des Mindestumsatzes vermißt, soweit die zugeführten Eiweißcalorien den für diese Temperatur charakteristischen Mindestumsatz nicht überschreiten. In diesem Fall treten die Extracalorien für die im Nüchternzustande von den Körpernährstoffen geleistete chemische Wärmeregulation ein (Kompensationstheorie von Rubner). Beim Menschen zeigt die spezifisch-dynamische Eiweißwirkung infolge methodischer Schwierigkeiten eine große Schwankungsbreite, zwischen 23 und 40 %, so daß es sehr schwer erscheint, sichere pathologische Abweichungen eindeutig zu erfassen. Während man früher nach der Auffassung von Zuntz[32] die Steigerung des Stoffverbrauchs durch Eiweiß als eine Folge der vermehrten Verdauungs- und Nierenarbeit ansah, deutet man jetzt die Steigerung des Grundumsatzes durch Eiweiß als eine direkte Wirkung auf die Zelltätigkeit, auf das Protoplasma. *Spezifisch-dynamische Wirkung.* Rubner nennt diese, dem Eiweiß eigentümliche Wirkung „spezifisch-dynamische Wirkung" des Eiweißes. Über den Mechanismus der spezifisch-dynamischen Wirkung des Eiweißes weiß man nichts absolut Sicheres. Lusk[33] schreibt diese stoffwechselstimulierende Wirkung des Eiweißes der Einwirkung der beim Abbau entstehenden Aminosäuren auf die Zelle zu. In der Tat ließ sich die gleiche spezifisch-dynamische Wirkung durch Verfütterung von Aminosäuren erreichen. Grafe[34] weist der bei der Desaminierung frei werdenden Aminogruppe, diese Reizwirkung auf die Zelle zu. Die Diaminosäuren müßten nach der Anschauung von Lusk eine doppelt so starke spezifisch-dynamische Wirkung auslösen. Im Experiment ließ sich diese Hypothese nicht erweisen. Fest steht nur, daß sowohl das ganze Eiweißmolekül, wie auch seine Spaltstücke, spezifisch stoffwechselsteigernd wirken. Rubner[35] deutet die spezifisch-dynamische Wirkung „als Verlust an Energie, als einfache, direkte Bildung von Wärme bei dem Prozeß der Umwandlung der Nährstoffe bis zu eigentlicher Zellernährung". Die spezifisch-dynamische Wirkung wäre demnach der Ausdruck einer Wärmebildung, die aus dem Auf- und Abbau sowie dem Umbau der verschiedenen Nahrungsstoffe im intermediären Stoffwechsel herrührt, eine Auffassung, die wegen ihrer komplexen Erklärung den Tatsachen am ehesten gerecht wird.

  Der Ort der Stoffwechselsteigerung bei Eiweißzufuhr ist sicherlich nicht die Muskulatur. Kleine, muskelschwache Menschen zeigen die gleiche spezifisch-dynamische Eiweißwirkung. Viel näher liegt es, die Leber als den Ort der Stoffwechselsteigerung anzunehmen; aber auch für diese Hypothese steht der Beweis noch aus. Wahrscheinlich ist im Anschluß an die Rubnersche Vorstellung kein spezieller Ort der spezifisch-dynamischen Wirkung anzunehmen, sondern sie ist als Ausdruck des Stoffumbaues im Gesamtorganismus anzusehen. Bemerkenswert ist noch, daß die spezifisch-dynamische Wirkung bei abundanter, dauernder Eiweißkost, soweit ein N-Ansatz stattfindet, immer größer wird. Rubner bezeichnet diesen Spezialfall als sekundäre spezifisch-dynamische Wirkung (s. S. 26).

  Kohlenhydrate üben nur einen geringen Reiz auf den Stoffwechsel aus. Man beobachtet innerhalb der physikalischen Regulationsbreite eine Steigerung der

Calorienproduktion, deren absolute Größe 5—6 % der zugeführten Kohlenhydrat-calorien ausmacht. Wird ein Zuviel an Kohlenhydraten gereicht, so wird der Überschuß nicht verbrannt, sondern nach Umwandlung in Fett als Depotfett angesetzt.

Bei Verfütterung von Fett tritt auch eine Steigerung des Mindestumsatzes ein. Da diese jedoch erst 5—6 Stunden nach der Zufuhr festzustellen ist, ist sie von manchen Autoren bei zu kurzer Beobachtungsdauer vermißt und geleugnet worden. Die Steigerung des Mindestumsatzes erreicht keine großen Werte und zieht sich lange hin. Nach Rubner beträgt die resultierende Extracalorien-produktion 14,5 % der gereichten Fettcalorien; von Lusk wird dieser Wert allerdings bloß etwa halb so groß angegeben. Manche Untersucher (Gigon [36], Grafe [34]) fanden eine depressorische Wirkung des Fettes auf den Stoffwechsel. Diese Beobachtungen scheinen vereinzelt dazustehen.

Es läßt sich sehr wohl vorstellen, daß pathologische Erscheinungen des Fettansatzes und auch der abnormen Magerkeit auf Differenzen der spezifisch-dynamischen Wirkung zurückzuführen sind, die nach der bisherigen Auffassung noch innerhalb der sehr weit gesteckten normalen Schwankungen liegen, die aber in ihrer, auf Monate und Jahre hinaus ausgedehnten zeitlichen Auswirkung erhebliche Verschiedenheiten des Stoffansatzes zur Folge haben dürften. Die gleichen Überlegungen, welche in ganz hervorragendem Maße für die spezifisch-dynamische Wirkung des Eiweißes gelten, treffen auch für die spezifisch-dynamische Wirkung der Kohlenhydrate und Fette zu. Der Begriff der Luxus-konsumption, der bei der Überernährung noch ausführlich zu besprechen sein wird, deckt sich in gewissem Sinne mit dem Begriff der sekundären spezifisch-dynamischen Wirkung. Wird eben über den Bedarf der Grundumsatz durch Nahrungsaufnahme in die Höhe getrieben, so könnte man auch diese Erscheinung als Luxuskonsumption deuten. Es bliebe dann immer noch die Frage offen, inwieweit die spezifisch-dynamische Wirkung und gleichlaufend damit die Luxuskonsumption durch individuelle, d. h. konstitutionelle Momente ausgelöst wird. Damit kommen wir auf die Frage, ob die individuelle Verschiedenheit der spezifisch-dynamischen Wirkung nicht letzten Endes durch endokrine Momente verursacht wird. Hier könnte uns die Differenzierung der Pathologie der Fett-leibigkeit und der abnormen Magerkeit Aufklärung bringen. Es sei einstweilen nur die Fragestellung angedeutet und auf die einschlägigen Kapitel der Fett-leibigkeit und Magerkeit verwiesen.

Muskelarbeit, d. h. jedwede Bewegung bewirkt eine Steigerung der Ver-brennungsvorgänge. Im Muskel wird Zucker verbrannt. Man unterscheidet mit Meyerhof [37] und Hill [38] eine anoxybiotische und eine oxybiotische Phase des Kohlenhydratumsatzes im Muskel. Die anoxybiotische Phase führt ohne Sauer-stoffzehrung bis zur Milchsäure, in der oxybiotischen Phase wird ein Teil der Milch-säure unter Sauerstoffverbrauch zu Kohlensäure und Wasser verbrannt. Es ist einleuchtend, daß jeder Reaktionsablauf, der mit Sauerstoffverbrauch einher-geht, den Grundumsatz verändert. Die zur Erhaltung des Tonuszustandes der Muskulatur führenden Prozesse verlaufen anoxybiotisch und bewirken keine Erhöhung des Grundumsatzes.

Eingehend ist der Einfluß des Marschierens auf den Gaswechsel studiert, Steigerungen des Grundumsatzes um ein Vielfaches sind hierbei beobachtet. Die größten Steigerungen treten beim Bergsteigen auf (Löwy [39], Durig [40]). Merk-würdig ist, daß bei muskeltrainierten Menschen die Umsatzsteigerungen geringer sein sollen (Liljestrand und Stenström [41]). Vielleicht werden beim Training überflüssige Hilfsbewegungen vermieden. Die Umsatzsteigerung durch Muskel-arbeit kann im Höhenklima eine Nachwirkung von mehreren Stunden haben (Zuntz und Durig [42]).

Einfluß der Muskelarbeit.

Einfluß von Alter, Geschlecht und endokrinen Organen.

Der Grundumsatz in den ersten Lebenswochen bis zur 14. Woche ist, auf die Gewichtseinheit bezogen, von dem eines Erwachsenen nicht wesentlich verschieden. Die älteren Säuglinge zeigen im Gegensatz zu den Säuglingen der ersten Lebenswochen eine Tendenz zum Ansteigen des Grundumsatzes (Schloßmann, Murschhauser und Oppenheimer[43], Benedict und Talbot[44], Rubner und Heubner[45], Klein, E. Müller und M. Steuber[46]). Vom 6. Lebensmonat an tritt gleichlaufend mit dem vermehrten Wachstum eine Umsatzsteigerung ein, die 40—60 % betragen kann. Die höchsten Werte finden sich auf der Höhe des ersten Lebensjahres, von hier ab geht die Umsatzsteigerung allmählich zurück, hält sich aber bis zur eingetretenen Pubertät noch über der Norm.

Mindestumsatz von Säuglingen (nach Benedict und Talbot[48]).

Kind	Geschlecht	Körper-gewicht kg	länge cm	Alter	Wärmebildung pro Tag Calorien	pro kg. undTag Calorien	pro qm Oberfläche (Lissauer) u. Tag Calorien
M. D. . . .	männl.	3,99	—	17 Tage	196	49	756
L. R. B. . .	weibl.	5,99	64	4 Mon.	331	55	973
A. S.	männl.	6,02	63 ?	3 „	305	51	888
E. F.	„	7,07	62	3 „	311	44	828
P. W. . . .	„	7,11	64 ?	7 „	439	62	1147
H. T. . . .	„	9,33	75 ?	5¹/₂ „	420	45	912
E. G. . . .	„	9,37	74	10 „	479	51	1046

Grundumsatz bei Knaben und Mädchen (nach Magnus-Levy und Falk[47]).

Alter Jahre	Gewicht kg	Länge cm	Körper-oberfläche qm	Grundumsatz Gesamt für 24 St. Calorien	pro kg für 24 St. Calorien	pro qm für 1 St. Calorien
Knaben:						
2¹/₂	11,5	—	—	782	68,0	—
6	14,5	110	—	926	63,9	—
6	18,4	110	—	970	52,7	—
7	19,2	112	—	1067	55,6	—
7	20,8	110	0,79	1153	55,4	60,8
9	21,8	115	0,83	1036	47,5	52,0
10	30,6	131	1,05	1338	43,7	53,1
11	26,5	129	0,98	1151	43,4	48,9
14	36,1	142	1,20	1310	36,3	45,5
14	36,8	142	1,21	1285	34,9	44,3
14	43,0	149	1,34	1525	35,5	47,4
Mädchen:						
6¹/₂	18,2	—	—	936	51,4	—
7	15,3	107	—	866	56,6	—
11	35,0	141	1,17	1313	37,5	46,8
11	42,0	149	1,32	1459	34,7	46,0
12	24,0	129	0,94	962	40,1	42,6
12	25,2	128	0,95	938	37,2	41,1
12	40,2	145	1,27	1362	33,9	44,7
13	31,0	138	1,10	1217	39,3	46,1
14	35,5	143	1,19	1299	36,6	45,5

Vom 20. Lebensjahr ab bleibt der Grundumsatz mit den bereits oben besprochenen Einschränkungen bis ins Alter konstant. Über die Ursache der Grundumsatzsteigerung im frühen Kindesalter sind die verschiedensten Ursachen angegeben worden. Verschiedene Faktoren, Nahrungsaufnahme, Wachstumstrieb, Muskelentwicklung wurden als ätiologische Momente angeführt. Es scheint aber nach unseren heutigen Kenntnissen doch wahrscheinlicher zu sein, daß Zu-

standsänderungen im endokrinen System das auslösende Moment für die Umsatzsteigerung im Kindesalter sind.

Der Grundumsatz bei Frauen ist nach Magnus-Levy und Falk [47] 5—6%
niedriger als beim Mann. Für die beiden Geschlechter im Kindesalter scheinen
keine nennenswerten Unterschiede zu bestehen (Benedict und Talbot [48]).

Der Einfluß der endokrinen Drüsen auf den Grundumsatz soll in den Kapiteln über Fettsucht und Magerkeit näher besprochen werden. Hier sei nur
so viel festgestellt, daß wir nur von der Schilddrüse und ihrem Inkret mit Sicherheit wissen, daß sie einen direkten Einfluß auf die Höhe des Grundumsatzes
auszuüben vermag. Das Inkret der Schilddrüse bewirkt eine Steigerung des
Grundumsatzes, ein Fehlen dieses Inkretes oder eine Minderung der Inkretproduktion hat ein Sinken des Grundumsatzes zur Folge. Inwieweit dieser
dominierende Einfluß der Schilddrüse auf das Niveau des Grundumsatzes nur
direkt von der Schilddrüse selbst ausgeübt wird oder ob durch eine Korrelation
mit der Funktion anderer inkretorischer Drüsen auch indirekt auf die Schilddrüse eingewirkt werden kann, soll später abgehandelt werden.

Bedarf des Menschen unter physiologischen Bedingungen.

Bei der Verbrennung im Körper liefert: 1 g Eiweiß 4,1 Cal, 1 g
Kohlenhydrat 4,1 Cal, 1 g Fett 9,3 Cal, 1 g Alkohol 7,0 Cal. Es sind gleich-
wertig (isodynam) für die Verbrennung im Organismus 100 g Fett mit 211 g
Eiweiß, 232 g Stärke, 234 g Zucker.

Energieumsatz des erwachsenen Mannes von 70 kg in 24 Stunden
bei absoluter Bettruhe und Nüchternzustand 1600—1700 Cal.
1 Cal pro Kilogramm Körpergewicht und Stunde oder 34,7 Cal pro Quadratmeter
Körperoberfläche und Stunde (Grundumsatz oder Ruh-Nüchternwert).
Bei absoluter Bettruhe und ausreichender Nahrungszufuhr
ca. 10% mehr . . . . = 1800—1850 Cal
Bei 8 Stunden Bettruhe und leichter Arbeit . . . . =   2300   Cal
„ 8   „   Nachtruhe und mittlerer körperlicher Arbeit = 2800—3500 Cal
„ 8   „   „   „ schwerer Arbeit . . . . . . = 3500—4000 Cal
Der Energieverbrauch der Frau ist durchschnittlich um 10—15% niedriger.

Energieumsatz pro Stunde (des Mannes von 70 kg).

Bei absoluter Bettruhe   70   Cal (Grundumsatz)
„ strammem Stehen   80   Cal (70 + 10)
„ horizontalem Gehen (3,6 km pro Stunde) . .   210   Cal (70 + 140)
„ raschem Gehen (6 km pro Stunde)   350   Cal (70 + 280)
„ Bergsteigen je nach Gang und Steigung (300
  bis 500 m Steigung pro Stunde) . . . . . . 360—580 Cal (70 + 290) bis
                                                         (70 + 510)
„ Radfahren (15 km pro Stunde).   380   Cal (70 + 310)
„ Schwimmen   640   Cal (70 + 570)
1 kgm Arbeit hat ein physikalisches Wärmeäquivalent von 235 Grammcal.

Der tatsächliche Mehrumsatz für 1 kgm Arbeit beträgt beim Menschen
7—10 Cal. Der bei der Arbeit geleistete Mehraufwand an Verbrennung wird also
zu 23—33% in mechanische Arbeit umgesetzt, 67—77% gehen in Wärme über.

Diese Zahlen stellen den Brennwert der Erhaltungskost bei verschiedener Hungergefühl.
körperlicher Tätigkeit dar. Der Mensch, und noch weniger das Tier, reguliert
seine Nahrungszufuhr nach vorgeschriebenen Zahlen. Der Organismus reguliert
selbsttätig das Verhältnis von Nahrungszufuhr und Energieverbrauch. Auf
welche Weise diese wunderbare Regulation geschieht, ist nicht vollständig

ersichtlich. Beim Essen folgen wir einem Hungergefühl, d. h. einem Trieb, der vom Magen ausgeht. Der Magen ist gierig, gefüllt zu werden und Arbeit zu leisten. Sobald dieser Magenhunger befriedigt ist, hört das Hungergefühl auf. Wahrscheinlich ist der Magen nicht der Ort, in dem der Trieb nach Nahrungsaufnahme entsteht, der Hungertrieb dürfte vielmehr von den Geweben aus in den Magen reflektiert werden. Der Gewebehunger, das Verarmen der Gewebsflüssigkeit an hochmolekularen Nahrungsstoffen ist wohl die primäre Ursache für die Entstehung des Hungergefühles. Normalerweise reagiert der Magen auf die von den Geweben jedenfalls auf nervösem Wege zuströmenden Reize mit einer Nahrungsaufnahme, welche dem Calorienbedarf der Erhaltungskost entspricht. Bei nervösen Menschen, bei Mahlzeiten mit sehr viel Gerichten, bei allzu langen Pausen zwischen den Mahlzeiten wird der Hungertrieb des Magens irregeführt, d. h. er bleibt dauernd bestehen, weil er nie ganz abgesättigt wurde. Es wird zuviel gegessen, der Nahrungsbedarf überschritten und Fett abgelagert. Andererseits kann der Hungertrieb des Magens durch schreckhafte, ekelerregende Vorstellungen unterdrückt werden. Dadurch entstehen falsche Signale für den Magen, und der Hungertrieb kommt nicht zum Ausdruck. Das ist wohl der Grund für den Gewichtssturz bei vielen psychotischen Erkrankungen. Auch für die Zwangskost in Irren- und Gefangenenanstalten kann es trotz anscheinend richtiger Calorienberechnung infolge des Mißverhältnisses zwischen individuellen Bedürfnissen und schematisch gereichter Kost zur Unterernährung kommen. Der Mensch ist eben nicht geeignet für eine Zwangsernährung. Eine auf die Nahrungszufuhr ausgedehnte sozialistische Gesellschaftsordnung wird wie an anderen Lebenserscheinungen so auch hier an dem natürlichsten aller Triebe, dem Hungertrieb, scheitern. Die Befriedigung des Hungertriebes ist für den geistig und körperlich normalen Menschen gleichbedeutend mit der Zufuhr der für die Erhaltungskost nötigen Calorienzahl.

Umsatz im
Fieber Die Umsatzverhältnisse beim Fieber bedürfen einer besonderen Besprechung. Bei der Darstellung der Wärmeregulation (s. S. 14) haben wir gesehen, daß der Organismus physikalisch und chemisch seine Wärmeproduktion und seine Wärmeabgabe zu regulieren imstande ist, so daß trotz vermehrter Zersetzungsvorgänge eine konstante Körpertemperatur gewährleistet ist. Kommt es zu einer Störung dieser Regulationsvorgänge, so kann eine vermehrte Wärmeabgabe oder eine Wärmestauung die Folge sein. Es ist verständlich, daß durch jeden dieser Folgezustände die Verbrennungsvorgänge in ihrer Gesamtheit getroffen werden.

Man sah, daß bei Versuchen, welche durch niedere Außentemperaturen die physikalische und chemische Wärmeregulation aufs äußerste anspannen, ein Wärmeverlust nicht verhütet werden kann. Zunächst findet eine außerordentliche Steigerung der Brennvorgänge statt. Die Stoffwechselsteigerung kann aber nur bis zu einem gewissen Grenzwert die Wärmeabgabe kompensieren. Wird durch die maximale Anspannung der Brennvorgänge die Leistung des Organismus überspannt, so findet, wie Rubner gezeigt hat, ein plötzliches Absinken der Zersetzungsprozesse statt. Das umgekehrte Verhalten zeigt der Stoffwechsel, wenn bei steigender Außentemperatur, trotz maximalster Anspannung der wärmeabgebenden Apparate, eine Wärmestauung, eine Hyperthermie, auftritt. Hier findet sich eine Steigerung der Brennvorgänge wie beim echten Fieber.

Freund und Grafe[20] schalteten durch Durchtrennung unterhalb des fünften Halsmarksegmentes die physikalische Wärmeregulation aus. Als Folgezustand sehen wir die Verbrennungsprozesse ansteigen, da der Organismus den durch die Ausschaltung der physikalischen Regulation bedingten Wärmeverlust durch vermehrte Zersetzungen auszugleichen versucht. An dieser Steigerung der Gesamtbrennvorgänge nach Ausschaltung der physikalischen Regulation nehmen alle

Brennstoffe teil. Eine Steigerung der Eiweißzersetzung findet im Rahmen der Gesamtstoffwechselsteigerung statt (Freund und Grafe[28], Isenschmid[49]).

Findet die Durchschneidung oberhalb des fünften Halsmarksegmentes statt, so wird die physikalische und chemische Wärmeregulation zusammen ausgeschaltet. Nach diesem Eingriff kann der Gesamtstoffwechsel sowohl erhöht als auch erniedrigt sein. Merkwürdig ist, daß im Falle der Ausschaltung beider Regulationen der Eiweißstoffwechsel immer gesteigert ist. Freund und Grafe[28] schließen aus diesen Experimenten, daß im unteren Teile des Halsmarkes Bahnen das Rückenmark verlassen, welche für die Größe der Eiweißzersetzungen maßgebend sind.

Das Fieber wird von H. H. Meyer[50] und Krehl[50] in Anlehnung an die bereits von Liebermeister[51] vertretene Auffassung als ein Ausdruck einer gesteigerten Erregung bzw. Erregbarkeit und einer höheren Tonuslage der wärmeregulatorischen Zentralapparate angesehen. Es herrschte lange Zeit ein Streit darüber, ob das Fieber lediglich durch eine Störung der Wärmeabgabe bei gleichbleibender Wärmebildung zustande kommt, oder ob es durch eine Steigerung der Brennvergänge bei einer gleichzeitig bestehenden relativen (gegenüber der normalen Funktionsbreite) Insuffizienz der physikalischen Wärmeregulation hervorgerufen wird. Eine Entscheidung war nur durch den Stoffwechselversuch zu erbringen. Eine Reihe von älteren Untersuchern kam infolge der Unzulänglichkeit der Methodik zu widersprechenden Ergebnissen. Erst die Untersuchungen von May[52], Nebelthau[53], Krehl und Matthes[54], Stähelin[55] und vielen Nachuntersuchern konnten den sicheren Nachweis liefern, daß das beim Tier experimentell erzeugte Fieber mit einer Stoffwechselsteigerung einhergeht. Auch beim Menschen sind im Fieber eine Unzahl von Stoffwechseluntersuchungen angestellt worden (v. Leyden[56], Liebermeister[51] [57], Kraus[58]), die das gleiche Ergebnis zeitigten. Die Steigerung der Brennvorgänge im Fieber beträgt im Durchschnitt 20—30%; sie kann aber noch beträchtlich höher liegen. Das Verhalten der physikalischen und chemischen Wärmeregulation im Fieber zeigten die Untersuchungen von Barr und DuBois[59], die bei einem Malariaanfall in kurzen Zeitabständen Wärmebildung und Wärmeabgabe nebeneinander verfolgten. Diese Autoren fanden, daß beim Fieberanstieg ein Emporschnellen der Wärmebildung bis zu 200% bei gleichbleibender Wärmeabgabe in gewissen Zeitabschnitten eintreten kann. Eine vollständige Lähmung der Wärmeabgabe liegt auch im Fieber nicht vor.

Im Fieber tritt gleichlaufend mit der Steigerung des Gesamtstoffwechsels eine qualitative Verschiebung des zum Abbau gelangenden Brennmaterials ein. Der Hauptanteil des erhöhten Stoffumsatzes soll auf das Fett entfallen. Raab[60] und Wertheimer[61] glauben, daß die Steigerung des Fettumsatzes auf nervösem Wege ausgelöst werden kann. Wertheimer[61] zieht aus seinen experimentellen Befunden den Schluß, daß die Bahnen, welche den Fettumsatz regulieren, in der Mitte des Brustmarkes das Rückenmark verlassen. Im Fieber ist der respiratorische Quotient fast von allen Untersuchern, die eine einwandfreie Methodik anwandten, als normal gefunden worden.

Eine Veränderung des Kohlenhydratstoffwechsels kommt in einer raschen Abnahme des Glucogengehaltes der Leber und in einem Ansteigen des Blutzuckers zum Ausdruck.

Das Verhalten des Eiweißstoffwechsels im Fieber soll im Kapitel über den Eiweißstoffwechsel (s. S. 138) ausführlich abgehandelt werden. Hier sei nur so viel vorweggenommen, daß die Meinungen über die Höhe der Eiweißzersetzung im Fieber noch widersprechend sind. Grafe glaubt, daß sich die Erhöhung der Eiweißzersetzung im infektiösen Fieber im Rahmen der Gesamterhöhung der

Brennvorgänge vollzieht, während Fr. Müller[62], Kocher[63] und Kraus[64] nachwiesen, daß im infektiösen Fieber die Eiweißzersetzungen höher sind als dem Anteil des Eiweißes an dem erhöhten Gesamtumsatz im Fieber entspricht („toxischer Eiweißzerfall" im Infektionsfieber). Es bleibt bei der Erhöhung der Eiweißzersetzung im Fieber fraglich, ob diese erhöhte Zersetzung durch eine direkte Einwirkung auf die Zelle oder durch eine Einwirkung auf eine besondere nervöse Regulation des Eiweißstoffwechsels (Grafe[65]) zurückzuführen ist.

Schon ältere gelegentliche Beobachtungen legten nahe, daß bei Infektionskrankheiten in fieberfreien Zeiten Stoffwechselsteigerungen bestehen können. Grafe[66] hat dann in langfristigen Versuchen bei afebrilen Tuberkulosen den reinen Einfluß der Infektion auf die Stoffwechselvorgänge zu analysieren versucht. Er fand bei der Mehrzahl seiner Fälle eine Steigerung von 20—30%. Es lag nahe, in Fortführung dieser Fragestellung den Stoffwechsel während der fieberfreien Inkubationszeit hochfebriler Infekte zu untersuchen. Strieck und Wilson[67] konnten an der Grafeschen Klinik neuerdings den Nachweis erbringen, daß bei künstlicher Malariainfektion am Menschen bereits im afebrilen Inkubationsstadium eine deutliche Steigerung des Gesamtstoffwechsels wie auch des Eiweißumsatzes einsetzt. Diese Versuche wurden von Bahn und Langhans[68] bestätigt. Grafe versucht diese Befunde als Stütze seiner schon früher geäußerten Hypothese eines Stoffwechsel- und Eiweißzentrums im Zwischenhirn zu deuten und erklärt die Stoffwechselsteigerung durch eine Schädigung dieser Zentren durch den Infekt, die auch ohne gleichzeitige Schädigung des Wärmezentrums erfolgen könne.

In der Therapie hat viele Jahrhunderte hindurch die Anschauung vorgeherrscht, daß Nahrungsaufnahme das Fieber steigert. Diese Ansicht ist in vollem Umfange nicht mehr aufrechtzuerhalten. Gegen diese Auffassung sprechen Versuche von Coleman und DuBois[59]. Nach Coleman und DuBois soll die spezifisch dynamische Wirkung im Infektionsfieber (Typhus) sogar kleiner sein als unter normalen Verhältnissen. Nach Lusk[69] kommt diese Wirkung dadurch zustande, daß die aus der spezifisch-dynamischen Wirkung resultierende Energie in den Dienst der chemischen Wärmeregulation tritt, so daß bei der Wärmebildung eine entsprechende Kalorienmenge eingespart wird. Die Tatsache, daß erhöhte Nahrungszufuhr im Fieber das Fieber nicht steigert, darf aber niemals Veranlassung geben, willkürlich große Mengen von Nährstoffen einem fieberhaften Kranken zuzuführen. Durch zu große Nahrungszufuhr im Fieber würden verstärkte Verbrennungsvorgänge ausgelöst werden, die sich zwar nicht in einem Ansteigen der Körpertemperatur äußern, aber nichts destoweniger den Wärmehaushalt des fehlerhaft regulierenden, fieberhaften Organismus belasten würden. Ganz besonders ist die Zufuhr von größeren Eiweißmengen im Fieber zu unterlassen.

Wie verhält sich der Organismus bei einer Nahrungszufuhr, die längere Zeit unter der Calorienzahl der Erhaltungskost zurückbleibt? Paßt der Grundumsatz sich an eine geringere Nahrungszufuhr an?

Das Extrem der Unterernährung ist der Hungerzustand. Unter Hunger verstehen wir gemeinhin denjenigen Zustand, bei dem nichts gegessen, aber noch Wasser getrunken wird. Hunger ohne Flüssigkeitsaufnahme bringt außer den Erscheinungen des Nahrungsentzuges auch noch Vergiftungserscheinungen mit sich, da nicht genügend Flüssigkeit zur Verfügung steht, um die von eingeschmolzener Körpersubstanz herrührenden Stoffwechselschlacken aus dem Körper herauszubringen. Wenn wir von Hungerversuchen sprechen, so sind das Versuche an Hungerkünstlern, die Flüssigkeit aufnehmen, aber keine brennbare Nahrung zuführen.

Im Hungerzustand sinkt zunächst der Calorienbedarf um ca. 10%, da die spezifisch-dynamische Wirkung der Nahrung und auch die Verdauungsarbeit fortfällt. Im weiteren Verlauf des Hungerns sinkt zwar der Umsatz allmählich, aber er sinkt nach den bisherigen Feststellungen nicht stärker, als es dem gleichzeitig absinkenden Körpergewicht entsprechen würde. Mit dem Sinken des Körpergewichtes gehen nicht nur leblose Vorratsstoffe Fett und Glucogen verloren, es wird auch aktives Protoplasma eingeschmolzen. Hauptsächlich der letztere Umstand soll maßgebend sein für das Absinken der Stoffwechselvorgänge. Wenn auch Versuche von verschiedenen Autoren (Chittenden[70]) das Heruntergehen des endogenen Umsatzes im Hungerzustand als einen Anpassungsvorgang der Oxydationsvorgänge deuten wollen, so möchte ich doch Noorden[71] beistimmen, der bei kritischer Durchsicht der Versuchszahlen verschiedener Autoren und der besonders beweisenden Versuche von Zuntz seine Ansicht dahin zusammenfaßt, daß mit weichendem Körpergewicht im Hungerzustand der Umsatz nur insoweit sinkt, als dies das Verhältnis des Körpergewichts, allerdings des verringerten Körpergewichts, zum Calorienhaushalt zuläßt. Der Calorienfaktor bleibt also auch im Hungerzustand im wesentlichen unverändert.

Praktisch wichtiger als der Hungerzustand sind die Stoffwechselverhältnisse bei Unterernährung, d. h. bei lang dauernder calorienarmer Nahrung. Wenn der Mensch von reichlicher Kost zur Unterernährung übergeht, wenn er z. B., wie wir es fast alle am eigenen Leibe in den Hungerjahren des Krieges erlebt haben, von ca. 2600 Cal allmählich auf 1300 Cal und noch weniger zurückgeht, so verliert er zunächst an Körpermasse, bis im Laufe der Monate ein Zustand erreicht ist, in dem wieder eine Gewichtskonstanz eintritt. Man hat diese Erscheinung dahin gedeutet, daß man sich allmählich mit der geringen Nahrungsmenge ins Gleichgewicht setzt, d. h. daß eine Anpassung des Grundumsatzes an die verringerte Nahrungszufuhr stattfindet. Zuntz und Löwy[72] waren in der Lage, auf Grund von Stoffwechselversuchen, die sie an sich selbst viele Jahre hindurch zur Feststellung des Gleichbleibens des Grundumsatzes vor dem Kriege ausgeführt hatten, und die sie während des Krieges in der Zeit der Unterernährung fortsetzten, die Umsatzverhältnisse bei reichlicher Ernährung und bei lang dauernder Unterernährung miteinander zu vergleichen:

Umsatz bei
Unterernährung.

Zuntz		O_2 p. Min.	O_2 p. kg.	g Cal p. kg u. Min.	Cal p. qm in 24 Std.
1888	65,7 kg	236,0	3,58	17,31	804
1903	67,6 kg	228,0	3,37	16,44	773
1910	68,5 kg	234,9	3,43	16,81	792
1916	60,5 kg	197,6	3,26	15,65	709
1917	59,4 kg	198,5	3,35	15,89	722

Ähnliche Verhältnisse zeigt die Versuchsreihe bei Löwy. Wir sehen einen Gewichtssturz im Jahre 1916 und gleichlaufend ein Zurückgehen des O_2-Verbrauches. Auch in der auf die Gewichtseinheit reduzierten O_2-Menge sieht man ein deutliches, aber auffallend geringes Absinken der Werte. Zuntz und Löwy, die in ihrer ersten Mitteilung diese Zahlen im Sinne einer Anpassung an die verringerte Nahrungszufuhr deuten möchten, drücken sich späterhin in Anbetracht der geringen Differenzen der auf die Gewichtseinheit reduzierten O_2-Menge sehr zurückhaltend aus. Ich möchte die für den Hungerzustand geäußerte Auffassung in gleicher Weise für die Unterernährung gelten lassen. „Der Calorienfaktor für die Gewichtseinheit ändert sich unwesentlich." Wenn wir uns in den Zeiten der Kriegshungersnot tatsächlich allmählich mit 13—1500 Cal ins Gleichgewicht setzten, so sagt dies nur, daß unser Körper, da er an Vorratsstoffen und lebendigem

Protoplasma bereits erheblich abgenommen hatte, zur Aufrechterhaltung seines früheren Betriebes nicht mehr die früheren Mengen Brennmaterial benötigt. Vielleicht kommt noch hinzu, daß durch die stark verringerte Nahrungsaufnahme auch die Höhe der spezifisch-dynamischen Wirkung einzelner Nährstoffe eine Veränderung im Sinne einer Minderung erfuhr. Vielleicht ist auch die sekretorische Tätigkeit verschiedener endokriner Organe, besonders der Schilddrüse, in Zeiten der Unterernährung eine geringere. In diesem Sinne könnte man einen eventuellen Anpassungsvorgang an die untercalorische Nahrungszufuhr erblicken. Daß dieser Körperbetrieb ein minderwertiger war, gab sich in der herabgesetzten körperlichen und geistigen Spannkraft deutlich zu erkennen. Es ist unverantwortlich, wenn Röse[73] und Berg[74] von einer Besserung der Volksgesundheit in den Hungerjahren 1916/17 sprechen, lediglich um ihren Theorien den Schein der Berechtigung zu geben. Sicherlich hat die Kriegsernährung viele, die über das Maß gelebt haben, auf den natürlichen Bedarf zurückgeführt, und diese Leute sind relativ durch die eingeschränkten Ernährungsverhältnisse gesünder geworden. Aber das Gros unseres Volkes, insbesondere der städtischen Bevölkerung, hat sich nur durch Einschmelzen des eigenen Körpers und des dadurch hervorgerufenen Gewichtssturzes mit der geringen Calorienzufuhr ins Gleichgewicht setzen können. Widerstandskraft und körperliche Leistungsfähigkeit litten gewaltig und leiden noch heute. Eine Maschine kann eben nur dann richtig laufen, wenn das Brennmaterial nicht auf den Mindestbedarf eingestellt ist.

Bei schweren Krankheitszuständen sehen wir sehr oft, daß eine ausreichende Nahrungsaufnahme verweigert wird. Es wird gerade wie bei der Unterernährung körpereigene Substanz eingeschmolzen, bis der Kranke seinen Körperbestand derart reduziert hat, daß auch die geringere Nahrungsaufnahme genügt, um die Organtätigkeit aufrechtzuerhalten. Einschlägige Beobachtungen sind von Fr. Müller[75] und Klemperer[76] gemacht worden. Eindeutige Respirationsversuche wurden erst von Svenson[77] bei Infektionskranken, von Rolly[78] und Grafe[79] ausgeführt. Auch bei unterernährten Diabetikern sind Respirationsversuche von Allen und Du Bois[80] angestellt worden.

Ist die Krankheit (hauptsächlich bei Infektionskrankheiten sehen wir dies) überwunden, so kommt der Kranke infolge einer gesteigerten Eßlust rasch auf sein früheres Gewicht und die damit verbundene Höhe des Grundumsatzes zurück. Die Zellen, welche in der Periode der Unterernährung an Protoplasma, d. h. an Organeiweiß eingebüßt haben, frischen ihren Bestand wieder auf, ebenso werden die Vorratsstoffe, Glucogen und Fett wieder aufgefüllt. So sehen wir in der Rekonvaleszenz eine gesteigerte Calorienzufuhr, die aber nicht dynamisch in den Kraftwechsel eintritt, sondern zur Wiederherstellung des alten Körperbestandes vor der Krankheit verwendet wird. Die Minderung des Sauerstoffverbrauchs bei Unterernährung auf die Oberflächeneinheit bezogen, weist zwar bei allen diesen Untersuchungen keine eindeutige Gesetzmäßigkeit auf, jedoch sieht man fast durchwegs ein Heruntergehen des Sauerstoffverbrauchs entsprechend dem weichenden Körpergewicht. Merkwürdig allerdings und besonders bedeutungsvoll erscheint die Tatsache, daß bei manchen Individuen trotz sinkenden Körpergewichtes der respiratorische Stoffwechsel keine Veränderungen zeigt.

Man deutet die Verminderung des Grundumsatzes bei Reduktion der Körpersubstanz als Anpassungserscheinung des Organismus an die veränderten exogenen Bedingungen. Mit dieser Erklärung ist nichts bewiesen. Ebensowenig erscheint es ausreichend, das Heruntergehen der Sauerstoffzehrung bei der Unterernährung ausschließlich auf den Einfluß der Temperatur und Einschränkungen der Körperbewegungen zu beziehen. Auch konnte die hauptsächlich von Zuntz und Löwy[72] vertretene Ansicht, daß eine gesetzmäßige Beziehung zwischen Umsatzminderung und Eiweißeinschmelzung besteht, nicht aufrechterhalten werden (Morgulis[81]). Benedict[82] und seine Mitarbeiter glauben, daß das Zurückgehen der Sauerstoffzehrung auf Konzentrationsänderungen in der Gewebsflüssigkeit, und zwar auf ein Sinken aller Konzentrationen speziell des Eiweißes zurückzuführen sei. Jansen[83] hat zwar bei Ödemkranken derartige Konzentrationsänderungen beobachtet (Hypalbuminose, Hypoglucämie, Hypocalcämie), jedoch wendet Grafe[84] mit Recht ein, daß eine derartige Konzentrationsänderung gerade bei diesen Kranken durch eine Hydrämie hervorgerufen werden kann. Es ist weder der Beweis erbracht, daß bei Unterernährung eine Konzentrationsänderung aller Stoffe in den Gewebsflüssigkeiten stattfindet, noch daß eine Konzentrationsänderung gelöster Stoffe in den Säften die Sauerstoffzehrung im positiven oder negativen Sinne direkt zu beeinflussen imstande ist.

Es wäre zu untersuchen, inwieweit ein Zusammenhang des verminderten Sauerstoffverbrauches bei sinkendem Körpergewicht mit einer veränderten spezifisch-dynamischen Wirkung der Nahrung besteht, ferner inwieweit diese Erscheinung durch veränderte Funktion endokriner Organe (Schilddrüse, Hypophyse, Geschlechtsdrüse) durch lang dauernde Unterernährung verursacht und dadurch die veränderte Stoffwechsellage hervorgerufen würde.

Wir haben hier sicherlich das Spiegelbild derjenigen Vorgänge vor uns, die wir weiter unten bei der dauernden Überernährung kennenlernen werden. Daß bei dauernder Unterernährung endokrine Momente für das Individuum eigentümliche Verschiedenheiten hervorzurufen imstande sind, sehen wir an der wichtigen von verschiedenen Autoren (Rubner und Heubner[45], Schloßmann[85], Benedict und Talbot[44], Howland[86]) gefundenen Tatsache, daß die Umsatzänderungen bei unterernährten Säuglingen und bei wachsenden Kindern (Blunt, Nelson und Oleson[87]) entgegengesetzt den Erscheinungen beim Erwachsenen sind. Beim unterernährten Erwachsenen Heruntergehen des Sauerstoffverbrauches, beim unterernährten Kind eine Steigerung der Verbrennungsvorgänge. Gerade die von den letzten Autoren gemachten Beobachtungen der Umsatzsteigerung bei unterernährten Kindern bis zu 40% sind so groß, daß sie nicht innerhalb der Fehlergrenze der Methodik fallen. Diese Erscheinung dürfte durch die im Kindesalter bestehenden, vom Erwachsenen verschiedenen endokrinen Funktionen ihre Erklärung finden.

Die Beobachtung, daß mit weichendem Körpergewicht die O_2-Zehrung bei Erwachsenen zurückgeht, dürfte bei der Mehrzahl der Individuen zu Recht bestehen. Die Erklärung dieser Erscheinung ist, wie aus diesen Ausführungen erhellt, noch durchaus hypothetisch, doch wird man nicht fehlgehen, neben dem Zurückgehen an lebendiger Körpersubstanz auch endokrine Momente für das Heruntergehen des Grundumsatzes bei Unterernährung heranzuziehen.

Bisher haben wir das Verhalten des Organismus bei calorisch unterwertiger Nahrung im Hinblick auf das Verhalten des energetischen Stoffhaushaltes betrachtet. Es wäre nunmehr zu erörtern, inwieweit die Minderung eines einzelnen Nährstoffes (Eiweiß, Kohlenhydrat, Fett, evtl. auch Mineralstoffe, Vitamine) unter den Bedarf auf den Organismus einwirken, d. h. inwieweit eine partielle Unterernährung den Gesamthaushalt beeinträchtigt. Da aber eine partielle Unterernährung im wesentlichen nur stofflich gewertet werden kann und auf die energetischen Verhältnisse keine Einwirkung ausübt, soll die Besprechung der partiellen Unterernährung in den einschlägigen Kapiteln der stofflichen Bewertung des Eiweißes, der Kohlenhydrate und Fette abgehandelt werden.

Was geschieht nun, wenn wir mit der Nahrungszufuhr die Calorienzahl der Erhaltungskost sehr stark überschreiten? In der ersten Epoche der Stoffwechselbetrachtungen hat man angenommen, daß der Energieverbrauch gleichsinnig mit der vermehrten Nahrungszufuhr in die Höhe schnellt, daß trotz steigender Nahrungszufuhr infolge der erhöhten Energie- (hauptsächlich Wärme-) Produktion das Gewicht der Überernährten gleichbleibt. Man sprach von einer sog. Luxuskonsumption. Dieser Ansicht ist Pflüger[88] mit dem Argument entgegengetreten: „Nur die Zelle beherrscht den Nahrungsverbrauch, erhöhte Zufuhr kann die Zelle nicht zu vermehrtem Umsatz zwingen." Bei Nahrungsüberschuß wird der ganze Überschuß (abzüglich einer kleinen Quote für die Verdauungsarbeit) als Vorrat, in der Hauptsache als Fett aufgespeichert. Pflügers Auffassung blieb nicht unwidersprochen. Zuvorderst konnte Rubner zeigen, daß bei überreicher Nahrungszufuhr Wärmeproduktion und Energieumsatz ansteigen. Merkwürdigerweise ist der Wert für den Anstieg des Energieumsatzes verschieden, je nachdem die abundante Kost, d. h. der Nahrungsüberschuß besteht aus Fett und Kohlenhydraten oder aus Eiweiß. Bei Fett steigt der Energieumsatz bis zu 14%, bei Kohlenhydraten bis 6%, während er bei Eiweißnahrung um 20—40% in die Höhe geht (spezifisch-dynamische Wirkung).

Wie dem auch sei, jedenfalls bleibt die Tatsache bestehen, daß Eiweißnahrung zu einer erhöhten Wärmeproduktion führt. Die erhöhte Wärmeproduktion äußert sich zugleich in einer Erregung der Atmung, des Herzens und des Nervensystems.

Rubner[7] nennt diese Erscheinung spezifisch-dynamische Wirkung. Auf Anregung seines Lehrers Voit[89] bekämpft Rubner die Theorie der Luxuskonsumption von Frerichs und C. G. Lehmann[90] u. a. Diese Autoren verstanden unter Luxuskonsumption die Erscheinung, daß alles Eiweiß (man glaubte damals, daß die Muskeltätigkeit durch Eiweißverbrennung gewährleistet wird [Liebig[91]]), welches über den Muskelbedarf verbrannt wird, Luxus sei. Wenn auch die Voraussetzung, daß im Muskel Eiweiß verbrennt, falsch ist, so bleibt doch die Tatsache bestehen, daß überschüssige Eiweißnahrung die Verbrennung außerordentlich steigert. Was ist es anders als Luxuskonsumption, wenn ein Nährstoff eine Steigerung der Verbrennungsprozesse auslöst, die über seinen Brennwert hinausgeht. Rubner kommt in Verlegenheit, wenn er den Begriff spezifisch-dynamische Wirkung als eine konstante Zahl angeben will. Denn erstens ist die spezifisch-dynamische Wirkung eines Nährstoffs individuell (Ernährungszustand, endokrine Momente) sowohl hinsichtlich der Dauer als auch der Höhe der Wirkung verschieden, zweitens hängt die spezifisch-dynamische Wirkung von der Menge des gereichten Nahrungsmittels ab, und drittens steigt die spezifisch-dynamische Wirkung hinsichtlich ihrer Dauer immer mehr an, je länger der betreffende Nahrungsstoff im Überschuß gereicht wird. Rubner[7] nennt diese letzte Erscheinung sekundär spezifisch-dynamische Wirkung. Grafe und Graham[92], die den Begriff der Luxuskonsumption zum erstenmal wieder gebrauchten, konnten durch Überernährung eines Hundes zeigen, daß bei einer Nahrung, die das Zwei- bis Dreifache des Bedarfs betrug, die Verbrennungen während einer vierwöchentlichen Überernährung in die Höhe gingen und der Grundumsatz bei diesem Hunde noch 30—50 Stunden nach der letzten Nahrungsaufnahme erhöht blieb. Ähnliche Befunde beim Menschen von Grafe und Koch[93] sprechen in gleichem Sinne. Diese Wirkung überreicher Nahrungszufuhr nennt Grafe Luxuskonsumption; sie dürfte identisch sein mit dem, was Rubner als sekundär spezifisch-dynamische Wirkung bezeichnet. Demnach wäre Luxuskonsumption und sekundär spezifisch-dynamische Wirkung das gleiche. Nachdem die sekundär spezifisch-dynamische Wirkung nicht prinzipiell, sondern nur graduell von der primär spezifisch-dynamischen Wirkung sich unterscheidet, dürfte verständlich werden, daß die alte Bezeichnung „Luxuskonsumption" begrifflich mit spezifisch-dynamischer Wirkung nicht prinzipiell verschieden ist.

Wir sehen aus den Versuchen Grafes und seiner Mitarbeiter, daß bei einer Überernährung nicht nur entsprechend des Bedarfs verbrannt wird, sondern daß durch die Nährstoffe selbst, insbesondere durch das Eiweiß, die Brennvorgänge in ihrer Gesamtheit in die Höhe getrieben werden und so eine gewisse Selbststeuerung, d. h. ein Selbstschutz des Organismus gegen übermäßigen Ansatz zustande kommt. Wie wir diesen Vorgang benennen, ob sekundär spezifisch dynamische Wirkung oder Luxuskonsumption, ist für die Tatsache gleichgültig. Von weit größerem Interesse ist, welcher Regulationsvorgang die Stoffwechselsteigerung durch die Nahrung auslöst und wodurch die individuellen Schwankungen bedingt sind. Hier liegt ein Teil des Problems der Fettleibigkeit. Es ist eine bekannte Tatsache, daß Personen mit gleicher Lebensweise und gleicher Nahrungszufuhr in ihrem Körpergewicht, d. h. in ihrem Fettansatz erheblich differieren und daß die gleiche Person sich bei gleichbleibender Tätigkeit mit einer verschieden großen Nahrungsmenge auf dem gleichen Gewicht hält. Die ersten Versuche dieser Art sind von Neumann[94] an sich selbst ausgeführt worden. Neumann behielt während längerer Zeit bei drei verschiedenen Kostmaßen, die zwischen 2000 und 2800 Cal schwankten, das gleiche Körpergewicht. Freilich weichen diese Calorienmengen, wie Magnus-Levy[95] sagte, nur ca. 16% vom Mittelwert ab, jedoch ist durch diesen einfachen Versuch gezeigt, daß ein Individuum sich mit verschieden großen Nahrungsmengen längere Zeit im Gewichtsgleichgewicht halten kann. Eindeutiger noch als die Versuche von Neumann ist der bereits zitierte Versuch von Grafe[92] an einem überernährten Hunde und die in seinem Buche angeführten Versuche an überernährten Menschen[93]. Die Einwände Benedicts[96] gegen die Versuche Grafes halte ich nicht für stichhaltig, da tatsächlich eine gewaltige Überernährung stattfand.

Was wissen wir über den Mechanismus, durch welchen die Oxydationssteigerung bei Überernährung ausgelöst wird? Die hier in Frage kommenden Hypothesen haben wir bereits bei der spezifisch-dynamischen Wirkung der Nahrung diskutiert. Wir haben dort bereits gesehen, daß beim Gesunden individuelle Schwankungen hinsichtlich der Höhe und der Zeitdauer der spezifischdynamischen Wirkung anzunehmen sind. Das gleiche, was für die spezifischdynamische Wirkung bei der das Erhaltungsmaß nicht überschreitenden Calorienzufuhr gilt, tritt in noch stärkerem Maße bei einer Calorienzufuhr, die das Erhaltungsmaß weit überschreitet, in Erscheinung. Eckstein und Grafe[97] konnten zeigen, daß die Fähigkeit zur sekundär spezifisch-dynamischen Wirkung, d. h. zur Luxuskonsumption an das Vorhandensein und die Funktion der Schilddrüse geknüpft ist. Ein Hund ohne Schilddrüse verliert die Fähigkeit zur Luxuskonsumption; er setzt im Gegensatz zu den Hunden mit normaler Schilddrüse den Nahrungsüberschuß als Fett an. Der Einfluß der Ovarien auf die Luxuskonsumption konnte nach dem Versuch Grafes nicht eindeutig erwiesen werden. Nach den Untersuchungen von R. Plaut[117] an fettsüchtigen Menschen scheint die Hypophyse einen Zusammenhang mit der spezifisch-dynamischen Wirkung der Nährstoffe zu haben; erwiesen ist jedenfalls ein Zusammenhang der spezifisch-dynamischen Wirkung und besonders der sekundär spezifischdynamischen Wirkung nur durch die Untersuchungen Grafes[97] mit der Schilddrüse. Jedoch wird man nicht fehlgehen mit der Annahme, daß der Selbstschutz, den der Organismus gegen Überernährung besitzt, an die Funktionsbreite der inkretorischen Drüsen Thyreoidea, Geschlechtsdrüse, Hypophyse gebunden ist, wobei die Schilddrüse die dominierende Rolle spielen dürfte. Aus diesen Überlegungen erhellt, daß individuelle Schwankungen durch die Funktion dieser inkretorischen Organe verursacht sind. Es wird sehr schwer sein, durch Gaswechseluntersuchungen eine eindeutige zahlenmäßige Unterscheidung zwischen normaler und pathologischer Funktion zu finden.

Die Ansicht Pflügers, daß ein Nahrungsüberschuß als Fett zum Ansatz gelangt und daß die Zelle durch einen Nahrungsüberschuß nicht zu vermehrtem Umsatz gezwungen werden kann, ist nach unseren heutigen Kenntnissen nicht mehr voll aufrechtzuerhalten. Die zelluläre Betrachtungsweise ist einer mehr humoralen Anschauungsweise gewichen. Die Zelle dürfte sich erhöhten und verminderten Oxydationsprozessen anpassen können, je nachdem ihr Impulse von den genannten endokrinen Organen zuströmen. Wenn man von Anpassungserscheinungen bei Über- und Unterernährung spricht, so ist dies dahin zu verstehen, daß hier individuell verschiedene Möglichkeiten der Nahrungsverwertung vorliegen, die von der jeweils vorhandenen Funktionsbreite der endokrinen Korrelationen Schilddrüse, Geschlechtsdrüse, Hypophyse abhängig sind.

Einfluß der endokrinen Organe auf den Umsatz. Bei der Besprechung der individuellen Verschiedenheiten der spezifisch dynamischen Wirkung der Nahrung und besonders der Luxuskonsumption haben wir diese Erscheinung durch eine verschiedene Funktion endokriner Organe (Schilddrüse, Hypophyse) auf Grund der Untersuchungen von Grafe[97] und R. Plaut[117] zu erklären versucht. Wir haben auch bereits bei der Besprechung derjenigen Faktoren, die auf den Ruh-Nüchternwert, d. h. auf das Niveau der Oxydationsvorgänge im Organismus einwirken, als einen der Faktoren endokrine Organe genannt und die ausführliche Besprechung der Einwirkung endokriner Organe auf den Grundumsatz zurückgestellt in das Kapitel, in welchem die Pathologie des Grundumsatzes abgehandelt werden soll. Diese Gliederung hat eine historische Berechtigung, da die Physiologie der endokrinen Funktionen in ihrer Beziehung zum Grundumsatz erst aus den klinischen Krankheitsbildern erschlossen wurde. Fr. Müller[98] war der erste, der aus rein zahlenmäßigem Vergleich der zugeführten Nahrung und des Körpergewichtes bei der Basedowschen Krankheit (Hyperfunktion der Schilddrüse) erkannte, daß die Zersetzungsvorgänge gesteigert sind.

Schilddrüsen-Hyperfunktion. Magnus-Levy[99] konnte kurze Zeit darauf durch Respirationsversuche die Richtigkeit dieser Beobachtung begründen. In der Folgezeit wurde diese Tatsache, daß bei Basedow, bzw. Hyperthyreosen der Grundumsatz um ein Vielfaches erhöht ist von einer Unzahl von Autoren bestätigt (Literatur bei E. Grafe: Die pathologische Physiologie des Gesamtstoff- und Kraftwechsels). Es wurden Grundumsatzsteigerungen von 100% und mehr gefunden. Das grundlegend Wichtige dieser Feststellungen ist, daß unabhängig von jeder Nahrungszufuhr das Niveau des Grundumsatzes beim Basedow dauernd erhöht ist und auch im Hunger erhöht bleibt. Die Frage, ob bei diesen Zersetzungsvorgängen das Eiweiß eine besondere Rolle spielt und eine übermäßige Eiweißverbrennung stattfindet, ist zu verneinen. Neuere Untersuchungen von Lauter[100] und von E. Krauss[101] konnten nachweisen, daß das Eiweiß nur, soweit es den gesteigerten energetischen Bedürfnissen entspricht, in die gesteigerten Brennprozesse einbezogen wird. E. Krauss[101] hielt hyperthyreotische Patientinnen bei überreicher Calorienzufuhr an Fett und Kohlenhydraten im Stickstoffminimum und konnte beweisen, daß unter diesen Versuchsbedingungen der minimale N-Bedarf beim Basedow-Kranken, sofern nur die Brennbedürfnisse durch Fett und Kohlenhydrate abgedeckt wurden, nicht erhöht ist. Die gleiche Erscheinung der Erhöhung des Ruh-Nüchternwertes wie bei der Hyperthyreose können wir durch längere Darreichung von Schilddrüsenpräparaten erzielen (Wendelstadt und Leichtenstern[102], Ewald[103], Putman[104], Yorke Davies[105]). Über die Wirksamkeit von Schilddrüsenpräparaten bei Gesunden ist zu sagen, daß die Erhöhung des Grundumsatzes erst mehrere Tage nach

Beginn der Darreichung in Erscheinung tritt und hinsichtlich der Höhe der
Steigerung individuell außerordentlich variiert; es scheint, daß der Erfolg
der Stoffwechselsteigerung von dem Zustand der Schilddrüse der behandelten
Person abhängig ist. Je weniger Eigenproduktion, desto sinnfälliger ist die
Wirkung des zugeführten Präparates. Dieser Satz entspricht einer vielfältigen
klinischen Erfahrung; er muß aber eine Einschränkung erfahren, indem gerade
diejenigen Personen, welche einen Grundumsatz zeigen, der noch an der oberen
Grenze der Norm ist, durch kleine Gaben Thyreoidin eine dauernde Umsatz-
erhöhung erfahren können, ohne daß nach Absetzen des Präparates auf lange
Zeit eine Umsatzminderung zur Norm wieder eintritt (Thyreoidin-Basedow).
In neuerer Zeit konnte von E. C. Kendall[106] eine• die Stoffwechselsteigerung
bedingende Substanz isoliert und in krystallisiertem Zustande analysiert werden.
Es zeigte sich, daß diese Substanz jodhaltig ist und einen zyklischen Aufbau hat.
Der Ring, welcher dem Thyroxin, so heißt Kendall diese Substanz, zugrunde
liegt, ist ein partiell hydrierter Indenring, in welchem in dem hydrierten Benzol
3 Jodatome substituiert sind.

$$\begin{array}{c}
\quad\;\text{JCH} \\
\overset{\text{H}}{\text{JC}}\diagup\;\diagdown\;\text{C} = \text{C} - \text{CH}_2 - \text{CH}_2 - \text{COOH} \\
\overset{\text{H}}{\underset{\text{J}}{\text{C}}}\quad\;\text{C}\qquad\;\text{C} = \text{O} \\
\quad\;\text{CH}\quad\text{NH}
\end{array}$$

Diese Kendallsche Konstitutionsformel ist von Anfang an angezweifelt
worden. Die Substitution von Jod in einen partiell hydrierten Benzolring würde
eine starke Zersetzlichkeit postulieren, während der von Kendall gefundene
Körper nach seinen Angaben durchaus beständig und haltbar ist. Das in Amerika
im Handel befindliche Präparat Thyroxin „Squibb" war anfänglich, wie wir in
eigenen Versuchen[107] zeigen konnten, nicht wirksam. Das jetzt von der Firma
Squibb hergestellte Thyroxin, welches auf synthetischem Wege gewonnen ist,
hat in den üblichen Mengen (1—4 mg pro dosi) eine stoffwechselsteigernde
Wirkung, die am dritten bis vierten Tage nach der Darreichung sichtbar wird
(Löhr[108] und eigene Versuche).

Im Gegensatz zu Kendall geben in neuerer Zeit Harington und Barger[109]
auf Grund ihrer Arbeiten (s. S. 701) der wirksamen Substanz der Schilddrüse eine
ganz andere Formulierung. Diese Forscher nehmen auf Grund ihrer Untersuchungen für das Thyroxin folgende Konstitution an:

$$\text{HO}\underset{\text{J}}{\overset{\text{J}}{\diamondsuit}} - \text{O} - \underset{\text{J}}{\overset{\text{J}}{\diamondsuit}}\text{CH}_2 - \text{CHNH}_2 - \text{COOH}$$

Demnach wäre das Thyroxin ein Äther eines jodsubstituierten Tyrosins mit
einem jodsubstituierten Hydrochinon. Diese Substanz wird von Hoffmann-
La Roche in den Handel gebracht und ihre Wirksamkeit in Dosen von
1—2 mg entspricht 0,1 g Schilddrüsensubstanz (Merck).

Kendall äußerte die Hypothese, daß eine dem Thyroxin ähnlich konsti-
tuierte Substanz, die auf den Grundumsatz unwirksam ist, in der Schilddrüse
vorkomme. Es ist schon vor Kendall vielfach die Hypothese geäußert worden,
daß in der Schilddrüse (im angehäuften Kolloid) eine Substanz vorgebildet ist, die
noch keine Stoffwechselwirkung habe und erst beim Übergang in die Säfte die
Eigenschaft, den Grundumsatz zu erhöhen, erlange. Man suchte auf diese Weise
die merkwürdige Tatsache zu erklären, daß Jodgaben eine Erscheinung bei den
mit Jod behandelten Patienten auslösen können, die wir als Hyperthyreose
kennengelernt haben (Steigerung des Grundumsatzes, Schweiße, Tremor). Diese

Erscheinungen bleiben noch Monate lang bestehen, nachdem bereits die Jodmedikation abgesetzt ist. Man ist nun geneigt, diese Beobachtung dahin zu deuten, daß die Jodgabe eine Ausschüttung des in der Schilddrüse vorgebildeten, noch unwirksamen Sekretes als wirksames Inkret zur Folge hat. Ein Beweis für diese Hypothese ist bisher nicht erbracht und auch die Kendallsche Entdeckung hat in diesem Punkte noch keine eindeutige Aufklärung gegeben. Als feststehend kann man bisher nur sagen, daß Schilddrüsensubstanz und auch das krystallisierte Thyroxin Stoffwechselsteigerungen beim Gesunden und Kranken verursachen, daß aber durch Jod selbst eine Stoffwechselsteigerung in der Regel nicht ausgelöst wird. Die Stoffwechselsteigerung, die wir bei Jodmedikation bei manchen Individuen sehen, überdauert die Jodmedikation und wird jedenfalls nicht durch das Jod selbst, sondern durch einen Mechanismus, der durch das Jod in Gang gesetzt wird, hervorgerufen.

Schilddrüsen-Hypofunktion. Im Gegensatz zur Überfunktion der Schilddrüse mit der sie begleitenden Stoffwechselsteigerung finden wir bei angeborenem Fehlen dieses Organs oder bei vollständiger Entfernung der Schilddrüse (wobei die Epithelkörperchen zu belassen sind) abnorm tiefen Grundumsatz. Das klinische Bild, welches bei angeborenem Fehlen oder bei angeborener Mißbildung der Schilddrüse zustande kommt, ist neben der Grundumsatzminderung durch Störungen des Wasserhaushaltes (Myxödem) und durch psychische Störungen (Kretinismus) charakterisiert. Es ist nicht nötig, daß alle drei Symptome gleichzeitig vorhanden sind; so wurden z. B. von Herthoge[110] Kranke beschrieben, bei denen Stoffwechselerniedrigung ohne Kretinismus und Myxödem beobachtet wurde. Die ersten Gaswechseluntersuchungen beim Myxödem stammen wie beim Morbus Basedow von Magnus-Levy. In späterer Zeit liegen eine Reihe von Untersuchungen vor (Literatur bei Grafe), die die Grundumsatzerniedrigung bei hypothyreotischen Individuen bestätigen. Es wurden Senkungen des Grundumsatzes bis zu 50% gefunden. Der Grundumsatz bei diesen Individuen ist dauernd erniedrigt. Besonders bemerkenswert ist, daß die stärksten Minderungen der Sauerstoffzehrung bei angeborenem Fehlen der Schilddrüse gefunden wurden, während bei operativer Entfernung der Schilddrüse keine so tiefen Zahlen des Grundumsatzes festgestellt werden konnten. Die Beteiligung der einzelnen Nährstoffe an dem verminderten Grundumsatz scheint nicht anders wie in der Norm zu sein. Versuche, ob das Eiweißminimum bei Myxödematösen erniedrigt ist, liegen nicht vor, jedoch scheinen die Versuche von v. Bergmann[111] darauf hinzudeuten, daß ein verminderter Stickstoffbedarf vorliegt, es ist aber, wie gesagt, noch kein eindeutiger Versuch im Minimum gemacht worden. Die bei Myxödematösen beobachtete erhöhte Toleranz für Traubenzucker (Hirschl[112], Knöpfelmacher[113], Forschbach und Severin[114]) ist nicht gleichsinnig mit der Grundumsatzsenkung zu deuten, sondern hat, wie die herabgesetzte Zuckertoleranz bei der Hyperthyreose, ihre Ursache in der Störung eines durch die Schilddrüsenfunktion beeinflußten Regulationsmechanismus eines anderen inkretorischen Organes.

Über den Mechanismus, durch welchen die Niveausteigerung und Niveausenkung des Grundumsatzes durch das Schilddrüseninkret zustande kommt, wissen wir sehr wenig. Es ist wenig wahrscheinlich, daß der Angriffspunkt des Schilddrüsenhormons in der Peripherie, d. h. in der Zelle selbst gelegen ist. Das Erfolgsorgan für das Inkret dürfte vielmehr im Zentralnervensystem zu suchen sein. Hier sind es wohl die vegetativen Zentralorgane im Streifenhügel, im Zwischenhirn und in der Medulla oblongata (dorsaler Vaguskern), denen regulatorische Funktionen zukommen. Inwieweit die peripheren Nerven selbst durch ein Hormon beeinflußt werden können, ist noch durchaus ungeklärt. Die letztere

Annahme ist besonders mißlich, da sie zu einem circulus vitiosus führen würde, denn auf der einen Seite nimmt man an, daß die Inkretproduktion vom vegetativen Nervensystem aus reguliert wird, auf der anderen Seite müßte dann das Inkret selbst wieder auf die peripher-vegetativen Nerven regulatorisch einwirken. Es gibt zweifellos Hormone, deren peripherer Angriffspunkt sichergestellt ist (Adrenalin). Für das Schilddrüseninkret ist eine solche Annahme noch durchaus unbewiesen.

Während es heute wohl als gesicherte Tatsache gelten kann, daß die Schild- Hypophyse. drüse auf das Niveau des Grundumsatzes regulatorisch einwirkt, wissen wir über die Beziehungen anderer inkretorischer Organe zum Grundumsatz noch relativ wenig. Hier ist es wieder die klinische Pathologie, die uns einen Fingerzeig gegeben hat. Man hat gesehen, daß bei anatomischen Veränderungen (Geschwülste, entzündliche Veränderungen und Blutungen) der Hypophyse abnormer Fettansatz und auch das Gegenteil, Abmagerungen mit Kachexie zustande kommen. Der Einfluß der Hypophyse auf den Grundumsatz wurde zuerst im Tierexperiment an Tieren, denen Teile der Hypophyse entfernt waren, studiert. Tierexperimentelle Studien an der Hypophyse sind ganz besonders kompliziert und mit größter Reserve zu bewerten. Auf ein ganz kleines Organ sind hier Zellkomplexe zusammengedrängt, die verschiedene Inkrete zu produzieren scheinen. Rein anatomisch unterscheidet man an der kleinen Drüse vier morphologisch verschiedene Teile, Vorder- und Hinterlappen, eine kleine Pars intermedia und einen Hypophysenstiel (s. S. 705). Es ist deshalb durchaus einleuchtend, daß bei der für den Chirurgen sehr schwer zugänglichen Lage des Organs eine operative Abtrennung der einzelnen anatomisch und sekretorisch verschiedenen Teile sehr schwierig, wenn nicht überhaupt unmöglich ist. Die ersten operativen Versuche mit Beobachtung des Gaswechsels stammen von Narbut[115], weitere Untersuchungen unter ähnlichen experimentellen Bedingungen wurden von Cushing[116], Aschner und Porges[117], Benedict und Homans[118] ausgeführt. Bei diesen Versuchen wurde durchwegs ein Sinken des respiratorischen Stoffwechsels beobachtet. Obwohl Aschner und Porges annehmen, daß sie nur den Vorderlappen entfernt haben, trat neben der Senkung der Sauerstoffzehrung und der Zunahme des Fettansatzes eine Störung des Wachstums und Hypothermie auf; bei den von Benedict nach Cushing operierten Tieren wurde nur ein kleiner Teil des Vorderlappens stehengelassen und die gleichen Beobachtungen gemacht. Es erscheint zum mindestens als verfrüht, aus diesen Versuchen einen Einfluß der Hypophyse auf das Niveau des Grundumsatzes herleiten zu wollen. Auch die Beobachtungen von R. Plaut[119] bei Kranken mit hypophysärer Kachexie, die eine Senkung des Grundumsatzes zeigten, scheinen nicht endgültig beweisend, da gerade bei dieser Erkrankung wohl primär die Hypophyse, aber sekundär alle endokrinen Organe (auch Thyreoidea) atrophisch gefunden werden. Klinische Beobachtungen hinsichtlich des Grundumsatzes bei anatomischer Veränderung des Vorderlappens (Akromegalie, Hochwuchs, Zwergwuchs) liegen nur spärlich vor. Während Salomon[120], Magnus-Levy[121] und Boothby[122] bei Akromegalen Umsatzsteigerungen sahen, konnte dies von anderen Autoren (Bernstein und Falta[123]) nicht bestätigt werden. Als das wichtigste Moment zur Beurteilung der Beziehungen der Hypophyse zum Grundumsatz erscheint die Tatsache, daß bei allen Kranken, die gleichlaufend mit anatomischen Veränderungen der Hypophyse einen abnormen Fettansatz zeigen, der Grundumsatz von allen Forschern (Junghänel[124], Snell, Ford und Rowntree[125]) als normal befunden wurde. Hätte die Hypophyse mit der Regulation der Höhe des Grundumsatzes etwas zu tun, so müßte dies gerade bei diesen Kranken in Erscheinung treten. Die eindeutige Beurteilung hypophysär Fettleibiger wird dadurch erschwert, daß gleichlaufend mit der hypophysären Störung eine Veränderung an den Geschlechtsdrüsen einsetzt, so daß es manchmal schwer festzustellen ist, welches der beiden inkretorischen Organe hinsichtlich des Fettansatzes das ursächlich auslösende Moment abgibt. Eines erscheint aber gesichert, daß der Grundumsatz bei diesen Kranken nicht verändert ist und somit weder die Hypophyse noch die Keimdrüse mit der Einstellung des Niveaus der Brennvorgänge etwas Wesentliches zu tun hat.

Die Versuche, mit Darreichung von Hypophysenpräparaten, eine Einwirkung auf dem respiratorischen Stoffwechsel zu erzielen, fielen ganz verschieden aus. Diese Verschiedenheit der Resultate ist fürs erste schon dadurch bedingt, daß die verwendeten Hypophysenpräparate in der Darstellung durchaus verschieden sind. Die meisten Hypophysenpräparate, welche nahezu eiweißfreie, wäßrige Extrakte der Drüse darstellen, sind zum größten Teil durch Extraktion der gesamten Drüse gewonnen. Fernerhin ist bei der Darstellung von Extrakten auch unberücksichtigt gelassen, ob die Drüse von einem männlichen oder weiblichen Tiere, von einem alten oder jungen stammt. Von den Präparaten, Pituitrin, Pituglandol, Hypophysin und Präphyson ist Präphyson das einzige Vorderlappenpräparat. Das ideale Erfordernis, ein gesondertes Extrakt der verschiedenen Drüsenteile zu machen, ist bisher bei den Handelspräparaten nicht erreicht worden. Die Versuche, die verschiedenen wirksamen Substanzen aus der Hypophyse krystallisiert darzustellen, haben noch weniger zum Ziele geführt. Aus dem Vorderlappen wurde von Robertson[126] eine lipoide, stickstoff- und phosphorhaltige Substanz dargestellt, die er Tethelin nennt, aus dem Hinterlappen wurden von Abel[127] und seinen Mitarbeitern histaminähnliche Körper erhalten. Mit keiner dieser Substanzen wurde eine eindeutige Wirkung auf den Stoffwechsel erzielt. Auch die mit komplexen Organextrakten erhaltenen Wirkungen auf den respiratorischen Stoffwechsel sind durchaus nicht eindeutig (Bernstein und Falta[128], Kestner[129]). Vergleicht man diese diffusen Angaben über die Einwirkung von Hypophysenpräparaten auf den Grundumsatz mit den durchaus eindeutigen Feststellungen nach Schilddrüsenpräparaten, so muß man nach den bisher vorliegenden Versuchen sagen, daß eine Einwirkung mit Hypophysenextrakten auf das Niveau des Grundumsatzes nicht erzielt wurde.

Wenngleich aus diesen Befunden hervorgeht, daß das Niveau des Grundumsatzes durch ein Hypophysenhormon nicht beeinflußt wird, so erscheint es noch eine durchaus offene Frage, ob das Hypophysenhormon nicht etwa mit der stoffwechselsteigernden Wirkung der Nahrung, d. h. mit der spezifisch-dynamischen Wirkung der Nährstoffe, speziell des Eiweißes, etwas zu tun hat (siehe Kap. Spezifisch-dynamische Wirkung der Nahrung). Den ersten Hinweis auf eine derartige Wirkung der Hypophyse finden wir in umfangreichen Untersuchungen über die spezifisch-dynamische Wirkung bei hypophysärer Fettsucht von R. Plaut[129]. In 22 untersuchten Fällen war die spezifisch-dynamische Wirkung gegenüber der Norm um die Hälfte und auch noch mehr erniedrigt. Obgleich diese Untersuchungen vielfachen Widerspruch erfahren haben, erscheinen sie doch sehr bemerkenswert. Es wäre durchaus möglich, daß die spezifisch-dynamische Wirkung der Nahrung und besonders des Eiweißes, deren Höhe sowohl hinsichtlich der Höhe des Ausschlages als auch hinsichtlich der Dauer der Steigerung individuell so verschieden ist, von der Funktion der Hypophyse abhinge. Durch die Lage der Hypophyse ist es wahrscheinlich, daß die Hypophysenhormone direkt auf die vegetativen Zentren des Zwischenhirns einwirken. Ein zweiter Weg der hormonalen Regulation kann von der Hypophyse aus auch auf dem humoralen Wege durch Einwirkung auf andere endokrine Organe ausgelöst werden. Das Bestehen einer derartigen Korrelation von Hypophyse und Geschlechtsdrüse kann wohl hinsichtlich der geschlechtlichen Funktionen nicht bezweifelt werden. Inwieweit diese Korrelation auch den Stoffwechsel und speziell die Verbrennungsvorgänge betrifft, kann nur aus dem häufigen Parallelgehen beider Erscheinungen erschlossen, aber nicht bewiesen werden.

Es ist nicht verwunderlich, daß bei den durchaus nicht eindeutigen Resultaten, die man mit der Einwirkung von Hypophysenextrakten auf den Grundumsatz und auf die Nahrungsverwertung erzielte, man an der Einwirkung der Hypophyse auf die Oxydationsprozesse zweifelte. Es waren vor allen Dingen [130], Aschner[131], Dresel, Lewy[132] und Leschke[133], welche die Bedeutung der Hypophyse als inkretorisches Organ in Frage zogen und die ganzen Erscheinungen, welche in den klinischen Zustandsbildern bei Hypophysenveränderungen augenfällig wurden auf die der Hypophyse benachbarten Zentren im Zwischenhirn bezogen. Wenngleich zugegeben werden muß, daß bei sehr vielen anatomischen Veränderungen der Hypophyse eine Fernwirkung durch Druck auf diese Zentren ausgeübt werden kann, so dürfte doch heute als erwiesen gelten, daß die Hypophyse selbst, d. h. ihr Vorder- und Mittellappen, mit Stoffwechselprozessen hormonal verbunden ist. Andererseits ist es auch durchaus richtig, daß Veränderungen in den vegetativen Zentren der Stammganglien und des Zwischenhirns die gleichen klinischen Symptome auszulösen imstande sind, die wir bei Erkrankungen der Hypophyse feststellen können. Die vegetativen Zentren sind eben, wie wir bereits bei der Schilddrüse gesehen haben, mit großer Wahrscheinlichkeit als die Erfolgsorgane der hormonalen Regulation anzusehen. Ihre anatomische Entartung kann die gleiche Wirkung haben wie das Versagen von hormonalen Reizen.

Über die hormonale Einwirkung der Geschlechtsdrüsen auf den Grundumsatz sind die Angaben in der Literatur ebenso wie bei der Hypophyse nicht eindeutig. Während die einen (Loewy und Richter[134], Paechtner[135], Murlin und Bailey[136], Eckstein und Grafe[97]) eine Senkung des Grundumsatzes nach erfolgter Kastration feststellten, sahen andere Forscher (Lüthje[137], Klein[138], Bertschi[139]) keine Veränderung des respiratorischen Stoffwechsels. Bei den Forschern, die nach Kastration ein Sinken des Grundumsatzes registrieren konnten, war der Ausschlag relativ niedrig (10—20 %), so daß diese Zahlen fast noch innerhalb der normalen Breite des Grundumsatzes liegen. Wenn überhaupt, so übt das Keimdrüsenhormon auf das Niveau des Grundumsatzes nur einen geringen Einfluß aus. Was die Versuche mit Kastration gezeigt haben, lassen noch in viel stärkerem Maße die Beobachtungen mit therapeutischer Darreichung von Substitutionspräparaten der Keimdrüse erkennen. Beim Normalen ist überhaupt keine Wirkung, beim Kastrierten nur ein ganz geringer Ausschlag des Grundumsatzes nach oben durch Substitutionspräparate zu erzielen. In gleicher Weise wie bei der Hypophyse haben wir uns die Frage vorzulegen, ob der Einfluß der Geschlechtsdrüse auf die Stoffwechselvorgänge nicht mit der Verwertung der Nahrung zusammenhängt. Diese Frage ist bei den Keimdrüsen noch sinnfälliger als bei der Hypophyse, da man schon seit unendlichen Zeiten weiß, daß Kastration fett macht, und wohl auch das Gegenteil, eine sexuelle Hyperfunktion, recht häufig mit Magerkeit vergesellschaftet ist. Nicht mit Unrecht sagt der Landwirt, „daß ein guter Gockel nicht fett wird". Mast und Kastration sind für den Tierzüchter geläufige Zusammenhänge. Wenn ein solcher augenfälliger Zusammenhang nicht durch eine Veränderung des Niveaus des Grundumsatzes bei Hyper- oder bei Asexuellen sich ausdrückt, so drängt sich auch hier die Frage auf, ob diese Erscheinungen mit einer Veränderung in der Verwertung der Nährstoffe (spezifisch-dynamische Wirkung) zu erklären ist? Diese Frage hat eine besondere Begründung noch darin, daß hypophysäre Veränderungen mit Fettansatz ohne Veränderung der Keimdrüse nicht beobachtet werden, andererseits aber Veränderungen der Keimdrüsen nicht mit einer sichtbaren Veränderung der Hypo-

Geschlechts-
drüsen.

physe einhergehen müssen, um starken Fettansatz auszulösen (Klimakterium, Kastration).

Die einzigen eindeutigen Versuche über den Einfluß der Kastration bei Überernährung stammen von Grafe (bereits bei der Luxuskonsumption besprochen, s. S. 27). Kastriert man Hunde, so erfahren diese Hunde keinen erheblichen Fettansatz, der Grundumsatz geht kaum in die Höhe. Beraubt man nun einen solchen Hund noch der Schilddrüse, so kommt es zu einem riesigen Fettansatz, und zwar scheint die Entfernung des Ovars bei Schilddrüsenexstirpation den Fettansatz noch zu steigern. Grafe zieht aus diesen Versuchen den Schluß, daß die Schilddrüse zum Zustandekommen der Luxuskonsumption (sekundäre spezifisch-dynamische Wirkung) unbedingt nötig ist, und daß den Geschlechtsdrüsen bei dem Zustandekommen der Luxuskonsumption keine überragende Bedeutung zukomme.

Zu diesen Versuchen ist eingewendet worden, daß die Überernährung bei kastrierten Hunden nicht lange genug fortgesetzt wurde, und daß die Entfernung der Schilddrüse an und für sich schon ein Heruntergehen des Niveaus des Grundumsatzes und dadurch einen Fettansatz bewirken kann. Durch diese Versuche ist aber der erste Hinweis gegeben, daß Keimdrüse und Hypophyse nicht direkt einen Einfluß auf die Höhe des Niveaus des Grundumsatzes haben. Der Einfluß dieser Drüsen auf die Brennvorgänge dürfte indirekt über die Schilddrüse gehen. Es wäre möglich, die Einwirkung von Hypophyse und Keimdrüse auf die Schilddrüse als Ursache für die verschiedene spezifisch-dynamische Wirkung der Nahrung anzusprechen.

Ist diese hypothetische Annahme berechtigt, so hätte die Schilddrüse hinsichtlich der Brennvorgänge zweierlei höchst wichtige Funktionen zu erfüllen: 1. die Höhe des Niveaus des Grundumsatzes zu regulieren. Diese Regulation geschieht durch die Schilddrüse allein und ist in der Menge der ständigen Inkretproduktion dieses Organes begründet. 2. Die stoffwechselsteigernde Wirkung der verschiedenen, einen Leistungszuwachs bedingenden Momente (Nahrungsaufnahme usw.) hervorzurufen. Dieser Mechanismus könnte durch hormonale Reize, die von der Hypophyse und den Keimdrüsen der Schilddrüse zuströmen und nur eine temporäre, eine vorübergehende Steigerung der Inkretausschüttung der Schilddrüse bewirken, ausgelöst werden. Die spezifisch-dynamische Wirkung der Nahrung würde ein Spezialfall dieser zweiten Regulation sein und nicht in der Höhe des Niveaus des Ruh-Nüchternwertes, des Grundumsatzes, sondern in der durch den Leistungszuwachs (sei dieser Leistungszuwachs durch Nahrungsaufnahme oder andere Momente hervorgerufen) bedingten temporären Hebung oder Senkung des Niveaus des Grundumsatzes zum Ausdruck kommen. Wir hätten also für den Ablauf der Oxydationsprozesse zwei Regulationssysteme, von denen eines das für das Individuum konstante Niveau der Oxydationsprozesse, d. h. die Höhe der Stoffwechselflamme im ruhenden und nüchternen Zustande, reguliert (Schilddrüse), das andere die durch die Nahrung bedingte Niveauverschiebung sowohl hinsichtlich der Niveauerhöhung wie auch der zeitlichen Dauer dieser Erhöhung individuell verschieden beeinflußt (Hypophyse, Keimdrüse, Schilddrüse). Letzten Endes wäre es also nur ein Hormon, welches die Oxydationsprozesse reguliert, das Hormon der Schilddrüse. Die Sekretionsbreite dieses Hormons würde abhängen von der Funktionstüchtigkeit der Drüse selbst (Höhe des Grundumsatzes) und zweitens von Einwirkungen anderer endokriner Organe auf die Schilddrüse, die eine temporäre Ausschüttung des Hormons verursachen und dadurch eine vorübergehende Steigerung der Oxydationsprozesse auslösen können (spezifisch-dynamische Wirkung, sekundäre spezifisch-dynamische Wirkung, Luxuskonsumption). Aus diesen Überlegungen würde sich für die Pathologie ergeben, daß wir Störungen der Umsatzprozesse zu erwarten hätten, die einerseits in einer primären Dysfunktion der Schilddrüse gelegen sind (thyreogene Magerkeit und Fettleibigkeit), andererseits durch eine Störung der Hypophyse und der Keimdrüsen ausgelöst werden können (hypophysäre und genitale Fettsucht und Magerkeit.) Hier der Grundumsatz nach oben oder unten verändert, dort der Grundumsatz normal, aber die Auswertung der Nahrung gestört.

Bei einer normalen Korrelation Hypophyse, Keimdrüse zur Schilddrüse, besitzt der Organismus bei überreichlicher Ernährung einen Schutz gegen Überfettung. Bei einer pathologischen Korrelation (zu wenig oder zuviel Inkret) der Hypophyse und der Keimdrüse zur Schilddrüse kann es zur Fettleibigkeit oder zur Magerkeit kommen.

B. Die Fettsucht.

Nach den bisherigen Ausführungen über den Ablauf des Kraftwechsels, kann es unter normalen und verschiedenen krankhaften Bedingungen zu Fettanhäufungen im menschlichen Organismus kommen. Da die Ursache der Fettansammlung keine einheitliche ist, kann man auch nicht von einer ätiologisch einheitlichen Erkrankung „Fettsucht" sprechen. Eines scheint aber allen Fettanhäufungen (mit Ausnahme der Fettgeschwülste) gemeinsam zu sein, daß die Fettanhäufung aus energetischen Gründen zustande kommt und nicht etwa durch Bildung eines besonderen abnormen Fettes oder durch eine Veränderung des Fettstoffwechsels, bei dem etwa die Verwertung und der weitere Abbau des Fettes gestört wäre. Eine Abbaustörung des Fettes kennen wir nur bei zwei Zuständen, erstens im Kohlenhydrathunger, d. h. wenn kein Kohlenhydrat in der Nahrung vorhanden ist, und zweitens, beim Diabetes mellitus, wenn nur ungenügende Zuckermengen verbrannt werden können. In beiden Fällen können infolge Störung des Kohlenhydratstoffwechsels die Fettsäuren nicht vollständig zu Kohlensäure und Wasser verbrannt werden und bleibt der Abbau bei einem intermediären Abbauprodukt der Fettsäuren, der β-Oxybuttersäure und Acetessigsäure, stehen. Bei der Fettsucht besteht keine derartige Störung; Fette und Fettsäuren werden hier normal abgebaut, die Fettansammlung hat ihre Ursache wie gesagt nur in exogenen oder endogenen Bedingungen des energetischen Stoffhaushaltes.

Wir sind gewohnt, eine Fettsucht zu diagnostizieren, wenn unser Auge bei dem Kranken größere Fettpolster feststellt, als sie unserm subjektiven Empfinden nach der Größe und dem Alter des Patienten zu entsprechen scheinen. Wenn wir aber diesen visuellen subjektiven Eindruck in feste Normen bringen wollen, stoßen wir auf Schwierigkeiten. Es können gleich große Menschen desselben Alters und Geschlechts erhebliche Differenzen im Körpergewicht aufweisen, ohne daß man von einer pathologischen Fettanhäufung sprechen kann. Es kann die Muskulatur, das knöcherne Skelet ganz erhebliche Verschiedenheiten bedingen. Bei Berechnung des normalen Körpergewichts müßte die Körperlänge, Brustumfang, Alter und Geschlecht berücksichtigt werden. Im allgemeinen genügt es, die Körperlänge weniger 100 in Kilogramm als Normalgewicht anzunehmen. Genauer ist die Ödersche Zahl (s. S. 12) oder das Idealgewicht nach Bornhardt[140] berechnet.

$$P\,(\text{Körpergewicht}) = \frac{H\,(\text{Länge}) \cdot C\,(\text{mittlerer Brustumfang})}{240}$$

Brauchbar sind auch die Tabellen von Hassing, Gärtner und Quetelet, zu finden in Vierordts[131] Tabellen.

Alter Jahre	Körpergewicht kg		Körperlänge cm		Alter Jahre	Körpergewicht kg		Körperlänge cm	
	männlich	weiblich	männlich	weiblich		männlich	weiblich	männlich	weiblich
2	11,3	10,7	79,1	78,1	16	49,7	43,6	155,4	152,1
3	12,4	11,8	86,4	85,4	17	52,8	47,3	159,4	154,6
4	14,2	13,0	92,7	91,5	18	57,8	49,0	163,0	156,3
5	15,8	14,4	98,7	97,4	19	58,0	51,6	165,5	157,0
6	17,2	16,0	104,6	103,1	20	60,1	52,3	167,0	157,4
7	19,1	17,5	110,4	108,7	22	61,4	52,5	—	—
8	20,8	19,1	116,2	114,2	25	62,9	53,3	168,2	157,8
9	22,6	21,4	121,8	119,6	30	63,65	54,3	—	—
10	24,5	23,5	127,3	124,9	40	63,67	55,2	168,6	158,8
11	27,1	25,6	132,5	130,1	50	63,5	56,16	—	158,0
12	29,8	29,8	137,5	135,2	60	61,9	54,3	167,6	157,1
13	34,4	32,9	142,3	140,0	70	59,5	51,5	166,0	155,6
14	38,8	36,7	146,9	144,6	80	57,8	49,4	163,6	153,4
15	43,6	40,4	151,3	148,8	90	57,8	49,3	161,0	151,0

Finden wir Werte, die 10—15% über den errechneten Normalwert hinausgehen, so kann man von einer Fettleibigkeit sprechen. Für die Bedingungen, unter denen es zu einem Fettansatz kommt, gilt als grundlegendes Gesetz, Fett wird nur dann angesetzt, wenn über den Bedarf Nahrung zugeführt wird. Letzten Endes wäre dann jeder Fettansatz exogen, d. h. durch eine Überernährung hervorgerufen. Dies würde zutreffen, wenn erstens das Nahrungsbedürfnis jedes Menschen auf die Gewichts- oder auf die Oberflächeneinheit bezogen, ganz gleich groß wäre, mit anderen Worten, wenn der Grundumsatz pro Kilogramm Körpergewicht oder pro Quadratmeter bei allen Individuen eine konstante Größe darstellen würde, und zweitens, wenn der Effekt der Nahrung ebenfalls bei allen Individuen gleichartige Veränderungen des Grundumsatzes hervorbringen würde. Da dies aber nach den vorausgehenden Darlegungen in den Kapiteln über den Grundumsatz und die spezifisch-dynamische Wirkung der Nahrung nicht zutrifft, kann von einer einheitlichen Ätiologie der Fettsucht als einer durch exogene Momente herbeigeführten Mästung nicht gesprochen werden.

Insuläre Form der Fettsucht. Falta[142] hat mit Recht als erster darauf hingewiesen, daß zum Mästen ein funktionstüchtiges Pankreas gehört. Eine Mast dürfte überhaupt nur dann stattfinden, wenn die Leber reichlich mit Glucogen angefüllt ist. Wir wissen heute, daß der Glucogenbestand der Leber von der Funktionstüchtigkeit des Inselapparates im Pankreas abhängt. Es ist durchaus möglich, daß eine reichliche Kohlenhydratmahlzeit bei verschiedenen Individuen eine verschieden große Insulinproduktion auslöst. Entsprechend der Menge des produzierten Insulins wird aus einer gleich zusammengesetzten Nahrung mehr oder weniger Leberglucogen gebildet. Es ließe sich vorstellen, daß die Personen, welche reichlich Insulin produzieren, infolge ihrer gesteigerten Leberglucogenbildung die mit den Kohlenhydraten genossenen anderen Nahrungsstoffe leichter zum Ansatz bringen als Individuen, die infolge geringer Insulinproduktion die Leber nicht mit Glucogen auffüllen können. Die Mastfettsucht dürfte bei manchem Individuum durch eine derartige insuläre Überproduktion angeregt sein. Das gleichzeitige Vorkommen von Diabetes und Mastfettsucht spricht auch in diesem Sinne. Einen experimentellen Beweis dieser Auffassung kennen wir bisher nicht. Nur eins scheint sicher, daß reichlich Leberglucogen vorhanden sein muß, um Fett zum Ansatz zu bringen. Allerdings ist auch zu bedenken, daß durch Insulin das Fettgewebe leichter Wasser retiniert und dadurch auch eine auf das Fett bezogene Gewichtszunahme hervorgerufen wird.

Es ergibt sich aus dieser Überlegung, daß wir Fettanhäufungen aus verschiedenen Ursachen finden können.

1. Die reine Mastfettsucht (Überernährung, pankreatogene Mast).

2. Fettsucht durch Veränderung des Grundumsatzes (thyreogene Ursache).

3. Fettsucht infolge veränderter spezifisch-dynamischer Wirkung der Nahrung.

4. Fettanhäufungen durch krankhafte Veränderungen der Fettverteilung (periphere Ursache).

Es sei gleich hier vorweggenommen, daß es hier fließende Übergänge gibt, und daß wir uns hüten müssen, prinzipielle Unterscheidungen zu setzen, wo nur graduelle Verschiedenheiten zugrunde liegen. Dies wird verständlich, wenn wir die individuell verschiedenen endokrinen Regulationseinrichtungen betrachten, mit denen das Einzelindividuum bei Überernährung gegen eine Überfettung geschützt ist. So könnte der Fall eintreten, daß bei einer calorisch gleichartigen Nahrung bei zwei gleichen Individuen der eine fett wird, während der andere mager bleibt, wofern die Funktionsbreite der endokrinen Korrelation, welche die spezifisch-dynamische Wirkung der Nahrung reguliert, bei dem einen groß, bei dem anderen aber klein scheint. Mit dem gleichen Rechte, mit dem wir oben gesagt haben, daß ein Fettansatz nur dann erfolgt, wenn über den Bedarf gegessen wird, könnte man auch sagen, ein Fettansatz kann nur dann erfolgen, wenn die Funktionsbreite der endokrinen Organe, die bei Überernährung durch spezifisch-dynamische Wirkung, d. h. sekundär spezifisch-dynamische Wirkung oder Luxuskonsumption gegen Überfettung schützen, eingeschränkt ist. Somit wäre jede Fettanhäufung letzten Endes endokrin bedingt. Die Wahrheit wird bei der Mehrzahl der Kranken in der Mitte liegen. Es wird recht oft eine Überernährung bestehen, die bei einer vollen Funktion der endokrinen Organe zu einer Fettanhäufung nicht führen würde, die aber bei einer eingeschränkten Funktionsbreite dieser Organe zur Aufstapelung des Calorienüberschusses in Gestalt von Fett führt. Wenn wir daher streng zwischen exogener Überernährungs- und Mastfettsucht und endogener konstitutioneller Fettsucht unterscheiden, werden wir sehr oft qualitative Unterschiede setzen, wo tatsächlich nur quantitative Unterschiede bestehen.

Neben dem unwillkürlichen Schutz, den eine intakte Funktionsbreite der endokrinen Korrelationen gegen Überfettung gewährt, kann sich der Mensch durch körperliche Tätigkeit willkürlich vor Überfettung schützen. Es mag vielleicht sein, daß bei einer großen Zahl exogen Fettsüchtiger dem Faktor der willkürlichen Bewegungen eine besondere ätiologische Bedeutung zukommt. Es gibt Menschen, die ihre täglichen Gepflogenheiten mit einem Mindestmaß von Körperbewegungen ausführen, während andere ein Mehrfaches an Muskeltätigkeit für die gleichen Funktionen aufwenden. Gemeinhin wird dieser Unterschied der Menschen als der Ausdruck der Verschiedenheit der Temperamente aufgefaßt. Es hat auch nicht an Deutungen dieser Temperamentunterschiede gefehlt. Der Schleimige, der Phlegmatiker soll seine körperliche Trägheit einer Unterfunktion der Schilddrüse (in Anlehnung an die Erscheinung des Myxödematösen) verdanken, während der leicht erregbare Choleriker seine Lebhaftigkeit einer hyperthyreotischen Konstitution zuzuschreiben hätte. Gewiß bestehen hier Zusammenhänge, aber das Temperament dürfte nicht einseitig nur als Ausdruck einer endokrinen Konstitution aufzufassen sein, sondern das Temperament entsteht wohl durch ein Zusammenspiel teils willkürlicher, teils unwillkürlicher, psychischer und organischer Vorgänge. Wenngleich es durchaus verständlich erscheint, daß eine durch die Verschiedenheit der Temperamente bedingte körperliche Beweglichkeit Einfluß auf die Verbrennungsvorgänge ausübt, so wird es doch in sehr vielen Fällen recht schwierig sein, zu entscheiden, ob die Verschiedenheiten des Temperamentes schon vor dem Fettansatz bestanden haben oder erst als Folge der Fettleibigkeit eingetreten sind. Jedenfalls haben wir in der Verschiedenheit der Temperamente einen der Faktoren (sicherlich nicht den wichtigsten) vor uns, der zum Fettansatz führen kann.

Eine Einteilung der Fettsucht nach ätiologischen Gesichtspunkten ist verfrüht. Obwohl die Gruppierung, die wir oben nach dem Verhalten des Grundumsatzes und der Nahrungsverwertung aufgestellt haben, einleuchtend ist, fehlen ganz besonders bei der dritten Gruppe (Fettsüchtige durch Verschiedenheit der Nahrungsverwertung), welche das Hauptkontingent der Kranken darstellen, noch die entscheidenden Beweise. Beim Menschen ist es außerordentlich schwer, gerade diesen Punkt, den individuell verschiedenartigen Einfluß der Nährstoffe auf den Grundumsatz zahlenmäßig zu fassen. Untersuchungen des Grundumsatzes und der spezifisch-dynamischen Wirkung wurden bei Fettleibigen von Grafe[143], R. Plaut[119] und von amerikanischen Autoren ausgeführt. Untersuchungen, die von E. Krauß an meiner Klinik ausgeführt wurden, sind in folgenden Tabellen zusammengestellt. Die erste Tabelle zeigt den Grundumsatz und die spezifisch-dynamische Wirkung von ca. 120 Eiweißcalorien bei Normalen. Die zweite Tabelle den Grundumsatz und die spezifisch-dynamische Wirkung von ca. 120 Eiweißcalorien bei verschiedenen Fettleibigen.

Aus diesen Zahlen ist ersichtlich, daß der Grundumsatz bei den hypophysären und genitalen Fettsuchten nicht eindeutig verändert ist, daß aber die Werte für die spezifisch-dynamische Wirkung sich bei diesen beiden Formen der Fettleibigkeit häufiger an der unteren Grenze der Norm bewegen als bei normalgewichtigen Personen und der reinen Mastfettsucht. Die ermittelten Werte für die spezifisch-dynamische Wirkung imponieren zwar nicht als außerordentlich niedere. Im Laufe von Jahren kann der Faktor Zeit bei niederer spezifisch-dynamischer Wirkung den Fettansatz erklären. Da die Abweichung der spezifisch-dynamischen Wirkung bei der hypophysären und genitalen Fettleibigkeit gering ist und die Untersuchung der spezifisch-dynamischen Wirkung nur von ganz Geübten richtig ausgeführt wird, ist die Gruppierung der Fettsuchten nach Zahlen, die aus dem Stoffwechselversuch gewonnen sind, für die Praxis nicht gangbar.

Hingegen scheint eine Gruppierung nach dem visuellen Eindruck der fettleibigen Person, nach dem Ort der Fettablagerung und nach den gleichzeitig begleitenden, formativen, endokrin verursachten Erscheinungskomplexen der gangbarste Weg, um zur Unterscheidung der ätiologisch verschiedenen Arten der Fettleibigkeit zu kommen.

Merkwürdigerweise sind die Prädilektionsstellen der Fettansammlungen nicht gleichheitlich, es entspricht vielmehr jeder Störung ein gewisser Typ. Periphere, wahrscheinlich nervöse Momente haben mit der Fettverteilung etwas zu tun, so daß sich gewissermaßen die zentrale organische Störung des Stoffwechsels in der Peripherie durch die Art der Fettansammlungen zu erkennen gibt. Über den Mechanismus, der hier bei der Fettverteilung eine Rolle spielt, wissen wir noch gar nichts. Es ist vermutet worden, daß die Zelle selbst, die verfettet, hierbei eine ursächliche Bedeutung hat (von Bergmann[145]). Es sei nicht versäumt, hier auf eine Beobachtung hinzuweisen, die vielleicht einen Anhaltspunkt geben könnte, die magersten Menschen sind Kranke mit einer neuralen oder spinalen Muskelatrophie, während die reinen Muskelatrophiker unter Umständen ein reichliches Fettpolster haben. Es dürfte diese Beobachtung dahin zu deuten sein, daß die Fettablagerung, in diesem Fall der Fettschwund, mit peripheren nervösen Organen etwas zu tun hat. Nach der visuellen Erscheinungsform unterscheiden wir folgende Typen der Fettleibigkeit:

Die Mastfettsucht kommt in den ersten drei Lebensjahrzehnten eigentlich kaum vor. Wenn ein Jugendlicher fettleibig ist, so sind es durchwegs endogene

Die reine Mastfettsucht.

Tabelle 1. Normale (nach E. Krauß und Rettig [142a]).

Nr.	Alter Geschlecht (Jahre)	Höhe (m)	Gewicht (kg)	Grundumsatz (cal)	Abweichung gegen Standardwert (Harris-Benedict) (%)	Zugeführte Eiweißcalorien absolut (cal)	Zugeführte Eiweißcalorien % des Grundumsatzes	Calorienmehrung absolut (cal)	Calorienmehrung Durchschnittl. Steigerung des Grundumsatzes während der Versuchszeit (%)	% der Zufuhr	Versuchszeit p. c. (Stunden)	Apparatur
1	24♂	1,78	53,3	1632	+ 6,9	111,5	6,83	25,7	8,39	23,0	$4^1/_2$	Benedict
2	23♂	1,78	66 3	1685	— 1,6	119,9	7,11	36,3	9,404	30,3	$5^1/_2$	„
3	24♂	1,77	61,0	1639	0	111,8	6,82	30,33	5,92	27,1	$7^1/_2$	„
4	25♂	1,68	75,0	1678	— 5,2	124	7,39	33,7	7,414	27,2	$6^1/_2$	„
4	25♂	1,68	75,0	1685	— 4,8	124	7,36	49,65	11,79	40,0	6	„
4	25♂	1,68	75,0	1647	— 7,0	124	7,53	61,0	—	49,2	$7^1/_2$	Jaquet
5	32♂	1,64	49,9	1351,4	0	98,3	6,95	32,22	9,5	32,8	6	Benedict
6	35♂	1,64	65,4	1434	— 9,1	113,1	7,88	39,1	8,18	34,6	8	„
6	35♂	1,64	65,4	1480	— 5,4	113,4	7,84	40,2	10,75	35,4	7	„
6	35♂	1,64	65,2	1390	—11,0	113,4	8,16	41,6	9,6	36,7	$7^1/_2$	Jaquet

Tabelle 2. Fettsuchten (nach Untersuchungen von E. Krauß).

Nr.	Alter Geschlecht (Jahre)	Höhe (m)	Gewicht (kg)	Grundumsatz (cal)	Abweichung gegen Standardwert (%)	Zugeführte Eiweißcalorien absolut (cal)	Zugeführte Eiweißcalorien % des Grundumsatzes	Calorienmehrung absolut (cal)	Calorienmehrung Durchschnittl. Steigerung des Grundumsatzes während der Versuchszeit (%)	% der Zufuhr	Versuchszeit p. c. (Stunden)	Apparatur
					Mastfettsucht							
1	24♂	1,77	98,8	1982	— 7,7	140,4	7,1	52,2	9,02	37,1	7	Benedict
2	33♀	1,55	66,2	1448	+ 2	107,1	7,4	27,7	7,06	25,9	$6^1/_2$	„
3	30♂	1,74	99,0	2161	+ 3,1	141,0	6,52	54,0	8,0	38,3	$7^1/_2$	Jaquet
					Hypophysäre Fettsucht.							
4	13♀	1,56	77,6	1788	— 9,5	124,1	6,9	26,1	5,0	21,0	7	Benedict
5	13♂	1,40	58,6	1504	—13,0	103,0	6,8	26,9	7,1	26,1	6	„
					Genitale Fettsucht.							
6	16♀	1,66	96,0	1833	—12,5	132,1	7,2	55,8	9,7	42,2	$7^1/_2$	„
7	30♀	1,57	98,7	1745	0	147,2	8,44	34,8	7,98	23,6	6	„
8	25♀	1,61	82,2	1741	+ 7,0	120,1	6,9	35,3	8,84	29,4	$5^1/_2$	„
					Myxödem.							
9a	45♀	1,50	74,6	1605	+ 12,0	103,0	6,4	21,9	7,02	21,3	$4^2/_3$	„
9b	45♀	1,50	74,5	1532	+ 6,8	97,7	6,4	21,8	8,18	22,3	$4^1/_6$	„
10	37♀	1,38	85,2	1164	— 5,1 (Du Bois)	75,0	6,45	11,6	2,66	15,5	9	„

Momente, die die Fettleibigkeit bedingen. Das Charakteristische der Mastfettsucht ist, daß der Stamm und der Bauch und ganz besonders die Magengrube, der Rücken und das Genick die bevorzugtesten Stellen des Fettansatzes sind. Die Extremitäten bleiben relativ frei. Wenn sie befallen sind,
ist das Fett gleichmäßig auf die ganze Extremität verteilt. Je älter ein derartiges Individuum ist, desto mehr ist der Fettansatz am Bauch und am
Nacken lokalisiert. Es kommt ein Typ zustande, den man mit dem Namen
Falstaff-Typ charakterisieren könnte. Es sind hauptsächlich gewisse Berufsgruppen (Gutsbesitzer, Wirte und Metzger), welche die Erscheinungen der
Mast (dicker Rumpf auf relativ dünnen Beinen) zeigen.

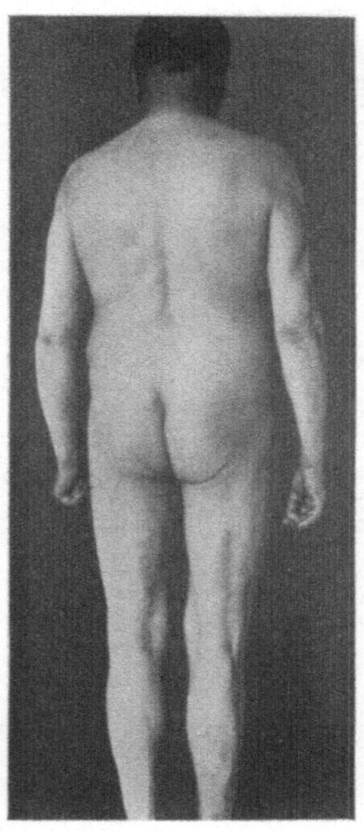 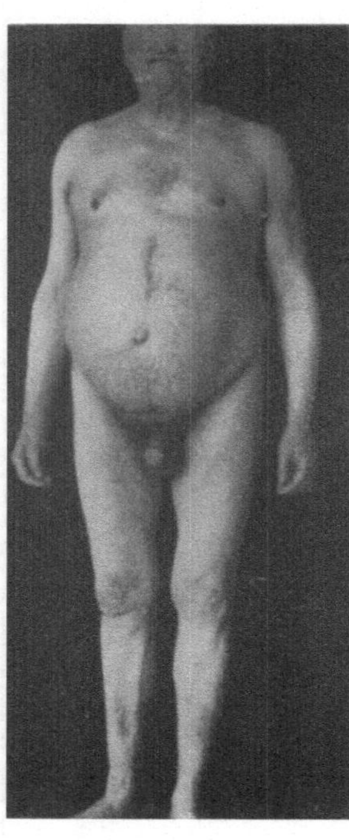 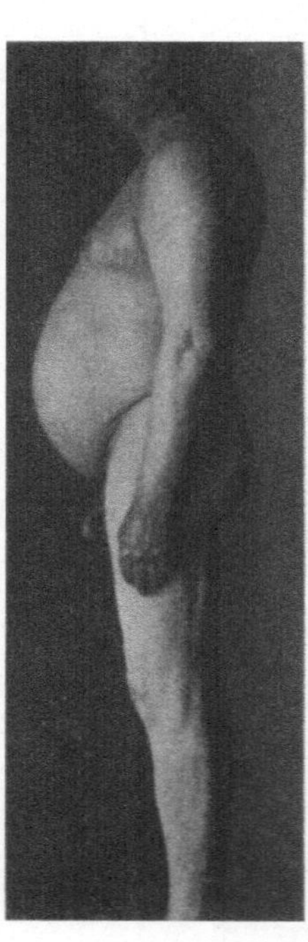

Abb. 1.   Abb. 2.   Abb. 3.

Abb. 1—3. Mastfettsucht. 60jähriger Patient. Von Beruf Gastwirt. Fettleibigkeit begann im 30. Lebensjahr.
Geschlechtsfunktion vollständig normal. Hat immer reichlich gegessen und getrunken. Dicker Bauch, dünne
Beine, relativ fettarmes Gesäß. (Mast.)

Bei der Frau ist dieser Typ der reinen Mastfettsucht sehr selten, dies dürfte
darin seinen Grund haben, daß die Fettverteilung bei den weiblichen Individuen
an und für sich schon mehr an den Oberschenkeln und Oberarmen sitzt, und
dadurch das Bild fetter Stamm auf dünnen Extremitäten in seiner reinen Form
nicht zustande kommen kann. Es mag auch im Wesen des weiblichen Geschlechtes liegen, daß eine intensive Mast nicht so häufig ist wie beim Mann.
Wenn nun trotzdem beim weiblichen Geschlechte die Fettleibigen zahlreicher
sind als bei den Männern, so ist diese Erscheinung darin begründet, daß
endokrine Faktoren bei der Frau in Gestalt von offenkundigen und latent
verlaufenden ovariellen Dysfunktionen die Fettleibigkeit auslösen. Damit ist
schon gesagt, daß die reine Mastfettsucht in der Mehrzahl der Fälle eine Domäne
des männlichen Geschlechtes ist, da bei den Frauen in der größeren Mehrzahl
der Fälle eine die Mast begünstigende endokrine Störung an der Fettansammlung mitschuldig ist.

Der thyreogene Typ der Fettleibigkeit ist relativ selten. Er ist sehr oft mit den anderen Symptomen der Unterfunktion der Schilddrüse Myxödem, geistige Trägheit, borstiges Haar und trockene Haut vergesellschaftet. Die Fettverteilung beim thyreogenen Typ erscheint gleichmäßig über Stamm und Extremitäten sich zu erstrecken. Als besonders charakteristisch sind hervorzuheben breite dicke Gelenke an der Hand und dicke Sprunggelenke (sog. Sulzfüße), die breite dicke Nase und der bei der thyreogenen Fettsucht fast nie fehlende offene Nabelring. Die sekundären Geschlechtsmerkmale sind normal ausgebildet. Bei dem thyreogenen Typ der Fettleibigkeit ist es durchaus nicht

Der thyreogen Typus der Fettleibigkeit.

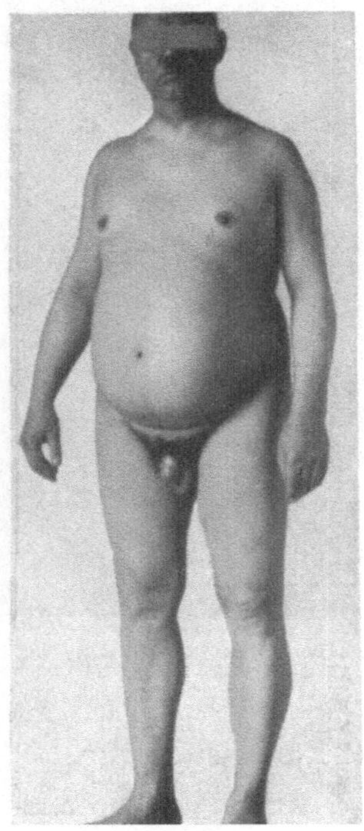 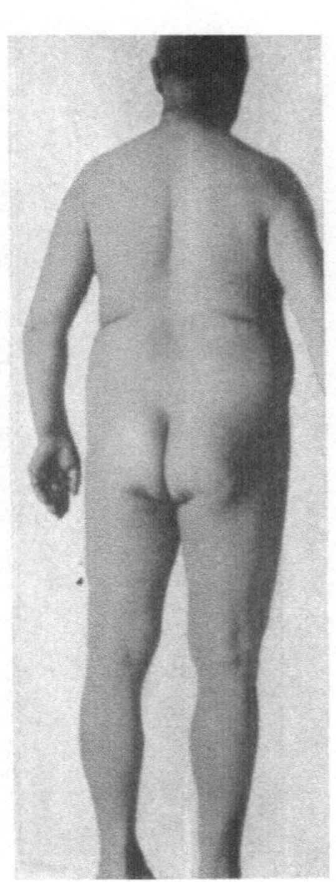 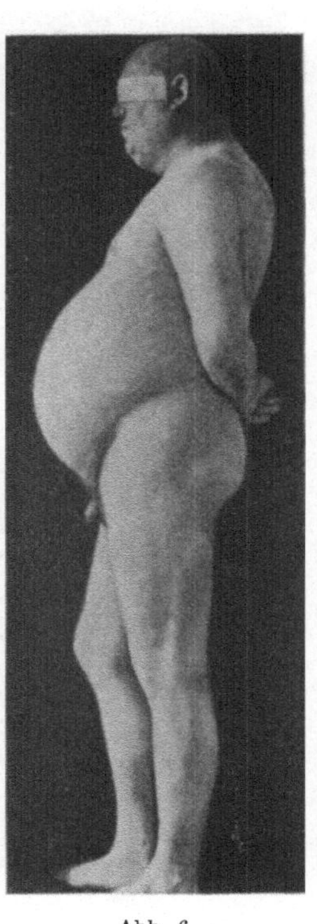

Abb. 4.   Abb. 5.   Abb. 6.

Abb. 4 u. 5. Mastfettsucht. 45jähriger Gastwirt und Metzger. Fettleibigkeit begann mit der beruflichen Selbständigkeit als Gastwirt im 20. Lebensjahr. Geschlechtsfunktion vollständig intakt. Typus der Fettansammlung wie oben (Mast).

Abb. 6. Mastfettsucht. Profilbild. 34jähriger Landwirt, bei dem die für die Mastfettsucht (Falstafftyp) charakteristische Fettansammlung im Genick und am Bauch besonders deutlich ist. Fettansammlung am Gesäß und an den Extremitäten relativ gering.

die Regel, daß sichtbare Veränderungen an der Schilddrüse konstatiert werden können. Die Größe dieser Drüse kann nicht maßgebend sein für ihre Funktionstüchtigkeit. Es kann sowohl ein vollkommenes Fehlen wie auch eine Hyperplasie eine Unterfunktion dieses Organs bedingen. Bei den durch Unterfunktion der Schilddrüse bedingten Fettleibigkeit ist durchwegs ein erniedrigter Grundumsatz zu konstatieren, so daß die visuelle Diagnose wenigstens bei diesem Typ durch zahlenmäßige Feststellung erhärtet werden kann.

Der hypophysäre Typ (Typus Fröhlich) ist durch die Kindlichkeit der Formen charakterisiert. Die Fettablagerungen sind wie beim wohlgenährten Säugling, am Bauch, an den Hüften, an den Oberschenkeln und Oberarmen, Hand- und Sprunggelenk sind meist auffallend schlank, während an Hand- und Fußrücken wieder kindliche Fettpolsterchen festzustellen sind. Die relative Schlankheit der Gelenke im Gegensatz zur thyreogenen Fett-

Hypophysärer Typ der Fettsucht

sucht ist besonders charakteristisch. Die sekundären Geschlechtsmerkmale sind wenig oder gar nicht vorhanden, die Geschlechtsdrüsen sind unterentwickelt. Als besonders charakteristisch hervorheben möchte ich als Merkmale des hypophysären Typs: das volle unmodellierte Puppengesicht. Mehr
oder minder stark hervortretende X-Beine, schlanke Gelenke, Hypogenitalismus.

Zu dem geschilderten hypophysären Typ der Fettleibigkeit können noch
ausgeprägte Erscheinungen einer Dysfunktion des gesamten Vorderlappens hinzutreten. Wir sehen dann die Zeichen der hypophysären Fettleibigkeit vergesell-

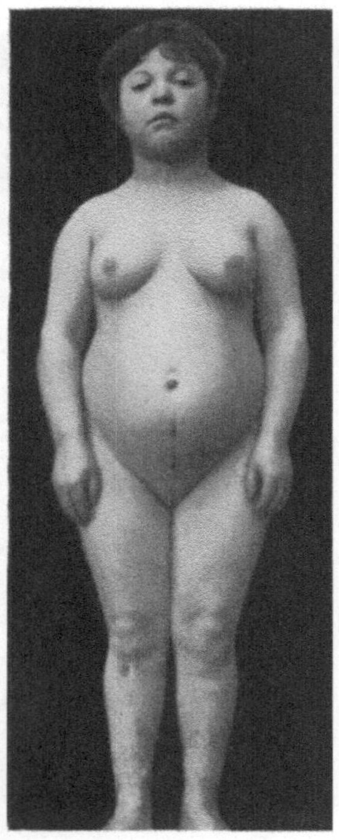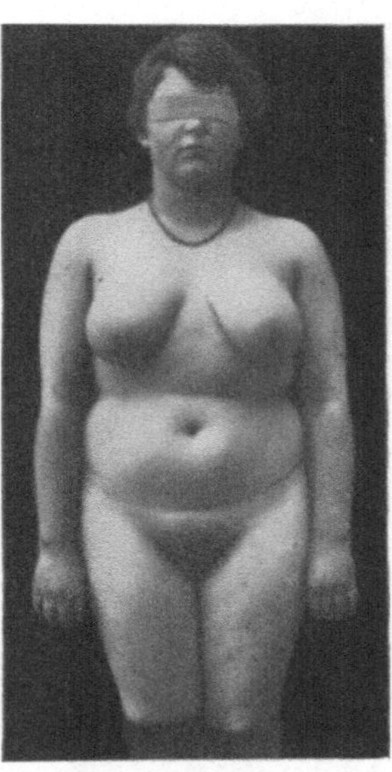

Abb. 9.   Thyreogene Fettsucht.
20jähriges Mädchen.   Menarche
mit 15 Jahren.   Regel noch vollständig   normal.   Fettleibigkeit
seit dem 18. Lebensjahre.   Kurzer, breiter Hals. Mäßige Struma.
Fettverteilung gleichmäßig über
den ganzen Körper. Dicke Hand-
und Sprunggelenke.

Abb. 7.   Abb. 8.

Abb. 7 u. 8. Thyreogene Fettsucht. 22jähriges Mädchen. Geistig normal. Regel mit 14 Jahren, auch jetzt noch
ohne Störung. Fettleibigkeit seit der Pubertät. Man beachte die für den thyreogenen Typ charakteristischen
breiten Hand- und Fußgelenke. Der Nabelring ist offen. Die Haut ist trocken. Die Fettverteilung an Rumpf
und Extremitäten gleichförmig.
(Abb. 7—9. II. Medizinische Klinik, München.)

schaftet mit hypophysärem Hochwuchs, hypophysärem Zwergwuchs und auch
mit akromegalen Zeichen.

Der primär
genitale Typ
oder der Typus
des Klimak-
terium praecox.

Der primär genitale Typ oder der Typus des Klimakterium
praecox ist dadurch besonders augenfällig, daß die in der Pubertät sich normal,
manchmal sehr frühzeitig entwickelnden männlichen und weiblichen Individuen
sich derart verändern, daß der Mann weibliche Züge und die Frau männliche
Merkmale bekommt. Der Typus der Behaarung wechselt, die Haut ist meist
schlaff und vorzeitig welk, die Fettansammlungen sind bei beiden Geschlechtern
an den gleichen Stellen, so daß wir für beide Geschlechter den gleichen Typus,
nahezu ein gleiches Individuum entstehen sehen. Die Hauptmassen des Fettes
sitzen am Beckengürtel, schürzenförmig hängt der Bauch herunter, an den
Oberschenkeln, besonders an der Innenseite der Oberschenkel,
finden wir charakteristische dicke Wülste, die Oberarme übertreffen
den Unterarm um ein Vielfaches. Dieser Typ der Fettleibigkeit ist der häufigste.

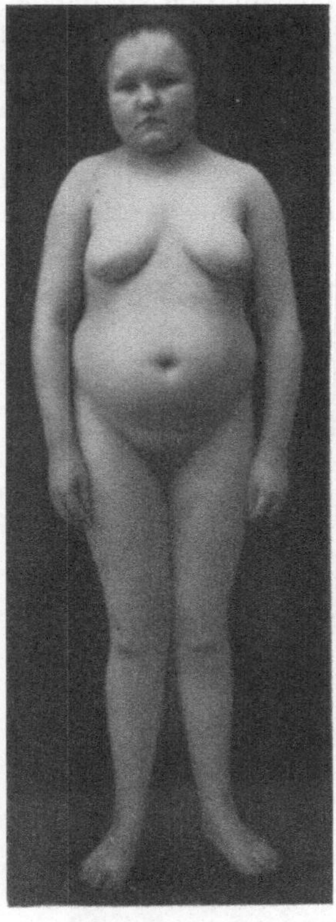

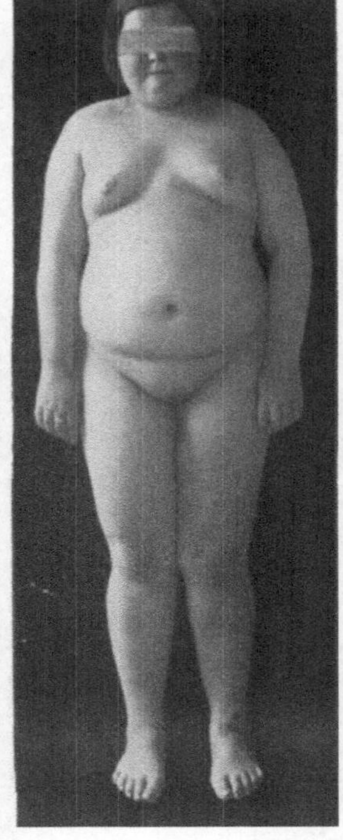

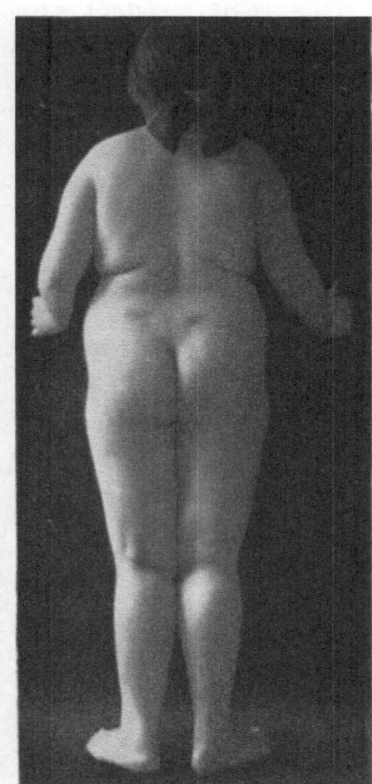

Abb. 11. Abb. 12.

Abb. 10. Hypophysärer Typ der Fettsucht. 18jähriges Mädchen. Regel kurz, unregelmäßig, sehr schwach. Fettleibigkeit seit frühester Jugend. Man achte auf die Kindlichkeit der Formen. Puppengesicht. Schmale Hand- und Fußgelenke. X-Beine. Kindliche Haut. (II. Medizinische Klinik, München.)

Abb. 11 u. 12. Hypophysäre Fettsucht. 13jähriges Mädchen. Puppengesicht. Kindliche Formen. Genitale Hypoplasie. Fettansammlung hauptsächlich an Beckengürtel, Oberschenkeln und Oberarmen. Schmale Gelenke. X-Beine. Stoffwechseldaten s. Tab. S. 39, Fall Nr. 4.

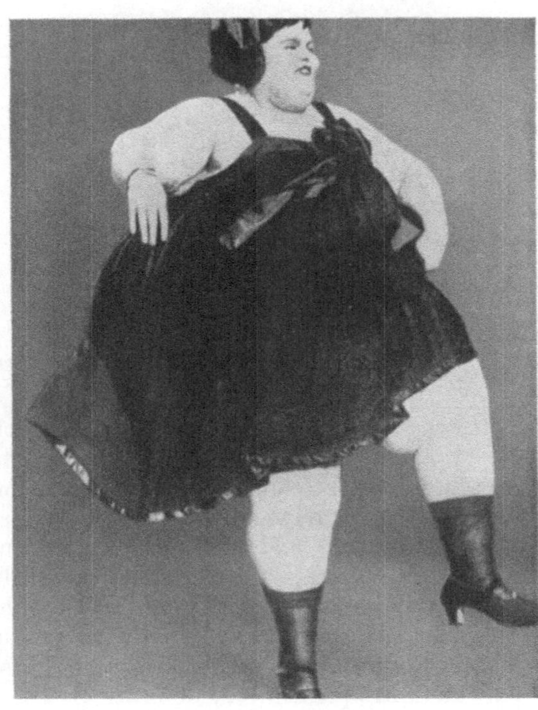

Abb. 13. Hypophysäre Fettsucht. Bild einer 20jährigen Riesendame. Man achte bei diesem ausgesprochen hypophysären Typ auf das unmodellierte Puppengesicht und die relativ schmalen Hand- und Fußgelenke. Fettansammlung hauptsächlich an Oberarmen, Oberschenkeln und am Beckengürtel.

Abb. 13.

Hier trifft meistens exogene Ursache und endogene Unterfunktion zusammen, d. h. bei diesem Typ ist meistens die Mast mit einer durch Ausfall der Geschlechtsdrüsen geschaffenen Disposition zum Fettansatz vergesellschaftet. Der Ort der Fettablagerung gibt uns aber den deutlichen Hinweis, daß neben der Mast auch endogene Momente für die Verfettung mitspielen.

Die im physiologischen Klimakterium sehr oft eintretende Fettleibigkeit bei der Frau, der Matronentyp, gleicht in seiner Lokalisation des Fettes dem

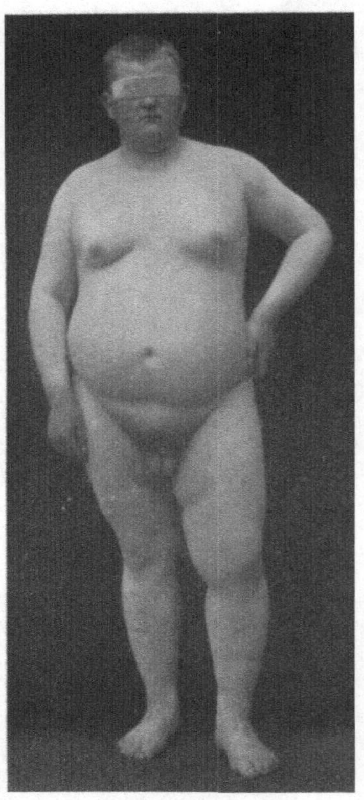 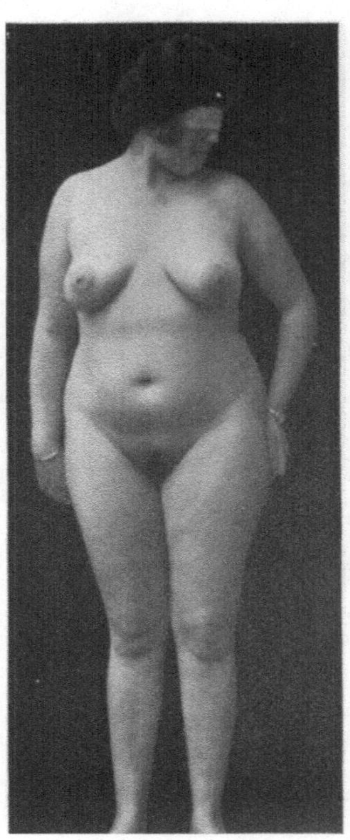

Abb. 14.   Abb. 15.

Abb. 14. Genitaler Typ der Fettsucht. 21jähriger Student. Geschlechtsfunktion vollständig normal bis zum 19. Lebensjahr. Mit zurückgehender Potenz Beginn der Fettleibigkeit. Fettansammlung hauptsächlich am Beckengürtel und Oberschenkel. Man achte auf die bereits beginnenden Wülste an der Innenseite der Oberschenkel. Abb. 15. Genitale Fettsucht. 21jähriges Mädchen. Menarche mit 11 Jahren. Regel zunächst sehr stark. In den letzten 2 Jahren wird die Regel immer schwächer und ist nunmehr unregelmäßig und unbedeutend. Fettansatz hauptsächlich am Beckengürtel und Oberschenkel.
(Abb. 14 u. 15. II. Medizinische Klinik, München.)

Typ des Klimakterium praecox. Hauptsächlich Beckengürtel, Oberarm und Oberschenkel sind betroffen. Beim Mann gibt es kein eigentliches, d. h. physiologisches Klimakterium. Wird ein Mann im Alter fett, so lokalisiert sich das Fett wie bei der reinen Mastfettsucht am Bauch und am Nacken, die Extremitäten bleiben frei und sind sogar meist abnorm mager.

Cerebraler Typ der Fettsucht. Der cerebrale Typ der Fettsucht gleicht, sofern er angeboren ist und Jugendliche betrifft, dem Typus der hypophysären Fettsucht. Zu erkennen ist die angeborene cerebrale Form leicht an den gleichzeitig vorhandenen Mißbildungen und degenerativen Stigmatas, wie sie Biedl[147] als erster beschrieben hat, Retinitis pigmentosa, doppelte Uvula, geistige Minderwertigkeit. Die angeborene cerebrale Form ist außerordentlich selten.

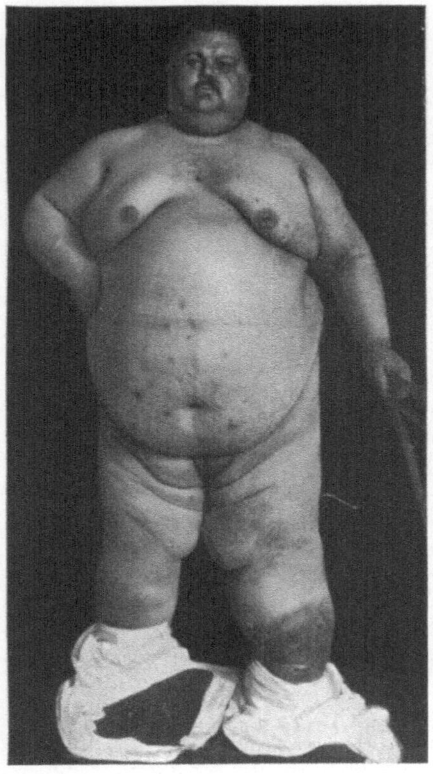

Abb. 16.

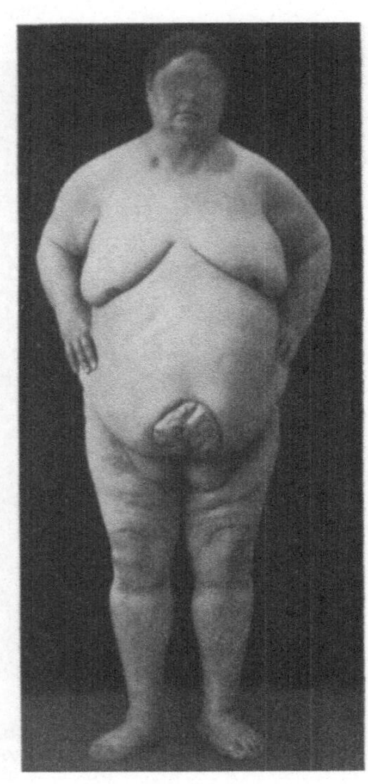

Abb. 17.

Abb. 16. Genitaler Typ der Fettleibigkeit mit Mast. 34 jähriger Schlächter. Geschlechtsfunktion als junger Mensch vollständig normal. In der Jugend schlank. Im 2. Lebensjahrzehnt Abnahme der Potenz und gleichzeitig starke Gewichtszunahme. Außerordentlich starker Fettansatz an Schultergürtel und Oberarmen; desgleichen an Beckengürtel und Oberschenkeln. Man achte besonders auf die Wülste an der Innenseite der Oberschenkel. Gleichzeitig besteht eine Insuffizienz des Kreislaufs.
(II. Medizinische Klinik, München.)

Abb. 17. Genitaler Typ der Fettleibigkeit. 67 jährige Patientin. In ihrer Jugendzeit vollständig normal. Wog mit 30 Jahren 140 Pfund. Hat 3 Kinder. Nach dem 3. Partus Aufnahme in die psychiatrische Klinik wegen eines Stuporzustandes. Kam in eine Heil- und Pflegeanstalt, wo sich im Laufe von 5 Jahren eine Fettleibigkeit bis zu 230 Pfund entwickelte. Anstieg der Fettleibigkeit bis vor dem Kriege auf 282 Pfund. Während des Krieges Gewichtsabnahme um 100 Pfund. Jetziges Gewicht 240 Pfund. Mit Beginn der Fettleibigkeit Haarausfall und männlicher Bartwuchs. Man beachte hier die große Ähnlichkeit mit dem vorhergehenden männlichen Bild in der Fettansammlung. Besonders die Wülste an der Innenseite der Oberschenkel und die außerordentliche Fettverteilung am Oberarm.
(Diese Patientin verdanke ich Herrn Prof. W i l m a n n s , Psychiatrische Klinik, Heidelberg.)

Abb. 18. Primär genitaler Typ der Fettleibigkeit bei Klimakterium praecox. 45 jährige Frau. Hat vorzeitig ihre Regel verloren und ist gleichzeitig fettleibig geworden. Fettverteilung wie bei den obigen genitalen Fettsuchten.
(II. Medizinische Klinik, München.)

Abb. 18.

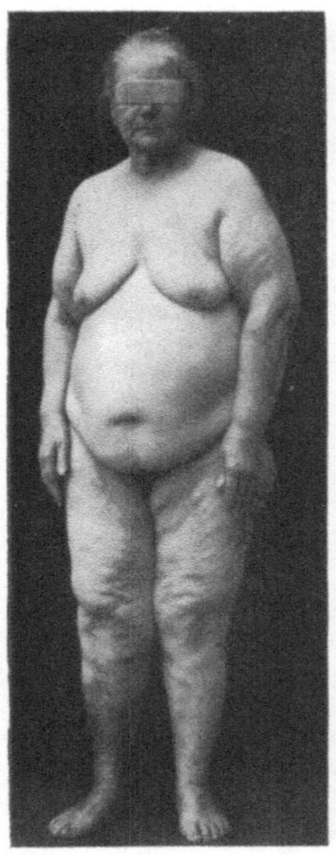 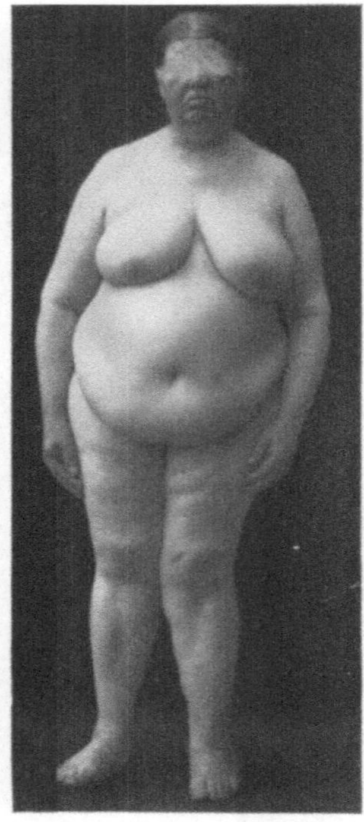 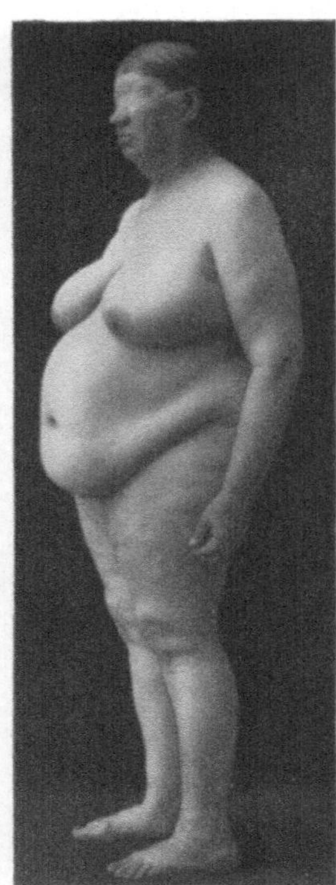

Abb. 19.   Abb. 20.   Abb. 21.

Ab. 19. Klimakterische Fettsucht (Matronentyp). 60jährige Frau. Anfang der 50er Jahre Klimakterium.
Bereits einige Jahre vor dem Klimakterium einsetzende Fettleibigkeit.

Abb. 20 u. 21. Klimakterische Fettsucht (Matronentyp). 63jährige Frau. Kurze Zeit nach Eintritt des
Klimakteriums Einsetzen der Fettleibigkeit.

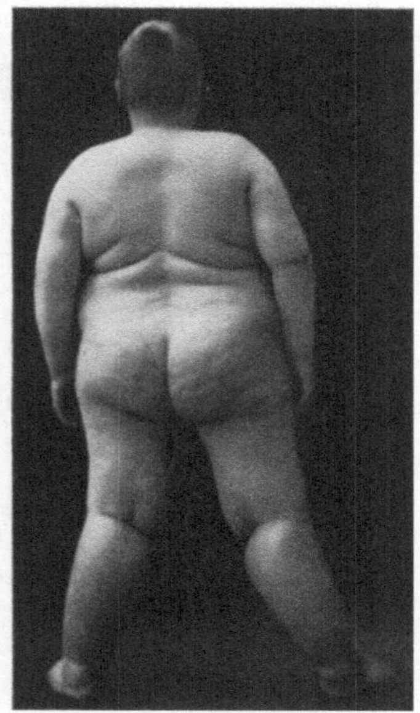 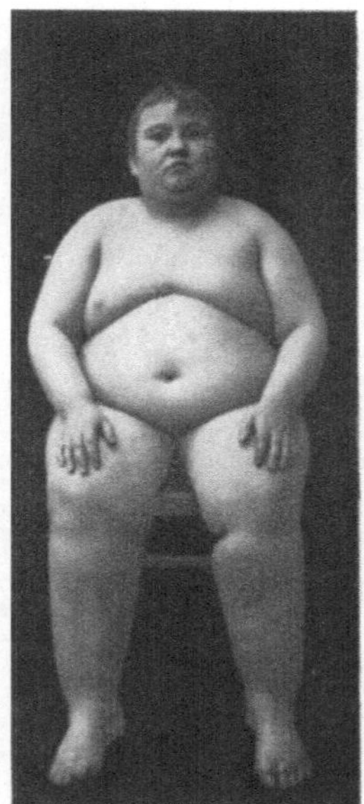 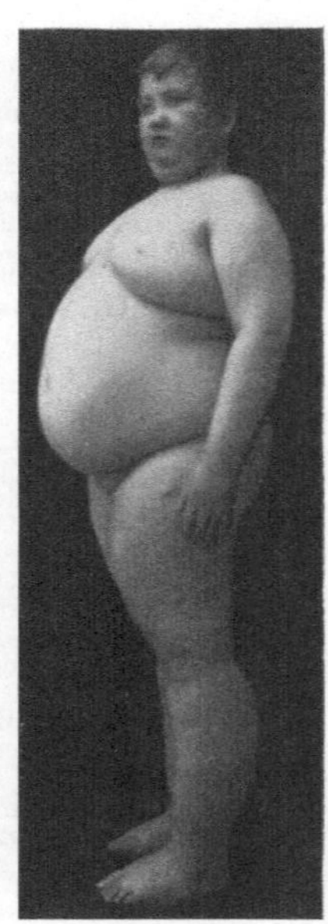

Abb. 22.   Abb. 23.   Abb. 24.

Abb. 22—24. Cerebrale Form der Fettsucht. 14jähriger Knabe. Von frühester Kindheit an sehr stark. Geistig
minderwertig. Geschlechtlich unterentwickelt. Stärkstes Schielen, gespaltene Uvula, angewachsene Ohren.
Retinitis pigmentosa. Außerordentlich starker Appetit.

(II. Medizinische Klinik, München.)

Bei cerebralen Formen, die durch Encephalitis und cerebralen Blutungen entstanden sind, ist die Fettverteilung am ganzen Körper und gleichmäßig.

Besonders hervorzuheben ist noch der Typ der sog. regionären Fettsucht, welche hauptsächlich die unteren Extremitäten trifft und bisher nur bei weiblichen Individuen beobachtet wurde. Der Rumpf und die oberen Extremitäten bleiben vollständig schlank, die unteren Extremitäten zeigen elephantiastisches Aussehen. Wenngleich eindrückbare Ödeme nicht bestehen, ist es neben der Fettansammlung vor allem der Wasserwechsel im subcutanen Gewebe,

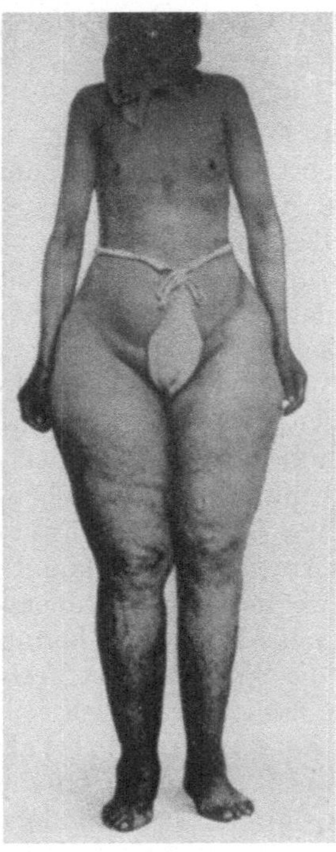 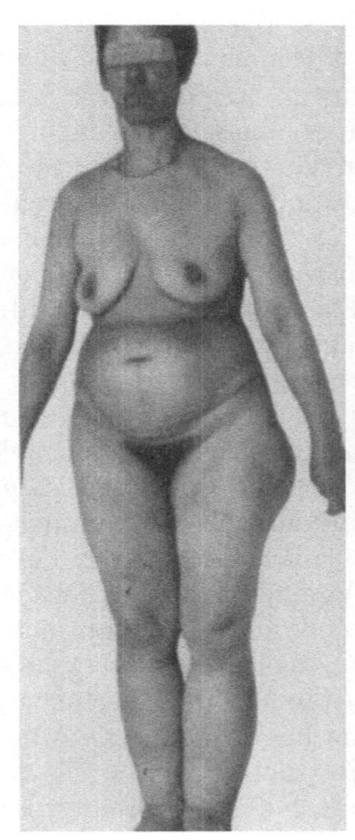 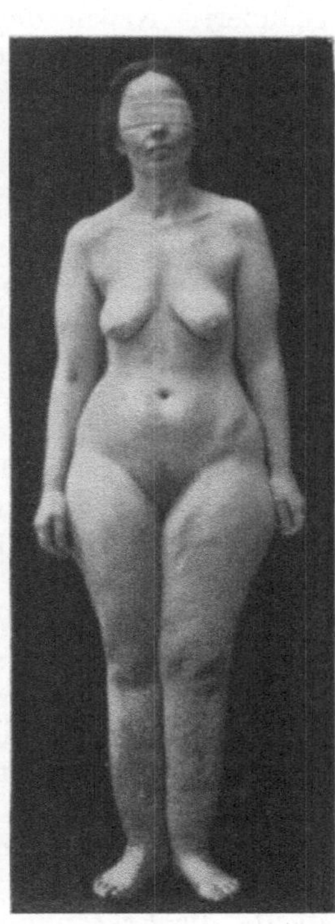

Abb. 25.   Abb. 26.   Abb. 27.

Abb. 25. Regionäre Fettsucht. Junges Mädchen von Fr. v. Müller beobachtet während seiner Baseler Zeit. Oberkörper sehr schlank. Fettansammlung vom Beckengürtel nach abwärts.

Abb. 26. Regionäre Fettsucht. Elephantiastische Verdickung der unteren Extremitäten bei vollständig schlankem Oberkörper. Fingereindrücke bleiben nicht bestehen. Mit 21 Jahren verheiratet, mit 22 Jahren ein normales Kind. Mit 30 Jahren, gleichzeitig mit der Entstehung eines Kropfes, Beginn der Fettablagerung an den unteren Extremitäten. (II. Medizinische Klinik, München.)

Abb. 27. Regionäre Fettsucht. 26jähriges Mädchen. Normal menstruiert. Kleine Schilddrüse. Fettansammlung vom Beckengürtel abwärts. Wurde vom 20. Lebensjahr an erst beobachtet. Derartige Fälle gehen häufig unter der Diagnose Lipodystrophie. Die Magerkeit der oberen Partien ist durchaus verschieden von der Lipodystrophie (s. S. 63).

welcher bei diesem Typ an den unteren Extremitäten krankhaft verändert ist. Bei diesen Kranken sind manchmal äußerliche Zeichen einer gestörten Schilddrüsenfunktion sichtbar. Im Respirationsversuch wird bei manchem dieser Kranken ein niederer Grundumsatz beobachtet. Durch Wasserentziehung und durch Novasurol kann man bei dieser Gruppe von Fettleibigen an einem Tage Gewichtsschwankungen bis zu 7 Pfd. feststellen.

Eine Einteilung der Fettleibigkeit in visuelle Zustandsbilder kann niemals vollständig erschöpfend und ein starres System sein. Mischformen, die ihrer pluriglandulären Genese nach Zeichen verschiedener der geschilderten Bilder vereinen, sind von verschiedenen Autoren (Zondek[148]) beschrieben. Ich glaube aber, daß gerade das Herausstellen von extremen Bildern einheitlicher Genese das Verständnis solcher Mischformen erleichtert.

Besondere
Formen der
Fettsucht.

Dercum[149] hat unter dem Namen Adipositas dolorosa eine besondere Form der Fettsucht beschrieben. Die Hauptsymptome der Dercumschen Krankheit sind isolierte Fettablagerungen im Unterhautzellgewebe, die symmetrisch und asymmetrisch auftreten können. Auch diffuse Fettansammlungen mit unebener und höckeriger Beschaffenheit können vorkommen. Abgesehen von diesen isolierten, träubchenartigen Fettansammlungen können die anderen Körperteile vollständig gracil sein. Das Hauptcharakteristikum dieser Krankheit ist die Schmerzhaftigkeit des Fettes. Spontanschmerz und besonders Druckschmerz wird geäußert. Neben diesen die Fettansammlung charakterisierenden Störungen kommt bei diesen Individuen allgemeine Asthenie und Adynamie infolge von Körperschwäche wie auch psychopathische Züge vor (Vitaut[150]). Eine gewisse Ähnlichkeit des von Dercum beschriebenen Krankheitsbildes mit den symmetrischen und multiplen, schmerzhaften Lipomen und auch Neurofibromen (Recklinghausen) ist durchaus gegeben. Obwohl das ursprünglich von Dercum beschriebene Krankheitsbild auf den ersten Anschein von der diffusen Lipomatosis verschieden ist, gibt es hier zweifellos fließende Übergänge.

Überblickt man die vorliegende Literatur über die Dercumsche Krankheit und ist sich aus eigener Erfahrung über die häufig geklagten Schmerzempfindungen heterogener Ätiologie an allen möglichen Stellen der Fettablagerung bewußt, so dürfte es nicht ganz richtig scheinen, heute noch von einem selbständigen Bild der Dercumschen Krankheit zu sprechen. Jedwede abnorme Fettanhäufung kann schmerzhaft sein. Schon äußerlich treten diese schmerzhaften Stellen durch ihre Derbheit, ihre Konsistenz und durch ihre träubchenartige Anordnung im Unterhautzellgewebe zutage. Diese Härten im Fettgewebe kommen aber bei allen Formen der Fettsucht vor. Falta[151] konnte zeigen, daß entzündliche Veränderungen im Fettgewebe bei derartigen schmerzhaften Knoten vorkommen und daß sich hauptsächlich um die Blutgefäße herum zellreiche Infiltrate bilden. Auch der Wassergehalt und die Spannung des Fettgewebes dürften unter Umständen für die schmerzhaften Stellen verantwortlich sein. Es scheint nicht wahrscheinlich, daß die Adipositas dolorosa (Dercum) als eine besondere Form der Fettsucht anzusehen ist. Wo es sich um symmetrische oder asymmetrische, diffuse Fettansammlungen schmerzhafter Natur handelt, dürfte die Erkrankung in die Gruppe der Neurolipomatosis zu rechnen sein.

Therapie der
Fettsucht.

Therapie. Der erste Grundsatz bei der Behandlung jeder Fettsucht muß sein, die Nahrungszufuhr so einzuschränken, daß der Körper zur Deckung seines dynamischen Bedarfes seine Fettdepots heranziehen muß. Die Berechnung des Nahrungsbedarfes geschieht nach den im vorstehenden, S. 19, gegebenen Normen. Rechnet man den Nahrungsbedarf nach Kilogramm Körpergewicht, so soll man vom Sollgewicht ausgehen, d. h. entgegen den Forderungen von Rubner, die Fettmassen in Abzug bringen. Am besten wird man auf die Körperoberfläche berechnen oder die Benedictschen Normalzahlen für den Grundumsatz zur Berechnung anwenden. Führt man die Entfettung im Bette aus, so genügt es nicht, den Mindestbedarf zu reichen, man muß unter den Mindestbedarf heruntergehen, jedoch soll man auch bei Entfettungskuren im Bette niemals weniger als die Hälfte des errechneten Bedarfes an Nahrung geben.

Es ist nicht zweckmäßig, bei vollständiger Körperruhe im Bette zu entfetten. Wenn irgend möglich, d. h. wenn keine schweren Erkrankungen der Kreislaufsorgane vorliegen, soll die Entfettung außerhalb des Bettes in Bewegung durchgeführt werden. Hierbei ist hinwiederum zu berücksichtigen, daß eine richtige Entfettungskur während der gewohnten Berufstätigkeit nicht ausgeführt werden soll. Eine strenge Entfettungskur ist eine so eingreifende Maßnahme, daß gleichzeitig eine berufliche Betätigung nicht angebracht erscheint. Man erlebt die schlimmsten Enttäuschungen und unliebsame Komplikationen von seiten des Nervensystems und der Gemütslage des Patienten, wenn dieser Grundsatz nicht eingehalten wird.

Die Nahrungsmenge, welche man bei einer Entfettungskur außerhalb des Bettes verabreicht, soll den Grundumsatz gerade gewährleisten. Circa 18—24 Cal sind genügend. Sehr oft wird man unter diese Zahlen heruntergehen können. Es hat sich als zweckmäßig erwiesen, auf Tage mit erheblicher Unterernährung Tage mit suffizienter Caloriengabe folgen zu lassen. Bei den Tagen mit starker Unterernährung ist besonderes Augenmerk auf die gereichten Eiweißmengen zu richten, die nie unter das Eiweißminimum (0,3—0,4 g Eiweiß pro Kilogramm Körpergewicht) herabgehen dürfen. Man wird gut tun, mehr als das Minimum zu geben und unter 60 g Eiweiß nicht herunterzugehen. Es erscheint unrichtig, das Fett bei der Entfettungskur vollständig zu streichen, als Vitaminträger muß es immer in kleinen Mengen in der Nahrung vorhanden sein, es genügen ca. 10 g Fett für den Tag.

Mit welchen Nahrungsstoffen soll man bei einer Entfettungskur die errechneten Brennwerte abdecken? An erster Stelle muß das Eiweiß stehen. Eiweiß wird unter allen Umständen umgesetzt und erhöht durch seine spezifisch-dynamische Wirkung die Brennprozesse. Zudem wird die Gefahrzone des Eiweißminimums durch ein solches Vorgehen am besten vermieden. Ungefähr die Hälfte bis Dreiviertel des Nahrungsbedarfs ist mit Eiweiß abzudecken, die übrigen Calorienmengen gibt man am besten in Gestalt von Gemüsen und schränkt die Kohlenhydrate und selbstverständlich auch das Fett innerhalb der durch die Calorienmenge vorgeschriebenen Grenze ein. Man hüte sich, ein starres Schema aufzustellen, jeder Patient ist gemäß seiner bisherigen Lebensweise, d. h. seiner bisherigen Vorliebe für gewisse Nahrungsbestandteile zu behandeln, nur auf der ihm zustehenden reduzierten Calorienmenge muß man unnachsichtlich bestehen. Zwingt man einen Patienten, Dinge zu essen, vor denen er eine Abscheu hat, so wird man nie einen Dauererfolg haben. Der Patient ißt lieber wenig der von ihm gewohnten Nahrungsmittel, als daß er sich in eine ungewohnte Essensform auf die Dauer hineinzwängen läßt.

Es seien gewisse Kostvorschriften und besonders einige bekannte Entfettungskuren erwähnt und besprochen.

Eine zum größten Teil aus Eiweiß bestehende Kost ist die sog. Banting-Kur. Die Banting-Kur wurde von einem englischen Arzt Dr. Harvey angegeben, den Namen hat sie nach dem Patienten Banting, an dem sie zuerst angewendet wurde. Die Kost enthält 1100 Cal, welche aus 150—170 g Eiweiß (hauptsächlich Fleisch), 60 g Kohlenhydrat und 75 g Alkohol zusammengesetzt sind. Die Banting-Kur ist auf englische Verhältnisse zugeschnitten, da in England Fleisch und Whisky zu den volkstümlichsten Nahrungsmitteln gehören. In anderen Ländern wird eine derartig einseitige Fleischkost sehr bald einen Widerwillen gegen Fleisch zur Folge haben. Im wesentlichen ist aber die Banting-Kur in ihrer Calorienverteilung auf das Fleisch vollständig sinngemäß und kann mit geringen Varianten, die auf die persönlichen Bedürfnisse des Einzelindividuums zuzuschneiden sind, empfohlen werden. Voraussetzung für eine derartige Eiweißbelastung ist eine intakte Nierenfunktion.

Ebstein [152] empfiehlt eine Kost, die 1300 Cal enthält und im wesentlichen eine Fett-Fleisch-Diät ist. Es werden 102 g Eiweiß, 85 g Fett und 47 g Kohlenhydrate gereicht. Ich halte eine derartig hohe Fettgabe bei starker Einschränkung der Kohlenhydrate für unrichtig. Schon aus prinzipiellen Gründen soll bei einer Entfettungskur das Fett nahezu ganz aus der Nahrung verschwinden. Die Ebstein-Kur wird auch heute wohl kaum mehr angewandt.

Umber[153] hat ein sehr hübsches Diätschema angegeben, das ca. 900 Cal
enthält, und das je nach Bedarf mit einer Calorienzulage variiert werden kann.
Morgens 200 ccm Kaffee oder Tee, 20 ccm Milch, 50 g Schrotbrot oder 30 g
Semmel, vormittags 100 g Obst, mittags 200 g gebratenes Fleisch, 200 g Gemüse
in Salzwasser, 80 g Obst, nachmittags 150 g Kaffee, 20 ccm Milch, abends
100 g Fleisch, 100 g Gemüse, 20 g Schrotbrot, 200 ccm Tee, vor dem Schlafen-
gehen 100 g Obst.

Will man keine allzu ausführlichen Kostvorschriften geben und bei nicht
zu schweren Fällen die Calorienzufuhr nicht mit der Waage festlegen, so ist die
mildeste Form der Beschränkung dem Patienten zu raten, Brot, Kartoffeln,
Reis, Gries, Erbsen und Rüben sowie jede Art von Mehlspeise wegzulassen
und lediglich von Fleisch, Salaten, Gemüsen und Obst (in roher und gekochter
Form) zu leben. Bei der Mehrzahl der Patienten wird man mit dieser milden
Beschränkung nicht auskommen.

Wir gehen in der Regel so vor, daß wir den Grundumsatz feststellen. Die
gefundene Calorienmenge wird unter besonderer Berücksichtigung des Zustandes
des Patienten nach Möglichkeit mit relativ viel Fleisch abgedeckt, wie es in dem
obigen Tagesschema von Umber der Fall ist. Wir stehen aber auch nicht an,
wenn der Patient kein Fleisch essen will, die benötigte Calorienmenge lediglich
in Form von Gemüsen und Rohkostsalaten zuzuführen. Das Wesentliche der
Kostverordnung ist, dem Patienten etwas unter seinem Bedarf an Nahrung zu
reichen. Außer diesen Tagen der relativ suffizienten Ernährung pflege ich ein-
bis zweimal die Woche Tage der Unterernährung in Gestalt von Gemüse-Salat-
Obst-Tagen einzuschalten. An diesen Tagen wird empfohlen morgens: Tee mit
Saccharin oder ungesüßt; 2 Schnitte Grahambrot (40 g) und 1 Apfel; vormittags:
1 Apfel oder 1 Birne; mittags: eine Salatplatte aus grünen Salaten, Spargel,
Tomaten, Schnittbohnen, Gurken, 1 Apfel in rohem oder gekochtem Zustand;
nachmittags: 1 Apfel oder 1 Birne; abends: 300 g Gemüse, 1 Ei, nach Tisch
1 Apfel. Der Patient soll an diesen Tagen mit Obst und Salaten sich den Magen
füllen und keinen Hunger leiden. Derartige Tage werden von den Patienten
relativ leicht ertragen, jedenfalls viel besser als Tage einseitiger Unterernährung.

Bei einer Reihe von Entfettungskuren ist das Hauptaugenmerk auf die
Flüssigkeitsbeschränkung gerichtet. Diese Maßnahme geht auf die sog. Örtel-
Kur zurück. Örtel[154] selbst war ein Fettleibiger, der durch eine Kyphose starke
Atembeschwerden in vorgerücktem Alter bekommen hatte. Örtel bemerkte,
daß seine Beschwerden erheblich besser wurden und daß er an Gewicht gleichzeitig beträchtlich abnahm, wenn er seine Flüssigkeitszufuhr, die in München
gewohnheitsgemäß aus Bier bestand, auf ca. 1000 ccm reduzierte; seither wurde
die Flüssigkeitsbeschränkung als ein wesentlicher Faktor bei der Entfettung
angesehen, wenngleich bei dem Urheber dieser Kur nicht so sehr das Flüssigkeits-
quantum als der Nährwert des in so großer Menge genossenen Bieres die Ursache
der Fettleibigkeit war. Tatsächlich ist bei jeder Entfettungskur auf die Flüssigkeitszufuhr ein besonderes Augenmerk zu richten. Jede Fettansammlung zeigt
die Tendenz, Wasser zurückzuhalten. Am stärksten ist dies beim Myxödem
sichtbar, jedoch sind auch die nicht thyreogenen Fettanhäufungen mehr oder
minder stark wasserhaltig. Es genügt nicht, dem Patienten die Flüssigkeitsmenge auf ca. 1200 ccm (inklusive Suppe, Kaffee) zu reduzieren, man muß auch
gleichzeitig den Salzgehalt der Nahrung einschränken. 5—7 g Kochsalz Tagesmenge bei 1200 ccm Gesamtflüssigkeitszufuhr sind Mittelwerte, die für Diätvorschriften anzuempfehlen sind. Ersatz des Salzes durch das salzfreie Amino-
säurengemisch „Hosal" ist zu empfehlen. Auf Flüssigkeitsbeschränkung beruht
auch die zuerst von Lenhartz und Moritz[155] für die Kreislauftherapie an-

gegebene Milchkur, die Römheld als Entfettungskur eingeführt hat. Es wird 1 l Milch und sonst kein Nahrungsmittel über den Tag verteilt gegeben. Der Patient muß hierbei Ruhe halten, am besten im Bett liegen. Derartige Milchtage werden 1—2 die Woche gegeben. Die Gewichtsschwankungen nach solchen Milchtagen sind oft 1—2 kg und noch mehr, meistens ist der Erfolg ein kurzer, da der Gewichtsverlust zum größten Teil nach einem Milchtag ein Wasserverlust ist. Es ist nötig, die Milchtage mit einer auch an den anderen Tagen reduzierten, calorien- und salzarmen Diät zu verbinden, um einen nachhaltigen Erfolg zu haben. Die Milchtage sind besonders empfehlenswert bei Patienten, die wegen einer Kreislaufstörung im Bett gehalten werden müssen.

Tage einseitiger Kost, Kartoffeltage, Orangentage, Zitronentage usw. sind nichts anderes als Tage der Unterernährung, da natürlich keinem dieser Stoffe eine spezifisch entfettende Wirkung zukommt. Von Unverständigen zum System erhobene einseitige Unterernährung kann großen Schaden anrichten. Als Tage der Unterernährung, die wöchentlich ein- bis zweimal in eine entsprechend reduzierte Kost eingestreut werden, werden sie leicht ertragen. Es ist nicht von ausschlaggebender Wichtigkeit, welche Nahrung an diesen verdeckten Hungertagen gereicht wird. Am leichtesten werden die Salat-Obst-Tage ertragen, bei Bettruhe die Milchtage.

Eine Entfettung soll, wenn es nur irgendwie die körperliche Konstitution erlaubt, d. h. wenn nicht gleichzeitig Erkrankungen der Kreislauforgane, besonders des Herzens und der Gefäße (Herzklappenfehler, Herzmuskelerkrankung, Hypertension) vorliegen, nicht in körperlicher Ruhe durchgeführt werden, sondern gleichzeitig neben den diätetischen Maßnahmen auch noch durch reichlich körperliche Arbeit unterstützt werden.

Die Arbeit geschieht am besten in den Morgenstunden in nüchternem Zustande. Vor dem Frühstück soll der Patient eine halbe bis eine Stunde laufen, wenn dies nicht möglich ist, soll er im Zimmer turnerische Übungen (Freiübungen oder Geräteturnen) durchführen. Die aktive Körperbewegung ist neben der Calorienbeschränkung das wichtigste Moment bei jeder Entfettungskur.

Die passive Körperbewegung, Massage und durch Elektrizität hervorgerufene Muskelkontraktionen können nie die aktiven Körperbewegungen ersetzen. Von der Massage ist zu sagen, daß sie wohl den Masseur anstrengt, aber nicht den massierten Fettleibigen. Das Massieren kann man bei einer Entfettungskur sehr wohl als angenehmes Begleitmoment benutzen, aber man darf sich nicht einbilden, daß man durch Massage allein eine wesentliche Gewichtsabnahme erzielt. Anders ist es mit der elektrischen Behandlung der Muskulatur. Bei jeder Muskelkontraktion wird Energie verbraucht, und man muß zugeben, daß durch diese Art von passiver Bewegung der Verbrauch erheblich gesteigert wird. Ich möchte aber der aktiven Muskelbewegung durchaus den Vorzug geben, zumal eine dauernde Elektrisierung, und zwar so intensiver Art, wie sie nötig wäre, um einen tatsächlichen Entfettungseffekt zu erzielen, auf die Dauer dem Körper nicht ganz gleichgültig sein kann. Es soll aber zugegeben werden, daß bei besonders gelagerten Fällen, bei denen aus äußeren Gründen die aktive Körperbewegung nicht durchgeführt werden kann, eine passive Muskelbewegung durch Elektrisierung in den von Bergonié und anderen angegebenen Apparaten einen Erfolg erzielen kann. Ich möchte aber warnen vor der einseitigen Benutzung der Elektrizität als Entfettungsmittel. Die aktive Muskelbewegung bei reduzierter Diät muß bei jeder Behandlung Fettleibiger die Grundlage der therapeutischen Maßnahmen bilden. Zur Unterstützung der aktiven Muskelbewegung sind hydrotherapeutische Maßnahmen zu empfehlen. Besonders gerühmt werden zu diesem

Zwecke Wechselduschen. Schwitzbäder, sei es im Dampfbad oder im elektrischen Heizkasten, haben wohl sehr rasch eine mehrpfündige Gewichtsabnahme zur Folge, sie werden aber lediglich durch sehr starke Wasserverluste hervorgerufen, die in kürzester Zeit wieder ausgeglichen werden. Zudem sind diese Schwitzbäder durchaus nicht ungefährlich. Besonders Fettleibige, bei denen gleichzeitig eine Hypertension oder auch das Gegenteil, ein besonders niedriger Blutdruck nachgewiesen wird, können durch Schwitzbäder schwere Ohnmachten und länger dauernde Störungen der Kreislauforgane erleiden.

Es ist hier nicht der Ort, um auf die Unzahl von Medikamenten einzugehen, die als Entfettungsmittel angepriesen werden. Die meisten dieser Mittel enthalten Drogen, welche als Laxativa wirken. Zweifellos kann man durch starkes Purgieren einen beträchtlichen Gewichtsverlust erzielen, der einerseits durch einen erheblichen Wasserverlust bedingt ist, andererseits durch eine weniger intensive Aufspaltung und Resorption verschiedener Nahrungsbestandteile verursacht wird. Die Gewichtsabnahme, welche man ausschließlich durch Abführmittel erzielt, bewegt sich in recht bescheidenen Grenzen, doch möchte ich bei jeder Entfettungskur ein leichtes, nicht zu übertriebenes Purgieren am besten mit salinischen Abführmitteln empfehlen. Der Kuraufenthalt in gewissen Bädern — Karlsbad, Marienbad, Kissingen — hat nicht in letzter Linie seine Erfolge der abführenden Wirkung seiner Wässer zu verdanken, allerdings ist es auch die geregelte Lebensweise und vor allem die in diesen Kurorten geübte Körperbewegung auf den hügeligen Spazierwegen, welche eine Gewichtsabnahme hervorruft. Eine wirklich ernste Entfettungskur sollte aber immer in geschlossenen Anstalten unter ständiger Kontrolle des Arztes und nicht als frei lebender Kurgast in einem Badeorte ausgeführt werden.

Medikamente, die durch eine spezifische Wirkung eine Abmagerung, d. h. eine Erhöhung der Verbrennungsprozesse hervorrufen, kennen wir nicht. Wir kennen nur eine Substanz, die einen derartigen steigernden Einfluß auf die Verbrennungsvorgänge des Organismus hat, und diese bildet der Organismus selbst; es ist das Inkret der Schilddrüse, von dessen Konzentration in den Säften die Höhe der Stoffwechselflamme abhängt. Therapeutisch wird von dem Inkret der Schilddrüse in neuester Zeit wieder weitgehendst Gebrauch gemacht. Man wendet die Schilddrüsenmedikation bei jeder Art von Fettsucht an. Aus den vorhergehenden Besprechungen (s. S. 28) ist ohne weiteres zu ersehen, daß das Thyreoidin in jedem Falle die Brennvorgänge in die Höhe treibt. Man war eine Zeitlang mit der Thyreoidinmedikation besonders ängstlich geworden, da man nicht allzu selten nach Thyreoidin Zeichen von Hyperthyreose (Herzklopfen, Tremor) und zuweilen auch eine vorübergehende Zuckerausscheidung beobachtet hatte. Bei vorsichtiger Anfangsdosierung und strenger Überwachung durch den Arzt können derartige Zufälligkeiten nicht vorkommen. Man sieht in kurzer Zeit, ob der Patient das Thyreoidin verträgt oder ob er schon für kleine Dosen empfindlich ist. Am besten wird die Thyreoidintherapie zunächst 10—14 Tage unter klinischer Kontrolle durchgeführt, dann erst dem Patienten selbst mit genauen Vorschriften das Thyreoidin in die Hand gegeben. Man fängt am besten 3 Tage lang mit $2 \times 0{,}1$ an, steigert 3 Tage auf $3 \times 0{,}1$, 3 Tage auf $3 \times 0{,}2$, 3 Tage auf $3 \times 0{,}3$, um dann absteigend wieder auf $3 \times 0{,}1$ zurückzugehen. Man kann auch in aufsteigender Linie auf einer Dosis so lange bleiben, als gerade noch eine Abmagerung erzielt wird, und schreitet erst dann zu der nächst höheren Dosis vor, wenn Gewichtsstillstand erreicht ist. Über $3 \times 0{,}3$ Thyreoidin pro Tag soll man nicht hinausgehen. Die Wirkung des Thyreoidins setzt in der Regel erst nach 3—4 Tagen ein und hält noch einige Tage nach Absetzung der Medikation vor. Eine Thyreoidinkur soll nicht länger als 4—6 Wochen währen.

Kleine Gaben von Thyreoidin etwa 2—3mal 0,1 täglich kann man nach thyreoidinfreien Zwischenmonaten immer wieder einstreuen. Es ist im wesentlichen gleichgültig, welches Schilddrüsenpräparat gereicht wird. Man muß nur darauf achten, daß die Präparate nicht lange gelagert und möglichst frisch bereitet sind. Uns hat sich am besten das Thyreoidin Merck bewährt, das wir in Dosen von 0,1 in der angegebenen Weise verwenden. Das krystallisierte Thyroxin, welches gegenwärtig von Hoffmann-La Roche und auch von Schering in den Handel gebracht wird, ist nach dem Verfahren von Harington und Barger synthetisch dargestellt. 1 mg synthetisches Thyroxin entspricht 0,2 g Thyreoidin. Nach unseren Erfahrungen ist für Entfettungskuren vorläufig noch dem Thyreoidin Merck, welches die gesamten Inkrete der Schilddrüse enthält, der Vorzug zu geben.

Die Gewichtsabnahme, die man mit Schilddrüsenpräparaten erzielt, ist nur zum Teil durch Erhöhung der Brennprozesse verursacht; sie vollzieht sich zu einem nicht unwesentlichen Teil durch Wasserabgabe. Das Thyreoidin und auch sein krystallisierter, wirksamer Körper, das Thyroxin, wirken auf den Wasserwechsel zwischen Blut und Geweben ein (s. S. 620). Jedes Fettgewebe, aber ganz besonders das Fettgewebe bei thyreogenen Störungen (Myxödem), retiniert Wasser, so daß der rasch eintretende Gewichtsverlust nach Thyreoidingabe zunächst auf Konto der Wasserabgabe zustande kommt. Diese Entwässerung kann man durch Flüssigkeitsbeschränkung bei gleichzeitiger kochsalzarmer Kost noch wesentlich steigern.

An dieser Stelle sei auch derjenigen Medikamente gedacht, die durch Wasserentziehung bei Fettleibigen einen Gewichtsverlust hervorrufen. Es sind dies die Quecksilberpräparate, von denen die organischen Quecksilberpräparate, das Novasurol, Salyrgan, den Vorzug verdienen. Voraussetzung für die Anwendung von Hg-Präparaten ist die Intaktheit der Niere.

Besonders bei der regionären Fettsucht, bei der die Wasserretention im Vordergrund steht, ist es zweckmäßig, ein bis höchstens zweimal die Woche eine intramuskuläre Injektion von Salyrgan während der Entfettungskur vorzunehmen. Manche Patienten empfinden bei der Salyrganmedikation Schwächezustände. Es ist hier größte Vorsicht am Platze.

Früher hat man das Jod in Form von Jodkali als Abmagerungsmittel gegeben. Es kann nicht genug vor dieser Therapie gewarnt werden. Man hat geglaubt, daß auch beim Thyreoidin nur der Jodgehalt das Wirksame wäre. Dem ist aber nicht so. Jod allein wirkt auf die Schilddrüse und führt indirekt zu einer Ausschüttung von Thyreoidin, während das Thyreoidin direkt auf die Stoffwechselzentren einwirkt. Durch eine länger dauernde Jodgabe kann eine plötzliche Überfunktion der Schilddrüse ausgelöst werden, die man auch durch Absetzen der Jodmedikation nicht meistern kann. Beim Thyreoidin hört die Wirkung mit Absetzen des Präparates auf. Eine momentane kurze Überdosierung kann bei ständiger Beobachtung keinen dauernden Schaden stiften.

Nach den theoretischen Erwägungen müßte es zweckmäßig sein, die Medikation von Thyreoidin mit der Medikation von Hypophysen- und Geschlechtsdrüsensubstanz zu verbinden. Nach unseren Erfahrungen ist durch einseitige Medikation von Hypophysen- und Genitalpräparaten kaum ein Erfolg erzielt worden. Eine Kombination von Thyreoidin mit diesen Präparaten hat ihre Wirkung lediglich dem Thyreoidin zu verdanken. Dies gilt auch für die bereits in fertigen Tabletten in den Handel gebrachten Kombinationspräparaten Lipolysin und Inkretan. Die Wirkung dieser Präparate geht auf das in diesen Präparaten vorhandene Thyreoidin zurück. Will man eine Kombination geben, so halte ich es für zweckmäßiger, die Kombination selbst zu dosieren, da man dann wenigstens mit Sicherheit weiß, wieviel von den einzelnen Inkreten in der Kombination vorhanden ist und besonders mit Sicherheit feststellen kann, wieviel Thyreoidin man tatsächlich gibt.

Bei jugendlichen Fettsüchtigen von hypophysärem Typ mit genitaler Unterentwicklung hat sich eine Kombination der Thyreoidintherapie mit Einspritzungen von Präphyson in manchen Fällen gut bewährt. Wir geben zu der oben angegebenen Dosierung von Thyreoidin an zehn hintereinanderfolgenden Tagen je eine Spritze Präphyson, pausieren dann 10 Tage mit der Präphysoninjektion, um sie dann wieder nach dieser Pause in gleicher Weise aufzunehmen. Drei bis vier zehntägige Serien von Präphysoneinspritzungen mit zehntägigen dazwischengeschalteten Pausen sind kombiniert mit einer während der ganzen Dauer während Thyreoidingabe bei jugendlichen Fettleibigen zu empfehlen. Es gelingt manchmal, durch diese Maßnahme die Geschlechtsentwicklung zu beschleunigen und auch dadurch den Fettansatz einzudämmen. Von Präphyson haben wir aber nur Erfolge gesehen bei jugendlichen Individuen, bei welchen die Geschlechtsreife nur mangelhaft eingesetzt hat. Bei regressiven Veränderungen an den Geschlechtsdrüsen (Klimakterium praecox) haben wir nur ausnahmsweise durch die kombinierte Behandlung die Funktion der Geschlechtsdrüsen zu bessern vermocht. Wir haben den Eindruck, daß bei regressiven Veränderungen der Sexualorgane eine Substitutionstherapie fast immer erfolglos ist. Es scheint wohl, daß man durch Hypophysenvorderlappenpräparate die Geschlechtsfunktion bei Jugendlichen stimulieren, einen regressiven Prozeß aber nicht aufhalten kann.

Zusammenfassend ist über die Therapie der Fettleibigkeit festzuhalten, daß die Grundlage jeder Entfettungskur die calorienarme diätetische Behandlung mit gleichzeitiger körperlicher Arbeit sein muß. Die Inkretbehandlung mit Schilddrüsensubstanz und die kombinierte Inkretbehandlung sind in den entsprechenden Fällen immer mit der diätetischen Behandlung zu verbinden. Niemals wird man mit Inkretbehandlung allein einen nachhaltigen Erfolg erzielen.

C. Die Magersucht.

Über die klinischen Erscheinungen der Magersucht (endogene Magerkeit). Bei der Besprechung der klinischen Symptomatologie der Fettleibigkeit haben wir unterschieden zwischen zwei Entstehungsformen. Bei der einen Art ist der Fettansatz nur durch ein Übermaß von Zufuhr hervorgerufen (exogene Form, Mastfettsucht); bei den anderen Formen waren endogene Momente die Ursache der Fettanhäufung. Beiden Formen ist gemeinsam, daß über den individuell verschiedenen Bedarf gegessen wurde. Das gleiche gilt auch für die Magerkeit. Auch hier kennen wir zwei Arten, die exogen und endogen bedingte Magerkeit, wobei beiden Formen gemeinsam ist, daß weniger Nahrung als dem Bedürfnis entspricht, zugeführt wird. Hier sollen nur diejenigen klinischen Bilder der Magersucht besprochen werden, welche durch endogene Momente hervorgerufen werden. Die große Gruppe der Magerkeit infolge von Unterernährung, die durch interkurrierende Infektionskrankheiten, Diabetes mellitus oder Carcinomkachexie hervorgerufen wird, sei hier nicht besprochen. Es sei hier nur auf die Ausführungen über Unterernährung (S. 23) verwiesen.

Eine endogen bedingte Magerkeit kann nach der Auffassung, welche wir über die Einwirkung der endokrinen Drüsen auf Grundumsatz und Nahrungsverwertung (spezifisch-dynamische Wirkung) ausgeführt haben, dann zustande kommen, wenn der Grundumsatz durch eine übermäßige Produktion von Schilddrüsensekret dauernd erhöht ist und im Verhältnis zum gesteigerten Bedarf zu wenig gegessen wird (thyreogene Magerkeit, Morbus Basedow). Im Gegensatz zu der hypophysären und genitalen Form der Fettsucht müßte bei einer übermäßigen Produktion von Hypophysen- und Genitalhormon eine gesteigerte Umsatzerhöhung nach Nahrungsaufnahme (spezifisch-dynamische Wirkung) zu erwarten sein. Es müßten also entsprechend den Typen der Fettleibigkeit auch Typen thyreogener und hypophysärer Magerkeit zu erkennen sein. Dies trifft in der Tat für die thyreogene und hypophysäre Ätiologie zu, während die genitale Magerkeit als Typus noch nicht so scharf umrissen werden kann, da sie immer hypophysäre Züge zeigt. Genau wie bei der Fettleibigkeit findet man auch bei der Magersucht nur bei den primär thyreogenen Fällen einen Ausschlag im Stoffwechselversuch. Die Erhöhung des Grundumsatzes beim Morbus Basedow kann über 100 % betragen. Bei den hypophysären und genital-hypophysären Magerkeiten erscheint sowohl der Grundumsatz als auch die spezifisch-dynamische Wirkung normal, allerdings häufig an der oberen Grenze der Norm; nur bei der atrophischen Form der hypophysären Magerkeit (Simmondssche Krankheit) werden niedere Werte des Grundumsatzes beobachtet.

Obwohl es bisher noch nie gelungen ist, durch enterale oder parenterale Zufuhr eines Hypophyseninkretes eine Einwirkung auf die Stoffwechselvorgänge im Sinne einer Grundumsatzerhöhung zu erzielen, fassen wir eine große Gruppe von endogenen Magerkeiten als hypophysär bedingte Magerkeiten auf. Zu dieser Annahme geben uns die gleichzeitig mit der Magerkeit auftretenden formativen Zeichen einer Hypophysenvorderlappenstörung die Berechtigung. Die hypophysären Zeichen, welche gleichzeitig mit der Magerkeit auftreten, sind so unterschiedlich, daß verschiedene Typen aus diesem Krankheitsbild sich herausschälen lassen, die wohl graduell in der Schwere der Störung aber nicht prinzipiell voneinander verschieden sein dürften. Die Typen, welche hierbei entstehen, lassen mehr oder weniger die Zeichen der Wachstumsstörung (Längen- oder Spitzenwachstumsstörung) oder die Zeichen der genitalen Störung (Früheunuchoidismus) oder die Zeichen übermäßiger sekundärer Geschlechtsmerkmale (Hyperplasie der Genitalien mit verstärkter Libido, starker Behaarung [Mitbeteiligung der Nebennierenrinde] am ganzen Körper) erkennen. Nicht prinzipiell, sondern nur graduell von diesen formativen Typen verschieden ist die atrophische Form der hypophysären Magerkeit, welche zuerst von Simmonds[156] als hypophysäre Kachexie beschrieben wurde. Bei dieser Erkrankung handelt es sich um ein vollständiges Versagen nicht nur des Hypophysenvorderlappens, sondern mehr oder minder aller mit dem Hypophysenvorderlappen in Korrelation stehender endokriner Drüsen (pluriglanduläre Insuffizienz, multiple Blutdrüsensklerose (Falta[157]). Die Ausfallerscheinungen bei der atrophischen Form der hypophysären Magerkeit sind: nahezu vollständiges Verschwinden des Appetits (Anorexie), Adynamie, Ausfall der Sexualbehaarung, dafür Auftreten einer flaumartigen Behaarung im Gesicht, Sistieren der Menses, vollständiger Verlust der Libido, Brüchigwerden — nicht Lockerung — der Zähne, Atrophie der Haut, besonders der Gesichtshaut mit starker Fältelung der Haut der Oberlippe zu beiden Seiten des Philtrums, so daß ein greisenhaftes Aussehen resultiert. Trophische Störungen an den Nägeln und Pigmentverschiebungen der Haut können ebenfalls auftreten. Der Blutzuckergehalt ist erniedrigt. Der Grundumsatz ist normal oder ein wenig erniedrigt.

Besonders auffällig für die Entstehungsart der genital-hypophysären Magerkeit ist der Umstand, daß bei Ausfall der Genitalfunktion, besonders nach Kastration, einmal eine Fettsucht und einmal ein plötzlich einsetzendes starkes Längswachstum mit Magerkeit resultieren kann. Bei Ausfall der Genitaldrüsen scheinen zwei Momente für die Art des sekundär entstehenden Zustandsbildes ausschlaggebend zu sein. Das erste Moment ist der Zustand der Knochen, d. h. der Umstand, ob die Kastration in die Zeit der offenen oder geschlossenen Epiphysenfuge fällt. Es scheint aber nicht, daß ausschließlich für das Krankheitsbild der Zustand der Epiphysenfuge maßgebend ist, da wir auch in jugendlichem Alter bei offenen Epiphysenfugen bei vorzeitigem Ausfall oder Ausbleiben der Genitalfunktion, sowie auch unter Umständen nach partieller Kastration, eine richtige genitale Mastfettsucht sich entwickeln sehen. Diese Tatsache kann nur dadurch erklärt werden, daß in dem einen Falle der Hypophysenvorderlappen auf den Ausfall der Geschlechtshormone mit einer Hypertrophie reagiert (es entsteht eunuchoider Hochwuchs mit Magerkeit), in dem anderen Falle kann der Hypophysenvorderlappen nicht mit einer sekundären Hypertrophie antworten, wahrscheinlich reagiert er auf die stärkere Inanspruchnahme sogar mit regressiven Veränderungen, so daß keine Störung des Längenwachstums aber eine mehr oder minder starke Fettsucht sich ausbildet.

Auf ein formatives Symptom des Fettschwundes, welches wir fast bei allen hypophysären und genital-hypophysären Störungen gefunden haben, sei besonders hingewiesen. Wir finden bei diesen Kranken einen besonders in die Augen fallenden Fettschwund an der Innenseite der Oberschenkel. Fordert man den Kranken auf, die Füße zu schließen, so entsteht an den Oberschenkeln ein deutlich langgestrecktes „O", das nicht durch eine Verkrümmung der Knochen, sondern lediglich durch den Fettschwund bedingt ist. Dieses Zeichen hat uns sehr oft auf die richtige Spur der Deutung der endogenen Magerkeit gewiesen (Gegensatz bei der genitalen Fettsucht: starke Fettwülste an der Innenseite der Oberschenkel). Sieht man die Abbildungen in der Literatur bei hypophysären Störungen an, so ist in fast allen Abbildungen dieses Zeichen sichtbar.

Falta[151] hat eine Gruppe von endogener Magersucht unter dem Sammelbegriff der primären Anorexie zusammengefaßt. Falta nimmt an, daß diese Appetitstörung auch unabhängig von einer endokrinen Erkrankung besonders bei jugendlichen Individuen auftreten könne. Sicherlich gibt es Kranke, bei denen die Anorexie psychisch bedingt ist, ohne daß Zeichen einer endokrinen Störung vorliegen. Nach unseren Erfahrungen möchten wir aber glauben, daß die Anorexie ein Teilsymptom der endogenen Magerkeit bei denjenigen Personen ist, welche gleichzeitig an ihrem Körper formative Zeichen einer Funktionsstörung des Hypophysenvorderlappens aufweisen. Gerade bei den endogenen Magerkeiten der Jugendlichen mit hypophysärem Längenwachstum und bei der Magerkeit mit genitalen Ausfallserscheinungen und hypophysären Zeichen in späterem Alter tritt das Symptom der Anorexie so in den Vordergrund, daß es sehr wohl berechtigt erscheint, die Appetitstörung als Ursache der Magerkeit anzusehen. Entkleidet man aber die Patienten, so werden bei den meisten Fällen dieser primären Anorexie Zeichen einer hypophysären Wachsstumsstörung (übermäßige Länge der Arme, große „Klafter"breite, große Unterlänge, Fettschwund an der Innenseite der Oberschenkel) sichtbar. Es ist durchaus möglich, daß es Krankheitsfälle gibt, bei denen im Sinne von Falta nur eine primäre Anorexie besteht. In der Mehrzahl der Fälle dürfte aber die Anorexie eine Ausfallserscheinung sein, welche gleichlaufend mit hypophysären Zeichen festzustellen und deshalb als Teilsymptom einer mit hypophysären Zeichen einhergehenden endogenen Magerkeit aufzufassen ist, das bei der atrophischen Form der hypophysären Magerkeit seinen Höhepunkt erreicht.

In neuester Zeit hat man bei Tieren als Ursache plötzlich einsetzender Abmagerung die Überfütterung mit Vitamin D (Vigantol) beobachtet. E. Krauß hat an meiner Klinik ebenfalls an Katzen Versuche mit Vitamin-D-Überfütterung unternommen und beträchtliche Gewichtsstürze erzielt. Die Katzen bekamen ein verändertes Fell, die Haare klumpten zusammen und fielen aus, die Haut wurde exsudativ-borkig. Der Grundumsatz der Tiere wurde während der ganzen Versuchszeit fortlaufend kontrolliert. E. Krauß fand während des Höhepunkts der Abmagerung eine Erhöhung des Grundumsatzes bei diesen Tieren. Besonders bemerkenswert erscheint, daß die mit Vitamin D überfütterten Tiere ein Widerwillen gegen alles Futter bekamen und sogar Leckerbissen vollständig unberührt ließen. Diese bei Vitamin-D-Überfütterung auftretende Anorexie könnte darauf hinweisen, daß auch beim Menschen eine Anorexie durch ähnliche Momente hervorgerufen werden könnte. Bisher fehlt für eine solche Annahme jedweder Anhaltspunkt.

Der Zustand des Kreislaufes bei den jugendlichen Mageren verdient noch einer besonderen Erwähnung. Bei den mageren Individuen mit den Zeichen eines hypophysären Hochwuchses findet sich ein kleines, tropfenförmiges Herz, ständig leicht livid verfärbte Hände und Füße. Die Untersuchung des Kreislaufs, welche Lauter und Baumann an meiner Klinik ausgeführt haben, zeigt, daß bei diesen Kranken das Schlagvolumen sehr klein ist, so daß sie bei geringen Belastungen das erhöhte Sauerstoffbedürfnis im wesentlichen nur durch eine Steigerung der Herzschlagfolge leisten können. Diese Individuen klagen deshalb sehr häufig über Herzklopfen und leichte Ermüdbarkeit. Diese Erscheinungen hat bereits Stiller in seinem Buch „Die asthenische Konstitutionskrankheit" beschrieben. Es wäre verkehrt, würde man diesen hypophysär Hochgewachsenen mit schmalem Thorax und Tropfenherz, körperliche Leistungen verbieten. Ein systematisches, verständnisvolles Training auf körperliche Leistungen ist hier viel mehr angezeigt als das Fernhalten vom Sport. In der Tat sieht man auch, daß der Kreislauf dieser Mageren sich an die erhöhte körperliche Inanspruchnahme angleicht, in dem sowohl das Schlagvolumen wie auch die Sauerstoffausnützung in der Peripherie gesteigert wird.

Neben diesen endogenen Ursachen der Magerkeit kennen wir noch einen Zustand bei Erkrankung der Nebennieren, den wir mit Morbus Addison[158] bezeichnen und der mit Magerkeit verbunden sein kann. Die Magerkeit beim Morbus Addison ist nicht immer ausgeprägt. Die Magerkeit erscheint nur dann besonders stark, wenn die Ursache der Erkrankung der Nebennieren (Tuberkulose oder Tumor) den Körper konsumiert. In umstehender Tabelle sind Untersuchungen zusammengestellt, die E. Krauß an Magersuchten ausführte.

Aus dieser Tabelle ist ersichtlich, daß wir bei der Magersucht in gleicher Weise wie bei der Fettsucht durch Zahlen der Stoffwechselversuche nur bei primär thyreogener Ätiologie über die Ursache der Magerkeit etwas aussagen können. Die Klassifizierung der Magersucht nach ihrer Ätiologie ist für die Praxis aus dem

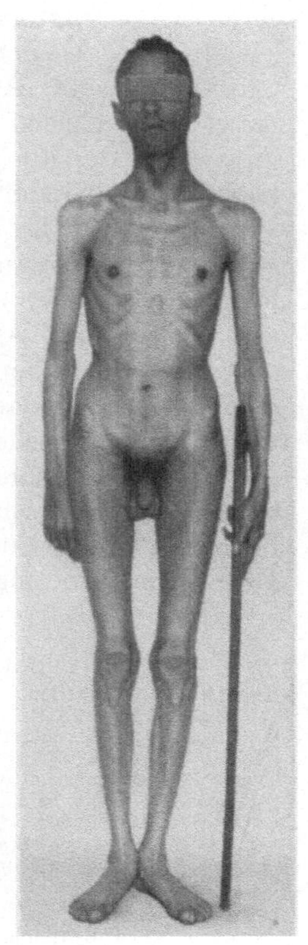

Abb. 28. Thyreogene Magerkeit. 36 jähriger Mann. Plötzlich einsetzende Abmagerung mit gleichzeitig auftretender starker Erregbarkeit, Schweißen, Herzklopfen, Zittern der Hände. Schilddrüse ist relativ klein, aber sehr derb. Die Augensymptome des Basedow sind vorhanden. Trotz außerordentlich reichlicher Nahrungszufuhr Gewichtsabnahme von zirka 20 kg innerhalb von 3 Monaten. Appetit ungestört. 13. Mai 1927. Größe: 1,72 m. Gewicht: 45,5 kg. Grundumsatz 2308 Cal. Steigerung gegen den Standardwert: + 7,6 %. Nach mehrmonatlichem Aufenthalt im Gebirge: Gewichtszunahme um zirka 20 kg. 28. Oktober 1927. Gewicht: 66,0 kg. Grundumsatz: 1704 Cal. Steigerung gegen Standardwert: + 9,6 %.

Typus des Patienten und aus den gleichzeitig zutage tretenden, begleitenden Symptomen möglich.

Sämtliche Stoffwechseldaten der hier aufgeführten Fälle stammen von E. Krauß aus meiner Klinik.

Thyreogene Magerkeit. 1. **Thyreogene Magerkeit; Morbus Basedow.** Hier finden wir Exophthalmus und die von Möbius und Stellwag beschriebenen Augensymptome, Schweiße, Tremor, Heißhunger, ständige Unruhe, leichte Temperaturerhöhung, Struma, meist flächige, harte Schilddrüse.

Hypophysäre Magerkeit. 2. **Hypophysäre Magerkeit.** a) **Magerkeit mit Zeichen des hypophysären Hochwuchses.** Für diesen Typus ist charakteristisch: große „Klafter"breite der Arme (die Spannweite der Arme ist normalerweise gleich Körperlänge), große Unterlänge (normal: Verhältnis der Sitzhöhe [gemessen vom Scheitel bis zum Tuber ischii] zur Körperlänge wie 1:1,9), meist mehr oder minder starker Fettschwund an der Innenseite der Oberschenkel im obersten Drittel, so daß eine leichte O-Form der Oberschenkel entsteht, die aber nicht durch eine Deformität der Oberschenkelknochen bedingt ist. Sexualfunktion intakt. Grundumsatz normal. Spezifisch-

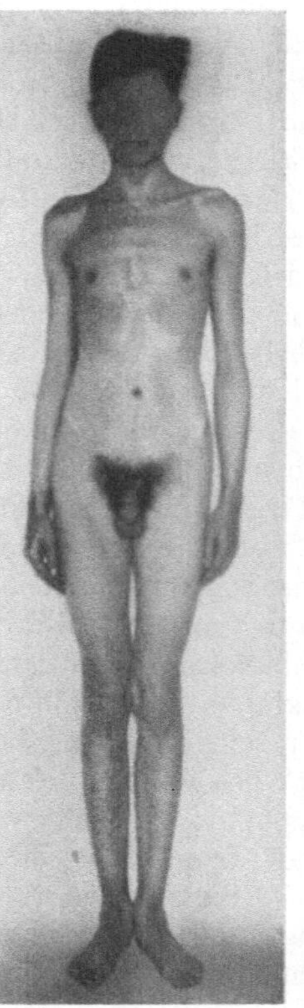
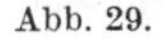

Abb. 29.

Abb. 29 und 30.
Hypophysäre Magerkeit mit Hochwuchs. 17jähriger junger Mann. In der zweiten Wachstumsperiode außerordentlich stark gewachsen. Große Klafterbreite. Große Unterlänge. Fettschwund an der Innenseite der Oberschenkel. Sella turcica normal. Größe: 1,92 m. Gewicht: 67,8 kg. Grundumsatz: 2006 Cal. Steigerung gegen Standard: 0. Spez.-dyn. Eiweißwirkung: 37%.

Abb. 31 und 32.
Hypophysäre Magerkeit mit Hochwuchs. 30jähriges Mädchen. Große Unterlänge. Große Klafterbreite. Genitalfunktion normal. Appetitstörung. Fettschwund an der Innenseite der Oberschenkel. Größe: 1,74 m. Gewicht: 51,5 kg. Grundumsatz: 1343 Cal. Steigerung gegen Standard: +1%. Spez.-dyn. Eiweißwirkung: 43,8%.

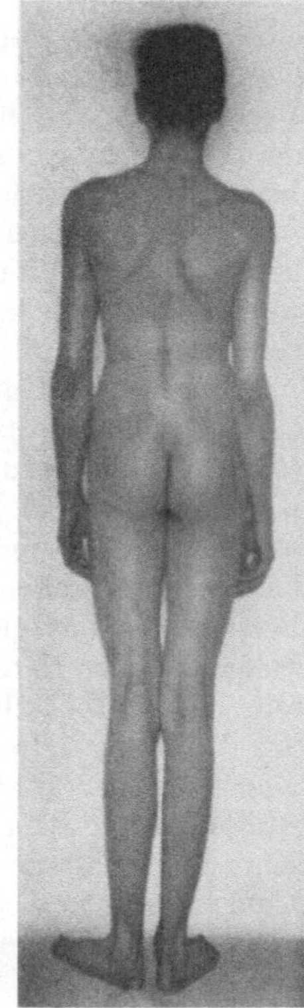

Abb. 30.

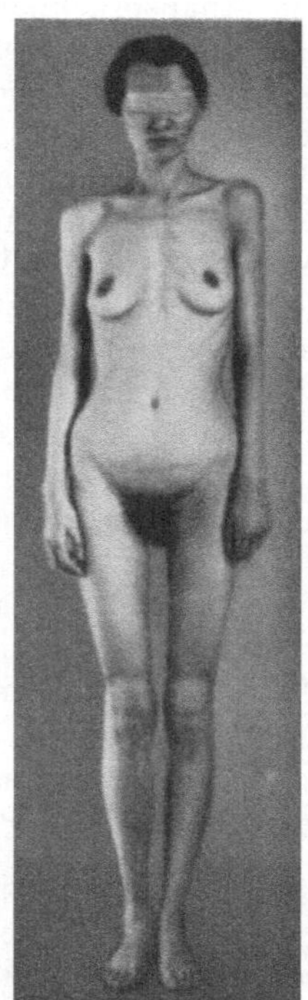

Abb. 31.

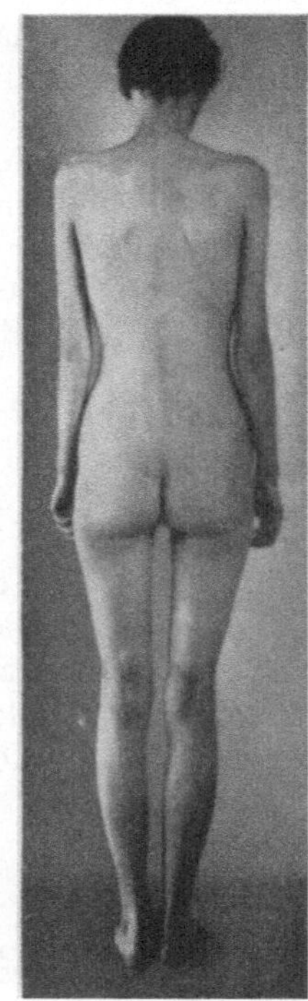

Abb. 32.

Tabelle 3. Magersuchten (nach Untersuchungen von E. Krauß).

Nr.	Alter, Geschlecht (Jahre)	Höhe (m)	Gewicht (kg)	Grundumsatz (cal)	Abweichung gegen Standardwert (%)	Zugeführte Eiweißcalorien		Calorienmehrung		% der Zufuhr	Versuchszeit p. c. (Stunden)	Apparatur
						absolut (cal)	% des Grundumsatzes	absolut (cal)	Durchschnittl. Steigerung des Grundumsatzes während der Versuchszeit (%)			
					Thyreogene Magerkeit.							
1	17 ♀	1,68	62,8	1778	+ 2 (Du Bois)	110,2	6,2	90,1	15,2	82	8	Benedict
2	21 ♀	1,50	48,0	2059	+ 59 (Harris-Benedict)	93,6	4,6	61,2	9,5	65,4	7½	„
3	24 ♀	1,61	50,7	1991	+ 56,7 „	123,0	6,3	72,7	11,2	59,1	8	„
					Hypophysäre Form der Magerkeit mit Hochwuchs.							
4	17 ♂	1,92	67,8	2006	0 (Du Bois)	128,7	6,4	47,7	6,34	37,0	9	„
5	25 ♂	1,85	57,8	1724	+ 5,1(Harris-Benedict)	—	—	—	—	—	—	„
					Atrophische Form der hypophysären Magerkeit. Pluriglanduläre Insuffizienz.							
6	44 ♀	1,55	36,5	1048	— 3,4(Harris-Benedict)	85,8	8,19	39,5	12,9	46,1	7	„
7	30 ♀	1,58	42,3	1225	+ 1,0 „	60,06	4,9	18,5	7,25	30,8	5	„
8	24 ♀	1,56	22,8	826,6	— 11,3 (Du Bois)	—	—	—	—	—	—	
					Epinephrale hypergenitale Form der Magerkeit.							
9	28 ♀	1,57	40,3	1325	+ 10,4(Harris-Benedict)	87,9	6,6	28,9	6,55	32,9	8	„

dynamische Wirkung meist an der oberen Grenze der Norm. Appetitstörung nicht vorhanden oder nur angedeutet. Es können bei den Längenwachstumsstörungen auch leichte akromegale Züge vorhanden sein. Dieser Typ dürfte im wesentlichen mit dem Stillerschen Habitus identisch sein.

b) Magerkeit mit genital-hypophysären Zeichen. Bei diesen Kranken finden sich die Zeichen eines hypophysären Hochwuchses wie bei den vorigen, oder es findet sich eine Disproportion der Unterlänge zur Oberlänge und eine übermäßige Länge der Arme bei normaler Körpergröße.

Bei diesen Individuen handelt es sich um Kastrierte oder um Menschen mit hypoplastischen Genitalien. Die sekundären Geschlechtsmerkmale (Sexualbehaarung) fehlen oder sind stark herabgesetzt. Die Haut ist vorzeitig welk. Fältelung der Haut der Oberlippe zu beiden Seiten des Philtrums. Grundumsatz normal. Spezifisch-dynamische Wirkung an der oberen Grenze der Norm.

Diesen Typus der genital-hypophysären Magerkeit mit Hochwuchs finden wir hauptsächlich bei den Skopzen. Bei dieser Sekte werden die Männer nach der ersten Kohabitation kastriert. Je nach dem Alter, in dem die Kastration erfolgt, kommt eine Magerkeit mit Hochwuchs oder eine typische genitale Fettsucht zustande.

c) Atrophische Form der hypophysären Magerkeit. Seit der Beschreibung der hypophysären Kachexie durch Simmonds[156] sind eine Reihe von Fällen beobachtet und publiziert worden (Falta[151], Zondek[148], v. Monakow[152], Boström[160], Schlagenhaufer[161]). Bei der Autopsie fand man schwere Veränderungen des Hypophysenvorderlappens, die auf Embolien, entzündliche Veränderungen (Tuberkulose, Lues), Blutungen zurückzuführen waren. Der Befund Simmonds, daß gleichlaufend mit der Verkümmerung

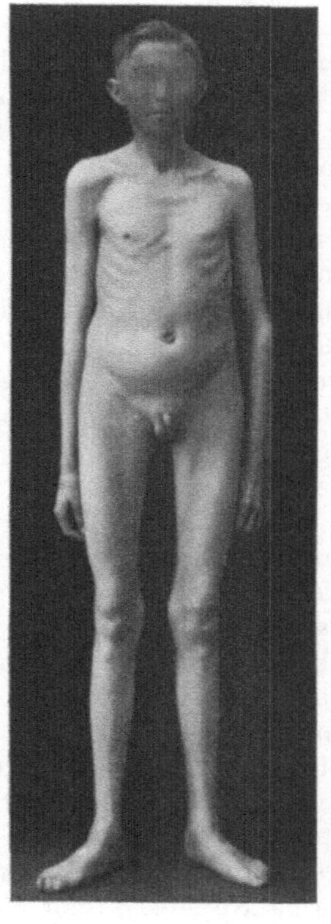
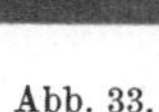
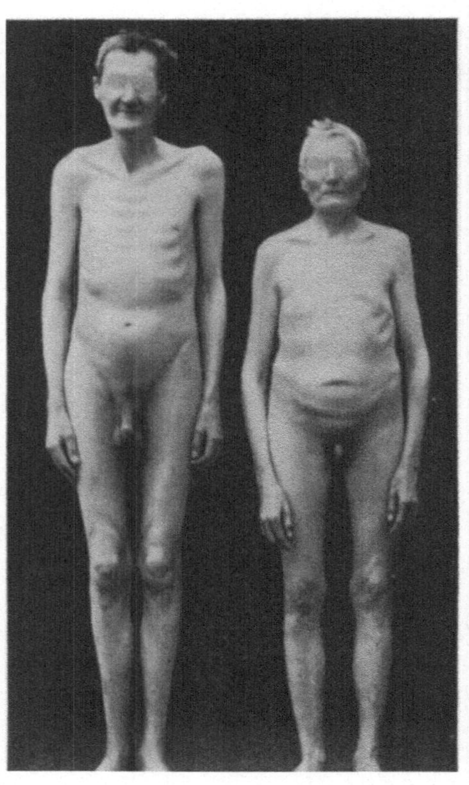

Abb. 33.   Abb. 34 a.   Abb. 34 b.

Abb. 33. Genital-hypophysäre Magerkeit mit Hochwuchs. Junger Mann von 19 Jahren. Beide Hoden sehr klein. Penis hypoplastisch. Mager seit seiner Kindheit. Starke Disproportion der Unterlänge zur Oberlänge. Große Klafterbreite. Fettschwund an der Innenseite der Oberschenkel. Starke Appetitstörung.

Abb. 34. Genital-hypophysäre Magerkeit mit Hochwuchs. Patient (a) 52 jähriger Mann. Seit er sich erinnern kann mager. Starke Disproportion der Unterlänge zur Oberlänge. Vergrößerung der Spannweite der Arme. Geschlechtsfunktion in der Jugend normal. Seit seinem 30. Lebensjahre impotent. Psychisch stark verändert, vereinsamt. Welke Haut und Fältelung der Haut der Oberlippe. Keine Appetitstörung. — Patient (b) Mann im 6. Lebensjahrzehnt. Potenz nie vorhanden. Hat kleine Hoden und kleine Prostata. Übermäßige Unterlänge. Große Klafterkreite. Fältelung der Haut an der Oberlippe. Appetitstörung.

(Abb. 33 und 34. II. Medizinische Klinik München.)

der Hypophyse eine Hypoplasie aller endokrinen Organe und eine Atrophie aller sonstigen Organe (Splanchromikrie) als Begleiterscheinung auftritt, ist als charakteristisch für diese Erkrankung anzusehen. Klinisch entwickelt sich die Erkrankung langsam, in manchen Fällen aber auch plötzlich, wie bei Embolien und Blutungen. Im Vordergrund des Bildes steht eine hochgradige Abmagerung, die alle Körperteile gleichmäßig betrifft und fast zur Skelettierung des Körpers führt. Die Haut ist greisenhaft gerunzelt, kachektisch und blaß. Die Haare fallen aus, die sekundäre Geschlechtsbehaarung verschwindet. Im Gesicht tritt eine flaumartige Behaarung auf. Die Zähne werden brüchig, nicht locker, und brechen beim Kauen ab. Die äußeren und inneren Genitalorgane atrophieren, Libido und Potenz verschwinden. Bei den meisten Patienten besteht eine psychische Störung. Sehr oft wird diese psychische Störung als Hysterie gedeutet. Neben der ganz außerordentlichen Abmagerung ist die Anorexie und die Adynamie für die atrophische Form das hervorstechendste Merkmal. Der Krankheitsverlauf kann sich über viele Jahre erstrecken.

Die Kranken gehen meistens an interkurrent auftretenden Infektionen zugrunde. Es wurden auch komatöse Erscheinungen (Falta) beobachtet. Der Grundumsatz ist nach den Angaben von Plaut[119] und Zondek[148] herabgesetzt. Auch in dem von mir beobachteten extremen Fall war der Grundumsatz erniedrigt. Die spezifisch-dynamische Wirkung konnte bei diesem Falle nicht geprüft werden, da die Nahrungsaufnahme ungenügend war. Bei leichteren Fällen dieser Gruppe fand E. Krauß einen Grundumsatz, der an der unteren Grenze der Norm war (s. Tab. S. 59).

3. Magerkeit mit epinephralen, hypergenitalen Zeichen. Diese Form der Magerkeit ist außerordentlich selten. Die Körpergröße und Körperproportionen sind bei den wenig beobachteten Kranken (2 Fälle, eigene Beobachtung) normal gewesen. Fettschwund am ganzen Körper gleichmäßig. Das

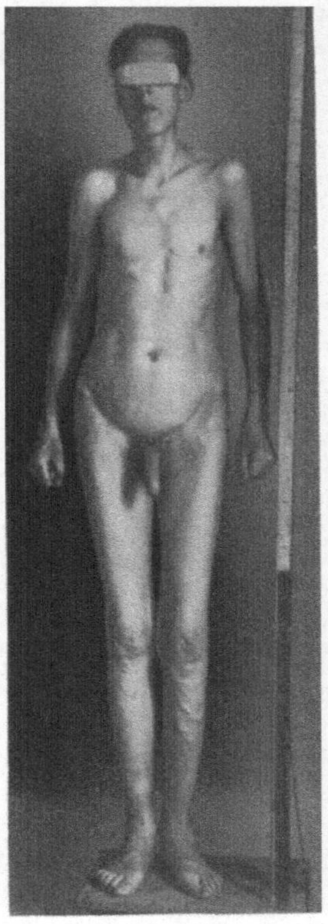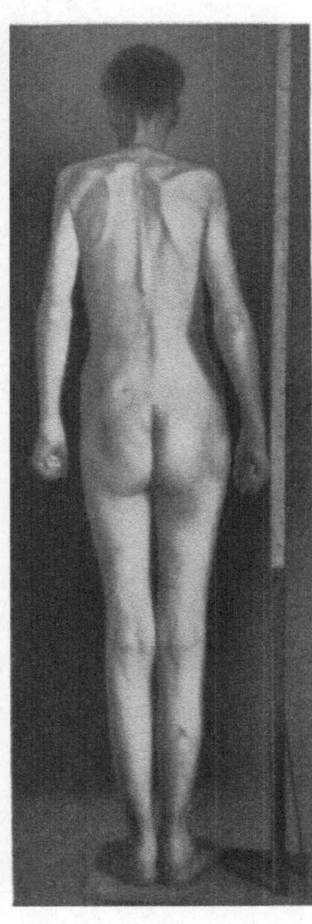

Abb. 35.   Abb. 36.

Abb. 35 u. 36. Genital-hypophysäre Magerkeit. 28 jähriger Mann. War bis zu seinem 23. Lebensjahr 1,78 m groß und normal gewachsen. Er diente in der Fremdenlegion. Wurde wegen eines Geschlechtsverkehrs mit der Geliebten seines Vorgesetzten im Alter von 23 Jahren aus Rache kastriert. Einsetzen eines Hochwuchses mit außerordentlicher Magerkeit. Grundumsatz normal. Spez.-dyn. Wirkung normal. Größe: 196,5 cm. Gewicht: 61,9 kg. Grundumsatz: 1676 Cal. Steigerung gegen Standardwert: − 2,1 %. Spez.-dyn. Eiweißwirkung: 30,7 %.

charakteristische Zeichen ist eine außerordentlich starke Behaarung (Hirsutismus) am ganzen Körper. Bei Frauen ein viriler Typ der Behaarung. Bei männlichen Individuen Hyperplasie des Penis. Bei der von uns beobachteten Frau besonders stark ausgeprägte Verstärkung der Libido. Grundumsatz an der oberen Grenze der Norm oder leicht erhöht.

Hirsutismus und Hypergenitalismus finden sich sehr häufig bei Kranken mit Akromegalie. Wir grenzen aber die von uns beobachteten 2 Fälle mit Hirsutismus und Hypergenitalismus als besondere Gruppe der Magerkeit ab und führen sie nicht als Unterform der hypophysären Magerkeit auf, da bei unseren beiden Kranken keine eigentlichen hypophysären Zeichen vorhanden waren. Hirsutismus und Hypergenitalismus sind Zeichen einer übermäßigen Funktion der Nebennierenrinde und wurden auch bei Adenomen der Nebennierenrinde beschrieben. Es wird weiteren Beobachtungen und vor allen Dingen der Kontrolle durch Autopsien vorbehalten bleiben, ob die epinephrale, hypergenitale Form eine eigene Gruppe bildet oder ob sie der genital-hypophysär bedingten Magerkeit zuzuzählen ist.

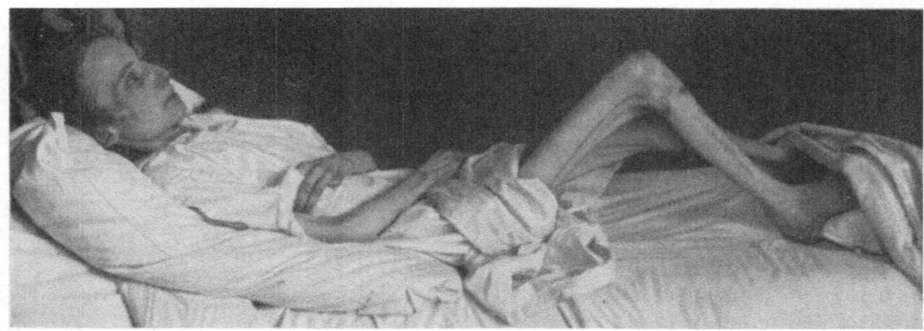

Abb. 37. Hypophysäre Magerkeit. Atrophische Form (hypophysäre Kachexie). 24jähriges Mädchen. 1,56 m groß. Körpergewicht 22,8 kg. Abmagerung am ganzen Körper gleichmäßig. Stärkste Adynamie und Anorexie.

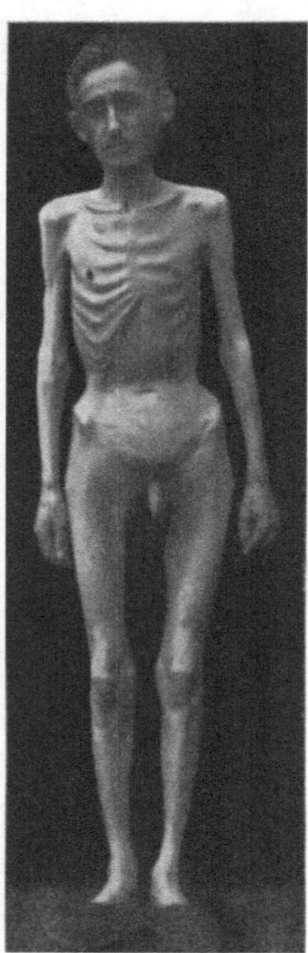

Abb. 38.

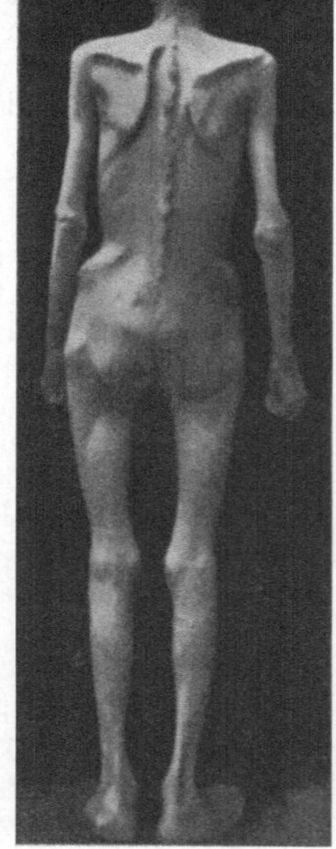

Abb. 39.

Jede Nahrungsaufnahme muß erzwungen werden. Die Zähne sind abgebrochen. Die Wurzeln sind steckengeblieben. Greisenhaftes Aussehen. Die Haut hängt welk herunter. Die Haare sind am behaarten Kopf und an den Augenbrauen fast vollständig ausgegangen. Sekundäre Geschlechtsbehaarung fehlt. Genitale hypoplastisch. Regel seit dem 17. Lebensjahre verschwunden. In der Anamnese ist eine fieberhafte Infektionskrankheit, angeblich Grippe, der Abmagerung vorausgegangen. Die Kranke lebt seit 7 Jahren in diesem atrophischen Zustande. Ich beobachte sie seit nahezu 2 Jahren. Auf Insulinmastkur 4 Pfund Gewichtszunahme. Die Kranke verweigerte nach 2 Monaten die Insulinspritzen. Stoffwechseldaten s. Tab. S. 58, Fall Nr. 8.

Abb. 38 und 39. Hypophysäre Magerkeit. Atrophische Form (hypophysäre Kachexie). 32jähriger Mann. Als Infanterist zum Militärdienst eingezogen. War bei der fechtenden Truppe. Aus ungeklärten Gründen setzt plötzlich eine starke Abmagerung mit vollständiger Anorexie ein. Körpergewicht 26,5 kg. Abmagerung am ganzen Körper gleichmäßig. Die Haare sind zum Teil ausgegangen. Im Gesicht ein lanugo-ähnlicher Flaum. Sekundäre Geschlechtsbehaarung verschwunden. Potenz vollständig geschwunden. Äußere Genitalien von normaler Größe. Der Kranke geht an einer plötzlich einsetzenden exsudativen Pleuritis zugrunde, die sich bei der Autopsie als tuberkulöse Pleuritis erweist. Außerordentlich stark verkalkte Hilusdrüsen. Keine Anzeichen für Tuberkulose der Lunge. Die Hypophyse als Ganzes stark atrophisch, Keine Zeichen einer Blutung oder einer Embolie. Auch die übrigen endokrinen Organe klein und atrophisch. Stärkste Splanchnomikrie. (II. Medizinische Klinik München.)

4. Cerebrale Magerkeit. Als Folgeerscheinung der Encephalitis sind gleichlaufend mit einem amyostatischen Symptomenkomplex diese Formen der Magerkeit außerordentlich selten. Ich verfüge nur über eine einzige Beobachtung.

5. **Neurale Magerkeit.** Sehr starke Grade der Magerkeit werden beobachtet bei Erkrankungen des zweiten motorischen Neurons. Sei es, daß der nervösen Erkrankung eine spinale Muskelatrophie zugrunde liegt, sei es, daß die Erkrankung durch eine neuritische Muskelatrophie verursacht wird, immer beobachtet man gleichlaufend mit der Atrophie des Muskels bei diesen Erkrankungen auch einen Schwund des zum atrophischen Muskel gehörigen Fettgewebes. Die auf den Schaustellungen gezeigten „Skelettmenschen" sind meistens Kranke mit spinaler Muskelatrophie. Es scheint, daß die Erkrankung der Vorderhornzelle und der peripheren Nerven, welche eine Muskelatrophie herbeiführen, auch für den Schwund des Fettgewebes ätiologisch mitbestimmend sind. Die Magerkeit bei spinaler Muskelatrophie und bei neuritischen Erkrankungen zeigt eindeutig, daß für Fettansatz und für Fettschwund auch periphere Momente, die im Nerven gelegen sind, eine maßgebende Rolle spielen.

6. **Lipodystrophia progressiva.** Die Lipodystrophia progressiva ist eine Krankheit, welche zuerst von A. Simons[162] beschrieben wurde. Die Krankheit wurde von manchen Autoren in Gegensatz zu den Lipomatosen gestellt (A. Sarbó). Das Gegenteil der Lipomatosis dürfte das weiter unten beschriebene Krankheitsbild der Lipatrophia circumscripta sein. Die Lipodystrophia progressiva Simons ist dadurch charakterisiert, daß der Fettschwund ausschließlich das Gesicht, die Arme und den Oberkörper betrifft. Vom Becken nach abwärts ist der Fettansatz normal. In der Originalarbeit von Simons wird eine Kranke beschrieben, bei der um das Becken herum ein verstärkter Fettansatz gefunden wurde. Als besonders charakteristisch möchte ich die Skelettierung des Gesichtes mit besonders starkem Hervortreten des Musculus zygmaticus hervorheben. Es wurden Fälle von Simonsscher Lipodystrophie beschrieben, bei denen hyperkinetische Syndrome, wie bei Erkrankungen der Stammganglien, vorhanden waren. Auch bei dem von uns beobachteten Krankheitsfall bestand ein grobschlägiger Tremor der Hände. Die Lipodystrophia Simons scheint nur bei Frauen vorzukommen. Auf Insulintherapie ist kein Fettansatz an den abgemagerten Teilen zu erzwingen. Eine eventuelle Gewichtszunahme betrifft nur die gesunden Körperteile. Die durch

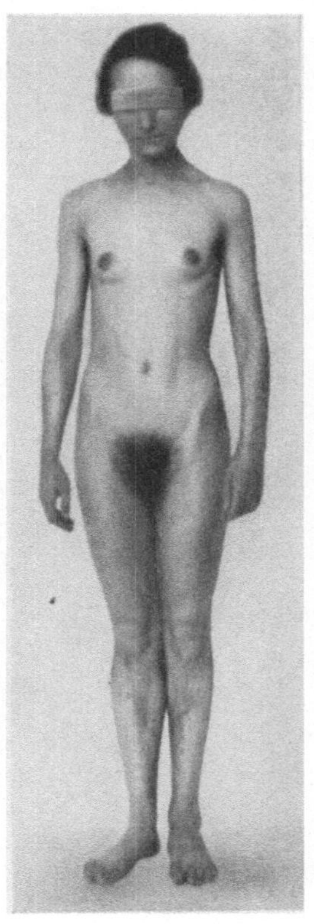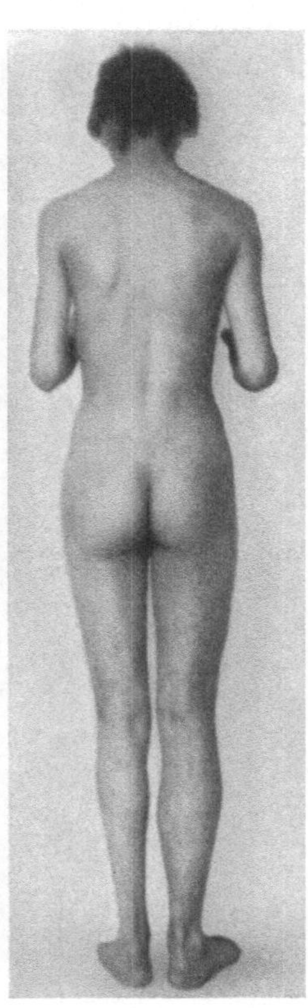

Abb. 40.   Abb. 41.

Abb. 40 und 41. Magerkeit mit epinephralen hypergenitalen Symptomen. 28 jähriges Mädchen. Seit der Menarche außerordentlich starke Behaarung am ganzen Körper. Viriler Typ der Behaarung. Verstärkte Libido. Normale Körperproportionen. Fettschwund über den ganzen Körper gleichmäßig. Körperlich leistungsfähig. Grundumsatz: + 10 %. Keine Appetitstörung. Stoffwechseldaten s. Tab. S. 58, Fall Nr. 9.

Simons ausgeführte neurologische Untersuchung hat außer dem vollständigen Fettschwund keine neurologischen Veränderungen an den Nerven des Unterhautzellgewebes ergeben. Der Grundumsatz ist normal. Die Ätiologie dieser Krankheit ist bisher ungeklärt. Simons glaubt für den regionalen Fettschwund das Nervensystem verantwortlich machen und die Krankheit in die Gruppe der Trophoneurosen einreihen zu können. Die von A. Sarbó und an unserem Falle beobachteten hyperkinetischen Syndrome deuten auf eine Mitbeteiligung

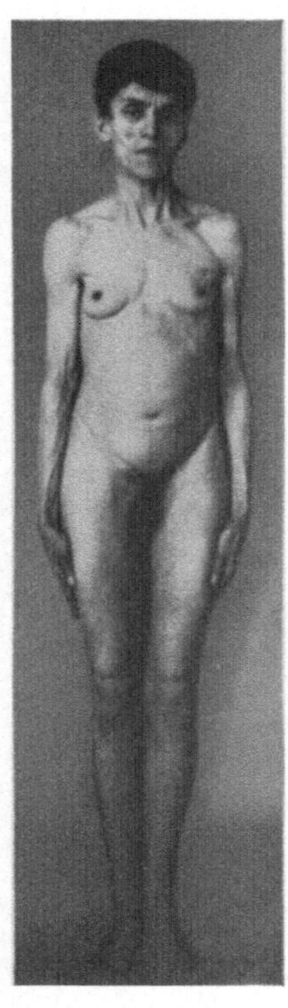
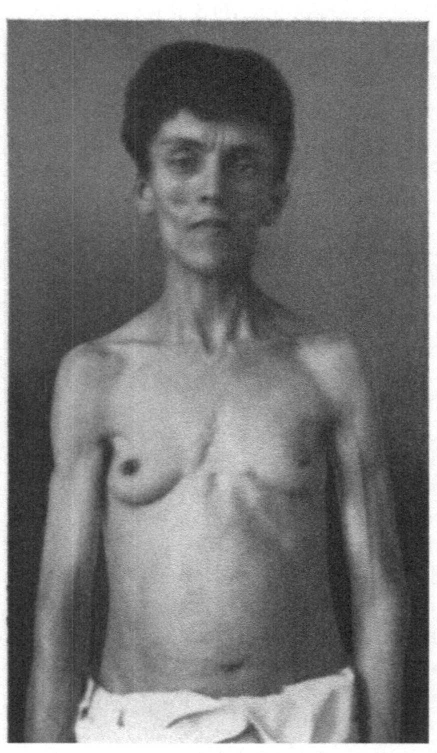

Abb. 42.   Abb. 43.

Abb. 42 und 43. Lipodystrophia progressiva (Simons). 45jährige Patientin. Entstehung der Krankheit im 42. Lebensjahre. Vollständiger Fettschwund im Gesicht, an Oberarmen und Rumpf. Becken und untere Extremitäten mager, aber normal Gesicht, Oberarme und Rumpf imponieren wie ein Muskelmodell. Die Haut ist nicht welk und sitzt ziemlich straff der Muskulatur auf. Sekundäre Geschlechtsmerkmale normal. Libido nicht vorhanden. Neigung zum weiblichen Geschlecht. Bei Bewegungen grobschlägiger Tremor der Hände. Größe: 1,51 m. Gewicht: 34,4 kg. Grundumsatz: 1072 Cal. Steigerung gegen Standard: + 1,8 %. Spez.-dyn. Eiweißwirkung: 36,2 %.

der Stammganglien hin. Es scheint aber fraglich, inwieweit diese Beobachtungen mit der Ätiologie der Lipodystrophie zusammenhängen.

Lipatrophia circumscripta.   7. Lipatrophia circumscripta. Als Lipatrophia circumscripta möchten wir eine Krankheit bezeichnen, bei der man an umschriebenen Stellen der Körperhaut einen vollständigen Schwund des Fettgewebes findet. Diese Teile der Haut sind gegen die normalen umgebenden Hautteile deutlich abgesetzt. Die Haut hängt in tiefen Falten über der fettatrophischen Unterlage. Man kann sie wie eine Gummimembran abziehen. Der Kranke bleibt leicht mit diesen Hautfalten hängen, so daß die papierdünne, atrophische Haut leicht einreißt. Die Lipatrophie tritt besonders an den Stellen, die der Reibung der Kleidung ausgesetzt sind, am Kragenknöpfchen, an den unteren Enden der Schulterblätter, am Steiß und an den Gesäßfalten auf. In der dermatologischen Literatur sind vereinzelte Fälle von Gummihaut (Cutis laxa) beschrieben, die mit dem Krankheitsbild der Lipatrophia circumscripta identisch sein dürften. M. Bielschowsky hat auf unsere Veranlassung die Haut und das subcutane Gewebe mikroskopisch untersucht und deutliche Veränderungen an den Hautnerven im Sinne einer fibromatösen Entartung gefunden. Es ist möglich, daß dieses Krankheitsbild der Lipatrophia circumscripta in gegensätzlichen Beziehungen steht zu den Lipomatosen.

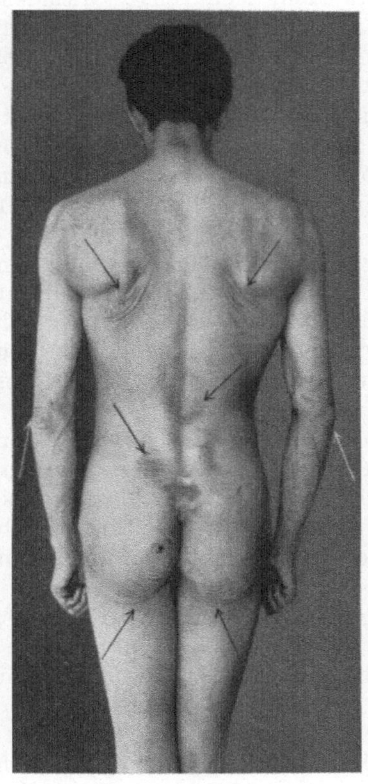

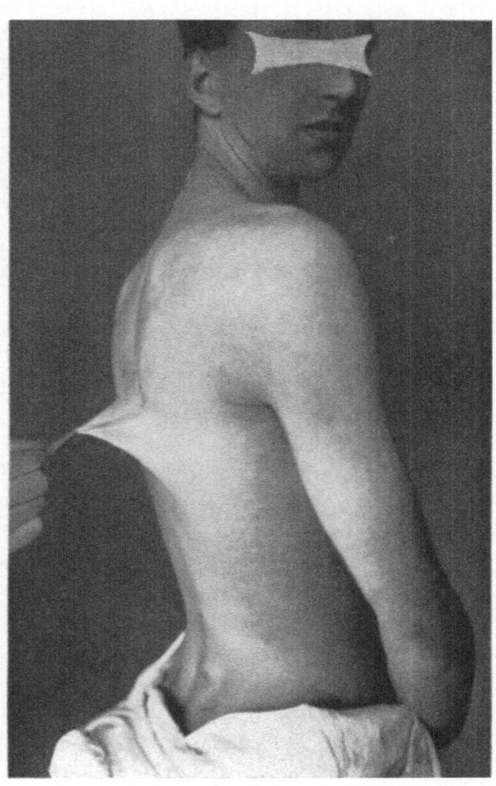

Abb. 44. Abb. 45.

Abb. 44 u. 45. Lipatrophia circumscripta. 28jähriger Mann. Allmählich treten am ganzen Körper Stellen auf, an denen sich die Haut in großen Falten abheben läßt. Es sind besonders die Hautteile bevorzugt, die der Reibung und dem Druck ausgesetzt sind. Die Haut hängt in schlaffen Falten über diese Stellen herab, die sich gegen die normale Haut deutlich abgrenzen. Der Kranke verletzt sich außerordentlich leicht durch Hängenbleiben an den lipatrophischen Hautstellen, die beim Einreißen sehr stark bluten. Ein familiäres Vorkommen dieser Anomalie ist in der Familie dieses Kranken nicht vorhanden. Grundumsatz und spezifisch-dynamische Wirkung sind normal. Größe: 1,79 m. Gewicht: 63,2 kg. Grundumsatz: 1675 Cal. Steigerung gegen Standardwert: + 2%. Spez.-dyn. Eiweißwirkung: + 33,7%.

Die allgemeindiätetischen Gesichtspunkte für die Behandlung der Magerkeit müssen von der Calorienrechnung ausgehen. Dem mageren Kranken ist eine Kost zu reichen, die nicht nur über das Calorienmaß des Istgewichts hinausgeht, sondern die nach Möglichkeit sogar das Calorienmaß des Sollgewichts überschreitet. Hinsichtlich der Calorienträger ist besonders zu berücksichtigen, daß die Hauptmenge der gereichten Nahrung in Form von Kohlenhydraten und Fett gegeben werden muß. Die Eiweißmengen wählt man am besten nicht zu hoch. Es sind mindestens 2 g Eiweiß pro Kilogramm Istgewicht zu reichen. Die übrigen Calorien deckt man zur Hälfte mit Kohlenhydraten und zur Hälfte mit Fett ab, evtl. dreiviertel mit Kohlenhydraten und einviertel

Therapie bei Magersucht.

mit Fett. Es ist hier nicht der Platz, um Kostvorschriften ausführlich zu erörtern. Es seien nur die allgemeinen Gesichtspunkte angegeben und gesagt, daß das Wesentlichste die überreiche Zufuhr an Kohlenhydraten ist. Die Leber muß mit Glucogen ausgestopft werden, um eine Mast zu ermöglichen. Solange die Leber glucogenarm ist, wird Fett aus den Depots zur Leber abwandern. Die geeignetste Form der Kohlenhydratzufuhr ist der Haferbrei, der mit süßer Sahne angerührt ist (Porridge). Dieser Brei wird in möglichst großen Mengen zum Frühstück und zur Nachmittagszeit außerhalb der beiden Hauptmahlzeiten gegeben. An Stelle des Hafersahnebreies kann man Reis-, Griesbreie geben; auch Kartoffelbrei und Mehlnudeln jeder Art mit reichlich Butter können zur Abwechslung gegeben werden. Milch allein, welche so oft als Mastmittel empfohlen wird, ist nicht so geeignet Calorienträger zu sein wie derartige Breie, die mit Sahne oder Butter angemacht sind. Spezielle Nährpräparate haben keinen besonderen Wert, da sie nicht reicher an Calorien sind als die angegebenen Kohlenhydratmahlzeiten. Auf die gleichzeitige Zufuhr von frischen Gemüsen und Salaten ist wegen des Vitamingehaltes auch bei Mastkuren besonderer Wert zu legen.

Bei Basedow-Kranken ist die Diätetik die gleiche wie bei einer gewöhnlichen Mastkur. Auch hier soll man noch mehr als bei einer Mastkur darauf bedacht sein, die Eiweißmengen nicht allzu hoch zu setzen, da sonst der an und für sich hohe Umsatz noch weiter in die Höhe getrieben wird. Auch hier werden 2 g Eiweiß pro Kilogramm Körpergewicht genügen, um die Körpersubstanz vor Einschmelzung zu schützen.

Medikamente bei Mastkuren. Die diätetischen Mastkuren hat man durch gleichzeitige Gaben von Arsen und Chinin zu unterstützen versucht. Das Chinin soll den Umsatz etwas dämpfen, das Arsen den Ansatz erleichtern. Pillen mit 0,1 Chinin. muriat.; Acid. arsenicos. und Strychnin. sulfuric. āā 0,0005 werden 2—3mal täglich gegeben. Durch Bittermittel, Tinct. chin. compos. oder etwas Wermut vor den Mahlzeiten kann der Appetit angeregt werden.

Insulinmastkur. Die gewöhnlichen Mastkuren sind durch die Angaben von Falta [142], welcher die Applikation von Insulin mit gleichzeitiger, reichlicher Kohlenhydratzufuhr empfahl, um eine wertvolle Maßnahme bereichert worden. Wir haben bereits früher ausgeführt, daß reichliche Insulinproduktion des Pankreas bei reichlicher Kohlenhydratzufuhr die Leber mit Glucogen anfüllt und dadurch eine Fettleibigkeit herbeiführen kann. Dieser Gesichtspunkt gilt durch die künstliche Insulinzuführung für die Praxis der Mastkuren. Zweifellos wird nach den Angaben der verschiedensten Autoren neben der Glucogenbildung durch das Insulin auch Wasser im Körper retiniert; doch sind die Gewichtszunahmen nach Insulinkuren so groß, daß sie nicht allein durch Wasserretention erklärt werden können und ein Fettansatz tatsächlich die Gewichtszunahme verursacht. Bei der künstlichen Insulinzufuhr wird gleichlaufend mit der Einwirkung auf die Höhe des Blutzuckers Hungergefühl erzeugt und auch dadurch die Möglichkeit der gesteigerten Nahrungszufuhr begünstigt. Die Ansicht, daß die Gewichtszunahme nach einer Insulinmastkur sehr bald wieder zurückgeht, ist nicht zutreffend. Manchmal sieht man nach Absetzen des Insulins eine Gewichtsabnahme um einige Pfund (Wasser). Die Hauptmenge des angemästeten Gewichts bleibt nach unseren Erfahrungen bestehen. Besonders wertvoll ist es, daß die Patienten, welche unter Insulin gelernt haben, wieder eine große Nahrungsmenge zuzuführen auch nach dem Absetzen des Insulins ihren Appetit in den meisten Fällen behalten. Bei der Insulinmastkur gehen wir in der Regel so vor, daß wir dem Patienten eine ihrem Sollgewicht entsprechende Kost aufschreiben und zu dieser Kost noch zum Frühstück und zum

Abendessen ein Porridge von 100—150 g Haferflocken geben. Eine viertel Stunde nach der Haferflockenmahlzeit beginnen wir mit 2mal 10 Einheiten Insulin und steigern schon nach 2—3 Tagen auf 2mal 20 bis 2mal 30 Einheiten. Kleine Mengen Insulin bei Mastkuren sind nicht zu empfehlen, da sie nur geringen Effekt haben. Auch bei 2mal 30 Einheiten Insulin sahen wir bei genügender Kohlenhydratzufuhr niemals einen hypoglucämischen Zustand. Der Patient muß auf alle Fälle einige Zuckerstückchen bereit halten, um einem derartigen Zustand zu begegnen. Sehr häufig tritt bei Insulinmastkuren nachts plötzlich Hungergefühl auf. Es ist anzuraten, daß immer auch zur Nachtzeit eine Kohlenhydratspeise bereitsteht, am besten in Gestalt von kaltem Reisbrei mit Zucker. Die Insulinmastkur ist bei jeder Art von Magerkeit indiziert. Auch bei Hyperthyreosen ist es uns gelungen gute Erfolge zu erzielen. Jedoch haben wir bei Hyperthyreosen von den großen Insulindosen Abstand genommen und sind nicht über 20 Einheiten pro dosi hinausgegangen. Eine nicht kleine Zahl von Kranken mit Überfunktion der Schilddrüse vertragen das Insulin nicht. Es ist deshalb zuerst mit ganz kleinen Dosen die Verträglichkeit auszuproben.

Literaturverzeichnis.

Zusammenfassende Darstellungen.

Benedict, F. G.: A biometric study of basal metabolism in man. 1919. — Czerny, A., u. A. Keller: Des Kindes Ernährung, Ernährungsstörungen und Ernährungstherapie 1, S. 314; Kap. 13, S. 867; 2. Aufl. Leipzig 1925. — Du Bois, E. F.: Basal metabolism in health and disease. Philadelphia: Lea & Febiger, 1. Aufl. 1924, 2. Aufl. 1927. — Endocrinology and metabolism. 5 Bde. Herausgegeben von L. F. Barker. New York u. London 1922—25. — Falta, W.: Die Erkrankungen der Blutdrüsen. Berlin 1928. — Grafe, E.: Die pathologische Physiologie des Gesamtstoff- und Kraftwechsels bei der Ernährung des Menschen. Erg. Physiol. II, 21 (1923). Monographie. München: J. F. Bergmann 1923. — Handbuch der Biochemie des Menschen und der Tiere. Herausgegeben von C. Oppenheimer, 2. Aufl., 6, S. 1, 75, 125 (Loewy); S. 279 (Aron u. Gralka); S. 411 (Zuntz); S. 248 (Tigerstedt); S. 564 (Lehmann); S. 609 (Grafe); S. 642 (G. v. Wendt); 7, S. 526 (Richter); 8, S. 1 (Loewy); S. 31 (Fürth); S. 91 (Peritz); S. 149 (Schade); S. 183 (G. v. Wendt); S. 256 (Morawitz u. Nonnenbruch); S. 636 (Caspari u. Stilling). — Handbuch der normalen und pathologischen Physiologie. Herausgegeben von Bethe, Bergmann, Embden u. Ellinger, 5, S. 3 (Rubner); S. 17 (Rubner); S. 28 (Bornstein u. Holm); S. 84 (Bertram u. Bornstein); S. 134, 144, 154 (Rubner); S. 167 (Grosser); S. 199, 212, 260 (Grafe); S. 301 (Bornstein); 18, T. 3 (1926), S. 3 (Isenschmid); S. 86 (Freund). Berlin: Julius Springer 1928. — Handbuch der Pathologie des Stoffwechsels. Herausgegeben von C. v. Noorden. Berlin 1907. — Helmreich, Egon: Der Kraftwechsel des Kindes. Wien 1927. — Krummacher, O.: Das Gesetz der isodynamen Vertretung und die spezifisch-dynamische Wirkung. Erg. Physiol. 27, 188 (1928). — Lichtwitz, L.: In Handbuch der inneren Medizin. Herausgegeben von Bergmann u. Staehelin, 2. Aufl., 4, I, S. 892 (Fettsucht); S. 942 (Unterernährung). Berlin 1926. — Lusk, Graham: The elements of the science of nutrition, 4. Aufl. Philadelphia u. London: Saunders 1928. A History of Metabolism. New York. — Krogh: The respiratory exchange of animals and man. London: Longmans, Green & Co. 1916. — Müller, Erich: Stoffwechsel und Ernährung älterer Kinder. In Pfaundler-Schloßmann: Handbuch der Kinderheilkunde 1, 3. Aufl. Leipzig 1923. — Niemann, A.: Der respiratorische Gaswechsel im Säuglingsalter. Erg. inn. Med. 11, 32 (1913). — Noorden, C. v.: Die Fettsucht. In Nothnagel: Spezielle Pathologie und Therapie 7, I. Wien 1900. — Rietschel, H.: Stoffwechsel und Ernährung des gesunden Säuglings. In Pfaundler-Schloßmann: Handbuch der Kinderheilkunde 1, 3. Aufl. Leipzig 1923. — Rubner, M. v.: Biologische Gesetze im Haushalt der Natur. Marburg 1887. — Die Gesetze des Energieverbrauchs bei der Ernährung. Leipzig u. Wien: Deuticke 1902. — Kraft und Stoff. 1909. — Terroine, E. F., u. E. Zunz: Le métabolisme de base. Paris: Press. Univ. de France 1925. — Tigerstedt, R.: Die Physiologie des Stoffwechsels. In Nagel: Handbuch der Physiologie des Menschen 1. Braunschweig 1909. — Umber, Fr.: Ernährung und Stoffwechselkrankheiten, 3. Aufl. Berlin u. Wien 1925. — Voit, C. v.: Physiologie des Stoffwechsels. In Hermann: Handbuch der Physiologie. 1886. — Zondek, H.: Die Erkrankungen der endokrinen Drüsen. Berlin 1923.

                                   Gesamtstoffwechsel.

Einzelarbeiten.

(*1*) **Lavoisier**: Sur la respiration des animaux et sur les changements qui arrivent à l'air en passent par leur poumon. Paris 1777. Siehe auch: Gesammelte Werke 2. Paris 1862. — (*2*) **Lavoisier, A.**, u. P. S. de **Laplace**: Acad. Sci. **1780**, 379. — (*3*) **Liebig, J. v.**: Die organische Chemie in ihrer Anwendung auf Physiologie und Pathologie. 1842. — (*4*) **Bidder** u. **Schmidt**: Die Verdauungssäfte und der Stoffwechsel. Leipzig 1852. — (*5*) **Voit, C. v.**: Z. Biol. **2**, 6, 189 (1866). — (*6*) **Pettenkofer** u. **Voit**: Ebenda **2**, 459 (1866). — (*7*) **Rubner** s. zusammenfassende Darstellungen (2). —(*8*) **Bergmann, Carl**: Wärmeökonomie der Tiere. Göttingen 1848. — (*9*) **Meeh, K.**: Z. Biol. **15**, 425 (1879). — (*10*) **Hößlin, H. v.**: Arch. Physiol. **1888**, 339. — (*11*) **Pfaundler, M.**: Z. Kinderheilk. **14**, 1 (1917); Pflügers Arch. **188**, 273 (1921). — (*12*) **Gruber, M. v.**: Sitzgsber. bayer. Akad. Wiss., Math.-physik. Kl. Münch. **1921**, 341. — (*13*) **Du Bois, D.**, u. E. F. **Du Bois**: Proc. Soc. exper. Biol. a. Med. **12**, 16 (1914); **13**, 77 (1916); Arch. int. Med. **15**, 868 (1915); **17** 863 (1916). — (*14*) **Harris, J. A.**, u. F. G. **Benedict**: A biometric study of basal metabolism in man. Carnegie Inst. Washington Publ. **1919**, 279. — Abdruck der Tabellen s. auch Th. M. **Carpenter**. Ebenda Publ. **1921**, 303, 110. — **Grafe, E.**: Die pathologische Physiologie des Gesamtstoff- und Kraftwechsels bei der Ernährung des Menschen. Erg. Physiol. II, **21**; Monographie. München 1923. — **Umber, Fr.**: Ernährung und Stoffwechselkrankheiten, 3. Aufl. 1925. — (*15*) **Oeder, G.**: Med. Klin. **1909**, Nr 13. — (*16*) **Zuntz** u. Mitarbeiter: Zahlreiche Arbeiten in Pflügers Arch. — (*17*) **Geßler, H.**: Ebenda **207**, 370 (1925). — (*18*) **Lefèvre, J.**: C. r. Soc. Biol. Paris **83**, 1039 (1920). — (*19*) Ältere Literatur s. bei **Pflüger**: Pflügers Arch. **14**, 73 (1877). — **Johannson**: Skand. Arch. Physiol. **7**, 123 (1897). — (*20*) **O'Connor**: J. Physiol. **52**, 267 (1919). — (*21*) **Bergmann, G. v.**, u. M. **Castex**: Z. exper. Path. u. Ther. **10**, 1 (1912). — (*22*) **Geßler, H.**: Pflügers Arch. **207**, 370, 390 (1925). — **Geßler, H.**, u. C. **Franke**: Ebenda **207**, 376 (1925). — (*23*) **Freund, H.**, u. S. **Janssen**: Ebenda **200**, 93 (1923). — (*24*) **Pflüger, E.**: Ebenda **18**, 324 (1877). — (*25*) **Frank, O.**, u. F. **Voit**: Z. Biol. **42**, 309 (1901). — (*26*) **Isenschmid, R.**, u. **Krehl**: Arch. f. exper. Path. **70**, 109 (1912). — (*27*) **Isenschmid, R.**: Med. Klin. **1922**, Nr 7, 8. — (*28*) **Freund, H.**, u. E. **Grafe**: Arch. f. exper. Path. **70**, 135 (1912); **93**, 285 (1922); Dtsch. Arch. klin. Med. **121**, 36 (1916); Pflügers Arch. **168**, 1 (1917). — (*29*) **Mansfeld** u. **Ernst**: Pflügers Arch. **161**, 399 (1915). — **Mansfeld**: Ebenda 430. — **Mansfeld** u. v. **Pap**: Ebenda **184**, 281 (1920). — **Mansfeld**: Ebenda **181**, 249 (1920). — (*30*) **Grafe, E.**, u. v. **Redwitz**: H.-S. Z. **119**, 125 (1922). — (*31*) **Magnus-Levy, A.**: Pflügers Arch. **55**, 1 (1894). — (*32*) **Mering, v.**, u. **Zuntz**: Ebenda **32**, 173 (1883). — (*33*) **Lusk, Gr.**: Zbl. Physiol. **21**, 861 (1908); zahlreiche Arbeiten im J. of biol. Chem. **1912—26**, 12—69; The science of nutrition. Philadelphia u. London 1919. — (*34*) **Grafe, E.**: Dtsch. Arch. klin. Med. **118**, 1 (1915). — (*35*) **Rubner**: Handbuch der normalen und pathologischen Physiologie **5**, S. 138ff. 1928. — (*36*) **Gigon, A.**: Pflügers Arch. **140**, 509 (1911). — (*37*) **Meyerhof, O.**: Med. Klin. **1920**, 541; Naturwiss. **8**, 696 (1920); **9**, 193 (1921); Erg. Physiol. **22** (1923); Handbuch der normalen und pathologischen Physiologie **8**, T. 1, S. 476, 1925. — (*38*) **Hill, A. V.**: Erg. Physiol. **15**, 340 (1916); **22** (1923). — (*39*) **Loewy** in **Oppenheimer**: Handbuch der Biochemie **4**, I, 2. Aufl., S. 244ff., 273ff. — (*40*) **Durig, A.**: Denkschrift k. k. Akad. Wiss. Wien **68**, 242 (1911). — Die Ermüdung. Wien 1916. — (*41*) **Liljestrand, G.**, u. N. **Stenström**: Skand. Arch. Physiol. **39**, 167 (1920). — (*42*) **Durig, A.**, u. N. **Zuntz**: Ebenda **29**, 133 (1913). — (*43*) **Schlossmann, A.**, H. **Murschhauesr** (u. **Oppenheimer**): Biochem. Z. **26** (1908); **53** (1910); **56**, 355 (1913); **58**, 483 (1914). — (*44*) **Benedict, F. G.**, u. F. **Talbot**: Carnegie Inst. Washington Publ. **1915**, Nr 233. — (*45*) **Rubner** u. **Heubner**: Z. Biol. **36**, 1 (1898); **38**, 315 (1899); Z. exper. Path. **1**. — (*46*) **Klein, W.**, E. **Müller** u. M. **Steuber**: Arch. Kinderheilk. **70**, 81 (1921). — (*47*) **Magnus-Levy** u. **Falk**: Arch. Physiol. Erg.-Bd. **314** (1899). — (*48*) **Benedict, F. G.**, u. F. **Talbot**: Carnegie Inst. Washington Publ. **1914**, Nr 201; **1921**, Nr 302. — (*49*) **Isenschmid, K.**: Handbuch der normalen und pathologischen Physiologie **18**, T. 3, S. 1. 1926. — (*50*) **Meyer, H. H.**, u. L. **Krehl**: Fieberref. Verh. 30. Kongr. inn. Med. 1913. — S. auch **Krehl, L.**, in **Krehl-Marchand**: Handbuch der allgemeinen Pathologie **4**, S. 1. Leipzig: Hirzel 1924. — (*51*) **Liebermeister, C.**: Handbuch der Pathologie und Therapie des Fiebers. 1875. — (*52*) **May, R.**: Z. Biol. **30**, 1 (1894). — (*53*) **Nebelthau**: Ebenda **31**, 293 (1894). — (*54*) **Krehl** u. **Matthes**: Arch. exper. Path. **38**, 284 (1897). — (*55*) **Staehelin, R.**: Arch. f. Hyg. **50**, 77 (1907). — (*56*) **Leyden, E. v.**: Dtsch. Arch. klin. Med. **7**, 536 (1870). — (*57*) **Liebermeister, C.**: Ebenda **8**, 153 (1871). — (*58*) **Kraus, F.**, u. **Chvosteck**: Wien. klin. Wschr. **1891**, 104. — (*59*) **Coleman, Barr** u. **Du Bois**: Arch. int. Med. **29**, 567 (1922). — (*60*) **Raab**: Z. exper. Med. **49**, 179 (1926). — (*61*) **Wertheimer, E.**: Pflügers Arch. **213**, 262 (1926). — (*62*) **Müller, Fr.**, in v. **Leyden**: Handbuch der Ernährungslehre **2**, S. 213. 1903. — (*63*) **Kocher**: Dtsch. Arch. klin. Med. **115**, 82 (1914). — (*64*) **Kraus, F.**, in **Noorden**: Handbuch der Pathologie des Stoffwechsels, 2. Aufl., **1**, S. 578. 1906. — S. auch S. **Lauter**: Dtsch. Arch. klin. Med. **139**, 46 (1922). — **Lauter** u. **Jenke**: Ebenda **146**, 323 (1925). —

Krauss, E.: Ebenda **1926**, 156. — (*65*) Grafe, E.: Zusammenfassung in Oppenheimer: Handbuch, 2. Aufl., **9**, I, S. 55. 1927. — (*66*) Münch. med. Wschr. **1920**, 1081. — (*67*) Strieck, Fr., u. H. E. Chr. Wilson: Dtsch. Arch. klin. Med. **157**, 173 (1927). — (*68*) Bahn, K., u. J. Langhans: Ebenda **161**, 181 (1928). — (*69*) Lusk, Gr.: J. med. Assoc. S. Africa **63**, 831 (1914). — (*70*) Chittenden: Physiologische Economy in Nutrition. New York 1904. — (*71*) Noorden, C. v.: Handbuch der Pathologie des Stoffwechsels, 2. Aufl., 1. Berlin 1906. — (*72*) Loewy, A., u. N. Zuntz: Berl. klin. Wschr. **1916**, Nr 30; Biochem. Z. **90**, 244 (1918). — (*73*) Röse: Z. klin. Med. **1919**, 88; Münch. med. Wschr. **1918**, Nr 37. — (*74*) Berg: Dtsch. Arch. klin. Med. **1920**. — (*75*) Müller, Fr.: Ges. Charité-ärzte Berlin v. 29. April 1886; ref. Berl. klin. Wschr. **1886**, Nr 41, 702; Z. klin. Med. **16**, 496 (1889). — (*76*) Klemperer, G.: Z. klin. Med. **16**, 550 (1889); Charité-Ann. **16**, 138 (1891). — (*77*) Svenson, N.: Z. klin. Med. **43**, 86 (1901). — (*78*) Rolly, F.: Dtsch. Arch. klin. Med. **103**, 93 (1911). — (*79*) Grafe, E.: Ebenda **101**, 209 (1910); Münch. med. Wschr. **1913**, Nr 11. — (*80*) Allen, F. M., u. E. F. Du Bois: Arch. int. Med. **17**, 1010 (1916). — (*81*) Zuntz, N., Morgulis u. Diakow: Biochem. Z. **55**, 341 (1913). — (*82*) Benedict, F. G., usw.: Carnegie Inst. Washington Publ. **1919**, Nr 280. — (*83*) Jansen: Dtsch. Arch. klin. Med. **131**; 144, 330 (1920). — (*84*) Grafe, E.: Monographie, S. 142. — (*85*) Schlossmann, A.: Z. Kinderheilk. **5**, 241 (1912). — (*86*) Howland: H.-S. Z. **74**, 1 (1911). — (*87*) Blunt, K., A. Nelson u. C. H. Oleson: J. of biol. Chem. **49**, 247 (1921). — (*88*) Pflüger, E.: Pflügers Arch. **52**, 66 (1892). — (*89*) Voit, C. v., in Hermann: Handbuch der Physiologie **6**, I, S. 269. Leipzig 1881. — (*90*) Lit. bei Frerichs in Wagner: Handwörterbuch der Physiologie **3**, S. 663. 1846. — Arch. f. Physiol. **1848**, 469. — (*91*) Liebig, J. v.: Über Gärung, Quelle der Muskelkraft und Ernährung. München 1869. — (*92*) Grafe, E., u. D. Graham: H.-S. Z. **73**, 1 (1911). — (*93*) Grafe, E., u. R. Koch: Dtsch. Arch. klin. Med. **106**, 564 (1912). — (*94*) Neumann, R. O.: Arch. f. Hyg. **45**, 1 (1902). — (*95*) Magnus-Levy, A., in v. Noorden: Handbuch der Pathologie des Stoffwechsels, 2. Aufl., 1, S. 301. 1906. — (*96*) Benedict, F. G., W. Miles, P. Roth u. H. M. Smith: Carnegie Inst. Washington Publ. **1919**, Nr 280, 25. — (*97*) Eckstein, E., u. E. Grafe: H.-S. Z. **107**, 73 (1919). — (*98*) Müller, Fr.: Dtsch. Arch. klin. Med. **51**, 335 (1893). — (*99*) Magnus-Levy, A.: Berl. klin. Wschr. **1895**, Nr 30; Z. klin. Med. **33**, 269 (1897). — (*100*) Lauter, S.: Dtsch. Arch. klin. Med. **139**, 46 (1922). — Lauter, S., u. M. Jenke: Ebenda **146**, 324 (1925). — (*101*) Krauss, E.: Ebenda **150**, 13 (1926). — (*102*) Wendelstadt u. Leichtenstern: Dtsch. med. Wschr. **1894**, Nr 50. — (*103*) Ewald, C. A.: Berl. klin. Wschr. **1895**, 203. — (*104*) Putman: Amer. Trans. **1893**, 8. — (*105*) Yorke Davies: Brit. med. J. **1894**, 7. Juli. — (*106*) Kendall, E. C.: J. of biol. Chem. **39**, 125 (1919); **40**, 265 (1919); **43**, 148 (1920); **59**, 39 (1924); **63**, 11 (1925); **72**, 213 (1927); J. amer. med. Assoc. **71**, 871 (1918); Trans. Assoc. amer. Physiol. **33**, 324 (1918); Endocrinology **3**, 156 (1919). — (*107*) Thannhauser, Ilzhöfer u. Jenke: Diss. München 1922. — (*108*) Löhr, H.: Kongr. inn. Med. 1925, S. 383. — (*109*) Harington, Ch. R.: Biochemic. J. **20**, 293, 300 (1926). — Harington, Ch. R., u. G. Barger: Ebenda **21**, 167 (1927). — (*110*) Hertoghe: Die Rolle der Schilddrüse bei Stillstand und Hemmung des Wachstums und der Entwicklung und der chronische gutartige Hypothyreoidismus. Deutsch von Spiegelberg. München 1900. — (*111*) Bergmann, G. v.: Z. exper. Path. **5**, 43 (1909). — (*112*) Hirschl, J.: Jb. Psychiatr. **1902**. — (*113*) Knöpfelmacher, W.: Wien. klin. Wschr. **1904**, 244. — (*114*) Forschbach, J., u. Severin: Arch. f. exper. Path. **75**, 168 (1914). — (*115*) Narbut, V.: Inaug.-Dissert., St. Petersburg; zitiert nach Grafe. — (*116*) Cushing: Lancet **1925**, 899. — (*117*) Aschner, B., u. O. Porges: Biochem. Z. **39**, 200 (1912). — (*118*) Benedict, F. G., u. J. Homans: Amer. J. Physiol. **28**, 29 (1911); J. med. Res. **25**, 409 (1912). — (*119*) Plaut, R.: Dtsch. Arch. klin. Med. **139**, 285 (1922). — (*120*) Salomon, H.: Berl. klin. Wschr. **1904**, Nr 24. — (*121*) Magnus-Levy, A.: Z. klin. Med. **60**, 194 (1906). — (*122*) Boothby, M.: J. amer. med. Assoc. **77**, 252 (1921). — (*123*) Bernstein u. Falta, zitiert bei Falta: Erkrankungen der Blutdrüsen, S. 213. Berlin: Julius Springer 1913. — (*124*) Junghänel, R.: Inaug.-Dissert., Leipzig 1916. — (*125*) Snell, A. M., Ford u. Rowntree: J. amer. med. Assoc. **75**, Nr 8 (1920). — (*126*) Robertson: Ebenda **66**, 1009 (1916); J. of biol. Chem. **24**, 385 (1916); Biochemic. J. **17**, 77 (1923). — Robertson u. Ray: Austral. J. exper. Biol. a. med. Sci. **2**, 173 (1925). — (*127*) Abel, C. S.: J. of Pharmacol. **13**, 14, 15, **20**, **22**. — (*128*) Bernstein u. Falta: Kongr. inn. Med. **1912**, 536. — Bernstein, J.: Z. exper. Path. **15**, 86 (1914). — (*129*) Kestner: Kongr. inn. Med. **1922**, 338. — (*130*) Karplus, J. P., u. A. Kreidl: Pflügers Arch. **129**, 138 (1910); **135**, 401 (1910); **143**, 109 (1911). — (*131*) Aschner, B.: Wien. klin. Wschr. **1912**, Nr 27. Pflügers Arch. **146**, 1 (1912 109 (1911). — (*131*) Aschner, B.: Wien. klin. Wschr. **1912**, Nr 27; Pflügers Arch. **146**, 1 (1912); Arch. Gynäk. **99**, 534 (1913); Berl. klin. Wschr. **1916**, Nr 28; Münch. med. Wschr. **1917**, Nr 3. — Blutdrüsenerkrankungen des Weibes usw. München: J. F. Bergmann 1918. — Aschner u. Porges: Biochem. Z. **39**, 200 (1912). — (*132*) Brugsch, Th., K. Dresel u. F. H. Lewy: Z. ges. exper. Med. **21**, 358 (1920); **25**, 262 (1921). — Dresel, K., u.

F. H. Lewy: Ebenda **26**, 95 (1922). — Dresel, K.: Ebenda **37**, 373 (1923). — (*133*) Leschke, E.: Kongr. inn. Med. **1913**; **1921**, 140; **1922**, 348; Dtsch. med. Wschr. **1920**, 959, 996; Z. klin. Med. **1919**, 87. — Internationaler ärztlicher Fortbildungskurs. Jena: G. Fischer 1928. — Leschke u. Citron: Z. exper. Path. **1913**, 14. — Leschke u. E. Schneider: Ebenda **19**, 58 (1917). — (*134*) Loewy u. Richter: Arch. Physiol. **1899**, 174. — (*135*) Paechtner: Verh. physiol. Ges. Berlin **1906**. — Respiratorische Stoffwechsel-forschungen und ihre Bedeutung für die Nutztierhaltung. Berlin: Schötz 1909. — (*136*) Murlin, J. R., u. H. Bailey: Surg. etc. **25**, 332 (1917). — (*137*) Lüthje, H.: Arch. f. exper. Path. **48**, 184 (1902); **50**, 268 (1903). — (*138*) Klein: Biochem. Z. **72**, 169 (1916). — (*139*) Bertschi, H.: Ebenda **106**, 37 (1920). — (*140*) Bornhardt, zitiert bei Oeder: Med. Klin. **1909**, Nr 13. — (*141*) Vierordt: Daten und Tabellen, 3. Aufl. Jena 1906. (*142*) Falta, W.: Aus den Fortbildungskursen der Wien. med. Fakultät, H. 84. Wien: Julius Springer 1926. — Die Erkrankungen der Blutdrüsen. Berlin 1928. — (*142a*) Krauss, E., u. Rettig: Dtsch. Arch. klin. Med. **163**, 337 (1929). — (*143*) Grafe, E.: Ebenda **133**, 41 (1920). — (*144*) Thannhauser, S. J.: Internationaler ärztlicher Fortbildungskurs **7**, S. 316. Jena: G. Fischer 1926. — Z. ärztl. Fortbildg **1926**, Nr 8, 9. — (*145*) Bergmann, G. v.: Die Fettsucht. In C. Oppenheimer: Handbuch der Biochemie, 1. Aufl., S. 4. 1908. — (*146*) Fröhlich, A.: Wien. klin. Rdsch. **1901**, Nr 47/48. — (*147*) Biedl, A.: Ref. über die Hypophyse. Verh. dtsch. Ges. inn. Med., 34. Kongr. 331. — (*148*) Zondek: Die Krankheiten der endokrinen Drüsen. Berlin 1923. — (*149*) Dercum: University med. magaz. Dec. **1888**; Amer. J. med. Sci. **114**, 521 (1892); Trans. Coll. Physicians Philadelphia **5**, 2 (1902); J. nerv. Dis. Aug. **1900**; **39**, 338 (1912). — Dercum u. Mc Carthy: Amer. J. med. Sci. Dec. **1902**, 994. — (*150*) Vitaut: Maladie de Dercum. These de Lyon 1901. — (*151*) Falta, W.: Die Erkrankungen der Blutdrüsen. Berlin 1928. — (*152*) Ebstein, W.: Die Fettleibigkeit und ihre Behandlung, 8. Aufl. Wiesbaden 1904. — (*153*) Umber, Fr.: Ernährung und Stoffwechselkrankheiten. 1909, 1914, 1925. — (*154*) Oertel: Therapie der Kreislaufs-störungen. 1884. 4. Aufl. 1891. — (*155*) Moritz, F.: Dtsch. med. Wschr. **1908**, 1569. — (*156*) Simmonds: Virchows Arch. **217**, 226 (1914); Dtsch. med. Wschr. **1916**, Nr 7; **1918**, 852; **1919**, Nr 18; Berl. klin. Wschr. 1918, Nr 31. — (*157*) Falta, W.: Mitt. Ges. inn. Med. Wien **1910**, 24; Berl. klin. Wschr. **1912**, Nr 30, 31; s. auch zusammenfassende Darstellungen. — (*158*) Addison, Thomas: On the constitutional and local effects of the suprarenal bodies. London 1855. — (*159*) Monakow, P. v.: Schweiz. Arch. Nervenheilk. **8**, 200 (1921). — (*160*) Bostroem, A.: Med. Klin. **1908**, Nr 28. — (*161*) Schlagenhaufer: Virchows Arch. **222**, 249 (1916). — (*162*) Simons: Z. Neur. **5**, 29 (1911); **19**, 377 (1913).

II. Oxydationen und Reduktionen im Organismus.

Die Pflanzen vermögen aus dem chemisch stabilen System von Kohlensäure und Wasser unter der Einwirkung von Licht Stoffe von erheblicher potentieller Energie zu erzeugen. Der tierische Organismus bezieht seine Energie aus der potentiellen Energie solcher hochmolekularer Stoffe, 'in dem er sie wieder in Kohlensäure und Wasser zurückverwandelt. Das System der hochmolekularen Stoffe ist trotz ihrer großen potentiellen Energie chemisch sehr stabil. Diese Eigenschaft ist nötig, da sonst Energien frei würden, ohne daß sie für den Organismus erforderlich wären. Der molekulare Sauerstoff, der Sauerstoff der Atmosphäre ist nicht imstande, bei gewöhnlicher Temperatur mit Zucker, Aminosäuren und Fettsäuren in Reaktion zu treten. Nur bei sehr hohen Temperaturen würde sich der innere Widerstand, der sich der Reaktion mit Sauerstoff entgegensetzt, überwinden lassen. Der Zellstoffwechsel im Organismus vollzieht sich bei niederen Temperaturen. Hier muß der innere Widerstand, der sich der Reaktion dieser Substanzen mit Sauerstoff entgegenstellt, durch besondere Funktionen des Zellstoffwechsels überwunden werden. Diese Funktionen des Zellstoffwechsels werden durch Katalysatoren und Fermente ausgelöst.

Schon seit langem beschäftigte die Forscher das Problem, auf welche Weise der Sauerstoff im Organismus zur Reaktion gezwungen wird. Man nahm an, daß der gewöhnliche, molekulare Sauerstoff erst in den atomaren Zustand gelangen müßte, um reaktionsfähiger zu sein. Man sprach auch von einem Sauerstoff, der in statu nascendi die zelluläre Oxydation ermögliche. Mit diesen Worten sind gewisse begriffliche Vorstellungen umschrieben, aber keine realen Definitionen gegeben. Nach unseren heutigen Vorstellungen ist es wohl am wahrscheinlichsten, daß der aktive Sauerstoff seine Wertigkeit, d. h. seine elektrische Ladung ändert. Gewisse Vorgänge in der Atomstruktur dürften die Ursache dieser Ladungsänderung sein. Inwieweit dieser Vorgang fermentativer Natur ist oder rein katalytisch ausgelöst wird, steht noch zur Diskussion. Die Frage nach dem chemischen Ablauf der vitalen Oxydation muß sich aufbauen auf Beobachtungen, die über die katalytische Beschleunigung chemischer Vorgänge außerhalb der Zelle gemacht worden sind. Das einfachste Beispiel dieser Art ist die Vereinigung von Wasserstoff und Sauerstoff zu Wasser. Die Verbrennung des Wasserstoffs zu Wasser verläuft mit einer unmeßbaren Geschwindigkeit. Durch fein verteiltes Platin vollzieht sich die Vereinigung rasch. Die frühere Ansicht, daß das Platin den Sauerstoff zu einem höheren Oxyd binde und so die Reaktion auslöse, erwies sich als unrichtig, da man erkannte, daß das Platin den Wasserstoff in eine reaktionsfähige Form bringt und ihn indirekt mit Sauerstoff zu einem Hydroperoxyd zusammentreten läßt.

$$O = O \xrightarrow{2\,H} HO\text{—}OH \xrightarrow{2\,H} 2\,H_2O$$

Diese grundlegende Feststellung des Wirkungsmechanismus eines anorganischen Katalysators ist richtunggebend für katalytische Prozesse im Tierleben geworden (s. später Wielands Theorie).

Wenn wir der historischen Entwicklung der Vorstellung der sog. Aktivierung des Sauerstoffs nachgehen, so müssen wir an erster Stelle die Namen Schönbein[1] und Engler[2] nennen, welche sich mit der Sauerstoffaktivierung durch Terpentinöl und mit der Autoxydation von Aldehyden befaßten. Als Beispiel sei die Autoxydation des Benzaldehyds formuliert.

$$C_6H_5 \cdot C = O + O = O \rightarrow C_6H_5 \cdot C = O + O = C—C_6H_5 \rightarrow 2\,C_6H_5 \cdot C = O$$

<table>
<tr><td>H</td><td>O—OH</td><td>H</td><td>OH</td></tr>
<tr><td>Benzaldehyd</td><td>Benzopersäure</td><td></td><td>Benzoesäure.</td></tr>
</table>

Es handelt sich hierbei um eine Anlagerung von O_2 an eine $— C — C = O$-Bindung. Das entstehende organische Peroxyd vermag ein zweites Molekül Aldehyd in Benzoesäure überzuführen oder auch andere Oxydationen auszuführen. Im intermediären Stoffwechsel ist die Bildung derartiger Peroxyde durchaus möglich. Jedoch ist einzuwenden, daß sich das Substrat sehr bald in sich selbst erschöpfen würde.

Man hat versucht, den vitalen Verbrennungsprozeß als Übertragungskatalyse gewisser Metalle und Metallsalze zu charakterisieren. Maßgebend für diese Vorstellung ist ein einfaches Beispiel aus der anorganischen Chemie: der Verlauf des Schwefelsäurekontaktprozesses, in dem Platin das Kontaktmetall ist.

$$Pt + O_2 \rightarrow PtO_2; \qquad PtO_2 + 2\,SO_2 \rightarrow Pt + 2\,SO_3$$

Das Platin vereinigt sich mit Sauerstoff zu einem Oxyd. Das Platinoxyd gibt seinen Sauerstoff auf die schweflige Säure ab, indem es diese zu Schwefelsäure oxydiert und sich selbst wieder zum metallischen Katalysator regeneriert.

Die inzwischen bekanntgewordene sauerstoffübertragende Wirkung von Ferro- und Manganoverbindungen haben Anlaß gegeben, besonders die Ferrosalze als die für den Organismus wichtigsten Katalysatoren anzusehen. Obwohl das Hydroxyd und die Salze des zweiwertigen Eisens, wie Manchot[3] zeigen konnte, den molekularen Sauerstoff übertragen und in höher oxydierte Ferriverbindungen übergehen, kann man doch von einer katalytischen Wirkung größeren Ausmaßes nicht sprechen, da das zweiwertige Eisen in stöchiometrischem Verhältnis unter Abgabe der Hälfte des aufgenommenen Sauerstoffs sich verbraucht, während das gebildete Ferrieisen unter gewöhnlichen Verhältnissen nicht mehr unter Sauerstoffabgabe in Ferrosalz übergeht. Wieland[4] sagt mit Recht, ,,daß es sich von einer Sauerstoffkatalyse durch Eisen, wie sie in der Zelle eine Rolle spielen könnte, erst dann sprechen läßt, wenn Bedingungen gefunden werden, unter denen Ferrihydroxyd oder seine Salze den gesamten aufgenommenen Sauerstoff in aktiver Form wieder abgeben, also zweiwertiges Eisen zurückgebildet wird". Bisher ist nur ein einziges System einer Ferrosalzkatalyse mit organischen Verbindungen von Warburg[5] beschrieben. Ferrosalzlösungen mit Lecithin, Linolensäure und Weinsäure vermögen die 5—7fache Menge Sauerstoff gegenüber dem obigen Verhältnis von eingesetztem Ferrosalz auf diese Substanzen zu übertragen. Der Übertragungsprozeß kommt aber auch hier (Ferrisalzbildung) zum Stillstand. Dieser Versuch gibt neben anderen Modell-

versuchen die Grundlagen ab für die Theorie der Oxydation, die O. Warburg[6] für die tierische Oxydation aufstellte. Nach den Vorstellungen von Warburg werden die Substanzen in der Zelle verbrannt, nach dem sie durch Adsorption an der eisenhaltigen Gerüstsubstanz festgehalten und dort von dem am Eisen aktivierten Sauerstoff gleich wie durch ein Oxydationsmittel von hohem Potential verbrannt werden. Diese Gedankengänge Warburgs bauen sich auf folgende umfangreiche, experimentelle Untersuchungen auf. Warburg[7] konnte zeigen, daß der Sitz der Atmung die feste Gerüstsubstanz der Zelle ist. Nach der Zerstörung der formativen Gestalt der Zelle läßt sich diese feste Gerüstsubstanz abzentrifugieren und ihre Atmung erweisen. In Modellversuchen mit Tierkohle, die sich an die Versuche von Freundlich[8] anlehnen, konnte Warburg[9] die Atmung der Gerüstsubstanz reproduzieren. An Tierkohle können Aminosäuren zu Kohlensäure, Wasser und Ammoniak verbrannt werden; an der wirksamen Gerüstsubstanz konnten im Reagenzglas Aminosäuren ebenfalls verbrannt werden. In sehr schönen Versuchen konnte Warburg[10] zeigen, daß homologe Reihen von narkotisierenden Stoffen die Atmung der Gerüstsubstanz und die Atmung an der Tierkohle in gleicher Weise hemmen. Nach Warburg wird in diesen Versuchen die wirksame Oberfläche durch das Narkoticum durch Verdrängungsadsorption blockiert. Die Stoffe, die verbrannt werden sollen, können an die Reaktionsstelle nicht hinkommen. Das Narkoticum kann seinerseits wieder durch Verdrängung oder Elution beseitigt werden, so daß die Oxydationshemmung ein reversibler Vorgang ist. Ganz anders gestaltet sich die antikatalytische Wirkung der Blausäure. Die atmungslähmende Wirkung der Blausäure geschieht in Konzentrationen, die bei n/1000 bis n/10000 liegen. Sie ist also viel zu klein, um durch eine Verdrängung erklärt werden zu können. Warburg[11] erklärt die Hemmung durch Blausäure durch eine chemische Veränderung der eisenhaltigen Oberfläche (Eisencyanverbindung). Längere Einwirkung von Sauerstoff auf den cyanvergifteten Katalysator zeigte eine Erholung des Katalysators. Die Vermutung, daß die katalytische Wirkung der Kohle eine Funktion ihres Eisengehaltes ist, fand im Experiment keine Bestätigung. Zuckerkohle mit kleinem Eisengehalt hat eine größere Oxydationsgeschwindigkeit als Blutkohle mit hundertmal größerem Eisengehalt. Die Hemmung durch Blausäure tritt an dem Zuckerkohlepräparat nicht ein. Warburg[12] zieht den Schluß, daß das Eisen das Substrat der Sauerstoffaktivierung ist.

Wieland[4] macht folgende Einwände gegen die Warburgsche Theorie: Die rein anorganisch-katalytische Wirkung des Eisens, die man aus den Reagenzglasversuchen kennt, bliebe weit hinter der katalytischen Wirkung zurück, die Warburg für das Eisen in der Zelle annimmt. Außer den bereits oben angeführten Substraten Terpentinöl, Linolensäure und Weinsäure konnten weder Traubenzucker noch Fettsäuren einer oxydativen Eisenkatalyse mit Erfolg unterworfen werden. Andererseits sind aber gerade diejenigen Substanzen, die im Warburgschen Modellversuch und im Reagenzglasversuch besonders leicht oxydiert werden, wie Oxalsäure, Ameisensäure, Rohrzucker in der Zelle oxydativen Einwirkungen gegenüber besonders widerstandsfähig. Ganz besonders wichtig dürfte der Einwand Wielands sein, daß das auswählende Moment bei den vitalen Oxydationen, das besonders hinsichtlich der Konfiguration des zu oxydierenden Substrates zur Geltung kommt, bei der Warburgschen Vorstellung der wahllosen Eisenkatalyse keine Berücksichtigung findet. „Die Zelle ist kein Ofen, in dem alles wahllos verbrannt wird.“ Die bestechende Ähnlichkeit der Wirkung der antikatalytischen Eigenschaft der Blausäure an der eisenhaltigen Struktursubstanz mit der Wirkung am eisenhaltigen Tierkohlemodell verliert an Beweiskraft durch die Tatsache, daß Blausäure auch die alkoholische Gärung (hier ist kein Eisen vorhanden!) und auch die katalytische Zersetzung von Hydroperoxyd durch Platin verringert. Sogar Reaktionen im homogenen System, wie die Oxydation von Zucker mit Jodsäure werden schon durch Spuren von Blausäure gehemmt. Wieland glaubt, daß wir bis heute keine durchgreifende Erklärung für die antikatalytische Wirkung der Blausäure haben.

Die schönen Experimente von Warburg können bis heute nicht zu der Annahme führen, daß die Oxydationsvorgänge in der Zelle lediglich nur durch eine adsorptive Eisenkatalyse an der Gerüstsubstanz sich vollziehen und ganz der Einwirkung von Fermenten entraten könnten.

Wielands Theorie der Oxydation. Wieland knüpft in seinen Betrachtungen über den Mechanismus der vitalen Oxydation an die Vorstellungen an, die erstmals von Hoppe-Seyler konzipiert und von Moritz Traube klarer definiert wurden. Hoppe-Seyler[13] meinte, daß analog wie beim Fäulnisprozeß die Aktivierung des Sauerstoffs durch primär gebildeten Wasserstoff geschehe. Moritz Traube[14] konnte zeigen, daß der aktive Sauerstoff nichts anderes als das als Zwischenprodukt auftretende Hydroperoxyd ist. Das Elementarbeispiel für diese Erkenntnis war die Autoxydation von Zink bei Gegenwart von Wasser.

$$\text{Zn} + \begin{array}{c} \text{HO}\vdots\text{H} \\ \text{HO}\vdots\text{H} \end{array} + \begin{array}{c} \text{O} \\ \| \\ \text{O} \end{array} \longrightarrow \text{Zn} \begin{array}{c} \diagup\text{OH} \\ \diagdown\text{OH} \end{array} + \begin{array}{c} \text{OH} \\ | \\ \text{OH} \end{array}$$

Derartige Reaktionen werden gekoppelte Reaktionen genannt. Der elementare Sauerstoff tritt nicht an das Metall, sondern das freigelegte Hydroxyl des Wassers unter gekoppelter Bildung von Wasserstoffperoxyd. Den gleichen Dienst wie Sauerstoff kann jede andere Substanz, die Wasserstoff unter positiver Wärmetönung zu binden vermag, als sog. Wasserstoffacceptor leisten.

Batelli und Stern[15], die sich in umfangreichen Untersuchungen mit dem Mechanismus der Oxydation in der Zelle beschäftigten, fußen auf ähnlichen Vorstellungen, indem sie die Ionen des Wassers als die tätigen Faktoren der Oxydation betrachten. Aber erst Wieland[16] hat in systematischer Weise zu zeigen versucht, daß das eigentliche Oxydationsmittel die Hydroxylgruppe des Wassers ist und daß nur ein geeigneter Acceptor für das restierende Wasserstoffion des Wassers vorhanden sein muß, um die Hydroxylgruppe für den Oxydationsvorgang frei zu machen. Wielands Theorie erfordert aber nicht nur einen Wasserstoffacceptor, sondern als erstes ein Ferment, das durch auswählende Fermentwirkung Wasserstoff im Reaktionsobjekt reaktionsfähig und zur Übertragung auf molekularen Sauerstoff geeignet macht. Die Wielandsche Theorie setzt also einen auswählenden Fermentmechanismus (Dehydrase) und einen Wasserstoffacceptor voraus.

Als Stütze dieser Auffassung führt Wieland folgende biologische Beobachtungen auf: Bei der Essigsäuregärung läßt sich unter Abschluß von Sauerstoff Chinon oder Methylenblau als Wasserstoffacceptor verwenden[17]. Es entsteht die der gebildeten Essigsäure äquivalente Menge Hydrochinon bzw. Leukomethylenblau. Auch Traubenzucker kann unter ähnlichen Bedingungen mit Chinon oder Methylenblau zu Kohlensäure dehydriert werden. Das von Schardinger[18] entdeckte Milchenzym beschleunigt die Oxydation von Aldehyden zur Säure bei Gegenwart von Methylenblau. Bredig[19] hat das Milchenzym in diesem Versuch durch kolloidales Platin ersetzen können. Auch bei diesen Reaktionen dürfte der Dehydrierungsmechanismus (Enzym) und Wasserstoffacceptor den Reaktionsverlauf erklären. Überläßt man den Aldehyd allein dem Einfluß des Milchenzyms, so entsteht der entsprechende Alkohol und die entsprechende Säure (Cannizzarosche Reaktion), wobei der Aldehyd selbst als Wasserstoffacceptor auftritt.

$$\text{R}-\underset{\diagdown\text{H}}{\overset{\diagup\text{OH}}{\text{C}}}-\text{OH} + \text{O} = \underset{\text{H}}{\text{C}}-\text{R} \longrightarrow \text{R}-\overset{\diagup\text{OH}}{\text{C}}=\text{O} \qquad \overset{\text{HO}\diagdown}{\underset{\text{H}}{\text{H}-\text{C}-\text{R}}}$$

Säure   Alkohol

Diese Reaktion dürfte, wie besonders Parnas[20] gezeigt hat, im Muskel eine Rolle spielen. Als besonders schönes Beispiel der Dehydrierung gesättigter Kohlenstoffverbindungen sind die Experimente von Thunberg zu nennen.

Thunberg[21] konnte unter Sauerstoffabschluß aber bei Gegenwart von Methylenblau als Wasserstoffacceptor Bernsteinsäure im Muskelgewebe zur Fumarsäure dehydrieren.

$$\begin{array}{c} COOH \\ | \\ CH_2 \\ | \\ CH_2 \\ | \\ COOH \end{array} + \text{Methylenblau} \longrightarrow \begin{array}{c} COOH \\ | \\ CH \\ \| \\ CH \\ | \\ COOH \end{array} + \text{Leukomethylenblau}$$

Durch Addition von Wasser an die Doppelbindung entsteht dann Äpfelsäure,

$$\begin{array}{c} COOH \\ | \\ CH \\ \| \\ CH \\ | \\ COOH \end{array} + \begin{array}{c} H \\ OH \end{array} \longrightarrow \begin{array}{c} COOH \\ | \\ CH_2 \\ | \\ CHOH \\ | \\ COOH \end{array}$$

die wiederum zur Oxalessigsäure dehydriert wird.

$$\begin{array}{c} COOH \\ | \\ CH_2 \\ | \\ CHOH \\ | \\ COOH \end{array} -H_2 \longrightarrow \begin{array}{c} COOH \\ | \\ CH_2 \\ | \\ CO \\ | \\ COOH \end{array}$$

Oxalessigsäure zerfällt in Brenztraubensäure und Kohlensäure.

$$\begin{array}{c} COOH \\ | \\ CH_2 \\ | \\ CO \\ | \\ COOH \end{array} \longrightarrow \begin{array}{c} CH_3 \\ | \\ CO \\ | \\ COOH \end{array} + CO_2$$

Brenztraubensäure kann durch α-Carboxylasewirkung zu Kohlensäure und Acetaldehyd abgebaut werden.

$$\begin{array}{c} CH_3 \\ | \\ CO \\ | \\ COOH \end{array} \longrightarrow \begin{array}{c} CH_3 \\ | \\ C \end{array}\!\!\big\langle{}^{O}_{H} + CO_2$$

Einen Hinweis, daß durch das dehydrierende Ferment eine Auswahl stattfindet, können wir darin erblicken, daß von den beiden optisch aktiven Weinsäuren nur die linksdrehende Weinsäure auf die skizzierte Weise dehydriert werden kann. Fernerhin konnte Meyerhof[22] zeigen, daß die Atmungskurven der Zellsubstanz in Sauerstoff parallel mit den Atmungskurven in Methylenblau gehen. Auch die Hemmung durch verschiedene Narkotica zeigt eine Parallelität in den beiden Kurven. Lipschitz[23] ersetzte das Methylenblau durch m-Dinitrobenzol und sah, daß dieser Wasserstoffacceptor durch Aufnahme von 4 H-Atomen in m-Nitrophenylhydroxylamin übergeht.

$$\begin{array}{c} \text{NO}_2 \\ \bigcirc \\ NO_2 \end{array} + 4\,H \longrightarrow \begin{array}{c} \text{NHOH} \\ \bigcirc \\ NO_2 \end{array} + H_2O$$

Die von Lipschitz[23] festgestellte Fähigkeit des m-Dinitrobenzols, unter Sauerstoffabschluß als Wasserstoffacceptor bei der Dehydrierung zu funktionieren, ist von Waterman[24] angefochten worden. Trotzdem dürfte eine gewisse Ähnlichkeit der Atmung durch m-Dinitrobenzol mit der Sauerstoffatmung gegeben sein.

Nach den Untersuchungen von Hopkins[25] scheint im Gewebe der Disulfidgruppe des Cystins eine besondere Rolle als Wasserstoffacceptor zuzukommen. Die Disulfidbindung $-S-S-$ geht in $-SH\,HS-$ über. Hopkins konnte zeigen, daß der reduzierende Stoff, welcher sich durch die charakteristische Gruppenreaktion der Mercaptane mit Nitroprussidnatrium zu erkennen gibt, aus einer peptidartigen Vereinigung der Glutaminsäure mit Cystin besteht.

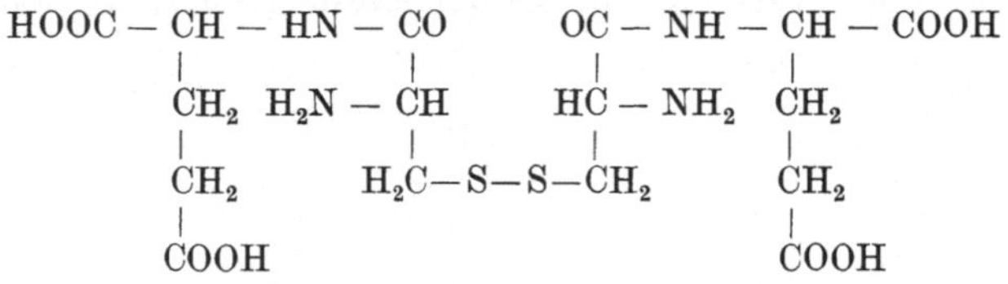

$$\begin{array}{ccccccc}
\text{HOOC} - \text{CH} - \text{HN} - \text{CO} & & \text{OC} - \text{NH} - \text{CH} - \text{COOH} \\
| & | & & | & | \\
\text{CH}_2 & \text{H}_2\text{N} - \text{CH} & & \text{HC} - \text{NH}_2 & \text{CH}_2 \\
| & | & & | & | \\
\text{CH}_2 & \text{H}_2\text{C} - \text{S} - \text{S} - \text{CH}_2 & & \text{CH}_2 \\
| & & & & | \\
\text{COOH} & & & & \text{COOH}
\end{array}$$

Dieses Peptid, das Hopkins Glutathion nannte, konnte in jedem zellhaltigen Material, in Hefe, im Muskelgewebe nachgewiesen werden. Das Glutathion spielt sicher bei der Dehydrierung eine wesentliche Rolle. Jedoch ist seine Anwesenheit für einen Dehydrierungsprozeß in der Zelle nicht unbedingt erforderlich. Bei den oben angeführten Untersuchungen von Thunberg[21] (Dehydrierung der Bernsteinsäure) wurde die Abwesenheit des Glutathions in dem Untersuchungssubstrat festgestellt. Die Theorie der Dehydrierung schließt einen Oxydations- und Reduktionsprozeß korrelativ zusammen. Von diesem Gesichtspunkt aus verläuft die Oxydation durch gleichzeitigen Wasserstoffentzug. Nach Wieland sind deshalb die Bezeichnungen Oxydase und Reductase mit seinem dehydrierenden Ferment identisch.

Gegen die Wielandsche Auffassung ist vorgebracht worden, daß im Gewebe niemals Wasserstoff nachgewiesen worden ist. Dieser Einwand kann nicht widerlegt werden, da die Versuchsbedingungen hierzu nicht gegeben sind. Der zweite Einwand, den man gegen die Wielandsche Theorie machen kann, ist die Tatsache, daß auch Hydroperoxyd, das nach dem Schema der Dehydrierung entstehen muß als Stoffwechselprodukt der Zelle bisher nicht nachgewiesen ist. Wir wissen aber, daß alle Zellen, die atmen, die Fähigkeit besitzen, Hydroperoxyd mit großer Geschwindigkeit in Sauerstoff und Wasser zu zerlegen. Derartige Fermente, die Hydroperoxyd zerlegen und die bei anaeroben Organismen nicht gefunden werden, heißt man Katalasen. Die Katalasen schützen die Zelle vor einer übermäßigen Ansammlung von Hydroperoxyd und machen gleichzeitig aus dem zur Oxydation nicht benötigten Peroxyd wieder molekularen Sauerstoff frei, der von neuem als Wasserstoffacceptor dienen kann. So fügt sich nach Wieland die Anwesenheit von Katalasen in den Zellen zwanglos in den Wielandschen Vorstellungskreis. Für die gekoppelten Oxydo-Reduktions-Vorgänge in den Zellen sind somit nach Wieland ein Wasserstoffacceptor und zwei Fermente, Dehydrase und Katalase, nötig.

Neben den Katalasen kommen noch andere spezifische Oxydationsfermente in den Zellen vor. Hier sind die von Bach[26] studierten Peroxydasen, die hauptsächlich in Pflanzenzellen gefunden wurden, zu nennen. Sie beschleunigen die Oxydation mehrwertiger Phenole. In neuerer Zeit haben Willstätter und Pollinger[27] Einheiten für die Peroxydasebestimmungen angegeben. Als spezifisch oxydierende Fermente sind noch die Tyrosinase und die Purinoxydasen zu nennen.

Der oxydative Abbau der Nahrungsstoffe verläuft nach den vorgetragenen Anschauungen der verschiedenen Autoren sicherlich nicht nur auf einem Wege.

Zweifellos verfügt der Organismus über eine Reihe von Wegen, um durch Oxydation sich die potentielle Energie der Nahrungsstoffe für den Kraftwechsel nutzbar zu machen. Die Metallkatalyse im Sinne Warburgs, der Dehydrierungsmechanismus, wie ihn Wieland postuliert und auch die Wirkung von speziellen Oxydationsfermenten können Wege sein, die gleichzeitig und unabhängig voneinander für den oxydativen Abbau der Nahrungssubstanz in der Zelle in Frage kommen. Sicherlich ist der oxydative Abbau eine Stufenreaktion, die durch die Wirkung auswählender Fermente gebahnt wird.

Für die pathologischen Erscheinungen des Zellstoffwechsels ist zu sagen, daß wir bis heute keine Krankheitsgruppe kennen, die durch eine krankhafte Abartung der Oxydationsenergie hervorgerufen wäre. Eine derartige Abartung der Oxydationsenergie wäre in dem von den Franzosen geprägten Begriffe: „Ralentissement de la nutrition" gegeben, worunter sich die französischen Autoren[28] eine verringerte Fähigkeit, die Nahrung oxydativ abzubauen, vorstellen. Aus den tatsächlichen Befunden und den experimentellen Überlegungen der verschiedenen Forscher, die in diesem Kapitel zusammengetragen sind, ist diese Hypothese des Vorhandenseins einer konstitutionell bedingten Oxydationsminderung als Krankheitsursache unwahrscheinlich.

Literaturverzeichnis.

Zusammenfassende Darstellungen.

Batelli u. Stern: Erg. Physiol. 10, 531 (1910). — Dakin, H. D.: Oxidations and Reductions in animal body. London: Longmans, Green & Co. 1921. 2. Ausg. 1922. — Engler u. Weißberg: Kritische Studien über die Vorgänge der Autoxydation. Braunschweig 1904. — Gottschalk, A., in Oppenheimer: Handbuch der Biochemie, 2. Aufl., 2, S. 595. 1925. — Lipschütz, W.: Ebenda 2, S. 622. 1925. — Wieland, H.: Erg. Physiol. 20, 477 (1922). — Mechanismus der Oxydation und Reduktion in der lebenden Substanz. In Oppenheimer: Handbuch der Biochemie, 2. Aufl., 2, S. 252. 1925.

Einzelarbeiten.

(1) Schönbein, Chr. Fr.: Poggendorffs Ann. 65, 171 (1845). — (2) Engler u. Weißberg: s. zusammenfassende Darstellungen. — (3) Manchot, W.: Z. anorg. Chem. 27, 420 (1901); Liebigs Ann. 325, 93, 105 (1902). — (4) Wieland, H.: s. zusammenfassende Darstellungen (2). — (5) Warburg, O.: H.-S. Z. 92, 231 (1914). — (6) Warburg, O.: Erg. Physiol. 14, 253 (1914); Festschrift Kaiser-Wilhelm-Ges. z. Fördg d. Wiss., Berlin 1921; Z. Elektrochem. 28, 70 (1922). — (7) Warburg, O.: Pflügers Arch. 158, 189 (1917). — (8) Freundlich, H.: Kapillarchemie, S. 163. Leipzig 1911. — (9) Warburg, O.: Pflügers Arch. 155, 547 (1914). — (10) H.-S. Z. 69, 452 (1910); 70, 413 (1911). — Warburg, O., u. Wiesel: Pflügers Arch. 144, 465 (1913). — (11) Warburg, O.: Biochem. Z. 136, 266 (1923). — (12) H.-S. Z. 92, 231 (1914). — (13) Hoppe-Seyler, s. Bach in Oppenheimer: Handbuch der Biochemie, 1. Aufl., Erg.-Bd., S. 139. 1913. — (14) Traube, M.: Ber. 15, 659, 2421 (1882); 18, 1877 (1885). — (15) Batelli u. Stern: Soc. Biol. 83, 1544 (1920). — (16) Wieland, H.: Erg. Physiol. 20, 477 (1922). — (17) Ber. 45, 484 (1912). — (18) Schardinger: Z. Unters. Nahrgsmitt. usw. 5, 22 (1902); Chemiker-Ztg 28, 1113 (1908). — (19) Bredig, G., u. Sommer: Z. physik. Chem. 70, 34 (1909). — (20) Parnas, J.: Biochem. Z. 28, 274 (1910). — (21) Thunberg, T.: Skand. Arch. Physiol. 35, 165 (1917); 40, 1 (1920). — (22) Meyerhof, O.: Pflügers Arch. 169, 87 (1917); 170, 367 (1918). — (23) Lipschitz, W.: H.-S. Z. 109, 189 (1920). — Lipschitz, W., u. A. Gottschalk: Pflügers Arch. 191, 1, 33 (1921). — Lipschitz, W., u. G. Hertwig: Ebenda 191, 51 (1921). — (24) Waterman, N., u. J. Kalff: Biochem. Z. 135, 174 (1923). — (25) Hopkins, F. G.: Biochemic. J. 15, 286 (1921). — Hopkins, F. G., u. M. Dixon: J. of biol. Chem. 54, 527 (1922). — Dixon, M., u. H. E. Tunnicliffe: Proc. roy. Soc. B. 94, 266 (1923). — (26) Bach: Lit. bei Batelli u. Stern, s. zusammenfassende Darstellungen. — (27) Willstätter, R., u. A. Stoll: Liebigs Ann. 416, 21 (1917). — Willstätter, R.: Ebenda 422, 47 (1921). — Willstätter, R., u. A. Pollinger: Ebenda 430, 269 (1922). — (28) Bouchard: Mal par ralentissement de la nutrition, S. 65. Paris 1890.

III. Der Eiweißstoffwechsel.

A. Chemie und Physiologie der Eiweißkörper.

Die Darstellung des Gesamtstoffwechsels in dem vorhergehenden Abschnitt ging rein von energetischen und dynamischen Gesichtspunkten aus. Ihr hat nunmehr die stoffliche Betrachtungsweise zu folgen. Was man unter stofflicher Betrachtung des Stoffwechsels versteht, tritt in folgender Überlegung zutage. Es ist richtig, daß nach dem Rubnerschen Isodynamiegesetz Eiweiß, Kohlenhydrat und Fett sich wechselseitig nach ihrem Brennwert vertreten können. Es ist aber unmöglich, einen Organismus trotz ausreichenden Brennmaterials einseitig mit irgendeinem dieser Nahrungsmittel zu ernähren. Es kommt eben nicht nur auf die Gewährung und die Bereitstellung von Heizmaterial an, es muß auch ein Mindestmaß eines stofflichen Teiles dieser Brennmaterialien vorhanden sein. Mit anderen Worten, in jedem dieser Brennstoffe sind gewisse Bruchstücke vorhanden, die der Organismus nicht wechselseitig bilden kann, und auf deren Zufuhr er aus stofflichen Gründen angewiesen ist. Am deutlichsten tritt uns der stoffliche Mindestbedarf beim Eiweiß entgegen. Diesen „Stoffwechsel" im engeren Sinne kann man nur dann verstehen, wenn man den strukturellen Aufbau der im Organismus zum Auf- und Abbau gelangenden Nahrungsmittel kennt und ihr Schicksal von der Aufnahme bis zur Ausscheidung verfolgt.

In dieser Betrachtungsweise soll zunächst der Stoffwechsel der Eiweißkörper, „der Proteine", abgehandelt werden. Wenn ich an die Spitze der Darstellung des Stoffwechsels der Eiweißkörper den strukturellen Aufbau des Eiweißmoleküls und die einzelnen Bruchstücke des Eiweißmoleküls bespreche, so greife ich durch diese Art der Darstellung der geschichtlichen Entwicklung der Proteinforschung vor, indem ich die letzten Forschungsresultate an den Anfang stelle. Aber es scheint mir, daß dadurch dies überaus schwierige Gebiet verständlicher und zugleich bei dem Leser das Interesse für das Studium der Chemie der Lebensvorgänge gesteigert wird. Es gibt nichts Faszinierenderes als gerade das Gebiet der Eiweißforschung, bei dem allmählich ein Schleier nach dem anderen durch die Analyse von dem Wundergefüge des Moleküls hinweggenommen und ein Steinchen zu dem anderen durch die Synthese gesetzt wurde. Als man endlich das Bild des Moleküls in Händen zu haben glaubte, entglitt es wieder und verschleierte sich durch das Rätsel der Lebenserscheinung.

Durch die genialen Arbeiten E. Fischers[1] wissen wir, daß das Proteinmolekül sich aus Aminosäuren aufbaut. W. H. Wollaston[2] hat als erster (1810) aus Blasensteinen Cystin isoliert. Braconnot[3] hat durch Kochen von Leim mit Säuren Glykokoll dargestellt. Diesen Entdeckungen folgten eine Reihe anderer Aminosäuren. Es ist aber E. Fischers Verdienst, ihren Zusammenhang mit den Proteinen geklärt zu haben. Schützenberger[4] spaltete die verschiedensten Proteine mit Säuren auf. Die Proteine zerfallen dann unter Wasseraufnahme in Aminosäuren (daher der Name Hydrolyse für diesen Spaltungsvorgang). Durch Veresterung dieses Hydrolysengemisches gelang es E. Fischer, die einzelnen Ester durch ihre verschiedene Wasserlöslichkeit zu trennen. Die gleiche Aufspaltung wie durch Säuren im Reagenzglas erleidet das Eiweißmolekül auch durch die Fermente der Verdauung (Trypsin, Erepsin). Es entstehen hier wie dort Aminosäuren.

Unter Aminosäuren verstehen wir Fettsäuren, bei denen ein oder mehrere am Kohlenstoff gebundene Wasserstoffatome durch die Aminogruppe NH_2 ersetzt sind. Je nach der Stellung der Aminogruppe zum endständigen Carboxyl unterscheidet man α, β, γ usf. Aminosäuren.

$$\begin{array}{l} | \\ \delta\ CH_2 \\ | \\ \gamma\ CH_2 \\ | \\ \beta\ CH_2 \\ | \\ \alpha\ CHNH_2 \\ | \\ COOH \end{array}$$

Im Eiweißmolekül sind die Monoaminosäuren alle α-Aminosäuren, die α-Aminosäuren haben daher für den Eiweißstoffwechsel eine überragende Bedeutung.

Die einfachste Aminosäure dieser Reihe ist das Glykokoll, die α-Aminoessigsäure.

$$\begin{array}{l} CH_2 \cdot NH_2 \\ | \\ COOH \end{array}$$

Das Glykokoll nimmt unter den Aminosäuren eine Sonderstellung ein. Es ist nicht in allen Proteinen, z. B. im Casein der Milch, nicht enthalten. Es ist die einzige Aminosäure, welche nicht optisch aktiv ist. Die Bedeutung des Glykokolls für den intermediären Stoffwechsel liegt in der Möglichkeit, daß diese Aminosäure mit anderen organischen Carbonsäuren leicht Verbindungen eingehen kann. Der Organismus benutzt diese Eigenschaft des Glykokolls, um es mit differenten körperfremden Substanzen zu paaren und dadurch eine entgiftende Wirkung zu erzielen. Der Typus einer derartigen Verbindung ist das Benzoylglykokoll, die Hippursäure.

Die nächst höhere homologe Säure ist die wichtigste Aminosäure, die α-Aminopropionsäure, das Alanin (Schützenberger[4] und Strecker[5]).

$$\begin{array}{l} CH_3 \\ | \\ CHNH_2 \\ | \\ COOH \end{array} \qquad \begin{array}{c} CH_3 \diagdown \quad \diagup H \\ \qquad C \\ COOH \diagup \quad \diagdown NH_2 \end{array}$$

Das Alanin hat ein asymmetrisches Kohlenstoffatom und ist optisch aktiv.

Ist ein Kohlenstoffatom mit vier unter sich verschiedenen Atomen oder Atomgruppen verbunden, so wird ein solches Kohlenstoffatom als asymmetrisch bezeichnet. Beim asymmetrischen Kohlenstoff ist nur eine Konstitutionsformel möglich. Eine Isomerie auf Grund verschiedener Struktur ist nicht denkbar. Dennoch gibt es bei Körpern mit gleicher Bruttoformel und gleicher chemischer Struktur bei Vorhandensein eines asymmetrischen Kohlenstoffatoms zwei verschiedene chemische Individuen. Die Verschiedenheit muß in der räumlichen Anordnung der Substituenten liegen. Stellt man sich nach dem Vorschlag von van't Hoff[6] derartige mit vier verschiedenen Substituenten versehene Kohlenstoffatome unter dem Bilde von Tetraedern vor, in deren Mittelpunkt sich das Kohlenstoffatom findet

und projeziert diese Tetraeder auf die Ebene des Papiers, so erhält man folgende zwei
Konfigurationen.

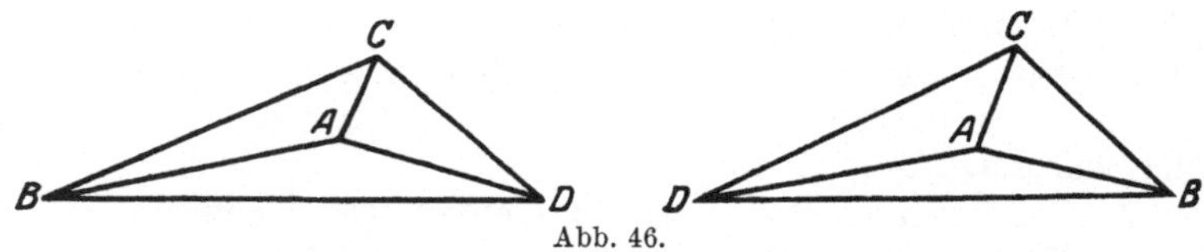

Abb. 46.

Das Kohlenstoffatom im Mittelpunkt des Tetraeders ist in der Zeichnung nicht angedeutet.
Die vier verschiedenen Atomgruppen sind mit $A\,B\,C\,D$ bezeichnet. Die Tetraederecke, in
welcher sich die Atomgruppe A befindet, ist auf den Beschauer zugerichtet. Die beiden
Tetraeder sind nicht kongruent, sie können nicht zur Deckung gebracht werden, vielmehr
ist das eine das Spiegelbild des anderen. Sie verhalten sich wie die rechte zur linken Hand.
Die Reihenfolge von B über C nach D geht im ersteren Fall in gleicher Richtung wie der
Zeiger einer Uhr, im zweiten Fall entgegengesetzt. Wenn daher von der räumlichen Anordnung dieser Atome eine physikalische Eigenschaft abhängt, so muß der numerische
Wert dieser Eigenschaft in beiden Fällen gleich, das Vorzeichen aber entgegengesetzt
sein. Dies trifft in der Tat zu, denn alle chemischen Körper mit einem asymmetrischen
Kohlenstoff sind optisch aktiv, d. h. sie drehen die Ebene des polarisierten Lichtes. Hierdurch erklärt sich in einleuchtender Weise die Existenz zweier Stereoisomeren. Das eine
dreht um den gleichen numerischen Wert nach rechts, den das andere Isomere nach links
dreht. Diese Stereoisomerie, auch Spiegelbildisomerie genannt, ist für den Chemismus des
intermediären Stoffwechsels von größter Bedeutung. Man unterscheidet rechts- und linksdrehende Substanzen und optisch inaktive, d. h. racemische Körper, die aus gleichen Teilen
der rechts- und linksdrehenden Substanzen zusammengesetzt sind. Die im tierischen
Organismus zum Aufbau der Körpersubstanzen verwendeten Substanzen sind fast alle
optisch aktiv. Der Organismus kann von einem optisch aktiven Körper mit Hilfe seiner
Fermente nur einen der beiden optisch aktiven Komponenten zum Auf- oder Abbau bringen.
Das Ferment ist nur auf einen der beiden optischen Isomeren eingestellt. Es muß, wie
E. Fischer sich ausdrückt, wie der Schlüssel ins Schloß passen. Ist der Schlüsselbart, wenn
er auch die gleiche Form hat, an der entgegengesetzten Seite des Schlüsselstieles angebracht,
so paßt er nicht ins Schloß. Wir können Racemkörper durch eine chemische Methode (Salz-
bildung mit ebenfalls optisch aktiven Basen oder Säuren) oder durch eine biologische
Methode in ihre optisch aktiven Bestandteile zerlegen. Die biologische Methode benutzt die
Eigenschaft der Organismen, nur die eine der beiden optisch aktiven Isomeren abzubauen.
Die Hefe z. B. baut nur das d-Alanin ab. Geben wir einer Hefezelle racemisches Alanin als
Nährsubstrat, so bleibt l-Alanin zurück.

Vom Alanin lassen sich fast alle im Proteinmolekül vorgebildeten Aminosäuren ableiten, indem man am β-Kohlenstoffatom an Stelle eines H-Atoms
eine bestimmte Gruppe eintreten läßt. Wir werden im folgenden die einzelnen
Aminosäuren als Substituenten des Alanins charakterisieren.

Ersetzt man ein H-Atom im Alanin durch eine Hydroxylgruppe, so erhält
man das Serin, α-Amino-β-Oxypropionsäure.

$$CH_2 \cdot OH$$
$$|$$
$$CH \cdot NH_2$$
$$|$$
$$COOH$$

Das Serin wurde von Cramer[7] zuerst aus Seidenleim dargestellt. Das natürliche
Serin ist linksdrehend. Bei der Hydrolyse findet wie bei allen Aminosäuren
Racemisierung statt.

Denkt man sich die Hydroxylgruppe des Serins durch die Merkaptyl-
gruppe —SH ersetzt, so entsteht die α-Amino-β-Thiopropionsäure, das
Cystein.

$$CH_2 \cdot SH$$
$$|$$
$$CH \cdot NH_2$$
$$|$$
$$COOH$$

Das Cystein geht leicht über in das Cystin

$$CH_2-S-S-CH_2$$
$$\overset{|}{C}HNH_2 \qquad \overset{|}{C}HNH_2$$
$$\overset{|}{C}OOH \qquad \overset{|}{C}OOH$$

Als Eiweißspaltprodukt ist bisher nur das Cystin aufgefunden worden. Es bedingt den Schwefelgehalt der Eiweißkörper. Nach den Untersuchungen von Hopkins[8] hat das Cystin in Gestalt eines Peptides mit Glutaminsäure (Glutathion) für die Oxydationsvorgänge im Organismus große Bedeutung (s. S. 76). Auf das Cystin wird später ausführlich zurückzukommen sein, da es bei einer Erkrankung des intermediären Eiweißabbaues unverändert ausgeschieden wird (s. S. 111). Es ist leicht an seiner hexagonalen Krystallform zu erkennen. Aus dem Urin wird es durch ammoniakalische Bleiessiglösung ausgefällt.

Vom Alanin lassen sich vier weitere aliphatische Aminosäuren ableiten, das Valin und die drei strukturisomeren Leucine.

Das Valin ist die α-Aminoisovaleriansäure (β-Dimethylalanin). Das Valin wurde entdeckt von v. Gorup-Besanez[9]

$$\begin{array}{c} CH_3 \quad CH_3 \\ \diagdown\diagup \\ CH \\ | \\ CH \cdot NH_2 \\ | \\ COOH \end{array}$$

Das Leucin, die α-Aminocapronsäure (β-Isopropylalanin)

$$\begin{array}{c} CH_3 \quad CH_3 \\ \diagdown\diagup \\ CH \\ | \\ CH_2 \\ | \\ CH \cdot NH_2 \\ | \\ COOH \end{array}$$

wurde von Proust[10] entdeckt. Braconnot[11] gab der Substanz den Namen ($\lambda\varepsilon\nu\kappa\acute{o}\varsigma$ = weiß).

Das isomere Leucin oder Isoleucin (β-Methyläthylalanin)

$$\begin{array}{c} CH_3 \quad CH_2 \cdot CH_3 \\ \diagdown\diagup \\ CH \\ | \\ CH \cdot NH_2 \\ | \\ COOH \end{array}$$

wurde von F. Ehrlich[12] in der Melasseschlempe entdeckt und der Zusammenhang mit Gärungsamylalkohol nachgewiesen.

In neuester Zeit wurde ein Leucin von Abderhalden und Weil[13] aus den Eiweißstoffen der Nervensubstanz erhalten, das sich von der normalen geradlinigen Capronsäure ableitet. Es wird Norleucin (Propylalanin) genannt.

Die bisher besprochenen Aminosäuren sind Monocarbonsäuren. Als Eiweißspaltprodukte sind auch zwei Aminodicarbonsäuren bekannt. Es sind dies die Asparaginsäure (α-Aminobernsteinsäure) und die Glutaminsäure. Die Asparaginsäure wurde von Plisson[14] erstmals aus dem Asparagin, das aus Spargeln gewonnen wurde, dargestellt. In tierischen Eiweißkörpern wurde sie zuerst von Ritthausen und Kreussler[15] und Hlasiwetz[16] nachgewiesen

$$
\begin{array}{c}
COOH \\
| \\
CH_2 \\
| \\
CH \cdot NH_2 \\
| \\
COOH
\end{array}
$$

Die Glutaminsäure wurde zuerst von Ritthausen[17] aus dem Eiweiß isoliert

$$
\begin{array}{c}
COOH \\
| \\
CH_2 \\
| \\
CH_2 \\
| \\
CH \cdot NH_2 \\
| \\
COOH
\end{array}
$$

Aus der Glutaminsäure entsteht beim Erhitzen unter Wasseraustritt Pyrrolidon-carbonsäure, bei stärkerem Erhitzen entsteht Pyrrol. Eine besondere Bedeutung hat die Glutaminsäure in ihrer Peptidverbindung mit dem Cystin als Oxydations-ferment erhalten.

Die β-Oxyglutaminsäure wurde als Eiweißbaustein erstmals von Dakin[18] gefunden

$$
\begin{array}{c}
COOH \\
| \\
CH_2 \\
| \\
CH \cdot OH \\
| \\
CH \cdot NH_2 \\
| \\
COOH
\end{array}
$$

Als Eiweißbausteine kennen wir auch Aminosäuren mit zwei Aminogruppen und einer Carboxylgruppe (Diaminomonocarbonsäuren). Diese Aminosäuren haben mehr basischen Charakter. Es sind dies das Arginin und das Lysin.

Das Arginin ist die α-Amino-δ-Guanidinovaleriansäure

$$
\begin{array}{c}
CH_2NH-C-NH_2 \\
|\quad\quad \| \\
CH_2 \quad\quad NH \\
| \\
CH_2 \\
| \\
CH \cdot NH_2 \\
| \\
COOH
\end{array}
$$

Schulze[19] isolierte diese Aminosäure zuerst aus Keimblättern von Lupinen. Hedin[20] fand sie erstmals unter den Spaltprodukten der tierischen Proteine. Das Arginin ist die einzige Aminosäure, die bis jetzt in allen untersuchten Eiweiß-körpern vorhanden ist. Das Arginin ist wahrscheinlich die Muttersubstanz für das im Stoffwechsel auftretende Kreatin (Methylguanidinessigsäure).

Wird das Arginin mit Barytwasser hydrolysiert, so entsteht das Ornithin, die α-, δ-Diaminovaleriansäure und Harnstoff. Der gleiche Prozeß wird auch durch ein Ferment, das Kossel[21] fand und Arginase nannte, ausgelöst. Das Ornithin ist nicht als ursprüngliches Spaltstück der Proteine gefunden worden. Es entsteht sekundär aus dem Arginin.

Das Lysin, die α-, ε-Diaminocapronsäure wurde erstmals von Drechsel[22] unter den Hydrolysenprodukten des Caseins gefunden. Das Lysin ist bisher nicht krystallisiert erhalten worden, sondern nur seine Salze. Es bildet infolge seiner zwei Aminogruppen zwei Reihen von krystallisierenden Salzen

$$CH_2 \cdot NH_2$$
$$|$$
$$CH_2$$
$$|$$
$$CH_2$$
$$|$$
$$CH_2$$
$$|$$
$$CH \cdot NH_2$$
$$|$$
$$COOH$$

Aus dem Arginin und dem Lysin entstehen durch Fäulnis die Leichengifte **Putrescin**

$$CH_2-CH_2-CH_2-CH_2$$
$$| \qquad\qquad\quad |$$
$$NH_2 \qquad\qquad NH_2$$

und **Cadaverin**

$$CH_2-CH_2-CH_2-CH_2-CH_2$$
$$| \qquad\qquad\qquad\quad |$$
$$NH_2 \qquad\qquad\qquad NH_2$$

Die bisher besprochenen Aminosäuren ließen sich vom Alanin ableiten, indem man ein oder zwei H-Atome des β-Kohlenstoffs durch Glieder der aliphatischen Reihe ersetzte. Wir kennen als Eiweißspaltprodukte auch Abkömmlinge der cyclischen und heterocyclischen Reihen, bei welchen ein Wasserstoffatom des Alanins durch einen Substituenten mit Ringstruktur ersetzt ist. Hierher gehört das **Phenylalanin**, aus tierischem Eiweiß zuerst von Schützenberger[23] dargestellt.

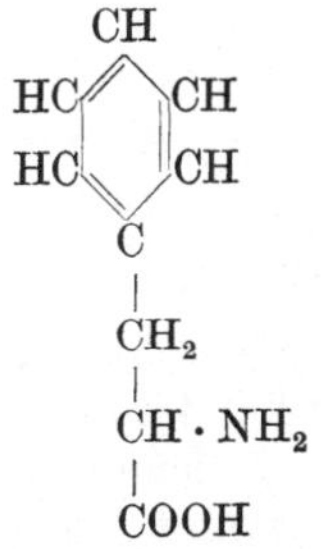

$$\begin{array}{c} CH \\ HC \diagup \ \diagdown CH \\ HC \diagdown \ \diagup CH \\ C \\ | \\ CH_2 \\ | \\ CH \cdot NH_2 \\ | \\ COOH \end{array}$$

Dem Phenylalanin sehr nahe steht das **Paraoxyphenylalanin**, das **Tyrosin**

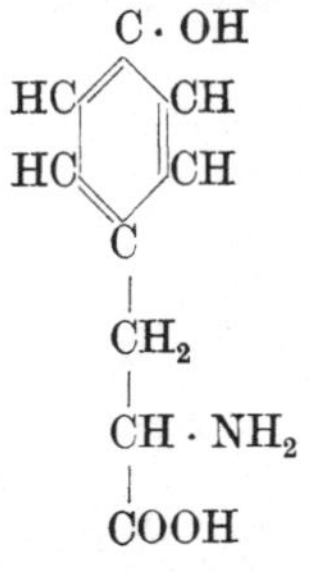

$$\begin{array}{c} C \cdot OH \\ HC \diagup \ \diagdown CH \\ HC \diagdown \ \diagup CH \\ C \\ | \\ CH_2 \\ | \\ CH \cdot NH_2 \\ | \\ COOH \end{array}$$

Das Tyrosin wurde von Liebig[24] entdeckt. Er erhielt es durch Schmelzen von Käse mit Alkalien. Die Substanz gibt beim Kochen mit Millonsreagens (salpetersaures Quecksilberoxyd, das etwas salpetrige Säure enthält) infolge der Phenolgruppe eine Rotfärbung. Als nahe Verwandte des Tyrosins sei das in der Gorgonia Cavolini von Drechsel[25] erhaltene 3-, 5-Dijodtyrosin

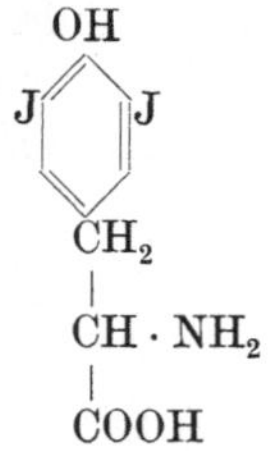

$$\begin{array}{c} OH \\ J\diagup\!\!\!\!\bigcirc\!\!\!\!\diagup J \\ | \\ CH_2 \\ | \\ CH \cdot NH_2 \\ | \\ COOH \end{array}$$

und das in Vicia faba, einer Bohnenart, gefundene Brenzcatechinderivat, das Dioxyphenylalanin erwähnt (Guggenheim[26])

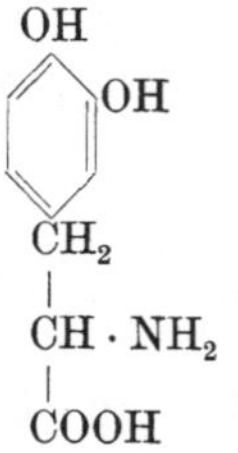

$$\begin{array}{c} OH \\ \bigcirc OH \\ | \\ CH_2 \\ | \\ CH \cdot NH_2 \\ | \\ COOH \end{array}$$

Diese beiden seltenen Aminosäuren sind im tierischen Eiweiß bisher nicht gefunden worden. Es sei hier bereits auf diese Substanzen hingewiesen, da sie für gewisse endokrine Prozesse (Schilddrüse, s. S. 29, Pigmentbildung, s. S. 549) Bedeutung haben.

Eine weitere aromatische Aminosäure ist das Tryptophan. Während im Phenylalanin und Tyrosin der Substituent des Alanins der homocyclischen Reihe angehört, ist im Tryptophan der heterocyclische Rest des Indols substituiert. Das Tryptophan ist das Indolalanin. F. G. Hopkins und Cole[27] haben diese Aminosäure zuerst aufgefunden

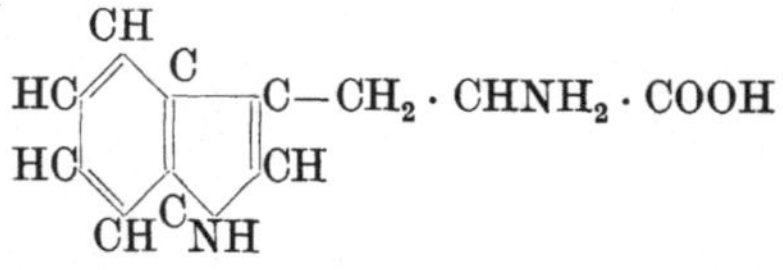

$$\begin{array}{c} CH \\ HC \diagup \backslash C \diagdown \\ HC \qquad C-CH_2 \cdot CHNH_2 \cdot COOH \\ \diagdown \diagup CH \\ CH \quad C \quad NH \end{array}$$

Das Tryptophan gibt mit Brom- oder Chlorwasser eine charakteristische violette Färbung. Vermöge dieser Reaktion kann man die Gegenwart dieser Aminosäure in einem Hydrolysengemisch leicht feststellen. Es gibt eine Reihe von colorimetrischen Methoden (Folin und Looney[28]) dieses Körpers.

Eine weitere heterocyclische Aminosäure ist das Histidin. Es enthält den Imidazolkern, einen heterocyclischen Kern, dem wir auch in der Puringruppe begegnen werden

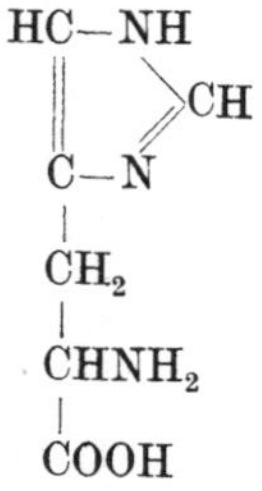

$$\begin{array}{c} HC - NH \\ \| \quad \diagdown CH \\ C - N \diagup \\ | \\ CH_2 \\ | \\ CHNH_2 \\ | \\ COOH \end{array}$$

A. Kossel[29] entdeckte das Histidin unter den Spaltprodukten des Störprotamins.

Wir kennen noch zwei Aminosäuren, die sich nicht direkt vom Alanin ableiten lassen und auf den ersten Blick keine kennbare Beziehung zu den bisher besprochenen Aminosäuren haben. Es sind dies das Prolin und das Oxyprolin. Das **Prolin** ist eine Pyrrolidin-α-carbonsäure

$$\begin{array}{ccc} H_2C\!\!&\!\!-\!\!&\!\!CH_2 \\ | & & | \\ H_2C & & CH\cdot COOH \\ & \diagdown\;\diagup & \\ & NH & \end{array}$$

Das **Oxyprolin** ist die γ-Oxypyrrolidin-α-carbonsäure

$$\begin{array}{ccc} HO\cdot HC\!\!&\!\!-\!\!&\!\!CH_2 \\ | & & | \\ H_2C & & CH\cdot COOH \\ & \diagdown\;\diagup & \\ & NH & \end{array}$$

Die Pyrrolidine geben Pyrrolreaktionen, indem ihre Dämpfe beim Erhitzen einen mit Salzsäure getränkten Fichtenspan purpurrot färben. Wenn auch zwischen den Prolinen und den bisher besprochenen Aminosäuren keine offensichtlichen Zusammenhänge erkennbar sind, so lassen sich doch gewisse Beziehungen feststellen, wie auf S. 82 erläutert wurde. Beim Erhitzen von Glutaminsäure bildet sich Pyrrolidoncarbonsäure. Aus dem Ornithin, der α-, δ-Diaminovaleriansäure, entsteht durch Austritt von einem Molekül NH_3 aus den beiden Aminogruppen unter Ringschluß Pyrrolidincarbonsäure

$$\begin{array}{ccc} H_2C\!\!&\!\!-\!\!-\!\!-\!\!&\!\!CH_2 \\ | & & | \\ H_2N\cdot H_2C & & CH\cdot COOH \\ & \diagdown\;\diagup & \\ & H\;NH & \end{array} \quad \begin{array}{l}\alpha,\,\delta\text{-Diaminovaleriansäure}\\ \text{(Ornithin)}\end{array}$$

$$\begin{array}{ccc} H_2C\!\!&\!\!-\!\!-\!\!-\!\!&\!\!CH_2 \\ | & & | \\ H_2C & & CH\cdot COOH \\ & \diagdown\;\diagup & \\ & NH & \end{array} \quad \alpha\text{-Pyrrolidincarbonsäure}$$

In dieser Ringbildung erkennen wir einen für die Biologie außerordentlich wichtigen Vorgang. Wir sehen, wie ein Körper mit offener Kohlenstoffkette zu einem Ringkörper wird und damit seine biologischen und chemischen Eigenschaften vollständig verändert. Aus dem pharmakologisch indifferenten Ornithin wird das stark differente Prolin. Inwieweit eine biologische Beziehung des fünfgliedrigen Pyrrolidinringes dieser Aminosäuren zu dem das Skelet des Blutfarbstoffs bildenden Pyrrolring besteht, ist noch vollständig ungeklärt. Wahrscheinlich dürften ähnliche Reaktionen wie die Ringschließung einer Diaminosäure auch zum Aufbau eines Pyrrolringes im Organismus Verwendung finden (s. S. 523).

Die bisher besprochenen Spaltstücke des Eiweißmoleküls sind Aminocarbonsäuren. Es wurde nur eine einzige Substanz als Spaltstück gewisser Eiweißarten festgestellt, die nicht dieser Gruppe angehört. Es ist dies das **Glucosamin**, ein Aminozucker

$$\begin{array}{l} CH_2OH \\ | \\ CHOH \\ | \\ CHOH \\ | \\ CHOH \\ | \\ CHNH_2 \\ | \\ C\diagup\!\!\!^{O}_{H} \end{array}$$

Das Glucosamin ist, wenn auch in geringer Menge, in allen Eiweißarten, mit Ausnahme des Caseins, enthalten. Im Mucin, dem Schleimeiweißkörper, macht es sogar ein Drittel des Moleküls aus.

Mit dem Glucosamin verwandt ist die Mucoitin- und die Chondroitinschwefelsäure. In diesen Substanzen findet sich eine Aminoglucose in glucosidischer Bindung mit einer Glucuronsäure. Die Aminoglucose ist an der in δ-Stellung befindlichen sekundären Alkoholgruppe mit Schwefelsäure verestert und an der Aminogruppe acetyliert. Nach den neueren Untersuchungen von Levene[30] und seinen Mitarbeitern unterscheidet sich die Mucoitin- und die Chondroitinschwefelsäure durch die Isomerie des Zuckers, in dem in der Mucoitinschwefelsäure das Glucosamin, in der Chondroitinschwefelsäure das d-Lyxohexosamin vorgebildet ist.

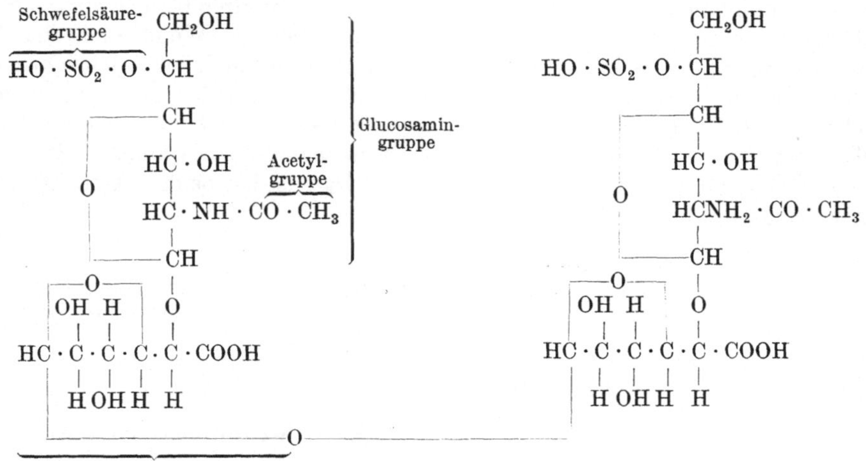

Mucoitinschwefelsäure.

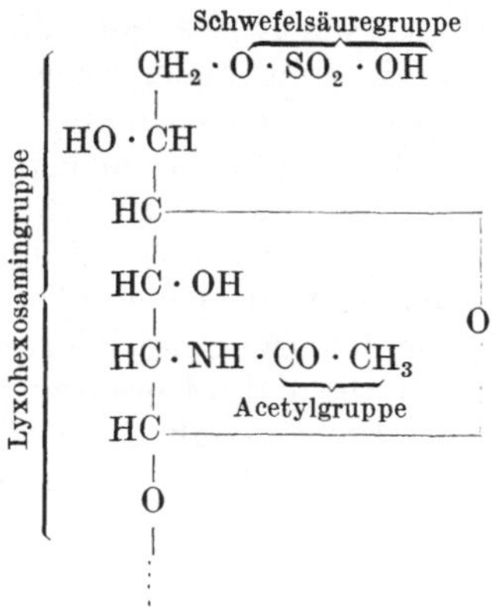

Chondroitinschwefelsäure.

Beide Substanzen sind in den Mucinen und Mucoiden enthalten. Von der Chondroitinschwefelsäure nimmt man an, daß sie in dem sog. Amyloid, einem Eiweißkörper, der wahrscheinlich durch Umbau aus Körpereiweiß entsteht, vorgebildet ist (s. S. 127).

Molekularer
Aufbau des
Eiweißmoleküls. Legen wir uns die Frage vor, wie sind die einzelnen Aminosäuren im Eiweißmolekül zusammengefügt, so finden wir einen Fingerzeig in der Erklärung einer

Reaktion, die allen Eiweißarten und auch ihren hochmolekularen Spaltprodukten
gemeinsam ist, während sie von den niederen Spaltstücken, den Aminosäuren,
nicht gegeben wird. Diese Reaktion ist die Biuretreaktion. Versetzt man eine
Eiweißlösung mit starker Alkalilauge und einem Tropfen Kupfersulfat, so entsteht eine violette Farbe. Den Namen hat die Reaktion von dem Körper Biuret,
der beim Erhitzen von Harnstoff entsteht und der den einfachsten Körper darstellt, der die nach ihm benannte Reaktion gibt.

$$HN\begin{cases} CO \cdot NH_2 \\ CO \cdot NH_2 \end{cases}$$

Nach den Feststellungen von Hofmeister[31] tritt die Biuretreaktion nur bei
solchen Körpern ein, welche zwei $CONH_2$-Komplexe durch das in diesen Komplexen enthaltene C-Atom oder durch ein weiteres C- oder N-Atom verbunden
enthalten. Hofmeister mutmaßte, daß im Eiweißmolekül derartige $CONH_2$-
Gruppen, d. h. Säureamidgruppen vorkommen müssen und daß die Verkettung
der Aminosäuren im großen Molekül durch derartige Säureamidbindungen sich
vollziehe. Diese Annahme hat aber erst durch die experimentellen Feststellungen
E. Fischers[32] Beweiskraft erlangt. E. Fischer[32] konnte zeigen, daß die Aminosäuren sich gegenseitig so verketten, daß die Carboxylgruppe der einen Aminosäure mit der Aminogruppe einer zweiten Aminosäure unter Wasserverlust,
d. h. Anhydridbildung zusammentritt. Das Reaktionsprodukt ist ein Säureamid.
Wenn wir als einfaches Beispiel dieser Reaktion zwei Moleküle Glykokoll unter
Wasseraustritt sich verbinden lassen, so entsteht das Glycylglycin

$$HOOC \cdot CH_2 \cdot NH\boxed{H + HO}OC \cdot CH_2 \cdot NH_2$$
$$HOOC \cdot CH_2 \cdot NH \cdot OC \cdot CH_2 \cdot NH_2$$
Glycylglycin

E. Fischer[32] nannte diese Körperklasse, welche sich aus Verkettung von säureamidartig gebundenen Aminosäuren aufbaut, Peptide. Das Glycylglycin ist
der einfachste Vertreter dieser Gruppe. Es ist ein Dipeptid. Im Glycylglycin
ist nur eine CONH-Gruppe enthalten. Zum Zustandekommen der Biuretreaktion
müssen vier derartige Säureamidgruppen im Molekül vorhanden sein. Es wird
also erst ein Tetrapeptid Biuretreaktion geben. E. Fischer konnte durch
Synthese einer großen Reihe dieser Peptide nachweisen, daß das Eiweißmolekül
tatsächlich derartige Peptidbindungen in weitem Ausmaße enthält. Die synthetisch hergestellten Peptide gleichen in ihren physikalischen und chemischen
Eigenschaften den hochmolekularen Eiweißspaltprodukten.

Aus dem einfachen Beispiel Glycylglycin geht hervor, daß bei peptidartiger
Bindung eine Aminogruppe und eine Carboxylgruppe frei bleibt. Man kann durch
Anhydrisierung weitere Aminosäuren mit einer beliebig großen Zahl von Aminosäuren verketten, wie E. Fischer und Abderhalden[33] gezeigt haben. Obgleich
diese synthetisch dargestellten Polypeptide in ihren Eigenschaften große Ähnlichkeit mit hochmolekularen Spaltprodukten haben, erscheint es nicht sehr wahrscheinlich, daß sich das Eiweißmolekül lediglich durch geradlinige peptidartige
Verkettung von Aminosäuren aufbaut. Durch das Vorhandensein von Diaminosäuren und Dicarbonsäuren ist Gelegenheit zur Verzweigung der Kette gegeben.
Es können ferner esterartige und ätherartige Brücken bestehen. Die Aminosäuren Serin und Cystin können durch die Hydroxyl- bzw. Mercaptylgruppe zu
derartigen Sauerstoffbrückenbildungen Veranlassung geben.

$$\begin{array}{c} CH_2 \cdot O \cdot R \\ | \\ CH \cdot NH_2 \\ | \\ COOH \end{array}$$

Von größtem Interesse ist die von Abderhalden[34] diskutierte Möglichkeit, daß zwei Aminosäuren unter Austritt von zwei Wassermolekülen zu einem ringartigen Körper, der zur Klasse der Diketopiperazine gehören würde, zusammentreten können. Aus zwei Molekülen Glykokoll entsteht folgendes Diketopiperazin

$$HN\underset{CH_2-CO}{\overset{CO-CH_2}{<\qquad>}}NH$$

Obwohl man durch Behandlung von Eiweiß mit Wasser bei 180° (Ssadikow und Zelinsky[35]) derartige Anhydride erhält, ist der Beweis nicht erbracht, daß sie wirklich im Eiweißmolekül präformiert und nicht erst durch eine derartige Behandlung sekundär entstanden sind. Besonders die Untersuchungen von Waldschmitz-Leitz[36] haben ergeben, daß eine Spaltung der Diketopiperazine durch Eiweiß spaltende Fermente nicht möglich und dadurch ein primäres Vorkommen dieser Körper im Eiweißmolekül unwahrscheinlich gemacht ist.

Troensegaard[37] spaltet Eiweiß in einem wasserfreien Medium und erhält hohe Ausbeute an cyclischen pyrrolartigen Produkten. Auf Grund dieser Arbeiten glaubt Troensegaard, daß das Proteinmolekül ein Assoziationsprodukt von Oxypyrrolen darstellt. Auch dieser Ansicht ist entgegenzuhalten, daß die erhaltenen pyrrolartigen Spaltprodukte erst sekundär durch die eigenartige Hydrolyse entstanden sein können. Von großer Bedeutung für die Struktur des Eiweißmoleküls sind die in neuerer Zeit von Edlbacher und Felix[38] gemachten Versuche, die freien Aminogruppen besonders in den basischen Eiweißkörpern vor der Hydrolyse festzulegen. Es ist noch ein weites Feld der Forschung, die unendliche Mannigfaltigkeit der Bindungsmöglichkeiten im Proteinmolekül zu ergründen. Als richtunggebend erscheinen die Arbeiten von Waldschmitz-Leitz[39], der feststellt, daß die fermentative Aufspaltung parallel geht mit dem Freiwerden neuer Aminogruppen und neuer Carboxylgruppen. Jedenfalls zeigt diese Tatsache, daß im wesentlichen die alte Auffassung des Eiweißmoleküls als ein hochmolekulares Polypeptid zu Recht besteht.

Molekülgröße des Eiweißes. Max Bergmann[40] glaubt auf Grund seiner Arbeiten über hochmolekulare Zucker, daß auch das Proteinmolekül aus kleineren Komplexen bestehe, die durch Nebenvalenzen zum großen Molekül assoziiert sind. Eine ähnliche Ansicht äußert Herzog[41], da er durch Bestimmung der Molekulargröße des Fibroins aus dem Röntgenspektrogramm einen Maximalwert von 600 gefunden hat.

Ganz andere Werte für das Molekulargewicht ergeben sehr exakte neuere Messungen in wäßriger Lösung für die Größe des Eiweißmoleküls. So fand Yamakami[42] für Ovalbumin 34000, für Caseinogen 2000. Für Hämoglobin errechnet sich aus dem Eisengehalt ein Molekulargewicht von 16000. Es ist bisher nicht aufgeklärt, auf welche Weise diese verschiedenen Molekülgrößen, je nachdem man in wäßrigen oder organischen Lösungsmitteln die Bestimmung ausführt, zustande kommen. Ein niederes Molekulargewicht des Proteinmoleküls dürfte nach den zahlreichen Spaltprodukten sehr unwahrscheinlich sein.

Neuere Arbeiten von K. H. Meyer und Mark[43] über die Konstitution des Seidenfibroins mit röntgenspektrographischen Methoden lassen auf eine micellare Struktur des Eiweißes schließen. Die Forscher nehmen an, daß in einem micellar gerichteten Grundgerüst von einfachen Peptiden die in ihrem Mengenverhältnis zurücktretenden Aminosäuren unregelmäßig angelagert sind. Das Eiweißmolekül ist nach diesen Forschern kein im chemischen Sinne einheitlicher Körper.

Die Zahl der bis jetzt bekannten dargestellten Polypeptide ist außerordentlich groß. Eine unendliche Zahl derartiger Komplexe ist möglich; auch wenn wir nur die säureamidartige Bindungsart im Proteinmolekül als einzige Verkettungsmöglichkeit annehmen, so kommen wir schon zu einer Zahl von Strukturisomeren, für die uns das Vorstellungsvermögen fehlt. Abderhalden[44] gibt an, daß aus 20 verschiedenen Aminosäuren die Bildung von einer 19stelligen Zahl von Polypeptiden sich theoretisch ermöglichen ließe. Wenn heute sehr oft die Ansicht vertreten wird, daß jedem Organ und sogar dem einzelnen Individuum eine besondere Art von Eiweiß zukomme, so ist diese weitgehende Individualisierung der Proteine theoretisch möglich. Man kann sagen, daß die Annahme von arteigenem, organeigenem und individuumeigenem Eiweiß durch die synthetische Forschung eine gewisse Berechtigung zu haben scheint. In dem gleichen Sinne dürften auch die Ergebnisse der Fermentuntersuchungen sprechen. Gibt es doch Zellfermente, die nur Eiweiß der gleichen Zellart abbauen können. Leberpreßsaft vermag Leber zu autolysieren, läßt aber das Nierengewebe vollständig unzersetzt. Es müssen bestimmte Gruppierungen der Aminosäuren in den Proteinen der verschiedenen Organe vorhanden sein, auf die nur das Zellferment des betreffenden Organes eingestellt ist. Die Zellfermente sind bisher unsere feinsten Reagenzien auf die Unterschiede in der Struktur der einzelnen Eiweißkörper. Die biologischen Eiweißreaktionen, die Präcipitinbildung und die anaphylaktische Reaktion weisen in der gleichen Richtung.

Wir haben versucht, dem Bau des Eiweißmoleküls durch die Betrachtung der Resultate der synthetischen Forschung näherzukommen. Durch Synthese ist es auch tatsächlich gelungen, Peptide herzustellen, die dem Eiweiß ziemlich nahekommen. Das größte bisher dargestellte Polypeptid enthält 19 Aminosäuren und hat ein Molekulargewicht von 1326 (E. Abderhalden und A. Fodor[44]). Nachdem nunmehr die Schwierigkeiten, die aus der Mannigfaltigkeit der Anordnung und der Zahl der Bausteine verursacht werden, verständlich sind, kann man begreifen, wie verwirrend und vieldeutig sich der partielle Abbau des Eiweißmoleküls gestaltet hat. Es gibt bis heute noch kein absolutes Kriterium für die Reinheit eines Eiweißkörpers. Auch die Krystalle der wenigen krystallisierten Eiweißkörper schließen Verunreinigungen ein, da ein Umkrystallisieren im landläufigen Sinne aus verschiedenen Lösungsmitteln nicht möglich ist. Eine Umwandlung eines Proteins in ein wohldefiniertes anderes Protein ist bisher noch nicht beobachtet worden.

Man hat die ersten Stufen des Abbaues Albumosen und Peptone genannt und hat versucht diese Substanzen chemisch voneinander abzugrenzen. Man glaubte in ihrem Verhalten gegenüber konzentrierten Salzlösungen eine Unterscheidung gefunden zu haben. Albumosen aussalzbar, Peptone nicht aussalzbar. E. Fischer[45] konnte aber zeigen, daß die Aussalzbarkeit nicht mit der Molekulargröße zusammenhängt, sondern an das Vorhandensein von Tyrosin, Tryptophan und Cystin gebunden ist. Es kann also ein niedermolekulares Peptid, sofern es diese Aminosäuren enthält, aussalzbar sein und ein hochmolekulares Peptid im gegenteiligen Sinne durch Salzlösung nicht gefällt werden. Abderhalden[46] läßt daher mit Recht den Begriff Albumosen fallen und bezeichnet die ganze Gruppe der nicht durch Koagulation fällbaren Eiweißkörper als Peptone.

Durch milde Hydrolyse entstehen aus dem Eiweißmolekül Komplexe, die an Diaminosäuren reicher sind und die Siegfried[47] Kyrine nennt. Einen noch höheren Gehalt an Diaminosäuren weisen die Histone (30%) und Protamine (fast ausschließlich Diaminosäuren) auf. Diese wegen ihres hohen Gehaltes an Diaminosäuren stark basischen Komplexe besitzen nach der Feststellung von A. Kossel[48] für die Kernsubstanzen große Bedeutung.

Weder durch partielle noch durch vollständige Hydrolyse der Eiweißkörper ist es gelungen, aus der Menge der auftretenden Spaltprodukte und aus der quantitativen Bestimmung der einzelnen Aminosäuren eine Abgrenzung der einzelnen Eiweißarten zu ermöglichen. Bisher können wir die Eiweißarten lediglich nach ihren oben schon erwähnten biologischen Reaktionen unterscheiden, und nach ihren physikalischen Eigenschaften, Löslichkeit und Fällbarkeit rubrizieren.

Fermente des Eiweißstoffwechsels. Es ist nicht möglich die proteolytischen Enzyme scharf zu charakterisieren, da die Enzyme nach ihren Substraten unterschieden werden, die Konstitution der Eiweißkörper aber unbekannt ist. Man unterscheidet die bei saurer Reaktion optimal wirkenden Pepsinasen und die bei alkalischer Reaktion wirkenden Tryptasen. Aus nebenstehender Kurve ist die Reaktionskinetik der proteolytischen Fermente zu erkennen (Dernby[49]).

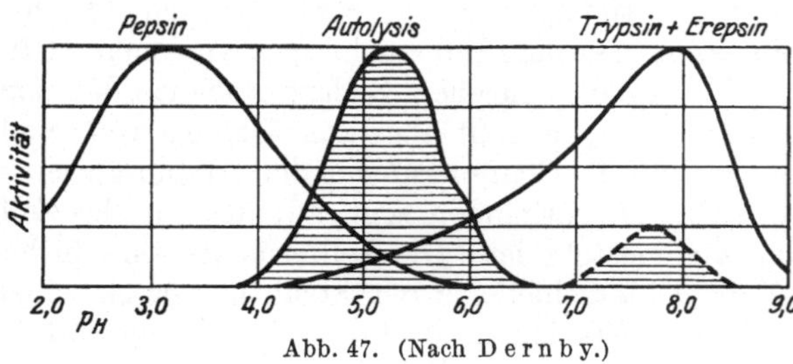

Abb. 47. (Nach Dernby.)

Die Pepsinverdauung erfolgt nach Bindung des Eiweißes an das Enzym. Bei der Pepsinverdauung hat man der Eiweißquellung durch Salzsäure große Bedeutung zugeschrieben. Die Bedeutung der Salzsäure liegt nicht in der Quellung des Eiweißes, sondern in der Erzeugung des für die Wirksamkeit des Enzymes nötigen p_H (Ostwald und Kuhn[50]). Künstliche Polypeptide werden von Pepsin nicht gespalten.

Trypsin wird als Proferment Trypsinogen secerniert und erst durch die Enterokinase der Darmmucosa in aktives Trypsin überführt. Nach den neuesten Untersuchungen von Waldschmitz-Leitz[51], dem es gelang Ferment und Kinase durch Adsorption zu trennen, wird sowohl Trypsinogen als auch Enterokinase vom Pankreas secerniert, aber erst im Darm wirksam. Trypsinogen allein spaltet niedere Eiweißkörper. Zur Spaltung höher molekularer Proteine ist Trypsinogen und Enterokinase nötig. Die Kinase ist kein Enzym, sondern ein Aktivator des Enzyms.

Erepsin = Peptidase spaltet nur Polypeptide bestimmter Konfiguration, vorwiegend Peptide, die aus physiologischen Aminosäuren aufgebaut sind. Derartige Peptidasen vermögen Casein nur nach vorausgegangener Pepsinverdauung zu spalten, dagegen kann Erepsin desamidiertes Casein direkt zerlegen. Außer im Darm kommen Peptidasen in geringen Mengen im Harn vor. Sehr interessant sind die Untersuchungen von Willstätter und Graßmann[52], die am Papain Pepsinasen- und Peptidasenwirkung nebeneinander verfolgen konnten. Reines Papain spaltet Eiweiß nach Art der Pepsinase zu Peptone. Aktiviert man diese Pepsinase durch HCN, so geht die Spaltung weiter, es tritt zu der peptonisierenden noch die peptonspaltende Eigenschaft hinzu. Nach Willstätter ist die Labilität der proteolytischen Fermente durch folgende Schema zu charakterisieren:

$$\text{Pepsinase (Papain)} + \text{HCN} \longrightarrow \text{Tryptase,}$$
$$\text{Peptidase (Trypsinogen)} + \text{Kinase} \longrightarrow \text{Tryptase.}$$

Als Trypsineinheit wird jene Fermentmenge definiert, die in 1 Stunde bei 33° die Leitfähigkeit einer Gelatine von $p_H = 6{,}3$ und $d = 2{,}10^{-3}$ um $\dfrac{1}{0{,}0782} \cdot 10^{-3}$ erhöht (Northrop[53]).

Vorkommen spezifischer Proteasen im Organismus. Abderhaldensche Reaktion. d'Herellesches Phänomen. Während im normalen Serum nur geringe Mengen von Proteasen vorkommen, treten nach Abderhalden[54a] durch parenterale Eiweißzufuhr spezifische Proteasen auf, die nur das eingeführte körperfremde Eiweiß abzubauen vermögen. Abderhalden[54b] versuchte diese Reaktion des Organismus zur Diagnose von Gravidität und Neubildungen auszuwerten. Bis heute ist es jedoch nicht gelungen, den zweifellos richtigen Gedanken des Nachweises spezifischer Abwehrfermente methodisch so auszubauen, daß eine einwandfreie Diagnostik möglich wäre.

Inwieweit die einzelnen Bakterienstämme das Auftreten spezifischer Proteasen im Organismus auszulösen vermögen, ist nicht geklärt. Das d'Herellesche[55] Phänomen (das Berkefeld-Filtrat des Stuhles Ruhrkranker vermag in die Kulturen des Shiga-Kruse Ruhrerregers „Löcher" zu fressen), das „Bakteriophagen", soll ein derartiges proteolytisches Ferment sein. Sollte das d'Herellesche Phänomen, d. h. das Auftreten von Bakteriophagen, einem proteolytischen Ferment gleichzusetzen sein, so wäre das d'Herellesche Phänomen ein Spezialfall des Auftretens spezifischer Abwehrfermente.

Die uns zunächst interessierende Frage ist die Frage nach den Veränderungen, welche die mit der Nahrung aufgenommenen Eiweißstoffe im Magendarmkanal des Menschen erleiden. Die Spaltung der Eiweißkörper beginnt im Magen. Das Pepsin, das Ferment des Magens, verwandelt unlösliche Proteine in lösliche Stoffe. Diese Veränderung der physikalischen Eigenschaft des Moleküls ist durch einen chemischen Vorgang begründet. Nach der alten Anschauung wird das unwirksame Pepsinogen durch die Salzsäure des Magens aktiviert. Die Eiweißkörper adsorbieren HCl, quellen auf und werden dann als Acidalbuminate wasserlöslich. Neuerdings hat man gesehen, daß die Salzsäure das Ferment nicht aktiviert, sondern nur das Reaktionsoptimum für die Pepsinverdauung schafft, da bei hohem p_H das Pepsin bzw. das Pepsinogen unwirksam ist. Durch die Pepsinverdauung wird das große Eiweißmolekül in kleinere Moleküle, sog. Peptone gespalten. Diese Peptone sind wasserlöslich und koagulieren nicht. Es sind immerhin noch große Komplexe von Aminosäuren, die mit den synthetisch dargestellten Polypeptiden größte Ähnlichkeit haben. Es sei aber hier nochmals darauf verwiesen, daß künstliche Polypeptide von Pepsin nicht gespalten werden und auch darin den Peptonen ähnlich sind. Im Magen treten durch die Pepsinverdauung keine freien Aminosäuren auf. Die Wirkung des Pepsins ist keine allgemeine hydrolytische auf die Säureamidgruppen des Eiweißmoleküls, sondern eine scharf umgrenzte fermentative Einwirkung, die auf gewisse Gruppenbindungen im Eiweißmolekül eingestellt ist.

Die vollständige Hydrolyse der Proteine erfolgt erst im Darm bei alkalischer Reaktion durch das Trypsin. Das aus dem Pankreas stammende Trypsin, das von der Darmschleimhaut secernierte Erepsin, zertrümmern das Eiweißmolekül vollständig, so vollständig wie die mineralsaure Hydrolyse im Reagenzglas. Das Trypsin wird als Trypsinogen vom Pankreas secerniert, das Trypsinogen spaltet nur unvollständig (s. oben) und wird erst durch einen Aktivator, die Enterokinase, voll wirksam. Trypsinogen + Enterokinase vermögen jedes Eiweißmolekül in seine kleinsten Bruchstücke, die Aminosäuren, aufzulösen. Von größtem Interesse ist es nun zu wissen: erstens, wo setzt die Resorption der Spaltprodukte ein, und zweitens, welche Eiweißspaltprodukte werden resorbiert? Sind es hochmolekulare Verbindungen, die den Peptonen und Albumosen nahestehen, oder muß das Eiweißmolekül vollständig zertrümmert und in die einzelnen Aminosäuren aufgelöst werden, so daß eigentlich nur Aminosäuren zur Resorption gelangen würden?

Zu der ersten Frage ist zu sagen, daß man nach den bisherigen Untersuchungen nicht annehmen kann, daß bereits im Magen hochmolekulare Eiweißspaltprodukte in den intermediären Stoffwechsel aufgenommen werden. Die Resorption der Eiweißspaltprodukte setzt erst im Darm ein.

Zur zweiten Frage ist zu bemerken, daß weder im Magen noch im Darm die Aminogruppen aus dem Eiweißmolekül losgelöst werden, es sei denn, daß in den tieferen Darmabschnitten eine bakterielle Zersetzung statthat. Früher glaubte man, daß das wesentliche Moment der Eiweißverdauung die Veränderung der physikalischen Eigenschaften des Nahrungseiweißes sei, daß die Verwandlung des wasserunlöslichen Nahrungseiweißes in lösliche kleinere Komplexe für die Resorption genüge. Dadurch würden den Zellen zum Aufbau bereits größere Komplexe angeboten und der Organismus wäre nicht genötigt, den Eiweißkomplex aus seinen kleinsten Spaltprodukten aufzubauen. Die neueren Untersuchungen haben aber ergeben, daß im Darmkanal stets Aminosäuren vorhanden sind, und zwar nicht nur die aus dem großen Molekül leicht abspaltbaren Säuren, Tyrosin, Cystin, Tryptophan, sondern alle bisher bekannten Aminosäuren sind im Darm als Spaltstücke des Eiweißes gefunden worden (Abderhalden[56]). Allerdings sind neben den Aminosäuren im Darm auch Peptone vorhanden. Abderhalden vertritt die Ansicht, daß die Aufspaltung im Darm eine durchgreifende Hydrolyse sein müsse, die das Eiweißmolekül in seine Bausteine, in die einzelnen Aminosäuren zerlege. Auf diese Weise könne jedes Organ sein spezifisches Eiweiß aus den kleinsten Bausteinen selbst aufbauen, während die Organe bei der Resorption größere Spaltstücke, sofern diese nicht eine organeigene Zusammensetzung hätten, dazu nicht imstande wären. Ob diese extreme Postulierung richtig ist, läßt sich experimentell nicht entscheiden. Jedenfalls ist es eine der wichtigsten Funktionen des Darmes, das artfremde Nahrungseiweiß, sei es tierischer oder pflanzlicher Herkunft, seiner Spezifität durch Hydrolyse zu entkleiden und dadurch für den Organismus verwertbar zu machen. Dieser fundamentalen Wichtigkeit der Darmverdauung widerspricht nicht, daß die Zelle nicht nur auf Zufuhr von kleinsten Eiweißspaltprodukten angewiesen ist, sondern wahrscheinlich auch höher molekulare Spaltstücke verwerten kann. Der intermediäre Stoffwechsel ist, wie wir immer wieder sehen werden, nicht eingeleisig angelegt, sondern kann auf mehreren, zum mindesten auf zwei verschiedenen Wegen sich vollziehen.

Es wurde die Möglichkeit diskutiert (Abderhalden[57]), daß die im Darmkanal aus Eiweiß hydrolysierten Aminosäuren in oder jenseits der Darmwand zu einem peptidartigen Komplex, der arteigenes Plasmaeiweiß darstellen würde, zusammentreten. Aus diesem Transportmaterial würde dann die Zelle ihr besonderes Eiweiß aufbauen können. Inwieweit diese Hypothese Abderhaldens den Tatsachen entspricht, konnte bisher nicht nachgewiesen werden. Eine Peptidsynthese in oder jenseits der Darmwand, welche gewissermaßen ein neutrales Transporteiweiß schaffen würde (Begriff identisch mit den alten Begriffen „labiles Eiweiß“, „zirkulierendes Eiweiß“, „Vorratseiweiß“), ist wohl möglich, aber nicht wahrscheinlich. Die neueren Methoden von Folin und Denis[58] und von van Slyke und Meyer[59], welche erlauben, Aminosäuren in Blut und Geweben quantitativ zu bestimmen, zeigen eindeutig, daß eine reichliche Resorption von Aminosäuren ins Blut nach der Eiweißverdauung statthat.

Parenterale Eiweißernährung.

Parenteral zugeführtes Eiweiß kann zum Teil ausgenutzt werden. Versuche durch parenterale Eiweißzufuhr N-Gleichgewicht zu erzielen, sind wiederholt ausgeführt worden (Rona und Michaelis[60], Friedemann und Isaak[61]), jedoch ist die Berechnung derartiger Versuche nicht ganz eindeutig. Die parenterale Eiweißernährung hat praktisch keine Bedeutung erlangt, besonders durch die große Gefahr, welche durch eine anaphylaktische Reaktion auftreten könnte. Henriques und Andersen[62] ist es gelungen, Ziegenböcke mit vollständig abgebautem Eiweiß und etwas Traubenzucker und Salzen drei Wochen am Leben zu erhalten. Auch diese Art der parenteralen Eiweißernährung, welche zwar keine Gefahr der anaphylaktischen Reaktion mit sich bringt, ist praktisch bedeutungslos.

Hier ist einer merkwürdigen „Eiweißvergiftung" Erwähnung zu tun, die Hahn, Massen, Nencki und Pawlow[63] bei Hunden mit Eckscher Fistel nach starker Eiweißnahrung gefunden haben. Ataxie, Amaurose, Bewußtseinstrübung bis zu Koma und Krampfanfälle treten bei einer großen Eiweißmahlzeit bei Eckschen Fistelhunden auf. Die verschiedensten Forscher (Fischler[64], Grafe[64], Hawk[65] und andere) haben sich bemüht, das Wesen dieser Vergiftung zu klären, ohne aber den Mechanismus klarzustellen. Kleinschmidt und György[66] sahen diese Vergiftungserscheinungen bei Eckschen Fistelhunden nicht auftreten, wenn gleichzeitig mit der Eiweißkost größere Mengen Salzsäure und Traubenzucker gegeben wurden.

Das Auftreten von Aminosäuren im Darm und die Tatsache, daß die Aminosäuren die wesentlichen N-Quellen des intermediären Stoffwechsels darstellen, hat den Gedanken gezeitigt, den menschlichen Organismus nur mit Eiweißspaltprodukten im N-Gleichgewicht zu erhalten (O. Loewi[67], Abderhalden[68]). In der Tat hat diese Voraussetzung sich als richtig erwiesen. Man kann einen Organismus bei ausschließlicher Ernährung mit Aminosäuren im N-Gleichgewicht halten und sogar eine gewisse Speicherung von Stickstoff erzielen. Die theoretische Möglichkeit wäre gegeben, den Menschen mit synthetischen Aminosäuren, d. h. mit in Laboratorien hergestellten Nährstoffen zu ernähren, einstmals das Ideal der Stoffwechselforschung (J. Liebig). Es hat sich aber doch gezeigt, daß bei langdauernden Versuchen kein künstliches Aminosäuregemisch das in der Natur vorgebildete Eiweiß dauernd ersetzen kann. Das Ziel der Stoffwechselforschung ist, die physiologischen Vorgänge zu ergründen, nicht sie zu verbessern.

Was geschieht mit den Aminosäuren nach ihrer Resorption? Inwieweit die Fähigkeit aus den resorbierten Aminosäuren arteigenes Eiweiß aufzubauen jeder Zelle zukommt oder ob diese Fähigkeit an gewisse Organe gebunden ist, läßt sich mit unserer heutigen Methodik nicht entscheiden.

In welcher Weise der Neuaufbau von Eiweiß geschieht, ist uns unbekannt. Wir wissen nicht einmal, ob immer ganz neue Eiweißmoleküle gebildet werden oder ob nicht nur manchmal einzelne Bausteine des Eiweißaggregates ersetzt werden. Der Vorgang der Eiweißresynthese ist der Hydrolyse entgegengesetzt und beruht lediglich auf einem Wasserentzug, auf einer Anhydrosynthese. Zweifellos verläuft eine solche Anhydrosynthese mit einer sehr geringen Wärmetönung, so daß keine wesentliche Energiezufuhr für eine Eiweißbildung aus Aminosäuren nötig sein dürfte. Wir wissen auch nicht, ob die im Organismus vorkommenden autolytischen Fermente einer umkehrbaren Reaktion im Sinne eines Wasseraustritts aus zwei Molekülen fähig sind. Nachdem durch die neuen Aminosäurenbestimmungsmethoden nachgewiesen wurde, daß ein wesentlicher Teil der Aminosäuren nach der Resorption in den Geweben scheinbar wahllos deponiert wird, ist es durchaus möglich, daß alle Gewebe die Fähigkeit haben, aus Aminosäuren wieder das Eiweißmolekül zusammenzufügen. Daß tatsächlich die aus dem endogenen Eiweißzerfall anfallenden Aminosäuren im Organismus zur Resynthese verwendet werden können, zeigen die Versuche von Lauter und Jenke[69]. Diese Autoren wiesen nach, daß bei Krankheiten mit gesteigertem Zellzerfall (Pneumonie, Leukämien) im Eiweißminimumversuch wohl das Endprodukt des zerfallenden Zellkernes, die Harnsäure, vermehrt ausgeschieden wird, daß aber die Eiweißspaltstücke des Protoplasmas retiniert werden. Es tritt keine der Harnsäurevermehrung proportionierte Steigerung des Gesamt-Harn-Stickstoffs ein, so daß die Annahme berechtigt erscheint, daß der Körper aus den endogen anfallenden Eiweißspaltstücken wieder neues Eiweiß aufzubauen imstande ist. Es ist sehr wahrscheinlich, daß alle Organe und Gewebe die Fähigkeit haben, aus Aminosäuren, die sie der Gewebsflüssigkeit entnehmen, Eiweiß aufzubauen.

Der intermediäre Aminosäureabbau.

Aus der Beobachtung, daß nach einer Eiweißmahlzeit der ganze in den Aminosäuren enthaltene Stickstoff im Urin als Harnstoff wieder erscheint, kann man die Folgerung ziehen, daß im intermediären Stoffwechsel die Desaminierung der Aminosäuren der erste Vorgang beim Abbau der Eiweißspaltstücke ist. Die Desaminierung der Aminosäuren findet in der Hauptsache in der Leber statt. Jedoch dürften auch andere Organe imstande sein Aminosäuren zu desaminieren. Das bei der Desaminierung freiwerdende Ammoniak wird in der Leber zu Harnstoff synthetisiert. Bei Durchströmung der Leber mit Aminosäuren wurde Harnstoffbildung festgestellt (Löffler[70]). Es scheint sicher, daß diese wichtige Reaktion der Harnstoffbildung aus Ammoniak nicht nur in der Leber, sondern auch in anderen Organen vor sich geht (Fiske[71], Nonnenbruch[72]).

Es ist bisher nicht gelungen, den Prozeß der Desaminierung der Aminosäuren im Reagenzglas durch Organextrakte oder durch isolierte Fermente auszuführen. Lediglich im Durchblutungsversuch am überlebenden Organ oder durch Einwirkung lebender Zellen (Hefe) konnte eine Desaminierung von Aminosäuren außerhalb des Organismus bewerkstelligt werden. Ein spezifisch desaminierendes Ferment ist bisher nicht nachgewiesen worden. Der wichtige Vorgang der Desaminierung ist an die Funktion der lebenden Zelle geknüpft.

Als erstes Reaktionsprodukt der Desaminierung von Aminosäuren entsteht Ammoniak und ein stickstofffreier Rest. Dieser stickstofffreie Rest wird uns beim Studium des intermediären Stoffwechsels allenthalben begegnen. Er ist die Brücke, die wechselseitig von den Proteinen zu den Kohlenhydraten und Fetten führt. Die Tatsache, daß der gesamte Stickstoff von verfüttertem Eiweiß als Harnstoff in kurzer Zeit nach der Mahlzeit im Urin erscheint, beweist nur, daß die im verfütterten Eiweiß enthaltenen Aminosäuren desaminiert wurden. Diese Feststellung beweist nicht, daß das Eiweiß vollständig abgebaut und verbrannt wurde, es kann vielmehr der stickstofffreie Rest sowohl zur Aminosäureresynthese als auch zur Umwandlung in Kohlenhydrat oder Fett herangezogen werden.

Mechanismus der Desaminierung.

Der Mechanismus der Desaminierung der Aminosäuren war der Gegenstand intensiver Forschung. Zuerst glaubte man, daß die Aminosäuren durch einfache Hydrolyse ihre Aminogruppe verlieren. Als Reaktionsprodukt entstünden die Alkoholsäuren und Ammoniak nach dem Schema:

$$R \cdot CH \cdot NH_2 \cdot COOH + H_2O = R \cdot CHOH \cdot COOH + NH_3$$

Aus Glykokoll $CH_2NH_2 \cdot COOH$ entstünde Glykolsäure $CH_2OH \cdot COOH$, aus Alanin $CH_3 \cdot CH \cdot NH_2 \cdot COOH$ würde Milchsäure $CH_3 \cdot CHOH \cdot COOH$ entstehen.

Dakin und Dudley[73] glauben, daß die hydrolytische Abspaltung von Ammoniak zunächst durch eine doppelte innere Cannizzarosche Reaktion über die Ketoaldehyde zur Alkoholsäure führt. Im Durchblutungsversuch fanden diese Autoren, daß Phenylglyoxal in Phenylglyoxylsäure und l-Mandelsäure übergeht.

$$CH_3 \cdot CHNH_2 \cdot COOH \underset{-NH_3}{\longrightarrow} CH_3 \cdot CO \cdot CHO \underset{+H_2O}{\longrightarrow} CH_3 \cdot CHOH \cdot COOH$$

Alanin · · · · · · · · · · Methylglyoxal · · · · · · · · · · Milchsäure

Dieser Mechanismus erscheint gegenüber der einfachen Hydrolyse sehr kompliziert.

Einen Beweis für den einfachen hydrolytischen Reaktionsablauf der Desaminierung schien die Auffindung von (l-) Paraoxyphenylmilchsäure

$$C_6H_4 \begin{cases} OH & (1) \\ CH_2 \cdot CHOH \cdot COOH & (4) \end{cases}$$

durch Baumann[74] im Harn phosphorvergifteter Hunde zu sein.

Eine besondere Art der Desaminierung ist die reduktive Desaminierung bei der Fäulnis, welche sich unter Wasserstoffaufnahme und Ammoniakabspaltung vollzieht. Derartige Reaktionsprozesse kennen wir nicht im intermediären Stoffwechsel. Sie kommen nur bei der Fäulnis durch bakterielle Einwirkung vor. Schon nach kurzer Zeit der Eiweißfäulnis treten Spaltprodukte auf, die durch reduktive Desaminierung entstanden sind. So fand Baumann[75] bei Pankreasfäulnis Paraoxyphenylpropionsäure. Baumann setzte diesen Befund bei der Fäulnis in Gegensatz zu der gleichfalls von ihm im intermediären Stoffwechsel festgestellten hydrolytischen Desaminierung und konnte dadurch zeigen, daß aus der gleichen Muttersubstanz, dem Tyrosin, durch zwei verschiedene Desaminierungsprozesse einerseits die Paraoxyphenylpropionsäure, andererseits die entsprechende Oxysäure entsteht.

Auf eine dritte Möglichkeit der Desaminierung hat als erster Otto Neubauer hingewiesen. O. Neubauer[76] erbrachte Beweise, daß mit größter Wahrscheinlichkeit die Desaminierung im intermediären Stoffwechsel nicht über die Alkoholsäure, sondern über die Ketosäure geht, daß also die Desaminierung nicht ein hydrolytischer, sondern ein oxydativer Vorgang ist,

$$R \cdot CH \cdot NH_2 \cdot COOH + O = R \cdot CO \cdot COOH + NH_3$$

Neubauer[76] gab einem Hund Phenylaminoessigsäure und fand im Urin Phenylglyoxylsäure und Mandelsäure

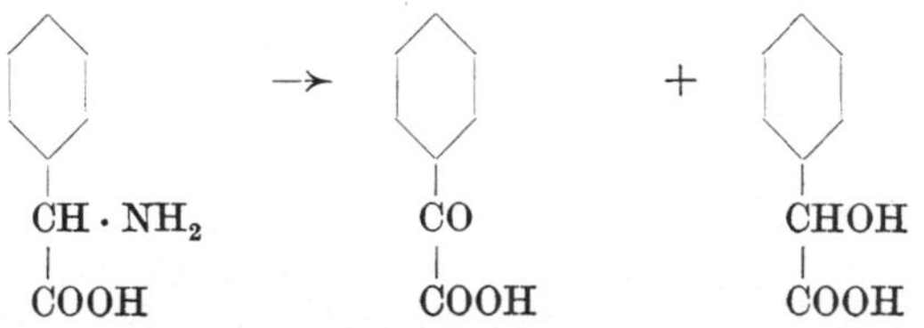

CH·NH₂	CO	CHOH
COOH	COOH	COOH
Phenylaminoessigsäure	Phenylglyoxylsäure	Mandelsäure

Einen eindeutigen Versuch für die oxydative Desaminierung unternahm Neubauer bei einem Alkaptonuriekranken. Die Alkaptonurie, deren Pathogenese späterhin noch eingehend abgehandelt wird, ist eine Anomalie des Aminosäurestoffwechsels, die isoliert den intermediären Abbau des Phenylalanins und des Paraoxyphenylalanins, des Tyrosins, betrifft. Bei dieser Krankheit gelangt die Hydrochinonessigsäure, Homogentisinsäure genannt, als intermediäres Zwischenprodukt des Phenylalanin- und Tyrosin-Abbaues zur Ausscheidung. Das ganze im Nahrungseiweiß enthaltene Phenylalanin und Tyrosin bleibt bei der Abbaustufe der Homogentisinsäure stehen und wird als solche ausgeschieden. Man könnte fürs erste glauben, daß die Homogentisinsäurebildung ein krankhafter Vorgang und die Homogentisinsäure ein fehlerhaftes Zwischenprodukt sei. Aus der Feststellung aber, daß die Homogentisinsäure bei Verfütterung an Hunden vollständig abgebaut wird, darf man schließen, daß sie bei der Alkaptonurie kein fehlerhaftes Bildungsprodukt ist, sondern lediglich ein unvollständig abgebautes physiologisch entstehendes Stoffwechselzwischenprodukt darstellt. Durch diese Erkenntnis haben wir die Möglichkeit beim Alkaptonuriekranken zu prüfen, welche Zwischenkörper vom Tyrosin bis zur Homogentisinsäure im Stoffwechsel tatsächlich entstehen. Bei Verfütterung der zu prüfenden Substanzen können nur die physiologischen Zwischenkörper beim Alkaptonuriekranken zur Mehrausscheidung von Homogentisinsäure führen.

Neubauer[76] gab nun einem Alkaptonuriker Phenylalanin, Tyrosin und Paraoxyphenylbrenztraubensäure und konnte zeigen, daß diese drei Substanzen vollständig als Homogentisinsäure ausgeschieden werden, während bei Verfütterung von Paraoxyphenylmilchsäure eine Mehrausscheidung von Homogentisinsäure nicht eintrat. Aus diesem Versuch zog Neubauer den Schluß, daß die Desaminierung oxydativ über die Ketosäuren und nicht hydrolytisch über die Alkoholsäuren verläuft.

Dieser Beobachtung Neubauers scheint die Bildung von höheren Alkoholen, d. h. Fuselölen bei der Zuckergärung durch Hefe, wie sie von F. Ehrlich[77] beobachtet wurde, zu widersprechen. In den Gärflüssigkeiten sind stets Aminosäuren, die aus zerfallenden Hefezellen stammen, gegenwärtig. Diese Aminosäuren gebraucht die Hefezelle nur zum Teil zur Regeneration ihres Zelleiweißes, zum Teil werden sie abgebaut. Zunächst entstehen die Oxysäuren und dann durch Abspaltung der Carboxylgruppe die Alkohole. Es entsteht auf diese Weise aus der Aminosäure der um ein Kohlenstoffatom ärmere Alkohol, aus Leucin Isoamylalkohol, aus Isoleucin aktiver Amylalkohol, aus Valin Isobutylalkohol, aus Tyrosin p-Oxyphenyläthylalkohol. F. Ehrlich[77] nimmt an, daß durch die Enzyme der Hefe zunächst eine hydrolytische Desaminierung eintritt und dann die Carboxylgruppe abgespalten wird (Carboxylase Neuberg). Neuerdings hat F. Ehrlich zeigen können, daß Schimmelpilze fast quantitativ Aminosäuren zu den entsprechenden Alkoholsäuren verarbeiten. Im Gegensatz hierzu konnten Neubauer und Fromherz[78] erweisen, daß Hefe aus Phenylaminoessigsäure Phenylglyoxylsäure bilden kann, also ebenfalls die Fähigkeit hat, oxydativ zu desaminieren.

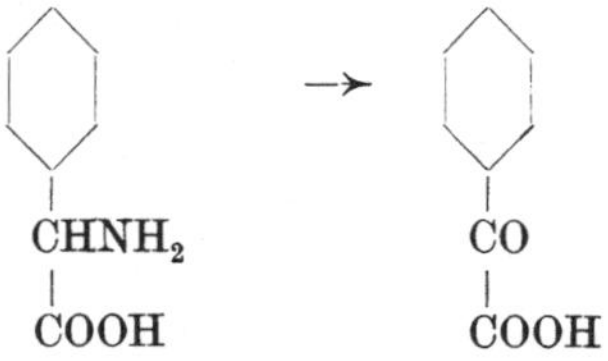

$$\text{CHNH}_2\text{—COOH} \longrightarrow \text{CO—COOH}$$

Allem Anschein nach verfügen die einzelligen Lebewesen über die Möglichkeit, oxydativ und hydrolytisch zu desamidieren. Bei der weitgehenden Ähnlichkeit, die der Aminosäureabbau bei den niederen und höheren Lebewesen hat, wird auch im intermediären Stoffwechsel des Menschen eine hydrolytische Desaminierung möglich sein, wenngleich nach den eindeutigen Ergebnissen Neubauers der Beweis erbracht ist, daß die oxydative Desaminierung im intermediären Stoffwechsel der höheren Lebewesen vorherrscht.

Oxydative Desaminierung. Der Mechanismus der oxydativen Desaminierung ist nach verschiedenen Vorstellungen denkbar. Zerlegt man sich den Vorgang in zwei Stufen, so wäre die erste Stufe nach der Wielandschen Dehydrierungsvorstellung die unter Abgabe von zwei H-Atomen eintretende Bildung einer Iminosäure.

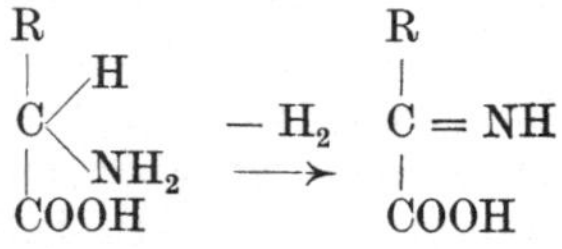

$$\underset{\text{Aminosäure}}{R-C\!\!\begin{array}{c}H\\NH_2\end{array}\!\!-COOH} \xrightarrow{-H_2} \underset{\text{Iminosäure}}{R-C=NH-COOH}$$

Man könnte auch nach der älteren Vorstellung die Bildung eines Hydrates der Iminosäure diskutieren, eine Vorstellung, die bereits von Knoop[79], Neubauer und Fromherz[80] sowie von Thunberg[81] diskutiert wurde.

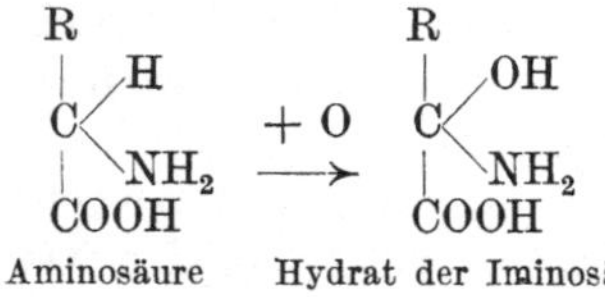

$$\underset{\text{Aminosäure}}{R-C\!\!\begin{array}{c}H\\NH_2\end{array}\!\!-COOH} \xrightarrow{+O} \underset{\text{Hydrat der Iminosäure}}{R-C\!\!\begin{array}{c}OH\\NH_2\end{array}\!\!-COOH}$$

Beide Substanzen, sowohl die Iminosäure als das Hydrat der Iminosäure, sind unbeständig, so daß ihr tatsächliches Vorkommen nicht nachzuweisen ist. Sie zerfallen sofort in die entsprechenden Ketonsäuren und Ammoniak.

Dakin[82] diskutiert die Frage, inwieweit der Bildung der Iminosäure eine α-β-ungesättigte Aminosäure vorausgeht. Er glaubt, daß die Unverbrennlichkeit im tierischen Organismus der α-Amino-β-trimethylpropionsäure $C(CH_3)_3 \cdot CHNH_2 \cdot COOH$ auf der Unmöglichkeit der Bildung einer solchen ungesättigten Aminosäure beruht. Die Iminosäure als Zwischenprodukt des oxydativen Aminosäurenabbaues in vitro konnte von Goldschmidt und Beuschel[83] direkt nachgewiesen werden. Sie zeigten, daß bei der Oxydation von Phenylaminoessigester mit Permanganat eine Substanz entsteht, die durch Zusammentreten von Phenylaminoessigester mit Phenyliminoessigester entstanden ist. Wieland[84] und seine Mitarbeiter haben Aminosäuren im Reagenzglas mit Palladiumschwarz und Tierkohle katalytisch oxydiert. Diese katalytische Oxydation im Reagenzglas führt zu dem um 1 C-Atom ärmeren Aldehyd. Dieser Abbau im Reagenzglas würde nicht über die Ketonsäure führen, da die entsprechende Ketonsäure (Brenztraubensäure) sich gegenüber der katalytischen Oxydation resistent verhält. Wieland und Bergel[85] nehmen daher an Stelle des Abbaues über die Ketonsäure einen Abbau über das Aldimin an, bei dem die Kohlensäureabspaltung der Ammoniakabspaltung vorausgehen würde.

$$
\begin{array}{ccccc}
CH_3 & & CH_3 & & CH_3 \\
| & -CO_2 & | & +H_2O & | \\
C=NH & \longrightarrow & C=NH & \longrightarrow & C=O + NH_3 \\
| & & | & & | \\
COOH & & H & & H \\
\text{Iminosäure} & & \text{Aldimin} & & \text{Aldehyd}
\end{array}
$$

Wieland und Bergel[85] erörtern die Möglichkeit, daß dieser Abbau über das Aldimin auch im Tierkörper stattfinde. Wenngleich eine solche Möglichkeit von vornherein nicht abzulehnen ist, so widerspricht sie doch allem, was wir über die Zwischenprodukte des Abbaues der Aminosäuren im Tierkörper wissen. Versuche über das Verhalten der Aldimine im Tierkörper sind noch nicht ausgeführt. Besonders eine Verfütterung des Aldimins des Tyrosins beim Alkaptonuriker würde zur Lösung dieser Frage erwünscht sein.

Außer der mit großer Wahrscheinlichkeit der oxydativen Desaminierung vorausgehenden Iminosäurebildung sind noch andere Wege, die zur Ketonsäurebildung führen, erörtert worden. So besprechen Dakin und Dudley die Möglichkeit einer Glyoxalbildung. Da aber bei der Verfütterung von Phenylglyoxal bei Kaninchen Dakin und Dudley[86] keine Ketonsäure, sondern nur Mandelsäure im Harn fanden, ist dieser Weg nicht sehr wahrscheinlich (Neubauer[87]). Bergmann[88] und seine Mitarbeiter konnten zeigen, daß aus Peptiden, die Oxyaminosäuren enthalten, leicht ringförmige Anhydride entstehen, die als Trioxypiperazine aufzufassen sind. Bei der hydrolytischen Aufspaltung derartiger Trioxypiperazine durch Säuren wird die Hälfte des Stickstoffes als Ammoniak frei, außerdem entsteht Brenztraubensäure und eine Aminosäure.

$$
\begin{array}{cccccc}
& CH_2OH & & CH_2 & & CH_2 \\
& | & & \| & & \| \\
CO\!-\!\!-\!\!-\!HN\!-\!CH & \rightarrow & CO\!-\!\!:\!NH\!:\!-\!CH & \rightarrow & COOH & NH_3 + COH \\
| & | & | & | & | & + & | \\
CH_2\!-\!NH_2 \quad HOCO & & CH_2\!-\!NH\!-\!\!-\!CO & & CH_2\!-\!NH_2 & & COOH \\
\text{Glycylserin} & & \text{3-Methylen-2-5-diketopiperazin} & & \text{Glykokoll} & &
\end{array}
$$

Ammo- Brenz-
niak traubensäure
(Enolform)

Ein solcher Abbau ist natürlich nur für Peptide mit Oxyaminosäuren denkbar.

Zusammenfassend läßt sich sagen, daß der Hauptweg der oxydativen Desaminierung mit größter Wahrscheinlichkeit über das Hydrat der Iminosäure und die Iminosäure selbst gehen dürfte.

Die Homogentisinsäureausscheidung beim Alkaptonkranken zeigt uns, daß aus einer Aminosäure zunächst die um ein Kohlenstoffatom niedere desaminierte Carbonsäure entsteht. Es ist die Frage zu erörtern, welche Reaktion tritt im intermediären Stoffwechsel des Menschen zuerst ein, die Desaminierung oder die Abspaltung der Carboxylgruppe? Würde die Abspaltung der Carboxylgruppe im intermediären Stoffwechsel der erste Vorgang der Veränderung der Aminosäuren sein, so würden Amine entstehen. Diese Amine kennen wir aus der Einwirkung gewisser Bakterienarten auf Aminosäuren und auch aus Synthesen. Diese Körper, welche man heute mit dem Schlagwort „biogene Amine" bezeichnet, sind für den Organismus außerordentlich differente und giftige Substanzen, von denen schon Bruchteile eines Milligramms schwere toxische Schädigungen hervorzurufen imstande sind. Schon aus dieser Tatsache ist zu ersehen, daß man die Amine nicht als physiologische Zwischenprodukte beim intermediären Aminosäureabbau in Betracht ziehen kann. Zudem konnte Neubauer[76] zeigen, daß Phenyläthylalkohol, ein bereits desaminiertes und entcarboxyliertes Phenylalanin, beim Alkaptonuriker nicht in Homogentisinsäure übergeht, sondern als Phenylessigsäure ausgeschieden wird. Es kann als feststehend betrachtet werden, daß die Abspaltung des Carboxyls beim intermediären Abbau der Aminosäuren erst nach der Desaminierung erfolgt. Es entsteht zunächst durch hydrolytische oder oxydative Ammoniakabspaltung aus den Aminosäuren ein Alkohol oder eine Ketonsäure, durch weitere Aboxydation der endständigen Carboxylgruppe die um ein Kohlenstoffatom ärmere Fettsäure.

Die Möglichkeiten, welche die bisherigen Forschungen für den Aminosäureabbau wahrscheinlich gemacht haben, sind in folgendem Schema an dem Beispiel des Alanins zusammengestellt.

$$
\begin{array}{ccccccc}
\text{Haupt-} & \underset{\substack{\text{COOH}\\ \text{Aminosäure}\\ \text{(Alanin)}}}{\overset{\text{CH}_3}{\text{CHNH}_2}} & \xrightarrow{-\text{H}_2} & \underset{\substack{\text{COOH}\\ \text{Iminosäure}}}{\overset{\text{CH}_3}{\text{C}=\text{NH}}} & \xrightarrow{+\text{H}_2\text{O}} & \underset{\substack{\text{COOH}\\ \text{Iminosäurehydrat}}}{\overset{\text{CH}_3}{\text{COH}\cdot\text{NH}_2}} & \xrightarrow{-\text{NH}_3} & \underset{\substack{\text{COOH}\\ \text{Ketosäure}\\ \text{(Brenztraubensäure)}}}{\overset{\text{CH}_3}{\text{C}=\text{O}}} & \xrightarrow{-\text{CO}_2}
\end{array}
$$

Hauptweg (Fortsetzung): Acetaldehyd $\overset{\text{CH}_3}{\underset{\text{H}}{\text{C}}=\text{O}}$; mit $+\text{H}_2\text{O}$ → Aldehydhydrat $\overset{\text{CH}_3}{\text{C}\langle\overset{\text{OH}}{\underset{\substack{\text{OH}\\ \text{H}}}{}}}\xrightarrow{-\text{H}_2}$ Fettsäure (Essigsäure) $\overset{\text{CH}_3}{\text{C}\langle\overset{\text{O}}{\text{OH}}}$.

Cannizzaro: 2 Mol. Acetaldehyd $\left(\overset{\text{CH}_3}{\text{C}\langle\overset{\text{O}}{\text{H}}}\ \text{O} + \overset{\text{CH}_3}{\text{C}\langle\overset{\text{O}}{\text{H}}}\ \text{H}_2\right) \rightarrow$ Essigsäure $\overset{\text{CH}_3}{\text{COOH}}$ + Äthylalkohol $\overset{\text{CH}_3}{\text{CH}_2\text{OH}}$.

Nebenweg: Aminosäure $\xrightarrow{+\text{H}_2\text{O}}$ Oxysäure (Milchsäure) $\underset{\text{COOH}}{\overset{\text{CH}_3}{\text{CHOH}}} \rightarrow$ Äthylalkohol $\underset{+\,\text{CO}_2}{\overset{\text{CH}_3}{\text{CH}_2\text{OH}}}$.

Um das weitere Schicksal der desaminierten Aminosäuren im intermediären Stoffwechsel zu verstehen, müssen wir uns vergegenwärtigen, wie die Fettsäuren im Stoffwechsel abgebaut werden, da der nach der Desaminierung und Decarboxylierung verbleibende um ein Kohlenstoffatom ärmere Rest eine Fettsäure darstellt. Der Abbau der Fettsäuren wird beim intermediären Stoffwechsel eingehend besprochen werden. Hier sei nur vorweggenommen, daß die langgliedrigen, geradlinigen Fettsäuren wie die Palmitin-, Stearinsäure oder Ölsäure nach den grundlegenden Feststellungen von Knoop[89] nicht von einem Kohlenstoff zum anderen Kohlenstoff abbrennen, sondern daß die Oxydation in der Weise erfolgt, daß sie am β-Kohlenstoffatom einsetzt und unter Abspaltung von Essigsäure zu der um zwei Kohlenstoffatome ärmeren Fettsäure führt. Wenn wir als Prototyp dieser β-Oxydation die Buttersäure anführen, so sehen wir, daß aus Buttersäure β-Oxybuttersäure entsteht, die über die Acetessigsäure durch Säurespaltung zu zwei Molekülen Essigsäure führt.

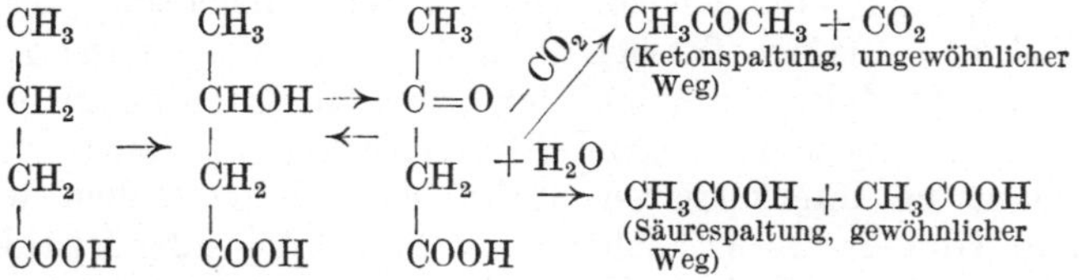

$$
\begin{array}{cccc}
CH_3 & CH_3 & CH_3 & \\
| & | & | & \nearrow\ CH_3COCH_3 + CO_2 \\
CH_2 & CHOH \rightarrow & C=O & \text{(Ketonspaltung, ungewöhnlicher Weg)} \\
| \rightarrow & | \leftarrow & | & +H_2O \\
CH_2 & CH_2 & CH_2 & \rightarrow\ CH_3COOH + CH_3COOH \\
| & | & | & \text{(Säurespaltung, gewöhnlicher Weg)} \\
COOH & COOH & COOH &
\end{array}
$$

Würde an Stelle der Buttersäure ein längerer Fettsäurerest dem Abbau unterliegen, so würden durch β-Oxydation ein Molekül Essigsäure und eine um zwei Kohlenstoffatome ärmere Fettsäure entstehen.

Den Nachweis für die Allgemeingültigkeit der β-Oxydation der Fettsäuren im intermediären Stoffwechsel hat Knoop dadurch erbracht, daß er Benzolderivate mit langgliedrigen Fettsäuren in der Seitenkette verfütterte. Es zeigte sich, daß diejenigen Substanzen, welche in der Seitenkette eine ungerade Zahl von Kohlenstoffatomen haben, wie die Phenylvaleriansäure $C_6H_5 \cdot CH_2 \cdot CH_2 \cdot CH_2 \cdot CH_2 \cdot COOH$, Phenylpropionsäure $C_6H_5 \cdot CH_2 \cdot CH_2 \cdot COOH$ zu Benzoesäure verbrannt werden, während die Substanzen mit einer geraden Zahl von Kohlenstoffatomen in der Seitenkette wie Phenylcapronsäure $C_6H_5 \cdot CH_2 \cdot CH_2 \cdot CH_2 \cdot CH_2 \cdot CH_2 \cdot COOH$ zu Phenylessigsäure abgebaut werden. Die entsprechenden Mengen von Benzoesäure und Phenylessigsäure erschienen dann im Harn als mit Glykokoll gepaarte Substanzen, entweder als Hippursäure (Benzoylglykokoll) oder Phenacetursäure (Phenylacetylglykokoll). Würde bei diesen Substanzen mit langgliedriger Seitenkette ein Abbrennen in der Art erfolgt sein, daß immer ein Kohlenstoff nach dem anderen aboxydiert wäre, so würde als einziges Endprodukt dieses Abbaues die Benzoesäure in Erscheinung getreten sein und nicht ein wechselseitiges Auftreten von Benzoesäure und Phenylessigsäure, je nach der Gliederzahl der Seitenkette, verständlich machen. Zudem ist es Friedmann[90] und Dakin[91] gelungen, die oxydativen Zwischenstufen der β-Oxydation nachzuweisen.

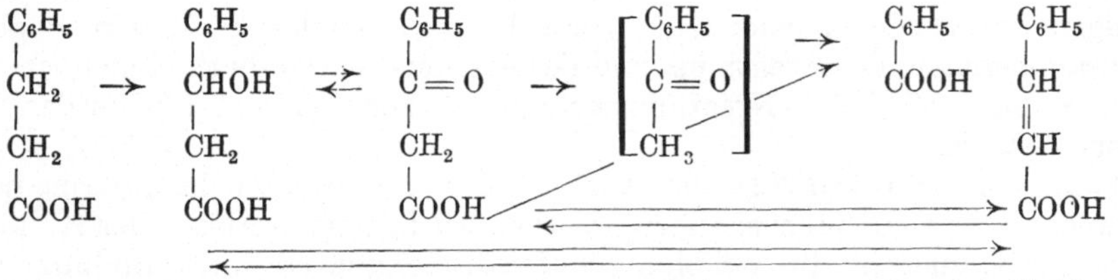

$$
\begin{array}{cccccc}
C_6H_5 & C_6H_5 & C_6H_5 & \left[\begin{array}{c}C_6H_5\end{array}\right] & C_6H_5 & C_6H_5 \\
| & | & | & | \rightarrow & | & | \\
CH_2 \rightarrow & CHOH \rightleftarrows & C=O \rightarrow & C=O \nearrow & COOH & CH \\
| & | & | & | & & \| \\
CH_2 & CH_2 & CH_2 & \left. CH_3 \right] & & CH \\
| & | & | & & & | \\
COOH & COOH & COOH & & & COOH
\end{array}
$$

| Phenyl-propionsäure | Phenyl-β-oxy-propionsäure | Benzoylessig-säure Phenyl-β-keto-propionsäure | Aceto-phenon | Benzoe-säure | Zimtsäure (Phenylakryl-säure) |

Wir haben gesehen, daß der Abbau der aliphatischen Aminosäuren nach der Desaminierung und Decarboxylierung zu einer Fettsäure führt, die nach den Regeln des Fettsäureabbaues durch β-Oxydation über die Essigsäure zu Kohlensäure und Wasser verbrannt wird. Bei den aromatischen heterocyclischen Aminosäuren gilt für die Seitenkette der gleiche Abbaumechanismus. Bei keiner der aromatischen und heterocyclischen Aminosäuren kommt es zur Ausscheidung von größeren Mengen ringhaltiger Körper im Urin. Es müssen bei diesen Substanzen nicht nur die aliphatischen Seitenketten abgebaut werden, es muß auch im intermediären Stoffwechsel die Aufspaltung der Ringsysteme möglich sein. Für den Benzolring des Phenylalanins und Tyrosins wissen wir das sicher. Auf den Mechanismus der Aufspaltung des Benzolrings soll bei der Alkaptonurie näher eingegangen werden (s. S. 120).

Über das Schicksal der anderen ringförmigen Aminosäuren, des Histidins und des Tryptophans, sind wir hinsichtlich der Aufspaltung des Ringskelets wenig unterrichtet. Aus der Tatsache, daß normalerweise keine größere Menge dieser Eiweißspaltprodukte ausgeschieden wird, ist zu entnehmen, daß sowohl der dem Histidin zugrunde liegende Imidazolring, als auch der Indolring des Tryptophans im intermediären Stoffwechsel aufgebrochen werden kann. Kotake[92] gab Hunden 2—3 Wochen lang täglich 5—12 g Histidin als Chlorhydrat, das zum größten Teil als Urokaninsäure

$$\text{CH}=\text{CH}\cdot\text{COOH}$$

Urokaninsäure

ausgeschieden wurde. Bei der Durchblutung von Hundeleber mit Tryptophan entsteht in gleicher Weise wie bei der Durchblutung mit Indolbrenztraubensäure Kynurensäure (Matsuoka[93]).

$$\text{OH}$$

$$\text{COOH}$$

$$\text{N}$$

Kynurensäure

Eine besondere Erwähnung bedarf noch der Abbau des Arginins. Das Arginin, und zwar das d-Arginin wird im Reagenzglas durch Arginase in Ornithin und Harnstoff zerlegt. Die Linksform des Arginins erleidet eine derartige Spaltung nicht. Es ist bisher noch kein Beweis erbracht, daß die fermentative Zerlegung des Arginins im intermediären Stoffwechsel immer zu Ornithin und Harnstoff führt. Bei der Durchblutung der Leber mit inaktivem Arginin (Felix[94]) wird Arginin vollständig verbrannt, eine Möglichkeit, die nur dadurch gegeben erscheint, wenn ein anderer Weg des Abbaues für das Arginin noch möglich ist. Bei Verfütterungsversuchen von Arginin sah man die Kreatininausscheidung ansteigen. Es scheinen jedoch die Versuche nicht eindeutig zu sein, obgleich ein Zusammenhang des Kreatinins und des Arginins sehr wahrscheinlich ist. Auf diesen Punkt soll beim Kreatininstoffwechsel noch einmal ausführlich eingegangen werden.

Fasse ich die Hauptzüge des Abbaues der Aminosäuren im intermediären Stoffwechsel noch einmal zusammen, so sehen wir folgenden Ablauf der Reaktion. Zuerst Desaminierung in α-Stellung entweder oxydativ unter Bildung einer α-Ketonsäure oder hydrolytisch unter Bildung einer α-Oxysäure. Nach der Desaminierung erfolgt die Aboxydation des endständigen Carboxyls, so daß in der ersten Phase nach der Desaminierung eine Fettsäure entsteht, die ein Kohlenstoffatom weniger enthält als die ursprüngliche Aminosäure. Der nunmehr verbleibende stickstofffreie Rest der Aminosäuren unterliegt den Gesetzen des oxydativen Abbaues der Fettsäuren. Die Oxydation erfolgt jetzt nicht mehr am endständigen Carboxyl, sondern in β-Stellung zum Carboxyl. Es entstehen β-Oxy- und β-Ketonsäuren, welche durch Säurespaltung sich in ein Molekül Essigsäure und in die restierende Kette der Fettsäuren aufspalten. Bei den α-Aminosäuren mit einer ungeraden Zahl von C-Atomen entstehen auf diese Weise

Fettsäuren, die nurmehr drei Kohlenstoffatome verkettet enthalten. Diese im Stoffwechsel immer wiederkehrende Kette von drei Kohlenstoffatomen ist die Brücke, die vom Eiweiß zum Zucker- und Fettstoffwechsel führt. Entsteht bei dem Abbau der α-Aminosäuren mit einer Kette von einer geraden Zahl von C-Atomen eine Fettsäure mit vier Kohlenstoffatomen, das Buttersäureradikal, so wird die Buttersäure, wie wir gesehen haben, über die Oxybuttersäure zur Essigsäure und weiterhin zu Kohlensäure und Wasser abgebaut. Neuere Untersuchungen von Bonifaz Flaschenträger[95] und seinen Mitarbeitern an möglichst langen aliphatischen Aminosäuren, die in der Aminogruppe mit Benzolsulfosäure und Methyl substituiert waren, erwiesen aufs neue den Mechanismus der β-Oxydation.

Es ist bereits wiederholt zum Ausdruck gekommen, daß der Organismus aus dem Nahrungseiweiß, d. h. aus den einzelnen resorbierten Aminosäuren, sein arteigenes Eiweiß aufbaut. Dieser synthetische Prozeß wird vom Organismus ständig ausgeführt. Er verläuft ohne wesentlichen Energieverbrauch. Es ergibt sich nunmehr die Frage, kann der Organismus auch die Bausteine zu dieser Eiweißsynthese, die einzelnen Aminosäuren synthetisch aufbauen oder ist er auf die Zufuhr mit der Nahrung angewiesen. Es sei hier vorweggenommen, daß der menschliche Organismus fast alle Aminosäuren synthetisieren kann, ausgenommen die ringförmigen Aminosäuren: Phenylalanin, Tyrosin, Tryptophan und Histidin sowie Cystin, Lysin und Arginin. Bei diesen Aminosäuren, deren Zufuhr notwendig ist, kann der Organismus die Synthese des Kohlenstoffskeletts nicht ausführen. Der Vorgang der Aminierung ist für alle α-Aminosäuren prinzipiell derselbe. Ausnahmen machen nur die Diaminosäuren Lysin und Arginin. Der Aufbau des Kohlenstoffskelets ist hingegen fast für jede Aminosäure verschieden.

Synthese von
Aminosäuren
im Organismus.

Da die Aminogruppe in den Aminosäuren außerordentlich fest verankert ist, so daß es in vitro nur auf Umwegen gelang, die Aminosäure in eine Fettsäure überzuführen, schien es ein Vorrecht der Pflanze zu sein, Aminosäuren zu produzieren. Erst im Jahre 1910 konnte Knoop[96] eine Aminosäuresynthese im Organismus eindeutig nachweisen. Nachdem O. Neubauer[76] gezeigt hat, daß der Hauptweg der Desaminierung ein oxydativer ist und über die α-Ketonsäuren führt, versuchte Knoop an Ketonsäuren die Einführung einer Aminogruppe vorzunehmen. Er verfütterte γ-Phenyl-α-ketobuttersäure. Diese Substanz wurde vom Hunde in die Acetylverbindung der γ-Phenyl-α-aminobuttersäure übergeführt. Auch die entsprechende Alkoholsäure (in diesem Falle die γ-Phenyl-α-oxybuttersäure) lieferte allerdings nur in geringerer Menge die gleiche Acetylaminosäure.

Aminierung.

$$
\begin{array}{ccc}
\mathrm{C_6H_5} & & \mathrm{C_6H_5} \\
| & & | \\
\mathrm{CH_2} & & \mathrm{CH_2} \\
| & & | \\
\mathrm{CH_2} & \longrightarrow & \mathrm{CH_2} \\
| & & | \\
\mathrm{CO} & & \mathrm{CH \cdot NH \cdot OC \cdot CH_3} \\
| & & | \\
\mathrm{COOH} & & \mathrm{COOH} \\
\text{\small γ-Phenyl-α-ketobuttersäure} & & \text{\small Acetyl-α-amino-γ-phenylbuttersäure}
\end{array}
$$

Fast gleichzeitig mit Knoop konnte Embden[97] und seine Schüler an der durchströmten Hundeleber zeigen, daß hier aus α-Keto- und in Spuren auch aus a-Alkoholsäuren die entsprechenden Aminosäuren entstehen. Damit war auch für die im Eiweißmolekül vorkommenden physiologischen Aminosäuren der Weg der Synthese erwiesen. Der Wiederaufbau der Aminosäure aus der Ketosäure ist dem oxydativen Abbauprozeß entgegengesetzt. Es liegt wahrscheinlich ein umkehrbarer Prozeß vor.

$$\begin{array}{ccc}
\text{CH}_3 & & \text{CH}_3 \\
| & & | \\
\text{CHNH}_2 + \text{O} & \rightleftharpoons & \text{CO} + \text{NH}_3 \\
| & & | \\
\text{COOH} & & \text{COOH} \\
\text{Aminosäure} & & \text{Ketosäure}
\end{array}$$

Die Tatsache, daß es Knoop[98] später auch gelungen ist, in vitro durch Schütteln in Gegenwart von Palladiumschwarz die Ketosäuren mit einer Ausbeute bis zu 66 % in Aminosäuren überzuführen, zeigt eindeutig, daß dieser Vorgang der Aminosäurebildung aus Ketonsäuren eine allgemeine biologische Reaktion ist. Nachdem die Aminosäuresynthese in vitro gelungen war, konnte auch der Chemismus dieser Reaktion eindeutig aufgezeigt werden. Über den Mechanismus der Aminierung stehen zwei Möglichkeiten zur Diskussion. Bei der einen Möglichkeit bildet sich aus der Ketonsäure unter Wasseraustritt mit Ammoniak die entsprechende Iminosäure; bei der anderen Möglichkeit entsteht aus der Ketonsäure durch Ammoniak zunächst die Oxyaminosäure und daraus die Aminosäure.

$$\text{I.}\quad
\begin{array}{ccc}
\text{R} & \text{R} & \text{R} \\
| & | & | \\
\text{C} = \boxed{\text{O} + \text{H}}\text{N}\!\!\begin{array}{c}\text{H}\\ \text{H}\end{array} \rightarrow & \text{C} = \text{NH} + \text{H}_2 \rightarrow & \text{CHNH}_2 \\
| & | & | \\
\text{COOH} & \text{COOH} & \text{COOH} \\
\text{Ketonsäure} & \text{Iminosäure} & \text{Aminosäure}
\end{array}$$

$$\text{II.}\quad
\begin{array}{ccc}
\text{R} & \text{R} & \text{R} \\
| & | & | \\
\text{C} = \text{O} + \text{HN}\!\!\begin{array}{c}\text{H}\\ \text{H}\end{array} \rightarrow & \text{C}\!\!\begin{array}{c}\boxed{\text{OH}\quad \text{H}}\\ \text{NH}_2 + \text{H}\end{array} \rightarrow & \text{CHNH}_2 \\
| & | & | \\
\text{COOH} & \text{COOH} & \text{COOH} \\
\text{Ketonsäure} & \text{Oxyaminosäure} & \text{Aminosäure}
\end{array}$$

Knoop und Oesterlin[99] fanden, daß die Reaktion außer mit Ammoniak auch mit Methylamin gelingt, daß aber eine Aminierung mit Dimethylamin unmöglich ist. Aus dieser Tatsache folgt, daß die Reaktion nur auf dem ersten Wege erfolgen kann und die Iminosäure als Zwischenprodukt auftreten muß. Aus diesen Untersuchungen geht hervor, daß der Organismus fähig ist, Aminosäuren aus N-freiem Material aufzubauen. Die für diese Synthese nötigen Ketonsäuren entstehen ständig beim Abbau der Aminosäuren. Versuche, einen Organismus mit Ketonsäuren zu ernähren, sind erfolgreich durchgeführt worden. Man muß nur darauf achten, daß die entsprechenden Ketonsäuren der ringförmigen Aminosäuren vorhanden sind.

Synthese der N-freien C-Skelete. Die zweite Frage bei der Aminosäuresynthese im Organismus ist die Frage nach der Entstehung der entsprechenden Ketonsäuren, d. h. der N-freien Skelete der Aminosäuren. Der Vorgang der Aminierung der Ketonsäuren dürfte bei allen α-Aminosäuren gleichartig sein. Mehrgestaltig ist lediglich der Aufbau des N-freien Restes. Wir haben bereits bei der Besprechung der einzelnen Aminosäuren angeführt, daß sie mit wenigen Ausnahmen (Glykokoll, Prolin, Oxyprolin) als Substituenten des Alanins angesehen werden können. Die dem Alanin entsprechende Ketosäure, die Brenztraubensäure, entsteht beim Ab- und Aufbau der Kohlenhydrate und liefert das wichtigste N-freie Skelet zur Aminosäuresynthese. Die Substituenten des Alanins können aus dem Kohlenhydrat- und Fettsäurestoffwechsel stammen. Außerdem besteht die Möglichkeit des Weges einer echten C — C-Synthese. Wahrscheinlich wird der N-freie Rest im wesentlichen durch Umbau der Nahrungsaminosäuren zum Wiederaufbau des Körpereiweißes verwendet. Lediglich für das Glykokoll ist es wahrscheinlich, daß eine Glykokoll. wesentliche Neubildung und Synthese im Organismus ständig stattfindet. Die Ansicht von Brugsch[100], daß die Hippursäureproduktion des Menschen sich aus dem Glykokollgehalt des zersetzten Proteins erklären läßt, ist nach den späteren Untersuchungen seines Mitarbeiters Tsuchiya[101] nicht mehr aufrechtzuerhalten. Besonders nachdem Abderhalden und Hirsch[102] zeigen konnten, daß der Körper nach großen Benzoesäuregaben in seinem Glykokollbestand nicht abnimmt. Als Grundmaterial der Glykokollsynthese ist das Glykokoll der Glykocholsäure (Zimmermann[103]), auch das N-haltige Abbauprodukt des tierischen Purinstoffwechsels, das Allantoin (beim Menschen werden die Purine nicht weiter abgebaut), ferner andere Aminosäuren des Eiweißmoleküls, aus denen Glykokoll durch Abbau entstehen könnte, herangezogen worden. Die beiden ersten mutmaßlichen Vorstufen des Glykokolls, die Glykocholsäure und das Allantoin, reichen bei weitem nicht aus, um den möglichen Glykokollanfall zu decken. In Wirklichkeit würde die Frage der Glykokollsynthese bei dem ersten Fall nur verschoben sein. Gegen die Annahme des Abbaues gewisser Aminosäuren zum Glykokoll spricht die bereits erörterte Tatsache, daß der Abbau der Aminosäuren zunächst mit der Desaminierung einsetzt. Es sind mannigfache Untersuchungen unternommen worden, durch Verfütterung von Eiweißspaltprodukten (Csonka[104], Griffith und Lewis[105]) eine direkte Bildung von Glykokoll nachzuweisen. Diese Versuche hatten alle ein negatives Ergebnis. Auch die Untersuchungen durch Kohlenhydratzufuhr, die Glykokollsynthese eindeutig zu beeinflussen (Lewin[106], Widmark und Jensen-Carlen[107], Griffith und Lewis[105]), sind nicht eindeutig verlaufen. Das gleiche Schicksal der Unsicherheit hatten auch die Versuche von Ringer[108] und von Sassa[109], mit Glyoxylsäure und Zuckerabbauprodukten Glykokollbildung nachzuweisen.

Zusammenfassend läßt sich sagen, daß der Organismus imstande ist, Glykokoll weitgehend synthetisch zu bilden, und daß er sein N-freies Grundmaterial für diese Synthese aus Abbauprodukten, die sowohl dem Kohlenhydrat- als auch dem Fettsäurestoffwechsel entstammen, hernehmen kann.

Auch die ringförmigen Aminosäuren: Phenylalanin, Tyrosin, Tryptophan Ringförmige und Histidin sind Substituenten des Alanins, da in diesen Aminosäuren der Aminosäuren. Ringkörper an das β-Kohlenstoffatom des Alanins geheftet ist. Es scheint, daß der erwachsene Organismus den Benzol-, den Indol- und den Imidazolring nicht mehr synthetisieren kann. Osborne[110] spricht von der Unmöglichkeit der „Cyclopoiese" im menschlichen Organismus. Es ist nicht ohne weiteres einleuchtend, warum gerade diese Ringe vom Organismus nicht gebildet werden können, nachdem er doch ständig Pyrrolringe und die ringförmigen Sterinkörper aufbaut. Es muß aber gesagt werden, daß alle bisherigen Versuche darauf hindeuten, daß bei Fehlen der exogenen Zufuhr dieser ringförmigen Körper der Organismus schweren Schaden erleidet. Ob mit diesen Fütterungsversuchen die Frage der Unmöglichkeit der „Cyclopoiese" endgültig geklärt ist, müssen noch weitere Untersuchungen von anderen Gesichtspunkten aus bestätigen.

Was für die Unmöglichkeit der Synthese der cyclischen Körper gesagt wurde, gilt auch für die Aminosäuren: Cystin, Lysin und Arginin. Beim Cystin liegt die Schwierigkeit in der Einführung der Sulfhydrylgruppe in β-Stellung in das Alanin. Beim Lysin und beim Arginin dürfte die Schwierigkeit in der Einführung des Aminopropylrestes und Guanidinopropylrestes in das Alaninmolekül liegen, wobei aber nicht gesagt sein soll, daß der Weg der Bildung des Lysins und Arginins unbedingt eine Substitution des Alanins zur Voraussetzung haben muß. Die beiden Substanzen könnten sich auch in direkter Linie vom Abbau der Kohlenhydrate oder Fettsäuren und nachfolgender Aminierung herleiten.

Das Problem der Aminosäuresynthese im Organismus ist mit der Erkenntnis, daß die oxydative Desaminierung und die reduktive Aminierung ein reversibler Vorgang sein dürfte, in einem wesentlichen Punkte geklärt. Die durch Fütterungsversuche festgestellte Unmöglichkeit der Synthese gewisser ringförmiger und gewisser aliphatischer Aminosäuren kann in ihrer Auswertung noch nicht als vollständig abgeschlossen gelten.

Biogene Amine (proteinogene Amine).

Wir haben gesehen, daß im tierischen Organismus die Aminosäuren bei intakter Carboxylgruppe im intermediären Stoffwechsel desaminiert werden. Durch diesen Reaktionsablauf entstehen im intermediären Stoffwechsel aus den Aminosäuren keine Amine. Der Reaktionsablauf des Aminosäureabbaues in den pflanzlichen Organismen ist ein anderer. Hier wird zuerst die Carboxylgruppe abgespalten und dann erst die Aminogruppe. Auf diese Weise entstehen im pflanzlichen Organismus aus den Aminosäuren Amine, die in neuerer Zeit unter dem Namen „biogene Amine" oder „proteinogene Amine" zusammengefaßt werden. Diese Gruppe von Substanzen hat für den menschlichen Organismus große Bedeutung erlangt, da eine große Reihe von pathogenen Bakterien und pflanzlichen Fäulniserregern derartige Amine entstehen lassen, und verschiedene dieser Amine schon in kleinster Konzentration für den Organismus differente, d. h. giftige Eigenschaften besitzen.

Eine zweite, nicht minder wichtige biologische Bedeutung haben die aus den Aminosäuren entstandenen Amine dadurch gewonnen, daß die wirksamen Bestandteile der Drüsen mit innerer Sekretion, soweit sie uns bis jetzt bekannt sind, von derartigen Aminen sich ableiten, ein Zeichen dafür, daß auch gewisse Organe des menschlichen Organismus Aminosäuren in Amine verwandeln können.

Ptomaine.

Amine, die aus Aminosäuren stammen, sind uns erstmals als Leichengifte, Ptomaine, bekanntgeworden. Es sind dies das Cadaverin, welches sich vom Ornithin herleitet, und das Putrescin, welches sich vom Lysin herleitet.

$$\begin{array}{cc}
\underset{\displaystyle NH_2}{\overset{\displaystyle CH_2 \cdot CH_2 \cdot CH_2 \cdot CH_2}{|}} \qquad \underset{\displaystyle NH_2}{|} & \underset{\displaystyle NH_2}{\overset{\displaystyle CH_2 \cdot CH_2 \cdot CH_2 \cdot CH_2 \cdot CH_2}{|}} \qquad \underset{\displaystyle NH_2}{|} \\
\text{Cadaverin} & \text{Putrescin}
\end{array}$$

Beide Substanzen entstehen in Leichen beim Faulen unter der Erde. Sie kommen aber auch in geringer Menge bei einer Stoffwechselkrankheit, die den intermediären Aminosäurestoffwechsel betrifft, der Cystinurie, vor (s. S. 111).

In der Therapie hat man schon lange von biogenen Aminen Gebrauch gemacht, ohne sie eigentlich zu kennen. Der Extrakt des Mutterkorns, das Secale, enthält als wirksamen Bestandteil das aus dem Tyrosin entstandene biogene Amin, das Paraoxyphenyläthylamin.

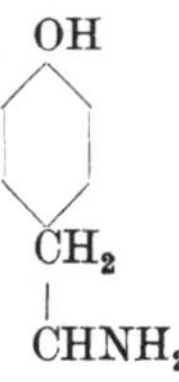

Der Efeuextrakt, ein seit Jahrtausenden in China gebräuchliches Arzneimittel, enthält ebenfalls einen Abkömmling des Tyrosins, das Ephedrin.

$$CHOH \cdot CH(CH_3) \cdot NH \cdot CH_3$$

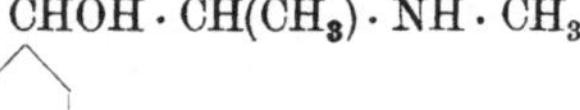

Man hat erkannt, daß diese Substanzen besonders auf die Nervenendigungen der vegetativen Nerven in der glatten Muskulatur wirken. Das stärkst wirkende bisher bekannte biogene Amin ist das aus dem Histidin entstehende Histamin.

$$\begin{array}{c} HC\!-\!NH \\ \| \quad\ \ \rangle CH \\ C\!-\!N \\ | \\ CH_2 \\ | \\ CH\cdot NH_2 \end{array}$$

Dem aus Arginin entstehenden Agmatin ist in letzter Zeit wegen seiner Beziehungen zum Synthalin (s. S. 454) einige Bedeutung beigemessen worden.

$$\begin{array}{c} \diagup NH_2 \\ C = NH \\ \diagdown NH \\ | \\ CH_2 \\ | \\ CH_2 \\ | \\ CH_2 NH_2 \end{array}$$

Die **Betaine** und **Choline** sind Verbindungen, die sich ihrer Struktur nach von den Aminosäuren durch Methylierung ableiten lassen. Nachdem wir wissen, daß der Organismus die Fähigkeit der Methylierung besitzt, ist es wahrscheinlich, daß er auch Betaine bilden kann, die durch vollständige Methylierung der Aminogruppe aus Aminosäuren entstehen. Der Typus eines Betains ist:

Betaine und
Choline.

$$\begin{array}{c} R \\ | \\ CHN(CH_3)_3\cdot OH \\ | \\ COOH \end{array} \quad \text{oder in Anhydridform} \quad \begin{array}{c} R \\ | \\ CH\cdot N(CH_3)_3 \\ | \diagup \\ COO \end{array}$$

Die Betaine sind im Pflanzen- und Tierreich verbreitet. Das Anfangsglied der Reihe ist das eigentliche Betain:

$$\begin{array}{c} CH_2 N(CH_3)_3 \\ | \diagup \\ COO \end{array}$$

In Hunde- und Pferdemuskeln (Ackermann[111]) und in menschlichen Muskeln (Engeland und Biehler[112]) ist das Ornithinbetain gefunden worden. Von besonderem Interesse ist das erstmals von Tanret[113] aus Mutterkorn dargestellte und von Barger und Ewins[114] strukturell aufgeklärte Ergothionein, ein Histidinderivat, bei dem ein H-Atom des Ringskelets durch die SH-Gruppe ersetzt ist.

$$\begin{array}{c} HC \quad NH \\ \| \quad\ \ \rangle C\cdot SH \\ C \quad N \\ | \\ CH_2 \\ | \\ CH\cdot N(CH_3)_3 \\ | \diagup \\ COO \end{array}$$

Das Ergothionein wurde im Schweineblut in Mengen bis zu 30 mg % und im menschlichen Blut bis zu 15 mg % gefunden.

Außer diesen α-Betainen gibt es noch β- und γ-Betaine, die sich von zwei-basischen Aminosäuren durch Decarboxylierung und Methylierung herleiten. Bei der stark differenten Wirkung mancher Betaine ist es möglich, daß die toxische Wirkung mancher durch Bakterienwirkung verdorbener Nahrungsmittel auf derartige Substanzen zurückgeführt werden kann.

Die Choline sind die den Betainen entsprechenden Alkohole. Das Anfangs-glied dieser Reihe ist das Cholin, eine quaternäre Ammoniumbase, welches ein Bestandteil verschiedener Lipoide (s. S. 486) ist.

$$CH_2 \cdot N(CH_3)_3OH \qquad bzw. \qquad CH_2 \cdot CH_2OH$$
$$| \qquad\qquad\qquad\qquad\qquad N \equiv (CH_3)_3$$
$$CH_2OH \qquad\qquad\qquad\qquad\qquad OH$$

Die nahen strukturellen Beziehungen zu den Aminosäuren lassen eine Entstehung von Cholin aus diesen verständlich erscheinen. Karrer[115] und seine Mitarbeiter konnten im Reagenzglas aus den Estern der verschiedensten Aminosäuren die entsprechenden Aminoalkohole mittels Natrium und Alkohol darstellen.

Kreatin. Kreatinin. Als Abbauprodukte des Eiweißes, mit größterWahrscheinlichkeit des Eiweiß-bausteins Arginin, ist das Kreatin, die Methylguanidinoessigsäure, und das An-hydrid dieser Säure, das Kreatinin, anzusehen.

$$\begin{array}{cc} NH_2 & NH\!\!-\!\!\!-\!\!\!-\!\!\!-\!\!\!- \\ C=NH & C=NH \\ N(CH_3)-CH_2-COOH & N(CH_3)-CH_2-CO \\ \text{Kreatin} & \text{Kreatinin} \end{array}$$

Das Kreatin steht als Derivat des Iminoharnstoffs dem Guanidin nahe und dürfte als Guanidinderivat sich vom Arginin herleiten. Da im Kreatin auch ein Imidazolzring vorgebildet ist, hat es strukturelle Beziehungen zum Histidin und zu den Purinen. Die Methylierung am Stickstoff gibt Analogien zu den im vorhergehenden Kapitel abgehandelten Betainen und Cholinen.

Kreatin und Kreatinin gehen in vitro leicht ineinander über. In wäßrig-alkalischer Lösung stellt sich ein Gleichgewichtszustand her, der dem Verhältnis $K = \dfrac{\text{Kreatin}}{\text{Kreatinin}} = 2{,}13$ entspricht. Bei mineralsaurer Reaktion geht Kreatin quantitativ in Kreatinin über. Bei einer gepufferten Lösung, die in ihrer H$^+$-Ionenkonzentration dem lebenden Gewebe entspricht, geht innerhalb 24 Stunden 1,3% des Kreatins in Kreatinin über (Hahn und Mitarbeiter[116]). Beide Sub-stanzen dürften verschiedene funktionelle Bedeutung haben, obwohl sie sich sehr leicht ineinander umwandeln können.

Kreatinin. Das Kreatinin kommt in den Geweben, in der Blutflüssigkeit und im Harn vor. Bei beginnender Niereninsuffizienz ist es neben Harnsäure die erste stick-stoffhaltige Substanz, welche sich im Blute anreichert (E. Krauß[117]). Kreatinin ist ein echter Schlackenstoff. Zugeführtes Kreatinin wird bei intakter Nierenfunktion quantitativ wieder ausgeschieden. Kreatininhaltige Nahrungs-mittel (Fleisch, Fleischsuppen) steigern die Kreatininausscheidung. Reine Eiweiß-substanzen steigern die Kreatininausscheidung nicht. Im Eiweißminimum ist die absolute Menge des Kreatinins im Harn ebenso groß wie bei reichlicher Eiweißzufuhr, im Gegensatz zu Harnstoff, der im Eiweißminimum stark ver-mindert ist. Folin[118] gibt an, daß das Kreatinin bei kreatininfreier Ernährung im wesentlichen ein Produkt des endogenen Stoffwechsels ist. Man kann aus diesem Grunde, ähnlich wie bei der endogenen Harnsäure, von einer endogenen Kreatininquote sprechen. Im Eiweißminimum ist der Harnkreatinin-Stickstoff bei Männern 23—26%, bei Frauen 13,6—17,6% des Totalharn-Stickstoffes

(E. Krauß[119]). Shaffer[120] war der erste, der die Kreatininausscheidung in Zusammenhang mit der Entwicklung der Muskulatur des Individuums brachte.

Kreatin ist zuerst von Chevreul in der Fleischbrühe, dann von Liebig in der Muskulatur nachgewiesen worden. Im Gegensatz zum Kreatinin, das ein Schlackenprodukt ist, ist das Kreatin eine Substanz, die im intermediären Stoffwechsel in der Muskulatur funktionelle Bedeutung hat. Die Vermutung, daß das Kreatin in einer Vorstufe im Muskel enthalten ist, ist neuerdings von Fiske und Subbarow[121] sowie von Eggleton[122] aufgeklärt worden, indem diese Forscher zeigten, daß das Kreatin an Phosphorsäure gebunden (als sog. „Phosphagen") enthalten ist.

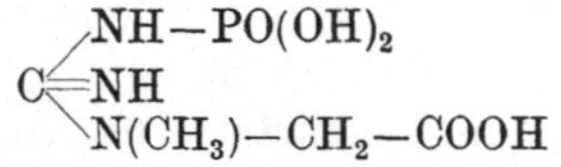

$$C{<}\!\!\!\begin{array}{l} NH-PO(OH)_2 \\ NH \\ N(CH_3)-CH_2-COOH \end{array}$$

Kreatin-Phosphorsäure= Phosphagen

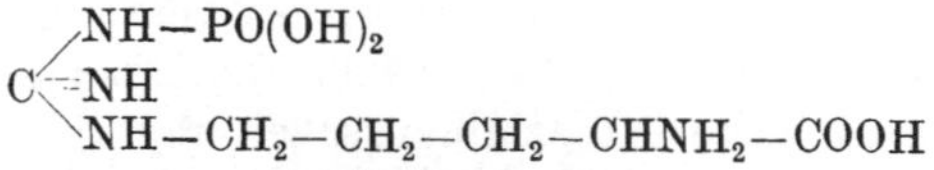

$$C{<}\!\!\!\begin{array}{l} NH-PO(OH)_2 \\ NH \\ NH-CH_2-CH_2-CH_2-CHNH_2-COOH \end{array}$$

Arginin-Phosphorsäure

Kreatin-Phosphorsäure wird bei der Muskeltätigkeit aufgespalten und in der Erholungsphase wieder resynthetisiert. Eine der Kreatin-Phosphorsäure entsprechende Arginin-Phosphorsäure wurde in den Muskeln wirbelloser Tiere gefunden. Kreatin ist im Harn nicht regelmäßig vorhanden. Es scheint, daß das Kreatin wie andere Substanzen, die im Organismus noch eine Funktion zu erfüllen haben, von der Niere erst bei einem gewissen Schwellenwert sezerniert werden.

Bei Kindern und bei Schwangeren findet sich reichlicher Kreatin im Harn als bei Erwachsenen. Kreatin kommt im Hunger, bei kohlenhydratfreier Kost, bei Zuckerkrankheit und in kachektischen Zuständen im Harn vor. In den meisten Fällen ist bei Vorhandensein von Kreatin im Harn das Harnkreatinin vermindert (Ausnahme im Fieber). Es wäre verfrüht, eine Kreatinausscheidung ätiologisch mit irgendeiner Stoffwechselstörung in Verbindung zu bringen. Es müssen erst ausgedehnte kasuistische Beiträge gesammelt werden. Eingeführtes Kreatin wird nicht quantitativ als Kreatinin ausgeschieden.

Dieser Umstand hat die biologische Beziehung des Kreatins zum Kreatinin sehr lange zweifelhaft erscheinen lassen. Folin[123] zog sogar den Schluß, daß Kreatin und Kreatinin im Stoffwechsel voneinander relativ unabhängige Substanzen sind. Diese Ansicht kann sicherlich nicht in vollem Maße aufrechterhalten werden, da lang dauernde Fütterungsversuche mit Kreatin (Benedict und Osterberg[124], Chanutin[125]) die Kreatininausscheidung nach Kreatingabe erheblich ansteigen sahen (von 1,73 auf 3,44 g pro Tag). Kreatinin ist zweifellos das Endprodukt des Kreatinstoffwechsels. Der Übergang von Kreatin in Kreatinin scheint verschieden zu sein, je nachdem es endogen entsteht oder exogen zugeführt wird.

Es wurde bereits erwähnt, daß Shaffer[120] erstmals darauf hingewiesen hat, daß Kreatin und Kreatinin mit der Funktion der Muskulatur etwas zu tun haben müssen. Das reichliche Vorkommen von Kreatin im Muskel wies darauf hin. Seit der Entdeckung der Kreatin-Phosphorsäure weiß man, daß diese Substanz, ähnlich wie das Lactacidogen, mit der Kontraktion des Muskels ursächlich in Zusammenhang steht (Meyerhof und Nachmansohn[126]). Die frühere Annahme (Pekelharing und Hoogenhuyze[127]), daß der Kreatingehalt in Zusammenhang stehe mit dem Tonus der quergestreiften Muskulatur, ist von diesen Autoren und von einer Reihe anderer Autoren zu beweisen versucht worden. Die Resultate sind verschieden. Diese Widersprüche können darin begründet sein, daß man sich über den Begriff des Muskeltonus und besonders über die zur Untersuchung gelangten Zustände des Tonus (Ruhetonus, Reflextonus, tetanische Dauerkontraktur) nicht einheitlich verhält. Die Theorie von Burridge[128] und von Tiegs[129], wonach Kreatin die auftretende Milchsäure neutralisieren soll, ist unbewiesen. Die Beziehungen der Muskeltätigkeit zur Kreatininausscheidung wurden von den verschiedensten Autoren untersucht. Auch hier sind die Ergebnisse nicht einheitlich. Im wesentlichen fanden aber die Untersucher (Hoogenhuyze[130], Shaffer[131], Bürger[132a]), daß während der Muskeltätigkeit eine gesteigerte Kreatininausscheidung einsetzt. Besonders bei Erhöhung des Muskeltonus (militärisches Strammstehen) wurde Kreatinin vermehrt gefunden. Im Schlafe, bei vermindertem Tonus, sinkt die Kreatininausscheidung.

Die Erkenntnis, daß Kreatininausscheidung mit dem Muskelstoffwechsel in Beziehung steht, hat dazu geführt, bei einer Reihe von pathologischen Zuständen die Kreatininausscheidung zu untersuchen. Bei allgemeiner Muskelschwäche ist die Kreatininausscheidung niedrig. Die von Bürger[132b] gezeigte Parallelität zwischen Kreatininausscheidung und Muskelmasse ist durch die verminderte Kreatininausscheidung bei Muskelschwäche bestätigt. Es wurde bereits erwähnt, daß bei allen einschmelzenden Prozessen der Muskulatur Kreatin im Harn auftritt und die Kreatininausscheidung geringer wird. Bei Krankheiten mit gesteigertem Muskeltonus, Encephalitis, Paralysis agitans wurde keine vermehrte Kreatinausscheidung gefunden. Diese Feststellung scheint gegen die Pekelharingsche Theorie der Abhängigkeit der Kreatininausscheidung vom tonischen Zustande der Muskulatur zu sprechen. Andererseits aber fand E. Krauß[133] einen beträchtlich gesteigerten Kreatininquotienten bei einem fieberlosen Spättetanus. Aus den bei pathologischen Zuständen gewonnenen Erkenntnissen über den Kreatin- und Kreatininstoffwechsel läßt sich nur sagen, daß niedrige Kreatininausscheidung bei Herabsetzung der Muskelmasse gefunden wurde und daß eine Vermehrung des Harnkreatins bei degenerativen Zuständen des Muskels festzustellen ist. Die pathologischen Zustände brachten keine Aufklärung der Frage, inwieweit das Kreatin mit dem Tonus der Muskulatur in Beziehung zu setzen ist. Sie erwiesen lediglich, daß die Muskelkontraktion als solche zur Kreatin-Phosphorsäure Beziehung hat.

Die Tatsache, daß im Fieber eine erhöhte Kreatinausscheidung gefunden wurde und daß im Hunger und bei Kohlenhydratmangel sich eine Kreatinurie einstellt, deutet darauf hin, daß alle Zustände, bei denen ein größeres Kohlenhydratbedürfnis vorhanden ist, auf den Kreatin- und Kreatininstoffwechsel einwirken. Sowohl die Mehrausscheidung von Kreatin im Fieber als auch die Hungerkreatinurie verschwindet, wenn genügend Kohlenhydrat gegeben wird (Cathcart[134]). Auch nach Darreichung von Zuckerbildnern verschwindet die Kreatinurie. In gleichem Sinne sprechen die Versuche von Pekelharing[127], der bei Einspritzung von Kreatin bei Hungertieren eine viel größere Kreatinausscheidung fand als bei wohlgenährten Versuchstieren. Auch die bei schwerem Diabetes auftretende Kreatinurie dürfte im Sinne eines Zuckermangels zu deuten sein. Über den Mechanismus der gesteigerten Kreatinausfuhr bei Kohlenhydratmangel kann man keine sicheren Angaben machen. Underhill und Baumann[135] haben die Frage geprüft, ob die bei Kohlenhydratmangel auftretende Acidose ursächlich für die Kreatinurie anzusehen ist. Die Ergebnisse sind nicht eindeutig. Auch Alkalose verursacht Kreatinurie. Alkaligabe hat keinen Einfluß auf die Größe der Kreatinausscheidung. Es dürfte naheliegend sein, die Kreatinausscheidung bei Kohlenhydratmangel auf eine Beziehung des KH-Stoffwechsels zum Mechanismus der Kreatin-Phosphorsäurebildung im Muskel zurückzuführen. Über die Frage, an welcher Stelle der Kohlenhydratstoffwechsel in den Kreatin-Phosphorsäurezerfall und -wiederaufbau eingreift, können keine Angaben gemacht werden.

Vorstufen des Kreatins. Über die Vorstufen des Kreatins und Kreatinins im Organismus weiß man bis heute keine eindeutigen Angaben zu machen. Die nächstliegende Möglichkeit, daß der im Arginin vorgebildete Guanidinkomplex durch Abbau der Aminosäure nach folgendem Schema zum Kreatin führt, ist auf dem Papiere sehr einleuchtend. Leider sprechen die experimentellen Befunde nicht eindeutig in dieser Richtung.

$$
\begin{array}{cccc}
\text{NH}_2 & \text{NH}_2 & \text{NH}_2 & \text{NH}_2 \\
\text{C--NH} & \text{C=NH} & \text{C=NH} & \text{C=NH} \\
\text{NH} & \text{NH} & \text{NH} & \text{N(CH}_3) \\
\text{CH}_2 \rightarrow & \text{CH}_2 \rightarrow & \text{CH}_2 \rightarrow & \text{CH}_2 \\
\text{CH}_2 & \text{CH}_2 & \text{COOH} & \text{COOH} \\
\text{CH}_2 & \text{CH}_2 & & \\
\text{CHNH}_2 & \text{COOH} & & \\
\text{COOH} & & & \\
\text{Arginin} & \gamma\text{-Guanidino-} & \gamma\text{-Guanidino-} & \text{Kreatin} \\
 & \text{buttersäure} & \text{essigsäure} & \\
 & & (= \text{Glykocyamin}) &
\end{array}
$$

Die Versuche, durch übermäßige Zufuhr von Arginin (Jaffé[136], Baumann und Marker[137a], Baumann und Hines[137b], Lieben und Lászlo[138], Rose und Cook[139]) eine Vermehrung des Harnkreatins oder Harnkreatinins zu erzielen, sind nicht eindeutig. Verfütterungsversuche von Arginin an Säuglingen, die von György und Thannhauser[140] zum Nachweis einer Purinbildung aus Arginin unternommen wurden, zeigten keine Vermehrung des Harnkreatins. Thomas[141] zieht aus diesen negativen Ergebnissen den Schluß, daß der Argininkomplex des Eiweißes bereits eine Umwandlung zu Kreatin erfahren dürfte, solange er noch innerhalb des Proteinmoleküls gebunden ist. Diese Ansicht, die bereits von Seemann[142] geäußert wurde, entbehrt bisher der experimentellen Begründung.

Die neueren Untersuchungen von Felix[143] und seinen Mitarbeitern zeigen, daß die dem Arginin entsprechende Alkoholsäure, die Argininsäure, beim Kanin-

$$
\begin{array}{c}
\text{NH}_2 \\
\text{C=NH} \\
\text{NH} \\
\text{CH}_2 \\
\text{CH}_2 \\
\text{CH}_2 \\
\text{CHOH} \\
\text{COOH}
\end{array}
$$

chen und Hund eine Vermehrung der Kreatinin- und Kreatinausscheidung bewirkt. Damit ist wieder das Arginin als Muttersubstanz der Kreatinkörper wahrscheinlicher geworden. Es ist aber das Problem der Kreatinbildung aus Arginin damit in keiner Weise gelöst.

Die Betrachtung der quantitativen Verhältnisse macht es schwer, die Muttersubstanz des Kreatins lediglich im Arginin zu suchen. Im Eiweißminimum wird nach E. Krauß[119] beim Mann 23—26%, also annähernd ein Viertel des Total-Stickstoffs als Kreatin-Stickstoff ausgeschieden. Der Arginin-Stickstoff der Körperproteine ist höchstens auf 12% des Gesamteiweiß-Stickstoffs zu schätzen. Zieht man in Rechnung, daß ein Teil des Arginins durch Arginase zerlegt wird und für die Kreatinbildung nicht in Frage kommt, so kann man

aus dieser zahlenmäßigen Überlegung ableiten, daß ein großer Teil des
Kreatins nicht aus dem Arginin stammen kann. Von den Bruchstücken des
Eiweißmoleküls, die ein Viertel des Gesamteiweiß-Stickstoffs ausmachen und als
Muttersubstanzen des Kreatins mit in Frage kämen, ist eigentlich nur das Gly-
kokoll anzusehen. Ein Übergang von Glykokoll in Kreatin ist durchaus möglich.
Im Reagenzglas entsteht durch Einwirkung von Cyanamid auf Glykokoll Gua-
nidinessigsäure. Durch einfache Methylierung würde Guanidinoessigsäure in
Kreatin übergehen können. Es könnte zunächst auch eine Methylierung des
Glykokolls zu Monomethylglykokoll (= Sarkosin) führen und dann erst durch
Cyanamid zur Kreatinsynthese führen.

$$
\begin{array}{ccccc}
NH_2 & NH_2 & NH_2 & NH_2 & NH_2 \\
| & | & | & | & | \\
CN & C=NH & C=NH & CN & C=NH \\
{}^{+}NH_2 \rightarrow & \!\!>\!NH \rightarrow & \!\!>\!N(CH_3) & {}^{+}NH(CH_3) \rightarrow & \!\!>\!N(CH_3) \\
CH_2 & CH_2 & CH_2 & CH_2 & CH_2 \\
| & | & | & | & | \\
COOH & COOH & COOH & COOH & COOH \\
\text{Cyanamid} & \text{Guanidino-} & \text{Kreatin} & \text{Cyanamid} & \text{Kreatin} \\
\text{+ Glykokoll} & \text{essigsäure} & & \text{+ Sarkosin} &
\end{array}
$$

Fujinama[144] hat durch gleichzeitige Injektion von Sarkosin und Harnstoff
bei Kaninchen eine bedeutende Steigerung des Kreatins erzielt. Die einzige
Schwierigkeit für die Annahme einer solchen Synthese im Stoffwechsel ist die
Entstehung von Cyanamid im Organismus. Immerhin ist die Bildung von Cyanamid aus Harnstoff oder aus dessen Vorstufen möglich. Auch die von Riesser[145]
angenommene Bildung des Kreatins aus vollständig methyliertem Glykokoll,
dem Betain, hätte eine ähnliche Reaktion zur Voraussetzung.

$$
\text{1. Phase:}\quad
\begin{array}{c} N(CH_3)_3OH \\ \diagup \\ CH_2 \\ | \\ COOH \\ \text{Betain} \end{array}
+\;
\begin{array}{c} \\ CO(NH_2)_2 \\ \\ \text{Harnstoff} \end{array}
=\;
\begin{array}{c} NH(CH_3) \\ \diagup \\ CH_2 \\ | \\ COOH \\ \text{Sarkosin} \end{array}
+\; CN\cdot NH_2 \;\;\; +\; 2\,CH_3OH
$$
Cyanamid   Methylalkohol

$$
\text{2. Phase:}\quad
\begin{array}{c} NH(CH_3) \\ \diagup \\ CH_2 \\ | \\ COOH \\ \text{Sarkosin} \end{array}
+\;
\begin{array}{c} \\ CN\cdot NH_2 \\ \\ \text{Cyanamid} \end{array}
=\;
\begin{array}{c} NH_2 \\ \diagup \\ C=NH \\ \diagdown N(CH_3) \\ CH_2 \\ | \\ COOH \\ \text{Kreatin} \end{array}
$$

In gleicher Weise wie aus dem Betain könnte auch aus dem in den Lipoiden
vorgebildeten Cholin Kreatin entstehen. Riesser[145] hat nach Cholininjektionen
den Kreatingehalt der Muskeln steigen sehen und auch eine Vermehrung der
Kreatinausscheidung erzielt. Merkwürdigerweise fanden Abderhalden[146] und
seine Mitarbeiter bei gleichzeitigem Zusatz von Cholin und Arginin zu einem
Gemisch von Muskel- und Leberbrei eine Kreatinanreicherung. Aber auch diese
Ausschläge sind so gering, daß man eindeutige Rückschlüsse auf die Kreatinbildung nicht ziehen kann.

Zusammenfassend läßt sich sagen, daß das Arginin nicht die einzige Vorstufe
des Kreatins im Organismus sein kann und daß noch andere Eiweißbausteine,
wahrscheinlich das Glykokoll und seine Methylierungsprodukte, als Muttersubstanz für das Kreatin und Kreatinin in Frage kommen.

Die von Benedict[147] geäußerte Vorstellung, daß das Harnkreatin erst in
der Niere gebildet wird, ist durch den Nachweis von Kreatinin in den Körper-

flüssigkeiten widerlegt. Die Niere ist das Ausscheidungsorgan für das Kreatinin. Nachdem oben bereits gesagt wurde, daß die Menge des ausgeschiedenen Kreatinins im wesentlichen sich in seinen täglichen Quantitäten nicht ändert, ist die von O. Neubauer[148] vorgeschlagene Methode der Belastung mit Kreatinin als Nierenfunktionsprüfung als eine beachtenswerte klinische Methode eingeführt worden. Bei Nierenfunktionsstörung leidet neben der Harnsäureausscheidung die Kreatinausscheidung am frühesten, und eine Störung der Nierenfunktion wird daher durch eine Belastung frühzeitig klinisch verwertbare Ausschläge geben. An Stelle der Belastung kann man auch die einfachere Kreatininbestimmung im Blutserum ausführen. Der normale Wert im Blutserum ist $1{,}5\text{—}2{,}5\,\mathrm{mg\%}$. Höhere Werte als $2{,}5\,\mathrm{mg\%}$ sind im Sinne einer Nierenstörung aufzufassen.

Zweifellos bestehen auch von seiten der endokrinen Drüsen Beziehungen zum Kreatin- und Kreatininstoffwechsel. Die zahlreichen Angaben in der Literatur sind aber so diffus und widersprechend, daß man nur Zusammenhänge (Epithelkörperchen, Sexualdrüse) annehmen, aber über die eigentlichen Zusammenhänge wenig Positives aussagen kann.

Außer Kreatin und Kreatinin sind noch andere Guanidinbasen aus tierischen Organen und aus Harn isoliert worden. Hier ist zu erwähnen das Monomethyl-guanidin $C{\Big\langle}\begin{matrix}NH_2\\NH\\NH(CH_3)\end{matrix}$ und das asymmetrische Dimethylguanidin $C{\Big\langle}\begin{matrix}NH_2\\NH\\N(CH_3)_2\end{matrix}$ Kutscher und Lohmann[149] sowie Engeland[150] isolierten das Monomethyl-guanidin aus Harn. Auch das asymmetrische Dimethylguanidin ist von Engeland aus Harn isoliert worden. Aus dem Befunde, daß diese Basen von Koch[151] im Harn von Hunden, denen die Epithelkörperchen entfernt wurden, in größerer Menge aufgefunden wurden, zogen Noel Paton und Findlay[152] den Schluß, daß die tetanischen Erscheinungen nach Epithelkörperchenexstirpation auf das vermehrte Auftreten dieser Basen zurückzuführen wäre, eine Hypothese, die in Analogie zu der Tatsache, daß mit Guanidinbasen tatsächlich cerebrale Krämpfe ausgelöst werden können, bestechend ist. Jedoch zeigte Greenwald[153] wie auch Raida und Liegmann[154], daß diese Basen erst bei der Aufarbeitung des Harns entstehen und primär im Harn nicht vorkommen. Obwohl diese Einwendungen nach ihren experimentellen Befunden stichhaltig erscheinen, ist es nicht unwahrscheinlich, daß geringe Mengen Guanidinbasen auch im Harn vorkommen können. Die Schlußfolgerung aber, daß bei Epithelkörperchenexstirpation und Tetanie ein ursächlicher Zusammenhang mit dem Auftreten der Guanidinbasen vorhanden wäre, erscheint nach den vorliegenden Resultaten sehr fraglich. Auch für die von Frank, Stern und Nothmann[155] gemachte Hypothese, daß diese Basen im intermediären Stoffwechsel aus Kreatin entstehen und für den physiologischen Muskeltonus als tonisierende Substanzen anzusprechen sind, ist bisher kein eindeutiger Beweis erbracht.

Die Cystinurie ist, wie ihr Namen sagt, durch Ausscheidung von reichlichen Mengen von Cystin bedingt. Die Mengen von Cystin, welche zur Ausscheidung kommen, können bis zu $1{,}8\,\mathrm{g}$ pro die betragen. Es ist leichtverständlich, daß bei derartigen großen Mengen einer sehr schwer löslichen Substanz, die in den ableitenden Harnwegen bereits ausfällt, der Steinbildung Vorschub geleistet wird. Die Steinbildung war es auch, welche zur Entdeckung des Cystins führte. Wollaston[2] beschrieb im Jahre 1810 zum ersten Male einen Cystinstein, aber erst in neuerer Zeit wurde die Herkunft des Cystins aus dem Eiweißmolekül durch Mörner[156] und Embden[157] erkannt und die Pathogenese der Cystinurie als Störung des intermediären Cystinabbaues klargestellt. Das Cystin ist, wie bereits bei der Zusammensetzung des Eiweißmoleküls besprochen wurde, der

Hauptträger des Schwefels im Eiweißmolekül. Es ist ein Alanin mit einer Sulfhydrylgruppe. Man glaubte, daß von dem Cystin (Neuberg und Mayer[158] zwei isomere Verbindungen vorkommen, von denen das eine das Steincystin sei. Emil Fischer und Suzuki[159] wiesen nach, daß Cystin aus Roßhaar und aus Stein identisch sind.

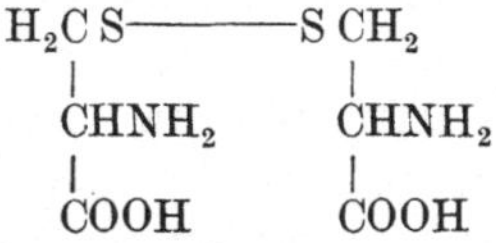

$$
\begin{array}{ccc}
H_2C\,S\!\!-\!\!-\!\!-\!\!-\!\!-\!\!-\!\!S\,CH_2 \\
| \qquad\qquad | \\
CHNH_2 \qquad CHNH_2 \\
| \qquad\qquad | \\
COOH \qquad\quad COOH \\
\text{Cystin}
\end{array}
$$

Inwieweit das Glutathion bei der Cystinurie in die Abbaustörung mit einbegriffen ist, ist bisher nicht untersucht.

Beim normalen Abbau des Cystins erscheint der in ihm enthaltene Schwefel im Harn in oxydierter Form als SO_4-Ion mit Alkalien zu schwefelsauren Salzen vereint oder als Ätherschwefelsäure im Harn wieder. Der sog. Neutralschwefel, d. h. der Schwefel, der noch an organische Substanzen gebunden ist, dürfte wahrscheinlich auch dem Cystinabbau entstammen. Der normale Mensch scheidet bei oraler Gabe von mehreren Grammen Cystin $2/_3$ als Sulfat, $1/_3$ als sog. Neutralschwefel aus. Auch beim Cystinuriekranken wird ein Teil des endogen entstehenden und des exogen zugeführten Cystins abgebaut. Der Cystinuriekranke scheidet einen erheblichen Teil seines Cystins als Sulfat aus. Die einschlägigen Untersuchungen stammen von Loewy und Neuberg[160], die wie alle späteren Untersucher fanden, daß ein beträchtlicher Teil des per os zugeführten Cystins als Sulfat ausgeschieden wird. (Wolf und Shaffer[161] und Shirley Hele[162]). Die Störung des Cystinabbaues bei der Cystinurie scheint fürs erste in der Abwandlung der Schwefelbindung zu liegen. Normalerweise sehen wir nach Cystinfütterung die Ausscheidung des Sulfats im Urin gleichzeitig mit der Harnstoffausfuhr erfolgen. Es dürfte daher ziemlich wahrscheinlich sein, daß Desaminierung und Lösung des Schwefels aus der Disulfidbindung ziemlich gleichzeitig am Cystinmolekül erfolgt.

Der Reaktionsmechanismus der Abspaltung der Schwefelgruppe kann nach zwei Arten verlaufen. Durch Reduktion von Cystin kann das Cystein entstehen.

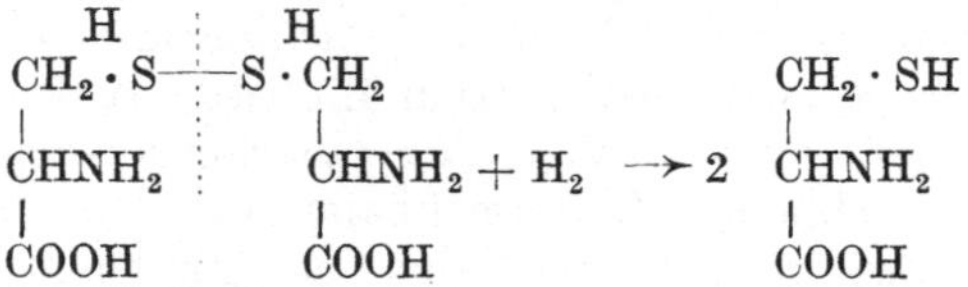

$$
\begin{array}{ccc}
H \qquad\quad H \\
CH_2\cdot S\!\!-\!\!-\!\!S\cdot CH_2 \qquad\qquad CH_2\cdot SH \\
| \qquad\qquad | \qquad\qquad\qquad | \\
CHNH_2 \qquad CHNH_2 + H_2 \;\rightarrow\; 2\;CHNH_2 \\
| \qquad\qquad | \qquad\qquad\qquad | \\
COOH \qquad COOH \qquad\qquad COOH \\
\text{Cystin} \qquad\qquad\qquad\qquad \text{Cystein}
\end{array}
$$

Für diese Art der Reaktion wäre zu beachten, daß verfüttertes Cystin beim Cystinkranken als Cystin ausgeschieden wird, eine Reaktion, der eine Oxydation im Organismus zum Disulfid zugrunde liegt. Für die Möglichkeit eines intermediären Auftretens von Cystein scheint die Tatsache zu sprechen, daß bei Verfütterung von Halogenbenzolen sog. Mercaptursäuren auftreten. Die Mercaptursäuren sind Abkömmlinge des Cysteins, bei denen die Aminogruppe acetyliert ist.

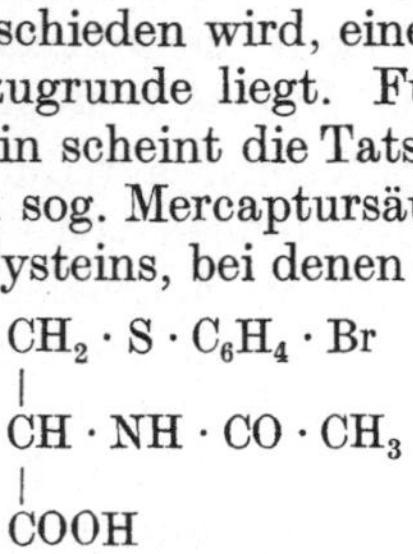

$$
\begin{array}{c}
CH_2\cdot S\cdot C_6H_4\cdot Br \\
| \\
CH\cdot NH\cdot CO\cdot CH_3 \\
| \\
COOH \\
\text{Bromphenylmercaptursäure}
\end{array}
$$

Für das intermediäre Auftreten von Cystein kann auch der von Lewis und McGinty[163] beim Kaninchen erhobene Befund gelten, daß bei oraler Zufuhr Phenyluraminocystin im Harn als Phenyluraminocystein erscheint.

Die oxydative Aufspaltung des Cystinmoleküls führt im Reagenzglas, wie Friedemann[164] zeigen konnte, zur Cysteinsäure.

$$CH_2 \cdot SO_3H$$
$$|$$
$$CH \cdot NH_2$$
$$|$$
$$COOH$$

Cysteinsäure

Beim Erhitzen der Cysteinsäure in wäßriger Lösung unter Druck entsteht, wie der gleiche Forscher zeigen konnte, das der Cysteinsäure entsprechende Amin, das Taurin.

$$CH_2 \cdot SO_3H$$
$$|$$
$$CH_2 \cdot NH_2$$

Taurin

Das Taurin ist eine physiologisch im Körper entstehende Substanz, die mit Cholsäure gepaart ein normaler Gallenbestandteil beim Mensch und Tier ist. Bergmann[165] konnte nachweisen, daß beim Hunde die Taurinausscheidung in der Galle steigt, wenn ihm Cystin und Cholsäure zugeführt werden. Die alleinige Zufuhr von Cholsäure bedingt aber keineswegs, wie irrtümlich in der Literatur angegeben wird, eine Mehrausscheidung von Taurocholsäure.

Aus diesen experimentellen Befunden geht hervor, daß im Tierkörper die Lösung der Disulfidbindung im Cystin sowohl auf oxydativem Wege (Taurinbildung) als auf reduktivem Wege (Cystein) vor sich gehen kann. Bisher kann man nicht mit Sicherheit entscheiden, welcher von den beiden Wegen für den Organismus der geläufige ist und welcher bei dem Cystinuriekranken gestört ist. Allerdings sprechen die Untersuchungen von Wolf und Shaffer[161], die in der Galle eines Cystinurikers ein normales Verhältnis von N : S fanden und die Feststellung Eppingers[166] in der Leichengalle eines Cystinuriekranken, die eine normale Menge einer schwefelhaltigen Gallensäure, wahrscheinlich Taurocholsäure enthielt, dafür, daß bei dem Cystinuriekranken der oxydative Weg über das Taurin nicht gestört ist. In gleichem Sinne ist auch die von Altmann[167] gemachte Feststellung, daß der Duodenalinhalt beim Cystinuriekranken ebensoviel Schwefel enthält als dem normalen Taurocholsäuregehalt der Galle entspricht. Alle diese Untersuchungen lassen aber keinen Rückschluß auf die quantitativen Verhältnisse zu. Die Frage, ob die oxydative Aufspaltung des Cystinmoleküls, die zur Taurinbildung führt, teilweise gestört ist, ist durch diese Versuche nicht entschieden, obwohl es wahrscheinlich ist, daß die Störung bei der Cystinurie nicht durch eine Behinderung des Weges, der zum Taurin führt, verursacht ist.

Von besonderem Interesse ist die Frage, ob die Lösung der Disulfidbildung im Cystin vor oder nach der Abspaltung der Aminogruppe statthat. Die Bindung der Cholsäure an der Aminogruppe im Taurin weist darauf hin, daß bei der oxydativen Spaltung eine Lösung der Disulfidbindung vor der Desamidierung vor sich geht. Vielleicht hat gerade der Umstand, daß die Aminogruppe des Cystins, sei es durch Paarung mit Cholsäure, sei es durch Peptidbindung, besetzt ist, für die Art und Weise der Aufspaltung der Disulfidbindung, ob reduktiv oder oxydativ, eine entscheidende Bedeutung.

Ich glaube, daß für die Entstehung der Cystinurie nicht so sehr eine Unfähigkeit die Disulfidbindung zu lösen in Frage kommt, als vielmehr ein Unvermögen, die Aminogruppe des bereits aus Cystin gebildeten Cysteins abzuwandeln, wodurch eine Rückverwandlung des bereits entstandenen Cysteins in Cystin sich wieder vollzieht. Durch diese Hypothese wäre auch die merkwürdige Tatsache, daß eine Gabe von Cystein beim Cystinuriker eine Erhöhung der Cystynausscheidung macht, erklärt.

Im Sinne dieser Auffassung der Cystinurie als einer partiellen Störung der Desaminierung des Cysteins spricht auch die Tatsache, daß beim Cystinuriekranken neben dem Cystin im Urin auch andere nicht desaminierte Aminosäuren gefunden werden; so wurden Tyrosin und Leucin von Moreigne[168], Abderhalden und Schittenhelm[169], Tryptophan von Garrod und Hurtley[170], Lysin von Ackermann und Kutscher[171] im Harn von Cystinuriekranken festgestellt. Loewy und Neuberg[172] fanden, daß bei Belastung mit Mono- und Diaminosäuren ein von ihnen beobachteter Cystinuriekranker die zugeführten Aminosäuren zum größten Teil unverändert ausschied. Nach diesen Befunden ist die Cystinurie keine isolierte Störung des Cystinabbaues, sondern eine allgemeine Schwäche des intermediären Aminosäurestoffwechsels, bei dem der erste Schritt des Aminosäureabbaues, die Desaminierung, nur in ungenügender Weise sich vollzieht. Im gleichen Sinne spricht auch die wichtige, zuerst von Udranzky und Baumann[173] gefundene und später von anderen[174] bestätigte Tatsache, daß im Harn von Cystinuriekranken Diamine, und zwar Cadaverin und Putrescin, gefunden werden. Diese Diamine, welche uns unter dem Namen Leichengifte geläufig sind, entstehen aus den Aminosäuren Arginin und Lysin. Ihrer Menge nach sind sie zu 0,2—0,4 g im Urin enthalten. Bei Eiweißfäulnis kommen sie unter Umständen auch bei anderen Erkrankungen (Cholera, Brechdurchfall, Dysenterie, Malaria) im Kot vor (E. Roos[175]). Im Urin wurden sie nur bei der Cystinurie gefunden. Ihr Entstehungsmechanismus ist folgender:

$$
\begin{array}{cccccc}
\text{Arginin} & \xrightarrow{\text{Arginase}} & \text{Ornithin} \xrightarrow{-CO_2} & \text{Putrescin} & \text{Lysin} \xrightarrow{-CO_2} & \text{Cadaverin}
\end{array}
$$

Arginin:
$$
\begin{array}{l}
NH_2 \\
C{=}NH \\
\quad NH \\
CH_2 \\
CH_2 \\
CH_2 \\
CHNH_2 \\
COOH
\end{array}
$$

Ornithin (nebst $C{<}^{O}_{NH_2}$ und NH_2, $+$):
$$
\begin{array}{l}
CH_2 \cdot NH_2 \\
CH_2 \\
CH_2 \\
CHNH_2 \\
COOH
\end{array}
$$

Putrescin (Tetramethylendiamin):
$$
\begin{array}{l}
CH_2 \cdot NH_2 \\
CH_2 \\
CH_2 \\
CH_2NH_2
\end{array}
$$

Lysin:
$$
\begin{array}{l}
CH_2 \cdot NH_2 \\
CH_2 \\
CH_2 \\
CH_2 \\
CHNH_2 \\
COOH
\end{array}
$$

Cadaverin (Pentamethylendiamin):
$$
\begin{array}{l}
CH_2 \cdot NH_2 \\
CH_2 \\
CH_2 \\
CH_2 \\
CH_2NH_2
\end{array}
$$

Der Nachweis der Diamine geschieht durch Benzoylierung oder durch Darstellung der Phenylisocyanatverbindungen (s. Neuberg, „Der Harn“). Die Cystinurie ist demnach keine isoliert das Cystin betreffende Abbaustörung, sondern eine allgemeine, wahrscheinlich fermentative Schwäche des Abbaues aller Aminosäuren. Die Ansicht, daß diese Störung im Darm sitzt, ist nicht stichhaltig. Es kann nach den vorliegenden Befunden kein Zweifel sein, daß wir es mit einer intermediären Stoffwechselstörung zu tun haben.

Klinik der Cystinurie. Wir unterscheiden 1. leichte Fälle von Cystinurie, bei denen nur Cystin ausgeschieden wird; 2. Fälle mit Cystinurie und Diaminurie, wobei die Diaminurie spontan oder erst nach Belastung mit Lysin und Arginin auftritt und 3. schwere Fälle von Cystinurie, bei denen Cystin, andere Aminosäuren und Diamine sowohl spontan als auch nach Belastung im Urin auftreten.

Die Cystinurie ist sowohl bei Kindern als auch bei Erwachsenen beobachtet worden. Bei den meisten Kranken dürfte es sich um eine angeborene Störung handeln. Das familiäre Auftreten weist darauf hin, daß es sich um eine erbliche Konstitutionsanomalie handelt. Die Störung betrifft meist Männer.

Außer bei der richtigen Cystinurie kennen wir die Ausscheidung von Cystin im Harn noch bei der akuten gelben Leberatrophie, wo wir das Cystin neben Leucin und Tyrosin finden. Ich konnte wiederholt bei schwerstem Salvarsanikterus im Harn Cystin nachweisen. Auch bei Phosphorvergiftung wurde Cystin im Harn festgestellt. Nachdem Kaufmann[176] und Abderhalden[177] erstmals bei einem $21^1/_2$ Monate alten Kind in Leber und Milz punktförmige Cystininfiltrate festgestellt haben, ist diese Beobachtung bei atrophischen Säuglingen wiederholt gemacht und in neuester Zeit von Lignac[178] ausführlich beschrieben worden. Umber[179] vermutet, daß derartige Cystininfiltrate auch bei konstitutioneller Cystinurie vorkommen und zu entzündlichen Infiltraten in der Muskulatur führen könnten.

Das klinische Bild der Cystinurie ist vollständig uncharakteristisch. Der Urinbefund der eindeutigen sechseckigen Krystalle, deren Form der „Benzolformel" außerordentlich ähnlich ist, oder die Ausscheidung von weißlichem amorphem Cystingries sind die einzigen Momente, die zur Diagnose führen. In den meisten Fällen kommt die Erkrankung erst durch das Auftreten von Steinbeschwerden in den ableitenden Harnwegen zur Beobachtung. Für die Erklärung des Zustandekommens des Cystinsteines genügt allein schon die Schwerlöslichkeit des Cystins in wäßrigen Lösungen. Als Hilfsursachen kommen natürlich auch hier wie bei jeder Steinbildung (Lichtwitz[180]) entzündliche Momente und Störungen des kolloidalen Milieus des Harnes in Frage. Die Cystinsteine können entweder reine Cystinsteine sein oder auch Schichten von anderen Harnsalzen enthalten. Es braucht durchaus nicht bei jeder Cystinurie zur Steinbildung zu kommen. So hatte von fünf cystinurischen Familienmitgliedern, die Looney, Berglund und Graves[181] beschrieben, nur eine Person Steine.

Cystin ist, wie in amerikanischen Tierversuchen festgestellt wurde, eine Aminosäure, die der Körper selbständig nicht synthetisieren kann und die im Nahrungseiweiß enthalten sein muß. Da beim Cystinuriekranken keine komplette Störung des Cystinabbaues vorliegt und immer noch Teile des mit der Nahrung zugeführten Cystins verwertet werden, kommt es nicht zu schweren Allgemeinstörungen des Wachstums und der Ernährung. Die intermediäre partielle Abbaustörung, welche bei den bisher beobachteten menschlichen Cystinuriekranken vorlag, ist eine ungefährliche Erkrankung, sofern nicht durch Infektion der ableitenden Harnwege schwere Störungen verursacht werden.

Diagnostisch bildet die Cystinurie wegen des charakteristischen Harnbefundes keine Schwierigkeiten. Will man gelöstes Cystin im Harn nachweisen, so filtriert man den Harn, macht mit Ammoniak leicht alkalisch und fällt Oxalat und Phosphate mit Calciumchlorid aus. Das eingeengte Filtrat wird mit gleichen Teilen Aceton, Alkohol und Äther versetzt, nachdem mit Essigsäure angesäuert wurde. Beim Stehen krystallisiert das Cystin in charakteristischen Krystallen aus.

Therapeutisch kann man gegen die Cystinurie nur diätetisch vorgehen. Auch   Therapie. der diätetischen Therapie sind Grenzen gesetzt, da einerseits Cystin durch Zellmauserung auch endogen entsteht, andererseits die exogene Eiweißzufuhr nicht vollständig aufgehoben werden kann. Durch eine eiweißarme Kost, 0,5 bis höchstens 1 g pro kg Körpergewicht, gelingt es, wie Jakoby und Klemperer[182] zeigen konnten, die Cystinausscheidung stark herunterzudrücken. Diese Autoren schlugen auch wegen der leichteren Löslichkeit des Cystins in alkalischen Medien vor, beim Cystinuriekranken neben der Eiweißbeschränkung leicht zu alkalisieren. Es wurden 6—10 g Natriumbicarbonat pro Tag gegeben und bei gleichzeitig eiweißarmer Kost die Cystinausscheidung ganz erheblich vermindert. Es ist aber sicherlich nicht nur die Alkalescenz für die Cystinabscheidung von Bedeutung, sondern vor allen Dingen das kolloidale Milieu des Harns, das durch Alkalisierung unbeeinflußt bleibt. Baumann[183] glaubte durch Gaben von Brombenzol, das an und für sich nicht unschädlich ist, das Cystin in ein Mercaptursäurederivat überzuführen. Der Versuch mißglückte, da scheinbar der Mensch im Gegensatz zum Hund Brombenzol nicht als Mercaptursäurederivat ausscheidet. Auch der Gedanke von Simon und Campbell[184], die Bergmannsche[165] Beobachtung, die Taurinausscheidung in der Galle durch Cholsäuregaben bei der Cystinurie zu steigern, führten zu keinem Erfolg.

Alkaptonurie. Wir haben bei der Cystinurie eine Erkrankung kennengelernt, die durch ein teilweises Versagen der ersten fermentativen Einwirkung auf die Aminosäuren im intermediären Stoffwechsel verursacht wird. Wir kennen eine weitere Störung des intermediären Aminosäureabbaues, bei der aber die Krankheitsursache nicht in der Desaminierung gelegen ist, sondern eng umgrenzt nur die beiden Aminosäuren Phenylalanin und Tyrosin in einem späteren Stadium des intermediären Abbaues betrifft — die Alkaptonurie. Diese Erkrankung ist erstmals von Boedeker[185] im Jahre 1859 beschrieben, dem es bei einem Patienten auffiel, daß der Harn bei längerem Stehen an der Luft sich dunkel färbte. Er bemerkte bereits, daß die Dunkelfärbung durch Alkalizusatz beschleunigt wird und gab ihr deshalb den Namen „Alkaptonurie" ($\varkappa\acute{\alpha}\pi\tau\varepsilon\iota\nu$ = erfassen). Die Krankheit ist sehr selten. Seit ihrer Entdeckung sind kaum mehr als ein halbes Hundert Fälle beschrieben worden (Fromherz[186]). In der Erkenntnis des Wesens dieser Krankheit brachte jeder Krankheitsfall neue Fortschritte. Bei der Erforschung der Krankheit wurden so wichtige allgemeine Gesichtspunkte des intermediären Stoffwechsels gewonnen, daß die Bedeutung der Alkaptonurie weit über das allgemeine Nosologische dieser Erkrankung hinausgeht.

Außer der Schwarzfärbung des Harnes durch Alkali fand man noch andere charakteristische Urinreaktionen. Auf Zusatz ammoniakalischer Silberlösung tritt in der Kälte Reduktion, d. h. eine Ausscheidung schwarzen metallischen Silbers ein. Alkalische Kupferlösung wird in der Wärme reduziert. Es tritt jedoch keine Reaktion mit Nylanders Reagens ein. Der Harn gibt Millonsche Reaktion und mit verdünntem Eisenchlorid eine vorübergehende Grünfärbung. Durch das Fehlen der optischen Aktivität sind die Reduktionsproben vom Zuckerharn zu unterscheiden. Durch stufenweise Oxydation mit Wasserstoffsuperoxyd kann man alle möglichen Nuancen von rot bis zu schwarzbraun erzeugen (Mörner[187], Katsch[188]).

Diese Reaktionen wiesen darauf hin, daß im Harn ein reduzierender Körper vorhanden sein müsse. Ebstein[189] glaubte, da Phenole und Dioxybenzole eine ähnliche an der Luft sich verstärkende Schwarzfärbung des Harns verursachen, daß die Verfärbung des Harns durch Brenzcatechin hervorgerufen würde. Die wahre Natur des Alkaptonkörpers stellten erst Baumann und Wolkow[190] fest, indem es ihnen gelang, aus dem Alkaptonharn eine Substanz zu isolieren, die sie als die nächst höhere Homologe der Gentisinsäure erkannten und sie deshalb Homogentisinsäure benannten.

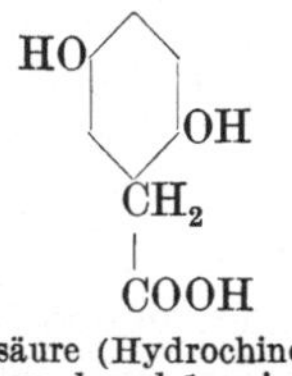

$$\text{HO}\!\!-\!\!\!\bigcirc\!\!\!-\!\!\text{OH}$$
$$|$$
$$\text{CH}_2$$
$$|$$
$$\text{COOH}$$

Homogentisinsäure (Hydrochinonessigsäure)
2,5-Dioxyphenyl 1-essigsäure

Baumann und Fränkel[191] haben durch die Synthese dieser Substanz ihre Identität mit der aus dem Harn isolierten Homogentisinsäure erwiesen. Der einzige Irrtum, den Baumann beging, war die Annahme, daß diese Substanz durch bakteriellen Einfluß im Darmkanal entstünde. Aus der Beobachtung, daß die Alkaptonausscheidung im Hunger zurückging und einen gewissen niederen endogenen Wert beibehält, konnte geschlossen werden, daß die Homogentisinsäure im intermediären Stoffwechsel entsteht. Mittelbach[192] stellte fest, daß die Homogentisinsäureausscheidung durch Fett- und Kohlenhydratkost nicht beeinflußbar ist, daß sie aber durch Eiweißkost beträchtlich ansteigt. Der Schluß war gerechtfertigt, daß die Vorstufe der Homogentisinsäure im Eiweißmolekül vorgebildet sein müsse. Embden[193] konnte zeigen, daß von den Bausteinen des Eiweißmoleküls das Tyrosin die Vorstufe der Homogentisinsäure ist, da beim Alkaptonuriker Tyrosin vollständig in Homogentisinsäure übergeht, während andere aromatische Körper wie Phenylessigsäure, Phenylpropionsäure, die Homogentisinsäureausscheidung nicht beeinflussen. Diese Kenntnisse wurden durch ausgedehnte Arbeiten aus der Schule von Friedrich Müller (Langstein und E. Meyer[194], W. Falta und Langstein[195], Otto Neubauer und W. Falta[196]) vertieft. Langstein und E. Meyer[194] fanden, daß die Homogentisinsäureausscheidung nach Eiweißfütterung nicht nur durch das vorgebildete Tyrosin zu erklären ist, daß vielmehr auch das im Eiweißmolekül vorgebildete Phenylalanin als Alkaptonbildner in Frage kommt. Eine Ansicht, die Falta und Langstein[195] später zahlenmäßig erhärteten, während Embden und Baldes[197] mit Leberdurchblutungsversuchen den tatsächlichen Beweis erbrachten, daß der Abbau des Phenylalanins über das Paraoxyphenylalanin (Tyrosin) geht. Als Alkaptonbildner kommen demnach die Eiweißbausteine Phenylalanin und Tyrosin in Betracht, wie auch Abderhalden, Bloch und Rona[198] durch Verfütterung von künstlichen Polypeptiden, welche die beiden Aminosäuren enthielten, erweisen konnten. Wenn die Homogentisinsäureausscheidung zeitlich dem Gehalt des verfütterten Eiweißes an Alkaptonbildnern nicht immer parallel geht, so ist dies nach Umber und Bürger[199] damit zu erklären, daß Tyrosin rascher aus dem Eiweißmolekül abgespalten würde als Phenylalanin.

Zuerst glaubte man, daß die Alkaptonurie eine vollständige Blockierung des intermediären Abbaues aromatischer Aminosäuren darstelle, d. h. daß alles im Eiweiß vorgebildete Phenylalanin und Tyrosin in Homogentisinsäure übergeht. Nunmehr hat man aber gesehen, daß auch bei dieser Erkrankung graduelle Verschiedenheiten der Abbaustörung vorkommen. Der endogene Wert der Homogentisinsäureausscheidung ist bei nahezu kompletter Störung des Tyrosinabbaues nach Mittelbach[192] mit 2,57 im Hunger und 2,97 bei eiweißfreier Kost zu setzen.

Für die Pathogenese der Stoffwechselstörung ist von prinzipieller Wichtigkeit, zu wissen, ob man die Homogentisinsäurebildung aus den aromatischen Aminosäuren als einen krankhaften Abweg oder als ein Stehenbleiben des Stoffwechsels auf einem normalen Zwischenprodukt ansehen muß. Bereits Mittelbach[192] und nach ihm Garrod[200] haben die Auffassung vertreten, daß die Homogentisinsäure kein abnormes, sondern ein normales Stoffwechselzwischenprodukt ist. Der Gesunde scheidet nach Verfütterung von 50 g Tyrosin (Abderhalden[201]), d. h. nach einer Überbelastung auch Spuren von Homogentisinsäure aus; verfütterte Homogentisinsäure verbrennt der Gesunde vollständig. Mit diesen Versuchen ist gezeigt, daß die Homogentisinsäurebildung ein normaler Stoffwechselvorgang ist und daß die Homogentisinsäureausscheidung ein Stehenbleiben des intermediären Stoffwechsels bei einem normalen Zwischenprodukt anzeigt.

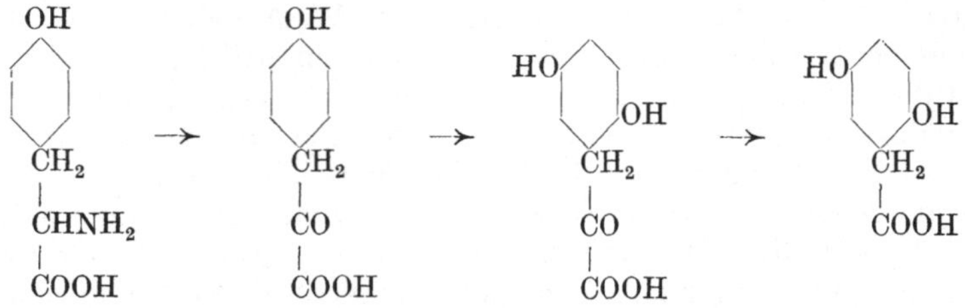

$$\text{Tyrosin} \rightarrow \text{p-Oxyphenylbrenztraubensäure} \rightarrow \text{2,5-Dioxyphenylbrenztraubensäure} \rightarrow \text{Homogentisinsäure}$$

Wir haben bei der Alkaptonurie die Möglichkeit, den normalen Abbau einer Aminosäure, speziell den Abbau des Tyrosins zu studieren, da nur normale Zwischenprodukte des Tyrosinabbaues zur Homogentisinausscheidung führen. O. Neubauer[202] hat in seiner grundlegenden Arbeit diesen Versuchsweg beschritten. Wäre beim Aminosäureabbau die Decarboxylierung der erste Schritt, so müßte beim Tyrosin das entsprechende Amin, das Tyramin, die Homogentisinsäureausscheidung erhöhen. In gleicher Weise müßte dies auch für den entsprechenden Alkohol, den Paraoxyphenylalkohol und die Paraoxyphenylessigsäure der Fall sein (Blum[203]). Diese Voraussetzung trifft nicht zu, keine dieser Substanzen beeinflußt die Homogentisinsäurebildung. Aus dieser Tatsache ist zu folgern, daß der erste Schritt am Molekül im intermediären Abbau der Aminosäuren die Desaminierung sein muß (s. S. 94). Die reduktive Desaminierung führt zur Paraoxyphenylpropionsäure, die hydrolytische Desaminierung zur Paraoxyphenylmilchsäure. Keine dieser beiden Substanzen ist ein Homogentisinsäurebildner. Die Homogentisinsäurebildung wird vielmehr nur durch das Produkt der oxydativen Desaminierung, durch die Paraoxyphenylbrenztraubensäure beeinflußt (Neubauer[202] und Kotake[204]).

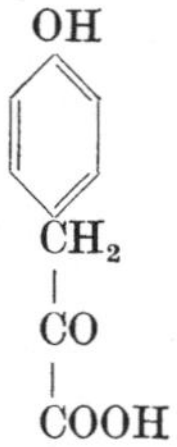

Durch diese bei der Alkaptonurie gewonnene Erkenntnis folgert Neubauer[202] mit Recht, daß bei allen Aminosäuren die Desaminierung im intermediären Stoffwechsel vorwiegend eine oxydative Desaminierung ist.

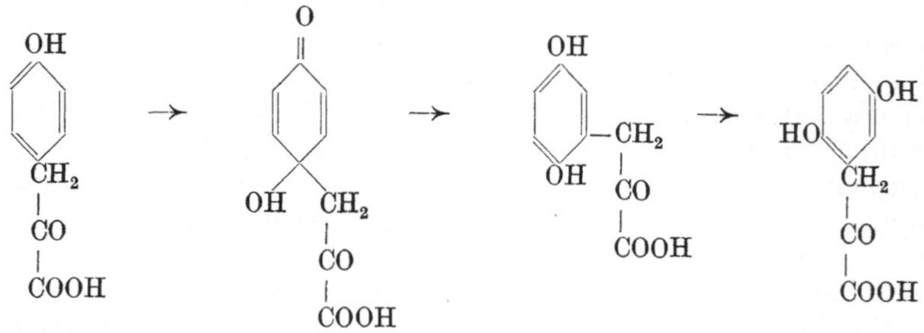

$$\text{p-Oxyphenylbrenztraubensäure} \rightarrow \text{Chinol} \rightarrow \text{Hydrochinonbrenztraubensäure} \rightarrow \text{Homogentisinsäure}$$

Der Weg von der Paraoxyphenylbrenztraubensäure zur Homogentisinsäure geht über zwei verschiedene chemische Prozesse. Wird die p-Oxyphenylbrenztraubensäure in ein substituiertes Hydrochinon verwandelt, so verlangt der Übergang eines in Parastellung substituierten Phenols in ein substituiertes Hydrochinon eine Umlagerung der Substituenten am Benzolring. Eine ähnliche Umlagerung hat Bamberger[205] am p-Kresol durch Oxydation mit Superoxyden (Caroscher Säure) gefunden und festgestellt, daß die Umlagerung von p-Kresol in Toluhydrochinon über das Chinol, über das p-Toluchinol geht.

p-Kresol   p-Toluchinol   Toluhydrochinon

Überträgt man diese Reaktion mit Erich Meyer[206] und E. Friedmann[207] auf die Homogentisinsäurebildung aus p-Oxyphenylbrenztraubensäure, so würde diese Reaktion über das Chinol der p-Oxyphenylbrenztraubensäure laufen, wie Thannhauser[208] dies durch Oxydation von Tyrosin im Reagenzglas mit Kaliumpersulfat zu zeigen versuchte.

Tyrosin   Homogentisinsäure

Es ist die Frage zu erörtern, ob nicht die endständige Carboxylgruppe zuerst aboxydiert wird und die Chinolbildung bei der so entstehenden p-Oxyphenylessigsäure einsetzt. Der Reaktionsverlauf kann aber nicht über die p-Oyxphenylessigsäure führen, da sie kein Homogentisinsäurebildner ist und deshalb nicht als Zwischenprodukt angesehen werden darf. Die p-Oxyphenylbrenztraubensäure hingegen (Neubauer[202]) geht vollständig in Homogentisinsäure über und ist das normale Zwischenprodukt.

Chinole sind bisher im Organismus als Zwischenprodukte nicht gefunden worden, eine Tatsache, die durch die große Geschwindigkeit mit der Chinole in Hydrochinon übergehen, erklärt ist.

Zu der Bildung eines p-Chinols gehört die zur Seitenkette para-ständige Hydroxylgruppe. Führt man in das Molekül des Tyrosins in Parastellung eine CH_3-Gruppe ein, so ist eine p-Chinolbildung unmöglich. In gleicher Weise kann, wie Böhm[209], Fromherz und Hermanns[210] festgestellt haben, beim m-Methylphenylalanin und beim p-Oxy-m-Methylphenylalanin kein p-Chinol entstehen.

Aber obgleich beide Substanzen nicht über das normale Zwischenprodukt, über das p-Chinol abgebaut werden können, vermag der Organismus den Abbau zu vollziehen. Den Weg für den Abbau dieser Substanzen, die nicht über das Hydrochinon gehen, zeigte schon sehr früh Jaffé[211]. Dieser Forscher fand, daß nach Verfütterung von Benzol Muconsäure im Harn auftritt. Die Bildung von Muconsäure ist aber nur dann möglich, wenn ein zweiter Weg der oxydativen Aufspaltung des Benzoringes im intermediären Stoffwechsel statthat.

$$\begin{array}{ccc}
& CH & \\
HC \diagup \quad \diagdown CH & & HOOC \diagup \quad \diagdown CH \\
HC \diagdown \quad \diagup CH & \longrightarrow & HOOC \diagdown \quad \diagup CH \\
& CH & \\
\end{array}$$

Benzol   Muconsäure

Das Zustandekommen der Muconsäure zeigt eindeutig, wie aus den obenstehenden Formeln ersichtlich ist, daß der Benzolring über das o-Chinon im intermediären Stoffwechsel aufgebrochen werden kann. Fromherz und Hermanns[210] haben im weiteren Verfolg dieser Idee ein Brenzcatechinderivat des Phenylalanins im Tierversuch verfüttert.

$$\begin{array}{c}
OH \\
HO \diagup \quad \diagdown \\
\diagdown \quad \diagup \\
CH_2 \\
| \\
CHNH_2 \\
| \\
COOH
\end{array}$$

3,4-Dioxyphenylalanin

Bei diesen Versuchen wurde gefunden, daß dieses Dioxyphenylalanin (Brenzkatechinphenylalanin) beim Tier genau so verbrannt wird wie die p-Oxyphenylbrenztraubensäure. Die Substanz muß also auf dem Wege der orthochinoiden Aufspaltung des Benzolringes abgebaut worden sein. Fromherz und Hermanns[210] zeigten im Gegensatz zu Neubauer[202], daß Verfütterung von p-Oxyphenylbrenztraubensäure beim Alkaptonuriker nicht quantitativ in Homogentisinsäure übergeht. Die Untersucher schließen daraus, daß die Substanz beim Alkaptonuriker auf einem anderen Wege als über die parachinoide Aufspaltung abgewandelt wurde. Dieser Schluß ist nicht zwingend, da die alkaptonurische Störung keine komplette zu sein braucht und immer noch gewisse Mengen von p-Oxyphenylbrenztraubensäure durch die parachinoide Aufspaltung des Benzolringes abgewandelt werden können. Hingegen dürfte die von Fromherz und Hermanns[210] festgestellte Tatsache, daß bei normalen Tieren Brenzcatechinphenylalanin abgebaut wird, ferner, daß die in Parastellung substituierten Phenylalanine abgebaut werden, die Annahme berechtigt erscheinen lassen, daß eine orthochinoide Abwandlung substituierter Benzole nach dem Vorgang der Muconsäurespaltung möglich ist. Im gleichen Sinne spricht auch das physiologische Vorkommen von Brenzcatechinderivaten, von denen hier nur Adrenalin hervorgehoben sei, im Organismus.

$$\begin{array}{c}
OH \\
\diagup \quad \diagdown OH \\
\diagdown \quad \diagup \\
CHOH \\
| \\
CHNH(CH_3)
\end{array}$$

Adrenalin

Der hauptsächlichste Weg der Aufspaltung des Benzolkerns im Organismus erfolgt wahrscheinlich nicht über die orthochinoide Oxydation zur Muconsäure, sondern geht über die Homogentisinsäure, die Hydrochinonessigsäure, zum p-Chinon dieser Substanz,

$$\text{Hydrochinonessigsäure} \rightarrow \text{Chinon} \rightarrow \text{Fumarsäure} + \text{Crotonsäure}$$

worauf die Aufspaltung des Benzolringes in zwei Carbonsäuremoleküle, die Fumarsäure und die Crotonsäure, statthat.

Aus der Crotonsäure entsteht durch Wasseranlagerung β-Oxybuttersäure. Die aromatischen Aminosäuren gehen also bei der Aufspaltung ihres Kernes im intermediären Stoffwechsel in Acetonkörper über, eine Tatsache, die wegen des Auftretens von Acetonkörpern bei besonderen Verhältnissen der Alkaptonurie (Katsch[212]) noch zu besprechen sein wird. Wir haben gesehen, daß die aromatischen Aminosäuren auf zwei Wegen abgebaut werden können, von denen der eine über die orthochinoide Aufspaltung des Benzolringes zur Muconsäure, der andere über die p-chinoide Aufspaltung von der Hydrochinonessigsäure (Homogentisinsäure) zur Fumarsäure und Crotonsäure führt. Es dürfte keinem Zweifel unterliegen, daß die p-chinoide Aufspaltung der aromatischen Aminosäuren der Hauptweg des Abbaues ist und daß nur in gewissen Zellgruppen die spezifische Fähigkeit vorhanden ist, aus den aromatischen Eiweißspaltprodukten Brenz-catechinderivate zu machen und die Aufspaltung des Ringes über Orthochinone herbeizuführen.

Schema nach Fromherz und Hermanns.

Phenyl-alanin → Tyrosin → p-Oxyphenyl-brenztraubensäure

Hydrochinon-essigsäure ⫶→ p-Chinon → Furmar-säure + Croton-säure → Acetessig-säure

3,4-Dioxy-phenylessigsäure → O-Chinon → substituierte Muconsäure → unbekannt

$\dashv\!\vdash\!\rightarrow$ Sitz der Störung bei der Alkaptonurie.

Die Störung bei der Alkaptonurie muß in der Unfähigkeit, die Homogentisin-säure weiter abzubauen, liegen, d. h. der Alkaptonuriekranke kann aus dem Hydrochinon aus irgendwelchen Gründen das substituierte p-Chinol nicht bilden.

Die Unfähigkeit der p-Chinolbildung ist die Störung bei der Alkaptonurie. Diese Störung ist meistens keine komplette, da ein großer Teil der Kranken wechselnde Mengen Homogentisinsäure ausscheidet.

Diese Deutung der Stoffwechselstörung bei der Alkaptonurie ist bisher von den meisten Autoren gegeben worden. Nur Dakin[213] glaubte immer noch die Homogentisinsäure als fehlerhaftes Stoffwechselprodukt ansprechen zu müssen und die Stoffwechselstörung vor die Homogentisinsäurebildung zu legen. In neuerer Zeit wurden an Alkaptonkranken Beobachtungen gemacht, die auf den ersten Blick nicht ganz in das oben angegebene Neubauersche, Fromherzsche, Hermannssche (l. c.) Schema sich einfügen lassen. Der Grundpfeiler dieses Schemas ist die Tatsache, daß beim Alkaptonkranken Tyrosin und Phenylalanin sowie Eiweißkörper, je nach ihrem Gehalt an diesen beiden Aminosäuren, die Homogentisinsäureausscheidung vermehren. Nun bemerkte bereits Matejka[214], daß bei kohlenhydratarmer Kost die Homogentisinsäureausscheidung verschwindet. Katsch[212] konnte zeigen, daß tatsächlich bei reiner Eiweißfettkost bei einem alkaptonkranken Kinde die Homogentisinsäureausscheidung vollständig zurückgeht, während gleichzeitig Aceton auftritt. Ein auf den ersten Blick absolut paradoxes Verhalten, da man nach der oben gegebenen Formulierung von einer Eiweißkost eine Vermehrung der Homogentisinsäureausscheidung erwarten müßte. Diese wichtige Beobachtung glaubte Katsch[212] dahin zu deuten, daß die durch den Kohlenhydrathunger entstehende Acidose die Stoffwechsellage derartig verändert, daß bei dem Alkaptonuriker der Tyrosinabbau über den zweiten Weg des Tyrosinabbaues, der über ein Brenzcatechinderivat führt, gedrängt wird und so keine Homogentisinsäure entstünde. Es scheint aber doch zweifellos ein Zusammenhang zwischen Acetessigsäurebildung und Homogentisinsäureabbau in dem Sinne zu bestehen, daß bei Auftreten von Acetessigsäure die Homogentisinsäureausscheidung aufhört. Da wir nun aber wissen, daß der Abbau der Homogentisinsäure über die Acetessigsäure geht, scheint in erster Linie die Frage diskutierbar, ob nicht durch den Kohlenhydratmangel die physiologische Bildung von Acetessigsäure aus Tyrosin über Homogentisinsäure forciert wird. Diese Annahme wäre nur dann auszuschließen, wenn wir es bei der Alkaptonurie mit einer kompletten Störung, d. h. mit einem vollständigen Fehlen des Fermentes, das die Homogentisinsäure weiter zur Crotonsäure und Acetessigsäure abbaut, zu tun hätten. Nun hat Katsch[212] aber selbst gezeigt und an der Hand der Literatur nachgewiesen, daß die Störung bei der Alkaptonurie nur in den seltensten Fällen als eine totale anzusprechen ist.

Autoren	Verfüttert in 24 Stunden Tyrosin in g	Berechnete Menge an Homogentisinsäure in g	Tatsächlich ausgeschiedene Homogentisinsäure in g
Wolkow und Baumann[190] . . .	10	9,28	6,9
Wolkow und Baumann[190] . . .	11,5	10,7	9,4
Wolkow und Baumann[190] . . .	12	11,6	9,4
H. Embden[193]	15	13,9	5
Mittelbach[192]	8,5	7,89	7,38
Langstein und Meyer[194] . . .	10	9,27	5,44
Katsch und Keller[215]	5	4,64	2,82

Es ist nach diesen Befunden durchaus möglich, daß mit der beim Alkaptonuriker noch vorhandenen, aber stark eingeschränkten Abbaumöglichkeit für Homogentisinsäure durch Kohlenhydratkarenz die physiologische Acetessigsäurebildung aus den einen Benzolring enthaltenden Eiweißspaltprodukten erzwungen wird. Durch eine solche Erklärung würde die einheitliche Auffassung der Alkaptonurie bestehenbleiben. Es sei aber zugegeben, daß auch die von Katsch[212] gegebene Deutung möglich ist. Für die Erklärung von Katsch würde ein Versuch, den er gemeinschaftlich mit Német[216] an einem Hungerkünstler ausführte, sprechen. Katsch und Német[216] gaben einem stoffwechselgesunden Individuum 4 g Homogentisinsäure. Diese wurde vollständig verbrannt. Die gleiche Versuchsperson erhielt im Zustand des Hungerns bei bereits eingetretener Acetonurie die gleiche Menge Homogentisinsäure. Nunmehr trat im Gegensatz zur Periode vor dem Hunger Alkapton auf. Dieser Versuch dürfte aber die von uns diskutierte Erklärung des gegensätzlichen Verhaltens von Acetonurie und Homogentisinsäureausscheidung beim Alkaptonkranken nicht widerlegen. Es ist etwas prinzipiell Verschiedenes, ob ein Alkaptonkranker bei Hunger unter gleichzeitiger Acetonurie seine Homogentisinsäure verliert oder ein Normaler im Zustand des Hungerns verfütterte Homogentisinsäure nicht weiter abbaut. Man muß Katsch zustimmen, daß durch diese Befunde das Wesen der alkaptonurischen Störung von einem neuen Gesichtspunkte aus beleuchtet wird, daß es aber noch weiterer Untersuchungen bedarf, um diese wichtige Beobachtung für den Mechanismus der Störung aufklärend zu verwerten.

Gross[217] machte die Beobachtung, daß das Serum von normalen Menschen und Tieren die Fähigkeit habe, zugesetzte Homogentisinsäure zu zerstören, das Serum von Alkaptonkranken jedoch zugesetzte Homogentisinsäure nicht weiter zu verändern vermag. Gross schloß aus diesen Befunden, daß in dem Serum von Alkaptonkranken ein Homogentisinsäure abbauendes Ferment fehlt. Katsch und Stern[218] zeigten, daß bei normalem Serum bei saurer Reaktion das teilweise Verschwinden von zugesetzter Homogentisinsäure nicht durch einen fermentativen Prozeß verursacht wird, da ultrafiltriertes Serum und auch destilliertes Wasser zugesetzte Homogentisinsäure nur zum Teil wiederfinden lassen, während unter anaeroben Bedingungen der Gehalt an Homogentisinsäure bestehen bleibt. Katsch[218] glaubt, daß das Verschwinden von zugesetzter Homogentisinsäure zu wäßrigen Flüssigkeiten lediglich auf Oxydation durch Luftsauerstoff zurückzuführen ist. Um so merkwürdiger ist aber der von Gross[217] erhobene und von Katsch[218] bestätigte Befund, daß zugesetzte Homogentisinsäure im Serum des Alkaptonurikers trotz Zutritt von Luftsauerstoff nicht verschwindet. Auch im enteiweißten Serum des Alkaptonurikers bleibt die zugesetzte Homogentisinsäuremenge unverändert. Die Autoren glauben diesen merkwürdigen Befund der Oxydationshemmung im Alkaptonurikerserum auf einen Hemmungskörper, der nicht eiweißartiger Natur ist, zurückzuführen. Vorläufig fehlt aber jede Möglichkeit, dieses experimentelle Ergebnis zu erklären. Wir müssen lediglich festhalten, daß Alkaptonurikerserum enteiweißt oder nicht enteiweißt im Gegensatz zum normalen Serum und auch zu gewöhnlichen wäßrigen Flüssigkeiten in sauren Lösungen sich der oxydativen Einwirkung des Luftsauerstoffs entzieht. Es wäre sehr naheliegend, an das Fehlen eines anorganischen oder organischen Sauerstoffüberträgers zu denken.

In nahem Zusammenhang mit der Pathogenese der Krankheit steht eine Erscheinung, die erstmals von Virchow[219] im Jahre 1865 an der Leiche eines alten Mannes beobachtet wurde und die Virchow als „Ochronose" bezeichnete. Die Ochronose tritt in einer von Gelb über Braun nach Schwarz gehenden Färbung der sichtbaren Knorpel intra vitam in Erscheinung und dokumentiert sich bei der Autopsie in einer tintigschwarzen Verfärbung sämtlicher knorpeliger Teile des Körpers. Sehr häufig sind auch die großen Gefäße betroffen. Den Zusammenhang dieses schwarzen Pigmentes mit der Homogentisinsäureausscheidung konnte Virchow noch nicht feststellen, da damals die Pathogenese der Alkaptonurie noch unerkannt war. Durch die Untersuchungen von L. Pick[220] wurde gezeigt, daß Ochronose auch bei Carbolvergiftungen auftritt. Diese Feststellung Picks zeigte eindeutig, daß das der Ochronose zugrunde liegende Pigment sich nicht von dem Blutfarbstoff herleitet, sondern durch Oxydation aus Phenolen und substituierten Phenolen, wie die Homogentisinsäure eines ist, entstehen kann. Pick hat die experimentelle Carbolochronose, die nach jahrelanger Zufuhr kleiner Carbolmengen (Carbolwaschungen, Carbolwasserumschläge) auftritt, als exogene Ochronose der endogenen Ochronose der Alkaptonurie gegenübergestellt und ihre Identität erkannt. Die Entstehung von dunkel gefärbten Oxydationsprodukten, wahrscheinlich Polymerisationsprodukten, aus Phenolen bei Zutritt von Luftsauerstoff ist dem Chemiker eine geläufige Erscheinung, die in der Farbstoffchemie zu intensiv schwarzgrünen Farben geführt hat. Im Organismus kann eine Anreicherung mit Phenolen ganz allgemein zur Bildung von dunkel gefärbten Produkten führen. Die Ochronose der Alkaptonuriker, die Carbolochronose sind nur ein Spezialfall dieser Oxydationsprozesse an Phenolen im Körper. Man hat geglaubt, daß ein spezifisches Ferment, die Tyrosinase, derartige schwarzbraune Pigmente aus Phenolen und substituierten Phenolen im Körper entstehen lasse. Es scheint aber, daß die braunen Pigmente allenthalben, sofern nur Dioxybenzole (Hydrochinone und Brenzcatechine) gegenwärtig sind, im Körper durch unspezifische Oxydationswirkung in schwarzbraune Pigmente übergehen können. Die typischen Beispiele dieser Pigmententstehung sind die Ochronose bei der Anwesenheit von reichlich Homogentisinsäure (Hydrochinonessigsäure) im Körper und die Entstehung des normalen Hautpigmentes bei zu starker Bildung von Brenzcatechinphenylalanin (3,4-Dioxyphenylalanin) („Dopa"), (Bloch[221]) in den pigmentbildenden Zellen der Haut. Es kann also sowohl aus dem Hydrochinon-, als auch aus dem Brenzcatechinderivat braunes Pigment entstehen. Die Verschiedenheit besteht lediglich in der Lokalisation des Pigmentes. Diese Erscheinung dürfte nicht so sehr ihren Grund in der Verschiedenheit des entstandenen schwarzbraunen Pigmentes (derartige Oxydationsprodukte können chemisch nicht mehr definiert werden), als vielmehr in der chemischen Verwandtschaft der Vorstufe des Pigmentes zu gewissen Gewebsbestandteilen haben. Die Phenole, Carbole, Salicylsäure, Homogentisinsäure haben eine exquisite Neigung, sich in den Gelenken und knorpeligen Substanzen anzureichern (arthrotrope Substanzen). Der Grund, warum diese Substanzen sich in den Gelenken anreichern, ob sie dort längere Zeit festgehalten oder dorthin ausgeschieden werden, ist nicht bekannt. Therapeutisch wird von dieser Erscheinung, der „Arthrotropie", bei der Salicylsäuretherapie reichlich Gebrauch gemacht, und es dürfte lediglich der Anwesenheit einer Carboxylgruppe im Molekül der Salicysäure zu verdanken sein, wenn diese Substanz im Gegensatz zum Carbol nicht zur Pigmentbildung führt. Die Salicylsäure wird als Phenolcarbonsäure außerordentlich rasch im Urin wieder ausgeschieden und nicht im Körper angereichert; anders das keine Carboxylgruppe enthaltene Phenol (Carbol), das wahrscheinlich über den Weg des Hydrochinons wie die Hydrochinonessigsäure in den Gelenken zur Ochronose führt. Die Hydrochinonessigsäure ist im Knorpel in gleicher Weise wie im Urin die Veranlassung für die Entstehung eines schwarzen Pigmentes. Beide Erscheinungen, Braunfärbung des Urins und Schwarzfärbung der Knochen, sind pathogenetisch einheitlich aus den entstehenden Oxydationsprodukten der Hydrochinonderivate zu erklären.

Die Alkaptonurie ist eine vererbbare Anomalie. Sie tritt bereits bei der Geburt auf und bleibt das ganze Leben hindurch bestehen. Die Erblichkeit der Erkrankung wurde zuerst von Garrod[200] beobachtet. Osler[222] und Umber[223] beschreiben ebenfalls Alkaptonurikerfamilien. Toeniessen[224] wies darauf hin, daß die Vererbbarkeit der Alkaptonurie auf einem recessiven Faktor beruht.

Das hervorstechendste klinische Symptom ist die Braunfärbung des Urins in alkalischer Lösung. Beim Waschen der Wäsche wird die Störung bereits bei dem Säugling festgestellt, da das Alkali der Seife anstatt die Urinflecken wie gewöhnlich wegzunehmen, eine schwarzbraune Tingierung der Wäsche verursacht. Im Urin ist der Nachweis der Substanz, welche den Mutterkörper dieses braunen Pigmentes bildet, sehr einfach, nachdem die Homogentisinsäure als Vorstufe dieses Pigmentes festgestellt wurde. Eigenschaften und Nachweis der Homogentisinsäure s. S. 116.

Für die Praxis genügt zum Nachweis die Dunkelfärbung nach Alkalizusatz und die gleichzeitige Trommersche Reaktion. Die täglich ausgeschiedenen Mengen von Homogentisinsäure schwanken je nach der Nahrung von 1—7 g. Umber[223] sah bei der Zufuhr großer Fleischmengen 19,95 g als Tagesmenge ausgeführt. Im Blute ist selbstverständlich beim Alkaptonuriker ebenfalls Homogentisinsäure nachzuweisen. Der Nachweis gestaltet sich aber bei diesen kleinen Mengen so schwierig, daß er nur im eingeengten Serum gelingt. Obgleich die Achselhöhlen beim Alkaptonuriekranken eine merkwürdige dunkelgrüne Verfärbung zeigen, konnte im Schweiß selbst Homogentisinsäure nicht nachgewiesen werden. Es ist wohl anzunehmen, daß diese Verfärbung der Achselhöhlen auf eine Anreicherung der Homogentisinsäure in den Talgdrüsen zurückzuführen ist, zumal auch das Cerumen beim Alkaptonuriker sich deutlich verfärbt.

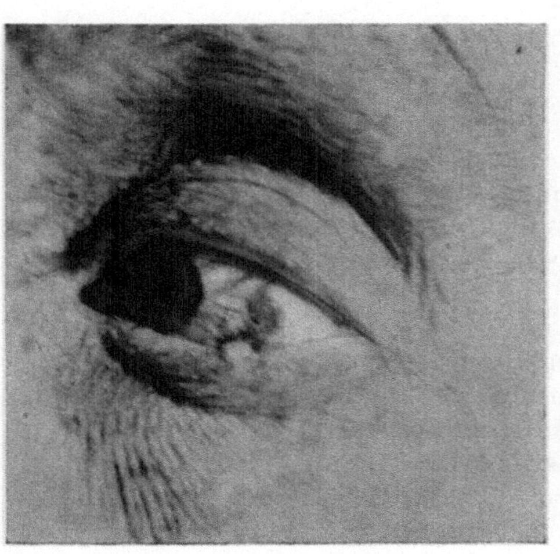

Abb. 48. Fall von Ochronose. Pigment in der Sklera (nach Lichtwitz).

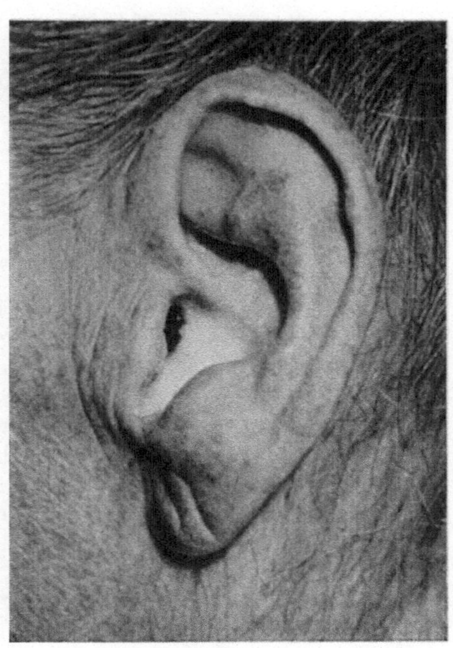

Abb. 49. Fall von Ochronose. Pigmentation des Ohrknorpels (nach Lichtwitz).

Im Gegensatz zu der diffusen Pigmentierung beim Morbus Addison finden wir beim Alkaptonuriekranken außer den erwähnten Pigmentanhäufungen in den Talgdrüsen keine Verfärbung der Haut. In ganz seltenen Fällen wurde äußerlich sichtbare Verfärbung an der Sclera und an den Knorpeln der Nase gefunden (s. Abb. 48 u. 49).

Die Ochronose der Gelenke tritt nicht in sichtbare Erscheinung, jedoch gehen mit dieser Gelenkochronose meistens Schädigungen des Gelenkknorpels einher, so daß es zu richtigen arthritischen Beschwerden kommt. Die Arthritis alkaptonurica ist eigentlich die einzige morphologische Veränderung bei der

Alkaptonurie, welche den von dieser seltensten Stoffwechselkrankheit betroffenen Patienten Beschwerden macht. Die Gelenkerkrankungen betrafen Frauen und Männer in gleicher Zahl. Es handelt sich um einen arthritischen Prozeß, bei dem der Gelenkknorpel schwindet und entzündliche Reaktionsvorgänge sich einstellen. Im Röntgenbild findet man Zeichen, welche Umber für eine Osteoarthritis deformans als charakteristisch angibt. Sehr häufig klagen die Alkaptonuriekranken über diffuse rheumatische Beschwerden, die als Vorboten für diese Erkrankung charakteristisch sind. Die Gelenkerkrankung kommt nur bei ganz schweren Fällen zum Ausbruch. Es ist nicht unbedingt nötig, daß ein Alkaptonuriekranker überhaupt an den Gelenken erkrankt. Diese Verschiedenheit ist wohl mit der Menge der Homogentisinsäureausscheidung, d. h. mit der Schwere der Stoffwechselanomalie eng verknüpft (s. Abb. 50).

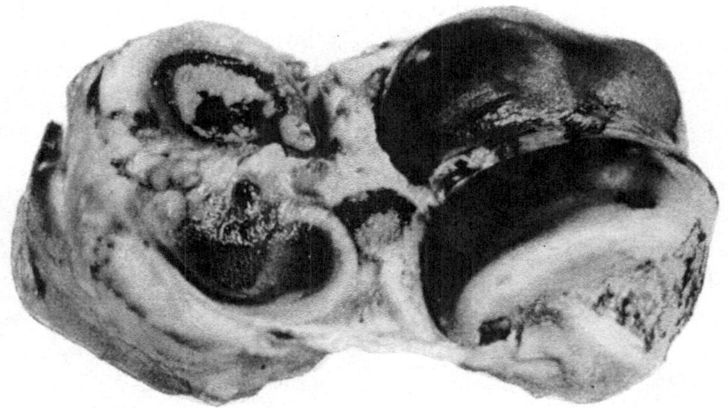

Abb. 50. Kniegelenk bei Ochronose (nach Lichtwitz).

Beziehungen der Homogentisinsäureausscheidung zu anderen Stoffwechselanomalien scheinen nach den vorliegenden Untersuchungen nicht zu bestehen. Es wurde einmal ein Fall von Diabetes, ein andermal ein Fall von Gicht mit Alkaptonurie beschrieben. Es dürfte aber sicher sein, daß andere Stoffwechselkrankheiten genetisch keine Beziehung zur Alkaptonurie haben.

Besonders bemerkenswert ist die bereits eingangs erwähnte Arbeit von Katsch[188], der ein Heruntergehen der Homogentisinsäureausscheidung nach schmal bemessener kohlenhydratfreier Kost gleichzeitig mit Acetonurie feststellte.

Die Therapie der Alkaptonurie muß eine Schonungstherapie sein, indem man die Homogentisinsäurevorstufe, das sind die Eiweißspaltprodukte (Tyrosin und Phenylalanin), möglichst aus der Nahrung ausschließt. Man gibt am besten 1 g Eiweiß pro Kilogramm und deckt die übrigen Calorien mit Kohlenhydrat und Fett ab. Eventuell kann man nach Katsch Perioden einer calorisch karg bemessenen kohlenhydratfreien Eiweiß-Fett-Kost einschalten.

Gegen die Gelenkbeschwerden ist man machtlos. Man kann hier lediglich eine symptomatische Behandlung, wie bei anderen deformierenden Gelenkleiden, durchführen. Eine Prophylaxe gegen das Leiden gibt es nicht.

Die Arthritis bei der Alkaptonurie ist für die Allgemeinpathologie besonders instruktiv, weil wir hier durch ein endogen entstehendes Stoffwechselprodukt, dessen chemische Zusammensetzung uns genau bekannt ist, ein deformierendes Gelenkleiden entstehen sehen. Es ist naheliegend anzunehmen, daß es bei der Häufigkeit der Arthritis deformans unbekannter Ätiologie noch andere endogene Stoffwechselprodukte gibt, die in Analogie zur Homogentisinsäure Gelenkveränderungen hervorrufen können.

Außer den physiologischen Eiweißkörpern der Organe und der Körperflüssigkeiten sieht man bei krankhaften Prozessen besondere Eiweißkörper auftreten, die wahrscheinlich durch Umbau des Gewebseiweißes entstanden sind. Hierzu ist das Amyloid und der Bence-Jonessche Eiweißkörper zu zählen.

Das Amyloid wurde erstmals von Virchow im Jahre 1853 als homogentransparente, schollige Substanz beschrieben, die sich bei manchen Krankheiten, besonders bei lang dauernden Eiterungen sowie bei Lues und Neoplasmen, in der Umgebung der Capillaren ablagert. Milz, Darm, Leber, Nieren werden für diese Ablagerung bevorzugt. Über die Natur dieses Eiweißkörpers können sichere Angaben nicht gemacht werden. Der Schwefelgehalt soll größer als der Schwefelgehalt des nativen Eiweißes sein (Krawkow[225], Neuberg[226]). Der Stickstoffgehalt ist in der Regel etwas niedriger. Die Untersuchungen über den Gehalt an Aminosäuren (Neuberg[226], Mayeda[227], Eppinger[228]) divergieren so stark, daß Schlüsse daraus nicht zu ziehen sind. Mit großer Wahrscheinlichkeit ist in dem Amyloid ein Komplex der Chondroitinschwefelsäure vorhanden. Inwieweit dies nur Beimengungen sind, steht noch zur Diskussion. Die große Verschiedenheit der Analysenresultate läßt es überhaupt wahrscheinlich erscheinen, daß das sog. Amyloid keine einheitliche Substanz ist, sondern mehr oder minder stark durch Beimengungen von chondroitinähnlichen Gruppen in sich verschieden ist. Die für das Amyloid angegebenen Farbreaktionen (Jodreaktion, Methylviolettreaktion) fallen auch bei den einzelnen Fällen ganz verschieden stark aus (Leupold[229], Hanssen[230]). Bennhold[231] hat eine brauchbare Methode angegeben, mit der es gelingt, bei Krankheitsfällen eine Amyloidose nachzuweisen. Injiziert man eine Kongorotlösung einem an Amyloidose erkrankten Menschen, so verschwindet das Kongorot rascher aus dem Blute als bei einem Gesunden. Gleichzeitig tingiert sich das amyloidentartete Gewebe intravital mit Kongorot. Lediglich bei tubulären Nierenerkrankungen auch ohne Amyloidose soll ein ähnlich rasches Verschwinden von Kongorot aus dem Blute festzustellen sein. Bei der außerordentlichen Seltenheit der tubulären Nephropathien dürfte nach Bennhold ein rasches Verschwinden von Kongorot aus dem Blute eindeutig auf das Vorhandensein von Amyloid schließen lassen.

Immunbiologisch verhält sich das Amyloid wie ein plasmafremdes Eiweiß. Amyloidlösungen führen, wenn man sie Kaninchen injiziert, zum Auftreten von spezifischen, präcipitierenden Antikörpern im Serum (Raubitschek[232]). Auch Serum von amyloidkranken Menschen soll einen solchen Antikörper enthalten.

Schmiedeberg glaubte, daß das Amyloid aus normalen Eiweißkörpern des Plasmas entsteht. Da es niemals gelungen ist, Amyloid im strömenden Blute nachzuweisen, glaubt Leupold, daß das Blut eine Vorstufe, das „Präamyloid", enthält, aus dem erst in den Geweben das richtige Amyloid entstünde. Kuczinski[233] glaubt die Überschwemmung des Körpers mit plasmafremden, abbaubedürftigen Eiweißkörpern als die Ursache der Amyloidbildung anzusehen, da bei allen Prozessen, bei denen Amyloidbildung beobachtet wurde, ein gesteigerter Eiweißzerfall vorliegt. Alle diese Angaben sind Hypothesen. Sie können so lange nicht auf festem Boden stehen, bis die chemische Struktur des Amyloids geklärt ist.

Der Bence-Jonessche Eiweißkörper wurde von seinem Entdecker[234] im Jahre 1848 bei einem Kranken, der an Knochenerweichung litt, im Harn gefunden. Das Charakteristische dieses Eiweißkörpers gegenüber dem Serumeiweiß, das in den Urin übertritt, ist sein Verhalten beim Erwärmen. Es flockt bei ca. 56° aus und löst sich beim Erhitzen auf 100° fast nahezu vollständig.

Meistens tritt neben dem Bence-Jonesschen Eiweißkörper auch gleichzeitig gewöhnliches Serumeiweiß im Urin auf. Der Bence-Jonessche Eiweißkörper neigt zur Krystallisation. Er wurde von den verschiedensten Autoren aus dem Harn in Nadeln oder sechsseitigen Prismen isoliert. Diese Krystalle lassen sich nicht aus anderen Lösungsmitteln umkrystallisieren, sondern sind lediglich durch Eindunsten von Wasser umzufällen. Bemerkenswert ist, daß die Flockung bei 56⁰ nur so lange besteht, als der Bence-Jonessche Eiweißkörper im Harn gelöst ist. Die aus Krystallen hergestellten Lösungen koagulieren wie andere Eiweißkörper. Die von verschiedenen Autoren ausgeführten Hydrolysen des Bence-Jonesschen Eiweißkörpers zeigen einen verschiedenen Gehalt an Aminosäuren (Abderhalden und Rotoski[235], Grutterinck und de Graaff[236], Hopkins und Savory[237] u. a.). Für den Bence-Jonesschen Eiweißkörper gilt aus diesem Grunde das gleiche, was oben für das Amyloid gesagt wurde. Der Bence-Jonessche Eiweißkörper ist nicht immer gleich und einheitlich. Inwieweit dieser merkwürdige Eiweißkörper normalerweise im menschlichen Knochen vorkommt, ist noch unsicher (Fleischer[238]). Sein Auftreten im Harn bei Geschwülsten des Knochenmarks, bei Myelomen, weist darauf hin, daß im Knochenmark der Bildungsort für den Bence-Jonesschen Eiweißkörper zu suchen ist. Gegen die Ansicht, daß der Bence-Jonessche Körper aus dem Tumor des Knochens stammt, wendet Magnus-Levy[239] ein, daß die ausgeschiedenen Mengen, täglich 10—30 g, so groß sind, um eine Entstehungsweise aus diesem relativ kleinen Tumor zu erklären. Da die Ausscheidung des Bence-Jonesschen Körpers durch große und kleine Eiweißzufuhr zu variieren ist, glaubt Noel Paton und Magnus-Levy[239], daß der Bence-Jonessche Körper durch Umbildung von Nahrungseiweiß entstünde. Auch Hopkins und Savory[237] sehen den Bence-Jonesschen Körper als endogenes Produkt, das aus Gewebseiweiß gebildet wird, an. Bemerkenswert ist die Beobachtung, daß bei diesen Kranken im Fieber, das mit Eiweißzerfall einhergeht, ebenfalls der Bence-Jonessche Eiweißkörper im Harn ansteigt. Aus diesen Befunden darf wohl der Schluß gezogen werden, daß der Bence-Jonessche Körper sowohl durch Umbau von Nahrungseiweiß als auch durch Umbau von Körpereiweiß entstehen kann. Wo dieser pathologische Umbau stattfindet, ist unbekannt. Es ist aber wohl anzunehmen, daß die Geschwulstzellen des Knochenmarks durch eine besondere Eigenschaft diesen Umbau veranlassen. Ebenso wie das Amyloid löst auch der parenteral zugeführte Bence-Jonessche Eiweißkörper Immunisierungsprozesse aus. E. Krauß[240] zeigte, daß man sowohl beim Tier als auch beim Menschen nach parenteraler Zufuhr toxische Erscheinungen (Fieber, Brechreiz, erhöhte N-Ausscheidung) auszulösen imstande ist. Der Harn blieb bei diesem Selbstversuch von E. Krauß[240] eiweißfrei. Langdauernde Injektionen beim Tiere verursachen eine schwere Schädigung der Tubuli und ein ähnliches nephrotisches Zustandsbild, wie es von Thannhauser und Krauß[241] bei der menschlichen Bence-Jonesschen Albuminurie beschrieben wurde.

Bence-Jonesscher Eiweißkörper und Amyloid sind wohl nur Spezialfälle eines pathologischen Umbaues von Organ- und Gewebseiweiß. Es dürfte wahrscheinlich sein, daß der Organismus in krankhaften Zuständen noch andere Eiweißstoffe entstehen läßt, die sich in der Struktur und auch in ihrem funktionellen Verhalten von gewöhnlichem Eiweiß unterscheiden. Es ist durchaus möglich, daß manche toxische Krankheitsbilder durch derartige abnorme Eiweißkörper, die durch einen krankhaften Umbau von Gewebseiweiß entstehen, hervorgerufen werden.

B. Der Eiweißstoffwechsel in seiner Gesamtheit.

Im vorstehenden wurden die Veränderungen des Eiweißes auf dem Wege vom Magen-Darm-Kanal zur Organzelle bis zum Ausscheidungsorgan verfolgt. Es gelangten die physiologischen und pathologischen Vorgänge des intermediären Aminosäureabbaues im Zellstoffwechsel zur Darstellung. Es soll nunmehr der Eiweißumsatz in seiner Gesamtheit betrachtet werden.

Carl Voit[242] unterschied für den Eiweißstoffwechsel zwei Arten von Eiweiß: „Organeiweiß" und „zirkulierendes Eiweiß". Beide Eiweißarten seien charakterisiert durch eine verschiedene Zersetzlichkeit. Diese Vorstellungen Voits waren durch Versuche am hungernden Hunde entstanden. Die Versuchstiere schieden an den ersten beiden Hungertagen verschiedene Mengen Stickstoff aus, je nachdem dem Hungertag eine reichliche Eiweißfütterung voranging oder nicht (M. Gruber[243]). Die hohe persistierende Stickstoffausscheidung in den Hungertagen nach vorausgehender reichlicher Eiweißaufnahme ist nach Voits Ansicht durch Verbrennung von zirkulierendem Eiweiß entstanden, das bei vorausgegangener reichlicher Eiweißnahrung in den Säften im Übermaß vorhanden ist und bei einsetzendem Hunger zuerst zersetzt wird. Voit erkannte bereits, daß der Grad der Eiweißzersetzung von der Menge des Nahrungseiweißes bestimmt werde und nicht vom Eiweißgehalt des Organismus, d. h. vom Eiweißgehalt des Protoplasmas abhängt. Während im Hunger nur ein geringer Prozentsatz von Körpereiweiß eingeschmolzen wird, kann durch reichliche Eiweißnahrung die Eiweißzersetzung auf eine beliebige Höhe gesteigert werden.

Diese grundlegenden Feststellungen Voits haben heute noch volle Gültigkeit. Man hat an Stelle des Ausdrucks „zirkulierendes Eiweiß", „Vorratseiweiß" andere Bezeichnungen, wie „Reserveeiweiß" (v. Noorden[244]), „labiles Eiweiß", „Übergangseiweiß", „Zelleinschlußeiweiß" (Lüthje[245]) einzuführen versucht, aber der Begriff, daß es zwei voneinander unabhängige, verschiedengradige Eiweißzersetzungen im Stoffwechsel gibt, die von der Herkunft des Eiweißes abhängen (exogen oder endogen), besteht bis heute zu Recht. Die leichtere Zersetzlichkeit des Nahrungseiweißes dürfte wohl darauf beruhen, daß es dem Zellstoffwechsel als kleines, gelöstes Molekül angeboten wird, während das Organeiweiß erst in seine Bruchstücke zerlegt werden muß. Entgeht ein Teil der vom Darm her im Überschuß zuströmenden Eiweißspaltstücke der Zersetzung, so dürften sie, soweit sie nicht in kleinsten Mengen zur Synthese von Organeiweiß verwendet werden, in den Körpersäften gelöst zurückbleiben.

Nach den Befunden von W. Berg[246], die auf älteren Untersuchungen von Seitz[247] und P. Böhm[248] aufbauten, scheinen in den Leberzellen von Amphibien und Säugetieren Eiweißeinschlüsse vorzukommen, die Berg als schollenförmiges, festes Vorratseiweiß in der Leber deutet. Dieses Einschlußeiweiß der Leber dürfte an Menge hinter dem zirkulierenden Eiweiß der Säfte weit zurückstehen. Dieser Befund zeigt, daß der Körper Eiweiß auch in fester Form zurückhalten kann, um gegebenenfalls bei vermindertem Zufluß vom Darm her das Protoplasma vor dem Einschmelzen zu schützen. Im Hunger findet zuerst Verbrennung des zirkulierenden Eiweißes, dann erst Einschmelzung des Körpereiweißes statt. Es ist einleuchtend, daß beide Verbrennungsvorgänge in ihrem quantitativen und zeitlichen Ablauf voneinander verschieden sein müssen.

Dieser Dualismus des Eiweißstoffwechsels ist mit der quantitativen Untersuchung der verschiedenen stickstoffhaltigen Abbauprodukte im Urin neuerdings von einer anderen Seite aus beleuchtet worden. Wir haben gesehen, daß Stickstoffausscheidung im Harn überhaupt nicht identisch zu sein braucht mit dem Verbrennen des verbleibenden N-freien Restkörpers im Stoffwechsel, daß vielmehr die Stickstoffausscheidung lediglich der Ausdruck sein kann der Abspaltung der Ammoniakgruppe, der Desaminierung, ohne daß es zu einem vollständigen Verbrennen des gesamten Eiweißmoleküls zu kommen braucht. Wir haben ferner gesehen, daß die verschiedenen Komponenten der Stickstoff- und der Schwefelausscheidung im Urin eine differente Höhe zeigen, je nachdem die Kost eiweißreich oder eiweißarm gestaltet wird. Als stickstoffhaltige Endprodukte des Eiweißstoffwechsels werden ausgeschieden: Harnstoff, Ammoniak in Form von Salzen, Kreatinin, als schwefelhaltige Bestandteile: anorganische Salze der Schwefelsäure, gepaarte Schwefelsäure, d. h. Ester der Schwefelsäure und sog. Neutralschwefel. Es zeigte sich nun, daß Harnstoff und anorganische Schwefelsäure bei einer Kost, die eiweißreich ist, außerordentlich ansteigen, während Kreatinin und Neutralschwefel nicht entsprechend in die Höhe gehen. Wird nun die Kost calorisch überwertig, aber sehr eiweißarm gestaltet, so zeigt sich die Ausscheidung des Kreatinins und des Neutralschwefels nahezu auf gleicher Höhe wie bei der eiweißreichen Kost, während die Harnstoffausscheidung und die Ausscheidung von schwefelsauren Salzen stark zurückgeht. Aus dieser Tatsache können wir folgern, daß es einen Eiweißstoffwechsel gibt, der im wesentlichen vom Eiweißgehalt der Nahrung abhängt (C. Speck[249]), daß es aber auch eine weitere Eiweißzersetzung gibt, die unabhängig von der Eiweißzufuhr abläuft. Die Eiweißzersetzung, welche von der Zufuhr abhängt, dient hauptsächlich dem Kraftwechsel, d. h. sie wird zur Produktion der für die Lebensvorgänge nötigen Energiemenge verwandt, während der andere Teil des Eiweißstoffwechsels, der die Konstanz des Kreatiningehaltes des Harnes erzeugt (s. S. 106), auch dann abläuft, wenn in der Nahrung kein Eiweiß zugeführt wird. Folin[250] hat für diesen Dualismus die Bezeichnung „exogener" und „endogener" Eiweißstoffwechsel gebraucht. Der „endogene Eiweißstoffwechsel" oder „Gewebsstoffwechsel" steht mit dem Kraftstoffwechsel nicht in Beziehung. Seine Aufgabe scheint es zu sein, bei mangelndem Eiweißzufluß vom Darm her diejenigen Aminosäuren zu liefern, welche für die Lebensvorgänge z. B. von den Drüsen mit innerer Sekretion benötigt werden. Es ist zweifelhaft, ob auch bei überreicher Eiweißnahrung der endogene Eiweißstoffwechsel durch die mit der Nahrung anfallenden Aminosäuren ersetzt werden kann oder ob er auch bei reichlicher Eiweißzufuhr in gleicher Weise zwangsläufig abläuft. Bei den neueren Untersuchungen des Eiweißstoffwechsels unterscheidet man endogene und exogene Eiweißumsetzungen, bei den Untersuchungen in früherer Zeit wurde lediglich auf die Untersuchung im Stickstoffgleichgewicht Wert gelegt. Stickstoffgleichgewicht, d. h. Ausbalancierung der Eiweißzufuhr und -ausfuhr kann mit jedweder Eiweißkost erzielt werden. Bei Zufuhr eines Regimes von bestimmtem Eiweißgehalt stellt sich das Stickstoffgleichgewicht nicht unmittelbar ein, es braucht eine Reihe von Tagen, um das Gleichgewicht zu erreichen. Für das Stickstoffgleichgewicht wie überhaupt für jede Untersuchung des Eiweißstoffwechsels ist neben dem Urinstickstoff auch der Stickstoff des Kotes und auch der Stickstoffgehalt des Schweißes zu berücksichtigen. Der Stickstoffgehalt des Kotes hängt im wesentlichen von dem Eiweißgehalt der Nahrung ab, hat aber auch bei minimaler Eiweißzufuhr eine Höhe von 0,5 g, im Hunger im Mittel von ca. 0,26 g (Strasburger[251]).

Voit[242] und seine Schüler konnten zeigen, daß die Eiweißzersetzungen im wesentlichen von der Eiweißzufuhr abhängen. Je mehr Eiweiß zugeführt wird, desto mehr Eiweiß wird umgesetzt. Es stellt sich immer ein Gleichgewicht ein. Diese Regulation steht zweifellos auch in Abhängigkeit von nervösen Impulsen, wie bereits Atwater und Benedict[252] und besonders Freund und Grafe[253] nachgewiesen haben. Eine krankhafte Störung dieser Regulation kann durch operative Eingriffe in die Medulla erreicht werden.

Ein klinisches Krankheitsbild, das eine Störung des Gesamteiweißumsatzes zur Folge hat, kennen wir bisher nicht, obgleich einzelne Beobachtungen zeigen, daß bei Störungen gewisser Drüsen mit innerer Sekretion ein Einfluß auf den Gesamteiweißstoffwechsel vorhanden zu sein scheint. Die ersten Beobachtungen stammen von Eppinger, Falta und Rudinger[254]. Die Untersuchungen über den Einfluß der Hypophyse (Thannhauser und Curtius[255], Krauß[256]), über den Einfluß des Ovars (Lüthje[257] Bogolowski und Koronchevsky[258], Zuntz[259]) sind bisher zu spärlich, um sich über die Versuchsresultate ein klares Urteil zu bilden.

Endokrine, Drüsen und Eiweißumsatz.

Die Hauptaufgabe einer ausreichenden Eiweißernährung wird sein, die durch den endogenen Eiweißstoffwechsel zu Verlust gehenden Eiweißmengen zu ersetzen oder überhaupt den Abbau von körpereigenem Organeiweiß unnötig zu machen. Diejenigen Eiweißmengen, welche der Körper bei reichlicher Abdeckung des Calorienbedürfnisses mit Fett und Kohlenhydraten umsetzt, heißt man „Abnutzungsquote". Die Mindestmenge von Eiweiß, welche mit der Nahrung zugeführt werden muß, um die Abnutzungsquote auszugleichen, heißt „Eiweißminimum". Die Abnutzungsquote ist keine für alle Menschen einheitliche Zahl. Die Ermittlung der Höhe der Abnutzungsquote kann nicht, wie man fürs erste glauben möchte, durch die N-Ausscheidung im Hunger gemessen werden. Da im Hunger weder Eiweiß noch Fett noch Kohlenhydrate zugeführt werden, wird nicht nur Eiweiß für den Zellstoffwechsel eingeschmolzen, sondern auch Körpereiweiß für dynamische Leistungen, für den Kraftwechsel verbrannt. Um die Höhe der Abnutzungsquote kennenzulernen, muß man den Organismus calorisch überreichlich mit Fetten und Kohlenhydraten ernähren, damit der ganze Kraftwechsel durch die aus der Zersetzung dieser Substanzen frei werdende Energiemenge gespeist wird. Erst dann wird uns die Stickstoffausscheidung der Ausdruck der Eiweißmengen sein, die im endogenen Eiweißstoffwechsel zur Aufrechterhaltung stofflicher Bedürfnisse des Organismus benötigt werden. Durch Untersuchungen von den verschiedenen Seiten (Landergreen[260], Thomas[261], Lauter[262], Krauß[263]) hat man die Höhe der Abnutzungsquote festgestellt und gesehen, daß sie mit 0,025—0,054 g pro Kilogramm Körpergewicht zu setzen ist. Nach Krauß[263] schwankt die Abnutzungsquote mit der Höhe der Calorienzufuhr; sie beträgt bei einer Calorienzufuhr, die etwa 150% des Grundumsatzes ausmacht, ca. 1,2—1,3 g N pro Quadratmeter Oberfläche und geht bei einer Zufuhr von 300% des Grundumsatzes auf etwa 0,9 g N pro Quadratmeter herab.

Abnutzungsquote. Eiweißminimum.

Folin[250] teilt den Minimal-Stickstoff in zwei verschiedene Kategorien auf: erstens den Anteil des Harnstoffs und Ammoniaks und zweitens den Anteil des Kreatinins und der Harnsäure, welcher parallel geht mit dem Neutralschwefel und den Ätherschwefelsäuren. Der N-Anteil des Harnstoffs und des Ammoniaks ist im wesentlichen abhängig von der Zufuhr, während der Anteil des Kreatinins und der Harnsäure fast durchweg konstant bleibt. Folin[250] geht sogar so weit, daß er die Gesamttagesmenge des Kreatinins als Maß der aktiven Protoplasmamenge berechnet (s. Kreatininstoffwechsel S. 106). In ähnlicher Weise unterscheidet auch E. Krauß[263] den Stickstoff der Harnsäure und des Kreatinins und den Stickstoff des Ammoniaks und Harnstoffs. Er weist in seinen ausgedehnten Untersuchungen bei Fieber und Infektion darauf hin, daß alle Stoffwechseluntersuchungen, die ein Urteil über Einschmelzung von Körpereiweiß gewinnen wollen, im Eiweißminimum beim großen Überschuß von Kohlenhydratcalorien ausgeführt werden müssen, da man nur in der Aufteilung des Stickstoffs der Abnutzungsquote, d. h. in der Beurteilung des Harnsäure- und Kreatinin-Stickstoffs derartige Fragen beantworten kann (s. S. 139).

Am Urin-Minimal-Stickstoff beteiligen sich mit
(Mittelwerte aus verschiedenen Versuchsreihen):

	Folin	Af Klercker	Zeller	Graham and Poulton	Kocher	Robison	Lauter	Krauß
	%	%	%	%	%	%	%	%
Harnsäure-Stickstoff . . .	2,5	4,9	5,5	3,2	3,2	3,4	4,1	7,0
Kreatinin-Stickstoff . . .	17,2	24,7	20,2	21,8	23,0	22,7	19,0	20,1
Aminosäuren-Stickstoff . .	—	—	7,9	—	—	2,2	—	8,3
Ammoniak-Stickstoff . . .	11,3	11,2	10,0	15,2	10,4	13,8	12,1	15,5
Harnstoff-Stickstoff . . .	61,7	48,8	44,7	46,5	52,0	44,0	54,0	35,5
Residual-Stickstoff . . . . (nicht direkt bestimmbar)	7,3	10,4	11,7	13,2	10,0	14,1	16,0	13,6

(Modifiziert nach F. Bertram und A. Bornstein, Hdb. d. norm. u. pathol. Physiol. 5. 94.)

Den Einfluß des Alters haben Edelstein und Langstein[264] bei Säuglingen, Lauter[262] bei Kindern im Wachstumsalter, Heyer[265] bei Greisen untersucht. Edelstein und Langstein[264] glauben, daß die Abnutzungsquote im Kindesalter höher als bei Erwachsenen liege, während die Untersuchungen von Lauter[262] und Heyer[265] keine größeren Schwankungen der Abnutzungsquote zeigen. Auf Eiweiß umgerechnet entsprechen die vorausgehenden Stickstoffzahlen einer Abnutzungsquote von ca. 8—23 g Eiweiß.

Alter und Geschlecht	Körper-gewicht	Größe	Abnutzungs-quote pro kg		Abnutzungs-quote pro qm		Harn + Kot-N		Autor
			im Harn	Eiweiß	im Harn	Eiweiß	pro kg	pro qm	
	kg	cm	mg	mg	g	g	mg	g	
1 Mon.. . .	3,43	—	81,0	506,3	1,22	7,625	116,6	1,76	Edelstein u. Langstein
2 Mon.. . .	3,72	—	66,4	415,0	1,03	6,438	95,7	1,48	Dieselben
2 Mon.. . .	4,2	—	76,7	479,4	1,24	7,750	114,5	1,85	Dieselben
5³/₄ Mon. .	6,6	—	50,5	315,6	0,89	5,563	73,9	1,31	Dieselben
13 Mon.. . .	10,8	—	46,3	289,4	0,97	6,063	65,8	1,37	Dieselben
2¹/₂ Jahre ♂	14,5	91	45,2	282,5	1,04	6,500	59,7	1,37	Krauß
10³/₄ Jahre ♂	30,1	142,5	37,0	231,3	1,03	6,438	52,1	1,41	Derselbe
11 Jahre ♀ .	29,0	144	35,0	218,8	0,97	6,063	64,0	1,78	Lauter
12 Jahre ♀ .	33,0	135	35,0	218,8	1,03	6,438	53,0	1,55	Derselbe
13 Jahre ♂ .	38,9	155	31,5	196,9	0,93	5,813	42,6	1,26	Krauß
Erwachsener .	ca. 70	ca. 170	35,0	218,8	1,1	6,875	ca. 50,0	1,5	

Durch die Untersuchungen von Landergren[260] wurde die wichtige Feststellung gemacht, daß Fett und Kohlenhydrat in ihrem Einfluß auf die Abnutzungsquote nicht gleichwertig sind. Ersetzt man die Kohlenhydratgaben durch dynamisch gleichwertige Mengen von Fett, so steigt die Stickstoffausscheidung im Harn, ein Zeichen dafür, daß mehr Eiweiß eingeschmolzen wird als bei gleichzeitiger Kohlenhydratgabe. Die Befunde von Landergren[260] wurden durch die eingehenden Untersuchungen von Zeller[266], in denen er den Einfluß von Fett und Kohlenhydraten in der Nahrung auf die quantitativen Verhältnisse der N-Ausscheidung im Harn bei Eiweißhunger studierte, bestätigt. Zeller[266] konnte zeigen, daß 70—90% der Kohlenhydratcalorien durch isodyname Mengen von Fett sich ersetzen lassen, ohne daß die N-Ausscheidung über den bei reiner Kohlenhydratzufuhr bestehenden Minimalwert ansteigt. Nach Landergren[260] bedarf der Körper neben Eiweiß auch ständig Zucker, um das Zuckerniveau der Säfte konstant zu halten. Gibt man nun weder Eiweiß noch Zucker, und versucht den ganzen Kraftwechsel durch einseitige Fettnahrung zu bestreiten, so ist der Körper genötigt, über die Abnutzungsquote hinaus Organeiweiß einzuschmelzen und aus Eiweiß zur Aufrechterhaltung des Zuckerbedürfnisses des Organismus Zucker zu bilden. Diese Auffassung Landergrens widerspricht der von Geelmuyden[267] und von anderen Forschern vertretenen Ansicht, daß im intermediären Stoffwechsel aus Fett Zucker gebildet werden könne. Wäre eine Zuckerbildung aus Fett möglich, dann könnte nicht nur der Kraftwechsel aus Fettnahrung bestritten werden, sondern auch das Zuckerbedürfnis des gesunden Organismus würde aus der Fettzufuhr gespeist werden können. Es muß das Ansteigen der Abnutzungsquote bei ausschließlicher Fettnahrung als Folge eines gesteigerten Verbrauchs von Organeiweiß bei Zuckerbildung gedeutet werden.

Die Eiweißmenge, welche gerade ausreicht, die Abnutzungsquote auszugleichen und den Körper im N-Gleichgewicht zu halten, wird als Eiweißminimum bezeichnet. Für den Ersatz des Eiweißminimums sind aber nicht alle Eiweißarten gleichwertig. Von der einen Eiweißart muß mehr, von der anderen weniger zugeführt werden. Diese verschiedene Wertigkeit der einzelnen Eiweißarten hat man nach dem Vorgang von Rubner und Thomas[268] als biologische Wertigkeit des Eiweißes bezeichnet. Thomas definiert die biologische Wertigkeit einer Eiweißsubstanz als diejenige Zahl, die angibt, wieviel Teile Körperstickstoff durch 100 Teile Nahrungsstickstoff vertreten werden können. Es ist die Summe N-Bedarf + Bilanz biologisch gleichwertig der resorbierten N-Menge. Zur Feststellung dieser Zahl stellt sich Thomas[268] in bemerkenswerten Selbstversuchen bei N-freier Ernährung auf die Abnutzungsquote ein, legt dann das betreffende Eiweiß zu und stellt seine N-Bilanz fest. Daraus ergibt sich die biologische Wertigkeit nach folgender Formel:

Biologische Wertigkeit.

$$\frac{\text{Harnstickstoff bei N-freier Kost} + \text{Bilanz}}{\text{resorbierten N}}$$

Diese Formel berücksichtigt den Kot nicht. Eine zweite Formel zieht den Kotstickstoff in Betracht oder setzt ihn mit 1 g an.

$$\frac{\text{Harnstickstoff bei N-freier Kost} + \text{Kot-N} + \text{Bilanz}}{\text{N-einnahme}}$$

Wir können uns an dem lehrreichen Beispiel von Magnus-Levy[269] den Begriff der biologischen Wertigkeit verständlich machen, wenn wir überlegen, daß in 100 g menschlichem Eiweiß 1 g Leucin, 1 g Tyrosin, 1 g Diaminosäuren enthalten sind. In 100 g Nahrungseiweiß sind durchschnittlich 0,8 g Leucin, 1 g Tyrosin, 1 g Diaminosäuren vorhanden. Es können also nur 0,8 g des Nahrungseiweißes zur Synthese von 1 g menschlichen Eiweißes herangezogen werden, so daß 100 g Nahrungseiweiß nur 80 g Körpereiweiß im Maximum liefern können. Der Abbau des arteigenen Eiweißes geht, wie bereits Justus von Liebig[270] für die Pflanze gezeigt hat, nach dem Gesetz des Minimums vor sich, entsprechend den in kleinster Menge vorhandenen Bausteinen des Moleküls. Das hochwertigste Eiweiß für den Menschen ist das Menscheneiweiß, von dem nach den theoretischen Berechnungen Rubners 31,4 g den Mindestbedarf decken würde. Das Eiweißminimum des tierischen Fleischeiweißes liegt nahe der Zahl des Menscheneiweißes. Von den pflanzlichen Eiweißarten ist das Kartoffeleiweiß das hochwertigste, sein Minimum ist 37 g. Sehr hoch ist das Minimum des Broteiweißes und des Kuhmilcheiweißes. Das erstere liegt bei 81 g, das letztere bei 93 g. Die Berechnungen von Thomas[268] blieben nicht unwidersprochen (Martin und Robison[271], Wagner[272], Lauter und Jenke[273]). Es ist hier nicht der Platz, auf die zahlreichen Arbeiten, die sich mit der Feststellung der biologischen Wertigkeit der einzelnen tierischen und pflanzlichen Eiweißarten und ihrer zahlenmäßigen Feststellung befassen, einzugehen (Lit. s. Caspari und Stilling[274]).

Für das Allgemeinverständnis des Begriffes der biologischen Wertigkeit ist so viel als sichere Tatsache anzunehmen, daß der Begriff nur ein Ausdruck für die Tatsache ist, daß in den verschiedenen Eiweißarten lebenswichtige Aminosäuren nur ungenügend oder gar nicht enthalten sind.

Erwähnung verdienen die Versuche von Abderhalden[275] und seinen Schülern sowie von Grafe[276] und seinen Mitarbeitern, das minimale N-Gleichgewicht und das Eiweißminimum durch Zufuhr von Ammonsalzen und Harnstoff auszugleichen. Diese Versuche gingen von der Voraussetzung aus, daß der Organismus im wesentlichen befähigt ist, den N-freien Rest der Aminosäuren synthetisch aufzubauen, sofern er nur genügend Stickstoff zugeführt erhält. Während Grafe[276] positive Bilanzen erzielte, berichtet Abderhalden[275] in länger dauernden Versuchen (über 100 Tage) über Ergebnisse, die nicht im Sinne Grafes sprechen. Zweifellos wird, wie Abderhalden[275] ausführt, ein großer Teil der Harnstoff- und Ammoniakzufuhr in Form von Nicht-Eiweiß-Stickstoff retiniert. McCollum[277] und auch Osborne und Mendel[278] zeigten, daß Harnstoff bei Schweinen und Ratten den Eiweißverlust nicht zu ersetzen vermag.

Die Versuche von Osborne und Mendel[278] haben die Erkenntnis, daß der tierische Organismus die ringförmigen Aminosäuren (Phenylalanin, Tyrosin, Tryptophan, Histidin und auch Cystin, Arginin und Lysin) nicht bilden kann und daher von außen zugeführt erhalten muß, erstmals in ihren Untersuchungen am wachsenden Tiere gezeitigt. Die in der Folgezeit gemachten Untersuchungen mit Aminosäurengemischen (Abderhalden und seine Mitarbeiter[275], Mitchell[279], Ackroyd und Hopkins[280]) führten zu sehr interessanten Ergebnissen, die aber nicht zur zahlenmäßigen Auswertung der biologischen Wertigkeit benutzt werden können. Denn die Versuche mit reinen Aminosäurengemischen bei den wachsenden Tieren haben scheinbar andere Versuchsbedingungen ergeben, als sie für eine eindeutige Prüfung der biologischen Wertigkeit verlangt werden.

Neben dem chemisch strukturellen Aufbau spielen auch schlechte Resorbierbarkeit, Salz- und Vitamingehalt der Nahrung eine bedeutende Rolle. Alle diese Umstände sind zu berücksichtigen, da sie für die zahlenmäßige Feststellung der biologischen Wertigkeit Irrtümer veranlassen können.

Eiweißbedarf.　Das Ziel einer rationellen Ernährung kann aber niemals darin bestehen, daß gerade so viel Eiweiß zugeführt wird, als zur Aufrechterhaltung eines minimalen N-Gleichgewichts benötigt wird. Wir müssen darauf achten, daß wir mit der Eiweißzufuhr nie an die Grenzen des endogenen Eiweißbedarfes, auf die Abnutzungsquote, heruntergehen, sondern immer ein Übermaß von Eiweiß zuführen, damit genügend Vorratseiweiß oder, wie Voit sagte, genügend „zirkulierendes Eiweiß" vorhanden ist. Würden wir dieses Moment nicht berücksichtigen, so würde bei dem unregelmäßigen Zufluß von Eiweißbausteinen vom Darme her mehr oder weniger Organeiweiß der Zersetzung anheimfallen.

Im Laufe der letzten Jahrzehnte haben sich die Ansichten über die Eiweißmenge, welche der erwachsene arbeitende Mensch täglich genießen soll, verschiedentlich gewandelt. Die erste Eiweißnorm stammt von C. Voit[281] aus den siebziger Jahren des vorigen Jahrhunderts. Sie hat historische Bedeutung und wird bis heute noch von Schülern Voits (Rubner[282], O. Frank) für dasjenige Eiweißmaß betrachtet, welches für den arbeitenden Mann das beste ist. Voit fordert für einen körperlich arbeitenden Menschen 118 g Eiweiß als Tagesration. Über diese Forderung Voits ist in den letzten Jahren unnötig diskutiert worden. Die Schüler Voits mit Rubner[282] an der Spitze, interpretierten anfänglich die Voit-

sche Eiweißzahl als wünschenswerte Optimalzahl. Voit selbst hat dies nie getan.
Voit hat nur gesagt, ein Arbeiter, und speziell ein Münchner Arbeiter (es war
dies sein Laboratoriumsdiener), fühlt sich mit 118 g Eiweiß, 56 g Fett, 500 g
Kohlenhydrate am wohlsten. Es waren besonders der Amerikaner Chittenden[283]
und der Däne Hindhede[284], welche die Voitschen Normen angriffen und in
langen Versuchsreihen zeigten, daß der Mensch (sie haben Arbeiter, Studenten
und Athleten untersucht) mit Eiweißmengen, die zwischen 35 und 70 g pro Tag
liegen, gesund und leistungsfähig bleiben kann. Die Richtigkeit dieser Versuche ist
außer allem Zweifel. Es wurde ja im vorhergehenden gezeigt, daß das Eiweißminimum bei ausreichender Fett- und Kohlenhydraternährung weit unter diesen
Zahlen liegt. Das traurige Massenexperiment des Krieges und der Nachkriegszeit
hat uns am eigenen Körper gelehrt, daß der Mensch mit sehr wenig Eiweiß auskommen kann. Lag doch die rationierte Eiweißmenge nur zwischen 40 und 70 g
pro Tag, ohne daß Kohlenhydrat und Fette reichlich, geschweige denn im Übermaß
zugeführt werden konnten. Wir sahen aber auch, daß bei dieser minderwertigen
Nahrung unsere körperliche und auch unsere geistige Leistungsfähigkeit bedenklich
abnahm. Die nach dem Kriege fortgesetzte Hungerblockade ist eines der trau-
rigsten Kapitel menschlicher Grausamkeit. Ein Laboratoriumsversuch, wenn er
auch mehrere Monate dauert, ist eben doch nicht gleichbedeutend mit einem
derartigen Massenexperiment. In gleichem Sinne sprechen die Untersuchungen
von Albertoni[285] an Abruzzenbauern und McCay[286] an bengalischen Studenten.
Beide Untersucher finden, daß die Abruzzenbauern und die bengalischen Studenten,
welche nur mit wenig Eiweiß aber sonst calorisch reichlich ernährt sind, hinsichtlich
ihrer körperlichen und geistigen Leistungsfähigkeit eiweißreich ernährten Individuen zurückstehen. Benedict[287] glaubt, „daß in Verbänden, wo produktive
Kraft, Unternehmungsgeist und Zivilisation auf der höchsten Stufe stehen, der
Mensch instinktiv und unabhängig sich eher reichliche als kleine Mengen Eiweiß
zur Nahrung ausgewählt hat". Im Gegensatz zu diesen Angaben stehen die
Feststellungen, die man in Japan bei allen Schichten der Bevölkerung machte.
Die Untersuchungen Oshimas[288] zeigen, daß die Japaner bei einem durchschnittlichen Gewicht von 50 kg und einer Calorienzufuhr von 40 bis 55 Cal pro Kilogramm mit Eiweißmengen, die zwischen 40 und 70 g pro die liegen, vollständig
auskommen und auch für größte körperliche Anstrengung leistungsfähig bleiben.
Die großen Calorienmengen, welche die untersuchten Japaner zugeführt haben
(40—55 Cal pro Kilogramm), bestehen fast zu drei Viertel aus Kohlenhydraten.

Ich glaube, daß dieser scheinbare Widerspruch, der in der Forderung größerer
Eiweißmengen und in der Tatsache, daß man mit kleinen Eiweißmengen durchaus
leistungsfähig bleibt, seine Erklärung darin findet, daß kleine Eiweißgaben die
Leistungsfähigkeit nur dann nicht beeinträchtigen, wenn gleichzeitig ein Übermaß
von Kohlenhydratcalorien gegeben wird. Die Untersuchungen von Oshima[288]
zeigen dies in ganz eindeutiger Weise.

Süßkind[288a] berichtet neuerdings über einen über 25 Monate ausgedehnten
Selbstversuch mit geringer Eiweißzufuhr bei einer den Bedarf weit überschreitenden Calorienzufuhr. Die rein vegetarische Kost (vorwiegend Rohkost) enthielt
im Durchschnitt pro Kilogramm 43 Cal. und 0,61 g Eiweiß, wovon 13 % biologisch
hochwertig war. Als Folge dieser über 25 Monate ausgedehnten niederen Eiweißzufuhr zeigte sich eine Abnahme der körperlichen und geistigen Leistungsfähigkeit und ein Körpergewichtsverlust, der trotz einer den Bedarf weit überschreitenden Calorienzufuhr nicht auszugleichen war. Süßkind erblickt den Widerspruch
seiner Ergebnisse mit denen früherer Autoren darin, daß die Untersuchungen
über das Eiweißminimum von diesen Untersuchern nicht lange genug durchgeführt
worden seien. Uns scheint, daß bei derartig geringen Eiweißmengen eine Ca-

lorienzufuhr von 43 Cal. pro Kilogramm Körpergewicht noch eine zu niedrige ist, zumal bei einer Rohkost die tatsächlich ausgenützten Calorien nicht sicher festzustellen sind. Diese sehr interessanten Versuche von Süßkind zeigen doch recht eindeutig, inwieweit der gegenwärtig herrschende Rohkostfanatismus, wenn er übertrieben wird, schädliche Folgen haben kann.

Überblicken wir diese Reihe von Tatsachen, so dürfen wir schließen, daß die Voitsche Norm mit 118 g Eiweiß, das ist 1,7 g pro Kilogramm, sicherlich nicht als Minimalzahl aufzufassen und auch für den täglichen Bedarf eher zu hoch als zu niedrig gegriffen ist. Mit 70—80 g Eiweiß pro Tag, das ist 1—1,2 g pro Kilogramm, wird man sicherlich nicht Gefahr laufen, der Abnutzungsquote zu nahe zu kommen oder sogar Körpereiweiß einschmelzen zu müssen. Will man noch weniger Eiweiß als tägliche Kost geben, so wird es zweckmäßig sein, die Calorienzufuhr über das Erhaltungsmaß erheblich zu steigern und den Überschuß an Calorien als Kohlenhydrate zuzuführen. Bei niederer Eiweißzufuhr ist es wichtig, wenigstens einen kleinen Teil in Form von tierischem Eiweiß aufzunehmen (s. Biologische Wertigkeit).

Bei beiden Geschlechtern ist der Eiweißbedarf annähernd gleich. Da die Frau an und für sich einen geringeren Nahrungsbedarf (ca. 10%) hat als der Mann, so ist im Rahmen dieses eingeschränkten Calorienbedürfnisses ihr Eiweißbedarf auch ein entsprechend niedriger. Praktisch hat die Geschlechtsdifferenz für die Berechnung des Eiweißbedarfes wenig Bedeutung. Nachdem wir bereits bei der Besprechung des Eiweißminimums von Säuglingen und Kindern gesehen haben, daß das Eiweißminimum beim Wachsenden nicht wesentlich höher ist und im Greisenalter sich kaum ändert, ist es folgerichtig, daß auch das tägliche Eiweißbedürfnis beim Säugling (Rubner und Heubner[289]) von dem Eiweißbedürfnis des Erwachsenen auf Kilogramm bezogen nicht abweicht. Es wird aber zweckmäßig sein, das wachsende Individuum mit Eiweiß nicht knapp zu halten und die tägliche Eiweißration (nach Rubner und Heubner[289] 1—3 g pro Kilogramm) eher höher als niedriger zu wählen.

Eiweißüber-
ernährung. Was geschieht nun, wenn wir weit über den Bedarf Eiweiß aufnehmen? Wird es einfach als Brennstoff in dem Kraftwechsel verwendet oder wird Körpereiweiß angesetzt, d. h. findet eine Eiweißmast statt? Zu diesem Fragenkomplex ist zunächst zu sagen, daß die alte Ansicht, nach welcher die Stickstoffausscheidung im Urin der vollständigen Eiweißverbrennung gleich zu setzen wäre, sicher nicht richtig ist. Wir haben gesehen, daß der erste Prozeß des intermediären Eiweißstoffwechsels die Desaminierung der einzelnen Aminosäuren ist und daß die Stickstoffausscheidung im Urin lediglich der Ausdruck dieses Desaminierungsprozesses ist. Der hinterbleibende stickstofffreie Rest muß deshalb noch lange nicht vollständig verbrannt werden, er kann sowohl zu Kohlenhydrat wie auch zu Fett umgebaut und angesetzt werden. Ein Übermaß an Eiweißzufuhr wird nach diesen Möglichkeiten in erster Linie wohl nicht zu einem Eiweißansatz, sondern zur Ausfüllung der Fett- und Kohlenhydratdepots verwendet werden. Der größte Teil des im Übermaß genossenen Eiweißes tritt in den Kraftwechsel ein und wird zur Abdeckung des Calorienbedürfnisses verwendet. Jede Eiweißzufuhr steigert, wie wir bereits auf S. 26 besprochen haben, die Gesamtverbrennungsvorgänge, eine Eigenschaft, die den Fetten und Kohlenhydraten nur in ganz geringem Maße zukommt und die eine besondere Eigentümlichkeit des Eiweißes ist. Rubner nennt deshalb die der Eiweißnahrung eigentümliche Spez.-
dynamische
Wirkung.
Luxus-
konsumption. Stoffwechselsteigerung „spezifisch-dynamische Wirkung des Eiweißes". Den Vorgang der spezifisch-dynamischen Wirkung können wir uns am besten an folgendem Beispiel veranschaulichen. Der Grundumsatz eines Individuums sei 1500 Cal. Würde dieser Grundumsatz vollständig mit Eiweißcalorien abgedeckt werden, was allerdings nur theoretisch möglich ist, so wäre die Wärmeproduktion nicht 1500 Cal, sondern 20—30% höher, ca. 1950 Cal. Durch diese stoffwechselsteigernde Wirkung des Eiweißes wird schon an und für sich einer Eiweißmast entgegengearbeitet. Das, was wir heute spezifisch-dynamische Wirkung des Eiweißes nennen, hat man früher als „Luxuskonsumption" bezeichnet (Frerichs[290], Bidder und Schmidt[291]). Der alte Luxuskonsumptionsbegriff besagte, daß überschüssig gereichtes Eiweiß verbrannt wird, ohne den Organen dienlich gewesen zu sein. „Luxus" ist in diesem Falle die Wärmebildung, die nicht von dem Organismus benötigt wird. Dies trifft tatsächlich nur in den Fällen zu, wo über das Calorienbedürfnis hinaus Wärme produziert wird. Eine übermäßige Eiweißkost wird demnach immer zu einer „Luxuswärmebildung" führen. Die übermäßige Wärmebildung kann der Organismus durch seine physikalische Regulation ausgleichen, sie wird aber bei gestörter physikalischer Regulation unter Umständen zu einer Wärmestauung, d. h. zu Fieber führen können.

Eine reine Eiweißkost kommt beim Menschen überhaupt nicht in Frage, da sie nach kürzester Zeit unüberwindliche Unlustgefühle auslöst. Auch richtige Organschädigungen wurden beobachtet (Newburgh[592]). Dagegen kann man zusammen mit überreicher Kohlenhydratgabe sehr große Eiweißmengen zuführen. Mit einer derartigen calorisch überwertigen Eiweißkohlenhydratkost wurde bei Tieren und auch bei Menschen Stickstoffretention, d. h. positive Stickstoffbilanz erzielt. Eine Stickstoffretention ist ohne weiteres nicht als Eiweißretention anzusehen, da auch Stickstoffschlacken im Körper zurückbleiben können. Wenn wir aber die Zahlen von Grafe und Graham[593], Eckstein und Grafe[594] betrachten, wo bei Hunden zwischen 200 und 300 g Stickstoff durch überreiche Eiweißnahrung retiniert wurden, so scheint diese Stickstoffretention nicht durch eine Retention von N-Schlacken geschehen zu sein, sondern tatsächlich Eiweiß im Körper zurückzubleiben. Bornstein[595] glaubte, daß dieses retinierte Eiweiß lebendiges Zelleiweiß sei. Dieser Ansicht, die übrigens ganz vereinzelt dasteht, ist entgegenzuhalten, daß eine Bildung von Protoplasmaeiweiß immer mit einer gewaltigen Wasserretention (etwa der vierfachen Menge) einhergeht. Die Gewichtsansätze bei einer Eiweißretention sind aber nur ganz unbedeutend, wie zuerst Henneberg und Pfeiffer[596], später Lüthje und Berger[597] gezeigt haben. So hat der Hund von Graham und Grafe in 59 Tagen trotz einer Stickstoffretention von 298 g Stickstoff, welche einer Menge von ca. $1\frac{1}{2}$ kg Eiweiß gleichkäme, an Gewicht nicht zugenommen. Die bei übermäßiger Eiweißzufuhr retinierten Eiweißmengen verbleiben in den Säften (Voits zirkulierendes Eiweiß, Rubners Vorratseiweiß), zum kleineren Teil mögen wohl Eiweißeinschlüsse in Zellen, wie sie Berg[546] in der Leber beobachtet hat, vorkommen, aber ein Zuwachs an lebendem Protoplasmaeiweiß kann durch noch so reiche Eiweißnahrung nicht erzwungen werden. Inwieweit eine übermäßige Auffüllung des Bestandes an zirkulierendem Eiweiß im Sinne einer Eiweißmast zu verwerten ist, erscheint mehr als fraglich. In gleicher Weise ist auch die Zweckmäßigkeit eines überreichen Bestandes an zirkulierendem Eiweiß zu beurteilen. Ebenso wie eine fanatische Eiweißunterernährung, ist auch eine extreme Eiweißüberernährung zu verurteilen. Von diesen Gesichtspunkten aus sind auch die früher in Mode gewesenen zahllosen Eiweißpräparate heute für die Praxis ohne Bedeutung.

Zusammenfassend läßt sich sagen, daß bei überreicher Eiweißnahrung der größte Teil des übermäßig genossenen Eiweißes durch die spezifisch-dynamische Wirkung des Eiweißes in den Kraftwechsel eintritt und zu einer übermäßigen Wärmebildung führt. Ein kleinerer Teil wird in den Säften als zirkulierendes Eiweiß und als Eiweißdepot (Leber) retiniert, kann aber niemals als lebendiges Protoplasmaeiweiß angesetzt werden.

Eiweiß-
unter-
ernährung.

Legen wir uns nun die Frage vor, wie der Organismus sich bei Eiweißunterernährung verhält, so ist zu unterscheiden, ob diese Eiweißunterernährung im Rahmen einer calorisch ausreichenden oder überwertigen Kost geschieht, oder ob die Eiweißunterernährung gleichzeitig mit einer allgemeinen Unterernährung, d. h. im Hungerzustande sich vollzieht. Trifft das erstere Moment zu, daß gleichzeitig mit Eiweißunterernährung eine calorisch ausreichende oder überwertige Kost gegeben wird, so muß die Nahrung schon ganz besonders zusammengesetzt sein, um tatsächlich geringer zu sein als der minimale Eiweißbedarf, da die Zahlen für das Eiweißminimum, wie wir gesehen haben, an und für sich recht tief liegen. Die erste Erscheinung der partiellen Eiweißunterernährung ist die negative Eiweißbilanz, der Körper schmilzt von seinem eigenen Zelleiweiß ein. Gleichzeitig mit der Eiweißunterernährung gehen, wie die meisten Untersucher gezeigt haben, die Gesamtumsetzungen nicht unerheblich zurück. Benedict und Roth[598] fanden bei längerer eiweißarmer Kost einen nicht wesentlich erniedrigten Grundumsatz. Bernstein und Falta[599] und besonders Grafe[300] fanden ein deutliches Heruntergehen der Wärmeproduktion. Eiweißüberernährung treibt den Grundumsatz in die Höhe (sekundär spezifisch-dynamische Wirkung Rubners), dauernder Eiweißmangel erniedrigt den Grundumsatz. Das bei Eiweißunterernährung zu Verlust gehende Organeiweiß kann durch reichliche Eiweißgaben sich wieder rasch restituieren (Literatur s. bei Grafe)[300]. Diese Tatsache ist für unsere Anschauungen über das Wiedereinholen von Gewichtsverlusten bei schweren Krankheiten von Bedeutung.

Eiweißumsatz
im Fieber.
Toxogener
Eiweißzerfall.

Im Fieber sind die Verbrennungsvorgänge in der Regel etwas erhöht. Die Erhöhungen der Eigentemperatur, welche das Fieber ausmachen, haben aber im wesentlichen nicht eine Erhöhung der Verbrennungen im Körper zur Ursache, sondern eine Störung der Wärmeregulation. Schon Vogel[301] beobachtete, daß im Fieber große Mengen Stickstoff ausgeschieden werden. Friedrich Müller[302] zeigte, daß bei einem Typhuskranken, der nur wenig Nahrung zu sich nahm, sehr viel Stickstoff ausgeschieden wurde. Die Beobachtung Müllers wurde später von allen Untersuchern bestätigt. Besonders wies Naunyn[303] darauf hin, daß die Stickstoffausscheidung auch nach Abfallen eines infektiösen Fiebers noch fortbesteht. Naunyn prägte das Wort vom „toxogenen Eiweißzerfall". Es ist schwer auseinanderzuhalten, inwieweit die erhöhte Eiweißumsetzung im Fieber durch die pathologischen Verhältnisse der zentral bedingten Störung der Wärmeregulation oder durch die periphere Einwirkung eines toxischen Agens auf das Zellprotoplasma stattfindet. Die Stickstoffverluste gehen parallel der Höhe des Fiebers, aber auch der Schwere des Infektes. Es muß zugegeben werden, daß bei Tuberkulösen mit der Abnahme des allgemeinen Ernährungszustandes trotz Fortbestehens des Infektes und der Temperaturen die Eiweißeinschmelzung zurückgeht. Die Ursache der Eiweißverluste im infektiösen Fieber ist in den letzten Jahren verschiedentlich untersucht, aber in ihrem Wesen nicht einheitlich beurteilt worden. Von den zahlreichen Versuchen sind nur diejenigen eindeutig verwertbar, bei denen im Eiweißminimum bei gleichzeitiger übermäßiger Calorienzufuhr untersucht wurde. Derartige Versuche wurden an der Müllerschen Klinik von Kocher[304] ausgeführt, der einen Typhuskranken mit einer eiweißarmen Kost (3 g Stickstoff), die bis zu 80 Calorien für das Kilogramm betrug, ernährte, aber trotzdem eine Stickstoffausscheidung von 13—22 g nicht verhindern konnte. Gleichzeitig ausgeführte Untersuchungen an Normalen, die bei minimaler Eiweißzufuhr überreichlich mit Kohlenhydratcalorien ernährt wurden und bei denen durch Steigerung der Muskelarbeit (Märsche) die Verbrennung um 100 % gesteigert wurde, zeigten im Gegensatz zu den Befunden beim gleichartig ernährten Fieberkranken keine Erhöhung der Stickstoffausfuhr.

Aus diesen Versuchen konnte mit Recht geschlossen werden, daß es tatsächlich einen toxischen Eiweißzerfall im infektiösen Fieber gibt. In ausgedehnten Untersuchungen konnte E. Krauß[305] zeigen, daß die Fragestellung des toxischen Eiweißzerfalls nur durch die Aufteilung der Stickstoffausscheidung im Harn in einen Harnstoff-, einen Harnsäure- und Kreatininanteil der Lösung nähergebracht werden kann. Er konnte erweisen, daß nicht nur die Harnstoffausscheidung im Infektionsfieber erhöht, sondern auch die Harnsäure- und Kreatininausfuhr erheblich an der negativen Stickstoffbilanz beteiligt ist, eine Tatsache, die nur im Sinne einer Steigerung des endogenen Eiweißumsatzes zu deuten ist. Wenngleich auch die Zahlen von Krauß eine nicht so große Eiweißeinschmelzung im Infektionsfieber erweisen, wie dies durch die Kocherschen Versuche geschehen ist, so geht aus den Kraußschen Untersuchungen doch eindeutig hervor, daß im Infektionsfieber das Eiweißminimum ein Vielfaches des Minimums beim Normalen erreicht, eine Tatsache, die nur durch erhöhten Eiweißumsatz im Infektionsfieber zu erklären ist. Grafe[300] hatte in seinen Untersuchungen bei fiebernden Kranken nachgewiesen, daß der prozentuale Anteil des Eiweißes am Gesamtumsatz im Hunger nicht höher ist als beim hungernden Gesunden. Aus dieser Tatsache zog er den Schluß, daß der Eiweißstoffwechsel in Fieber nichts Besonderes aufweise. Wie Krauß jedoch durch die zweifellos erhöhte Abnützungsquote dargetan hat, ist die Schlußfolgerung Grafes irrig, da nur die Höhe des Minimal-N und die Höhe der einzelnen Komponenten des Minimal-N etwas Bindendes über Abnormitäten des Eiweißumsatzes auszusagen imstande sind. Im Infektionsfieber besteht eine über den erhöhten Gesamtumsatz hinausgehende Eiweißeinschmelzung.

In neuerer Zeit haben Strieck und Wilson[307] an der Grafeschen Klinik Untersuchungen über den Stoffwechsel während der Inkubationszeit hochfebriler Infekte (bei künstlicher Malariainfektion zu therapeutischen Zwecken) beim Menschen angestellt. Die Versuche wurden im N-Minimum bei calorischer Überernährung durchgeführt. Diese Autoren fanden eine deutliche Steigerung des Gesamtstoffwechsels und ebenso eine ausgesprochene Erhöhung des Eiweißumsatzes während des afebrilen Inkubationsstadiums. Die Autoren deuten die Erhöhung des Eiweißstoffwechsels im fieberfreien Intervall nicht als toxischen Eiweißzerfall, sondern glauben, daß sich der erhöhte Eiweißumsatz im Rahmen der Gesamterhöhung der Brennvorgänge vollzieht. Strieck und Wilson nehmen in Anlehnung an die Grafeschen Auffassungen einen toxischen Einfluß auf ein hypothetisches Zentralorgan des Gesamtstoffwechsels und des Eiweißstoffwechsels als Ursache der im afebrilen Stadium festgestellten Eiweißeinschmelzung an. Die Versuche von Strieck und Wilson konnten neuerdings von Bahn und Langhans[308] durch gleichfalls bei Impfmalaria angestellte Versuche bestätigt werden.

Die Ursache des Eiweißzerfalles im infektiösen Fieber verlegte man früher, der Ansicht Naunyns folgend, in die Peripherie, indem man eine toxische Noxe annahm, die direkt auf das Zellprotoplasma einwirken sollte. Auch die Temperaturerhöhung als solche hat man für die Erhöhung des Eiweißumsatzes als ursächlich angesprochen. Neuere Untersuchungen von Graham und Poulton[309] zeigten, daß Erwärmung bis 40° bei kalorisch überreicher Ernährung eine Erhöhung der Stickstoffausscheidung nicht zur Folge hat. Auch klinische Beobachtungen, die durchaus keinen Parallelismus von Fieberhöhe und Stickstoffausscheidung zeigen, sprechen gegen die ausschließliche Ursache der Hyperthermie für die Eiweißeinschmelzung. Durch Experimente von Freund und Grafe[310] ist wahrscheinlich gemacht, daß Störungen, welche die chemische Wärmeregulation treffen, gleichsinnig auch eine bisher unbekannte Zentralregulation des Eiweißumsatzes in Mitleidenschaft ziehen. Freund und Grafe konnten zeigen, daß bei Tieren nach Ausschaltung der chemischen Wärmeregulation, obgleich Fieber nicht mehr entsteht, der Eiweißumsatz außerordentlich in die Höhe geht. Inwieweit tatsächlich Regulationsbahnen für den Eiweißstoffwechsel von einem Zentrum im Halsmark, das nach diesen Untersuchungen in engster Beziehung zum Zentrum der chemischen Wärmeregulation stehen würde, auf den sympathischen Bahnen abwärts zur Leber verlaufen, ist wohl nicht eindeutig erwiesen, aber durch diese Untersuchungen doch sehr wahrscheinlich gemacht. Es wären demnach die großen Eiweißverluste bei schweren Infektionskrankheiten durch eine Störung der Regulationsapparate der chemischen Wärmeregulation und eines ihm benachbarten Zentralapparates der Eiweißstoffwechselregulation zu erklären. Eine Auffassung, die dadurch besonders einleuchtend wäre, da das Erfolgsorgan beider Regulationen im wesentlichen die Leber ist. Eine Abweichung des Eiweißstoffwechsels im Rahmen des Gesamtenergieverbrauchs kennen wir nur beim infektiösen Fieber. Bei allen anderen Krankheiten, die auf Störungen des Stoffwechsels zurückgeführt werden, vollzieht sich der Eiweißumsatz im Rahmen der Gesamtumsetzung. Besonders charakteristisch ist der Eiweißumsatz bei Störungen der Schilddrüse. Sowohl beim Basedow wie auch beim Myxödem sind die Eiweißzersetzungen nur im Rahmen der Gesamtumsetzungen verändert, ohne daß es beim Basedow zu einer elektiven Steigerung des Eiweißumsatzes oder beim Myxödem zu einer Minderung des Eiweißverbrauches kommen muß. Auch bei Störungen anderer endokriner Drüsen können wir keine spezifische Einwirkung auf die Eiweißzersetzungen. So steht das infektiöse Fieber mit einem toxischen Eiweißzerfall vereinzelt da und hat in der Pathologie kein Analogon. Die erhöhte Eiweißzersetzung beim unbehandelten Diabeteskranken hat die Ursache in einer vermehrten Zuckerbildung aus Eiweiß. Es wäre aber irrig, zu glauben, daß beim Diabetes primär eine pathologische Störung des Eiweißstoffwechsels vorläge.

Auffütterung nach infektiösem Fieber.

Von praktischer Bedeutung ist die Frage nach dem Wiederersatz des im Fieber zur Einschmelzung gelangten Körpereiweißes. Wenn wir im Vorausgehenden die Möglichkeit einer größeren Eiweißmast verneint haben, so sehen wir einen Eiweißansatz regelmäßig nach Überstehen einer Infektionskrankheit auftreten. Es wird aber hierbei nie mehr Eiweiß angesetzt, als tatsächlich durch das infektiöse Fieber Körpereiweiß zu Verlust gegangen ist. Die Eiweißretention hört auf, sobald das ursprüngliche Gewicht wieder erreicht ist. Eine Eiweißmast ist auch in diesen Fällen der Auffütterung nicht über den Gesundbestand des Eiweißes zu erzwingen. Wenngleich es ein dringendes Erfordernis wäre, den Verlust an Körpereiweiß durch sehr reichliche Eiweißgaben im infektiösen Fieber hintanzuhalten, so wird man trotz dieses Postulates die Ernährung fiebernder Kranker nicht mit großen Eiweißmengen durchführen. Durch die spezifischdynamische Wirkung großer Eiweißgaben im Fieber würde die Wärmebildung im fiebernden Organismus nur noch gesteigert und die Schwierigkeiten der Wärmeabgabe erhöht werden. Die Eiweißnahrung fiebernder Kranker wird auf ein Minimum zu setzen sein und die Ernährung im wesentlichen mit Kohlenhydraten bestritten werden müssen. Reichliche Kohlenhydratgaben wirken eiweißsparend. Nach Überstehen des infektiösen Fiebers ist, wie oben ausgeführt, die Auffütterung des zu Verlust gegangenen Eiweißes sehr rasch möglich.

Fieber durch parenterale Eiweißgabe.

Man hat für die Ursache des infektiösen Fiebers eine gewisse Parallele gezogen mit der Wirkung der Injektion von artfremdem Eiweiß. Krehl[312] und Matthes[311] haben als erste beobachtet, daß durch parenterale Zufuhr von Albumosen Temperaturveränderungen hervorgerufen werden können. Inwieweit oral gegebenes Eiweiß bei bereits bestehendem Fieber ähnlich wirkt, erscheint sehr zweifelhaft, da bei parenteraler Eiweißzufuhr das ungespaltene Eiweißmolekül die Temperaturerscheinungen auslöst. Die parenterale Zufuhr von Eiweiß scheint nach Hashimoto[313] direkt auf das Zentralorgan für Temperaturregulierung einzuwirken und dadurch Veränderungen hervorzurufen, die sich bei Reinjektion des gleichen Eiweißes teils in Temperaturanstieg oder Temperatursturz äußern. Eine gleichsinnige Ursache für den Eiweißzerfall im infektiösen Fieber, der durch eine Sensibilisierung des Zentralorgans durch die artfremde Eiweißsubstanz der Bakterienleiber bewirkt werden kann, erscheint durchaus unbewiesen.

Friedrich Müller[314] hat als erster darauf hingewiesen, daß bei Carcinomkranken mit starker Kachexie große Stickstoffverluste eintreten, die auch durch Steigerung der Eiweißzufuhr in manchen Fällen nicht zu beheben sind. G. Klemperer[315] und viele Nachuntersucher bestätigten diesen Befund. Es scheinen hier ähnliche Ursachen den Eiweißzerfall zu bedingen wie beim Fieber, jedoch sind beim Carcinom die Verhältnisse noch unklarer, da die Eiweißeinschmelzungen durch Unterernährung oder durch eine Erhöhung der Gesamtverbrennungsvorgänge ausgelöst werden könnten. Die Untersuchungen, die Wallersteiner[316] unter Leitung von Grafe anstellte, zeigen aber, daß bei unkomplizierten Carcinomkranken eine Erhöhung des Gesamtstoffwechsels nicht stattfindet, daß die Brennvorgänge nicht erhöht sind und daß auch ein toxischer Eiweißzerfall bei den von ihm untersuchten Kranken nicht festgestellt ist. Im gleichen Sinne sprechen auch neuere Untersuchungen, die von Lauter[317] an der Müllerschen Klinik ausgeführt wurden. Lauter konnte zeigen, daß das Eiweißminimum bei Carcinomkranken im wesentlichen normal ist und nur in ganz vereinzelten Fällen erhöht befunden wurde. Es kann also im Gegensatz zum Eiweißzerfall bei Fieberzuständen nicht von einem toxischen Eiweißzerfall bei der Carcinomkachexie gesprochen werden.

Zweifellos finden durch die wechselnde Zusammensetzung des Blutes auf die Zentralorgane und so auch auf das nervöse Zentralorgan im verlängerten Mark, welches auf den Eiweißstoffwechsel einen gewissen Einfluß hat, besondere Einwirkungen statt. Wenngleich die aktuelle Reaktion des Blutes, d. h. das p_H des Blutes, nur kleinen Schwankungen unterliegt, da das Blut eine ausgezeichnet gepufferte Lösung ist, so sehen wir doch sehr große Milieuschwankungen innerhalb dieser Pufferlösung. Diese Schwankungen scheinen schon zu genügen, um einen Reiz im nervösen Zentralorgan auszulösen. Es ist natürlich sehr schwer zu sagen, ob diese Veränderung des physikalisch-chemischen Milieus die Ursache oder die Folge der veränderten Zersetzungsvorgänge ist. Zweifellos können Veränderungen des Blutpuffers vom Zentralorgan aus sowohl hinsichtlich der Gesamtumsetzungen wie auch in den Eiweißzersetzungen Verschiebungen auslösen. Eine der ältesten Beobachtungen, die hierher gehört, ist die Feststellung der erhöhten Eiweißzersetzung bei Dyspnoe (E. F. Dubois[318], H. Straub und Kl. Meier[319]). Auch der prämortale Eiweißzerfall dürfte in prämortalen Veränderungen des Blutpuffers seine Erklärung finden. Es sei aber noch einmal darauf hingewiesen, wie schwer es ist, auseinanderzuhalten, ob die Veränderungen des Blutpuffers neben den veränderten Zersetzungsprozessen einherlaufen, oder ob sie das ursächlich auslösende Moment der vermehrten Zersetzung sind.

Seitdem Richet, Pirquet, Arthus, Doerr die Begriffe der Anaphylaxie und Allergie näher definiert und experimentell klargestellt haben, wurden gewisse Krankheitszustände auf anaphylaktische Reaktionen zurückgeführt. Es würde zu weit führen, die serologische und auch die klinische Literatur über das Anaphylaxie- und Allergieproblem in extenso zu erörtern. Es sei auf die zusammenfassenden Darstellungen von H. Kämmerer, Doerr, Storm van Leeuwen und das treffliche Referat von Hansen in der Neuen Deutschen Klinik verwiesen. Es sei hier das Anaphylaxieproblem so weit erörert, als es mit den Proteinen und deren Chemismus zusammenhängt.

Die ersten Beobachtungen über die schädliche Wirkung wiederholt parenteral zugeführter Eiweißmengen stammen von Heilner[320], der am Laboratorium von Carl v. Voit die Verwertung von parenteral zugeführtem Eiweiß studieren sollte. Heilner bemerkte, daß seine Tiere unter schweren Schockerscheinungen zugrunde gingen, wenn die Eiweißzufuhr nach einiger Zeit wiederholt wurde. Richet beobachtete, daß Hunde, denen er Seeigelextrakt einspritzte, zuerst Erbrechen und schwere Allgemeinsymptome bekamen, nach der zweiten Injektion nach 2—3 Wochen aber an Schock mit schweren Magen-Darm-Symptomen und Blutdrucksenkung zugrunde gingen. Richet nannte diesen Zustand „Anaphylaxie" (Schutzlosigkeit). Durch Übertragung des Blutes erstinjizierter Hunde auf unvorbehandelte konnten diese ebenfalls überempfindlich gemacht werden (passive Anaphylaxie). Sowohl die aktive wie die passive Anaphylaxie sind spezifisch auf das in der Vorbehandlung verwendete Gift eingestellt. Richet glaubte irrtümlicherweise, daß die anaphylactische Reaktion nur durch Gifte ausgelöst werden könne. Arthus konnte nunmehr zeigen, daß die anaphylactische Reaktion ganz genau so verläuft, wenn man statt des Giftes irgendein artfremdes Serum als Anaphylactogen wählt. Nach einer Zeit von 12—30 Tagen sah er bei Reinjektion der „sensibilisierenden" Substanz die von Richet als anaphylactische Erscheinungen gekennzeichneten Symptome auftreten. Gibt man die zweite Injektion subcutan, so kommt es zu lokalen Erscheinungen, Infiltrat, Ödem, Nekrose an der Injektionsstelle (lokale Anaphylaxie). Auch für die Lokalreaktion gilt strenge Spezifität.

Die klinischen Erscheinungen der Serumkrankheit wurden von Pirquet näher umrissen. Pirquet deutete die bei wiederholten Seruminjektionen auftretenden Krankheitserscheinungen mit folgenden Worten: „Das krankmachende Agens könne erst dann im Organismus krankhafte Symptome hervorrufen, wenn es durch Antikörper verändert sei; die Inkubationszeit sei der Termin, der zur Bildung dieser Antikörper verstreicht." Pirquet erkannte in meisterhafter Weise, daß es bei vielen Menschen nicht zu einer Überempfindlichkeit kommt, sondern zu einer Abnahme der Empfindlichkeit. Diese Erscheinung, daß die einzelnen Individuen nach Einverleibung des gleichen Reizes eine verschiedenartige Reaktion, also eine veränderte Reaktionsfähigkeit zeigen, nannte Pirquet „Allergie". Immunität und Anaphylaxie sind Spezialfälle der Allergie.

Man glaubte früher, daß als sensibilisierende Substanz (Anaphylactogen) nur Eiweißkörper pflanzlichen oder tierischen Ursprungs in Betracht kommen. Heute wissen wir durch die Experimente von Obermeyer und Pick, Wells, Landsteiner und Forssmann und der Sachsschen Schule, daß nicht nur Eiweißkörper, sondern auch Substanzen bestimmter chemischer Konstitution (Chinin, Salvarsan, Diazokörper und Lipoide) als Anaphylactogene anzusprechen sind. Diese Substanzen nicht-eiweißartiger Natur sind als Anaphylactogene nicht prinzipiell, sondern nur graduell vom Eiweiß verschieden. Auch für sie gilt die absolute Spezifität der Reaktion. Die Vorbedingung für ein als Antigen wirkendes Protein ist die Löslichkeit in den Geweben des zu behandelnden Tieres. Hitzeeinwirkung zerstört nur dann den Antigencharakter, wenn durch sie eine Veränderung der Löslichkeit hervorgerufen wird. Für die Antigennatur der Proteine (Analogie zur Fällbarkeit) scheint die Anwesenheit von aromatischen Kernen im Molekül Voraussetzung zu sein. Protamine sind keine Antigene mehr. Führt man in das Eiweißmolekül eine J-, eine NO_2- oder eine $N = N$-Gruppe ein (Obermeyer und Pick), so gewinnt man Antigene, deren Spezifität unabhängig ist von der Art und der Herkunft des Proteins, in dem die betreffenden Gruppen substituiert sind. Eine mit jodiertem Rinderserum vorbehandeltes Kaninchen reagiert nunmehr auch mit einem jodierten Eiweiß anderer Herkunft (jodiertem Eiereiweiß, jodiertem Hühnereiweiß usw.). Es reagiert aber nicht mehr mit nicht jodiertem Rinderserum. Mit anderen Worten: die Jodierung, Nitrierung und Diazotierung des Eiweißes bewirkt im anaphylactischen Experiment Jod-, Nitro- und Diazospezifität. Die Artspezifität bleibt bei der Jodierung, Nitrierung und Diazotierung von nicht aromatischen Aminosäuren unabhängig davon bestehen. Obgleich derartig strukturelle Veränderungen an dem Eiweißmolekül den Anschein haben, als ob diese biologischen Reaktionen auf strukturchemische Momente zurückzuführen wären, so ist für eine solche Auffassung bislang noch kein Beweis erbracht. Es scheinen die strukturchemischen Veränderungen in diesen biologischen Versuchen nicht in dem Sinne zu deuten zu sein, daß etwa eine Diazo- oder eine Nitrogruppe eine stöchiometrische Relation zu dem unbekannten Antikörper habe. Es scheint vielmehr wahrscheinlicher, daß spezifisch physikalische Veränderungen im biologischen Milieu die Ursache der biologischen Reaktion sind. Welcher Natur diese physikalischen Veränderungen sein können, darüber haben wir noch keine Vorstellungen.

Die bisher erwähnten proteinähnlichen, anaphylactogenen Substanzen sind in doppeltem Sinne Antigene. Sie haben die Eigenschaft, die Bildung eines spezifischen Antikörpers auszulösen (zu immunisieren) und weiterhin auch die Eigenschaft, in vitro mit den antikörperhaltigen Seren zusammengebracht, die Antikörper zu binden, d. h. zu präcipitieren.

Durch die Untersuchungen von Landsteiner kennen wir nun eine Reihe von chemisch charakterisierten Substanzen, mit denen es nicht gelingt, eine Antikörperbildung, wohl aber eine Antikörperbindung auszulösen. Durch acetyliertes Pepton kann man ein Kaninchen nicht immunisieren, man kann aber im Reagenzglasversuch eine Präcipitinreaktion nachweisen. Landsteiner zeigte ferner, daß man zur Auslösung dieser charakteristischen Präcipitinreaktion weder des Protein- noch Peptonrestes bedarf, daß man mit charakterisierten chemischen Substanzen, z. B. der Metanilsäure, der p-Arsanilsäure, dem Atoxyl, Seren herstellen kann, die mit dieser Substanz in vitro spezifisch reagieren, d. h. Präcipitinreaktion geben. Unter Vollantigen sind solche Körper zu verstehen, die zur Antikörperbildung führen, d. h. mit denen man immunisieren kann. Antigen-Antikörper-Reaktion ist die Vorbedingung für eine anaphylactogene Substanz. Halbantigene oder nach Landsteiner Haptene sind solche chemische Substanzen, die zwar spezifisch Antikörper binden, die aber selbst nicht solche bilden, nicht immunisieren können. Sie müssen, um als Vollantigen zu wirken, an Eiweißkörper gekuppelt sein. Die Entdeckung einer dritten Gruppe von Substanzen geht auf die Versuche von Forssmann und von Doerr zurück. Es wurde in diesen Versuchen gezeigt, daß Lipoide ebenfalls als Antigene wirken können. Sie haben aber nur Vollantigencharakter, wenn man die Lipoide mit Eiweiß zusammenbringt (Landsteiner). H. Sachs und seine Mitarbeiter konnten durch eine „Eiweißkrücke" die verschiedensten Lipoide zu Vollantigenen werden lassen. Die reinen Lipoide ohne Eiweißkrücke haben nur Haptencharakter.

Über die chemischen und physikalischen Vorgänge, welche dieser merkwürdigen Erscheinung, daß durch eine Vermischung mit Proteinen strukturchemisch vollständig eindeutige Körper zu einem Vollantigen werden, kann man keine Angaben machen. Diese Reaktionen dürften eine der merkwürdigsten biologischen Vorgänge sein, deren Aufklärung uns erst die Differenzierung des physikalisch-chemischen Milieus der Reaktion bringen könnte.

Hat ein sensibilisiertes Tier durch Reinjektion des Antigens einen anaphylactischen Schockzustand überwunden, so bleibt es einige Wochen (Meerschweinchen 40 Tage) gegen abermalige Reinjektion des Antigens unempfindlich; es ist „desensibilisiert“. Eine gleiche Desensibilisierung und Unempfindlichkeit ist zu erzielen, wenn man während des Inkubationsstadiums häufige Reinjektionen kleiner Mengen des Antigens ausführt. Auch durch vorsichtige, langsame Einverleibung minimalster Antigenmengen ist nach Ablauf der Inkubationszeit eine Desensibilisierung zu erzielen. Die Desensibilisierung ist im allgemeinen spezifisch. Es muß aber hervorgehoben und soll an dem unten angeführten klinischen Beispiel erörtert werden, daß auch eine unspezifische Desensibilisierung mit heterologen Antigenen möglich ist (Pfeiffer, Bessau). Zum Anaphylaxiebegriff gehört: Sensibilisierung, Antigen-Antikörper-Reaktion, passive Übertragbarkeit der Sensibilisierung und die Desensibilisierbarkeit. Die Möglichkeit einer Desensibilisierung gewährt für manche anaphylactische klinische Zustandsbilder die Möglichkeit einer therapeutischen Einwirkung.

Für die Deutung der klinischen Erscheinungen der Anaphylaxie ist von Wichtigkeit, daß man im Tierexperiment nicht nur durch parenterale, sondern auch durch perorale und rektale Einverleibung des Antigens (Anaphylactogens) in bestimmten Fällen eine Sensibilisierung des Organismus auslösen kann (Maie[321]).

Als klinisches Beispiel einer anaphylactischen Reaktion sei ein Fall von sog. Kuhmilchidiosynkrasie angeführt (s. Abb. 51). In seltenen Fällen bekommen Brustkinder nach der Gabe von Kuhmilch die Zeichen eines schweren anaphylactischen Schocks (Finkelstein[322], Schloßmann[323], Moro[324], Schricker[325]). Die Erkrankung kommt angeboren und erworben vor (Moro[324], Lust[326]). Die Überempfindlichkeit wird wahrscheinlich durch das Casein der Kuhmilch ausgelöst (Neuhaus und Schaub[327], Schricker[325]).

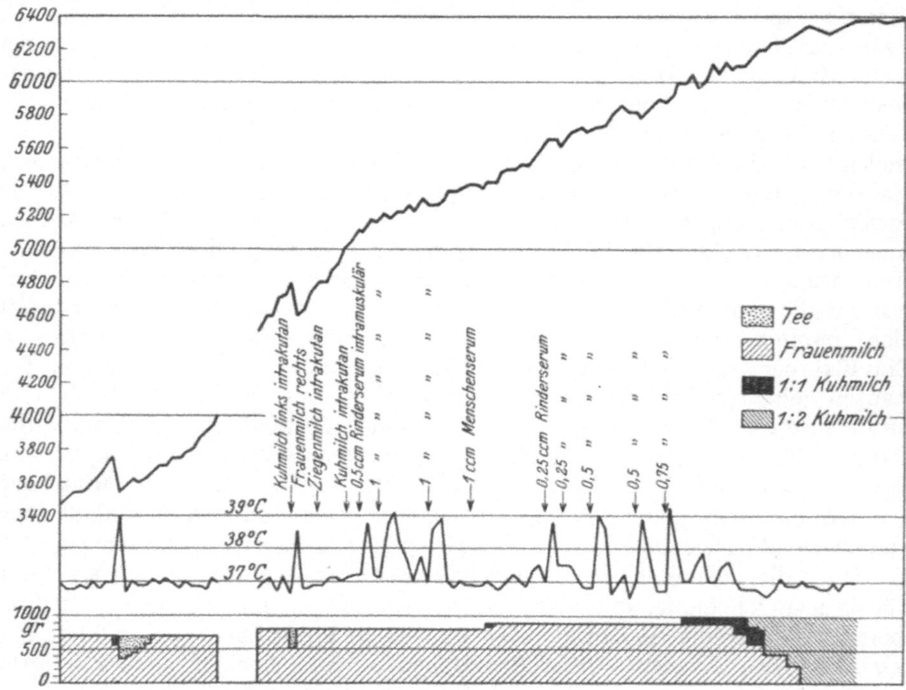

Abb. 51. Kuhmilchidiosynkrasie nach einer Beobachtung an der Düsseldorfer Kinderklinik (Geh.-Rat Prof. Schlossmann und Prof. Eckstein).

Literaturverzeichnis.

Zusammenfassende Darstellungen.

Abderhalden, E.: Lehrbuch der physiologischen Chemie, 5. Aufl., **1**, S. 528; **2**, S. 443. 1923. — Cathcart, G. D.: The physiologie of protein metabolism, 2. Ausg. London: Longmans, Green & Co. 1921. — Cohnheim, O.: Die Chemie der Eiweißkörper, 2. Aufl. Braunschweig 1904. — Dakin, K. H.: Oxidations and reductions in the animal body, 2. Ausg. London: Longmans, Green & Co. 1922. — Fürth, O.: Lehrbuch der physiologischen und pathologischen Chemie **2**, S. 1. 1927. — Köresy, v.: Das Schicksal der Eiweißkörper im tierischen Organismus. 16. Internat. med. Kongr., Budapest 1909. — Laquer, Fr., in Kraus-Brugsch: Spez. Path. u. Ther. inn. Krankh. **11**, 19 (1927). — Lichtwitz, L.: Klinische Chemie. 1918. — Neubauer, O.: Intermediärer Eiweißstoffwechsel. Im Handbuch der normalen und pathologischen Physiologie **6**, 671, S. 1928. — Noorden, C. v.: Handbuch der Pathologie des Stoffwechsels, 2. Aufl. Berlin 1906/07. — Oppenheimer, C.: Handbuch der Biochemie, 2. Aufl., 1924—27: **2**, S. 595 (Gottschalk); **5**, S. 245 (Starling u. Pincussen); **8**, S. 364 (Magnus-Levy), S. 627 (Fürth), S. 636 (Caspari u. Stilling), S. 853 (Gottschalk), S. 819 (Isaac); **9**, S. 100 (Kapfhammer). — Rosenfeld, G.: Die Cystinurie. Erg. Physiol. **18**, 118 (1920). — Stuber, B.: Klinische Physiologie. 1926.

Einzelarbeiten.

(1) Fischer, E.: Untersuchungen über Aminosäuren, Polypeptide und Proteine. 1899—1906. — *(2)* Wollaston, W. H.: Philosophic. Trans. **1810**, 223. — *(3)* Braconnot, H.: Ann. Chim. et Phys. (2) **13**, 113 (1820). — *(4)* Schützenberger, P., u. A. Bourgeois: C. r. Acad. Sci. Paris **81**, 1191 (1875); Ann. phys. Chem. **1879**, 16. — *(5)* Strecker, Adolf: Liebigs Ann. **75**, 27 (1850); s. auch Th. Weyl: Ber. **21**, 1529 (1888). — *(6)* Van't Hoff, J. H.: La chimie dans l'espace. 1876. Deutsch von Herrmann. Die Lagerung der Atome im Raume. 1877. — Dix années dans l'histoire d'une théorie. Rotterdam: P. M. Bazendijk 1887. — Die Lagerung der Atome im Raume, 2. Aufl. Braunschweig: Vieweg & Sohn 1894. — *(7)* Cramer: J. prakt. Chem. **96**, 76 (1865). — *(8)* Hopkins, F. G.: Biochemic. J. **15**, 286 (1921). — *(9)* Gorup-Besanez, E. v.: Liebigs Ann. **98**, 1 (1856). — *(10)* Proust: Ann. Chim. et Phys. (2) **10**, 40 (1819). — *(11)* Braconnot: Ebenda (2) **13**, 119 (1820). — *(12)* Ehrlich, F.: Ber. **37**, 1309 (1904); Z. Ver. Zuckerind. **1904**, 975. — *(13)* Abderhalden, E., u. A. Weil: H.-S. Z. **81**, 207 (1912); **84**, 39 (1913). — *(14)* Plisson: Ann. Chim. et Phys. (2) **36**, 175 (1827); **45**, 315 (1830). — *(15)* Ritthausen, H., u. Kreußler: J. prakt. Chem. **108**, 240 (1869). — *(16)* Hlasiwetz, H., u. J. Habermann: Liebigs Ann. **159**, 204 (1871). — *(17)* Ritthausen, H.: J. prakt. Chem. **99**, 454 (1866). — *(18)* Dakin, H. D.: Biochemic. J. **12**, 290 (1918). — *(19)* Schulze, E., u. E. Steiger: Ber. **19**, 1177 (1886). — *(20)* Hedin, zitiert nach Hammarsten: Lehrbuch der physiologischen Chemie, 9. Aufl., S. 122. — *(21)* Kossel, A., u. H. D. Dakin: H.-S. Z. **41**, 321 (1904); **42**, 181 (1904). — *(22)* Drechsel, E.: Ber. sächs. Ges. Wiss. Leipzig **21**, 117 (1889); Arch. Physiol. **1891**, 254. — Drechsel, E., u. Krüger: Ber. **28**, 3189 (1895). — *(23)* Schützenberger: Ber. **25**, 2454 (1892). — *(24)* Liebig, J. v.: Liebigs Ann. **57**, 127 (1846). — *(25)* Drechsel, E.: Z. Biol. **33**, 90 (1896). — *(26)* Guggenheim, M.: H.-S. Z. **88**, 276 (1913). — *(27)* Hopkins, F. G., u. S. W. Cole: J. Physiol. **27**, 418 (1901); **29**, 451 (1913). — *(28)* Folin, O., u. J. M. Looney: J. of biol. Chem. **51**, 421 (1922). — *(29)* Kossel, A.: H.-S. Z. **22**, 177 (1896/97). — *(30)* Levene, P. A., u. J. Lopez-Suarez: J. of biol. Chem. **36**, 105 (1918). — Levene, P. A.: Hexosamines, their derivates, and mucins and mucoids. Monogr. Rockefeller Inst. med. Res., New York **1922**. — *(31)* Hofmeister, Franz: Erg. Physiol. I. **1**, 759 (1902). — *(32)* Fischer, E.: Untersuchungen über Aminosäuren, Polypeptide und Proteine, 1899—1906; 1907—1919. Berlin: Julius Springer 1906 u. 1922. — *(33)* Abderhalden, E., u. A. Fodor: Ber. **49**, 561 (1916). — *(34)* Abderhalden, E.: H.-S. Z. **104**, 129 (1919); **120**, 207 (1922); **129**, 106 (1923); **149**, 254 (1925); Naturwiss. **12**, 716 (1924). — Abderhalden, E., u. Fodor: Ber. **49**, 561 (1916). — Abderhalden u. Wybert: Ebenda **49**, 2449 (1916). — Abderhalden u. Spinner: H.-S. Z. **106**, 309 (1919). — Abderhalden u. Stix: H.-S. Z. **129**, 143 (1923). — Abderhalden u. Komm: Ebenda **136**, 134 (1924; **139**, 181 (1924). — Abderhalden u. Klarmann: Ebenda **129**, 320 (1923). — Abderhalden u. Suzuki: Ebenda **127**, 281 (1923). — Abderhalden u. Schwab: Ebenda **139**, 169 (1924). — *(35)* Ssadikow, W. S., u. N. D. Zelinsky: Biochem. Z. **136**, 241 (1923). — *(36)* Waldschmitz-Leitz, E., u. A. Schäffner: Ber. **58**, 1356 (1925). — *(37)* Troensegaard: H.-S. Z. **112**, 86 (1921); **127**, 137 (1923); **130**, 84 (1923). — Troensegaard u. Schmidt: Ebenda **133**, 116 (1924). — *(38)* Edlbacher, S.: H.-S. Z. **107**, 52 (1919); **112**, 80 (1921); **127**, 186 (1923); **134**, 129 (1924); **131**, 177 (1923). — Kossel u. Edlbacher: Ebenda **107**, 45 (1919). — Edlbacher u. Fuchs: Ebenda **114**, 133 (1921). — Felix, K.: Ebenda **110**, 217 (1920). — *(39)* Waldschmitz-Leitz, E.: Schaeffner u. Graßmann: H.-S. Z. **156**, 68 (1926). —

(40) Bergmann, Max: Vortrag auf der Naturforsch.-Vers.,Düsseldorf 1926. — (41)Herzog: Vers. dtsch. Naturforsch. u. Ärzte 1924. — Herzog u. Kobel: H.-S. Z. 134, 296 (1924). — (42) Yamakami: Biochemic. J. 14, 522 (1920). — (43) Meyer, K. H., u. H. Mark: Ber. 61, 593, 1932, 1936 (1928). — (44) Abderhalden, E.: Lehrbuch der physiologischen Chemie, 5. Aufl., S. 367. Berlin u. Wien 1923; Münch. med. Wschr. 1913, 43; Dtsch. med. Wschr. 1913, 49. — (45) Fischer, E., u. E. Abderhalden: Ber. 40, 3544 (1907). — Fischer, E., u. O. Gerngroß: Ebenda 42, 3544 (1909). — (46) Abderhalden: Zitat 44, S. 351. — (47) Siegfried: Ber. sächs. Ges. Leipzig, Wiss. Math.-physik. Kl. 1913, 63; H.-S. Z. 43, 44 (1904); 90, 271 (1914). — Siegfried u. Reppin: Ebenda 95, 18 (1915). — Siegfried u. Schunke: Ebenda 97, 333 (1916). — (48a) Kossel, A.: H.-S. Z. 8, 511 (1883/84). — (48b) Ebenda 22, 176 (1896); 25, 165 (1898); 26, 588 (1899); Ber. 34, 3214 (1901). — Weitere Arbeiten von Mathews, F. Kutscher, Dakin, Goto u. a. in H.-S. Z. — (49) Dernby: J. of biol. Chem. 35, 217 (1918); Biochem. Z. 81, 107 (1917). — (50) Ostwald u. Kuhn: Kolloid-Z. 30, 234 (1922). — (51) Waldschmitz-Leitz, E.: H.-S. Z. 132, 181 (1924). — (52) Willstätter u. Graßmann: H.-S. Z. 138, 184 (1924). — (53) Northrop: J. gen. Physiol. 3, 211 (1920); 4, 227 (1922); Naturwiss. 11, 713 (1923). — Northrop u. Hussey: J. gen. Physiol. 5, 353 (1922). — (54a) Abderhalden u. Fodor: Fermentforschung 4, 191 (1921). — Abderhalden u. Wertheimer: Ebenda 6, 263 (1922). — Abderhalden u. Handovsky: Ebenda 4, 316. — Abderhalden u. Kürten: Ebenda 4, 327. — Abderhalden u. Goto: Ebenda 7, 95. — Abderhalden u. Ewald, Ishiguro u. Watanabe: H.-S. Z. 91, 96 (1914). — (53b) Abderhalden: H.-S. Z. 104, 129 (1915); Pflügers Arch. 201, 1 (1923); Fermentforschung 1, 47 (1914). — Die Abderhaldensche Reaktion, 5. Aufl. Berlin: Julius Springer 1922. — (55) d'Herelle: Brit. med. J. 3216, 289 (1922); C. r. Soc. Biol. Paris 83, 97, 247, 1320 (1920); 84, 339, 538, 908 (1920); C. r. 165, 373; 170, 72 (1920). — (56) Abderhalden, E.: Pflügers Arch. 195, 482 (1922); H.-S. Z. 104, 129 (1919); 114, 290 (1921); s. auch Zitat 44, S. 478. — (57) Abderhalden: s. Zitat 44, S. 531. — (58) Folin, O., u. Denis: J. of biol. Chem. 11, 87 (1912); 12, 141 (1912). — (59) Slyke, van, u. G. Meyer: Ebenda 12, 399 (1912); 16, 197, 213, 231 (1913). — (60) Rona, P., u. L. Michaelis: Pflügers Arch. 124, 578 (1908). — (61) Friedemann, U., u. S. Isaac: Z. exper. Path. 4, 830 (1907). — (62) Henriques u. Andersen: H.-S. Z. 92, 194 (1914). — (63) Hahn, Massen, Nencki u. Pawlow: Arch. f. exper. Path. 32, 161 (1892). — Nencki, M., J. P. Pawlow u. J. Zaleski: Ebenda 37, 26 (1895). — (64)Fischler, F.: Physiologie und Pathologie der Leber, 2. Aufl., S. 120. 1925. — (65) Hawk: Amer. J. Physiol. 13, 14 (1905). — (66) György, P., u. K. Kleinschmidt: Z. exper. Med. 54, 1 (1927). — (67) Loewi, O.: Arch. f. exper. Path. 48, 303 (1902). — (68) Abderhalden: Zitat 44, S. 495. — (69) Lauter, S., u. M. Jenke: Dtsch. Arch. klin. Med. 146, 323 (1925). — (70) Löffler: Biochem. Z. 76, 55 (1916). — (71) Fiske u. Karsner: J. of biol. Chem. 16, 3 (1913). — Fiske u. Sumner: Ebenda 18, 285 (1914). — (72) Nonnenbruch u. Gottschalk: Arch. f. exper. Path. 96, 115 (1921); 99, 261, 270, 300 (1923). — (73) Dakin, H. D., u. F. Dudley: J. of biol. Chem. 14, 155, 423 (1913); 15, 127, 463 (1913); 16, 505 (1913/14); 18, 29 (1914). — (74) Baumann, E.: H.-S. Z. 6, 192 (1882). — (75) Ber. 12, 1452 (1879); 13 (1880). — (76) Neubauer, O.: Arch. klin. Med. 95, 211 (1909). — (77) Ehrlich, F.: Z. Vers. dtsch. Zuckerind. 55, 539 (1905); Naturforsch.-Vers. Meran 1905; Slg chem.-techn. Vortr. 1911, 17; Vortr. VIII. Internat. Kongr. angew. Chem., New York September 1912. — (78) Neubauer, O., u. K. Fromherz: Ber. 40, 1027 (1907); Bresl. chem. Ges. 1910, 2; Ber. 44, 139 (1911); 45, 883 (1912). — (79) Knoop, F.: H.-S. Z. 67, 489 (1910). — (80) Neubauer, O., u. K. Fromherz: H.-S. Z. 70, 326 (1911). — (81) Thunberg, T.: Skand. Arch. Physiol. 40, 1 (1920). — (82) Dakin, H. D.: H.-S. Z. 67, 341 (1926). — (83) Goldschmidt, St., u. W. Deuschel: Liebigs Ann. 447, 197 (1926). — (84) Wieland, H.: Ebenda 436, 229 (1924). — (85) Wieland, H., u. F. Bergel: Ebenda 438, 196 (1924). — (86) Dakin, H. D., u. F. Dudley: J. of biol. Chem. 14, 155, 423 (1913); 15, 127, 463 (1913); 16,(505 (1913/14); 18, 29, 91 (1914). — (87) Neubauer: s. zusammenfassende Darstellungen, S. 788, 924. — (88) Bergmann, M., A. Mickeley u. E. Kann: H.-S. Z. 146, 247 (1925). — (89) Knoop, F.: Hofm. Beitr. 6, 150 (1905). — Knoop, F., u. R. Oeser: H.-S. Z. 89, 141 (1914). — Knoop, F., u. E. Kerteß: Ebenda 71, 252 (1911). — (90) Friedmann: Med. Klin. 1911, Nr 28. — (91) Dakin, H. D.: J. of biol. Chem. 9, 123 (1911). — (92) Kotake, Y., u. M. Konishi: H.-S. Z. 122, 230 (1922). — (93) Ellinger, A., u. Z. Matsuoka: H.-S. Z. 109, 259 (1920). — Matsuoka u. Takamura: J. of Biochem. 1, 175 (1922). — (94) Felix, K., u. M. Tomita: H.-S. Z. 128, 40 (1923). — Felix, K., u. K. Morinaka: Ebenda 132, 153 (1924). — Felix, K., u. H. Müller: Vortr. naturforsch. Ges. Hamburg 1928. — (95) Flaschenträger, B.: H.-S. Z. 159, 258 (1926). — S. auch K. Thomas u. H. Schotte: H.-S. Z. 104, 141 (1918). — (96) Knoop, F.: H.-S. Z. 67, 389 (1910). — (97) Embden, G., u. E. Schmitz: Biochem. Z. 29, 423 (1910); 38, 393 (1912). — Kondo, K.: Ebenda 38, 407 (1912). — Fellner, H.: Ebenda 38, 414 (1912). — (98) Knoop, F.: s. O. Neubauer, zusammenfassende Darstellungen, S. 758. —

(99) Knoop, F., u. H. Oesterlin: H.-S. Z. 148, 294 (1925). — (100) Brugsch, Th.: Zbl. Stoffwechs. 1907; Z. exper. Path. 5, 731 (1908/09). — (101) Tsuchiya: Ebenda 5, 737 (1908/09). — (102) Abderhalden, E., u. Hirsch: H.-S. Z. 78, 292 (1912). — (103)Zimmermann, O.: Zbl. inn. Med. 22, 528 (1901). — (104) Csonka, F. A.: Proc. Soc. exper. Biol. a. Med. 21, 169 (1924); J. of biol. Chem. 60, 545 (1924). — (105) Griffith, W. H., u. H. B. Lewis: J. of biol. Chem. 57, 1, 697 (1923). — (106) Levin: Z. klin. Med. 47, 371 (1901). — (107) Widmark, E., u. K. Jensen-Carlen: C. r. Soc. Biol. Paris 90, 1185 (1924). — (108) Ringer, H.: J. of biol. Chem. 10, 327 (1911). — (109) Sassa, R.: Biochem. Z. 59, 353 (1914). — (110) Osborne, Th., u. L. Mendel: H.-S. Z. 80, 307 (1912). — (111) Ackermann, D.: Z. Biol. 59, 433 (1913); 61, 373 (1913). — (112) Engeland, R., u. W. Biehler: H.-S. Z. 123, 290 (1922). — (113) Tanret, Ch.: J. Pharmacie 30, 6, 145 (1909). — (114) Barger, C., u. A. J. Ewins: J. chem. Soc. 99, 2336 (1911). — (115) Karrer, P., W. Karrer, H. Thomann, E. Horlacher u. W. Mäder: Helvet. chim. Acta 7, 76 (1921). — Karrer, P., M. Gisler, E. Horlacher, F. Locher, W. Mäder u. H. Thomann: Ebenda 5, 469 (1922). — (116) Hahn, A., u. G. Mayer: Z. Biol. 21, 583 (1915). — Hahn, A., u. G. Barkan: Ebenda 72, 305 (1920). — Hahn, A., u. H. Fasold: Ebenda 82, 473 (1925). — (117) Krauss, E.: Dtsch. Arch. klin. Med. 138, 340 (1922). — (118) Folin, O.: Amer. J. Physiol. 13, 117 (1905). — (119) Krauss, E.: Dtsch. Arch. klin. Med. 150, 13 (1926). — (120) Shaffer, P. A.: Amer. J. Physiol. 23, 1 (1908/09). — (121) Fiske u. Subbarow: Science 65, 401 (1927). — (122) Eggleton, P., u. G. P. Eggleton: Biochemic. J. 21, 190 (1927); J. Physiol. 63, 155 (1927). — (123) Folin, O.: Festschr. f. Hammarsten, S. 1. 1906. — (124) Benedict, St. R., u. E. Osterberg: J. of biol. Chem. 56, 229 (1923). — (125) Chanutin, A.: Ebenda 67, 29 (1926). — (126) Meyerhof, O., u. Nachmansohn: Naturwiss. 16, 726 (1928). — (127) Pekelharing, C. A., u. C. J. C. van Hoogenhuyze: H.-S. Z. 64, 262 (1910). — (128) Burridge, W.: J. Physiol. 41, 303 (1910). — (129) Tiegs, O. W.: Austral. J. exper. Biol. a. med. Sci. 2, 1 (1925). — (130) Hoogenhuyze, C. J. C. van, u. Verploegh: H.-S. Z. 46, 415 (1905). — (131) Shaffer, P. A.: Amer. J. Physiol. 22, 435 (1908). — (132) Bürger, M.: Z. exper. Med. 9, 262 (1919); Verh. Ges. inn. Med. 1922, 480. — (133) Krauss, E.: Klin. Wschr. 1, 1354 (1922); Dtsch. Arch. klin. Med. 150, 45 (1926). — (134) Cathcart, E. P.: J. Physiol. 39, 311 (1909). — (135) Underhill, F. P., u. E. J. Baumann: J. of biol. Chem. 27, 151 (1916). — (136) Jaffé, M.: H.-S. Z. 48, 430 (1906). — (137) Baumann, L., u. J. Marker: J. of biol. Chem. 22, 49 (1915). — Baumann, L., u. H. M. Hines: Ebenda 35, 75 (1918). — (138) Lieben, Fr., u. D. László: Biochem. Z. 176, 403 (1926). — (139) Rose, W. C., u. K. G. Cook: J. of biol. Chem. 64, 325 (1925). — (140) György, P., u. S. J. Thannhauser: H.-S. Z. 180, 286 (1929). — (141) Thomas, K.: Die Abbauwege des Organeiweißes. 1921. — (142) Seemann, K.: Z. Biol. 49, 433 (1907). — (143) Felix, K., H. Müller u. Dirr: H.-S. Z. — Felix, K., u. H. Müller: Verh. naturforsch. Ges. Hamburg 1928; H.-S. Z. 174, 112 (1928). — (144) Fujinama, J.: Dissert., Basel 1909. — (145) Riesser, O.: H.-S. Z. 86, 415 (1913); 90, 221 (1914). — (146) Abderhalden u. Buadze: H.-S. Z. 164, 280 (1927). — Abderhalden u. Müller: Ebenda 170, 212 (1927). — (147) Behre, J. Allen u. St. R. Benedict: J. of biol. Chem. 52, 11 (1922). — (148) Neubauer, O.: Münch. med. Wschr. 61, 857 (1914). — (149) Kutscher, F., u. A. Lohmann: H.-S. Z. 48, 1, 422 (1906); 49, 81 (1906). — (150) Engeland, R.: H.-S. Z. 57, 49 (1908). — (151) Koch, W. F.: J. of biol. Chem. 12, 313 (1912); 15, 43 (1913). — (152) Paton, D. N., u. L. Findlay: Quart. J. exper. Physiol. 10, 315 (1916). — (153) Greenwald, J.: J. of biol. Chem. 59, 329 (1924). — (154) Raida, H., u. H. Liegmann: Z. exper. Med. 41, 358 (1924). — (155) Frank, E., R. Stern u. M. Nothmann: Ebenda 24, 341 (1921); Verh. dtsch. Ges. inn. Med. 1921, 369. — (156) Mörner, K. A. H.: H.-S. Z. 28, 595 (1899); 34, 295 (1902); 42, 349, 365 (1904). — (157) Embden, G.: H.-S. Z. 32, 94 (1901). — (158) Neuberg, C., u. P. Mayer: H.-S. Z. 44, 472 (1905). — (159) Fischer, E., u. U. Suzuki: H.-S. Z. 45, 405 (1905). — (160) Loewy, A., u. C. Neuberg: H.-S. Z. 43, 338 (1904). — (161) Wolf, C. G. L., u. P. A. Shaffer: J. of biol. Chem. 4, 439 (1908). — (162) Hele, T. S.: J. Physiol. 39, 52 (1909). — (163) Lewis, H. B., u. D. A. McGinty: J. of biol. Chem. 53, 349 (1922). — (164) Friedemann, E.: Hofm. Beitr. 3, 1 (1902); Erg. Physiol. 1902, 15. — (165) Bergmann, G. v.: Hofm. Beitr. 4, 192 (1903). — (166) Eppinger, H.: Arch. f. exper. Path. 97, 51 (1923). — (167) Altmann, M.: Klin. Wschr. 6, 854 (1927). — (168) Moreigne, H.: Arch. Méd. exper. et d'Anat. path. 11, 254 (1899); J. Pharmacie 8, 484 (1898). — (169) Abderhalden, E., u. A. Schittenhelm: H.-S. Z. 45, 486 (1905). — (170) Garrod, A. E., u. W. H. Hurtley: J. Physiol. 34, 217 (1906). — (171) Ackermann, D., u. F. Kutscher: Z. Biol. 57, 355 (1911/12); Dtsch. med. Wschr. 49, 2297 (1923). — (172) Loewy u. Neuberg: H.-S. Z. 43, 338 (1904); Biochem. Z. 2, 43 (1905). — (173) Baumann, E., u. L. v. Udransky: H.-S. Z. 13, 562 (1889); 15, 77 (1891). — (174) Brieger, L., u. M. Stadthagen: Berl. klin. Wschr. 1889, 344. — (175) Roos, E.: H.-S. Z. 16, 192 (1891); Berl. klin. Wschr. 1893, 354. — (176) Kaufmann, E.: Lehrbuch der speziellen

pathologischen Anatomie, 7. u. 8. Aufl., **2**, S. 1107. 1922. — (*177*) Abderhalden, E.: H.-S. Z. **38**, 557 (1903). — (*178*) Lignac, G. O. E.: Arch. klin. Med. **145**, 139 (1924); Münch. med. Wschr. **71**, 1016 (1924); Krkh.forschg **2**, 43 (1925). — (*179*) Umber, Fr.: Ernährung und Stoffwechselkrankheiten, 3. Aufl., S. 550. — (*180*) Lichtwitz, L.: Über die Bildung der Harn- und Gallensteine. Berlin: Julius Springer 1914. — (*181*) Looney, J. M., H. Berglund u. R. C. Graves: J. of biol. Chem. **57**, 515 (1923). — (*182*) Klemperer, G., u. M. Jacoby: Ther. Gegenw. **1914**, 101. — (*183*) Baumann, zitiert bei Lichtwitz in Bergmann-Staehelin: Handbuch der inneren Medizin, 2. Aufl., **4**, I, S. 965. — (*184*) Simon u. Campbell: Hofm. Beitr. **5**, 401 (1904); Chem. Zbl. **2**, 468 (1904); Bull. Hopkins Hosp. **15**, 365 (1904). — (*185*) Boedeker: Z. rat. Med. **7**, 130 (1859); Liebigs Ann. **117**, 98 (1861). — (*186*) Fromherz, K.: Inaug.-Dissert., Straßburg 1908. — (*187*) Mörner, C. Th.: H.-S. Z. **69**, 329 (1910). — (*188*) Katsch, G.: Münch. med. Wschr. **65**, 1027 (1918). — (*189*) Ebstein, H., u. J. Müller: Virchows Arch. **62**, 554 (1875). — (*190*) Baumann, E., u. Wolkow: H.-S. Z. **15**, 228 (1891). — (*191*) Baumann, E., u. Fränkel: H.-S. Z. **20**, 219 (1894). — (*192*) Mittelbach: Dtsch. Arch. klin. Med. **71**, 50 (1901). — (*193*) Embden, H: H.-S. Z. **18**, 304 (1894). — (*194*) Langstein, L., u. E. Meyer: Dtsch. Arch. klin. Med. **78**, 161 (1903). — (*195*) Falta, W., u. L. Langstein: H.-S. Z. **37**, 513 (1903). — (*196*) Neubauer, O., u. W. Falta: H.-S. Z. **42**, 81 (1904). — (*197*) Embden, G., u. K. Baldes: Biochem. Z. **55**, 301 (1913). — (*198*) Abderhalden, E., B. Bloch u. P. Rona: H.-S. Z. **52**, 435 (1907). — Abderhalden, E., u. B. Bloch: Ebenda **53**, 464 (1907). — (*199*) Umber u. Bürger: Dtsch. med. Wschr. **39**, 2337 (1913). — (*200*) Garrod, A. E.: Lancet **2**, 1884 (1901); **2**, 1616 (1902). — (*201*) Abderhalden, E.: H.-S. Z. **77**, 454 (1912). — (*202*) Neubauer, O.: Dtsch. Arch. klin. Med. **95**, 211 (1909). — (*203*) Blum, L.: Verh. Kongr. inn. Med. **1907**, 240; Hofm. Beitr. **11**, 143 (1907); Arch. f. exper. Path. **59**, 273 (1908); H.-S. Z. **67**, 192 (1910). — (*204*) Kotake, Y.: H.-S. Z. **122**, 241 (1922). — Kotake, Y., Y. Masai u. Y. Mori: Ebenda **122**, 195 (1922). — (*205*) Bamberger: Berl. klin. Wschr. **40**, 1893 (1907). — (*206*) Meyer, E.: Dtsch. Arch. klin. Med. **70**, 443 (1901). — (*207*) Friedmann, E.: Hofm. Beitr. **11**, 304 (1908). — (*208*) Thannhauser, S. J.: Inaug.-Dissert., München 1910. — (*209*) Böhm: H.-S. Z. **89**, 101 (1914). — (*210*) Fromherz, K., u. L. Hermanns: H.-S. Z. **89**, 113 (1914); **91**, 194 (1914). — (*211*) Jaffé, R.: H.-S. Z. **62**, 58 (1909). — (*212*) Katsch, G.: Dtsch. Arch. klin. Med. **127**, 210 (1918); **134**, 59 (1920); **151**, 329 (1926). — (*213*) Dakin, H. D.: J. of biol. Chem. **8**, 11 (1910); **9**, 151 (1911). — Dakin, H. D., u. A. J. Wakeman: Ebenda **9**, 139 (1911). — (*214*) Matejka: Čas. lék. česk. **53**, 1417 (1913). — (*215*) Katsch, G.: Biochem. Z. **120**, 212 (1921). — Keller: Inaug.-Dissert., Frankfurt 1922. — (*216*) Katsch, G., u. Német: Dtsch. Arch. klin. Med. **151**, 336 (1926). — (*217*) Gross, O.: Biochem. Z. **61**, 165 (1914). — (*218*) Katsch, G., u. Stern: Dtsch. Arch. klin. Med. **151**, 329 (1926). — (*219*) Virchows Arch. **37**, 312 (1866). — (*220*) Pick, L.: Berl. klin. Wschr. **1906**, Nr 16—19; **1907**, Nr 33. — (*221*) Bloch, B.: Dtsch. Arch. klin. Med. **121**, 262 (1917); H.-S. Z. **98**, 226 (1917); Arch. f. Dermat. **124**, 129 (1917). — (*222*) Osler, W.: Lancet **1904**, 10. — (*223*) Umber, Fr.: Ernährung und Stoffwechselkrankheiten, 3. Aufl. — (*224*) Toenniessen, E.: Z. Abstammgslehre **29**, 26 (1922). — (*225*) Krawkow, P. N.: Arch. f. exper. Path. **40**, 185 (1897). — (*226*) Schmidt, M. B., u. C. Neuberg: Referate über Amyloid. Verh. dtsch. path. Ges. **1904**. — (*227*) Mayeda, M.: H.-S. Z. **58**, 469 (1908/09). — (*228*) Eppinger, H.: Biochem. Z. **127**, 107 (1922). — (*229*) Leupold, E.: Lubarsch-Ostertags Erg. Path. I **21**, 120 (1926). — (*230*) Hanssen, O.: Biochem. Z. **13**, 185 (1908). — (*231*) Bennhold: Dtsch. Arch. klin. Med. **1922**, 142; Münch. med. Wschr. **1922**, 1537. — (*232*) Raubitschek, H.: Verh. dtsch. path. Ges. **1910**, 273. — (*233*) Kuczinski, M.: Virchows Arch. **2**, 39, 185 (1922); Klin. Wschr. **2**, 727, 2193 (1923). — (*234*) Bence-Jones, H: Philosophic. trans. roy. Soc. **1**, 55 (1848). — (*235*) Abderhalden, E., u. Rostoski: H.-S. Z. **46**, 124 (1905). — (*236*) Grutterinck, A., u. de Graaff: H.-S. Z. **46**, 472 (1905). — (*237*) Hopkins u. Savory: J. Physiol. **42**, 189 (1911). — (*238*) Fleischer: Virchows Arch. **53**, 482 (1880). — (*239*) Magnus-Levy: H.-S. Z. **30**, 200 (1900). — (*240*) Krauss, E.: Dtsch. Arch. klin. Med. **137**, 257 (1921). — (*241*) Thannhauser, S. J., u. E. Krauss: Ebenda **133**, 183 (1920). — (*242*) Voit, C. v.: Physiologie des allgemeinen Stoffwechsels und der Ernährung. In Hermann: Handbuch der Physiologie. 1881. — Z. Biol. **2**, 307 (1866); **3**, 1 (1867); **5**, 329 (1869). — (*243*) Gruber, M. v.: Z. Biol. **42**, 407 (1902). — (*244*) Noorden, C. v.: Überernährung und Unterernährung. Die Deutsche Klinik am Eingange des 20. Jahrhunderts **3**, S. 203. 1903. — (*245*) Lüthje, H.: Z. klin. Med. **44**, 22 (1902). — Lüthje, H., u. Berger: Dtsch. Arch. klin. Med. **81**, 248 (1904). — (*246*) Berg, W.: Anat. Anz. **42**, 251 (1912); Biochem. Z. **61**, 428 (1914); Münch. med. Wschr. **1913**, 105; **1914**, 1043; Arch. mikrosk. Anat. **94**, 518 (1920); Pflügers Arch. **194**, 102 (1922); **195**, 543 (1922); **214**, 243 (1926). — Berg, W., u. C. E. Cahn-Bronner: Biochem. Z. **61**, 434 (1914). — Cahn-Bronner, C. E.: Ebenda **66**, 289 (1914). — (*247*) Seitz, W.: Pflügers Arch. **96**, 381 (1903); **111**, 309 (1906). — (*248*) Böhm, P.: Z. Biol. **51**, 409 (1908). — (*249*) Speck, C.: Arch. f. Hyg. **66**, 1 (1908); Erg. Physiol. I. **2**, 1 (1903). — (*250*) Folin, O.: Amer. J. Physiol.

13, 117 (1905). — (*251*) Schmidt-Strasburger: Die Faeces des Menschen, S. 115. Berlin 1903. — (*252*) Atwater u. Benedict: Mem. nat. Acad. Sci.Washington 8, 233 (1902). — (*253*) Freund, H., u. E. Grafe: Pflügers Arch. 70, 135 (1912); Arch. f. exper. Path. 93, 285 (1922). — Freund, H.: Ebenda 88, 216 (1920). — (*254*) Eppinger, Falta u. Rudinger: Z. klin. Med. 66, 1 (1908). — (*255*) Thannhauser, S. J., u. Curtius: Dtsch. Arch. klin. Med. 143, 287 (1923). — (*256*) Krauss, E.: Klin. Wschr. 1926, Nr 16. — (*257*) Lüthje, H.: Arch. f. exper. Path. 48, 184 (1902). — (*258*) Bogolowski u. Korenchevsky: Russk. fiziol. Ž. 31, 48 (1914); Ber. ges. Physiol. 16, 363 (1923). — Korenchevsky: J. exper. Path. 6, 21 (1925). — Korenchevsky u. Carr: Ebenda 6, 74 (1925). — (*259*) Zuntz, L.: Arch. f. Gynäk. 99, 145 (1913). — (*260*) Landergren, E.: Skand. Arch. Physiol. 14, 112 (1903). — (*261*) Thomas, K.: Arch. f. Physiol. 249 (Erg.-Bd.) (1910). — (*262*) Lauter, S.: Dtsch. Arch. klin. Med. 139, 46 (1922). — (*263*) Krauss, E.: Ebenda 150, 13 (1926). — (*264*) Edelstein u. Langstein: Z. Kinderheilk. 20, 112 (1919). — (*265*) Heyer, G. R.: Dtsch. Arch. klin. Med. 138, 76 (1921). — (*266*) Zeller, H.: Arch. f. Physiol. 1914, 213. — (*267*) Geelmuyden, H. Chr.: Erg. Physiol. I. 21, 274; 22, 51 (1923). — (*268*) Thomas, K.: Arch. Physiol. 25, 219 (1909). — (*269*) Magnus-Levy in v. Noorden: Handbuch der Pathologie des Stoffwechsels, 1. 1906. — (*270*) Liebig, J. v., zitiert bei Caspari u. Stilling, S. 686, und bei Lichtwitz, S. 22. — (*271*) Martin, Ch. J., u. R. Robison: Biochemic. J. 16, 407 (1922). — (*272*) Wagner, R.: Z. exper. Med. 33, 250 (1923). — (*273*) Lauter, S., u. M. Jenke: Dtsch. Arch. klin. Med. 146, 173 (1925). — (*274*) Caspari, W., u. E. Stilling: Der Eiweißstoffwechsel. In C. Oppenheimer: Handbuch der Biochemie, 2. Aufl., S. 747ff. 1925. — (*275*) Abderhalden u. Mitarbeiter: H.-S.Z. 78, 1, 292; 80, 136, 160; 82, 1, 21 (1912); 84, 189 (1913); 96, 1 (1916). — (*276*) Grafe, E., u. Mitarbeiter: H.-S. Z. 77, 1; 78, 485; 82, 347; 83, 25 (1912); 84, 69, 86, 347 (1913); 90, 95 (1914). — (*277*) McCollum: Amer. J. Physiol. 25, 120 (1909). — (*278*) Osborne u. Mendel: J. of biol. Chem. 13, 233 (1912); 18, 1 (1914); 20, 351; 22, 241 (1915); 29, 69 (1917); 34, 521; 35, 19 (1918); 37, 557; 41, 275 (1919). — (*279*) Mitchell: J. of biol. Chem. 26, 231 (1916); 36, 501 (1918). — (*280*) Ackroyd u. Hopkins: Biochemic. J. 10, 551 (1916). — (*281*) Voit, C. v.: Z. Biol. 12, 1 (1870). — (*282*) Rubner, M. v.: Moderne Ernährungsformen. 1914. — Volksernährungsfragen. 1918. — (*283*) Chittenden, R. H.: Physiological economy in nutrition. New York 1904. — The nutrition of man. New York 1907. — (*284*) Hindhede, M.: Eine Reform unserer Ernährung. 1908. — Dtsch. Arch. klin. Med. 111, 366 (1913); Skand. Arch. Physiol. 30, 97 (1913); 31, 259 (1914). — (*285*) Albertoni: Arch. ital. Biol. 49, 241 (1908). — Albertoni, P., u. F. Rossi: Arch. f. exper. Path. Suppl. 29 (1908); 64, 439 (1911). — (*286*) MacCay, zitiert nach L. B. Mendel: Erg. Physiol. 11, 485 (1911). — (*287*) Benedict: Amer. J. Physiol. 16, 409 (1906); Carnegie Inst. Washington Publ. 1919, Nr 280. — (*288*) Oshima:, zitiert nach L. B. Mendel: s. Zitat 286. — (*288a*) Süßkind, B.: Arch. Verdgskrkh. 44, 371 (1928). — (*289*) Rubner u. Heubner: Z. exper. Path. 1, 1 (1905). — (*290*) Frerichs in Wagner: Handwörterbuch der Physiologie 3, S. 663. 1846. — Arch. f. Physiol. 1848, 469. — (*291*) Bidder u. Schmidt: Die Verdauungssäfte und der Stoffwechsel. Leipzig 1852. — (*292*) Newburgh: Arch. int. Med. 28, 1 (1921). — (*293*) Grafe, E., u. D. Graham: H.-S. Z. 73, 1 (1911). — (*294*) Eckstein, E., u. E. Grafe: H.-S. Z. 107, 73 (1919). — (*295*) Bornstein: Berl. klin. Wschr. 41, Nr 46 u. 47 (1904). — (*296*) Henneberg u. Pfeifer: Jb. Landw. 38, 215 (1890). — (*297*) Lüthje u. Berger: Dtsch. Arch. klin. Med. 81, 248 (1904). — (*298*) Benedict, F. G., u. P. Roth: J. of biol. Chem. 20, 231 (1915). — (*299*) Bernstein u. Falta: Dtsch. Arch. klin. Med. 121, 95 (1916). — (*300*) Grafe, E.: Die pathologische Physiologie des Gesamtstoff- und Kraftwechsels bei der Ernährung des Menschen, S. 153. 1923. — (*301*) Vogel, A.: Z. rat. Med., N. F. 4. — Klinische Untersuchungen über den Typhus. Erlangen 1860. — (*302*) Müller, Fr.: Z. klin. Med. 1884. — Leyden, V.: Handbuch der Ernährungslehre 2, S. 213. 1903. — (*303*) Naunyn: Arch. f. exper. Path. 1849; Berl. klin. Wschr. 1866. — (*304*) Kocher: Dtsch. Arch. klin. Med. 115, 82 (1914). — (*305*) Krauss, E.: Ebenda 1926, 156. — (*306*) Grafe, E.: Kongr. inn. Med. 1913, 13; Münch. med. Wschr. 1913, 569. — (*307*) Strieck, Fr., u. H. E. Ch. Wilson: Dtsch. Arch. klin. Med. 157, 173 (1927). — (*308*) Bahn, K., u. J. Langhans: Ebenda 161, 181 (1928). — (*309*) Graham u. Poulton: Quart. J. Med. 6, 82 (1912). — (*310*) Freund u. Grafe: Dtsch. Arch. klin. Med. 121, 36 (1916). — (*311*) Krehl u. Matthes: Arch. f. exper. Path. 35, 222 (1890); 36, 437 (1891). — (*312*) Matthes: Dtsch. Arch. klin. Med. 54, 39 (1895). — (*313*) Hashimoto: Arch. f. exper. Path. 78, 370 (1915). — (*314*) Müller, Fr.: Ges. Charité-ärzte Berlin v. 29. April 1886; ref. Berl. klin. Wschr. 1886, Nr 41, 702. — Z. klin. Med. 16, 496 (1889). — (*315*) Klemperer, G.: Z. klin. Med. 16, 550 (1889); Charité-Ann. 16, 138 (1891). — (*316*) Wallersteiner, E.: Dtsch. Arch. klin. Med. 116, 145 (1914). — (*317*) Lauter u. Jenke: Ebenda 146, 331 (1925). — (*318*) Peabody, Meyer u. E. F. Du Bois: Arch. int. Med. 17, 980 (1916). — (*319*) Straub, H., u. Kl. Meier: Biochem. Z. 89, 156 (1918); Dtsch. Arch. klin. Med. 129, 54 (1919). — (*320*) Heilner, E.: Z. Biol. 50.

26 (1908); **52**, 216 (1909); **58**, 333 (1912). — (*321*) M a i e: Biochem. Z. **132**, 311 (1922). — (*322*) F i n k e l s t e i n: Mschr. Kinderheilk. **1905**, 4. — (*323*) S c h l o s s m a n n: Arch. Kinderheilk. **1905**, 40, 41; Mschr. Kinderheilk. **1905**, 4. — (*324*) M o r o: Arch. Kinderheilk. **1905**, 40; Münch. med. Wschr. **1906**, Nr 5 u. 49. — (*325*) S c h r i c k e r: Arch. Kinderheilk. **1921**, 68. — (*326*) L u s t: Med. Klin. **1912**, 43; Jb. Kinderheilk. **1913**, 77. — (*327*) N e u h a u s u. S c h a u b: Z. Kinderheilk. **1913**, 7.

Zusammenfassende Darstellungen über Anaphylaxie, Allergie und Idiosynkrasie.

A r t h u s: De l'anaphylaxie a l'immunité. Paris 1921. — B e s r e d k a: Anaphylaxie et Antianaphylaxie. Paris 1917. — C o c a: Hypersensitiveness. New York 1920. — D o e r r: Allergie und Anaphylaxie. Handbuch der pathologischen Mikroorganismen **2**, 947 (1913). — Neuere Ergebnisse der Anaphylaxieforschung. Erg. Hyg. **1914**, 1. — Anaphylaxieforschung 1914—1921. Erg. Hyg. **5**, 71 (1922). — Idiosynkrasien. In B e r g m a n n u. S t a e h e l i n: Handbuch der inneren Medizin, 2. Aufl., **4**, I 1926. — F r i e d b e r g e r: Die Anaphylaxie. In K r a u s u. B r u g s c h: Handbuch der speziellen Pathologie und Therapie der inneren Krankheiten. 1919. — H a n s e n, K.: Allergie, Anaphylaxie, Idiosynkrasie. Neue dtsch. Klin. **1**, 271 (1928). — K ä m m e r e r, H.: Allergische Diathese und allergische Erkrankungen. München: J. F. Bergmann 1926. — Neuere Erkenntnisse und Forschungen über allergische Erkrankungen. Erg. inn. Med. **32**, 373 (1927). — P f e i f f e r: Die Arbeitsmethoden bei Vers. über Anaphylaxie. In A b d e r h a l d e n: Handbuch der biologischen Arbeitsmethoden, Abt. XIII. 1921. — P i r q u e t, C. v., u. S c h i c k: Die Serumkrankheit. 1905. — P i r q u e t, C. v.: Erg. inn. Med. **1**, 5. — R i c h e t: Die Anaphylaxie. Leipzig 1920. — S e l i g m a n n, E., u. F. v. G u t f e l d: Anaphylaxie und verwandte Erscheinungen. In O p p e n h e i m e r: Handbuch der Biochemie, 2. Aufl., **3**, S. 152. 1925. — S t o r m v a n L e e u w e n, W.: Allergische Erkrankungen. Berlin 1926. — W e l l s, H. G.: Die chemischen Anschauungen der Immunitätsvorgänge. Jena 1927. — Kongreßber. dtsch. dermat. Ges. Dresden **1925**; Arch. f. Dermat. **151**. — Chemical Pathology, 5. Aufl. London 1925.

IV. Der Nucleinstoffwechsel.

Die Untersuchungen von F. Miescher im Laboratorium von Hoppe-Seyler führten im Jahre 1871 zur Entdeckung der Nucleine. In mühsamer Arbeit verschaffte sich Miescher[1] aus den mit Eiter durchtränkten Verbänden der chirurgischen Klinik zu Tübingen das Material, um die Kernsubstanzen der Eiterkörperchen chemisch zu untersuchen. Es gelang ihm, aus den Zellkernen einen Körper zu isolieren, der phosphorhaltig war und der nach seinen chemischen Eigenschaften nicht in die damals schon studierte Klasse der Lecithine eingereiht werden konnte. Miescher erkannte aus seinen analytischen Ergebnissen, daß dieser neue Körper ein Eiweißpaarling, und daß das Eiweiß an eine Säure verankert ist. Es gelang ihm, aus den Kernen eine eiweißfreie Säure darzustellen; er bezeichnete diese Substanz als eiweißfreies Nuclein. Der Name Nucleinsäure für diese Gruppe von Substanzen stammt von Altmann[2] und hat sich im physiologischen Sprachgebrauch bis heute erhalten. Das nächste Ziel der Forschung war, diese aus Eiterkörperchen dargestellte neue Substanz in anderen Organen nachzuweisen. Die kernreichen Organe boten das beste Ausgangsmaterial. So wurden die roten Blutkörperchen der Vögel und Reptilien (Plósz[3]), das Lachssperma (Miescher[4]) auf ihren Gehalt an Nucleinsäuren untersucht.

Die Darstellung der Nucleinsäuren aus Thymus und Pankreas, welche heute für die präparative Herstellung der tierischen Nucleinsäure das Ausgangsmaterial sind, und die Darstellung der Nucleinsäure aus Hefe, welche das Ausgangsmaterial für die Herstellung der pflanzlichen Nucleinsäure abgibt, ist erst viel später gefolgt (Schmiedeberg[5], Steudel[6], Levene[7]). Die Zellkerne müssen bei der Darstellung aufgelöst werden (Altmann[2]). Durch Aussalzen erhält man eine hochmolekulare, eiweißreiche Substanz, die als Nucleoproteid bezeichnet wurde. Aus dem Nucleoproteid läßt sich durch verdünnte Säuren und schwache Basen ein Teil des Eiweißes abspalten, ein Teil hinterbleibt aber in festerer Bindung an dem phosphorhaltigen Säurerest. Für diese Substanzen, die ein eiweißärmeres Nucleoproteid ist, wurde der Name Nuclein beibehalten. Die Tatsache, daß man das Nuclein aus dem Eiweißgemisch der Zellsubstanz herausholen muß, bringt die ganze Reihe von Schwierigkeiten mit sich, die uns bei der Isolierung jeglichen Eiweißkörpers entgegentreten. Die chemische Einheitlichkeit, sowohl des primären Nucleoproteides, wie die des eiweißärmeren Nucleins ist mehr als zweifelhaft. Es scheint nur eins sicher zu sein, daß ein Teil des Eiweißkomplexes leichter abspaltbar ist als der andere, und daß der fester an der Nucleinsäure haftende Eiweißteil basische Komplexe (Histone und Protamine), die vorwiegend aus Diaminosäuren (A. Kossel[8]) bestehen, enthält.

Der eiweißfreie Rest, die prosthetische Gruppe des Nucleoproteids, die Nucleinsäure, ist im Gegensatz zu dem Nucleoproteid und Nuclein in seiner chemischen Zusammensetzung konstant.

Hier setzt das Werk Albrecht Kossels ein, der in umfangreichen Untersuchungen mit seinen Schülern die Bausteine der Nucleinsäure in analytischer

Arbeit festlegte. Er konnte zeigen, daß in allen Nucleinsäuren drei verschieden-artige Gruppen präformiert sind, 1. stickstoffhaltige Substanzen, die der Gruppe der Purine und Pyrimidine zugehören, 2. eine Kohlenhydratgruppe (durch Nachweis der Lävulinsäure), 3. Phosphorsäure. P. A. Levene[9] machte es wahrscheinlich, daß die Verkettung dieser drei Gruppen im Molekül der Nucleinsäure sich in der Weise vollzieht, daß das Kohlenhydrat mit seiner Aldehydgruppe glucosidartig am Purin oder Pyrimidin verankert ist, während an der endständigen Alkoholgruppe des Kohlenhydrates die Phosphorsäure verestert ist. Derartige einfache Nucleinsäurekomplexe, die aus Purin oder Pyrimidin, Kohlenhydrat und Phosphorsäure zusammengesetzt sind, heißt Levene Nucleotide, die einfachen Komplexe Purin- oder Pyrimidinzucker nennt er Nucleoside. Die ursprünglichen, aus dem Zellkern gewonnenen „echten" Nucleinsäuren sind aus vier derartigen Nucleotidkomplexen aufgebaut, sie werden Polynucleotide genannt. Hier sei schon hervorgehoben, daß ein wesentlicher Unterschied der pflanzlichen und tierischen Nucleinsäuren (Polynucleotide) darin besteht, daß die Kohlenhydratgruppe in den pflanzlichen Polynucleotiden eine Pentose (Ribose), in den tierischen Polynucleotiden wahrscheinlich eine Hexose von noch unbekannter Konstitution ist. Diese Unterscheidung von pflanzlichen und tierischen Nucleinsäuren durch die Kohlenhydratgruppe trifft nur für die Poly-nucleotide zu. Es gibt im tierischen Organismus in einzelnen Organen auch Mononucleotide, die pentosehaltig sind (Guanylsäure, Adenylsäure). Diese pentosehaltigen Mononucleotide des tierischen Organismus dürften weniger für den Aufbau der tierischen Kernsubstanz von Bedeutung sein. Sie haben in den Organen, in welchen sie isoliert vorkommen (Pankreas, Muskel), eine noch unbekannte, besondere Funktion. Nach den neuesten Arbeiten (Thannhauser und Blanco[10]) scheint es fraglich, ob das Molekül der tierischen Polynucleotide ebenso wie das Molekül der pflanzlichen Polynucleotide aus vier Mononucleotiden aufgebaut ist. Diese Autoren glauben auf Grund ihrer Versuche annehmen zu müssen, daß die Purine im Molekül der tierischen Polynucleotide nicht in Nu-cleotidbindung verankert sind.

A. Chemie der Kernsubstanzen.

Eine Reihe von Purinen, die Harnsäure (1776 durch Scheele[11]), das Xanthin (Marcet 1817[12]), das Hypoxanthin (Scherer 1850[13]), das Guanin (Unger 1846[14]), waren in ihrer elementaren Zusammensetzung schon lange bekannt. Eine genauere Kenntnis des molekularen Aufbaues dieser Körper verschaffte uns aber erst die synthetische Arbeit von Emil Fischer[15]. Den dieser ganzen Körper-klasse zugrunde liegenden aus $C_5N_4H_4$ bestehenden Körper nannte Emil Fischer Purin (purum uricum). Der Purinring ist aufgebaut aus einem Pyrimidinring und einem Imidazolring

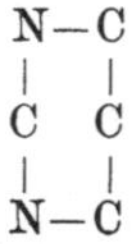

$$
\begin{array}{cc}
N-C & \\
\mid \quad \mid & \\
C \quad C & \qquad C-N \\
\mid \quad \mid & \qquad \mid \quad \ \ \rangle C \\
N-C & \qquad C-N \\
\text{Pyrimidin} & \qquad \text{Imidazol}
\end{array}
$$

oder aus einem Skelet von drei Kohlenstoffatomen, an die zwei Harnstoffreste gegliedert sind.

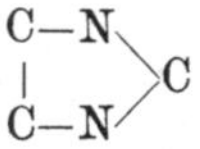

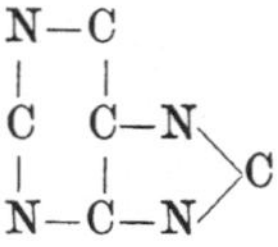

$$
\begin{array}{c}
N-C \\
\mid \quad \mid \\
C \quad C-N \\
\mid \quad \mid \ \ \rangle C \\
N-C-N
\end{array}
$$

Zur einheitlichen Benennung der sich vom Purin ableitenden Substanzen hat
Emil Fischer[15] die im Molekül vorhandenen Atome mit Zahlen versehen.

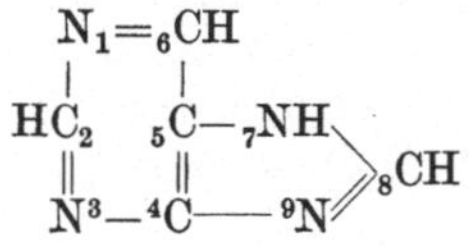

$$\begin{array}{ccc}
N_1\!=\!_6CH & & \\
| & | & \\
HC_2 & {}_5C\!-\!_7NH & \\
\| & \| & {}_8CH \\
N^3\!-\!{}^4C & -\!{}^9N &
\end{array}$$

Auch der den Pyrimidinen zugrunde liegende Körper, das Pyrimidin, wurde von
Emil Fischer hergestellt und zur Charakterisierung seiner Derivate mit folgenden
Zahlen belegt.

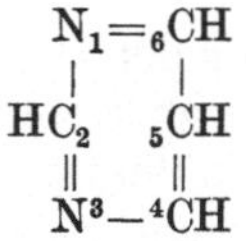

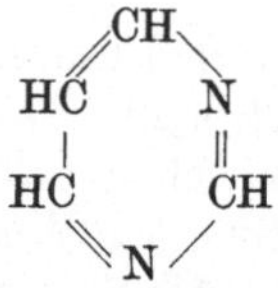

$$\begin{array}{cc}
N_1\!=\!_6CH \\
| \quad | \\
HC_2 \quad {}_5CH \\
\| \quad \| \\
N^3\!-\!{}^4CH
\end{array}
\qquad\qquad
\begin{array}{c}
CH \\
HC \quad\quad N \\
HC \quad\quad CH \\
N
\end{array}$$

geschrieben als
Metadiazin

Adenin ($C_5H_5N_5$, 6-Aminopurin)

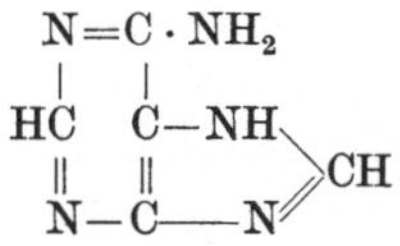

$$\begin{array}{c}
N\!=\!C\cdot NH_2 \\
| \quad\quad | \\
HC \quad C\!-\!NH \\
\| \quad\quad \| \quad\quad CH \\
N\!-\!C\!-\!\!-\!N
\end{array}$$

Das Adenin entsteht aus tierischen und pflanzlichen Nucleinsäuren durch mineralsaure Hydrolyse. Aus der sauren Hydrolysenflüssigkeit kann es nach Steudel[16]
gewonnen werden. Es bildet mit Pikrinsäure ein unlösliches Pikrat, das sich
besonders gut zur Isolierung eignet. Über seine chemischen Eigenschaften und
seine Salze s. Steudel[16], Feulgen[17], Brahm[18], Thannhausei[19].

Guanin ($C_5H_5N_5O$, 2-Amino-6-Oxypurin)

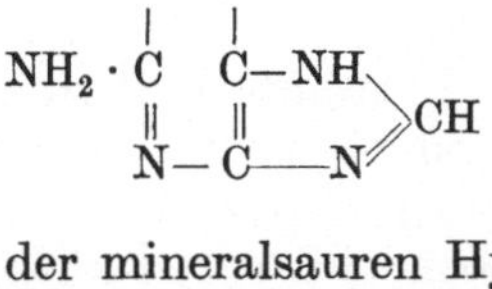

$$\begin{array}{c}
HN\!-\!CO \\
| \quad\quad | \\
NH_2\cdot C \quad C\!-\!NH \\
\| \quad\quad \| \quad\quad CH \\
N\!-\!C\!-\!\!-\!N
\end{array}$$

Es wird wie das Adenin aus der mineralsauren Hydrolysenflüssigkeit tierischer
und pflanzlicher Nucleinsäuren gewonnen. Im Gegensatz zu dem Adenin ist
es in Wasser nahezu unlöslich. Zur Darstellung eignet sich sein schwer lösliches
Pikrat und seine mineralsauren Salze. In Ammoniak ist es nur in Spuren löslich,
während Adenin sich leicht löst (Brennungsmethode). Über seine chemischen
Eigenschaften s. Steudel[16], Feulgen[17], Brahm[18], Thannhauser[19].

Von den Oxypurinen ist nur das Hypoxanthin in einer Nucleinsäure, Oxypurine.
nämlich in dem Mononucleotid Inosinsäure, die im Muskel vorkommt, vorgebildet.
Xanthin und Harnsäure sind in keiner Nucleinsäure vorgebildet; sie entstehen
aus den abgespaltenen Aminopurinen durch Desaminierung und Oxydation.

Hypoxanthin ($C_5H_4N_4O$, 6-Oxypurin)

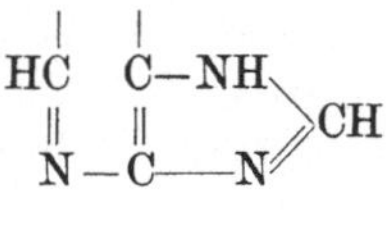

$$\begin{array}{c}
HN\!-\!CO \\
| \quad\quad | \\
HC \quad C\!-\!NH \\
\| \quad\quad \| \quad\quad CH \\
N\!-\!C\!-\!\!-\!N
\end{array}$$

Das Hypoxanthin entsteht durch saure Hydrolyse aus der Inosinsäure, ferner durch Desaminierung des Adenins (Behandlung mit Natriumnitrit in saurer Lösung). Zur Darstellung eignet sich sein Pikrat oder sein Silbersalz. Über die chemischen Eigenschaften des Hypoxanthins und seiner Salze s. Steudel[16], Feulgen[17], Brahm[18] und Thannhauser[19].

Xanthin ($C_5H_4N_4O_2$, 2-, 6-Dioxypurin)

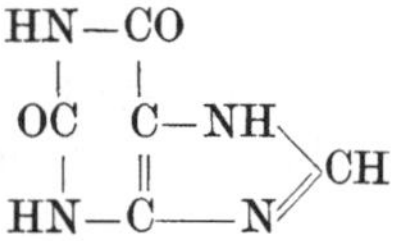

$$
\begin{array}{ccc}
HN\!-\!CO & & \\
| \quad | & & \\
OC \quad C\!-\!NH\!\!\diagdown & & \\
| \quad \| & & \!\!\!\!\!\!>\!CH \\
HN\!-\!C\!-\!\!-\!N\!\!\diagup & &
\end{array}
$$

Das Xanthin entsteht durch Desaminierung aus dem Guanin. In Wasser ist das Xanthin nahezu unlöslich. Zur Darstellung eignet sich sein charakteristisches Nitrat. Mit ammoniakalischer Silberlösung bildet es, wie das Hypoxanthin, unlösliche Silbersalze. Das Xanthin hat schwache basische und stärkere saure Eigenschaften, gegenüber Alkalien verhält es sich wie eine zweibasische Säure. Über seine chemischen Eigenschaften und seine Salze s. Brahm[18], Thannhauser[19].

Harnsäure ($C_5H_4N_4O_3$; 2-6-8-Trioxypurin)

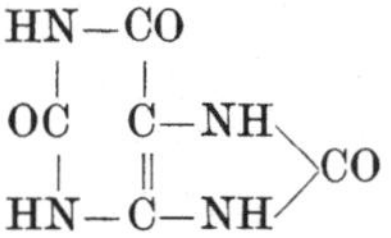

$$
\begin{array}{ccccccc}
HN\!-\!CO & & & & N\!=\!C\cdot OH & & \\
| \quad | & & & & | \quad | & & \\
OC \quad C\!-\!NH\!\!\diagdown & & & HO\cdot C \quad C\!-\!NH\!\!\diagdown & & \\
| \quad \| & \!\!\!>\!CO & & & \| \quad \| & \!\!\!>\!COH \\
HN\!-\!C\!-\!NH\!\!\diagup & & & & N\!-\!C\!-\!\!-\!N\!\!\diagup & &
\end{array}
$$

Lactamform 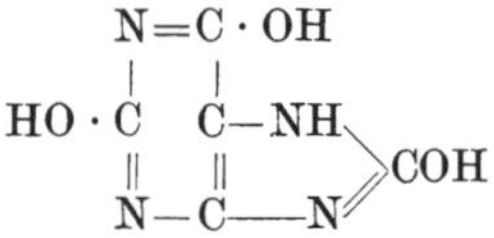   Lactimform

Die Darstellung durch Oxydation aus Xanthin ist nicht gangbar, da der Purinring sich aufspaltet. Die Harnsäure kann aus Harn, in größeren Mengen aus Schlangenexkrementen gewonnen werden. Zur präparativen Herstellung benutzt man heute ausschließlich die Synthese. Die Harnsäure besitzt nach ihrer Konstitution eine dreifache Basizität. Es sind aber nur zwei Reihen von Salzen bekannt, von denen man die primären als saure Salze, Typus Mononatriumurat $C_5H_3N_4O_3Na$, die sekundären als neutrale Salze $C_5H_2N_4O_3Na_2$ bezeichnet.

Die Löslichkeit der freien Harnsäure wird von den Autoren ganz verschieden angegeben. Bei Temperaturen von 20—37° schwanken die Angaben von $^1/_{10075}$—$^1/_{39480}$ (Zusammenstellung s. Brahm[18]).

Diese Widersprüche haben in verschiedenen Momenten ihre Ursache 1. die Harnsäure zersetzt sich sehr leicht in alkalischen Medien; 2. bakterielle Verunreinigungen des Wassers bedingen schon nach kurzer Zeit eine Zerstörung der Harnsäure; 3. die Neigung der Harnsäure, übersättigte Lösungen zu bilden. Schade und Boden[20] fanden, daß die Harnsäure durch Kochen mit Basen in kolloidale Lösung gebracht werden kann. Obgleich derartig kolloidale Lösungen von Lichtwitz[21] und Gudzent[22] angezweifelt wurden, ist die Möglichkeit einer kolloidalen Lösung nicht von der Hand zu weisen. Übersättigte Lösungen und kolloidale Lösungen sind nicht prinzipiell, sondern nur graduell voneinander verschieden. Bechhold und Ziegler[23] dürften vollständig recht haben, wenn sie sagen, es liegt nur am Zeitpunkt, wann man eine derartige übersättigte Lösung untersucht, um dann eine molekular übersättigte oder eine kolloidale Lösung anzutreffen.

Die physikalischen Konstanten einer wäßrigen Harnsäurelösung wurden von His und Paul[24], Gudzent[25], Kohler[26] bestimmt. Die beschriebenen Löslichkeitsverhältnisse gelten nur für einfach wäßrige Lösungen, in Lösungsmitteln, in denen noch andere Krystalloide oder gar Kolloide vorhanden sind, werden sie hinfällig. Im Harn, wo je nach der Acidität neben Salzen der Harnsäure auch freie Harnsäure vorhanden ist, und zu gleicher Zeit andere Krystalloide in verschiedener Konzentration sowie die verschiedensten Kolloide gegenwärtig sind, können die Löslichkeitsbedingungen der Harnsäure nicht auf so einfache Formeln gebracht werden, wie es von den oben zitierten Autoren für die wäßrigen Lösungen versucht worden ist. Die theoretischen Betrachtungen der Löslichkeitsbedingungen der Harnsäure in wäßriger Lösung haben deshalb für die Löslichkeitsbedingungen in den Säften und im Harn nur ganz bedingten Wert.

Diese Überlegung gilt nicht nur für die Löslichkeitsverhältnisse der Harnsäure, in gleicher Weise sogar in noch stärkerem Maße treffen sie für die Löslichkeitsbedingungen der harnsauren Salze in den Körperflüssigkeiten zu. Die harnsauren Salze zeigen noch vielmehr als die freie Harnsäure die Neigung, übersättigte Lösungen zu bilden. In den Körperflüssigkeiten ist ausschließlich primäres, harnsaures Salz, Mononatriumurat vorhanden, sekundäres Salz ist nur bei Überschuß von Hydroxylionen beständig und kann aus diesem Grunde in physiologischen Flüssigkeiten nicht vorkommen. Die Löslichkeitsverhältnisse der Alkalisalze der Harnsäure wurden von Gudzent[25] und neuerdings von Kohler[26] untersucht. Die Auffassung Gudzents[27] einer beständigen Lactim- und einer unbeständigen Lactamform hat sich nicht erweisen lassen, obgleich Kohler[26] zeigen konnte, daß Leitfähigkeit und Löslichkeit auch in übersättigten Uratlösungen parallel gehen und dadurch kolloidale Lösungen auszuschließen sind. Es gilt aber hier für die Uratlösung das gleiche, was Bechhold und Ziegler[23] für die übersättigte Lösung freier Harnsäure zeigen konnten, daß es auf den Zeitpunkt ankommt, in dem die physikalischen Eigenschaften der Lösung ermittelt werden.

Im Blute und in den Säften ist die Harnsäure als Mononatriumurat gelöst enthalten, die Löslichkeitsverhältnisse sind hier besonders kompliziert, da das Serum eine kolloidgeschützte Lösung der verschiedensten Krystalloide darstellt. Die Löslichkeitsverhältnisse des Mononatriumurats in einfach wäßriger Lösung sind aus diesen Gründen nur mit großer Vorsicht zu den Löslichkeitsbedingungen des Urates im Serum und in den Gewebsflüssigkeiten in Parallele zu setzen.

Die Herstellung von Mononatriumurat in krystallinischer Form geschieht am besten nach der Vorschrift von Gudzent[27, 28]. Von den harnsauren Alkalisalzen ist das Lithiumsalz am leichtesten wasserlöslich. Von organischen Basen löst Piperazin die Harnsäure in nicht unbeträchtlichen Mengen. Unter Quadriuraten versteht man Salze, die ein Molekül primär-harnsaures Natrium und ein Molekül freie Harnsäure enthalten; derartige lockere Verbindungen wurden auch Heminatriumurat (Tollens[29]), Natriumbiurat (Landois[30]) genannt. Die Existenz derartiger Verbindungen ist wiederholt angezweifelt worden, und die Wahrscheinlichkeit, daß die Quadriurate Gemische von inkonstanter Zusammensetzung sind, ist durch die Untersuchungen von Kohler[31] trotz gegenteiliger Behauptungen von W. E. Ringer[32] größer geworden.

Für den qualitativen Nachweis der Harnsäure genügt die alte Murexidprobe.

Es ist hier nicht der Platz, auf die Theorie und Praxis der verschiedenen Methoden einzugehen, es sei hier auf die ausführlichen Angaben in den biologischen Arbeitsmethoden von Abderhalden und in C. Neuberg[33] „Der Harn" verwiesen. Bei ausreichender Menge sind die gravimetrischen Methoden von Ludwig und Salkowski[34] und von Krüger-Schmid[35] die besten. Man kann auch zur Bestimmung der Harnsäure und der Purine die gravimetrische Methode mit einer Titrationsmethode überkreuzen. Für Bestimmungen der Harnsäure in kleinen Mengen (Serum) eignet sich die colorimetrische Methode mit Phosphorwolframsäure am besten; beste Vorschrift nach Otto Folin[36] für Serum, nach Benedict-Franke[37] für kleine Urinmengen.

Die methylierten Purine. Von den methylierten Purinen ist keines im tierischen Organismus vorgebildet. Es haben nur die Methylxanthine pharmakologische Bedeutung; es sind dies das 3-,7-Dimethylxanthin (Theobromin), das 1-,3-Dimethylxanthin (Theophyllin) und das 1-,3-,7-Trimethylxanthin (Coffein). Ihr Vorkommen im Harn ist immer auf Zufuhr von Tee oder Kaffee zurückzuführen.

Synthese der Purine. Der erste synthetische Versuch Liebigs und Wöhlers[38], die Harnsäure aus Uramil und Cyansäure aufzubauen, mißlang. 25 Jahre später nahm Adolf von Baeyer[39] den synthetischen Gedanken Liebigs abermals auf und brachte Uramil und cyansaures Kali in Reaktion. Das Reaktionsprodukt war die Pseudoharnsäure, eine Substanz, die sich nurmehr um ein Wassermolekül von der wirklichen Harnsäure unterschied. Den Ringschluß der Pseudoharnsäure unter Wasseraustritt zur Harnsäure herbeizuführen, gelang Emil Fischer[15] erst 30 Jahre später, indem er Pseudoharnsäure mit Oxalsäure verschmolz. Eine Synthese der Harnsäure war zwar schon im Jahre 1882 von Horbaczewski[40] durch Schmelzen von Glykokoll und Harnstoff und von Behrend[41] durchgeführt worden, welcher Acetessigester und Harnstoff kombinierte, über das so entstehende Methyluracil zur Isodialursäure gelangte und diese dann mit Harnstoff zur Harnsäure vereinigte. Aber keine dieser Synthesen gewährte einen so klaren Einblick in die Struktur der Harnsäure wie die Baeyer-Fischer-Synthese.

Synthese der Harnsäure (2,6,8-Trioxypurin).
Baeyer-Fischersche Harnsäuresynthese.

$$\begin{array}{ccccccc}
NH_2 & HOOC & & NH-CO & & NH-CO & \\
| & | & & |\quad\;\; | & & |\quad\;\; | & \\
CO\; + & CH_2 & \rightarrow & CO\quad CH_2 & \rightarrow & CO\quad C=NOH & \rightarrow \\
| & | & & |\quad\;\; | & & |\quad\;\; | & \\
NH_2 & HOOC & & NH-CO & & NH-CO & \\
\text{Harnstoff} & \text{Malonsäure} & & \text{Barbitursäure} & & \text{(Isonitrosobarbitursäure)} & \\
& & & & & \text{Violursäure} &
\end{array}$$

$$\begin{array}{ccccccc}
& NH-CO & & NH-CO & & NH-CO & \\
& |\quad\;\; | & & |\quad\;\; | & & |\quad\;\; | & \\
\rightarrow & CO\quad CHNH_2 & \rightarrow & CO\cdot CHNH\cdot CO\cdot NH_2 & \rightarrow & CO\quad C-NH & \\
& |\quad\;\; | & & |\quad\;\; | & & |\quad\;\; \parallel\;\; {>}CO & \\
& NH-CO & & NH-CO & & NH-C-NH & \\
& \text{(Aminobarbitursäure)} & & \text{Pseudoharnsäure} & & \text{Harnsäure} & \\
& \text{Uramil} & & & & &
\end{array}$$

Von dieser Synthese ausgehend arbeitete Emil Fischer[15] die ganze Puringruppe durch. In der Hauptsache benutzte er fünf Methoden: 1. Synthese der Harnsäure und ihrer Methylderivate aus der einfachen und methylierten Pseudoharnsäure; 2. die direkte Methylierung der Harnsäure und der Xanthine; 3. die Verwandlung der Harnsäure und der Dioxypurine in Chloride durch Einwirkung von Chlorphosphor; 4. die Überführung der Chlorverbindungen in Oxy-, Thio- und Aminoderivate; 5. die Reduktion der Chlorpurine durch Jodwasserstoff oder Zinkstaub zu den entsprechenden Wasserstoffverbindungen. Mit Hilfe dieser Methoden ist es Emil Fischer gelungen, die in den Nucleinsäuren vorgebildeten Aminopurine, Adenin und Guanin, die aus den Aminopurinen entstandenen Oxypurine, Hypoxanthin, Xanthin und Harnsäure, die methylierten Xanthine, Theobromin, Theophyllin und Coffein auf synthetischem Wege herzustellen (s. Literatur und Methodik bei S. J. Thannhauser[19] und bei Brahm[18]).

Die in den Nucleinsäuren vorgebildeten Pyrimidine. Thymin (2-,6-Dioxy-5-Methylpyrimidin $C_5H_6N_2O_2$)

$$\begin{array}{cc}
HN-CO & \\
|\quad\;\; | & \\
OC\quad C\cdot CH_3 & \\
|\quad\;\; \parallel & \\
HN-CH &
\end{array}$$

Das Thymin ist von **Albrecht Kossel** und **Neumann**[42] als Spaltstück der Thymusnucleinsäure gefunden worden. Das Thymin ist ein sehr schön krystallisierender Körper, der erst über 300° schmilzt. Es wird durch die Reaktion von **Baudisch** und **Treat B. Johnson**[43] nachgewiesen. Das Thymin ist nur in der tierischen Nucleinsäure enthalten, es fehlt in den pflanzlichen Nucleinsäuren.

Cytosin (2-Oxy-6-Aminopyrimidin $C_4H_5N_3O$)

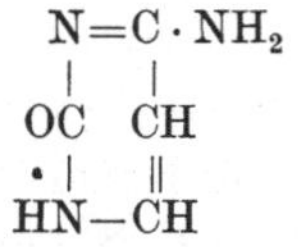

$$\begin{array}{ccc} N & = & C \cdot NH_2 \\ | & & | \\ OC & & CH \\ | & & || \\ HN & - & CH \end{array}$$

Das Cytosin wurde von **Kossel** und **Neumann**[44] aus tierischer Nucleinsäure gewonnen. Es ist auch als Baustein der pflanzlichen Nucleinsäuren in diesen vorgebildet. Zur Isolierung eignet sich sein Pikrat. Es gibt eine Farbreaktion mit Bromwasser, die von **Wheeler** und **Johnson**[45] angegeben wurde, die gleiche Reaktion gibt auch Uracil.

Uracil (2-,6-Dioxypyrimidin $C_4H_4N_2O_2$)

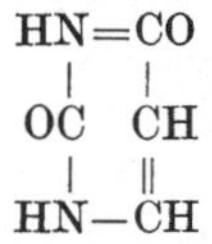

$$\begin{array}{ccc} HN & = & CO \\ | & & | \\ OC & & CH \\ | & & || \\ HN & - & CH \end{array}$$

Das Uracil wurde von **Ascoli**[46] im **Kossel**schen Laboratorium aus Hefenucleinsäure gewonnen. In der tierischen Nucleinsäure ist das Uracil nicht präformiert, in der Hefenucleinsäure ist es sicher vorhanden (**Levene, Thannhauser**). Das Uracil gibt keine charakteristischen Derivate; es zeigt die beim Cytosin angegebene Farbreaktion nach **Wheeler** und **Johnson**[45].

Eine quantitative Bestimmung der Pyrimidine und eine Trennung der Pyrimidine nach einem Verfahren, wie es bei der Bestimmung der Purine möglich ist, kennen wir bisher nicht. Die in den Nucleinsäuren vorgebildeten Pyrimidine sind alle nach der von **Kutscher**[45] angegebenen Methode mit Silbernitrat und Baryt fällbar.

Die beiden großen Gruppen, pflanzliche und tierische Nucleinsäuren, unterscheiden sich durch die in ihnen enthaltenen Kohlenhydrate und kohlenhydratähnlichen Komplexe. Während schon sehr bald erkannt wurde, daß in den pflanzlichen Nucleinsäuren ein 5-Zucker, eine Pentose vorgebildet ist, ist man über das Molekül des in der tierischen Nucleinsäure enthaltenen Zuckerkomplexes bis heute noch vollständig im unklaren. Es gibt zwar auch im tierischen Organismus Nucleinsäuren, die pentosehaltig sind. Diese sind aber keine „echten Nucleinsäuren" (Polynucleotide), sondern einfache Nucleinsäuren (Mononucleotide), welche nur einen Purin-Kohlenhydrat-Phosphorsäure-Komplex enthalten. Es sind dies die aus der Muskelsubstanz gewonnene Inosinsäure, und die in der Bauchspeicheldrüse neben einer echten tierischen Nucleinsäure vorkommende Guanylsäure.

Die ersten Angaben über den in den pflanzlichen Nucleinsäuren vorkommenden Kohlenhydratkomplex machte **Kossel**[48] durch den Nachweis furfurolbildender Gruppen.

Bald darauf konnte **Hammarsten**[49] aus Guanylsäure ein Osazon darstellen. E. **Salkowski**[50] identifizierte dieses Osazon als das Osazon einer Pentose. C. **Neuberg**[51] sprach die in Inosinsäure und Guanylsäure enthaltene Pentose als ein l-Xylose an, während **Haiser** und **Wenzel**[52] zeigen konnten, daß die

Pentose keine Xylose und keine Arabinose ist. Erst P. A. Levene[53] und seine
Mitarbeiter konnten die Natur der Pentose als eine bis dahin noch unbekannte
Pentose, der d-Ribose, einwandfrei feststellen.

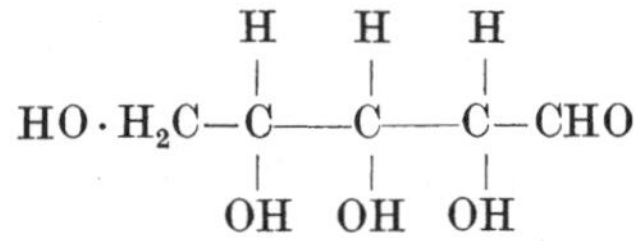

$$\text{HO} \cdot \text{H}_2\text{C} - \overset{\overset{\text{H}}{|}}{\underset{\underset{\text{OH}}{|}}{\text{C}}} - \overset{\overset{\text{H}}{|}}{\underset{\underset{\text{OH}}{|}}{\text{C}}} - \overset{\overset{\text{H}}{|}}{\underset{\underset{\text{OH}}{|}}{\text{C}}} - \text{CHO}$$

d-Ribose.

Die von Levene[53] und seinen Mitarbeitern erstmals aus der Hefenucleinsäure
analytisch gewonnene d-Ribose wurde von van Ekenstein und Planksma[54]
synthetisch hergestellt. Schmelzpunkt 87^0 $(\alpha)_D = -19,5^0$. Bildet mit p-Brom-
phenylhydracin ein Osazon Sm.P. 180—185°.

Bei der sauren Spaltung der pflanzlichen Nucleinsäure wird die Aldehydgruppe der Pentose frei. Die saure Hydrolysenflüssigkeit zeigt die charakteristischen Reaktionen einer Aldose (Trommer, Osazonbildung). Die saure
Hydrolysenflüssigkeit der tierischen Nucleinsäure zeigt diese Reaktionen nicht.

Über die Kohlenhydratgruppe der tierischen Nucleinsäure weiß man nur,
daß bei der Hydrolyse mit starker Schwefelsäure Lävulinsäure entsteht. Dieser
Befund ist von A. Kossel[55] erhoben, der aus der schwefelsauren Hydrolysenflüssigkeit die Lävulinsäure mit Äther extrahierte. Weder Hydrolysen mit
schwachen Säuren, noch Hydrolysen bei niederer Temperatur, noch fermentative
Spaltungen haben es bisher ermöglicht, ein Kohlenhydrat oder einen kohlenhydratähnlichen Komplex zu isolieren. Die Angaben von Steudel[56], durch Spaltungen
mit Salpetersäure eine zuckersäureähnliche Substanz, die er Epizuckersäure
nennt, erhalten zu haben, ist bisher nicht bestätigt.

Ich habe bereits erwähnt, daß in keiner Hydrolysenflüssigkeit von tierischer
Nucleinsäure bisher ausgesprochene Aldehydreaktionen zu erzielen waren. Auch
die Angaben Feulgens[57], bei der milden, sauren Hydrolyse eine Thyminsäure,
die mit zwei Molekülen Phenylhydracin sich verbindet, erhalten zu haben, scheint
mir nicht beweisend, da auch die Phosphorsäure des Moleküls mit Phenylhydracin
Salze geben kann. Auch die von Feulgen[57] gefundene Reaktion der aufgespaltenen tierischen Nucleinsäure mit fuchsinschwefliger Säure ist eine zu vieldeutige
Reaktion, um prinzipiell als Aldehydreaktion angesprochen zu werden. Der
Umstand, daß die Orcinreaktion mit dem Bialschen Reagens bei pflanzlichen
und bei tierischen Nucleinsäuren verschieden verläuft, sagt zwar, daß in beiden
Nucleinsäuren verschiedene Kohlenhydratkomplexe vorhanden sind, sagt aber
über die Natur des in der tierischen Nucleinsäure enthaltenen Komplexes nichts
aus. Auch die Elementaranalyse der Thymusnucleinsäure gibt bei ihrem hohen
Molekulargewicht keinen Anhaltspunkt über das im Molekül enthaltene Kohlenhydrat. Zudem ist die Anzahl der C-Atome bis heute noch nicht festgelegt,
da ja die Analysenkörper nicht krystallisiert gewonnen wurden. Neuerdings
hat Feulgen[57] auf zwei Reaktionen hingewiesen, welche die Thymusnucleinsäure
schon nach kurzer, milder, saurer Hydrolyse gibt. Nach Abspaltung der Purine
zeigt der auf diese Weise verbleibende Rest eine ausgesprochene grüne Fichten-
spanreaktion und eine Reaktion mit fuchsinschwefliger Säure. Die Reaktion
mit fuchsinschwefliger Säure soll nur echten Aldehyden zukommen. Es ist aber
nicht einzusehen, auf welche Weise bei der milden sauren Hydrolyse ein echter
Aldehyd entstehen soll, der zwar einer Aldose angehören würde, aber die sonstigen
Reaktionen einer Aldose nicht gibt.

Nach den bisherigen Feststellungen können wir über die Natur des Kohlenhydratkomplexes nur so viel aussagen, daß es mit großer Wahrscheinlichkeit kein

gewöhnlicher Zucker ist. Es scheint die Möglichkeit, daß wir in der tierischen Nucleinsäure einen ringförmigen Kohlenhydratkomplex vorgebildet haben, wahrscheinlicher, als die bisher noch unbegründete Annahme einer einfachen Hexose.

Seit der Entdeckung der Nucleine durch Miescher weiß man, daß die Nucleinsäuren Phosphorsäure enthalten. Nach den bisher vorliegenden Analysen scheint auf je ein Molekül Purin oder Pyrimidin ein Molekül Orthophosphorsäure zu treffen. *Die in den Nucleinsäuren vorgebildete Phosphorsäure.*

Während Burian[58], Neuberg und Brahm[59] noch annehmen, daß die Phosphorsäure mit ihren sauren Valenzen gleichzeitig an der Puringruppe und an der Kohlenhydratgruppe verankert ist, brachten die Leveneschen Forschungen mit einem Schlag neue Gesichtspunkte in die Nucleinsäurechemie. Es gelang Levene und Jacobs[9] durch ammoniakalische Hydrolyse aus der Hefenucleinsäure krystallisierte Komplexe zu isolieren, welche nur aus Purinen oder Pyrimidinen und den in der Hefenucleinsäure vorgebildeten Pentose bestanden. Levene und Jacobs nannten diese Komplexe Nucleoside. Das erste derartige Nucleosid wurde aus der Inosinsäure gewonnen, das Inosin (Hypoxanthosin). *Über die Verkettung der Bausteine der Nucleinsäure im Nucleotid-Molekül.*

Der Zucker (d-Ribose) sitzt in glucosidartiger Bindung an dem Purinkern. Das Glucosid enthält keine freie Aldehydgruppe, sondern ist in der γ-Cycloform zu schreiben. Die Frage, ob die Glucosidbindung am 7-Stickstoff oder 8-Kohlenstoff des Purinringes erfolgt, wurde von Hans Fischer[60] diskutiert. Fischer konnte zeigen, daß die Azofarbstoffe der Purine keine Diazo-Amino-, sondern richtige Azofarbstoffe sind, die am 8-Kohlenstoff sitzen. Wenn C 8 im Purinring besetzt ist, findet keine Kupplung statt. Da Nucleoside und Nucleinsäuren nicht kuppeln, könnte man geneigt sein, die Glucosidbindung bei C 8 anzunehmen. Die synthetischen Arbeiten von E. Fischer und Helferich[61] zeigten aber, daß die Glucoside bei C 8 nicht so leicht hydrolysierbar sind als die Glucoside, bei denen der Zuckerrest im Purinring an N 7 sitzt. Es dürfte demnach die Glucosidbindung in der unten wiedergegebenen Formulierung von Levene vorläufig die größte Wahrscheinlichkeit haben.

Im Hefenucleinsäuremolekül sind Guanosin und Adenosin vorgebildet. Das Guanosin (Guanin-d-Ribosid $C_{10}H_{13}O_5N_5$) *Purin-Nucleoside.*

$$
\begin{array}{c}
\text{N}=\text{C}\cdot\text{OH} \\
\text{H}_2\text{N}\cdot\text{C}\quad\text{C}-\text{N} \\
\text{N}-\text{C}-\text{N}
\end{array}
\overset{\displaystyle}{\text{CH}}\!-\!
\underset{\text{H}\;\;\text{H}\;\;\text{H}\;\;\text{H}}{\overset{\text{O}\diagdown\;\;\text{OH OH}}{\text{C}-\text{C}-\text{C}-\text{C}-\text{CH}_2\text{OH}}}
$$

entsteht aus der Hefenucleinsäure durch ammoniakalische Hydrolyse unter Druck. Es krystallisiert in schönen, feinen Nadeln und ist in Wasser schwer löslich (Levene)[62].

Adenosin (Adenin-d-Ribosid $C_{10}H_{13}N_5O_4$)

$$
\begin{array}{c}
\text{N}=\text{C}\cdot\text{NH}_2 \\
\text{HC}\quad\text{C}-\text{N} \\
\text{N}-\text{C}-\text{N}
\end{array}
\overset{\displaystyle}{\text{CH}}\!-\!
\underset{\text{H}\;\;\text{H}\;\;\text{H}\;\;\text{H}}{\overset{\text{O}\diagdown\;\;\text{OH OH}}{\text{C}\cdot\text{C}\cdot\text{C}-\text{C}-\text{CH}_2\text{OH}}}
$$

Das Adenosin entsteht bei der gleichen Hydrolyse wie das Guanosin, es ist in Wasser leicht löslich und krystallisiert ebenfalls in feinen Nädelchen. Außer in der Hefenucleinsäure kommen diese Nucleoside noch in den Pflanzen (Guanosin

= Vernin) vor. Ferner ist das Guanosin noch in der einfachen Nucleinsäure, Guanylsäure und das Adenosin in der Adenylsäure (Adenosinphosphorsäure) vorgebildet.

Behandelt man Adenosin und Guanosin mit Natriumnitrit in essigsaurer Lösung, so werden beide Substanzen desaminiert, und es entstehen das Hypoxanthin-d-Ribosid $C_{10}H_{12}N_4O_5$ und das Xanthosin, Xanthin-d-Ribosid $C_{10}H_{12}N_4O_6$. Das Hypoxanthosin = Inosin ist in der einfachen Nucleinsäure Inosinsäure vorgebildet. Das Xanthosin ist in keiner Nucleinsäure vorgebildet, es kann lediglich durch Desaminierung des Guanosins im Reagenzglas erhalten werden.

Ein Ribosid der Harnsäure ist nicht bekannt. Es dürfte, wie die synthetischen Untersuchungen von E. Fischer und Helferich[61] erweisen, in wässeriger Lösung unbeständig sein und in Harnsäure und Zucker zerfallen. Fischer konnte zeigen, daß je höher oxydiert das Purin ist, desto unbeständiger und leicht zersetzlich die entsprechenden Purinzuckerverbindungen in wässeriger Lösung sich verhalten.

Purinhexoside konnten bisher aus tierischen Nucleinsäuren mit Sicherheit analytisch nicht gewonnen werden. Die Angabe von Levene und Jacobs[62], aus Thymusnucleinsäure durch fermentative Hydrolyse Guaninhexosid erhalten zu haben, ist von anderen Forschern bisher nicht bestätigt worden. Die ammoniakalische Hydrolyse, die bei den pflanzlichen Nucleinsäuren zu den Purinribosiden führt, verläuft bei den tierischen Nucleinsäuren anscheinend ganz anders und läßt keine Nucleoside entstehen.

Wenngleich Purinhexoside analytisch nicht dargestellt werden konnten, ist es auf synthetischem Wege Fischer und Helferich[61] gelungen, derartige Substanzen zu erhalten. Es wurden außer Adenin-, Hypoxanthin-d-Glucosid, die Glucoside der Methylxanthine Theophyllin und Theobromin mit Hexosen sowie mit Pentosen gewonnen. Diese Substanzen haben ähnliche Eigenschaften wie die in den pflanzlichen Nucleinsäuren vorgebildeten Pentoside; sie sind entgegen anderen Glucosiden mit den geläufigen Fermenten Emulsin oder Hefeenzymen nicht spaltbar.

Pyrimidin-
nucleoside.
   Cytidin (Cytosin-d-Ribosid, $C_8H_{13}N_3O_5$)

$$\begin{array}{l} N=C\cdot NH_2 \\ |\quad\ | \\ OC\quad C \\ |\quad\ \| \quad H\ \ H\ \ H\ \ H\ \ H_2 \\ HN-C-C\cdot C\cdot C\cdot C\cdot C\cdot OH \\ \qquad\qquad \backslash OH\ OH \diagup \\ \qquad\qquad\qquad \backslash O \diagup \end{array}$$

Uridin (Uracil-d-Ribosid, $C_9H_{12}O_6N_2$)

$$\begin{array}{l} HN-CO \\ |\quad\ | \\ OC\quad CH \\ |\quad\ \| \quad H\ \ H\ \ H\ \ H\ \ H_2 \\ HN-C-C\cdot C\cdot C\cdot C\cdot C\cdot OH \\ \qquad\qquad \backslash OH\ OH \diagup \\ \qquad\qquad\qquad \backslash O \diagup \end{array}$$

Cytidin und Uridin wurden von Levene und Jacobs[9] durch ammoniakalische Hydrolyse aus pflanzlichen Nucleinsäuren gewonnen. Die Pyrimidinriboside sind gegen salzsaure Hydrolyse (Levene und La Forge)[64] und auch gegen fermentative Hydrolyse (Levene und Medigreceanu[65]) viel weniger beständig als die Purinriboside. Die Glucosidbindung sitzt an C4 des Pyrimidin-

ringes, wie bereits Levene und La Forge[64] wahrscheinlich machen konnten.
In einer Reihe sehr interessanter synthetischer Arbeiten in der Pyrimidinreihe
konnten Treat B. Johnson[66] und seine Mitarbeiter die Ansicht festigen, daß
die Glucosidbindung in 4-Stellung des Pyrimidinkernes sitzt. Die gleichen
Autoren konnten zwar Pyrimidinnucleoside synthetisch herstellen, jedoch ist
die Synthese der in den Nucleinsäuren vorgebildeten Pyrimidinnucleoside bisher
nicht gelungen.

Nachdem Levene und Jacobs[67] durch die Darstellung der Purin- und Zucker-Phos-phorsäure-Ester.
Pyrimidinnucleoside die Verkettung des Kohlenhydrates in den pentosehaltigen
Nucleinsäuren mit den Purinen und Pyrimidinen in glucosidartiger Bindung
erwiesen hatten, gelang es den gleichen Forschern[67], zu zeigen, daß in den einfachen Nucleinsäuren die Phosphorsäure mit der endständigen CH_2OH-Gruppe
des Kohlenhydrates in Esterbindung verkettet ist. Den Forschern gelang es,
durch milde saure Hydrolyse mit 1 proz. Salzsäure in der Hitze aus der Inosinsäure (Hypoxanthosin-Phosphorsäure) das Purin abzuspalten und den verbleibenden Rest als Ribosephosphorsäure zu krystallisieren. d-Ribosephosphor-
säure $C_5H_{11}O_8P$

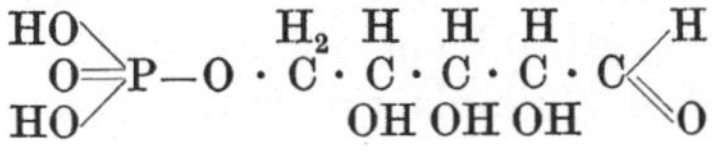

$$\begin{array}{c} HO \\ O \end{array}\!\!>\!\!P\!-\!O\cdot\underset{}{\overset{H_2}{C}}\cdot\underset{OH}{\overset{H}{C}}\cdot\underset{OH}{\overset{H}{C}}\cdot\underset{OH}{\overset{H}{C}}\cdot C\!\!\begin{array}{c} H \\ \\ O \end{array}$$

wurde als krystallisiertes Bariumsalz erhalten. Sie kann weiter zur Phosphor-
d-Ribosesäure oxydiert werden.

Ein Kohlenhydrat-Phosphorsäure-Komplex aus tierischen Nucleinsäuren zu
isolieren, ist bisher ebensowenig gelungen wie die Darstellung von entsprechenden
Puringlucosiden der tierischen Nucleinsäure.

Die Inosinsäure wurde von Liebig[68] bereits im Jahre 1847 aus Fleisch- Die einfachen pentosehaltigen
extrakt gewonnen. Liebig erkannte die Natur dieses Körpers nicht. Erst die Nucleinsäuren
Untersuchungen von Haiser[69] und später die Untersuchungen von Neuberg des tierischen Organismus.
und Brahm[59] zeigten, daß die Inosinsäure aus Hypoxanthin, einer Pentose und
Phosphorsäure zusammengesetzt ist. Die bereits erwähnten Arbeiten von Levene
und W. A. Jacobs[67] führten zur Darstellung des Purinnucleosids Inosin (Hypoxanthosin) und des Ribose-Phosphorsäure-Esters. Damit war der molekulare
Aufbau der Inosinsäure und der einfachen Nucleinsäure geklärt als Puringluco-
side, die an der endständigen alkoholischen Kohlenhydratgruppe mit der Phosphorsäure verestert sind.

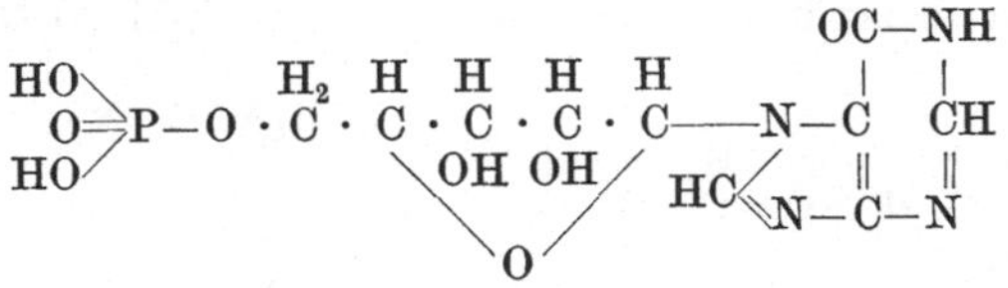

$$\begin{array}{c} HO \\ O \end{array}\!\!>\!\!P\!-\!O\cdot\overset{H_2}{C}\cdot\overset{H}{C}\cdot\underset{OH}{\overset{H}{C}}\cdot\underset{OH}{\overset{H}{C}}\cdot\overset{H}{C}\!-\!\!-\!N\!-\!\!\overset{\displaystyle OC-NH}{\underset{\displaystyle N-C-N}{C}}\ CH$$

Derartige Komplexe sind einzigartig in der organisierten Welt nur in den Kernsubstanzen vorgebildet. Sie haben saure Eigenschaften und vermögen mit
basischen Komplexen, wie sie im Eiweißmolekül enthalten sind, Verbindungen
einzugehen. Die Inosinsäure wurde bisher nur aus Muskelfleisch gewonnen, das
beste Ausgangsmaterial für ihre Darstellung ist Fleischextrakt. Nach neueren
Untersuchungen von Embden[70a] ist die Muttersubstanz der Inosinsäure im
Muskelfleisch Adenylsäure (Adenosinphosphorsäure). Embden konnte diese
Säure als krystallisiertes Brucinsalz aus dem Muskelfleisch isolieren. Die von
Embden aus dem Muskel dargestellte Adenosinphosphorsäure unterscheidet
sich von der in dem Hefepolynucleotid enthaltenen Adenosinphosphorsäure durch
die Stelle, an welcher die Phosphorsäure mit dem Kohlenhydrat verestert ist

(Embden und Schmidt[70b]). H. Jackson[71] glaubt Adenylsäure auch im menschlichen Blut gefunden zu haben.

Guanylsäure $C_{10}H_{14}O_8N_5P$ (Guanosinphosphorsäure).

$$\begin{array}{c} \text{OC—NH} \\ \text{HO} \quad\quad H_2\ H\ H\ H\ H \quad\quad |\quad\ | \\ \text{O=P—O}\cdot\text{C}\cdot\text{C}\cdot\text{C}\cdot\text{C}\cdot\text{C——N—C}\ \ \text{C}\cdot\text{NH}_2 \\ \text{HO} \quad\quad \text{OH OH} \quad \text{HC}\quad \|\ \ \| \\ \text{N—C—N} \\ \text{O} \end{array}$$

Die Guanylsäure kommt neben einer echten Nucleinsäure (Polynucleotid) im Pancreas vor. Sie wurde von Hammarsten[49] und Bang[72] isoliert und soll auch in Leber[73] und Milz[74] enthalten sein. Die Guanylsäure ist sicherlich kein abgespaltenes Nucleotid eines echten Polynucleotids, da in der Thymusnucleinsäure pentosehaltige Komplexe nicht vorgebildet sind. Sie figuriert als selbständige, einfache Nucleinsäure im Pankreas. Das Vorkommen in anderen Organen scheint mir als nicht sichergestellt. Die Ansicht Feulgens[75], daß im Pankreas ein Guanylnucleinsäurekomplex, d. h. eine feste Verbindung der pentosehaltigen Guanylsäure mit einem echten Polynucleotid vorliege, erscheint nicht sicher erwiesen. Die Guanylsäure bildet, wie Feulgen zeigte, 3 Reihen von Natriumsalzen, ein primäres saures, ein sekundäres neutrales und ein tertiäres guanylsaures Natrium, bei dem 1 Na-Atom im Guanin sitzen soll. Von diesen Salzen ist nur das tertiäre Salz krystallisiert. Feulgen hat eine Darstellungsmethode der Guanylsäure angegeben, bei der in neutraler Reaktion das sekundäre guanylsaure Natrium durch Natriumacetat fällbar ist und so von dem echten Polynucleotid getrennt wird, das sekundäre Salz wird durch Lösen in Natronlauge in das krystallisierte tertiäre Salz übergeführt. Berkeley[76] fand Guanylsäure im Pankreas von Hundsfischen. Stanley Benedict[77] hat angegeben, daß im Ochsenblut, und zwar in den roten Blutkörperchen ein Harnsäurenucleotid vorhanden sei. Sollte sich dieser Befund als richtig erweisen, so dürfte die Vorstufe dieses Harnsäurenucleotids nicht in dem Polynucleotidmolekül der tierischen Nucleinsäure zu suchen sein, es dürften vielmehr das im Pankreas präformierte Mononucleotid, die Guanylsäure oder das im Muskel präformierte Mononucleotid, die Adenylsäure, die Substanzen sein, aus denen durch Desaminierung und Oxydation eine Harnsäure-Pentose-Phosphorsäure hervorgehen könnte.

Die in der Hefenucleinsäure präformierten einfachen pentosehaltigen Nucleinsäuren.

Die Adenosinphosphorsäure (Adenylsäure $C_{10}H_{14}O_7N_5P$)

$$\begin{array}{c} H_2N\cdot C=N \\ \text{HO} \quad\quad H_2\ H\ H\ H\ H \quad\quad |\quad\ | \\ \text{O=P}\cdot\text{O}\cdot\text{C}\cdot\text{C}\cdot\text{C}\cdot\text{C}\cdot\text{C——N—C}\ \ \text{CH} \\ \text{HO} \quad\quad \text{OH OH} \quad \text{HC}\quad \|\ \ \| \\ \text{N—C—N} \\ \text{O} \end{array}$$

Die Adenosinphosphorsäure wurde von Thannhauser und Dorfmüller[78] sowie von W. Jones und Kennedy[79] erstmals krystallisiert erhalten. Sie gibt ein sehr schönes Brucinsalz. Die freie Säure krystallisiert in Nadeln: Sm. P. 195^0.

Guanosinphosphorsäure (Guanylsäure $C_{10}H_{14}O_8N_5P$)

$$\begin{array}{c} \text{OC—NH} \\ \text{HO} \quad\quad H_2\ H\ H\ H\ H \quad\quad |\quad\ | \\ \text{O=P}\cdot\text{O}\cdot\text{C}\cdot\text{C}\cdot\text{C}\cdot\text{C}\cdot\text{C——N—C}\ \ \text{C}\cdot\text{NH}_2 \\ \text{HO} \quad\quad \text{OH OH} \quad \text{HC}\quad \|\ \ \| \\ \text{N—C—N} \\ \text{O} \end{array}$$

Die aus Hefenucleinsäure von Levene[80] und auch von Jones und Abt[81] hergestellte krystallisierte Guanylsäure ist identisch mit der Guanylsäure aus tierischem Pankreas, s. diese. Freie Guanosinphosphorsäure krystallisiert in Nadeln; bei ganz geringen Verunreinigungen ist sie gelatinös Sm.P. 180[0].

Cytidinphosphorsäure $C_9H_{14}O_8N_3P$.

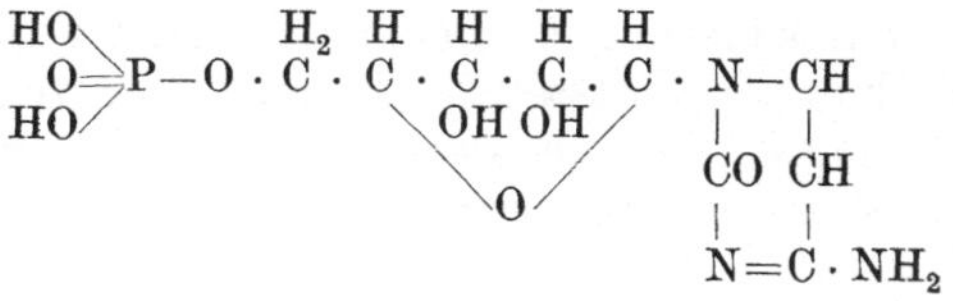

$$
\begin{array}{c}
\text{HO} \\
 \\
\text{HO}
\end{array}
\!\!\diagdown\!\!\diagup\,
\text{O}{=}\text{P}-\text{O}\cdot\overset{H_2}{C}\cdot\overset{H}{C}\cdot\overset{H}{C}\cdot\overset{H}{C}\cdot\overset{H}{C}\cdot
\begin{array}{c}
\text{N--CH} \\
\text{CO CH} \\
\text{N}{=}\text{C}\cdot\text{NH}_2
\end{array}
$$

(Struktur: $O{=}P(HO)(HO){-}O\cdot CH_2\cdot CH\cdot CH\cdot CH\cdot CH\cdot$, mit OH OH und O-Brücke, an Pyrimidinring N—CH / CO CH / N=C·NH₂)

Die Cytidinphosphorsäure wurde erstmals von Thannhauser und Dorfmüller[78] krystallisiert erhalten. Monokline Krystalle. Die Pyrimidinnucleotide sind gegen Säuren beständiger wie die Purinnucleotide; darauf beruht ihre Darstellung.

Uridinphosphorsäure $C_9H_{13}O_9N_2P$.

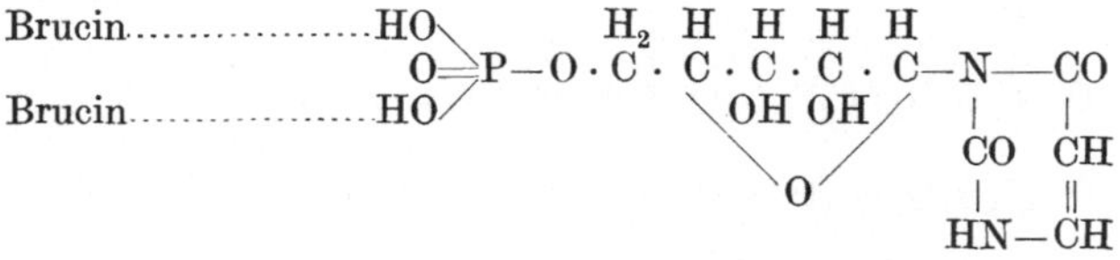

$$
\begin{array}{l}
\text{Brucin} \ldots \ldots \text{HO} \\
\text{Brucin} \ldots \ldots \text{HO}
\end{array}
\!\!\diagdown\!\!\diagup\,
\text{O}{=}\text{P}-\text{O}\cdot\overset{H_2}{C}\cdot\overset{H}{C}\cdot\overset{H}{C}\cdot\overset{H}{C}\cdot\overset{H}{C}{-}
\begin{array}{c}
\text{N---CO} \\
\text{CO CH} \\
\text{HN--CH}
\end{array}
$$

Die Uridinphosphorsäure wurde erstmals von Thannhauser und Dorfmüller[82] als Brucinsalz, dann von Levene[83] als freie Säure krystallisiert erhalten. Das Brucinsalz der Uridinphosphorsäure ist das schwer löslichste der ganzen Reihe, deshalb ist es am leichtesten isolierbar.

Jones und Read[84] haben ein Adenin-Uracil-Dinucleotid und ein Uracil-Cytosin-Dinucleotid aus der Hefenucleinsäure erhalten. Nach den Untersuchungen von Levene[85] sind diese Dinucleotide Gemische von einfachen Nucleotiden. Das gleiche wurde von dem von Thannhauser und Dorfmüller[86] isolierten Trinucleotid der Triphosphonucleinsäure behauptet (Levene, Feulgen). Es gelang aber weder Levene[87] noch Feulgen[88], die der Triphosphonucleinsäure entsprechenden Mengen von Mononucleotiden durch die gleiche Hydrolyse der Hefenucleinsäure zu erhalten.

Die Hefenucleinsäure ist ein Tetranucleotid. Sie ist aus den auf S. 162 und 163 besprochenen vier einfachen (zwei) Purin- und (zwei) Pyrimidinnucleotiden zusammengesetzt. Nach Levene[85] hängen die einzelnen Mononucleotidkomplexe derartig zusammen, daß die Phosphorsäure esterartig in je einem Kohlenhydratkomplex zweier Mononucleotide verankert ist.

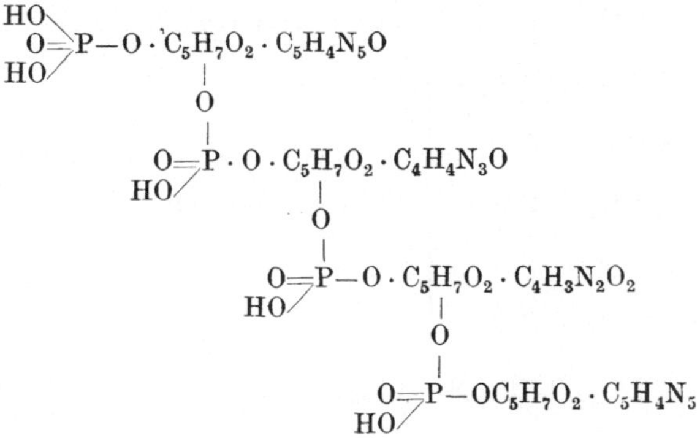

HO\
  O$=$P$-$O$\cdot C_5H_7O_2\cdot C_5H_4N_5O$\
HO/\
      |\
      O\
      |\
    O$=$P$\cdot$O$\cdot C_5H_7O_2\cdot C_4H_4N_3O$\
  HO/ |\
        O\
        |\
      O$=$P$-$O$\cdot C_5H_7O_2\cdot C_4H_3N_2O_2$\
    HO/ |\
          O\
          |\
        O$=$P$-$O$C_5H_7O_2\cdot C_5H_4N_5$\
      HO/

Höher molekulare Spaltstücke der Hefenucleinsäure, Di- und Dri-nucleotide.

Über den Aufbau der pflanzlicher Nucleinsäuren (Hefenucleinsäure).

Thannhauser nimmt eine Formel an für das Gesamtmolekül, in der auf je ein Molekül Triphosphonucleinsäure ein Molekül Mononucleotid vorhanden ist. Während in der Triphosphosäure die 3 Mononucleotide durch Sauerstoffbrücken der Kohlenhydrate verknüpft sind, sind die Mononucleotide nur durch Phosphorsäureanhydridbindungen im großen Molekül mit den Trinucleotidkomplexen verkettet. Diese Formel drückt die experimentelle Tatsache aus, daß bei milder ammoniakalischer Hydrolyse sowohl die 4 Mononucleotide als auch ein Trinucleotidkomplex entstehen. Es muß aber zugegeben werden, daß die Triphosphonucleinsäure, solange sie nicht krystallisiert erhalten wird, als chemisches Individuum nicht sicher erwiesen ist.

$$
\begin{array}{l}
\mathrm{HO}\!\!>\!\!{O}\!\!=\!\!\mathrm{P\cdot O\cdot C_5H_9O_3\cdot C_5H_4N_5O} \quad\text{Guanosinphosphorsäure} \\
\mathrm{HO}\!\!/ \\
\qquad\qquad\qquad | \\
\qquad\qquad\qquad \mathrm{O} \\
\mathrm{HO}\!\!>\!\!{O}\!\!=\!\!\mathrm{P-O\cdot C_5H_8O_2\cdot C_5H_4N_5} \quad\text{Adenosinphosphorsäure} \\
\mathrm{HO}\!\!/ \\
\qquad\qquad\qquad | \\
\qquad\qquad\qquad \mathrm{O} \\
\mathrm{HO}\!\!>\!\!{O}\!\!=\!\!\mathrm{P\cdot O\cdot C_5H_9O_3\cdot C_4H_4N_3O} \quad\text{Cytidinphosphorsäure} \\
\end{array}
$$

Triphosphonucleinsäure

$$
\begin{array}{l}
{O}\!\!=\!\!\mathrm{P\cdot O\cdot C_5H_8O_3\cdot C_4H_3N_2O_2} \quad\text{Uridinphosphorsäure} \\[2pt]
{O}\!\!=\!\!\mathrm{P\cdot O\cdot C_5H_9\cdot O_3\cdot C_5H_4N_5O} \\
\mathrm{HO}\!\!/ \\
\qquad\qquad\qquad \mathrm{O} \\
\mathrm{HO}\!\!>\!\!{O}\!\!=\!\!\mathrm{P\cdot O\cdot C_5H_8O_2\cdot C_5H_4N_5} \quad\text{Triphosphonucleinsäure} \\
\mathrm{HO}\!\!/ \\
\qquad\qquad\qquad \mathrm{O} \\
\mathrm{HO}\!\!>\!\!{O}\!\!=\!\!\mathrm{P\cdot O\cdot C_5H_9O_3\cdot C_4H_4N_3O} \\
{O}\!\!=\!\!\mathrm{P\cdot O\cdot C_5H_8O_3\cdot C_5H_4N_5O} \quad\text{Guanosinphosphorsäure} \\[2pt]
{O}\!\!=\!\!\mathrm{P\cdot O\cdot C_5H_9O_3\cdot C_5H_4N_5O} \\
\mathrm{HO}\!\!/ \\
\qquad\qquad\qquad \mathrm{O} \\
\mathrm{HO}\!\!>\!\!{O}\!\!=\!\!\mathrm{P\cdot O\cdot C_5H_8O_2\cdot C_5H_4N_5} \quad\text{Triphosphonucleinsäure} \\
\mathrm{HO}\!\!/ \\
\qquad\qquad\qquad \mathrm{O} \\
\mathrm{HO}\!\!>\!\!{O}\!\!=\!\!\mathrm{P\cdot O\cdot C_5H_9O_3\cdot C_4H_4N_3O} \\
{O}\!\!=\!\!\mathrm{P\cdot O\cdot C_5H_8O_3\cdot C_5H_4N_5} \quad\text{Adenosinphosphorsäure} \\[2pt]
{O}\!\!=\!\!\mathrm{P\cdot O\cdot C_5H_9O_3\cdot C_5H_4N_5O} \\
\mathrm{HO}\!\!/ \\
\qquad\qquad\qquad \mathrm{O} \\
\mathrm{HO}\!\!>\!\!{O}\!\!=\!\!\mathrm{P\cdot O\cdot C_5H_8O_2\cdot C_5H_4N_5} \quad\text{Triphosphonucleinsäure} \\
\mathrm{HO}\!\!/ \\
\qquad\qquad\qquad \mathrm{O} \\
\mathrm{HO}\!\!>\!\!{O}\!\!=\!\!\mathrm{P\cdot O\cdot C_5H_9O_3\cdot C_4H_4N_3O} \\
{O}\!\!=\!\!\mathrm{P\cdot O\cdot C_5H_8O_3\cdot C_4H_4N_3O} \quad\text{Cytidinphosphorsäure} \\
\mathrm{HO}\!\!/
\end{array}
$$

W. Jones nimmt auf Grund seiner Untersuchungen folgende Formel der Hefenucleinsäure an:

$$\begin{array}{l}
\mathrm{HO}\!\!\diagdown\\[-2pt]
\quad\mathrm{O}\!\!=\!\!\mathrm{P}\!-\!\mathrm{O}\cdot\mathrm{C_5H_7O_2}\cdot\mathrm{C_5H_4N_5O}\\[-2pt]
\mathrm{HO}\!\!\diagup\qquad\quad\; |\\
\qquad\qquad\qquad\mathrm{O}\qquad\qquad\qquad\qquad\mathrm{H}\\
\qquad\qquad\;\text{----------------------------}\\
\qquad\qquad\qquad\qquad\qquad\qquad\qquad\quad\mathrm{OH}\\[4pt]
\mathrm{HO}\!\!\diagdown\\[-2pt]
\quad\mathrm{O}\!\!=\!\!\mathrm{P}\!-\!\mathrm{O}\cdot\mathrm{C_5H_6O}\cdot\mathrm{C_4H_4N_3O}\\[-2pt]
\mathrm{HO}\!\!\diagup\qquad\quad\; |\\
\qquad\qquad\qquad\mathrm{O}\qquad\qquad\qquad\qquad\mathrm{H}\\
\qquad\qquad\;\text{----------------------------}\\
\qquad\qquad\qquad\qquad\qquad\qquad\qquad\quad\mathrm{OH}\\[4pt]
\mathrm{HO}\!\!\diagdown\\[-2pt]
\quad\mathrm{O}\!\!=\!\!\mathrm{P}\!-\!\mathrm{O}\cdot\mathrm{C_5H_6O}\cdot\mathrm{C_5H_4N_5}\\[-2pt]
\mathrm{HO}\!\!\diagup\qquad\quad\; |\\
\qquad\qquad\qquad\mathrm{O}\qquad\qquad\qquad\qquad\mathrm{H}\\
\qquad\qquad\;\text{----------------------------}\\
\qquad\qquad\qquad\qquad\qquad\qquad\qquad\quad\mathrm{OH}\\[4pt]
\mathrm{HO}\!\!\diagdown\\[-2pt]
\quad\mathrm{O}\!\!=\!\!\mathrm{P}\!-\!\mathrm{O}\cdot\mathrm{C_5H_7O_2}\cdot\mathrm{C_4H_3N_2O_2}\\[-2pt]
\mathrm{HO}\!\!\diagup
\end{array}$$

Durch Spaltung der Thymusnucleinsäure mit 2proz. Schwefelsäure haben Levene und Jacobs[89] eine Thyminhexosediphosphorsäure und eine Cytosinhexosediphosphorsäure isoliert. Thannhauser und Ottenstein[90] konnten durch pikrinsaure Hydrolyse der Thymusnucleinsäure die gleichen Diphosphorsäuren und die entsprechenden Monophosphorsäuren, die Thyminhexosephosphorsäure und die Cytosinhexosephosphorsäure als krystallisierte Brucinsalze gewinnen. Ich unterlasse es, Konstitutionsformeln dieser Substanzen anzuschreiben, da man über den in ihrem Molekül enthaltenen Zucker noch vollständig im unklaren ist. Die Analysen der Nucleinsäuren stimmen zwar auf eine Hexose, was aber bei der Größe des Moleküls eines Brucinsalzes nicht als beweisend angesehen werden kann.

Einfache Spalt-
stücke der
Thymusnuclein-
säure.

Als Thyminsäure, die zuerst von Kossel und Neumann[91] dargestellt wurde, bezeichnen Steudel[92] und neuerdings Feulgen[93] einen Körper, dem Feulgen[94] folgende Konstitution zuschreibt:

$$\mathrm{Ba}\!\!\begin{cases}
\diagup\text{Phosphorsäure} & \!\!\!\!\diagup\text{Kohlenhydrat}\\
\diagdown\text{Phosphorsäure} & \diagdown\text{Kohlenhydrat}\!-\!\!-\!\text{Cytosin}
\end{cases}$$
$$\mathrm{Ba}\!\!\begin{cases}
\diagup\text{Phosphorsäure} & \diagup\text{Kohlenhydrat}\!-\!\!-\!\text{Thymin}\\
\diagdown\text{Phosphorsäure}\!-\!\!-\!\!\!\!\!\! & \text{Kohlenhydrat}
\end{cases}$$

Die Einheitlichkeit dieser Substanz ist nach den Untersuchungen von Thannhauser und Ottenstein[90] fraglich, es dürfte sich wahrscheinlich um Gemische von Pyrimidinnucleotiden handeln.

Während bei der Hefenucleinsäure durch die milde alkalische Hydrolyse einfache Mononucleotide erhalten wurden, und so der Aufbau des pflanzlichen Polynucleotidmoleküls klargestellt werden konnte, während ferner durch Hydrolyse der aus der einfachen Nucleinsäure erhaltenen Nucleoside die darin vorgebildete Pentose und ihre Verankerung an den Purinen und Pyrimidinen klargestellt werden konnte, fehlt uns bis heute bei der tierischen Nucleinsäure jedweder Hinweis auf den molekularen Aufbau. Die gleichen Methoden, die Levene die ausgezeichneten Resultate bei der pflanzlichen Nucleinsäure gewinnen ließen, versagen, wenn man sie auf die tierische Nucleinsäure anwendet. Aus dieser experimentellen Tatsache muß man schließen, daß der molekulare Aufbau der

Über den Aufbau
des Polynucleo-
tidmoleküls
der Thymus-
nucleinsäure.

tierischen Nucleinsäure ein anderer ist als bei der pflanzlichen Nucleinsäure.
Zudem ist man über die Natur des in der tierischen Nucleinsäure enthaltenen
Kohlenhydratkomplexes noch vollständig im unklaren. Wenn Levene[81] im
Jahre 1912 die folgende Formel für die Thymusnucleinsäure aufstellte:

$$
\begin{array}{c}
\text{(Strukturformel der Thymusnucleinsäure nach Levene, 1912:}\\
\text{Vier über Phosphorsäure- und Zuckerreste verknüpfte Basenkomplexe} \\
\text{— Guanin, Thymin, Cytosin und Adenin —)}
\end{array}
$$

so erscheint sie heute aus den eben besprochenen Gründen ebenso hypothetisch
wie damals. Besonders die Formulierung des Zuckerkomplexes ist durchaus
unbewiesen. In neuerer Zeit geben Levene und London[94a] an, ein Guanin-
nucleosid aus der Thymusnucleinsäure isoliert zu haben, dessen reduzierende
Substanz eine Anhydro- oder Desoxyhexose sein soll. In einer zweiten Mitteilung
glauben Levene und London[94b] die reduzierende Substanz als Desoxypentose
isoliert und identifiziert zu haben. Eine Bestätigung dieser Befunde steht aus.
Sicherlich ist das Kohlenhydrat keine einfache Hexose, wie es die obenstehende
Formel vermuten ließe. Auch die von Feulgen gegebene Formulierung nimmt
im Molekül der tierischen Nucleinsäure 4 Kohlenhydratkomplexe an.

Na—Phosphorsäure—Kohlenhydrat—Guanin

Na—Phosphorsäure—Kohlenhydrat—Cytosin

Na—Phosphorsäure—Kohlenhydrat—Thymin

Na—Phosphorsäure—Kohlenhydrat—Adenin.

Nach den neueren Arbeiten von Thannhauser und Blanco[10] scheint es fraglich, ob die Purine im Molekül der Thymusnucleinsäuren überhaupt in Nucleotidbindung verankert sind. Die Purine und entsprechende Mengen von Phosphorsäure werden aus dem Molekül der tierischen Nucleinsäuren durch hydrolytische Agenzien sehr leicht abgespalten, ohne daß ein entsprechender zuckerähnlicher Komplex in der Hydrolysenflüssigkeit sich auffinden ließe. Der nach der Abspaltung der Purine und der Phosphorsäure hinterbleibende Rest, der aus einem Gemisch von Pyrimidinzuckerphosphorsäuren (Thyminsäure) besteht, gibt starke Orcinreaktion. Die Pyrimidine dürften demnach mit einem Kohlenhydratkomplex und der Phosphorsäure in nucleotidartiger Bindung verkettet sein. Es ist aber bisher noch unklar, in welcher Weise die Purine an diesem stabileren Molekülteil in dem großen Molekül der tierischen Nucleinsäuren zusammengefügt sind.

Zur Darstellung von tierischer Nucleinsäure wird am besten die Methode von Neumann[95] benutzt. Feulgen[94] gibt eine gute Modifikation an, die zur vollständigen Abspaltung des Eiweißes Pankreatinlösung benutzt. Früher machte man nach dem Vorschlag von Neumann eine Unterscheidung zwischen a- und b-Nucleinsäure; die beiden Thymusnucleinsäuren sollten polymer sein. Als chemische Unterscheidung gibt Neumann an, daß die a-Nucleinsäure als Natriumsalz in 5proz. Lösung gelatiniert, während sich die b-Nucleinsäure als Natriumsalz nicht gelatinieren läßt. Die a-Form läßt sich in die b-Form überführen durch Erhitzen mit Wasser und durch Erhitzen mit Lauge; beide Vorgänge sind hydrolytische Prozesse, die Wasser in das Molekül einführen. Es erscheint wenig wahrscheinlich, daß die beiden Formen polymer sind; es dürfte vielmehr dem chemischen Eingriff entsprechen, wenn man annimmt, daß durch den hydrolytischen Vorgang ein größeres Molekül in ein kleineres verwandelt wird, was sehr leicht durch Einführung von Wasser in die Phosphorsäureanhydridbindungen bewerkstelligt werden dürfte. Für die experimentellen Arbeiten geht man am besten von der b-Nucleinsäure aus, indem man schon bei der Darstellung auf die b-Nucleinsäure hinarbeitet. Die elementare Zusammensetzung der tierischen Nucleinsäure gibt Steudel als Kupfersalz mit $C_{40}H_{53}N_{15}O_{26}P_4Cu_2$ an. Die Aufstellung einer derartigen Formel ist bislang bei dem amorphen Zustand des Analysenpräparates nicht als endgültig anzusehen. Die nach obiger Darstellung erzielten Präparate der Thymusnucleinsäure sind zwar als Ausgangsmaterial für die Konstitutionsforschung und für Stoffwechselversuche als leidlich konstant anzusehen, dürften aber als Analysenmaterial, wenn sie auch noch so oft umgefällt sind, nicht genügen.

Die Gruppierung und Einteilung der Nucleinsäuren geschieht nach ihrer Herkunft aus dem Pflanzen- oder Tierreich in pflanzliche und tierische Nucleinsäuren. Man kennt nur jeweils einen Typus von Polynucleotiden, deren typische Vertreter die Hefenucleinsäure für die pflanzlichen Polynucleotide und die Thymusnucleinsäure für die tierischen Polynucleotide ist. Nach unseren Kenntnissen ist die Zusammensetzung aller tierischen Nucleinsäuren mit der Zusammensetzung der aus der Thymus gewonnenen Nucleinsäure identisch. Es ist daher zweckmäßig, die Thymusnucleinsäure als gleichbedeutend mit tierischer Nucleinsäure zu setzen. Die Bezeichnung Thymonucleinsäure als Klassenvertreter an Stelle von Thymusnucleinsäure aus historischen Gründen erscheint nicht glücklich.

Es sei hier noch einmal hervorgehoben, daß die pentosehaltigen Mononucleotide, Guanylsäure und Adenylsäure, die sich im tierischen Organismus, und zwar die erstere im Pankreas, die letztere im Muskel finden, nicht in die Gruppenbezeichnung „tierische Nucleinsäure" mit einbezogen werden, da der Name tierische Nucleinsäure für den Polynucleotidkomplex, als deren Prototyp die Thymusnucleinsäure gilt, vorbehalten bleiben soll.

Die Bedeutung der Nucleinsäuren im Zellstoffwechsel.

Die Bedeutung der Nucleinsäuren im Organismus ist bisher nicht genügend gewürdigt worden. Man nahm allgemein an, daß der Phosphorsäurerest der Nucleinsäuren fest an das Eiweiß des Zellkernes verkettet ist. Diese Auffassung entbehrt bisher der Begründung. Man dürfte nach meiner Ansicht der Bedeutung der Nucleinsäuren im Organismus viel eher gerecht werden, wenn man sie in Analogie setzt zur Funktion der Kohlenhydratphosphorsäuren. Kohlenhydratphosphorsäuren sind überall da vorhanden, wo große energetische Leistungen durch chemische Umsetzungen vollbracht werden. Bei derartigen chemischen Reaktionen ist durch die Umsetzungsprodukte, die sich in ihrer Acidität und Alkalinität unterscheiden, ein außerordentlicher Wechsel der aktuellen Reaktion des Umsetzungsmilieus bedingt. Der Organismus verfügt über Puffersubstanzen, die eine momentane Veränderung der Reaktion an dem Ort der Umsetzung ausgleichen können. Nächst dem Natriumcarbonat und den Salzen der einfachen Phosphorsäure sind die Kohlenhydratphosphorsäuren die wichtigsten Puffersubstanzen, aber beide Substanzen sind hinsichtlich der Abstufung der Reaktion so eingestellt, daß sie die „gröbste" Pufferung leisten können. Für die feinere Einstellung aber scheint der Organismus noch empfindlichere Puffer zu haben, als die wir wohl mit Recht die Nucleinsäuren ansprechen können. Durch ihre Verbindung mit Aminopurinen und Aminopyrimidinen ist der saure Charakter der Kohlenhydratphosphorsäure nach der basischen Seite hin fein abgestuft und kann durch momentane Desaminierung der Aminopurine, also durch Überführung eines schwach basischen Anteils in einen schwach sauren Anteil ganz außerordentlich fein reguliert werden, wodurch die Konstanz des Optimums der Reaktionsbedingungen an dem Ort der Umsetzungen gewahrt werden dürfte. Im Zellkern dürften die Stoffwechselvorgänge so außerordentlich vielseitig sein, daß eine besonders gute Pufferung nötig ist, um die Konstanz des Milieus aufrechtzuerhalten. Die Vorstellung, daß diese Pufferung durch die Nucleinsäuren des Zellkernes gewährleistet wird, würde den Zweck der Nucleinsäuren und ihres basischen Anteils, der Purine und Pyrimidine, erklären können. Inwieweit den Purinen noch eine rein stoffliche Bedeutung zukommt, läßt sich heute noch nicht ermessen.

B. Physiologie des Nucleinstoffwechsels.

Bei der Betrachtung der Veränderungen der Nucleine, im besonderen der Nucleinsäuren im Stoffwechsel, wollen wir nach drei Gesichtspunkten vorgehen.

A. Welche Veränderungen erleiden die mit der Nahrung zugeführten Nucleinsubstanzen im Darm und im intermediären Stoffwechsel?

B. Welche Veränderungen erleiden die durch Zellmauserung endogen entstehenden Nucleine im intermediären Stoffwechsel?

C. Aus welchen Bestandteilen ergänzt der Organismus seinen Bedarf an Nucleinsäuren, und wieweit ist er zu deren Synthese befähigt?

Bei der Darstellung dieses Fragenkomplexes wollen wir nicht von der historischen Entwicklung des Nucleinstoffwechsels ausgehen, sondern resumierend die wichtigsten experimentellen Ergebnisse hervorheben.

Abbau der Nahrungsnucleine (exogener Nucleinstoffwechsel) Verdauung und Resorption.

Im Magen werden aus den Nucleoproteiden Teile des Eiweißkomplexes abgespalten. Nucleinsäuren dürften im Magensaft durch die Pepsinwirkung aus dem Eiweißpaarling nicht entstehen. Erst durch die tryptische Verdauung im Darm wird der ganze Eiweißkomplex von den Nucleoproteiden abgespalten und die Nucleinsäuren werden wahrscheinlich schon durch die alkalische Reaktion des Darmsaftes in lösliche Natriumsalze verwandelt. Thannhauser und Dorfmüller[86] konnten zeigen, daß aus der Hefenucleinsäure durch Verdauung mit menschlichem Duodenalsaft einfache Nucleinsäuren (Nucleotide) und noch ein größerer Komplex, den sie Triphosphonucleinsäure nannten (Trinucleotid s. S. 163), entstehen. Sollte sich durch weitere Untersuchungen entgegen meiner Auffassung erweisen, daß die Triphosphonucleinsäure kein einheitliches Individuum, sondern ein Gemisch von einfachen Nucleinsäuren ist, so ist doch durch unseren Verdauungsversuch mit menschlichem Darmsaft gezeigt, daß die Aufspaltung des pflanzlichen Polynucleotidmoleküls im Darm keine durchgreifende ist. Es entstehen demnach aus den pflanzlichen Nucleinsäuren im Darmsaft keine freien Purine, sondern nur lösliche einfache Nucleotidkomplexe. Die leichte Wasserlöslichkeit der so entstandenen einfachen Nucleinsäuren macht es sehr wahrscheinlich, daß sie als solche resorbiert werden. Von besonderer Wichtigkeit ist der von W. Jones geführte Nachweis eines thermostabilen Fermentes im tierischen Pankreas, welches die pflanzliche Nucleinsäure spaltet. Versuche von W. Deutsch an meiner Klinik konnten die Angaben von W. Jones über dieses merkwürdige thermostabile Ferment bestätigen. Für die tierischen Nucleinsäuren fanden Thannhauser und Blanco[96] im Verdauungsversuch mit menschlichem Duodenalsaft, der durch die Duodenalsonde gewonnen war, Pyrimidinnucleotide und freies Adenin. Die Verdauung der tierischen Nucleinsäuren verläuft nicht über Purinnucleotide. Dieser Unterschied gegenüber den pflanzlichen Nucleinsäuren ist in dem verschiedenen strukturellen Aufbau des pflanzlichen und tierischen Nucleinsäuremoleküls begründet. London, Schittenhelm und Wiener[97] glauben, bei einem Fistelhund nach Verfütterung von thymusnucleinsaurem Natrium im Ileumsaft Guanosin nachgewiesen zu haben. Mit Sicherheit kann man sagen, daß dieses Guanosin nicht aus dem thymusnucleinsaurem Natrium stammt, da im tierischen Polynucleotid kein Pentosid enthalten ist. Inwieweit dieser Befund überhaupt stichhaltig ist, erscheint nach der angewandten Methode zweifelhaft.

Die alte Beobachtung, daß die nahezu unlösliche a-Form der Thymusnucleinsäure durch den Pankreassaft (Araki[98], Abderhalden und Schittenhelm[99]) in eine leicht lösliche b-Form übergeführt wird, dürfte nicht nur in einer physikalischen Zustandsänderung des Polynucleotidkomplexes seine Ursache haben, sondern vielmehr in der durch unsere Versuche erwiesenen Aufspaltung des Polynucleotidkomplexes in einfache Nucleinsäuren hervorgerufen sein. Inwieweit diese Aufspaltung des großen Nucleinsäuremoleküls in einfache Nucleinsäuren durch Trypsin oder Erepsin oder lediglich durch die Alkalität des Dünndarmsaftes oder durch ein spezifisches Ferment (Nucleotidacidase, Nucleinase) bewirkt wird, steht noch zur Diskussion. Die Methodik von Waldschmidt-Leitz[100], reine Fermentlösungen herzustellen, könnte diese Fragestellung einer Lösung zuführen. Ein Ferment, das das Nucleotidmolekül in seine Bausteine Purin, Kohlenhydrat, Phosphorsäure zerlegt (Nuclease), kommt in größerer Menge in den oberen Darmabschnitten nicht vor, in den unteren Darmabschnitten tritt die fermentative Aufspaltung gegenüber der bakteriellen Zersetzung zurück. Über die wichtige Einwirkung der Darmflora auf das Nucleinsäuremolekül, insonderheit auf die Purinkörper, wird später (S. 173) zurückzukommen sein.

Durch den Nachweis von Nucleotiden im Blute und Eiterserum des Menschen (Thannhauser und Czoniczer[101]) sind die im vorstehenden Kapitel besprochenen Ergebnisse der Verdauungsversuche von pflanzlichen und tierischen Polynucleotiden, die eine Aufspaltung zu einfachen Nucleotiden zeigten und deren Resorption wahrscheinlich machten, wesentlich gefestigt worden. Neuerdings glaubt Henry Jackson[102] ein Adeninnucleotid aus dem menschlichen Blut isoliert zu haben. Über das weitere Schicksal der resorbierten einfachen Nucleotide sind wenig Angaben vorhanden. Es bestehen zwei Möglichkeiten.

Abbau der resorbierten Nucleotide im intermediären Stoffwechsel.

Die eine Möglichkeit wäre, daß das einfache Nucleotidmolekül zunächst ungespalten bleibt und die in ihm präformierten Purine und Pyrimidine bei intakter
Purinzuckerbindung desaminiert werden, so daß schließlich ein Harnsäurenucleotid (Dohrn[103]) entstünde, das in Harnsäure, Zucker und Phosphorsäure
zerfiele. Nach der anderen Möglichkeit würde das resorbierte einfache Nucleotidmolekül durch ein nucleolytisches Ferment in seine Bausteine Aminopurine und
-pyrimidine, Zucker, Phosphorsäure zerfallen. Die erstere Annahme ist zunächst
sehr bestechend, zumal Injektionsversuche von Nucleosiden, Adenosin und
Guanosin (Thannhauser und Bommes[104], Severin[105]) ergaben, daß bei
parenteraler Zufuhr dieser Substanzen 60—100% als Harnsäure zur Ausscheidung kommen, während bei der Verfütterung der entsprechenden reinen Aminopurine, Guanin und Adenin, eine derartige Mehrausscheidung von Harnsäure
nicht beobachtet wird. Das Adenin soll sogar nach Minkowski nicht ganz
ungiftig sein und nach Jones[106] durch menschliche Organextrakte nicht verändert werden. Es lag die Annahme nahe, daß die Desaminierung und die Oxydation der Purine im intermediären Stoffwechsel sich bei intakter Nucleosid-
bindung vollziehe, und daß die Purinzuckerbindung erst infolge der Unbeständigkeit der Oxypuringlucoside auseinanderfalle. Von dieser Vorstellung ausgehend versuchten Thannhauser und Ottenstein[107] Guanosin und Adenosin
mit Leberextrakt zu desaminieren und zu oxydieren, um auf diesem Wege die
vermuteten Oxypuringlucoside zu erhalten. Bei dieser Versuchsanordnung
ließen sich aber keine Oxypuringlucoside nachweisen, sondern nach kürzester
Zeit wurden im Verdauungsgemisch Xanthin und Harnsäure festgestellt, und
zwar noch zu einer Zeit (15 Minuten unter Luftzutritt), wo unverändertes Guanosin und Adenosin in der Organflüssigkeit vorhanden waren. Ein als Zwischenprodukt aufgetretenes Oxypuringlucosid wäre bei dieser Versuchsanordnung in
Erscheinung getreten. Da auch Adenin und Guanin in diesen Versuchen nicht
festgestellt werden konnten, muß die Desaminierung und Lösung der Purinzuckerbindung gleichzeitig erfolgen; vielleicht ist das Auseinanderfallen der
Purinzuckerbindung eine Folge der Desaminierung. Jedenfalls bleibt ein
Oxypuringlucosid im intermediären Stoffwechsel, soweit man Organversuche auf
den intermediären Stoffwechsel übertragen darf, nicht bestehen. Nach diesen
Versuchen erscheint es wahrscheinlich, daß die resorbierten Nucleotidkomplexe
bei intakter Purinzuckerbindung wohl desaminiert, aber nicht oxydiert werden.
Mit der Desaminierung fällt der Nucleosidkomplex auseinander und es entstehen Xanthin und Harnsäure. In gleichem Sinne sprechen ältere Versuche
von Levene und Medigreceanu[108], die Darmsaft von Hunden, Pankreassekret
und Preßsäfte der verschiedensten Organe auf Guanylsäure und Polynucleotide
(Hefe- und Thymusnucleinsäure) einwirken ließen. Als Kriterium der Aufspaltung benutzten diese Autoren die Änderung der optischen Aktivität der
gelösten Substanzen. Von chemischen Kriterien kamen nur der qualitative
Nachweis von freier Phosphorsäure und Zucker in Anwendung. Obgleich man
ohne eigentlichen Nachweis der beim Fermentversuch entstehenden Substanzen
auf die Art des fermentativen Vorganges nicht schließen kann, glaubt Levene
drei verschiedene Fermente für den Abbau der Polynucleotidkomplexe durch
diese Versuche festgestellt zu haben.

    a) Nucleinase. Dieses Ferment soll die Polynucleotide in einfache Nucleotide
aufspalten. Das Ferment kommt in allen Organen und im Pankreassaft vor,
im Magensaft ist es nicht vorhanden (s. auch die Versuche mit menschlichem
Darmsaft, S. 168, von Thannhauser und Dorfmüller).

    b) Nucleotidase. Dieses Ferment spaltet von den Nucleotiden Phosphor-
säure ab, d.h. es hydrolysiert die esterartige Bindung des Zuckerphosphorsäure-

komplexes und läßt Nucleoside entstehen. Es soll im Preßsaft aller Organe und im Darmsaft, merkwürdigerweise aber nicht im Pankreassekret vorkommen. Mit neueren Fermentmethoden wurde dieses Phosphorsäure abspaltende Ferment von Deutsch[108a] in besonderer Reinheit dargestellt und die optimalen Bedingungen der Wirksamkeit dieses Fermentes studiert. Es ist Deutsch gelungen, mit dem gereinigten Ferment die ganze Phosphorsäure aus der tierischen Nucleinsäure abzuspalten. Eine gleiche Einwirkung auf pflanzliche Nucleinsäure hat nur eine Abspaltung bis zu ca. 50 % der im Molekül enthaltenen Phosphorsäure zur Folge. Dieser verschiedene Erfolg der Fermentwirkung auf das tierische und pflanzliche Polynucleotid dürfte in dem verschiedenen strukturellen Aufbau beider Nucleotide seine Ursache haben. Die Nucleotidase wirkt sowohl auf Poly- wie auf Mononucleotide ein.

c) Nucleosidase. Dieses Ferment spaltet die Nucleoside in Zucker und Purine. Es ist in den Preßsäften der meisten Organe gegenwärtig, findet sich aber nicht in den physiologischen Sekreten des Magendarmkanals. Besonders bemerkenswert ist das Fehlen dieses Fermentes im Darmsaft. Levene und La Forge[64] konnten feststellen, daß die Pyrimidinnucleoside gegen dieses Ferment analog ihrer Resistenz gegen Säuren beständiger sind als Purinnucleoside. In neueren Arbeiten hat Levene[64] die Nucleosidase nach neueren Methoden gereinigt und isoliert. Mit dem gereinigten Präparat findet Levene, daß die Adenosinase nur auf Purinriboside wirkt, nicht aber auf tierische Nucleinsäure. Die Adenosinase fehlt im Hundepankreas und im Darmsaft des Hundes, während sie reichlich im Katzenpankreas zu finden ist.

Nucleinase, Nucleotidase und Nucleosidase sind hydrolytische Fermente, die jeweils auf bestimmte Bindungen des Moleküls eingestellt sein dürften. Über den zeitlichen Ablauf der Einwirkung dieser verschiedenen Fermente kann man eines mit Sicherheit sagen, daß im Magendarmkanal das Polynucleotidmolekül nur durch eine Nucleinase (Nucleotidacidase, s. S. 169) in einfache Nucleotide zerlegt wird und freie Purine in wesentlicher Menge bei der pflanzlichen Nucleinsäure nicht auftreten. Inwieweit diese Spaltung bis zu Nucleotiden auch für die tierische Nucleinsäure zutrifft, erscheint fraglich (Thannhauser und Blanco[96]). Über den weiteren Ablauf im intermediären Stoffwechsel sind wir nur auf Experimente, die mit krystallisierten Derivaten der pflanzlichen Nucleinsäure, dem Adenosin und dem Guanosin angestellt wurden, angewiesen. Man hat sich angewöhnt, die an pflanzlichen Nucleinsäuren und Nucleosiden gewonnenen Resultate auf die tierische Nucleinsäure auszuwerten, wahrscheinlich zu Unrecht, da wir nicht wissen, ob zwischen tierischer und pflanzlicher Nucleinsäure eine Analogie in der Art der Verankerung des Kohlenhydrats im Molekül besteht.

Nach der vorausgehenden Darstellung vollzieht sich der Abbau des Polynucleotidmoleküls mit großer Wahrscheinlichkeit in der Reihenfolge, daß im Darmkanal nur einfache wasserlösliche Nucleotide durch Aufspaltung der Phosphorsäureanhydridbindungen entstehen (Nucleinase, Nucleotidacidase). Die resorbierten Nucleotide werden bei intakter Purinzuckerbindung desaminiert. Die Desaminierung kann im Nucleotidkomplex sich vollziehen oder an den Nucleosiden, nachdem die Phosphorsäure abgespalten ist (Nucleotidase). Gleichzeitig oder wahrscheinlich infolge der Desaminierung fällt der Nucleosidkomplex auseinander (Nucleosidase), es entstehen Oxypurine, die zur Harnsäure oxydiert werden.

Benedict[109] glaubt im Rinderblute, Bornstein und Griesbach[110] auch im Menschenblute gebundene Harnsäure, d. h. einen Harnsäurenucleotid- oder -nucleosidkomplex nachgewiesen zu haben. Eine Bestätigung dieses Befundes steht aus und scheint auch nach den obigen Darlegungen sehr unwahrscheinlich zu sein, da mit der Desaminierung die Nucleosidkomplexe als Oxypuringlucoside sehr unbeständig sind (Emil Fischer) und in Xanthin bzw. Harnsäure und Kohlenhydrat zerfallen.

Dieser Reaktionsablauf nimmt die intermediäre Entstehung von Nucleosiden an. Hierfür ist bisher noch kein experimenteller Beweis erbracht worden. Es wurde lediglich gezeigt, daß Organbrei vom Menschen Adenosin desaminieren kann (Thannhauser und Ottenstein[107], Jones und Winternitz[111]), während Adenin (Jones[112]) nicht desaminiert wird. Man nimmt deshalb, mit Recht oder mit Unrecht möge dahingestellt sein, an, daß die Aminopuringlucoside die physiologischen Zwischenstufen des intermediären Nucleotidstoffwechsels sind.

Der menschliche und tierische Organismus dürfte aber nicht allein auf diesen einzigen Weg der Aufspaltung der Nucleotidkomplexe, der über die Nucleoside führt, angewiesen sein. Aus einer Reihe von älteren Untersuchungen ist zu ersehen, daß mit der Nahrung zugeführte und auch intermediär entstehende Aminopurine desaminiert und zu Harnsäure oxydiert werden können. Guanin, Adenin wurden verfüttert (Minkowski[113], Krüger und Schmid[35], Brugsch und Schittenhelm[114]) und erzeugten eine Harnsäurevermehrung; auch parenteral zugeführt konnten neuerdings Schittenhelm und Harpuder[115] mit Aminopurinen beträchtliche Harnsäuremehrausscheidung erzielen. Diese Versuche gehen zwar von unphysiologischen Bedingungen aus, da, wie wir gesehen haben, die Nahrungsnucleine nicht als freie Purine, sondern als gebundene Purine zur Resorption gelangen. Aus diesen Versuchen ist aber doch abzuleiten, daß auch freie Aminopurine, falls sie irgendwo im intermediären Stoffwechsel entstehen, zur Harnsäure oxydiert werden können. Kleinste Mengen an Xanthin, Hypoxanthin und Adenin, die normalerweise sich im Urin (0,01—0,1 g pro Liter) finden (Krüger-Salomon), sprechen ebenfalls in diesem Sinne. Es scheint, daß der Abbau über die Aminonucleoside der geläufige Weg des intermediären Stoffwechsels ist, daß aber auch der andere Weg über die freien Aminopurine gangbar ist. Schittenhelm[114] fand in allen Organen des Menschen und des Tieres purindesaminierende Fermente (Purindesamidase, Guanase, Adenase). Jones[106] konnte eine Adenase in menschlichen Organen nicht feststellen. Der Desaminierungsprozeß kann nur bei Luftabschluß augenfällig gemacht werden, da bei Luftzutritt aus den desaminierten Purinen sofort die Oxypurine Xanthin und Harnsäure entstehen. Schittenhelm[116] konnte eine derartige Desamidase durch Aussalzen mit Ammonsulfat und durch Fällung mit Alkohol isolieren. Es ist gezeigt, daß sowohl bei dem geläufigen Weg über die Aminopuringlucoside als auch über die freien Aminopurine Hypoxanthin und Xanthin entstehen können. Durch eine Oxydase, Xanthinoxydase, wird Hypoxanthin und Xanthin in Harnsäure verwandelt. Ob beide Umsetzungen durch ein und dasselbe oxydierende Ferment bewirkt werden, oder ob es sich hier wie bei den desaminierenden Fermenten um verschiedene Fermente handelt, ist noch nicht erwiesen. Gerade bei diesen desaminierenden und oxydierenden Fermenten scheinen Untersuchungen nach der Methodik von Waldschmidt-Leitz[100] mit reinen Fermentlösungen sehr aussichtsreich zu sein. Es könnte sehr wohl die Möglichkeit bestehen, daß das gleiche Ferment bei verschiedenem p_H verschieden wirkt.

Über die Verteilung der Guanase, Adenase und Xanthinoxydase in den verschiedenen Organen des Menschen und der verschiedenen Tiere findet sich eine übersichtliche Zusammenstellung von Schittenhelm und Harpuder im Handbuch der Biochemie Bd. VIII, S. 590. Bis zur Bildung der Harnsäure scheint der Abbau der Purine im menschlichen und tierischen Organismus gleichartig zu verlaufen. Während im menschlichen Organismus ein Abbau der

Harnsäure nicht mehr möglich ist, vermögen fast alle anderen Tiere die Harnsäure durch ein uricolytisches Ferment (Uricase, Uricooxydase) weiter zu oxydieren. Wiechowski[117] konnte zeigen, daß das harnsäurezerstörende Ferment die Harnsäure in Allantoin verwandelt. Obgleich die Frage der Uricolyse beim Menschen heute in dem Sinn als entschieden angesehen werden kann, daß in menschlichen Organen ein uricolytisches Ferment nicht vorkommt und die Harnsäure „das Endprodukt" des Purinstoffwechsels beim Menschen ist, sei doch die große Reihe von Untersuchungen angeführt, die diese Frage zu klären versuchten.

Stockvis[118], Wiener[119], Schittenhelm[120], Jones[121] und Wiechowski[117] haben durch Fermentversuche in Organextrakten bei allen Tieren mit Ausnahme des Menschen ein harnsäureabbauendes Ferment nachgewiesen. Durch Fütterungsversuche konnten das gleiche Salkowski[122], Minkowski[113] und vor allen Dingen Wiechowski[113] beweisen. Besonders konnte letzterer durch subcutane Injektion von Harnsäure die Allantoinausscheidung um die der injizierten Harnsäure entsprechenden Menge steigern. Die Verhältnisse beim Menschen liegen ganz anders; weder im Versuch mit Organextrakten (Wiechowski, Jones, Schittenhelm) noch durch Fütterungsversuche von Purinen und Harnsäure (Krüger-Schmid[35], Brugsch-Schittenhelm[123]) konnte ein uricolytisches Ferment festgestellt werden. Besonders eindrucksvoll sind die Versuche, in denen harnsaures Natrium parenteral durch Injektion zugeführt wurde (Soetbeer[124], Wiechowski[117], Umber[125], Dohrn[103], Thannhauser und Weinschenk[126]). Die Untersucher fanden 70—100 % der injizierten Harnsäure im Urin wieder. Der Einwand gegen diese Injektionsversuche, daß einmal gebildete Harnsäure vom Menschen nicht mehr zerstört werde, daß aber die Harnsäure in statu nascendi gleich weiter oxydiert werden könne, konnten Thannhauser und Bommes[104] durch Injektionsversuche mit den Aminopuringlucosiden Adenosin und Guanosin widerlegen. Diese Untersucher, ferner Severin[105], Gudzent[127], Thannhauser und Schaber[128], fanden 70—100 und mehr Prozent der injizierten Nucleoside als Harnsäure im Urin wieder. Die Hauptstütze der Ansicht, daß beim Menschen ein uricolytisches Ferment existiere, waren Stoffwechselversuche mit Briesmahlzeit, Nucleinsäuren und Purinen, bei denen nur ein Bruchteil (bei der Briesmahlzeit ca. ein Drittel der vorgebildeten Purine) als Harnsäure wiedergefunden werden konnte, hingegen aber eine beträchtliche Mehrausscheidung an Harnstoff festgestellt wurde. Dieser Befund bei Verfütterung von Nucleinen wurde nicht nur von Brugsch und Schittenhelm[114], sondern von allen Untersuchern, die vor und nach Brugsch und Schittenhelm derartige Versuche machten, erhoben. Dieser bemerkenswerte Unterschied der Harnsäuremehrausscheidung nach enteraler und parenteraler Zufuhr von Harnsäurebildnern und Harnsäure selbst konnte von Thannhauser und Dorfmüller[129] dahin aufgeklärt werden, daß im intermediären Stoffwechesl eine Aufspaltung des Purinringes beim Menschen nicht erfolgt, daß aber die Bakterienflora im menschlichen Darm in weitgehendem Maße befähigt ist, Purine aufzuspalten. Sivén[130] hatte bereits früher darauf hingewiesen, daß die Bakterien der Koligruppe den Purinring zerstören können. Thannhauser und Dorfmüller[129] zeigten durch Einwirkung der Flora der Darmbakterien auf Nucleoside, daß diese Zerstörung des Purinmoleküls unter Ammoniakbildung verläuft. Somit sind alle Bilanzversuche, welche durch Verfütterung von Harnsäurebildnern auf den intermediären Purinstoffwechsel und auf eine intermediäre Uricolyse schließen wollen, nicht beweisend. Derartige Versuche gehen von der falschen Voraussetzung aus, daß alle Purine, soweit sie nicht resorbiert werden, im Kot unverändert zur Ausscheidung gelangen. In der Tat werden aber ziemlich erhebliche Mengen von Purinen durch die

Darmbakterien aufgespalten. Es ist nicht verwunderlich, daß die hierbei entstehenden Ammoniumsalze als Harnstoff im Urin bei Stoffwechselversuchen in Erscheinung treten, so daß die bakterielle Uricolyse im Darm eine intermediäre Uricolyse vortäuscht. Resümierend wollen wir festhalten, daß im intermediären Stoffwechsel des Menschen eine Uricolyse nicht statthat, eine Tatsache, die überraschend ist, da in der aufsteigenden Tierreihe der Wirbeltiere der Mensch eine Ausnahme macht. Stoffwechselversuche mit Harnsäurebildnern sind deshalb nur mit äußerster Vorsicht vom Tier auf den Menschen auszuwerten, lediglich die Menschenaffen wären zu vergleichenden Versuchen heranzuziehen, da auch ihnen die Fähigkeit zur intermediären Uricolyse fehlt. Eine gewisse Rasse dalmatinischer Hunde soll ähnlich dem Menschen auch die Fähigkeit der intermediären Uricolyse zum größten Teil eingebüßt haben. An dieser Auffassung der Sonderstellung des Menschen im intermediären Purinabbau kann auch die Tatsache nichts ändern, daß im Harn des Menschen minimale Mengen Allantoin (einige Dezigramme pro Tag) von Wiechowski[131] gefunden wurden. Wiechowski[131] selbst und auch Schittenhelm halten es für wahrscheinlich, daß das Allantoin des Menschenharns aus der Nahrung stammt, zumal es bei fleischfreier Nahrung nahezu vollständig verschwindet. Es erscheint aber durchaus möglich, daß auch beim Menschen noch ganz geringe Fähigkeiten zur phylogenetisch älteren Uricolyse bestehen. Diese Fähigkeit dürfte aber so gering sein, daß sie praktisch nicht in Erscheinung tritt. Die Harnsäure ist als das Endprodukt des intermediären Purinstoffwechsels des Menschen anzusehen.

Über das Schicksal der Pyrimidine im intermediären Stoffwechsel wissen wir sehr wenig. Es ist wahrscheinlich, daß durch Desaminierung aus dem Cytosin Uracil entsteht, und daß die Desaminierung analog den Purinnucleosiden auch bei den Pyrimidinnucleosiden sowohl bei intakter Pyrimidinzuckerbindung als auch bei den freien Pyrimidinen vor sich gehen kann. Die Bierhefe desaminiert Cytosin (Hahn und Lintzel[132]), kann aber Pyrimidine nicht aufspalten. Der Mensch dürfte aber die Fähigkeit, Pyrimidine im intermediären Stoffwechsel aufzuspalten, in weitgehendem Maße besitzen, da niemals Pyrimidine im Harn gefunden werden, auch bei Verfütterung von Pyrimidinen sind nennenswerte Mengen im Urin nicht aufgetreten.

Die übrigen Bestandteile der Nucleinsäure, insonderheit der Zucker, werden vollständig abgebaut. Die in der pflanzlichen Nucleinsäure enthaltene Pentose (d-Ribose) wird verbrannt, über den Zusammenhang der Pentosurie mit der in den pflanzlichen Nucleinsäuren vorgebildeten Pentose s. S. 378. Über den Abbau des im tierischen Nucleinsäuremolekül enthaltenen Zuckerkomplexes kann man nichts aussagen, da die Natur dieses Komplexes noch nicht feststeht. Sollte es sich herausstellen, daß dieser Komplex, wie vermutet, eine Hexose ist, so vollzieht sich seine Aufspaltung in den gegebenen Bahnen des Zuckerstoffwechsels.

Die grundlegenden Versuche von Horbaczewski[133] zeigten, daß bei Digestion von frischen Organextrakten unter Luftzutritt Harnsäure entsteht, auf 1 g Milzpulpa konnte er ca. 2,5 mg Harnsäure erhalten. Damit war der Beweis erbracht, daß auch endogen zerfallende Nucleinsubstanzen zur Harnsäure abgebaut werden. Horbaczewski ging sogar so weit, daß er die Harnsäurevermehrung im Urin, die auf Zufuhr von nucleinhaltiger Nahrung stattfand, auf einen Zerfall von Leukocyten, die durch eine konsekutive Verdauungsleukocytose erzeugt sein sollten, zurückführte und als endogen entstandene Harnsäurevermehrung ansah. Obgleich diese Deutung sich als unrichtig erwies, blieb das klassische Experiment von Horbaczewski für den Purinstoffwechsel grundlegend. Spitzer[134] und Wiener[119] erweiterten diese Befunde durch den Nachweis, daß bei der Digestion der verschiedensten Organextrakte unter Luftdurchleitung Harnsäure entsteht. Fr. Müller[135] und seine Schüler Simon[136] und Böhm konnten erweisen, daß bei der Autolyse pneumonischer Lungen besonders große Mengen von Purinen entstehen.

Man unterscheidet seit Burian und Schur[137] eine exogene und endogene Harnsäurequote im Urin. Damit ist gesagt, daß die Gesamtheit der harnsäurebildenden Prozesse, d. h. der Abbau der Nucleinsäuren im Organismus in eine Abwandlung der mit der Nahrung zugeführten Nucleine und der im Körper selbst aus Zellzerfallsprodukten entstehenden Nucleinsäuren sich gliedert. Die Abwandlung der endogen auftretenden Nucleinsäuren dürfte wahrscheinlich nach den gleichen Gesetzen erfolgen, wie wir sie beim Abbau der mit der Nahrung zugeführten Nucleine kennengelernt haben. Wir haben gesehen, daß im Darm zum größten Teil die von ihrer Eiweißkomponente losgelösten Nucleinsäuren mit großer Wahrscheinlichkeit als komplexe wasserlösliche Nucleotide resorbiert werden und im intermediären Stoffwechsel bei intakter Purinzuckerbindung oder auch als freie Aminopurine desaminiert werden können. Die Annahme ist berechtigt, daß endogen entstandene Nucleinsäuren auf die gleiche Weise abgebaut und zum Stoffwechselendprodukt, zur Harnsäure, oxydiert werden. Für das intermediäre Auftreten von endogen entstehenden Nucleotiden spricht auch das von Thannhauser und Czoniczer[101] gefundene vermehrte Auftreten von gebundenen Purinen im Blutserum bei Leukämie und im Empyemserum. Gleichzeitig mit dem vermehrten Auftreten von gebundenen Purinen bei diesen pathologischen Vorgängen setzt eine vermehrte Harnsäureausscheidung ein.

Wenn wir nun die Frage diskutieren wollen, welchen Vorgängen die endogen entstehende Nucleinsäure und ihr Abwandlungsprodukt, die endogene Harnsäure, ihre Entstehung verdankt, muß zunächst festgelegt werden, auf welche Weise ist die Höhe der endogenen Harnsäurequote zu ermitteln. Es dürften hier die gleichen Gesichtspunkte maßgebend sein, wie bei der Feststellung des Eiweißminimums. Es muß eine calorisch vollwertige Nahrung gereicht werden, in der die Vorstufen der Purine nicht enthalten sind, das ist eine Kohlenhydrat-Fettnahrung. Demnach sind die Hungerwerte keine endogenen Purinwerte. Als Hungerwerte wurde 0,2 g (Schreiber und Waldvogel[138]) beim Hungerkünstler Succi nach 20 Fasttagen 0,24 (Lo Monaco[139]), beim gleichen Hungerkünstler nach 30 Tagen 0,3—0,35 g (Brugsch[140]) gefunden. Burian und Schur bestimmten den endogenen Purin-Stickstoff (Harnsäure + Purinbasen) bei purinarmer, nahezu purinfreier Kost. Er beträgt pro Tag im Mittel 0,1—0,2 g. Die Untersucher sahen aber sehr große individuelle Schwankungen in der Breite von 0,08 bis 0,25 g Purin-Stickstoff. Der individuelle Wert soll für das Einzelindividuum konstant sein. Diese endogenen Purin-Stickstoff-Werte ergeben, auf Harnsäure umgerechnet (die Harnsäure enthält 33,3 % Stickstoff), $0,08 \times 33,3 = 0,266$ g Harnsäure und $0,25 \times 33,3 = 0,832$ g Harnsäure. Letzterer Wert als endogener Harnsäurewert ist sicherlich zu hoch gegriffen. E. Krauß[141] hat gelegentlich von Eiweißminimumversuchen an unserer Klinik den endogenen Harnsäurewert bei eiweißfreier Kohlenhydrat-Fettkost 112—196 mg bei 70 kg, d. h. 1,6—2,8 mg pro Kilogramm oder 50—80 mg pro Quadratmeter, gefunden. Bei Kindern fanden Steudel und Ellinghaus[142] bei Milchkost (Ammenmilch 0,012 % Harnsäure, Kuhmilch nur Spuren von Harnsäure, wieviel gebundene Purine in der Milch vorhanden sind, wurde von den Autoren allerdings nicht bestimmt) 26—28,5 mg $\overline{U}$-Stickstoff, d. h. 865,8—949,05 mg Harnsäure.

Dem endogenen Harnsäurewert im Urin entspricht ein bestimmter Harnsäuregehalt des Blutes. Nach drei Tagen purinfreier Kost findet man für 100 ccm Serum 2,5—4,5 mg Harnsäure (colorimetrische Bestimmungen nach Folin[143]).

Für gewisse Krankheitszustände ist der Vergleich der Blutharnsäure- und der Urinharnsäurewerte von Wichtigkeit. Hierbei sind aber nicht die Tageswerte der Harnsäure zu vergleichen, sondern die Serum- und Urinkonzentration. Normalerweise entspricht eine niedere Blutkonzentration einer niederen Urinkonzentration 2—3 mg% im Blut, 20—50 mg% im Urin. Ist die Konzentration im Blut erhöht und dabei die Konzentration im Urin vermindert, so weist dies immer auf eine Störung der Harnsäureausscheidung hin. Der Puringehalt des Urins ist sehr niedrig. Das Verhältnis des endogenen Harnsäure-Stickstoffs zum Purinbasen-Stickstoff schwankt zwischen weiten Grenzen.

Die Ansichten über die Herkunft der endogenen Harnsäure sind nicht ganz einheitlich. Die zunächstliegende Deutung, daß Purinderivate synthetisch gebildet werden und die endogene Harnsäure bedingen, ist in diesem Sinne nicht richtig. Die synthetischen Fähigkeiten des menschlichen Organismus zur Purinsynthese sind im wachsenden Organismus sicher vorhanden, im Organismus des Erwachsenen treten sie vollständig zurück. Trotzdem sehen wir bei entzündlichen Prozessen, bei Leukämien und bei Neubildungen eine enorme Zahl kernhaltiger Zellen in Erscheinung treten, deren Kern Nucleine enthält, die ihre Entstehung einer endogenen Synthese verdanken. Wenngleich wir die Möglichkeit der Purinsynthese auch beim Erwachsenen für gegeben halten, ist es doch unwahrscheinlich, daß die ziemlich konstante endogene Harnsäurequote von synthetischen Vorgängen herrührt. Vollständig abzulehnen ist die Auffassung, daß auch beim Menschen stickstoffhaltige Schlacken wie Harnstoff zur Harnsäure synthetisiert werden, um ausgeschieden zu werden. Einen Vorgang, wie er im Organismus der Vögel die Regel ist, s. S. 177, kennen wir beim Säugetier nicht.

Auch die Ansicht, daß die endogene Harnsäurequote durch Verdauungsvorgänge im Sinne einer Sekretion von Purinen bewirkt werde (Hirschstein[144], Mareš[145] und Smetanka[146], Steudel[147]), ist nur z. T. richtig, da purinhaltige Sekrete nur bei der Pankreasdrüse (Guanylsäure) in ganz bescheidenem Maße entstehen. Die Versuche von Abl[148] mit Medikamenten, welche auf die Sekretion verschiedener Drüsen einwirken, die endogene Harnsäure zu beeinflussen, sind zu vielseitig, um, wie der Autor es tut, sie im Sinne einer im Darm durch Sekretion entstehenden endogenen Harnsäurequote zu verwerten.

Viel wahrscheinlicher ist die bereits von Burian[137] vertretene Ansicht, daß Muskelarbeit und Drüsentätigkeit die endogene Harnsäure in dem Sinne beeinflussen, daß bei jedweder Organtätigkeit Mauserungsprozesse der Zellen, d. h. Zugrundegehen und Wiederaufbau von Organmaterial stattfindet. Auch die Beziehungen von exogen zugeführten Aminosäuren und anderen von Eiweiß stammenden Abbauprodukten zur endogenen Harnsäure sind wohl in diesem Sinne zu deuten.

Nachdem Embden[70a] auf die Bedeutung der Adenosinphosphorsäure bei der Muskeltätigkeit hingewiesen hatte, wurden an meiner Klink Versuche unternommen, die endogene Harnsäureausscheidung im Eiweißminimum bei überreicher Calorienzufuhr im Ruhezustande und nach starker körperlicher Anstrengung (Marschleistung) zu untersuchen. Es zeigte sich, daß die endogene Harnsäureausscheidung, sofern überreichliche Calorienzufuhr den Brennwert deckte, bei großen körperlichen Anstrengungen von dem Ruhewert nicht wesentlich verschieden war. Es scheint, daß die Muskelleistung trotz der Wichtigkeit der Adenosinphosphorsäure für die Muskeltätigkeit auf die endogene Harnsäurequote keinen wesentlichen Einfluß hat.

Die endogene Harnsäure ist zum größten Teil durch Mauserungsprozesse im Organismus verursacht und stellt deshalb für jeden Organismus eine individuelle Größe, die beim ausgewachsenen Menschen ziemlich konstant bleibt, dar.

Miescher[149] hat durch seine klassischen Untersuchungen am Rheinlachs den Nachweis führen können, daß der Rheinlachs Purine synthetisch aus Eiweißbausteinen, d. h. aus Aminosäuren aufzubauen vermag. Der Rheinlachs nimmt während seiner Stromaufwanderung zur Laichzeit keine Nahrung auf. In dieser Periode ist der Rheinlachs in dauerndem Hungerzustand, er lebt von seiner Seitenrumpfmuskulatur, die er vollständig einschmilzt, um von den Bruchstücken des Muskeleiweißes sein Sperma aufzubauen. Herz- und Flossenmuskulatur werden nicht eingeschmolzen. Da die Spermaköpfe ausschließlich aus Nucleinen (Protaminen und Nucleinsäuren) bestehen, muß das Muskeleiweiß einen tiefgreifenden Umbau, d. h. einen Abbau und einen synthetischen Wiederaufbau zu der neuen Klasse von Substanzen erfahren. Es kann keinem Zweifel unterliegen, daß hier eine synthetische Bildung von Nucleinsäuren und ihren Vorstufen, den Purinen, sich vollzieht.

Aus welchen Bestandteilen ergänzt der Organismus seinen Bedarf an Nucleinsäuren und wieweit ist er zu deren Synthese befähigt?

Eine Purinsynthese hat Tichomiroff[150] für das Ei des Seidenspinners, Kossel[151] für das Hühnerei nach der Bebrütung erweisen können. Auch andere Forscher, wie Mc Collum[152], konnten an purinfrei ernährten Tieren eine Purinsynthese wahrscheinlich machen.

Wie bereits bei der Besprechung der endogenen Harnsäurequote gesagt wurde, kann man einen Menschen lange Zeit purinarm ernähren, ohne daß sich die endogene Harnsäurequote (0,25—0,4 g pro die) ändert. Wir haben gesagt, daß diese endogene Quote von Mauserungsvorgängen der Zelle herrührt und nicht direkt auf synthetische Prozesse zurückzuführen ist. Derartige Mauserungsvorgänge haben ein Zugrundegehen von Zellkernen zur Ursache, deren Wiederaufbau sich durch Synthese vollziehen muß. Die endogene Harnsäurequote kann also, wenn auch nur indirekt, für den Nachweis einer synthetischen Purinbildung im menschlichen Organismus herangezogen werden. Der wachsende Organismus muß über dieses synthetische Vermögen der Nucleinbildung in ausgedehntem Maße verfügen, da das Kind trotz ständiger Harnsäureausscheidung (26—28,5 mg $\overline{\text{U}}$-Stickstoff) Kernsubstanzen in großer Menge aufbaut.

Der Mechanismus der Purinsynthese im menschlichen Organismus ist noch ungeklärt. Obwohl das Purinskelett, bestehend aus einer dem intermediären Stoffwechsel geläufigen Dreier-Kohlenstoffkette und zwei Harnstoffresten, eine Synthese aus diesen Stoffen leicht erscheinen läßt, steht der Beweis für eine derartige synthetische Bildung noch aus. Auf andere Möglichkeiten wurden von Knoop und Windaus[153] und von Abderhalden und Einbeck[154] hingewiesen. Die ersteren zeigen, daß durch ammoniakalisches Zinkhydroxyd bei Sonnenlicht aus Traubenzucker Methylimidazol wird und über den im Purinring vorgebildeten Imidazolring der Aufbau der Purine erfolgen könnte. Auch die Möglichkeit, daß der im Histidin vorgebildete Imidazolring hierzu verwendet würde, wurde von Abderhalden und Einbeck[154] und in ähnlicher Weise auch von Treat B. Johnson[155] besprochen.

Die synthetische Bildung der Purine im Säugetierorganismus hat den Zweck, beim wachsenden Tiere neue Kernsubstanzen zu bilden, beim erwachsenen Tiere die durch Mauserungsvorgänge zu Verlust gegangenen Zellkerne wieder aufzubauen. Ganz andere Zwecke hat die Harnsäurebildung bei den Vögeln und Reptilien. Während bei den Säugern der Harnstoff als stickstoffhaltige Schlacke des Eiweißstoffwechsels den Organismus verläßt, wird bei den Vögeln der Harnstoff nochmals zur Harnsäure synthetisiert und die Harnsäure als Schlackenprodukt des Eiweißstoffwechsels ausgeschieden. Die Harnsäuresynthese bei den Vögeln hat einen anderen Sinn als bei den Säugern. Aminosäuren (Knieriem[156]), exogen zugeführter Harnstoff (H. Meier[157]) und auch Ammonsalze (Schröder[158]) gehen nahezu vollständig in Harnsäure über. Die Harnsäuresynthese vollzieht sich nach den Untersuchungen von Minkowski[159] bei Vögeln in der Leber, wie dieser Autor durch Leberexstirpation an diesen Tieren zeigen konnte. Nach Entfernung der Leber der Gans wird nur mehr ein geringer Teil Harnsäure ausgeschieden, die Harnsäurebildung unterbleibt, dafür findet sich milchsaures Ammonium in den Exkreten. Nach diesen Untersuchungen genügt bei den Vögeln ein kleiner Leberrest, um die Harnsäuresynthese aufrechtzuerhalten. Minkowski[159] glaubt, daß die zur Harnsäuresynthese benötigte Milchsäure nicht aus dem Abbau von Kohlenhydraten, sondern aus dem Eiweißstoffwechsel stamme. Ein eindeutiger Beweis dieser Ansicht scheint nicht erbracht. Außer der Milchsäure liefern folgende Substanzen mit Dreier-Kohlenstoffketten in der Vogelleber Harnsäure: die Malonsäure ($COOH \cdot CH_2 \cdot COOH$), die Tatronsäure ($COOH \cdot CHOH \cdot COOH$), die Mesoxalsäure ($COOH \cdot CO \cdot COOH$), ferner Glycerin, Glycerinaldehyd und die entsprechenden Ketonaldehyde, während Propionsäure bei gleichzeitiger Harnstoffgabe keine Harnsäurevermehrung verursachte (Wiener[160]). Wiener glaubt, daß zur Harnsäuresynthese in der Vogelleber die Dreierkette in eine zweibasische Säure übergeführt werde, und die Harnsäuresynthese sich nach folgendem Schema vollziehe:

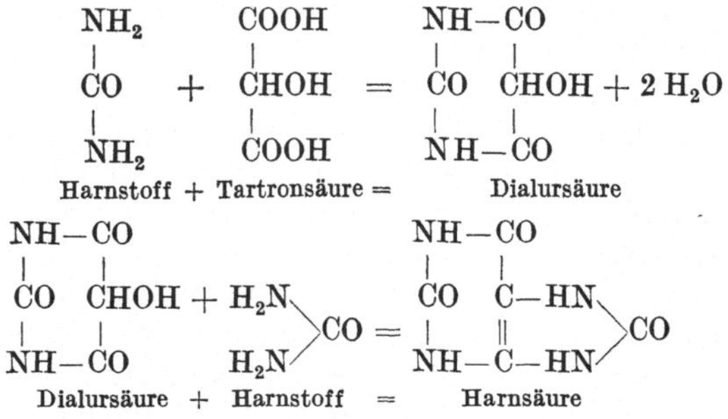

$$
\begin{array}{cccc}
NH_2 & COOH & NH-CO & \\
| & | & |\quad| & \\
CO & + \quad CHOH & = \quad CO \quad CHOH & + \; 2\,H_2O \\
| & | & |\quad| & \\
NH_2 & COOH & NH-CO & \\
\end{array}
$$

Harnstoff + Tartronsäure =   Dialursäure

$$
\begin{array}{cc}
NH-CO & NH-CO \\
|\quad| & |\quad| \\
CO \quad CHOH + H_2N{\Large\diagdown} & CO \quad C-HN{\Large\diagdown} \\
|\quad| \qquad\qquad {\Large\rangle}CO = & |\quad\; \| \qquad\quad {\Large\rangle}CO \\
NH-CO \qquad H_2N{\Large\diagup} & NH-C-HN{\Large\diagup} \\
\end{array}
$$

Dialursäure + Harnstoff =   Harnsäure

Neben dieser synthetisch aufbauenden Funktion der Harnsäure zum Zwecke der Exkretion finden wir bei den Vögeln auch einen normalen Abbau von Nucleinsäuren. V. Mach[161] sowie Scaffidi[162] und Avellone[163] fanden auch nach Leberexstirpation bei Vögeln eine nicht unbedeutende Harnsäureausscheidung, die dem normalen oxydativen Abbau der Nucleinsubstanzen entstammte. Vögel und Reptilien vermögen wohl Purine synthetisch zu bilden, besitzen aber nicht die Fähigkeit, die aus dem oxydativen Abbau des intermediären Nucleinstoffwechsels anfallende Harnsäure weiter abzubauen.

Wenngleich wir aus indirekten Beweisen (ständige Harnsäureausscheidung bei purinfreier Kost, Entstehung kernreicher Neubildungen, massenhaftes Auftreten kernhaltiger Leukocyten bei Leukämie) die Fähigkeit des erwachsenen menschlichen Organismus zur Purinsynthese angenommen haben, so ist doch der Mechanismus dieser Synthese noch vollständig ungeklärt. Wiener[160] hat allerdings geglaubt, daß ähnlich wie bei der Harnsäuresynthese im Vogelorganismus auch beim Säugetier die Tartron- und Dialursäure eine Rolle spiele und der synthetische Vorgang sich auf ähnlichen Bahnen vollziehe, wie er oben skizziert ist. Gegen eine solche Voraussetzung muß eingewendet werden, daß der Aufbau von Nucleinsäuren im tierischen Organismus nicht zur Harnsäure, sondern zu Aminopurinen führen muß. Eine nachträgliche Amidierung eines synthetisch gebildeten Oxypurins erscheint durchaus unwahrscheinlich und widerspricht allen unseren Erfahrungen des intermediären Stoffwechsels. Kossel und Steudel[164] haben die Möglichkeit einer Purinsynthese über das Cytosin als Zwischenprodukt diskutiert, ohne einen experimentellen Beweis erbringen zu können. Es erscheint aber doch recht wahrscheinlich, daß Aminopyrimidine als Zwischenprodukte bei der Purinsynthese eine Rolle spielen. Die Vermutung Eppingers[165], daß Glykolyl-di-harnstoff beim Säugetier sich zum Allantoinring schließe,

$$NH_2 \ CH_2NH \cdot CO \cdot NH_2 \qquad NH-CH \cdot NH \cdot CO \cdot NH_2$$

$$CO \qquad\qquad +O= \quad CO \qquad\qquad +H_2O$$

$$NH-CO \qquad\qquad\qquad NH-CO$$

Glykolyldiharnstoff + Sauerstoff = Allantoin + Wasser

konnte wohl im Durchblutungsversuch an Hundelebern von diesem Autor bestätigt werden. Jedoch hat sich bisher kein Beweis erbringen lassen, daß Allantoin oder gar Purine auf diese Weise (Glykolyl-diharnstoff ist bisher als intermediäres Zwischenprodukt nicht gefunden worden) im Säugetierorganismus synthetisch entstünden.

Auf die Möglichkeit, daß die Purinsynthese über den im Purinring vorgebildeten Imidazolring verlaufe, ist bereits auf S. 177 hingewissen worden. Es könnte hierzu der im Histidin vorgebildete Imidazolring sowie der durch Ringschluß aus Arginin entstehende Imidazolring herangezogen werden. H.Ackroyd und Hopkins[166] untersuchten von dieser Voraussetzung ausgehend die Allantoinausscheidung bei jungen Ratten, die sie arginin- und histidinfrei ernährten. Die Untersucher fanden unter diesen Verhältnissen ein Zurückgehen der Allantoinausscheidung um 40—50%. Im gleichen Sinne sprechen die Befunde von Harding und Young[167], die bei Verfütterung argininreicher Placenten bei jungen Hunden eine Vermehrung der Allantoin- und Harnsäureausscheidung feststellten. Diesen Befunden an Mäusen widersprechen die von György und Thannhauser[168] neuerdings angestellten Versuche an Säuglingen. György und Thannhauser stellten eine arginin- und histidinfreie Nahrung mit genügendem Vitamingehalt für Säuglinge zusammen und fanden in über mehrere Wochen ausgedehnten Versuchen die endogene Harnsäure konstant. Zulagen von Arginin und Histidin verursachten keine Harnsäuremehrausscheidung.

Aus den angeführten Hypothesen und experimentellen Befunden ist zu ersehen, daß der Mechanismus der synthetischen Purinbildung im Säugetierorganismus viele Möglichkeiten offen läßt, daß aber bisher keine der diskutierten Möglichkeiten experimentell festgelegt werden konnte. Obgleich der Reaktionsablauf der Purinsynthese im Säugetierorganismus noch vollständig unklar ist, dürfte an der Tatsache, daß eine Synthese sowohl im wachsenden wie auch im erwachsenen Organismus stattfinden kann, und daß der Mensch nicht auf die exogene Nucleinzufuhr angewiesen ist, aus den oben angeführten Gründen nicht zu zweifeln sein.

Thudichum[169] hat als erster das Vorkommen von methylierten Purinen im Harn festgestellt. Krüger und Salomon[170] fanden durch Verarbeitung von 10000 l normalen Menschenharns nicht unerhebliche Mengen von 1-Methylxanthin (31,285 g), 7-Methylxanthin oder Heteroxanthin (22,345 g), 1-7-Dimethylxanthin oder Paraxanthin (15,31 g), 7-Methylguanin oder Epiguanin (3,4 g). Die Methylpurine sind ausschließlich exogener Herkunft und werden mit der Nahrung in Gestalt von Kaffee oder Tee zugeführt. Ein Teil geht unzersetzt durch den Organismus (Rost[171]), der größere Teil erfährt, wie Albanese[172], Bondzynski und Gottlieb[173] fanden, einen Abbau an den Methylgruppen im Organismus. Diese Feststellung ist eine weit über diesen Spezialfall hinausgehende Erkenntnis, da gezeigt wird, daß der tierische Organismus die Fähigkeit Methylgruppen abzuspalten besitzt, eine Reaktion, die auf chemischem Wege nur mit den energischsten Reagenzien und mit Hilfe hoher Temperaturen unter

Das Verhalten der Methylpurine im Stoffwechsel.

Druck sich vollzieht. Hier sei gleich vorweggenommen, daß auch die Einführung von Methylgruppen eine Reaktion ist, die der Organismus zu leisten vermag. Die Untersuchungen von Krüger[174] und seinen Mitarbeitern haben die Abwandlung der Methylpurine im Stoffwechsel der verschiedensten Tiere klargestellt. Die Autoren konnten zeigen, daß aus Trimethylxanthin (Coffein) über die verschiedenen Dimethylxanthine als Zwischenprodukte Monomethylxanthine entstehen. Eine vollständige Entmethylierung zu Xanthin und Oxydation zur Harnsäure findet trotz einer gegenteiligen Behauptung von Albanese[172] und Besser[175] nicht statt. Diese wichtige Feststellung wurde von Salomon und Minkowski[176] bestätigt. Merkwürdigerweise entstehen bei der Entmethylierung von Trimethylxanthin (Coffein) bei den verschiedenen Tierarten als Zwischenprodukte verschiedene Di- und Monomethylxanthine. Hunde und Kaninchen verhalten sich verschieden, einheitlich ist die Entmethylierung nur in jeder Tierklasse. So entsteht beim Hunde aus dem Trimethylxanthin über das 1-3-Dimethylxanthin 3-Methylxanthin, beim Kaninchen über das 1-7-Dimethylxanthin 1-Methylxanthin und 7-Methylxanthin. Auch mit Organextrakten (Rinderleber) wurde von Schittenhelm, Brugsch und Pinkussohn[177] versucht, Methylpurine in Xanthin überzuführen. Die Versuche verliefen eindeutig in dem Sinne, daß Xanthin nicht entsteht. Ein gegenteiliger Befund von Kotake[178] erscheint nicht stichhaltig und ändert nichts an der Feststellung des Stoffwechsel- und des Organversuches, daß Methylxanthine nicht zu Xanthin abgebaut werden. Für die Physiologie und noch mehr für die Diätetik des Nucleinstoffwechsels ist es von prinzipieller Wichtigkeit, daß nach Ausschaltung von Tee und Kaffee aus der Nahrung die Methylpurine aus dem Harn verschwinden, und daß die Methylpurine niemals in Xanthin und Harnsäure übergehen. Ein gewisser Einfluß der Methylpurine auf die Harnsäureausscheidung dürfte wohl dadurch zu erklären sein, daß alle diese Stoffe diuretisch wirken und damit indirekt eine Mehrausfuhr von Harnsäure bewerkstelligen können.

Der Purinstoffwechsel verläuft, wie wir in den vorstehenden Ausführungen gesehen haben, nach der Resorption der im Darm aus den Nucleinen freigemachten Nucleinsäuren im intermediären Stoffwechsel über die Desaminierung der im Nucleotidmolekül gebundenen Aminopurine oder der freien Aminopurine (Purindesamidasen) zu den Oxypurinen und als Endprodukt zur Harnsäure (Purinoxydasen). Beim Menschen und beim anthropoiden Affen gelangt die Harnsäure als Endprodukt zur Ausscheidung, bei den übrigen Säugern wird die Harnsäure noch zu Allantoin oxydiert.

Ort der Harnsäureausscheidung. Dieser Stoffwechsel vollzieht sich in gerader Linie von den Aufnahmeorganen über Darm, Gewebe, drüsige Organe zum Exkretionsorgan, zur Niere. Die Niere ist nach unseren heutigen Kenntnissen das hauptsächlichste Ausscheidungsorgan für die Harnsäure. Kleinere Mengen von Harnsäure werden auch durch den Schweiß und wohl auch über die Galle in den Darm und vielleicht auch zu einem kleinen Teil direkt aus den Geweben rückläufig in den Darm secerniert. Brugsch und Rother[179] haben in einer Reihe von Arbeiten auf die beiden letzteren Ausscheidungsmöglichkeiten, Galle und Darm, hingewiesen. Sie ziehen Enterotrope Harnsäureausscheidung. aus ihren Untersuchungen den weittragenden Schluß, daß die „enterotrope" Harnsäureausscheidung, wie sie diesen Weg der Ausscheidung durch Galle und Darm benennen, für die Physiologie von einer bisher nicht gewürdigten grundlegenden Bedeutung sei. Harpuder[180] aus der Schittenhelmschen Klinik hat durch methodisch einwandfreie Untersuchungen den Gehalt der Galle an Harnsäure als nicht abweichend und parallelgehend mit dem Harnsäuregehalt der übrigen Körpersäfte gefunden und damit die weitgehenden Folgerungen von Brugsch und Rother in die gebührenden Grenzen verwiesen. Was nun die

Harnsäureausscheidung direkt in den Darm betrifft, so muß man die von Brugsch und Rother für die Darmanalysen nach Harnsäureinjektionen gefundenen Werte nur in prozentualer Relation mit dem Gewichte der übrigen Gewebe stellen, um zu erkennen, daß die prozentuale $\overline{U}$-Konzentration im Darm nicht wesentlich von der $\overline{U}$-Konzentration anderer Gewebe verschieden ist. In diesem Sinne sprechen auch die Untersuchungen von Thannhauser, Lurz und v. Gara[181] am nierenlosen Hunde. Wir werden also nicht fehlgehen, wenn wir als hauptsächlichstes Ausscheidungsorgan für die Harnsäure die Niere ansehen und den Ablauf des Purinstoffwechsels in geradliniger Weise vom Aufnahmeorgan zum Exkretionsorgan annehmen. Es sei auch hier nochmals auf die Bedeutung der bakteriellen Purinzersetzung in den tieferen Darmabschnitten verwiesen, aber wiederum betont, daß zur Resorption gelangende Nucleinsäuren und Purine im intermediären Stoffwechsel des Menschen nur bis zur Harnsäure abgebaut werden.

Das Nervensystem kann auf den Ablauf des intermediären Purinstoffwechsels auf zwei Arten Einfluß gewinnen. Erstens: kann der Ablauf der fermentativen Prozesse (Nucleotidspaltung, Desaminierung und Oxydation) von nervösen Regulationen beeinflußt sein, zweitens ist, wie wir heute sicher wissen, das Excretionsorgan, die Niere, von nervösen Impulsen beeinflußbar. *Einfluß des Nervensystems auf den Purinstoffwechsel.*

Die Autoren, welche die nervöse Regulation des Purinstoffwechsels in den Bereich ihrer Untersuchungen zogen, haben keine wesentliche Unterscheidung dieser beiden Momente aus ihren Experimenten herauslesen können.

Mareš[145] und auch Abl[148] haben Verminderung der Harnsäureausscheidung nach Pilocarpininjektion beobachtet. Die Untersucher bezogen diese Erscheinung auf eine verminderte Durchblutung des Darmes und auf eine konsekutive Verringerung der purinhaltigen Darmsekrete. Bei gleichzeitiger Verabreichung von Atophan würde die Atophanwirkung, d. h. die Harnsäuremehrausscheidung, ausbleiben. Falta[182], Fleischmann und Salecker[183] glaubten nach Adrenalin eine Vermehrung der Allantoinausfuhr beim Tier zu beobachten. Eine Vermehrung der Allantoinausfuhr ohne Diurese beschrieben Dresel und Ullmann[184] nach Coffein- und Diuretingabe. Pohl[185] hat organische und anorganische Gifte untersucht, aber nur nach Adrenalin einen Ausschlag der Allantoin- und Harnsäureelimination nach oben beobachtet. Beim Menschen haben Kraus und Östreicher[186] nach Adrenalininjektion festgestellt, daß zur Zeit der Blutdruckerhöhungen namentlich bei gleichzeitiger intravenöser Gabe von Natriumurat die Harnsäureausscheidung absinkt, nach dem Abklingen der Blutdruckerhöhung aber ansteigt. Pilocarpin und Adrenalin summieren sich hinsichtlich der Harnsäureausschwemmung, Atropin verstärkt und verlängert die depressive Phase. Besonders gründlich hat Harpuder[187] die Einwirkung sympathico-mimetischer Substanzen auf den Purinstoffwechsel studiert. Hinsichtlich des Adrenalins und Pilocarpins hat er die erwähnten, bereits vorliegenden Untersuchungsergebnisse bestätigt. Als besonders wichtig konnte dieser Autor feststellen, daß durch Ergotamin (2—3 ccm einer 0,5 proz. Lösung) die Harnsäureausscheidung unmittelbar nach der Einspritzung einige Stunden stark heruntergedrückt wird, obgleich die Konzentration der Harnsäure im Blut unverändert bleibt. Dresel und Ullmann[184] beziehen die Mehrausscheidung nach Coffein und Diuretin und rückwirkend auch den Effekt anderer Pharmakas auf einen Reiz zentraler Sympathicuszentren, die ähnlich wie bei der Piqûre eine Harnsäureausschwemmung auf dem Wege über den peripheren Sympathicus zur Leber auslösen sollen. Aus der gleichen Schule hatte bereits Michaelis[188] nachgewiesen, daß beim Kaninchen durch die Piqûre eine vermehrte Allantoinausscheidung ausgelöst wird. Rosenberg[189] glaubte dann die Erklärung dieses Befundes in einer Mobilisation von Purindepots in der Leber auf dem Wege des Sympathicus experimentell durch *Pilocarpin-, Adrenalin-, Coffein-, Diuretin-, Atropin-, Ergotamin- u. $\overline{U}$-Ausscheidung.*

Auswaschen künstlich durchbluteter Lebern geben zu können. Die Erhöhung der Purinwerte in der Durchströmungsflüssigkeit sind so gering, daß sie nicht als Beweis für ein Purindepot in der Leber angesehen werden können. Es existiert bis heute nicht der geringste experimentelle Nachweis, daß ein Purindepot in der Leber vorhanden ist. Es fallen deshalb alle Erklärungen, die die Harnsäureausscheidung nach Pharmacas auf eine Mobilisation eines Purindepots in der Leber beziehen wollen, in sich zusammen.

Ein Nachweis, daß die besprochenen sympathico- und vagotropen Substanzen auf die purindesaminierenden und purinoxydierenden Fermente einwirken, ist ebenfalls nicht erbracht, obgleich eine derartige Möglichkeit zugegeben werden muß. Der einzige positive Befund scheint mir die Tatsache zu sein, daß Adrenalin und Pilocarpin die Harnsäureausscheidung beim Menschen, Coffein und Diuretin die Allantoinausscheidung beim Tiere vermehren, Ergotamin und in geringem Maße auch Atropin die Harnsäureausscheidung auf kurze Zeit nicht unbeträchtlich drücken. Sehen wir uns nun die Art und Weise an, auf welche Weise diese Harnsäureausschwemmung (Adrenalin) und Harnsäureretention (Ergotamin) sich vollzieht, so bleibt die Diurese nahezu unverändert, während die prozentuale Konzentration der Harnsäure im Harn in dem einen Falle erhöht, in dem anderen gesenkt wird.

Adrenalinversuch nach Harpuder.

	Menge	Gewicht	N g	$\bar{U}$ %	$\bar{U}$ g
Vortage 20.—23. X.					
1. Versuchstag 23./24. X. 7—10ʰ	420	1009	1,53	0,0154	0,064
10—1ʰ	380	1007	1,48	0,0128	0,049
1—4ʰ	240	1007	1,54	0,0180	0,043
4—7ʰ	210	1008	1,65	0,0115	0,024
7—7ʰ	670	1013	4,80	0,0203	0,136
	1920		11,00		0,316
2. Versuchstag 24./25. X. 7—10ʰ	360	1005	1,32	0,0173	0,062
¹/₂10ʰ 1 mg Supra- 10—1ʰ	220	1008	1,54	0,0288	0,063
renin intramuskul. 1—4ʰ	240	1010	1,75	0,0255	0,061
4—7ʰ	280	1007	1,71	0,0096	0,027
7—7ʰ	840	1010	5,03	0,0169	0,142
	1940		11,35		0,355

Ergotaminversuch nach Harpuder.

	Menge	Gewicht	N g	$\bar{U}$ %	$\bar{U}$ g
Vortage 4.—7. XI.					
1. Versuchstag 7./8. XI. 7—10ʰ	270	1013	1,87	0,0255	0,069
10—1ʰ	340	1009	1,63	0,0120	0,041
1—4ʰ	160	1017	1,73	0,0396	0,063
4—7ʰ	165	1022	1,97	0,0290	0,048
7—7ʰ	450	1017	5,13	0,0315	0,142
	1385		12,33		0,363
2. Versuchstag 8./9. XI. 7—10ʰ	125	1026	1,32	0,0541	0,068
¹/₂10ʰ 2 ccm Ergo- 10—1ʰ	485	1003	1,55	0,0038	0,018
tamin intramuskul. 1—4ʰ	210	1010	1,72	0,0177	0,037
4—7ʰ	110	1027	—	0,0265	0,029
7—7ʰ	420	1023	4,96	0,0341	0,143
	1350		?		0,295

Harpuder[187] zieht aus seinen Versuchen den Schluß, daß Sympathicuslähmung mit Ergotamin die Harnsäureausfuhr vermindert, Sympathicusreizung die Harnsäureausscheidung vorübergehend und nicht sehr erheblich steigert. Über den Mechanismus dieses Vorganges spricht Harpuder sich nicht aus; er glaubt ihn vielleicht durch Mobilisierung der Harnsäure der Gewebe zu erklären. Nachdem Ellinger und Hirt[190] die sekretorische Beeinflussung der Niere durch den Sympathicus klargestellt haben, scheint mir die Erklärung dieser Befunde nicht so sehr in einer primären Mobilisierung der Gewebsharnsäure zu liegen, als vielmehr in einer direkten Beeinflussung der Sekretionsarbeit der Niere vom Sympathicus aus, wodurch die Erhöhung resp. Verminderung der Harnsäuresekretion (prozentuale Konzentration) in Erscheinung tritt. Eine Beeinflussung der Gewebsdepots dürfte erst durch das Nachströmen von Harnsäure ins Blut erreicht werden, wenngleich auch eine direkte Beeinflussung der extrarenalen Capillaren durch diese Pharmaca stattfinden könnte. Die Versuche von Harpuder erscheinen mir deshalb besonders wichtig, weil gleichzeitig mit der Harnsäureausscheidung die Ausscheidung der anderen N-haltigen Schlacken als Gesamtstickstoff bestimmt wird. Es zeigt sich, daß wohl die Harnsäureausscheidung in ihrer prozentualen Konzentration durch sympathico-mimetische Substanzen, besonders deutlich im Ergotaminversuch verändert wird, daß aber die Ausscheidung der anderen N-haltigen Substanzen unverändert bleibt. Damit ist der Nachweis erbracht, daß die harnsäureausscheidende Funktion der Niere (das Angebot der Blutharnsäure bleibt in seiner Konzentration unverändert) isoliert von anderen Funktionen der Niere vom Nervensystem aus beeinflußbar ist. Ganz in diesem Sinne sprechen auch die Untersuchungsergebnisse von Starkenstein[191], der durch Gabe von Calciumchlorid bei gleichbleibender Blutharnsäure eine Senkung der prozentualen Konzentration und der absoluten Menge der ausgeschiedenen Harnsäure feststellen konnte.

Es bleibt nunmehr zu erörtern, inwieweit sich die bisherigen Beobachtungen der Atophanwirkung in diese experimentellen Ergebnisse einordnen lassen. Das Atophan, die Phenylchinolincarbonsäure wurde von Nikolaier und Dohrn[192] eingeführt, da sie zeigen konnten, daß es die Harnsäureausscheidung beim Gesunden wie beim Gichtkranken steigert. Das Maximum der Harnsäuresteigerung erfolgt an dem der Atophangabe folgenden Tag. Dieser Befund wurde von allen Nachuntersuchern bestätigt. Über den Mechanismus der Mehrausscheidung sowohl der endogenen wie auch der exogenen Harnsäure bei Atophangabe scheinen die Meinungen noch nicht einheitlich. Die Frage, ob das Atophan die intermediären Purinfermente im Sinne einer verminderten Harnsäurebildung beeinflußt oder ob das Atophan die Niere, wie dies als erster Weintraud behauptete, in ihrer harnsäureausscheidenden Funktion stimuliert, wurde von Starkenstein[191] einer eingehenden Untersuchung unterworfen. Starkenstein[191] findet in Versuchen mit menschlichem Leberbrei mit und ohne Atophanzusatz, daß die Harnsäurebildung mit Atophan gehemmt und die Purinbasen vermehrt werden. Diese Zahlen erscheinen aber in ihrer Auswertung auf die viel größere Harnsäureausscheidung im Urin nach Atophan als verursachendes Moment nicht ausreichend. Betrachtet man die Zahlen der Harnsäureausscheidung nach Atophandarreichung beim Gesunden, so sieht man erstens, daß die Gesamtharnsäureausscheidung vermehrt ist, zweitens daß diese Vermehrung der Gesamtharnsäure nicht durch eine Diurese, sondern durch Konzentrationserhöhung der Harnsäure im Urin sich vollzieht. Der Höhepunkt der Atophanwirkung ist erst am zweiten Tage erreicht. Was für das Atophan gilt, wurde auch für alle Abkömmlinge der Phenylchinolincarbonsäure festgestellt. Besonders gilt dies

Mechanismus der Atophanwirkung auf die $\overline{U}$-Ausscheidung.

für das von Hemke[193] und mir untersuchte Artosin (Anthranylphenylchinolin-
carbonsäure). Beim Artosin setzt die Konzentrationssteigerung der Harnsäure
im Urin erst am zweiten Tage ein.

Atophanwirkung nach Starkenstein.

Datum	Harnmenge in ccm	Harnsäure in g	mg %	Anmerkung
30. I.	1250	0,4213	33	
31. I.	1350	0,4122	31	
1. II.	1920	0,3912	20	
2. II.	1460	0,3844	26	
3. II.	1600	0,4458	29	1 g Atophan
4. II.	1360	0,5775	44	1 g ,,
5. II.	1440	0,4914	34	1 g ,,
6. II.	1220	0,3900	32	1 g ,,
7. II.	1220	0,4115	33	1 g ,,
8. II.	1400	0,4106	29	1 g ,,

Artosinwirkung nach eigenen Untersuchungen bei Gesunden.

Datum	Kost	Harnmenge in ccm	Spez. Gew.	$\overline{U}$ mg %	$\overline{U}$ Tagesmenge mg	$\overline{U}$ im Blut mg %	Verordnung
1921							
11. X.	purinfrei	1520	1016	28,4	431,68	—	Harnsäureausschei-dungsgleichgewicht
12. X.	,,	1360	1019	32,4	430,64	2,70	3 × 0,3 Artosin
13. X.	,,	2103	1012	22,4	460,00	2,55	—
14. X.	,,	1340	1017	**46,4**	**621,76**	2,05	—
15. X.	,,	1620	1014	**32,0**	**518,40**	—	—
16. X.	,,	1620	1014	24,4	395,28	2,05	—
17. X.	,,	1920	1013	14,2	272,69	—	—
18. X.	,,	1520	1020	28,4	431,88	2,55	3 × 0,3 Artosin
19. X.	,,	1700	1016	**28,4**	462,80	2,55	—
20. X.	,,	1787	1016	**32,4**	579,96	—	—
21. X.	,,	1670	1018	24,4	407,48	1,05	—

Die Phenylchinolincarbonsäure und deren Derivate beeinflussen die Harnsäurekonzentration im Urin, ohne daß hierbei das Angebot an die Niere (Blutharnsäure) erhöht wird. Der Schluß dürfte wohl gerechtfertigt sein, daß die
Atophanwirkung in erster Linie eine Wirkung auf diejenigen nervösen Elemente
darstellt, welche die Harnsäurekonzentrationsarbeit der Niere beeinflussen.
Inwieweit außer dieser eindeutigen, von allen Untersuchern gefundenen Wirkung
noch eine Einwirkung des Atophans auf die fermentative Harnsäurebildung
stattfindet, erscheint zum mindesten noch sehr fraglich. Diese Feststellung der
Atophanwirkung beim Gesunden ist von prinzipieller Bedeutung für die Deutung
der gleichartigen Atophanwirkung auf die Harnsäurekonzentration im Urin des
Gichtkranken.

Inkretorische Beeinflussung der $\overline{U}$-Ausschei-dung.
Eine Beeinflussung der Harnsäureausscheidung durch inkretorische Organe
dürfte im Bereich der Möglichkeit liegen, da die Inkrete auf das vegetative
Nervensystem eingestellt sind. Einschlägige Beobachtungen liegen bisher nicht
vor. Nur bei der Akromegalie fanden Falta[194], Thannhauser und Curtius[195],
Schittenhelm und Harpuder[196] eine Vermehrung der Gesamtharnsäureausscheidung, die aber nach Thannhauser und Curtius[195] nicht durch eine
isolierte Beeinflussung der Harnsäureausscheidung, sondern durch eine Erhöhung
des gesamten Stoffumsatzes anzusehen ist.

Zusammenfassend läßt sich über den Einfluß des Nervensystems auf den Ablauf des Purinstoffwechsels sagen, daß nervöse Momente auf die fermentativen Prozesse des Purinstoffwechsels (Nucleotidspaltung, Desaminierung und Oxydation) regulierend einwirken können, einen Nachweis dieses Geschehens hierfür konnte man bisher in eindeutiger Weise nicht führen. Hingegen erscheint die nervöse Beeinflußbarkeit der Ausscheidung der Endprodukte des Purinstoffwechsels (Harnsäure beim Menschen, Allantoin beim Tier) durch endogene und exogene Substanzen außer allem Zweifel.

C. Störungen des Nucleinstoffwechsels.

Eine Erkrankung des Purinstoffwechsels könnte in einer Störung des fermentativen Abbaues der Nucleinsäuren zur Harnsäure begründet sein. Der fermentative Abbau der Nucleinsäuren ist, wie wir gesehen haben, nicht an die Tätigkeit eines Organs gebunden; in fast allen Organen finden sich purindesaminierende und oxydierende Fermente, die ihre Wirkung sowohl an den im Nucleinsäuremolekül noch festhaftenden Purinen als auch an den freien Purinen zu entfalten vermögen. Aus diesem vielfältigen Vorkommen dieser Fermente in den verschiedensten Organen ist es zu erklären, daß auch bei erhöhter Inanspruchnahme, die durch vermehrte exogene Zufuhr (Fleischkost, Briesmahlzeit) wie auch bei vermehrter endogener Bildung (Pneumonie, Leukämie) eine Störung des Abbaues, der zwangsläufig zur Harnsäure führt, nicht festzustellen ist. Es wird in diesen Fällen mehr Harnsäure gebildet, die Funktionsbreite der fermentativen Fähigkeiten des Organismus reicht in allen Fällen vollständig aus, um das physiologische Endprodukt, die Harnsäure, in vermehrtem Maße entstehen zu lassen.

Wir kennen aber eine Erkrankung, bei der harnsaures Natron im Körper zurückbleibt und sich in bestimmten Geweben, dem Knorpel, Sehnenscheiden und Knochen in krystallisierter Form ablagert. Seit Wollaston[197] im Jahre 1797 diese Ablagerung als Krystalle von harnsaurem Natrium erkannt hat, ist die Forschung eifrigst bemüht, die Ursache dieser Harnsäureretention im Körper zu ergründen. Obgleich das klinische Krankheitsbild, welches durch diese Harnsäureablagerungen verursacht wird, unter dem Namen „Gicht", Arthritis urica, sowohl klinisch als auch pathologisch-anatomisch heute als fest umgrenzter Symptomenkomplex dasteht, ist über die Pathogenese dieser Erkrankung der Streit der Meinungen noch nicht zur Ruhe gekommen. Während die einen die Gicht als eine Störung des fermentativen Purinstoffwechsels ansehen, glaubten andere hinwiederum für das Krankheitsbild der Gicht eine abnorme Beschaffenheit verschiedener Gewebe, die die Harnsäure besonders stark festhalten sollen, ansprechen zu müssen. Eine dritte Gruppe von Autoren sieht in der Gicht nicht eine Stoffwechselkrankheit sensu strictiori, sondern glaubt als ätiologisches Moment dieser Krankheit, da die Harnsäure ja in gleicher Weise wie beim Gesunden gebildet wird, eine Störung der Harnsäureausscheidung feststellen zu können.

Bevor wir auf die Klinik der Gicht eingehen, sei im Anschluß an die Betrachtungen der Physiologie des Purinstoffwechsels die Ätiologie der Gicht besprochen.

Der Angelpunkt aller Gichttheorien ist die Frage der Uricolyse. Wir haben in dem vorausgehenden Kapitel bereits ausführlich begründet, daß beim Menschen eine intermediäre Uricolyse in nennenswerter Weise nicht stattfindet. Ich verweise auf die dort zusammengetragenen experimentellen Befunde, die zu dieser Schlußfolgerung berechtigen. Es ist durchaus einleuchtend, daß ein fermentativer Abbau der Harnsäure, den der gesunde Mensch im normalen Getriebe des

Stoffwechsels nicht vollzieht, beim kranken Menschen, d. h. beim Gichtkranken, nicht gestört sein kann. Die Ursache der Anhäufung von harnsaurem Natron im Körper des Gichtikers kann also nicht in einer verschlechterten Fähigkeit, die Harnsäure weiter abzubauen, gelegen sein. Noch viel weniger erscheint beim Gichtkranken eine verschlechterte Harnsäurebildung, d. h. eine Minderung der fermentativen Desaminierung und Oxydation der Aminopuringlucoside und Aminopurine stattzuhaben. Die Harnsäure wird beim Gichtkranken und Normalen, wie Thannhauser und Bommes[198] durch Injektionsversuche mit Adenosin und Guanosin zeigen konnten, in gleicher Weise gebildet. Diese Versuche erfuhren durch Severin[105] und Gudzent[199] sowie von Thannhauser und Schaber[128] ihre Bestätigung, sie konnten durch Brugsch und Rother[200] nicht erschüttert werden. Es fehlt bis heute jedweder experimentelle Beweis, daß die Gicht durch eine Fermentstörung des Purinstoffwechsels verursacht wird. Wenn Brugsch und Schittenhelm[114] ihre Auffassung von der Gicht mit folgenden Worten zum Ausdruck brachten: „Verlangsamte Harnsäurebildung, verlangsamte Harnsäurezerstörung, verlangsamte Harnsäureausscheidung", so ist von dieser Auffassung heute nurmehr ein Pfeiler, die verlangsamte Harnsäureausscheidung als einwandfrei stehengeblieben. In ihren letzten Veröffentlichungen sind beide Autoren, besonders Brugsch, von ihrer Fermenttheorie abgerückt. Damit dürfte zunächst die weitere Diskussion über die gemutmaßte Fermentstörung des Purinstoffwechsels sich erübrigen.

Das sichtbare Zeichen der Gicht ist der Tophus. Wenn man den Tophus eröffnet und mikroskopiert, findet man im nekrotischen Gewebe, das von einem Granulationswall von Zellen umgeben ist, die feinen Nadeln des harnsauren Natrons. Das Sinnfällige dieser Erscheinung ist, daß das harnsaure Natron diese Veränderungen des Tophus hervorruft. Nun kann man aber auch sagen, das Gewebe macht den Tophus, d. h. gewisse Gewebe besitzen eine derartige Affinität zur Harnsäure, daß sie die Harnsäure, die in der Gewebsflüssigkeit zuströmt, festhalten und allmählich zum Auskrystallisieren bringen. Das Gewebe wäre somit die Materia peccans und nicht die Harnsäure. Die Harnsäureablagerung wäre nur die Folge einer „Abartung des Mesenchyms" (Umber)[201] oder wie später Gudzent[202] sich ausdrückte, „die Uratohistechie" gewisser Gewebe würde das ursächliche Moment der gichtischen Ablagerungen sein. Das Gemeinsame der älteren Umberschen und der jüngeren Gudzentschen Deutung ist eine besondere Affinität gewisser Gewebe zur Harnsäure. Dies wird wohl niemand bestreiten, denn solange es eine Gichtforschung gibt, hat man dies gesehen. Wäre aber die Ansicht dieser Forscher die richtige, daß gewisse Gewebe die Harnsäure primär festhalten, ohne daß es vorher zu einer Anstauung von Harnsäure im Blut und in den Geweben gekommen ist, so müßte die Harnsäurekonzentration im Blut und in den Säften zurückgehen zugunsten der Anhäufungen von Harnsäure in gewissen Geweben. Einen ähnlichen Vorgang sehen wir bei der Pneumonie und bei der Exsudatbildung, wo das Kochsalz aus dem Blute in die erkrankten Gewebe hineinwandert und in den Säften in seiner Konzentration zurückgeht. Beim Stauungsikterus finden wir meist ein Ansteigen des Bilirubins im Blute, später geht der Bilirubingehalt des Blutes zurück, der Ikterus des Gewebes steigt an. Bei der Gicht ist das Gegenteil der Fall. Seit Garrod[203] dem Älteren wissen wir, daß in dem Blut des Gichtkranken sich die Harnsäure dauernd anstaut. In Tausenden von Nachuntersuchungen mit den verschiedensten Methoden ist die von Garrod gefundene Hyperurikämie bestätigt worden. Soll man dieses Kardinalsymptom der Gicht umstoßen, weil ganz vereinzelt Gichtkranke beobachtet wurden, die trotz bestehender Tophi einen normalen oder wenig erhöhten Gehalt von Harnsäure im Blute hatten? (Gudzent). Daß ein solches Verhalten bei lang anhaltender purinfreier Kost unter therapeutischer Einwirkung vorkommen kann, ist möglich. Die Mobilisation harnsauren Natrons aus alten Tophis, die durch einen Granulationswall abgegrenzt sind, dürfte auch durch eine noch solange purinfreie Kost nicht zu erzwingen sein. Es ist verständlich, daß nach Ausschwemmung der beweglichen Depots auch bei bestehenden Tophi nach lang dauernder purinarmer Ernährung normale Blutharnsäurewerte in seltenen Fällen gefunden werden können. Diese Ausnahmen können aber die Regel nicht entkräften, daß bei der Gicht der Gehalt des Blutes und der Gewebe an harnsaurem Natron erhöht gefunden wird. Das Primäre ist Anstauung der Harnsäure in den Säften, das Sekundäre die Auskrystallisation in gewissen Geweben. Auch die Deutung der Anhäufung der Harnsäure im Blute durch ein Überlaufen der primär im Gewebe retinierten Harnsäure ins Blut ist hinfällig, da ein intaktes Exkretionsorgan, d. h. eine funktionell intakte Niere, auf dieses ständige Überlaufen von Harnsäure aus den Geweben mit einer vermehrten Ausscheidung antworten würde, wie sie es zweifellos bei jedem vermehrten Angebot (Leukämie, Pneumonie) zu tun imstande ist. Daß die Niere beim Gichtkranken das vermehrte Angebot an Harnsäure nur mangelhaft ausscheidet, soll später besprochen werden. Hier sei nochmals hervorgehoben, daß wir keinen Anhaltspunkt aus den experimentellen Befunden gewinnen können, daß die Tophusbildung primär durch eine Abartung des mesenchymalen Gewebes verursacht wird. Mit dem Wort „erhöhte Harnsäureaffinität", „Uratohistechie", mesenchymale Abartung" ist nichts gewonnen, im Gegenteil es sind unklare, dem Experiment nicht zugängige Begriffe vor die experimentellen Tatsachen gesetzt. Wenn man einem Gesunden irgendeine molekular gelöste Substanz injiziert, so verschwindet sie ziemlich rasch aus dem Blute (Magnus[204], E. Frey[205] ohne zunächst im Harn zu erscheinen. Die injizierte Substanz wird erst allmählich, je nach dem Tempo der Abwanderung durch die Niere, wieder ins Blut abgegeben und weiter ausgeschieden; mit anderen Worten, jede Infusion vollzieht sich nicht nur auf dem geraden Wege Blut—Niere, sondern zweigt sich in die Gewebe ab. In gleichem Maße als durch das Ausscheidungsorgan die Blutkonzentration des injizierten Stoffes verringert wird, strömt dieser aus dem Gewebe ins Blut wieder ein. Ist die Ausscheidung gestört, so ist verständlich, daß die injizierte Substanz aus den Geweben nicht nachströmt, sondern dort zurückgehalten wird. Es würde aber unrichtig sein, in einem solchen Falle für den anormalen Ablauf eines Injektionsversuches nur das Gewebe verantwortlich zu machen. In diesem Sinne sind die Injektionsversuche mit harnsaurem Natron beim Gichtkranken (Gudzent[202]) zu deuten.

Eine andere Frage ist allerdings, warum die in den Geweben angehäufte Harnsäure gerade in den Knorpeln, im Sehnengewebe und in den Schleimbeuteln zur Ausscheidung gelangt. Die Bestimmungen von R. Bass[206] und eigene Untersuchungen an Gelenkpunktaten von Gichtkranken zeigten, daß in diesen Punktaten die Harnsäurekonzentration, sofern man von ungelösten Partikelchen absetzen läßt, nicht wesentlich höher ist als im Serum (eigene Beobachtungen: 11 mg % Gelenkflüssigkeit, 9 mg % Blut); das ist ein Konzentrationsunterschied in derselben Größenordnung, wie wir ihn für andere Serumbestandteile in der Ödemflüssigkeit im Vergleich zum Serum finden. Von einer besonderen Anreicherung an gelöstem harnsaurem Natron kann in der Gelenkflüssigkeit nicht gesprochen werden. Die Untersuchungen von Almagia[207] und Brugsch und Citron[208] haben ergeben, daß Knorpel- und Sehnengewebe aus einer stark konzentrierten Harnsäurelösung die Harnsäure an sich reißen. Für einen derartigen Adsorptionsvorgang kommen die verschiedensten Bedingungen des umgebenden Mediums, welches die Harnsäure gelöst enthält, in Frage. Vor allem hängt es von der Art der umgebenden Lösung ab[209]. Auf S. 154 sind die Löslichkeitsverhältnisse der Harnsäure und ihres Natriumsalzes in wäßriger wie auch in physiologischen, kolloidalen Flüssigkeiten besprochen. Hier sei nur nochmals darauf hingewiesen, daß das harnsaure Natron außerordentlich leicht übersättigte Lösungen bildet und daß die Kolloide, die die übersättigte Lösung umgeben, für den Zustand, d. h. für das Gelöstbleiben oder das Ausfallen ausschlaggebend sind. So konnte Harpuder[210] zeigen, daß die Harnsäure (das Harnsäureanion) von Suspensionen adsorbiert und von positiv geladenen hydrophoben und hydrophilen Kolloiden gebunden wird. In diesem Sinne sind auch die bereits zitierten Versuche von Almagia[207] mit Gelenkknorpeln zu verstehen. Das Ausfallen des harnsauren Natrons im Knorpel- und Sehnengewebe könnte durch die besonders eigentümliche Zusammensetzung dieser Gewebe verursacht sein. Der Knorpel und die Sehnen sind außerordentlich kolloidreich und besonders dürfte ihr Gehalt an Natriumionen sie vor anderen Gewebsarten auszeichnen. Es wäre verständlich, wenn durch eine Abdiffusion von Natriumionen aus dem Knorpelgewebe nach dem Massenwirkungsgesetz die Löslichkeit des in übersättigter Lösung sich befindlichen Natronsalzes in den Säften stark herabgesetzt und dadurch ein Ausfallen hervorgerufen würde. Auch der kolloidale Zustand der im Serum kolloid gelösten Körper dürfte beim Durchtreten durch die Kolloide des Knorpels nicht unverändert bleiben. Das wesentlichste Moment aber, das nächst diesen besonderen physikalisch-chemischen Bedingungen das Ausfallen des harnsauren Natrons in den Knorpeln und Sehnen begünstigt, ist die außerordentlich langsame Zirkulation der Gewebsflüssigkeit gerade in diesen Organen.

Der Flüssigkeitsaustausch durch die dichten Schichten des gefäßlosen Knorpels geschieht lediglich durch die Saftlücken und durch Diffusion. Der Flüssigkeitsstrom ist besonders langsam. Ein Ausfallen von Substanzen, die unter ungünstigen Lösungsbedingungen durchtreten, dürfte an diesen dichten Oberflächen besonders leicht sein. An mikroskopischen Bildern (s. S. 216) sieht man die Harnsäure in fontäneartigen Büscheln von der Knorpeloberfläche her auskrystallisieren, gewissermaßen als sichtbares Zeichen der Strömungsrichtung.

Aus diesen Tatsachen ist ersichtlich, warum gerade das harnsaure Natron sich im Knorpel- und Sehnengewebe anreichert und ausfällt. Das harnsaure Natron kommt aber nur dann an diesen Geweben zur Auskrystallisation, wenn primär im Blute und in den Säften eine hohe Konzentration von harnsaurem Natron vorhanden ist. Selbst in diesen Gewebsteilen kann deshalb von einer primären Uratohistechie nicht gesprochen werden. Um so unzulässiger ist es, eine allgemeine Uratohistechie als Ursache der Gicht anzunehmen.

Aus diesen Überlegungen geht hervor, daß die Ätiologie der konstitutionellen Gicht weder durch eine Fermentstörung des Purinstoffwechsels noch durch eine besondere Abartung des mesenchymalen Gewebes, einer krankhaften Uratohistechie dieses Gewebes, zu erklären ist.

Das gichtische Syndrom besteht nach den von allen Autoren anerkannten, durch vielfache Untersuchungen festgelegten Symptomen: Gelenkerkrankung, hohe Harnsäurekonzentration im Blute, niedere Harnsäurekonzentration im Urin. Die Tagesmenge der ausgeschiedenen Harnsäure muß nicht nieder sein; das wesentliche bei der Gicht ist, daß der hohen Harnsäurekonzentration des Blutes eine relativ niedere Harnsäurekonzentration des Urins gegenübersteht. In verschiedenen Arbeiten versuchte ich[211] zu zeigen, daß bei der primären konstitutionellen Gicht die Fähigkeit, die Harnsäure aus dem Blute in einer hohen Konzentration in den Harn zu secernieren, zeitweise eingeschränkt ist. Diese Störung der Nierensekretion für einen bestimmten Harnbestandteil kann ihren Grund in der

Nierenzelle selbst oder in den ihrer Funktion übergeordneten nervösen Organen zu suchen sein. Eine strenge Unterscheidung, ob bei einer Funktionsstörung die Zelle selbst oder der die zellulären Funktionen beeinflussende vegetative Nerv erkrankt ist, dürfte mit unserer heutigen Methodik noch nicht ausführbar sein. Es steht aber fest, daß durch pharmakologische Agentien (s. S. 181) die Harnsäureausscheidung isoliert beeinflußbar ist. Derartige Pharmaka (Adrenalin, Ergotamin) sind Substanzen, die exquisit auf den Sympathicus einwirken. Obgleich es sehr reizvoll und durchaus nicht unwahrscheinlich ist, anzunehmen, daß das wesentliche Symptom der Gicht die eingeschränkte Fähigkeit, die Harnsäure aus dem Blute in den Urin zu konzentrieren, in einer durch das vegetative System verursachten Sekretionsstörung der Niere liegt, so möchte ich trotzdem meine Auffassung nicht so scharf präzisieren und lediglich die Tatsache der gestörten Nierenfunktion für die Harnsäureausscheidung als funktionellen Komplex für die Ätiologie der Gicht verantwortlich machen.

Garrod der Ältere[203], der als Erster die Hyperurikämie beim Gichtkranken entdeckte, nahm als Ursache der Gicht eine anatomische Veränderung der Niere an. Diese Auffassung, obwohl in ihr bereits das wesentliche ätiologische Moment der Gicht, die krankhaft veränderte Nierentätigkeit, enthalten ist, konnte nicht aufrechterhalten werden, da bei sehr vielen Gichtkranken durch Sektionen anatomisch vollständig intakte Nieren gefunden wurden. Andererseits hat es immer Gichtkranke gegeben, bei denen die schwersten Veränderungen an der Niere gefunden wurden. Das waren aber meist Kranke, bei denen die Gicht erst nach der Nierenerkrankung, die sehr oft durch exogene Schädigungen (Blei und Alkohol) bedingt war, eingesetzt hat.

Nach unserer Auffassung müssen wir zwei Gruppen von Gichtkranken ihrer Ätiologie nach unterscheiden. Erstens: die primäre, konstitutionelle Gicht. Sie ist eine isolierte Funktionsstörung der Niere für die Harnsäuresekretion. Bei der primären, konstitutionellen Gicht liegt der Störung kein morphologisch verändertes Substrat zugrunde, die Störung ist rein funktionell und kann ihre Ursache in der Zelle selbst oder, was wahrscheinlicher ist, in dem die Sekretion beeinflussenden vegetativen System haben. Die Ausscheidung aller harnfähigen Substanzen, mit Ausnahme der Harnsäure, geschieht bei der primären konstitutionellen Gicht normal, während die Harnsäure trotz hoher Blutharnsäurekonzentration nur ungenügend (meist unter 50 mg%) in den Urin konzentriert wird. Dadurch kommt das für die primäre, konstitutionelle Gicht charakteristische Syndrom, hohe Konzentration der $\overline{U}$ im Blut, niedere Konzentration der $\overline{U}$ im Urin zustande.

Unterscheidung von primärer, konstitutioneller Gicht und sekundärer Gicht.

Zweitens: Die sekundäre Gicht. Sie ist die Folge einer chronischen Nierenerkrankung, die neben anderen Funktionsstörungen auch zur Störung der Harnsäureausscheidung geführt hat. Bei der sekundären Gicht finden wir schwere morphologische Veränderungen der Niere, die in chronischen entzündlichen Prozessen mit Schrumpfung oder in schweren Gefäßveränderungen der Niere, die ebenfalls zur Schrumpfung geführt haben, bestehen. Das Gemeinsame beider Formen ist die hohe Harnsäurekonzentration im Blute, die niedere Harnsäurekonzentration im Urin. Bei der primär konstitutionellen Gicht sind diese Symptome durch eine wahrscheinlich vom vegetativen System aus beeinflußte Funktionsstörung, die entsprechend der Ätiologie in Schwankungen verläuft, hervorgerufen. Bei der sekundären Gicht ist die Ausscheidungsstörung der Harnsäure durch schwere anatomische Veränderungen des Substrates bedingt und neben der Harnsäureausscheidung auch die Ausscheidung aller harnfähigen Substanzen gestört. Hier sind keine großen Schwankungen der Konzentration mehr wahrzunehmen, hier bleibt infolge der anatomisch nachweisbaren Schädigung die Konzentration aller harnfähigen Stoffe und auch der Harnsäure dauernd niedrig. Die Harnsäureretention ist bei der sekundären Gicht nur eine Teilerscheinung einer allgemeinen Schlackenretention. Durch pharmakologische Agentien ist bei der primär konstitutionellen Gicht die Harnsäurekonzentration im Urin zu beeinflussen (Atophan und seine Derivate, Ergotamin). Bei der sekundären Gicht ist die Konzentration ziemlich starr und pharmakologisch weniger beeinflußbar. Auch die primäre konstitutionelle Gicht kann bei sehr langer Dauer zu anatomischen Veränderungen der Niere führen. Es kann sich auch bei der primären, konstitutionellen Gicht im Endstadium eine Gefäßschrumpfniere finden; es ist aber nicht die Regel, daß die funktionelle Nierenstörung zu einer anatomischen Veränderung der Niere führen muß. Siehe S. 209 die Krankengeschichten und Stoffwechselkurven, aus denen eindeutig die hier besprochenen Anschauungen sich ableiten.

Wir haben gesehen, daß bei der primären, konstitutionellen sowie bei der sekundären Gicht eine Anreicherung der Säfte mit harnsaurem Natron stattfindet. Wir versuchten ferner (S. 187) zu erklären, warum gerade das Knorpel- und Sehnengewebe prädestiniert scheint, aus den mit harnsaurem Natron im Übermaß beladenen Säften diesen Körper abzuscheiden. Wenngleich dort gezeigt ist, daß gewisse in der Zusammensetzung des Knorpel- und Sehnengewebes begründete Momente zur Auskrystallisation des harnsauren Natrons führen, so ist damit für die Erklärung der Pathogenese des akuten Gichtanfalls noch nichts gewonnen.

Die Pathogenese
des akuten
Gichtanfalls. Die Ansicht Ebsteins[212], daß eine Gewebsnekrose dem Anfall vorausginge und das auskrystallisierende harnsaure Natron einen Anfall auslöse, hat sich nicht als zutreffend erwiesen. His[213] wie auch Minkowski[214] konnten zeigen, daß das Auskrystallisieren von Uraten die Nekrose verursacht und nicht umgekehrt. Das Charakteristische des Gichtanfalles ist eine lokale entzündliche Schwellung, die mit stärksten Schmerzen plötzlich einsetzt. Unmittelbar vor dem Auftreten des Gichtanfalles sinkt die Kurve der endogenen Harnsäureausscheidung. Charakteristisch für diese Kurve ist, daß sowohl die Gesamtmenge der ausgeschiedenen Harnsäure als auch die prozentuale Konzentration im Urin stark zurückgeht. Unmittelbar nach dem Anfall, d. h. bereits im Abklingen des Anfalls, setzt eine Ausschwemmung von Harnsäure ein, die im wesentlichen durch Diurese, aber auch durch eine Konzentrationssteigerung der Harnsäure im Urin bedingt ist. Hierbei kann die Konzentration der Harnsäure im Urin höher sein als in anfallsfreien Perioden. Nach dieser kurzen, meist nur 1—2 Tage dauernden Steigerung der Harnsäurekonzentration setzt abermals ein starkes Zurückgehen der Harnsäurekonzentration im Urin ein.

Schwankungen der Harnsäurekonzentration im Urin können ausgelöst werden erstens durch eine Veränderung im Angebot, d. h. durch Veränderungen der Harnsäurekonzentration im Blute, zweitens durch nervöse Einflüsse, welche die Sekretionstätigkeit der Niere beeinflussen. Für den Gichtanfall kommt das erste dieser beiden Momente in Betracht, wenn es sich um plötzlich starke exogene Zufuhr von purinhaltiger Nahrung handelt. Briesmahlzeit, Genuß von Gänselebern kann einen Anfall auslösen. Wir sehen aber auch Anfälle auftreten, bei denen ein vermehrtes Angebot an Harnsäurebildnern nicht vorausgegangen ist; hier können nur endogene Einflüsse, die wohl mit dem Sekretionsvorgang der Niere im Zusammenhang stehen dürften, ursächliche Bedeutung haben. Ich brauche nur auf die auf S. 183 zitierten Beobachtungen hinzuweisen, wo gezeigt wurde, daß Sympathicusreizung die Harnsäureausscheidung steigert, Sympathicuslähmung die Harnsäureausscheidung vermindert. Derartige Schwankungen im Tonus des vegetativen Systems, besonders des sympathischen Anteils, haben Schwankungen der Sekretionsarbeit der Nieren im Gefolge und scheinen in hervorragendem Maße die Harnsäureausscheidung momentan zu beeinflussen. Ist nun bei der Gicht die Harnsäurekonzentrationsfähigkeit (ob primär durch eine krankhafte Veränderung der die Nierenzelle versorgenden Nerven oder durch funktionelle Momente der Nierenzelle selbst, möge offen bleiben) gestört, so könnte durch eine temporäre Schwankung des Sympathicotonus eine stärkere Retention der Harnsäure und damit ein Anfall ausgelöst werden. In der Tat kommt es beim Gichtanfall zunächst zur Depression der Harnsäurekonzentration, dann schlägt der Pendel nach der gegenteiligen Seite aus, es erfolgt die Harnsäureflut, um alsbald wieder auf die für die Gicht charakteristische niedere Harnsäurekonzentration im Urin zurückzusinken. Solche Schwankungen der Sekretion im Organismus sind immer durch funktionelle Momente, die vom Nervensystem ausgelöst werden, hervorgerufen. Ich möchte aber nun nicht behaupten, daß die durch Schwankungen im Tonus des vegetativen Systems hervorgerufenen Konzentrationsänderungen der Harnsäure im Urin und die damit verbundene momentane Retention die alleinige Ursache des akuten Gichtanfalles sind. Wir wissen, daß derartige Tonusänderungen im vegetativen System immer mit einer Verschiebung der im Serum gelösten Salze und der für die Lösungsbedingungen des harnsauren Natrons besonders wichtigen Anionen (Ca, K, Na) verbunden sind. Besteht nun durch die gichtische Konstitution eine verschlechterte Harnsäureausscheidung und demzufolge eine dauernde Urikämie, so kann eine momentane Tonusänderung im vegetativen System eine Steigerung der Urikämie zur Folge haben und gleichsinnig in dem lösenden Medium durch Verschiebung der Anionen die Löslichkeitsbedingungen des angestauten harnsauren Natrons verschlechtern. Es kommt dann an den Stellen, die durch besondere Zirkulationsverhältnisse und besondere Zusammensetzung den Vorgang der Auskrystallisation begünstigen zum Ausfallen des harnsauren Natriums. Das harnsaure Natrium wirkt, wie His[215] und Freudweiler[216] gezeigt haben, an diesen Stellen dann als entzündungserregend. Je nach der Größe der ausgefallenen Krystallmassen kann sich die Entzündung bis zum Absterben des Gewebes, bis zur Nekrose steigern.

Wenngleich über die Theorie der Gicht die Meinungen noch weit divergieren, so dürften fast alle Autoren in der Deutung des akuten Gichtanfalles so weit übereinstimmen, daß für das Zustandekommen des akuten Anfalles nervöse Momente im Vordergrund stehen. Bereits die klassischen Autoren Sydenham, Cullen, Duckworth sowie Minkowski, Klinkert[217] haben auf die nervösen Ursachen des Gichtanfalls hingewiesen. Umber[125] bezeichnet den Gichtanfall gewissermaßen als ein Gewitter im vegetativen System!

In neuester Zeit spricht Gudzent in seiner Abhandlung über Gicht und Rheumatismus die Auffassung aus, daß der ganze Komplex der Gicht als allergisches Syndrom aufzufassen sei. Die Allergie würde durch einen unbekannten, hypothetischen „Gichtstoff" ausgelöst. Wenngleich ich dieser Auffassug Gudzents, den gesamten gichtischen Komplex als allergischen anzusprechen, in keiner Weise beipflichten kann, so möchte ich doch hervorheben, daß gerade beim akuten Gichtanfall, wie bei allen Anfallskrankheiten, wie dies mit anderen Worten oben bereits ausgeführt wurde, allergische Momente eine Rolle spielen.

Wir haben gesehen, daß die Niere in ihrer Funktion der Harnsäuresekretion von vegetativen Einflüssen abhängig ist und stehen nicht an, den akuten Gichtanfall in dem ausgeführten Sinne durch anfallsweise auftretende Erregungszustände des vegetativen Systems in ihrer Auswirkung auf die $\overline{U}$-Retention zu deuten. Damit wäre der ganze Komplex des gichtischen Syndroms: niedere Harnsäurekonzentration im Urin bei hoher Harnsäurekonzentration im Blute, wie auch der akute Gichtanfall unter den gleichen ätiologischen Gesichtspunkten zu deuten versucht.

Zweifellos treten krankhafte Tonusveränderungen des vegetativen Systems nicht in dem Gesamtgebiet der vegetativ innervierten peripheren Organe in Erscheinung. Es müssen hier krankhafte Zustände einzelne Regionen dieses Systems isoliert betreffen. Es scheint fast, als wäre das Bindeglied all der Krankheiten, welche die Franzosen als Arthritismus bezeichnen — Asthma, Gicht, Urticaria, gewisse Ekzeme — die regionär verschieden auftretende Auswirkung krankhafter Erregungszustände vegetativer Organe. Das Merkwürdige dieser ganzen Gruppe von Krankheiten ist das anfallsweise Auftreten. Für jede dieser Krankheiten kennen wir endogene und exogene Ursachen. Ein Asthmaanfall kann bei der gleichen Person ebenso durch die Anwesenheit bestimmter pflanzlicher Miasmen in der Luft als durch einen momentanen Schreck ausgelöst werden. Ein Gichtanfall kann sich unmittelbar nach einer fleisch- und alkoholreichen Mahlzeit melden, als auch durch ein auf das gichtische Gelenk einwirkendes körperliches Trauma bedingt sein. Bei diesen Anfallskrankheiten ist die Materia peccans, seien es pflanzliche Miasmen, sei es die Harnsäure oder andere endogen entstandene Stoffwechselprodukte, ständig vorhanden. Trotzdem tritt die Krankheit selbst nur in sehr weiten Zwischenräumen in Anfällen auf. Diese Erscheinung kann eben nur gedeutet werden in dem wechselnden Ansprechen des vegetativen Substrates. Das Konzentrationsvermögen der Niere für die Harnsäure ist der meßbare Indicator, die empfindlichste Teilfunktion dieses vegetativ innervierten Organes. Obgleich bei der primär konstitutionellen Gicht das Konzentrationsvermögen für die Harnsäure meistens dauernd herabgemindert ist, kommt es doch entsprechend dieser unserer Auffassung der Krankheitsgenese zu zeitlichen Schwankungen, so daß man auch bei der primären konstitutionellen Gicht Zeiten relativ guten Konzentrationsvermögens für die Harnsäure finden kann. Das Charakteristische aber bleibt die vegetativ bedingte Schwankung, die unmittelbar dem Anfall vorausgehende Depression, mit der dem Anfall folgenden Steigerung der Konzentration.

Wir wissen aber nicht, was diese temporären Schwankungen des vegetativen Systems, die noch dazu lokal begrenzt sind und sich nur an gewissen Organen auswirken, beim Asthma an den Bronchien, bei der Gicht an den secernierenden Nierenepithelien, verursacht oder auslöst. Die Harnsäureretention und die Tophusbildung sind die Folge einer Funktionsstörung der Niere, deren auslösendes Moment bei der primären konstitutionellen Gicht wir mit dem Namen konstitutionelle oder ererbte Minderwertigkeit belegen. Wir müssen uns aber darüber im klaren sein, daß wir hinter dem Wort „konstitutionell" unsere eigentliche Unkenntnis der wahren Ursache einer Funktionsstörung verbergen.

D. Klinik der Gicht (Arthritis urica).

Das Wort „Gicht" als Krankheitsbezeichnung ist neueren Ursprungs (13. Jahrhundert Radulfe[233]) und leitet sich wohl von dem lateinischen Wort „gutta", der Tropfen, ab. Die Einführung dieses Wortes stammt aus den Zeiten der Humoralpathologie, wo man eine fehlerhafte Absonderung derartiger „Tropfen" aus den Körperflüssigkeiten annahm. Die älteren Krankheitsnamen sind griechischen Ursprungs „Podagra", „Chiragra". „Tollere nodosam nescit medicina podagram". Ovid, Ep. ex Ponto, 1, 3, 23.

Bereits die Ägypter und Araber wußten um diese Krankheit, obgleich nicht mit Sicherheit festzustellen ist, wieweit bereits damals chronische Arthritiden mit der richtigen Gicht zusammengeworfen wurden. Die Feststellung von Gelenkveränderungen an ägyptischen Mumien sagt nichts über das Vorkommen von Gicht bei den Ägyptern, im Gegenteil, es wird behauptet, daß gerade die puritanisch lebenden Ägypter von der richtigen Gicht nahezu befreit waren. In den griechischen und römischen medizinischen Schriften tritt bereits die Ansicht hervor, daß einfach lebende Völker keine Gicht haben, daß Griechen und Römer zu Zeiten ihres Aufstieges bei einfacher Lebensweise von der Krankheit verschont waren, während zur Zeit des Verfalles, bei Überhandnehmen von ausschweifender Lebensweise, von Luxus und Völlerei, die Gicht eine Begleiterscheinung der Dekadenz des Volkes sei. So wird behauptet, daß zur Zeit des römischen Verfalles sogar die Frauen, die von der Gicht relativ verschont bleiben, infolge der Ausschweifungen in stärkerem Maße von der gichtischen Krankheit befallen wurden (Seneca[233]). Es war schon damals beobachtet, daß in Zeiten schwerer Kriege, in Zeiten der Not die Erkrankungen an Gicht nahezu verschwinden, eine Erfahrung, die wir in Deutschland aus den Zeiten der Kriegshungersnot vollauf bestätigen können. Erst viele Jahre nach dem Weltkrieg konnten wir gleichzeitig mit dem Beginn reichlicher Ernährung wieder Gichtanfälle beobachten.

Merkwürdig ist die Angabe, daß in Indien bei den vegetarisch lebenden Hindus die Gicht unbekannt sei, hingegen bei den fleischliebenden Persern unter den gleichen klimatischen Bedingungen nicht allzu selten anzutreffen ist. Das klassische Land der Gicht ist England mit seiner überwiegenden Fleischkost. Erst in neuerer Zeit, wo auch in England der Fleischkonsum im Rückgang ist, wird ein Zurückgehen der Gicht in diesem Lande beobachtet. Es galt in früheren Zeiten in England als eine besonders vornehme Eigenschaft, gichtkrank zu sein. Die Gicht ist die Krankheit des Wohlstandes und des üppigen Lebens. Diese Erkenntnis geht durch alle Gichtbeschreibungen des Altertums bis zur Neuzeit.

Im Wandel der Zeiten haben sich die Ansichten über die Entstehung der Gicht außerordentlich geändert. In den ältesten Zeiten der griechischen Medizin glaubte man, daß das Gehirn, dem man wie einer Drüse sekretorische Eigenschaften zuschrieb, das gichtische Gift an den Körper secerniere. Die spätere humoralpathologische Ansicht der Griechen sah in der Gicht eine besondere humoral entstehende Erkrankung, die durch eine krankhafte Zusammensetzung der Körperflüssigkeiten verursacht sei. Die medizinischen Schriften erschöpfen sich in der Beschreibung der sehr gut beobachteten gichtischen Zustände (Aretaeus v. Cappadocien[233]), ohne näher auf die wahre Ursache der falschen Mischung der Säfte einzugehen, lediglich die Völlerei wird für das Zustandekommen der Dyskrasie angeschuldigt. Caelius Aurelianus[233] machte als erster auf die Erblichkeit dieser Krankheit aufmerksam. Im Mittelalter beschäftigte sich Paracelsus[233] mit der Gicht und besonders mit dem Tartarus, dessen „schleimig-zähig Wesen voll erdiger Salze wie höllisches Feuer brennt". Boerhave[233] glaubte, daß die Gicht eine ansteckende Krankheit sei, ohne hierfür entscheidende Gesichtspunkte anführen zu können. Seine Schüler van Swieten[233] und de Haën[233] meinen, daß eine gichtische Dyspepsie die Ursache der fehlerhaften Säftemischung sei. Einen neuen Gesichtspunkt in die Lehre der Gicht brachte der große schottische Arzt William Cullen[233] (1710—1790), der als erster das konstitutionelle Moment der Gicht hervorhebt: „The gout was the outcome of a peculiar bodily conformation, and more especially of an affection of the nervous system." In genialer Konzeption lehrte er, daß die in den Gichtknoten vorhandene Substanz nicht die Ursache, sondern die Folge der Gicht sei.

Fast gleichzeitig beschrieb der Deutsche Scheele[11] in dem damals schwedischen Stralsund eine von ihm in Harnsteinen gefundene Säure, die er „Harnsäure" nannte. Durch den Nachweis der Harnsäure in den gichtischen Konkrementen (Wollaston[197] 1797) war die Beziehung der Harnsäure zur Gicht gewonnen. Merkwürdigerweise konnten sich die Beziehungen der Harnsäure zur Gicht bei den damaligen Ärzten nicht durchsetzen. Die falsch interpretierte

Cullensche Lehre beherrschte das Feld, und man glaubte, die Harnsäureablagerungen seien ein mehr zufälliges Ereignis; sogar der bedeutende Anatom Henle[234] (1847) sah in den Harnsäureablagerungen mehr etwas Zufälliges und glaubte die Ursache der Gicht mehr in einer zentralen nervösen Störung zu suchen. Die Brücke von der genialen Intuition Cullens zu den tatsächlichen Feststellungen Wollastons konnte damals nicht gefunden werden. Als im Jahre 1860 der ältere Garrod[203] im Blute des Gichtkranken harnsaures Natron nachwies, war die Grundlage geschaffen, die Zusammenhänge der Gichtpathologie zu ergründen. Garrod war der erste, der auf die Bedeutung der Niere für das Zustandekommen der Gicht hinwies. Garrod glaubte, daß eine anatomische Schädigung der Niere die Ursache der Harnsäureretention sei. Er sah in der anatomischen Veränderung der Niere die Ursache der Gicht. Wie so oft in der Medizin, wurde auch hier beim Auffinden einer neuen Tatsache, die einen Teil des Krankheitsgeschehens erklärt, die Neuerkenntnis einseitig übertrieben ausgewertet und dadurch die Zusammenhänge verloren. Die Harnsäure wird nunmehr als die alleinige Ursache der Gicht angesprochen. Die Urikämie steht im Brennpunkt der Gichtpathologie.

Die Anhäufungen von Harnsäure im Körper sind aber nicht die Ursache, sondern die Folge der Gicht. Wir haben im theoretischen Teil zu beweisen versucht, daß die Gicht durch eine verminderte oder zeitweise verminderte Fähigkeit der Niere, die Harnsäure in den Urin zu konzentrieren, verursacht ist. Diese Partialfunktionsstörung der Niere dürfe letzten Endes vom Nervensystem abhängig sein, so daß die Störung nicht zuletzt in der Niere selbst als in den ihr übergeordneten die Funktion auslösenden nervösen Organen zu suchen ist.

Klinik der Gicht. Wir unterscheiden eine primäre konstitutionelle Gicht und eine sekundäre Gicht. In dem Vorausgehenden haben wir zu zeigen versucht, daß die Ursache der primären konstitutionellen Gicht in einer Störung des Harnsäurekonzentrationsvermögens der Niere begründet ist. Das Vermögen, die Harnsäure zu konzentrieren, unterliegt bei der primären Gicht starken temporären Schwankungen, ist aber meist an der unteren Grenze der Norm. Die anderen Funktionen der Niere (Harnstoffausscheidung, NaCl-Ausscheidung usw.) sind bei der primären konstitutionellen Gicht sehr lange Zeit ungestört.

Die sekundäre Gicht ist im Gegensatz zur primären Gicht keine isolierte Funktionsstörung. Die sekundäre Gicht wird durch eine schwere organische Veränderung der Niere, meist entzündlicher Art, hervorgerufen. Bei der sekundären Gicht sind alle Funktionen der Niere gestört. Es kommt neben der Retention von Harnstoff, NaCl und anderen N-haltigen Bestandteilen auch zur Retention von Harnsäure, die wegen ihrer besonderen Eigenschaften dann die Ursache von gichtischen Ablagerungen sein kann. Bei der sekundären Gicht ist das chronische Nierenleiden das Primäre, die Harnsäureretention und die gichtische Ablagerung das Sekundäre. Die sekundäre Gicht tritt als Komplikation eines schweren organischen Nierenleidens, meist bei Schrumpfnieren, in Erscheinung.

1. Primäre konstitutionelle Gicht.

Der akute Gichtanfall. Den akuten Gichtanfall der primären, konstitutionellen Gicht hat der große Gichtkenner Sydenham[238], den Garrod als den englischen Hippokrates bezeichnet und der selbst ein Opfer dieser Krankheit war, so klassisch an sich beschrieben, daß ich seine Darstellung, als für alle Zeiten mustergültig, hier (nach Garrod, S. 20, nach Umber[235]) zitieren möchte:

„Gegen Ende Januar oder zu Anfang Februar brach die Krankheit aus. Die Vorboten des Anfalls waren Indigestionen und Kruditäten des Magens, an welchen der Kranke seit einigen Wochen gelitten hatte. Er fühlte seinen Körper geschwollen, schwer und aufgebläht, und diese Symptome nahmen bis zum Ausbruch des Anfalls zu. Dem Anfall selbst gingen einige Tage Torpor und ein Gefühl von Flatus längs der Beine und der Schenkel vorher, außerdem war eine krampfhafte Affektion zugegen und den Tag vor dem Anfall war der Appetit unnatürlich stark. Der Kranke ging zu Bett und hatte einen gesunden Schlaf. Um 2 Uhr morgens wurde er durch einen heftigen Schmerz in der großen Zehe geweckt, Rist, Ferse und Knöchel schmerzten seltener. Der Schmerz gleicht dem einer Verrenkung, und doch fühlen sich die leidenden Teile, als wenn kaltes Wasser auf sie gegossen wäre. Darauf folgten Frostschauer und ein wenig Fieber. Der anfangs mäßige Schmerz wurde heftiger und damit steigerten sich auch die Frostschauer. Nach einiger Zeit erreichten die Symptome ihre Höhe, der Schmerz hielt sich an die Knochen und Bänder des Tarsus und Metatarsus und war bald spannend und reißend, bald nagend, bald drückend und einschnürend. Der leidende Teil war so empfindlich, daß er weder das Gewicht der Bettücher noch die Erschütterung des Bodens durch das Gehen einer Person im Zimmer ertragen konnte. Die Nacht war peinlich, schlaflos und höchst unruhig. Das Herumwerfen des Körpers hielt ebenso an wie der Schmerz in dem leidenden Teile; der Kranke versuchte vergebens durch Lageveränderungen der Glieder und des ganzen Körpers einen Nachlaß des Schmerzes zu gewinnen; dieser Nachlaß folgte erst am Morgen des nächsten Tages, und eine solche Zeit ist erforderlich zu der mäßigen Digestion der Materia peccans. Der Kranke fühlte plötzlich eine leichte Remission, die er irrtümlich der letzten Lageveränderung zuschrieb; darauf folgte eine milde Transpiration und Schlaf. Beim Erwachen war er freier von Schmerz, fand aber den leidenden Teil geschwollen. Bis jetzt hat die sichtbare Geschwulst ihren Sitz nur in den Venen des leidenden Gelenkes. Wenn die Erzeugung der Gichtstoffe reichlich ist, so dauert der Schmerz am nächsten Tag und wohl auch die nächsten zwei Tage fort, exacerbiert gegen Abend und remittiert gegen Morgen. Einige Tage später schwillt der andere Fuß an und leidet in gleicher Weise. Der Schmerz in dem zweitbefallenen Fuß beschwichtigt das Leiden in dem zuerst befallenen. Je heftiger der Schmerz in dem einen, desto vollkommener der Nachlaß in dem anderen. Zuweilen ist am ersten Krankheitstag die Materia peccans so reichlich, daß der eine Fuß zu ihrer Ausscheidung nicht ausreicht; die Krankheit befällt dann beide Füße mit gleicher Heftigkeit, doch gewöhnlich einen nach dem anderen. Nachdem sie beide Füße befallen hat, werden die Anfälle sowohl hinsichtlich ihrer Eintrittszeit als ihrer Dauer unregelmäßig; eines nur ist konstant: die Exacerbation der Schmerzen gegen Abend und ihre Remission gegen Morgen. Nun bildet eine Reihe von leichteren Anfällen einen wahren Gichtanfall, der lang oder kurz ist, je nach dem Alter des Kranken. Daß ein Anfall von zwei- bis dreimonatiger Dauer nur als ein Anfall zu betrachten sei, das ist ein Irrtum; er ist eher eine Reihe von leichteren Anfällen, von diesen ist jeder spätere milder als der vorhergehende, so daß die Materia peccans allmählich ausgeschieden wird und Genesung erfolgt. Bei starken Konstitutionen, die noch weniger Anfälle bestanden haben, dauert ein Anfall nicht länger als 14 Tage, bei vorgeschrittenem Alter und geschwächter Konstitution kann er zwei Monate währen. Im hohen Alter und bei Konstitutionen, welche durch frühere Gichtanfälle sehr heruntergekommen sind, kann die Krankheit bis tief in den Sommer hinein anhalten. In den ersten 14 Tagen ist der Harn hoch gefärbt, enthält viel Grieß und liefert ein rotes Sediment. Seine Menge beträgt weniger als den dritten Teil der vom Kranken genossenen Getränke. Während dieser Zeit ist der Unterleib verstopft. Mangel an Appetit, allgemeines Frösteln gegen Abend, Müdigkeit und Wehegefühl in den leidenden Teilen sind ständige Begleiter des Anfalls. Wenn der

Anfall schwindet, juckt der Fuß besonders zwischen den Zehen unerträglich, und die Haut des Fußes schuppt sich ab. Kraft und Appetit kehren zurück, und zw. im geraden Verhältnis zur Heftigkeit der letzten Anfälle. In demselben Verhältnis wird die Frist bis zum nächsten Anfall länger oder kürzer sein: wenn der Anfall heftig war, so wird der nächste Anfall nicht eher als zu derselben Zeit im nächsten Jahre erscheinen.‟

So weit Sydenham[123]. Der akute Anfall muß sich nicht immer durch Vorboten ankündigen. Er kann auch plötzlich ohne jegliches körperliches Unbehagen aus heiterem Himmel einsetzen.

Direktor G., 43 Jahre alt, nie krank, körperlich von athletischer Gestalt. Abends großes Zechgelage, fährt im Auto nachts ohne jedes körperliches Unbehagen ab. Verspürt plötzlich während der Fahrt einen bohrenden Schmerz in der großen Zehe, der sich bis zur Unerträglichkeit steigert. Er muß den Schuh ausziehen, kann nicht mehr auftreten. Jede Erschütterung des Autos steigert den Schmerz. Andern Morgens kommt der Patient in meine Behandlung. Typischer Gichtanfall an der großen Zehe. Blutharnsäure 7 mg %, Urinharnsäure 42 mg %. Über den weiteren Fortgang dieser besonderen Gichtattacke wird später noch berichtet; s. S. 203.

Der akute Gichtanfall wird bisweilen durch ein äußeres Trauma ausgelöst.

Fabrikant H., 56 Jahre alt, mehrmalige Anfälle an beiden großen Zehengelenken in der Anamnese, klemmt seinen Fuß im Betriebe in eine Maschine. Nach 3 Stunden richtiger Gichtanfall in der Großzehe, die sich deutlich von dem gequetschten Vorderfuß durch Farbe und Empfindlichkeit abgrenzt.

Es wird berichtet, daß auch Erregungszustände, starke berufliche Aufregung einen akuten Anfall auslösen können. Auch sollen fieberhafte Krankheiten Veranlassung zu akuten Anfällen bei Gichtkranken geben. A. Fraenkel berichtet durch H. Doll von fünf Gichtkranken, die bei Ausschwemmung cardialer Ödeme Anfälle bekommen haben. Einen besonders charakteristischen Anfall nach der Lösung einer Pneumonie konnte ich bei einem älteren Arzte beobachten. Die bei der Lysis der Pneumonie vermehrte endogene Harnsäure führte hier unmittelbar den akuten Anfall herbei.

Sanitätsrat Go. wurde in die Klinik wegen Pneumonie des rechten Unterlappens aufgenommen. Der 65jährige Patient krisierte am 8. Tag der Lungenentzündung. Am gleichen Tag typischer Gichtanfall am früher schon mehrmals gichtisch erkrankten Großzehengelenk.

Das Aussehen des akut befallenen gichtischen Gelenkes gleicht dem einer Phlegmone, gegenüber der akuten Gelenksentzündung infektiöser Natur ist bei der gichtischen Entzündung die Farbe der Haut nicht rosa, sondern meist livid verfärbt. Die Haut ist prall gespannt, papierdünn, so daß infolge gleichzeitig vorhandenen entzündlichen Ödems bei nur oberflächlicher Betrachtung der Eindruck einer prall elastischen Geschwulst entstehen kann. Ich erinnere mich eines Kranken, der im ersten akuten Anfall als fälschlich diagnostizierte Phlegmone unter das Messer des Chirurgen kam. Nach dem Anfall schilfert die Haut unter Jucken ab, meistens noch während die Entzündung besteht. Gleichzeitig bildet sich an dem Nagel eine tiefe Kerbe aus, so daß man manchmal an den Kerben der Nägel die Zeitabstände der Gichtanfälle bemessen kann. Sehr oft wird auch der Nagel brüchig und geht ab.

Die Dauer des akuten Gichtanfalls ist ganz unbestimmt. Gewöhnlich sagt man, der Anfall dauert nur einige Tage. Die Schmerzhaftigkeit bliebe länger bestehen. Dies ist nur bedingt richtig. Höheres remittierendes Fieber besteht allerdings nur kurze Zeit. Es kann bis zu 39° sich erheben, es kann aber auch nur zu subfebrilen Temperaturen kommen. Das Fieber geht in der Mehrzahl der Fälle nach einigen Tagen vollständig zurück, während die schmerzhafte Entzündung weiterbesteht und in wiederholten Exacerbationen wochenlang fortdauern kann. In der Regel spricht man dann von gehäuften Anfällen, obgleich eine Kontinuität vom ersten Anfallstag an besteht und nur das Fieber geschwunden ist. Ein derartiger Anfall kann sich über lange Zeit hinziehen, sofern nicht eine zweckmäßige Therapie den Anfall coupiert. Der Harnsäuregehalt des Blutes ist während des Anfalls hoch. Verschiedentlich wird angegeben, daß unmittelbar vor dem Anfall die Blutharnsäure über das schon erhöhte Niveau noch weiter angestiegen ist. Im Anfall selbst sinkt die Blutharnsäure etwas. Der hochgestellte Fieberharn zeigt bei den schweren chronischen Gichtkranken auch im Anfall nur niedrige Konzentrationen der Harnsäure, während bei den ersten Anfällen die Harnsäurekonzentration im Urin sich noch zu normalen Konzentrationswerten steigern kann. Meistens geschieht aber auch bei den erstmals im akuten Gichtanfall erkrankten Patienten die Harnsäureausscheidung unmittelbar nach dem Anfall durch gesteigerte Diurese und nicht durch Erhöhung der Konzentration. Es wurde gegen unsere Auffassung, daß die Gicht durch eine isolierte Unfähigkeit, die Harnsäure zu konzentrieren, verursacht sei, angeführt, daß bei manchen Kranken gerade im Gichtanfall die Konzentrationsfähigkeit für die Harnsäure sich erhöht. Dies geschieht nur in den seltensten Fällen und beweist nur, daß funktionelle nervöse Momente mit abnormen und extremen Schwankungen für die Pathogenese der Gicht eine Rolle spielen.

Das Großzehengelenk ist bei der Mehrzahl der Fälle am ersten und häufigsten betroffen (Scudamore, von 516 Gichtkranken 373 am Großzehengelenk). Die ersten Anfälle sind fast immer am Großzehengelenk. In späteren Anfällen können die verschiedensten Gelenke und Sehnenscheiden befallen sein. Es macht den Eindruck, als ob mehrere Gichtanfälle das primär befallene Gelenk bei späteren Anfällen nicht mehr mit einer akuten Entzündung reagieren lassen. Die Harnsäureablagerung macht an den mehrmals befallenen Gelenken bei jedem Anfall Fortschritte, ohne daß akute Erscheinungen aufzutreten brauchen, während frisch befallene Gelenke immer die Symptome des akuten Anfalles zeigen. Es ist aber damit nicht gesagt, daß nicht auch nach vielen Jahren, nachdem schon viele Wellen von Anfällen über den Körper gegangen sind, auch die primär befallenen Gelenke wieder Zeichen des akuten Anfalles bieten können.

Alle Gelenke, auch die Wirbelgelenke, das Sternoclaviculargelenk und die Kiefergelenke, können gichtisch erkranken. Einen ersten Gichtanfall sah ich in diesen Gelenken nie, sie erkranken in der Regel erst dann, wenn die Gicht schon anderorts schwere Veränderungen gesetzt hat. Gleichzeitig mit den Gelenken kann der akute Anfall sich auch an Schleimbeuteln und Sehnenscheiden lokalisieren. Ich habe schon Anfälle gesehen, die in der Muskulatur, und zwar hauptsächlich an den Weichteilen der Endphalanx der Finger, gesessen haben. Hier sind auch späterhin direkt in den Weichteilen uratische Ablagerungen in Form kleiner Tophi zu erkennen.

Außer den beschriebenen Lokalisationen an Gelenken, Sehnenscheiden und Muskulatur sollen anfallsweise gichtische Entzündungen auch an anderen Körperteilen vorkommen. Derartige Angaben sind sehr kritisch zu werten, da beim Gichtkranken auch andersartige Entzündungserscheinungen auftreten können. Zweifellos gibt es gichtische Entzündungen an anderen Organen, ich sah aber nie derartige Entzündungen (Episkleritis, Periphlebitis), ohne daß gleichzeitig ein Gelenkanfall sie begleitet hätte. Die Gichtanfälle an den großen Zehen können sich mit jahrelangen Pausen immer wiederholen, ohne daß es zur Erkrankung anderer Gelenke kommt; sichtbare Verkrümmungen brauchen hierbei nicht einmal am Großzehengelenk aufzutreten. Das Podagra verläuft als harmlose Erkrankung. Ganz anders gestaltet sich das Bild, wenn die Gicht auch die übrigen Gelenke in Mitleidenschaft zieht. Entsprechend der polyartikulären Verlaufsart ähneln bei der chronischen Gicht die klinischen Erscheinungen den Erscheinungen beim chronisch entzündlichen Gelenkrheumatismus. Die einzelnen Schübe sind hier wie dort mit Schmerzen, Entzündungen und subfebrilen Temperaturen begleitet. Nur der Entzündungserreger ist verschieden, hier die Harnsäure, dort der Infekt. Meistenteils geht bei der chronischen Gicht den einzelnen Schüben die Tophusbildung, d. h. die Ablagerung von harnsaurem Natron, parallel. Durch die immer wieder rezidivierende Entzündung werden bei der Gicht schwere Veränderungen am periarthritischen Gewebe gesetzt. Die Gelenke eines chronisch Gichtkranken würden sich an der äußeren Form durch nichts von den Gelenken einer chronisch entzündlichen Arthritis unterscheiden, wenn nicht die Tophusbildung im periartikulären Gewebe oder in der Muskulatur dem betreffenden Gelenke ein besonderes Gepräge geben würde. Die von außen sichtbare Tophusbildung kann aber auch fehlen, so daß auch äußerlich die chronische Gicht einem entzündlichen Rheumatismus gleichen kann. Auf die spezielle Eigenart der gichtischen Arthritis mit ihrer Tophusbildung im Knochen soll

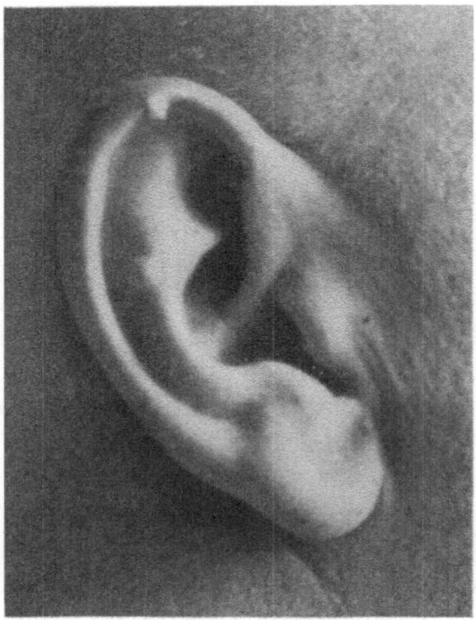

Abb. 52.
Gichtperlen am Helix und Anthelix.

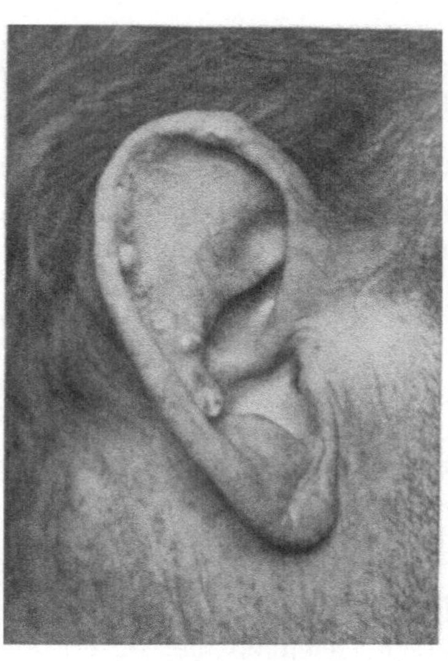

Abb. 53. Multiple Harnsäureablagerungen
in der Ohrmuschel.

weiter unten bei der Röntgendiagnose der Gicht eingegangen werden. Hier sei nur hervorgehoben, daß wir in gleicher Weise wie beim chronischen Gelenkrheumatismus bei der Gicht periarthritische und ostarthritische Veränderungen haben, die anatomisch gleichartig zu sein scheinen. Die chronische Gicht kann durch ihre schwere anatomische Veränderung der Gelenke zu Beschwerden und richtigen Schmerzanfällen führen, ohne daß ein neuer Anfall die Ursache der Beschwerden zu sein brauchte. Hier steht dann das Bild der schweren Arthritis deformans im Vordergrunde des klinischen Bildes, die Gicht als Ursache tritt in der Erscheinung bei diesen Formen zurück.

Entstehung des Tophus.
Der „Tophus", die sichtbare Ablagerung von Natriumurat, bildet sich meist erst, nachdem mehrere Anfälle über das Gelenk hinweggezogen sind. Die Haut bleibt nach dem Anfall papierdünn, es schimmern ein oder mehrere gelblichweiße bis zu erbsengroße Knötchen durch die dünne Haut hindurch. Manchmal kommt es zu einem Zusammenfließen dieser Knötchen, zu einem größeren Knoten, der erweicht und Fluktuation zeigen kann. Sehr oft bricht dann der

erweichte Knoten nach außen durch, es entleert sich eine breiige, weiße, kalkartige Masse. Achtet der Kranke auf diese ständig secernierende Tophusfistel nicht, so kommt es zur Sekundärinfektion, zum „Gichtgeschwür“. Derartige infizierte Tophi müssen abgetragen werden, da sie selten spontan ausheilen. Die entleerten Massen bestehen aus harnsaurem Natron (Abbildung s. S. 223). Man soll sich hüten, Tophi der Schleimbeutel oder Sehnenscheiden zu eröffnen, da meistenteils Fisteln zurückbleiben, die in das Gelenk durchbrechen und infolge Mischinfektion zur Vereiterung des Gelenkes führen können. Infolge der Einschmelzung von Knochensubstanz durch den Tophus kommt es zu ganz bizarren Formen der Gichthände; geschwulstartige Auftreibungen, Subluxationen, vollständiges Verkümmern einzelner Fingerglieder können einer Gichthand und einem Gichtfuß ein groteskes Aussehen verleihen. Im Gegensatz zu deformierenden Gelenkerkrankungen anderer Ätiologie sind Fixationen im Phalangealgrundgelenk selten. Gerade die als charakteristisch für die Gicht in früherer Zeit angenommene Seehundsflossenstellung der Finger, welche auf kapsulären Veränderungen der Phalangealgrundgelenke beruht, ist für die Arthritis urica nicht pathognomonisch.

Als Stigma der Gicht gilt der Ohrtophus, eine kleine weißliche Perle am Helix der Ohrmuschel. Es können mehrere derartige Perlen, die auch an anderen Stellen des Ohres sitzen können, vorhanden sein. Alle Tophi am Ohr sind auf ihrer Unterlage verschieblich und können dadurch von den zur Verwechslung Anlaß gebenden Mißbildungen des Ohrknorpels unterschieden werden. Ein Ohrtophus kann ohne Gefahr der Infektion zu diagnostischen Zwecken geöffnet werden. Die entleerte breiige Masse zeigt unter dem Mikroskop einen Brei von feinen, büschelartig angeordneten Nadeln. Die Murexidprobe bestätigt, daß diese Nadeln harnsaures Natron sind. Der Ohrtophus ist bei weitem nicht bei allen Gichtkranken vorhanden. Wenngleich der zweifelsfreie Nachweis eines Tophus am Ohr die Diagnose einer gichtischen Erkrankung erleichtert, so kann aus dem Fehlen des Ohrtophus für oder gegen die Diagnose Gicht wenig gesagt werden.

Mit dem gichtischen Tophus können Knoten im periartikulären Gewebe und auch in der Muskulatur beim chronisch schleichenden Gelenkrheumatismus verwechselt werden. Die Prädilektionsstellen dieser rheumatoiden Knoten sind der Ellenbogen und der Handrücken. Sie fühlen sich wie ein Gichtknoten körnig und hart an, ihr Substrat ist aber nicht die Ablagerung von Harnsäure oder Kalksalzen, sondern eine harte Nekrose aufgefaserten, kollagenen, fibrösen Gewebes mit starker proliferativer Zellvermehrung, die wallartig die fibröse Nekrose umgibt (Abb. 54—57). Auch knötchenartige Verdickungen an den Endphalangen, die besonders häufig bei Frauen auftreten, sind als gichtische Tophi gedeutet worden. Diese Knoten, welche zuerst Heberden[237] beschrieben hat, haben mit der Arthritis urica gar nichts zu

Differentialdiagnose des Gichtknotens.

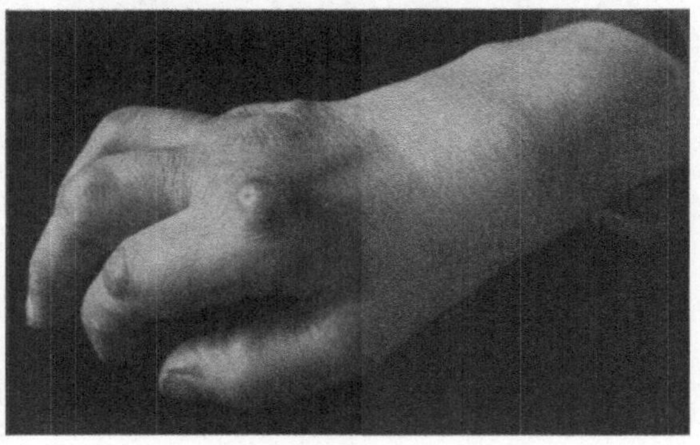

Abb. 54. Rheumatismus nodosus. 34jährige Frau M.: Die Gelenkveränderungen entwickelten sich allmählich ohne große Fieberschübe mit subfebrilen Temperaturen. Im Röntgenbild keine Veränderungen am Knochen; lediglich kapsuläre Veränderungen. Knoten an beiden Händen, am Ellbogen und an den Füßen.

Heberdensche Knoten.

tun. Wir finden sie bei Frauen im Klimakterium besonders häufig (Abb. 58). Die Heberdenschen Knoten können zwar isoliert auftreten, sind aber auch die Teilerscheinung einer allgemeinen Gelenkerkrankung, die mit großer Wahrscheinlichkeit mit regressiven Veränderungen der Genitalorgane zusammenhängt. Bei den Frauen sind sie besonders häufig, weil das Klimakterium bei der Frau ein normaler Vorgang in relativ jungen Jahren ist, während die regressiven Veränderungen an den männlichen Geschlechtsorganen nur in beschränktem Maße in höherem Alter festzustellen sind. Die anatomischen Veränderungen bei den Heberdenschen Knötchen sind Exostosen und osteophytartige Wucherungen.

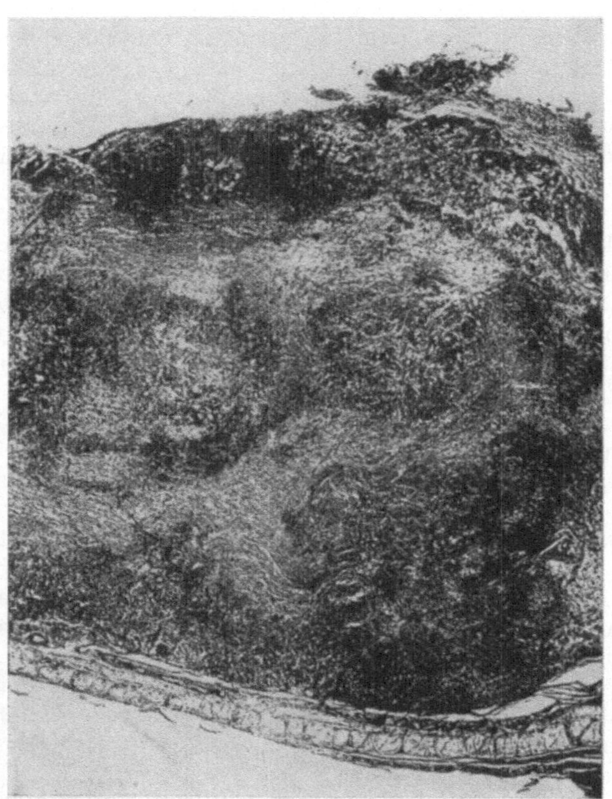

Abb. 55. Rheumatismus nodosus. Mikroskopischer Schnitt durch ein Rheumatismusknötchen. Histologisches Bild eines Knötchens der oben abgebildeten Hand der Frau M. (S. Gräff). Starke Anhäufung von Rundzellen. Dazwischen Riesenzellen, die wallartig aufgefasertes, kollagenes Gewebe, das zum größten Teil nekrotisch ist, umgeben. Das kollagene nekrotische Gewebe durchzieht landkartenartig das Präparat.

Brogsitter[238] hat in neuester Zeit Veränderungen an den Gefäßen als wesentlich für die Heberdenschen Knoten angesprochen. Aus dem Gesagten läßt sich schließen, daß die Heberdenschen Knötchen mit der Harnsäure nichts zu tun haben. Trotzdem erscheint es durchaus verständlich, daß auch bei Gichtkranken, besonders bei gichtkranken Frauen im Klimakterium, Heberdensche Knötchen, allerdings nicht im Zusammenhang mit der gichtischen Grundkrankheit, auftreten können.

Bei der Calcinosis universalis (s. S. 603) findet man ebenfalls Knoten, die mit Gichtknoten verwechselt werden können. Die Verwechslung ist deshalb besonders leicht, weil aus diesen Knoten ähnlich wie bei der Gicht sich weißliche Massen entleeren können. Die mikroskopische Untersuchung zeigt aber keine Nadeln von harnsaurem Natron, sondern amorphe Massen, welche sich in Salzsäure lösen und mit Oxalsäure Kalkreaktion geben.

Störungen, die mit der Gicht in Zusammenhang gebracht werden können. Man hat früher von einer visceralen Gicht, von einer Gicht, die „zurückgetreten" ist, gesprochen. Man hat damit Erscheinungen zusammengefaßt, die nicht in unmittelbaren Zusammenhang mit gichtischen Gelenkveränderungen zu stehen schienen. Sydenham erwähnt in seiner oben zitierten Darstellung des Gichtanfalles prämonitorische Symptome von seiten des Magen-Darm-Kanals. Späterhin sprach man direkt von einer Magen-Darm-Gicht, die sich in Darmkoliken, Durchfällen und Erbrechen als Äquivalente für den Anfall einstellen können. Obwohl es durchaus verständlich wäre, daß durch die abnormen Erregungszustände im vegetativen System, die wir als eine der Haupt-

ursachen der primären konstitutionellen Gicht angesprochen haben, auch Störungen der Darmfunktionen gleichsinnig der Störung der Nierenfunktion ausgelöst werden können, so sind doch die präzisen Angaben in der Literatur über derartige gichtische Krampfzustände des Darmes sehr spärlich. Umber[125] berichtet von solchen Kranken, und auch Ebstein[212] hat ein Alternieren mit dyspeptischen Magensymptomen zu beobachten geglaubt. Ich hatte nie Gelegenheit, derartige Darmsymptome bei Gichtkranken zu beobachten, ich möchte fast glauben, daß ein großer Teil der Magen-Darm-Erscheinungen, die bei Gichtkranken beschrieben wurden, auf Kosten der Medikation zu setzen sind. Heute, wo die Tinct. colchici

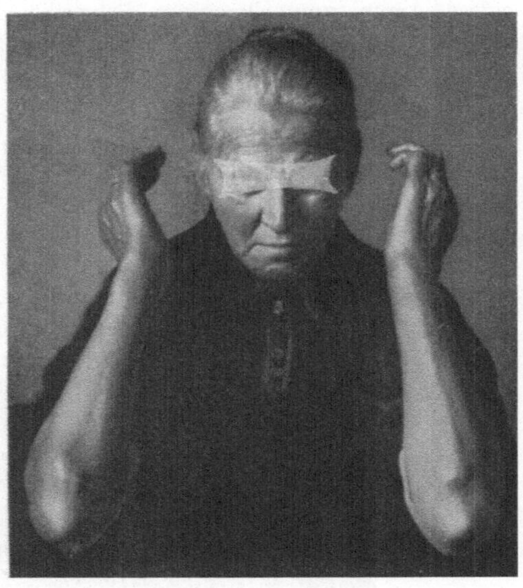

Abb. 56. Rheumatismus nodosus.

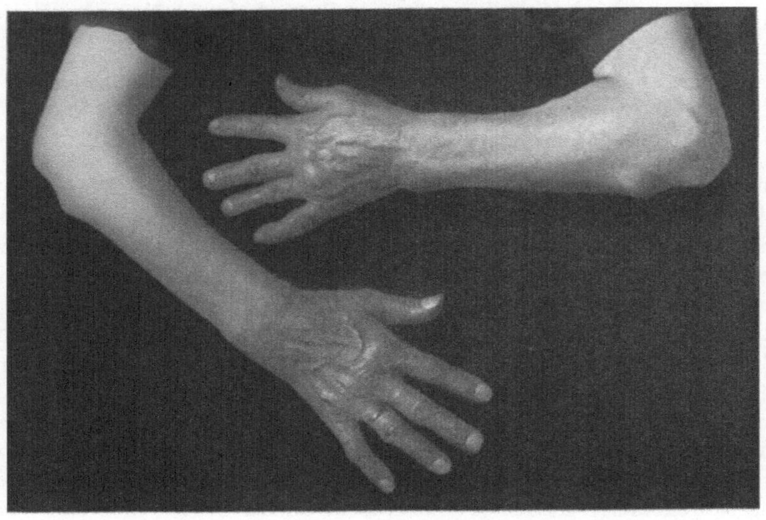

Abb. 57. Rheumatismus nodosus. Gleicher Fall wie Abb. 56.

Abb. 56—57. 63jährige Frau B. Allmählich sich entwickelnder schleichender Rheumatismus seit dem 40. Lebensjahr. Ganz allmählich bilden sich Knoten einige Zentimeter unterhalb des Olekranons und zu beiden Seiten der Hände aus. Die Knoten wurden histologisch untersucht und zeigten dasselbe Aussehen, wie es oben in der Abbildung 55 wiedergegeben wurde. An den Gelenken selbst kaum Veränderungen an den Knochen. Lediglich Zeichen periartikulärer und kapsulärer Prozesse.

nur mehr selten angewandt wird und an ihre Stelle reinere Präparate getreten sind, sind auch die Angaben über Magen-Darm-Beschwerden nahezu verschwunden. Es wäre nicht verwunderlich, wenn ein Zusammenhang der selten werdenden gichtischen Symptome des Magen-Darm-Traktus mit einer sinngemäßen und vorsichtigeren Colchicinmedikation zusammenhinge.

Arthritismus.   Die Franzosen fassen unter dem Begriff des „Arthritisme", die Gicht, gewisse Arten von Ekzemen, Psoriasis, Hypertension (sogar Arteriosklerose?), Migräne, Asthma bronchiale zusammen. In der Tat finden wir bei aufmerksamer Anamnese in der Familie von Gichtkranken Angaben, die eine Verwandtschaft dieser Krankheitsgruppe anzudeuten scheinen. Das Bindeglied, welches diese Gruppe zusammenhalten könnte, ist sicherlich nicht die verminderte Fähigkeit, Harnsäure auszuscheiden. Mit M. Weinschenk konnte ich[126] zeigen, daß Kranke dieser Gruppe (natürlich mit Ausnahme der Gicht) die Harnsäure im Urin wie Gesunde zu konzentrieren vermögen. Merkwürdigerweise bekam aber mancher dieser Kranken auf die Harnsäureinjektion anfallsweise Manifestationen der jeweiligen Beschwerden; so bekam einer der Kranken einen Asthmaanfall, der andere eine Verschlimmerung seines Ekzems, und wieder ein

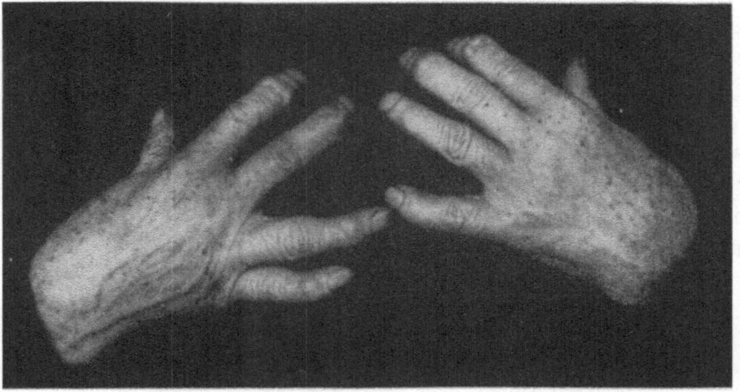

Abb. 58. Heberdensche Knötchen.

anderer einen Migräneanfall. Nicht die Harnsäure als chemische Substanz ist es, welche die einzelnen Anfälle bei diesen Krankheiten auslöste, sondern die charakteristische Eigentümlichkeit dieser ganzen Gruppe, auf die verschiedensten endogenen und exogenen Reize mit Krankheitsanfällen zu antworten. Obwohl bei manchen dieser Anfallskrankheiten eine Spezifität der Reize angenommen wird, so ist es doch in erster Linie die krankhaft veränderte Einstellung des Substrates, d. h. der vegetativen Innervation, welche durch den meistenteils nicht spezifischen Reiz zum Krankheitsanfall Veranlassung gibt. Das Moment, welches die Gruppe des Arthritisme verbindet, dürfte die krankhafte Reaktion des vegetativen Systems in den einzelnen Organen sein. Das Moment, welches die einzelnen Krankheiten dieser Gruppe trennt, ist einerseits die Tatsache, daß der krankhafte vegetative Tonus jeweils nur in einem Organ, also lokal begrenzt, sich kundgibt, andererseits, daß die exogenen und endogenen Reize, welche Anfälle auslösen können, bei den einzelnen Krankheiten dieser Gruppe verschieden sind (allergische Reaktion). Das familiäre Vorkommen der Krankheitsbilder dieser Gruppe ist nichts Ungewöhnliches, jedoch dürfte das alternierende Auftreten dieser Anfallskrankheiten an einer Person äußerst selten sein (Krankheitsgeschichte eines Arztes F., Umber[125] S. 434). Obgleich zugegeben wird, daß ätiologisch gewisse gemeinsame Momente bei diesen Anfallskrankheiten vorhanden sind, so ist doch die Kausalität jeder dieser Krankheitsbilder eine besondere. Aus diesem Grunde möchte ich durch den Begriff des Arthritismus das gichtische Syndrom nicht verwischen und die primäre konstitutionelle Gicht als streng zu differenzierende Krankheitseinheit betrachtet wissen.

„La goutte est aux artères ce qui le rhumatisme est aux cœur", dieses Wort Huchards[239] ist in diesem Sinne nicht richtig. Zweifellos ist die Harnsäure eine der vielen Substanzen, die bei gefäßlabilen Patienten Störungen hervorrufen kann. Diese Auffassung ist oben bei der Besprechung des Begriffes Arthritismus erläutert worden. Die von den Franzosen angenommenen Zusammenhänge mit der Hypertension sind in diesem Sinne zu werten. Sicher ist aber die Harnsäure nicht die „Substanz", welche für die Blutdruckerhöhung, d. h. für die Gefäßkontraktion, ausschließlich verantwortlich zu machen ist. Wir können nur sagen, daß wir bei der Gicht relativ häufig Gefäßveränderungen finden, und daß besonders bei den Endzuständen der primären konstitutionellen Gicht eine Gefäßschrumpfniere (arteriolosklerotische Schrumpfniere) festgestellt wird. Ein ätiologischer Zusammenhang mit der Arteriosklerose besteht sicher nicht, wenngleich auch manchmal in arteriosklerotischen Geschwüren der Gefäßwand Ablagerungen von Natriumurat gefunden wurden. Das Natriumurat befindet sich eben im Blute nur zum Teil in molekularer Lösung und wird sich niederschlagen, wo nekrotisches oder in seiner Vitalität herabgesetztes Gewebe als Krystallisationskern wirkt. Ebensowenig wie man von den Cholesterinen und anderen Lipoiden sagen kann, daß ein ätiologischer Zusammenhang zwischen ihnen und den Gefäßwandveränderungen besteht, ebensowenig kann man auch das harnsaure Natrium dafür verantwortlich machen. Zusammenfassend läßt sich sagen, daß Gicht und Gefäßveränderungen im Sinne der Gull- und Suttonschen „arterio-capillary fibrosis" (Arteriolosklerose) in den Endzuständen recht häufig zusammen vorkommen. Der ätiologische Zusammenhang der beiden Erscheinungen ist meiner Ansicht nach nicht in der Harnsäure als Materia peccans zu suchen, als vielmehr in der abnormen Reaktion der Gefäße, die einerseits am Gefäßsystem zu sichtbaren anatomischen Veränderungen führen kann, andererseits an bestimmten Organen, bei der Gicht an der Niere, zu Funktionsstörungen Veranlassung gibt.

In der Literatur spricht man von einem Gichtherz. Bereits bei den ersten Anfällen bemerkt der Kranke Sensationen am Herz, Oppressionsgefühle, Herzklopfen, Extrasystolie kann man im Gichtanfall beobachten. Im Verlauf der Erkrankung sind Vergrößerungen des Herzens nichts Seltenes. Auch Veränderungen der Coronargefäße und der ganze Symptomenkomplex der Angina pectoris können auftreten. Bei der Autopsie hat man auch richtige uratische Myokarditis (Neukomm[240]) beobachtet. Aus dem Gesagten ist aber ohne weiteres abzuleiten, daß sowohl die funktionellen wie auch anatomischen Erscheinungen am arteriellen Teil des Zirkulationsapparates mit der Gicht wohl parallel gehen, aber nicht durch die Retention von Harnsäure verursacht werden. Die Herzerkrankungen und die Veränderungen am arteriellen System nehmen bei der Gicht weder in ihren klinischen Erscheinungsformen noch in ihrem anatomischen Substrat eine Sonderstellung ein.

Diese Auffassung gilt nicht von gewissen Krankheitserscheinungen, die bei der Gicht am venösen System beobachtet werden. In alten Gichtbüchern wird der gichtischen Phlebitis eine spezifisch gichtische Pathogenese zuerkannt. Dies ist besonders bemerkenswert, da in der neueren Gichtliteratur nur mehr außerordentlich selten und fast nebensächlich von der gichtischen Phlebitis gesprochen wird. Ich selbst hatte einmal Gelegenheit, eine derartige Phlebitis gleichlaufend mit dem ersten Gichtanfall zu beobachten.

Direktor G. bekam im Anschluß an einen kulinarischen Exzeß im Auto einen Gichtanfall im Großzehengelenk; s. S. 196. Am andern Tag Medikation von Atophan und Colchicin

Merck, dreimal täglich 1 Pille à 1 mg Colchicinum crystallisatum, andern Tages Schmerzen im Großzehengelenk nahezu verschwunden, Rötung und Schwellung im Rückgang. Am 2. Tag klagt Patient über Schmerzen am Damm, objektiv nichts feststellbar; am 3. Tag steigern sich die Schmerzen am Damm. Die Venen am Damm imponieren als bleistiftdicke, harte Stränge, gleichzeitig ist am rechten Unterschenkel und am linken Oberarm ebenfalls eine schmerzhafte Stelle aufgetreten. Es findet sich keine Rötung, aber die Venen imponieren wie am Damm als außerordentlich schmerzhafte Stränge, welche die Dicke und die Härte eines Bleistiftes haben. Das Hervorstechende ist die Infiltration der Venenwand und das Fehlen von Entzündungserscheinungen der darüberliegenden Haut. Der Patient setzte aus eigenem Antrieb die Colchicinmedikation ab. Darauf ein spontanes Zurückgehen der phlebitischen Infiltrate. Am 6. Tag neuerlicher Gichtanfall im Großzehengelenk. Abermalige Medikation von Colchicin; am 7. Tage Wiederauftreten der phlebitischen Infiltration an den gleichen Stellen, hinzu kamen noch beide Oberarme und Oberschenkel. Am rechten Oberarm zeigte sich dieses Mal um das phlebitische Infiltrat auch eine diffuse Entzündung der Haut, die außerordentlich schmerzhaft war. Auf das Colchicin verschwinden die Schmerzen im großen Zehen, da aber der Patient einen Zusammenhang von Colchicinmedikation und Phlebitis vermutet, wird das Colchicin abgesetzt. Die phlebitischen Infiltrate gehen innerhalb der nächsten 3 Tage, die ohne Colchicin sind, nur sehr langsam zurück, besonders bleibt die Rötung am Oberarm bestehen. Im Verlauf trat, wahrscheinlich von dieser Stelle aus, eine Infarzierung des rechten unteren Lungenlappens mit blutigem Sputum auf. Die infiltrierten, aber reaktionslosen Venen waren noch 14 Tage lang zu fühlen.

Besonders charakteristisch für die gichtische Phlebitis erscheint mir die Infiltration der gesamten Venenwand, man möchte eher von einer Periphlebitis urica als von einer Endophlebitis sprechen. Daß aber auch eine Endophlebitis vorhanden ist, zeigt in drastischer Weise die Infarzierung der Lunge bei dem Kranken.

Aus dieser Krankheitsgeschichte geht hervor, daß der Kranke selbst einen ursächlichen Zusammenhang der Phlebitis mit der Colchicinmedikation annahm. Ich selbst konnte mich dieses Eindruckes auch nicht erwehren, obgleich ich dieses Bedenken mit aller Vorsicht registrieren möchte. Zu erwägen ist aber, daß man die Phlebitis urica früher, zur Zeit, wo fast nur Colchicin in nicht einwandfreien Präparaten mediziert wurde, eine nicht seltene Begleiterscheinung der Gicht gewesen ist, während sie heute, wo man seltener und dann nur reines Colchicin verabreicht, kaum mehr zur Beobachtung gelangt. Im Anschluß an diesen vermeintlichen Zusammenhang von Colchicin und Phlebitis urica habe ich einen Affen allmählich mit Colchicin (innerhalb drei Wochen) vergiftet. Bei dem Tier fand sich am Venensystem nichts Krankhaftes. Ich möchte den Zusammenhang von Phlebitis und Colchicin nach diesem Versuche nicht als erwiesen erachten und stehe trotz mancher Bedenken nicht an, als Ursache der Venenerkrankung eine uratische Entzündung als das Wahrscheinlichere zu halten.

Respirationsorgane und Gicht.

Es ist nicht erstaunlich, daß sich im Knorpelgerüst des Kehlkopfes und in den Bronchialknorpeln, wie dies bereits von Virchow[232] und Litten[232] beschrieben wurde, Ablagerungen von Natriumurat zeigen. Diese Lokalisation der Uratablagerung ist aber etwas sehr Seltenes. Eine Uratablagerung in den Schleimhäuten der oberen Luftwege, ja sogar im serösen Überzug der Lunge, in der Pleura, wird von Thost[232] erwähnt, dürfte aber zu den allergrößten Seltenheiten gehören. Theoretisch ist es denkbar, daß das harnsaure Natron auch hier zu akuten Entzündungserscheinungen Anlaß geben kann, jedoch sind mir einschlägige Beobachtungen nicht bekannt.

Der eosinophile Katarrh (Catarrhe sec der Franzosen) und das richtige Bronchialasthma sowie das Heufieber werden besonders in der französischen Literatur mit der Harnsäure in ätiologischen Zusammenhang gebracht. Dies ist, wie oben in der Auseinandersetzung des Begriffes des Arthritismus ausgeführt wurde, nur bedingt richtig. Die Harnsäure ist eben eine der vielen exogenen und endogenen Substanzen, die bei diesen Anfallskrankheiten das auslösende Moment darstellen kann. Wenn es Weinschenk und mir[126] auch gelungen ist, durch Injektionen von Natriumurat bei Asthmatikern Anfälle auszulösen, so zeigt doch die Ausscheidungskurve der Harnsäure bei diesen Kranken keine Veränderungen gegenüber gesunden Individuen. Eine Identität von Gicht und Asthma in dem Sinne einer verminderten Harnsäureausscheidung durch die Niere und einer konsekutiven Harnsäureretention in den Geweben ist abzulehnen. Die Beobachtungen von Arthur Mayer[241], welche in gegenteiligem Sinne sprechen, kann ich nicht bestätigen.

Erkrankt ein Gichtiker an einer Pneumonie, so setzt meistens bei der Lösung der Pneumonie ein Gichtanfall ein. Die bei der Lösung der Pneumonie aus den Leukocytenkernen im intermediären Stoffwechsel massenhaft entstehenden Purine verursachen eine Überschwemmung der Gewebe und des Blutes mit Harnsäure. Der Gesunde bewältigt dieses übermäßige endogene Angebot durch eine Konzentrationssteigerung der Harnsäure im Urin. Der Gichtkranke vermag diese Konzentrationsleistung im Urin nicht zu vollbringen, er retiniert die Harnsäure, wodurch ein Gichtanfall ausgelöst wird (Hirschstein[243] und eigene Beobachtungen; s. S. 196).

Ekzem und Urticaria werden sehr häufig als gichtische Äquivalente ange- Gicht und Haut. sprochen. Es gilt hier das gleiche, was über den ätiologischen Zusammenhang des Asthma bronchiale mit der Harnsäure gesagt wurde. Die Harnsäure kann das auslösende Moment für diese Hauterscheinungen sein, ohne daß irgendeine Beziehung mit dem Syndrom der Gicht gegeben wäre. Die Ausscheidungsverhältnisse der Harnsäure sind bei diesen Hauterkrankungen wie bei Gesunden, es dürfte lediglich bei manchen an diesen Hauterkrankungen leidenden Personen gegenüber der Harnsäure eine übermäßige Empfindlichkeit festzustellen sein, wie dies die Untersuchungen von Weinschenk und mir[126] gezeigt haben. Die Psoriasis wird besonders von den Franzosen als gichtisches Äquivalent aufgefaßt und zu dem Komplex des Arthritismus gerechnet. Ich möchte warnen, eine zu weitgehende Schlußfolgerung aus der Koinzidenz, die zweifellos in Gichtfamilien mit der psoriatischen Erkrankung besteht, zu ziehen. Nach der von uns gegebenen Definition der primären konstitutionellen Gicht kann die psoriatische Erkrankung nicht in das Syndrom der Gicht mit einbezogen werden. Die von Pulay[243] gefundenen hohen Blutharnsäurewerte bei chronischem Ekzem, Urticaria, Psoriasis konnte ich nicht bestätigen. Hingegen konnte ich wiederholt beobachten, daß bei gichtischen Individuen eine besondere Empfindlichkeit der Haut bestand und unmittelbar vor oder gleichlaufend mit Anfällen allgemeiner Pruritus und urticarielle Ausschläge auftraten.

Eine Besonderheit der Gicht sind die Veränderungen an den Nägeln. Rissigwerden und Splittern der Nägel sind häufig Begleiterscheinungen der Gicht. Jeder Gichtanfall hinterläßt in Gestalt einer Einkerbung am Nagelfalz seine Spur, so daß man bei allmählichem Vorschieben des Nagels noch später den Zeitpunkt des Gichtanfalls bestimmen kann.

Die Beziehungen der Gicht zu Erkrankungen des Auges sind sehr oft über- Gicht und
Sinnesorgane. trieben worden. Conjunctividen, die anfallsweise bei älteren Männern auftreten, kleine Ulcerationen der Hornhaut werden nicht allzu selten als gichtisch bezeichnet. Wenn man gar noch beim Scarifizieren der Bindehaut auf kleine Konkremente (Kalk) stößt, so schien die Beziehung durch diese sog. Harnsäureablagerung für die Gicht gegeben. Nach meinen Erfahrungen scheint ein ätiologischer Zusammenhang von Erkrankung der Bindehaut, der Retina und des Sehnerven mit der Arthritis urica nicht zu bestehen. Dies trifft nicht zu bei gewissen Erkrankungen der Iris und der Sclera. Besonders typisch für die Gicht ist die Scleritis oder Episcleritis. Ich entsinne mich eines 60jährigen Malers, der seit seinem 30. Lebensjahr an Gicht litt, aber erst im Alter von 50 Jahren, gleichzeitig mit einem schweren Gichtanfall eine Episcleritis bekam. Diese Episcleritis rezidivierte bei dem Patienten auch, ohne daß gleichzeitig Gichtanfälle an den Gelenken auftraten. Der gleiche Patient litt auch an einer Iritis, die nach Ansicht des Augenarztes wegen der Koinzidenz mit der zweifellos gichtischen Episcleritis auch als gichtische Iritis aufzufassen war. Gerade aber bei der Iritis scheint mir der Zusammenhang mit der Gicht besonders leicht mißdeutet zu werden, da die rheumatische Iritis eine häufige Begleiterscheinung nichtgichtischer Gelenkerkrankungen ist.

Beziehungen des Nervensystems zur Gicht. In der Besprechung der Theorie der Gicht haben wir die Beziehungen des vegetativen Systems zur Funktionsleistung der Niere und damit zur Ätiologie der Gicht besprochen. Es wurde an dieser Stelle bereits diskutiert, daß der schottische Arzt Cullen[232] Ende des 18. Jahrhunderts die gichtische Erkrankung auf eine Störung im Nervensystem zurückführte, daß aber diese richtige Intuition durch spätere Autoren (Duckworth, Scudamore, Henle) durch falsche Auslegung mißdeutet wurde. Zweifellos kann von Zentren im Zwischenhirn und der Medulla oblongata (Brugsch, Lewy und Dresel[244]) die Harnsekretion und damit auch die Harnsäureausscheidung beeinflußt werden. Es dürfte aber zu weit gehen, eine Beziehung zur gichtischen Störung in der Erkrankung der vegetativen Zentralorgane zu suchen, wenngleich eine Funktionsstörung der von diesen Zentralorganen ausgehenden vegetativen Nerven der Niere letzten Endes mit der gichtischen Funktionsstörung in Zusammenhang stehen dürfte. Eine gestörte Harnsäureausscheidung hinwiederum kann durch Harnsäureretention Krankheitserscheinungen an nervösen Organen hervorrufen.

Kopfschmerzen, Schwindelanfälle, richtige Migräne können durch eine Urikämie ausgelöst werden. Hierher gehören auch die Neuralgien im Gebiet der peripheren Nerven, die nicht allzu selten als Begleiterscheinung einer primären Gicht auftreten können. Bei der sekundären Gicht, besonders bei der Bleigicht, kommt es zu schwerer Störung nervöser Organe, die nicht mit der gichtischen Harnsäureretention in ursächlichem Zusammenhang stehen. Es wird mit der Diagnose gichtischer Neuralgien sehr viel Mißbrauch getrieben. Eine gichtische Neuralgie soll nur dann diagnostiziert werden, wenn die Krankheitszeichen einer primären konstitutionellen Gicht bestehen. Die Diagnose einer „atypischen Gicht" (Goldscheider[245]) wird viel zu weit getrieben, und gerade die Krankheitsgruppe der Neuralgien sehr oft irrtümlicherweise mit der Diagnose „atypische Gicht" belegt.

Gicht und endokrine Organe. In sehr vielen Lehrbüchern findet man die Ansicht vertreten, daß zwischen Gicht und Diabetes nahe Beziehungen bestünden, und daß sehr häufig beide Erkrankungen gleichzeitig auftreten würden. Umber[125] berichtet von 278 Gichtkranken, bei denen 15 mal Gicht und Diabetes gleichzeitig vorkamen. Er sah auch mehrmals durch einen Gichtanfall ein tödliches Coma diabeticum ausgelöst werden. Die einzige endogene Beziehung zwischen Gicht und Diabetes ist das familiäre Auftreten beider Erkrankungen. Beide Erkrankungen dürften durch eine vegetativ bedingte Sekretionsstörung, in dem einen Fall die verminderte Fähigkeit, ein Hormon, das Insulin, zu produzieren, in dem anderen Fall die verminderte Fähigkeit, die Harnsäure auszuscheiden, verursacht sein. Beide Funktionen sind aber etwas durchaus Verschiedenes. Gemeinsam ist beiden Funktionen nur eine gewisse Abhängigkeit vom vegetativen System. Da Störungen vegetativer Organinnervationen nach unseren heutigen Kenntnissen auf einzelne Organe lokal begrenzt auftreten und sich in Organkrankheiten manifestieren, ist eine endogene Beziehung mit der Gicht nur insoweit vorhanden, als derartige Funktionsschwächen gewisser Organe vererbbar sind.

Außer diesem unsicheren endogenen Zusammenhang von Gicht und Diabetes besteht zweifellos eine von äußeren Umständen abhängige Beziehung beider

Erkrankungen. Eine übermäßige Belastung durch allzu große Nahrungszufuhr, von Kohlenhydraten und Fleisch, kann zur Ursache einer gleichzeitig gichtischen und diabetischen Störung führen. Meistens kommt bei den Vielessern noch reichlicher Alkoholgenuß hinzu, wodurch besonders der Gicht Vorschub geleistet wird. Auf diese Weise ist auch ein nicht allzu seltenes Zusammentreffen von Fettsucht und Gicht zu deuten. Es sind immer Mastfettsüchtige, bei denen die Gicht gleichzeitig mit der Fettsucht auftritt. Ich habe bisher noch nie eine Gicht bei einer rein endogenen Fettsucht beobachten können. Sehr naheliegend wäre ein gemeinsames Auftreten von Gicht und hypophysären Funktionsstörungen zu erwarten, da wir wissen, daß beim Diabetes insipidus ein Unvermögen die festen Harnbestandteile zu konzentrieren besteht. Durch die riesige Polyurie kommt es aber scheinbar nie zu einer wesentlichen Retention von Harnsäure im Blut und in den Geweben. Die Blutharnsäure ist beim Diabetes insipidus auch bei denjenigen Formen, bei denen das Kochsalz erhöht ist, nicht vermehrt. In der Literatur ist meines Wissens das gemeinsame Auftreten von Diabetes insipidus und Gicht nicht beschrieben. Erwähnt sei hier noch, daß bei Akromegalen sowohl die Gesamtmenge als auch die Konzentration der ausgeschiedenen Harnsäure im Urin erhöht gefunden wurde (Falta[194], Thannhauser und Curtius[195], E. Krauß[246]).

Zweifellos stellt das männliche Geschlecht das Hauptkontingent der Gichtkranken. Durand-Fardel[232] zählten unter 500 Gichtkranken nur 22 Frauen. Nach meinen eigenen Beobachtungen sind die Männer weitaus in der Überzahl. Die Angabe Goldscheiders[245], daß bei atypischer Gicht die Frauen stärker befallen sind als die Männer, scheint die Zugehörigkeit der atypischen Gicht zur Arthritis urica bezweifeln zu lassen. Die Heberdenschen Knoten und klimakterischen Gelenkerkrankungen gehören eben, wie schon ausgeführt wurde, nicht zur Gicht. Die Ursache, warum Männer häufiger von Gicht befallen sind als Frauen, dürfte nicht durch endogene Momente (Geschlechtsdrüsen) hervorgerufen, sondern durch exogene Einwirkungen (übermäßiger Fleischgenuß, Alkohol) verursacht sein.

Im jugendlichen Alter ist die Gicht sehr selten. Die schwerste Gicht, die ich je zu beobachten Gelegenheit hatte, hat ein junges Mädchen, auf dessen Krankengeschichte später noch näher eingegangen wird, betroffen. Erster Anfall im Alter von 12 Jahren. Seither jährliche Anfälle, so daß alle Gelenke und Schleimbeutel mit Harnsäuretophi angefüllt waren. Je früher die Gicht auftritt, desto schwerer verläuft sie. In der Regel machen sich die ersten Erscheinungen der primären konstitutionellen Gicht in den dreißiger Jahren bemerkbar, tritt die Gicht erstmals im höheren Alter auf, so handelt es sich meistens um eine sekundäre Gicht, die durch Arteriosklerose der Niere oder durch ein entzündliches Nierenleiden verursacht ist. Die Ansicht, daß geistige Arbeiter besonders zur Gicht disponiert sind, entbehrt einer tatsächlichen Grundlage.

Der Grundumsatz ist beim Gichtkranken normal (Magnus-Levy[247]). Es wurde bereits erwähnt, daß die Kombination von Gicht mit Mastfettsucht sehr häufig ist, daß aber bei endogener Fettsucht die Gicht bisher nicht beobachtet wurde. Die Untersuchungen über den Eiweißstoffwechsel bei der Gicht zeigen, daß bei schwer Gichtkranken manchmal Zeiten von Stickstoffretention, d. h. positiver, und Zeiten von Stickstoffausschwemmung, d. h. negativer Bilanz wechseln. Diese Erscheinung steht nicht mit einer Störung des intermediären Eiweißstoffwechsels in Zusammenhang, sondern ist bei der sekundären Gicht durch die Niere verursacht.

In dem theoretischen Kapitel ist bei der Besprechung des Nucleinstoffwechsels ausführlich erörtert worden, daß der intermediäre Purinstoffwechsel ebenso abläuft wie beim Gesunden, hier wie dort wird die Harnsäure als Endprodukt in gleicher Weise gebildet. Die Gicht ist keine Erkrankung des intermediären Purinstoffwechsels, sondern eine Störung der Harnsäureausscheidung (Thannhauser und Czoniczer[211]).

Seit Garrod der Ältere die grundlegende Feststellung gemacht hat, daß im Blute des Gichtkranken Harnsäure vorkommt, hat man durch die verfeinerte Methodik gelernt, die Harnsäure auch beim Gesunden im Blute nachzuweisen. Es zeigte sich, daß die Harnsäurekonzentration im Blute beim Gesunden 2 bis 4,5 mg% nach vorausgegangener dreitägiger purinarmer Kost beträgt. Beim Gichtkranken ist die Harnsäurekonzentration im Blute höher. 5—10 mg% sind bei der Gicht geläufige Zahlen. Es werden aber auch höhere Werte gefunden. Umber[125] berichtet von einem Kranken, bei dem er 59 mg% Harnsäure im Blute beobachtet hat.

An unserer Klinik haben sich die folgenden quantitativen Harnsäurebestimmungen am besten bewährt.

I. Bestimmung der Harnsäure im Blutserum modifiziert nach den Methoden von Folin, Benedict, Morris.

Erforderliche Reagenzien:

1. Arsenphosphorwolframsäure-Reagens nach Benedict. 100 g Natriumwolframat (Merck) werden in einem 2-Liter-Erlenmeyerkolben in ca. 600 ccm dest. Wasser gelöst. Nach dem Lösen werden 50 g reines Arsenpentoxyd zugesetzt, ferner 25 ccm 85proz. Phosphorsäure und 20 ccm konz. Salzsäure (spez. Gew. 1,19). Diese Mischung wird 20 Minuten lang gekocht, abgekühlt und auf 1 l aufgefüllt.

2. 15proz. Natriumcyanidlösung in 0,1 n-Natronlauge. Man löst 100 g reines, nicht verwittertes Natriumcyanid in 670 ccm 0,1 n-Natronlauge. Die Lösung wird erst nach 2 Wochen langem Stehen verwendet.

3. Harnsäurestandardlösung nach Folin. 1 g reine Harnsäure (analytisch gewogen) wird quantitativ in einen Trichter gebracht, der auf einem 300-ccm-Kolben steckt. 0,45 bis 0,50 g Lithiumcarbonat werden in einem Becherglas von 300 ccm in 150 ccm dest. Wasser gelöst, indem unter Umrühren auf 60° erwärmt wird. Wenn alles Carbonat gelöst ist, wird die noch warme Flüssigkeit benützt, um die Harnsäure in den Kolben zu spülen. Die Harnsäure löst sich fast augenblicklich. Man kühlt dann unter der Wasserleitung unter dauerndem Schütteln rasch ab, führt die Lösung in einen 1-Liter-Meßkolben über, spült sorgfältig nach und füllt zunächst auf 400—500 ccm auf. Dann werden 25 ccm 40proz. Formalin zugesetzt, gut umgeschüttelt und mit 3 ccm Eisessig angesäuert. Nachdem durch häufiges Schütteln die Kohlensäure entfernt ist, wird auf 1 l aufgefüllt und gründlich durchgemischt. Die Lösung hält sich mehrere Monate, ist aber immer wieder zu testieren.

4. 10proz. Natriumwolframatlösung.

5. $^2/_3$ n-Schwefelsäure.

Ausführung der Bestimmung: Enteiweißung: 5 ccm Serum gibt man in ein 100-ccm-Meßkölbchen, füllt auf etwa 80 ccm mit dest. Wasser auf, gibt 5 ccm 10proz. Natriumwolframatlösung + 5 ccm $^2/_3$ n-Schwefelsäure zu, füllt auf 100 mit Aqua dest. auf und schüttelt kräftig durch. Nach $^1/_2$stündigem Stehen wird durch ein Faltenfilter filtriert.

Vom Filtrat pipetiert man 80 ccm in ein 100 ccm-Meßkölbchen, gibt 5 ccm 15proz. Natriumcyanid und 2 ccm Arsenphosphorwolframsäure-Reagens zu und füllt mit dest. Wasser auf 100 ccm auf.

Als Vergleichslösung nimmt man 10 ccm der Harnsäurestandardlösung nach Folin, verdünnt sie auf 100 ccm mit dest. Wasser und pipettiert hiervon 2 ccm in ein 100-ccm-Meßkölbchen. Nachdem man etwa auf 80 ccm mit dest. Wasser verdünnt hat, gibt man ebenfalls 5 ccm 15proz. Natriumcyanidlösung und 2 ccm Arsenphosphorwolframsäure-Reagens zu und füllt auf 100 auf.

Nach 5 Minuten vergleicht man in einem Colorimeter nach Autenrieth oder Dubosq. Man berücksichtigt hierbei die Serumverdünnung 1 : 25.

II. Harnsäurebestimmung im Harn modifiziert nach Benedict-Franke.

Erforderliche Reagenzien:

1. Arsenphosphorwolframsäure-Reagens nach Benedict (s. oben I. 1).

2. 5proz. Natriumcyanidlösung, der auf 1000 ccm 2 ccm konz. Ammoniak zugesetzt ist. (Ungefähr alle 1—2 Monate frisch herzustellen.)

3. Harnsäurevergleichslösung. Herstellung einer Harnsäurelösung, die 2 mg Harnsäure in 100 ccm enthält. Dies geschieht durch Verdünnen von 2 ccm der Harnsäurstandardlösung nach Folin (s. oben I. 3) in einem 100-ccm-Meßkölbchen mit dest. Wasser bis zur Marke.

Klinik der Gicht (Arthritis urica). 209

Ausführung der Bestimmung: Der Harn wird so verdünnt, daß 10 ccm ungefähr 0,15—0,30 mg Harnsäure enthalten (meist 1 : 20).

In je ein 100-ccm-Meßkölbchen bringt man:

20 ccm Vergleichslösung = 0,4 mg $\overline{U}$	20 ccm des verdünnten Harnes
10 ccm 5proz. Natriumcyanidlösung (aus der Bürette!)	10 ccm 5proz. Natriumcyanidlösung (aus der Bürette!)
2 ccm Arsenphosphorwolframsäure-Reagens	2 ccm Arsenphosphorwolframsäure-Reagens

Mischen und Durchschütteln! Mit dest. Wasser bis zur Marke auffüllen, nochmals gut mischen und nach 5 Minuten langem Stehen im Kolorimeter vergleichen.

Wenngleich die Ermittlung des Wertes der Blutharnsäure für die Diagnose Gicht von großer Bedeutung ist, so darf man allein aus der Erhöhung des Blut-

M. E., 32 Jahre.

Datum	Blut				Harn						Urinmenge	Spez. Gewicht	Verordnung
	$\overline{U}$	Kreatinin	NaCl	R-N	$\overline{U}$	$\overline{U}$-Tagesmenge	NaCl		Gesamt-N.				
							g%	Tagesmenge	mg%	Tagesmenge g			
	mg%	mg	mg	mg	mg%	mg							
17. XI.	—	—	—	—	4,4	80,96	—	—	—	—	1840	1008	
18. XI.	8,0	—	—	—	2,8	32,64	—	—	—	—	1878	1005	
19. XI.	—	—	—	—	4,4	78,72	—	—	—	—	1787	1009	3 × 0,3 Atophan
20. XI.	—	—	—	—	4,2	79,38	—	—	—	—	1891	1010	
21. XI.	—	—	—	—	3,4	67,32	—	—	—	—	1980	1010	
22. XI.	9,55	—	—	—	2,2	47,74	—	—	—	—	2174	1009	5 × 0,3 Atophan
23. XI.	—	—	—	—	6,2	108,5	—	—	—	—	1748	1010	
24. XI.	—	—	—	—	4,2	82,32	—	—	—	—	1960	1010	
25. XI.	7,55	5,2	580,0	84,942	2,2	45,54	—	—	438,75	9,071	2070	1009	
26. XI.	—	—	—	—	4,4	88,0	—	—	—	—	2000	1010	
27. XI.	—	—	—	—	4,4	75,24	—	—	—	—	1705	1010	3 × 0,3 Artosin
28. XI.	—	—	—	—	4,4	78,42	—	—	—	—	1780	1009	
29. XI.	—	—	—	—	12,0	237,6	—	—	—	—	1984	1009	
30. XI.	5,05	—	—	—	36,4	655,2	—	—	—	—	1800	1010	
1. XII.	—	—	—	—	4,4	93,28	—	—	—	—	2120	1009	5 × 0,3 Artosin
2. XII.	—	—	—	—	3,4	119,28	—	—	—	—	1424	1011	
3. XII.	—	—	—	—	24,4	453,85	—	—	—	—	1860	1009	
4. XII.	—	—	—	—	8,4	180,6	—	—	—	—	2148	1009	
5. XII.	—	—	—	—	4,4	88,0	—	—	—	—	2000	1009	
6. XII.	5,05	5,6	610,0	67,392	4,4	70,4	0,42	6,72	606,14	9,698	1600	1010	
7. XII.	—	—	—	—	6,0	87,6	0,40	5,84	358,75	8,157	1458	1009	3 × 0,3 Artosin
8. XII.	—	—	—	—	5,2	85,28	0,34	5,776	538,14	8,864	1643	1010	
9. XII.	—	—	—	—	16,4	182,08	0,28	4,816	462,75	7,959	1715	1010	
10. XII.	—	—	—	—	18,0	295,2	0,30	4,92	327,13	5,365	1638	1009	
11. XII.	—	—	—	—	12,0	268,2	0,38	8,512	512,46	11,479	2243	1010	
12. XII.	7,55	3,4	660,0	70,2	8,4	146,16	0,36	6,269	508,95	8,885	1740	1009	10 g NaCl
13. XII.	—	—	—	—	6,02	166,152	0,56	13,248	362,6	10,007	2760	1010	
14. XII.	—	—	—	—	12,4	189,72	0,38	5,814	442,4	6,758	1530	1009	20 g Urea
15. XII.	—	—	—	—	8,4	152,88	0,54	9,828	379,0	6,897	1815	1009	
16. XII.	7,05	4,25	580,0	91,0	6,08	146,4	0,42	10,248	462,0	11,272	2440	1009	
17. XII.	—	—	—	—	8,4	167,92	0,44	9,251	492,1	9,251	1880	1010	

M. E. 32jähriges Mädchen, Kontoristin. Erster Gichtanfall im Alter von 15 Jahren. Seit dieser Zeit jedes Jahr mehrere Gichtanfälle, die oft mit reichlichem Fleischgenuß zusammenhängen, manchmal aber ohne erkennbare Ursache auftreten. Seit dem 19. Lebensjahre sichtbare Tophusbildung (siehe Photographie der Hände auf S. 62). Im Alter von 27 Jahren mußte der Mittelfinger der linken Hand wegen eines infizierten Gichtgeschwürs amputiert werden. Trotz der Verkrümmung der Hände ist die Patientin in ihrem Beruf als Kontoristin tätig. Körperlich fühlt sich Patientin in anfallsfreien Zeiten vollständig wohl. Herz und Lunge zeigen keinen pathologischen Befund. Blutdruck ist normal. Die Ausscheidungsfunktion der Niere für Kochsalz und Harnstoff ist, wie aus dem Belastungsversuch hervorgeht, noch als gut zu bezeichnen. Vorstehendes Untersuchungsergebnis datiert aus dem Jahre 1921. Heute ist die Patientin 40 Jahre alt und noch in gleich gutem Allgemeinzustand.

harnsäurewertes nicht auf eine gichtische Erkrankung schließen. Man muß die gleichzeitige Konzentration der Harnsäure im Urin ermitteln, um dadurch die Sekretionsleistung der Niere zu beurteilen. Bei hoher Harnsäurekonzentration des Blutes leistet eine funktionstüchtige Niere starke Konzentrationsarbeit und vermag die Harnsäurekonzentration des Blutes auf das 15—30 fache zu erhöhen (Pneumonie, Leukämie). Bei der primären konstitutionellen Gicht zeigt sich, daß von allen Funktionen der Niere (Kochsalzausscheidung, Harnstoffausscheidung) lediglich die Konzentrationsleistung für die Harnsäure herabgemindert ist. Steinitz[248] hat zur Veranschaulichung des verringerten Konzentrationsgefälles der Harnsäure bei der Gicht nach Art der Ambardschen Konstante die Blutharnsäure zur Urinharnsäure in Beziehung gesetzt. Diese Art der Berechnung halte ich nicht für sehr glücklich, da die Ambardsche Konstante keine einwandfreie Berechnungsart ist. Besser ist es, einfach die Harnsäurekonzentration im Blute direkt zu der Konzentration im Urin in Beziehung zu setzen. Man nimmt zu dieser Berechnung, wie dies Steinitz auch später getan hat, die höchste Harnsäurekonzentration, die der Patient im Tage erreicht. (Der Harn wird in mehrstündigen Portionen auf seine $\overline{\text{U}}$-Konzentration untersucht.) Man sieht bei wiederholten Untersuchungen ganz eindeutig, daß die Konzentrationsarbeit der Niere für die Harnsäure ganz erheblich unter den Zahlen bleibt (15—30 fache Konzentration), die wir beim Gesunden zu sehen gewohnt sind. Das Extreme dieser Störung konnte ich bei einer jugendlichen Gichtkranken feststellen, bei der die Konzentration im Blute höher war als im Urin. Dies ist ein Befund, der zu den größten Seltenheiten gehören dürfte (s. Tab. S. 209).

In der Regel findet man bei der primären konstitutionellen Gicht eine Konzentrationsleistung, die sich zwischen dem 3—15 fachen bewegt. Eine starre Zahl darf man hier nicht annehmen, da es ja gerade eine Eigentümlichkeit der funktionellen Störung ist, daß vorübergehend auch normale Funktion geleistet wird. Das Charakteristische ist die Tendenz zur niederen Konzentration.

A. M., 66 Jahre.

Datum	Blut				Harn								
	$\overline{\text{U}}$	Kreatinin	NaCl	R-N	$\overline{\text{U}}$	$\overline{\text{U}}$-Tagesmenge	NaCl		Gesamt-N		Urinmenge	Spez. Gewicht	Verordnung
							$g^0/_0$	Tagesmenge	$mg^0/_0$	Tagesmenge			
	$mg^0/_0$	mg	mg	mg	$mg^0/_0$	mg		g		g			
27. I.	**6,05**	3,1	580,0	35,5	**20,4**	204,0	0,62	6,2	593,7	5,937	1000	1022	—
28. I.	—	—	—	—	**12,4**	177,32	0,82	11,726	716,04	10,239	1430	1016	—
29. I.	—	—	—	—	**16,4**	234,52	0,46	6,578	520,1	7,437	1430	1024	4×0,3 Artosin
30. I.	—	—	—	—	**20,4**	424,32	0,48	9,984	337,16	7,013	2080	1010	4×0,3 Artosin
31. I.	—	—	—	—	**12,4**	203,36	0,72	11,808	400,00	6,56	1640	1013	5×0,3 Artosin
1. II.	**3,55**	2,3	570,0	33,1	**28,4**	420,32	0,9	13,32	295,2	4,369	1480	1013	5×0,3 Artosin
2. II.	—	—	—	—	**12,4**	252,72	0,34	6,902	288,0	5,846	2030	1010	4×0,3 Artosin
3. II.	—	—	—	—	**20,4**	287,64	0,50	7,05	415,0	5,851	1410	1013	3×0,3 Artosin
4. II.	—	—	—	—	**24,4**	331,84	0,52	7,072	470,0	6,392	1360	1008	3×0,3 Artosin
5. II.	—	—	—	—	**20,2**	298,96	0,56	8,29	485,0	7,179	1480	1017	3×0,3 Artosin
6. II.	—	—	—	—	**18,4**	299,92	0,54	8,802	471,0	7,677	1630	1016	3×0,3 Artosin
7. II.	—	—	—	—	**16,4**	282,08	0,52	9,144	453,0	7,79	1720	1012	3×0,3 Artosin
8. II.	**3,05**	2,2	590,0	30,4	**18,0**	342,0	0,50	9,05	381,0	7,24	1900	1014	3×0,3 Artosin

A. M., Bildhauer, 66 Jahre. Vater an Zuckerkrankheit gestorben. Beim Patienten entstanden im 32. Lebensjahr Tophi an beiden Ohren ohne vorausgehende Anfälle. Mit 34 Jahren erster Anfall im Großzehengelenk. Seit dem 34. Lebensjahr jedes Jahr Anfälle bis zum Ausbruch des Krieges 1914. Während des Verlaufes der Krankheit bildeten sich zahlreiche Tophi an den Ohren, in fast allen Schleimbeuteln, an den Grundgelenken der Phalangen der Hand und an den Großzehengelenken. Vom Juli 1914 bis 1921 kein Anfall. Ende 1921 Iritis und Episcleritis, die auf Atophan heilen. Januar 1922 wieder ein richtiger Gichtanfall. Im Urin kein Eiweiß, keine Cylinder, keine roten Blutkörperchen. R. R. 145/85.

Gegen die hier dargelegten Anschauungen über die Bewertung des Konzentrationsgefälles der Harnsäure für die Diagnose der Gicht hat man angeführt, daß Gichtkranke gerade während des akuten Anfalls höhere $\bar{U}$-Konzentrationen im Urin zu leisten imstande sind (Löwenhardt[219]). Zweifellos wird in den Anfangsstadien der Gicht die Harnsäureausschwemmung während des Anfalls durch Konzentrationssteigerung geleistet. Die kurze Konzentrationssteigerung sinkt aber sehr bald wieder auf den pathologischen niederen Wert zurück. In der Mehrzahl der Fälle und besonders bei längerer Krankheitsdauer erreicht die Konzentrationssteigerung der Harnsäure im Urin auch im Anfall keine normalen Werte.

Die Harnsäureausschwemmung wird durch Diurese geleistet. Besonders charakteristisch für die Gicht ist die von vielen Untersuchern beschriebene Depression der Ausscheidung vor dem Anfall (s. Abb. 59).

Bemerkenswert ist, daß diese Depression nicht so sehr in der gesamten Menge der eliminierten Harnsäure zum Ausdruck kommt, sondern in einem starken Absinken der Konzentrationsleistung der Niere, da die Harnmengen auch im Depressionsstadium ziemlich gleichbleiben. Es sei hier nochmals auf die theoretischen Er-

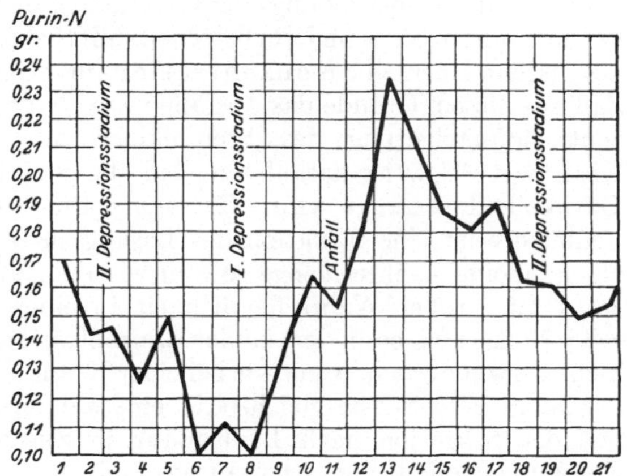

Abb. 59. Kurve der Harnsäureausscheidung eines purinfrei ernährten Gichtikers in der Anfallszeit. (Aus Umber: Ernährung und Stoffwechselkrankheiten. Berlin 1925.)

örterungen über den Mechanismus der gichtischen Störung, S. 188, verwiesen. Zusammenfassend läßt sich sagen, daß bei der primären konstitutionellen Gicht die Funktion der Harnsäureausscheidung krankhaft verändert ist, was sich in der Beziehung der Konzentration der Harnsäure im Blute zur Harnsäure im Urin ausdrückt. Während bei der primären konstitutionellen Gicht die Harnsäureausscheidung isoliert gestört ist, findet man bei der sekundären Gicht (Nierengicht) die Ausscheidung aller harnfähigen Bestandteile krankhaft verändert.

Schon die ältesten Ärzte sprachen von einem Zusammenhang der Nephrolithiasis mit der Gicht. Bekannt ist der Ausspruch des Erasmus von Rotterdam[252], der an Thomas Morus schrieb: „Du hast Nierensteine und ich die Gicht; wir haben zwei Schwestern geheiratet." Als in späteren Zeiten in den Gichtknoten und in den Harnkonkrementen die gleiche Substanz, d. h. Harnsäure, gefunden wurde, schien die Beziehung beider Krankheiten gegeben. Auch Garrod sieht ätiologisch keine Verschiedenheit in den Uratablagerungen der ableitenden Nierenwege und an sonstigen Körperstellen. Trousseau[232] sieht in der Gicht und den Nierensteinen die gleiche Krankheit, die sich nur in verschiedenen Punkten äußere. Es können sich Anfälle bald im Gelenk, bald in den Nieren lokalisieren. Diese Auffassung führte dann späterhin, in den letzten Jahrzehnten, zu der Aufstellung eines zusammenfassenden Krankheitsbildes der harnsauren Diathese, unter der man Gicht und Steinbildung verstand.

Wenngleich nicht bezweifelt werden kann, daß Steinbildung und Gicht recht häufig gemeinsam vorkommen, so muß doch eine ätiologische Gemeinschaft beider Erkrankungen und damit der Komplex „harnsaure Diathese" abgelehnt werden. Die Harnsäureablagerung in den Geweben geschieht beim Gichtkranken

Beziehungen der Gicht zur Konkrementbildung in den ableitenden Harnwegen.

durch eine Übersättigung der Gewebe an harnsaurem Natron, während die Konzentration der Harnsäure im Harn niedriger als bei gesunden Individuen ist. Aus dieser Tatsache scheint es verwunderlich, daß gerade in den ableitenden Harnwegen aus einem Harn, der die Harnsäure wenig konzentriert enthält, eine Konkrementbildung erfolgt. Von den älteren Ärzten wurde aber immer wieder darauf hingewiesen, daß bei Gichtkranken nicht nur Konkremente in den ableitenden Nierenwegen ausfallen, sondern daß auch im Urin bei kürzerem Stehen sowohl freie Harnsäure als auch Natriumbiurat ausfällt. Die Ursache des Ausfallens von harnsauren Salzen in den ableitenden Harnwegen könnte in einer Konzentrationsüberhöhung oder in pathologisch veränderten Lösungsbedingungen der harnsauren Salze im Urin bestehen. Mit Sicherheit kann man aber sagen, daß im gichtischen Harn eine Konzentrationsminderung der Urate zu finden ist, und daß aus diesem Grunde das Ausfallen von steinbildendem Sediment auf eine Konzentrationssteigerung des Steinbildners nicht zurückgeführt werden kann. Lichtwitz[253] weist darauf hin, daß die Steinbildung durch das Verhalten der Harnkolloide erzeugt wird. Er sagt: „Die Löslichkeit und das Ausfallen der Sedimente ist eine Funktion des Lösungszustandes der Harnkolloide. Und die Harnkolloide — ihre Menge sowohl wie ihr Auflösungszustand — stehen wenigstens mit großer Wahrscheinlichkeit in einer funktionellen Beziehung zu der Sekretions- und besonders zu der Konzentrationsarbeit der Niere." Es wäre also nicht verwunderlich, wenn wir bei einer Krankheit, bei der die Sekretionstätigkeit der Niere gestört ist, gleichzeitig eine Minderung der Harnkolloide finden, die mit der Sekretion nach Lichtwitz in Zusammenhang stehen. Das häufige Zusammentreffen von harnsauren Steinen und Gicht wäre auf diese Weise ungezwungen zu erklären (s. S. 648). Die Ursache der Tophusbildung bei der Gicht im Gewebe und die Ursache der Steinbildung in der Niere ist aber vollständig verschieden. Damit fällt der Begriff der harnsauren Diathese in sich zusammen. Er sei hier die Krankengeschichte eines Gichtkranken berichtet, dessen schwere gichtische Veränderungen in der Photographie und im Röntgenbild auf S. 223 wiedergegeben sind. In dieser Leidensgeschichte wechseln schwere Gichtanfälle mit Steinkoliken ab.

Pat. B.: In der Familienanamnese kein Anhaltspunkt für Gicht in der Familie. Im Alter von 27 Jahren der erste Gichtanfall in der linken großen Zehe. Mit 28 Jahren Gichtanfall in der linken Knöchelgegend. Ein Jahr später Schmerzanfälle mit Schwellungen in beiden Sprunggelenken. Mit 31 Jahren Gichtanfälle in mehreren Gelenken. Der Kranke suchte ein Moorbad auf, das ihm Besserung brachte. Mit 32 Jahren erste Nierenkolik. Es geht ein Nierenstein von Erbsengröße ab, dem nach 2 Jahren ein kleinerer folgt. In der Zeit vom 32. bis 41. Lebensjahre keine wesentlichen Gichtanfälle, aber fast jährlich Nierenkoliken mit starkem Abgang von „Nierengrieß". Im Alter von 41 Jahren schwerer Gichtanfall im rechten Handgelenk. Kurz darauf schmerzhafte Schwellung an allen Gelenken des rechten und linken Armes. Es blieben knotenartige Verdickungen an den Fingern und an den Ellenbogen bestehen. Seit diesem schweren Anfall häuften sich die Anfälle in den verschiedensten Gelenken. Der Kranke mußte wiederholt das Krankenhaus aufsuchen. Im Alter von 46 Jahren zeigte sich eine Knotenbildung an der linken Ferse. Der Kranke ließ vom Bader mit dem Rasiermesser einen Einschnitt machen; es entleerte sich eine weißliche Masse. Im Alter von 47 Jahren die schwersten Gichtanfälle in allen Gelenken. In diesem Alter entstanden die hauptsächlichsten Tophi. Während der Patient früher 6—8 l Bier täglich getrunken hat, hält er sich nunmehr von allen alkoholischen Getränken fern. Bei seiner Krankenhausaufnahme im Jahre 1913 (48jährig) waren fast alle Gelenke geschwollen und verdickt und allenthalben Knotenbildungen mit gelblich-weißlichen Einlagerungen sichtbar; die Schleimbeutel des Ellenbogengelenkes und die Bursae praepatellares mit Einlagerungen gefüllt. Im folgenden Jahre abermals eine schwere Nierenkolik. Die Urinuntersuchung ergab bis zu dieser Zeit nur Spuren von Eiweiß und eine ziemlich gute Konzentration. Blutdruck R. R. 100/55. Im Jahre 1915 heftige Gichtanfälle in Hand-, Knie- und Fußgelenken. Abermalige Krankenhausaufnahme. Blutdruck R. R. 125/80. Harnsäure 9 mg%, Rest-N 46 mg% im Blutserum. Vom Jahre 1915 ab während des Krieges kein schwerer Gichtanfall mehr. Der Patient arbeitete wieder bis zum Jahre 1923. Lediglich die Harnsäurefistel an der linken Ferse blieb offen. Eine weitere Fistel gesellte sich an der linken kleinen Zehe hinzu. Der Patient nahm während dieser ganzen Zeit täglich $3 \times 0,5$ g Atophan. Brogsitter errechnet einen Atophangebrauch während dieser 8 Jahren von 8 Pfund Atophan. Der Patient war vom Jahre 1915—1923, während einer Zeit subjektiven Wohlbefindens, nicht in Krankenhausbehandlung. Erst im Jahre 1923 sucht er wegen des infizierten Uratgeschwüres der linken Zehe abermals das Krankenhaus auf. Der Urin zeigt nunmehr die sichtbaren Zeichen einer schweren Erkrankung der Niere. Blutdruck R. R. 190/90. Harnsäure im Serum 10,5 mg%. Im Urin $^1/_3$ Säule Albumen, viele Cylinder. Konzentrationsbreite stark eingeschränkt. Die akuten Erscheinungen der Gicht sind vollständig zurückgetreten. Die Glieder sind lediglich durch die schweren deformierenden Veränderungen unbeweglich geworden. Die Gichttophi imponieren als dicke Knoten, die über alle Gelenke verstreut sind. Im Jahre 1925 im Alter von 60 Jahren kam der Patient im Zustande schwerer Urämie ins Krankenhaus und starb unmittelbar im Anschluß an die Krankenhausaufnahme. Bilder dieses Patienten s. S. 223 u. 224.

Auf ein zweites Moment, das die Steinbildung bei den Gichtkranken begünstigt, sei noch hingewiesen. Wir wissen, daß gerade bei Personen mit sehr labilem vegetativen Nervensystem die Aciditätsverhältnisse des Harnes (Wechselbeziehungen zur Magenacidität) starken Schwankungen unterworfen sind. Sind nun in einem Harn die Kolloide vermindert und die Acidität pathologisch gesteigert, so kommt es zum Ausfallen von freier Harnsäure. Ebenso wie wir diesen Vorgang im Urin beobachten können, kann er sich bereits in den ableitenden Nierenwegen vollziehen. Inwieweit eine gichtische Cystitis und Pyelitis Ursache zur Steinbildung werden kann, ist recht zweifelhaft, da überhaupt eine spezifisch gichtische Erkrankung der ableitenden Harnwege trotz der zahlreichen Behauptungen der älteren Literatur (Literatur bei Minkowski S. 88) noch zur Diskussion steht. Der häufige Harndrang, vor allen Dingen das Brennen der Harnröhre, das manchmal mit Sekretabsonderung einhergeht, wurde als Gichttripper bezeichnet. Es mag sein, daß der bei Gichtkranken sehr oft stark saure Urin Ursache dieser Erscheinung ist. Viel häufiger werden aber die entzündlichen Erscheinungen in den ableitenden Harnwegen, vor allen Dingen die intermittierenden Blutungen und die Ausscheidung von Leukocyten nicht die Steinbildung veranlassen, sondern die Folge des Reizzustandes sein, den die Steinablagerung mit sich bringt. Zusammenfassend möchte ich über die Beziehung der Steinbildung zur primären konstitutionellen Gicht sagen, daß beide Krankheiten nicht allzu selten gemeinsam vorkommen, daß aber der ätiologische Zusammenhang beider Krankheiten nicht in der für die Gicht charakteristischen Anhäufung von Harnsäure in den Geweben zu suchen ist, sondern in einer die Harnsäuresekretionsstörung begleitenden Anomalie der Kolloidbeschaffenheit und der Säureverhältnisse des Urins.

Der Harnsäureinfarkt der Neugeborenen hat mit der Gicht nichts gemein. Er wird in dem Kapitel der Konkrementbildungen in den ableitenden Harnwegen noch näher zu besprechen sein (s. S. 656).

In den theoretischen Ausführungen wurde wiederholt darzulegen versucht, Niere und Gicht. daß die Ursache der primären konstitutionellen Gicht in einer Funktionsstörung der Niere für die Harnsäureausscheidung zu suchen ist. Eine derartige Störung wird nicht in einer morphologisch faßbaren Veränderung der Niere augenscheinlich werden. Auch die klinischen Symptome, die wir für eine Erkrankung des Nierenparenchyms für pathognomonisch ansehen (Eiweißausscheidung, Zylindrurie), werden bei einer Funktionsstörung fehlen. Leider ist in der Literatur keine einzige Angabe zu finden, aus welcher ersichtlich wäre, daß die Nieren von Gichtkranken in den ersten Stadien der Krankheit durch Autopsie zur mikroskopischen Beobachtung gelangt wären. Die Angaben der älteren Literatur (Cruveilhier[252], Dickinson[232], Duckworth[232]), daß bei Gichtkranken die Nieren in den ersten Stadien unversehrt blieben, sind nicht durch mikroskopische Präparate belegt. So müssen wir das Fehlen der klinischen Symptome einer Nierenerkrankung als Beweis hinnehmen, daß die gichtische Funktionsstörung in den ersten Stadien bei morphologisch intakter Niere auftritt. Bei einer Anzahl von Gichtkranken fehlen die klinischen Erscheinungen einer konsekutiv auftretenden Nierenerkrankung sehr lange Zeit. Manchmal wird zur Zeit des Anfalls geringe Eiweißausscheidung beobachtet, und Garrod[232] glaubt sogar, aus dem Auftreten einer geringfügigen Albuminurie das Herannahen eines Anfalles voraussagen zu können. Zweifellos besteht aber bei der primären konstitutionellen Gicht lange Zeit eine mit Ausnahme der Harnsäureausscheidung vollständig intakte Nierenfunktion, die von einer vollständig normalen Beschaffenheit des Harnes begleitet ist. Erst in den späteren Stadien der Erkrankung treten gleichlaufend mit einer, wenn auch geringen, Albuminurie und Zylindrurie Störungen in der Ausscheidung der übrigen harnfähigen Stoffe ein. Kommen derartige Kranke mit jahrzehntelang bestehender Gicht zur Autopsie, so findet man eine Gefäßschrumpfniere, das sich in nichts im mikroskopischen Bild von der Granularatrophie (arteriolosklerotische Schrumpfniere) unterscheidet. Ich habe wiederholt Kranke beobachtet, bei denen anamnestisch die ersten Gichtanfälle im 3. und 4. Lebensjahrzehnt auftraten, bei denen aber erst im 6. Lebensjahrzehnt die klinischen Symptome einer Nierenerkrankung und Blutdrucksteigerung festzustellen waren. Obgleich zugegeben werden muß, daß die ersten Anfänge einer Granularatrophie der klinischen Beobachtung entgehen, so kann man doch unmöglich annehmen, daß bei den Kranken, bei denen später eine Granularatrophie festgestellt wurde, dieses Leiden schon in der Jugendzeit bestanden hätte und die Veranlassung zur Gicht gewesen sei (Levison[232]). Der Verlauf dürfte vielmehr derartig sein, daß die funktionelle Störung der Niere jahrzehntelang bestehen kann, ohne daß eine anatomische Veränderung eintritt und sich klinisch bemerkbar macht. Andererseits beobachtet man aber, daß nach jahrzehntelang bestehender gichtischer Funktionsstörung allmählich die klinischen Erscheinungen einer Nierenerkrankung auftreten. Es entwickelt sich klinisch das Bild einer Schrumpfniere. Bei der Sektion findet sich eine Granularatrophie, die mikroskopisch als Gefäßschrumpfniere imponiert. Wir sehen also, daß die gichtische Erkrankung nicht immer zu einer anatomisch sichtbaren Veränderung der Niere führen muß, daß aber bei lange bestehender gichtischer Funktionsstörung die Niere in ihrer Gesamtheit miterkranken kann.

Ganz anders liegen die Verhältnisse bei der sekundären Gicht (s. dieses Kapitel). Hier treten die Symptome der Gelenkgicht erst auf, nachdem schon längere Zeit eine Nierenerkrankung besteht. Hier ist die anatomisch sichtbare Nierenveränderung, das Zugrundegehen des Nierenparenchyms das Primäre. Die hieraus resultierende Funktionsstörung des Organes trifft alle harnfähigen Bestandteile, und unter diesen auch die Harnsäure. Es kommt zu einer beträchtlichen Retention harnfähiger Stoffe, von denen die Retention der Harnsäure die klinischen Erscheinungen der Gicht mit richtigen akuten Gelenkanfällen machen kann. Die schweren anatomischen Veränderungen der Niere sind hier das Primäre, die Retention von Harnsäure und die Gichtanfälle das Sekundäre. Aus diesem Grunde wurde für diese Form der Gicht die Bezeichnung „sekundäre Gicht" gewählt. Ebstein[212] berichtet von Kranken, bei denen keine Gichtanfälle während des Lebens aufgetreten sind, und bei denen sich bei der Sektion schwerste Nierenveränderungen im Sinne einer Schrumpfniere mit Uratablagerung fanden. Er nennt diese Art der Gicht „primäre Nierengicht" und bringt sie in einen gewissen Zusammenhang zur Extremitätengicht. Er sagt: „In der Regel sind bei der primären Nierengicht nur geringe Veränderungen in den Extremitäten vorhanden", und glaubt, daß diese Form der Gicht bei der ärmeren Bevölkerung vorherrsche. Die „primäre Nierengicht" Ebsteins ist zweifellos nichts anderes als das, was wir als „sekundäre Gicht" bezeichnen. Es besteht eine Schrumpfniere, und als Folge der Schrumpfniere tritt Harnsäureretention ein, die zu derartigen Harnsäureablagerungen führt. Hierbei kann die Harnsäureablagerung in den schwer geschädigten, zum Teil nekrotischen Bezirken der Schrumpfniere erfolgen, ohne daß wesentliche Ablagerungen in den Gelenken zu finden sind. Über den Ort der Ablagerung der Uratkrystalle in den Gichtnieren herrschte lange Zeit die Ansicht vor, daß diese sich nur in den Markkegeln und speziell in dem Papillarteil befinden (Charcot, Virchow, Ranvier, Lancereaux[252]). Daraus würde hervorgehen, daß wir es lediglich mit Uratablagerungen in den ableitenden Harnwegen zu tun hätten, die prinzipiell von der Steinbildung im Nierenbecken und im Ureter nicht verschieden wären. Garrod[252] und nach ihm Dickinson[252] zeigten aber, daß die krystallisierten Ablagerungen der Harnsäure, die makroskopisch wie feine Kalkspritzer imponieren, sehr oft wahllos im entzündlich veränderten interstitiellen Gewebe der Nieren zu finden sind. Besonders Ebstein[212] wies an der Hand von sehr schönen Präparaten nach, daß die Krystallablagerungen in der Niere sich meistens in Nekroseherden des Interstitiums befinden. Ebstein betonte, daß neben diesen interstitiellen Uratkonkrementen auch im Papillarteil gleichartige Konkremente sich finden können. Die Beobachtung Ebsteins ist durchaus verständlich. In gleicher Weise, wie wir bei der Gicht Nierensteine mit der Gicht vergesellschaftet finden können, ebenso können in der Niere selbst neben rein gichtischen Uratablagerungen im interstitiellen Gewebe sich auch Uratablagerungen in den Kanälchen, besonders in den Sammelröhren finden, die dann einer Steinbildung gleichzusetzen wären. Die Ablagerung von harnsaurem Natrium im Interstitium der Niere ist meiner Ansicht nach dadurch entstanden, daß, wie bei anderen Tophis, auch in der Niere aus den mit Harnsäure überladenen Säften das harnsaure Natron sich an einem in seiner Vitalität geschwächten, eventuell bis zur Nekrose veränderten Gewebe auskrystallisiert.

Bei der primären konstitutionellen Gicht ist die Uratablagerung in der Niere sehr selten. Wenn es nach jahrzehntelangem Bestehen der konstitutionellen Gicht zu einer Gefäßschrumpfniere kommt, so darf man aus dem Fehlen von Harnsäurekonkrementen in den Nieren nicht schließen, daß die Ätiologie des Leidens nicht gichtischer Natur wäre. Bei der sekundären Gicht, bei der die Gicht als Folge eines chronischen Nierenleidens und einer Nierenschrumpfung auftritt, ist die Harnsäureablagerung im schwer veränderten Niereninterstitium sehr häufig. Sie kann sogar isoliert gefunden werden, ohne daß Uratablagerungen in anderen Organen auftreten.

Die Tatsache, daß das harnsaure Natron sich vorzüglich im Knorpel und Sehnengewebe niederschlägt, muß durch die besondere Natur dieses Gewebes bedingt sein. Von einer allgemeinen Neigung des mesenchymalen Gewebes, Harnsäure zu retinieren, kann nicht gesprochen werden, da ja tatsächlich die Niederschlagsbildung und die Retention fast nur im Knorpel und Sehnengewebe stattfindet. Es wäre lediglich die Frage zu erörtern, ob bei den Gichtkranken morphologisch sichtbare Veränderungen oder funktionell erkennbare Differenzen gegenüber Gesunden am Knorpel und Sehnengewebe feststellbar sind und so eine besondere Uratohistechie, und zwar nur dieser Gewebe verständlich machen würden. Zunächst ist die Frage zu erörtern: in welchem Teil des Knorpels finden wir die Uratablagerung?

An der Knorpeloberfläche sitzt ein weißer Überzug von Uratmassen, die man im mikroskopischen Schnitt sich in das Knorpelinnere fortsetzen sieht. Merkwürdigerweise ist unterhalb des gelenkwärts abgelagerten Krystallüberzuges eine kleine Faserschicht, die nahezu frei von Krystallnadeln ist, um dann in eine Faserschicht überzugehen, in der sich die Krystallnadeln ganz dicht absetzen.

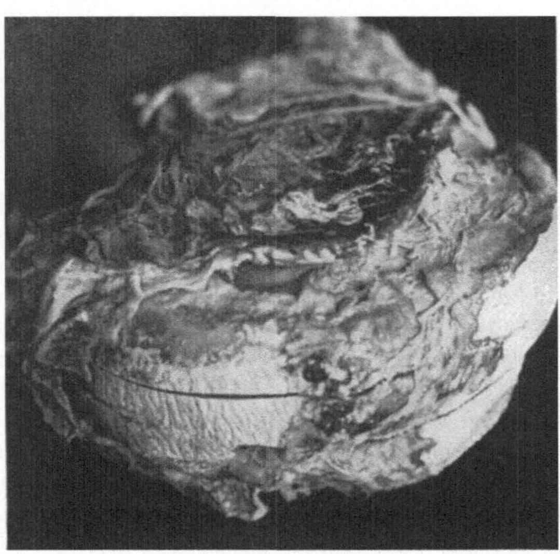

Abb. 60. Gichtgelenk mit weißen Massen von harnsaurem Natron (Brogsitter).

In diesen obersten Schichten des Knorpels sind die Krystallnadeln am reichlichsten zu finden. Sie strahlen entsprechend den Saftlücken wie feine Fontänen in die Umgebung aus. Sehr selten reichen die Ablagerungen in die Tiefe und sind um die Knorpelzellen herumgruppiert. Es kann auch zu Ablagerungen von Harnsäure in den subchondralen Markräumen kommen; jedoch scheint es, als ob gerade diese Tophi erst durch Zusammenschmelzen erweichter Knorpeltophis in die Tiefe vorgedrungen sind. Es soll aber durchaus nicht bestritten werden, daß auch Uratablagerungen autochthon in die Markräume erfolgen können. Wenn man sich lediglich bildmäßig die mikroskopischen Schnitte betrachtet, so hat man den Eindruck, daß entsprechend den Saftlücken im Knorpelgewebe der Ausfall der Krystalle erfolgt, und daß

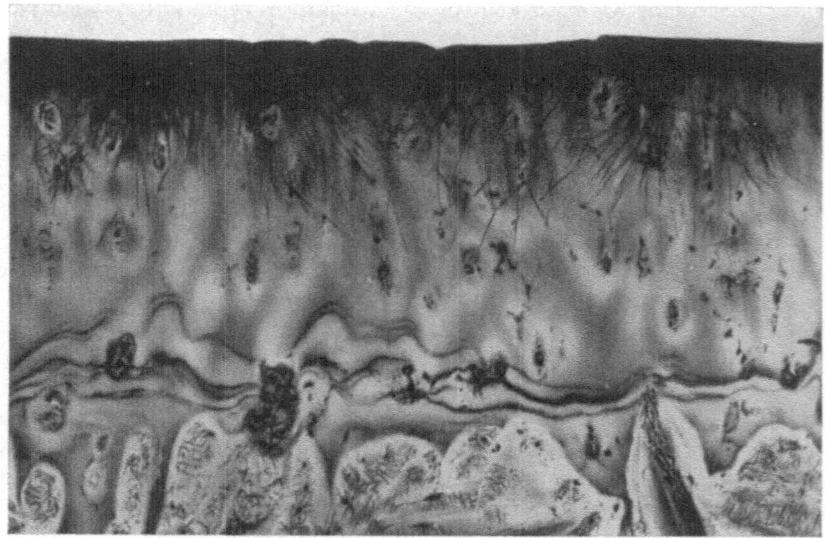

Abb. 61. Mikroskopische Darstellung von harnsaurem Natron an der Oberfläche des Knorpels eines Gichtgelenks (Brogsitter).

gerade an den Stellen die Krystalle am dichtesten gelagert sind, wo die Textur des Knorpels am dickmaschigsten ist, d. h. gelenkwärts. Die alte Ansicht, daß die Knorpelzellen der Ausgangspunkt der Uratkrystallisation sei, ist von Ebstein[212] bereits mit Recht abgelehnt worden. Es kann vielmehr als erwiesen betrachtet werden, daß die Ablagerung im Knorpel gerade an den faserdichtesten Stellen beobachtet wird. Wahrscheinlich spielen hier die örtlichen Zirkulationsverhältnisse eine gewisse Rolle. Die Strömung ist in diesen faserdichten Teilen sehr gering.

Nach Lichtwitz[253] lassen sich die allgemeinen Gesetze der Ablagerung schwer löslicher Stoffe nach folgenden Gesichtspunkten zusammenfassen:

„1. Der abzulagernde Stoff muß im Blut (kolloidgeschützt) oder in den umgebenden Salträumen in einer konzentrierteren Lösung vorhanden sein als in einer wäßrigen, gesättigten (nicht kolloidgeschützten) Lösung. 2. Es muß für den abzulagernden Stoff die Möglichkeit der Diffusion in das Ablagerungsgebiet bestehen. 3. Es müssen in dem Ablagerungsgebiet ungünstigere Lösungsbedingungen herrschen als in der umgebenden Flüssigkeit oder eine besondere Haftneigung chemischer oder physikalischer Natur (z. B. Adsorption) vorliegen." Der unter 1 gegebene Gesichtspunkt trifft für die Lösung des Natriumurates im Blute zu. Eine besondere physikalische Ursache außer der bereits erörterten Strömungsverlangsamung im Knorpel konnte bisher nicht nachgewiesen werden (Almagia[207], Brugsch und Citron[208], Gudzent[209], Dohrn[255]).

Auch die Ansicht, daß der Knorpel an Na-Ionen reicher wäre als das Blut und dadurch die Löslichkeit des harnsauren Natrons verschlechtert würde, ist nicht erwiesen, da es nicht feststeht, wie weit das Natrium im Knorpel ionisiert ist. Ein wesentlicher Faktor für die Ablagerung schwer löslicher Substanzen, die im Blute und in den Säften in kolloidgeschützter, übersättigter Lösung vorhanden sind, dürfte in einer Minderung der Vitalität des Gewebes, das sich bis zur Nekrose steigern kann, gelegen sein. Hierher gehören nach Lichtwitz[253] das Verkalken der osteoiden Grundsubstanz oder das Verkalken verkäster und nekrotischer Gewebe, die infolge ihrer geminderten oder geschwundenen Vitalität nicht den Grad von Kolloidschutz ausüben können, der zur Aufrechterhaltung übersättigter Lösungen notwendig ist.

Ebstein[212] glaubte, daß der Entstehung des Tophus eine vollständige Nekrose des betreffenden Gewebes vorausgehe. Er konnte in ausgedehnten histologischen Untersuchungen feststellen, daß die Uratnadeln immer in nekrotischen Teilen abgelagert sind. Im Gegensatz zu Ebstein halten sehr viele Autoren die Nekrose für das Sekundäre und die Ablagerungen der Urate für das Primäre, da sich Uratkrystalle von diesen Nekroseherden bis ins Gesunde hinein erstrecken. Zweifellos sind beide Beobachtungen richtig. Lichtwitz[253] führt mit Recht aus, daß bei einer Veränderung des Knorpels die Veränderung, die einen verminderten Kolloidschutz zur Folge hat, durchaus nicht den Grad der Nekrose zu erreichen braucht, und daß diese nicht bis zur Nekrose führenden Veränderungen des Knorpels histologisch nicht faßbar sind. Die Ansicht von Lichtwitz, daß Gewebsveränderungen letzten Endes das Ausfallen der Urate bewirken, geht also nicht bis zu dem Extrem Ebsteins, daß unbedingt eine Nekrose vorhanden sein muß, sondern daß eine histologisch nicht sichtbare Veränderung der Vitalität des Gewebes schon genüge, um den Kolloidschutz übersättigter Lösungen aufzuheben.

Lichtwitz führt als Stütze seiner Auffassung des verminderten Kolloidschutzes im gichtischen Knorpel die Krystallform, in dem das harnsaure Natron zur Ausflockung kommt, an. Nach den Untersuchungen von Schade[256] fällt das Natriumurat bei neutraler Reaktion aus einer kolloidgeschützten, übersättigten Lösung in Sphärolithen aus. In einer solchen Lösung tritt bei alkalischer Reaktion ein Niederschlag von Nadeln von Natriumurat auf, wie wir sie eigentlich nur beim Ausfallen aus wäßriger Lösung kennen. Der Niederschlag von Uratnadeln in einem Tophus gleicht also dem Niederschlag der Urate, wie er in einer übersättigten, nicht kolloidgeschützten, wäßrigen Lösung entsteht. Würde also der Kolloidschutz durch Veränderung des Gewebes oder durch Nekrose wegfallen, so wird aus den Säften das harnsaure Natron wie aus einer nicht kolloidgeschützten, wäßrigen Lösung in zu Büscheln angeordneten feinen Nadeln ausfallen, wie es tatsächlich in den Tophis geschieht. Unklar bleibt allerdings noch, warum von den in kolloidgeschützter, übersättigter Lösung in den Geweben vorhandenen Substanzen am Knorpel nur die Urate ausfallen? Wenngleich in den Tophis sich auch Kalksalze finden, so erklärt diese geringe Menge das Vorherrschen der Urate nicht. Wenn wir mit Lichtwitz eine Veränderung des Gewebes und eine dadurch gleichsinnig bedingte Änderung des kolloidchemischen Schutzes für übersättigte Lösungen als Ursache für das Ausfallen der Urate im Knorpel und Sehnengewebe annehmen, so bleibt doch die prinzipielle Grundfrage nach der Ursache dieser vitalen Veränderung des Knorpelgewebes offen. Man möchte geneigt sein, die mit harnsaurem Natron übersättigte gichtische Gewebsflüssigkeit selbst als knorpelschädigendes Agens anzunehmen. Es ist aber für eine solche Auffassung bisher kein Anhaltspunkt vorhanden, wenngleich auch die besonders langsamen Zirkulationsverhältnisse im Knorpel die mit Harnsäure übersättigte Flüssigkeit in längeren Kontakt mit dem umgebenden Medium bringen dürfte.

Zusammenfassend läßt sich über die Pathologie der Tophusbildung sagen, daß die in ihrer Textur dichtesten Knorpelteile am bevorzugtesten sind, und daß es wahrscheinlich ist, daß der Ablagerung der Urate eine Minderung der Vitalität des Gewebes vorausgeht und damit eine Veränderung des Kolloidschutzes des Gewebes, in dem die Ablagerung erfolgt, zur Folge haben dürfte.

2. Die sekundäre Gicht.

Die primäre konstitutionelle Gicht ist, wie wir im vorstehenden ausgeführt haben, dadurch bedingt, daß durch eine meist ererbte Veranlagung eine Funktionsstörung der Niere für die Harnsäureausscheidung besteht, die sich in einer erhöhten Harnsäurekonzentration im Blut und einer erniedrigten Harnsäurekonzentration im Urin ausdrückt. Neben dieser konstitutionellen Schwäche der Harnsäuresekretion sind in den ersten Stadien der Gicht, sehr oft das ganze Leben hindurch, die anderen funktionellen Leistungen der Niere ungestört. Ganz anders bei der sekundären Gicht.

Bei der sekundären Gicht entsteht die Gicht als Folge einer schweren, anatomisch sichtbaren Nierenerkrankung, bei welcher alle Funktionen der Niere durch einen entzündlichen oder toxischen Prozeß, der mit der Gicht gar nicht zusammenhängt, geschädigt sind. Das Primäre ist hier nicht die gichtische Erkrankung, sondern die schwere, meist schon im Schrumpfungsstadium befindliche Nierenerkrankung, bei der alle Funktionen der Niere und auch die Harnsäureausscheidung mit geschädigt sind.

Merkwürdigerweise finden wir die Gicht nicht als ständigen Begleiter der Schrumpfniere, obwohl bei allen chronischen Nierenleiden und Nierenschrumpfungen eine Erhöhung der Blutharnsäure festzustellen ist. In den meisten Fällen wird die Funktionsminderung der Niere durch eine starke Polyurie kompensiert und dadurch vielleicht das Ausfallen der Harnsäure in den Geweben vermieden. Norman Moore war der erste, der darauf hinwies, daß man sehr häufig bei Autopsien von Kranken mit Schrumpfniere Uratablagerung im Großzehengelenk findet, ohne daß gichtische Erscheinungen bestanden haben. Ebenso findet man in den Schrumpfnieren selbst, wie bereits in dem Abschnitt Niere und Gicht erwähnt wurde, im interstitiellen Gewebe Uratdepots, ohne daß in den Gelenken eine Gicht nachzuweisen wäre. Ebstein[212], der als erster diese Fälle beschrieb, bezeichnet diesen Zustand als „primäre Nierengicht". Zweifellos handelt es sich bei allen diesen Patienten um Kranke, die lange Zeit ein chronisches Nierenleiden gehabt haben und bei denen es zur Retention aller harnfähigen Bestandteile und so auch der Harnsäure gekommen ist. Das was Ebstein „primäre Nierengicht" nennt, ist identisch mit der Form, die wir als sekundäre Gicht bezeichnen. Diese Form der Gicht soll bei der ärmeren Bevölkerung vorherrschen, während die primäre konstitutionelle Gicht als die Gicht der Reichen anzusprechen sei. Diese Unterscheidung Ebsteins ist in dieser Form nicht richtig, wenngleich zugegeben werden muß, daß gerade die sekundäre Gicht bei der ärmeren Bevölkerung vorherrscht. Dies wird verständlich, wenn man überlegt, daß es gewisse exogene Nierenschädigungen sind, die bei der ärmeren Bevölkerung häufiger vorkommen. Hierher gehört die Schädigung durch Alkohol und Blei.

Die Bedeutung des Alkohols für das Zustandekommen der Gicht ist seit alters her Gegenstand lebhafter Diskussion. Es kann aber keinem Zweifel unterliegen, daß alkoholische Exzesse dem akuten Gichtanfall sowohl bei der primären wie auch sekundären Gicht Vorschub leisten. Es hat auch nicht an Autoren gefehlt, die den ganzen gichtischen Komplex auf den Alkoholabusus zurückführen wollten. Diese Meinung ist sicher irrig, obwohl der Alkohol einer derjenigen exogenen Schäden ist, welche die Harnsäureausscheidung beeinflussen. Merkwürdigerweise scheint die Form, in der der Alkohol genossen wird, für die Gicht nicht ganz gleichgültig zu sein. In den Ländern, in denen Biergenuß vorherrscht, ist die Gicht am häufigsten: England, Bayern. In Weinländern ist die Gicht seltener, und bei Branntweintrinkern ist sie sehr selten. Man glaubte, daß Begleitsubstanzen in diesen Getränken vielleicht die Ursache seien und nicht der Alkohol. Ein Beweis hierfür steht aus. Vielleicht kommt hier noch ganz besonders als wichtiges Moment die gleichzeitig mit dem Alkohol genossene Nahrung, ob stark purinhaltig oder wenig purinhaltig, in Frage.

Heute wissen wir, daß wir bei chronischem Alkoholmißbrauch sehr häufig Gefäßschrumpfnieren (arteriolosklerotische Schrumpfniere) finden, und daß bei dieser Form der Nierenerkrankung als sekundäre Folge Gicht auftreten kann. Wir müssen demnach den Alkohol im Hinblick auf das gichtische Syndrom nach zwei Seiten werten. Einerseits als auslösendes Moment für den akuten Gichtanfall und andererseits als Noxe, die zu einer Granularatrophie führen und eine sekundäre Gicht als Folge haben kann. Leider sind bis heute keine Untersuchungen gemacht, die erklären könnten, ob bei einer direkten Alkoholintoxikation die Harnsäureausscheidung leidet, d. h. ob die prozentuale Konzentration im Urin zurückgeht. Eine Wirkung des Alkohols auf den Purinstoffwechsel kann nach unserer heutigen Meinung nicht auf einer Lähmung eines fermentativen Vorganges des intermediären Purinstoffwechsels, sondern lediglich in einer durch den Alkohol verursachten Minderung der sekretorischen Leistung der Niere für die Harnsäureausscheidung beruhen.

Der Zusammenhang von Blei und Arthritis urica wurde schon im 18. Jahrhundert erkannt, als nachgewiesen werden konnte, daß die „Kolik von Devonshire", die meistens von Gicht gefolgt war, durch Blei verursacht wurde (Musgrave[232], Sir George Baker[232]). Seit dieser Zeit ist besonders in England immer wieder auf den Zusammenhang von Gicht und Blei hingewiesen worden. Besonders Garrod[232] der Ältere gibt an, daß unter seinen 51 Gichtkranken 16 Maler und Bleiarbeiter waren. Ein ähnliches Prozentverhältnis wurde von einer Anzahl englischer Autoren (Duckworth[232]) angegeben und wiederholt auf den Zusammenhang der Bleikrankheit mit der Gicht hingewiesen. Obgleich Ebstein in Deutschland der Bedeutung der Bleiintoxikation für die Gicht auf

Grund der Berichte des Knappschaftsarztes Dr. Jacob „Über die Gicht bei den Bleiarbeitern im Oberharz" skeptisch gegenübersteht, konnte Lüthje[232] auf Grund der gleichen Zahlen zeigen, daß doch von den 800 Hüttenarbeitern im Verlaufe von acht Jahren nicht weniger als 103 an Gicht behandelt wurden. Gegenüber diesen Beobachtungen und Zahlen erscheint es befremdlich, daß andere englische Autoren angeben, daß bei den Bleiarbeitern im Norden Englands die Gicht sehr selten sei und daß auch die Bleihüttenärzte anderer Länder dieselben negativen Angaben machen. Auf Grund dieser Widersprüche wurde in Erwägung gezogen, ob das Blei allein das auslösende Moment für das Zustandekommen der Gicht nach Bleiintoxikation sei, oder ob es noch einer anderen gleichzeitigen Schädigung bedürfe, um nach einer chronischen Bleivergiftung das gichtische Syndrom zu erzeugen. Minkowski[232] glaubt auf Grund seiner reichen Erfahrungen einen direkten Zusammenhang von Blei und Gicht annehmen zu können. Er sagt: „Es liegen hier die Verhältnisse wahrscheinlich ähnlich wie wir es für die Alkoholwirkung angenommen haben, d. h. das Blei vermag offenbar diejenigen Gewebselemente zu schädigen, deren Funktion gestört sein muß, wenn die Gicht entstehen soll, aber die Leistungsfähigkeit jener Gewebselemente kann in der Regel erst dann zutage treten, wenn ihre Funktion in höherem Grade in Anspruch genommen wird."

Dieser Ansicht Minkowskis möchte ich mich in vollem Maße anschließen. Das Blei schädigt in erster Linie diejenigen Elemente der Niere, welche mit der Harnsäureausscheidung etwas zu tun haben. Die Schädigung ist aber keine elektive. Es erkrankt vielmehr nach einer schweren Bleiintoxikation der gesamte sekretorische Apparat der Niere. Zu einer Gicht kommt es aber nur dann, wenn gleichzeitig durch übermäßige Zufuhr purinhaltiger Nahrung das Ausscheidungsvermögen zu stark belastet wird; so mag es auch erklärlich sein, daß bei einem Teil der Bleiarbeiter im Süden Englands, wo sehr viel Fleisch gegessen wird, die Gicht häufiger ist als im Norden.

Garrod[232] vertrat als erster die Ansicht, daß durch die Einwirkung des Bleies das Vermögen der Niere, die Harnsäure auszuscheiden, geschädigt wird. Die meisten Autoren pflichteten dieser Auffassung bei, während Lüthje[232] glaubt, das Blei führe direkt Nekrosen im Gewebe herbei, wodurch erst sekundär das harnsaure Natron eingelagert würde. Diese Auffassung glaubte Lüthje durch einen negativen Befund der Harnsäureretention bei Hunden, die mit Blei chronisch vergiftet wurden, schließen zu dürfen. Der Hund ist aber nicht das geeignete Vergleichstier für den Purinstoffwechsel, da beim Hund die Harnsäure nicht als Stoffwechselendprodukt des Purinstoffwechsels anzusehen ist. Es wird wohl heute allgemein angenommen, daß das Blei die Niere so schwer schädigt, daß die Ausscheidung aller Stoffwechselschlacken leidet und parallelgehend mit der Retention aller Stoffwechselschlacken eine Retention der Harnsäure zustande kommt. Bei überreicher Purinzufuhr kommt es dann infolge der durch eine organische Nierenerkrankung verursachten Störung der Harnsäureausscheidung zu einer Gicht (sekundäre Gicht). In noch viel größerem Maße als bei der primären konstitutionellen Gicht spielt bei der sekundären Gicht die Belastung der Harnsäureausscheidung mit purinhaltigem Material für das Zustandekommen des Gichtsyndroms eine bemerkenswerte Rolle.

Gefäßschrumpf-
niere und ent-
zündliche Nie-
renerkrankung. Die kleine, rote Schrumpfniere galt für die Gicht als so charakteristisch, daß sich die von Todd[232] eingeführte Bezeichnung „Gichtniere" gleich Granularatrophie lange Zeit eingebürgert hat. Heute unterscheiden wir ätiologisch zwischen der arteriolosklerotischen Schrumpfniere, d. h. der Gefäßschrumpfniere und der Gichtschrumpfniere. Wir können dies nicht auf Grund des histologischen Bildes, da tatsächlich im Mikroskop die Gefäßschrumpfniere, die Gichtschrumpfniere und sogar die entzündliche sekundäre Schrumpfniere sich in ihren mikroskopischen Erscheinungen so ähneln, daß es auch für den gewiegtesten Pathologen ohne Kenntnis der Krankheitsgeschichte sehr oft unmöglich ist, aus dem histologischen Bilde ätiologisch zu differenzieren. Es scheint, daß die konstitutionelle gichtische Störung in ihrem Endzustand am Nierenparenchym ähnliche Veränderungen auslöst, wie sie bei der arteriolosklerotischen Schrumpfniere durch noch unbekannte Momente verursacht werden. Eine Zeitlang glaubte man (Virchow[232], Charcot[232]), daß die Uratablagerungen die Ursache der gichtischen Nierenschrumpfung seien. Diese Annahme ist aber schon wegen der Lokalisation der Uratablagerung, die meistens diffus im Parenchym, manchmal sogar unter Bevorzugung der Sammelröhren auftritt, als irrig zu bezeichnen. Die Uratablagerung in der Niere im Endstadium der primären konstitutionellen Gicht ist die Folge der Ausscheidungsstörung, nicht aber die Ursache der Schrumpfung. Was für die primäre konstitutionelle Gicht gilt, ist noch in besonderem Maße bei der Gefäßschrumpfniere, der genuinen Granularatrophie zu betonen. Hier hat eine ätiologisch ungeklärte Ursache zu einer schweren anatomischen Veränderung der Niere geführt, die primär mit dem gichtischen Syndrom nichts zu tun hat. Die schwere anatomische Erkrankung des Ausscheidungsorganes führt zu einer Funktionsminderung der Niere für die Ausscheidung fast aller harnfähigen Stoffe. Es kommt zu einer Retention aller Stoffwechselschlacken und darunter auch zur Retention von Harnsäure, wodurch das gichtische Syndrom ausgelöst werden kann. Merkwürdig ist allerdings, daß bei der Häufigkeit der Gefäßschrumpfniere und der damit verbundenen Harnsäureretention die Gicht als sekundäres Symptom nur relativ selten zustande kommt. Ord und Greenfield[232] fanden bei 96 Fällen nur 18 mal Uratablagerungen in den Gelenken, Norman Moore konnte unter 55 Fällen von chronischer interstitieller Nephritis 27 mal, das ist in 50 % der Fälle, Urate in den Gelenken finden. Besonders hervorzuheben sind die Untersuchungen von Luff[232], der in 77 Fällen von Granularniere 41 mal Uratablagerungen in den Gelenken fand und feststellte, daß von diesen Kranken 31 niemals Erscheinungen von Gicht während des Lebens gezeigt haben. Nur in einer Minderzahl dieser Fälle von Nierenschrumpfung fanden sich auch Uratablagerungen in der Niere. Die Uratablagerung in der Niere bei der primären und sekundären Gicht ist kein konstantes Kennzeichen dieser Krankheit. Buhl und Lancereaux[232] haben bereits darauf hingewiesen, daß die Uratablagerungen in der Niere die Folge, aber niemals die Ursache des gichtischen Syndroms sind. Ebstein[212] fand bei einer Reihe von Kranken die Uratablagerung nur in der Niere und glaubt aus diesem Befund der primären Lokalisation der Gicht in der Niere zwischen einer „primären Nierengicht" und einer „primären Gelenkgicht" unterscheiden zu müssen. Das was Ebstein „primäre Nierengicht" nennt, ist der häufige Befund bei „sekundärer Gicht": Uratablagerung in einer primären genuinen Gefäßschrumpfniere ohne Auftreten eines gichtischen Syndroms intra vitam. Ebsteins „primäre Nierengicht" und der von uns als „sekundäre Gicht" bezeichnete Komplex ist identisch.

Was in diesen Ausführungen über die sekundäre Gicht für die arteriolosklerotische Schrumpfniere, die Granularatrophie, gesagt wurde, gilt in gleicher Weise für die entzündliche Schrumpfniere. Auch hier kommt es durch eine schwere anatomisch sichtbare Erkrankung der Niere zur Retention von Harnsäure, und damit ist die Gelegenheit für die Entstehung des gichtischen Syndroms gegeben. Eine Erklärung, warum bei Kranken mit genuiner und entzündlicher Schrumpfniere trotz der ständig nachzuweisenden Harnsäureretention das gichtische Syndrom nur in einem mäßigen Prozentsatz intra vitam festzustellen ist, entzieht sich bisher unserer Kenntnis. Es ist nur ein neuerlicher Hinweis, daß zum Zustandekommen des Gichtanfalles, zum Ausfallen des harnsauren Natriums noch ein weiteres, bisher ungeklärtes Moment hinzukommen muß.

Die Klinik der sekundären Gicht unterscheidet sich dadurch besonders von der primären Gicht, daß im Vordergrunde des Krankheitsbildes die schwere Nierenerkrankung steht. Es ist hier nicht der Platz, auf die Symptomatologie des chronischen Nierensiechtums und der Nierenschrumpfung einzugehen. Es dürfte aber selbstverständlich erscheinen, daß bei der Schwere dieses Symptomenbildes die hinzutretende gichtische Gelenkerkrankung nur eine sekundäre Rolle spielt. Kommt es bei einem chronischen Nierenleiden zur Manifestation eines Gichtanfalles, so verläuft dieser Anfall sowohl in seinen sichtbaren Erscheinungen als auch in der für den Gichtanfall charakteristischen vorausgehenden Depression und nachfolgendem Anstieg der Harnsäureausscheidung in gleicher Weise.

Man unterscheidet oft zwischen magerer und fetter Gicht. Es wurde früher bereits ausgeführt, daß ein stichhaltiges Kriterium zur Unterscheidung dieser beiden Formen nicht gegeben erscheint, es sei aber hier bemerkt, daß bei den Gichtkranken, welche ihre Anfälle als Folgeerscheinung einer schweren Nierenerkrankung bekamen und nach unserer Auffassung also an einer sekundären Gicht litten, in der Regel abgemagerte Individuen waren.

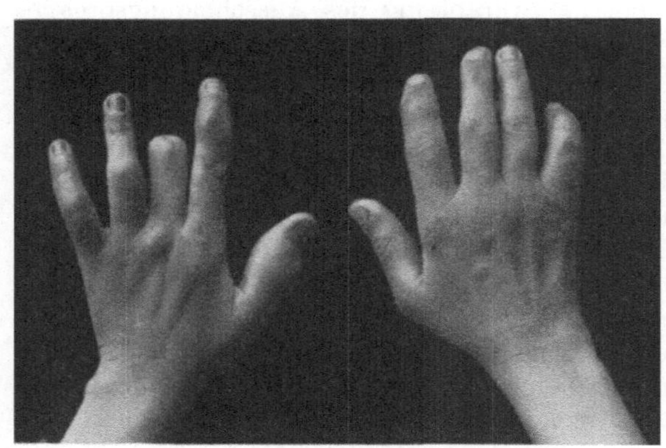

Abb. 62. Arthritis urica. Gichthände von Patientin M. E.
(Krankengeschichte und Tabelle s. S. 209.)

Röntgendiagnose der Gicht.

Für die Röntgendiagnose[257] der Gicht sind zwei Fragen zu berücksichtigen:

1. Machen Ablagerungen von harnsaurem Natron charakteristische Veränderungen im Röntgenbild des Skelets, d. h. gibt der Knochentophus röntgenologisch ein charakteristisches Bild?

2. Können durch harnsaures Natron Veränderungen am Knochensystem hervorgerufen werden, die sich von Veränderungen nichtgichtischer und entzündlicher Natur unterscheiden?

Zur ersten Frage ist zu sagen, daß harnsaures Natron für die Röntgenstrahlen durchlässig ist und keinen Schatten gibt. Die Ablagerung von harnsaurem Natron im Knochen wird erst röntgenologisch erkennbar, wenn die einschmelzenden Prozesse am Knochen, die dem Ausfallen von harnsaurem Natron an den Gelenkflächen und in der Knochensubstanz folgen, Rarefikation der Knochensubstanz bedingen und dadurch als blasige oder cystische Aufhellungen sichtbar werden.

Der Knochentophus imponiert im Röntgenbild als diffuse Aufhellung in der Knochensubstanz, die sehr oft den ganzen Knochen durchsetzt und Kontinuitätstrennungen des Knochens verursacht. Neben diesen großen Aufhellungen findet man auch multiple, kleinere, cystische Aufhellungen, die den Knochen durchsetzen und sich mitunter mit einer kalkreicheren Schicht gegen den übrigen Knochen abgrenzen. Die Hypercalcination um den Knochentophus herum ist durchaus nicht immer vorhanden. Sehr oft geht die durch den Knochentophus verursachte Einschmelzung diffus in normalen Knochen über. Die Knochentophi durchsetzen die Markräume bis an die Knochenoberfläche. Sie sind aber auch mitunter direkt unterhalb der Knochenoberfläche feststellbar und führen zu blasigen Auftreibungen an den Phalangealköpfen. Auch am Gelenkknorpel und im periartikulären Gewebe kommt es zu schweren Destruktionen und zu entzünd-

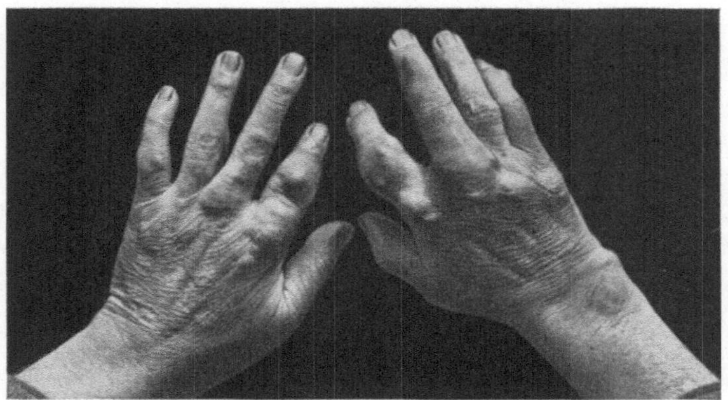

Abb. 63. Arthritis urica. Multiple Gichttophi der Hände. Gichthände des Patienten Br. (Krankengeschichte s. S. 212.)

lichen Veränderungen. Die von Huber[258] zuerst beschriebenen „Gichtcysten" können unter Umständen sehr schwer von anderen cystischen Decalcinationen des Knochens auseinandergehalten werden. Von anderen cystischen Bildungen

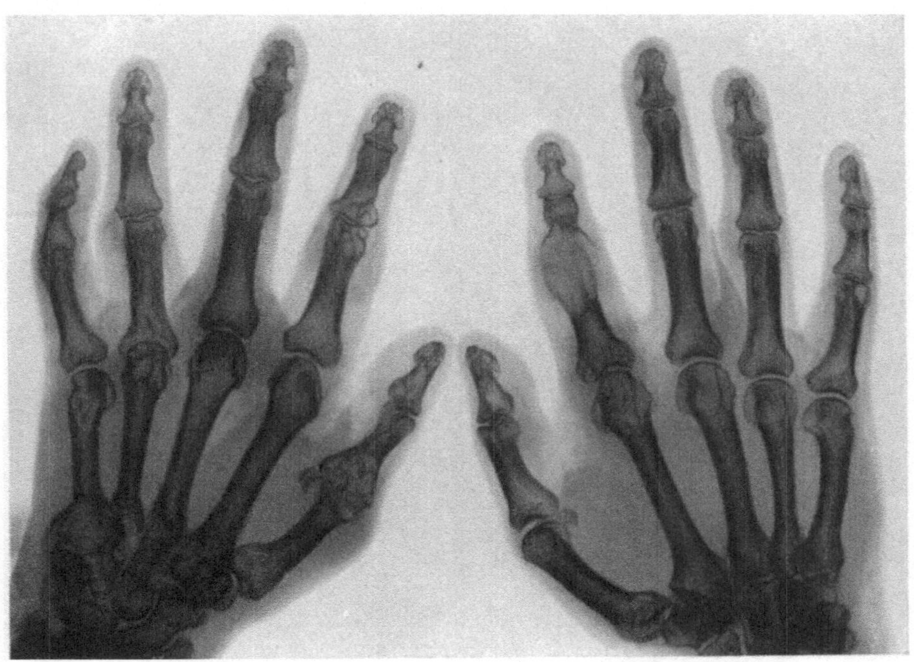

Abb. 64. Arthritis urica. Röntgenbild der in Abb. 63 abgebildeten Gichthände des Patienten Br.

des Knochens, die differentialdiagnostisch heranzuziehen sind, sind in erster Linie die multiplen Myelome und die bei Ostitis fibrosa, bei dem Reckling-hausenschen Typ der Pagetschen Krankheit, vorkommenden Cysten zu nennen. Auch parasitäre Cysten und Cystenbildung bei Arthritis deformans können mit gichtischen Cysten verwechselt werden. Die gichtischen Cysten und die durch Ablagerung von harnsaurem Natron hervorgerufenen Knochenrarefika-

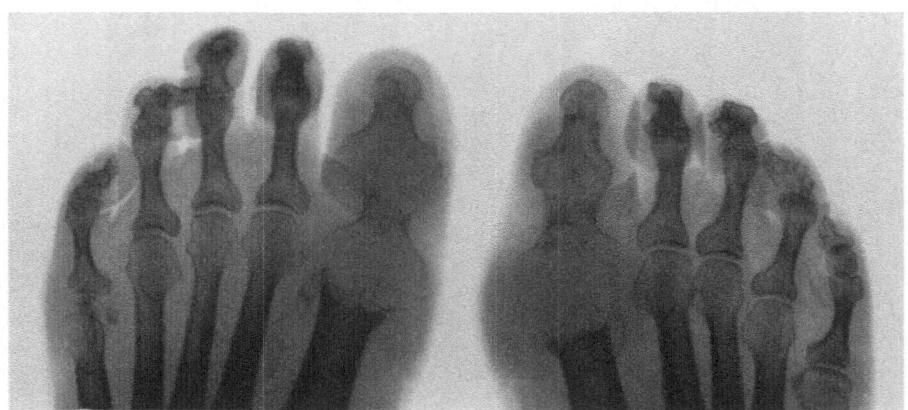

Abb. 65. Arthritis urica. Röntgenbild der Gichtfüße des Patienten Br.

tionen sind nur dann für die Diagnose Gicht eindeutig zu verwerten, wenn gleichzeitig auch die klinischen Symptome für die Diagnose einer Arthritis urica sprechen. Es ist hervorzuheben, daß die Knochentophi im Röntgenbild erst

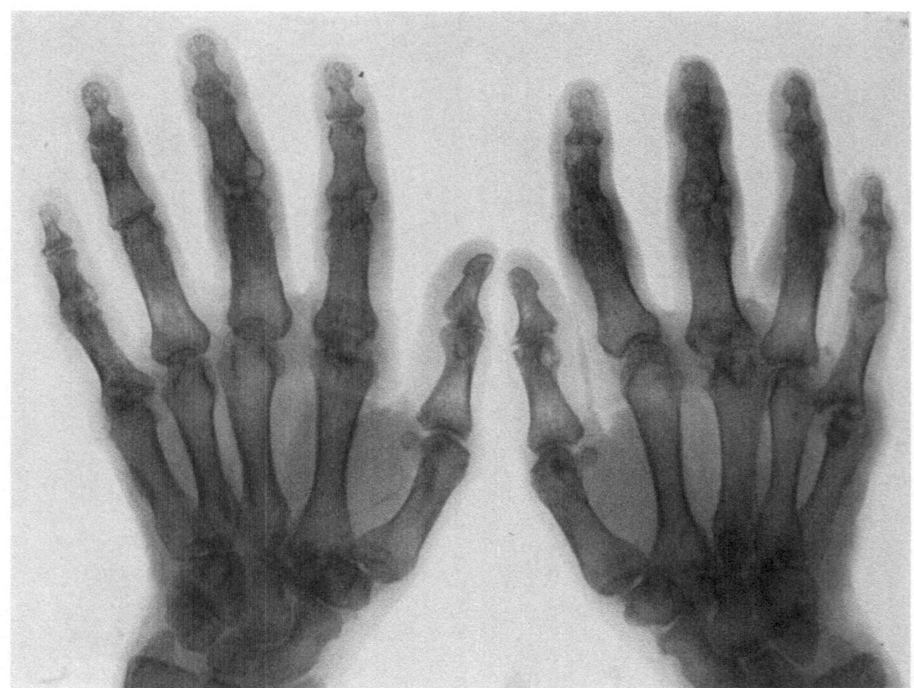

Abb. 66. Arthritis urica. Röntgenbild der Gichthände mit multiplen Knochentophi. Proliferativ-entzündliche und destruktiv-entzündliche Prozesse der Knochen.

bei einem ziemlich fortgeschrittenen Stadium der Gicht in Erscheinung treten. Eine Frühdiagnose kann man aus einem Knochentophus nicht stellen. Besonders hüten soll man sich, isoliert auftretende Knochencysten, wie sie häufig

als Zufallsbefund an den Handwurzelknochen und an den Phalangen vorkommen,
für Knochentophi zu halten. Die nebenstehende Abbildung, welche der Monographie von Gudzent über Gicht und Rheumatismus entnommen ist, zeigt
einen vereinzelt auftretenden Knochenpseudotophus nichtgichtischer Natur.

Zur zweiten Frage ist zu sagen, daß die Gicht, d. h. das harnsaure Natron,
weder am Knochen noch im periartikulären Gewebe Veränderungen auslösen
kann, die nicht auch durch eine andere entzündungserregende Noxe entstehen
könnte. Alban Köhler[259] beschreibt an den Gelenkecken der Metacarpen und
Fingerglieder sowie an den entsprechenden Teilen
der Füße kleine Eindellungen, die halb- bis
dreiviertelkreisförmig werden können und eine
Eigentümlichkeit des Gichtgelenkes sein sollen
(s. Pfeile in nebenstehender Textabbildung). Als

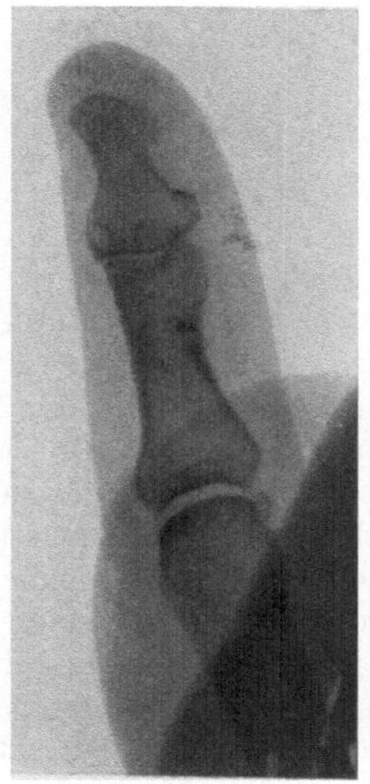

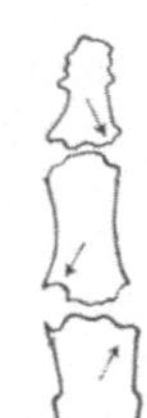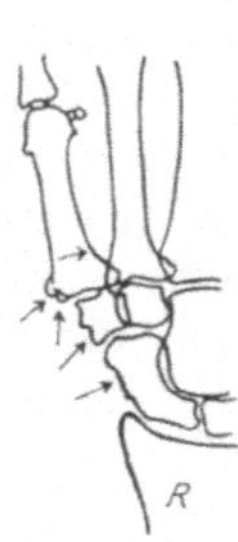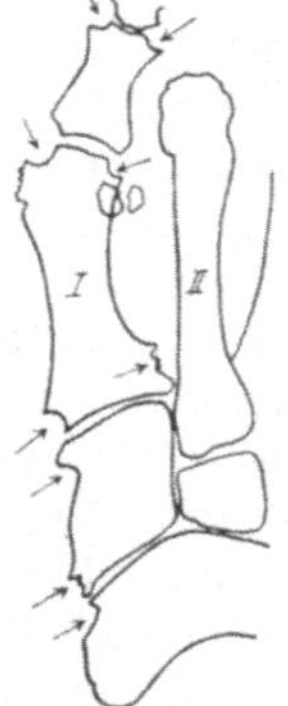

Abb. 68.

<table>
<tr><td>Abb. 67.
Pseudotophus an der Endphalanx des
Daumens bei Polyarthritis chronica
(aus Gudzent: Gicht und Rheuma-
tismus. 1928. Abb. 14, S. 25).</td><td>Skelettkontur
eines Fingers.</td><td>Skelettkontur eines
Metacarpus I samt
Handwurzelknochen.</td><td>Skelettkontur
einer Großzehe.</td></tr>
</table>

(Aus: A. Köhler, Grenzen des Normalen und Anfänge des
Pathologischen im Röntgenbilde 1920.)

Grundlage dieser Veränderungen werden subperiostale Tophusbildungen angesprochen. Es muß zugegeben werden, daß man bei der Gicht manchmal diese
lochförmigen, lateralen Aussparungen findet. Wir können die gleichen Aussparungen und Halbmondbildungen nicht minder häufig bei nichtgichtischen,
chronisch-entzündlichen Gelenkerkrankungen im Röntgenbild zu sehen bekommen. Das gleiche, was für die Halbmondbildungen gilt, muß auch für die
Sporn- und Exostosenbildung und für alle proliferativen Prozesse, die vom
Periost ausgehen, gesagt werden. Da das harnsaure Natron entzündungserregend
wirkt, ist es nicht verwunderlich, daß diese entzündungserregenden Eigenschaften
auch am Knochen und Periost die gleichen Proliferations- und Destruktionsvorgänge bewirken können, wie wir sie von anderen, nichtgichtischen, chronischentzündlichen Erkrankungen der Gelenke kennen (Axhausen[260], Krebs[261], Pommer[262], Preiser[263], Wollenberg). Auch die Angaben, daß es bei der gichtischen
Gelenkveränderung sehr selten zur Ankylose kommt, ist nicht durchaus zutreffend. Handelt es sich bei der gichtischen Veränderung um eine Tophusbildung, dann herrscht allerdings die destruktive Reaktion, die Decalcination,
vor. Bewirkt das harnsaure Natron am Knochen aber lediglich eine entzündliche Reaktion, so kann es auch bei der Gelenkgicht zu Ankylosierungen bindegewebiger und knöcherner Natur kommen (Gerhartz[264], F. Müller[265]). Sehr häufig
sehen wir, wie dies auch an den beigegebenen Röntgenabbildungen festzustellen

ist, Tophusbildung und für die Gicht uncharakteristische proliferative Sporn-
bildung und knöcherne Ankylosierung an einer Extremität gleichzeitig vorkommen. Röntgenologisch läßt sich eine Differentialdiagnose der Arthritis urica
von anderen chronisch-entzündlichen deformierenden Prozessen nur dann
durchführen, wenn sich charakteristische Tophusbildungen zeigen. Alle übrigen
destruktiven und proliferativen Prozesse sind nicht charakteristisch für die
Gicht und können auch bei jeder anderen chronisch-entzündlichen Gelenkerkrankung im Röntgenbild beobachtet werden.

Die Therapie der Gicht.

Ernährungs-
therapie.
　Aus der von uns entwickelten Vorstellung über das krankhafte Geschehen
bei der Gicht ist es selbstverständlich, daß für das Zustandekommen der Krankheit nicht nur die endogene Konstitution, d. h. das Unvermögen, die Harnsäure
in hoher Konzentration auszuscheiden, sondern auch das exogene Moment, die
vermehrte Zufuhr von Harnsäurebildnern, verantwortlich zu machen ist.

　Hier sollen zunächst die Maßnahmen besprochen werden, welche durch eine
diätetische Verordnung die Harnsäurebildner aus der Nahrung möglichst fernhalten. So überflüssig es nach der theoretischen Einleitung, in der die Frage
der Harnsäurebildung aus ihren Vorstufen eingehend behandelt wurde, erscheinen möchte, nochmals auf den Mechanismus der Harnsäurebildung zurückzukommen, sei doch hier abermals hervorgehoben, daß Eiweißzufuhr und Harnsäureausfuhr in keinem Zusammenhang stehen, daß das Eiweiß selbst keine Vorstufen der Harnsäure enthält, und daß eiweißhaltige Nahrung nur dann zum
Harnsäurebildner werden kann, wenn sie in der Form von geformten Zellen,
sei es pflanzlicher oder tierischer Herkunft, gereicht wird. Nur der in der geformten Zelle vorhandene Kern enthält Purinstoffe und damit Harnsäurebildner.
Wenn in sehr vielen Lehrbüchern noch heute auf die besondere Unzuträglichkeit
der Eiweißnahrung hingewiesen wird, so ist dies im Sinne der neueren Stoffwechselforschung dahin einzuschränken, daß es nicht das Eiweiß ist, welches
zur Harnsäuremehrbildung Anlaß gibt, sondern die in dem geformten Eiweiß
enthaltenen Kernsubstanzen. Je kernreicher eine Eiweißnahrung ist, desto mehr
wird sie die Harnsäureausscheidung belasten. Den Gehalt an Harnsäurebildnern
(Purinkörper) gibt folgende Tabelle wieder, die aus Untersuchungen an der
2. Medizinischen Klinik in München (Friedrich von Müller) gewonnen wurde.

Gehalt einiger Nahrungsmittel an Harnsäurebildnern (Purinkörpern).

Kalbsbries	1,27 %	Schweinefleisch	0,146 %
Rindsleber	0,3 %	Rindfleisch	0,15 %
Huhn	0,185 %	Bouillon	0,03 %
Kalbfleisch	0,16 %	Fleischextrakt	2—5 %

Fische:

Ölsardinen	0,35 %	Lachs	0,14 %
Karpfen	0,18 %	Kabeljau	0,07 %

Gemüse:

Spinat	0,08 %	Erbsen	0,047 %
Bohnen	0,08 %	Hafermehl	0,064 %
Linsen	0,075 %	Schwarzbrot	0,04 %

Arm an Harnsäurebildnern sind:

Kartoffeln 0,006%	Salat	
Hühnerei ⎫	Gurken	
Grieß ⎪	Weißkraut ⎬ . . . . 0,0 %
Reis ⎬ . . . . 0,0 %	Mohrrüben ⎪	
Weißbrot ⎭	Obst ⎭	

Verschiedene Käse . . 0,0—0,01 %

Getränke:

Lagerbier . . . . 0,016%   Bordeaux . . . . 0,0 %

Eine weitere Tabelle von Th. von Fellenberg[266] sei ebenfalls angeführt. Es sei besonders auf den relativ hohen Puringehalt der Hülsenfrüchte hingewiesen.

Puringehalt pflanzlicher Produkte in Prozentgehalt von frischer Substanz (Th. von Fellenberg[266]).

Weißmehl 0,014	Linsen 0,150
Ganzer Weizen 0,064	Hülsen- ⎧ Erbsen, gelbe . . . 0,096
Weizenkleie 0,084	früchte: ⎨ Erbsen, schwarze . . 0,133
Grünkern 0,076	⎩ Bohnen, weiße . . . 0,095
Roggen 0,057	Waldnüsse 0,018
Gerste 0,056	Haselnüsse 0,021
Haferflocken 0,064	Mandeln 0,019
Maiskorn 0,037	Eierschwamm 0,030
Geschälter Reis 0,039	Pfifferling 0,014
Reiskleie 0,104	Kartoffeln 0,01
Kastanien 0,035	Topinambur 0,018
Gelbe Rübchen 0,017	Tomaten 0,009
Kohlrabi 0,01	Aubergine 0,011
Rettiche, Radieschen . . . 0,01	Schnittbohnen 0,039
Schwarzwurzel 0,004	Blumenkohl . . . . . 0,036—0,048
Zwiebel 0,003	Rosenkohl 0,040
Knoblauch 0,018	Grünkohl 0,029
Lauch 0,026	Weißkraut 0,011
Schnittlauch 0,01	Rotkraut 0,018
Gurken 0,007	Spinat . . . . 0,035—0,066
Kürbis 0,006	Kopfsalat 0,031

Dem Gichtkranken ist der Genuß von kernhaltigen Organen, in erster Linie von Bries (sowohl Stichbries = Thymus als auch Bauchbries = Pankreas), ferner Leber, Niere zu verbieten. Wiederholt sah ich bei Gichtkranken durch den Genuß von Bries oder Leber einen Anfall eintreten. Jede Gichtdiät muß das dauernde Verbot des Genusses innerer Organe, gleichviel welcher Zubereitung, als Grundlinie festhalten.

In dem Puringehalt von Fleisch, ob rotes Fleisch oder sog. weißes Fleisch (Kalbfleisch, Hühnerfleisch), besteht kein wesentlicher Unterschied. Es ist aber zu bedenken, daß die Fleischarten, welche gemeinhin als leicht verdaulich gelten, da sie von jungen Tieren stammen, Kalbfleisch, Hühnerfleisch, durch ihren relativen Kernreichtum gegenüber dem Fleisch älterer Tiere bei der Gichtdiät keinen Vorzug haben. Je weniger Fleisch genossen wird, um so besser ist es für die Belastung der Harnsäureausscheidung. In ganz schweren Fällen ist der Fleischgenuß vollständig einzuschränken. Bei leichten Fällen wird man

2—3 Fleischmahlzeiten in der Woche, nicht über 150 g Rohgewicht pro Mahlzeit, ohne Gefahr einschalten können. Man muß hier beim Verbieten des Fleisches streng individualisieren. Dem einen fällt es leicht, sein Regime auf eine vegetarische Diät umzustellen, dem anderen ist das Entsagen von Fleisch die größte Entbehrung. Solchen Patienten soll man ruhig mehrere Fleischmahlzeiten mit gekochtem Rindfleisch gewähren, ehe man Gefahr läuft, daß sie die Vorschrift nicht halten. Die Überzeugung, daß Arzt und Patient sich gegenseitig nicht täuschen, ist Voraussetzung für jede diätetische Therapie. Der Genuß von Fischen ist dem von Rindfleisch hinsichtlich seines Puringehaltes gleichzusetzen. Gekochtes Fleisch enthält weniger Purine als gebratenes Fleisch, da ein Teil der Purine durch das Kochen ausgezogen wird und in der Fleischbrühe in Lösung geht. Fleischbrühe enthält aus diesem Grund nicht unwesentliche Mengen von Harnsäurebildnern. Den eindeutigsten Beweis für den Erfolg einer fleischarmen Kost beim Gichtkranken lieferte das große Massenexperiment des Krieges. In den fleischarmen Hungerjahren der Kriegs- und Nachkriegszeit, deren fürchterliches Erlebnis uns nur allzu rasch aus dem Gedächtnis schwand, ist die Gicht aus den Krankensälen der allgemeinen Krankenanstalten verschwunden gewesen. Auch die Prasser und Säufer wurden auf ein Mindestmaß zurückgeführt. Ihre Gichtanfälle traten nicht mehr auf. Mit der Rückkehr zur fleischreichen Lebensweise, besonders bei uns in Bayern, ist die Gicht wieder in Erscheinung getreten. Die Einhaltung eines fleischarmen und sogar fleischfreien Regimes kann erst dann von Erfolg sein, wenn dieses Regime monate-, ja jahrelang fortgesetzt wird. Nur auf diese Weise ist es dem Körper möglich, sich seiner retinierten Harnsäure zu entledigen.

Es ist nicht gleichgültig, zu welcher Tageszeit die Fleischmahlzeit in das Gichtregime eingesetzt wird. Hirschstein[144] konnte zeigen, daß die stärkste Harnsäureausscheidung sich in den frühen Tagesstunden vollzieht, während nachts die Harnsäureausscheidung gleichsam eine physiologische Verminderung erfährt. So ist es auch zu erklären, daß der Gichtanfall meistens nach einem Exzeß in der Abendmahlzeit, nach einem fröhlichen Trinkgelage, das bis in die Morgenstunden hinein dauerte, auftritt. Die Fleischmahlzeit ist deshalb, wenn sie zwei- bis dreimal die Woche einem Gichtkranken zugestanden wird, zum Frühstück oder zum Mittagessen zu verabreichen.

Nach den oben angeführten Tabellen erscheint es unbedenklich, einem Gichtkranken purinarmes Eiweiß in Gestalt von Milch, Eier, Käse zu reichen. Ich bin bei der Kostordnung beim Gichtkranken gerade mit diesen Nahrungsmitteln sehr weitherzig. Im Stoffwechselversuch hat sich aber gezeigt, daß auch auf purinarme Eiweißarten eine gewisse Mehrausscheidung von Harnsäure stattfindet. Man hat dies als Reizwirkung des Eiweißes auf die Sekretproduktion des Darmes und die damit verbundene endogene Purinausscheidung (Pankreassekret) bezogen. Es wurde hierfür der Name „Reizharnsäure"[59] geprägt, ein Ausdruck, der neuerdings von Brugsch und seinen Schülern auf die Beobachtung Anwendung fand, daß bei parenteraler Zufuhr von Harnsäurebildnern unter Umständen mehr Harnsäure ausgeschieden als eingeführt wurde. Die „Reizharnsäure" älterer und neuerer Deutung dürfte wohl durch eine verstärkte Diurese und die dadurch hervorgerufene Ausschwemmung in den Geweben retinierter Harnsäure zu suchen sein. Wir wissen, daß die Purine und demnach auch die Harnsäure eine gewisse diuretische Wirkung haben, wir wissen auch, daß Eiweiß durch den aus ihm entstehenden Harnstoff in gewissem Sinne diuretisch zu wirken vermag. Aus diesem Gesichtspunkte heraus dürfte die „Reizharnsäure" nach Eiweißgenuß als Diuresewirkung zu deuten sein, dazu mag noch in gewissem Umfange eine endogene Harnsäureproduktion aus Sekreten kommen.

Jedenfalls ist der Genuß von purinarmem Eiweiß, wie Milch und Käse, dem Gichtkranken in vollem Maße zu erlauben.

Wir sehen nicht allzu selten, daß nach langen Perioden purinfreier, d. h. purinarmer Ernährung die Fähigkeit des Organismus für die Harnsäurekonzentration im Urine sich erholt. Von den verschiedenen Untersuchern, zuerst von Noorden und Schliep[268], wurde vorgeschlagen, ähnlich wie bei der Zuckertoleranz durch Zulage von Harnsäurebildnern die Fähigkeit des Organismus, die Harnsäure auszuscheiden, in Intervallen zu bestimmen und sich dadurch ein zahlenmäßiges Bild über den Zustand der Krankheit zu verschaffen. Derartige Versuche müssen immer bei lang vorausgehender purinfreier Kost durchgeführt werden. Diese Toleranzprüfung leidet aber an zwei Möglichkeiten der Täuschung. Die erste haben wir bereits angeführt. Sie bestand darin, daß der Organismus nach lang dauernder Purinenthaltung für kurze Zeit die Harnsäure wieder im Urine konzentrieren kann, daß aber diese Fähigkeit nach länger dauernder Belastung zurückgeht und zur Retention führt. Es kann aber auch das Gegenteil der Fall sein. Ein gesunder Organismus kann durch lang dauernde Perioden purinfreier Ernährung seine ganze Harnsäure aus den Geweben ausschwemmen und bei einer neuerlichen kurzen Belastung die zur Belastungsprobe zugeführten Purine in seinen purinverarmten Geweben retinieren und dadurch eine Insuffizienz der Harnsäureausscheidung vortäuschen. Aus diesem Grunde ist die Belastungsprobe beim Gichtkranken kein eindeutiges Hilfsmittel zur Erkennung des Harnsäureausscheidungsvermögens. Die Feststellung der Relation Blutharnsäure- zu Urinharnsäurekonzentration ist gerade bei lang dauernden Perioden purinarmer Ernährung ein besseres Kriterium.

Fette und Kohlenhydrate kommen nach unseren heutigen Kenntnissen wegen ihrer chemischen Konstitution als Purinbildner nicht in Frage. Damit würde sich erübrigen, auf ihre Verwendung bei der Gichtdiät näher einzugehen, wenn nicht ältere Angaben vorlägen, die sowohl von Fetten (Cantani[232]) wie auch von Kohlenhydraten (Cantani, Pfeiffer, Ebstein[232]) streng abraten zu müssen vermeinen. Diese Angaben der älteren Autoren beruhen auf einer irrtümlichen Voraussetzung. Kohlenhydrate und Fette verbrennen im intermediären Stoffwechsel zu Kohlensäure und Wasser, sie sind also eine schlackenfreie Kost, welche das Ausscheidungsorgan weder mit Harnsäure noch anderen Stoffwechselschlacken belastet. Theoretisch könnte man willkürlich große Mengen dieser Nährstoffe einem Gichtkranken geben, ohne den Gichtkranken zu gefährden. Man muß immer als ersten Grundsatz jeder diätetischen Therapie der Gicht festhalten, daß man sowohl bei mageren wie auch fetten Gichtkranken nicht über den Bedarf ernähren soll. Dies gilt ganz besonders noch, wenn die Gicht mit Diabetes oder Fettleibigkeit kompliziert ist. Bei diabetischen Gichtkranken soll die Kost aus wenig Eiweiß (Milch, Eiern, Käse) und aus reichlich Fett bestehen. Eiweiß nicht mehr als 1—1,5 g pro Kilogramm Körpergewicht. Im wesentlichen soll der Calorienbedarf bei den diabetischen Gichtikern mit Fett in Gestalt von Butter und Gemüse sowie Speck abgedeckt sein. Bei fettleibigen Gichtkranken ist das Hauptgewicht auf die Nahrungsbeschränkung zu legen. Den verminderten Calorienbedarf (18—20 Calorien pro Kilogramm Sollgewicht) gibt man in der Hauptsache in Form von kohlenhydrathaltigen Vegetabilien und Eiweiß. Natürlich Eiweiß vorzugsweise nur als Milch, Eier oder Käse. Sowohl beim fettsüchtigen wie auch diabetischen Gichtkranken kann man je nach der Schwere der Erkrankung, wie oben auseinandergesetzt, zwei- bis dreimal Fleisch die Woche geben.

Früchte sind für den Gichtkranken in jeder Form erlaubt. Die Ansicht, daß die Pflanzensäure zu kohlensauren Alkalien verbrenne und dadurch die

Harnsäureausschwemmung erleichtere, ist nicht richtig. Die auf dieser Voraussetzung beruhenden Fruchtkuren, von denen besonders die Citronenkur (10 bis 14 Citronen im Tag) sich bis in die neuere Zeit einer gewissen Beliebtheit erfreute (Klemperer[232]), sind ohne Einfluß auf die Harnsäureausscheidung und damit auf das gichtische Syndrom. Jedoch vermag ein übermäßiger Genuß von Früchten dem zur Verdauungsstörung neigenden Gichtkranken Unzuträglichkeiten zu bereiten. Gegen eine vernünftige Menge von Früchten ist in der Diätetik beim Gichtkranken nichts einzuwenden.

Kaffee und Tee. In sehr vielen Lehrbüchern findet man Kaffee und Tee in der Diätetik des Gichtkranken verpönt. Meiner Ansicht nach zu Unrecht. Schittenhelm[177] und Kotake[178] haben zwar durch Organversuche nachweisen können, daß die Methylpurine Coffein, Theobromin teilweise entmethyliert werden. Es ist aber sehr zweifelhaft, ob die Entmethylierung bis zum Xanthin führt oder bei den Monomethylpurinen stehenbleibt. Sollten wirklich kleinste Mengen bis zum Xanthin entmethyliert werden, was durchaus nicht bewiesen ist, so würde die Harnsäureausscheidung dadurch nicht in bemerkenswerter Weise beansprucht werden. Die vielfach beobachtete Harnsäuremehrausscheidung nach Coffein- und Teegenuß beruht auf der diuretischen Wirkung der Tri- und Dimethylxanthine. Eine derartige diuretische Wirkung erscheint mir eher die Gicht günstig als ungünstig zu beeinflussen. Aus diesen Gründen möchte ich Kaffee und Tee dem Gichtkranken nicht vorenthalten.

Getränke. Das beste Getränk für den Gichtkranken ist das Wasser, ohne irgendwelche Zusätze von alkalischen Salzen. Gutes Leitungswasser oder Wildwässer, in reichlicher Menge getrunken, erleichtern die Harnsäureausscheidung. Eine derartige Spültherapie in mäßigen Grenzen wird immer guten Erfolg haben. Allerdings darf man dies nicht übertreiben und Wasserkuren bis zu 10 l, wie dies Cadet de Vaux[232] getan hat, anempfehlen. Eine Flüssigkeitsmenge von 2, höchstens $2^1/_2$ l Leitungswasser oder Tee im Tag sollen nie überschritten werden. Auf den Gebrauch von Mineralwässern soll bei der medikamentösen Therapie näher eingegangen werden. Es sei aber schon hier festgehalten, daß Leitungswasser oder Wildwässer wegen ihrer Salzarmut den Vorzug verdienen.

Streng zu verbieten ist dem Gichtkranken der Alkohol in jeder Form. Gichtanfälle kommen meistens unmittelbar nach alkoholischen Exzessen. Auf die Schädlichkeit des Alkohols, ja sogar auf die ursächliche Wirkung des Alkohols, wurde bereits bei der Besprechung der sekundären Gicht näher eingegangen. Als besonders schädliche Alkoholica sind das Bier und der Kornbranntwein zu nennen. Will man hin und wieder ein Glas Wein erlauben, so verordne man einen leichten Weißwein. Aus erzieherischen Gründen suche man aber möglichst auch die kleinste Menge Alkohol von dem Speisezettel des Gichtkranken fernzuhalten.

Wie beim Diabetes, so gilt auch beim Gichtkranken der Grundsatz: alles, was nicht zur Ernährung des Körpers dient, ernährt nur die Krankheit. Maßhalten ist oberster Grundsatz der Diätetik. Ich verzichte auf die Wiedergabe eines speziellen Kostzettels für den Gichtkranken und wiederhole nur die prinzipiellen Dinge:

1. Verbot aller innerer Organe: Bries, Leber, Niere;
2. Verbot aller alkoholischen Getränke;
3. Möglichst Einschränkung des Fleischgenusses, 2—3 Fleischmahlzeiten die Woche;
4. Umstellen der ganzen Kost auf ein vegetarisches Kohlenhydrat-Fett-Regime.

Die diätetischen Vorschriften der sekundären Gicht sind die gleichen wie bei der primären Gicht, nur daß noch strenger auf Ausschaltung des Fleisches und aller Eiweißarten geachtet werden muß. Eine schlackenfreie Kohlenhydrat-Fett-Diät ist bei der sekundären Gicht einzuhalten.

Medikamentöse Therapie.

Während die diätetische Therapie als Endzweck die Bildung von Harnsäure aus Nahrungsbestandteilen hintanzuhalten sucht, hat die medikamentöse Therapie drei ätiologisch differente Ziele:

1. die harnsäureausscheidende Funktion der Niere zu stimulieren;

2. das in den Geweben retinierte harnsaure Natron herauszulösen und zur Ausscheidung zu bringen;

3. die Entzündung und die Schmerzen an den von Gicht befallenen Gelenken und anderen Körperteilen zu lindern.

Zu den Mitteln, die die Harnsäureausscheidung beeinflussen sollen, gehörte die 1898 von J. Weiß[232] eingeführte Chinasäure (Tetraoxybenzoesäure). Die Chinasäure sollte die Harnsäureausscheidung vermindern. Ein Heilmittel der Gicht, das die Harnsäureausscheidung herabsetzt, würde nach unserer Auffassung der Ätiologie der Gicht eher die Krankheit verschlechtern. Trotzdem sind von der Chinasäure und ihren Derivaten (Urosin = Lithiumsalz der Chinasäure, Sidonal = Verbindung der Chinasäure mit Piperazin, Neusidonal = Chinasäureanhydrid) gute therapeutische Erfolge früher berichtet worden. Es hat sich nun tatsächlich herausgestellt, daß die Chinasäure nicht, wie Weiß und andere angenommen haben, die Harnsäureausscheidung vermindert, sondern die Harnsäureausscheidung unbeeinflußt läßt. Die vermeintlichen Erfolge der Chinasäurewirkung sind auf die analgetische Wirkung der aus der Chinasäure entstehenden Benzoesäure, die mit der Salicylsäure auf das engste verwandt ist, zurückzuführen. Die Ära der Chinasäuretherapie hat aber trotz ihres Irrweges zu einem ausgezeichneten Gichtmittel geführt. Ähnlich wie im Sidonal die Chinasäure mit Piperazin verbunden ist, versuchten Nicolaier und Dohrn[192] den Phenylrest mit einer anderen Base, dem Chinolin, zu verketten. Es resultierte aus diesen Versuchen die 2-Phenylchinolin-4-carbonsäure, der der Handelsname Atophan gegeben wurde. Das Atophan ist nun tatsächlich ein spezifisches Mittel für die Gicht. Es greift da an, wo die Krankheitsursache der Gicht sitzt, an dem Ausscheidungsvermögen der Niere für die Harnsäure. Durch das Atophan wird das Konzentrationsvermögen der Niere für die Harnsäure erhöht (Thannhauser[269]) und dadurch der Harnsäurespiegel im Blut gesenkt (Bass[270], Starkenstein[271]). Das Atophan übt diese Wirkung sowohl beim Gesunden wie beim Gichtkranken aus. Beim Gesunden erschöpft sich die Atophanwirkung rasch, beim Gichtkranken bleibt sie infolge des Nachströmens der in den Geweben retinierten Harnsäure länger bestehen. Weintraud[272], Abl[272] und auch Ullmann[273] sehen die Atophanwirkung auf die Harnsäureausscheidung nicht in der Niere selbst, sondern in dem der Niere übergeordneten Nervensystem. Es ist mit der Atophanwirkung ebenso wie mit der Ätiologie der Gicht. Es steht zur Diskussion, ob die Nierenzelle selbst oder das ihr übergeordnete Nervensystem das Erfolgsorgan der Einwirkung ist. Man gibt das Atophan in Einzeldosen von 0,5 g drei- bis viermal über den Tag verteilt. Die Tagesdosis soll 3 g nicht überschreiten. Die Wirkung des Atophans ist vor, während und nach dem Anfall günstig. Länger wie 8 Tage soll man eine Tagesdosis von 3 g im Tag nicht geben, da mitunter das Atophan eine schwere Leberschädigung verursachen kann. Merkwürdigerweise wird ein Teil des Atophans durch die Leber ausgeschieden, eine Eigenschaft, welche neuerdings zu einer galletreibenden Medikation des Atophans (Icterosan) geführt hat. Die individuell verschieden starke, nicht gewünschte Einwirkung des Atophans auf die Leber vermeidet man am besten bei der protrahierten Atophangabe dadurch, daß man Pausen der Medikation einschaltet. Bei Gichtkranken mit gehäuften Anfällen gibt man am besten 3 Atophantage mit 2 g pro die, 2 Tage Pause und dann wieder 3 Atophantage. Man kann auch täglich, wochenlang 1 g Atophan gefahrlos geben und die Kranken anfallsfrei halten. Manche Menschen reagieren auf Atophan mit Magenschmerzen; sehr häufig kann man diese Beschwerden durch kleine gleichzeitige Gaben von Natrium bicarbonicum vermeiden. Das Novatophan (Methylatophanester) und das Acitrin (Äthylester des Atophans) sollen die unangenehme Nebenwirkung auf den Magen nicht haben. Ein bemerkenswerter Unterschied zwischen diesen Präparaten und dem Atophan ist meistens nicht festzustellen. Das gleiche gilt von dem Iriphan (Strontiumsalz der 2-Phenyl-Chinolincarbonsäure), dem Hexophan (Oxyphenylchinolindicarbonsäure) und dem Atochinol (Allylester der Phenylchinolincarbonsäure). Das Artosin (die Phenylchinolinanthranilcarbonsäure) hat in manchen Fällen eine stärkere Wirkung auf die Harnsäureausscheidung als das ursprüngliche Atophan. Eine Paarung des Atophans mit Salicylsäure hat zu dem Atophanyl geführt, das auch intravenös gegeben werden kann. Die schmerzlindernde Wirkung der Salicylsäurekomponente dieses Präparates wird manchmal angenehm empfunden, jedoch ziehe ich bei chronischer Gabe die orale Medikation von Atophan oder Artosin vor.

Gleichzeitig mit der Atophangabe soll reichlich Wasser getrunken werden. Es ist zweckmäßig, kleine Mengen von Natrium bicarbonicum mit dem Atophan zu geben, da einerseits, wie oben besprochen, die individuellen Magenschmerzen gelindert werden, andererseits durch Alkalisieren des Urins ein Ausfallen von Harnsäure in den ableitenden Harnwegen vermieden wird. Dies gilt besonders bei den Kranken, die gleichzeitig mit der Gicht Harnsäurekonkremente in den ableitenden Harnwegen haben. Irrtümlich ist aber die Ansicht, daß durch Natrium bicarbonat-Gabe die Lösung der Harnsäuredepots im Körper beschleunigt würde. Wir müssen uns nun die Frage vorlegen, ist es überhaupt möglich, durch Alkalizufuhr oder durch Gabe basischer, organischer Substanzen die Löslichkeitsverhältnisse der Harnsäure in den Geweben günstig zu beeinflussen und die Harnsäureausscheidung zu erleichtern? Diese Frage hat deshalb große Bedeutung, weil man Trinkkuren mit alkalischen Wässern (Vichy-Célestin, Fachinger, Wildunger, Salzschlirfer, Wiesbadener) bei der Gicht verordnete. Die Harnsäure ist, wie in der theoretischen Einleitung ausgeführt wurde, zum größten Teil als Natriumsalz in molekularer Lösung in den Geweben vorhanden. Inwieweit eine intermediäre Kolloidform der Harnsäure (Schade[256]) neben der molekularen Lösung des harnsauren Natrons in Frage kommt, steht noch zur Diskussion. Halten wir uns aber an die Tatsache, daß im Blute und in den Geweben die Harnsäure als Natronsalz in Lösung ist, so ist einwandfrei durch verschiedene Untersucher, besonders von His und Paul[274] festgestellt worden, daß nach dem Massenwirkungsgesetz das Hinzufügen jedes Na-Ions, sei es als Kochsalz oder als anderes Natriumsalz, die Löslichkeitsbedingung des Natriumurates verschlechtert. Von Loghem[275] wies nach, daß bei gleichzeitiger Verfütterung von Alkalien Harnsäureinjektionen Ablagerungen von Uraten verursachen, da der Alkaligehalt der Gewebe erhöht wurde. Alkalische Wässer müssen nach diesen Untersuchungen die gleich ungünstige Wirkung auf die Lösungsbedingungen des Natriumurates im Körper haben. Sie werden daher eher von Nachteil als von Vorteil sein. Wenn trotzdem seit langem derartige Wässer, besonders Vichy, Fachinger und Wiesbadener Wasser von Gichtkranken ohne sichtbare Nachteile getrunken werden, so ist sicherlich die ungünstige Alkaliwirkung durch die reichliche Flüssigkeitszufuhr ausgeglichen worden. Was für die Wässer mit

Gehalt an Na-Ionen gilt, ist auch für die sog. Lithiumquellen (Aßmannshauser Quellen) anzuwenden. Man versuchte außer durch anorganische Alkalien auch durch organische Basen die Löslichkeit des Natriumurates im Körper zu befördern. Im Reagenzglas zeigen Piperazin, Piperidin und andere organische Basen eine gute Löslichkeit für Harnsäure. Als Präparate sind noch im Handel Lysidin (Methylglyoxalidin), Lyzetol (Dimethylpiperazintartrat), Piperazin als Base und salicylsaures Salz und Piperidin. Die theoretischen Voraussetzungen zur Wirkung dieser Basen sind unrichtig. Bringt man eine Säure mit mehreren Basen zusammen, so fällt aus der Lösung meist dasjenige Salz aus, dessen Löslichkeit die geringste ist. In unserem Falle würde sich trotz Piperazin oder anderer organischer Basen immer das schwerer lösliche Mononatriumurat bilden und auch reversibel durch diese Basen nicht in Lösung gebracht werden können. Die Praxis lehrte die Wirkungslosigkeit dieser Mittel.

Von der gleichen Voraussetzung, das harnsaure Natron in eine leichter lösliche Form überzuführen, gingen die Untersuchungen von Nicolaier[276], His[332] aus, indem sie die Harnsäure in eine leicht lösliche Diformaldehydverbindung überzuführen trachteten. Es wurde Urotropin, das intermediär Formaldehyd abspalten sollte, und Citarin (Anhydromethylencitronensaures Natron), das im Reagenzglas beim Erwärmen ebenfalls Formaldehyd abspaltet, in die therapeutische Praxis eingeführt. Es ist ganz unsicher, ob aus diesen Mitteln im intermediären Stoffwechsel Formaldehyd entsteht. Jedenfalls hat die praktische Erfahrung weder von Urotropin noch von Citarin den eindeutigen Beweis eines Erfolges gezeitigt. Das gleiche gilt für die Anwendung von Citronensaft und für die als Uricedin in den Handel kommenden citronensauren Natriumsalze, die noch wegen ihres hohen Natriumgehaltes bei der Gicht besonders zu widerraten sind. Auch die Lösungen von Formaldehyd mit Natrium bicarbonicum zur intravensösen Injektion haben keine wesentliche Funktion auf die Harnsäureausscheidung. Um die Reihe derjenigen Verbindungen, welche die Harnsäurelösung befördern sollen, voll zu machen, sei noch des Solurols gedacht. Das Solurol ist eine Nucleinsäure, aus der die Purine bereits abgespalten sind, eine sog. Thyminsäure. Nach den Vorstellungen von Minkowski[277] sollen Nucleinsäuren im Blute mit der Harnsäure leicht lösliche gepaarte Verbindungen eingehen. Diese Voraussetzung Minkowskis hat sich in dieser Form als irrig erwiesen, ebenso auch die therapeutische Anwendung von Nucleinsäure, id est Solurol. Man kann wohl mit Recht sagen, daß alle Bestrebungen, das harnsaure Natron aus den Geweben durch Zufuhr von Substanzen, die die Löslichkeitsbedingungen des harnsauren Natrons verbessern sollten, nicht zum Ziel geführt haben. Für die Praxis ist weder die Anwendung von Alkalisalzen noch von alkalischen Wässern, noch auch die sonstigen Mittel, welche die Löslichkeit der Harnsäure verbessern sollten, nach unseren Erfahrungen anzuraten.

Unter dem Namen Sanarthrit wird ein von Heilner[278] angegebener Knorpelextrakt in den Handel gebracht. Der Knorpelextrakt soll, intravenös injiziert, bei allen Gelenkerkrankungen, ob gichtisch oder entzündlicher Natur, den durch die jeweilige Erkrankung verlorengegangenen „Gewebsschutz" wiederherstellen. Einen sichtbaren Erfolg dieses Mittels konnte ich nicht feststellen, jedoch sind Schüttelfröste und starke Temperaturreaktionen manchmal ein unliebsames Begleitmoment dieses Mittels. Die gleichen negativen Erfahrungen zeitigte die unspezifische Eiweißtherapie, sei es in Gestalt von steriler Milch oder von Caseosan oder Yatrencasein. Lokale Herdreaktionen mit Schmerzen und Temperaturanstieg sind die häufigen Begleiter der unspezifischen Therapie ohne dauernden Erfolg.

Eine Zeitlang schien im Radium ein die Gicht günstig beeinflussendes Heilmittel gefunden zu sein, besonders His[279] und Gudzent[280] berichteten gute Erfolge

der Radiumbehandlung. Das Radium wurde teils als Emanation, teils in Mineralwässern (Joachimstal) und auch als Injektion radioaktiver Substanzen angewandt.
Durch das Radium soll die Harnsäure entweder zerstört oder in seinen Löslichkeitsverhältnissen geändert werden. Ich selbst verfüge über keine Erfahrungen
mit der Radiumtherapie, da mich die negativen Ergebnisse fast aller Nachprüfer
der Radiumwirkung auf die Löslichkeitsverhältnisse der Harnsäure und ihre
therapeutische Beeinflussung durch radioaktive Substanzen abgehalten haben.
Umber[125] glaubt sogar in mehreren Fällen eine ungünstige Beeinflussung und das
gehäufte Auftreten von Gichtanfällen beobachtet zu haben. Auf den Radiumgehalt verschiedener Wässer, besonders der Wildwässer, wurden auch die sog.
Erfolge von Badekuren bei der Gicht bezogen. Auf den therapeutischen Wert
der Trinkkuren in Badeplätzen sind wir bereits bei der Besprechung der Alkalizufuhr näher eingegangen und haben die Nachteile von alkalihaltigen Wässern
erwähnt. Ein Radiumgehalt derartiger Wässer kann zweifellos die nachteilige
Wirkung der Na-Ionen dieser Quellen nicht paralysieren. Die Indikation zu
Badekuren mit diesen mineralhaltigen Flüssigkeiten dürfte in einzelnen Fällen
noch mehr die individuelle Beurteilung des Krankheitsfalles erheischen als die
Trinkkuren. Bei milden Fällen von Gicht kann eine Badekur nicht schaden.
Handelt es sich aber um fortgeschrittene Krankheitszustände der primären
konstitutionellen Gicht, bei der Nieren- und Herzerscheinungen bereits fest-
zustellen sind, oder um eine sekundäre Gicht, bei der das Gichtsyndrom als
Folge der Nierenerkrankung aufgetreten ist, so kann durch forciertes Baden nur
Schaden angerichtet werden. Mit dieser Beurteilung der Trink- und Badekuren
für die Therapie der Gicht erscheint es ziemlich überflüssig, auf den Wert der
einzelnen Badeplätze für die Therapie der Gicht näher einzugehen, da keiner der
Kurorte durch die Art seines Wassers einen wissenschaftlich gerechtfertigten
Anspruch auf die Beeinflussung der gichtischen Krankheitsursache haben dürfte.

Anders steht es mit den physikalisch therapeutischen Maßnahmen, die
gerade in den Badeplätzen sowohl in der Art als auch in der Form eine besonders bemerkenswert erscheinende Vollkommenheit der Anwendung erreicht
haben (Wiesbaden, Baden-Baden, Wildbad, Gastein). Von den physikalisch-
therapeutischen Maßnahmen, die günstig auf die lokalen Symptome der Gicht,
d. h. auf die sekundär reaktiv entzündlichen Prozesse der Gewebe des Gelenkes
und auf das periartikuläre Gewebe einwirken, seien an erster Stelle die Moor-
und Fangopackungen, die Schlamm- und Sandbäder genannt. Die feuchte Wärme
in jeder Form in geschickter Weise verwendet, d. h. nur so lange an den Gelenken
belassen, als die Wärmewirkung in stärkstem Grade vorhanden ist, hat auf
Schmerzen sowie auf die Beweglichkeit der befallenen Teile sehr günstigen Einfluß. Badeorte wie Pistyan, die oberbayerischen (Kohlgrub, Aibling) und böhmi-
schen Kurbäder (Karlsbad, Franzensbad) haben als Hauptattraktion diese Art
der Applikation feuchter Wärme. Von Dampf- und Heißluftbädern, sei es allgemeiner oder lokaler Art, von elektrischer Wärme, von ultravioletten Strahlen
habe ich keine Erfolge bei der chronischen Gicht gesehen.

Besonders günstig wird die Massage nach solchen Wärmeapplikationen
gerühmt. Die Massage allein ohne vorausgegangene Wärmeeinwirkung auf die
Gelenke wird in gleicher Weise empfohlen. Ich zitiere hier den bekannten Ausspruch William Temples[281], daß kein Mensch an Gicht leiden würde, der einen
Sklaven unterhalten könnte, welcher ihn regelmäßig massiert. Die erfahrensten
Gichtkenner Garrod, Ebstein, Minkowski äußern sich in gleichem Sinne
günstig über die Massage und empfehlen nicht nur die passive Bewegung des
erkrankten Gelenkes, sondern auch sportliche Körperbewegung jeder Art im
anfallsfreien Stadium. Die Anregung der Zirkulation durch die Körperbewegung

soll den Gichtanfall hintanhalten. Im Anfalle selbst möchte ich aber jede Art von forcierter Körperbewegung widerraten. Mit den Vorstellungen und den tatsächlichen Verhältnissen der frischen lokalen Entzündung scheint es nicht vereinbar zu sein, daß eine übermäßige Bewegung des entzündeten Organes den Rückgang der Entzündung günstig beeinflussen sollte. Im akuten Anfall ist das befallene Gelenk ruhig zu stellen. Ist der Anfall im Großzehengelenk, so ist das Gehen nur in ganz großen Filzschuhen zu erlauben, in denen man durch Watteverband das Gelenk fixieren kann.

Absolute Ruhigstellung des befallenen Gelenkes ist die Vorbedingung für jede medikamentöse Therapie beim akuten Gichtanfall. Man läßt am besten das befallene Gelenk in Watte oder Flanell einwickeln und sorgt durch eine leichte Pappschiene oder Spreukissen für Fixation. Manchmal hört man auch von Patienten, daß sie die Kälte am befallenen Gelenk besser ertragen als die Wärme. Ich möchte aber im allgemeinen von Kälteanwendung abraten, da eine Hyperämie die entzündlichen Erscheinungen bei der Gicht günstiger beeinflußt. Feuchte Umschläge, Prießnitz vermeide man, hingegen ist leichtes Bestreichen mit Mesotan oder Spirosal auf die Schmerzen von günstigem Einfluß. Innerlich gegeben, wirken Aspirin und die Präparate der Pyramidonreihe leicht analgetisch, ohne einen speziellen Einfluß auf den Gichtanfall zu haben. Als Analgetikum leichter Natur ist Gardan, Veramon oder Cibalgin zu empfehlen.

Behandlung des
akuten Gicht-
anfalls.

Das souveräne Mittel für den akuten Gichtanfall ist seit alters her die aus der Herbstzeitlose (Colchicum autumnale) gewonnene Droge. Man findet irrtümlich angegeben, daß Stoerk, ein Wiener Arzt, das Colchicum in die Therapie eingeführt habe. Die Anwendung von Hermodactylus, einer Abart der Herbstzeitlose, ist schon den griechischen Ärzten geläufig (s. Delpeuch, Geschichtliche Abhandlung der Gicht und des Rheumatismus). So eindeutig die Wirkung des Colchicums auf den Ablauf des akuten Anfalles ist, so unklar ist heute noch die Pharmakologie seiner Wirkung.

Auf die Harnsäureausscheidung, d. h. auf das Konzentrationsvermögen der Niere für die Harnsäure, übt das Colchicin keinen Einfluß aus. Eine diuretische Wirkung ist nicht festzustellen. Man hat geglaubt, daß die purgierende Wirkung des Colchicins mit seinem therapeutischen Effekt etwas zu tun habe. Das ist sicherlich nicht der Fall, im Gegenteil, wenn die purgierende Wirkung des Colchicins eintritt, ist das Mittel sofort abzusetzen. Durchfälle sind das erste Zeichen der Überdosierung. Abführmittel anderer Art sind ohne jeden Einfluß auf den Gichtanfall. Das einzige, was die pharmakologische Untersuchung nachzuweisen vermochte, scheint die Beobachtung von Loewe[282] zu sein, daß das Colchicin die Capillaren schädigt. Wir vergifteten einen Affen chronisch mit Colchicin und konnten an keinem Organ eine charakteristische Veränderung nachweisen (Gutmann unveröffentlicht). Das Auffälligste der klinischen Colchicinwirkung ist das prompte Zurückgehen der Schmerzen bei noch bestehender Entzündung. Umber[125] glaubt, daß das Colchicin eine anästhetische Wirkung habe. Es ist aber nicht einzusehen, warum das Colchicin auf andere schmerzhafte Gelenkerkrankungen ohne Wirkung auf die Schmerzen bleibt. So dunkel die Wirkungsart des Colchicins ist, so eindeutig ist sein von allen Klinikern bestätigter therapeutischer Effekt. Eine Zeitlang ist das Mittel in Mißkredit gewesen und noch heute sind sehr viele Ärzte wegen der Möglichkeit einer toxischen Wirkung (Erbrechen, Durchfälle, vasomotorischer Kollaps) ängstlich. Es erscheint mir nach meinen Erfahrungen sehr wahrscheinlich, daß eventuelle Mißerfolge auf ein schlechtes Präparat zurückzuführen sind. Bei längerem Aufbewahren verdirbt sowohl die Droge als auch die Tinctura Colchici und sogar bei schlecht verschlossenem, krystallisiertem Colchicin in Ampullen habe ich toxische Erscheinungen bei kleinen Dosen gesehen. Man muß größtes Gewicht darauf legen, daß nur solche Präparate verabreicht werden, die unter strengstem Luftabschluß aufbewahrt worden sind. Diese Bedingung erfüllt am besten das krystallisierte Colchicin. Krystallisierte Präparate wurden zuerst von Houdé 1884 dargestellt. In neuerer Zeit bringt Merck Colchicinum crystallisatum in den Handel. Das Mercksche Präparat wie auch die Granules titrés Colchicine Houdé à 1 mg sind einwandfreie Präparate. Man schreibt das Colchicum am besten in Pillenform à 1 mg auf, vermeide aber größere Zahlen von Pillen, da das Colchicin an der Luft verdirbt. Man kann 3—5 mg pro die verordnen. Man soll sofort das Colchicin absetzen sobald Durchfall eintritt. Bei einer richtigen Medikation wird immer Durchfall eintreten. Es ist das Zeichen, daß das Maximum der Wirkung erreicht ist. Von einer Dauergabe des Colchicins ist dringend abzuraten. Das Colchicin soll nur im Anfall gegeben und höchstens 4—5 Tage während des Anfalls weiter verabreicht werden. Tritt gleich am ersten Tag Durchfall auf, so setze man das Mittel einen Tag aus und versuche mit kleineren Dosen den Anfall zu kupieren. Am besten geschieht die Colchicinmedikation sofort zu Beginn des Anfalls. Erfahrene Gichtkranke erzählen, daß sie bei leichten Vorahnungen eines Anfalls durch sofortige Colchicineinnahme den Anfall verhindern können. Jedenfalls ist die Colchicingabe um so wirkungsvoller je früher sie erfolgt. Bei gehäuften Gichtanfällen darf man nicht zu lange das Colchicin fortlaufend verabfolgen. Es sind immer 3—5 colchicinfreie Tage dazwischen zu legen. Wenngleich man vor einer zu großen oder protrahierten Colchicindarreichung warnen soll, so sind andererseits kleine Dosen meist wirkungslos. Dreimal 1 mg täglich an vier aufeinanderfolgenden Tagen ist gewöhnlich das richtige Maß.

Die meisten Geheimmittel, die für die Gicht angepriesen werden, enthalten als wirksamen Bestandteil das Colchicin. Merkwürdigerweise werden bei diesen sog. Geheimmitteln weniger leicht toxische Nebenwirkungen beobachtet als bei der Tinctura Colchici und dem Vinum Colchicum. Das berühmteste dieser Mittel ist der Likör des Dr. Laville. Er enthält neben Colchicin Convallaria majalis, Scilla maritima und andere Drogen. Er wird in Gaben von 1—3 Teelöffeln pro die genommen. Der Likör Béjean wird von sehr vielen als besser gerühmt. In der Zusammensetzung ist er ähnlich. Das bekannte englische Geheimpräparat „Alberts Remedy" enthält als wirksamen Bestandteil ebenfalls Colchicin. Umber erwähnt ein in England und Amerika gebrauchtes Präparat, die „Blairs Gout and rheumatic pills" (Trout & Harsaut, London), das nach der Aufschrift kein Colchicin enthält, aber nach Umbers Analysen colchicinhaltig ist. Umber sah von einer Medikation von dreimal täglich je zwei Pillen nach der Mahlzeit keine Schädlichkeit. Im allgemeinen wird das krystallisierte Präparat, in Pillenform verordnet, das Colchicinpräparat der Wahl beim akuten Gichtanfall sein. Bei prophylaktischer Gabe, bei leichtesten Beschwerden, sind 1—2 Teelöffel des Likörs Béjean gut zu nehmen. Es sei noch einmal betont, daß das Colchicin nicht chronisch, sondern nur im Anfall gegeben werden soll, daß es aber, im Anfall gegeben, vollständig gefahrlos und von ausgezeichneter Wirkung ist.

E. Gichtähnliche Erkrankungen bei Tieren.

Rudolf Virchow[218] hat im Jahre 1866 in einem Schinken, der ihm zur Untersuchung auf Trichinen überwiesen war, krystallinische Ablagerungen gefunden. Die chemische Untersuchung dieser Ablagerung veranlaßte Virchow zu der Beschreibung: „daß sich im Schweinefleisch des untersuchten Tieres harte Konkretionen eines organischen, krystallinischen Körpers, der am meisten mit dem Guanin übereinstimmt, fanden, und es scheint daraus zu folgen, daß bei

Schweinen eine Krankheit vorkommt, die in ähnlicher Weise wie die Gicht beim Menschen mit Ablagerungen von harnsaurem Natron einhergeht, Guaninkonkretionen erzeugt, und die man daher als eine Guaningicht auffassen könnte". Bei dem gleichen Tier wurden später von Virchow[219] die gleichen krystallinischen Ablagerungen im Kniegelenk gefunden. Ein zweiter Fall wurde ebenfalls von Virchow beschrieben. Salomon[220] hat durch chemische Analyse die Vermutung Virchows, daß es sich um Guaninablagerung handelt, bestätigt.

Von ganz besonderer Wichtigkeit ist die Feststellung von Pecile[221], daß im Harn eines an Guaningicht erkrankten Schweines Guanin gefunden wird, während sonst niemals Guanin im Schweineharn vorkommt. Schittenhelm[222] fand im Harn normaler Schweine auch nach langer, reichlicher Guaninfütterung niemals Guanin. Diese Feststellung ist für die Erklärung der Guaninablagerung im Schweinefleisch außerordentlich wichtig. Mit der Harnsäuregicht besteht daher keine Parallele. Während bei der Harnsäuregicht des Menschen im Urin die Harnsäureausscheidung weniger wird wie beim Normalen und deshalb sich die Harnsäure in den Geweben anhäuft, tritt beim Schwein gleichzeitig mit den Guaninablagerungen eine Guaninausscheidung im Urin auf, die beim gesunden Tier niemals nachzuweisen ist. Die Guaningicht des Schweines dürfte demnach im Gegensatz zur Harnsäuregicht des Menschen eine wirkliche Störung des Purinabbaues sein, da ein Stoffwechselzwischenprodukt des Purinabbaues sowohl in den Säften abgelagert wird als auch im Urin zur Ausscheidung kommt. Die Störung des intermediären Purinstoffwechsels bei der Guaningicht des Schweines scheint in einer Störung der Desaminierung des Guanins zu liegen.

Bei den Vögeln, besonders bei den Hühnern, wurden Störungen beobachtet, die mit der Harnsäuregicht des Menschen eine gewisse Ähnlichkeit haben. Kionka[223] konnte durch dauernde Fleischfütterung Harnsäureablagerungen bei Hühnern erzielen. Die gleichen Resultate hatten ältere Untersucher, die den Harnleiter bei Hühnern, Tauben und auch bei Reptilien unterbanden (Zaleski[224], Pawlinoff[225], Schröder[226], Colosanti[227]). Es wurden im Herzmuskel, in der Milz und der Niere reichliche Harnsäureablagerungen gefunden. Ebstein[212], Aschoff schädigten die Vogelniere durch Gifte und erreichten ebenfalls schwere Ausscheidungsstörungen und konsekutive Harnsäureablagerungen in den Organen. Obgleich diese Vogelgicht eine gewisse Ähnlichkeit mit der Harnsäuregicht des Menschen hat, so besteht eben doch eine wesentliche Verschiedenheit in der Tatsache, daß bei den Vögeln alle stickstoffhaltigen Stoffwechselschlacken durch Synthese rückläufig zur Harnsäure synthetisiert werden und die Harnsäure bei den Vögeln zum einzigen Endprodukt des gesamten Eiweißstoffwechsels wird, während beim Menschen die Harnsäure lediglich als Endprodukt des Nucleinstoffwechsels anzusehen ist. Eine Schädigung des Ausscheidungsorganes oder gar eine Harnleiterunterbindung wird deshalb bei Vögeln und Reptilien viel leichter und in stärkerem Maße zu Harnsäureretention in den Geweben führen, die einer Urinvergiftung, einer Urämie, vergleichbar wäre.

Literaturverzeichnis.

Zusammenfassende Darstellungen.

Brahm, C.: Pyrimidine. In Oppenheimer: Handbuch der Biochemie 1, S. 267. Jena 1924. — Nukleinsäuren. Ebenda 1, S. 324. — Brugsch, Th., u. A. Schittenhelm Der Nucleinstoffwechsel und seine Störungen. Jena: Gustav Fischer 1910. — Feulgen, R.: Chemie und Physiologie der Nucleinstoffe. Berlin: Bornträger 1923. — Harpuder, K.: Bestimmung der Abkömmlinge des Purinstoffwechsels im Blut. In Abderhalden: Handbuch der biologischen Arbeitsmethoden, Abt. IV, T. 4, 2, S. 825. — Jones, W.: Nucleic Acids, their Chemical Properties and Physiological conduct. London: Longmans, Green & Co. 1920. — Schittenhelm, A., u. K. Harpuder: Der Nucleinstoffwechsel. In Oppenheimer: Handbuch der Biochemie 8, S. 580. 1924. — Quantitative Bestimmung des Purinstoffwechsels. In Abderhalden: Handbuch der biologischen Arbeitsmethoden, Abt. IV, T. 9, S. 895. — Steudel, H.: Ebenda, Abt. I, T. 8, S. 1: Nucleoproteide; S. 15: Darstellung und Nachweis der Nucleinsäuren; S. 46: Vollständiger Abbau der Nucleinsäure. Nachweis der Bausteine, deren Darstellung. — Thannhauser, S. J.: Die Nucleine und der Nucleinstoffwechsel. Im Handbuch der normalen und pathologischen Physiologie 5, S. 1047. 1928. — Nucleoproteide und Nucleinsäuren, Purinsubstanzen. In Abderhalden: Biochemisches Handlexikon 10, S. 96. 1923. — Abbaù der Nucleinsäuren. Teilweiser Abbau und Isolierung der Spaltstücke. Synthetische Versuche auf dem Gebiete der Nucleinsäuren. Synthese von Nucleosiden und einfachen Nucleotiden. In Abderhalden: Handbuch der biologischen Arbeitsmethoden, Abt. I, T. 8, S. 63, 121, 170.

Zusammenfassende Darstellungen über Gicht.

(1) Brugsch, Th.: Die Gicht. In Kraus-Brugsch: Handbuch der speziellen Pathologie und Therapie 1, S. 149. 1919. — (2) Charcot: Leçons cliniques sur les maladies des vieillards et les maladies chroniques. Paris 1874. — (3) Delpeuch, Armand: La Goutte et le Rhumatisme. Paris 1900. — (4) Duckworth, Dyce: Die Gicht. Übersetzt von H. Dippe. Leipzig 1894. — (5) Ebstein, W.: Die Natur und Behandlung der Gicht. Wiesbaden 1882; 2. Aufl. Wiesbaden 1906. — Gicht. In Ebstein u. Schwalbe: Handbuch der praktischen Medizin 3, II. Stuttgart 1901. — Gicht. In Leyden u. Klemperer: Deutsche Klinik 3, S. 98. 1902. — (6) Garrod, Alfred, Baring: Die Natur und Behandlung der Gicht. Übersetzt von D. Eisenmann. Würzburg 1861. — Artikel: Gout in Reynold: A System of medicin. London 1866. — (7) Gudzent, F.: Gicht und Rheumatismus. Berlin 1928. — (8) Haig: Uric acid as a factor in the causation of disease. London 1896. Harnsäure als ein Faktor bei der Entstehung von Krankheiten. Deutsch von Bircher-Benner. Berlin 1902. — (9) Lecorché: Traité théorique et pratique de la goutte. Paris 1884. — (10) Levison: Die Harnsäurediathese. Berlin 1893. — (11) Lichtwitz, L., u. E. Steinitz: Die Gicht. In Bergmann u. Staehelin: Handbuch der inneren Medizin, 2. Aufl., 4, I, S. 830. 1926. — (12) Llewellyn, Jones: Gout. London: William Heinemann 1920. — (13) Minkowski, O.: Die Gicht. In Nothnagel: Spezielle Pathologie und Therapie 7, II. Wien 1903. — (14) Noorden, C. v.: Gicht. In Noorden: Handbuch der Pathologie des Stoffwechsels 2. Berlin 1907. — (15) Scudamore: Natur und Heilung der Gicht. Deutsch von Hesse. Halle 1819. — (16) Senator: Gicht. In v. Ziemssen: Handbuch der speziellen Pathologie und Therapie, 2. Aufl., 8, I, S. 133. 1879. — (17) Sydenham, Thomas: Opuscula omnia. Tractatus de Podagra et hydrope. London 1683.

Einzelarbeiten.

(1) Miescher, F., in Hoppe-Seyler: Medizinisch-chemische Untersuchungen, S. 441. 1871. — Verh. naturforsch. Ges. Basel 6, 138 (1874). — Hoppe-Seyler, F., in Hoppe-Seyler: Medizinisch-chemische Untersuchungen, S. 486. 1871. — (2) Altmann, R.: Arch. f. Anat. 1889, 524. — (3) Plósz, P., in Hoppe-Seyler: Medizinisch-chemische Untersuchungen 6, S. 138. 1871. — (4) Miescher, F.: Arch. f. exper. Path. 37, 100 (1895). — (5) Schmiedeberg, O.: Ebenda 43, 57 (1900); 57, 309 (1907). — (6) Steudel, H.: H.-S. Z. 42, 165; 43, 402 (1904); 46, 332 (1905). — (7) Levene, P. A.: H.-S. Z. 32, 541; 37, 402 (1901); 38, 80; 39, 4, 479 (1903); 43, 199 (1904); 45, 300 (1905). — (8) Kossel, A.: H.-S. Z. 3, 291 (1879); 4, 290 (1880); 5, 152 (1881); 10, 250 (1886); 12, 241 (1888). — (9) Levene, P. A., u. W. A. Jacobs: Ber. 41, 27 (1908); 42, 335, 1198, 2102, 2469, 2474, 2703, 3247 (1909); 43, 3142, 3150, 3162 (1910); 44, 746, 1027 (1911); 45, 608 (1912). — Levene, P. A.: J. of biol. Chem. 26, 143, 155 (1916); 31, 591 (1917); 33, 229, 425 (1918); 36, 73, 89 (1918); 39, 77; 40, 171, 415 (1919); 41, 19, 483 (1920); 48, 119 (1921). — Levene, P. A., u. La Forge: Ebenda 18, 123, 240 (1914); 20, 433 (1915). — Levene, P. A., u. Lopez-Suarez: Ebenda 25, 511; 26, 273 (1915); 36, 105 (1918); 45, 467 (1921). — (10) Thannhauser, S. J., u. Garcia Blanco: H.-S. Z. 161, 116 (1926). — (11) Scheele, K. W.: Examen chemicum calculi urinarii, Opuscula 2, S. 73. 1776. — (12) Marcet: An essay on the chemical history and medical treatment of calculous disorders, S. 95—101. London 1817. — (13) Scherer: Liebigs Ann. 73, 328 (1850). — (14) Unger: Ebenda 51, 395 (1844); 58, 18 (1846); 59, 58 (1846); Poggendorfs Ann. 65, 222 (1845). — S. auch Piccard: Ber. 7, 1714 (1874). — (15) Fischer, E.: Untersuchungen in der Puringruppe 1882—1906. Berlin 1906. — (16) Steudel, A.: H.-S. Z. 48, 426 (1906). — (17) Feulgen, R.: H.-S. Z. 102, 264 (1906). — (18) Brahm, in Oppenheimer: Handbuch der Biochemie, 2. Aufl., 1, S. 290. — (19) Thannhauser in Abderhalden: Biochemisches Handlexikon 10, S. 121. 1923. — (20) Schade, H., u. E. Boden: H.-S. Z. 83, 347 (1913). — (21) Lichtwitz, L.: H.-S. Z. 84, 416 (1913). — (22) Gudzent, F.: H.-S. Z. 89, 253 (1913). — (23) Bechold, H., u. J. Ziegler: Biochem. Z. 20, 189 (1909); 64, 479 (1914). — (24) His, W., u. Th. Paul: Pharm. Ztg 45, 798 (1900);

H.-S. Z. **31**, 64 (1900). — (*25*) Gudzent, F.: H.-S. Z. **60**, 25 (1909). — (*26*) Kohler, R.: Z. klin. Med. **87**, 190, 339 (1919). — (*27*) Gudzent, F.: H.-S. Z. **56**, 150 (1908); **88**, 14 (1919). — (*28*) S. auch Oppenheimer: Handbuch der Biochemie **1**, 312 1923. — (*29*) Tollens, B., in J. W. Ebstein: Die Natur und Behandlung der Gicht, 2. Aufl., S. 147—153. 1906. — (*30*) Landois, zitiert bei Feulgen, R.: Chemie und Physiologie der Nucleinstoffe, S. 81. — (*31*) Kohler, R.: H.-S. Z. **70**, 360 (1910); **72**, 169 (1911); **88**, 259 (1913). — (*32*) Ringer, W. E.: H.-S. Z. **75**, 13 (1911). — Ringer, W. E., u. J. M. Schmutzer: H.-S. Z. **82**, 204 (1912); **89**, 321 (1914). — (*33*) Neuberg, C.: Der Harn **1**. Berlin: Julius Springer 1911. — (*34*) Siehe Neuberg: Der Harn, S. 115. — (*35*) Krüger, M., u. J. Schmid: H.-S. Z. **34**, 549 (1902). — (*36*) Folin, O.: J. of biol. Chem. **54**, 153 (1922); **60**, 473 (1924). — (*37*) Benedict, St., u. Franke: Ebenda **52**, 387 (1922). — (*38*) Liebig, J. v., u. Wöhler: Liebigs Ann. **26**, 2753 (1893). — (*39*) Baeyer, A. v.: Gesammelte Werke **1**. Braunschweig: Vieweg & Sohn 1905. — (*40*) Horbaczewski, J.: Mschr. Chem. **10**, 624 (1889); **12**, 221 (1891). — (*41*) Behrend, Rob.: Liebigs Ann. **229**, 11 (1885); **333**, 141 (1904). — (*42*) Kossel, A., u. A. Neumann: Ber. **26**, 2753 (1893). — (*43*) Baudisch u. Treat B. Johnson: Ber. **55**, 18 (1922). — (*44*) Kossel, A., u. A. Neumann: Ber. **27**, 2215 (1894). — (*45*) Wheeler u. Treat B. Johnson: J. of biol. Chem. **3**, 187 (1907). — (*46*) Ascoli, Alberto: H.-S. Z. **31**, 169 (1900). — (*47*) Kutscher, Fr.: H.-S. Z. **38**, 170 (1903). — (*48*) Kossel, A.: Arch. f. Physiol. **1893**, 157. — (*49*) Hammarsten, Olaf: H.-S. Z. **19**, 19 (1894). — (*50*) Salkowski, E.: H.-S. Z. **27**, 555 (1899). — (*51*) Neu-berg, C.: Ber. **35**, 1467 (1802); Biochem. Z. **5**, 438 (1907). — (*52*) Haiser u. Wenzel: Mschr. Chem. **29**, 157 (1908); **30**, 157 (1909). — (*53*) Levene, P. A., u. W. A. Jacobs: Ber. **42**, 1198, 2102, 2469, 2474, 2703, 3247 (1909); **43**, 3150 (1910). — (*54*) Ekenstein, W. van, u. Blanksma: Chem. Weekblad **6**, 373 (1909). — (*55*) Kossel, A., u. A. Neu-mann: Ber. **27**, 2215 (1897). — (*56*) Steudel, H.: H.-S. Z. **50**, 538 (1907); **52**, 62 (1907). — (*57*) Feulgen, R.: H.-S. Z. **80**, 73 (1912); **84**, 309, 327 (1913); **90**, 261; **91**, 171; **92**, 154 (1914); **100**, 241 (1917); **101**, 288 (1918); **104**, 1, 189 (1919); **108**, 147 (1920/21). — (*58*) Burian, R.: H.-S. Z. **42**, 297 (1904). — (*59*) Neuberg, C., u. C. Brahm: Biochem. Z. **5**, 438 (1907). — (*60*) Fischer, H.: H.-S. Z. **60**, 60 (1909). — (*61*) Fischer, E., u. Helferich: Ber. **47**, 210 (1914). — (*62*) Levene, P. A., u. W. A. Jacobs: Ber. **42**, 2474 (1909); **43**, 3154 (1910). — (*63*) J. of biol. Chem. **12**, 377 (1912). — (*64*) Levene, P. A., u. F. B. LaForge: Ber. **33**, 3166 (1910); **45**, 608 (1912). — Levene, P. A.: J. of biol. Chem. **60**, 693, 707, 717 (1924). — (*65*) Levene, P. A., u. Medigreceanu: J. of biol. Chem. **9**, 389 (1911). — (*66*) Johnson, Treat B., u. Chernoff: Ebenda **14**, 307 (1913); J. amer. chem. Soc. **35**, 585 (1913); **36**, 1891 (1915); **37**, 2144 (1915). — (*67*) Levene, P. A., u. W. A. Jacobs: Ber. **41**, 2703 (1908); **42**, 335, 1198 (1909); **44**, 746 (1911). — (*68*) Liebig, J. v.: Liebigs Ann. **62**, 317 (1847). — (*69*) Haiser, F.: Mschr. Chem. **16**, 190 (1895); **30**, 147 (1909). — Haiser, F., u. Wenzel: Ebenda **29**, 157 (1908). — (*70a*) Embden, G., u. M. Zimmer-mann: H.-S. Z. **167**, 137 (1927). — (*70b*) Embden, G., u. G. Schmidt: H.-S. Z. **181**, 130 (1929). — (*71*) Jackson: J. of biol. Chem. **57**, 121 (1923); **59**, 529 (1924). — (*72*) Bang, I.: H.-S. Z. **26**, 133 (1898); **31**, 419 (1900). — (*73*) Levene, P. A., u. Mandel: Biochem. Z. **10**, 221 (1908). — (*74*) Jones, W.: J. of biol. Chem. **4**, 289 (1908). — (*75*) Feulgen, R.: H.-S. Z. **106**, 249 (1919); **108**, 147 (1919); **111**, 257 (1920); **123**, 145 (1923). — (*76*) Berkeley: J. of biol. Chem. **45**, 263 (1921). — (*77*) Benedict, St.: J. of biol. Chem. **20**, 633 (1915). — (*78*) Thannhauser, S. J., u. Dorfmüller: Ber. **51**, 467 (1918); H.-S. Z. **107**, 157 (1919). — (*79*) Jones, W., u. Cennedy: J. of Pharmacol. **133**, 45 (1918). — (*80*) Levene, P. A.: J. of biol. Chem. **39**, 77 (1919); **40**, 171; **41**, 483 (1920); Ber. **42**, 2469 (1909). — (*81*) Jones, W., u. Abt: Amer. J. Physiol. **50**, 574 (1920). — (*82*) Thannhauser, S. J., u. Dorfmüller: H.-S. Z. **104**, 65 (1919). — (*83*) Levene, P. A.: J. of biol. Chem. **41**, 19, 183 (1920). — (*84*) Jones, W., u. Read: Ebenda **29**, 111 (1916). — (*85*) Levene, P. A.: Ebenda **33**, 425 (1918); **40**, 415 (1919). — (*86*) Thannhauser, S. J., u. Dorfmüller: H.-S. Z. **100**, 121 (1917). — (*87*) Levene, P. A.: J. of biol. Chem. **43**, 379 (1920). — (*88*) Feulgen, R., u. Rosenbeck: H.-S. Z. **127**, 67 (1922). — (*89*) Levene, P. A., u. W. A. Jacobs: J. of biol. Chem. **12**, 411 (1912). — (*90*) Thannhauser, S. J., u. Ottenstein: H.-S. Z. **144**, 39 (1921). — (*91*) Kossel, A., u. Neumann: H.-S. Z. **22**, 74 (1896). — (*92*) Steudel, H., u. P. Brigl: H.-S. Z. **70**, 398 (1910). — Steudel, H., u. E. Peiser: H.-S. Z. **111**, 297 (1920). — (*93*) Feulgen, R.: H.-S. Z. **101**, 296 (1918); **128**, 154 (1923). — (*94*) Chemie und Physiologie der Nucleinstoffe, S. 301. — (*94a*) Levene, P. A., u. London: Science **68**, 572 (1928). — (*94b*) J. of biol. Chem. **81**, 711 (1929). — (*95*) Neu-mann, A.: Arch. f. (Anat. u.) Physiol. **1898**, 374; **1899**, Suppl. 552. — (*96*) Thannhauser, S. J., u. Carcia Blanco: H.-S. Z. **161**, 126 (1926). — (*97*) London, Schittenhelm u. Wiener: H.-S. Z. **77**, 86 (1912). — (*98*) Araki: H.-S. Z. **38**, 84 (1903). — (*99*) Abder-halden, E., u. A. Schittenhelm: H.-S. Z. **47**, 452 (1906). — (*100*) Waldschmidt-Leitz, E.: H.-S. Z. **142**, 217 (1925). — (*101*) Thannhauser, S. J., u. Czoniczer: H.-S. Z. **110**, 307 (1920). — (*102*) Jackson, H.: J. of biol. Chem. **59**, 259 (1924). — (*103*) Dohrn,

Max: H.-S. Z. **86**, 130 (1913). — (*104*) Thannhauser, S. J., u. Bommes: H.-S. Z. **91**, 336 (1914). — (*105*) Severin: Habilitationsschrift, Breslau 1916. — (*106*) Jones, W.: H.-S. Z. **42**, 35 (1904). — Jones, W., u. Partridge: H.-S. Z. **42**, 343 (1904). — Jones, W., u. Winternitz: H.-S. Z. **44**, 1 (1905); **48**, 110 (1906); **60**, 108 (1909). — Jones, W., u. Müller: H.-S. Z. **61**, 395 (1909). — (*107*) Thannhauser, S. J., u. Ottenstein: H.-S. Z. **114**, 17 (1921). — (*108*) Levene, P. A., u. Medigreceanu: J. of biol. Chem. **9**, 65, 389 (1911); **13**, 507 (1913). — (*108a*) Deutsch, W.: H.-S. Z. **171**, 264 (1927). — (*109*) Benedict, St.: J. of biol. Chem. **20**, 633 (1905). — (*110*) Bornstein u. Griesbach: Biochem. Z. **101**, 184 (1920); **106**, 190 (1920). — (*111*) Jones, W., u. Winternitz: H.-S. Z. **44**, 1 (1905); **60**, 180 (1909). — (*112*) Jones, W.: J. of biol. Chem. **9**, 129, 169 (1911). — (*113*)Minkowski, O.: Arch. f. exper. Path. **41**, 375 (1898); Dtsch. med. Wschr. **1902**, 499. — (*114*) Brugsch u. Schittenhelm: Nucleinstoffwechsel und seine Störungen. Jena 1910. — (*115*) Schittenhelm, A., u. K. Harpuder: Z. exper. Med. **27**, 14 (1922). — (*116*)Schittenhelm, A.: Z. exper. Path. **6**, 424 (1907). — Schittenhelm u. Künzel: Zbl. ges. Physiol. **1909**, 19. — Schittenhelm, A.: H.-S. Z. **44**, 369 (1905); **50**, 30 (1906); **66**, 53 (1910). — (*117*) Wiechowski u. Wiener: Hofm. Beitr. **9**, 247, 295 (1907). — (*118*) Stockvis: Donders Archiv Utrecht **2**, 268 (1860). — (*119*) Wiener, H.: Arch. f. exper. Path. **42**, 373 (1899). — (*120*) Schittenhelm, A.: H.-S. Z. **45**, 161 (1905). — (*121*) Jones, W.: H.-S. Z. **60**, 180 (1909). — (*122*) Salkowski, E.: Ber. **9**, 719 (1876); H.-S. Z. **42**, 213 (1904). — (*123*) Brugsch u. Schittenhelm: Z. exper. Path. **5**, 214 (1908). — (*124*) Soetbeer u. Ibrahim: H.-S. Z. **35**, 1 (1902). — (*125*) Umber, Fr.: Ernährung und Stoffwechselkrankheiten, 3. Aufl. Berlin 1925. — (*126*) Thannhauser u. Weinschenk: Dtsch. Arch. klin. Med. **139**, 100 (1922). — (*127*) Gudzent: Z. klin. Med. **90**, 147 (1921). — (*128*) Thannhauser u. Schaber: H.-S. Z. **115**, 170 (1921). — (*129*) Thannhauser u. Dorfmüller: H.-S. Z. **102**, 148 (1918). — (*130*) Sivén, V. O.: Pflügers Arch. **145**, 283 (1912). — (*131*) Wiechowski: Biochem. Z. **25**, 431 (1910). — (*132*) Hahn u. Lintzel: Z. Biol. **61**, 179 (1923). — (*133*) Horbaczewski, J.: Mschr. Chem. **12**, 221 (1891). — (*134*) Spitzer, W.: Pflügers Arch. **76**, 192 (1899). — (*135*) Müller, Fr.: Über die chemischen Vorgänge bei Lösung der Pneumonie. Verh. naturforsch. Ges. Basel **13**, H. 2, Mai (1901). — (*136*) Simon,O: Dtsch. Arch. klin. Med. **70**, 604 (1901). — (*137*) Burian, R., u. H. Schur: H.-S. Z. **80**, 241 (1900). — (*138*) Schreiber u. Waldvogel: Arch. f. exper. Path. **42**, 69 (1899). — (*139*) Lo Monaco: Boll. Soc. Laucis. degli ospedeli de Roma **14** (2), 102 (1894). — (*140*) Brugsch: Z. exper. Path. **1**, 419 (1905). — (*141*) Krauss, E. : Dtsch. Arch. klin. Med. **150**, 13 (1926). — (*142*) Steudel u. Ellinghaus: Arch. Kinderheilk. **78**, 41 (1926). — (*143*) Benedict: J. of biol. Chem. **20**, 629 (1915). — Benedict u. Hitchcock: Ebenda **20**, 619 (1915). — (*144*) Hirschstein: Arch. f. exper. Path. **57**, 229 (1907). — (*145*) Mares: Pflügers Arch. **134**, 59 (1910). — (*146*) Smétanka: Ebenda **138**, 207 (1911). — (*147*)Steudel: H.-S. Z. **124**, 267 (1922); **127**, 291 (1923). — (*148*) Abl, R.: Arch. f. exper. Path. **74**, 119 (1903); Kongr. inn. Med. **1913**, 187. — (*149*) Miescher, F.: Statistische und biologische Beiträge zur Kenntnis vom Leben des Rheinlachses. — S. auch: Histochemische und physiologische Arbeiten von F. Miescher. Leipzig 1900. — (*150*) Tichomiroff, A.: H.-S. Z. **9**, 518 (1885). — (*151*) Kossel, A.: H.-S. Z. **10**, 248 (1886). — (*152*) Mc Collum: Amer. J. Physiol. **25**, 120 (1909). — (*153*) Knoop, Fr., u. A. Windaus: Hofm. Beitr. **6**, 392 (1905). — (*154*) Abderhalden, E., u. H. Einbeck: H.-S. Z. **62**, 323 (1909). — (*155*) Johnson, Treat B.: J. amer. chem. Soc. **36**, 337 (1914). — (*156*) Knieriem, v.: Z. Biol. **13**, 36 (1877). — (*157*) Meier, H.: Inaug.-Dissert., Königsberg 1877. — (*158*) Schröder, W. v.: H.-S. Z. **2**, 228 (1878). — (*159*) Minkowski, O.: Arch. f. exper. Path. **20**, 41 (1886); **31**, 214 (1893). — (*160*) Wiener, H.: Hofm. Beitr. **2**, 42 (1902). — (*161*) Mach, V.: Arch. f. exper. Path. **24**, 389 (1888). — (*162*) Scaffidi: Arch. di Sci. biol. **3**, 424 (1922). — (*163*) Avellone: Ann. di Clin. med. **12**, 430 (1923); zitiert nach Kongr.zbl. inn. Med. **32**, 422 (1923). — (*164*) Kossel, A., u. R. Steudel: H.-S. Z. **38**, 49 (1903). — (*165*) Eppinger, H.: Hofm. Beitr. **6**, 287 (1905). — (*166*) Ackroyd, H., u. F. G. Hopkins: Biochemic. J. **10**, 551 (1916). — (*167*) Harding, V. J., u. E. G. Young: J. of biol. Chem. **40**, 227 (1918). — (*168*) György, P., u. S. J. Thannhauser: H.-S. Z. **180**, 286 (1929). — (*169*) Thudichum: Ann. chem. Med., Lond. **1**, 160 (1879); Grundzüge der anatomischen und klinischen Medizin. Berlin 1886. — (*170*) Krüger, M., u. G. Salomon: H.-S. Z. **26**, 367 (1898/99); Dtsch. med. Wschr. **1899**, Nr 6. — (*171*) Rost: Arch. f. exper. Path. **36**, 56 (1895). — (*172*) Albanese: Ebenda **35**, 449 (1895). — (*173*) Bodzynski, St., u. R. Gottlieb: Ebenda **33**, 45 (1895); **37**, 385 (1896). — (*174*) Krüger, M.: Ber. **32**, 2818, 3376 (1899). — Krüger u. Schmid: Arch. f. exper. Path. **45**, 259 (1901); H.-S. Z. **32**, 104 (1901); **36**, 1 (1902). — (*175*) Besser: Ther. Gegenw. **50**, 321 (1909). — (*176*) Minkowski, O.: Arch. f. exp. Path. **41**, 375 (1898). — (*177*) Schittenhelm, Brugsch u. Pinkussohn: Zbl. ges. Physiol. u. Path. d. Stoffwechs. **1908**, Nr 8. — (*178*) Kotake: H.-S. Z. **57**, 378 (1909). — (*179*) Brugsch, Th., u. J. Rother: Klin. Wschr. **1**, 1729 (1922); **2**, 1209 (1923); H.-S. Z. **143**, 48 (1925). — (*180*) Harpuder, K.: Klin. Wschr. **2**, 436 (1923). — (*181*) Thannhauser,

S. J., L. Lurz u. P. v. Gara: H.-S. Z. **156**, 251 (1926). — (*182*) Flata, W.: Z. exper. Path. **15**, 356 (1914). — (*183*) Fleischmann-Salecker: Z. klin. Med. **80**, 456 (1914). — (*184*) Dresel u. Ullmann: Z. exper. Med. **24**, 204 (1921). — (*185*) Pohl, J.: Biochem. Z. **78**, 200 (1917). — (*186*) Kraus-Östreicher: Kongr. inn. Med. **34**, 150 (1922). — (*187*) Harpuder, K.: Z. exper. Med. **42**, 1 (1924). — (*188*) Michaelis, E.: Z. exper. Path. **14**, 255 (1913). — (*189*) Rosenberg :Ebenda **14**, 245 (1913). — (*190*) Ellinger, Ph., u. A. Hirt: Ebenda **106**, 135 (1925). — (*191*) Starkenstein: Biochem. Z. **106**, 139 (1920). — (*192*) Nikolaier u. Dohrn: Dtsch. Arch. klin. Med. **93**, 331 (1908). — (*193*) Hemke, W.: Klin. Wschr. **2**, Nr 32 (1923). — (*194*) Falta, W., u. Novaczynski: Berl. klin. Wschr. **1912**, 1781. — (*195*) Thannhauser, S. J., u. Curtius: Dtsch. Arch. klin. Med. **143**, 287 (1923). — (*196*) Schittenhelm, A., u. K. Harpuder: Z. exper. Med. **27**, 50 (1922). — (*197*) Wollaston: On gouty and urinary concretions. Philosophic. Trans. **2**, 386 (1797). — (*198*) Thannhauser, S. J., u. Bommes: Kongr. inn. Med. **31**, 572 (1914); H.-S. Z. **91**, 336 (1914). — (*199*) Gudzent: Z. klin. Med. **86**, 35 (1918). — (*200*) Brugsch, Th., u. A. Schittenhelm: Z. exper. Path. **4**, 480, 551 (1907); **5**, 215 (1909). — (*201*) Umber: Dtsch. med. Wschr. **47**, 216 (1921). — (*202*) Gudzent, Maase u. Zondek: Z. klin. Med. **86**, 35 (1919). — Gudzent: Med. Klin. **2**, 747 (1920). — Gudzent, Wille u. Keeser: Z. klin. Med. **90**, 147 (1921). — (*203*) Garrod, A.: Natur und Behandlung der Gicht. Übersetzt von Eisenmann. Würzburg 1861. — (*204*) Magnus, R.: Arch. f. exper. Path. **44**, 68 (1900). — (*205*) Frey, E.: Pflügers Arch. **177**, 110 (1919). — (*206*) Bass, R., u. O. Neubauer: Dtsch. Arch. klin. Med. **119**, 482 (1916). — (*207*) Almagia u. Pfeiffer: Hofm. Beitr. **7**, 459, 463, 466 (1905). — (*208*) Brugsch u. Citron: Z. exper. Path. **1908**, 5. — (*209*) Harpuder, K., u. H. Erbsen: Biochem. Z. **148**, 344 (1924). — (*210*) Harpuder, K.: Z. exper. Med. **29**, 208 (1922). — (*211*) Thannhauser, S. J., u. Czoniczer: Dtsch. Arch. klin. Med. **135**, 224 (1921). — Thannhauser, S. J.: Ther. Halbmh. **1921**, 23. — Thannhauser, S. J., u. W. Hemke: Klin. Wschr. **1923**, 65. — Thannhauser, S. J., u. Weinschenk: Dtsch. Arch. klin. Med. **139**, 100 (1922). — (*212*) Ebstein, W.: Natur und Behandlung der Gicht. Wiesbaden 1882. 2. Aufl. 1906. — (*213*) His, W. d. J.: Wien. med. Bl. **14**, Nr 18, 291 (1896). — (*214*) Minkowski, O.: Die Gicht. In Nothnagel: Spezielle Pathologie und Therapie **7**, II. Wien 1903. — (*215*) His, W.: Dtsch. Arch. klin. Med. **67**, 81 (1900). — (*216*) Freudweiler, M.: Ebenda **63**, 266 (1899). — (*217*) Zitiert bei Umber, Zitat 125. — (*218*) Virchow, R.: Virchows Arch. **35**, 358 (1866). — (*219*) Ebenda **36**, 147 (1866). — (*220*) Salomon, G.: Ebenda **97**, 360. — (*221*) Pecile: Ann. di Chim. **183**, 141 (1876). — (*222*) Schittenhelm, A., u. E. Bendix: H.-S. Z. **48**, 140 (1906). — Schittenhelm, A.: Ebenda **66**, 53 (1910). — (*223*) Kionka, K.: Arch. f. exper. Path. **44**, 186 (1900). — (*224*) Zaleski: Über den urämischen Prozeß, S. 31. Tübingen 1865. — (*225*) Pawlinoff: Virchows Arch. **62**, 57 (1875). — (*226*) Schröder, V.: Du Bois Reymonds Arch. Physiol., Suppl. **1880**, 103. — (*227*) Colasanti: Ricerche sperimentale sulla formazione dell' acido urico. Roma 1891; s. Moleschots Unters. z. Naturl. **8**, H. 1. — (*232*) Zitiert bei Minkowski, Zitat 214. — (*233*) Ältere Literatur s. Ebstein, Minkowski, Delpeuch u. Llewellyn: Zusammenfassende Darstellungen. — (*234*) Henle: Handbuch der rationellen Pathologie **2**, I, S. 342. Braunschweig 1847. — (*235*) Nach Umber, Zitat 124, S. 405. — (*236*) Sydenham, Th.: Opuscula omnia Tractatus de Podagra et hydrope. London 1863. — (*237*) Heberden: Opera medica. Recogn., Kap. 28, S. 78. Leipzig: L. H. Friedländer 1831. — (*238*) Brogsitter: Verh. dtsch. Ges. inn. Med. **1928**, 640. — (*239*) Huchard: Les maladies de l'Hypertension artérielle. Paris 1891. — Volkmanns Slg klin. Vortr. inn. Med. **1909**, Nr 561, S. 175. — (*240*) Neukomm: Reicherts u. du Bois Arch. **1860**, 13. — (*241*) Mayer, Arthur: Z. klin. Med. **81**, 438 (1915). — (*242*) Hirschstein: Z. exper. Path. **1907**, 4. — (*243*) Pulay: Dermat. Wschr. **1921**, 23—25, 39, 47—48; Med. Klin. **1921**, 13, 27, 45; **1923**, 3—5. — (*244*) Brugsch, Lewy u. Dresel: Z. exper. Path. **21**, 359 (1920). — (*245*) Goldscheider: Z. physik. u. diät. Ther. **1912**, 6, 7; Berl. klin. Wschr. **1914**, 28, 29. — (*246*) Krauss, E.: Klin. Wschr. **1**, 700 (1926). — (*247*) Magnus-Levy: Z. klin. Med. **36**, 363 (1899). — (*248*) Steinitz: Ther. Gegenw. **1922**, Nr 10. — (*249*) Loewenhardt: Klin. Wschr. **1922**, 2319. — (*250*) Zitiert nach Charcot und nach Minkowski: Zitat 232, S. 75. — (*251*) Lichtwitz in Bergmann u. Staehelin: Handbuch der inneren Medizin, 2. Aufl. **4**, I, S. 863. 1926; s. auch Kapitel Steinbildungen. — (*252*) Zitiert bei Ebstein: Zitat 212. — (*253*) Lichtwitz: Zitat 251, S. 865ff. — (*254*) Gudzent, F.: Gicht und Rheumatismus, S. 69ff. Berlin 1928. — Gudzent, Wille u. Keeser: Z. exper. Path. **7**, 339 (1909). — (*255*) Dohrn, M.: Z. klin. Med. **74**, H. 5 u. 6 (1912); Ther. Gegenw. **1913**, H. 5. — (*256*) Schade: Z. klin. Med. **93**, 1 (1922). — (*257*) S. auch Thannhauser, S. J., u. Ad. M. Brogsitter: Die Röntgenuntersuchung der Gicht. In Rieder-Rosenthal: Lehrbuch der Röntgenkunde, S. 213. Leipzig 1924. — (*258*) Huber: Dtsch. med. Wschr. **1896**, 12. — (*259*) Koehler, A.: Grenzen des Normalen und Anfänge des Pathologischen im Röntgenbilde, 3. Aufl. Naumburg 1920. — (*260*) Axhausen: Arch. klin. Chir. **1912**, 99. — (*261*) Krebs: Fortschr. Röntgenstr. **25**. — (*262*) Pommer: Arthritis deformans. Wien 1913. — (*263*) Preiser: Fortschr. Röntgenstr. **12**, 88. — (*264*) Gerhartz: Leitfaden der Röntgenologie. Berlin 1922. — (265) Müller, Fr.: Internat. Kongr. London 1913. — (*266*) Fellenberg, Th. v.: Biochem. Z. **88**, 323 (1918). — (*267*) Joël: Z. klin. Med. **95**, 170 (1922); Klin. Wschr. **1922**, Nr 15. — (*268*) Noorden, C. v., u. Schliep: Berl. klin. Wschr. **1904**, Nr 41. — Noorden, C. v.: Pathologie des Stoffwechsels **1**, S. 988. 1906; **2**, S. 158ff. 1907. — (*269*) Thannhauser, S. J., u. Hemke: Klin. Wschr. **1923**, 65. — (*270*) Bass: Kongr. inn. Med. **1913**, 196. — (*271*) Starkenstein: Arch. f. exper. Path. **15**, 177 (1911). — Starkenstein u. Wiechowsk: Prag. med. Wschr. **1913**, Jan. — Starkenstein: Biochem. Z. **106**, 139 (1920). — (*272*) Weintraud: Ther. Gegenw. **1911**, 3; Therap. Mh. **1912**, H. 1. — Weintraud u. Abl: Kongr. inn. Med. **1913**. — (*273*) Ullmann: Kongr. inn. Med. **1922**; Z. exper. Med. **32**, 319 (1923). — (*274*) His u. Paul: H.-S. Z. **31**, 164 (1900); Kongr. inn. Med. **18**, 425 (1900). — (*275*) Loghem, van: Dtsch. Arch. klin. Med. **85**, 416 (1905). — (*276*) Nicolaier: Z. klin. Med. **1899**, 38. — (*277*) Minkowski in v. Leyden: Handbuch der Ernährungstherapie **2**, S. 507; Nothnagel: Handbuch der speziellen Pathologie und Therapie **7**, II, S. 189: Verh. 18. Kongr. inn. Med. **1900**. — (*278*) Heilner, E.: Münch. med. Wschr. **1916**, Nr 28, 997; **1917**, Nr 29, 933; **1918**, Nr 36, 983. — (*279*) His, W.: Berl. klin. Wschr. **1911**, Nr 5. — (*280*) Gudzent: Ther. Gegenw. **1910**, Nr 12; Berl. klin. Wschr. **1911**, Nr 47; **1913**, Nr 35. — (*281*) Zitiert bei Garrod: Zitat 204. — (*282*) Loewe, S.: Ther. Halbmh. **1920**, 1.

V. Der Kohlenhydratstoffwechsel.

A. Chemie der Kohlenhydrate.

Als Kohlenhydrate bezeichnete man drei Gruppen weit in der Natur ver- Chemie der Kohlenhydrate.
breiteter Substanzen. Die Gruppe des Traubenzuckers $C_6H_{12}O_6$, die Gruppe des
Rohrzuckers $C_{12}H_{22}O_{11}$ und die Stärke-Cellulose-Gruppe $(C_5H_{10}O_5)n$. Diese Substanzen enthalten sechs oder ein Vielfaches von sechs Kohlenstoffatomen, die
mit Wasserstoff und Sauerstoff in demselben Verhältnisse wie im Wasser verbunden sind. Daher der Name Kohlenhydrate.

$$
\begin{array}{cccccc}
CH_2OH & CH_2OH & CH_2OH & CH_2OH & CH_2OH & CH_2OH \\
CHO & CHOH & CHOH & CHOH & CHOH & CHOH \\
 & CHO & CHOH & CHOH & CHOH & CHOH \\
 & & CHO & CHOH & CHOH & CHOH \\
 & & & CHO & CHOH & CHOH \\
 & & & & CHO & CHOH \\
 & & & & & CHO
\end{array}
$$

Glucolaldehyd Biose — Glycerinaldehyd Triose — Erythrose Tetrose — Arabinose, Xylose, Ribose, Lyxose, Pentose — Glucose, Mannose, Galaktose, Hexose — Heptose

Die Kohlenhydrate der Traubenzuckergruppe, die Hexosen, unterscheiden
sich von den sechswertigen Alkoholen, den Hexiten $C_6H_{14}O_6$, durch einen Mindergehalt von zwei Wasserstoffatomen. Dieser ist dadurch bedingt, daß die Zucker
ihrer chemischen Natur nach Aldehydalkohole oder Ketonalkohole sind. Die
Aldehydzucker heißen Aldosen, sie sind charakterisiert durch eine endständige

Aldehydgruppe $-C\!\!<^O_H$, die Ketozucker heißen Ketosen und sind charakterisiert durch eine Ketogruppe CO, die am vorletzten Glied, d. h. am α-C-Atom
der Reihe, mit zwei Alkoholgruppen verknüpft ist.

Das einfachste Glied der Aldosenreihe ist der Glucolaldehyd. Monosaccharide.

Das einfachste Glied der Ketosen ist eine Triose, das Dioxyaceton; die
physiologisch wichtigen Ketosen sind Hexosen, die Fructose und die Sorbose.

$$
\begin{array}{cc}
CH_2OH & CH_2OH \\
CO & CHOH \\
CH_2OH & CHOH \\
 & CHOH \\
 & CO \\
 & CH_2OH
\end{array}
$$

Dioxyaceton — Fruktose. Sorbose

Die bisher aufgezählten Zucker sind Monosaccharide. Sie sind bei der Spaltung nicht in einfachere Zucker zu zerlegen. Bei der Spaltung geht bei den Monosacchariden der Zuckercharakter verloren.

Zunächst sei nicht auf die chemischen Untersuchungen eingegangen, die zu den in den Formelbildern ausgedrückten konstitutionellen Vorstellungen geführt haben. Nur so viel sei hier erwähnt, daß die geradlinige Verkettung der einzelnen Kohlenstoffatome durch oxydative Aufspaltung, die zu bekannten Fettsäuren mit unverzweigter Kohlenstoffkette geführt hat, bewiesen wurde. Die Anzahl der Hydroxylgruppen wurde durch Acetylierung, d. h. durch Esterbildung mit Essigsäure, festgestellt (auch Benzoylierung oder Veresterung mit Benzolsulfosäure). Daß die Hydroxyle an verschiedenen Kohlenstoffatomen sitzen, wurde aus der Tatsache geschlossen, daß mehr als eine Hydroxylgruppe an einem Kohlenstoffatom nicht dauernd existenzfähig ist. Die Isomerien der Kohlenhydrate, z. B. des Traubenzuckers, der Mannose und Galaktose sind Stereoisomerien, d. h. sie sind durch die Stellung der Hydroxylgruppen im Raume bedingt. E. Fischer drückt die Stereoisomerie durch Anschreiben einer Konstitutionsformel aus, bei der in der Ebene des Papiers die Hydratgruppen um 180° gedreht erscheinen. So gelten für die d-Glucose und die l-Glucose nach E. Fischer die Formeln:

$$
\begin{array}{ccc}
\mathrm{CH_2OH} & & \mathrm{CH_2OH} \\
| & & | \\
\mathrm{HCOH} & & \mathrm{HOCH} \\
| & & | \\
\mathrm{HCOH} & & \mathrm{HOCH} \\
| & & | \\
\mathrm{HOCH} & & \mathrm{HCOH} \\
| & & | \\
\mathrm{HCOH} & & \mathrm{HOCH} \\
\mathrm{C}\!\!\diagup^{\mathrm{O}}_{\diagdown\mathrm{H}} & & \mathrm{C}\!\!\diagup^{\mathrm{O}}_{\diagdown\mathrm{H}} \\
\text{d-Glucose} & & \text{l-Glucose}
\end{array}
$$

Das gleiche gilt natürlich für alle Zucker; es seien hier nur die Formeln für d-Mannose und für d-Galaktose angeführt:

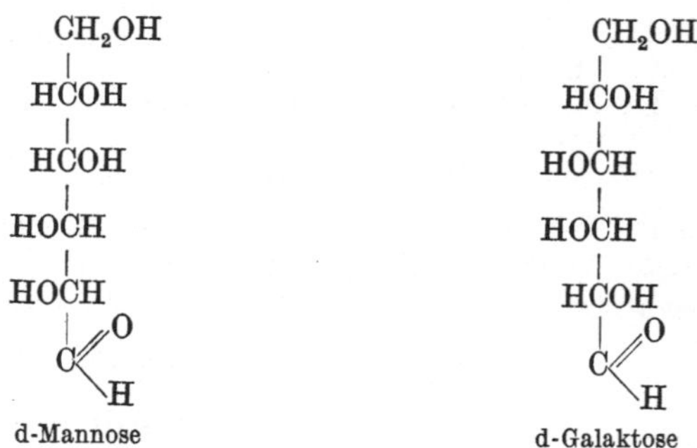

$$
\begin{array}{ccc}
\mathrm{CH_2OH} & & \mathrm{CH_2OH} \\
| & & | \\
\mathrm{HCOH} & & \mathrm{HCOH} \\
| & & | \\
\mathrm{HCOH} & & \mathrm{HOCH} \\
| & & | \\
\mathrm{HOCH} & & \mathrm{HOCH} \\
| & & | \\
\mathrm{HOCH} & & \mathrm{HCOH} \\
\mathrm{C}\!\!\diagup^{\mathrm{O}}_{\diagdown\mathrm{H}} & & \mathrm{C}\!\!\diagup^{\mathrm{O}}_{\diagdown\mathrm{H}} \\
\text{d-Mannose} & & \text{d-Galaktose}
\end{array}
$$

Nach dem Vorschlag von Tollens[1] hat man sich gewöhnt, die Hexosen nicht mit offener Kette, sondern mit einer ringförmigen Struktur, dem γ-Lactonring, zu schreiben. Diese Formulierung von Tollens ist durch die Tatsache begründet, daß wir zwei verschiedene Zucker kennen, die leicht ineinander übergehen und sich in wäßriger Lösung das Gleichgewicht halten, so daß in der wäßrigen Lösung einer d-Glucose zwei stereoisomere Zucker vorhanden sind. Diese beiden Zucker unterscheiden sich nach der Tollensschen Formel in der Stellung der Hydratgruppen des als Lacton geschriebenen Aldehyds.

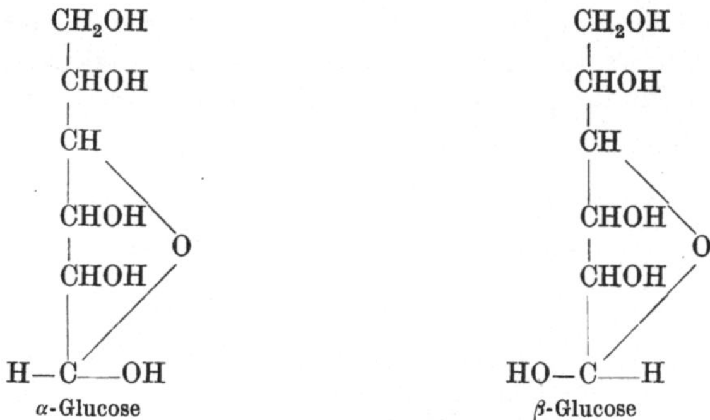

Beide, sowohl α- als β-Glucose, sind durch fraktionierte Krystallisation aus Pyridin zu erhalten. Die β-Glucose dreht 17,5° nach rechts, die α-Glucose 111,2° nach rechts. Löst man eine der beiden Glucosen in Wasser, so stellt sich ein Gleichgewichtszustand der α- und β-Glucose ein, so daß die Drehung der d-Glucose von 52,5° nach rechts resultiert. Diese Verhältnisse gelten für jede wäßrige Lösung der Glucose, natürlich auch für die wäßrige Lösung in Organflüssigkeiten.

Ein Beweis für das Vorhandensein zweier am Aldehydkohlenstoffatom stereoisomerer Glucosen ist die Auffindung zweier stereoisomerer Methyläther der Glucose. Die Methyläther der Glucose, α- und β-Methylglucosid

sind die einfachsten Glucoside des Zuckers. Die in der organisierten Natur weitverbreiteten Glucoside sind in ihrer Zusammensetzung diesen einfachen Methyläthern des Zuckers analog. An Stelle des Methylalkohols kann irgendein anderer Alkohol, unter Umständen auch ein Aminoradikal, in glucosidiger Bindung mit dem der Aldehydgruppe, das in diesen Fällen als Aldehydhydratgruppe reagiert, zusammentreten. Auch bei dem Aufbau der Polysaccharide wird auf die Glucosidbindung zurückzukommen sein.

Außer diesen beiden, der α- und β-Glucose, glaubt man noch eine besonders reaktionsfähige Zwischenform annehmen zu dürfen, der man den Namen γ-Glucose beilegte. Man glaubte eine Zeitlang, für diese Zwischenform eine Äthylenoxydbindung annehmen zu können. Die γ-Glucose ist weder krystallisiert erhalten worden noch kennt man ihre Konstanten. Man hat sich leider angewöhnt, unter γ-Glucosen reaktionsfähige Zucker bisher unbekannter Struktur zu bezeichnen. Eine besondere Wichtigkeit gewinnen diese reaktionsfähigen

Gruppen für die Struktur der komplexen Kohlenhydrate, der hochmolekularen
Polysaccharide. Leider fehlen bisher die chemischen und physikalischen Konstanten für die reaktionsfähigen γ-Formen, unter denen die verschiedenen Autoren
die verschiedensten teils gesättigten, teils ungesättigten Zucker verstehen. Neben
der γ-Lactonbindung 1,4 wird von Pryde[2] für die Galaktose eine 1,5-Anhydrid-
(Amylenoxyd-) Bindung angenommen, die auch Hirst und Purves[3] für die
Xylose angeben.

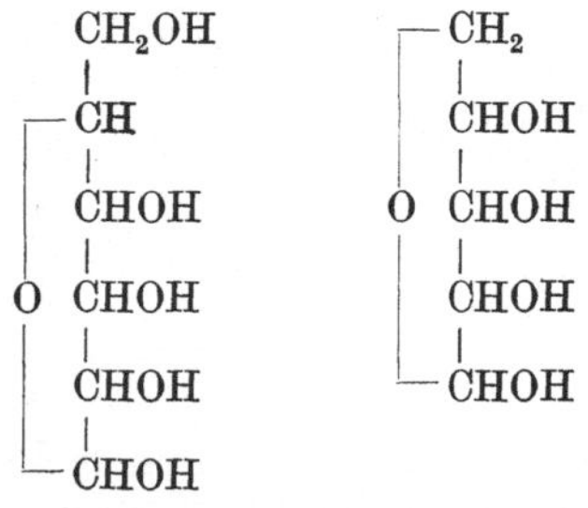

$$
\begin{array}{cc}
\text{Galaktose} & \text{Xylose}
\end{array}
$$

Anhydrozucker.   Von besonderem Interesse sind die Anhydrozucker, die durch Wasserabspaltung von zwei benachbarten Hydroxylgruppen aus einem Zucker hervorgegangen
sind. Die wichtigsten Vertreter dieser Reihe sind das Glucosan von Pictet[4],
das Lävoglucosan von Tanret[5] und die Anhydroglucose von E. Fischer[6].

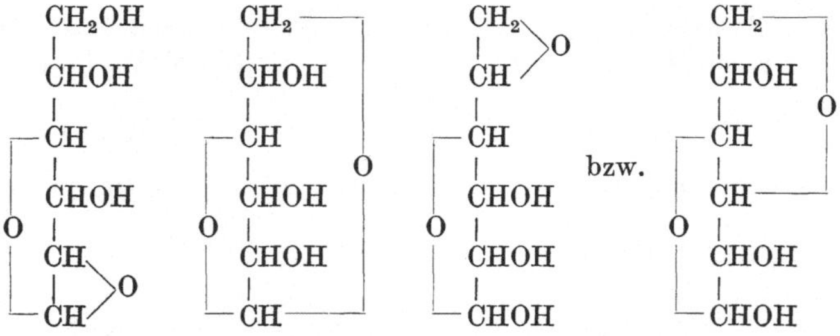

bzw.

Während die ersten beiden keine Aldehydreaktionen geben, gibt die Fischer-
sche Anhydroglucose die Aldehydreaktionen.

Die Glucosane haben in der Diabetestherapie eine gewisse Bedeutung erlangt,
nachdem Grafe[7] vermutet hat, daß die leichtere Verträglichkeit des carameli-
sierten Zuckers auf Bildung derartiger Anhydrozucker zurückzuführen sei.

Desoxyzucker.   Als Desoxyzucker bezeichnet man Monosen, bei denen durch Reduktion an
Stelle einer sekundären, mittelständigen Alkoholgruppe die Methylengruppe $\overset{\textstyle |}{\underset{\textstyle |}{CH_2}}$
tritt. Die Desoxyzucker sind Erzeugnisse des Reagensglases. In der Natur sind
bisher die in der Digitalis vorgebildete Digitoxose (Kiliani[8]) und ihr Methyläther, die Cymarose Windaus und Hermanns[9] bekannt.

Obgleich ungesättigte Reduktionsprodukte des Zuckers durch Analyse aus
Naturprodukten nicht erhalten wurden, scheint doch diese Klasse von Verbindungen auch für die Naturprodukte eine gewisse Bedeutung zu haben. Der
Typus eines solchen ungesättigten Zuckers ist das zuerst von E. Fischer durch
Reduktion der Acetobromglucose gewonnene Glucal, von der chemischen Zusammensetzung $C_6H_{10}O_4$. Obwohl das Glucal keine freie Aldehydgruppe enthält (Bergmann[11]), hat sich die Bezeichnung Glucal eingebürgert. Nach den

schönen Untersuchungen von Bergmann[11] schreibt man dem Glucal folgende Konstitutionsformel zu:

$$
\begin{array}{l}
CH_2OH \\
| \\
H-C-OH \\
| \\
H-C{-}{-}{-}{-}{-}\rceil \\
| \\
HO-C-H \quad\;\; O \\
| \\
CH \\
\| \\
CH{-}{-}{-}{-}{-}\rfloor
\end{array}
$$

Das Glucal ist demnach ein Derivat des Dihydrofurans. In ähnlicher Weise, wie von der Glucose sich das ungesättigte Reaktionsprodukt Glucal ableitet, entstehen aus anderen Zuckern ähnliche ungesättigte, außerordentlich unbeständige Körper. Es ist wahrscheinlich, daß Zuckerderivate ähnlicher Konstitution wie das Glucal in zusammengesetzten Verbindungen, wie z. B. eventuell in den Nucleinsäuren, im Organismus eine Rolle spielen.

In der organischen Natur sind die Polysaccharide weitverbreiteter als die Monosaccharide. Es können zwei, drei, vier und noch mehr Monosaccharide unter Wasseraustritt zu einem Di-, Tri-, Tetra- und Polysaccharidmolekül zusammentreten. Die Polysaccharide haben die allgemeine Formel: $(C_6H_{10}O_5)_n$. Von größter Wichtigkeit ist die Frage, mit welchem Teil des Moleküls die Zucker zum Polysaccharidkomplex zusammentreten. Wir haben bereits bei der Besprechung der α- und β-Glucose gesehen, daß das Zuckermolekül mit einem Alkohol unter Wasseraustritt zu einem Äther zusammentreten kann. Derartige Äther heißen Glucoside. Nachdem nun der Zucker selbst ein Alkohol ist, können zwei Moleküle Zucker unter Wasseraustritt derartige Äther bilden. In der Tat hat es sich gezeigt, daß die Zucker in den höheren Kohlenhydraten durch derartige Ätherbindungen, d. h. Glucosidbindungen, untereinander verknüpft sind. Dabei kann eine Aldehydgruppe mit einer Alkoholgruppe eines anderen Zuckers zu einem Disaccharid zusammentreten, das immer noch über eine freie Aldehydgruppe verfügt. Diese Disaccharide mit einer freien Aldehydgruppe reduzieren und zeigen alle Eigenschaften der freien Aldehydgruppe. Derartige Verbindungen mit freier Aldehydgruppe heißen Monocarbonylverbindungen; sie sind in der Laktose (Milchzucker) und Maltose (Malzzucker) vorhanden.

Polysaccharide.

$$
\begin{array}{ll}
CH_2OH & HC-OH \\
| & | \\
CHOH & CHOH \\
| & | \quad O \\
CH & CHOH \\
| & | \\
CHOH & CH \\
| \quad O & | \\
CHOH & CHOH \\
| & | \\
C{-}{-}{-}O{-}{-}{-}CH_2
\end{array}
$$

Maltose

Laktose kommt in der Milch vor. Im Darmkanal wird der Milchzucker in Dextrose und Galaktose gespalten. Wird Milchzucker parenteral einverleibt, so erscheint er nahezu quantitativ im Harn (F. Voit[12]). Merkwürdigerweise konnte Roubitschek[13] feststellen, daß parenterale Zufuhr von Milchzucker beim

schwer Diabeteskranken zum großen Teil als Dextrose ausgeschieden wird. Bei
der Schwangerschaft und Lactation tritt Milchzucker vorübergehend im Harn
auf, ohne daß ihm besondere Bedeutung beigemessen werden kann.

Maltose entsteht in der Regel erst durch Abbau der Stärke, sei es, daß
dieser Abbau im Reagensglas oder durch Bakterien oder durch Fermente geschieht. Von den gebräuchlichen Nahrungsmitteln ist die Maltose reichlich im
Bier vorhanden. Der Malzzucker wird im menschlichen Darm fermentativ in
Traubenzucker zerlegt. Bei reichlichem Biergenuß können kleine Mengen ungespalten in die Blutbahn übertreten und als Maltose im Harn ausgeschieden
werden.

Während der Aufbau der Maltose und Lactose durch Monocarbonylbindung
geschieht, finden wir das Rohrzuckermolekül (Saccharose) durch Dicarbonylbindung aufgebaut.

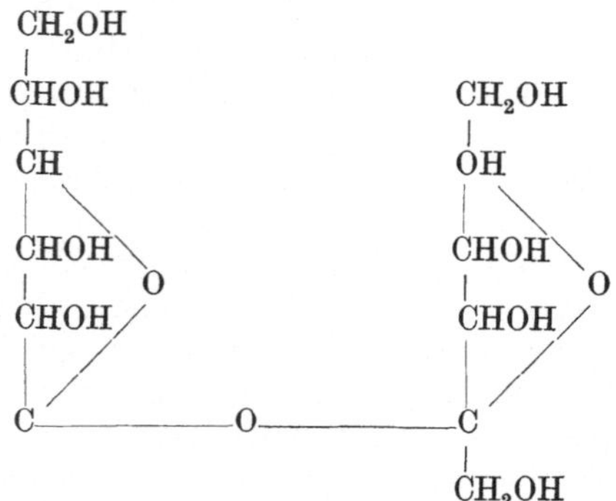

Rohrzucker; Saccharose

Der Rohrzucker (Saccharose) ist der gebräuchlichste Zuker der Nahrung.
Er wird aus dem Zuckerrohr und der Zuckerrübe gewonnen. Auch die süßen
Früchte enthalten Rohrzucker. Durch verdünnte Mineralsäuren wird der Rohrzucker in Glucose und Fructose (Lävulose) gespalten. Dieser Vorgang hat eine
Änderung der physikalischen und chemischen Eigenschaften zur Folge. Während
der Rohrzucker nicht reduziert (Dicarbonylbindung), tritt nach Kochen mit
Säure Reduktion auf. Die ursprüngliche Rechtsdrehung einer wäßrigen Lösung
wird durch diesen Vorgang in eine Linksdrehung verwandelt (invertiert, daher
der Name Invertzucker). Schon die verdünnte Säure des Magens verwandelt
den Rohrzucker zum Teil in die besagten Monosaccharide; ein Teil wird erst im
Darm durch Fermente aufgespalten. Zur Resorption gelangen Glucose und Fructose. Parenteral zugeführter Rohrzucker wird zum großen Teil als solcher wieder
ausgeschieden. Es soll bei fortgesetzter parenteraler Zufuhr von Rohrzucker ein
invertierendes Ferment auch im Blute auftreten.

In gleicher Weise, wie diese Typen der Polysaccharidbindung bei den
Disacchariden gezeigt wurden, kann man sich auch höher molekulare Saccharide
aufgebaut denken. Inwieweit das physiologisch wichtigste Polysaccharid, die
Stärke, ebenfalls als hochmolekulare Dicarbonylglucose gedacht werden kann,
steht noch vollständig zur Diskussion. Neuere Arbeiten, die sich mit dem mole-
kularen Aufbau der Stärke beschäftigen, haben auch andere Ansichten gefördert.
Es sei hier die Auffassung von Karrer[14] und seinen Mitarbeitern erwähnt, wonach
die Stärke aus einem Kern eines Maltoseanhydrids, einer Diamylose, bestünde.
Die einzelnen Diamyloseteilchen würden durch Nebenvalenzen zum großen
Molekül der Stärke zusammengehalten werden.

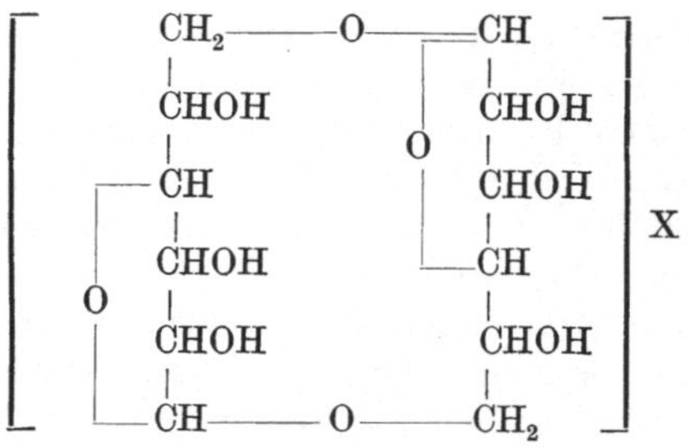

```
    ┌                                              ┐
    │   CH₂————O————CH                             │
    │    |              |                          │
    │   CHOH          CHOH                         │
    │    |        O     |                          │
    │  ——CH            CHOH                         │
    │    |              |                          │
    │   CHOH          ——CH                          │  x
    │  O |              |                          │
    │   CHOH          CHOH                         │
    │    |              |                          │
    │  ——CH————O————CH₂                            │
    └                                              ┘
```

Nach Karrer wäre also das Stärkemolekül klein. Dies stimmt mit unseren Vorstellungen und auch mit dem tatsächlich beobachteten stufenweisen, enzymatischen Abbau nicht überein. Vor allem würde die Spezifität der Fermente in gleicher Weise, wie bei ähnlichen Vorstellungen des Eiweißmoleküls, unserem Verständnis ferner rücken.

Eine zweite Ansicht[15] geht von der Annahme aus, daß der Grundkörper der Stärke ein Trisaccharid sei. Pictet[16] gelangte durch Erhitzen von Stärke auf Temperaturen von 200⁰ zu einem Trisaccharid, das drei Glucosereste glucosidartig miteinander verbunden enthält. Irvine[17] konnte durch Methylierung der Stärke gewichtige Anhaltspunkte für ein präformiertes Trisaccharid geben.

Eine dritte Formulierung geht von der alten Anschauung aus, daß die Hüllsubstanz, das Amylopektin und die Inhaltsubstanz, die Amylose, verschiedene Konstitution haben (Maquenne[18]). Es soll der Elementarkörper für das Amylopektin ein Trisaccharid, der der Amylose ein Disaccharid sein. Interessante Untersuchungen dieser Frage stammen von Pringsheim und Goldstein[19] und von Ling und Nanji[20].

Während Karrer[21] glaubt, daß pflanzliche Stärke und tierische Stärke (Glucogen) identisch sind, vertritt Pringsheim[22] die Ansicht, daß Stärke und Glucogen verschieden konstituiert sind. Die Stärke und auch die Cellulose besitzen Krystallstruktur; hingegen konnte beim Glucogen kein krystallinischer Aufbau festgestellt werden (Herzig und Janke[23]). Die spezifische Drehung des Glucogens ist $+ 196{,}57^0$ (Gatin-Grutzewska[24]). Es ist noch nicht sicher festgestellt, inwieweit die spezifische Drehung der einzelnen Glucogene einheitlich ist. Hinsichtlich der chemischen Reaktionen scheint sich das Glucogen ähnlich zu verhalten, wie die pflanzliche Stärke.

Karrer[21] glaubt, das Glucogen sei aus den gleichen Diamyloseteilchen aufgebaut wie die Stärke. Dagegen ist anzuführen, daß Diamylose die Milchsäurebildung im Muskelbrei nicht beeinflußt, während aus Glucogen reichlich Milchsäure entsteht (Laquer[52]). Pringsheim nimmt an, daß in den Polysacchariden labile Glucosereste präformiert sind, über deren Konstitution wir noch nichts wissen. Leider bezeichnet Pringsheim diese labilen Glucosereste als identisch mit der fraglichen γ-Glucose. Die Auffassung Pringsheims, daß in der tierischen Stärke, im Glucogen, reaktionsfähige Zuckerreste präformiert sind, trifft sich mit einer von mir schon früher geäußerten Vorstellung, daß die tierische Stärke nicht nur einen Stapelstoff darstelle, sondern bereits diejenige reaktionsfähige Zuckerform vorgebildet enthalte, die für den Abbau in der Leber nötig ist. Für den Kohlenhydratstoffwechsel ist die Erforschung des Aufbaues des Glucogens von prinzipieller Bedeutung. Es steht noch zur Diskussion, inwieweit die Glucogene der einzelnen Organe, besonders Leber- und Muskelglucogen, konstitutionell gleich aufgebaut sind.

Stärke (Amylum) kommt im wesentlichen in den Pflanzen vor. In der Mundhöhle, besonders aber im Darm, als Sekret des Pankreas, finden wir ein

Stärke spaltendes Ferment, die Diastase. Als Abbauprodukt finden wir die Maltose. Inwieweit die Maltose als fermentatives Abbauprodukt angesehen werden darf, steht nach Pringsheim noch nicht fest. Für die menschliche Verdauung ist es von Wichtigkeit, daß die zugeführte Stärkenahrung durch Kochen (z. B. Kartoffeln) oder durch Erhitzen (Backen des Brotes) in fermentativ leicht angreifbare Form gebracht wird.

Außer der Stärke ist im Pflanzenreich noch ein zweites Polysaccharid verbreitet, das wir Cellulose nennen. Die Cellulose dient im wesentlichen als Stützsubstanz. Ihr chemischer Aufbau ist, trotz reichlicher Arbeit der letzten Jahre, noch nicht aufgeklärt. Pringsheim und Karrer nehmen, ähnlich wie für die Stärke, ein kleines Primärmolekül an, das durch Nebenvalenzen das große Molekül aufbaut. In Analogie zu dem Maltoseanhydrid nennt Karrer das Elementarteilchen der Cellulose Cellosan (Cellobioseanhydrid).

Es wäre merkwürdig, wenn die Cellulose bei einem derartigen Aufbau, der lediglich Cellobioseteile durch Nebenvalenzen zusammenhielte, nicht durch Fermente des Magen-Darm-Kanals aufgespalten werden könnte. Tatsächlich ist die Cellulose für den menschlichen Verdauungstraktus unangreifbar, lediglich in den tieferen Darmabschnitten findet durch Bakterien eine Zersetzung statt. Die Cellulose hat für die Physiologie und Pathologie des Kohlenhydratstoffwechsels aus diesen Gründen keine Bedeutung.

Der Vollständigkeit halber sei unter den Polysacchariden hier noch das Inulin genannt. Das Inulin ist ein Polysaccharid, welches lediglich aus Fructose aufgebaut ist. Dieses Polysaccharid kommt in gewissen Knollenarten, Dahlien- und Helianthusknollen und von dem als Nahrungsmittel nicht unwichtigen Topinambur vor. Keines der angeführten Polysaccharide gibt die üblichen Zuckerreaktionen.

Die Zucker-
reaktionen. Die üblichen Zuckerreaktionen[30]:

1. Reduktionsproben:
Die Reduktionsproben beruhen auf der Aldehyd- bzw. Ketongruppe der Zucker. Man verwendet als Oxydationsmittel alkalische Metallsalzlösungen (Kupfer-, Wismut- und Quecksilbersalze).
   a) Trommersche Probe.
   b) Böttcher-Alménsche (Nylandersche) Probe.
2. Osazonprobe.
3. Gärungsprobe.
4. Polarisationsmethode.

1. a) Die Trommersche Probe beruht auf der Eigenschaft des Zuckers, Kupferoxydhydrat in alkalischer Lösung zu rotem Kupferoxydul zu reduzieren. Sie wird folgendermaßen angestellt: Man versetzt die zuckerhaltige Lösung mit etwa $^1/_5$ Volumen Natronlauge und fügt dann tropfenweise so lange verdünnte Kupfersulfatlösung zu, bis der entstehende Niederschlag von blauem Kupferoxydhydrat sich gerade eben nicht mehr löst. Die Lösung des in nicht zuckerhaltigen alkalischen Flüssigkeiten sonst ausfallenden Kupferoxydhydratniederschlages beruht auf einer Komplexsalzbildung mit den Alkoholgruppen des Zuckermoleküls (Saccharatbildung). Erwärmt man hierauf die Flüssigkeit, so scheidet sich schon unterhalb der Siedetemperatur gelbes Kupferoxydulhydrat oder rotes Kupferoxydul aus.

Um einen Überschuß oder ein Untermaß an Kupfersulfat zu vermeiden, bedient man sich der Fehlingschen Lösung. Sie besteht aus gleichen Volumina einer alkalischen Seignettesalzlösung und einer Kupfersulfatlösung bestimmten Gehaltes, die kurz vor Anstellung der Probe gemischt werden. Das Tartrat hat darin die Aufgabe, das überschüssige Kupferoxydhydrat als Alkoholat in Lösung zu halten.

1. b) Die Böttger-Alménsche Probe — von Nylander nur unbedeutend modifiziert — beruht darauf, daß Wismutoxyd in alkalischer Lösung durch Zucker reduziert wird. Das Reagens enthält Bismuthum subnitricum, Natronlauge und Seignettesalz. Setzt man $^1/_{10}$ Volumen oder mehr des Reagenses zu der zu untersuchenden Flüssigkeit zu und kocht etwa zwei Minuten, so färbt sich die Lösung gelb, dann braun, zuletzt schwarz, und nach einiger Zeit setzt sich ein schwarzer Niederschlag ab bei Gegenwart von Zucker.

2. Osazonprobe: Mit Phenylhydrazin geben die Zucker unter Wasserabspaltung zuerst Hydrazone, aus denen sich bei weiterer Einwirkung beim Erwärmen in essigsaurer Lösung Osazone bilden. Die Reaktion verläuft, wie aus folgendem Schema ersichtlich ist, in der Weise, daß zuerst ein Molekül Phenylhydrazin mit der Aldehyd- bzw. Ketongruppe unter Wasserabspaltung reagiert. Das entstandene Kondensationsprodukt wird als Hydrazon bezeichnet. Ein zweites Molekül Phenylhydrazin dient dazu, die benachbarte Alkoholgruppe zur Aldehyd- bzw. Ketongruppe zu oxydieren, während es selbst zu Anilin und Ammoniak reduziert wird, und erst ein drittes Molekül Phenylhydrazin bildet mit der so entstandenen Carbonylgruppe unter Wasseraustritt ein Kondensationsprodukt, das Osazon.

$$
\begin{array}{llll}
CH_2OH & CH_2OH & CH_2OH & CH_2OH \\
| & | & | & | \\
CHOH & CHOH & CHOH & CHOH \\
| & | & | & | \\
CHOH \;\rightarrow & CHOH \;\rightarrow & CHOH \;\rightarrow & CHOH \;\rightarrow \\
| & | & | & | \\
CHOH & CHOH & CHOH & CHOH \\
| & \overline{|H|}\;O\overline{|H|} & \overline{|O + H_2|} & | \\
CHOH & C\;H\;O\;H + H_2N|NH \cdot C_5H_5 & C\,O + H_2\,N \cdot NH \cdot C_6H_5 & C = N \cdot NHC_6H_5 + H_2O \\
\;\;H & |\,H & |\,H & | \\
C\!\!< & C = N \cdot NH \cdot C_6H_5 + H_2O & C = N \cdot NH \cdot C_6H_5 & CH = N \cdot NHC_6H_5 \\
\boxed{O + H_2}\,N \cdot NH \cdot C_6H_5 & \text{Hydrazon} & & \text{Glucosazon}
\end{array}
$$

So ist es erklärlich, daß Aldosen und Ketosen dasselbe Osazon bilden, während ihre Hydrazone verschieden sind. Die Osazone stellen gelbgefärbte, krystallinische Verbindungen dar, die sich durch Schmelzpunkt, Löslichkeit und optisches Verhalten untereinander unterscheiden und daher für die Charakterisierung der verschiedenen Zuckerarten große Bedeutung in den Händen E. Fischers gewonnen haben.

Zur Anstellung der Probe bringt man in ein Reagensglas zwei Messerspitzen voll salzsauren Phenylhydrazins und drei Messerspitzen voll essigsaures Natron, füllt zur Hälfte mit Wasser und erwärmt. Hinzu gibt man dann dieselbe Menge Urin, stellt das Gemisch $^1/_2$ Stunde in ein kochendes Wasserbad und läßt langsam erkalten. Bei Anwesenheit von Zucker bilden sich langsam gelbe, nadelförmige Krystalle von Phenylglucosazon, die in Büschel oder Nadeln angeordnet sind und einen Schmelzpunkt von 205^0 haben.

3. Die beste quantitative Methode ist die Polarisationsmethode. Der Traubenzucker hat die spezifische Drehung von $52,5^0$. Es werden Röhren bestimmter Länge benutzt, bei denen jeder Drehungsgrad 1 % Zucker anzeigt.

4. Gärungsprobe: Bei der Gärung wird der Zucker nahezu zu 100 % zu CO_2 und Alkohol nach folgender Gleichung vergoren:

$$C_6H_{12}O_6 \rightarrow 2\,CO_2 + 2\,C_2H_5OH$$

Aus dem entstandenen Volumen CO_2 kann man auf die umgesetzte Menge Zucker umrechnen. Lohnstein hat einen Gärapparat angegeben, bei dem eine Skala den Prozentgehalt an Zucker angibt. In der Praxis ist die Bestimmung mit dem Lohnsteinschen Apparat vollständig genügend und sehr billig. Ein ähnlicher Apparat stammt von A. Basler.

Die Bestimmung des Traubenzuckergehaltes des Blutes geschieht ebenso wie der qualitative Zuckernachweis mittels der Gärung, der Polarisation oder einer der Reduktionsmethoden. In den letzten Jahren sind eine Reihe ausgezeichneter Verfahren ausgearbeitet worden, welche alle Anforderungen an Einfachheit, Schnelligkeit, Genauigkeit erfüllen und dabei ein geringes Blutquantum von 0,1—1 ccm zur Bestimmung benötigen, so daß mit Leichtigkeit Reihenbestimmungen in kurzen Zeitintervallen sogar an kleinen Laboratoriumstieren ausgeführt werden können. Die Methoden zur Blutzuckerbestimmung.

Allen Methoden gemeinsam ist, daß eine Entfernung des Eiweißes der Zuckerbestimmung vorausgeht, die dann in einem klaren Filtrat ausgeführt wird. Als die wichtigsten Methoden der Eiweißfällung kommen in Betracht:

1. das Verfahren von Michaelis und Rona mit einer Aufschwemmung von Eisenhydroxyd $Fe(OH)_3$;

2. nach Oppler mit 10 % Phosphorwolframsäure und

3. nach Folin und Wu mit 10 % Natriumwolframat und $^2/_3$-n Schwefelsäure.

Die Gärung läßt sich nur mit größeren Mengen Blut (100 ccm Aderlaßblut) durchführen. Bei der Enteiweißung muß darauf geachtet werden, daß keine gärungshemmenden Substanzen zugesetzt werden. Als Fällungsmittel eignet sich besonders die Phosphorwolframsäure. Die Bestimmung erfolgt mittels des Lohnsteinschen Gärungssaccharimeters, sie liefert die genauesten Werte.

Bei der Polarisationsmethode ist eine Einengung des ursprünglichen Blutvolumens auf ein Sechstel bis ein Achtel zweckmäßig, was auch bei geeigneter Enteiweißung mit Eisenhydroxyd oder Phosphorwolframsäure, die dann mit Bleiacetat entfernt und das überschüssige Blei wieder durch SH_2 ausgefällt werden kann, durchführbar ist, ohne daß eine Trübung auftritt. Die Verwendung einer Mikroröhre gestattet es, mit kleinen Blutmengen auszukommen.

Bei den Reduktionsmethoden wird ein Teil des Filtrates mit einem Reagens zusammengebracht, das die Fähigkeit besitzt, Sauerstoff abzugeben, um die Aldehydgruppe des Zuckers zu oxydieren. Das Ausmaß des stattgefundenen Reduktionsprozesses wird dann zahlenmäßig auf chemischem Wege entweder durch titrimetrische oder colorimetrische Methoden bestimmt.

Die Resultate der verschiedenen Methoden stimmen nicht genau überein. Es werden bei den colorimetrischen Methoden sicher, bei den titrimetrischen vielleicht außer dem Zucker noch andere reduzierende Substanzen im Blute bestimmt. Die colorimetrischen Methoden ergeben in der Regel höhere Werte als die titrimetrischen.

Die älteste brauchbare Methode stammt von Bertrand; sie wurde von Ambard zu einem Mikroverfahren ausgearbeitet. Bei diesem Verfahren wird das gebildete Kupferoxydul in einer Lösung von Ferrisulfat und Schwefelsäure gelöst; das dabei nach Gleichung:

$$Cu_2O + Fe_2(SO_4)_3 + H_2SO_4 = 2\,CuSO_4 + 2\,FeSO_4 + H_2O$$

entstehende Ferrosulfat wird mit Kaliumpermanganat titriert.

Die Bangsche Methode hat deshalb große Bedeutung erlangt, da diese Mikromethode die Insulindarstellung ermöglichte und damit auch zur Klärung vieler Streitfragen des Kohlenhydratstoffwechsels beitrug. Sie liefert ganz gute Vergleichswerte, hat aber heute fast nur noch historisches Interesse. Bei der Makromethode wird das durch Reduktion einer alkalischen Kupfersulfatlösung gebildete Kupferoxydul durch eine größere Menge Kaliumchlorid in Lösung gehalten und die Menge des Oxyduls durch Titration mit einer n/25-Jodlösung bestimmt.

$$CuCl + KCl + J = CuCl_2 + KJ.$$

Die Mikromethode nach Bang besteht darin, daß das, auf einem Papierblättchen aufgefangene Blut mittels Uranylacetat enteiweißt wird, wobei der Zucker in Lösung geht. Die Flüssigkeit wird dann mit alkalischer Kupferlösung versetzt und aus der Reduktion derselben beim Kochen der Zuckergehalt ermittelt, in dem das entstandene und durch die Salze in Lösung gehaltene Kupferoxydul auf indirektem Wege jodometrisch bestimmt wird.

Zu diesem Zwecke wird das Cuprooxyd in saurer Lösung mit Jodsäure im Überschuß oxydiert und deren Überschuß aus der Menge Jod, die aus Jodkalium in Freiheit gesetzt wird, ermittelt, indem das freie Jod mit Thiosulfat titriert wird.

$$3\,Cu_2O + HJO_3 = 6\,CuO + HJ$$
$$HJO_3 + 5\,HJ = 6\,J + 3\,H_2O$$

Eine der besten Methoden ist die nach Hagedorn und Norman Jensen. Bei diesem Verfahren wird das durch Natronlauge und Zinksulfat in der Hitze eiweißfrei gemachte Blutfiltrat mit einer alkalischen Ferricyanidlösung in der Wärme behandelt und das gebildete Ferrocyanid als Zinkverbindung ausgefällt.

$$2\,H_4FeCy_6 + 3\,ZnSO_4 \longrightarrow H_2Zn_3(FeCy_6)_2 + 3\,H_2SO_4$$

Das überschüssige Ferricyanid wird jodometrisch bestimmt.

$$3\,H_3FeCy_6 + 2\,HJ \rightarrow 2\,H_4FeCy_6 + 2\,J.$$

Von den colorimetrischen Methoden sei nur kurz die nach R. St. Benedict erwähnt; bei dieser wird als Vergleich eine Rotfärbung benutzt, die durch Reduktion von Pikrinsäure in Natriumpikramat bei Gegenwart von Natriumcarbonat bedingt ist. Bei der Methode nach Folin und Wu wird das mit 10 % Natriumwolframat und $^2/_3$-n Schwefelsäure enteiweißte Blut mit alkalischer Kupfertartratlösung gekocht, wobei sich Cuprooxyd bildet. Dieses wird durch Zusatz von Phosphormolybdänsäure aufgelöst, wobei sich diese unter Bildung einer blauen Farbe reduziert. Die entstandene Blaufärbung wird gegen eine in gleicher Weise behandelte Zuckerlösung bekannten Gehaltes verglichen.

B. Physiologie der Kohlenhydrate.

Bevor die Veränderungen, welche das Zuckermolekül im intermediären Gärung. Stoffwechsel erleidet, besprochen werden, möchte ich auf die Veränderungen des Zuckermoleküls bei der alkoholischen Gärung näher eingehen. Die Veränderungen bei der Gärung sind ja historisch der Ausgangspunkt für alle Untersuchungen des Zuckerabbaues und dürften auch in gewissen Phasen Ähnlichkeit mit den Veränderungen des Zuckermoleküles im intermediären Stoffwechsel haben. Unter der Einwirkung der Hefe, d. h. durch ein in der Hefe enthaltenes Enzym entsteht aus Traubenzucker Alkohol und Kohlensäure:

$$C_6H_{12}O_6 \rightarrow 2\,C_2H_5OH + 2\,CO_2.$$

Das Ferment ist nicht an die Lebenstätigkeit der Hefe gebunden. Buchner[31] konnte durch seine klassischen Untersuchungen zeigen, daß durch Auspressen von Hefekulturen eine Flüssigkeit gewonnen wird, die das Gärferment, die Zymase enthält. Vergoren werden von der großen Reihe der Kohlenhydrate nur Zucker, die aus einem Vielfachen von drei Kohlenstoffatomen aufgebaut sind. Auch hier sind noch Einschränkungen zu machen, da von den Triosen nur das Dioxyaceton (Buchner und Meisenheimer[32]), von den Hexosen nur die in der Natur vorgebildeten, die Glucose, die Mannose, die Galaktose (schwächer als die anderen) und die Fructose, von den Nonosen nur eine bisher synthetisch dargestellte Nonose, gärfähig sind. Von den Aldohexosen werden nur die rechtsdrehenden von den Hefezellen angegriffen. In gleicher Weise, wie die erwähnten Zucker, werden auch ihre Phosphorsäureester vergoren. Die den Zuckern entsprechenden Alkohole, der Sorbit, der Mannit und der Dulcit sowie die Carbonsäuren der Zucker, die Glucon- und die Glucuronsäure werden durch die Zymase nicht verändert. Der Gärungsvorgang ist demnach abhängig: 1. von der Zahl der Kohlenstoffatome; 2. von dem Vorhandensein einer Carbonylgruppe und 3. von der Anordnung der Alkoholradikale im Raume. Das Ferment ist auf ein bestimmtes Substrat eingestellt, das, wie E. Fischer sagt, wie der Schlüssel zum Schloß passen muß.

Die Gärung unterscheidet sich prinzipiell von der Atmung. Die Atmung kann nur bei Sauerstoffzutritt erfolgen; die Gärung verläuft ohne Sauerstoff.

Über die ersten Stufen der Veränderungen des Zuckermoleküls herrscht noch nicht volle Übereinstimmung. Lobry de Bruyn und van Ekenstein[33] machten die Beobachtung, daß unter der Einwirkung schwacher Alkalien, Alkalicarbonaten und -acetaten in einer Lösung von einem der drei epimeren Zucker, d-Glucose, d-Fructose und d-Mannose nach einiger Zeit sich derselbe Gleichgewichtszustand ausbildet. Nach dem Eintritt des Gleichgewichts sind alle drei

Zucker in der Lösung vorhanden. Zur Erklärung dieser Umwandlung nehmen
Neuberg und Wohl[34] die Bildung einer allen drei Zuckern gemeinsamen, ungesättigten Enolform an.

$$CH_2OH$$
$$|$$
$$CHOH$$
$$|$$
$$CHOH$$
$$|$$
$$CHOH$$
$$|$$
$$COH$$
$$\|$$
$$CHOH$$

Enolform

Der Mechanismus dieser Umwandlung wurde von Michaelis und Rona[35] genauer
studiert. Die Bedeutung dieser Umlagerung als Einleitung der Gärung ist nicht
klar, da sich auf diese Weise die Vergärbarkeit der Galaktose nicht erklären läßt.

Aus dieser Enolform entsteht wahrscheinlich als weitere Stufe eine Ester-
verbindung mit Phosphorsäure. Man hat bereits frühzeitig festgestellt, daß Zugabe
von Phosphorsäure die Vergärung beschleunigt (Harden und Young[36]). Im
Verfolg dieser Beobachtung wurde erkannt, daß unter der Einwirkung eines
Teilfermentes der Gärung (Euler[37]) eine Veresterung des in der hypothetischen
Enolform vorhandenen Zuckers einsetzt (Phosphatese).

$$CH_2-O-PO(OH)_2$$
$$|$$
$$CHOH$$
$$|$$
$$CHOH$$
$$|$$
$$CHOH$$
$$|$$
$$COH$$
$$\|$$
$$CH-O-PO(OH)_2$$

Dieser Phosphorsäureester ist allen drei gärenden Hexosen gemeinsam (Young[36,38]).
In Wechselwirkung mit dem entsprechenden Spaltferment des Phosphorsäure-
esters, der Phosphatase, wird der als Zwischenprodukt für den Verlauf der Gärung
notwendige Ester wieder gespalten und die Phosphorsäure für die Veresterung
neuer Zuckermoleküle wiederum verfügbar. Neuerdings wurden auch Hexose-
monophosphorsäuren bei der Gärung beobachtet (Robison[39]). Neuberg[40] ist
nicht der Ansicht, daß die Phosphorsäureester der Zucker für den weiteren Verlauf
der Gärung notwendig sind. Es bleibt aber die Tatsache bestehen, daß Phosphor-
säurezusatz die alkoholische Gärung um ein Vielfaches beschleunigt.

Der weitere Abbau bei der Gärung geschieht wahrscheinlich durch Halbierung
des Zuckermoleküls in zwei Teile von je drei Kohlenstoffatomen. Nach Embden
und Wohl[41] tritt unter Abspaltung von einem Molekül Wasser ein Molekül
Glycerinaldehyd und ein Molekül Methylglyoxal auf oder es werden von Anfang
an gleich zwei Moleküle Wasser abgespalten, und es entstehen primär schon
zwei Moleküle Methylglyoxal. Bemerkenswert ist, daß im Reagensglas durch
Erhitzen von Traubenzucker mit Natriumphosphat (Dakin[42]) sich Methylglyoxal bildet. Neuberg[43] gibt auf Grund einer großen Reihe von Untersuchungen ein Gärungsschema an, bei dem aus dem Methylglyoxal alle
aufgefundenen Abbauprodukte bei der Gärung entstehen können. Merkwürdig
ist die Tatsache, daß Methylglyoxal selbst nicht gärfähig ist, sondern erst sein

Umlagerungsprodukt, das Dioxyaceton. Nach Neuberg bildet sich zunächst unter Austritt von zwei Wassermolekülen Methylglyoxalaldol, das sich in zwei Moleküle Methylglyoxal depolymerisiert.

$$
\text{I.}\quad
\begin{array}{c}
CH_2OH \\ | \\ CHOH \\ | \\ CHOH \\ | \\ CHOH \\ | \\ CHOH \\ | \quad H \\ C{\Large\diagup}_{\!\!O}
\end{array}
\begin{array}{c} -H_2O \\[3em] \longrightarrow \\[2em] -H_2O \end{array}
\begin{array}{c}
CH_2 \\ \| \\ COH \\ | \\ CHOH \\ | \\ CH \\ \| \\ COH \\ | \quad H \\ C{\Large\diagup}_{\!\!O}
\end{array}
$$

Zymo-Aldohexose — Methylglyoxalaldol

$$
\text{II.}\quad
\begin{array}{c}
CH_2 \\ \| \\ COH \\ | \\ CHO|H \\ | \\ CH \\ \| \\ COH \\ | \quad H \\ C{\Large\diagup}_{\!\!O}
\end{array}
\longrightarrow
\begin{array}{c}
CH_2 \\ \| \\ COH \\ | \quad H \\ C{\Large\diagup}_{\!\!O} \\[1em] + \\ CH_2 \\ \| \\ COH \\ | \quad H \\ C{\Large\diagup}_{\!\!O}
\end{array}
$$

Methylglyoxalaldol — Methylglyoxal

Aus dem Methylglyoxal kann werden: Glycerin und Brenztraubensäure durch Cannizzaro (III). Die Brenztraubensäure zerfällt dann durch ein Teilferment der Gärung, die Carboxylase[44], in Acetaldehyd und Kohlensäure (IV).

$$
\text{III.}\quad
\begin{array}{c}
CH_2 \\ \| \\ C(OH) \\ | \quad H \\ C{\Large\diagup}_{\!\!O} \\ CH_2 \\ \| \\ C(OH) \\ | \quad H \\ C{\Large\diagup}_{\!\!O}
\end{array}
\;+\;
\begin{array}{c}
OH \\ H \\[2em] HH \\ O
\end{array}
\longrightarrow
\begin{array}{c}
CH_2OH \\ | \\ CHOH \\ | \\ CH_2OH \\ \text{Glycerin} \\[2em]
\end{array}
$$

Methylglyoxal

$$
\begin{array}{cc}
CH_2 & CH_3 \\ \| & | \\ C(OH) \quad \text{bzw.} & CO \\ | & | \\ COOH & COOH
\end{array}
$$

Brenztraubensäure
Enol- bzw. Ketoform

$$
\text{IV.}\quad
\begin{array}{c}
CH_3 \\ | \\ CO \\ | \\ COO|H
\end{array}
\longrightarrow
\begin{array}{c}
CH_3 \\ | \quad H \\ C{\Large\diagup}_{\!\!O} \\ \text{Acetaldehyd} \\ + \\ CO_2
\end{array}
$$

Brenztraubensäure — Kohlensäure

Die Entdeckung der Carboxylase durch Neuberg ist historisch einer der wichtigsten Momente für die Aufklärung der Zwischenstufen der Gärung geworden. Der Acetaldehyd geht nun seinerseits mit einem neuen Molekül Methylglyoxal eine Cannizzarosche Reaktion ein, wobei ein Molekül Brenztraubensäure und ein Molekül Äthylalkohol entstehen (V.).

$$
\text{V.} \quad
\underbrace{
\begin{array}{c}
CH_3 \\
| \\
CO \\
|\ \diagup H \\
C \\
\ \ \diagdown O
\end{array}
}_{\text{Methylglyoxal}}
+
\underbrace{
\begin{array}{c}
CH_3 \\
|\ \diagup H \\
C \\
\ \ \diagdown O
\end{array}
}_{\text{Acetaldehyd}}
\ +\ \underset{H_2}{O} \ \rightarrow\
\underbrace{
\begin{array}{c}
CH_3 \\
| \\
CO \\
| \\
COOH
\end{array}
}_{\text{Brenztraubensäure}}
+
\underbrace{
\begin{array}{c}
CH_3 \\
| \\
CH_2OH
\end{array}
}_{\text{Äthylalkohol}}
$$

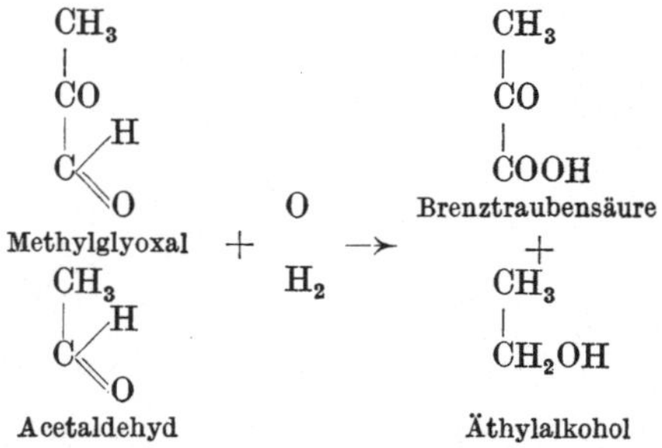

Ist erst eine größere Menge von Acetaldehyd bei der Gärung entstanden, so wird gleich Methylglyoxal in Brenztraubensäure und Äthylalkohol übergeführt, so daß Nr. III der Gleichung, d. h. Glycerin, als Nebenprodukt nicht zu entstehen braucht. In der Tat treten bei der alkoholischen Gärung nur geringe Mengen Glycerin in Erscheinung, so daß die alkoholische Gärung in ihrer Hauptform über Methylglyoxal (Brenztraubensäure), Acetaldehyd, Äthylalkohol verläuft.

Ein gewichtiges Argument für diese von Neuberg aufgestellte Theorie der alkoholischen Gärung kann in der Tatsache erblickt werden, daß es gelingt, die alkoholische Gärung in einem Zwischenstadium, das in der obigen Gleichung III wiedergegeben ist, nach einer bestimmten Richtung abzuleiten. Neuberg[45] nennt dies „die zweite Form der alkoholischen Gärung". Setzt man der Gärflüssigkeit alkalische Sulfitlauge zu, so läßt sich der Verlauf der Gärung zur Glycerinbildung abdrängen, während die Ausbeute an Äthylalkohol zurückgeht, ein Verfahren, das während des Krieges von Connstein und Lüdecke[46] zur technischen Glyceringewinnung ausgebeutet wurde. Die zugesetzte Sulfitlauge fängt den Acetaldehyd als Aldehydbisulfitverbindung ab, wodurch die in Gleichung V wiedergegebene Alkoholbildung aus Acetaldehyd unmöglich wird. Die Festlegung des Acetaldehyds bewirkt die korrelative Bildung eines Reduktionsproduktes, zu dessen Entstehung der sonst zur Reduktion des Acetaldehyds verwandte Wasserstoff verbraucht wird. Dieses Reduktionsprodukt ist das Glycerin, das aus dem Methylglyoxal nach Gleichung III entsteht. Jedem Molekül des durch die Bisulfitverbindung festgelegten Acetaldehyds entspricht die Bildung eines Moleküls Glycerin. Die interessante Frage, warum erst der Acetaldehyd eine Bisulfitverbindung gibt, und nicht bereits die Brenztraubensäure, findet darin ihre Erklärung, daß das Brenztraubensäurebisulfitprodukt vergärbar ist, während die Acetaldehydbisulfitverbindung nicht vergoren wird (Neuberg und Reinfurth[47], widersprochen von Zerner[48], der nicht glaubt, daß Brenztraubensäure ein Zwischenprodukt der Gärung ist).

Als „dritte Form der alkoholischen Gärung" bezeichnet Neuberg die Umleitung des Gärungsprozesses durch alkalische Salze (Kalium-, Natriumcarbonat, Kaliumphosphat usw.) (Neuberg und Färber[49]). Durch diese Zusätze wird eine als Dismutation bezeichnete Cannizzarosche Reaktion ausgelöst, wodurch aus zwei Molekülen Acetaldehyd ein Molekül Essigsäure (Oxydationsprodukt) und ein Molekül Äthylalkohol (Reduktionsprodukt) entsteht.

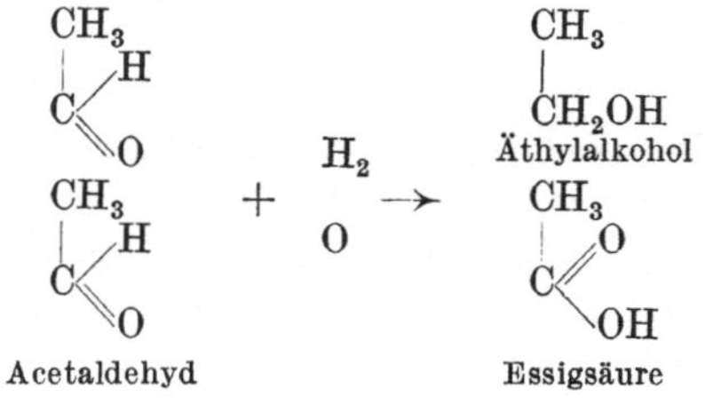

$$
\underbrace{
\begin{array}{c}
CH_3 \\
|\ \diagup H \\
C \\
\ \ \diagdown O
\end{array}
\ +\
\begin{array}{c}
CH_3 \\
|\ \diagup H \\
C \\
\ \ \diagdown O
\end{array}
}_{\text{Acetaldehyd}}
\ +\ \underset{O}{H_2}\ \rightarrow\
\underbrace{
\begin{array}{c}
CH_3 \\
| \\
CH_2OH
\end{array}
}_{\text{Äthylalkohol}}
+
\underbrace{
\begin{array}{c}
CH_3 \\
|\ \diagup O \\
C \\
\ \ \diagdown OH
\end{array}
}_{\text{Essigsäure}}
$$

Es konnte nachgewiesen werden, daß die Aldehyddismutation eine spezifisch enzymatische Reaktion ist, die sich in alkalischer Lösung, unter Mitwirkung einer besonderen „Mutase" (Parnas[50]) abspielt.

Die Entstehung von höheren Alkoholen (Fuselölen) hat nichts mit der alkoholischen Gärung des Zuckers zu tun. Sie entstammen, wie bereits bei den Aminosäuren (S. 81, 96) besprochen wurde, dem Aminosäureabbau der zerfallenden Hefe. Zu erwähnen ist noch, daß stets bei der alkoholischen Gärung kleinste Mengen Milchsäure entstehen. Die bei der Gärung entstehende Milchsäure kann durch eine bakterielle Infektion der Gärflüssigkeit oder auch durch „inneren Cannizzaro" aus Methylglyoxal entstehen. Wesentlich für unsere weitere Betrachtung ist die Tatsache, daß bei der alkoholischen Gärung Milchsäure kein wesentliches Zwischenprodukt der Gärungsreaktion darstellt, während beim Abbau des Zuckers im Organismus die Milchsäure das hauptsächliche Zwischenprodukt ist.

Außer dieser Gärungsformel der Hefe gibt es noch die verschiedensten Gärungsformen, welche durch besondere Mikroorganismen hervorgerufen werden[51]. Die wichtigsten dieser Formen sind die Milchsäuregärung[51, 52] und die Buttersäuregärung[51, 53]; auch die von Wehmer[54] gefundene Fumarsäuregärung verdient hier besonders hervorgehoben zu werden. Diese besonderen Gärungsformen werden durch Pilze verursacht. Es sei bereits hier betont, daß weder das Auftreten von Buttersäure noch das von Fumarsäure bei der Einwirkung von Pilzen auf Glucose dahin gedeutet werden könnte, daß Butter- oder Fumarsäure rückläufig im Organismus des Menschen in Zucker wieder zurückverwandelt werden können. Es kann bei dieser oxydativen Reaktion, welche ausschließlich gewisse Rassen von Pilzen fertig bringen, nicht von einer reversiblen Reaktion gesprochen werden.

In Parallele zu dem Gärungsmechanismus bei der Hefegärung sei bereits hier auf die Verbrennung des Zuckers im intermediären Stoffwechsel des Organismus eingegangen und die Besprechung des Schicksals des Zuckers unmittelbar nach der Resorption, d. h. die Glucogenbildung, zurückgestellt. Als erste Frage ist zu erörtern, ob das Zuckermolekül im Organismus derartig abbrennt, daß ein Kohlenstoffatom nach dem anderen aus der geradlinigen Kette aboxydiert wird, oder ob das Zuckermolekül in ähnlicher Weise wie bei der Gärung zunächst eine Depolymerisation in zwei Moleküle mit Dreier-Kohlenstoffketten erleidet. Wir haben berechtigten Grund anzunehmen, daß beide Wege vom Organismus beschritten werden können. Eine Oxydation der ungespaltenen Kohlenhydratkette liegt dem Entstehungsmechanismus der Glucuronsäure zugrunde, die als geläufiges Produkt des Zuckerabbaues unter gewissen Umständen im Urin zu finden ist (P. Mayer[55]). Die Glucuronsäure erscheint allerdings nur dann im Harn, wenn sie die Aufgabe hat, eine körperfremde Substanz harnfähig zu machen. Die Glucuronsäure paart sich mit dieser Substanz in glucosidiger Bindung an der Alkoholgruppe mit solchen Alkoholen.

Zuckerabbau im intermediären Stoffwechsel.

$$
\begin{array}{ccc}
\begin{array}{l}
\text{COOH}\\
|\\
\text{CHOH}\\
|\\
\text{CH}\\
|\\
\text{CHOH}\\
\quad\ \ |\\
\text{O}\ \ \ \text{CHOH}\\
\quad\ \ |\\
\text{CHO}\;\boxed{\text{H} + \text{HO}}\cdot \text{C}_6\text{H}_5
\end{array}
& \longrightarrow &
\begin{array}{l}
\text{COOH}\\
|\\
\text{CHOH}\\
|\\
\text{CH}\\
|\\
\text{CHOH}\\
\quad\ \ |\\
\text{O}\ \ \ \text{CHOH}\\
\quad\ \ |\\
\text{CH}-\text{O}-\text{C}_6\text{H}_5
\end{array}
\end{array}
$$

Glucuronsäure   Phenol   Phenylglucuronsäure

Man muß zugeben, daß das Auftreten von Glucuronsäure in solchen Spezialfällen nicht als eindeutiger Beweis dafür angeführt werden kann, daß ein beträchtlicher Teil des Zuckers auf diesem Wege abgebaut wird. Es mag aber immer zu
denken geben, daß Zuckersäure und höhere Alkoholsäuren beim schweren
Diabetes antiketogen wirken (Baer und Blum[56]). Es erscheint durchaus möglich,
daß der Zucker, welcher in der Leber zum vollständigen Abbau gewisser Aminosäuren und der Fettsäuren benötigt wird, auf dem Weg, der mit der Glucuronsäurebildung seinen Anfang nimmt, weiter verändert wird.

Gegen die Ansicht, daß bei der Glucuronsäurepaarung die Glucuronsäure das
primär gebildete Abbauprodukt des Zuckers ist, das sich erst sekundär mit dem
Alkohol paart, führen Sundvik[57] und E. Fischer[58] an, daß der Zusammentritt
des Zuckermoleküls mit dem Alkohol in glucosidischer Bindung vor der Oxydation
der endständigen Alkoholgruppe zur Säure wahrscheinlich wäre. Versuche mit
Phenylglucosid (O. Falck[59]) haben keine eindeutigen Ergebnisse gezeitigt und
jedenfalls die Ansicht E. Fischers nicht vollständig bestätigt. Daß tatsächlich
eine Glucosidbindung mit Zucker ohne Glucuronsäure möglich ist, konnte
Hämäläinen[60] erweisen, indem er zeigte, daß Santenol sich im Darm zu Santenolglucosid paart. Durch keinen dieser Versuche dürfte die von P. Mayer vertretene
Auffassung, daß die Glucuronsäure vor der Paarung als normales Zuckerabbauprodukt gebildet wird, erschüttert sein. Die Entstehung der Glucuronsäure ist
nach Untersuchungen von Embden[61] in die Leber zu verlegen.

Es ist sehr wahrscheinlich, daß die Leber den Zucker auf verschiedene
Weise abzuwandeln vermag. Schon hier sei festgehalten, daß der Zuckerabbau
in der Muskulatur, hinsichtlich der Funktion und der Intermediärprodukte,
nicht mit dem Zuckerabbau in der Leber gleichzusetzen ist. Es wird später
noch auszuführen sein, inwieweit für den Zuckerabbau in der Leber es von
prinzipieller Bedeutung ist, daß der Zucker die Stufe des Leberglucogens durchläuft. Diese Frage gewinnt für die Pathologie des Diabetes besondere Bedeutung.

Einer der frühesten Befunde des intermediären Stoffwechsels war die Auffindung der Milchsäure als Intermediärprodukt des Zuckerabbaues. Dieser
Befund wies darauf hin, daß der Hauptweg des biologischen Zuckerabbaues,
ähnlich wie bei der Gärung, über eine Depolymerisation des aus einer Sechserreihe
bestehenden Zuckermoleküls in zwei Körper mit drei Kohlenstoffatomen führt.
Man war geneigt, den Auf- und Abbau des Zuckermoleküls in den gleichen Bahnen
verlaufen zu lassen und den Zuckerauf- und -abbau durch folgendes Schema zu veranschaulichen: Glucogen $\rightleftarrows$ Traubenzucker $\rightleftarrows$ Milchsäure

Die Milchsäure ist ja ständig im Blute vorhanden, und zwar sind in 100 g Blut
5—15 mg d-Milchsäure nachzuweisen. Bei jeder Muskelarbeit entsteht Milchsäure, und auch in Totenstarre befindlichen Muskeln ist reichlich Milchsäure
nachgewiesen worden. Embden[62] und seine Mitarbeiter haben nun im
Muskelpreßsaft, der weder Glucogen noch eine nennenswerte Menge einfacher
Zucker enthielt, eine reichliche Milchsäurebildung festgestellt. Da Zuckerzusatz
zu Muskelpreßsaft keine Vermehrung der Milchsäure bedingt, nahm Embden
als Vorbedingung der Milchsäurebildung eine Substanz an, die zwischen Zucker
und Milchsäure rangiert. Embden nennt diese Substanz Lactacidogen.
Aus der experimentellen Feststellung, daß gleichzeitig mit der Milchsäurebildung
freie Phosphorsäure in Erscheinung tritt, schließt Embden, daß das Lactacidogen
eine Zucker-Phosphorsäure-Verbindung sei (Embden[63]). Nach neueren Untersuchungen von Embden und Zimmermann[64] ist das Lactacidogen als Monophosphorsäureester der Hexose anzusprechen. Nach den Untersuchungen
dieser Autoren ist der Diphosphorsäureester eine Stabilisierungsform.

Eine derartige Zucker-Phosphorsäure-Verbindung, als Zwischenstufe der Depolymerisation des Zuckermoleküls, haben wir bereits bei der alkoholischen Gärung in Gestalt einer Hexosediphosphorsäure kennengelernt. In gleicher Weise, wie bei der alkoholischen Gärung, würde das Zustandekommen der Aufteilung des sechsgliedrigen Zuckermoleküls in zwei Dreierketten durch die Zwischenschaltung eines Zucker-Phosphorsäure-Esters auch für den Zuckerabbau im Muskel bedingt sein. Milchsäurebildung im Muskel hat nach Embden Lactacidogen zur Voraussetzung. Diese Beobachtung dürfte für den Muskel zweifellos seine Gültigkeit haben. Andere Organe können ebenfalls Milchsäure aus Zucker bilden, auch ohne daß zwischen Zucker und Milchsäurebildung die Entstehung eines Zucker-Phosphorsäure-Esters zwischengeschaltet ist. So dürfte die von Lépine[65] im Blute beobachtete Glucolyse nichts anderes als die Milchsäurebildung aus Traubenzucker sein (Slosse[66], Kraske[67], Kondo[68]). Levene und Meyer[69] haben ein Glucose spaltendes Ferment in den Leukocyten, Magnus-Levy[70] und Levene[69] in Niere und Leber festgestellt. Die roten Blutkörperchen der verschiedenen Tierarten scheinen in ihren glucolytischen Fähigkeiten nicht eindeutig zu sein; einmal wurden in den Blutkörperchen glucolytische Fähigkeiten gefunden und einmal nicht (Levene und Meyer[69], v. Noorden jun.[71]). Die Fähigkeit, die Zucker zu zerstören, drückt sich als Spiegelbild zu dem ebenfalls in den verschiedenen Tierarten verschiedenen Zuckergehalt der roten Blutkörperchen aus.

Die Fähigkeit, Milchsäure aus Zucker zu bilden, scheint den verschiedensten Organen zuzukommen. Der Weg, auf dem die Milchsäure aus Zucker oder aus Glucogen entsteht, ist trotz vieler Untersuchungen noch nicht geklärt. Es dürfte wahrscheinlich sein, daß die Art der Milchsäurebildung in den einzelnen Organen verschieden ist. Es ist überhaupt noch unerwiesen, ob die Milchsäure in allen Organen eine intermediäre Zwischenstufe des Zuckerabbaues darstellt, oder ob die Milchsäure ein Stabilisierungsprodukt des intermediären Zuckerabbaues ist, das, wenn einmal gebildet, in der Zelle selbst zu weiteren Umwandlungen erst wieder in eine reaktionsfähigere Substanz umgewandelt werden muß (Methylglyoxal).

Über das Schicksal der Milchsäure in der Muskulatur, d. h. über die Abwandlung des Zuckers zu energetischen Leistungen in der Muskulatur, sind wir durch zahlreiche Untersuchungen der letzten Jahre noch am besten unterrichtet. L. Hermann[72] hat bereits im Jahre 1867 die Beobachtung gemacht, daß im tetanisierten Muskel eine Säure aus Zucker ohne Sauerstoffverbrauch entsteht. Werther[73] konnte in quantitativen Versuchen zeigen, daß diese Säure, die bei Muskeltätigkeit entsteht, Milchsäure ist. Hoppe-Seyler[74] und seine Schüler bestätigten diese grundlegende Beobachtung und vermerkten, daß „die Bildung von Milchsäure bei Abwesenheit von freiem Sauerstoff und bei Gegenwart von Glucogen oder Glucose höchstwahrscheinlich eine Eigenschaft aller lebenden Protoplasmen ist". Hiermit war die Grundlage für die in neuester Zeit folgerichtig weitergeführten quantitativen Untersuchungen von Fletcher und Hopkins[75] und von Hill und Meyerhof schon viele Jahre vorher gegeben.

Meyerhof[76] und Hill[77] konnten zeigen, daß die Muskelkontraktion unter zwei Wärmetönungen abläuft. Diesen beiden von Hill festgelegten thermodynamischen Phasen entspricht nach Meyerhof ein Auftreten und Verschwinden von Milchsäure in der Muskulatur. Meyerhof konnte zeigen, daß die bei der ersten Phase auftretende Milchsäuremenge auch bei vollständigem Sauerstoffabschluß unter anaeroben Bedingungen in Erscheinung tritt. Es besteht eine völlige Äquivalenz zwischen anaerob gebildeter Milchsäure und geschwundenem Kohlenhydrat. Es konnte gezeigt werden, daß die Änderung der Milchsäuremenge einer Änderung des Glucogengehaltes entspricht, während die Menge der übrigen Kohlenhydrate nur geringen Schwankungen unterliegt.

Meyerhof betont ausdrücklich, daß damit nicht erwiesen ist, daß die Milchsäure direkt aus Glucogen entsteht, und der Autor weist darauf hin, daß ein vorheriger Abbau des Glucogens zu Glucose vor der Milchsäurespaltung durchaus wahrscheinlich ist. Als Zwischenstufe zwischen dem Glucogen und der Milchsäure käme in erster Linie der bereits bei der Besprechung der Gärung erwähnte Hexosephosphorsäureester in Frage. In ausgedehnten Untersuchungen von Embden[63],[64] und seinen Schülern wurde durch krystallisierte Derivate dieser Phosphorsäureester identifiziert. Meyerhof glaubt, daß das Lactacidogen nicht als Stapelstoff für die Muskelarbeit in Frage käme und nur dem Glucogen eine solche Funktion zuzuschreiben wäre. Wenn man auch Meyerhof hinsichtlich der Frage des Stapelstoffes für die energetischen Leistungen des Muskels zustimmen muß, so erscheint es doch noch ungeklärt, ob der Zucker für seine weitere Verwendung als Energiespender des Muskels die Stufe des Glucogens zwangsläufig durchlaufen muß, oder ob gerade in der Muskulatur (im Gegensatz zu anderen Organen, besonders der Leber) nicht die einfache Veresterung mit Phosphorsäure genügt, um Milchsäure aus ihm entstehen zu lassen.

Die quantitativen Bedingungen der Milchsäureentstehung aus den sog. Milchsäurevorstufen hängen von der Reaktion des Milieus ab. In stark saurem Milieu ist die Milchsäurebildung gehemmt, in alkalischem Milieu verläuft sie quantitativ.

Der Vorgang der Milchsäurebildung aus Glucogen kann durch folgendes Schema veranschaulicht werden:

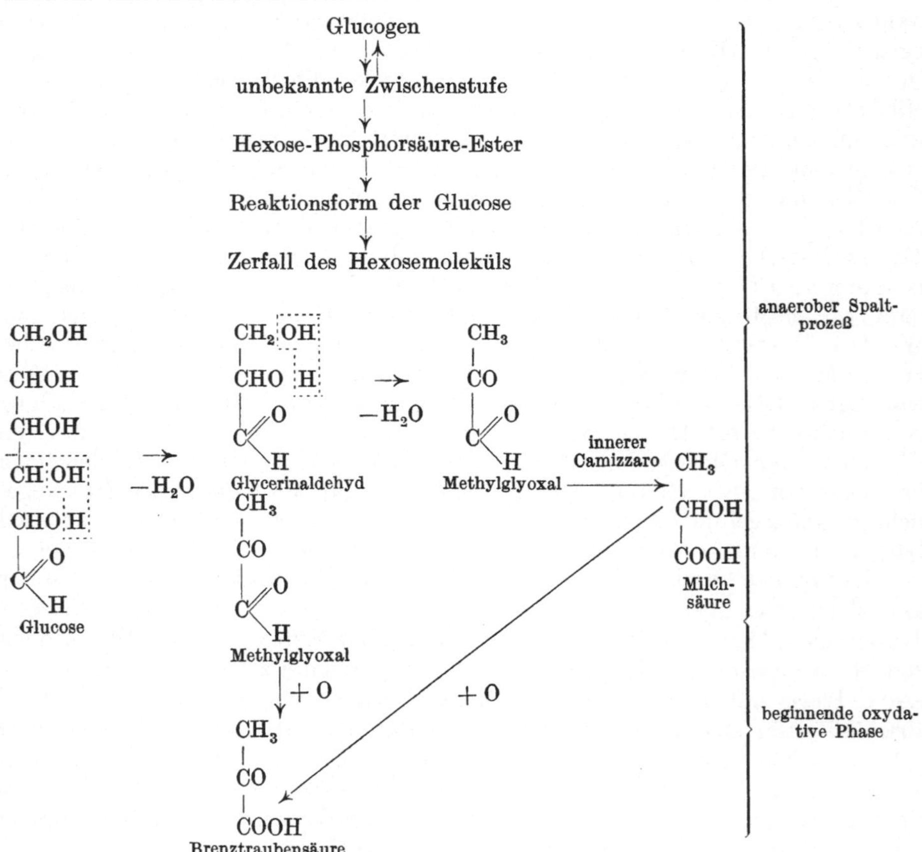

Aus dieser schematischen Darstellung ist ersichtlich, daß nach Analogie zur Vergärung (s. S. 254) auch im Kohlenhydratstoffwechsel des Muskels die Phosphorsäure eine bedeutende Rolle spielt. Wir haben bereits vom Lactacidogen Embdens (s. S. 258) gesprochen. Es sei hier nochmals festgehalten, daß nur bei Gegenwart von Phosphorsäure im Muskelbrei Kohlenhydrat in Milchsäure umgewandelt wird (Meyerhof[78], Laquer[79]). Inwieweit beim Abbau des Kohlenhydrats in der Leber die Phosphorsäure notwendig ist, erscheint zweifelhaft, obgleich Neuberg und Gottschalk darauf hinweisen, daß die Gegenwart von Phosphorsäure eine Erleichterung in der Wandlungsfähigkeit der Glucose auch in der Leber schaffe. Für die Leber steht fest, daß sie den Zucker nur dann weiter verwerten kann, wenn er zuerst zu Glucogen aufgebaut wurde. In der Muskulatur scheinen zwei Wege für die Zuckerverwertung möglich zu sein: vorheriger Aufbau zu Glucogen oder vorherige Veresterung mit Phosphorsäure. Es ist noch nicht geklärt, inwieweit für die Veresterung mit Phosphorsäure es nötig ist, daß der Zucker vorher die Stufe des Glucogens durchlaufen muß. Wahrscheinlich kann sowohl aus dem Glucogen als auch aus den Phosphorsäureestern die bisher hypothetische Reaktionsform des Zuckers gebildet werden. Für den Ablauf der intermediären Stoffwechselvorgänge würden diese Überlegungen von Bedeutung sein, da sie einen Hinweis geben könnten, inwieweit Zuckerabbau in Leber und Muskulatur Verschiedenheiten aufweisen.

Aus dem Schema ist weiterhin zu ersehen, daß die Abwandlung bis zur Milchsäure ohne Sauerstoffzutritt erfolgt. Es wäre nach diesem Schema nicht nötig, daß sich Milchsäure bildet; die anaerobe Phase könnte auch mit der Entstehung von Methylglyoxal beendet sein. Die Umlagerung des Methylglyoxals in Milchsäure ist wahrscheinlich, wie wir oben bereits angedeutet haben, ein Stabilisierungspunkt des Prozesses der anaeroben Aufspaltung, der vielleicht nicht unbedingt durchlaufen werden muß, da der oxydative Prozeß sowohl vom Methylglyoxal als auch von der Milchsäure zur Brenztraubensäure führt.

Die anaerobe Bildung der Milchsäure in der Muskulatur ist ein fermentativer Vorgang. Im zellfreien Muskelextrakt ist es sowohl Inouye und Kondo[80] als auch Embden[81] und seinen Mitarbeitern gelungen, reichliche Milchsäureproduktion nachzuweisen. Dieser Vorgang wird durch ein Ferment, dem der Name Koferment gegeben wurde, hervorgerufen. Dieses Ferment kann der Muskulatur durch Extrahieren mit destilliertem Wasser entzogen werden (Meyerhof[82]).

In unserem Schema ist eine Aufteilung des Sechskohlenstoffgerüstes der Glucose unter Wasseraustritt in zwei Moleküle Methylglyoxal angenommen, wobei die Bildung des Methylglyoxals über den Glycerinaldehyd laufen würde. Die experimentellen Untersuchungen, die über diesen Punkt vorliegen, betrieben das Studium der intermediären Vorgänge in der Leber, entweder durch Versuche mit Leberbrei oder mittels Durchblutungsversuche. Es waren vor allen Dingen die Untersuchungen von Embden und seiner Schule, die hier grundlegende Beobachtungen zeitigten. Embden, Baldes und Schmitz[83] zeigten, daß bei Durchblutung mit d-1-Glycerinaldehyd ein Gemisch von inaktiver und 1-Milchsäure entsteht. Ferner beobachteten diese Untersucher gemeinsam mit Wittenberg[84] im Durchblutungsversuch die Entstehung von d-Sorbose aus d-1-Glycerinaldehyd und das Auftreten von d-Glucose aus Dioxyaceton. Parnas[85] zeigte eine reichliche Glucogenbildung aus Glycerinaldehyd bei der Durchblutung der Leber unter Sauerstoffzutritt. Embden glaubt nun, daß durch einfache Depolymerisation beim Zuckerabbau optisch aktiver Glycerinaldehyd aus d-Glucose entstehe, und daß dieser direkt in d-Milchsäure überginge. Diese letztere Annahme dürfte schwer zu beweisen sein, da bei einer solchen Reaktion die Verhältnisse an dem asymmetrischen Kohlenstoffatom sich ändern würden. Es dürfte viel wahrscheinlicher sein, daß auf dem Wege vom Glycerinaldehyd zur Milchsäure Methylglyoxal entsteht. Hat doch Neuberg[86] einerseits, Dakin und Dudley[87] andererseits die wichtige Beobachtung gemacht, daß die Leber- und Muskelzellen der Warmblüter ein wasserlösliches Ferment enthalten, welches das Methylglyoxal in Milchsäure, sowohl in die d, l- wie auch in die l-Form umzuwandeln vermag. Dieses Ferment, welches an dem Molekül des Methylglyoxals eine innere Cannizzarosche Reaktion zu vollziehen imstande ist, wird von Neuberg als Ketonaldehydmutase, von Dakin und Dudley als Glyoxalase benannt. Dieses Ferment ist im Tierkörper in allen Zellen nach Untersuchungen verschiedener Autoren weitverbreitet. Inwieweit derartige Fermente im Organismus optische Aktivität besitzen, in dem Sinne, daß sie aus racemischen Körpern optisch aktive Substanzen darzustellen vermögen, oder inwieweit sie eine bereits vorhandene optische Aktivität dem entstehenden Produkt zu induzieren vermögen, ist nach den vorliegenden Untersuchungen (Neuberg, Dakin und Dudley) noch nicht geklärt. Fassen wir unser bisheriges Wissen über die intermediären Zwischenstufen der Glucosespaltung auf dem Wege zur Milchsäure zusammen, so können wir sagen, daß möglicherweise Glycerinaldehyd die erste Stufe ist, mit großer Wahrscheinlichkeit aber das Methylglyoxal das wesentliche intermediäre Spaltprodukt darstellt. Die Milchsäure ist das im Experiment auftretende und meßbare Stabilisierungsprodukt des Methylglyoxals.

Wir wollen zunächst die weitere Verwertung der in der anaeroben Phase entstehenden Milchsäure und ihre Beziehung zur Resynthese von Zucker nicht diskutieren, sondern auf die intermediären Zwischenprodukte der oxydativen Phase der Milchsäureverbrennung eingehen.

Die Milchsäure selbst erscheint der Oxydation im intermediären Stoffwechsel sehr schwer zugänglich. Es dürfte deshalb nicht sehr wahrscheinlich sein, daß die Milchsäure, die wir ja als Stabilisierungsprodukt des anfallenden Methylglyoxals bei der Zuckerspaltung im Muskel angesehen haben, Ausgangsprodukt für die oxydative Phase der Zuckerverbrennung im Muskel ist. Es dürfte eher wahrscheinlich sein, daß das Methylglyoxal diejenige Substanz darstellt, an der die zur Brenztraubensäure führende Oxydation einsetzt. Für diese Auffassung sprechen auch die Befunde bei der Desaminierung der Aminosäuren (s. S. 95), wo wir nach den Untersuchungen von O. Neubauer[88], Dakin und Dudley[89] Ketosäuren auftreten sahen. Dakin und Dudley[89] nehmen sogar an, daß bei der Desaminierung des d-Alanins primär Methylglyoxal gebildet und dieses erst zur Brenztraubensäure oxydiert würde.

$$\begin{array}{ccccc}
CH_3 & & CH_3 & & CH_3 \\
| & \xrightarrow{-NH_3} & | & \xrightarrow{+O} & | \\
CHNH_2 & & C=O & & CO \\
| & & | & & | \\
COOH & & C{\diagup}^{O}_{\diagdown H} & & COOH \\
\text{Alanin} & & \text{Methylglyoxal} & & \text{Brenztraubensäure}
\end{array}$$

Jedenfalls dürften die Ketonaldehyde für den oxydativen Abbau gewisser Aminosäuren, wie auch des Zuckers von prinzipieller Bedeutung sein. Das Methylglyoxal könnte der Zwischenkörper sein, von dem aus nach der jeweiligen Stoffwechsellage der Weg zur Synthese des Zuckers oder die Bildung von Aminosäuren oder die vollständige Verbrennung zu Kohlensäure und Wasser möglich ist. Wenn gleich bisher der experimentelle Nachweis nicht erbracht wurde, daß die oxydative Phase des Zuckerabbaues am Methylglyoxal einsetzt und zur Brenztraubensäure führt, so macht es doch die Analogie mit dem Aminosäureabbau verständlich, daß die Ketonsäure auch beim oxydativen Zuckerabbau nicht aus der Alkoholsäure, sondern wahrscheinlich aus dem Ketonaldehyd entstehen dürfte.

Der Vollständigkeit halber sei hier noch ein früher von Parnas und Baer[90] geäußerter Abbaumodus erwähnt, der von der Milchsäure über Glycerinsäure zur β-Oxybrenztraubensäure zum Glucolaldehyd führen würde. Nach den neuesten Untersuchungen ist dieser Abbaumodus und die mögliche Resynthese der Glucose aus Glucolaldehyd nicht wahrscheinlich. Parnas selbst gibt nach seinen neueren Arbeiten diese Hypothese, welche sich nicht im Experiment erweisen ließ, auf.

Die Brenztraubensäure konnte bisher als Zwischenprodukt des Zuckerabbaues weder im Muskel noch in der Leber nachgewiesen werden.

Magnus-Levy glaubt das Entstehen von Brenztraubensäure beim oxydativen Zuckerabbau entbehren zu können, indem er direkt Methylglyoxal unter Wasseraufnahme in Acetaldehyd und Ameisensäure zerfallen läßt.

$$
\underset{\text{Methylglyoxal}}{\begin{array}{l} CH_3 \\ | \\ CO \\ | \\ C{<}^{O}_{H} \end{array} + \begin{array}{l} H \\ \\ OH \end{array}} \rightarrow
\underset{\substack{\text{Acetaldehyd} \\ \text{Ameisensäure}}}{\begin{array}{l} CH_3 \\ | \\ C{<}^{O}_{H} \\ \\ HC{<}^{O}_{OH} \end{array} + O} \rightarrow
\underset{\text{Essigsäure}}{\begin{array}{l} CH_3 \\ | \\ C{<}^{O}_{OH} \end{array}} \rightarrow
\underset{\text{Ameisensäure}}{\begin{array}{l} H\cdot C{<}^{O}_{OH} \\ \\ H\cdot C{<}^{O}_{OH} \end{array}}
$$

Es ist gelungen, das weitere Produkt des oxydativen Abbaues, den Acetaldehyd, analytisch festzuhalten. Nachdem bereits W. Stepp und Feulgen[91] den Acetaldehyd mit dem Neubergschen Abfangverfahren im Blute des Menschen nachweisen konnten, ist es auch Neuberg und Gottschalk[92] möglich gewesen, diese Substanz im Gewebsbrei, sowohl in Muskulatur als auch in anderen Organen, aufzuzeigen. Die Acetaldehydbildung im Muskel ist nach Gottschalk[93] an die Anwesenheit von Sauerstoff geknüpft. Besonders interessant ist, daß die Acetaldehydbildung nur durch Glucogen, Hexosephosphorsäureester, Dioxyaceton, Glycerinaldehyd und d-Fructose im Muskelbrei sich vermehren ließ, während Milchsäure und Fettsäuren keine Vermehrung des Acetaldehyds nach sich zogen. Gottschalk[92, 94] zeigt, daß die Ausbeuten an abgefangenem Acetaldehyd dafür sprechen, daß der Acetaldehyd eine obligate Zwischenstufe im oxydativen Zuckerabbau der tierischen Zellen darstellt. Wenn zweifellos auch der Acetaldehyd in der oxydativen Phase der Zuckerverwertung im Muskel auftritt und hierin eine gewisse Analogie mit der Gärung gesucht werden könnte, so dürfte doch gerade in diesem Punkte die wesentliche Verschiedenheit der Zuckerverwertung beim Gärungsprozeß und bei der Zuckerverwertung im Muskel zu sehen sein. Bei der Gärung entsteht aus Acetaldehyd durch Reduktion und gleichzeitige Oxydation des Methylglyoxalmoleküls Äthylalkohol, bei der Atmung hingegen wahrscheinlich nur Essigsäure. Über das Schicksal der in großen Mengen anfallenden Essigsäure sind wir nicht gut unterrichtet.

Es ist wahrscheinlich, daß die Essigsäure durch direkte Oxydation zu Kohlensäure und Wasser verbrannt wird. Dieser vollständige Abbau wäre deshalb besonders einleuchtend, da die ganze potentielle Energie der oxydativen Phase des Milchsäureabbaues für die energieverbrauchende Reaktion der Resynthese des Glucogens aus dem größten Teil der anfallenden Milchsäure zur Verfügung stünde. Thunberg[95] hat als erster im Anschluß an die Wielandsche Dehydrierungstheorie darauf hingewiesen, daß aus Essigsäure Bernsteinsäure gebildet werden kann. Thunberg setzte Essigsäure unter Ausschluß von Sauerstoff ausgewaschenem Muskelbrei zu und stellte fest, daß Methylenblau, das diesem System zugegeben war, in die Leukoverbindung umgewandelt wurde.

$$\begin{array}{c} CH_3 \cdot COOH \\ CH_3 \cdot COOH \\ \text{Essigsäure} \end{array} + \begin{array}{c} \text{Methylenblau} \\ \text{und Muskelbrei} \end{array} \rightarrow \begin{array}{c} CH_2 \cdot COOH \\ CH_2 \cdot COOH \\ \text{Bernsteinsäure} \end{array} + \begin{array}{c} \text{Leukobase des} \\ \text{Methylenblaus} \end{array}$$

Der Autor legte diesem Versuche die Annahme zugrunde, daß zwei Moleküle Essigsäure unter Reduktion des Methylenblaus zu Bernsteinsäure zusammentreten würden. Diese hypothetische Annahme Thunbergs wurde kürzlich von Wieland[96] im Experiment mit Herzmuskelbrei und gleichzeitig von Amandus Hahn[97] im Muskelbrei eines Extremitätenmuskels experimentell erwiesen. Hahn fand, daß neben Bernsteinsäure sowohl Fumarsäure wie auch Äpfelsäure entstehen kann.

$$\begin{array}{c} COOH \\ | \\ CH_2 \\ | \\ CH_2 \\ | \\ COOH \\ \text{Bernsteinsäure} \end{array} \quad \begin{array}{c} H \\ - \\ H \end{array} \rightarrow \quad \begin{array}{c} COOH \\ | \\ CH \\ \| \\ CH \\ | \\ COOH \\ \text{Fumarsäure} \end{array}$$

$$\begin{array}{c} COOH \\ | \\ CH \\ \| \\ CH \\ | \\ COOH \\ \text{Fumarsäure} \end{array} + \begin{array}{c} OH \\ H \end{array} \rightleftarrows \begin{array}{c} COOH \\ | \\ CHOH \\ | \\ CH_2 \\ | \\ COOH \\ \text{Äpfelsäure} \end{array}$$

Einbeck[98] konnte bereits früher zeigen, daß bei der Einwirkung von Muskelbrei auf Bernsteinsäure bei Gegenwart von Sauerstoff zwei Vorgänge sich abspielen; der eine Vorgang führt unter Dehydrierung zur Fumarsäure, der andere unter Addition von Wasser zur Äpfelsäure. Zwischen Fumarsäure und Äpfelsäure besteht ein reversibler Gleichgewichtszustand (Battelli und Stern[99]). Inwieweit beiden Vorgängen ein spezifisches Ferment zugrunde liegt, kann nicht entschieden werden.

Nachdem P. Mayer[100] gefunden hat, daß Oxalessigsäure im Muskelbrei in 1-Äpfelsäure übergeht, wäre es vorstellbar, daß auch der umgekehrte Weg von der Äpfelsäure zur Oxalessigsäure möglich ist. Eine besondere Bedeutung würde diese Umwandlung der Oxalessigsäure in Äpfelsäure dadurch bekommen, daß tatsächlich tierische Gewebe Oxalessigsäure unter Kohlensäureabspaltung außerordentlich leicht in Brenztraubensäure überführen.

$$\begin{array}{c} COOH \\ | \\ CHOH \\ | \\ CH_2 \\ | \\ COOH \\ \text{Äpfelsäure} \end{array} \begin{array}{c} -2H \\ \longrightarrow \\ \longleftarrow \\ +2H \end{array} \begin{array}{c} COOH \\ | \\ CO \\ | \\ CH_2 \\ | \\ COOH \\ \text{Oxalessigsäure} \end{array} \rightarrow \begin{array}{c} COOH \\ | \\ CO \\ | \\ CH_3 \\ + \\ CO_2 \\ \text{Brenztraubensäure} \end{array}$$

Sollte sich dieser Reaktionsablauf, der von der Essigsäure über die Bernsteinsäure zur Brenztraubensäure führt, für den intermediären Stoffwechsel bewahrheiten, so wäre eine Möglichkeit gegeben, von der aliphatischen Fettsäurereihe zu Kohlenhydraten zu gelangen, da die Essigsäure in gleicher Weise ein intermediäres Abbauprodukt des Kohlenhydrat- und des Fettsäurestoffwechsels ist. Solange diese Möglichkeit nur ein Theorem (Knoop[101]) ist, ist das tatsächliche Vorkommen dieser Reaktion im intermediären Stoffwechsel noch unter Beweis zu stellen.

Wir haben gesehen, daß die meisten Untersuchungen über die intermediären Zwischenstufen des Zuckerabbaues mit Muskelbrei ausgeführt wurden und daß nur ein kleiner Teil der Untersuchungen an der überlebenden Leber vorgenommen wurde. Man hat ohne weiteres postuliert, daß der Abbau des Kohlenhydrates in der Muskulatur den gleichen Gesetzen unterworfen sei wie in der Leber, und daß hier wie dort die gleichen Zwischenprodukte (Glycerinaldehyd, Methylglyoxal, Acetaldehyd) auftreten. Diese Zwischenprodukte wurden auch tatsächlich in den Untersuchungen sowohl an der überlebenden Leber als auch im Muskel gefunden. Es scheint naheliegend, den Zuckerabbau in der Leber mit dem in der Muskulatur zu identifizieren. Dabei ist allerdings außer acht gelassen, daß der Zuckerabbau in der Muskulatur lediglich zu energetischen Zwecken erfolgt, während in der Leber der Zuckerabbau eine besondere stoffliche Bedeutung haben dürfte, da an die Zuckerverbrennung in der Leber der Abbau gewisser Aminosäuren (Tyrosin, Phenylalanin, Leucin) und der Fettsäuren geknüpft ist. Das Kohlenhydratmolekül ist als solches, wie wir gesehen haben, für die Leber und für die Muskulatur nicht verwertbar; in der Leber muß es erst zum Polysaccharidmolekül aufgebaut werden, um den für dieses Organ adäquaten, reaktionsfähigen Zucker zu liefern, in der Muskulatur muß Phosphorsäure gegenwärtig sein, damit aus der Glucose Milchsäure entsteht. Embden[62] hat eine reichliche Milchsäurebildung im Muskelpreßsaft gefunden, indem kein Glucogen vorhanden ist. Die Verschiedenheit der Kohlenhydratverwertung in der Muskulatur und der Leber ist nach diesen Ausführungen nicht in der anaeroben oder oxydativen Phase des Zuckerabbaues zu suchen, sondern dürfte in derjenigen Phase zu erblicken sein, in welcher die stabile Glucose in ihre Reaktionsform umgewandelt wird. Die Leber scheint diese Umwandlung hauptsächlich durch den Aufbau eines Polysaccharids, das die Reaktionsform des Zuckers vorgebildet enthält, zu bewerkstelligen. Im Muskel dürfte der gleiche Weg wie in der Leber über das Glucogen gangbar sein; es erscheint aber die Notwendigkeit der Anwesenheit der Phosphorsäure einen weiteren Weg anzuzeigen, der über die Phosphorsäureester der Glucose die Reaktionsform liefert. Liegt die Fähigkeit des Organismus, Glucogen zu bilden, aus krankhaften Veränderungen darnieder, so kann in der Leber die Reaktionsform nicht mehr gebildet und Kohlenhydrat nicht mehr abgebaut werden. In der Muskulatur hingegen steht auch bei krankhafter Einschränkung der Glucogenbildung noch ein weiterer Weg, die Reaktionsform zu erzeugen, offen, der über die Phosphorsäureester führt. Der Kohlenhydratabbau in der Muskulatur würde durch diese Annahme eine Sonderstellung gegenüber der Leber einnehmen. Es wäre verständlich, daß bei krankhaften Störungen des Kohlenhydratstoffwechsels, trotz Versagens der Kohlenhydratverwertung in der Leber, Muskelbewegungen, die nur durch Kohlenhydratzersetzung möglich sind, ausgeführt werden können. Auf diese Fragen wird späterhin bei der Pathogenese des Diabetes mellitus nochmals zurückzukommen sein. Hier sei nur so viel festgehalten, daß in Leber wie in der Muskulatur die Intermediärprodukte der Aufspaltung der Sechserreihe der Glucose die gleichen sind, daß aber die Vorbedingungen, welche zur Aufspaltung der Sechserreihe der Glucosekette führen, in Leber und Muskulatur verschieden sein dürften.

Seit langem nimmt man an, daß von den intermediären Spaltprodukten der Sechskohlenstoffkette der Kohlenhydrate eine Resynthese des ursprünglichen Kohlenhydrates und des Glucogens möglich sei. Sei es, daß die Resynthese vom Glycerinaldehyd (Embden[84], Parnas[85]) oder Methylglyoxal (Dakin und Dudley[87]) ihren Anfang nehme, sei es, daß man ein intermediäres Auftreten von Glucolaldehyd (Parnas und Baer[90]) oder Formaldehyd* (Grube[103]), was durchaus unbewiesen ist, bei dem oxydativen Abbau annimmt, so stimmen doch die meisten Untersucher darin überein, daß Teile der intermediär anfallenden Zwischenprodukte nicht verbrannt werden, sondern zum ursprünglichen Molekül wieder zusammentreten. Eine gesicherte experimentelle Grundlage für die Resynthese aus dem anfallenden Zwischenprodukt erbrachten die quantitativen Untersuchungen von Meyerhof[76]. Dieser Autor konnte zeigen, daß erhebliche Mengen der bei der Muskelkontraktion anfallenden Milchsäure verschwinden, ohne daß die Atmung, d. h. der Sauerstoffverbrauch, ein Verbrennen dieser Substanz anzeigen würde. Die Milchsäure kann demnach nicht verbrannt und ihr Verschwinden nur durch einen Wiederaufbau des ursprünglichen Zuckermoleküls aus Milchsäure erklärt werden. Nach Meyerhof[76] verschwinden drei Viertel, nach Hartree und Hill[77] vier Fünftel bis fünf Sechstel der anfallenden Milchsäure zur Resynthese, während ein Viertel (nach Hartree und Hill ein Fünftel bis ein Sechstel) der Milchsäure durch Verbrennung die für die Resynthese nötige Energie liefert. Die Diskussion, ob die Energie für die Resynthese ausschließlich durch Verbrennung eines Teiles der Milchsäure geliefert werden kann, wird in dem Kapitel „Kohlenhydratbildung aus Fett" (s. S. 272) geführt werden. Hier sei nur der Tatsache Rechnung getragen, daß der größte Teil der durch anaerobe Spaltung anfallenden Milchsäure wieder zur Resynthese verwendet wird. In der Muskulatur ist die Resynthese von Zucker und Glucogen durch die grundlegenden Untersuchungen von Meyerhof bewiesen. Inwieweit eine derartige Resynthese aus Zuckerspaltprodukten zu Glucogen auch in anderen Organen, besonders in der Leber, stattfindet, ist noch unentschieden. In der Muskulatur hat der Zuckerabbau durch anaerobe Spaltung die besondere Rolle, Energie zu liefern und rasch wieder das Ausgangsmaterial durch Oxydation der Milchsäure oder vielleicht auch durch andere oxydative Prozesse entstehen zu lassen. In anderen Organen, die ihre Energie nicht nur durch Abbau der Kohlenhydrate, sondern durch irgendwelche Oxydationen beziehen dürften, wird die Notwendigkeit der Resynthese des Ausgangsmaterials zurücktreten. Aus diesem Grund erscheint es wahrscheinlich, daß der Zuckerabbau in den meisten Organen, besonders in der Leber, in allen Fällen vollständig durchgeführt wird und bis zu den Endprodukten Kohlensäure und Wasser verläuft. Zweifellos ist die Möglichkeit der Resynthese auch in anderen Organen vorhanden, da es sich bei den Reaktionen des Zuckerabbaues um Gleichgewichtsreaktionen handelt. Es scheint aber auch in diesem Punkte eine Sonderstellung des Kohlenhydratabbaues in der Muskulatur gegenüber dem Kohlenhydratabbau in anderen Organen vorhanden zu sein, die am besten dadurch ausgedrückt wird, daß in der Muskulatur das Kohlenhydrat als alleinige Betriebssubstanz für die Muskelzuckung anzusehen ist, während in den anderen Organen die benötigte Energie durch Abbau der verschiedenen Nährstoffe geliefert werden kann.

Schicksale der Kohlenhydrate im Magen-Darmkanal.
Wir haben mit der Darstellung des Abbaues des Zuckermoleküls im intermediären Stoffwechsel der Darstellung des Schicksals der Kohlenhydrate im Magen-Darm-Kanal vorgegriffen.

Das wichtigste Kohlenhydrat der Nahrung ist die Stärke (chemische Eigenschaften s. S. 249). Stärke wird vorzugsweise in Gestalt von Brotstärke und

---

* Nach der A. v. Bayerschen Hypothese geht die Zuckerbildung in der Pflanze durch Reduktion der Kohlensäure zu Formaldehyd und durch Kondensation des gebildeten Formaldehyds zum Zucker vor sich. Die Zuckerbildung im Pflanzenreich geschieht unter dem Einfluß des Lichtes.

Kartoffelstärke genossen. Das Polysaccharidmolekül der Stärke ist als solches nicht resorptionsfähig. Es muß erst in einfache Zucker zerlegt werden. Dieses besorgt ein hydrolysierendes Ferment, die Diastase, welche unter Wasseraufnahme die Stärke in Traubenzucker verwandelt. Diastatische Fermente sind in dem Sekret der Mundhöhle und im Dünndarm, wohin sie vom Pankreas secerniert werden, vorhanden. Auch in anderen Körpersäften wurden diastatische Fermente gefunden, jedoch besorgt das Sekret der Mundhöhle und besonders das Pankreassekret den wesentlichen Teil der Verzuckerung der Stärke.

Die Disaccharide Rohrzucker und Milchzucker werden ebenfalls durch die gleichen diastatischen Fermente in ihre einfachen Bausteine einerseits in Glucose und Fructose, andererseits in Glucose und Galaktose zerlegt. Der Magen-Darm-Kanal hat für den Stoffwechsel der Kohlenhydrate die Aufgabe, die spezifische Struktur des pflanzlichen Polysaccharids durch diastatische Fermente aufzuheben und so dem intermediären Stoffwechsel einfache Zucker, die Monosaccharide, zuzuführen. In gleicher Weise, wie das artfremde Eiweiß durch die tryptischen Fermente ihrer spezifischen Struktur verlustig gehen und in einfache Aminosäuren zerlegt werden. Auf diese Weise strömen dem Pfortaderblut nur die Monosaccharide: Traubenzucker, Fruchtzucker, Galaktose und eventuell Mannose zu. Die Leber ist dadurch in der Lage, aus dem Pfortaderblut ihr eigenes, tierisches Polysaccharid, das Glucogen, zu bilden.

Über den Mechanismus der Leberglucogenbildung wissen wir sehr wenig. Mit größter Wahrscheinlichkeit geht der Polymerisation des Zuckermoleküls in der Leber eine Umwandlung der verschiedenen Hexosen in eine gemeinsame Reaktionsform voraus. Diesem Gedanken gibt Isaac[104] durch die Annahme einer Reaktionsform, welche der Glucose, der Lävulose und der Mannose gemeinsam sein könnte, in Gestalt der enolisierten Glucose Ausdruck. Auch die Galaktose kann als Glucogenbildner fungieren. Bei diesem Vorgang muß zuerst eine sterische Umlagerung im Molekül vor sich gehen, die durch besondere Fermente (Stereokinasen) bewirkt werden dürfte. Als Hauptort dieser Umwandlung dürfte mit Recht die Leber anzusprechen sein, da L. Draudt[105] zeigte, daß bei einem Eckschen Fistelhund ca. 80 % zugeführter Galaktose unverändert im Harn ausgeschieden werden. Auch die Tatsache, daß aus den leichter enolisierbaren Ketozuckern Glucogen besser gebildet wird, spricht für die Ansicht, daß dem Glucogenbildungsprozeß nicht nur eine Polymerisation, sondern daß der eigentlichen Polymerisation die Bildung des für den ganzen Kohlenhydratstoffwechsel so wichtigen reaktionsfähigen Zuckers vorausgeht. Die Versuche, an der überlebenden Leber Glucogenbildung zu erzielen und auf diese Weise den Reaktionsmechanismus der Glucogenbildung zu studieren, haben bei Durchströmung der Kaltblüterleber (Schildkrötenleber, Grube[106]) wie auch bei Durchströmung der Säugetierleber (Pearce und Macleod[107]) zu keinem Erfolg geführt. Auch die neuerdings durch Zusatz von Insulin zu der Durchströmungsflüssigkeit veränderten Versuchsbedingungen (Nobel und Macleod[108], Issekutz[109]) ergaben keine eindeutigen Anhaltspunkte über Glucogenbildung. Die Fähigkeit, Glucogen zu synthetisieren, erscheint an eine vitale Tätigkeit der Leber gebunden zu sein und im durchströmten toten Organ sich nicht reproduzieren zu lassen (E. J. Lesser[110]). Inwieweit diese Unmöglichkeit, Leberglucogenbildung im durchströmten Organ nachzuweisen, nicht durch eine im toten Organ überwiegende Diastasewirkung verursacht wird, kann nicht entschieden werden.

Das Glucogen wird in scholligen Massen in den Leberzellen abgelagert und kann bis 14 % des Organgewichtes ausmachen. Für die Bildung des Glucogens st das endokrine Sekret des Pankreas nötig. Man glaubte, daß durch das Inkret des Pankreas lediglich eine Stapelung des Glucogens hervorgerufen würde; es scheint aber das Wesentliche des inkretorischen Vorganges das Auslösen der Synthese des Glucogens und die damit verbundene Umwandlung der glucogenbildenden Kohlenhydrate zu sein. Über den Mechanismus, der durch Insulin ausgelösten Leberglucogensynthese wissen wir noch sehr wenig.

Als Glucogenbildner kommen nach Cremer[112] alle gärfähigen Sechskohlenstoffzucker in Frage; Traubenzucker, Fructose, Galaktose oder Mannose liefern Glucogen, und zwar immer das gleiche Glucogen. Polysaccharide, die intravenös zugeführt werden, sind im Gegensatz zu den Monosacchariden keine Glucogenbildner, da die Glucogenbildung als Bausteine nur Monosaccharide zur Voraussetzung hat. Für die Theorie der Glucogenbildung ist es interessant, daß Pringsheim und H. v. Hößlin[112] zeigen konnten, daß Maltose und Maltoseanhydride, die man doch als diastatische Abbauprodukte des Glucogens bisher ansah, intravenös zugeführt kein Glucogen machen. Außer den geläufigen Hexosen kann aus allen Zuckerabbauprodukten: Glycerinaldehyd, Dioxyaceton, Methylglyoxal, Brenztraubensäure, Milchsäure rückläufig Glucogen gebildet werden. Sogar aus den Alkoholen der Sechskohlenstoffreihe (Mannit, Sorbit; eigene Versuche[113]) kann Glucogen werden. Auch Pentosen sollen zur Leberglucogenbildung führen können. Der Chemismus dieses letzteren Vorganges kann nicht ohne weiteres erklärt werden.

Dem synthetischen Prozeß des Glucogenaufbaues ist in der Leber ein diastatischer Prozeß gegengeschaltet. Das Merkwürdige dieses diastatischen Prozesses ist die Tatsache, daß Glucogenablagerung und Glucogendiastasierung in der gleichen Zelle erfolgen. Lesser[110] hat durch eingehende Untersuchungen diese merkwürdige Tatsache aufzuklären versucht. Lesser glaubt, daß das Glucogen von dem diastatischen Ferment (Glucogenase) in der Zelle räumlich getrennt sei. Die räumliche Trennung und das Heranbringen des Fermentes an das Substrat soll durch wechselnden Quellungszustand der Zellkolloide bedingt sein. Quellung trennt, Entquellung vereint Substrat und Diastase. Der Quellungszustand sei abhängig von der Konzentration gewisser Ionen, wobei der Wasserstoffionenkonzentration eine ausschlaggebende Rolle zufalle. Nach Macleod[114] gibt es kein Ferment, das empfindlicher gegen Reaktionsänderungen ist als die Diastase. Die optimale Reaktion ist auf der sauren Seite des Neutralisationspunktes. Obgleich das tatsächliche p_H exakt nicht angegeben werden kann, so ist nach den vorliegenden Untersuchungen der außerordentliche Einfluß von Säuren auf die Glucogenspaltung in allen Organen augenscheinlich. Diese Beobachtung erklärt auch die rasche Glucogenspaltung nach dem Tode, die sog. postmortale Glucogenspaltung. Bei diesem Vorgang spielt die Milchsäure die Hauptrolle als Säure. Es ist naheliegend, auch bei klinischen Zuständen, wie Stauungszuständen, Asphyxie, an derartige Verschiebungen des Ionenmilieus und ihre Auswirkung auf den Glucogenbestand der Organe zu denken. Auch durch exogene Einwirkungen auf das periphere Nervensystem und seine Endorgane durch Pharmakas und besonders durch endogene Einwirkung auf diese nervösen Organe durch endokrine Sekrete (durch Adrenalin ist eine Verschiebung des Ionengleichgewichtes nachgewiesen) wird eine diastatische Wirkung auf das Glucogen ausgelöst.

Auf die besonderen Funktionen des vegetativen Nervensystems und der endokrinen Organe für den Kohlenhydrathaushalt soll später noch ausführlich eingegangen werden.

Den Vorgang der Neubildung des Glucogens aus Zucker oder Zuckerabbauprodukten heißt man Glucogenie. Die Entstehung des Glucogens aus Nicht-Kohlenhydraten wird als Gluconeogenie bezeichnet. Die Gluconeogenie ist Gegenstand eingehendster Untersuchung gewesen und ist ein Teil der allgemeinen Fragestellung: „Kann aus den anderen Nährstoffen, Eiweiß und Fett, Kohlenhydrat gebildet werden?“

Diese Fragestellung wurde mit drei Methoden bearbeitet:

1. mit der Durchströmung der Leber mit zuckerbildenden Stoffen, wobei eine Zuckerbildung aus Nicht-Kohlenhydraten entweder durch ein Ansteigen des Glucogens oder des Zuckers in der Durchströmungsflüssigkeit als Beweismittel galt;

2. Glucogenanhäufung im lebenden Tiere nach Fütterungsperioden mit kohlenhydratfreier Ernährung;

3. klinische Versuche am Diabeteskranken, wobei bei einseitiger Ernährung mit Nicht-Kohlenhydraten ein Anstieg des Harnzuckers auf eine Kohlenhydratbildung aus Nicht-Kohlenhydraten schließen läßt.

Die Zuckerbildung aus Eiweiß ist lange Zeit eine heftige Streitfrage gewesen. Sie kann heute als allgemein anerkannt bezeichnet werden. E. Pflüger[115], der eifrigste Verfechter der Ansicht, daß eine Glucogenbildung nur aus Kohlenhydraten möglich sei, hat in seiner letzten, großen Arbeit selbst erwiesen, daß tatsächlich aus Eiweiß beträchtliche Mengen von Glucogen entstehen können. Pflügers großer Versuch zeigt 100 Hunde in 5 Reihen. Folgende Tabelle gibt die Resultate dieses wichtigen Versuches wieder.

Kohlenhydrat-
bildung aus
Eiweiß.

	Zahl der Hunde	% Glucogen		
		Leber	Muskeln	
1.	10	0,057	0,198	Tötung 7 Stunden nach der letzten Injektion
2.	38	1,1	0,28	„ 24 „ „ „ „ „ (0 Futter)
3.	27	2,3—2,4	0,22—0,31	„ 8 Stunden nach 1 mal 400 Kabeljau
4.	9	6,46	1,0	„ nach mehrtägiger reichlicher Kabeljaufütterung
5.	16	0,22	0,25	„ nach Schweineschmalzfütterung

Schon lange vor diesen Versuchen Pflügers war E. Külz[116] (1875) und vor allem B. Naunyn und seine Schule auf Grund der Verhältnisse beim Diabeteskranken für die Zuckerbildung aus Eiweiß eingetreten. Als die ebenfalls an der Naunynschen Klinik von v. Mering und von Minkowski gemachten großen Entdeckungen des Phlorrhizindiabetes und des Pankreasdiabetes exakte experimentelle Bedingungen schufen, um die Gluconeogenie am Tiere zu studieren, wurde auch von anderen Untersuchern, Graham Lusk[117] und H. Lüthje[118], in neuerer Zeit von E. W. Janney[119] die Zuckerbildung aus Eiweiß eingehend studiert und in ihrem quantitativen Ausmaß gewürdigt.

Die einzelnen Aminosäuren, welche als Muttersubstanzen für die Zuckerbildung in Frage kommen, sind besonders durch die Stoffwechselversuche von Embden[120] und seiner Schule an der überlebenden Leber aufgezeigt worden. Es sind im wesentlichen alle Aminosäuren Glucogenbildner, da die meisten Aminosäuren Alanin, das nach der Desaminierung Brenztraubensäure und Milchsäure gibt, vorgebildet enthalten.

Minkowski hat die Zuckerausscheidung und die Stickstoffausscheidung im Harn in zahlenmäßige Beziehung gebracht, indem er als Quotient D : N, die ausgeschiedene Extrazuckermenge, mit dem Harn-Stickstoff in Relation bringt. Als Extrazucker bezeichnet man beim experimentellen wie auch beim richtigen Diabetes mellitus diejenige Zuckermenge, welche über die Menge des in der Nahrung vorgebildeten Zuckers ausgeschieden wird. Die Bedeutung des Quotienten D : N bestände darin, daß er Rückschlüsse über die Quelle der ausgeschiedenen Kohlenhydratmenge erlauben soll. Bei kohlenhydratfreier Eiweißkost wurde beim Phlorrhizintier, je nach der Eiweißart, in ausgedehnten Untersuchungen von Janney[119] 3,0—3,6 : 1 gefunden. Für den experimentellen Pankreasdiabetes

Quotient D : N

gab Minkowski[121] etwa 2,8 an; neuere Untersuchungen von Markowitz[122] zeigen
etwas niedere Zahlen. Die Untersuchungen beim menschlichen Diabetes zeitigten
bei der Bestimmung des D : N so große Schwankungen, daß die Ergebnisse nur
mit größter Vorsicht zu bewerten sind. Der Grund dieser divergierenden Angaben beim menschlichen Diabetes, von Rumpf[123] angefangen bis zu den neuen
amerikanischen Angaben (Allen[124], Janney[124], Du Bois[124]) ist in der Ungleich-
mäßigkeit der Versuchsbedingungen zu erblicken. Bei den älteren deutschen Autoren wurde meistens eine Diabeteskost mit Kohlenhydratzulage gereicht, während
die Amerikaner nach einer Hungerperiode oder wenigstens bei einer vollständig
kohlenhydratfreien Kost untersuchten und so Versuchsbedingungen schufen,
unter denen tatsächlich eine Eiweißzulage in ihrer Beziehung auf die Zuckerbildung einigermaßen eindeutig zu beurteilen ist. Die amerikanischen Untersucher
(Lusk, Allen, Du Bois[124]) fanden in Analogie zum Phlorrhizindiabetes D : N-
Quotienten von 3,65—3,97 : 1. Der höchstmögliche Quotient der Zuckerbildung
aus Eiweiß ist nach Falta[126] 6,62, eine ähnliche Zahl (6,37) errechnet auch Geelmuyden[127]. Rubner[126] zieht den Wert für die spezifisch-dynamische Wirkung
des Eiweißes bei seiner Berechnung des D : N meines Erachtens in unbegrün-
deter Weise ab und kommt zu der Zahl 4,97 : 1.

Wenn wir uns rechnerisch vorhalten, wieviel Zucker theoretisch aus Eiweiß
gebildet werden könnte, so enthalten

$$\text{100 g Eiweiß: 16 g N und 51,8 g C}$$

Da fast aller Stickstoff als Harnstoff ausgeschieden wird, so setzen wir:

$$\text{16 g N = 34,3 g Harnstoff, der 6,8 g C enthält.}$$

Es bleiben für die Zuckerbildung:

$$\text{45 g C = 112 g Glucose}$$

Der höchstmögliche Wert von D : N wäre demnach: 112 : 16 = 7 : 1. Dieser
hohe Wert kann nicht als Standardwert gelten, da sicherlich nicht die gesamte
Kohlenstoffzahl des Eiweißes in Zucker umgewandelt wird. Die praktisch
wichtigen Zahlen dürften zwischen 4,0—6,5 : 1 liegen. Aus 100 g Eiweiß errechnen
die Amerikaner 80 g Zucker, die deutschen Autoren 100 g Eiweiß = 64 g Zucker.
Aus diesen Ausführungen ist zu ersehen, daß der Quotient D : N schon rein theoretisch nicht vollgültig ist. Zu den rein theoretischen Bedenken für die Verwertbarkeit des Quotienten D : N kommt noch die Schwierigkeit für die besonderen
Verhältnisse des Diabeteskranken. Auch im schwersten Diabetes wird Muskelarbeit geleistet und Zucker umgesetzt, so daß die Menge des Extrazuckers in
der Ausscheidung nicht ganz erfaßt ist. Ferner ist die Stickstoffausscheidung
nicht unter allen Umständen der Ausdruck der gesamten umgesetzten N-haltigen
Substanzen; es könnte Stickstoff retiniert werden, es könnte aber auch vor der
Versuchszeit retinierter Stickstoff ausgeschieden werden. Aus diesen Gründen
hat der Quotient D : N als quantitativer Anzeiger für die Zuckerbildung aus
Eiweiß an Beweiskraft eingebüßt. Es soll aber nicht verkannt werden, daß der
Quotient D : N zu einer Zeit, wo die Frage der Zuckerbildung aus Eiweiß noch
strittig war, ein qualitativer Anzeiger für die tatsächliche Zuckerbildung aus
Eiweiß gewesen ist, so daß die Kliniker lange vor den Physiologen darauf hin-
weisen konnten, daß bei kohlenhydratfreier Kost die Zuckerausscheidung in
einer gewissen Relation zur Stickstoffausscheidung verläuft und nur durch eine
Zuckerbildung aus Eiweiß erklärt werden könnte. Es wird bei der Beurteilung
der Schwere der diabetischen Krankheit darauf zurückzukommen sein, daß der
.Quotient D : N kein geeigneter Maßstab für die Beurteilung der Schwere der
Erkrankung aus den schon hier dargelegten Gründen sein kann.

Manche Autoren nehmen an, daß das Eiweiß über das im Eiweißmolekül begründete mögliche Maß der Zuckerbildung durch eine Reizwirkung eine Mehrausscheidung von Zucker zur Folge habe. Es wird bei der Diätetik des Diabeteskranken zu erörtern sein, inwieweit dies zutrifft. Eindeutige Beweise liegen nicht vor. Jedoch gibt es Diabeteskranke, deren Toleranz durch eine überreiche Eiweißkost besonders leidet. Der Mechanismus dieser Eiweißwirkung ist unbekannt.

Der Ort der Umbildung der Eiweißbruchstücke in Zucker wird in die Leber verlegt. Auf die Versuche von Embden[120] und seiner Mitarbeiter, welche an Durchblutungsversuchen diesen Nachweis zu führen versuchten, wurde bereits bei Besprechung der Vorstufen des Glucogens hingewiesen.

In früheren Zeiten glaubte man die Zuckerbildung aus Eiweiß mit dem in den meisten Eiweißkörpern vorgebildeten Kohlenhydrat, dem Glucosamin, zu erklären. Überraschenderweise hat man gefunden, daß das Glucosamin im Tierkörper überhaupt nicht in Glucose oder Glucogen übergeht; zudem würden die in den verschiedenen Proteinarten enthaltenen Glucosaminmengen (Casein enthält z. B. überhaupt keine Kohlenhydratgruppe) nicht ausreichen, um die Höhe der Zuckerbildung aus Eiweiß zu erklären. Man sah weiterhin das Lysin, dessen Kohlenstoffskelet mit dem des Zuckers identisch ist, als die Muttersubstanz der Zuckerbildung aus Eiweiß an.

$$CH_2 \cdot NH_2$$
$$|$$
$$CH_2$$
$$|$$
$$CH_2$$
$$|$$
$$CH_2$$
$$|$$
$$CH \cdot NH_2$$
$$|$$
$$COOH$$

Lysin

Läßt man auf Traubenzucker Calciumhydroxyd einwirken, so entsteht die Saccharinsäure. Die Ähnlichkeit des Kohlenstoffskelets der Saccharinsäure mit dem des Leucins veranlaßte Fr. Müller, an die Möglichkeit eines solchen Überganges von Leucin über Saccharinsäure zu Traubenzucker zu denken.

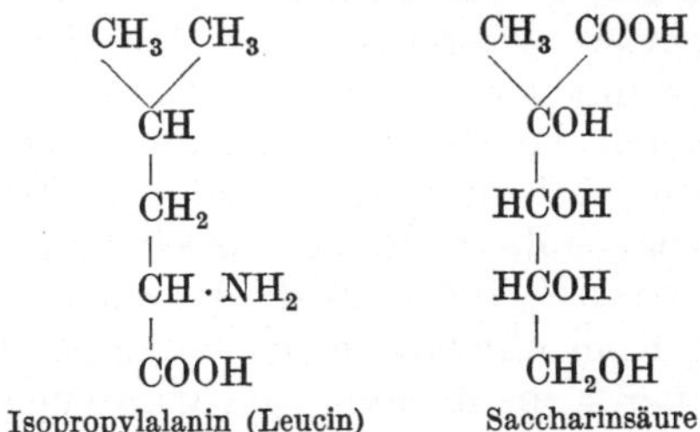

Isopropylalanin (Leucin)   Saccharinsäure

Diese Annahme ist unbewiesen und auch nach unseren heutigen Ansichten nicht sehr wahrscheinlich. Es muß vielmehr aus dem Eiweißmolekül der Weg zum Zucker für alle Aminosäuren möglich sein. Diese Voraussetzung ist dadurch gegeben, daß fast alle Aminosäuren Substituenten des Alanins sind, welches über Brenztraubensäure und Milchsäure in Zucker übergehen kann. Ringer und Lusk[128] fanden am hungernden Phlorrhizinhund, daß Glykokoll und Alanin quantitativ mit ihrem ganzen Kohlenstoffbestand in Zucker übergingen. Bei einer

Eingabe von 20 g Asparaginsäure fanden sie 12,24 g Extrazucker. Diese Zahl zeigt, daß von der Asparaginsäure drei Kohlenstoffatome für die Zuckersynthese in Anspruch genommen wurden.

$$\begin{array}{c} COOH \\ | \\ CH_2 \\ | \\ CH \!\cdot\! NH_2 \\ | \\ COOH \end{array}$$

Asparaginsäure

Ein ähnlicher Befund wurde von diesen Autoren auch für die Glutaminsäure erhoben.

Alle Aminosäuren mit geraden Ketten liefern Zucker in der Menge, wie sie durch 3 teilbar sind. Die Angaben über die zuckerbildende Fähigkeit der Aminosäuren mit verzweigten Ketten sind nicht eindeutig. Die zyklischen Aminosäuren Tyrosin und Tryptophan sind keine Zuckervorstufen; hingegen wurde aus Prolin eine Zuckerbildung beobachtet. Wir sehen, daß aus dem größten Teil der Eiweißspaltstücke auf dem Wege über die Dreier-Kohlenstoffketten Zucker gebildet werden kann, daß aber für die Berechnung der Zuckerbildung aus Eiweiß nicht der gesamte Kohlenstoffgehalt des Eiweißmoleküls in Rechnung gesetzt werden darf. Die oben angeführte Zahl (Fr. Müller) 100 g Eiweiß = 64 g Zucker dürfte den Verhältnissen am besten gerecht werden.

Die Kohlenhydratbildung aus Eiweiß ist heute auf Grund der experimentellen Feststellungen und auf Grund vieler Beobachtungen an Diabeteskranken erwiesen. Im Gegensatz hierzu ist die Frage der Kohlenhydratbildung aus Fett für den tierischen Organismus noch sehr strittig.

Kohlenhydratbildung aus Fett. Die Wahrscheinlichkeit der Kohlenhydratbildung aus Fett hängt eng mit der Frage des Betriebsmaterials für die Muskelarbeit zusammen. Aus diesem Grunde müssen wir zunächst für unsere Überlegungen uns mit der Frage beschäftigen: Aus welchem Brennmaterial wird die Muskeltätigkeit gewährleistet? Würde sich beweisen lassen, daß für die Arbeit der Muskulatur, die in Ruhe etwa 40 % des Gesamtumsatzes beträgt und in der Arbeit um ein Vielfaches ansteigt, nur die „Verbrennung" von Kohlenhydrat in Betracht kommt, so wäre hier rechnerisch ein Beweis für die Bildung von Kohlenhydrat aus Fett gegeben.

Chauveau und Kaufmann[129] waren die ersten, welche annahmen, daß Kohlenhydrate die einzige Energiequelle für die Muskelarbeit sind. Bei Hunger und Arbeit wird das Depotfett verbraucht. Das Fett ist hierbei den Kohlenhydraten calorisch nicht äquivalent. Es wird etwa 30 % verloren, die nach Ansicht Chauveaus[130] durch die oxydative Umwandlung von Fett in Kohlenhydrate verbraucht werden. Bei nüchternen oder mit Fett gefütterten Tieren ist der R. Q. (respiratorischer Quotient) in der Arbeit 0,95; in Ruhe nach der Arbeit 0,74—0,67. Chauveau[131] zieht aus diesen Zahlen den Schluß, daß die Umwandlung von Fett in Kohlenhydrat in der Ruhe geschähe.

Den Anschauungen und Experimenten von Chauveau und Kaufmann widersprechen Zuntz[132] und seine Mitarbeiter. Kohlenhydrate und Fett könnten sich bei der Arbeit in calorisch äquivalenten Mengen ersetzen. Die 30 % Mehrumsatz wurden von Zuntz nicht gefunden. Obgleich Zuntz annimmt, daß im Muskel Kohlenhydrate und Fett verbrennen, zieht er doch die Möglichkeit einer Kohlenhydratbildung aus Fett in Betracht, da der R. Q. in der Erholungsphase niedriger ist. Zuntz zeigt aber auch, daß der R. Q. in derartigen Versuchen nicht eindeutig zu werten ist, sondern weitgehend vom Ernährungszustand des Versuchsindividuums abhängt. Benedict und Cathcart[133] bekräftigen mit ihren

Versuchen die Arbeiten der Zuntzschule, indem sie trotz verschiedener Ernährung keinen Unterschied des Energieumsatzes bei Muskelarbeit fanden.

Neuere Untersuchungen von Anderson und Lusk[134] und von Krogh und Lindhard[135] kommen zu gegenteiligen Resultaten. Anderson und Lusk fanden bei Eiweißernährung und einer bestimmten Arbeit eine Steigerung der Energieproduktion gegenüber der gleichen Leistung bei Kohlenhydraternährung. Die Berechnung erwies, daß die Gesamtenergieproduktion sich aus der Summe der für die Muskelarbeit erforderlichen Energie und der spezifisch-dynamischen Wirkung des Eiweißes zusammensetzt. Krogh und Lindhard bestimmten beim Menschen den Energieverbrauch pro Arbeitseinheit. Hierbei zeigte sich ein Verbrauch von 4,1 Cal pro Arbeitseinheit bei Kohlenhydratkost und 4,52 Cal bei Fettkost, d. h. ein Verlust von 9,3%. In wiederholten Versuchen schwankte dieser Wert von 9,8—14,4%. Krogh und Lindhard warnen, aus dem beträchtlichen Energieverlust bei Fettkost Schlüsse auf eine Kohlenhydratbildung aus Fett zu ziehen. Derartige summarische Rechnungen, wie sie Chauveau und Kaufmann anstellten und für die Kohlenhydratbildung aus Fett 30% (Zuntz 24%) errechneten, dürfen in Fragen des intermediären Stoffwechsels nicht als Beweis angeführt werden. Wie leicht man durch summarische Berechnung zu Fehlresultaten kommen kann, erweisen Krogh und Lindhard durch Aufstellung einer Berechnung, wonach 1 Mol. Fett durch Addition von 21 Mol. CO_2 und 23 Mol. H_2O in 12 Mol. Zucker verwandelt werden könnte. Eine derartige Reaktion wäre endotherm und würde einen Energiegewinn von 18% ergeben. Trotz dieser Bedenken von Krogh und Lindhard, derartige Berechnungen auf intermediäre Reaktionen umzuwerten, will Geelmuyden[127] den Energieverlust bei Eiweiß- und Fettnahrung so deuten, daß dieser Energieverlust durch Umwandlung von Eiweiß und Fett in Kohlenhydrate verursacht wird, da nach Geelmuydens Ansicht nur Kohlenhydrate für energetische Leistungen im Stoffwechsel verwendbar sind. Die spezifisch-dynamische Wirkung von Eiweiß und Fett, die ungefähr diesem Energieverlust entspräche, soll nichts anderes bedeuten, als den Energieverlust, den die Umwandlung dieser Brennstoffe in Kohlenhydrate verursacht. Geelmuyden[127] glaubt, daß die Energie für die Umwandlung des Fettes in Kohlenhydrat durch Verbrennen von Leberglucogen geliefert wird. Zweifellos ist das Leberglucogen, wie wir später sehen werden, für den vollständigen Abbau von gewissen ketogenen Teilen des Eiweißmoleküls und für den Abbau der Fettsäuren nötig, aber nicht aus energetischen, sondern aus stofflichen Gründen.

Diese Ausführungen zeigen, daß wir den Energieverlust bei Fettverbrennung, der an Respirationsversuchen am Gesamtindividuum gefunden wurde, weder rechnerisch noch experimentell als Beweis für die Umwandlung von Fett in Kohlenhydrat anführen können.

Man möchte glauben, daß die Versuchsbedingungen bei Gaswechseluntersuchungen am überlebenden Muskel eindeutiger sind als bei Versuchen mit verschiedener Ernährung am Gesamtorganismus, und daß bei derartigen Respirationsversuchen leichter zu entscheiden sei, durch welche Energiequelle die Muskelarbeit gespeist würde. Leider ist aber das Gegenteil der Fall.

Die Bedingungen, unter denen man am überlebenden Muskel Gaswechseluntersuchungen machen kann, sind noch vieldeutiger und von so vielen Varianten (Strömungsgeschwindigkeit des Blutes, Anhäufung von Blutgasen im Muskel und anderen) abhängig, daß die Resultate, welche von Chauveau und Kaufmann[136] und von Verzár[137] erhalten wurden, nicht zur Lösung der Frage, ob Kohlenhydrate oder Fett im Muskel verwertet werden, beigezogen werden können.

Die Frage nach der Art der Energiespender der Muskelarbeit wurde in den letzten Jahren durch Untersuchungen der Intermediärprodukte des Muskelstoffwechsels (Embden, Lesser, Parnas, Fletcher und Hopkins, Hill, Meyerhof) viel mehr gefördert, als es durch die lange Reihe der vieldeutigen Respirationsversuche geschehen ist.

Fletcher und Hopkins[75] machten die grundlegende Beobachtung, daß die Muskelkontraktion ein anaerober Vorgang ist, der durch Milchsäurebildung sich kennzeichnet, und ferner, daß die Milchsäure bei Sauerstoffzutritt verschwindet. Beide Vorgänge, Bildung und Verschwinden der Milchsäure, sind von Wärmetönungen begleitet. Auf diesen Beobachtungen bauten sich die Versuche von Hill[77] und Meyerhof[76] auf. Hill und Meyerhof zeigen, daß der explosionsartige Kontraktionsvorgang des Muskels seine Energie von einem anaeroben Spaltvorgang des Zuckers oder von einer reaktionsfähigen Zwischenstufe (Lactacidogen Embdens) bezieht. Die Kontraktionsenergie kann nach diesen Untersuchungen ausschließlich durch energetische Umwandlung eines einzigen Nahrungsstoffes, und zwar nur durch Kohlenhydrat bezogen werden. Meyerhof konnte zeigen, daß an den energieliefernden, anaeroben Spaltvorgang des Zuckers ein energieverbrauchender Restitutionsprozeß gekettet ist. Nach Meyerhof muß ein Viertel (nach Hartree und Hill ein Fünftel bis ein Sechstel) der beim Spaltvorgang entstandenen Milchsäure durch oxydative Umwandlung die für die Resynthese von Glucogen benötigte Energie liefern. Meyerhof nimmt also an, daß der energieerzeugende Spaltvorgang und der energieverbrauchende, resynthetische Prozeß aus dem gleichen Grundmaterial, der Glucose, bestritten wird.

Wenn wir auf Grund der Hill- und Meyerhofschen Arbeiten als bewiesen ansehen, daß die Muskelkontraktion mit einem anaeroben Spaltprozeß der Glucose einhergeht und daß gleichlaufend ein energiebenötigender, resynthetischer Prozeß einen großen Teil der durch Spaltung entstandenen Milchsäure wieder in spaltbares Kohlenhydrat zurückverwandelt, so dürfte doch noch zur Diskussion stehen, ob Spaltprozeß und Restitutionsprozeß gekoppelte Vorgänge sind, d. h. ob die für die Energie der Resynthese benötigte Energie an die Oxydation eines Teiles der bei der Spaltung gebildeten Milchsäure gekoppelt ist, oder ob nicht andere energieliefernde Prozesse, wie der oxydative Abbau der Fettsäuren, als Energiespender für die Resynthese des Glucogens aus Milchsäure in Frage kommen. Für unsere Frage, ob aus Fett Kohlenhydrat gebildet werden kann, sind diese Überlegungen von prinzipieller Bedeutung. Wäre der Kreisprozeß: Kohlenhydrat-Milchsäure-Kohlenhydrat in seiner endothermen, energieverbrauchenden Phase lediglich durch Verbrennung eines Teiles der intermediär anfallenden Milchsäure möglich, so wäre es schwierig, wenn auch nicht unmöglich, den Verlust an Kohlenhydrat, der 15—20 % des Kohlenhydratvorrates im Muskel betragen würde, lediglich durch Umwandlung von Eiweiß in Zucker auszugleichen. Man müßte dann wohl an eine Umwandlung von Fett in Kohlenhydrat denken. Kann aber der Kreisprozeß seine Energie für die Resynthese des Glucogens aus Reaktionen, die wahrscheinlich nicht in der kontraktlichen Substanz, sondern in den Muskelkernen sich vollziehen dürften, beziehen, so würde der für die Leistung der kontraktilen Substanz benötigte Kohlenhydratbestand nur wenig dezimiert, und die Muskeltätigkeit wäre auch in Zeiten des Hungers und kohlenhydratarmer Fettkost gewährleistet. Ähnliche Überlegungen wurden auch von Johansson in der Neuauflage des Lehrbuches von Hammarsten diskutiert. Die Betriebssubstanz, das Kohlenhydrat, muß ständig im Muskel bereit sein. Es würde kaum mit unseren Vorstellungen des intermediären Umbaues vereinbar sein, daß die Umbildung von Fett in Kohlenhydrat je nach Bedarf sich im Muskel selbst vollzieht. Der Nachschub von Kohlenhydrat in den Muskel, das aus Fett

in anderen Organen gebildet ist, würde sich zeitlich den plötzlich auftretenden
Bedürfnissen an Betriebssubstanz im Muskel kaum anpassen können.

Die alte Frage der Verwertbarkeit von Kohlenhydrat und Fett im Muskel
erscheint in neuem Gewande. Die Muskelzuckung geschieht nur durch Spaltung
eines Nährstoffes; die Betriebssubstanz des Muskels ist ausschließlich Zucker.
Da aber bei der Zuckung das Kohlenhydrat nicht vollständig abgebaut, nicht
„verbrannt" wird, sondern lediglich durch Spaltung in kleinere Moleküle Teile
seiner Energie abgibt, können die niedermolekularen Spaltstücke wieder zum
Ausgangsmaterial zusammengefügt werden. Die für die Aufladung zum großen
Molekül benötigten Energiemengen könnten durch Verbrennung von anderen
Brennstoffen, z. B. von Fettsäuren, aufgebracht werden. Die in der Ruhepause
gefundenen R. Q. sprechen in diesem Sinne. Die immer als Hauptbeweis für die
Umwandlung von Fett in Kohlenhydrate angeführte Tatsache, daß Muskelarbeit
auch bei mangelnder Kohlenhydratzufuhr und im Hunger möglich ist, würde
unter diesen Gesichtspunkten in einem anderen Lichte erscheinen und ihre
Beweiskraft einbüßen.

Manche Untersucher, vor allem Geelmuyden[137], suchen aus dem Verhalten des Quotienten D : N eine Kohlenhydratbildung aus Fett abzuleiten.
Der Quotient D : N ist, wie wir (s. S. 269) ausgeführt haben, schon für die
Frage der Kohlenhydratbildung aus Eiweiß außerordentlich vieldeutig. Noch
viel weniger kann man entscheidende Schlußfolgerungen aus der Höhe dieses
Quotienten für die Kohlenhydratbildung aus Fett ziehen. Zudem konnte keiner,
der bei kohlenhydratfreier Diät nach einer Periode der Unterernährung untersucht hat, einen Quotienten D : N finden, der an den Minimalwert von Rubner
heranreicht, geschweige die Maximalwerte von Falta und Geelmuyden überbot.
Wenn Geelmuyden glaubt, die Versuchsanordnung der amerikanischen Autoren
bei kohlenhydratfreier Ernährung oder im Hunger sei nicht richtig: „denn die
Zuckerbildung aus Fett wird nach Ausschluß der Kohlenhydrate aus der Diät
gehemmt und nach Kohlenhydratzufuhr befördert", so muß man doch fragen,
durch welche experimentellen Ergebnisse der Autor so gewichtige Schlüsse
wie Hemmung der Kohlenhydratbildung aus Fett durch Kohlenhydratentziehung erweisen kann, nachdem er erst aus den gleichen Zahlen uns
die Bildung von Kohlenhydraten aus Fett glaubhaft zu machen sucht.
„Die empirisch bestimmten Quotienten D : N sind in der Tat nur der Ausdruck eines augenblicklichen stationären Gleichgewichtszustandes zwischen
Bildung und Verbrauch von Zucker einerseits und Ausscheidung von Zucker
und Stickstoff im Harn andererseits und können an und für sich gar keinen
Aufschluß geben, weder qualitativ noch quantitativ über das Ausgangsmaterial
der Zuckerbildung im Organismus. Nur wenn der Quotient D : N den theoretischen
Grenzwert überschreitet, zeigt er Zuckerbildung aus Fett an." Trotz dieser
Einschätzung des zweifelhaften Wertes des D : N durch Geelmuyden selbst,
führt er die wenigen Fälle, welche in der Literatur bei kohlenhydratfreier Ernährung gefunden wurden (ein Fall Bernstein, Bollaffio und Westenrijk[138],
zwei Fälle Hesse[139]) als Beweis für die Zuckerbildung aus Fett an und weist die
neueren amerikanischen Untersuchungen aus den eben zitierten Gründen zurück.

Wir möchten daran festhalten, daß der Quotient D : N bei richtiger Versuchsanordnung (kohlenhydratfreie Ernährung) unter dem theoretischen Wert zurückbleibt und einer teilweisen Verwertung des aus Eiweiß gebildeten Kohlenhydrates
noch Raum gibt.

Viel eindrucksvoller und eindeutiger als die Errechnung des vieldeutigen
Quotienten D : N für die Frage der Kohlenhydratbildung aus Fett ist das Verhalten des Diabeteskranken auf Fettzulage. Fettzufuhr führt hier nicht nur zu

keiner Vermehrung, sondern vielmehr zu einer Verminderung der Zuckerausscheidung unter gleichzeitigem Ansteigen der Ketonkörper.

Asher und Calvo Criado[140] wollen aus ihren Versuchen an phlorrhizindiabetischen Ratten, die „kohlenhydratfrei" gemacht wurden und eine Eiweißkost von 20—30 g erhielten, durch Fettzulage eine Mehrausscheidung von Zucker erzielt haben. Die Untersucher glauben, die Mehrausscheidung von Zucker auf eine Kohlenhydratbildung aus Fett beziehen zu können. In diesen Versuchen ist die Zuckerausscheidung mit und ohne Fett derartig schwankend, daß man aus solchen Zahlen keine so weitgehenden Schlüsse ziehen darf.

Versuche von Tischhauser und mir[141], die allerdings zu einer anderen Fragestellung ausgeführt wurden, sind ein treffendes Beispiel für den negativen Einfluß von Fettzulagen für die Zuckerausscheidung.

Tabelle.

Datum	Calorien	Eiweiß	Fett	C-hydr.	Zucker	„Aceton"
4. XII.	2087,5	55,9	156,7	73,3	27,1	1,78
5. XII.	,,	,,	,,	,,	6,7	1,10
6. XII.	,,	,,	,,	,,	50,9	0,72
7. XII.	,,	,,	,,	,,	19,3	1,18
8. XII.	,,	,,	,,	,,	48,1	0,72
9. XII.	,,	,,	,,	,,	10,0	1,15
10. XII.	,,	,,	,,	,,	15,1	0,83
11. XII.	,,	,,	,,	,,	12,2	0,64
12. XII.	2080,6	26,9	174,5	65,8	0	0,69
13. XII.	,,	,,	,,	,,	0	1,11
14. XII.	,,	,,	,,	,,	0	0,48
15. XII.	,,	,,	,,	,,	0	0,47
16. XII.	2112,5	121,3	123,3	76,3	37,4	0
17. XII.	,,	,,	,,	,,	21,8	0
18. XII.	,,	,,	,,	,,	11,7	0
19. XII.	,,	,,	,,	,,	66,1	0
20. XII.	,,	,,	,,	,,	73,6	0
21. XII.	2080,6	26,9	174,5	65,8	21,4	0,50
22. XII.	,,	,,	,,	,,	0	0,53
23. XII.	,,	,,	·,	,,	2,1	0,64
24. XII.	,,	,,	,,	,,	0	0,41
25. XII.	2548,5	56,3	205,7	73,7	21,5	0,09
26. XII.	,,	,,	,,	,,	51,8	0,28
27. XII.	,,	,,	,,	,,	9,3	0,82
28. XII.	,,	,,	,,	,,	35,2	0
29. XII.	2655,5	107,9	190,7	76,0	21,2	0
30. XII.	,,	,,	,,	,,	64,0	0
31. XII.	,,	,,	,,	,,	32,6	0
1. I.	,,	,,	,,	,,	79,0	0

(Nach Thannhauser und Tischhauser.)

Die in der Literatur mitgeteilten drei Fälle (ein Fall von Allard[142] 1907 und der rätselhafte Fall von Bernstein, Bollaffio und Westenrijk[138]) vermögen die von allen Autoren gefundene Tatsache, daß Fettzufuhr beim Diabetiker keine Steigerung der Glucosurie zur Folge hat, nicht zu erschüttern.

Wenn Geelmuyden[127] sagt: „Die Ursache, weshalb Fettzufuhr gewöhnlich die Zuckerausscheidung nicht beeinflußt oder sogar herabsetzt, dürfte darin zu suchen sein, daß die Zuckerbildung aus Fett viel langsamer vonstatten geht als die aus Eiweiß oder gar aus zugeführten Kohlenhydraten, und daß bei der Zuckerbildung aus Fett auch intermediäre Stoffwechselprodukte anderer Herkunft, wie z. B. Aminosäuren oder stickstofffreie Spaltprodukte aus Eiweiß, mitwirken", so kann nicht scharf genug betont werden, daß für diese Hypothesen nicht der geringste experimentelle Anhaltspunkt gegeben ist.

Besonders eindrucksvoll gegen die Kohlenhydratbildung aus Fett sprechen die Versuche von Landergren[143], der den Einfluß von Fettkost auf das Eiweißminimum untersuchte. Wird die erforderliche Calorienzahl durch Kohlenhydrate und Fett abgedeckt, so geht das N-Minimum auf den niedrigsten Wert herunter, geschieht die Abdeckung nur durch Fett, so steigt das N-Minimum als Zeichen, daß Körpereiweiß zur Aufrechterhaltung des Blutzuckerspiegels herangezogen wird, da aus Fett Zucker nicht gebildet wird. Die Zahlen von Landergren wurden durch eine besonders gründliche Arbeit von Zeller[144] aus dem Rubnerschen Institut bestätigt. Beide Autoren zeigen eindeutig, daß Fett in der Nahrung im Eiweißminimum das Kohlenhydrat nicht vollständig ersetzen kann.

Nach Zeller müssen mindestens 10 % des Calorienbedarfs als Kohlenhydrate gereicht werden, um das Eiweißminimum zu erzielen. Die grundlegenden Versuche von Landergren und von Zeller können durch die kurzen und nicht eindeutigen Versuche von Lueg und Flaschenträger[145] nicht erschüttert werden. Lueg und Flaschenträger zeigen zunächst das gleiche, was Landergren und Zeller gefunden haben, daß im Eiweißminimumversuch am Hunde durch einseitige Fettkost die N-Ausscheidung steigt. Aus einem weiteren Versuch am Schwein, welchem Ölsäure und Buttersäure gegeben wurde, kann man nicht von einem N-Minimumversuch sprechen, da die N-Ausscheidung während des Versuches von 0,39 bis 6,23 g schwankt. Zudem trat bei diesem Versuch Durchfall ein, und das Gewicht, welches von 42 kg während des Versuches auf 45,5 kg (Ödeme?) gestiegen war, stürzte in den letzten vier Versuchstagen von 45,5 auf 36,0 kg. Aus solchen Zahlen kann man trotz fehlender Ketonurie nicht auf eine Kohlenhydratbildung aus Fett exemplifizieren, wie dies von v. Noorden in der Neuauflage seines Lehrbuches über die Zuckerkrankheit geschehen ist.

Für die Theorie der Kohlenhydratbildung aus Fett wurde in einer großen Zahl von Arbeiten das Verhalten des R.Q. im schweren Diabetes und bei pankreaslosen Tieren angeführt. Geelmuyden[127] kommt auf Grund einer sorgfältigen Zusammenstellung der Literatur und aus eigenen Beobachtungen zu dem Schluß, daß ein.R.Q. von weniger als 0,65, bei dem gleichzeitig ein hohes D : N-Verhältnis auftritt, beweisend für eine Kohlenhydratbildung aus Fett sein dürfte. Abgesehen davon, daß der R.Q. beim schweren Diabeteskranken meistens so tiefe Werte nicht zeigt, scheint der Wert eines niedrigen R.Q. zum Beweis eines intermediären Stoffwechselvorganges mehr als zweifelhaft. Niedere R.Q. besagen lediglich, daß sauerstoffreiche aus sauerstoffarmen Verbindungen entstehen; über die Herkunft und das weitere Schicksal dieser Produkte kann man aus dem R.Q. nichts schließen. Können doch ganz niedere R.Q. nach Berechnung von Frentzel und Schreuer[146] lediglich auf einer Zuckerbildung aus Eiweiß und auf einer partiellen Verbrennung des gebildeten Zuckers beruhen. Sind schon die theoretischen Voraussetzungen für den R.Q. zur Lösung eines so komplizierten Problems wie der Kohlenhydratbildung aus Fett viel zu vieldeutig, so erweisen sich die experimentellen Bedingungen zur Ermittlung des R.Q. als ebenso zweifelhaft wie seine theoretische Voraussetzung. Um ein Spiegelbild eines so komplexen Vorganges, wie die Kohlenhydratbildung aus Fett es wäre, im R.Q. reproduziert zu finden, darf man sich nicht mit kurzfristigen Respirationsversuchen begnügen, wie dies tatsächlich in fast allen Versuchen geschehen ist. Macleod[114] stellt mit Recht die Forderung auf, daß die Versuchsdauer nicht kürzer gewählt sein dürfe als die Zeit, welche nötig ist, den gesamten Stickstoff, den Zucker, die β-Oxybuttersäure und ihre Derivate auszuscheiden. Zu diesen Schwierigkeiten in der kritischen Verwertung des R.Q. für unsere Frage kommt noch, daß beim schweren Diabetes die Harnstoffbildung aus CO_2 und NH_3 durch die Festlegung des Ammoniaks zur Salzbildung mit den Ketonsäuren stark vermindert ist und dadurch nicht unerhebliche Mengen von CO_2 durch die Atemluft ausgeschieden werden, die sonst den Körper als Harnstoff verlassen würden. Man muß Lusk[147] beistimmen, der sagt, daß: „die tatsächlichen Beobachtungen aus den Bestimmungen des respiratorischen Stoffwechsels eine Zurückweisung der Idee, daß Fett in Zucker verwandelt werden kann, in sich tragen".

Bei Untersuchungen des R. Q. beim pankreaslosen Tier können wenigstens die experimentellen Vorbedingungen der respiratorischen Analyse (Dauerversuche) erfüllt werden und doch sind auch hier die Ergebnisse schwankend und nicht eindeutig. Während Mohr[148] und La Franca[149] R. Q. fanden, die kleiner als 0,65 sind, zeigen Versuche von Falta, Grote und Staehelin[150] Zahlen, die nicht für eine Zuckerbildung aus Fett verwendet werden können. Ganz besonders eindeutig sind die methodisch besonders sorgfältigen Untersuchungen von Macleod, Hearn und Robinson[151]. Es wurden beim pankreaslosen Tiere im Hunger, bei Eiweißkost und Fettkost keine R. Q. gefunden, die niederer als 0,66 waren. Auch der Quotient D : N war durchaus niedrig.

Als gewichtigste Tatsache für die Kohlenhydratbildung aus Fett wurden die Beobachtungen an Winterschläfern, besonders an Murmeltieren, angeführt.

Bei diesen Tieren wird während des 6monatigen Winterschlafes nur alle 3—4 Wochen Harn entleert. Die Körpertemperatur sinkt auf etwa 4^0. Die Atembewegungen erfolgen nur oberflächlich 1—3mal in der Minute, ebenso die Herzschläge, so daß das sehr langsam fließende Blut mit CO_2 und O_2 überladen ist (Rasmussen[152]). Durch diese veränderten Atembewegungen sind, wie Hári[154] betont, so veränderte Bedingungen für den respiratorischen Stoffwechsel geschaffen, daß der R. Q. durch Speicherung der Respirationsgase im Blute nicht als Spiegelbild des Stoffwechsels angesehen werden kann.

Während des Winterschlafes findet ein Aufbrauch der aufgestapelten Fettmengen statt, ohne daß eine Änderung des Glucogengehaltes der Leber einträte. Die geringe Stickstoffausscheidung, 0,025 g pro Kilogramm, läßt es unwahrscheinlich erscheinen, daß der Glucogenvorrat aus Eiweiß ergänzt wird; es bliebe somit nur das Fett als Quelle des Glucogendepots übrig. Überlegen wir uns aber, daß die für die spärlichen Muskelbewegungen (Atemtätigkeit, Herzbewegung) benötigte Energie durch einen Spaltprozeß des bereits vorhandenen Muskelglucogen und seine Resynthese durch Energie, welche von der Verbrennung anderer Brennstoffe als Kohlenhydrate herrührt, ausgeführt wird, so kann der Vorrat an Leberglucogen während des Winterschlafes nahezu unangetastet bleiben. Gegen diese Auffassung sprechen die abnorm niederen Zahlen des R. Q., welche bei Respirationsversuchen an Winterschläfern gefunden wurden. Sind doch R. Q. von 0,23 bis zu 0,09 (Valentin[153]) mit verschiedenen Methoden festgestellt worden. Aber gerade diese niedrigen, man möchte sagen unmöglichen Werte weisen darauf hin, daß die Respirationsversuche bei einem Tier mit so niedriger Eigentemperatur, das nur einmal in der Minute atmet, nicht mit den geläufigen Respirationsapparaten gemacht werden können.

Es sind nicht nur die von Hári[154] angeführten abnormen Bedingungen der Retention der Blutgase bei niederer Temperatur, welche die Resultate der Respirationsbestimmungen bei Winterschläfern beeinträchtigen, sondern in erster Linie die für gewöhnlich gebrauchten Respirationsapparate. Macleod[114] zeigt dies in seinen neuesten Versuchen an dem winterschlafenden amerikanischen Murmeltier. Erst nach vielen Änderungen der Apparatur gelang es, tatsächlich eindeutige Bestimmungen zu machen, die R. Q. von 0,71—0,67 ergaben, also normale Werte.

Somit ist auch dieses Beispiel der Kohlenhydratbildung aus Fett beim Winterschläfer erschüttert. Rubner[155] sagt mit Recht, daß wir keinen Beweis für einen Unterschied des respiratorischen Stoffwechsels der Tiere während des Winterschlafes von dem eines Kaltblüters unter den gleichen Temperaturen besitzen.

Hierher gehört auch die von französischen Autoren (Leclerc du Sablon[156], Mazé[157]) zuerst gemachte Beobachtung, daß keimende, ölhaltige Samen während der Keimung ihr Fett verbrauchen und daraus Zucker bilden.

Was für die Pflanze möglich ist, soll auch beim Tiere gelten. Wenngleich auch diese Meinung durchaus nicht zutreffend ist und sehr viele Prozesse der intermediären Stoffbildung in der aufsteigenden Tierreihe verlorengegangen sind, so würde immerhin die Tatsache, daß Kohlenhydratbildung aus Fett bei der Pflanze möglich ist, für unsere Frage beim tierischen Stoffwechsel von der größten Bedeutung sein. Wir haben daraufhin die französischen Arbeiten aus den Jahren 1893, 1894 und 1897 kritisch durchgesehen. Es seien hier die Zahlen eines Versuches mit ölhaltigen Samen (Hanf) wiedergegeben.

Tabelle.

Wurzel-länge	Gewicht der Trocken-substanz	Oel		Glucose		Gesamt-Kohlen-hydrate	
cm	g	g		g		g	
0	6,676	2,113	(30 %)	0,190	(2,7 %)	0,260	(3,8 %)
0,8	5,917	1,830	(30 %)	0,100	(1,6 %)	0,115	(1,9 %)
2,0	2,997	0,763	(24 %)	0,195	(6,5 %)	0,205	(6,8 %)
2,5	3,345	0,594	(17 %)	0,455	(13,6 %)	0,435	(13,0 %)
5,0	2,762	0,397	(14 %)	0,390	(14,1 %)	0,360	(13,0 %)

Nach diesen Zahlen würden während der Keimung 1,716 g Öl verbraucht werden, gleichzeitig entstehen 0,200 g Zucker. Entsprechend dem Glyceringehalt des Öls können aus 1,716 g Öl 0,206 g Zucker werden.

Aus den zahlreichen anderen Versuchen lassen sich die gleichen Verhältnisse zwischen dem Glyceringehalt und dem Zuckerzuwachs errechnen, so daß aus diesen Versuchen an keimenden ölhaltigen Samen nur gezeigt ist, daß während der Keimung die Energie aus dem Fettdepot bestritten wird und die gleichzeitig entstehende Glucose ihrem absoluten Werte nach nicht das vorgebildete Glycerin übersteigt. Der Irrtum in der Literatur dürfte daher entstanden sein, daß der Zuckerzuwachs in Prozentzahlen des sich während der Keimung reduzierenden Trockensubstanzgewichtes (Ölgewichtsverlust) angegeben wurde und so eine Steigerung des Glucosezuwachses von 2,7 auf 14,1 % vorgetäuscht wird.

Der Ort der Umwandlung des Fettes in Kohlenhydrat soll im Tierkörper die Leber sein. Wertheimer[158] erzeugt in sehr interessanten Versuchen bei Phlorrhizintieren Fettlebern und sieht, daß diese Fettleber nach Insulin momentan verschwindet. Er glaubt dies nicht anders erklären zu können als durch Umbildung des vorhandenen Fettes in Zucker. In diesem Versuch ist kein Beweis gegeben, daß tatsächlich eine Umbildung von Fett und nicht einfach eine Neubildung von Glucogen aus geläufigem Material unter der Insulinwirkung stattgefunden hat.

Es ist bisher nicht gelungen, durch Erforschung des intermediären Stoffwechsels Zwischenglieder, die den Weg der Umformung von Fett in Kohlenhydrat aufzeigen würden, zur Darstellung zu bringen. Im Gegenteil, es hat sich immer klarer erwiesen, daß alle Substanzen, deren intermediärer Abbau über eine Dreierkette von C-Atomen: C—C—C führt, zur Zucker- und Glucogensynthese befähigt sind, während alle Substanzen, deren Abbau nach der von Knoop gefundenen Regel der β-Oxydation über eine Viererkette von C-Atomen: C—C—C—C geht, über Acetessigsäure auf noch nicht geklärte Weise weiter abgewandelt werden. Eines aber steht fest, daß bisher der Beweis fehlt, daß im intermediären Stoffwechsel von den Viererketten ein Weg zum Zucker führt. Die Viererketten sind es aber, die beim Abbau der Fettsäuren mit gerader Kohlenstoffkette, wie sie als einzige Bestandteile der Nahrungsfette vorkommen, im intermediären Stoffwechsel gebildet werden (Magnus-Levy[159], Knoop[160]) und bei intakter Stoffwechsellage vollständig zu CO_2 und H_2O verbrannt werden. Die Viererkohlenstoffketten können nicht weiter abgebrannt werden und gelangen als β-Oxybuttersäure oder Acetessigsäure zur Ausscheidung, wenn die Leber an Glucogen verarmt ist. Dieser Fall tritt ein:

1. beim gesunden Menschen bei Kohlenhydratmangel in der Nahrung;

2. beim schweren Diabetiker, der aus dem Nahrungskohlenhydrat nicht mehr genügend Leberglucogen zu bilden imstande ist.

Der richtige Abbau von Viererketten, d. h. von β-Oxybuttersäure und Acetessigsäure, die im wesentlichen aus dem Abbau der im Fett vorgebildeten Fettsäuren, aber auch von gewissen Eiweißspaltstücken (Leucin, Phenylalanin, Tyrosin) stammen, ist an das Vorhandensein von Leberglucogen geknüpft. Es genügt nicht, daß Kohlenhydrat in den Säften vorhanden ist, es muß in Form von Leberglucogen gegenwärtig sein. Sei es, daß man dies mit der einfachen Formel: „die Fette verbrennen im Feuer der Kohlenhydrate" erklären will, oder daß man wohl richtiger annimmt, daß im Leberglucogen bereits diejenige Form des Zuckers vorgebildet ist, die mit den Viererketten zu einer verbrennbaren Verbindung zusammentritt; immer bleibt das Tertium comparationis das Leberglucogen, das nicht nur die Funktion eines Stapelstoffes, sondern noch eine wichtigere stoffliche Funktion zu erfüllen hat, die in der chemischen Struktur des in ihm enthaltenen Kohlenhydrates gelegen sein dürfte. Insulin macht Leberglucogen und beseitigt dadurch die Ketonurie.

Diesen durchsichtigen Verhältnissen widerspricht Geelmuyden[127]. Er bringt die von Minkowski[161] erstmals aufgestellte, aber später wieder verlassene Hypothese, daß die Ketonkörper eine Zwischenstufe des Fettabbaues auf dem Wege zur Kohlenhydratbildung seien, wieder in Erinnerung und sucht sie zu beweisen[162]. Zunächst führt er eine durchaus hypothetische Formulierung von Ringer[163], der durch eine glucosidische Bindung von Kohlenhydraten an die β-Oxybuttersäure die Art des Zusammengehens von Kohlenhydraten und β-Oxybuttersäure demonstrieren wollte, für die Möglichkeit einer Kohlenhydratbildung aus β-Oxybuttersäure an. Geelmuyden glaubt im Anschluß an Ringer, daß aus

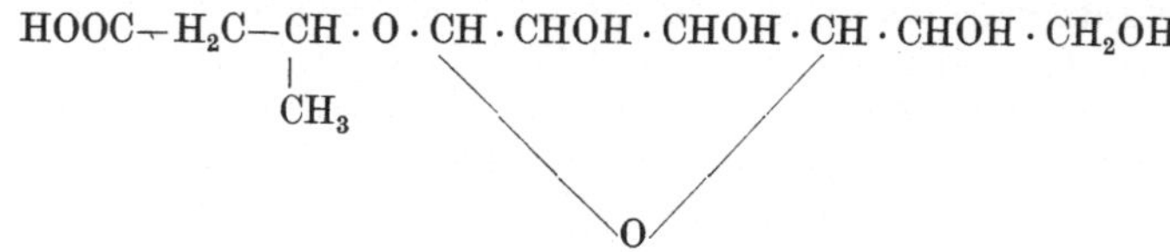

einem derartigen β-Oxybuttersäureglucosid durch Abspaltung einer Methylgruppe und nachfolgende Glucosidspaltung eine zuckerbildende Dreierkohlenstoffkette entstehen könnte. Obgleich das Zustandekommen einer Glucosidbindung in der Leber ein durchaus gangbarer Vorgang des intermediären Stoffwechsels ist, besitzen wir für das Wesentliche des geforderten Prozesses für die Entmethylierung eines derartigen Glucosides im intermediären Stoffwechsel kein Analogon, so daß wir den ganzen Komplex dieses intermediären Vorganges als vollständig unbewiesen und auch als unwahrscheinlich ansehen müssen.

Als entscheidenden Beweis, daß tatsächlich aus β-Oxybuttersäure und Acetessigsäure Zucker entstehen können, führt Geelmuyden Versuche an, in denen er[164] durch Verfütterung dieser Substanzen und durch Gabe von Öl eine Mehrausscheidung von Zucker beim Phlorrhizintier erzielte. Dies verwundert um so mehr, als er kurz vorher feststellte, daß sich alle Autoren darin einig sind, daß Fett keine Steigerung der Zuckerausscheidung beim Diabeteskranken verursacht. Als Bekräftigung seiner Versuchsergebnisse zitiert Geelmuyden ältere Versuche von Baer und Blum[165]. Diese Autoren untersuchten, welche Aminosäuren zu einer vermehrten Ausscheidung der Ketonkörper Veranlassung geben und stellten dies für Buttersäure, Isovaleriansäure, Leucin, Phenylalanin und Tyrosin fest. Aus den Versuchen von Baer und Blum ist zu ersehen, daß tatsächlich beim schweren Diabeteskranken, und nur bei diesem, gleichzeitig mit der durch diese Substanzen hervorgerufenen Steigerung der Ketonkörperausscheidung ein Anstieg der Zuckerausscheidung in manchen Versuchen zu bemerken ist.

Ist diese durchaus nicht regelmäßige Steigerung der Zuckerausscheidung beim schweren Diabetiker durch Belastung mit ketogenem Material, das aus dem Eiweißmolekül stammt, tatsächlich ein Beweis für die Zuckerbildung aus β-Oxybuttersäure? Wir müssen diese Frage verneinen, da beim schweren Diabeteskranken die ketogenen Aminosäuren quantitativ als Ketonsäuren, manchmal sogar über das gegebene Maß im Harn wieder ausgeschieden werden. Es ist unmöglich aus dem äquivalenten Wiedererscheinen der zugeführten Muttersubstanzen als Ketonkörper im Harn eine gleichzeitig auftretende vermehrte Zuckerausscheidung auf eine Synthese aus der gleichen Muttersubstanz zu beziehen. Die Erklärung, daß beim schwer Diabeteskranken unter Umständen eine Überlastung mit ketogener Substanz gleichzeitig einen Anstieg der Zuckerausscheidung zur Folge haben kann, dürfte darin zu suchen sein, daß die Toleranz, d. h. die Fähigkeit zur Leberglucogenbildung durch Überlastung mit ketogener Substanz so stark geschädigt wird, daß als Ausdruck dieser Toleranzverschlechterung gleichzeitig Zucker- und Ketonkörperausscheidung ansteigt, eine Erfahrung, die jeder Arzt bei der Behandlung schwerer Diabeteskranken vor der Insulinzeit vielfach gemacht hat. Nach diesen Befunden und Überlegungen ist es unbewiesen und wenig wahrscheinlich, daß die Ketonkörper ein Zwischenglied der Zuckerbildung aus Fett sind. Man wird gut daran tun, die von Magnus-Levy einerseits und Knoop andererseits begründete Erklärung aufrechtzuerhalten, daß die Ketonsäuren normale Zwischenprodukte des Fettsäureabbaues sind. Diese Zwischenprodukte werden überall da in Erscheinung treten, wo die Leberglucogenbildung aus exogenen oder endogenen Gründen ungenügend ist.

Die Hauptschwierigkeit für die Theorie der Zuckerbildung aus Fett ist die bereits erwähnte Tatsache, daß bei dem Fettsäureabbau Viererkohlenstoffketten und evtl. Essigsäure entstehen, und daß es nach unseren bisherigen Kenntnissen des intermediären Stoffwechsels unmöglich ist, von diesen Stoffwechselzwischenprodukten des Fettsäureabbaues zum Kohlenhydratmolekül, das im intermediären Stoffwechsel nur aus Substanzen mit drei Kohlenstoffatomen aufgebaut wird, zu gelangen. Man möchte einwenden, daß die Bildung von Fett aus Kohlenhydraten sichergestellt ist, und daß der gleiche Prozeß auch reversibel sein muß. Dieser Behauptung ist entgegenzuhalten, daß dieser Prozeß aus so vielen Teilprozessen besteht, daß eine gleichmäßige Reversibilität aller dieser Zwischenreaktionen eine nicht unbedingt notwendige Voraussetzung ist. Wir wissen leider über die Zwischenglieder der als sicher feststehenden Fettbildung aus Kohlenhydrat sehr wenig. In der Regel nimmt man an, daß die Fettsäuren durch Aldolkondensation aus Aldehyden, die beim Zuckerabbau entstehen, nach dem Beispiel des Acetaldehyds sich kondensieren.

$$CH_3 \cdot C\!\!\begin{smallmatrix} H \\ OH \\ OH \end{smallmatrix} + CH_3 \cdot C\!\!\begin{smallmatrix} H \\ \\ O \end{smallmatrix} \longrightarrow CH_3 - CHOH - CH_2 - C\!\!\begin{smallmatrix} H \\ \\ O \end{smallmatrix} + H_2O \; .$$

Würde Zucker aus dem gleichen reversiblen Vorgang aus Fettsäuren entstehen können, so müßten beim Abbau von Fettsäuren Aldehyde in Erscheinung treten. Aldehyde als Abbauprodukte der Fettsäuren sind nach unseren heutigen Kenntnissen aber nicht bekannt und mit dem erwiesenen Vorgang der β-Oxydation nicht vereinbar. Erst wenn experimentelle Grundlagen für die Bildung von Aldehyden beim Fettsäureabbau gewonnen wären, würde die Möglichkeit gegeben sein, den erwiesenen Vorgang der Kohlenhydrat-Fettbildung als eine reversible Reaktion für die Wahrscheinlichkeit der Fett-Kohlenhydratbildung anzuführen.

Diese Forderung scheint durch die interessanten Arbeiten von J. Kühnau[166] erfüllt zu sein. Kühnau erhielt aus frischer Leber eine eiweißfreie Enzymlösung, die aus zugesetzter β-Oxybuttersäure nach Aktivierung mit Methylenblau Bernsteinsäure, Fumarsäure, Äpfelsäure und Acetaldehyd nachweisen ließ. In Spuren konnte er auch Brenztraubensäure und Essigsäure finden. Sollte sich dieser Befund von Acetaldehyd und besonders von Brenztraubensäure als Abwandlungsprodukte der β-Oxybuttersäure weiterhin bestätigen, so wäre ein einwandfreier Hinweis auch experimentell festgelegt, auf welchem Wege aus Fettsäuren sich Zucker bilden könnte.

Eine besonders interessante Hypothese über den Weg, auf welchem ein Umbau des Fettmoleküls zum Zuckermolekül im intermediären Stoffwechsel sich vollziehen könnte, gibt Knoop[167] zur Überlegung. Aus Acetessigsäure entstehen durch Säurespaltung 2 Moleküle Essigsäure,

$$\begin{array}{cc} \text{H} & \text{H} \\ \text{HOOC} \cdot \text{CH} & \text{CH} \cdot \text{COOH} \,. \\ \text{H} & \text{H} \end{array}$$

Durch Dehydrierungsreaktion sollten je ein Wasserstoffatom aus beiden Molekülen Essigsäure entfernt werden und die beiden Essigsäureradikale dann zu Bernsteinsäure zusammentreten,

$$\text{HOOC} \cdot \text{CH}_2 \cdot \text{CH}_2 \cdot \text{COOH}$$

Die Bernsteinsäure würde dann über die β-Oxybernsteinsäure zu β-Ketobernsteinsäure oxydiert,

$$\text{HOOC} \cdot \text{CHOH} \quad \text{CH}_2 \cdot \text{COOH} \,,$$

$$\text{HOOC} \cdot \text{CO} \cdot \text{CH}_2 \cdot \text{COOH} \,.$$

Hierauf würde eine endständige Carboxylgruppe aboxydiert, und es entstünde dann die Brenztraubensäure,

$$\text{HOOC} \cdot \text{CO} \cdot \text{CH}_3 \,.$$

Aus der Brenztraubensäure läßt sich dann ohne Schwierigkeit das Zuckermolekül aufbauen.

Amandus Hahn[97] hat durch Dehydrierung der Bernsteinsäure, die Muskel zugesetzt war, mit Methylenblau als Wasserstoffakzeptor, die Bildung von Fumarsäure und Äpfelsäure nachgewiesen, so daß die Hypothese Knoops durch diese Experimente Hahns im Reagenzglas eine Stütze gefunden hätte. Problematisch bleibt aber nach wie vor, inwieweit Bernsteinsäure sich durch Dehydrierung aus Essigsäure bilden kann. Bernsteinsäure kommt im Organismus vor. Wir wissen aber noch nichts über ihre Entstehungsweise.

Leider besitzen wir, von der durch Dehydrierung entstandenen Bernsteinsäure angefangen bis zur Bildung von Brenztraubensäure, keine experimentellen Grundlagen oder ein Analogon im intermediären Stoffwechsel, so daß die Hypothese Knoops vorläufig, wie der Autor es auch wollte, nur als heuristische Fragestellung angesehen werden kann.

Knoop glaubt in einer persönlichen Mitteilung, daß die Frage der Entstehung der Brenztraubensäure, die in den obigen Gleichungen skizziert ist, schon weiter als zu einem heuristischen Problem gediehen sei, da die Bernsteinsäure von Wieland und B. Fischer[96] am Herzmuskel (inzwischen auch von Amandus Hahn[97] am Skeletmuskel) über die Fumar- und Äpfelsäure abgebaut wurde. Ich muß aber einwenden, daß auch diese Versuche Reagenzglasversuche sind, die wohl die Möglichkeit dieser Umwandlung im Organismus vor Augen führen, nicht aber ihr tatsächliches Vorkommen im Organismus erweisen.

Überblicken wir alle diese Versuche und Überlegungen, welche für die Kohlenhydratbildung aus dem Fettsäureanteil des Fettmoleküls sprechen sollten, so müssen wir sagen, daß wir heute keine einzige experimentelle Grundlage haben, welche die Umwandlung des Fettmoleküls in Zucker im Organismus bewiese. Wir müssen sogar zugestehen, daß es theoretisch unmöglich ist, durch Reaktionen, die im intermediären Stoffwechsel bekannt sind, vom Abbau der Fettsäuren auf die Synthese des Glucosemoleküls zu gelangen.

Lusk sagt: „Ein Bollwerk der Ansicht von der Verwandlung von Fett in Traubenzucker nach dem anderen ist erschüttert worden und sie kann jetzt in das Reich des wissenschaftlichen Aberglaubens verwiesen werden."

Heute, zu einer Zeit, in der die katalytische organische Synthese im Laboratorium uns ungeahnte Möglichkeiten aufdeckt, mag es schwer fallen, dem Organismus Leistungen abzusprechen, die wir im Reagensglas zuwege bringen. Trotzdem dürfen wir eine Umwandlung von Fetten in Kohlenhydrate nicht als Tatsache annehmen, bis eindeutige experimentelle Grundlagen gegeben sind. Die Experimente derjenigen Autoren, welche die Umformung von Fett in Kohlenhydrat zu beweisen glaubten, halten einer Kritik nicht stand.

Neuerdings wurde die Fumarsäure, Bernsteinsäure und Äpfelsäure als Spaltprodukt des Kohlenhydratabbaues bei Rhizopus nigricans (Mucor stolonifer) aufgefunden[168]. Bei den nahen Beziehungen der Fumarsäure zur β-Oxybuttersäure (Wasseraddition oder Abspaltung) könnte hier ein Zwischenglied vom Kohlenhydrat- zum Fettstoffwechsel gefunden sein. Gottschalk[168] glaubte eine Wechselbeziehung zwischen Fumarsäure und Brenztraubensäure bei diesem Schimmelpilz gefunden zu haben. Die Experimente von Gottschalk sind von Ehrlich und Bender[169] widerlegt worden. Solange die Fumarsäure bei diesem Pilz als Kohlenhydratabbauprodukt gefunden wird, im tierischen Stoffwechsel aber nicht entsteht, kann man diesen für den tierischen Organismus abnormen Reaktionsablauf nicht für die Kohlenhydratbildung aus Fett als Beweis anführen. In gleichem Sinne ist auch der interessante Befund von Bloor[170] zu werten, der zeigte, daß im Ahorn aus Äpfelsäure Zucker gebildet wird. Es ist zweifelhaft, ob diese Säuren im Diabetikerurin vorkommen. Starr und Fitz[171] geben an, daß sie im Diabetikerharn vorhanden sind.

Überblicken wir den Mechanismus des Kohlenhydratabbaues in den einzelnen Organen, so scheint die Möglichkeit eines jeweils verschiedenartigen Abbaues gegeben. Besonders scheint der Kohlenhydratstoffwechsel in der Muskulatur eine Sonderstellung einzunehmen. Hier dient der Kohlenhydratabbau lediglich energetischen Funktionen, während in anderen Organen, insbesondere in der Leber, das stoffliche Moment im Vordergrund steht. Das eindrucksvollste Geschehen beim Kohlenhydratabbau ist der Zerfall des Glucosemoleküls ohne Sauerstoffzutritt in zwei Dreierkohlenstoffketten und die mögliche Resynthese des ursprünglichen Moleküls aus diesen Bruchstücken. Ob dieser anoxybiotische Vorgang des Kohlenhydratzerfalls in allen Organen zwangsläufig vor sich geht, erscheint noch unbewiesen. Beim Kohlenhydratabbau in der Muskulatur scheint der Mechanismus der anaeroben Spaltung mit der Muskelarbeit engstens verbunden. Die Milchsäure und wahrscheinlich das instabilere Methylglyoxal stehen im Mittelpunkt dieses Geschehens. Aufbau und Abbau des Zuckermoleküls verlaufen nicht auf getrennten, sondern auf gemeinsamen Bahnen. Die Wege des Zuckerabbaues kreuzen sich mit dem Abbau der Aminosäuren, so daß aus den jeweils aus Kohlenhydraten oder Eiweiß entstehenden Bruchstücken beide Nahrungsstoffe wieder aufgebaut werden können.

Unsere Kenntnisse über die Beziehungen des Nervensystems zum Kohlenhydrathaushalt nahmen ihren Ausgang von den grundlegenden Untersuchungen Claude Bernards. Im Jahre 1855 fand Claude Bernard[172], daß durch einen Stich, der auf die Spitze des Calamus scriptorius am Boden des IV. Ventrikels geführt wurde, bei Säugetieren eine Zuckerausscheidung sich einstellt, die im Verlauf von 1—2 Tagen wieder abklingt. Kommen die Tiere noch im glucosurischen Stadium zur Sektion, so fand man in der Leber wenig Glucogen. Mit diesem Befund steht in Einklang, daß die Piqûre unwirksam ist, wenn die Tiere vor dem Zuckerstich auf kohlenhydratfreie Nahrung gesetzt waren oder durch andere Maßnahmen ihr Glucogenbestand herabgesetzt wurde. Der Zuckerstich wirkt auf die Ausschüttung des Leberglucogens; seine Wirksamkeit ist an einen gewissen Glucogengehalt der Leber gebunden. Claude Bernard und Eckhard[173] und nach ihnen viele Nachuntersucher deuteten den Zuckerstich dahin, daß von der getroffenen Stelle des Zentralnervensystems eine zentrifugale Erregung zur Leber getragen wird, welche in diesem Organ die Glucogenausschüttung veranlaßt. Der Mechanismus des Zuckerstiches wurde viele Jahre später im Jahre 1901 durch die Entdeckung von F. Blum[174], der durch den Extrakt des Nebennierenmarkes, in gleicher Weise wie durch die Piqûre, eine Zuckerausscheidung hervorrief, in neues Licht gerückt. Schon vor der Blumschen Aufdeckung der Nebennierenglucosurie hat man gefunden, daß die durch die Piqûre gesetzte Erregung sich in Bahnen fortpflanzt, welche das Rückenmark durch die siebente vordere Cervicalwurzel verlassen und von dort in der Höhe des Ganglion cervicale inferius in den Grenzstrang des Sympathicus eintreten (Cl. Bernard, C. Eckhard, E. Pflüger). Die Durchschneidung des Halsmarkes hebt aus diesem Grunde die Piqûre auf (Cl. Bernard). H. Freund und F. Schlagintweit[175] wiesen nach, daß die Durchtrennung des Markes bis in die Höhe des fünften Segmentes den gleichen negativen Erfolg für die Piqûre hat. Die Piqûre bleibt ebenfalls wirkungslos, wenn die Nervi splanchnici durchtrennt (es genügt schon die Durchtrennung des linken Splanchnicus) oder wenn die Nebennieren entfernt werden (A. Mayer[176], R. H. Kahn[177], N. C. Borberg[178]). Zum Zustandekommen der Piqûre ist nötig eine Erregung an der Piqûrestelle, eine intakte Bahn, die bis in das fünfte Segment des Brustmarkes führt, der Nervus sympathicus, die Nebennieren und die Unversehrtheit der Nervi splanchnici. Nachdem Blum gezeigt hatte, daß Nebennierenextrakte Glucosurie auslösen, war es naheliegend, das Zustandekommen der Piqûre Claude Bernards auf dem Umweg über die Nebennieren zu erklären. In diesem Sinne sprachen auch die Versuche, in denen nach Unterbrechung des Grenzstranges oberhalb der Nebennieren die Piqûre wirkungslos blieb. Wenn man gesehen hat, daß die Zuckerstichwirkung auch ohne Nebennieren einigemal zustande gekommen ist (P. Trendelenburg und K. Fleischhauer[179]), so sprach auch dieser Befund nicht gegen diesen eben skizzierten Verlauf der Erregungsleitung von der Piqûrestelle aus; er zeigt nur, daß bei der Piqûre noch andere Bahnen in erhöhte Schwingungen versetzt werden, die der Leber von der Piqûrestelle aus ohne den Umweg über die Nebennieren zulaufen. Es ist daher sehr wohl möglich, daß der Leber teils direkte, teils über den Sympathicus und über die Nebennieren geleitete Reize zuströmen. Th. Brugsch, K. Dresel und F. H. Lewy[180] suchten in einer von Lewy gemachten anatomischen Untersuchung die durch den Zuckerstich bewirkten sekundären Veränderungen am verlängerten Mark weiter zu ergründen. Sie fanden, daß die Piqûre durch eine Verletzung im dorsalen Vaguskerne, und zwar in seinem hinteren Drittel ausgelöst wird. Die verletzte Stelle ist der Ort, an dem sowohl die sympathische als auch die parasympathische Innervation ihren Ursprung nimmt.

Diese strenge Lokalisation des „Zuckerzentrums" ist durch die Untersuchungen von F. Hiller[181] und von Fr. Krause[182] erschüttert. Die neuesten Untersuchungen von F. Hiller und von Fr. Krause an meiner Klinik zeigen, daß eine Zuckerausscheidung nicht nur durch die Verletzung einer bestimmten Stelle der Medulla oblongata ausgelöst wird.

Außer der Piqûrestelle hat die hypothalamische Region nervöse Beziehungen zur Zuckerausschüttung (Hypothalamusstich nach B. Aschner[183]). C. de Lange und Lewy haben beobachtet, daß nach Verletzung des vegetativen Oblongatakernes (Piqûre Cl. Bernards) eine retrograde Degeneration zentripetal gelegener Zellen um den III. Ventrikel herum (Nucleus periventricularis) eintritt. Dem subthalamischen Zuckerzentrum sei noch ein weiteres Zuckerzentrum übergeordnet, das nach Brugsch, Dresel und F. H. Lewy in den Stammganglien gelegen sei. Auch für dieses Zuckerzentrum in den Stammganglien sind eindeutige Beweise nicht erbracht. Veränderungen, die bei komatösen Kranken an dieser Stelle gefunden wurden, lassen keine sicheren Schlüsse zu, ob diese Veränderungen dem Koma vorausgingen oder durch das Koma erzeugt wurden. Nach den vorliegenden Befunden ist lediglich festgestellt, daß bei Verletzung verschiedener Teile des Zentralnervensystems Zuckerausscheidung eintritt. Ob die verletzten Hirnteile (Claude Bernard, Aschner) „Zuckerzentren" sind, erscheint fraglich.

Obgleich diese Beobachtungen für eine nervöse Beeinflussung der Glucogenspaltung in der Leber sprechen, so ist doch die Möglichkeit vorhanden, daß die Glucogenspaltung auch durch Momente, die als Begleiterscheinung der nervösen Reizung, besonders der Splanchnici auftreten, hervorgerufen würde. Man glaubte, daß die gleichzeitige Blutdrucksteigerung und die Asphyxie die Ursache der Zuckerausschüttung nach Piqûre und auch nach Splanchnicusreizung sein könnten. Macleod[124] konnte aber zeigen, daß Piqûre und Splanchnicusreizung unwirksam bleiben, wenn die mit den Blutgefäßen eintretenden Lebernerven durchtrennt werden. Damit wäre der endgültige Beweis geliefert, daß die Erregung afferenter Nerven in der Leber die Glucogenspaltung verursacht und daß die Bahnen, auf welchen die Piqûre und Splanchnicusreizung wirksam sind, mit den Gefäßnerven in die Leber eintreten.

Zweifellos kann eine Diastasierung von Leberglucogen durch zentrifugale Reize ausgelöst werden, die dem Willen nicht unterworfen sind. Wir wissen aber, daß auch aus der Bewußtseinssphäre des Großhirns zentrifugale Reize Zuckerausscheidung zur Folge haben können. Hierher gehört der Fesselungsdiabetes von Böhm und Hoffmann, die Zuckerausscheidung nach schweren Verletzungen besonders in Zuständen des Schocks nach Verletzungen (Thannhauser[184]), Blutungen im Großhirn. Die zentrifugalen Bahnen, auf denen die Reize von der Bewußtseinssphäre weitergeleitet werden, kennen wir nicht. Es dürfte aber keinem Zweifel unterliegen, daß als Erfolgsorgane dieser Erregungen des Großhirns, die vegetativen Zentren im Hypothalamus und verlängerten Mark anzusprechen sind. Über den Zusammenhang psychischer Erregungen mit dem richtigen Diabetes mellitus muß späterhin noch gesprochen werden.

Neben diesen vegetativen Ganglienzellen im verlängerten Mark und im Zwischenhirn, deren Erregung die Saccharifizierung des Leberglucogens zur Folge hat, sollen nach Brugsch, Dresel und F. H. Lewy noch im vorderen Teil des vegetativen Oblongatakernes Zellen zu finden sein, welche den Glucogenaufbau in der Leber begünstigen. Dies soll über den Umweg über das Pankreas geschehen. Nach partieller Pankreasentfernung sollen die Zellen im vorderen Teil des vegetativen Oblongatakernes degenerieren. Inwieweit diese Feststellung, die zweifellos erst durch weitere Untersuchungen bestätigt werden müßte, Gültigkeit hat, läßt sich heute noch nicht mit Sicherheit entscheiden. Eine Trennung von sympathischen und parasympathischen Zentralorganen durch operative Eingriffe in den Vaguskern erscheint auch experimentell, bei der Schwierigkeit der Verhältnisse, der Bestätigung zu bedürfen. So schön es auch wäre, die Steuerung des Kohlenhydrathaushaltes vom vegetativen Apparat über den Weg der Nebenniere im Sinne einer Diastase und des parasympathischen Apparates über den Weg des Pankreas im Sinne eines Glucogenaufbaues geschehen zu lassen, so dürfte es nach den neueren Ansichten über das vegetative System nicht haltbar sein, eine derartig extreme funktionelle Trennung des sympathischen und parasympathischen Leitungssystems durchzuführen.

Die endokrinen Funktionen der Nebenniere wie auch des Pankreas stehen zweifellos unter den Impulsen des vegetativen Systems, die auf den beschriebenen Bahnen sich fortpflanzen. Inwieweit aber ein Antagonismus in der Innervation dieser Inkretorgane besteht, ist weder anatomisch noch durch das Experiment erwiesen worden.

Dem Wirkungsmechanismus des Zuckerstiches glaubte man mit der Entdeckung des Nebennierendiabetes nähergekommen zu sein. Man nahm an, daß durch zentrale, auf dem Wege des Sympathicus der Nebenniere zugeleitete Impulse das Adrenalin an das Blut abgegeben würde und auf dem Blutwege eine Diastasierung des Leberglucogens bewirkt werde. Ist die Sekretion von Adrenalin in das Blut die einzige Ursache der Zuckermobilisierung, so muß eine Durchtrennung des Plexus hepaticus bedeutungslos sein. Pearce und Macleod[114] konnten zeigen, daß eine Reizung des Splanchnicus keine Hyperglucämie zur Folge hat, wenn der Plexus hepaticus ohne Schädigung der Nebenniere und ihrer Nerven durchtrennt ist. Stewart und Rogoff[185] hatten bereits früher gefunden, daß durch Splanchnicusreizung ein Anstieg der Adrenalinkonzentration im Nebennierenvenenblut ausgelöst wird. Diese beiden sich anscheinend gänzlich widersprechenden experimentellen Befunde suchte Macleod[114] durch weitere Versuche zu klären, in denen er die Wirkung der Splanchnicusreizung vor und nach der Nebennierenexstirpation verglich. Es zeigte sich, daß die Splanchnicusreizung vor der Nebennierenexstirpation fast in allen Fällen von einer Hyperglucämie gefolgt war, während nach der Entfernung der Nebennieren ein leichter Blutzuckerabfall sich feststellen ließ. Macleod[114] glaubt aus diesen Versuchen schließen zu müssen, daß zum Zustandekommen der nervösen Hyperglucämie sowohl das Vorhandensein der Nebennieren als auch die Intaktheit des Plexus hepaticus wesentlich ist. Zur Erklärung dieses Zusammenhangs setzt er voraus, daß die nervöse Kontrolle des Glucogenspaltungsmechanismus in der Leber von einer bestimmten Adrenalinkonzentration im Blute abhängig ist.

Über die
Konstanz des
Zuckergehaltes
des Blutes. Schon vor Naunyns Zeiten war bekannt, daß im Blute und in den Säften Zucker gelöst sei. Die Angaben über die Höhe der Zuckerkonzentration im Blute waren lange Zeit divergierend. Die hohen Zahlen wurden erst durch eine systematische Methodik korrigiert, die erlaubte Reihenbestimmungen mit kleinen

Mengen auszuführen. An der Ausarbeitung der Methodik der Blutzuckerbestimmungen waren Bertrand[186], Tachau[186], E. Frank[186] und vor allen Dingen I. Bang beteiligt, bis in neuester Zeit, hauptsächlich durch die Methodik von Hagedorn und Jensen[187] ein gewisser Abschluß erreicht wurde. Nach den Untersuchungen der verschiedensten Autoren schwankt der Zuckergehalt des Blutes in nüchternem Zustande gesunder Menschen zwischen 0,07—0,11 %. In höherem Lebensalter sind die Nüchternwerte in der Regel etwas höher, was nach der Ansicht von Ernst Neubauer mit dem Zustand der Niere zusammenhängt. In einer Untersuchung von S. J. Thannhauser und Helene Pfitzer[188] (1913) ist erstmals das Problem aufgeworfen, bei welcher Zuckerkonzentration im menschlichen Blute Zucker im Harn auftritt. Diese Autoren suchten die Frage durch intravenöse Zuckerinjektionen mit Reihenbestimmungen des Blutzuckers nach der Bangschen Methode einer Lösung näherzubringen und fanden keinen einheitlichen Schwellenwert für den Übertritt des Zuckers in den Harn beim Gesunden. In vielen Untersuchungen anderer Autoren wurde die Frage der Nierenschwelle für den Zucker immer wieder diskutiert, ohne daß überzeugende, einheitliche Zahlen für einen Schwellenwert des Normalen gefunden wurden. Das einzige, was die verschiedenen Nachuntersucher feststellten, ist die bereits von Thannhauser und Pfitzer erhobene Eigentümlichkeit, daß beim Normalen die Blutzuckerkurve nach intravenöser Injektion steil ansteigt, nach einer Viertelstunde abgeklungen ist und manchmal unter den Ausgangswert zurückgeht. Beim Nierenkranken ist die Belastungskurve steiler und höher als beim Normalen, beim Leberkranken verläuft sie langgestreckter und beim richtigen Diabetes ganz flach. Auf orale Belastung wurden ähnliche Verhältnisse von Jacobson[189] und vielen späteren Untersuchern gefunden. Die Blutzuckerkurve nach Belastungen hat heute insofern einen diagnostischen Wert, als man bei leichten Fällen von Zuckerharnruhr mit zeitweiser Glucosurie aus der Blutzuckerkurve nach Belastung einen besseren Anhalt hat, als durch die Zuckerausscheidung im Urin.

Die Bestimmungen des Blutzuckers beruhen, wie S. 250 ausgeführt wurde, entweder auf Reduktionsproben, Gärungsproben oder auf Polarisation. Die beiden letzteren Methoden sind aber leider nicht für Reihenversuche geeignet. Keine dieser Methoden sagt etwas über die Art des Zuckers im Blute. Lépine[190] wies wohl zuerst darauf hin, daß Traubenzucker in verschiedenen Formen im Blute vorhanden sei. Er sprach von einem „sucre immédiat", der als Zuckermolekular gelöst ist und einem „sucre virtuel", der erst nach Behandlung mit Säuren oder Invertase nachweisbar wird. Der „sucre virtuel" Lépines, der entweder Polysacchariden oder glucosidischen Körpern entstammen könnte, ist aber der Menge nach so klein, daß er für die Frage des effektiven Zuckergehaltes des Blutes nicht in Betracht zu ziehen ist. Inwieweit der Zucker nur in krystalloider Form in den Säften vorhanden ist, oder ob er auch in anderem Lösungszustande an kolloidale Körper oder Oberflächen gebunden ist, kann wohl dahin beantwortet werden, daß die Hauptmenge in molekularer Lösung sich in den Säften nachweisen läßt. Von besonderer Wichtigkeit ist neuerdings die Frage geworden, ob das als Monosaccharid kreisende Glucosemolekül in einer zu Umsetzungen besser geeigneten Reaktionsform im Blut vorhanden ist. Winter und Smith[191] glauben eine solche reaktionsfähigere γ-Glucose nachgewiesen zu haben. Dieser Befund wurde aber von den meisten Nachprüfern[192] nicht bestätigt. Auch die Lundsgaardsche[193] „Neoglucose" ist bisher als chemischer Körper in keiner Weise identifiziert. Vorläufig ist es nicht gelungen, die Reaktionsform des Traubenzuckers, die zweifellos im intermediären Stoffwechsel eine wichtige Rolle spielt, nachzuweisen. Die als Blutzucker bestimmte Glucosemenge resultiert aus der stabilen Blutdextrose.

Die Frage, in welchem Mengenverhältnis der Zucker im Blute sich auf das Plasma und die roten Blutkörperchen verteilt, ist in einer großen Anzahl von Arbeiten untersucht worden. Es wurde sogar angenommen, daß die roten Blutkörperchen zuckerfrei seien (J. v. Mering, Hamburger). Diese Ansicht erwies sich aber als irrig (L. Michaelis und P. Rona[194]). Neuere Untersuchungen über diese Frage von E. Wiechmann[195] zeigen, daß Blutzuckergehalt in Plasma und Körperchen beim Menschen nicht wesentlich differieren; hingegen zeigen die Erythrocyten mancher Tiergattungen nur einen geringen Zuckergehalt. Für die klinischen Zwecke erscheint es genügend, den Zuckergehalt im Gesamtblut zu bestimmen.

Die in relativ engen Grenzen schwankende Konzentration des Zuckers im Blute hängt von einem sehr feinen Regulationsmechanismus ab, der in seinem nervösen Anteil in jenen Bahnen verläuft, die wir bereits bei der Regulation des Kohlenhydratstoffwechsels besprochen haben. Sie verlaufen in der Medulla nach abwärts, um mit den Fasern des Grenzstranges das Rückenmark zu verlassen. Im Grenzstrang ziehen sie nach abwärts über die Splanchnici zu den beiden Nebennieren, um alsdann mit den Blutgefäßen in das Leberparenchym vorzudringen. In gleicher Weise, wie vegetative Fasern zur Nebenniere gehen, ziehen auch solche zum Pankreas und direkt zur Leber.

Die Einschaltung des Leberglucogenspeichers in das vom Darm her zuströmende Pfortaderblut ermöglicht einen weitgehenden Ausgleich des durch die Nahrung bedingten verschieden starken Zustromes an Zucker. Die großen Schwankungen der Zuckerkonzentration im Pfortaderkreislauf werden dadurch für die anderen Gefäßbezirke ausgeglichen. Pflüger[116] vermutete, daß eine direkte Beziehung des Bedarfs an Kohlenhydrat in der Muskulatur zum Glucogenvorrat in der Leber bestünde. Er meinte, daß durch die Kontraktion der Muskelfaser afferente Impulse ausgelöst würden, die nach dem Zuckerzentrum überströmen und auf diesem Umwege eine Ausschüttung des Leberglucogens verursachen. Es könnten aber auch durch Zersetzungsprodukte, die bei der Muskelkontraktion entstehen, wie z. B. durch die Milchsäure, humorale Zeichen an die Leber weitergegeben werden, die den Zuckernachschub bewirken und die Konzentration des Blutzuckers gewährleisten. Über die Ursache des erregenden Momentes, welches den Antrieb der nervösen Regulation liefert, gehen die Meinungen auseinander. Alle Autoren stimmen aber darin überein, daß humorale Momente die Regulation bedingen. So dachte v. Noorden[197] an die Milchsäure, Elias[198] an gewisse Ionenverschiebungen und L. Pollak[199] an die Konzentration des Blutzuckers selbst. Besonders letztere Annahme gewinnt an Wahrscheinlichkeit, da durch die Höhe des Blutzuckers die Inkretproduktion von Nebenniere und Pankreas beeinflußt werden, so daß bei höherem Blutzuckerspiegel mehr Insulin produziert und bei niederer Blutzuckerkonzentration mehr Adrenalin an das Blut abgegeben würde. Grafe[200] glaubte den Zucker selbst gewissermaßen als Hormon der Insulinproduktion ansehen zu müssen. Es ist dies nichts weiter als eine Umschreibung der von Pollak geäußerten Ansicht, daß höherer Blutzuckergehalt selbsttätig auf dem Umwege über das Inkret des Pankreas zur Glucogenstapelung und damit zur Herabsetzung des Blutzuckers führt. Wir sehen gerade bei der Blutzuckerregulation, wie innig nervöse Regulation und Inkretproduktion zusammenhängen, ohne daß wir mit Sicherheit sagen können, wie der ganze Mechanismus der Regulation zeitlich in sich abläuft.

Adrenalinhyperglucämie und -glucosurie. In engstem Zusammenhang mit der auf nervösem Wege ausgelösten Hyperglucämie und Glucosurie steht der durch Adrenalininjektionen hervorgerufene Anstieg des Blutzuckers mit gleichzeitiger Zuckerausscheidung. Die glucosurische Eigenschaft des Nebennierenextraktes wurde von Blum[201] im Jahre 1901 aufgedeckt. Die Konstitution der wirksamen Substanz des Nebennierenextraktes, des Adrenalins, wurde durch Friedmann und Takamine aufgeklärt.

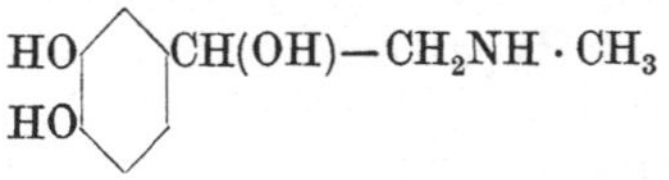

$$\text{HO}\!\!-\!\!\langle\text{C}_6\text{H}_3\rangle\!\!-\!\!\text{CH(OH)}\!-\!\text{CH}_2\text{NH}\cdot\text{CH}_3,\ (\text{HO})$$

Stolz[204] führte die erste Synthese dieses Stoffes aus. Eine ähnliche Wirkung wie dem Adrenalin kommt auch anderen sympathicomimetischen Substanzen zu, die dem Adrenalin konstitutionell nahestehen. Blum hatte bereits vermutet, daß Adrenalinglucosurie und Piqûre die Diastasierung des Leberglucogens auf den gleichen nervösen Bahnen auslöse. Die späteren Untersucher A. Mayer[176], Borberg[178] und Kahn[177] bestätigten diese Auffassung, da nach Nebennierenexstirpation bei Kaninchen, trotz Glucogenreichtums der Leber, der Zuckerstich wirkungslos blieb. Ferner wurde von diesen Autoren festgestellt, daß der Zuckerstich die Reaktion der chromaffinen Körper der Nebenniere auf Chrom aufhebt. Den Untersuchern, welche glaubten, die Gleichsinnigkeit der Piqûre und der Adrenalinhyperglucämie auf Grund des Ausbleibens einer Vermehrung des Adrenalingehaltes des Blutes ablehnen zu müssen, muß man entgegenhalten, daß es bis heute keinen zuverlässigen quantitativen Nachweis des Adrenalins im Blute gibt. Von Bedeutung sind die Einwände von Stewart und Rogoff[185] gegen die Ansicht, daß Piqûre und Adrenalinglucosurie auf den gleichen Bahnen verlaufen. Diese Autoren fanden, daß trotz Nebennierenexstirpation, die unter besonderen Kautelen gemacht wurde, der Piqûre mit einigen Ausnahmen immer eine Glucosurie folgte. Die Versuche von Stewart und Rogoff dürften aber nur zeigen, daß von der Piqûrestelle aus auf zwei Wegen Glucosurie zu erzeugen ist: entweder durch direkte Wirkung auf die Leber, wie wir bereits bei der Piqûre diskutiert haben, oder auf dem Umweg über die Nebenniere. Für den Mechanismus der Adrenalinwirkung sind die Versuche von Macleod und Pearce[114] von Wichtigkeit, welche nachwiesen, daß Splanchnicusreizung ohne Wirkung bleibt, wenn die Nervenverbindung der Nebenniere zur Leber trotz Intaktheit der Nebennieren zerstört wird. Dieses Ergebnis würde scheinbar den Schluß rechtfertigen, daß die gesteigerte Adrenalinsekretion ins Blut an sich keine Glucosurie verursachen könne, da ja Stewart und Rogoff gezeigt haben, daß auf Splanchnicusreizung eine Adrenalinausschüttung erfolgt. Zwei experimentelle Befunde scheinen sich zu widersprechen: einerseits Splanchnicusreizung nach Nebennierenexstirpation: keine Hyperglucämie (Christie, Pearce und Macleod[205]), andererseits Splanchnicusreizung bei intakten Nebennieren, aber durchtrennten Lebernerven ohne Einwirkung auf den Blutzucker. Für den Mechanismus der Adrenalinwirkung muß also die Intaktheit der Nebenniere und des Plexus hepaticus vorhanden sein. In neueren Versuchen in dieser Frage untersuchte Macleod[114] den Blutzuckerspiegel, nachdem er den Plexus hepaticus durchtrennt und auch die Nebennieren entfernt hatte. Bei intakter Nebenniere und Plexusreizung am peripheren Ende fand er Anstieg des Blutzuckerspiegels; nach Nebennierenexstirpation und der gleichen Plexusreizung eher einen Abfall des Blutzuckerspiegels. Nach diesen Versuchen ist zum Zustandekommen der Adrenalinhyperglucämie die Intaktheit des Plexus hepaticus erforderlich und die Unversehrtheit der Nebenniere von Bedeutung.

In welcher Weise die sympathischen Endorgane in der Leber durch das Adrenalin die Diastasierung des Glucogens bewirken, ist noch nicht eindeutig klargestellt. Die alte Ansicht von Bang, daß das Adrenalin eine quantitative Vermehrung der vorhandenen Diastase verursache, hat sich nicht beweisen lassen. E. Neubauer[206] glaubt, die diastatische Eigenschaft des Adrenalins auf seine

Gefäßwirkung und eine damit verbundene merkwürdige venöse Stase in der Leber zurückzuführen. Die venöse Hyperämie wäre dann durch eine Asphyxie des Lebergewebes verursacht. Auch diese Auffassung hat wenig Wahrscheinlichkeit für sich, da die venöse Hyperämie nicht bei allen Tieren, die auf Adrenalin eine Hyperglucämie bekommen (Schildkrötenleber; H. Elias[198]), beobachtet wird. Elias[198] und seine Mitarbeiter haben versucht, die Adrenalinwirkung in der Leber auf eine Verschiebung des Säuren-Basen-Gleichgewichtes zurückzuführen. Tatsächlich ist nach Adrenalininjektion das Kohlensäurebindungsvermögen im Blut herabgesetzt. Es scheint aber zweifelhaft, inwieweit diese Verschiebungen im Ionenmilieu in der Leber in ihrer Auswirkung auf das Blut die Ursache der Adrenalinwirkung oder ihre Folge sind. Auch die Versuche von Snyder, Martin und Levin[207] glauben der Adrenalinwirkung eine Veränderung der H·-Ionenkonzentration in der Leber supponieren zu müssen, ohne daß eindeutige, genetische Zusammenhänge offenbart wurden.

Die subcutane Adrenalininjektion führt immer zur Hyperglucämie und fast immer zur Glucosurie. Bei wiederholten Einspritzungen kann die glucosurische Wirkung ausbleiben, der Blutzucker steigt aber immer an. Merkwürdig ist die Beobachtung von Pollak[208], daß man bei protrahierten kleinen, allmählich sich steigernden Adrenalingaben, trotzdem das Leberglucogen bis auf Spuren verschwunden war, immer noch Glucosurie herbeiführen kann. Dieser Autor konnte sogar bei Hungerkaninchen bei Zufuhr von Adrenalin nicht nur Glucosurie, sondern auch trotz Adrenalin gewisse Mengen von Glucogen in der Leber nachweisen. Bei allmählichem Einschleichen von Adrenalin in den Organismus scheint eben nicht nur der Glucogen mobilisierende Apparat in Bewegung gesetzt zu werden, sondern auch gewissermaßen die Synthese des Glucogens durch den Schwund des Leberglucogens angeregt zu werden. Man kann aber deshalb nicht, wie v. Noorden es tut, das Adrenalin als mächtiges Erregungsmittel der Glucogenbildung und nicht nur als Glucogenzerstörer, ansehen. Das Adrenalin hat mit der Neubildung des Glucogens gar nichts zu tun; es hat scheinbar der durch das Adrenalin verursachte Leberglucogenschwund einen indirekten Einfluß auf die fermentativen Vorgänge der Leberglucogensynthese. Wahrscheinlich wird nach Adrenalin durch den dauernd erhöhten Blutzucker die Inkretproduktion des Pankreas angeregt.

Subcutane Injektion von Adrenalin in üblichen therapeutischen Mengen von $^1/_2$—1 mg führt zu einer kurzdauernden Steigerung des Blutzuckers, der meistens nach 30—60 Minuten sein Maximum erreicht und nach 4—5 Stunden wieder abgeklungen ist. Die Steigerung des Blutzuckers nach den üblichen therapeutischen Gaben kann bis zu 100% betragen. Bemerkenswert ist, daß der Blutzuckerwert nach dem Abklingen der Adrenalinhyperglucämie unter seinen Ausgangswert zurückgehen kann (Brösamlen[209]), wie wir dies bei intravenöser Zufuhr von Dextroselösung ohne Adrenalin gesehen haben. Wie oben bereits bemerkt, ist das Zurückgehen des Blutzuckerspiegels unter den Anfangswert nach der Adrenalinhyperglucämie ein Zeichen für die Reizwirkung des erhöhten Blutzuckergehaltes auf die Inkretproduktion des Pankreas. Die Adrenalinwirkung auf das Niveau des Blutzuckers und die Glucosurie ist bei den verschiedenen Individuen nicht einheitlich. Bei neurotischen Personen (Billigheimer[210]) findet man bei Adrenalingaben den höchsten Anstieg der Hyperglucämie. Calciumgaben verstärken die Adrenalinwirkung (Bäumer). Es gibt zweifellos besonders adrenalinempfindliche Personen, die schon auf die kleinsten Gaben Blutdrucksteigerung und Hyperglucämie bekommen.

Die orale Gabe von Adrenalin ist hinsichtlich des Zuckergehaltes des Blutes nahezu wirkungslos, da die größten Mengen des Adrenalins im Magen-Darm-Kanal verändert werden. Merkwürdigerweise kann man trotz der Veränderung, den der größte Teil des Adrenalins bei peroraler Zufuhr erleidet, gewisse Mengen im Urin nachweisen, ohne daß bei oraler Gabe eine Adrenalinwirkung zu verzeichnen gewesen wäre.

Zusammenfassend läßt sich über die Adrenalinglucosurie sagen, daß ihr Mechanismus sehr ähnlich dem der Piqûre ist, daß aber die durch die Piqûre gesetzten Erregungen des sympathischen Systems nicht nur über die Nebenniere, sondern auch direkt zur Leber gehen können. Zweifellos ist die Verzuckerung des Leberglucogens über das Nervensystem auszulösen; dem widerspricht nicht, daß Inkretorgane auf humoralem Wege die gleiche Wirkung hervorrufen können. Nervensystem und Inkretorgane sind ein funktionelles Ganzes, das nicht parallel, sondern hintereinandergeschaltet ist.

Die Medikation von Schilddrüsensubstanz in der klinischen Medizin hat zur Entdeckung geführt, daß nach längerer Gabe von Thyreoidin Hyperglucämie und Zucker im Harn auftritt. Meistens ist dies nur eine vorübergehende Erscheinung, manchmal aber ist die Thyreoidingabe das auslösende Moment für einen richtigen Diabetes. C. v. Noorden glaubt wohl mit Recht, daß bei diesen Fällen bereits ein latenter Diabetes vor der Schilddrüsenmedikation bestanden hat. Bei endogener Hypersekretion der Schilddrüse, beim Hyperthyreoidismus und beim Basedow, sind die Angaben über die Blutzuckerwerte schwankend. Wir haben immer gefunden, daß beim ausgesprochenen Basedow erhöhter Blutzucker bei nüchternem Zustand bestand, und daß bei Belastung mit Kohlenhydraten, sowohl beim hyperthyreoiden Individuum wie erst recht beim ausgesprochenen Basedow, mit geringeren Gaben von Kohlenhydrat Glucosurie zu erzeugen ist als beim Normalen. Weder die Zuckerbelastung noch die Bestimmung des Nüchternblutzuckers lassen aber einen Schluß auf den Grad der Hyperthyreose zu.

Über den Mechanismus der Schilddrüsenhyperglucämie sind die Ansichten verschieden. Die einen glauben, daß die Hyperglucämie beim Basedow durch die gleichzeitig bestehende Tonussteigerung im sympathischen System hervorgerufen sei, während von Noorden die Auffassung diskutiert, daß durch die Schilddrüse auf das Pankreas eine Einwirkung im Sinne der Verringerung der Inkretproduktion ausgelöst werden könne. Eine dritte Auffassung besagt, daß das Thyreoidin eine Wirkung auf den Wassergehalt und den physikalischen Zustand der Zelle habe und dadurch auch eine Wirkung auf den Glucogenbestand gewisser Organe ausgeübt werden könne. Die klinische Erfahrung spricht mehr für die erst diskutierte Auffassung, die Tonussteigerung im sympathischen System als Ursache der Thyreoidinhyperglucämie anzusehen. Sei es, daß diese Tonussteigerung auf dem Umweg über die Nebenniere zu einer Adrenalinausschüttung führt, sei es, daß sie direkt auf die Leberzellen einwirkt. Wir sehen immer häufiger, wenn auch in anderer Art, besonders bei Frauen im Klimakterium, die Beziehungen der Schilddrüse zur Nebenniere (Kropf, Blutdrucksteigerung) und stehen nicht an, auch die Thyreoidinhyperglucämie als einen, wenn auch andersartigen Ausdruck der Zusammenhänge dieser beiden inkretorischen Drüsen anzusprechen.

Bei der Unterfunktion der Schilddrüse, beim klinischen Bilde des Myxödems, finden wir niedrige Blutzuckerwerte und erhöhte Toleranz bei oraler Belastung mit Zucker und Stärke. Auch bei thyreopriven Tieren nach der Operation geht der Blutzuckerspiegel unter Umständen auf unternormale Werte zurück. Schilddrüse und Nebenschilddrüse sind in ihrem Mechanismus auf den Blutzuckerspiegel entgegengesetzt (R. Hirsch [211]).

Die Beobachtung, daß bei Hypophysenerkrankungen, besonders bei Erkrankungen mit akromegalen klinischen Erscheinungen Hyperglucämie und Zucker

Einwirkung anderer inkretorischer Drüsen auf den Blutzuckerspiegel.

Thyreoidea und Blutzucker.

Hypophyse und Blutzucker.

19*

im Harn gefunden wurde, hat auf die Beziehungen der Hypophyse zum Blutzucker hingewiesen. Es wurden immerhin beträchtliche Steigerungen des Blutzuckers bis zu 50% beobachtet. Bei Tieren wurde auch nach dauernder subcutaner Injektion von Hypophysenextrakt Hyperglucämie und Zuckerausscheidung gesehen. Allerdings fehlt es auch nicht an widersprechenden Angaben. Es dürfte dieser Widerspruch im wesentlichen durch die Verschiedenheit der injizierten Präparate und auf individuelle Verschiedenheiten zurückzuführen sein. Bemerkenswert ist, daß auch nach elektrischer Reizung der Hypophyse (H. Cushing[212]) Hyperglucämie einsetzt. Für den Mechanismus der Hypophysenhyperglucämie sind zwei Auffassungen möglich. Nach der einen könnte die Hypophyse direkt auf humoralem Wege auf die Nebenniere oder das Pankreas einwirken, oder die Hypophyse kann bei Überproduktion ihres Inkretes auf die vegetativen Zentren im Zwischenhirn einen über das Normale hinausgehenden Reiz ausüben. Bei Tumoren könnte auch durch Fernwirkung ein Reiz in die hypothalamische Region gesetzt werden. Für jede dieser Ansichten lassen sich Beweise ins Feld führen; besonders die Übersekretionstheorie mit ihrer Auswirkung auf die vegetativen Zentren der subthalamischen Region hat viel Bestechendes für sich. Man könnte auch die Neigung zur Glucosurie während der Schwangerschaft mit ihrer funktionellen Vergrößerung der Hypophyse hierher zählen, wenn nicht gerade diese Form der Glucosurie meistens normale Blutzuckerwerte zeigen würde. Es ist aber kein Grund zur Annahme einer besonderen Art von hypophysärem „Diabetes" (Brugsch[213]) vorhanden, da es sich meist nur um eine vorübergehende Störung des Kohlenhydratstoffwechsels, die mit dem eigentlichen Diabetes nur wenig Gemeinschaft hat, handelt. Interessant ist die Tatsache, daß bei Unterfunktion des Hypophysenvorderlappens sowohl bei Zwergwuchs als auch bei adiposo-genitaler Fettsucht, im Gegensatz zu den Befunden bei Unterfunktion der Schilddrüse, kein Absinken des Blutzuckerspiegels statthat. Der Mechanismus der Hypophysenglucosurie ist, wie wir gesehen haben, ein ganz anderer als bei der Schilddrüse. Von besonderem klinischen Reiz sind jene seltenen Fälle von Diabetes insipidus, die mit Glucosurie einhergehen. Die Hyperglucämie sowohl wie die Zuckerausscheidung bei diesen Patienten ist eine geringe; meistens gelingt es durch geringe diätetische Maßnahmen, die Zuckerausscheidung hintanzuhalten, während die Polyurie weiterbestehen bleibt.

Nach den vorliegenden Befunden ist es schwer zu beurteilen, ob die Zuckerausscheidung bei manchen hypophysären Störungen immer durch die Korrelation der Hypophyse mit anderen inkretorischen Drüsen bedingt ist. Es hat mehr Wahrscheinlichkeit, daß die erwähnten Erkrankungen der Hypophyse mit gleichzeitiger Hyperglucämie und Glucosurie durch ihre lokalen Beziehungen zu den vegetativen Zentren in der subthalamischen Region als durch eine Korrelation mit anderen Inkretorganen verursacht werden.

Eine große Zahl von chemischen Substanzen bewirkt Anstieg des Blutzuckers und Glucosurie. Die Erscheinungen sind bei den meisten Substanzen die gleichen wie beim Adrenalin, nur nicht so heftig, so daß sie meistens der Beobachtung entgehen. Auch ihr Wirkungsmechanismus dürfte wie beim Adrenalin in einer Beeinflussung der sympathischen Nerven zu suchen sein. L. Pollak[199] hat in seinem Aufsatz über Hyperglucämie die verschiedenen Hyperglucämie erzeugenden Substanzen zusammengestellt. Das Auftreten von Hyperglucämie und Glucosurie wurde beobachtet nach Strychnininjektionen (Langendorff[214], Bang[189] und Steenström[217]), nach großen Gaben von Coffein und Diuretin, wahrscheinlich auch nach anderen Körpern der Methylxanthinreihe, ferner nach Morphin. Fast alle narkotischen Substanzen erzeugen Hyperglucämie. Beobachtet wurde Erhöhung der Blutzuckerkonzentration bei: Äther, Chloroform, Chloralhydrat,

Wirkung verschiedener organischer Substanzen und anorganischer Salzlösungen auf den Blutzucker.

Urethan, Paraldehyd; lediglich bei akuter Alkoholvergiftung scheint dies nicht der Fall zu sein (Oppermann[215]). Der Mechanismus dieser Art von Hyperglucämie nach Narkoticas ist trotz der verschiedensten Untersuchungen nicht klargestellt. Das Wahrscheinlichste ist, daß auch diese Hyperglucämie auf dem Umwege über das Nervensystem zustande kommt, doch könnten hier auch Einwirkungen auf den kolloidalen Zustand der Zelle als Ursache angesprochen werden. Dieser letztere Mechanismus ist wohl die Ursache für die Steigerung der Blutzuckerkonzentration nach der Infusion der verschiedensten Salzlösungen.

Die Salzglucosurie wurde wohl zuerst von Bock und Hoffmann[216] für Kochsalz beobachtet, ist aber später von den verschiedensten Untersuchern für die meisten hypertonischen Salzlösungen gefunden worden. Ähnlich wie die Salzhyperglucämie ist die Erhöhung des Blutzuckerspiegels nach Zufuhr von Säuren, welche erstmals von Pavy[186] beschrieben wurde, zu bewerten. Elias[198] konnte nachweisen, daß schon bei Eingabe verdünnter Säure durch den Magen, und zwar in therapeutischen Dosen, Hyperglucämie auftritt. Nach seinen Untersuchungen wirkt die Säurezufuhr direkt auf das Leberglucogen ein und schädigt den physikalisch-chemischen Zustand der Leberzelle. Salzhyper-
glucämie.

In der experimentellen Medizin hat die Hyperglucämie nach Asphyxie eine Reihe von Untersuchern beschäftigt. Es wurde untersucht, ob der Sauerstoffmangel oder die Kohlensäureanhäufung zur Hyperglucämie führt. Merkwürdig ist, daß die Übertragung des Blutes erstickter Tiere beim normalen Tier Hyperglucämie hervorruft. Obgleich nach Untersuchungen von Pollak[199] zentral ausgelöste Reize für den Mechanismus der Asphyxiehyperglucämie ausschlaggebend sein sollen, scheint doch auch hier eine direkte Einwirkung von Kohlensäure und anderen Stoffwechselprodukten auf den physikalischen Zustand der Zelle von Bedeutung zu sein (Macleod[114]).

Für den Kliniker ist es von Bedeutung, zu wissen, daß nach Entziehung größerer Blutmengen ebenfalls der Blutzuckerspiegel steigt. Beim Menschen wird nach Entzug von ca. 300—500 ccm Blut (C. v. Noorden[217]) Hyperglucämie hervorgerufen. Die Aderlaßhyperglucämie setzt sofort nach der Blutentziehung ein und ist nach einigen Stunden abgeklungen. Wahrscheinlich ist sie durch Wasserentzug des Gewebes bedingt, wodurch Änderungen im physikalisch-chemischen Zustand der Lebergewebszellen und anderer Glucogenspeicher hervorgerufen werden. Es könnte aber auch die Vasokonstriktion, die nach einem Aderlaß einsetzt, in ihrer Auswirkung auf den Tonus des vegetativen Systems als ätiologischer Faktor für die Aderlaßhyperglucämie angesehen werden. Aderlaßhyper-
glucämie.

Die bisher beschriebenen Formen der Hyperglucämie sind teils durch endogene Ursachen (endokrine Drüsen, nervöse Einwirkungen, Asphyxie), teils durch exogene Einwirkung (Pharmakas, Narkose, Salze, Aderlaß) verursacht. Ihnen allen gemeinschaftlich ist das Parallellaufen von Hyperglucämie und Glucosurie. Durch die Entdeckung von v. Mering[218] im Jahre 1886 kennen wir eine Substanz, das Phlorrhizin, die den Übertritt von Zucker in den Harn ohne Ansteigen des Blutzuckers bewirkt. Es sind beim Phlorrhizindiabetes Blutzuckerwerte beschrieben, die sogar unternormal sind. Läßt man den Hund gleichzeitig hungern, so sinkt der Blutzucker auf besonders niedere Werte (Frank und Isaac[219]). Das Phlorrhizin ist das Glucosid des Phloretins. Phlorrhizin-
diabetes.

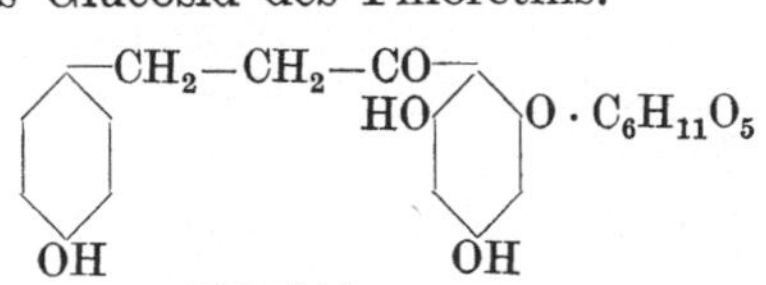

$$\overset{\displaystyle -CH_2-CH_2-CO-}{\underset{\underset{\text{OH}}{\bigcirc}}{\bigcirc}} \quad \overset{HO}{\underset{\underset{\text{OH}}{\bigcirc}}{\bigcirc}} O \cdot C_6H_{11}O_5$$

Phlorrhizin

Das Phlorrhizin kommt in der Wurzelrinde von Kernobstbäumen (Apfel-, Birnen-, Kirschen-, Pflaumen-) vor. 1 g des Phlorrhizins pro Kilogramm Körpergewicht bei Hunden injiziert, erzeugt eine außerordentlich starke Zuckerausscheidung. Die Glucosurie dauert so lange, als Phlorrhizin gegeben wird. Sie klingt nach kurzer Zeit wieder ab. Aus diesem Grunde kann man auch ohne ernstlichen Schaden Phlorrhizin beim Menschen geben. Es reagieren nicht alle Menschen gleichartig auf das Phlorrhizin; nervöse, gravide und thyreotoxische Individuen scheinen besonders stark anzusprechen (L. R. Grote). Merkwürdigerweise ist die Zuckerausscheidung beim Diabeteskranken auf Phlorrhizin unabhängig von der Schwere der Erkrankung (M. Rosenberg[220]). Das Phlorrhizin verarmt den Organismus an Zucker. Es kommt zu vollständigem Glucogenschwund in der Leber und anderen Organen, so daß zur Aufrechterhaltung der Organtätigkeit Zucker aus anderen Quellen neu gebildet werden muß. Über die Größe der Zuckerneubildung (Gluconeogenie) ist viel gestritten worden und besonders der Quotient D : N als Beweis für die Quelle, aus welcher der neugebildete Zucker entstehen soll, angeführt worden. Die Angaben über den Quotienten D:N bei Phlorrhizinglucosurie schwanken von 2,8 : 1 (Macleod[114]), 3,75 : 1 (Lusk[221]) und in neueren, sehr eingehenden Untersuchungen von Janney[119] 3,43—3,6 : 1. Besonders diese letzteren Untersuchungen von Janney zeigen, daß der bei Phlorrhizintieren ausgeschiedene Zucker, sowohl bei Hunger als auch bei Eiweiß- und Fettfütterung, lediglich sich aus den Eiweißbausteinen ableitet. Man muß allerdings C. v. Noorden Recht geben, der den Wert des D:N für den Beweis der Herkunft der ausgeschiedenen Zuckermengen anzweifelt. Es kann kein Zweifel sein, daß auch beim Phlorrhizindiabetes Zucker verbrannt wird, der im Quotienten D : N nicht in Rechnung steht. Die gefundenen Quotienten sind aber so niedrig, daß sie noch einer reichlichen Verbrennung von Kohlenhydrat Raum geben und nicht berechtigen, eine andere Quelle als das Eiweiß für den Nachschub von Zucker bei der Phlorrhizinglucosurie anzunehmen (s. S. 269). Die Zahlen von Pflüger und Junkersdorf[115], welche einen hohen D : N (19,7; 14,6) ergaben, gingen von falschen Voraussetzungen bei der Berechnung der Versuche aus.

Die Phlorrhizinglucosurie ist für das Studium des Diabetes mellitus von großer Bedeutung, weil hier wie dort eine Verarmung der Leber an Glucogen auftritt. Wir sehen deshalb auch bei lange dauerndem Phlorrhizindiabetes ähnliche Störungen des Abbaues gewisser Spaltprodukte des Eiweißes und der Fettsäuren (β-Oxybuttersäure und Acetonkörper) auftreten, wie sie beim richtigen Diabetes beobachtet werden. Diese Störung des Fettsäureabbaues ist, wie später ausführlich diskutiert werden soll, die Folge der Verarmung der Leber an Glucogen.

Wenngleich der schwere Phlorrhizindiabetes äußerlich eine gewisse Ähnlichkeit mit dem echten Diabetes mellitus haben kann (hohe Zuckerausscheidung, Ketonkörperbildung, Abmagerung), so sind doch beide Störungen in ätiologischer Beziehung vollständig verschieden. Diese Verschiedenheit zeigt sich in der Zuckerkonzentration des Blutes. Wie eingangs schon erwähnt, sind beim Phlorrhizindiabetes im Gegensatz zum richtigen Diabetes normale und subnormale Blutzuckerwerte die Regel. Diese Feststellung hat bereits den Entdecker v. Mering und auch Minkowski zu der Annahme geführt, daß die glucosurische Wirkung des Phlorrhizins eine Nierenwirkung sei. Zuntz[222] führte folgenden eindeutigen Versuch aus. Er spritzte einem Hund das Phlorrhizin in eine Nierenarterie und fing den Urin der beiden Nieren gesondert auf. Die Niere, in welche das Phlorrhizin injiziert war, schied früher Zucker aus. Das Phlorrhizin wirkt auf irgendeine Weise auf die Nierenzellen ein, daß sie ihre Fähigkeit, den Zucker im Blut zurückzuhalten, verlieren. Die Zuckerausscheidung beim Phlorrhizintier ist nicht als einfache Filtration, sondern als Sekretion anzusprechen (Nishi[223]). Das

Gefälle des Zuckers nach dem Harn zu ist beim Phlorrhizintier so stark, daß weder Adrenalin noch andere Eingriffe, die eine Hyperglucämie erzeugen, den Blutzucker anreichern können. Frank und Isaac[219] glauben, daß beim Phlorrhizintier der Zucker nicht nur durch die Niere ausgeschieden, sondern auch aus Eiweißstoffen in der Niere neu gebildet würde. Obgleich die Auffassung des Phlorrhizindiabetes, als renal bedingt, durch das Verhalten des Blutzuckers an Beweiskraft gewinnt, haben doch verschiedene Autoren experimentelle Befunde beigebracht, die zeigen, daß das Phlorrhizin auch auf andere Organe einwirkt. So zeigte Underhill[224], daß nach Ausschaltung beider Nieren Phlorrhizin Hyperglucämie macht. Andere Autoren (A. Epstein und G. Baehr[225]) bringen Beweise für eine Einwirkung des Phlorrhizins auf das Leberglucogen. Zweifellos ist ein wesentliches Moment für die Phlorrhizinglucosurie die Einwirkung dieses Stoffes auf die Niere. Es scheint aber, daß auch andere Zellen, die Zucker zu speichern imstande sind, in erster Linie die Leber, durch Einwirkung des Phlorrhizins ihren Zucker an das Blut abgeben, der dann durch die Nieren ausgeschieden wird. Es ist aber unrichtig, lediglich von einer erhöhten Durchlässigkeit der Nierenzelle für den Zucker unter Phlorrhizineinwirkung zu sprechen, da die Zuckerausscheidung mit einer außerordentlichen Konzentrationssteigerung des Zuckers im Harn einhergeht. Die Phlorrhizinwirkung ist, auch wenn man physikalisch-chemische Wirkungen auf die Zelle selbst diesem Stoff zuschreibt, bis heute vollständig ungeklärt; sicher ist nur, daß sie in ihrem Mechanismus nicht mit der Störung des echten Diabetes mellitus zu vergleichen ist. Es sei aber bereits hier erwähnt, daß es auch beim Menschen Störungen gibt, bei denen niedere Blutzuckerkonzentration und Zuckerausscheidung im Harn gefunden werden (sog. renaler Diabetes, s. S. 373).

Bereits bei Bouchardat, dem Klassiker des Diabetes, findet man den klaren Hinweis, daß das Pankreas mit dem wahren Diabetes mellitus etwas zu tun habe. Im Jahre 1889 machten Minkowski und v. Mering[226] die grundlegende Entdeckung, daß die totale Exstirpation des Pankreas bei Hunden zur Zuckerausscheidung führt und ein Krankheitsbild hervorruft, das in allen seinen Zügen dem menschlichen Diabetes gleicht. Im gleichen Jahre veröffentlichte de Dominici[227] Experimente über Pankreasexstirpation und beobachtete ebenfalls Zuckerausscheidung. In der Durcharbeitung seiner großen Entdeckung konnte Minkowski für die Frage des Diabetes und der damit verbundenen Störung des Gesamtstoffwechsels in allen wichtigen Punkten neue Gesichtspunkte beibringen. Die Krönung der Entdeckung von Minkowski und v. Mering bedeuteten die im Jahre 1922 von Banting und Best[228] ausgeführten Untersuchungen über die Darstellung des wirksamen Inkretes des Pankreas.

Minkowski stellte fest, daß die partielle Exstirpation des Pankreas keinen Diabetes hervorruft, wenn mehr als ein Zehntel der Drüse im Körper belassen wurde. Minkowski wies nach, daß weder die Unterbindung der äußeren Sekretion der Drüse, noch die Schädigung der an die Drüse heranziehenden Nerven für die bei vollständiger Exstirpation der Drüse auftretende Zuckerharnruhr verantwortlich zu machen sind; lediglich der Ausfall von neun Zehntel der Drüsensubstanz macht Diabetes mellitus beim Hunde. Viele Autoren versuchten zunächst die Versuche Minkowskis nachzuprüfen. Die Resultate waren widersprechend, da es den wenigsten gelang, das Pankreas vollständig herauszunehmen. Jeder, der sich mit der Operation befaßt hat, kennt die große technische Schwierigkeit ihrer Ausführung und bewundert das große operative Geschick Minkowskis, dem die Operation auf Anhieb gelang. Minkowski konnte fernerhin zeigen, daß der Diabetes nach Pankreasexstirpation ausblieb, wenn man ein großes Stück der Drüse außerhalb der Bauchhöhle einpflanzte. Mit diesem

Versuch war die Inkretnatur des vom Pankreas erzeugten antidiabetischen Stoffes erwiesen. An Parabiosetieren zeigten später Hédon[229] und Forschbach[230], daß der Diabetes ausblieb, wenn nur bei einem Parabiosepaarling das Pankreas vollständig entfernt wurde. Einen sehr interessanten Befund konnte Biedl[231] beibringen, indem er Chylus und Lymphstrom nach außen leitete und so Zuckerausscheidung hervorrief (durch Chylus und Lymphe werden wahrscheinlich große Mengen von Pankreasinkret abgeführt).

Der Pankreasdiabetes setzt meistens sofort nach der Operation ein und ist nach zweimal 24 Stunden vollständig. Auch bei kohlenhydratfreier Nahrung scheiden die Pankreastiere dauernd Zucker aus und werden ketonurisch, d. h. sie scheiden β-Oxybuttersäure, Acetessigsäure und Aceton in größeren Mengen aus. Die Hunde gehen an einem komaähnlichen Zustand zugrunde. Läßt man das Eiweiß aus der Nahrung fort, so tritt ein enormer Eiweißzerfall bei gleichzeitiger Glucogenverarmung der Leber ein. Es wird reichlich Zucker aus Eiweiß gebildet. Über den Quotienten D : N existieren verschiedene Zahlen; die ersten Angaben von Minkowski schwanken zwischen 1,7—2,8. Die meisten Zahlen sind deshalb nicht zu verwerten, weil gleichzeitig Kohlenhydrat zugeführt wurde. Auf den Quotienten selbst ist aus früher angeführten Gründen kein entscheidender Wert zu legen, da die Zuckerverwertung auch beim pankreaslosen Tiere nicht vollständig aufhört.

Wird das Pankreas nur teilweise exstirpiert oder einzelne kleine Drüsenstücke (Greffe sous-cutanée) unter die Haut eingenäht, so entwickelt sich ein leichter Diabetes. Diese Form des leichten Pankreasdiabetes wurde von Sandmeyer[232] (sog. Sandmeyerdiabetes) und später von F. M. Allen[233] studiert. Bei verschiedenen Tierarten gestaltet sich die Pankreasexstirpation verschieden, da das wichtige Inkretorgan, die Langerhansschen Inseln, in ihrer Anordnung bei den einzelnen Tierarten beträchtlich differieren. So sehen wir bei Fischen Inselorgane und eigentliches Pankreasdrüsengewebe getrennt. Bei Kaninchen läßt sich wegen der merkwürdigen Topographie des Pankreas bei diesen Tieren kein Diabetes erzeugen. Unterbindet man den Pankreasausführungsgang, so atrophiert das Drüsengewebe und die Langerhansschen Inseln bleiben zurück. Aus derartigen Drüsen, bei denen der Ausführungsgang unterbunden war, haben Banting und Best zuerst das wirksame Hormon isoliert.

Durch die Pankreasexstirpation ist dauernd der Zuckergehalt des Blutes erhöht. Die Höhe des Blutzuckers bei Pankreasdiabetes ist abhängig von der Nahrung. Auch Eiweißgabe führt zur Steigerung des Blutzuckers. Die Glucogenablagerung in der Leber geht nach Pankreasexstirpation stark zurück und verschwindet bei gänzlicher Exstirpation der Drüse. Merkwürdigerweise findet man nach Lävulosegabe (Minkowski) im Vergleich zu Traubenzucker auch nach Pankreasexstirpation noch eine relativ größere Fähigkeit der Leberglucogenbildung. Es mag dies an der chemischen Konstitution der Lävulose, die leichter Glucogen bildet, gelegen sein. Gleichzeitig mit dem Schwinden des Leberglucogens setzt eine Verfettung der Leber ein. Die Verfettung hat ihre Ursache in der Zuwanderung von Fett aus den peripheren Fettdepots. Nach Wertheimer[158] kann die Fettzuwanderung durch einen Schnitt im Rückenmark zwischen erstem und siebentem Brustwirbel blockiert werden. Der Befund Wertheimers, daß Fettlebern nach Insulin ihr Fett verlieren, darf nicht als Beweis für die Umwandlung von Fett in Kohlenhydrat angesehen werden, da sich lediglich durch Insulin neues Glucogen an Stelle des Fettes setzt. Über das Material, aus dem das neugebildete Glucogen entstanden ist, kann aus diesen Versuchen kein bindender Schluß gezogen werden. Die chylöse Beschaffenheit des Blutserums bei Pankreasdiabetes ist im Sinne einer Fettwanderung zur Leber aufzufassen.

Bei vollständiger Pankreasexstirpation kommt es beim Hund zur Ketonurie. Die Angaben, daß die Hunde nach Pankreasexstirpation keine so starke Ketonkörperausscheidung haben, als man nach der Schwere des Pankreasdiabetes erwarten könnte, erklärte man durch die Annahme, daß die Ketonkörperbildung nach Fett- und Eiweißkost beim Hund nicht so sehr an den Kohlenhydratabbau geknüpft ist wie beim Menschen. Die geringere Ketonurie beim Hund nach Pankreasentfernung dürfte aber viel eher durch den Umstand zu erklären sein, daß beim Pankreasdiabetes im Gegensatz zum menschlichen Diabetes die Fettresorption erheblich gestört ist; dadurch gelangt weniger Fett in den intermediären Stoffwechsel und die anfallenden ketogenen Substanzen sind geringer. In diesem Sinne sprechen auch Untersuchungen von F. M. Allen[233], der zeigte, daß bei partieller Pankreasexstirpation, bei der noch erheblich Pankreasspeichel in den Darm ergossen wird, die Ketonurie erheblich größer ist als bei vollständiger Pankreasexstirpation.

Adrenalin bewirkt bei pankreaslosen Tieren eine Ausschwemmung des letzten Restes von Glucogen aus der Leber (M. Doyon[234], Eppinger, Falta und Rudinger[235]). An überlebenden Lebern von Kaltblütern fand E. J. Lesser[236] und auch Pollak[237] eine leichtere Diastasierung des Glucogens, besonders nach Adrenalingaben. Die Sonderstellung des Muskelglucogens nach Adrenalinzufuhr beim pankreaslosen Kaltblüter wurde von Lesser[236] beobachtet. Merkwürdig ist auch, daß bei Durchströmungsversuchen pankreasloser Frösche eine Leberglucogenbildung zu erzielen ist, während in Lebern pankreasdiabetischer Warmblüter (H. Barrenscheen[238]) ein Glucogenansatz nicht erzeugt werden konnte. Diese Befunde zeigen deutlich, daß zum Studium der Diabetesfragen der Kaltblüterorganismus sich nicht eignet.

Embden und Isaac[239] haben erstmals nach Intermediärprodukten des Zuckerabbaues in den Organen nach Pankreasexstirpation gesucht. Sie fanden, daß die Leber pankreasdiabetischer Hunde Dextrose in geringerem Maße zu Milchsäure abbaut, daß sogar die Durchströmung mit Zuckerlösung die Diastasierung von Resten von Leberglucogen hervorruft. C. v. Noorden glaubt aus diesen Versuchen den Schluß ziehen zu dürfen, daß Zuckerdurchströmung am diabetischen Organ eine Überproduktion von Zucker auslöse, indem aus der vorhandenen Milchsäure mehr Zucker als sonst gebildet würde. Uns scheint, daß das geringere Auftreten von Milchsäure in der mit Zuckerlösung durchströmten Leber des pankreaslosen Tieres anzeigt, daß Milchsäure in der Leber erst gebildet werden kann, wenn die Bildung von Leberglucogen vorausgegangen ist. Im gleichen Sinne spricht auch, daß mit dem Aufhören der Milchsäurebildung aus Leberglucogen die Ketonkörperbildung ansteigt. C. v. Noorden[217] sagt, „daß alles, was die Milchsäurebildung in der Leber anregt, der Acetessigsäurebildung entgegenarbeitet; Milchsäurebildung und Acetessigsäurebildung sind in der Leber gleichsam Konkurrentinnen". Uns scheint der Nachdruck weniger auf der Konkurrenz der beiden Vorgänge zu liegen, als auf der gemeinschaftlichen Ursache. Ist Leberglucogen vorhanden, so wird Milchsäure gebildet und gleichzeitig die ketogene Substanz durchgebrannt; ist weniger Leberglucogen vorhanden, so wird weniger Zucker in der Leber zu Milchsäure abgebaut, es entstehen geringere Mengen Milchsäure, die ketogene Substanz kann infolge des mangelnden Leberglucogens und seiner Abbauprodukte nicht vollständig durchgebrannt werden; es entstehen reichlich Ketonkörper. Die Theorie der Ketonkörperbildung wird später noch ausführlich abgehandelt (s. S. 308).

Die Hyperglucämie ist, wie oben bereits ausgeführt, eines der wichtigsten Symptome des Pankreasdiabetes. Der Überschuß des Zuckers im Blute rührt wahrscheinlich davon her, daß bei mangelndem Pankreasinkret der Zucker nicht

als Leberglucogen zurückgehalten wird. Exstirpiert man nun einem pankreaslosen Tiere auch die Leber, wie dies neuerdings Mann und Magath[240] getan haben,
so sinkt der Blutzucker ebenso, wie wenn man die Leber allein exstirpiert. Aus
dieser Tatsache sind die verschiedensten Schlüsse gezogen worden. Man könnte
glauben, daß bei fehlendem Pankreasinkret trotz Leberausschaltung sich Zucker
im Blute anhäufen müsse; dieser Schluß ist aber durchaus nicht zwingend. Es
ist noch durchaus unbewiesen, daß die Zuckerverbrennung in anderen Organen,
besonders im Muskel vom Pankreasinkret abhängig ist und daß der Zuckerverbrauch in anderen Organen im Gegensatz zur Leber zwangsläufig die Glucogen-
stufe durchlaufen muß. Es ist möglich, daß der Zuckerabbau besonders in der
Muskulatur zwar über das Glucogen sich vollziehen, aber auch durch Veresterung
des Zuckers mit Phosphorsäure (Lactacidogen) bewerkstelligt werden kann.
Der Zuckerabbau in der Muskulatur dürfte also auch nach Pankreasexstirpation
weitergehen. Entfernt man aus dem Organismus auch die Leber, das Organ
der Zuckerneubildung und der Zuckerspeicherung, so wird bei fortbestehen-
dem Zuckerverbrauch ein Mangel an Zucker, eine Hypoglucämie in Erscheinung
treten müssen. Gegen diese Auffassung würden auch die Versuche von Burn
und Dale[241] keinen Beweis bilden, da diese Autoren nur zeigten, daß die Zuckerverbrennung in der Peripherie unter Insulin erhöht ist, was unserer Auffassung
nach nur anzeigt, daß auch in der Peripherie Insulin eine Glucogenbildung verursacht, daß aber dessen ungeachtet der Zuckerabbau in der Muskulatur im Gegensatz zur Leber nicht nur über die Vorstufe des Glucogens, sondern auch über
die Zuckerphosphorsäureester gehen kann.

Über die Ursache des Pankreasdiabetes machten die Entdecker v. Mering
und Minkowski bereits die Annahme, daß das Pankreas eine Substanz ins Blut
abgäbe, deren Gegenwart für den Zuckerverbrauch unerläßlich ist. C. v. Noorden
schloß sich der Auffassung der französischen Autoren (Chauveau und Kaufmann, Hédon[229]) an, die der ursprünglichen Annahme von v. Mering und Minkowski eine Deutung gaben, welche die Entdecker des Pankreasdiabetes niemals
gebilligt haben. C. v. Noorden glaubt, daß das Pankreasinkret der Glucogenmobilisierung entgegenarbeite und gewissermaßen ein Dämpfer der Adrenalinwirkung
sei, eine Auffassung, die zunächst sehr viel Bestechendes hat. Bei der Besprechung der Theorie des Diabetes und der Insulinwirkung wird das Für und Wider
der Noordenschen Ansicht ausführlich zu besprechen sein. Hier sei nur so viel
gesagt, daß Nebenniereninkret und Pankreasinkret keine direkten Antagonisten
sind. Das Nebenniereninkret hat mit der diastatischen, der zuckermobilisierenden
Wirkung der Leberzelle zu tun, während das Pankreasinkret kein Antagonist
der Leberdiastase ist, sondern ein Hormon, das den Aufbau des Leberglucogens,
also einen synthetischen Vorgang auslöst. Zweifellos wird beim Fehlen des
synthetischen Vorganges und des ihn auslösenden Hormones das Adrenalin eine
stärkere Auswirkung auf den diastasierenden Vorgang haben, weil die der Mobilisation entgegengesetzte Funktion der Synthese nicht zustande kommt. Diese
stärkere Wirkung des Adrenalins ist aber nicht in dem Wegfallen einer durch das
Pankreas ausgelösten Dämpfung, d. h. einer Antidiastase zu erblicken.

So widerstreitend die Theorien über den Pankreasdiabetes auch sein mögen,
das Fundamentale der Entdeckung von v. Mering und Minkowski bleibt bestehen, daß nach vollständiger Ausschaltung des Pankreas ein Krankheitsbild zustande kommt, das dem menschlichen Diabetes vollständig gleicht.

Versuche
zur Pankreashor-
mongewinnung. Die Entdeckung des Pankreasdiabetes und die von den Entdeckern
v. Mering und Minkowski gegebene Erklärung, daß vom Pankreas ein Stoff
ins Blut abgegeben werde, der für die Zuckerverbrennung unerläßlich sei,
veranlaßte bereits Minkowski, diese Substanz aus dem Pankreas herzustellen

und ihre therapeutische Verwertbarkeit zu prüfen. Diesem Forscher ist es nicht gelungen, Extrakte herzustellen, von denen irgendeine Heilwirkung zu sehen war. Seit der Entdeckung des Pankreasdiabetes haben die Versuche, aus dieser Drüse die wirksame Substanz herauszuholen, nicht mehr geruht. Nahe am Erfolg waren Blumenthal[242] und Zülzer[243]. Zülzer erzielte bereits mit Pankreasextrakten bei diabetischen Patienten Verminderung von Glucosurie und Ketonurie. Merkwürdig mutet es an, wenn man die Arbeit von Forschbach[244] aus der Minkowskischen Klinik liest, der mit Zülzerschen Pankreasextrakten gearbeitet hat. In Forschbachs Versuchen wurde vollständige Zuckerfreiheit und starke antiketogene Wirkung bei schwer Diabeteskranken erzielt; jedoch traten bei fast allen Versuchen toxische Erscheinungen und hohes Fieber auf. Es ist unerklärlich, warum Forschbach die antiglucosurische Wirkung der Toxizität des Präparates und nicht dem Hormongehalt zuschrieb. Jedenfalls müssen die Erscheinungen des Fiebers und der Anaphylaxie in den Forschbachschen Versuchen sehr groß gewesen sein, da unmittelbar nach diesen Versuchen weitere Prüfungen des Zülzerschen Extraktes am Menschen unterblieben. Zülzer selbst hat noch weitere Reinigungsversuche gemacht und gelangte zu Extrakten, die zu Krampfanfällen führten, welche irrtümlicherweise ebenfalls als toxische Symptome gedeutet wurden. Es fehlt eben bei den Zülzerschen Untersuchungen das Wesentliche, die systematische Auswertung auf den Blutzucker. Die Versuche, ein Pankreashormon darzustellen, wurden später in Amerika von Murlin[245] aufgenommen. Auch dieser Forscher gelangte zu Extrakten, die auf die Glucosurie wirksam waren. Murlin ging jedoch verschiedene Irrwege, so daß er nicht zur vollen Auswertung seiner Versuchsergebnisse kam. Erst der systematischen Arbeit von Banting und Best[228] ist es geglückt, aus dem Pankreas ein für die Therapie brauchbares Hormonextrakt herzustellen. Was die Versuche von Banting und Best von allen vorhergehenden heraushebt, sind zwei Voraussetzungen, von denen diese beiden Forscher ausgingen.

Darstellung des Insulins.

1. Banting und Best gingen von der Überlegung aus, daß das Trypsin das Pankreashormon zerstöre und deshalb bei der Darstellung möglichst frühzeitig ausgeschaltet werden müsse.

2. Die methodische Anordnung, den Extrakt an dem Blutzuckergehalt der Versuchstiere als Test für die Wirksamkeit des Extraktes zu benutzen. Es würde hier zu weit führen, die verschiedenen Versuche zu erörtern, welche Banting und Best ausführten, um Eiweiß und Trypsin aus den Extrakten auszuschalten. Nachdem zuerst Banting salzsäurehaltigen Alkohol zur Extraktion verwandte, benutzte Collip[246] später nur mehr Alkohol in verschiedenen Konzentrationen, für die Großdarstellung nahm man[247] 95proz. Aceton, das leicht mit Essigsäure auf 0,1% angesäuert war. Die verschiedenen, wiederholt fraktionierten Extrakte wurden im Vakuum oder warmem Luftstrom eingeengt, bis nach wiederholter Aufnahme in Alkohol eine praktisch eiweiß- und trypsinfreie Flüssigkeit resultierte, deren Hormongehalt durch die Wirkung auf den Blutzucker ausgewertet wurde.

Als Insulineinheit wird ein Drittel der Menge definiert, die den Blutzucker eines Normalkaninchens von 2 kg Gewicht, welches 24 Stunden kein Futter erhalten hatte, innerhalb von 3 Stunden bis zur Krampfgrenze herabsetzt.

Insulineinheit.

In neuester Zeit glaubte Abel[248], das Hormon krystallisiert zu haben. Eine Bestätigung konnte bisher von den Nachprüfern (Freudenberg[249]) nicht erbracht werden. Über die chemischen Eigenschaften des Hormons ist man noch vollständig im unklaren. Es scheint nur so viel festzustehen, daß das Hormon wahrscheinlich Peptidnatur hat, da es durch proteolytische Fermente, wie Trypsin, Papain und Erepsin, zerstört wird. Über die Bausteine dieses hypothetischen

Chemische Eigenschaften des Insulins.

Peptids ist man noch ganz im unklaren. Man vermutet nur wegen des Schwefelgehaltes der Pankreasextrakte, daß ein Paarling Schwefel enthält. Es ist naheliegend, eine Beziehung zu einem Abkömmling des Cystins anzunehmen, da wir bisher im Organismus nur diesen schwefelhaltigen Eiweißbaustein kennen.

Wirkung des Insulins auf den Blutzucker und den Gehalt des Blutes an Acetonkörpern.

Macleod[114] und seine Schüler haben die Wirkung des Insulins bei pankreaslosen Tieren in besonders eingehender Weise studiert. Sie gingen dabei in folgender Weise vor: Nach der Pankreasexstirpation wurden die Tiere zunächst mit Insulin wieder aufgefüttert, damit die Insulinwirkung an relativ in gutem Allgemeinzustande befindlichen Tieren studiert werden konnte. Bei den in der folgenden Kurve von Macleod wiedergegebenen Resultaten wurde dem Versuchstier 6 Wochen vor dem Versuche das Pankreas herausgenommen und fortlaufend mit Insulin die Erscheinungen des Diabetes zurückgedrängt, so daß das Tier Fett ansetzte. 3 Tage vor dem Versuche wurde das Insulin abgesetzt, so daß sich die Erscheinungen des Pankreasdiabetes voll ausbildeten. Morgens wurden 20 Einheiten Insulin gegeben und nach 50, 70 und 100 Minuten das Blut auf Zucker-, β-Oxybuttersäure und Phosphate untersucht. Auf dieser Kurve ist ersichtlich, daß der Abfall des Blutzuckers den Abfall der Blutphos-

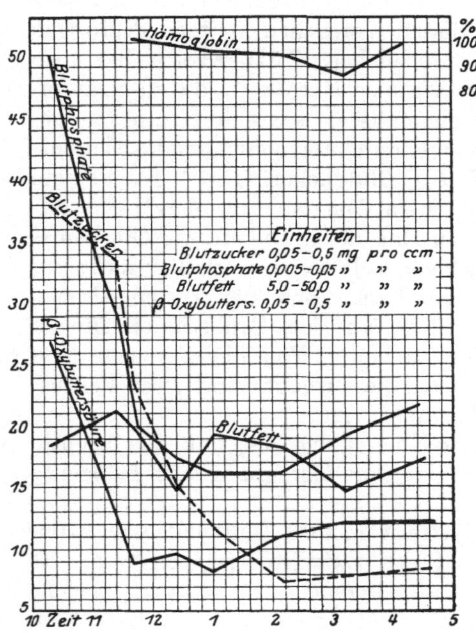

Abb. 69. Kurve der Insulinwirkung auf die Blutbestandteile pankreasexstirpierter Hunde (Chaikoff, Macleod, Markowitz und Simpson. Americ. journ. of physiol. 1925).

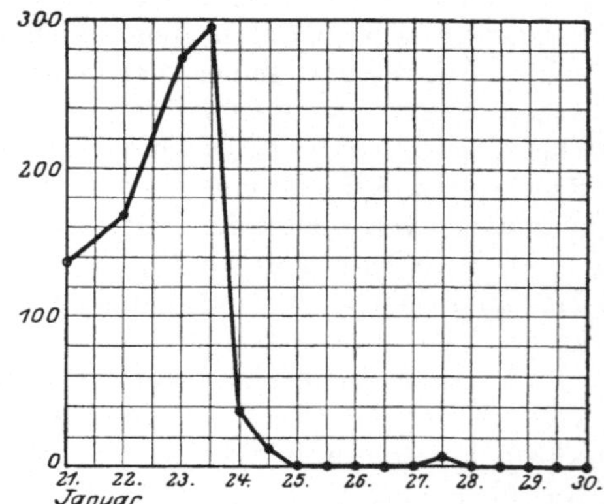

Abb. 70. Aufhören der Ketonurie nach Verabreichung von Extrakt (Banting, Best, Collip, Campbell und Fletcher: Can. med. ass. journ. Bd. 22, S. 141. 1922).

phate und der β-Oxybuttersäure überdauert. Die Schwankungen im Blutfettgehalt sind nicht besonders eindeutig. Der Auffassung, daß bei fetten Tieren der Hungerblutzucker eine Beziehung der Zuckerbildung aus Fett anzeigen würde, kann man nicht ohne weiteres beipflichten. Aus dieser Kurve geht eindeutig hervor, daß das Insulin gleichsinnig auf den Blutzucker- und den Ketonkörpergehalt einwirkt, d. h. daß mit Schwinden des Blutzuckers, was einer Verwertung der Glucose gleichzusetzen ist, die Ketonkörper verschwinden. Gerade dieser Parallelismus von Zurückgehen von Ketonkörpern in Relation zum Blutzucker ist eine Stütze der Auffassung, daß durch das Insulin der Zucker für den pankreasdiabetischen Organismus wieder verwertbar wird. Vorläufig mag dahingestellt bleiben, auf welchem Wege der Zucker durch Insulin wieder verwertbar gemacht wird. Gleichzeitig mit dem Zurückgehen der Ketonkörper im Blut sinkt auch die Ketonkörperausscheidung im Urin ab. Folgende Tabelle

Tabelle (nach Macleod).
Zucker- und Ketonkörperausscheidung bei pankreaslosen Hunden.

Datum		Insulin	Gesamte Urinausscheidung ccm	Gesamte Traubenzuckerausscheidung g	Gesamte Ketonkörperausscheidung mg	Bemerkungen
6. Januar		nein	1000	29,7	100	—
7. „	vorm. .	„	375	28,4	187	Blut-Z 0,350 %
7. „	nachm.	ja	—	—	—	Blut-Z 0,085 %
8. „	„	nein	425	4,25	nichts	—
9. „	„	„	325	9,95	„	—
10. „	„	„	370	9,60	„	—
11. „	„	„	275	25,2	34	—
12. „	„	„	325	25,4	55	—
13. „	vorm. .	„	750	18,0	114	—
13. „	nachm.	ja	—	—	—	—
14. „	„	„	600	8,0	nichts	—

gibt einen Versuch wieder, den J. B. Collip[246] bei pankreaslosen Tieren ausführte. Interessant ist, daß die Zuckerausscheidung bereits wieder ansteigt, bevor Keton- körper im Urin auftreten. Diese Erscheinung kann als Beweis dafür angeführt werden daß eine Ketonurie ausbleibt, solange Leberglucogen in größerer Menge vorhanden ist. Durch die Insulingabe ist scheinbar so viel Leberglucogen ge- bildet worden, daß auch nach Entziehung des Insulins genügend Leberglucogen vorhanden ist, um für das Abbrennen der ketogenen Substanzen vorzuhalten. Mit weichender Toleranz, d. h. mit weichendem Leberglucogenvorrat und Leber- glucogenbildungsvermögen, tritt auch in diesem Versuche wieder Ketonurie auf, die auf abermalige Insulindarreichung prompt zurückgeht. In Parallele mit der Verminderung der Ketonkörper im Blut erzeugt auch das Insulin einen Anstieg der Alkalireserve. Die durch die Ketonsäuren beanspruchten Alkalimengen werden wieder verfügbar und treten als Carbonate in Erscheinung.

Wirkung auf die Zucker- und Ketonkörperausscheidung.

Die von Minkowski gemachte Beobachtung, daß pankreaslose Hunde nur Spuren von Leberglucogen enthalten, ist eine der grundlegendsten Beob- achtungen des experimentellen Diabetes. Auch bei Fütterung großer Trauben- zuckermengen kann ein Glucogenansatz nicht erzwungen werden. Im Gegenteil, die Toleranz, i. e. Leberglucogenbildung, wird durch die übermäßige Belastung noch mehr strapaziert. Collip[246] beobachtete erstmals, daß nach gleichzeitiger Gabe von Insulin und Traubenzucker bei pankreaslosen Tieren erhebliche Mengen von Glucogen gebildet werden. Die folgende Tabelle von Macleod zeigt ein-

Wirkung auf das Leberglucogen.

Tabelle (nach Macleod).

Datum	Tage nach Pankreasexstirpation	Insulin- Zuckertage	Leberglucogen %
24. Februar 1922	7	5	12,58
14. Januar 1922.	4	weniger als 1	2,70
28. April 1922 .	3	2	11,40
2. Mai 1922 . .	5	1	4,80

deutig die Wirkung des Insulins bei gleichzeitiger Zuckergabe auf das Leber- glucogen. Für die Theorie der Insulinwirkung, die später noch ausführlich be- sprochen werden soll, ist die Bildung von Leberglucogen von prinzipieller Be- deutung (s. S. 388). Sowohl für die Zuckerverwertung wie auch die damit zusammen- hängende Verbrennung ketogener Substanz dürfte die Bildung von Leber- glucogen nach Insulindarreichung den entscheidenden Hinweis der ursächlichen

Vorgänge abgeben. Bemerkenswert ist, daß die Leberglucogenbildung beim pankreaslosen Tiere (Hund und Katze, Cori[250]) sich auch vollzieht, ohne daß gleichzeitig größere Zuckermengen gereicht wurden. Es kann also der im diabetischen Organismus angehäufte Zucker oder aus Eiweiß neugebildeter Zucker in Leberglucogen übergeführt werden. Für den Wirkungsmechanismus des Insulins wichtig ist die Beobachtung, daß bei pankreaslosen Hunden nach Insulingabe der Glucogengehalt der Gewebe, zuvörderst der Muskulatur und des Herzens, sich nicht wesentlich ändern. Es soll sogar nach Cruickshank[251], bestätigt durch Macleod[114], der Glucogengehalt des Herzens pankreasloser Tiere eher größer als kleiner sein als der von normalen Tieren. Unter diesem Gesichtspunkt sind die Veränderungen des Glucogengehaltes der verschiedenen Gewebe nach Insulingaben mit größter Vorsicht zu bewerten.

So eindeutig die Angaben der verschiedenen Autoren über die Anreicherung der Leber mit Glucogen oder über die Bildung von Glucogen nach Insulindarreichung beim pankreaslosen Tier sind, so widersprechend sind die Versuche mit Insulin auf die Bildung von Leberglucogen bei normalen Tieren. Mc Cormick und Macleod[252] fanden, daß Insulin- und gleichzeitige Kohlenhydratzufuhr das Leberglucogen bei normalen Tieren nicht vermehrte. Die Untersucher glauben, daß Leberglucogen wohl im Überschuß gebildet, aber durch den gleichzeitig durch Insulin hervorgerufenen Glucosehunger der Gewebe wieder mobilisiert wird. Dudley und Marrian[253] erzeugten bei gut genährten Tieren durch Insulin Krämpfe und ließen die hypoglucämischen Symptome möglichst kurz bestehen. Merkwürdigerweise soll sich bei diesen Tieren wohl eine Verminderung des Muskelglucogens, aber reichlich Leberglucogen gefunden haben. Lesser[254] und seine Mitarbeiter untersuchten ebenfalls die Insulinwirkung bei gesunden Tieren. Sie fanden, wie die übrigen Untersucher, daß der Zucker unter Insulin sehr rasch aus der Blutbahn verschwindet, und daß die Bildung von neuem Leberglucogen bei gesunden Tieren unter Insulin keine dauernde ist. Jedenfalls geht aus diesen Untersuchungen hervor, daß man im Gegensatz zum pankreaslosen Tier beim gesunden Tier die durch Insulin erzeugte Hypoglucämie nicht allein auf einen synthetischen Vorgang, die Leberglucogenbildung, zurückführen kann, sondern daß erhebliche Mengen von Zucker aus dem Blut dadurch verschwinden, daß sie an die Gewebe herangebracht werden. Die Form, in welcher der Zucker unter Insulinwirkung den Geweben zugeführt wird, ob als Glucogen oder in Form einer sonstigen Zwischenstufe, ist vollständig ungeklärt.

Untersuchungen, die den Zweck hatten, die Einwirkung des Insulins auf den postmortalen Glucogenschwund zu untersuchen, kamen eindeutig zu negativen Resultaten (Macleod[114], Collazo[255]).

Die Einwirkung des Insulins auf hyperglucämische Zustände nichtpankreatogener Natur (Piqûre, Adrenalin, Asphyxie) wurden von Noble und O'Brien[256] studiert. Eindeutig brachte Insulin bei allen diesen Formen der Hyperglucämie den Blutzucker unter Aufrechterhaltung des Glucogenbestandes der Leber zum Absinken.

Noble und Macleod[257] und Issekutz[258] untersuchten das Glucogenbildungsvermögen der Leber mittelst Durchströmungsversuche des Organes unter Insulinzusatz. Am überlebenden Organ wurde im Gegensatz zu den Versuchen am lebenden Tier unter Insulin keine Einwirkung auf die Glucogenbildung gefunden. Um so überraschender waren die Ergebnisse von Brugsch[259] und seinen Mitarbeitern, daß im Leberbrei normaler und mit Insulin behandelter Tiere sich Unterschiede hinsichtlich des Glucogenaufbaues finden sollten. Wurde durch eine Leberbreiaufschwemmung eines mit Insulin behandelten Hungertieres Sauerstoff geleitet, so fand sich nach der Bebrütung weniger Zucker als vorher, und die entstandene Milchsäuremenge war nicht groß genug, um die verschwundene Zuckermenge zu decken. Im Leberbrei normaler Tiere ohne Insulin soll bei Abwesenheit von Sauerstoff ein Zuckeranstieg, bei Anwesenheit von Sauerstoff ein Zuckerabfall festzustellen sein. Diese Autoren glauben auf Grund dieser Versuche, die Wirkung des Insulins in einer Beschleunigung der oxybiotischen Phase der Zuckerspaltung zu erblicken. Im Laboratorium Macleods wiederholte Chaikoff[124] die Untersuchungen von Brugsch und Mitarbeitern, ohne ihre Befunde bestätigen zu können. Alle Versuche, die an überlebenden Organen oder in Organbreien durch Insulin Veränderungen des Zuckerstoffwechsels erzielt zu haben glauben, scheinen mit größter Vorsicht zu werten zu sein. Zusammenfassend läßt sich über die Glucogenbildung in der Leber durch Insulin sagen, daß ein Unterschied zwischen der Insulinwirkung bei normalen und pankreaslosen Tieren besteht. Normale Tiere zeigen nach Insulin trotz Sinkens des Blutzuckers keine eindeutige Vermehrung des Leberglucogens, bei pankreaslosen Tieren ist der Anstieg des Leberglucogens nach Insulin auf ein Vielfaches von allen Untersuchern eindeutig bestätigt.

Versuche, den Betrag des Traubenzuckers, der durch Insulin zur Verwertung gebracht werden kann (das Glucoseäquivalent des Insulins), durch Versuche an pankreaslosen Tieren zu berechnen, sind von verschiedenen Autoren gemacht worden (Frank M. Allen[260]). Obgleich das Äquivalent bei manchen Tieren scheinbar konstant ist, zeigt sich doch, daß es bei gleichbleibender Kohlenhydrateinfuhr bei kleinen Insulingaben höher ist als bei großen. Das Kohlenhydratäquivalent wird sicher auch schwanken, je nachdem vorher Insulin verabreicht wurde oder nicht. Es wird weiterhin verschieden sein je nach dem jeweiligen Funktionszustand kleiner vorhandener Pankreasreste. Der Vorschlag, das Insulin nach Glucoseäquivalenten zu testieren, erscheint aus diesen unklaren Versuchsvoraussetzungen für nicht glücklich. Die Berechnung eines Glucoseäquivalentes für einen diabetischen Menschen ist noch vielmehr von dem jeweiligen Zustand der Stoffwechsellage und von vorhandenen funktionierenden Pankreasresten abhängig, so daß praktisch die Aufstellung eines Glucoseäquivalentes für die Insulindarreichung undurchführbar ist.

Beim Pankreasdiabetes findet sich wie beim schweren menschlichen Diabetes eine starke chylöse Beschaffenheit des Blutserums, die auf einen starken Fettgehalt des Blutserums zurückzuführen ist. Parallel gehend mit dem Schwund des Leberglucogens setzt sich Fett an Stelle des Glucogens in der Leber. Die Lipämie ist der Ausdruck der Fettwanderung zur Leber. Nach Insulindarreichung wird sowohl die Lipämie geringer als auch die Verfettung der Leber zurückgeht. Wertheimer[158] möchte diese von vielen Beobachtern gemachte Feststellung dahin deuten, daß in der Leber unter Insulinwirkung das Fett direkt in Glucogen umgewandelt wird. Ein Beweis für diese Ansicht liegt nicht vor. Man kann lediglich nur feststellen, daß Fett verschwindet und Glucogen an seine Stelle tritt.

Bei pankreaslosen Tieren und auch beim schweren Diabeteskranken finden wir einen niederen respiratorischen Quotienten. Der R.Q. zeigt nach Zufuhr von Zucker bei pankreaslosen Tieren im wesentlichen keine Änderung, manchmal einen leichten Abfall. Zuckerzufuhr und Insulin erzeugen beim pankreaslosen Tier ein eindeutiges Ansteigen des R.Q. unter gleichzeitiger Vermehrung des Leberglucogens. Einige Beobachter (Davies, Lambie, Lyon, Meakins und Robson[261]) stellten fest, daß der R.Q. auch nach Insulininjektionen abfallen kann. Diese Autoren erklären diese Befunde dadurch, daß das Alkali, welches durch das Verschwinden der Ketonkörper durch Insulin frei wird, reichlich Kohlensäure bindet. Auf diese Weise wird die relative Menge der Kohlensäure in der Exspirationsluft herabgesetzt und ein unrichtiger R.Q. vorgetäuscht;

wieder ein Beweis, wie unzuverlässig der R. Q. zur Beurteilung intermediärer Stoffwechselvorgänge ist.

Normale Tiere zeigen in ihrem respiratorischen Stoffwechsel nach Insulindarreichung keine einheitlichen Erscheinungen. Dickson und Pember[262] fanden, daß der R. Q. unmittelbar nach Insulin beim normalen Tier ansteigt, daß aber dieses Ansteigen parallel ginge mit der mit der Hypoglucämie verbundenen Unruhe und Überventilation. Aus den Versuchen von G. S. Eadie und Macleod[262] geht hervor, daß der respiratorische Stoffwechsel beim gesunden Hund zunächst in dem Maße angeregt wird, als der Blutzucker fällt. Die Stoffwechselsteigerung ist von einer heftigen Reizung des Atemzentrums und der Herzfrequenz begleitet. Diese Erscheinungen setzen vor den Muskelkrämpfen ein und werden durch die Muskelkrämpfe noch ausgesprochener. Der merkwürdigste Befund dieser Autoren ist darin zu erblicken, daß Zuckerinjektionen im ersten Stadium der Insulinwirkung beim gesunden Tiere unter Aufrechterhaltung des normalen Spiegels des Blutzuckers keine Änderungen des respiratorischen Stoffwechsels entstehen lassen. Ein Zusammenhang der Höhe des Blutzuckerspiegels mit der Regulation respiratorischer Vorgänge wird von amerikanischen Autoren diskutiert, zumal diese Befunde von verschiedenen Seiten (Dudley, Laidlaw, Trevan und Boock[263]) bestätigt wurden.

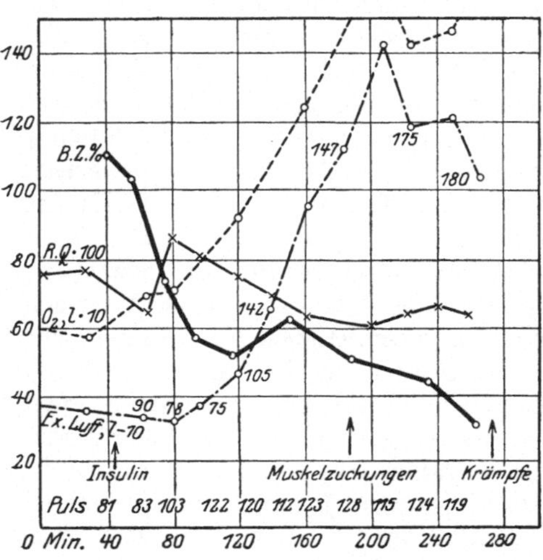

Abb. 71. Kurven der Insulinwirkung auf den Blutzucker, R. Q., O₂-Verbrauch, Atmung und Puls. (Aus Macleod: Kohlenhydratstoffwechsel und Insulin 1927.)

Die verschiedensten Beobachter sahen, daß unter Insulin beim Normalen und Diabeteskranken der Sauerstoffverbrauch vermehrt ist, die Kohlensäureausscheidung ansteigt und somit der R. Q. sich erhöht. Da dieser Anstieg des R. Q. im Frühstadium des Blutzuckerabfalls in Erscheinung tritt, wurde die Ansicht (Dale[264]) geäußert, daß das Wesen der Insulinwirkung eine relative Vermehrung des Kohlenhydratanteils bei den Gesamtverbrennungen sein könne, ohne daß dabei der gesamte respiratorische Stoffwechsel beeinflußt zu werden brauchte. Bei curarisierten Kaninchen fand Krogh[265] ebenfalls einen Anstieg des R. Q. bei gleichbleibender Sauerstoffzehrung. Krogh glaubt auch, das Charakteristikum der Insulinwirkung sei eine qualitative Änderung, wobei bei gleichbleibender Höhe der Gesamtoxydationen der Anteil Kohlenhydrat, welcher verbrannt wird, größer ist. Einen sehr wichtigen Beitrag für die Beeinflussung des respiratorischen Stoffwechsels durch Insulin lieferten Burn und Dale[241] durch ihre Versuche an dekapitierten und eviszerierten Katzen. Infundierten sie ihrem Präparate Zucker ohne Insulin, so war der Sauerstoffverbrauch größer bei hohem Blutzucker und der Sauerstoffverbrauch geringer bei niederem Blutzucker. Wurden Zucker und Insulin injiziert, so stieg der Sauerstoffverbrauch, während der Blutzucker sinkt. Der Anstieg des Sauerstoffverbrauchs tritt unmittelbar nach der Insulininjektion auf. Wenngleich die Erhöhung des Sauerstoffverbrauchs sofort und gleichzeitig mit dem Blutzuckerabfall eintrat, so reicht doch nach ihrer Berechnung der Mehrverbrauch an Sauerstoff nicht aus, um zu beweisen, daß die Gesamtmenge des Zuckers, der aus der Durchströmungsflüssigkeit verschwunden ist, verbrannt worden ist. Der R. Q. bei diesen Versuchen war immer ca. 1. Die Versuche zeigen ferner, daß die Fähigkeit, Zucker in den Muskeln zu verbrennen, diesen Tieren auch ohne Pankreas und Leber erhalten bleibt, und was das Wichtigste ist, daß das Insulin auch ohne Pankreas und Leber die Kohlenhydratverbrennung in der Muskulatur zu beeinflussen imstande ist. Die Versuche von Burn und Dale sind bisher die einzigen, welche den Nachweis liefern, daß das Insulin auf die Zuckerverwertung in anderen Organen einwirken kann. Es bleibt allerdings noch unentschieden, was aus der Hauptmenge dieses Zuckers in diesen Versuchen geworden ist, da, wie erwähnt, die Sauerstoffzehrung nicht ausreicht, um eine vollständige Verbrennung anzunehmen. Diese Versuchsresultate von Burn und Dale sind durch neuere Untersuchungen von Best, Hoet und Marks[241] überholt, die ebenfalls an dem Daleschen Katzenpräparat zeigen konnten, daß die unter der Wirkung großer Insulindosen mehr verschwindende Glucose entweder oxydiert oder als Glucogen abgelagert wird. Jedenfalls konnten diese Autoren keinen Anhaltspunkt in ihren Versuchen für eine Speicherung der Glucose unter der Insulinwirkung in einer unbekannten Zwischenstufe gewinnen. Außer den besprochenen Untersuchungen finden wir in der Literatur noch eine große Anzahl Arbeiten, die sich mit der Beeinflussung des R. Q. nach Insulin beim normalen und pankreaslosen Tier befassen (Lesser[254], Tolstoi, Loebel, Levine und Richardson[266], Laufberger[267], Bornstein und Holm[268]). Fast alle Untersucher finden übereinstimmend ein Ansteigen des R. Q. und eine vermehrte Sauerstoffzehrung und schließen auf eine Vermehrung der Kohlenhydratverbrennung nach Insulin. Es sei hier noch einmal betont, daß man bei Bewertung des respiratorischen Stoffwechsels auf Vorgänge des intermediären Stoffwechsels nicht vorsichtig genug sein kann. Veränderungen des R. Q. nach oben können nicht eindeutig als Steigerung, ein Heruntergehen nicht als Verminderung der Kohlenhydratverbrennung angesehen werden.

Das Sinken des Blutzuckers auf niedere Werte ist schon vor der Insulinära beobachtet worden. Bock und Hoffmann[216] waren die ersten (1874), die nach Leberausschaltung aus der Zirkulation einen Abfall des Blutzuckers eintreten sahen. Diese Beobachtung blieb lange ungenützt. Pavy und Siau[269] entdeckten 30 Jahre später die Hypoglucämie nach Leberausschaltung wieder und fanden Bestätigung durch Macleod und Pearce[270] und auch von anderen Autoren, die gleichzeitig Leber und Pankreas exstirpiert hatten. Eine Blutzuckersenkung wurde auch bei Eckscher Fistel von Minkowski[271] und F. Fischler[272] gefunden. Es wurde sogar von F. Fischler die Beobachtung beschrieben, daß diese Tiere mit niederem Blutzucker unter Krämpfen zugrunde gingen. Neuerdings wurden die alten Beobachtungen durch die Methode der Leberausschaltung von Mann und Magath[273] in weitgehendem Maße bestätigt[240]. Durch Zuckerinjektionen konnten die leberlosen Tiere immer wieder auf erhöhten Blutzuckerspiegel gebracht und so 36 Stunden am Leben erhalten werden, bis schließlich die Tiere trotz normalem oder erhöhtem Blutzucker unter Erscheinungen der Entkräftung starben. Enderlen, Thannhauser und Jenke[274] konnten die Versuche von Mann und Magath in weitgehendem Maße bestätigen.

Bei der neuerdings von Mann und Magath[273] ausgearbeiteten Methode der Leberexstirpation kann die Leber nach Ausbildung eines Kollateralkreislaufs zwischen V. Cava und Thorakalvenen ohne Störung des Kreislaufs entfernt werden, so daß die Tiere sich erholen und einige Stunden normal bleiben. Nach diesem Eingriff kommt es zunächst zu einer Muskelschwäche, die sich immer mehr verstärkt, so daß das Tier unfähig wird, sich zu bewegen. Die Atmung geht weiter und ist stark beschleunigt. Dann tritt Bewußtlosigkeit mit fehlenden Reflexen und Muskelschlaffheit hinzu. Nach einer gewissen Zeit kehren die

Hypoglucämie und Insulin.

Reflexe in gesteigerter Form zurück und bleiben lebhaft. Alsbald kommt es zu charakteristischen Muskelzuckungen, die in allgemeine tonisch-klonische Krämpfe übergehen. Nach dem Ausbruch dieser Symptome leben die Tiere meist nur noch 2 Stunden. Der Blutzucker sinkt bis auf Werte von 0,04—0,03 % ab, bei denen der Tod eintritt. Der kausale Zusammenhang dieser Symptome mit der Hypoglucämie geht aus der eindeutigen Wirkung von Traubenzuckerinjektionen hervor, die in jedem Stadium zur vollständigen Erholung führt. Diese Wirkung kann öfters wiederholt werden. Nach 12—14 Stunden treten andere Symptome auf, die nicht durch Traubenzucker rückgängig gemacht werden können und unter denen das Tier trotz normalem oder übernormalem Blutzucker stirbt.

Für die Klinik hat die Hypoglucämie durch die Einführung des Insulins als souveränes Mittel für die Diabetesbehandlung große Bedeutung erlangt. Die Frage, wodurch kann eine erhebliche Senkung des Blutzuckerspiegels erfolgen und wie ist der Mechanismus des Insulins auf die Senkung des Blutzuckerspiegels, hängt eng mit der Frage der Gesamtinsulinwirkung zusammen. Die nächstliegende Erklärung für die Hypoglucämie nach Insulin ist die Annahme, daß der Zucker durch das Insulin in eine leicht oxydierbare Form übergeführt und verbrannt wird. Die in dem vorhergehenden Kapitel besprochene Erhöhung des R.Q. nach Insulin wurde in diesem Sinne gewertet. Es wurde aber bereits darauf hingewiesen, wie vieldeutig der R.Q. ist und man über eine gewisse Wahrscheinlichkeit hinaus nicht zu einer kausal zwingenden Schlußfolgerung, lediglich auf Grund des R.Q., in dieser Frage kommen kann. Auch die Versuche von Burn und Dale[241] zeigen, daß nicht aller Zucker, der aus dem Blute verschwindet, tatsächlich verbrannt wird, da der Sauerstoffverbrauch trotz erhöhtem R.Q. nicht entsprechend angestiegen ist.

Nachdem man gesehen hat, daß das Insulin beim pankreaslosen Tier zu einer starken Anhäufung des Leberglucogens führt, hat man angenommen, daß die Glucose infolge der stark angeregten Synthese zu Glucogen aus der Blutbahn herausgenommen und in der Leber zurückgehalten wird. Daß die Leber nicht das alleinige Organ ist, welches den Zucker aufnimmt, zeigen ebenfalls die wichtigen Versuche von Burn und Dale[241], welche auch im Herz-Lungen-Muskel-Präparat von dezerebrierten Tieren den Zucker aus dem Blut verschwinden sahen. Wahrscheinlich sind alle beiden Möglichkeiten für die Entstehung der Insulinhypoglucämie gegeben, vermehrter Kohlenhydratumsatz und vermehrte Bildung von Glucogen in der Leber und in anderen Organen sowie von Kohlenhydrat-Phosphorsäure-Estern in der Muskulatur. Nur in gewissem Sinne ist ein Antagonismus zur Adrenalinwirkung gegeben, da durch das Adrenalin die Diastasierung beschleunigt wird, welche Hyperglucämie hervorruft, und durch Insulin der synthetische Vorgang der Glucogenbildung ausgelöst wird, der Hypoglucämie erzeugt. Ätiologisch different von der Insulinhypoglucämie ist die Hypoglucämie nach Leber- und nach Leber- und Pankreasausschaltung. In beiden Fällen ist der Hauptkohlenhydratbildner, die Leber, aus dem Kreislauf ausgeschaltet, es kann für den Verbrauch in der Peripherie kein neuer Nachschub geleistet werden. Man sieht auch gerade aus den Versuchen von Mann und Magath, daß die Hypoglucämie nach Leberausschaltung eine Zeitlang durch Zuckerinjektionen behoben werden kann, daß aber allmählich, um einen in der Gallenfarbstoffpathologie geläufigen Ausdruck zu gebrauchen, die „extrahepatischen", glucogenbildenden Funktionen nicht ausreichen, um die injizierten Zuckermengen verwertbar zu machen.

Besonders merkwürdig sind die Beobachtungen von Mann und Magath[240] hinsichtlich des Auftretens von hypoglucämischen Symptomen beim leber- und pankreaslosen Tiere. Bei diesen Tieren ist durch Zuckerinjektionen im Gegensatz zum leberlosen Tiere sehr bald ein Ansteigen des Blutzuckers zu beobachten; trotzdem treten bei hohem Blutzuckergehalt hypoglucämische Symptome auf. Solche Tiere verhalten sich einerseits wie diabetische Tiere (Ansteigen des Blutzuckers auf Zuckerzufuhr), andererseits wie leberlose Tiere (frühzeitige hypoglucämische Symptome). Es scheint, als ob die pankreas- und leberlosen Tiere den injizierten Zucker in der Peripherie weniger verwerten können als ein Tier, dem nur die Leber entfernt ist. Es konkurrieren hier zwei Erscheinungen, der diabetische Komplex und der Symptomenkomplex, der nach Entleberung auftritt. Wenn solche Tiere trotz bestehender Hyperglucämie hypoglucämische Symptome bekommen, so dürfte dies besagen, daß nach Leber- und Pankreasexstirpation auch in der Peripherie die Zuckerverwertung bald völlig erschöpft ist, d. h. daß das Unvermögen, Glucogen oder andere Zwischenstufen zur Zuckerverwertung in der Peripherie zu bilden, sich sehr bald in hypoglucämischen Symptomen trotz Gegenwert von Zucker äußert. Warum nach Pankreasexstirpation allein trotz bestehender Hyperglucämie der Zucker in der Peripherie besser verwertet wird, als nach gleichzeitiger Pankreas- und Leberexstirpation, könnte darin seinen Grund haben, daß die Leber selbst imstande ist, bei nur geringen Pankreasresten etwas Glucogen zu bilden und dadurch den verwertbaren Zucker in die Peripherie nachzuschieben. Zweifellos besteht zwischen der Gesamtheit der hypoglucämischen Erscheinungen und der Höhe des Blutzuckerspiegels bei funktionierendem Pankreas ein kausaler Zusammenhang, da Zuckerinfusion unter dieser Voraussetzung alle hypoglucämischen Zeichen aufhebt und zur vollständigen Gesundung führt. Es wäre aber unrichtig, das verminderte Angebot an Zucker für die hypoglucämischen Krämpfe allein verantwortlich zu machen. Es dürfte vielmehr der Mangel an Zucker zu schweren Störungen des Zellstoffwechsels führen, die krampferregende pathologische Intermediärprodukte entstehen lassen. Ebenso wichtig wie die Tatsache, daß überhaupt Zucker vorhanden ist, muß die Möglichkeit eingeschätzt werden, diesen Zucker in eine verwertbare Form umzuprägen. Hier offenbart sich der enge Zusammenhang zwischen Pankreas und Leber, indem das Pankreas die Umprägung des Zuckers in eine verwertbare Form über die Stufe Glucogen bewirkt, während die Leber als Kohlenhydratdepot und als Bildungsstätte der Kohlenhydrate aus anderen Nährstoffen für die ständige Anwesenheit von Zucker in den Geweben sorgt.

Im normalen Blute ist ständig Fett bis zu ca. 1% vorhanden. Diese Fettmenge gibt sich meistens nicht besonders zu erkennen. Reichert sich Fett im Blute an, so gewinnt das Blut ein milchiges Aussehen. Diese milchige oder, wie man auch sagt, chylöse Beschaffenheit des Blutes geht sehr oft parallel mit der Schwere der diabetischen Erscheinungen. Es muß aber durchaus nicht immer sein, daß die Lipämie bei schweren Diabeteskranken besonders stark ist. Im Blut des lipämischen Diabetikers findet man Werte, die den Normalwert um das drei- bis sechsfache übertreffen und unter Umständen bis zu 18% (E. Stadelmann[275], B. Fischer[276]) und sogar noch höher gehen können. Die Ursache des vermehrten Fettgehaltes wird nach den heute gültigen Anschauungen in einer Fettwanderung erblickt. Das Fett zieht von der Peripherie in das Organ, in welchem die Hauptumsetzungen erfolgen, in die Leber. Parallel gehend mit dem Schwund des Leberglucogens tritt die Fettwanderung auf und offenbart sich in der Leber selbst als Fetteinlagerung an Stelle des geschwundenen Glucogens. Die Parallele Glucogenschwund und Lipämie, d. h. Fettwanderung, finden wir nicht nur beim schweren Diabetes, sondern auch bei allen anderen Zuständen, bei denen die Leber an Glucogen verarmt ist (Hunger, Inanition). Die Lipämie schwindet wieder, sobald sich in der Leber Glucogen ansetzt. Bei

Lipämie und Lipoidämie.

20*

der Wanderung des Fettes zur Leber wird das in der Peripherie mobilisierte Fett von lipoiden Substanzen begleitet. Im Blute werden neben dem Fett auch größere Mengen von Cholesterin, Cholesterinestern und Lecithin gefunden. Eine besondere Rolle spielen die Lipoide in dem lipämischen Serum nach unseren bisherigen Kenntnissen nicht; es scheinen nur Begleitstoffe zu sein. Man hat versucht, gewisse Beziehungen der Lipoide und Fette zur Höhe des Blutzuckers zu konstruieren (W. Arnoldi und J. A. Collazo[277], H. V. Hartmann[278]). Die Beziehungen sind aber lediglich indirekter Natur und direkt nur mit dem Kohlenhydratansatz in der Leber gegeben.

Eine merkwürdige Reaktion im Diabetikerblut fanden Williamson[279] und L. Bremer[280] unabhängig voneinander. Streicht man Blut auf einen Objektträger in dünner Schicht aus und erhitzt den Objektträger 10 Minuten lang auf 135°, so färbt eine 1proz. Methylenblaulösung das Diabetikerblut blaßgrün, während ein Ausstrich von gesundem Blut intensiv blau wird. Auch andere Farbstoffe zeigen ein ähnliches färberisches Verhalten. Da Traubenzucker allein schon eine derartige Reduktion des Methylenblaus in $2\,^0/_{00}$-iger Lösung macht, glaubte man, daß der vermehrte Zuckergehalt des Diabetikerblutes diese Erscheinung hervorruft. Es zeigte sich aber nach den Versuchen von A. Loewy[281], daß gewaschene Blutkörperchen, denen der Zucker durch Waschen entzogen sein sollte, sich ähnlich verhalten. Die Reduktion von Methylenblau durch Diabetikerblut ist eine vieldeutige und nicht auf einen einheitlichen Nenner zu bringen.

Die
Ketonkörper.

Beim Diabeteskranken fand Hallervorden[282], daß große Mengen Ammoniak ausgeschieden wurden. Diese Beobachtung führte zu dem Schluß, daß die Ammoniakvermehrung gleichzeitig die Mehrausscheidung einer Säure bedinge. Stadelmann[283] glaubte, die α-Crotonsäure wäre die dem Ammoniak entsprechende Säure. Minkowski[284] war es wieder, der feststellte, daß nicht α-Crotonsäure, sondern β-Oxybuttersäure vom Diabetiker ausgeschieden wird. Külz[284] identifizierte die Oxybuttersäure als linksdrehende β-Oxybuttersäure. Bald erkannte man, daß die von Gerhardt[285] angegebene Eisenchloridreaktion (Braunfärbung des Urins nach Zusatz von einigen Tropfen Eisenchloridlösung) auf das gleichzeitige Vorhandensein von Acetessigsäure zurückzuführen ist. Erst viel später konnten O. Neubauer[286] und H. D. Dakin[287] zeigen, daß β-Oxybuttersäure und Acetessigsäure in reversibler Reaktion ineinander übergehen. Die hierbei tätigen Fermente werden Ketoreduktasen genannt.

$$
\begin{array}{ccc}
\mathrm{CH_3} & & \mathrm{CH_3} \\
| & & | \\
\mathrm{CHOH} & & \mathrm{COH} \\
| & -\,2\,\mathrm{H}\ \rightarrow & \| \\
\mathrm{CH_2} & & \mathrm{CH} \\
| & & | \\
\mathrm{COOH} & & \mathrm{COOH} \\
\text{\footnotesize β-Oxybuttersäure} & & \text{\footnotesize Enolform der Acetessigsäure}
\end{array}
$$

Aus der Acetessigsäure entsteht sowohl im Harn als auch im Blute sehr leicht Aceton. Im Blute sollen es die Eiweißkörper des Serums sein (Engfeldt[288]), welche die Kohlensäureabspaltung aus der Acetessigsäure zu Aceton bewirken. Die Ketonkörper haben als Muttersubstanz die β-Oxybuttersäure.

$$
\begin{array}{ccc}
\mathrm{CH_3} & \mathrm{CH_3} & \mathrm{CH_3} \\
| & | & | \\
\mathrm{CHOH} & \mathrm{CO} & \mathrm{CO} \\
| & | & | \\
\mathrm{CH_2} & \mathrm{CH_2} & \mathrm{CH_3} \\
| & | & \\
\mathrm{COOH} & \mathrm{COOH} & \\
\text{\footnotesize β-Oxybuttersäure} & \text{\footnotesize Acetessigsäure} & \text{\footnotesize Aceton}
\end{array}
$$

Die Ketonkörper sind im Blut und im Urin vorhanden. Die Konzentration im Urin übersteigt die des Blutes um ein Vielfaches. Über die Bestimmungsmethoden siehe Neuberg, „Der Harn", Berlin 1911. Hier sei nur bemerkt, daß die Bestimmung der Gesamtacetonkörper nach van Slyke[289] in der von Lintzel[290] angegebenen Ausarbeitung sich als einfachste Bestimmungsmethode erwiesen hat. Bei der van Slykeschen Methode werden die Gesamtketonkörper als Aceton bestimmt. Die oben angegebene qualitative Probe von Gerhardt ist positiv, wenn Acetessigsäure in größerer Menge vorhanden ist. Kleinere Mengen von Acetessigsäure können nicht mit der Gerhardtschen Probe im Urin gefaßt werden. Empfindlicher ist der qualitative Nachweis von Aceton mit der Legalschen Probe durch Nitroprussidnatrium in saurer Reaktion. Diese Probe zeigt das Vorkommen von kleinen Mengen Aceton und Acetessigsäure in empfindlicher Weise an, daß Bruchteile eines Grammes durch diese Reaktion aufgedeckt werden können. Die β-Oxybuttersäure wird weder durch die Gerhardtsche noch durch die Legalsche Probe erfaßt. Eine qualitative Probe auf β-Oxybuttersäure im Harn kennen wir nicht, so daß wir auf quantitative Bestimmungen dieser Substanz, die durch ihre Linksdrehung des polarisierten Lichtes nach Vergärung des Zuckers ermöglicht wird. Während Aceton und Acetessigsäure in Mengen von 5—10 g vorkommen, übersteigt die Tagesausscheidung der β-Oxybuttersäure die der anderen Acetonkörper um ein Vielfaches. 30—150 g wurden beobachtet. Für die Praxis hat es sich nicht als zweckmäßig erwiesen, das Aceton und die Acetessigsäure nach Huppert-Messinger getrennt von der β-Oxybuttersäure zu bestimmen, die von van Slyke angegebene Bestimmung der Gesamtacetonkörper als Aceton ist unbestreitbar die einfachste und eindeutigste. Nach der van Slykeschen Methode fand sich eine Gesamtacetonkörperausscheidung, als Aceton berechnet, bis zu 40 g Tagesmenge. Werte über 25 g Gesamtketonkörper konnten wir nur bei bereits bestehendem Koma beobachten. Es sei schon an dieser Stelle darauf hingewiesen, daß eine systematische, klinische Beobachtung eines Diabeteskranken eine quantitative Gesamtketonkörperbestimmung erfordert. Diese quantitative Bestimmung ist ebenso wichtig wie die quantitative Bestimmung der täglichen Zuckerausscheidung.

Die Herkunft der Acetonkörper war seit ihrer Entdeckung Gegenstand eifrigster Untersuchung. Zuerst glaubte man, daß die Kohlenhydrate die Muttersubstanzen der Acetonkörper wären und verlegte die Bildung der Ketonkörper aus den Kohlenhydraten in den Darm, wo sie durch einen besonderen Fäulnisprozeß entstehen sollten. Wie oft auch abnorme Gärungsvorgänge im Darm zu Erklärungsversuchen von Störungen des intermediären Stoffwechsels herangezogen wurden, haben sie sich stets als unrichtig erwiesen, so auch im Falle der Ketonkörperbildung. Später führte man die Ketonkörperbildung auf das Eiweiß als Muttersubstanz zurück, bis Magnus-Levy[291] zeigen konnte, daß die Fette die Hauptquelle der Ketonkörper sind und das Eiweiß nur für einzelne seiner Bruchstücke, für die ringförmigen Aminosäuren, als Muttersubstanz in Frage kommt. Die langen Ketten der Fettsäuren werden nach der Knoopschen Regel nicht durch Oxydation am End-Kohlenstoff, sondern durch Oxydation am β-Kohlenstoffatom abgebaut. Hierbei entsteht Essigsäure und die um zwei Glieder kürzere Fettsäure. Auf diese Weise kann aus je einem Fettsäuremolekül mit 18 Kohlenstoffatomen nur ein Molekül β-Oxybuttersäure entstehen. Für den tierischen Stoffwechsel haben nur Fettsäuren mit gerader Anzahl von Kohlenstoffatomen stoffwechslerische Bedeutung, so daß der Gesamtabbau der zum Umsatz gelangenden Fettsäuren zu β-Oxybuttersäure führen muß. Aus 100 g Neutralfett können ca. 36 g β-Oxybuttersäure entstehen. Nach den Untersuchungen verschiedener Autoren (Dakin[287], Embden, Salomon und Schmidt[292], Baer und Blum[293], Thannhauser und Markowicz[294]) kommt von den Eiweißbruchstücken nur das Leucin und die ringförmigen Aminosäuren in Betracht. Für das Leucin ist der Übergang in β-Oxybuttersäure als einer Aminofettsäure mit 6 Kohlenstoffatomen nach den für die Fettsäuren geltenden Regeln nicht verwunderlich. Hingegen kann das Auftreten von Ketonkörpern durch Phenylalanin und Tyrosin nur dadurch verursacht werden, wenn die Benzolkerne dieser Substanzen im intermediären Stoffwechsel einer Aufspaltung unterliegen. Wir stellen uns diesen Vorgang heute nach der folgenden Gleichung vor:

$$
\text{(Phenylalanin)} \rightarrow \text{(Tyrosin)} \rightarrow \text{(Homogentisinsäure)} \rightarrow \underset{\text{Fumar-}}{\underset{\text{säure}}{\text{COOH–HC=HC–COOH}}} + \underset{\text{Croton-}}{\underset{\text{säure}}{\text{CH}_3\text{–CH=CH–COOH}}} \rightarrow \underset{\beta\text{-Oxy-}}{\underset{\text{buttersäure}}{\text{CH}_3\text{–CHOH–CH}_2\text{–COOH}}}
$$

Die Eiweißkörper können je nach ihrem Gehalt an Leucin, Phenylalanin und Tyrosin Ursache zur Ketonkörperausscheidung werden. Maximal können rechnerisch nach Magnus-Levy aus 100 g Eiweiß 30—40 g Ketonkörper werden. Die Entstehung der Ketonkörper aus Fettsäuren und aus Eiweiß geschieht durch den intermediären Stoffwechselabbau dieser Nährstoffe. Nach neueren Ansichten soll es auch möglich sein, daß Acetessigsäure nicht nur durch intermediären Abbau der eben genannten Nahrungsstoffe entstehen kann, sondern auch durch synthetische Bildung aus Essigsäure, d. h. durch Acetylierung von anfallender Essigsäure bewirkt werden könnte. Den ersten Hinweis auf eine derartige synthetische Bildung von Acetessigsäure im Organismus gaben Embden und Loeb[295], indem sie sich auf Leberdurchblutungsversuche mit Essigsäure bei glucogenarmen Lebern (Voraussetzung ist die Glucogenarmut) stützten, wobei sie das Auftreten von Acetessigsäure in der Durchströmungsflüssigkeit feststellten. Aus diesen Versuchen ist aber nur ersichtlich, daß Acetessigsäure bei der Durchblutung auftritt; es ist aber nicht erwiesen, daß sie aus der zugeführten Essigsäure stammt. Sie könnte bei der Glucogenarmut der angewandten Lebern ebenso aus dem mangelhaften Abbau der Fettsäuren sich herleiten. Das gleiche gilt für die Durchblutungsversuche mit Acetaldehyd (Friedmann[296], Satta[297]). Der Acetaldehyd kann nach folgender Formulierung über eine Aldolpolymerisation

$$
\underset{\text{2 Moleküle Acetaldehyd}}{
\begin{array}{c}
\text{CH}_3\!-\!\text{CHO} \\
+ \\
\text{CH}_3\!-\!\text{CHO}
\end{array}}
\rightarrow
\underset{\text{Aldol}}{
\begin{array}{c}
\text{CH}_3\!-\!\text{CHOH} \\
\\
\text{CH}_2\!-\!\text{CHO}
\end{array}}
\rightarrow
\underset{\beta\text{-Oxybuttersäure}}{
\begin{array}{c}
\text{CH}_3\!-\!\text{CHOH} \\
\\
\text{CH}_2\!-\!\text{COOH}
\end{array}}
$$

zu β-Oxybuttersäure führen. Auch dieser synthetische Entstehungsmechanismus der β-Oxybuttersäure ist durchaus unbewiesen; würde er tatsächlich möglich sein, so wäre durch diese Reaktion ein Hinweis gegeben, daß aus einem normalen Abbauprodukt des Kohlenhydratstoffwechsels, dem Acetaldehyd, im intermediären Stoffwechsel ein normales Abbauprodukt des Fettsäurestoffwechsels, die β-Oxybuttersäure, entstehen könnte. Diese Reaktion wäre die Brücke, auf

der der Übergang von Kohlenhydrat zu Fett sich vollziehen könnte. Bei der
Reversibilität aller Reaktionen könnte man auch annehmen, daß β-Oxybuttersäure sich zu Aldol und weiterhin zu Acetaldehyd depolymerisieren könnte,
um so einen Hinweis für den umgekehrten Weg der Kohlenhydratbildung
aus Fett zu postulieren. Wir müssen aber festhalten, daß bis heute weder für
eine synthetische Bildung der β-Oxybuttersäure aus Acetaldehyd und noch viel
weniger für einen Übergang von β-Oxybuttersäure in Acetaldehyd ein Anhaltspunkt gegeben ist. Erwiesen ist lediglich die Entstehung der β-Oxybuttersäure
und der übrigen Ketonkörper aus dem oxydativen Abbau der Fettsäuren und
bestimmter Teile des Eiweißmoleküls im intermediären Stoffwechsel. Für unsere
quantitativen Betrachtungen kommt lediglich dieser Entstehungsmechanismus
in Frage.

Die Ursache des Auftretens von Ketonkörpern beim schweren Diabetiker
faßte Rosenfeld, ein Schüler Naunyns, in den lapidaren Satz zusammen:
„Die Fette verbrennen im Feuer der Kohlenhydrate.“ Es ist mit diesen Worten
klar zum Ausdruck gebracht, daß größere Mengen von Fettsäuren nur dann völlig
abgebaut werden können, wenn gleichzeitig Zucker verbrannt wird. Obwohl
dieser Satz in einer solchen Fassung nicht richtig ist, enthält er zweifellos die
richtige Beobachtung, daß Fettsäureabbau und Zuckerverbrennung miteinander
etwas zu tun haben. Falsch an dem Rosenfeldschen Satz ist, daß er glauben
macht, wenn nur irgendwo Zucker abgebaut wird, könne auch Fett verbrennen.
Dieses ist nicht richtig, da auch im schwersten Diabetes Zucker in der Muskulatur
verbrannt wird und trotzdem Ketonkörper entstehen. Das Tertium comparationis
für die Ketonkörperbildung ist nach allen bisher vorliegenden Beobachtungen
nicht die Möglichkeit der Zuckerverbrennung als solche, als vielmehr die
Möglichkeit des Zuckerabbaues in der Leber, welche an das Vorhandensein oder
an die Bildung von Leberglucogen geknüpft ist. Die Zuckerverbrennung in der
Muskulatur ist lediglich ein energieliefernder Prozeß, der in sich abgeschlossen,
und bei dem der Zuckerabbau weder mit der Fettsäure- noch mit der Eiweißverbrennung verkoppelt ist. In der Leber hingegen tritt die energetische Quote
der Zuckerverbrennung vollständig zurück, während die stoffliche Bedeutung
des Zuckerabbaues in der Leber, der zwangsläufig nur nach vorheriger Bildung
von Leberglucogen statthaben kann, in den Vordergrund tritt. Die stoffliche
Bedeutung des Zuckerabbaues in der Leber liegt darin, daß in der Leber, und
zwar nur in diesem Organ die Zuckerverwertung sowohl mit dem Fettsäure- wie
mit dem Eiweißabbau verknüpft ist. Ist die Leber an Glucogen verarmt, so
können trotz der ungestörten Zuckerverwertung in der Peripherie, d. h. in der
Muskulatur, gewisse Aminosäuren des Eiweißmoleküls und die Fettsäuren in
größerer Menge in der Leber nicht vollständig durchgebrannt werden. Wir sehen
sowohl beim experimentellen Pankreasdiabetes wie beim Phlorrhizindiabetes sowie
beim schweren menschlichen Diabetes, daß Glucogenverarmung der Leber und
Ketonurie aufs engste zusammenhängen. C. v. Noorden[217] glaubt, daß die
Ketonurie bei Glucogenverarmung der Leber lediglich dadurch zustande komme,
daß sich Fett an die Stelle des fehlenden Leberglucogens setzt und für den Energiebedarf der Leber herangezogen wird. Die Leber wäre dann außerstande, die
erhöht anfallenden Fettmengen vollständig durchzubrennen. Die erhöhte Fettzersetzung bei Glucogenarmut der Leber sei lediglich ein kompensatorischer Vorgang. Auch G. Embden und S. Isaac[298] glauben, daß die antiketogene Wirkung
der Kohlenhydrate lediglich auf einer Verdrängung des Fettes aus dem Zersetzungsprozeß der Leber beruhe. Nach Embden und Isaac[298] konkurrieren
nach Versuchen an der überlebenden Leber die Acetessigsäurebildung mit der
Bildung von Milchsäure aus Kohlenhydraten. Solange Milchsäure aus Kohlen-

hydrat sich bildet — keine Acetessigsäurebildung; beim Mangel der Milchsäurebildung aus Kohlenhydrat — Anstieg der Acetessigsäurebildung. Uns scheint es,
daß aus diesen Versuchen nichts anderes geschlossen werden kann, als daß bei
gleichzeitiger Verbrennung von Kohlenhydraten, d. h. bei Milchsäurebildung, die
Fettsäuren vollständig abgebaut werden, während bei mangelnder Milchsäurebildung, d. h. bei mangelnder Kohlenhydratzersetzung in der Leber Ketonkörper
auftreten. Es ist unseres Erachtens nicht der geringste Beweis geliefert, daß
lediglich das Überangebot an Fetten zwangsläufig zu Ketonurie führt, da ja
auch der Gesunde bei einem noch so großen Überangebot an Fetten nicht ketonurisch wird, wofern nur die Leber genügend Glucogenvorrat hat oder genügend
Glucogen bilden kann.

Geelmuyden[127, 162, 164] versucht in ausführlicher Weise darzulegen, daß die
Ketonkörperbildung kein pathologisches Stehenbleiben des Fettsäureabbaues auf
einer normalen Zwischenstufe des Abbaues, sondern ein Zwischenstadium einer
Zuckerbildung aus Fett sei. Die Ketonkörper seien der Ausdruck einer unvoll-
kommenen oder mißlungenen Zuckersynthese aus Fett. Diese Ansicht wurde
früher einmal von Minkowski geäußert, aber von diesem Forscher unter dem
Eindruck beweiskräftiger Arbeiten von Magnus-Levy[291] „Über die Herkunft
der Ketonkörper" fallen gelassen. Geelmuyden führt als einzigste Stütze für
seine hypothetische Auffassung die Angabe an, daß von verschiedenen Autoren
beobachtet wurde, daß Fettgaben beim schweren Diabetiker die Zuckerbildung
steigere. Es sei hier auf die Ausführungen (S. 280) verwiesen, an welcher Stelle
die Ansicht Geelmuydens über die Zuckerbildung aus Fett eingehend gewürdigt und gezeigt wurde, daß beim schweren Diabetiker das Fett die Zuckerausscheidung nicht erhöht. Es ist nicht der geringste Anhaltspunkt vorhanden,
daß die Acetonkörper ein Zwischenglied einer eventuellen Zuckersynthese aus
Fett darstellen.

In welcher Art der Abbau von gewissen Eiweißspaltprodukten und der
Fettsäuren in der Leber an den Glucogen- und Zuckerabbau verkettet ist, kann
heute noch nicht entschieden werden. Ringer[163] äußerte die interessante Hypothese, daß die Kohlenhydrate mit der β-Oxybuttersäure in glucosidischer Bindung
zusammenträte und dadurch die Verbrennung der β-Oxybuttersäure ermögliche.

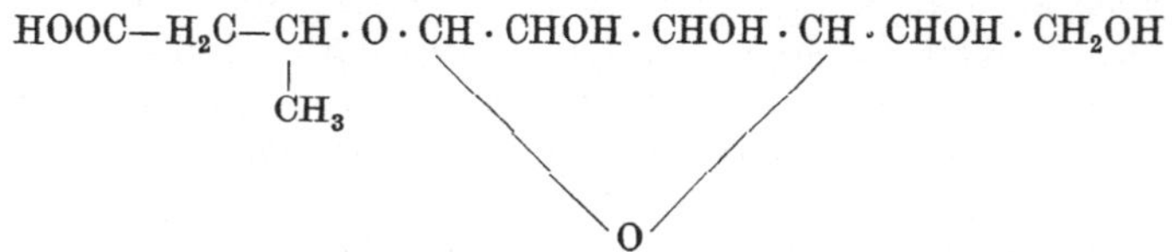

Für diese Hypothese fehlt bis heute der entscheidende experimentelle Befund.
Auch Ph. A. Shaffer[299] glaubt an eine chemische Verbindung der Kohlenhydrate
oder Kohlenhydratabbauprodukte mit Intermediärsubstanzen des Fettsäureabbaues. Shaffer[299] und Woodyatt[300] leiten aus dieser Vorstellung eine Berechnung
derjenigen Zuckermengen, d. h. der antiketogenen Faktoren, welche die Ketonkörperbildung hintanzuhalten imstande sind, ab. Nach ihrer Rechnung muß
zum Abbau von 1,5—2,5 g Fett gleichzeitig 1 g Glucose abgebrannt werden,
wobei die ketolytische Wirkung des Zuckers nach Ansicht von Shaffer auf einer
Kondensation von zwei Molekülen Acetessigsäure und einem Molekül Glucose
beruht. Als antiketogener Faktor kann nicht nur Glucose, sondern auch 58 %
des Nahrungseiweißes und 10 % des Fettes, entsprechend seinem Glyceringehalt
in Rechnung gesetzt werden. Diese Rechnung, welche sich auf unseren konsti-
tutions-chemischen Kenntnissen des Eiweißes und Fettes aufbaut, ist durchaus
berechtigt, widerspricht aber unseren Erfahrungen beim schweren Diabetes-

kranken, bei denen größere Mengen von Fett ohne Steigerung der Ketonkörper ertragen werden, während größere Eiweißbelastung fast immer von Ansteigen der Ketonkörperbildung gefolgt ist. Die stöchiometrischen Berechnungen von Shaffer können den Mechanismus der Ketonkörperbildung nicht erklären.

Von prinzipieller Wichtigkeit für den Mechanismus der Ketonkörperentstehung ist die Tatsache, daß auch bei nichtdiabetischen Individuen Acetonkörper auftreten können. Das klassische Beispiel der nichtdiabetischen Ketonurie ist die Hungeracetonurie. Der hungernde Mensch hat sehr bald seinen Vorrat an Leberglucogen erschöpft. Es kommt aus diesem Grunde zur Ketonurie, obwohl auch beim hungernden Menschen dauernd Kohlenhydrat in den Muskeln umgesetzt wird. Gibt man einem Menschen ausreichend zu essen und deckt die Calorien vorwiegend mit Fett zum kleinen Teil mit Eiweiß und läßt die Kohlenhydrate aus der Nahrung verschwinden, so tritt ebenfalls Aceton auf. Landergren[301] hat bei einer Kost von 37,6 Cal pro Kilogramm 18 g N, 112,5 g Eiweiß, 200 g Fett, 0 g Kohlenhydrat, 23,4 g Alkohol, 2,26 g Aceton und 13,05 g β-Oxybuttersäure beobachtet. Manche Menschen bekommen sehr leicht beim Kohlenhydratentzug Aceton. Besonders reagieren Kinder auf Kohlenhydratentzug rascher mit einer Ketonurie als Erwachsene. Es vermag auch eine gewisse Gewöhnung an kohlenhydratarme Kost eine bestehende Acetonurie herunterzudrücken. Tiere neigen im allgemeinen weniger zur Ketonurie als Menschen. Besonders Hunde scheiden nach Kohlenhydratentzug keine größere Mengen von Ketonkörpern aus; jedoch kommt es auch bei Hunden unter gewissen Voraussetzungen zur Ketonurie. Fest steht, daß bei der Hungeracidosis bei Mensch und Tier die Leber nahezu glucogenfrei ist, während die Zuckerverwertung in der Peripherie noch ungestört abläuft.

Das gleiche gilt für die Ketonurie bei starken Inanitionen, die der Landstreicherketonurie gleichzusetzen ist. In beiden Fällen kommt es infolge von verringerter Zufuhr der Kohlenhydrate zur Verarmung der Leber an Glucogen. Sehr häufig ist bei diesem Zustande ein niederer Wert des Blutzuckers der Ausdruck dieses Geschehens.

Ein besonderes Krankheitsbild ist das anfallsweise Erbrechen mit Acetonämie und Acetonausscheidung bei Kindern. Es handelt sich meistens um neuropathische Kinder im ersten Lebensjahrzehnt. In manchen Fällen wurde beobachtet, daß die Acetonurie dem Erbrechen voranging. Die Kinder erbrechen riesige Mengen von wäßrigem Speichel in Paroxysmen, die sich 40—50 mal wiederholen können. Der Typus der Atmung ist bei den vollständig verfallen aussehenden Kindern dem der Kußmaulschen sehr ähnlich. Der Acetongeruch der Kinder fällt den Eltern fast immer auf. Auch ohne Therapie geht sehr oft das Erbrechen zurück. Es wird aber prompt durch Traubenzuckereinläufe beseitigt. Die Ursache der Kinderacetonurie mit dem anfallsweisen Erbrechen ist nicht ganz klargestellt. Knöpfelmacher[302] zeigte, daß eine kohlenhydratarme Kost sehr häufig die auslösende Ursache ist. Talbot[303] fand niedere Blutzuckerwerte bei diesen Kindern. Ein Zusammenhang dieser Erkrankung mit dem vegetativen System erscheint durchaus wahrscheinlich. Man wird wohl nicht fehlgehen, eine durch erhöhten Tonus des Adrenalsystems plötzliche Glucogenausschwemmung des Leberglucogens für das Zustandekommen dieses Symptomenkomplexes verantwortlich zu machen. Knöpfelmacher glaubt allerdings, daß die Acetonurie der Kinder durch einen erhöhten Vagustonus und übermäßige Fixierung von Glucogen in der Leber, die eine Hypoglucämie zur Folge hätte, verursacht wäre. Diese Ansicht widerspricht der Erfahrung mit Insulin, bei der gleichlaufend mit der Hypoglucämie die Ketonurie verschwindet. Es scheint wahrscheinlicher, daß durch einen erhöhten Adrenaltonus eine stärkere Mobilisation des Leberglucogens und ein Zuckerverbrauch einsetzt und daß infolge ungenügenden Nachschubs mit der Nahrung die Hypoglucämie entsteht. Die Ansicht Geelmuydens[304], daß die Ursache des Acetonerbrechens der Kinder auf einer verminderten Neubildung von Zucker beruhe, ist durchaus unbewiesen. Während die im vorhergehenden besprochenen Acetonurien beim Gesunden durch einen Mangel an Zuckerzufuhr exogen bedingt sind, dürfte wohl die Acetonurie bei den Kindern durch eine endogene Ursache ausgelöst werden. Die von Becker[305] erstmals beobachtete Erscheinung der Ketonurie nach chirurgischen Operationen und die anfallsweise auftretende Ketonurie Schwangerer werden wohl ähnliche endogene Ursachen mit ihrer Auswirkung auf das Leberglucogen haben wie das acetonämische Erbrechen der Kinder. Wir sehen, daß die Ketonurie bei Gesunden sowohl durch exogene (mangelnde Kohlenhydratzufuhr) als auch durch endogene (unbekannte) Einflüsse auf das Leberglucogen verursacht werden kann. Das Tertium comparationis ist wie bei der diabetischen Ketonurie das Vorhandensein bzw. das Fehlen des Glucogens in der Leber. Für diese Ansicht sprechen die Versuche von Thannhauser und Mezger[306], welche zeigen konnten, daß die Ketonurie von kohlenhydratfrei ernährten, gesunden Menschen durch Insulin heruntergedrückt wird. Diese Autoren ziehen aus ihren Ergebnissen den Schluß, daß beim Hungernden die geringen Mengen von Zucker in den Geweben durch das Insulin zu Leberglucogen forciert werden und dadurch die Ketonurie gemindert wird.

Durch verschiedene Regulationsmechanismen vermag der Organismus die Blutreaktion auch bei vermehrtem Auftreten saurer Produkte innerhalb sehr enger Grenzen aufrechtzuerhalten. Die Blutreaktion ist ähnlich wie die Zahl der roten Blutkörperchen, der Hämoglobingehalt und der Wassergehalt des Serums eine der Konstanten, die der Organismus mit größter Zähigkeit festhält, und für deren Konstanthaltung die verschiedensten Regulationsmechanismen zusammenwirken. Dieses komplizierte Spiel der Regulationen sehen wir beim Auftreten von Ketonkörpern, d. h. von abnormen Säuren im Blut, in Kraft treten. Der Säureüberschuß wird

1. durch vermehrte Kohlensäureabdunstung und dadurch Freiwerden des Alkali,

2. durch Ammoniak, das der Harnstoffsynthese entzogen wird, und

3. durch Pufferwirkung verschiedener anderer Blutbestandteile zu kompensieren versucht. Die Folgen dieser Kompensation, welche eine wahre Säuerung im physikalisch-chemischen Sinne in den meisten Fällen verhindert, sind zu erkennen:

1. in einer Herabsetzung des Kohlensäurebindungsvermögens des Blutes,

2. in einer Verminderung der Alkalireserve (Hypokapnie) (D. D. v. Slyke und G. E. Cullen[307]),

3. in einer vermehrten Kohlensäurespannung der Alveolarluft, und

4. aber dies nur in ganz schweren Fällen, in einer Veränderung der aktuellen Reaktion des Blutes (vgl. Kapitel Mineralstoffwechsel S. 562).

Gehen wir zunächst auf die Veränderung der Kohlensäuretension im Blute ein, so müssen wir uns über den Gleichgewichtszustand zwischen H- und OH-Ionen, d. h. des Säure-Basen-Gleichgewichtszustandes orientieren. Normalerweise schwankt das Gleichgewicht zwischen H- und OH-Ionen im Blute nur in einer ganz engen Breite, so daß die H-Ionenkonzentration des Blutes praktisch als konstant anzusehen ist. Diese Konstanz wird in erster Linie durch das Verhältnis der freien CO_2 zu der an Alkali gebundenen CO_2 reguliert.

$$\text{Konzentration der H-Ionen} = \frac{H_2CO_3}{NaHCO_3}$$

Aus dieser Gleichung geht hervor, daß jede Zunahme der freien CO_2 ohne gleichsinnige Veränderung der gebundenen CO_2 die Reaktion nach der sauren Seite verschiebt, während eine Vermehrung der Alkalimenge zu einer vermehrten gebundenen CO_2, d. h. zu einer alkalischeren Reaktion Veranlassung geben müßte. Die zur Bindung der Kohlensäure in den Säften verfügbare Alkalimenge bezeichnet man als Alkalireserve. Treten im Organismus plötzlich größere Mengen von Säuren auf, so nehmen diese das an Kohlensäure gebundene Alkali in Beschlag; es wird mehr Kohlensäure frei, so daß nach der obigen Gleichung die Reaktion sich nach der sauren Seite hin verschieben würde. In diesem Augenblicke greift nun die Atmung als Regulationsvorgang ein. Nach Winterstein, Henderson, Haldane und anderen ist das p_H des Blutes der adäquate Reiz für das Atemzentrum (s. S. 563). Wird die Wasserstoffzahl des Blutes durch Verschiebung der Kohlensäure-Bicarbonat-Gleichung durch Erhöhung der Kohlensäurequote nach der sauren Seite hin verschoben, so reagiert das Atemzentrum mit einer Überventilation. Es kommt zu einer vermehrten Kohlensäureabdunstung durch die Lungen und zu einer Verminderung der Kohlensäurespannung des Blutes, welche hinwiederum durch eine Analyse der Alveolarluft festgestellt werden kann. Normalerweise enthält das Blutplasma bei einer mittleren Kohlensäurespannung von 42 mm Hg an freier Kohlensäure 3 Vol.-%, und als Bicarbonat gebundene Kohlensäure 60 Vol.-%. Wir haben also unter normalen Umständen ein Verhältnis der freien zur gebundenen Kohlensäure von $3 : 60 = 1 : 20$. Minkowski hat bereits im Jahre 1885 den Kohlensäuregehalt des Arterienblutes bei acidotischen Diabetikern bestimmt und eine starke Herabsetzung desselben gefunden. Heute benutzt man zur Feststellung des Kohlensäuregehaltes des Blutes die Untersuchung der Alveolarluft, da die alveoläre Kohlensäurespannung mit der Kohlensäurespannung des die Lungen verlassenden arteriellen Blutes praktisch gleichzusetzen ist. Die bei Säuerung des Blutes auftretende Überventilation der Lungen hat eine so starke Abdunstung von Kohlensäure zur Folge, daß der Gehalt an freier Kohlensäure, i. e. die Kohlensäurespannung des Blutes, heruntergeht und sich in einer verminderten Kohlensäurespannung der Alveolarluft in der Analyse offenbart. Mit unzureichender Methode (Plesch sche Methode)[308] wurde dies bereits von O. Porges und A. Leimdörfer[309] erkannt. Sie haben als erste auf die verminderte CO_2-Spannung in der Alveolarluft beim Diabetiker hingewiesen und sie als Gradmesser der Acidosis bezeichnet. Aber erst die einfache Haldane-Priestleysche Methodik[310] zur Gewinnung der Alveolarluft ließ es zu, in ausgedehnten Untersuchungen die Kohlensäurespannung bei Säureanhäufung im Blute zu studieren. Beddard, Pembrey und Spriggs[311] fanden mit dieser Methode bei Diabetikern eine deutliche Herabsetzung der Kohlensäurespannung in der Alveolarluft. H. Straub[312] erweiterte diese Befunde durch systematische Untersuchungen mit der gleichen Methode. Straub konnte zeigen, daß die Verminderung der Kohlensäurespannung in der Alveolarluft beim Diabetes parallel geht mit dem Steigen und Fallen der Ketonkörper. Im Coma diabeticum ist die Kohlensäurespannung am niedrigsten. Die normalen Durchschnittswerte sind 35—45 mm Hg (Haldane und Mitarbeiter). 25 mm Hg ist bereits eine Warnung; ein Sinken unter diese Zahl zeigt drohendes Koma an. Im ausgesprochenen Koma berichten Kenneway, Pembrey und Poulton[313] Zahlen, die unter 10 mm Hg liegen. Daß unmittelbar ante mortem im schweren Koma die Kohlensäurespannung wieder ansteigt (H. Endres[314]), ist mit dem Versagen der Atmung in Zusammenhang zu bringen. H. Straub[312] weist darauf hin, daß nicht immer Ketonkörperausscheidung und Höhe der Kohlensäurespannung in der Alveolarluft parallel gehen. Werden die Ketonkörper reichlich durch die Niere eliminiert, so braucht die Kohlensäurespannung im Blute trotz starker

Ketonurie nicht besonders niedrig zu sein. Das Gegenteil, eine besonders niedere Kohlensäurespannung im Blute bei geringer Ketonurie kann durch eine Niereninsuffizienz verursacht sein. In der Regel gehen aber Ketonurie und Kohlensäurespannung im Blute gleichsinnig herauf und herunter. Für den klinischen Gebrauch ist die Haldanesche Methode der Bestimmung der Kohlensäuretension der Alveolarluft, die gleichzusetzen ist der Kohlensäuretension des Blutes, am leichtesten durchführbar.

Kohlensäurebindungskurve des Blutes. Eine zweite Art der Bestimmung der Kohlensäuretension des Blutes beruht darauf, direkt die Kohlensäurebindungskurve des arteriellen Blutes aufzunehmen. Zu diesem Zweck müssen mehrere Blutproben mit CO_2 unter verschiedenen Drucken gesättigt und ihr Gehalt an Kohlensäure festgestellt werden. Die erhaltenen Volumenprozent Kohlensäure werden auf die Ordinate eines Koordinatensystems, die Kohlensäuretensionen auf die Abszisse eingetragen. Die verschiedenen Punkte der erhaltenen CO_2-Werte sind durch eine Linie zu verbinden. Diese Kurve stellt die Kohlensäurebindungskurve dar, aus welcher man ersehen kann, wieviel CO_2 bei verschiedenen Drucken im Blute gebunden werden kann. Die nebenstehende Kohlensäurebindungskurve des Blutes gilt für p_H 7,40 und p_H 7,35. Ist der Kohlensäuregehalt des arteriellen Blutes durch Bestimmung bekannt und trägt man diesen Wert in die Kurve ein, so erhält man den sogenannten Arterienpunkt. Die von diesem Punkt aus gezogene Ordinate zur Abszisse gibt an, unter welcher Spannung die gefundene Kohlensäuremenge im Blute gestanden hat. Umgekehrt kann man an Hand dieser Kurve von der ermittelten Kohlensäurespannung in der Alveolarluft ausgehen und sie von der Abszisse aus eintragen, die von diesem Punkt aus gezogene Ordinate eintragen und erhält auf diese Weise ebenfalls den Arterienpunkt und dadurch den Gehalt des Arterienblutes an CO_2 in Volumenprozent ausgedrückt. Derartige Untersuchungen sind von J. P. Peters, D. P. Barr und F. D. Rule[315] und H. Straub[312] ausgeführt worden. Man spricht von einer Eukapnie, wenn die Kohlensäurebindungskurve im normalen Bezirk erfolgt und von einer Hypo- oder Hyperkapnie,

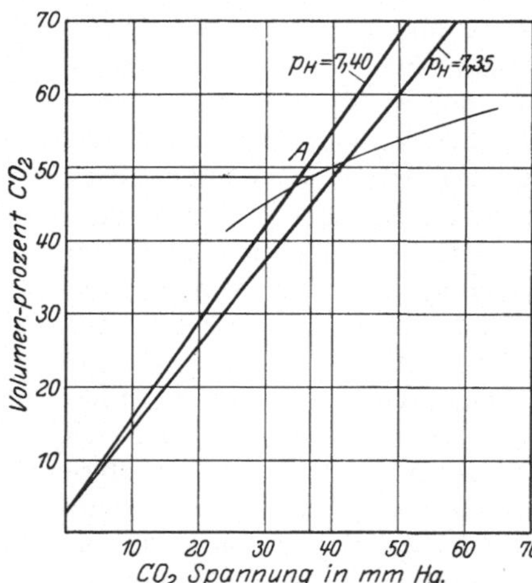

Abb. 72. Kohlensäureverbindungskurve des Blutes. (Aus C. v. Noorden und S. Isaac: Die Zuckerkrankheit und ihre Behandlung Julius Springer, Berlin, 1927.)

wenn die Kohlensäurebindungskurve oberhalb oder unterhalb dieses normalen Bezirkes sich auswertet. Bei schwerer Acidosis wurden stark hypokapnische Kurven beobachtet.

Henderson-Hasselbalchsche Formel. Durch die Henderson-Hasselbalchsche Formel ist es möglich, aus der Kohlensäurebindungskurve, d. h. aus der Kohlensäurespannung und dem prozentualen Kohlensäuregehalt des Blutes die aktuelle Reaktion des Blutes zu errechnen. Trägt man nach Haggard und Henderson[315], H. Straub[312] gewisse Linien, entsprechend der Henderson-Hasselbalchschen Formel in das Koordinatensystem der Kohlensäurebindungskurve ein, so kann man vom Arterienpunkt aus die Wasserstoffzahl des Blutes erschließen. Eine direkte Messung der aktuellen Acidität des Blutes durch die Gaskette ergibt nie so genaue Zahlen wie die nach der Henderson-Hasselbalchschen Formel errechneten Werte. Obwohl es immer etwas mißlich ist, die aktuelle Reaktion zu errechnen und nicht zu bestimmen, so scheinen tatsächlich die mit der angegebenen Formel gefundenen Werte genauer zu sein als die mit der Gaskette ermittelten Zahlen. Die Schwankungen der wahren Acidität des Blutes sind infolge der ausgezeichneten Pufferung des Milieus außerordentlich klein. Alkali kann sowohl nach der obigen Formulierung aus Bicarbonat, als auch aus Alkali-Hämoglobin und Alkali-Eiweißverbindungen frei werden und die auftretenden Säuren absättigen. Die normale H-Ionenkonzentration des Blutes liegt bei p_H 7,4—7,28. Gehen die Werte unter diese Zahlen, so ist dies der Ausdruck einer schweren Dekompensationsstörung des Säuren-Basen-Haushaltes (Hypokapnie). Im schweren Koma wurden Werte von 7,23 — 6,94 gefunden (G. E. Cullen und L. Jonas[316], H. Endres[314]). Bedenkt man, daß die neutrale Reaktion des Blutes bei 37° bis zu $p_H = 6,76$ liegt, so hat auch das Blut in tödlich verlaufenden Komafällen seine neutrale Reaktion nicht verloren. Man kann also von einer Säuerung aber nicht von einem Sauerwerden des Blutes beim diabetischen Koma sprechen. Ein gewichtiger Faktor gegen die Säuerung des Blutes ist die bereits von Schmiedeberg[284] und Walter[284] erkannte Bereitstellung von Ammoniak, das der Harnstoffsynthese entzogen wird. Die Ammoniakausscheidung, d. h. die Ausscheidung von Ammoniumsalzen, aus denen man Ammoniak zur Bestimmung frei macht, gab früher einen klinisch wertvollen Hinweis für das intermediäre Auftreten von Säuren. Die Ammoniakbestimmung im Urin ist zwar immer noch gebräuchlich, ist aber durch die außerordentlich leicht auszuführende Bestimmung der Kohlensäuretension in der Alveolarluft und durch die Bestimmung der Alkalireserve überholt. Die Bestimmung der Alkalireserve besagt das gleiche, wie die Kurve des Kohlensäurebindungsvermögens des Blutes, da das Kohlensäurebindungsvermögen des Blutes abhängig ist von der Menge des für die Kohlensäurebindung zur Verfügung stehenden Alkalis, d. h. die Alkalireserve ist der Ausdruck des als Bicarbonat im Blute vorhandenen Alkalis oder der als Bicarbonat gebundenen Kohlensäure. Normalerweise enthält das Blutplasma 50—65 Vol.-% als Bicarbonat gebundene Kohlensäure. Im schweren Koma wurden Werte unter 10 Vol.-% gefunden. Van Slyke hat eine einfache Apparatur angegeben um die Alkalireserve zu bestimmen.

Zusammenfassend läßt sich sagen, daß die Pufferung des Blutes für die beim schweren Diabetes auftretenden Säuren ausreicht, um die aktuelle Reaktion des Blutes aufrechtzuerhalten. In der Bestimmung der Kohlensäuretension der Alveolarluft haben wir ein einfaches Mittel, trotz der meistenteils normalen aktuellen Blutreaktion, die Verschiebung des Säuren-Basen-Haushaltes aufzudecken. Die Kohlensäurebindungskurve des Blutes ist für die Praxis zu umständlich, zumal sie auch nichts anderes aussagt als die ermittelte Kohlensäuretension der Alveolarluft. Die Bestimmung der Alkalireserve nach van Slyke ist bedeutend einfacher und erübrigt die Feststellung der Kohlensäurebindungskurve, die hauptsächlich theoretisches Interesse hat. Für die Feststellung der Verschiebung im Säuren-Basen-Haushalt beim schweren Diabetes sind die Methoden von Haldane-Priestley für die Kohlensäuretension der Alveolarluft, die Bestimmung der Alkalireserve nach van Slyke und die Bestimmung der Gesamtketonkörperausscheidung im Urin nach van Slyke anzuraten. Die Ausführung einer der drei Methoden genügt, um für die Praxis die Stoffwechsellage des acidotischen Diabetikers aufzuklären.

In diesen Ausführungen wurde die Veränderung im Säuren-Basen-Haushalt lediglich durch das Auftreten von abnormen Säuren im intermediären Stoffwechsel erklärt. Diese Säuren nehmen Alkali in den Säften in Beschlag und führen das Alkali durch die Nieren aus, wodurch ein Defizit an Alkali in den Säften entsteht. Es könnte aber auch durch die Niere allein das Gleichgewicht des Säuren-Basen-Haushaltes empfindlich gestört sein. Die Niere kann normalerweise einen stark sauren und einen alkalischen Harn sezernieren. Ist diese Funktions-

breite der Niere sehr stark eingeschränkt, wie wir dies bei schweren Schrumpfnieren im urämischen Stadium sehen, so kann ein beträchtlicher Verlust an Alkali
durch das Unvermögen, einen stark sauren Urin hervorzubringen, hervorgerufen
werden. Lichtwitz[317] berichtet von einem solchen Fall, bei dem das p_H im Urin bei
5,5 lag und die Alkalireserve 18,5 Vol.-% betrug. Es ist immer noch eine offene
Frage, inwieweit die Niere für das plötzliche Zustandekommen des Komas verantwortlich zu machen ist. Eine Störung der Niere könnte sowohl durch ein
plötzlich einsetzendes Versagen, die in großen Mengen anfallenden Ketonsäuren
auszuscheiden, als auch durch ein plötzliches Unvermögen, durch Veränderung
der Acidität des Harns das Säuren-Basen-Gleichgewicht im Körper aufrechtzuerhalten, zu einem komatösen Symptomkomplex führen.

Ursachen
des Komas.

Mit diesen Fragen haben wir bereits die ursächlichen Bedingungen für das
Zustandekommen des Coma diabeticum zu besprechen begonnen. Im vorausgehenden wurde bereits auseinandergesetzt, daß die alte Bezeichnung des Coma
diabeticum als „Acidosis" im strengen Sinne des Wortes unrichtig ist, da eine
Säuerung des Blutes in Wirklichkeit nur im extremsten Stadium des Coma
diabeticum stattfindet. Die beim schweren Diabetes auftretenden sauren Intermediärprodukte des Fett- und Eiweißstoffwechsels werden zum größten Teil
durch das Blutalkali neutralisiert und die aus Bicarbonat freiwerdende Kohlensäure, welche ihrerseits wieder eine Säuerung des Blutes verursachen könnte,
durch die Lungen abgedunstet. Das Atemzentrum ist auf eine Verschiebung des
p_H im Blut so fein eingestellt, daß es auf eine größere Menge von Kohlensäure
im Blut mit einer Vertiefung der Atmung reagiert, so daß durch Abdunstung der
freien Kohlensäure sogar überkompensiert wird und die Kohlensäurespannung
im Blut (meßbar in der Alveolarluft) abnorm niedere Werte zeigt. Erst wenn die
Atmung im Endstadium des Komas vollständig darniederliegt, kommt es zur
Säuerung des Blutes. Es ist somit nicht angängig, die Ursache des Komas in einer
Veränderung der Blutacidität zu suchen. Nach der alten Naunynschen Lehre
ist das Koma eine Säurevergiftung, die sich allmählich beim schweren Diabetiker
durch ständige Steigerung der anfallenden sauren Stoffwechselprodukte vor-
bereitet. Den experimentellen Beweis dieser Anschauung erblickt die Naunynsche Schule darin, daß Tiere, die lange Zeit mit Säuren gefüttert werden, unter
Erscheinungen zugrunde gehen, die dem diabetischen Koma außerordentlich
ähnlich sind. Nach der Ansicht Naunyns und seiner Schule (besonders Magnus-
Levy) ist für die diabetische Intoxikation die Säuerung das Maßgebende und
nicht etwa eine Giftwirkung, die durch die besondere chemische Natur der anfallenden sauren Produkte bedingt ist. Entgegen der Naunynschen Lehre versucht die Noordensche Schule zu erweisen, daß gewisse Säuren selbst, in erster
Linie die β-Oxybuttersäure, durch ihre Giftwirkung und nicht durch ihre Säure-
wirkung Vergiftungserscheinungen hervorrufen könnten. Herter und Wilbur[217]
zeigten, daß die Oxybuttersäure giftiger ist als ihrem Säurewert entspricht, und
daß oxybuttersaure Salze ebenso giftig sind. Für die Acetessigsäure gilt das
gleiche wie für die Oxybuttersäure (H. Salomon[217]). A. Marx[318], R. Ehrmann,
Esser und A. Löwy[319] zeigten im Experimente die Richtigkeit der Giftwirkung
buttersaurer Salze. Tschunn-Nien[320] konnte im Löwyschen Institut zeigen, daß
bei gleicher Kohlensäurespannung des Blutes die Giftwirkung der Buttersäure und
β-Oxybuttersäure einerseits und Isobuttersäure und Salzsäure andererseits derartig war, daß nur Buttersäure und β-Oxybuttersäure komatöse Erscheinungen
hervorbringen, während Isobuttersäure und Salzsäure diese Wirkung vermissen
ließen. Tschunn-Nien erhärtet damit die zuerst von v. Noorden ausgesprochene
Ansicht, daß es nicht die Säureüberladung des Blutes an sich ist, welche zum
Coma diabeticum führt, sondern daß es die stoffliche Natur der anfallenden

Säure ist, die für die Vergiftungserscheinungen verantwortlich gemacht werden muß. Einer solchen Deutung würden auch die Experimente von K. Harpuder[321] Raum geben. Harpuder[321] zeigte, daß β-Oxybuttersäure unabhängig von ihrer Säurenatur eine Anzahl von Fermenten hemmt und die Zellatmung beeinträchtigt. Von der β-Oxybuttersäure wissen wir nach diesen Experimenten mit Sicherheit, daß sie besondere Giftwirkungen hat; sehr wahrscheinlich gibt es noch eine Reihe von Zwischenprodukten des intermediären Stoffwechsels, die wir bislang nicht kennen und die gleichzeitig mit den Ketonkörpern auftreten, und deren Giftwirkung vielleicht noch größer ist als die der β-Oxybuttersäure. Das Auftreten der Ketonsäuren im Organismus hängt, wie wir im vorhergehenden Abschnitt gesehen haben, mit einer Glucogenverarmung der Leber zusammen. Diese Glucogenverarmung kann sich allmählich und schleichend entwickeln, sie kann aber auch schlagartig einsetzen. Demnach sehen wir in der Tat auch klinisch allmählich eintretendes und andererseits schlagartig einsetzendes Koma. Es wurden Fälle beobachtet (Thannhauser und Tischhauser[141]), bei denen die klinischen Erscheinungen eines Komas schon merkbar waren, bevor Ketonkörper im Übermaß auftraten und die Alkalireserve noch leidlich war. Das Auftreten der sauren Zwischenprodukte bekannter und unbekannter Natur dürfte eine Begleiterscheinung des Komas, nicht die Ursache des Komas sein. Es scheint wahrscheinlich, daß durch ein allmähliches oder plötzliches Versagen der Leberglucogenbildung der gesamte an das Leberglucogen geknüpfte Eiweiß- und Fettabbau in Unordnung gerät und hierbei Stoffe auftreten, von denen es dahin gestellt sein möchte, ob sie alle saurer Natur sein müssen, die die komatösen Erscheinungen auslösen. Zweifellos spielt die Giftigkeit verschiedener saurer Produkte hierbei eine Rolle, ob sie aber allein das Koma auszulösen vermögen oder ob noch andere unbekannte abwegige Zwischenprodukte des Eiweiß- und Fettstoffwechsels eine schädigende Wirkung ausüben, möge nach den Beobachtungen, bei denen das Koma vor dem steilen Anstieg der Ketonkörperentstehung einsetzte, dahingestellt bleiben. Sicher scheint nach den vorliegenden Tatsachen nur eines, daß die alte Naunynsche Anschauung der Acidosis in dem ursprünglichen Gewande nicht mehr haltbar ist. Als Säuretod könnte man allenfalls das letzte Stadium des Komas ansehen; niemals aber die Säuerung als Ursache der komatösen Erscheinungen ansprechen. Wenn man als Säuerung allerdings den Verlust des Körpers an Alkali bezeichnet und die Erscheinungen des Komas auf eine Alkaliverarmung zurückführen will, so würde eine derartige Annahme nach unseren Erfahrungen mit dem Insulin auch nicht haltbar sein, da man die komatösen Erscheinungen unter Insulin verschwinden sieht, ohne daß größere Mengen Alkali dem Körper zugeführt werden. Es müssen schon giftige Zwischenprodukte sein, die in der Leber mit dem durch Insulin verwertbar gemachten Kohlenhydrat verbrennen und dadurch entgiftet werden.

Zusammenfassend wäre zu sagen, daß die komatösen Erscheinungen nicht durch eine Säuerung, sondern durch die Giftigkeit abwegiger Zwischenprodukte des intermediären Stoffwechsels hervorgerufen werden, die infolge einer allmählich oder plötzlich einsetzenden Insuffizienz gewisser Leberfunktionen (Leberglucogensynthese) entstehen. Der größere Teil dieser schädlichen Stoffwechselzwischenprodukte sind Säuren, die das Alkali des Organismus aus den Bicarbonaten festlegen. Die hierbei freiwerdende Kohlensäure verursacht die Vertiefung der Atmung, welche zu einer Überventilation und zur vermehrten Abdunstung von Kohlensäure in der Lunge führt. Das Blut behält in normaler Breite seine Acidität; erst in der Agone kommt es infolge verminderter Atmung zur Anhäufung von Kohlensäure im Blut und zu einer Verschiebung des p_H nach der sauren Seite (dekompensierte Acidosis oder dekompensierte Hypokapnie).

In den vorausgehenden Abschnitten wurde der Mechanismus des normalen Kohlenhydratstoffwechsels zu erläutern und die Bedingungen zu ergründen versucht, unter welchen sich abwegige Störungen des normalen Kohlenhydrathaushaltes beim Tiere vollziehen. Wir versuchten die Bedeutung des Zentralnervensystems, der Nebenniere und des Pankreas für den Kohlenhydrathaushalt von allgemeinen Gesichtspunkten aus zu würdigen. Es konnte aufgezeigt werden, daß Störungen des Kohlenhydrathaushaltes nicht allein die Umsetzungen der Kohlenhydrate betreffen, sondern gleichzeitig schwere Störungen des intermediären Stoffwechsels der Fette und Eiweißkörper nach sich ziehen. Nunmehr sollen zunächst die klinischen Erscheinungen und klinischen Probleme der diabetischen Erkrankung beim Menschen dargestellt werden, um später bei der Würdigung der Frage nach der Ursache des menschlichen Diabetes mellitus nochmals auf die theoretischen Voraussetzungen zurückzukommen. Zunächst sei auf die alimentäre Überbelastung mit Kohlenhydraten eingegangen und die Frage erörtert, ob sich hier alle Individuen gleichartig verhalten oder ob hier fließende Übergänge vom Gesunden, d. h. der willkürlich großen Zuckerverwertung zum Krankhaften, d. h. der eingeschränkten Zuckerverwertung sich feststellen lassen.

C. Diabetes mellitus.

Alimentäre Glucosurie.

Bei gewöhnlicher Ernährung sind beim Gesunden immer Spuren von Kohlenhydraten im Harn vorhanden (F. Moritz[322], Th. Lohnstein[323]), und zwar zirka 0,01—0,1 %. Diese Mengen sind aber zu gering, um mit dem gebräuchlichen Zuckernachweis (Trommer- oder Nylandersche Probe) nachgewiesen zu werden. Man kann also Harne von Menschen, welche diese beiden Proben nicht geben, praktisch als zuckerfrei ansehen. Da jeder Harn reduzierende Substanzen enthält (Glucuronsäure, Harnsäure, Kreatinin u. a.), ist eine gewisse Eigenreduktion des Harns vorhanden, die aber so gering ist, daß sie erst bei längerem Stehen der Trommer- oder Nylanderschen Probe eintritt. Diese Erscheinung, welche man gewöhnlich als Nachtrommer bezeichnet, kann nicht als Beweis für eine Zuckerausscheidung angesehen werden. Nach Genuß excessiver Zuckermengen können auch beim Gesunden nicht unerhebliche Mengen von Zucker im Urin nachgewiesen werden. Die Grenze, bis zu der die Zuckerzufuhr gesteigert werden muß, damit Zucker in den Harn übertritt, ist für die einzelnen Zuckerarten verschieden groß (Assimilationsgrenze).

Die Grenzwerte für die verschiedenen Zucker sind ungefähr (zitiert nach v. Noorden und S. Isaac[217]:

Traubenzucker	. ca. 150—180 g	Milchzucker	. . . . . ca. 120 g
Rohrzucker	. . „ 150—200 g	Galaktose	. . . . . . „ 20 g
Fruchtzucker	. . „ 120—150 g		

Die einzelnen Assimilationswerte können schwanken je nach der Art der genossenen Nahrung und sind am niedrigsten im nüchternen Zustande. Selbstverständlich ist für den Assimilationswert von großer Wichtigkeit, ob in der vorausgegangenen Ernährungsperiode viel oder wenig Kohlenhydrate genossen wurden. Der im Harn erscheinende Zucker ist bei gesunden Individuen gleichartig mit dem aufgenommenen Zucker; bei diabetischen Patienten fand Roubitschek[13], daß Milchzucker als Traubenzucker ausgeschieden wird. Bemerkenswert ist, daß die Zuckerausscheidung nach einer übermäßigen Zufuhr von Zucker nach einer $^1/_2$—1 Stunde einsetzt und mehrere Stunden andauert. Je nach der Quantität der Zuckerausscheidung, die 2—5 % der gereichten Menge betragen kann, spricht man von einer kleinen oder großen Toleranzbreite. Der Übergang vom gesunden zum krankhaften Verhalten ist ein fließender. Nach unserer heutigen Kenntnis ist die Toleranzgrenze beim Gesunden bestimmt durch die Funktionstüchtigkeit der Bauchspeicheldrüse. Je nachdem dieses Organ viel oder wenig Insulin produzieren kann, wird die Toleranz hoch oder niedrig sein. Der vom Darm aus über den Weg der Pfortader der Leber zuströmende Zucker wird entsprechend der Fähigkeit des Pankreas zur Insulinproduktion zu Glucogen aufgebaut und in der Leber festgehalten. Bei verminderter Insulinproduktion durchläuft der Zucker wahrscheinlich ohne zu Glucogen synthetisiert zu werden, die Leber und erhöht den Zuckergehalt des Blutes und der Gewebe, so daß es zur Zuckerausscheidung durch die Niere kommt. Es sei hier schon gesagt, daß auch die Niere auf die Zuckerausscheidung bei alimentärer Überlastung einen gewissen Einfluß hat, und daß geschädigte Nieren auf ein Überangebot von Zucker nicht immer mit einer Zuckerausscheidung antworten. Merkwürdig ist auch, daß die Zuckerausscheidung nicht dem Überangebot parallel geht, wenn die Zuckerausscheidung die oben angegebenen Grenzzahlen übersteigt. Bekommt ein Gesunder z. B. 180 g Traubenzucker und scheidet dabei 0,25 g aus, so kann man bei der gleichen Versuchsperson mit einer Einnahme von 250 g die Zuckerausscheidung nur auf ca. 0,50 g steigern.

Viel regelmäßiger als die Zuckerausscheidung nach alimentärer Überbelastung tritt beim Gesunden eine Erhöhung des normalen Blutzuckergehaltes ein. Im vorhergehenden haben wir bereits die Faktoren besprochen, welche die Regulation des Blutzuckers auf einer konstanten Höhe bewirken. Wird durch übermäßige Zufuhr dieser Regulationsmechanismus überlastet, d. h. strömt nach einer überreichlichen Kohlenhydratzufuhr zuviel Zucker der Leber zu, so kann nicht aller Zucker durch das vorhandene Pankreasinkret (Insulin) zu Leberglucogen aufgebaut werden und gelangt als Zucker ins Blut und in die Gewebe. Untersuchungen über das Verhalten des Blutzuckers nach alimentärer Überbelastung sind erst durch die Mikromethoden möglich geworden. Derartige Untersuchungen wurden von C. v. Noorden[324], E. Frank[325], H. Tachau[326] und in ausführlicher Weise von M. Rosenberg[327] ausgeführt. Der Ablauf der in kurzen Abständen (15 Minuten) analysierten Blutzuckerkurven hat beim Gesunden nach der Belastung eine typische Form, obwohl je nach der Menge der per os zugeführten Kohlenhydrate und der Schnelligkeit ihrer Resorption in Höhe und Ablauf individuelle Unterschiede zutage treten können. Verabreicht man beim Gesunden 100 g Traubenzucker per os, so findet $1/_2$ Stunde später ein Anstieg des Blutzuckerwertes auf das Doppelte bis Dreifache statt und ist nach $1^1/_2$—2 Stunden zum Ausgangswert oder unter den Ausgangswert zurückgekehrt.

Im Gegensatz hierzu bleibt beim Diabetiker die Blutzuckererhöhung nach Überbelastung viele Stunden bestehen. Diese Verhältnisse der Blutzuckerkurve beim Normalen und Diabetischen haben Thannhauser und Pfitzer[188] bereits vor diesen Untersuchungen der alimentären Belastung durch intravenöse Zuckerinjektionen zu lösen versucht. Die von diesen Autoren erhaltenen Kurven bei intravenöser Injektion haben das gleiche Aussehen wie die von anderen Autoren später ausgeführten Untersuchungen nach alimentärer Belastung, nur sind sie entsprechend der intravenösen Injektion zeitlich verschieden.

Für die Praxis jedoch ist die alimentäre Form der Darreichung vorzuziehen. Der diagnostische Wert der ermittelten Blutzuckerzahlen für die Feststellung der Toleranz ist viel eindeutiger als die ursprünglich von Naunyn geforderte Belastungsprobe e saccharo oder ex amylo, wobei 100 g Traubenzucker 2 Stunden nach dem ersten Frühstück, das aus $1/_4$ l Milchkaffee und 80—100 g Brot bestand, gegeben und hernach im Urin auf Zucker gefahndet wurde. Bei derartigen

Proben, bei denen man nur den Zucker im Urin bestimmt, werden leichte Toleranz-
minderungen, wie wir sie bei vorübergehenden sogenannten „passageren" Diabetesformen finden, übersehen. Bei Bestimmung einer Blutzuckerkurve nach einer
Belastung mit 100 g Traubenzucker in nüchternem Zustand wird in Blutzuckerwerten, die länger als 3 Stunden überschwellig sind, eine Toleranzminderung für
Kohlenhydrate offenbar. Wir glauben, daß bei der Fahndung nach leichten
Diabetesformen gerade diese Art der Funktionsprüfung maßgebend ist, wobei
man einen Wert, der nach 3—4 Stunden nicht auf den Anfangswert zurückgegangen ist, als pathologisch und als Toleranzminderung ansehen muß, unter

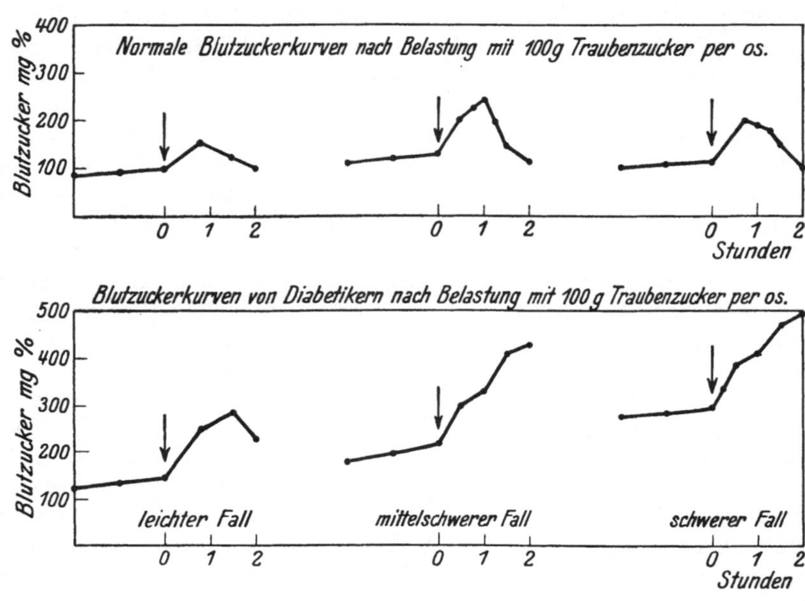

Abb. 73.

der Voraussetzung, daß keine Blutdruckerhöhung vorhanden ist und die Nieren
gesund sind.

Belastung mit Stärke.

Die Blutzuckerkurve nach der Einnahme von größeren Mengen Stärke
zeigt nach den Befunden von Welz[328] und Jacobsen[329] ähnliche Gestalt wie die
Belastung mit Traubenzucker, nur ist der Gipfel nicht so steil und der Abfall
flacher. Wir finden diesen Anstieg des Blutzuckers nach Stärkenahrung (Kartoffeln, Brot) bei ganz Gesunden, die keine Spur Zucker im Harn ausscheiden.
Die Prüfung mit Stärkebelastung ist für die Diagnose eines latenten Diabetes
ungeeignet.

Belastung mit anderen Zuckern.

Eine Belastung mit Lävulose führt, entsprechend ihrer Fähigkeit, leichter in
Leberglucogen überzugehen, zu einer geringeren Erhöhung des Blutzuckers als
eine entsprechende Belastung mit Dextrose (S. Isaac[330] u. a.). Eine Lävuloseausscheidung im Urin findet nach einer Belastung mit 100 g Lävulose bei gesunden
Individuen in der Regel nicht statt. Die Galaktose eignet sich nicht zu Belastungs-
versuchen, da sie nur ungenügend, auch bei gesunden Individuen, in Glucogen
umgesetzt wird.

Bewertung der Belastungs-proben. „Passa-gere Glucosurie".

Die Belastungsprobe mit Traubenzucker ermöglicht es, leichtere Formen
des Diabetes mellitus zu erkennen. Es bestehen hier fließende Übergänge von
einer Toleranzeinschränkung, die noch in die Grenzen des Normalen fällt, bis
zur Toleranzminderung, die sich in einer dauernden Erhöhung des Blutzuckerspiegels kundgibt. Die Toleranz für Dextrose ist beim gleichen Individuum

sicherlich keine konstante Größe und hängt im wesentlichen vom funktionellen Zustand des Inselorganes ab. Die leichteren Formen des Diabetes mellitus mit passagerer Glucosurie oder mit dauernder geringer Zuckerausscheidung bei nur leicht erhöhtem Blutzucker werden häufig als Diabetes innocens bezeichnet, ein Ausdruck, der zuerst von Salomon[331] als Glucosuria innocens für renale Glucosurie gebraucht wurde.

Zweifellos gibt es Menschen, bei denen eine Toleranzminderung in einem gewissen Lebensabschnitt besteht oder auch durch das ganze Leben hindurch bestehen bleibt. Bei einer größeren Zahl aber, bei denen lange Jahre hindurch diese scheinbar harmlose Toleranzminderung nur in vorübergehenden Zuckerausscheidungen offenbar wird, entwickelt sich späterhin, oft nach mehreren Lebensjahrzehnten, ein richtiger Diabetes mellitus. Aus diesem Grunde dürfte der Ausdruck „Diabetes innocens" nicht ganz das Zustandsbild erschöpfen und leicht zu einer Unterwertung des Krankheitsbildes der passageren Glucosurie führen. Gerade bei diesen Kranken scheint es angezeigt, schon frühzeitig durch entsprechende diätetische Verordnungen die Funktion des Inselorganes zu schonen und dadurch eine dauernde Unterwertigkeit des Inselorganes hintanzuhalten. Ähnlich wie Umber[332] kenne auch ich Familien, bei denen in direkter und auch verzweigter Deszendenz Glucosurie mit kaum erhöhtem Blutzuckergehalt aufgetreten ist. Es hat sich aber bei einer oder der anderen dieser ursprünglich als harmlos erscheinenden Glucosurien mit kaum überschwelligem Blutzucker im zweiten oder dritten Lebensjahrzehnt ein richtiger Diabetes mellitus entwickelt.

Die vorübergehenden Zuckerausscheidungen bei älteren Patienten, bei Leuten, die das fünfte Lebensjahrzehnt überschritten haben, sind anders zu bewerten als die passageren Glucosurien der Jugendlichen. Prognostisch sind die vorübergehenden Glucosurien im Alter günstig zu beurteilen; aber auch hier kann sich ein richtiger Altersdiabetes herausentwickeln.

Eine besondere Gruppe von leichten Glucosurien faßt Umber[332] als „harmlose Glucosurien" zusammen. Bei diesen Kranken ist die Kohlenhydratausscheidung unabhängig von der Größe des Angebotes. Der progrediente Charakter des Diabetes fehlt hier vollständig. Auch die klassischen Symptome des Diabetes: Polyurie, Polydipsie und Acidose werden vermißt. Es kann aber unter Umständen bei diesen Kranken die Glucosurie sehr hohe Grade annehmen, ohne daß hierbei der Blutzucker ansteigt. Die Beobachtung der Blutzuckerkurve dieser Kranken nach Belastung zeigt ein anderes Verhalten als das der Diabetiker, indem sie nicht den flachen Verlauf, sondern den steilen Anstieg und Abfall des Normalen zeigt. Diese Kranken verhalten sich gegen Insulin refraktär. Es soll späterhin, bei Besprechung des renalen Diabetes, auf dieses merkwürdige Krankheitsbild eingegangen werden; hier soll nur festgehalten sein, daß diese Gruppe mit normalem Blutzucker mit der oben besprochenen Krankheitsgruppe der passageren und latenten Glucosurien mit erhöhtem Blutzucker vor oder nach einer Belastung ätiologisch nichts zu tun hat.

Nachdem wir die Grenzfälle von vorübergehenden Glucosurien besprochen haben, bei denen lediglich die Belastung Aufschluß geben kann, ob es sich um eine vorübergehende Insuffizienz des Inselorganes oder um eine dauernde, konstitutionell bedingte Minderwertigkeit dieses Organes handelt, ist die dauernde Zuckerausscheidung, wie sie als Hauptsymptom der Zuckerharnruhr uns entgegentritt, in ihrer Bedeutung für die Beurteilung des Krankheitsbildes der Zuckerharnruhr zu würdigen.

Seit Bouchardat[333], M. Traube und J. Seegen[334] hat man versucht, die Glucosurie als Gradmesser der diabetischen Störung zu betrachten. Man bezeich-

Erforschung der Stoffwechsellage des Diabeteskranken.

net als leicht diabetisch gestört solche Kranke, die auf eine Kost, die keine
einfachen Kohlenhydrate und keine Stärke vorgebildet enthält, zuckerfrei werden.

Bei diesem Verfahren der Ermittelung der diabetischen Störung ist es von
besonderer Wichtigkeit, immer die gleiche Standardkost zu geben. Traube
empfiehlt dazu eine besonders eiweißreiche Kost. Wir geben in der Regel eine
eiweißarme Kost und haben uns angewöhnt, bei allen unseren Kranken eine
Standarddiät von allem Anfang an zu reichen, die calorienarm und eiweißarm
ist. Wir geben entweder eine Calorienmenge, die dem Grundumsatz (sei es, daß
er nach den Harris-Benedictschen Tabellen [s. S. 716] berechnet oder durch einen
eigenen Stoffwechselversuch bestimmt wurde) entspricht, oder wir setzen die
Calorienmenge derartig an, daß wir pro Kilogramm Körpergewicht, und zwar Sollgewicht, 20—22 Calorien rechnen. Von dieser entweder durch Grundumsatz-
bestimmung oder durch Errechnung auf das Körpergewicht gefundenen Calorienzahl decken wir nur so viel mit Eiweiß ab, daß pro Kilogramm Körpergewicht
nicht mehr als 1 g Eiweiß in der Nahrung enthalten ist, eine Eiweißmenge,
die zwar weit über dem Eiweißminimum liegt, aber doch als nieder bewertet
werden muß. Die übrigen Calorien werden als Fett gereicht. Die wenigen
Calorien, welche in Gemüsen in Gestalt von Cellulose enthalten sind, treten
noch zu der errechneten Caloriensumme hinzu.

Beispiel für unsere Art der Berechnung einer Standardkost: 75 kg schwere
Person (Mann) von einer Körpergröße von 170 cm und einem Alter von 45 Jahren.

Sollgewicht in Kilogramm = Körperlänge in Zentimetern — 100.

(Diese Art der Berechnung gibt für Erwachsene durchweg richtige Zahlen. Für
Kinder ist immer das Istgewicht zu nehmen und nicht das Sollgewicht; s. S. 417.)
In unserem Falle ist das Sollgewicht = 170 — 100 = 70 kg. Das Calorienbedürfnis beträgt nach unsrer Berechnung demnach 70 × 22 = 1540 Cal. Für die gleiche
Person ist nach den Harris-Benedictschen Tabellen der Grundumsatz
1645 Cal. Von den errechneten 1540 Cal werden pro Kilogramm Körpergewicht
1 g Eiweiß gegeben; in unserem Beispiel also 70 g Eiweiß = 350,4 Cal = 11,2 g N.
Also bleiben 1540 — 350,4 = 1189,6 Cal, die wir vollständig durch Fett abdecken. Diese 1189,6 Cal sind in 127,9 g Fett enthalten. Die Kost besteht
demnach für die obige Versuchsperson aus 70 g Eiweiß = 350,4 Cal und 127,9 g
Fett = 1189,6 Cal.

Wir pflegen die im Gemüse enthaltenen Calorienmengen weder als Extrakohlenhydrate noch die in ihnen enthaltenen Eiweiß- und Kohlenhydratcalorien
in die Calorienrechnung mit einzubeziehen. Das in den Gemüsen enthaltene Eiweiß
wird gewichtsmäßig in die geforderte Eiweißmenge eingesetzt. Für die Praxis
genügt es, die Calorienrechnung lediglich nach Eiweiß- und Fettmengen aufzustellen und den Nährwert der gereichten Gemüse in der Calorienrechnung zu
vernachlässigen, so daß das Gemüse lediglich als Träger der Fettcalorien anzusehen ist. Diese an und für sich niederen Calorienmengen treten noch zu
der oben festgesetzten Calorienmenge hinzu. Praktisch gestaltet sich die
Standardkost für obige Versuchsperson etwa wie nachfolgende Tabelle angibt.

Wir betonen nochmals, daß die Errechnung dieser Standardkost außerordentlich einfach ist. Pro Kilogramm Körpergewicht, d. h. Sollgewicht, 20—22 Cal;
davon 1 g Eiweiß pro Kilogramm Körpergewicht, das Übrige als Fett.

Bestehen Bedenken, diese Standardkost schweren Diabeteskranken von Anfang an ohne Kohlenhydratzulage zu reichen, so kann man Kohlenhydratzulage in Gestalt von Diabetiker- oder Grahambrot (40—80 g) geben und allmählich auf die reine Standardkost heruntergehen. Ich glaube nicht, daß man
sehr ängstlich zu sein braucht, da die Kost calorisch sehr niedrig gestellt ist.

Nahrungsmittel	Eiweiß	Fett	Kohlen-hydrat	Alkohol	Calorien
100 g gekochtes Rindfleisch . . .	31,0	12,5	—	—	245
80 g geräucherter Speck	6,8	55,2	—	—	540
20 g roher Schinken	4,7	2,7	—	—	38
2 Eier	11,0	10,3	0,6	—	150
45 g Fett	—	43,2	—	—	402,75
800 g Bouillon	4,0	4,0	—	—	40
20 g Cognac	0,2	—	0,14	8,46	59,6
100 g französischer Rotwein . .	2,4	—	0,2	8,2	66
200 g Tomaten, frisch	1,0	—	[7	—	[30
300 g Spinat	4,5	—	4,5	—	30
300 g Blumenkohl	4,0	—	8]	—	50]
	69,7	127,9	0,94	16,66	1541,35

Diätschema:

1. Frühstück: 300 ccm Kaffee; 30 g gerösteten Speck mit einem Ei.
2. Frühstück: 200 ccm Bouillon.
Mittagessen: 300 ccm Bouillon; 100 g gekochtes Rindfleisch; 20 g gerösteten Speck; 300 g
  Spinat; 20 g Fett; 200 g frische Tomaten.
Nachmittags: 300 ccm Kaffee oder Tee; 20 ccm Cognac.
Abendessen: 300 ccm Bouillon; 30 g gerösteten Speck mit einem Ei; 20 g rohen Schinken;
  300 g Blumenkohl; 20 g Fett; 100 ccm roten Bordeaux.

Eine prinzipielle Frage ist es allerdings, ob man heute, nachdem wir das
Insulin haben, überhaupt zu einer Klassifizierung des Diabetes, zur Erforschung
der Stoffwechsellage des Diabetikers, eine derartige Analyse der Stoffwechsellage auf Grund einer genau differenzierten Standardkost erstreben soll. Ich
glaube, diese Frage kann man dahin beantworten, daß man bei wirklich schweren
Fällen sofort mit Insulin anfangen muß, daß man aber, wenn es nur irgendwie
angängig ist, zuerst ohne Insulin die Stoffwechsellage des einzelnen Kranken
erkunden soll. Man urteilt viel sicherer und kann ja immer, wenn das Bedürfnis bei der Standardisierung der Stoffwechsellage es plötzlich notwendig machen
sollte, sofort mit Insulin eingreifen. Über dieses Problem wird bei der Therapie
noch ausführlich zu reden sein.

Der Kranke bekommt am ersten Tage freie Kost und wird am nächsten
Tage auf die Standardkost gesetzt. Tritt eine Entzuckerung nach einigen Tagen
auf, so bezeichnen wir die diabetische Störung als leichte. Gleichlaufend vorgenommene Blutzuckerbestimmungen am ersten Tage, bei Beginn
der Standardkost, und am Tage der Entzuckerung zeigen in leichten Fällen
ein Heruntergehen des Blutzuckers auf Werte, die an der oberen Grenze
des Normalen liegen. Eine Ketonurie tritt bei diesen leichten Fällen, trotz des
vollständigen Fehlens der Kohlenhydrate in der Nahrung bei der Standardisierung, nicht auf, höchstens in minimalsten Spuren.

Tritt die Entzuckerung auf die Standardkost wohl nach 10—14 Tagen ein,
zeigen sich aber gleichzeitig in nicht unerheblicher Menge Ketonkörper im Urin,
so bezeichnet man diesen Grad der diabetischen Störung als mittelschwer.
Zur Beurteilung dieser Fälle ist es unbedingt nötig, die quantitative Bestimmung
der Ketonkörper durchzuführen. Man kann entweder das Aceton als Gradmesser der Ketonkörperausscheidung allein nach Huppert-Messinger bestimmen oder, was das beste und einfachste ist, die Gesamtketonkörperbestimmung nach van Slyke, welche auch die Acetessigsäure und β-Oxybuttersäure
als Aceton miterfaßt, ausführen. Im Blut finden sich am ersten Tage bei den
mittelschweren Fällen Blutzuckerwerte von 150 bis ca. 300 mg-%. Auch bei

erreichter Zuckerfreiheit im Urin bleibt der Blutzucker bei diesen Kranken ständig erhöht.

Die schwere Form der diabetischen Störung ist dadurch gekennzeichnet, daß man auf noch solange Darreichung der Standardkost ein Verschwinden des Harnzuckers nicht erzielt und die Ketonkörper erheblich an Menge zunehmen. Der Blutzucker zeigt in nüchternem Zustand Werte von 150 bis 500 mg-% und bleibt ständig auf einem Niveau von 200 mg-% erhöht. Die Stickstoffausfuhr ist bei diesen Kranken höher als die Stickstoffeinfuhr der Kost. Bei unserer Kost ist die Einfuhr 11,2 g N; die Ausfuhr meist höher, als Zeichen, daß Körpereiweiß in Kohlenhydrate umgesetzt und als Kohlenhydrat ausgeschieden wird. Bei diesen Kranken ist es auch nötig, neben den Blutzuckerbestimmungen die Alkalireserve (van Slykesches Verfahren) oder die Kohlensäuretension der Alveolarluft zu bestimmen. Eines der drei Momente: Kohlensäuretension der Alveolarluft, Alkalireserve des Blutes oder Gesamtketonkörperausscheidung muß bei diesen schwer Diabeteskranken unter ständiger Kontrolle stehen.

Höhe des Blutzuckers als Gradmesser des Diabetes.K. Petrén[325] hat vorgeschlagen, die Stoffwechsellage[335] des Diabetischen nach der Höhe des Blutzuckers zu beurteilen. Der Blutzuckergehalt hängt aber bei den Kranken außerordentlich von der Kost, die in der Periode vor der Bestimmung genossen wurde, ab. Anfangswerte von über 200 mg-% sind bei Kranken, die auf Standarddiät gesetzt wurden und sich dann als leicht diabetisch gestört erwiesen, nichts Seltenes. Wenngleich die Höhe des Blutzuckers in der Regel keinen eindeutigen Hinweis auf den Grad der diabetischen Störung gibt, so ist zweifellos ein trotz strenger Diät dauernd über 200 mg-% erhöhter Blutzucker ein Zeichen einer schweren diabetischen Störung.

Vollständige Entzuckerung.Gelingt es auf die angegebene Weise nicht, die Patienten mit einer mittelschweren diabetischen Störung mit unserer Standardkost zuckerfrei zu machen, so schieben wir strenge Gemüsetage, die eigentlich kachierte Hungertage sind, mit einem Caloriengehalt von ca. 1100 Cal ein. Bei diesen strengen Gemüsetagen muß der Patient im Bett bleiben. Über die Gemüsetage selbst wird später noch ausführlich zu sprechen sein. Hier sei nur so viel gesagt, daß der Sinn dieser interpolierten strengen Gemüsetage ist, den Patienten zur Entzuckerung möglichst wenig Calorien zuzuführen. Wir geben an solchen strengen Gemüsetagen:

	Eiweiß	Fett	Kohlenhydrat	Alkohol	Calorien
300 g frische Tomaten	1,5	—	10,5	—	45
300 g Spinat......	4,5	—	4,5	—	40
200 g Spargel	2	—	2	—	20
80 g Butter......	4	65,6	4	—	616
20 g Sahne	0,6	5,8	0,7	—	59
2 Eier	11	10,3	0,6	—	150
900 g Bouillon.....	4,5	4,5	—	—	45
200 g franz. Rotwein .	4,9	0,4	—	16,4	132
	32,9	86,6	22,3	16,4	1107

1. Frühstück: Kaffee mit 10 g Sahne; 1 Ei.
2. Frühstück: 300 g Gemüse oder Salate; 30 g Butter; 300 ccm Bouillon.
Mittagessen: 300 cm leere Fleischbrühe; 300 g Gemüse oder Salate; 30 g Butter.
Nachmittags: Kaffe mit 10 g Sahne oder Tee mit Cognac.
Abendessen: 200 g Gemüse oder Salate; 20 g Butter. 1 Ei; 1 Glas Rotwein (200 ccm);
    300 ccm Bouillon.

Bei dieser Art des Vorgehens der Entzuckerung mit 1—2 mal wöchentlich eingeschalteten strengen Gemüsetagen treten beim mittelschweren Diabetiker

Acetonkörper auf. Steigt die Menge der Gesamtketonkörper bis zu einer Höhe, die wir nach oben bis zu ca. 8 g Gesamtketonkörper abgrenzen, so lassen wir uns in unserem Vorgehen, den Patienten zu entzuckern und die Stoffwechsellage zu erkunden, nicht beeinflussen. Gehen aber die Gesamtketokörper bei der Entzuckerung über 8 g hinaus, oder sinkt die Alkalireserve plötzlich unter 30—25 mg-%, so legen wir sofort Kohlenhydrate in der Kost zu und geben gleichzeitig Insulin. Mit dieser Feststellung, daß es nicht gelungen ist, den Patienten auf die angegebene Weise mit Standardkost und strengen Gemüsetagen ohne stärkere Acidosis zu entzuckern, ist die Differenzierung einer mittelschweren diabetischen Störung gegen die schwere diabetische Störung gegeben. Wir verzichten bei der Feststellung einer derartig schweren diabetischen Störung auf eine weitere detaillierte Klärung der Stoffwechsellage und geben diesem Patienten sofort Kohlenhydrate und Insulin. Vor der Einführung des Insulins war man gezwungen, bei diesen Patienten eine Schaukelkost, in welcher calorienarme, strenge Tage mit Gemüsefasttagen und Hafertagen abwechselten, zu geben. Heute muß man sie sofort nach der Feststellung der schweren diabetischen Störung der Insulinbehandlung zuführen. Glücklicherweise gelingt es bei den meisten Diabeteskranken, eine Entzuckerung ohne eine Ketonkörperausscheidung, die 8 g Gesamtketonkörper überschreitet, zu erreichen.

Ist die Entzuckerung gelungen und der Blutzucker auf günstigere Werte abgesunken, so wird die Stoffwechsellage weiter durch eine Toleranzprüfung erkundet. Die Toleranzprüfung nach Entzuckerung geschieht ganz anders als die S. 321 behandelte Toleranzprüfung bei passageren Glucosurien. Während man dort mit Traubenzucker belastet, geschieht die Toleranzbestimmung beim Diabeteskranken mit Stärke. Man legt dem Patienten, ausgehend von 20 g Grahambrot, in täglich um 10 g steigenden Mengen Schrot-, Graham- oder Diabetikerbrot oder wechselnd die äquivalenten Gewichtsmengen Kartoffeln zu, bis eine geringe Zuckerausscheidung eintritt. Ist dies erreicht, so bleibt man 1—2 Tage bei der gleichen Zulage und sieht, ob die Zuckerausscheidung bei der gleichen Zulage zurückgeht oder weiter ansteigt. Bleibt die Zuckerausscheidung gleich, so hat man die Toleranzgrenze erreicht, steigt sie weiter an, so ist man bereits über die Toleranzgrenze hinausgekommen. Die Bestimmung der Toleranz ist für die diätetische Behandlung, die Zusammenstellung der Kostform, unbedingt nötig; sie erübrigt sich auch meines Erachtens nicht bei einer Insulinbehandlung mittelschwerer Fälle. Die Toleranz für Kohlenhydrate bei dem einzelnen Kranken hängt nicht nur von der Menge des gereichten Kohlenhydrats ab, sondern wird in nicht unwesentlichem Maße auch von der gleichzeitig verabfolgten Eiweißmenge beeinflußt. Fett spielt bei der Toleranzbestimmung im Rahmen der gebräuchlichen Caloriensumme keine wesentliche Rolle. Die Toleranz sinkt aber bedeutend, wenn man innerhalb der Calorienmenge plötzlich das Eiweiß auf Kosten des Fettes stark steigert. Auf diese außerordentlich wichtigen Fragen muß bei der Therapie noch näher eingegangen werden, es sei nur hier schon bei der Feststellung der Toleranz darauf hingewiesen. Das Festhalten einer gewissen Standardkost zur Feststellung der Stoffwechsellage und Toleranzbestimmung eines mittelschweren Diabetikers ist unerläßlich, da nur dadurch ein Vergleich mit anderen Kranken und seiner eigenen mit den von anderen gemachten Erfahrungen möglich ist. Wir haben unsere Standardkost und das oben geschilderte Verfahren reichlich erprobt und als gut zur Ermittelung der Stoffwechsellage befunden. Hat man erst einmal auf die angegebene Weise den Gesamtzustand standardisiert, so kann man dann innerhalb der festgesetzten Grenzen die Eiweißmengen sowohl als auch die Kohlenhydrate mit verschiedenartigem pflanzlichen und tierischen Eiweiß und verschiedenartigen

Kohlenhydraten ausprobieren und so innerhalb der festgestellten Breite der Verträglichkeit den Diätzettel variieren. Unerläßliche Voraussetzung für jede gründliche Behandlung ist und bleibt aber die Einstellung des Kranken auf Zuckerfreiheit. Die Zuckerfreiheit muß bei jeder Behandlungsart, sei sie rein diätetisch, sei sie mit Insulin, erstrebt werden. Obwohl man mit Insulin jemanden, auch ohne die Toleranz zu kennen, zuckerfrei machen kann, ist es doch auch bei der Insulintherapie wünschenswert, vorher die Stoffwechsellage zu ergründen und die Toleranz zu bestimmen.

Nachdem wir gezeigt haben, wie man rein diätetisch vorgeht, um bei einem Diabeteskranken das pathognomische Symptom der Zuckerausscheidung zum Verschwinden zu bringen und wie man durch allmähliche Zulage von Stärke die Toleranz ermittelt, möchten wir uns die Frage vorlegen: Ist der Diabetiker gegen alle Arten von Kohlenhydraten gleichmäßig empfindlich oder kann er das eine oder andere Kohlenhydrat besser als Stärke oder Traubenzucker verwerten.

Einfluß verschiedener Kohlenhydrate auf die Glucosurie. Traubenzucker beeinflußt die Glucosurie am stärksten. Die Stärkearten, welche wir gemeinhin genießen, werden nicht so rasch resorbiert wie der Traubenzucker und strapazieren aus diesem Grunde die Toleranz nicht mit einem Schlage, sondern je nach der Resorption allmählich. Daraus resultiert die geringere Höhe der Zuckerausscheidung.

Von allen einfachen Kohlenhydraten ist die Lävulose (Fruchtzucker) am verträglichsten, d. h. sie bewirkt eine geringere Zuckerausscheidung als Traubenzucker. Merkwürdigerweise hängt die Verträglichkeit der Lävulose sehr von dem Grad des Diabetes ab. Bei leichteren Diabetesfällen wird sie erfahrungsgemäß leichter vertragen, während sie beim schweren Diabetiker vollständig ausgeschieden wird. Die Ursache der leichteren Verträglichkeit des Ketozuckers gegenüber dem Aldehydzucker dürfte darin zu erblicken sein, daß aus dem Ketozucker die Leberglucogenbildung und die Bildung des in dem Leberglucogen präformierten Kohlenhydrats sich leichter vollzieht. Rohrzucker steht in seiner Wirkung zwischen Traubenzucker und Lävulose, während Milchzucker beim schweren Diabeteskranken zum größten Teil als Traubenzucker ausgeschieden wird. C. v. Noorden gibt in seinem Lehrbuch folgende Tabelle der Verträglichkeit der verschiedenen Kohlenhydrate bei einem leichten Diabetiker:

Kohlenhydrate auf 2 Tage verteilt	g Zucker im Harn an 3 Tagen (nach Allihn)
200 g Glucose	38
200 g Lävulose	—
200 g Amylum	36
200 g Rohrzucker	34
100 g Lävulose und 100 g Glucose .	17
200 g Lactose	26

In neuerer Zeit wurden auch Anhydrozucker (Glucosane) auf ihre glucosurische Wirkung geprüft. Es zeigte sich, daß die verschiedenen Glucosane (chemische Konstitution; s. S. 246) keinen wesentlichen Einfluß auf die Glucosurie haben. Es ist aber noch reichlich unklar, inwieweit die Glucosane überhaupt in den Kohlenhydratstoffwechsel der Leber eintreten und nicht einfach außerhalb der Leber, ohne überhaupt in Leberglucogen umgeprägt zu werden, abgebaut werden. Auf die Toleranz der Glucosane ist man durch die Beobachtung von E. Grafe[7] gekommen, welcher zeigte, daß angerösteter, caramelisierter Zucker die Glucosurie viel weniger steigert als nicht angerösteter Zucker. Bei der Röstung sollen sich nach der Ansicht Grafes derartige Anhydrozucker bilden. Über die therapeutische Verwertbarkeit der Anhydrozucker soll später noch gesprochen und dabei auch derjenigen Körper gedacht werden, die den Zuckern chemisch nahestehen, im Körper verwertet werden und die Toleranz nicht mindern (Dioxyaceton, Glucoheptonsäure, Sionon).

Zusammenfassend läßt sich sagen, daß beim leichten Diabeteskranken die Glucosurie durch verschiedene Kohlenhydrate weniger stark beeinflußt wird als durch Dextrose und Stärke, daß aber mit zunehmender Schwere der Erkrankung alle Zucker und nahe Verwandte, seien es Alkohole oder niedere oder höhere Zucker, im Harn nahezu quantitativ als Zucker in Erscheinung treten. Es ist eine der größten Merkwürdigkeiten der diabetischen Störung, daß bei völliger Insuffizienz der Leberglucogenbildung alle möglichen Stoffe in Zucker übergeführt werden und im Harn als Zucker in Erscheinung treten.

Die alte Anschauung, die besonders von Külz[336] in Deutschland vertreten wurde, daß man dem Diabetiker besonders viel zu essen geben müsse, um die mit der Zuckerausscheidung zu Verlust gehenden Calorien zu ersetzen, ist unrichtig. Die Nahrungsbeschränkung ist von tiefgehendem Einfluß auf die Zuckerausscheidung. Die Lehre vom wenig essen geht auf den Klassiker der Diabetesforschung, auf Bouchardat zurück. Bouchardat empfahl vor 80 Jahren: „Manger le moins possible“, Cantani[337] führte die Fasttage ein, Naunyn[338] wies auf die Einschränkung der Gesamtnahrung hin und führte die calorienarmen Gemüsetage ein. Die stärkste Einschränkung der Nahrung beim Diabeteskranken empfahl F. M. Allen[339]. Allen erhob das Fasten zum Heilprinzip des Diabetes. Allen sagt, daß nach zehntägigem Fasten jeder Diabetes, auch der schwerste, entzuckere. Aus allen diesen Beobachtungen geht eindeutig hervor, daß Calorienzufuhr und Zuckerausscheidung zusammenhängen. Es möge vorläufig noch dahingestellt bleiben, inwieweit diese Erkenntnis für die Heilung des Diabetes von Wichtigkeit ist. Hier sei nur festgestellt, daß bei Einschränkung der gereichten Nahrungscalorien, ganz im Gegensatz zur ursprünglichen Külzschen Vorstellung, die Zuckerausscheidung zurückgeht. Auf den ersten Blick erscheint es merkwürdig, daß Zusammenhänge zwischen dem Vielessen und der Zuckerausscheidung bestehen sollen. Überlegen wir uns aber, was wir in dem Abschnitt über die Theorie der Ketonkörperentstehung gesagt haben, so kommt uns zum Bewußtsein, daß in der Leber an den Zuckerabbau der Abbau der Fettsäuren und gewisser Teile des Eiweißmoleküles geknüpft ist. Der Abbau der Fette und des Eiweißes beansprucht, wie wir dort gesehen haben, Leberglucogen. Ist die Fähigkeit, Leberglucogen zu bilden, in ausreichendem Maße vorhanden, d. h. ist die Pankreasinkretproduktion in einer willkürlichen Breite möglich, so kann man theoretisch essen soviel man will, ohne daß Ketonkörper auftreten. Ist aber die Inkretproduktion des Pankreas eingeschränkt und dadurch weniger Leberglucogen vorhanden, so muß parallel gehend mit dieser Einschränkung der Leberglucogenbildung auch die Einschränkung der Gesamtmenge der Eiweiß- und Fettnahrung gehen, da sonst Ketonkörper auftreten. Ist nun einerseits die Toleranz für Kohlenhydrate eingeschränkt, d. h. die Leberglucogenbildung aus Kohlenhydraten infolge Pankreasinkretmangels verringert, so kann diese eingeschränkte Leberglucogenbildung durch ein hinzukommendes Vielessen noch weiter reduziert und eine Stoffwechsellage geschaffen werden, bei der es zu einer vollständigen Unmöglichkeit, Leberglucogen zu stapeln, kommen kann. Ich[141] habe dem landläufigen Begriffe der Kohlenhydrattoleranz, welche versinnbildlicht, wieviel Kohlenhydrat die Stufe des Leberglucogens durchläuft und in der Leber verwertet wird, den Begriff der Calorientoleranz an die Seite gestellt. Je größer die Kohlenhydrattoleranz, desto größer auch die Calorientoleranz. Beide Erscheinungen, Kohlenhydrattoleranz und Calorientoleranz, sind parallel gehende Vorgänge im Stoffwechsel. Sie veranschaulichen uns, daß die

Kohlenhydrate in der Leber nicht nur als Heizmaterial und als Kraftquelle dienen, sondern daß sie eine nicht minder große stoffliche Bedeutung besitzen. Fette und gewisse Teile des Eiweißmoleküls können nur entsprechend der Leistungsfähigkeit des Pankreas, Leberglucogen zu bilden, vollständig abgebaut werden. Der leicht Diabeteskranke bildet noch so viel Leberglucogen, daß eine große Calorienmenge an Fett und Eiweiß abgebaut werden kann. Bei der zweiten Gruppe, den mittelschweren Diabetikern, die auf Kohlenhydratentzug bei reichlicher Calorienzufuhr zwar zuckerfrei werden, aber Aceton bekommen, ist die Leberglucogenbildung noch so weit erhalten, daß sie genügt, um das verminderte Angebot an Kohlenhydraten in Leberglucogen umzusetzen. Die hierbei entstehende Menge Leberglucogen reicht aber nicht mehr aus, gleichzeitig eine willkürlich große Menge Fett- und Eiweißsubstanzen abzubrennen. Der Patient wird zwar trotz reicher Ernährung zuckerfrei; er bekommt aber Aceton, da die durch Kohlenhydratentzug zwar mögliche, aber in ihrem Ausmaße nur kleine Leberglucogenbildung für die Abbrennung einer großen Calorienmenge nicht ausreicht. Beim schweren Diabetiker ist nur eine noch geringere Leberglucogenbildung möglich. Er hat deshalb immer große Zuckermengen und gleichzeitig Ketonkörper im Harn. Kohlenhydrat- und Calorientoleranz sind durch die mangelnde Leberglucogenbildung auf eine ganz kleine Breite eingeschränkt.

Aus diesen Darlegungen ist ersichtlich, aus welchen Gründen Nahrungsbeschränkung allein zu einer Minderung der Glucosurie führen muß. Durch Einschränkung der Eiweiß- und Fettcalorien wird weniger Leberglucogen beansprucht und dadurch das durch die diabetische Störung vermindert gebildete Leberglucogen geschont. Es wird gleichsinnig die Kohlenhydrattoleranz, die gleichzusetzen ist der Leberglucogenbildung, erhöht.

Hierher gehört auch die Überlegung über den Zusammenhang zwischen Mastfettsucht und Diabetes. Der Vielesser gebraucht zur vollständigen Verwertung seiner im Übermaß zugeführten Eiweiß- und Fettmengen Leberglucogen. Die Inkretproduktion des Pankreas erschöpft sich durch diese Überbeanspruchung in gewissem Maße. Es kann nicht mehr genügend Leberglucogen gebildet werden, das von den übermäßig anfallenden Eiweiß- und Fettmengen zum Abbau benötigt wird. Die durch Überlastung bedingte funktionelle Insuffizienz des Pankreas muß dann in einer Zuckerausscheidung in Erscheinung treten.

Die Wichtigkeit der calorienarmen Nahrung für die Therapie des Diabeteskranken ist zwar in der neuen Auflage des klassischen Lehrbuches der Zuckerkrankheit von v. Noorden und Isaac immer noch nicht in ihrem vollen Maße anerkannt; sie kann aber auf Grund der Tatsachen nicht mehr bestritten werden.

Nach diesen Überlegungen ist die Höhe der gereichten Gesamtcalorien nichtkohlenhydratartiger Nahrungsstoffe dadurch von Einfluß auf die Glucosurie, daß je mehr nichtkohlenhydratartige Calorien gereicht werden, desto mehr Leberglucogen zu Verlust geht. Da beim Diabetes anscheinend die Leberglucogenbildung gestört ist, wird diese Störung gleichsinnig durch eine calorische Überlastung der Nahrung gesteigert. Es ist aber auch einleuchtend, daß nicht nur die Glucosurie gesteigert wird, sondern in noch erhöhtem Maße die Ketonkörperbildung durch überreichliche Ernährung mit Eiweiß- und Fettcalorien beeinflußt werden muß. Ist nicht genügend Leberglucogen vorhanden, so brennen gewisse Teile des Eiweißmoleküls und die Fettsäuren, wie wir auf S. 309 bei der theoretischen Besprechung des Mechanismus der Ketonkörperbildung gesehen haben, unvollständig ab. Es kommt zur Ausscheidung von β-Oxybuttersäure, Acetessigsäure und Aceton. Diesen Einfluß der Gesamtcalorien auf die Ketonkörperbildung sehen wir eindrucksvoll in folgender Zeichnung, bei der wir von einem schwer Diabeteskranken die aufgenommenen Nahrungscalorien und die Ketonkörperausscheidung in kurvenmäßige Darstellung gebracht haben.

Beide Kurven bewegen sich absolut gleichsinnig. In einer zweiten Kurve haben wir den Einfluß der Calorienbeschränkung auf die Glucosurie, die Ketonkörperausscheidung, die Blutzuckerhöhe und die Alkalireserve zur Darstellung gebracht.

Aus diesen praktischen Ergebnissen ist eindeutig ersichtlich, daß Calorienbeschränkung auf die Ketonkörperausscheidung von eindeutig günstiger Wirkung ist. Es bleibt nunmehr die Frage zu erörtern, inwieweit innerhalb der Gesamtcalorienbeschränkung ein besonderes Augenmerk auf die Einschränkung von Eiweiß- oder Fettcalorien zu richten ist. Zunächst wollen wir uns der Frage zuwenden, inwieweit Eiweißgaben und Fettgaben auf die Zuckerausscheidung einwirken, und dann gleichzeitig die Einwirkung von Eiweiß und Fett auf die Ketonkörperausscheidung beleuchten.

Auf S. 269 haben wir ausführlich erörtert, daß eine Gluconeogenie aus Eiweiß, wie man die Zuckerbildung aus Nichtkohlenhydraten nennt, in stärkstem Maße stattfindet. Würde man annehmen, daß der Gesamtkohlenstoffgehalt des Eiweißes, nach Abzug des aus den Aminogruppen entstehenden Harnstoffs, zur Zuckerbildung verwendet würde, so verblieben von 100 g Eiweiß (Eiweiß = 51,8 g C und 16 g N) 45 g C = 112 g Glucose. Dieser maximale Wert entspricht aber nicht den tatsächlichen Verhältnissen, da eine Reihe von Aminosäuren keine Zuckerbildner sind und auch nicht alle kohlenstoffhaltigen Komplexe der verbleibenden Aminosäuren für die Zuckerbildung in Betracht kommen. Die Amerikaner nehmen an, daß aus 100 g Eiweiß 80 g Zucker werden, während nach verschiedenen deutschen Autoren aus 100 g Eiweiß nur 64 g Zucker entstehen. Die theoretischen Voraussetzungen, daß durch große Eiweißmengen die Zuckerausscheidung steigt, ist demnach durchaus gegeben. In der Tat sehen wir, daß je nach der Schwere der diabetischen Störung eine übermäßige Zufuhr von Eiweiß immer zu einer Mehrausscheidung von Zucker führt. Bei den leichten Diabeteskranken tritt dies am wenigsten in Erscheinung. Hat man einen leichten Diabeteskranken mit der kohlenhydratfreien, eiweißarmen Standardkost zuckerfrei gemacht und legt dann größere Eiweißmengen zu, so tritt in der Regel eine geringe Zuckerausscheidung ein, die nach der Nahrungszusammensetzung nur von der Eiweißzulage herrühren kann. In viel stärkerem Maße wird die Vermehrung der Glucosurie durch große Eiweißmengen bei mittelschweren und schweren Diabeteskranken augenscheinlich. Beim schweren Diabetiker kann tatsächlich eine Mehrausscheidung von Zucker, die der oben gegebenen theoretischen Voraussetzung 100 g Eiweiß = 64 g Zucker entspricht, beobachtet werden. Man hat früher auf den Quotienten D : N, welcher angeben soll, wieviel Zucker aus Nichtkohlenhydrat gebildet wird, großen Wert gelegt. Der Quotient D : N ist aber praktisch, wie wir auf S. 270 gesehen haben, nicht verwertbar. Die Zuckerausscheidung nach Eiweißgaben tritt viel deutlicher in Augenschein,

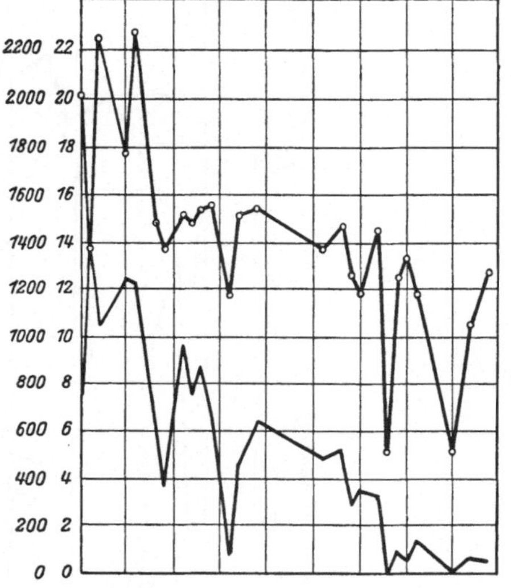

Einfluß des Eiweißes auf die Glucosurie.

Abb. 74 (nach Thannhauser und Tischhauser).
○——○ Calorien der Nahrung minus Calorien des Urinzuckers.
——— Menge der täglich im Urin ausgeschiedenen Ketonkörper (nach v. Slyke bestimmt).

wenn wir von einer bestimmten, eiweißarmen Standardkost ausgehen und dann
Eiweiß zulegen. In der Tabelle Seite 333 sehen wir, wie bei dem Patienten,
der vollständig entzuckert war, lediglich durch Zulage von Eiweiß wieder Zucker
auftritt, der bei Überlastung mit Eiweiß bei Steigerung der Calorien durch über-

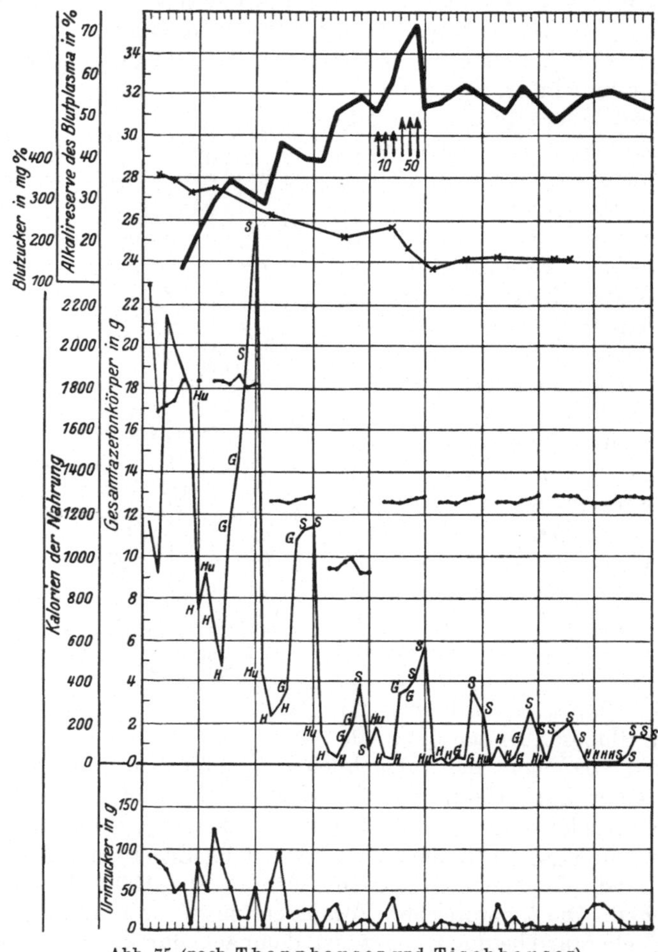

Abb. 75 (nach Thannhauser und Tischhauser).

▬▬▬ Alkalireserve im Blut.	——— Gesamtketokörper (bestimmt nach	H Hafertag.
×—×— Blutzucker.	⋀ Nabicarbonatgabe. van Slyke).	G Gemüsetag.
•—•—•— Calorienzahl.	Hu Hungertag.	S Strenger Tag.

reichliche Eiweißzufuhr zu großer Höhe getrieben werden kann. Aus dieser
Tabelle ist ferner ersichtlich, daß bei gleichbleibender Eiweißzufuhr und stärkerer
Belastung mit Fett (86,8 g Eiweiß; 213,7 g Fett) die Zuckerausscheidung lediglich durch die Caloriensteigerung weiter steigt. Der Einwand, daß die Mehrausscheidung von Zucker durch eine Kohlenhydratbildung aus Fett kommt,
ist dadurch widerlegt, daß in dem unteren Teil der nachstehenden Tabelle die gereichte Calorienmenge durch Fettgabe noch weiter gesteigert, aber das Eiweiß
eingeschränkt wurde (57,1 g Eiweiß; 256,2 g Fett) und durch diese Maßnahme
die Zuckerausscheidung wieder stark rückgängig gemacht wird.

Aus diesem Versuch erkennt man, daß erstens Eiweißgaben die Glucosurie
außerordentlich steigern, und zweitens, daß die glucosuriesteigernde Wirkung des
Eiweißes durch gleichzeitige größere Fettabgaben noch stärker hervortritt.

Wie wiederholt bereits besprochen wurde (S. 269), geht ein Teil des Eiweiß- Wirkung des Ei-
moleküls beim schweren Diabeteskranken in Zucker über; ein anderer Teil, der weißes auf die Ketonkörper-
durch die Bausteine Phenylalanin, Tyrosin und Leucin repräsentiert wird, kann bildung.
je nach dem Grade der diabetischen Störung die Ketonkörperbildung vermehren.
Die meisten Autoren glauben sogar außer dieser im Molekül des Eiweißes be-
gründeten ketogenen noch eine besondere ketogene Funktion des Eiweißes beob-

Datum	Calorien	Eiweiß	Fett	C-hydr.	Zucker g	Keton-körper g	Zucker g	Keton-körper g
5. XII.	2379,7	86,5	174,3	51,1	0	0,68		
6. XII.	,,	,,	,,	,,	5,2	1,09	16,6	4,34
7. XII.	,,	,,	,,	,,	5,2	1,37		
8. XII.	,,	,,	,,	,,	6,2	1,20		
9. XII.	2749,5	86,8	213,7	51,4	8,3	2,02		
10. XII.	,,	,,	,,	,,	14,2	2,59	59,7	9,28
11. XII.	,,	,,	,,	,,	16,8	1,75		
12. XII.	,,	,,	,,	,,	20,4	2,92		
13. XII.	2613,5	125,4	177,6	53,2	20,4	2,23		
14. XII.	,,	,,	,,	,,	33,6	2,66	127,5	8,43
15. XII.	,,	,,	,,	,,	26,6	1,40		
16. XII.	,,	,,	,,	,,	46,9	2,14		
17. XII.	2938,9	57,1	256,2	52,4	9,0	2,98		
18. XII.	,,	,,	,	,,	0,5	3,80	10,3	13,94
19. XII.	,,	,,	,,	,,	0,8	3,96		
20. XII.	,,	,,	,,	,,	0	3,20		

(Tabelle nach Thannhauser und Tischhauser.)

achtet zu haben (Petrén[335], Falta[340]). Man sprach von einer spezifisch-ketogenen
Wirkung des Eiweißes und brachte diese spezifisch-ketogene Wirkung des Eiweißes
mit der spezifisch-dynamischen Wirkung des Eiweißes in Parallele. Ein der-
artiges Parallelgehen würde besagen, daß durch Eiweißkost die Gesamtumsetzungen in die Höhe getrieben würden und dadurch einer größeren Ketonkörperbildung als das Nahrungseiweiß annehmen ließe, Vorschub geleistet würde.
Nachdem die einzelnen Aminosäuren in gleicher Weise wie das ungespaltene
Eiweißmolekül eine spezifisch-dynamische Wirkung haben, müßte auch ein
Überschuß von gefütterten ketogenen Aminosäuren eine größere Menge von
Ketonkörpern verursachen, als ihrer molekularen Menge entspräche. Die Versuche von Thannhauser und Markowicz[294], die große Mengen (bis zu 50 g)
der ketogenen Aminosäuren bei Schwerdiabeteskranken verfütterten, zeigen ein-
deutig, daß eine über das Molekül hinausgehende Ketonkörperbildung nicht
statthat. Die ketogene Eigenschaft der Eiweißnahrung entspricht also lediglich
den im Eiweißmolekül präformierten Aminosäuren.
Aus diesen experimentellen Tatsachen ergibt sich, daß beim schweren Diabetes das gesamte Eiweiß ungenutzt den Körper verlassen kann, indem der eine
Teil in Zucker, der andere Teil in Ketonkörper übergeht und beide Teile als
Calorienspender den Körper zum größten Teil ungenutzt durchlaufen. Auf diese
Weise würde es erklärlich sein, daß eine reiche Eiweißnahrung beim schwer
Diabeteskranken für den Betriebsstoffwechsel des Körpers ungenutzt bleibt
und zur Gewährleistung des Calorienbedarfes von der Körpersubstanz ein-
geschmolzen werden muß. Die zur Einschmelzung kommenden endogenen Eiweiß-
und auch Fettmengen werden ihrerseits wieder die Ketonkörperbildung erhöhen.
Es wäre also verständlich, daß in manchen Fällen schwerster diabetischer Störung
auf diese Weise mehr Ketonkörper ausgeschieden würden als dem gereichten
Nahrungseiweiß entspräche. Diese Mehrausscheidung wird aber nicht durch eine

spezifisch-ketogene Wirkung des Nahrungseiweißes verursacht, sondern durch Einschmelzung körpereigener Substanz.

Inwieweit eine besondere Eiweißempfindlichkeit durch eine konstitutionelle Disposition veranlaßt wird, entzieht sich bisher der experimentellen Feststellung. v. Noorden[217] glaubt, daß eine besondere Eiweißempfindlichkeit in Hinsicht auf die Zuckerausscheidung dadurch gegeben sei, daß die betreffenden Kranken lange Zeit sehr eiweißarme Kost genossen haben. Unsere Beobachtungen bestätigen aber die Angaben von F. M. Allen[339], Joslin[341], Falta[340] und Petrén[335], daß eine eiweißarme Kost nicht nur die Glucosurie und Ketonkörperbildung erheblich herabsetzt, sondern auch bei einer neuerlichen Zulage größerer Eiweißmengen nach einer Periode von Eiweißarmut eine bessere Ausnutzung des Eiweißes gewährleistet (Schonung der Leberglucogenvorräte durch calorienarme Kost). Andererseits sehen wir sehr oft — auch v. Noorden gibt in seinem Buche (S. 132) überzeugende Beispiele —, daß eine Überlastung mit Eiweiß die Toleranz auf längere Zeit hinaus so schädigt, daß auch die Absetzung der großen Eiweißmenge eine Steigerung der Zuckerausscheidung tagelang später hervorruft. Gleichsinnig mit der Glucosurie und der Ketonkörperausscheidung geht selbstverständlich auch die Anhäufung dieser Substanzen im Blute, so daß die entsprechenden Blutzucker- und Ketonkörperwerte des Blutes durch Eiweißkost beim schweren Diabetiker in die Höhe getrieben werden. Man darf natürlich die zweifellos richtigen Beobachtungen für die Praxis der Diätetik nicht übertreiben und in der Eiweißzufuhr nicht hinter dem minimalen Eiweißbedarf zurückbleiben. Petrén, der in seinen Kostverordnungen die Eiweißzufuhr fast auf den minimalen Bedarf herunterdrückt, geht hier zweifellos etwas zu weit. Wir glauben aber, daß eine Eiweißzufuhr, wie wir sie in unserer Standardkost mit 1 g pro Kilogramm Körpergewicht annehmen, ungefähr das richtige Maß einhält. Das Minimum wird bei dieser Kost reichlich abgedeckt, aber ein zu großer Überschuß vermieden.

Es wäre noch zu besprechen, inwieweit die einzelnen Eiweißarten sich qualitativ hinsichtlich der Glucosurie und Ketonkörperbildung verhalten. W. Falta[340], der diese Frage eingehend untersuchte, glaubt, daß tierisches Eiweiß: Casein, Serumalbumin, koaguliertes Ovalbumin, Blutglobulin, Hämoglobin, genuines Ovalbumin entsprechend der Schnelligkeit ihres Abbaues im tierischen Stoffwechsel auf die Glucosurie ungünstig wirken, und daß pflanzliche Eiweißträger weniger ungünstig auf die Zuckerausscheidung Einfluß nehmen. Petrén hat besonders auf die Tatsache hingewiesen, daß das pflanzliche Eiweiß dem tierischen vorzuziehen sei. Gegenteilige Beobachtungen stammen von Rosenfeld[342], Salomon[343] und v. Noorden[217]. C. v. Noorden weist mit Recht darauf hin, daß die Begleitkost, d. h. die neben dem Eiweiß gereichten Nahrungsstoffe für die Wirkung des Eiweißes auf die Zuckerausscheidung eine bedeutende Rolle spielt. Da wir aber fordern, daß die Gesamtmenge der Calorien so niedergehalten werden soll wie möglich, ist die Rolle der Begleitstoffe, die nach Lage der Dinge im wesentlichen aus Fett bestehen, für die Verwertbarkeit der anderen Nahrungsstoffe von geringerer Bedeutung. Die Unterschiede der Verwertbarkeit der einzelnen Eiweißarten tritt beim schweren Diabetes gar nicht in Erscheinung, da ja entsprechend der Stoffwechsellage fast alles Nahrungseiweiß in Zucker und Ketonkörper übergeht. Beim leichten und mittelschweren Diabetes findet man tatsächlich, daß pflanzliches Eiweiß die Zuckerbildung nicht so sehr steigert wie das tierische. Es möge aber dahingestellt bleiben, ob das pflanzliche Eiweiß, welches meist nicht als reines Protein vorhanden ist, ebenso in den intermediären Stoffwechsel übergeht wie z. B. Casein oder Ovalbumin.

Zusammenfassend läßt sich sagen, daß die Menge des Nahrungseiweißes für die Zucker- und Ketonkörperausscheidung von prinzipieller Bedeutung ist.

Je größer die calorische Belastung des diabetischen Organismus ist, desto stärker tritt die Zucker- und Ketonkörperbildung der gereichten Eiweißmengen in Erscheinung. Im Rahmen einer calorisch armen Kost zeigt auch ein relatives Überwiegen der Eiweißcalorien keine so starke Einwirkung auf Zucker- und Ketonkörperbildung, als wenn gleichzeitig ein Überschuß von Fett gereicht wird. Bei Besprechung der Therapie wird deshalb ausführlich zu überlegen sein, wie groß die Eiweißmengen bemessen sein sollen, die gegeben werden müssen; es sei schon hier darauf hingewiesen, daß die obigen Überlegungen zu der Einsicht führen, daß man das Eiweiß beim schwer Diabeteskranken nach Möglichkeit auf das niederste Maß beschränken soll, während man beim leichten und mittelschweren Diabeteskranken etwas weitherziger in der Eiweißzufuhr sein kann. Wesentlich für diese Frage ist und bleibt die niedere Gesamtzufuhr an Calorien, innerhalb der die Eiweißzufuhr auf kleine Mengen anzusetzen ist.

Es ist eine der ältesten Beobachtungen beim Diabeteskranken (Bouchardat[333], Cantani[337], W. Ebstein[344], Magnus-Levy u. a.), daß die Fettzufuhr die Zuckerausscheidung nicht erhöht. Dieser Satz ist dahin einzuschränken, daß die Fettzufuhr nur dann keine Erhöhung der Glucosurie zur Folge hat, wenn sie nicht dauernd mit einer sehr starken calorischen Überbelastung einhergeht. Findet eine dauernde calorische Überbelastung statt, so ist es nach den früheren Darlegungen erklärlich, daß der Leberglucogenvorrat strapaziert und das Bildungsvermögen neuen Leberglucogens herabgesetzt wird. Es kommt dadurch allerdings nicht direkt aus Fett, sondern indirekt durch die übermäßige Fettbelastung infolge der dadurch bewirkten Verringerung der Kohlenhydrattoleranz zur Glucosurie. Die günstige Wirkung einer Fettnahrung, soweit sie innerhalb eines normalen Calorienbedarfs bleibt, sehen wir in unserer Beobachtung (S. 333). Aus dieser Tabelle ist eindeutig ersichtlich, daß eine weitgehende Abdeckung der Nahrungscalorien mit Fett die Glucosurie herabdrückt, während ein Umstellen auf mehr Eiweißcalorien und ein Zurückgehen der Fettcalorien die Glucosurie steigert. Es ist ein Hauptverdienst von Maignon, Newburgh und vor allen Dingen von Petrén, auf eine einseitige Fettkost bei stärkster Eiweißbeschränkung beim schweren Diabetes hingewiesen zu haben. Maignon geht sogar so weit, zu sagen: „Ce qu'il faut combattre chez le diabétique menacé coma, ce n'est donc pas l'acidose, mais la dénutrition azotique et pour obtenir ce résultat nous avons vu qu'il n'y a rien de plus efficace."

Diese Ansicht der Unschädlichkeit der Fette für den Diabetiker ist nicht unwidersprochen geblieben. Allen[339] und Joslin[341] betonen, daß Fette die Acidosis und die Glucosurie steigern. In ähnlichem Sinne sprechen sich Wishart, Leclercq (beide aus der Schule Allens), ferner Lépine, Peters und Hubbard aus. Besonders bemerkenswert sind zu dieser Frage die Arbeiten von Shaffer, Ledd und Palmer, Woodyatt und Wilder. Diese Forscher[345] versuchen zahlenmäßige Verhältnisse zwischen den ketogenen und antiketogenen Substanzen des Stoffwechsels unter verschiedenen Umständen bei Gesunden und Diabetikern festzustellen.

Nach ihrer Berechnung würde, wie ich bereits erwähnt habe, das Fett zu 90 % und das Eiweiß nur zu 45 % ketogen wirken. Diese Rechnung entspricht wohl theoretischen Voraussetzungen; sie hängt aber im wesentlichen mit der Gesamtzahl der gereichten Calorien zusammen. Das Fett wirkt nur dann in so ausgesprochenem Maße ketogen, wenn gleichzeitig ein Übermaß von Calorien, d. h. von Eiweißcalorien gereicht werden. Petrén hat besonders auf diesen Umstand hingewiesen und gefordert, daß bei seiner Diabeteskost, die zum größten Teil aus Fett besteht, nur minimale Mengen von Eiweiß gereicht werden. Aber auch bei kleinsten Mengen von Eiweiß (s. Tabelle 276), 26,9 g, ist bei überreicher

Fettkost eine kleine, wenn auch unbedeutende ketogene Wirkung nicht hintanzuhalten. Trotz dieser minimalen ketogenen Wirkung ist bei der diätetischen Behandlung der diabetischen Störung die eiweißarme Fettkost die Diät der Wahl, da durch sie die Glucosurie vermieden und dadurch die Kohlenhydrattoleranz gesteigert wird. Gleichsinnig mit dieser Toleranzsteigerung geht der Blutzucker zurück. Die Toleranzsteigerung ist so groß, daß auch die im Fett enthaltenen Glycerinmengen nicht als Zucker in Erscheinung treten. Unseres Erachtens ist die Gefahr, durch dauernde Fettkost eine Fettleber zu erzeugen und damit den Leberstoffwechsel zu stören, kein Einwand gegen die Fettkost, da durch die Kohlenhydrattoleranzerhöhung der Fettkost, die sich in Bildung von Leberglucogen aus Kohlenhydraten äußert, am besten dem Entstehen einer Fettleber entgegengewirkt wird.

Bei der Frage der Zuckerentstehung aus Fett, die wir nach den heutigen Kenntnissen abgelehnt haben (S. 276), ist über sog. fettempfindliche Fälle berichtet worden (S. Bernstein, C. Bollaffio und v. Westenrijk[138] u. a.). Die Überprüfung dieser Fälle hat aber mit Ausnahme des von S. Bernstein und Mitarbeitern berichteten Falles keinen sicheren Beweis gegeben, daß es tatsächlich fettempfindliche Fälle gibt, so daß die einzigartige Beobachtung von S. Bernstein und Mitarbeitern bestenfalls als Kuriosität gewertet werden kann.

Zusammenfassend läßt sich sagen, daß Fettkost die Zuckerausfuhr nicht steigert, und daß die ketogene Wirkung des Fettes bei einer gleichzeitig starken Calorienbeschränkung gemeistert werden kann. Bei der Therapie wird ausführlich auf den Wert der Fettkost einzugehen sein.

Einfluß des Alkohols auf die Glucosurie und Ketonkörperbildung. Außer den drei Hauptnährstoffen Eiweiß, Kohlenhydrate und Fette ist auch der Alkohol in gewissem Sinne als Nährstoff zu betrachten, da er entsprechend seinem Caloriengehalt in den Stoffwechsel eintritt. Aus den Versuchen von O. Tögel, E. Brezina und A. Durig[346] wissen wir, daß der Alkohol tatsächlich vollständig im Stoffwechsel verwertet wird. Diese Untersuchungen zeigen, daß gereichter Alkohol sogar die Oxydation der Kohlenhydrate im Stoffwechsel zurückdrängt und vor allen Nährstoffen verbrannt wird. Die leichte Verbrennlichkeit des Alkohols dürfte es auch sein, welche dem Alkohol, sofern er nicht in toxischen Dosen gereicht wird, beim Diabeteskranken eine günstige Beeinflussung der Glucosurie und vor allem der Ketonkörperbildung, wie dies besonders O. Neubauer betont, ausüben läßt. Es scheint eben, daß leicht verbrennliche Substanzen auf das vollständige Durchbrennen der Fettsäuren und gewisser Aminosäuren einen Einfluß haben. Wenn natürlich durch diese Annahme der Leichtverbrennlichkeit eine Erklärung der antiketogenen Wirkung des Alkohols nicht gegeben ist, so paßt doch diese Annahme in unser Vorstellungsbild, daß jede Substanz, die im intermediären Stoffwechsel leichter verbrennlich ist als Kohlenhydrat, eine gewisse antiketogene Wirkung hat. Wird natürlich ein Übermaß von Alkohol zugeführt, so kann eine toxische Leberschädigung verursacht werden. Glucosurie und Acetonurie sind dann die Folgen dieser Leberschädigung (F. M. Allen[348], Leclercq[349]). Geringe Mengen Alkohol wirken nach allen Erfahrungen eher günstig als ungünstig auf die Zuckerausscheidung.

Einfluß der Muskeltätigkeit auf die Glucosurie u. Ketonkörperbildung. Wir haben bereits auf S. 265 bei der Besprechung der Zuckerverwertung im Organismus auseinandergesetzt, daß Zuckerverwertung in der Leber und Zuckerverwertung in der Muskulatur nicht ohne weiteres gleichzusetzen sein dürften. Die Zuckerverwertung in der Muskulatur dient rein energetischen Zwecken; die Zuckerverwertung in der Leber hat im wesentlichen stoffliche Bedeutung, da in der Leber der Abbau des Kohlenhydrates auf das engste mit dem Eiweiß- und Fettstoffwechsel verknüpft ist. In der Muskulatur kann für die Muskelzuckung nur Kohlenhydrat verwertet werden. Die Untersuchungen von Meyerhof und Hill zeigen den Weg dieser Verwertung in der Muskulatur. Hierbei ist es noch eine offene Frage, ob der in der Muskulatur zum Abbau gelangende Zucker unbedingt die Stufe des Glucogens vorher durchlaufen muß oder ob in der Muskulatur für den weiteren Abbau eine vorherige Veresterung des Zuckers mit Phosphorsäure (Lactacidogen) genügt. In der Leber muß nach unserer Auffassung die Stufe des Glucogens durchlaufen werden, da wir in der Leberglucogensynthese nicht nur einen Stapelungsvorgang, sondern einen Isomerisierungsvorgang erblicken, der durch die Synthese des Leberglucogens gleichzeitig den für die Leber adäquaten Zucker im Leberglucogen vorbildet. Für den Mechanismus der Leberglucogenbildung ist eine ausreichende Funktion des Inselapparates im Pankreas nötig. Inwieweit diese Funktion des Inselorganes sich nur auf die Leberglucogensynthese auswirkt oder auch für die Glucogenbildung in anderen Organen, in sonderheit der Muskulatur, benötigt wird, ist heute noch nicht vollständig geklärt. Es ist durchaus möglich, daß der Verwertung von Kohlenhydraten in der Muskulatur nicht unbedingt eine Glucogenbildung in der Muskulatur, die Insulin benötigt, vorausgehen muß, es könnte vielmehr die Verwertung des Kohlenhydrats in der Muskulatur auch nur eine Veresterung des Zuckers mit Phosphorsäure, die kein Insulin benötigt, zur Voraussetzung haben. Aus diesen Überlegungen läßt sich ableiten, daß eine verstärkte Muskelbewegung beim Diabeteskranken nicht unbedingt eine Toleranzminderung, d. h. einen Mehrbedarf an Insulin zur Folge haben muß. Die klinische Erfahrung beim Diabeteskranken zeigt uns, daß mäßige Körperbewegung bei leichten und mittelschweren Diabetikern die Toleranz nicht ungünstig beeinflußt. Wir sehen ferner, daß auch schwer diabetische Individuen, deren Leber nur mehr geringe Mengen Glucogen enthält, Muskelleistungen vollbringen können, die eine ausgiebige Verwertung von Zucker in der Muskulatur zur Voraussetzung haben. Zweifellos steht der Kohlenhydratbedarf der Muskulatur mit dem Leberglucogenvorrat in einem gewissen Zusammenhang. Beim gesunden Menschen und beim Tier sehen wir, daß durch starke körperliche Arbeit ohne Nachschub durch die Nahrung der Leberglucogenvorrat schwindet und daß die Toleranzbreite des gesunden Menschen für Kohlenhydrat bei schwerer Arbeit steigt, d. h. er braucht mehr Kohlenhydrat, um die leer gewordenen Depots wieder aufzufüllen. Diese Entleerung der Leberglucogendepots beim Gesunden besagt aber nicht, daß für die Muskelarbeit vorgebildetes Leberglucogen unbedingt benötigt wird, sondern zeigt nur, daß hier der Vorrat an Zucker im Organismus für den Mehrverbrauch herangezogen wird. Ist bei Gesunden der Vorrat erschöpft, so bildet der Gesunde aus Eiweiß Zucker und kann damit den Nachschub leisten. Beim Diabeteskranken ist ständig in den Geweben und im Blute ein Übermaß von Zucker. Die Muskulatur des Diabetikers müßte also auch bei vollständigem Glucogenschwund in der Leber genügend Zucker haben, um arbeiten zu können. In der Tat sehen wir auch beim schweren Diabeteskranken nie eine Unfähigkeit zur Muskelbewegung, obgleich die außerordentliche Schlappheit und leichte Ermüdbarkeit bei diesen Kranken augenfällige Symptome sind. Müdigkeit und das Gefühl allgemeiner Schwäche dürfen aber beim Diabetiker unseres Erachtens nicht als Zeichen verringerter Fähigkeit, Kohlenhydrat im Muskel zu verwerten, gedeutet werden, sondern sie sind ein Symptom, das durch die verschiedensten endogenen Bedingungen des Stoffwechsels ausgelöst werden kann. Wir möchten also glauben, daß Muskelarbeit auch beim schwersten Diabetiker geleistet und daß uns aus dieser Möglichkeit die Annahme nahegelegt wird, daß Zuckerverwertung in der Muskulatur und Zuckerverwertung in der Leber nicht gleichzusetzen sind. Die Muskulatur kann scheinbar Zucker auch verwerten, ohne daß der Zucker vorher mit Hilfe des Pankreasinkretes die Stufe des Leberglucogens durchlaufen hat. Inwieweit die Muskelglucogenbildung ebenfalls des Pankreasinkretes bedarf, ist noch nicht klargestellt. Zweifellos scheint aber ein zweiter Weg in der Muskulatur, der ohne Glucogenbildung zur Verwertung des Zuckers in der Muskelmaschine führt, möglich zu sein (Lactacidogenbildung), der die Muskeltätigkeit auch bei vollständigem Insulinmangel beim schwersten Diabetes noch gewährleistet.

Aus diesen Ausführungen könnte man schließen, daß der Zuckerstoffwechsel in der Muskulatur in gar keinem Zusammenhang mit dem Zuckerstoffwechsel in der Leber steht. Eine solche Annahme wäre durchaus unrichtig, da beim Gesunden wie beim Diabetiker beobachtet wurde, daß Muskeltätigkeit eine Verringerung des Leberglucogenvorrates zur Folge hat. Es scheint aber, daß für die Muskulatur das Leberglucogen nur als Vorratsstoff herangezogen wird, während dem Leberglucogen für den Leberstoffwechsel selbst eine andere Funktion obliegt. Es ist begreiflich, daß bei großer Muskelarbeit durch starke Beanspruchung des Leberglucogens als Vorratsstoff dieses seiner stofflichen Funktion entzogen wird (Acetonurie bei starker körperlicher Anstrengung). Es kann deshalb nicht wundernehmen, wenn beim Diabeteskranken durch starke Muskelarbeit ebenfalls Leberglucogen beansprucht wird und hier infolge der eingeschränkten Fähigkeit, neues Leberglucogen zu bilden, dieser Glucogenentzug aus der Leber andere Folgen hat als beim Gesunden. Während der Gesunde das Leberglucogen bei nachfolgender Kohlenhydratzufuhr sehr rasch wieder ersetzt, ja sogar eine übermäßige Aufnahmefähigkeit für Kohlenhydrat (Toleranzerhöhung) als vor der körperlichen Arbeit zeigt, kann der Diabeteskranke, je nach der Schwere seiner Störung, nur mangelhaft sein Leberglucogendepot auffüllen und der mit der Nahrung gereichte Zucker wird, ohne in Leberglucogen umgeprägt zu werden, die Leber durchlaufen und den Organismus überschwemmen. Reicht man einem Zuckerkranken nach körperlicher Anstrengung keinen Zucker, so wird infolge der leeren Leberglucogendepots Nahrungs- und Körpereiweiß in Zucker umgeprägt und in gleicher Weise zum größten Teil die Leber durchlaufen, ohne zum Glucogenansatz zu führen. Aus diesen Überlegungen ist ersichtlich, daß körperliche Arbeit, je nach der Schwere der diabetischen Störung, zu einer Verstärkung der Glucosurie und auch der Ketonkörperbildung führen kann. Es ist aber auch begreiflich, daß bei leichterer diabetischer Störung oder in einer Stoffwechsellage, in der die Toleranz ausgeglichen, d. h. eine leidliche Leberglucogenbildung möglich ist, geringere körperliche Anstrengungen ohne Erhöhung der Zuckerausscheidung ertragen werden.

Ausgedehnte Untersuchungen über den Blutzucker bei Arbeit sind von L. Lichtwitz[350], M. Bürger[351] und W. v. Moraczewski[352] beim Gesunden angestellt worden. Der Blutzucker verhält sich beim Gesunden bei der Arbeit nicht einheitlich. Er scheint im wesentlichen vom Leberglucogenvorrat und vor allen Dingen von der der Arbeit vorausgegangenen Ernährungsperiode abhängig. Die von diesen Untersuchern in vielen Fällen bemerkte Arbeitshyperglucämie dürfte mit dem vermehrten Bedarf parallel gehen. Andererseits wurde von Bürger ein Absinken des Blutzuckers nach vollendeter Arbeit beobachtet. Diese Feststellung würden wir heute als Versuch, das Leberglucogen in der Leber wieder aufzufrischen, ansehen. Das Verhalten des Blutzuckers beim Diabetiker nach Arbeit ist bei der ständigen Anhäufung von Zucker im Blute mit den Verhältnissen beim Gesunden nicht zu vergleichen. Die oben angestellten Überlegungen veranschaulichen deutlich, daß körperliche Arbeit, je nach der Schwere der Stoffwechsellage des Diabetikers zu erlauben oder streng abzulehnen ist.

Nervensystem und Glucosurie. Seit der Claude Bernardschen Entdeckung der Piqûre ist ein Zusammenhang zwischen Zuckerausscheidung und Nervensystem gegeben. Eine Zuckerausscheidung kann experimentell nicht nur vom Boden des IV. Ventrikels aus ausgelöst werden, sondern von allen möglichen sympathischen Zentralorganen. Der Hypothalamusstich von Aschner[183], die Verletzung höher gelegener, sympathischer Ganglien von H. Dresel[180] sowie die Beobachtung von Zuckerausscheidung nach Reizung der verschiedensten peripheren, sympathischen Ganglien zeigen überzeugend, daß die Piqûreglucosurie nur ein Spezialfall der Erregung des sympathischen Systems von irgendeiner zentralen oder peripheren Stelle aus ist. v. Noorden prägte das Wort „chromaffinogene Glucosurie" und faßt damit alle Formen der experimentellen, transitorischen Glucosurien durch Reizung des sympathischen Systems zusammen. Der Mechanismus dieser Art der Glucosurie ist bereits auf Seite 288 bei der Adrenalinglucosurie besprochen. Über die evtl. Zusammenhänge dieser Art der Glucosurie mit dem echten Diabetes mellitus sei später bei der Besprechung der Ätiologie der diabetischen Stoffwechselstörung näher eingegangen. Hier sei nur festgehalten, daß eine Zuckerausscheidung beim Gesunden vom Nervensystem aus möglich ist, und daß parallel gehend eine Vermehrung einer primär diabetischen Zuckerausscheidung auf dem gleichen Wege erfolgen kann. Diese Erhöhung der Zuckerausscheidung vom Nervensystem aus ist immer vorübergehender Art. Jeder Arzt, der reichlich Zuckerkranke in stationärer Behandlung zu beobachten Gelegenheit hatte, kann sich an Kranke erinnern, die auf eine konstante Diät eingestellt zuckerfrei waren, bis eine plötzliche Aufregung bei diesen Kranken ohne Änderung der Diät eine plötzliche Zuckerausscheidung, die nach mehreren Tagen ohne Änderung der Diät wieder verschwand, verursachte. Ich erinnere mich eines besonders eindrucksvollen Falles bei einem Bergwerksbesitzer v. G., der ohne unser Wissen auf einige Stunden das Krankenhaus verlassen hatte, um an einer geschäftlichen Sitzung teilzunehmen. Am nächsten Tag brüsker Anstieg sowohl der Glucosurie als auch der Ketonurie, der uns zunächst unerklärlich war, da er ohne Änderung der Diät eintrat und auch ohne Änderung der Diät wieder auf die ursprünglichen Werte zurückging. Erst später erfuhren wir von dem Delikt des Patienten, das die Aufklärung brachte.

Außer gemütlichen Erregungen können auch Verletzungen, besonders Verletzungen des Knochengerüstes — es brauchen nicht immer Schädelverletzungen zu sein — plötzlich Zuckerausscheidung zur Folge haben. Im Kriege konnte ich bei Schwerverwundeten unmittelbar nach der Verwundung wiederholt Zucker im Urin nachweisen. Bei Epileptikern wurde vorübergehende Zuckerausscheidung im Anfalle beobachtet. Auch bei Paralytikern und cyclothymen Erkrankungen sind derartig momentane Glucosurien beobachtet worden. Ein Zusammenhang aller dieser vorübergehenden Glucosurien mit dem Mechanismus der experimentellen, „chromaffinogenen" Glucosurien ist nicht von der Hand zu weisen und mit größter Wahrscheinlichkeit auf eine momentane, nervös bedingte Ausschüttung der Leberglucogenvorräte zurückzuführen.

Bei der Möglichkeit derartiger momentaner Erregungszustände des chromaffinen Systems mit konsekutiver Glucosurie beim Gesunden ist ein derartiger Vorgang beim Diabetiker in gleicher Weise gegeben. Hier summiert sich die allerdings anders verursachte diabetogene Störung mit der chromaffinen Erregung und wird in einer verstärkten Glucosurie augenscheinlich. Da eine momentane Leberglucogenausschüttung beim Diabetiker viel schwerer wieder redressiert werden kann als beim Gesunden, können derartige gemütliche oder mechanisch traumatische Erschütterungen indirekt eine länger dauernde Verschlimmerung der diabetischen Stoffwechsellage zur Folge haben. Wenngleich wir bei einem vollständig Gesunden aus einer psychisch oder traumatisch bedingten chromaffinogenen Glucosurie niemals einen echten Diabetes mellitus entstehen sahen, so ist doch zuzugeben, daß bei einer vorhandenen diabetischen Störung evtl. auch nur bei einer vorhandenen diabetischen Disposition (insuläre Minderwertigkeit) eine auf dem Wege des Sympathicus bedingte Ausschüttung des Leberglucogenvorrates die diabetische Störung erheblich verschlimmern oder bei vorhandener Disposition eine diabetogene Störung offenkundig machen kann.

Einfluß von fieberhaften Erkrankungen auf die Glucosurie. In der älteren Literatur findet sich in den Darstellungen des Diabetes mellitus die Angabe, daß akute fieberhafte Erkrankungen die Glucosurie mildern. Bei den von mir beobachteten Kranken kann ich mich nicht eines Kranken erinnern, der bei hinzutretender Infektion oder bei Erhöhung der Körpertemperatur eine Minderung der Glucosurie aufgezeigt hätte. Das Gegenteil dieser älteren Angaben ist richtig; Infektion und Fieber steigern immer die Zuckerausscheidung, allerdings unter der Voraussetzung, daß die Nahrung vor und nach dem Fieber die gleiche bleibt (L. Mohr[353], Naunyn[338], Stäubli[354]). Die diabetische Störung, auch wenn sie noch so leicht ist, kann durch hinzutretendes Fieber, besonders bei schweren Allgemeininfektionen, plötzlich ein schweres Bild zeigen.

Ein besonders eindrucksvolles Bild bot ein Kranker, der wegen seiner diabetischen Störung bei uns in klinischer Beobachtung war, durch Diät vollständig entzuckert wurde und sich mit 80 g Grahambrot im Gleichgewicht befand. Eine plötzlich auftretende Zahnwurzelentzündung mit leichtem Fieber verschlechterte die Stoffwechsellage derart, daß bei gleichbleibender Kost bemerkenswerte Mengen von Zucker und Aceton auftraten.

Ein anderer Kranker, Amtsgerichtsrat L., litt an einem leichten Diabetes, der bei 100 g Kohlenhydrat eine Zuckerausscheidung von 0—0,8 g pro die hatte. Eine akut einsetzende Appendicitis machte eine Operation nötig. Nach der Operation, trotz gleichbleibender Diät, Anstieg der Zuckerausscheidung mit stärkster Acidosis und beginnendem Koma. Auf Insulin Heilung der Operationsnarbe und Zurückgehen des Zuckers und Acetons. Heute, ein Jahr nach der Operation, ist die frühere Stoffwechsellage und Toleranz von 100 g Kohlenhydraten nicht mehr annähernd zurückgekehrt. Der Patient bedarf dauernd Insulin. Ohne Insulin hohe Glucosurie und Ketonurie.

Während der letzten Influenzaepidemie erlebten wir wiederholt bei Diabetikern, die wir jahrelang kannten, bei geringem Fieberanstieg eine außerordentliche Höhe der Zuckerausscheidung. Wir sahen aber gerade bei Influenzakranken keinen dauernden Schaden in Gestalt einer persistierenden, verminderten Toleranz. Nach überstandener Influenza zeigten die von uns beobachteten Kranken wieder die frühere Stoffwechsellage.

Über die Ursache dieses eindeutigen Einflusses akut fieberhafter und infektiöser Prozesse auf die Zuckerausscheidung können wir keine sicheren Angaben machen. Es wäre zu untersuchen, ob pankreasdiabetische Hunde (Sandmeyer-Diabetes), die durch Halsmarkschnitt ihrer Temperaturregulation beraubt sind, auf Infektionen eine Verschlechterung ihrer Stoffwechsellage zeigen. Es scheint bisher eben noch ganz ungeklärt, ob die Verschlechterung der Stoffwechsellage durch das Fieber, im Sinne einer Umsatzsteigerung, oder durch Toxine, welche Leber und Pankreas schädigen könnten, verursacht wird.

Für die Praxis ist jedenfalls die Tatsache der Verschlechterung der Stoffwechsellage des Diabetikers durch das infektiöse Fieber von prinzipieller Bedeutung und erheischt die größte Aufmerksamkeit des Arztes, da er plötzlich sich einer vollständig geänderten Stoffwechsellage gegenübergestellt sieht und sein therapeutisches Handeln momentan umstellen muß.

Nahrungsbedarf und Grundumsatz beim Diabetes. Durch die Zuckerausscheidung, die beim schweren Diabetes nicht nur durch zugeführte Kohlenhydrate, sondern auch aus körpereigenem Eiweiß resultiert, gehen dem Körper große Mengen von Brennstoffen zu Verlust. Betrachten wir die aus diesen einfachen Beobachtungen abgeleiteten Überlegungen historisch, so glaubten die einen aus der Ausscheidung von ungenutzten Nahrungsstoffen eine Herabminderung der Gesamtoxydationen des Gesamtorganismus, die anderen eine Steigerung der Oxydationsvorgänge erschließen zu können, da mit der ungenutzten Ausscheidung von Brennstoffen ein gesteigertes Nahrungsbedürfnis (Polyphagie) parallel geht.

Auch die in den letzten Jahrzehnten in umfangreichen Untersuchungen mit genauester Stoffwechselmethodik, sowohl mit direkter Calorimetrie als auch mit Gaswechseluntersuchungen durchgeführten Arbeiten, ließen diesen Widerspruch der Meinungen nicht aufklären. Obwohl heute alle Untersucher zugeben, daß bei leichten und mittelschweren Diabeteskranken der Umsatz normal sei, stehen auf Grund experimenteller Daten eine Reihe namhafter Autoren sich noch im Widerstreit der Meinungen gegenüber, indem die einen einen normalen Grundumsatz, die anderen einen gesteigerten Grundumsatz beim schweren Diabetiker aus ihren Untersuchungen glauben ableiten zu dürfen. Bei schweren Diabeteskranken ist zuerst von Magnus-Levy[355], dann von Rolly[356], v. Noorden-Leimdörfer[357], Grafe und Wolff[358] und in letzter Zeit, in besonders ausgedehnten Versuchen, von Benedict und Joslin[359] eine Erhöhung des Sauerstoffverbrauchs bis zu 20 % gefunden worden. Benedict und Joslin bestimmten durch direkte Calorimetrie eine Steigerung der Wärmebildung von 13—15 %. Falta[360], der eine Reihe von Versuchen von Benedict und Joslin mitmachte, unterzieht die Berechnung der amerikanischen Autoren einer Kritik, in der er als Hauptmoment die Schwierigkeit der Beschaffung von gesunden Vergleichspersonen hervorhebt. Zweifellos sind die Umsatzverhältnisse, die aus einer Reihe von Teilprozessen im intermediären Stoffwechsel resultieren, bei einem mageren Schwerdiabetiker und einer gesunden, gleich mageren Versuchsperson tatsächlich nicht vergleichbar. Auch ein so erfahrener Gaswechseluntersucher wie Lusk erhebt gegen die Berechnungsweise und die Versuchsergebnisse von Benedict und Joslin ähnliche Einwände. Der Einwand von Falta, daß vorausgegangene starke Eiweißernährung die Umsatzerhöhung beim Diabetiker hervorrufen könne, hat zweifellos eine gewisse Berechtigung, zumal die Umbildung von Eiweiß in Zucker noch zu der spezifisch-dynamischen Wirkung des Eiweißes hinzukommt. Für besonders bedeutungsvoll aber dürfen die Untersuchungen von Allen und Du Bois[361], besonders aber von Du Bois[362], angesehen werden, die zu gegenteiligen Resultaten als die oben angegebenen Forscher hinsichtlich der Umsatzsteigerung beim schweren Diabetiker gekommen sind. Du Bois berechnet nach seiner Formel den Stoffumsatz auf die Oberfläche und findet bei keinem der von ihm untersuchten schweren Diabetiker eine Stoffwechselsteigerung, im Gegenteil, der Grundumsatz war bis zu 36 % bei seinen Untersuchungen erniedrigt. Seine Berechnungsart auf die von Benedict und seinen Mitarbeitern gefundenen Werte angewandt, ergibt für die von Benedict ermittelten Zahlen eine Steigerung, die nur zwischen 5 und 10 %, also innerhalb der bei Gaswechseluntersuchungen gültigen Fehlergrenze, liegt. Man könnte Du Bois den Vorwurf machen, daß seine Untersuchungen an Kranken ausgeführt wurden, bei denen durch das „Allenregime" eine dauernde Unterernährung stattgefunden hat. Durch diese Unterernährung soll eine gewisse Anpassung an einen niederen Grundumsatz nach v. Noordens Ansicht stattfinden. Obgleich man festhalten soll, daß der Calorienfaktor mit weichendem Körpergewicht immer gleich bleibt, wie wir in unserem einleitenden Kapitel bereits betont haben, so ist immerhin ein endokriner Anpassungsmechanismus möglich. Die Inkretproduktion der Schilddrüse, wie auch aller anderen endokrinen Drüsen, wird durch Zurückgehen ihres Gewichtes, d. h. des Gewichtes des sekretorischen Parenchyms, heruntergehen und dadurch sich dem weichenden Bedürfnis anpassen können. Es ist aber kein Grund vorhanden, anzunehmen, daß eine dauernde Unterernährung eine durch die Krankheit selbst bedingte Stoffwechselsteigerung zum Verschwinden bringen könnte. Wenn auch ein unterernährter Basedowkranker eine geringere Steigerung des Grundumsatzes hat als ein Basedowkranker, der mit Eiweiß überfüttert wurde, so wird doch die Grundumsatzsteigerung ständig bestehen bleiben. Warum sollte sie gerade beim Diabetiker durch Unterernährung verschwinden, wenn sie wirklich durch die diabetische Störung bedingt wäre? Wenn verschiedene Autoren beim schweren Diabetes eine größere Sauerstoffzehrung fanden als bei der gleichgewichtigen normalen Versuchsperson, so ist doch zu bedenken, daß die größere Sauerstoffzehrung durch Umwandlung sauerstoffarmer Verbindungen in sauerstoffreiche (Fettsäuren in β-Oxybuttersäure, Eiweiß in Kohlenhydrat) hervorgerufen ist. Es ist daher wohl begreiflich, daß manche Untersucher bei reichlich ernährten Diabetikern hohe Sauerstoffzehrung fanden; es scheint aber fraglich, ob man die erhöhte Sauerstoffzehrung im Sinne einer Steigerung der Oxydationsvorgänge verwerten darf.

Sicherlich wird es Diabeteskranke geben, bei denen eine gleichzeitig vorhandene thyreogene Störung den Umsatz steigert; es widerspricht aber durchaus unseren bisherigen Kenntnissen endokriner Korrelation, wenn v. Noorden[217] auf Grund der Eppingerschen Untersuchungen[363] annimmt, daß durch Minderung der pankreatischen Funktion beim Diabeteskranken an und für sich eine Überwertigkeit der Schilddrüse entsteht und die fragliche Stoffwechselsteigerung als durch einen „pankreatopriven Hyperthyreoidismus" bedingt ansehen möchte.

Überblickt man die vorliegenden experimentellen Befunde, so gehen alle Untersucher darin einig, daß bei leichten und mittelschweren Diabeteskranken eine Erhöhung des Grundumsatzes nicht vorliegt, bei schweren Diabeteskranken wurden Steigerungen, die über die Fehlergrenzen hinausgehen, beobachtet, während andere Untersucher normalen und sogar unterwertigen Grundumsatz fanden. Bei Würdigung der einzelnen Versuche möchten wir aber doch den Untersuchern (Allen und Du Bois[361, 362], Falta[360], Wilder, Boothby und Beeler[364]), die aus ihren Untersuchungen mit einwandfreier Berechnung keine Erhöhung des Grundumsatzes auch beim schweren Diabetiker fanden, beistimmen.

Einfluß von Eiweiß und Fett auf den Gesamtumsatz. Aus der Tatsache, daß die Gesamtumsetzungen bei dem Diabetiker nicht erhöht sind, kann schon der Wahrscheinlichkeitsschluß abgeleitet werden, daß auch die Eiweißzersetzung, soweit sie nicht durch Übergang von Eiweiß in Zucker oder durch Unterernährung bedingt ist, keine Steigerung erfährt. Die älteren Angaben, welche von einer Azoturie sprechen, sind darauf zurückzuführen, daß in früheren Zeiten den Diabetikern ein Übermaß von Eiweiß gereicht wurde, so daß eine gleichsinnige Erhöhung der Stickstoffausscheidung nicht wundernimmt. Eine negative N-Bilanz ist bei diesen Beobachtungen nicht festgestellt worden, so daß man diese Azoturie als lediglich alimentär bedingt ansehen kann. Eine endogene, durch die Krankheit selbst hervorgerufene Steigerung des N-Umsatzes ist mit Sicherheit aus keiner der vorliegenden experimentellen Arbeiten herauszulesen, es sei denn, daß man die Erhöhung der N-Ausscheidung im schwersten Koma (R. H. Geyelin und E. F. Du Bois[365]) in diesem Sinne deuten könnte, obgleich ausgezeichnete Untersucher, wie Magnus-Levy, angeben, daß bei ihren Komakranken eine derartige N-Mehrausscheidung nicht in Erscheinung trat. Dieser Widerspruch dürfte jedenfalls einen immerhin möglichen toxischen Eiweißzerfall bei der komatösen Vergiftung als nicht durchaus regelmäßige Erscheinung gelten lassen. Auf einen gesteigerten Zellzerfall weisen allerdings zwei Beobachtungen hin, von denen die eine Beobachtung der von v. Noorden[366] zuerst angegebene und von Fr. Müller[367] bestätigte erhöhte endogene Harnsäurewert ist, die andere, vielleicht noch ein-

deutigere, in der von Grafe und Wolff[358] wie durch Lauritzen[368] festgestellten Ausscheidung von Kreatin zu erblicken ist. Der erhöhte endogene
Purinwert ist nicht gleichzusetzen einem erhöhten N-Umsatz, sondern lediglich
ein Zeichen einer vermehrten Zellmauserung oder nach den neueren Untersuchungen von Embden[369] über die Beteiligung der Adenosinphosphorsäure
an der Muskeltätigkeit als ein Ausdruck veränderten Muskelstoffwechsels. In
letzterem Sinne würde auch die Ausscheidung von Kreatin sprechen, das man
bisher nur im Hunger, bei der Gravidität und beim Morbus Basedow gefunden
hat. So interessant der Befund der Erhöhung der endogenen Harnsäureausscheidung und der Kreatinurie beim schweren Diabetes ist, dürfte es doch nicht
erlaubt sein, ihn gleichsinnig mit einem erhöhten N-Umsatz zu deuten.

Die Beobachtungen über den N-Umsatz beim schweren Diabeteskranken,
die auf N-Minimumkost gehalten wurden, zeigen eindeutig, daß bei gleichzeitiger
Einschränkung der Gesamtcalorien und Abdeckung des Nahrungsbedürfnisses
mit Fett eine negative N-Bilanz nicht auftritt (Lauter[370]). Im Gegenteil, Krehl
und Mezger[371] berichten über außerordentlich geringe N-Ausscheidung bei
eiweißärmster Petrén-Kost. Wir finden hier Zahlen eines N-Minimums, wie
sie bei Gesunden nur unter allerschärfsten Bedingungen erreicht werden. Diese
Beobachtungen sind von praktisch hervorragender Bedeutung, da sie die theoretische Berechtigung ergeben, daß man die Petrén-Kost mit maximaler Eiweißbeschränkung bei schwer Diabeteskranken ohne Gefahr durchführen kann. Die
Allensche Unterernährungstherapie unterscheidet sich von der Petrén-Kost
in der geringen Gesamtcalorienmenge. Hier wird wenig Eiweiß gereicht, aber
viel Fett, dort wenig Eiweiß und wenig Fett. Auch unter diesen Bedingungen
beobachteten Allen und Joslin keinen wesentlichen Anstieg der N-Ausscheidung
und in manchen Fällen sogar eine N-Retention. Auf der breiten Basis der jetzt
vorliegenden Erfahrung darf man wohl ohne Bedenken von der früheren Übung,
den Diabetikern reichlich Eiweiß zu geben, abgehen, ohne dabei Gefahr zu
laufen, einem durch die diabetische Störung bedingten, irrtümlich angenommenen, erhöhten Eiweißumsatz Vorschub zu leisten.

Im Rahmen des Gesamtumsatzes und der exogen zugeführten Brennstoffe, Einfluß des Fet-
welche das Nahrungsbedürfnis abgleichen, ist das Fett von größter Bedeutung. *tes auf den*
Das Fett steigert den Grundumsatz beim Gesunden und beim Diabeteskranken *Grundumsatz.*
nur in geringem Ausmaß. Obgleich beim schweren Diabetiker die Fettsäuren
die Hauptquelle der Acetonkörper sind, muß man doch das Fett im Rahmen einer calorienarmen Ernährung, wie sie auch S. 395 gefordert wird, als
den gangbaren Brennstoff für den Diabetiker ansprechen. Die Ketonkörperbildung aus Fett tritt in den Hintergrund, sofern die Gesamtcalorien niedrig
und das Eiweiß auf ein Mindestmaß beschränkt gehalten werden. (Die theoretischen Überlegungen (Calorientoleranz) s. S. 329. Dort ist auch der Einfluß
der Nahrungsmengen und der einzelnen Nahrungsbestandteile auf die Ketonkörperausscheidung abgehandelt.)

Durst, vermehrte Wasseraufnahme und Polyurie sind die Kennzeichen der Der Wasserhaus-
diabetischen Störung, die dem Kranken selbst frühestens zum Bewußtsein *halt beim Dia-*
kommen. Die tägliche Harnmenge kann in schweren Zuständen 10—20 l be- *betes.*
tragen; 5—6 l werden auch bei leichten Diabetikern bei wilder Kost beobachtet.
Die Harnmenge geht mit dem Zuckergehalt des Harnes parallel. In der Regel
haben Diabetiker mit den größten Harnmengen auch prozentual den höchsten
Zuckergehalt. Das für den ersten Blick Paradoxe der diabetischen Polyurie ist
das hohe spezifische Gewicht des Diabetikerharnes. Die sonst bei keiner Krankheit
beobachtete Steigerung der Harnmenge ohne gleichzeitige Abnahme des spezifischen Gewichtes hat ihre berechtigte Ursache in dem hohen Zuckergehalt, der

sich in dem hohen spezifischen Gewicht ausdrückt. Der Tagharn ist in der Regel sowohl in der Menge als auch in seinem Gehalt an Zucker größer als der Nachtharn. C. v. Noorden[217] glaubt, daß Nachtharne, die hinsichtlich ihres Zuckergehaltes nicht unter die Konzentration des im Tag produzierten Urins zurückgehen, auf eine Verschleppung der diabetischen Störung hindeuten und hinsichtlich der Entzuckerung ungünstig zu beurteilen sind. Verschleppte Fälle sind aber durch die Aufklärung des Publikums über die Symptome des Diabetes seltener geworden, so daß die Noordensche Angabe, die er aus seinem einzigartigen Material schöpfen konnte, von anderen Seiten nicht gewürdigt werden konnte.

Nach einer geregelten Kost schwinden Durst und Polyurie in der Regel sehr rasch. Durch nichts kann dem Patienten die Notwendigkeit der diätetischen Behandlung deutlicher vor Augen geführt werden, als gerade durch das Zurückgehen des Durstes und seiner Folgeerscheinungen. Das zeitliche Zusammentreffen der Aufdeckung des Diabetes mit dem Eintreten der Polyurie macht es bei den meisten Kranken wahrscheinlich, daß Polyurie und Glucosurie zusammengehören. Wir wissen aber aus den Erfahrungen beim experimentellen Pankreasdiabetes, daß Hunde, die, infolge von Pankreasresten, nur gering oder gar nicht glucosurisch werden, fast immer eine ganz ausgesprochene Polyurie zeigen. In ähnlichem Sinne gibt es auch seltene Fälle beim menschlichen Diabetes, bei denen die Polyurie nach der Entzuckerung die Zuckerausscheidung überdauert. Wahrscheinlich sind das Kranke, bei denen eine große Vasolabilität besteht und bei denen die Diurese als vasomotorische Übererregbarkeit, trotz der Entzuckerung, bestehen bleibt. Andererseits beobachtet man beim Altersdiabetes Kranke, bei denen eine nicht unerhebliche Zuckerausscheidung besteht, ohne daß es zu einer vermehrten Wasserausscheidung kommt.

Peter Frank hat diese Krankheitszustände der Zuckerharnruhr ohne Polyurie bereits im Anfang des vorigen Jahrhunderts beobachtet und sie mit dem Namen „Diabetes decipiens" belegt. Besonders bei älteren Personen mit leichter Sklerose der Nierengefäße sind hohe Zuckerausscheidungen ohne gleichzeitige Vermehrung der Wasserausscheidung nichts Seltenes; dabei besteht hoher Blutzucker.

Läßt man polyurische Diabetiker dursten, so kommt es zu qualvollen Durstzuständen, ähnlich wie beim Diabetes insipidus. Es muß also scheinbar die Anhäufung von molekular gelöstem Zucker im Blute und in den Geweben das Durstgefühl ähnlich beeinflussen, wie eine Erhöhung der Salzkonzentration. Läßt man den Diabeteskranken über den Durst trinken, so sinkt die prozentuale Konzentration des Harnzuckers, ein Trick, der in manchen Badeorten benutzt wird, um dem Kranken, der nur auf den Prozentgehalt des Urins und nicht auf die absolute Zuckermenge des Urins geistig eingestellt ist, eine Besserung seines Zustandes vorzutäuschen.

Wasserzufuhr und Wasserabgabe halten sich beim schweren Diabetes nicht immer das Gleichgewicht. Obgleich durch die Notwendigkeit, den sich in den Geweben anhäufenden Zucker aus dem Körper zu entfernen, eine verstärkte Wasserausfuhr durch die Nieren eintritt, die eine geringere Abdunstung von der Körperoberfläche zur Folge hat, kommt es trotzdem bei manchen schwer Erkrankten zur Wasserretention in den Geweben. Die diabetischen Individuen haben in der Regel aus diesem Grunde eine trockene Haut. Schwitzen fällt dem Diabeteskranken nicht immer leicht. Die vermehrte Wasserabgabe infolge der Zuckerausscheidung durch die Niere führt nur in den allerseltensten Fällen zu einer Eindickung des Blutes; im Gegenteil, gerade bei den Schwerkranken kommt es zu einer Retention von Wasser, die aber durch andere Ursachen, nicht durch die Zuckerretention selbst, bedingt ist. Die Wasserretention führt dann zu merkwürdigen Gewichtsschwankungen, die sich zunächst in einer Abnahme von 1—2 kg äußert, bis es zu einem stationären Zustand von richtiger Wasseransammlung in den Gewebsräumen, zu Ödemen, kommt. Die Tendenz zur Wasserretention findet man gerade bei stark abgemagerten Diabetikern. Es muß hinsichtlich der Ätiologie der Wasseransammlung bei schwer diabetischen kachektischen Individuen eine gewisse Ähnlichkeit mit den Wasseransammlungen bei hungernden und einseitig ernährten Individuen bestehen. Das Hungerödem oder, wie es vielleicht besser hieße, das Ödem bei einseitiger Kost, das wir leider in der Zeit der Kriegs- und Nachkriegshungersnot in Deutschland beobachten konnten, hat uns auch für die Frage der Wasserretention beim Diabetischen gewisse Hinweise gegeben. Seit Widal und gleichzeitig H. Strauß auf die Bedeutung des Kochsalzes für die Genese des nephritischen Ödems hingewiesen haben (s. a. S. 587, 632), war man geneigt, die ursächliche Bedeutung des Kochsalzes auch auf andere als nephritische Zustände der Wasseransammlung im Körper zu exemplifizieren. Beim nephritischen Ödem ist der Kochsalzgehalt des Blutes erhöht (normal 550—600 mg-%), die Kochsalzkonzentration im Urin trotz der erhöhten Blutkonzentration niedriger. Beim Hungerödem und auch beim diabetischen Ödem finden wir im Gegensatz zum nephritischen Ödem den Kochsalzgehalt des Urins hoch, gleichlaufend mit der Erhöhung der Blutkochsalzkonzentration. Es besteht somit bei diesen Ödemen keine Störung der Kochsalzausscheidung. Die Kochsalzretention scheint durch Faktoren, die in der Peripherie, d. h. im Gewebe liegen, verursacht zu sein. Freilich kann es auch unter diesen Umständen nur zu einer Wasserretention kommen, wenn gleichzeitig reichlich Kochsalz vorhanden ist. Zuerst soll beim Diabeteskranken eine trockene Retention von Kochsalz statthaben. Das Kochsalz soll nach R. Meyer-Bisch und F. Günther[372] durch die molekular gelöste Glucose in den Säften aus dem gelösten Zustand verdrängt und durch die trockene Retention des Kochsalzes die Vorbedingung für das Ödem geschaffen werden. Eine trockene Retention hätte nach diesen Autoren eine Hypochlorämie zur Folge. Wir konnten aber, entgegen dieser Auffassung, bei ödematösen Diabetikern fast immer Hyperchlorämie, manchmal normalen Kochsalzgehalt, aber nie verminderten Kochsalzgehalt des Blutes feststellen. Diese Beobachtung widerspricht einer trockenen Kochsalzretention. Zum Zustandekommen des Ödems muß außer dem Vorhandensein von Kochsalz noch ein zweiter Faktor hinzukommen, der nicht, wie beim nephritischen Ödem, entgegen der Auffassung von Magnus-Levy[355] und A. v. Wyß[373], in der Niere, sondern in den Geweben liegen muß. Einen Hinweis auf diesen Faktor, der die Ödembereitschaft des Diabetikers erklärt, finden wir in verschiedenen klinischen Beobachtungen. Im Anschluß an die v. Noordensche Beobachtung[366] sahen viele Untersucher beim Diabeteskranken nach Hafer- und Kohlenhydrattagen Ödeme auftreten. Diese Wasseranhäufungen werden nicht beobachtet, wenn gleichzeitig mit dem Hafertag das Kochsalz vollständig reduziert wird. Auch beim Hungerödem sah W. Jansen[374] bei einseitiger Rübenkost, daß Ödeme nicht eintreten, wenn das Kochsalz aus der Nahrung weggelassen wurde. Man möchte also glauben, daß nicht so sehr die Ödembereitschaft der Gewebe als doch das Ödemmaterial in Gestalt von Kochsalz die ursächliche Rolle spielt. Falta[375] wies aber nach, daß nicht so sehr das Kochsalz, als das Kation Na^+ im Kochsalz für die Ödementstehung beim Diabetischen verantwortlich zu machen sei, indem er zeigte, daß auch bei kochsalzfreier Kost Ödeme auftreten, wenn gleichzeitig Natrium bicarbonicum gereicht wird. Beim Weglassen des Natrium bicarbonicum schwinden die meisten diabetischen Ödeme. Gibt man Kalium bicarbonicum anstatt Natrium bicarbonicum, so entsteht keine erhebliche Wasserretention. Wir konnten diese Beobachtung noch dahin ergänzen, daß wir Diabetikern bei kochsalzfreier Kost eine Zulage von 10—15 g Calciumchlorid gaben und keine Wasserretention auftreten sahen, während bei den gleichen Kranken, die gleiche Menge Kochsalz oder ein Gemisch von Kochsalz mit Natrium bicarbonicum Ödeme erzeugte. Wir möchten daher Falta beistimmen, daß das Kation Na⁺, gleichgültig, mit welchem Anion es zu einem Salz zusammentritt, die hydropigene Wirkung verursacht. Ungeklärt bleibt trotzdem der Mechanismus der Erscheinung, da das Anion Na⁺ beim Gesunden diese Wirkung nicht auslöst. Es erscheint durchaus möglich, daß die Verschiebung im Mineralmilieu, welche in der Relation der Kationen in den Gewebsflüssigkeiten bei einseitiger Ernährung und auch bei schwerer diabetischer Störung eintritt, bei einem Vorherrschen von Na⁺-Ionen, gleichviel an welches Anion sie gebunden sind, eine Ödembereitschaft des Gewebes auslöst.

Für die Beurteilung der Kranken ist das Auftreten von Ödemen kein schlimmes Zeichen, da die Ödeme sofort nach Kochsalz- oder Natriumbicarbonicum-Entzug verschwinden. Es ist merkwürdig, wie rasch gerade das diabetische Ödem nach Kochsalzentzug ausgeschwemmt wird. Für die Praxis ist es jedoch wichtig, zu wissen, daß man bei einseitiger Ernährung, bei Hafer- und anderen Kohlenhydrattagen, die Kochsalzzufuhr auf ein Minimum herabdrücken muß, um nicht eine Wasserretention zu verursachen. Hafer oder Mehlfrüchte an sich ohne Kochsalz machen keine Ödeme.

Es wird angenommen, daß eine gewisse Parallele zwischen dem diabetischen Ödem und der Wasserretention nach Kohlenhydratfütterung bei Säuglingen besteht. Ich glaube nicht, daß diese Art der Wasserretention mit der Peripherie, als vielmehr mit der Stapelung des Kohlenhydrates in der Leber zusammenhängt. Die Leber hat, wie die Untersuchungen von Nonnenbruch zeigen, für die Regulation des Wasserhaushaltes eine bisher unterschätzte Bedeutung. Auch die Wasserretention nach Insulinbehandlung dürfte viel eher im Hinblick auf die regulatorischen Vorgänge in der Leber zu erklären sein, als daß man sie mit der Wasserretention und Ödementstehung beim schweren Diabeteskranken gleichsinnig zu deuten versucht.

Die Beeinflussung des diabetischen Ödems durch Diuretica, sowohl der Methylxanthingruppe wie auch durch Quecksilberverbindungen, ist durchaus möglich. Es dürfte sich aber erübrigen, eine medikamentöse Diurese anzuwenden, da einfache Kochsalzbeschränkung der Nahrung eine prompte Ausscheidung der retinierten Flüssigkeit zur Folge hat.

Verlauf des Dia-   Obgleich gewisse Kennzeichen sich bei sehr vielen Diabeteskranken immer
betes mellitus. wieder feststellen lassen, so ist das Bild der diabetischen Erkrankung ein so
Beginn und Be-   vielseitiges und ein durch die mannigfachsten Komplikationen verwirrtes, daß
wertung transi- jeder Kranke wieder ein individuell eigenes Krankheitsbild erstehen läßt.
torischer Glucos-
urien.

Der Beginn der Erkrankung ist in der Regel nicht festzustellen. Bei den meisten Kranken geschieht die Entdeckung durch eine zufällige Harnuntersuchung durch einen aufmerksamen Zahnarzt oder durch Hauterscheinungen, die in fachärztliche Behandlung kommen. Das Einsetzen der diabetischen Störung in akuter Weise mit Abmagerung und schweren Allgemeinsymptomen ist relativ selten und wird nur bei Jugendlichen beobachtet, es sei denn, daß eine krebsige Erkrankung der Bauchspeicheldrüse oder eine Blutung in die Bauchspeicheldrüse, auch beim Erwachsenen das alarmierende Bild des akuten Diabetes, entstehen läßt. Beim akut einsetzenden Diabetes sind Trockenheit des Mundes und des Rachens, plötzlich einsetzender übermäßiger Durst, Appetitlosigkeit, stärkste Abmagerung, plötzliche Lockerung der Zähne, Allgemeinerscheinungen, wie dauernde Müdigkeit, Gedächtnisschwäche, die hervorstechendsten Zeichen. Meistens entwickeln sich aber diese Symptome sehr langsam und nicht gleichzeitig. Erscheinungen von seiten der Haut, Furunculose, intertriginöses Ekzem, Schmerzen in der Muskulatur, die meistenteils neuritischer Art sind, Störungen von seiten des Auges und der Geschlechtsfunktion, wechseln als Symptome der diabetischen Störung und gehen meistenteils mit der Stärke der Zuckerausscheidung parallel. Obgleich sich aus der anamnestischen Ermittlung des Beginnes der einzelnen Symptome ein ungefährer Anhaltspunkt über den Beginn des Leidens gewinnen läßt, so kann man doch in der Mehrzahl der Fälle einen sicheren Anhaltspunkt über die Zeit der Entstehung der Krankheit nicht folgern. Es scheint sogar wahrscheinlich, daß der diabetische Krankheitsprozeß eine Zeitspanne früher als die ersten Symptome einsetzt. Sehr oft sieht man bei Kranken die Zuckerausscheidung vorübergehend auftreten, meistens nach einer ausgiebigen Mahlzeit oder nach einem Mahl, das einseitig aus Stärke oder einfachen Kohlenhydraten bestand. Es bestand früher die Neigung, derartige transitorische Glucosurien nicht als eine diabetische Störung zu bewerten. Je mehr man aber Gelegenheit hat, diese Kranken in späteren Lebensabschnitten wieder zu sehen, sieht man fast immer eine dauernde diabetische Störung sich entwickeln. Ausgenommen sind nur vereinzelte Fälle, die durch ihren niederen Blutzucker (auch nach Belastung) erweisen, daß die Störung nicht insulärer Natur ist. Besonders bei Patienten aus Diabetikerfamilien, die aus Fürsorge sich noch im vollständig symptomlosen Zustand öfters den Harn untersuchen lassen, finden wir derartige transitorische Glucosurien. Bei diesen Kranken weist die Familienanamnese darauf hin, daß die Glucosuria ex amylo oder e saccharo vorübergehender Art nichts anderes ist als eine zeitweise Funktionsschwäche des insulären Organes. Aus diesem Grunde sollte man auch ganz allgemein vorübergehende Glucosurien nicht einfach laufen lassen, sondern in jedem Falle durch eine Kohlenhydratbeschränkung der Nahrung die Funktion des Pankreas schonen. Eine derartige Prophylaxe, welche ganz allgemein in Diabetikerfamilien angezeigt wäre, dürfte sehr wahrscheinlich den Ausbruch eines schweren, richtigen Diabetes hintanhalten oder zum mindesten zeitlich stark verschieben. Über die Zuckerbelastung mit gleichzeitigem Verfolgen der Blutzuckerkurve aus diagnostischen Gründen bei vorübergehenden Zuckerausscheidungen s. S. 321. Gerade im Beginn der diabetischen Erkrankung sieht man, daß seelische Aufregungen und Sorgen, übermäßiger Alkoholgenuß und große Mahlzeiten eine Zuckerausscheidung hervorrufen. Besondere Beachtung muß man bei Infektionskrankheiten mit hohem Fieber allen Patienten diabetischer Familien schenken. Sehr oft ist eine Grippe oder eine Lungenentzündung, ja sogar eine gewöhnliche Halsentzündung bei einem diabetisch belasteten Patienten das auslösende Moment für den Beginn der Erkrankung. Hier sieht man, wie nötig es ist, daß der Hausarzt die Familiengeschichte kennt und hier rechtzeitig schwerwiegende Fehler der Diätetik vermeidet.

Man hat früher einen mageren und einen fetten Diabetiker unterschieden, wobei der magere immer als der gefährdetere galt. Dieses ist in den meisten Fällen richtig. Der magere Diabetiker — dies sehen wir hauptsächlich bei Jugendlichen — hat seinen Diabetes durch eine ererbte Minderwertigkeit des insulären Organes, während der fette Diabetiker recht oft die Funktionsschwäche seines insulären Organes durch übermäßige Nahrungszufuhr selbst verschuldet. Jede übermäßige Nahrungszufuhr beansprucht, wie wir bei der Besprechung des Eiweißes und des Fettes in ihrem Einfluß auf Zuckerausscheidung und Ketonurie gesehen haben (S. 331), das insuläre Organ dadurch, daß beim Abbrennen großer Fett- und Eiweißmengen gleichzeitig Leberglucogen beansprucht wird. Bei dauernder Völlerei kann auf diese Weise eine Schwächung der Funktionsbreite des insulären Organes und dadurch ein Diabetes hervorgerufen werden. Der Zusammenhang von Fettsucht und Diabetes dürfte durch diese Überlegungen verständlich sein. Es wäre aber sicherlich unrichtig, die diabetische Erkrankung bei jedem fetten Individuum auf diese Weise zu erklären. Sicher gibt es eine große Zahl von Fettleibigen, bei denen in gleicher Weise wie bei den mageren Individuen ererbte Funktionsschwäche des insulären Organes für die Erklärung ihrer diabetischen Erkrankung heranzuziehen ist. Im allgemeinen aber glaube ich, daß die günstigere Beurteilung eines fettleibigen Diabetikers durch die verschiedene Art der Entstehung der diabetischen Störung verständlich ist. Man muß sich hüten, aus derartigen, für manche Fälle zutreffenden Umständen eine Regel zu machen. Inwieweit die diabetische Störung bei Männern oder Frauen günstiger zu beurteilen ist, kann man trotz ausführlicher Beobachtungen von H. Elias und G. Singer [376], E. P. Joslin [347] nicht mit Sicherheit sagen. Die Auffassung, daß der weibliche Diabetes prognostisch ungünstiger ist, erscheint durchaus nicht begründet. Vielleicht hat v. Noorden [217] recht, wenn er glaubt, daß Frauen, die im Haushalt tätig sind, nicht so sehr auf sich achten, als Männer, die eine bestimmte Kost, um die sie sich nicht zu kümmern brauchen, vorgesetzt bekommen.

Die alte Beurteilung der Diabeteskranken als leichte, mittelschwere und schwere Fälle ist meines Erachtens nach durchaus gerechtfertigt. Sie entspricht der auf S. 323 geforderten Standardisierung der Stoffwechsellage jedes Diabeteskranken (s. dort über das Vorgehen zur Ermittlung der Stoffwechsellage).

Als leichte Diabetiker bezeichnet man diejenigen Kranken, die auf Einschränkung der Kohlenhydrate im Harn den Zucker verlieren und im Blute eine normale Zuckerkonzentration bekommen. Gerade diese Kranken bedürfen dringend der Überwachung durch den Arzt. Hier ist durch eine dauernde Kohlenhydratbeschränkung das Fortschreiten des Leidens zu meistern. Bei diesen Kranken ist eher eine zu strenge Vorschrift als ein nachlässiges Gehenlassen mit dem Troste, daß es nur Spuren von Zucker sind, die im Harn erscheinen, angebracht. Weder aus dem Blutzucker noch aus dem Harnzucker läßt sich die Berechtigung ableiten, bei den leichten Fällen eine günstige Prognose zu stellen. Es ist Pflicht jedes gewissenhaften Arztes, gerade die leichten Diabeteskranken auf die Wichtigkeit der Einhaltung einer geregelten Kost hinzuweisen. Die Neigung mancher Patienten, das Jahr über „wilde" Kost zu essen und lediglich 14 Tage bis 3 Wochen im Jahr in einem Badeort durch Trinkkuren für ihr Leiden etwas zu tun, muß durch Aufklärung über den Wert der Diätetik und über das geringe Heilvermögen derartiger Trinkkuren bekämpft werden. Besonders bei jugendlichen Patienten muß man die Zügel straff halten. Über den sog. Diabetes innocens Jugendlicher soll später noch gehandelt werden. Zweifellos gibt es Kranke, bei denen die Störung harmlos und stationär bleibt. Diese Ausnahmen sollen aber nicht dazu führen, den leichten Diabetes nicht ernst zu nehmen. Durch regelmäßige Kontrolle, sei es durch Belastungsproben oder Blutzuckerbestimmungen, muß man sich über den Stand der Erkrankung und über den Erfolg der diätetischen Verordnungen orientieren. Es möge schon hier gesagt sein, daß die Insulinbehandlung bei den leichten Diabeteskranken nicht nur aus didaktischen, sondern auch aus ätiologischen Gründen nicht indiziert ist. Eine dauernde Schonung des Inselorganes durch Kohlenhydratbeschränkung erscheint beim leichten Diabetiker wertvoller als die Gewährung von Kohlenhydraten mit Insulin.

Als mittelschwere Form der diabetischen Störung bezeichnet man das Stadium der Erkrankung, in welchem der Patient bei vollständigem Kohlenhydratentzug zwar zuckerfrei wird, aber gleichzeitig die Ausscheidung von Ketonkörpern in stärkerer Weise einsetzt. In diesem Zustande sind die Kranken nur bei starker Einschränkung der Gesamtnahrung und gleichzeitiger Eiweißbeschränkung zuckerfrei zu bekommen. Will man hier die Behandlung rein diätetisch durchführen, so ist man gezwungen, eine sog. „Schaukelkost" zu geben, in der Tage der strengen Kost mit Gemüsetagen und Hafer- oder Mehlfrüchtetagen wechseln. In der Woche 1 Hafertag und 1—2 Gemüsetage haben es uns gerade in diesem Zustande der Erkrankung vor der Insulinzeit ermöglicht, die Patienten zuckerfrei und doch arbeitsfähig zu erhalten. Heute wird man auch bei mittelschweren Diabetikern, je nach der Stoffwechsellage, Kohlenhydrate mit Insulin geben. Die Übergänge von der mittelschweren zur schwer diabetischen Störung sind fließend.

Die alte Definition des schweren Diabetes lautete dahin, daß trotz vollständigen Kohlenhydratentzugs noch Zucker und gleichzeitig Ketonkörper ausgeschieden werden. Vor der Insulinzeit machte es die größte Mühe, diese Patienten halbwegs arbeitsfähig zu erhalten. Man verordnete, wie eben besprochen, eine „Schaukelkost" und suchte bei den ganz schweren Kranken durch zwischengeschaltete, vollständige Hungertage die Stoffwechsellage zu bessern. Man mußte die Nahrungszufuhr calorisch unterwertig halten, um die Ketonkörperbildung zu meistern. Für diese Kranken ist die Entdeckung des Insulins ein Segen, denn nur durch dauernde Insulingaben vermögen wir den schweren Diabetiker arbeitsfähig und am Leben zu erhalten.

Das Endstadium des schwer Diabeteskranken ist das Coma diabeticum. Naunyn[338] unterscheidet drei Formen des komatösen Endes:

1. den diabetischen Kollaps, auf den zuerst Frerichs[377] hingewiesen hat, mit Kreislaufsinsuffizienz,

2. das typische, dyspnoische Coma diabeticum und

3. das atypische Koma des Diabetischen.

Für die erste Form, den komatösen Kollaps, gibt Naunyn[388] eine außerordentlich charakteristische Krankengeschichte:

„38jährige, in besten Verhältnissen bequem lebende Dame, aus nervös veranlagter Familie stammend und selbst an mancherlei Launen und Vorurteilen leidend. Seit 20 Jahren verheiratet, acht Entbindungen, blühend und von tadelloser Gesundheit; keine Organkrankheit nachweisbar. Leichter Diabetes zufällig entdeckt (der Mann war Arzt und litt selbst an Diabetes mellitus); bei ganz geringer Diätbeschränkung höchstens 3 % Zucker. Nach $1^1/_2$jährigem Bestehen der Glucosurie einmal ein leichter Schwindelanfall mit in wenigen Minuten vorübergehender Andeutung von linksseitiger Hemiplegie (?); seitdem wieder völlig gesund, keine Herzkrankheit, keine Arteriosklerose. Ein halbes Jahr später: Fühlt sich seit einigen Tagen ohne besondere Symptome unwohl, war am Abend bei gutem Befinden. Der Ehemann wacht in der Nacht auf, sie unterhalten sich einige Minuten, und die Dame äußert, daß sie gut geschlafen habe und sich wohlbefinde. Der Mann löscht das Licht aus, hört die Frau verdächtig schnarchen, zündet sogleich das Licht wieder an, findet die Frau im tiefsten Koma mit nicht gerötetem Gesicht, pulslos. Wenige Minuten später tritt der Tod ein; keine Andeutung von Lähmung. Keine Sektion."

Diese Krankengeschichte könnte ich durch weitere ergänzen, von denen eine besonders eindrucksvoll ist:

69jährige Frau v. L., dauernd unter ärztlicher Beobachtung, bekommt täglich 20 bis 30 Einheiten Insulin mit entsprechender Kohlenhydratzulage. Lungen: o. B.; Herz normal groß, Töne rein, Aktion rhythmisch. Blutdruck: 135/80 mm Hg. Eine mäßige Kyphoskoliose. Öfters Durchfälle und Neigung bei diesen Durchfällen, zu kollabieren. Die Patientin hat unter obiger Insulinbehandlung dauernd nur 0,5—1,3 % Zucker; ist acetonfrei. Nach einer seelischen Aufregung plötzlich Schwächeanfall. Zucker steigt bis zu 3 %. Gesamtketonkörper nicht höher als 8 g pro die. Die Patientin stirbt unter den Zeichen der vollständigen Kreislaufsschwäche innerhalb von 48 Stunden.

Eine Kreislaufsschwäche besteht bei jedem diabetischen Koma. Das Wesen dieser Kreislaufsschwäche haben Lauter und Baumann[378] näher analysiert und gefunden, daß das Schlagvolumen des Herzens auf ein Drittel zurückgeht. Der Komatöse verblutet sich also gewissermaßen in die Peripherie, während das Herz nahezu leer läuft. Merkwürdig ist, daß diese Kreislaufsschwäche bei Kranken,

Tabelle (nach Lauter und Baumann[378]). E. F. 40 Jahre. 59,4 kg. 171 cm.

Datum	Zeit	Min.-Vol. in l	Schlag-Vol. in ccm	Puls	Blut-druck in mm Hg	Arterio-venöse Sauerstoff-differenz %	O$_2$ pro Min. in ccm	CO$_2$ pro Min. in ccm	Respir.-Quotient	Atem-Vol. in l pro Min.	Atemtiefe l pro Atemzug	Gesamt-aceton pro Tag	Harn-zucker pro Tag in g	Bemerkungen
A. Erste Versuchsreihe.														
25. IX. 1926	11^{05}	3,32	37,5	88,5	110/70	5,71	190	157	0,82	7,1	0,508	18,6	36,0	Präkomatös. Große Atmung. Pat. reagiert kaum auf Anruf
12. XI.	17^{00}	7,99	104	76,5	130/80	—	—	—	—	5,8	0,445	—	3,5	Nachdem Pat. seit mehreren Wochen auf Diät eingestellt ist
B. Zweite Versuchsreihe.														
15. III. 1927	10^{00}	7,78	105	74	145/110	3,19	247	180	0,73	7,0	0,500	6,08	66,5	Ab heute kein Insulin mehr
16. III.	9^{00}	8,32	102	81	—	3,43	286	184	0,64	7,5	0,624	20,6	48	Pat. klagt über Kopfschmerzen
17. III.	7^{30}	6,98	75,8	92	—	3,22	225	187	0,83	12,5	0,805	Da Pat. unter sich gelassen hat, kann die Harnmenge nicht festgestellt werden, somit auch nicht Gesamtmenge an Aceton und Harnzucker		Pat. ist somnolent, erbricht und läßt unter sich, Puls noch kräftig
17. III.	7^{45}	—	—	—	—	—	—	—	—	—	—			100 Einheiten Insulin intravenös, 100 Einheiten subcutan. Trinken von Himbeersaft
17. III.	10^{15}	4,15	37,4	111	—	7,68	318	—	—	9,0	0,600			Status idem, Puls aber sehr schlecht
17. III.	12^{00}	—	—	—	—	—	—	—	—	—	—			50 Einheiten Insulin subcutan
17. III.	16^{00}	5,72	59,5	96	—	5,02	289	170	0,59	7,3	0,540			Kein Erbrechen mehr, starke Kopfschmerzen, nicht mehr somnolent
18. III.	9^{00}	7,34	73,4	100	—	2,85	210	150	0,71	6,8	0,485	16,06	20,0	Pat. bekam 3 × 15 Einheiten Insulin, nicht geschlafen wegen starker Kopfschmerzen
19. III.	9^{30}	6,5	78,5	83	—	—	26	—	0,65	5,8	0,430	Spuren	25,1	Pat. bekam 2 × 25 Einheiten Insulin
19. III.	10^{30}	6,68	77,6	86	—	—	—	0,64	—	6,2	0,475	—	—	—

die aus dem Koma durch Insulin gerettet werden, mehrere Tage, nachdem bereits die Zucker- und Ketonkörperausscheidung geschwunden sind, noch anhält.

Zweifellos kommt beim schweren Diabetiker eine Insuffizienz des Kreislaufs vor, ohne daß sich die Symptome des klassischen Komas, Dyspnöe und Benommenheit, einstellen. Diese Form des diabetischen Kollapses, wie ihn Naunyn im Anschluß an Frerichs bezeichnet, sind aber außerordentlich selten, während die Kreislaufsinsuffizienz als Teilerscheinung des klassischen dyspnöischen Komas sehr häufig und immer als tödlich anzusehen ist.

Die Bezeichnung Coma diabeticum stammt von Kussmaul, der die höchst eigenartige Dyspnöe in den Vordergrund der Erscheinungen stellt. Kussmaul[379] beschreibt das Bild in eindrucksvoller Weise.

„Nichts verrät, daß die Luft auf dem Wege zu oder aus den Lungen auch nur das geringste Hindernis zu überwinden habe — der Thorax erweitert sich nach allen Richtungen, den vollkommenen Inspirationen folgen ebenso vollkommene Exspirationen, es fehlt jede Blutstauung in den Halsvenen, jede Cyanose. Diese große Atmung war ferner in der Regel zugleich beschleunigt. Der Kontrast der allgemeinen Schwäche mit der Stärke der respiratorischen Bewegungen ist eine der auffallendsten Eigentümlichkeiten in dem Bilde."

Schon vor Kussmaul hat Marsh[338] und gleichzeitig der Heidelberger Polikliniker v. Dusch[338] Beobachtungen veröffentlicht, die sich auf das Koma beziehen. v. Dusch erörtert bereits die Frage, ob Koma identisch ist mit Urämie. Auf die Beziehungen zur Ketonurie wiesen als erste Petters[338] und Kaulich[338] hin. Im Anschluß an die Naunynsche Schule wurde das Koma auf eine Acidose des Organismus zurückgeführt (s. S. 318).

Heute wissen wir, daß das Koma nicht durch eine Säuerung des Blutes verursacht ist, sondern daß wahrscheinlich der primäre Anstoß zur Auslösung des Komas durch einen plötzlichen oder allmählichen Zusammenbruch der Zuckerverwertung in der Leber bedingt ist. Die Begleitsymptome, Acetonkörperbildung, giftige Stoffwechselzwischenprodukte, sind die Folge, nicht die Ursache des Versagens der Leberglucogensynthese.

Der Ausbruch des komatösen Symptomenkomplexes kann bei geringer wie bei starker Zuckerausscheidung erfolgen. Es ist merkwürdig, daß die komatösen Erscheinungen unter Umständen bereits einsetzen können, ohne daß die Ketonkörperausscheidung sehr hohe und die Alkalireserve im Blute sehr niedere Werte erreicht. Schlagartig kann die komatöse Atmungsstörung einsetzen und erst später vom Sinken der Alkalireserve und der enormen Steigerung der Ketonkörperbildung gefolgt sein (s. Kurve Abb. 76).

Im Gegensatz zum plötzlichen Koma sehen wir bei schweren Diabeteskranken die Stoffwechsellage sich allmählich verschlechtern, so daß, trotz ärztlicher Überwachung, der Patient in das Koma hineinkommt. Der Ausbruch der komatösen Störung wird meistens durch irgendwelche äußeren, scheinbar mit der Krankheit nicht zusammenhängende Momente, verursacht. Sehr häufig sind es gemütliche Erregungen, irgendeine interkurrierende, nebensächliche, fieberhafte Erkrankung, Störungen der Verdauung, d. h. plötzlicher Durchfall oder ein kleiner chirurgischer Eingriff, die das Koma zur Auslösung bringen. Der Patient klagt über Elendigkeitsgefühl, Gliederschmerzen und Herzklopfen. Sehr bald setzt dann die tiefe Atmung ein. Es kann bei diesen Anfangssymptomen bleiben, wenn der Arzt die Situation erkennt und sofort mit großen Insulindosen einschreitet (s. Therapie des Komas, S. 427). Geschieht dies nicht, so geht die tiefe, große Atmung weiter, und es tritt unter anfänglichen Aufregungszuständen Benommenheit ein. Der Kranke liegt dann im Zustande der komatösen Benommenheit ruhig da, meist mit geschlossenen Augen und weit offenem Mund.

bei tiefen Atemzügen werden die Hilfsatmungsmuskeln stark angestrengt. Die Ausatmung erfüllt das Zimmer mit einem durchdringenden, obstartigen Geruch. Der Kranke reagiert in diesem Zustande auf keinerlei Reize; Krampfanfälle fehlen. Der Puls, der mit dem Einsetzen des Komas rascher wird, steigt auf 140 und mehr Schläge an; im Höhepunkt des Komas ist er kaum zu fühlen. Die Qualität des Pulses ist für die Prognose außerordentlich wichtig. Bei den Komatösen, die noch mit anständigem Pulse zur Beobachtung kommen, ist eine Rettung mit Insulin noch möglich. Sind die Patienten pulslos, so wird mit Insulin auch nichts mehr erreicht. Die Körpertemperatur ist im Koma niedrig, vor dem Tode sinkt sie auf abnorm niedere Werte. Fieber deutet immer auf Komplikationen hin. Ein besonders charakteristischer Befund für das Coma diabeticum ist die Hypotonie der Bulbi. Die Augäpfel sind durch den geringsten Druck im Coma diabeticum zu deformieren. Im Urin finden sich neben Spuren von Eiweiß eine Unzahl kleiner, kurzer Harnzylinder, sog. Komazylinder. Diese kleinen Komazylinder können unter Umständen dem Koma schon einige Tage voraus gehen und auf die Bedrohlichkeit des Zustandes hinweisen. Wenn Naunyn[338] schreibt: „Nach Eintritt des vollständigen typischen Komas steht der Tod in kurzer Zeit, meist nach Ablauf von 24 Stunden, in sicherer Aussicht", so kommt uns erst richtig zum Bewußtsein, welch gewaltiger Fortschritt in der Therapie des Komas durch das Insulin gezeitigt wurde.

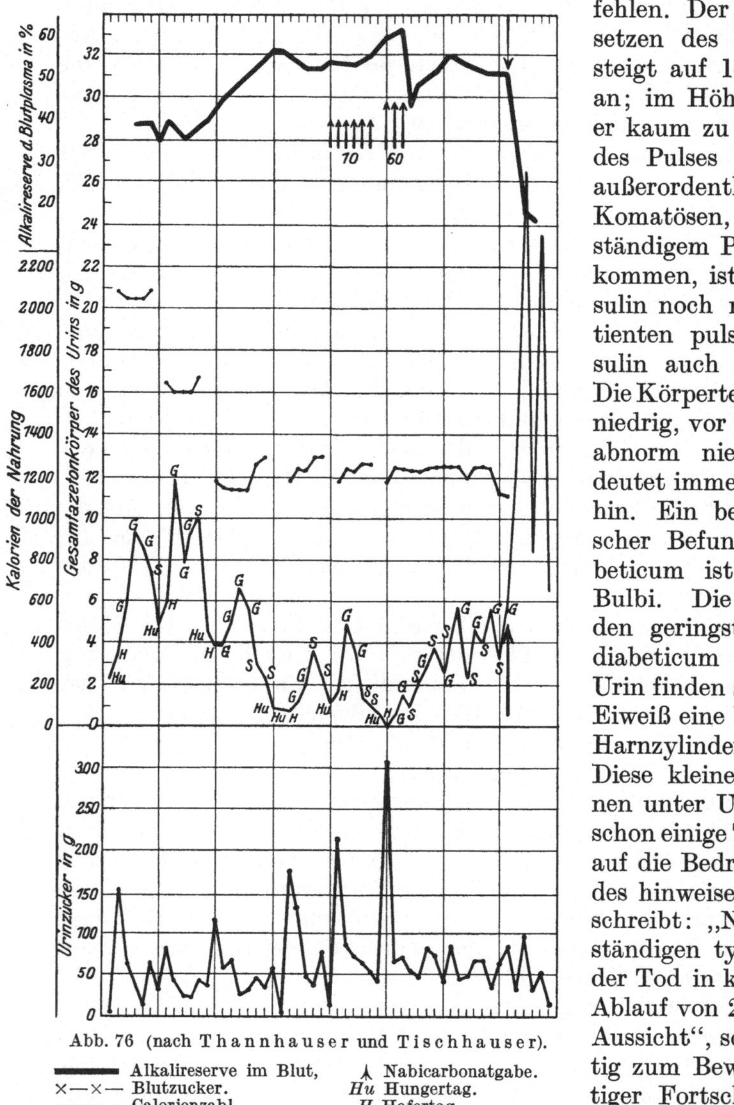

Abb. 76 (nach Thannhauser und Tischhauser).

— Alkalireserve im Blut,
×—×— Blutzucker.
—.—.—. Calorienzahl.
—— Gesamtketokörper (bestimmt nach v. Slyke.

⋏ Nabicarbonatgabe.
Hu Hungertag.
H Hafertag.
G Gemüsetag.
S Strenger Tag.

Atypisches Coma diabeticum. Als atypisches Coma diabeticum bezeichnet Naunyn[338] diejenigen Krankheitszustände, bei denen neben dem Diabetes eine komplizierende Erkrankung besteht, die unter Bewußtlosigkeit zum Tode führt. Bei diesem atypischen Koma fehlt die Kussmaulsche große Atmung, daher wohl „atypisch". In der Tat scheinen diese Endzustände nicht so sehr durch die Zuckerkrankheit als durch die komplizierende Erkrankung bedingt zu sein. Hierher gehören die Endzustände des Diabetikers nach Apoplexien, bei gleichzeitig bestehender chronischer Nierenkrankheit (Urämie) und bei Lebercirrhose. Diese Krankheitsbilder haben mit dem Coma diabeticum nur die Bewußtlosigkeit gemein und sind am besten überhaupt nicht mit dem Worte Koma zu belegen. Als Koma sollte nur das typische, dyspnoische Koma angesprochen werden.

Es nimmt nicht wunder, daß eine Anomalie des Kohlenhydratstoffwechsels sich nicht nur in einem Organ, das für die Entstehung dieser Störung verantwortlich ist, auswirkt, sondern den Gesamtorganismus in Mitleidenschaft zieht. So sehen wir, daß die bald früh, bald spät einsetzenden Organkomplikationen beim Diabetes mellitus eigentlich das Symptomenbild beherrschen, während die Krankheitsursache verdeckt bleibt. Wir werden wohl nicht fehlgehen, wenn wir, ganz allgemein gesagt, die fehlerhafte Zusammensetzung der Säfte beim Diabetes mellitus als Ursache der Organveränderungen ansehen, wobei dahingestellt bleibt, ob das Überwiegen des Traubenzuckers in den Säften oder das Auftreten anderer abwegiger Zwischenprodukte die jeweilige Organerkrankung bedingen. Zweifellos benötigen alle Organe Zucker zu ihrem Stoffwechsel. Wir glauben nach den in den vorhergehenden Kapiteln aufgeführten Tatsachen annehmen zu dürfen, daß der Zuckerstoffwechsel in den verschiedenen Organen nicht in der gleichen Weise abläuft. Als extremes Beispiel sehen wir den Zuckerabbau in der Leber und den Zuckerabbau in der Muskulatur an. Einzelne Organe vermögen scheinbar, trotz des überreichen Angebotes an Zucker, das Kohlenhydrat nur ungenügend zu verwerten, so daß Störungen wahrscheinlich aus dem ungenügenden Angebot abbaufähigen Zuckers herrühren. Andererseits scheint auch das Auftreten abwegiger Stoffwechselzwischenprodukte in den Säften für die einzelnen Organe schädigend zu wirken. Die Organstörungen sind mannigfaltig, sie können durch die diabetische Störung ausgelöst oder verstärkt werden.

Die Haut ist dasjenige Organ, welches meist am frühesten pathologische Symptome bei der diabetischen Erkrankung zeigt. Wir sehen, daß meistenteils parallel mit der Polyurie und der Zuckerausscheidung eine Trockenheit der Haut und dadurch ein mehr oder minder starker Juckreiz auftritt. Meistens geht nach diätetischer Entzuckerung der Juckreiz zurück. Bei älteren Menschen ist der Juckreiz häufiger als bei jüngeren, bei Frauen stärker als bei Männern. Charak-.teristisch ist der Pruritus an den Genitalien. Besonders Frauen klagen über fürchterlichen Juckreiz an den Labien, eine Klage, die zur Entdeckung der diabetischen Störung frühzeitig führt. S. Bettmann[380] weist darauf hin, daß dieser Juckreiz öfters durch Wucherung von Fadenpilzen entsteht, die in dem zuckerhaltigen Harn oder der zuckerhaltigen Schweißflüssigkeit einen ausgezeichneten Nährboden finden.

Ich habe wiederholt gesehen, daß bei Pruritus vulvae keine Zuckerausscheidung bestand, daß aber der Blutzucker leicht erhöht war. Auch bei diesen Kranken schwand der Juckreiz durch eine Diabetikerdiät oder noch besser durch kleine Gaben von Insulin mit entsprechendem Kohlenhydrat. Auch bei Männern kommt das Hautjucken am Genitale vor und gibt oft Anlaß zu einer Balanitis. Symptomatisch kann man Anästhesinsalbe oder Borsäureumschläge verwenden; Lichtwitz[381] empfiehlt eine Schüttelmixtur mit Anästhesin (Anästhesin 10,0; Glycerin, Spirit. dil. ana 5,0; Amyli, Zinci oxydati ana 25,0; Aqua dest. ad 150,0 in vitro cum collo amplo). Die beste Therapie ist Entzuckerung mit oder ohne Insulin.

Meistens gleichzeitig mit dem Hautjucken stellt sich eine Dermatitis und Pyodermie ein. Furunculose und Karbunkel sind nicht prinzipiell, sondern nur graduell verschieden. Diese Hautkrankheiten sind nur der Ausdruck der herabgesetzten Widerstandsfähigkeit der diabetischen Haut gegen Infektionserreger, die meist mit dem kratzenden Finger inokuliert werden. Die Entzündung der Haut nimmt oft bei Diabetes einen phlegmonösen Charakter an. Eine nicht ganz sterile subcutane Einspritzung, eine Strophantininjektion, die statt in die Vene unter die Haut gekommen ist, kann der Ausgangspunkt einer schweren Phlegmone

Organsymptomatologie des Diabetes mellitus.

Haut.

werden. Besonders gefürchtet ist der Karbunkel. Diabetische Karbunkel hat man
früher breit excidiert, und bei vielen war die Excision das auslösende Moment
für das Koma, das nach dem operativen Eingriff einsetzte. Heute muß man
als erste Regel aufstellen, daß jede eitrige Hautentzündung beim Diabetes, ob
die Stoffwechsellage nun eine leichte oder eine schwere ist, mit Insulin behandelt
werden muß. Nur dadurch entrinnt man der oft nicht vorauszusehenden Gefahr der plötzlichen Verschlimmerung der diabetischen Störung. Das Auftreten
von eitrigen Hauterkrankungen geht nicht parallel der Schwere der diabetischen
Erkrankung. Furunculose wird mitunter auch als Frühsymptom der diabetischen
Störung beobachtet. Gerade bei diesen Kranken ohne Zuckerausscheidung mit
Furunculose, die meist aller äußeren und inneren Therapie trotzen, habe ich vom
Insulin mit entsprechender Kohlenhydratgabe gute Erfolge gesehen (morgendlich ·
20 Einheiten Insulin und 2 Brötchen). In gleicher Weise soll man bei isolierten
Karbunkeln ohne Glucosurie stets vor dem operativen Eingriff etwas Insulin

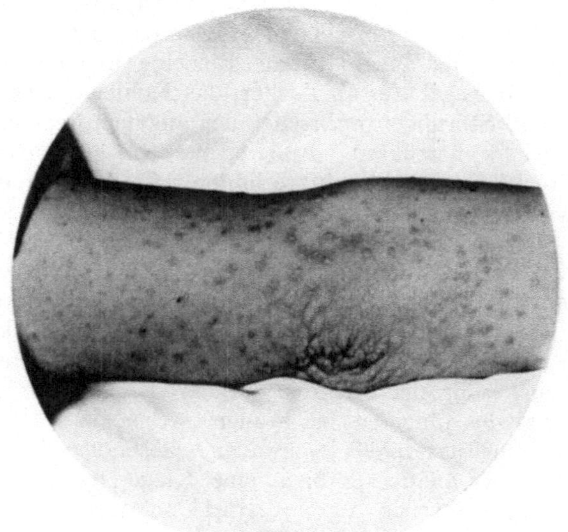

Abb. 77. Xanthoma diabeticum.
Aufgenommen von Prof. J. Mayer, Hautklinik München.

mit Kohlenhydrat geben. Andererseits ist bei Furunculose und Pyodermie
neben der spezifisch diabetischen Behandlung auch eine Lokalbehandlung zu
empfehlen. Der von Bier gepriesene homöopathische Schwefel (Sulfur jodatum
D. VI) hat jedenfalls nicht immer Erfolg, wie auch die Anwendung von Vaccine,
getrockneter Bierhefe in manchen Fällen Besserung, in anderen Fällen keinen
Erfolg zeitigt.

Das Ekzem, besonders in den Hautfalten, sei es intertriginös, sei es unter
der Achsel oder in der Analgegend, ist bei den fettleibigen Diabetikern eine
geläufige Erscheinung. Trotz schneller Entzuckerung überdauert das Ekzem die
Besserung der Stoffwechsellage und geht meistens sehr langsam zurück. Die
lokale Behandlung des Ekzems ist erfolglos, solange die Stoffwechsellage des
Diabetikers unbefriedigend ist.

Eine seltene Hauterkrankung bei Diabeteskranken ist das Xanthoma diabeticum multiplex. Das diabetische Xanthoma ist zum Unterschied zum
flächigen Xanthelasma ein Knoten. Dieser Knoten macht zunächst den Eindruck

einer Pustel. Bei näherem Zusehen sieht man aber, daß die gelbliche Bekrönung des Knotens kein Bläschen ist, sondern ein gelbliches Höckerchen, das keine Flüssigkeit enthält. Dieses gelbliche Höckerchen des Xanthomknotens ist durch Ablagerung von Cholesterin, besonders von Cholesterinestern und durch die diese Stoffe begleitenden pflanzlichen Pigmente (H. W. Siemens[382]) bedingt. Bei diesen Patienten besteht gleichzeitig eine starke Anhäufung von Cholesterin und Cholesterinestern im Blut. Das Xanthoma diabeticum hängt zweifellos mit der Fettwanderung zusammen und hat eine besondere individuelle Eigentümlichkeit der Haut zur Voraussetzung. Trotz der bei allen schweren Diabetikern vorkommenden Lipoidämie kommt es fast nie zu einem Xanthoma diabeticum; es müssen hier eben noch besondere Momente zur Entstehung mitspielen. Die Erkrankung ist außerordentlich selten. Im Gegensatz zu dem häufigen Xanthelasma

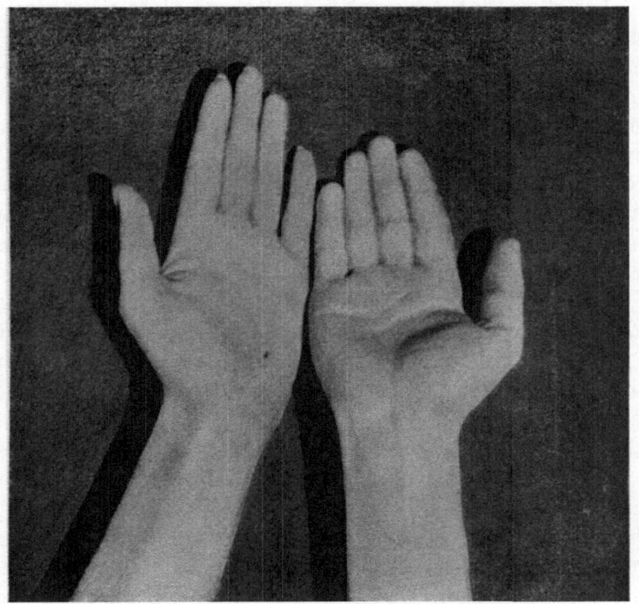

Linke Hand: normal.   Rechte Hand: Xanthosis diabetica.
Abb. 78.

kann das diabetische Xanthoma wieder vollständig verschwinden. In neuerer Zeit sind einzelne Fälle von Hypercholesterinämie und richtiger Xanthombildung ohne Diabetes beschrieben worden (Lit. s. F. Rosenthal und R. Braunisch[383]).

Als Xanthosis diabetica beschrieb v. Noorden[384] erstmals im Jahre 1904 eine grünlichgelbe Tönung der Haut an der Hand- und Fußinnenfläche. Wir sahen diese Färbung häufig dann auftreten, wenn man ziemlich rasch einen Diabeteskranken auf kohlenhydratfreie Fettkost setzt. Die gelbe Farbe hat nichts mit dem Blutfarbstoff und dem Bilirubin zu tun, sondern stammt mit großer Wahrscheinlichkeit aus den Fettfarbstoffen, die den pflanzlichen Farbstoffen Carotin und Lutein nahestehen. Ist die gelbliche Verfärbung an der Palma manus einmal aufgetreten, so bleibt sie ziemlich lange bestehen. Wir haben beobachtet, daß sie auf intensive Belichtung verschwindet.

Eine rosarote Verfärbung der Haut an der Stirn mit gleichzeitigem Ausfall der Augenbrauen bezeichnet v. Noorden[384] als Rubeose. Ein pathologisches Verhalten der Capillaren an diesen Stellen konnte nicht eindeutig nachgewiesen werden. Inwieweit eigentümliche Blutaustritte oder trophische Störungen der Haut und der Haare mit dem Diabetes ursächlich zusammenhängen ist schwer zu entscheiden. Beobachtungen derartiger Erscheinungen beim Diabetiker sind gelegentlich gemacht worden.

Die bräunlichgraue Farbe bei schweren Lebererkrankungen, die häufig mit Pankreascirrhose verknüpft sind, führte zu der Bezeichnung „Bronzediabetes" oder „Pigmentcirrhose". Die gleichzeitig bei diesen Kranken gefundene Hämochromatose weist darauf hin, daß dieses Pigment der Haut sich vom Blutfarbstoff herleiten dürfte. Mit der diabetischen Störung als solcher hat die braungraue Pigmentierung des Bronzediabetes nichts zu tun. Sie dürfte vielmehr als eine Folge der gleichzeitigen schweren Lebererkrankung aufzufassen sein.

Symptome von seiten des Verdauungstractus.

Die Zunge des Diabetikers ist in schweren Formen außerordentlich charakteristisch; sie sieht aus wie ein Stück ungekochten Fleisches, d. h. sie ist hochrot, ohne Belag. Nicht bei allen Diabeteskranken findet man diese charakteristische Zunge.

Das frühe Ausfallen der Zähne hat den gewissenhaften Zahnarzt schon manchen Diabetes entdecken lassen. Die Atrophie des Alveolarkörpers beim Diabetiker muß nicht immer durch eine Alveolarpyorrhöe verursacht sein. Das Lockerwerden und Ausfallen der Zähne scheint sehr oft trophoneurotischen Ursprungs zu sein. Sehr oft werden nach Besserung der diabetischen Störung die gelockerten Zähne wieder fest. Die Alveolarpyorrhöe kompliziert bei den meisten Kranken die durch die diabetische Störung bewirkte Lockerung der Zähne. Es scheint die diabetische Paradentose sehr bald der Alveolarpyorrhöe den Boden zu bereiten. Vor der Zahnbehandlung ist unbedingt eine diätetische Behandlung und meist eine diätetische Entzuckerung nötig. Die geringste Verletzung des Zahnfleisches kann zu einer schweren Infektion führen. Es kann nicht eindringlich genug darauf hingewiesen werden, daß jede diabetische Person, ob sie nun Störungen an den Zähnen oder an der Gingiva bereits hat oder nicht hat, den Zahnarzt aufsuchen soll.

Es gibt keine für den Diabetes charakteristischen Störungen des Magens und des Darmes. Man hat früher angenommen, daß durch das Vielessen des Diabetikers eine Magenerweiterung entstünde. Die Röntgenuntersuchung lehrt aber, daß das nicht der Fall ist. Magenerweiterungen entstehen fast nur bei Abflußbehinderungen. Auch die Sekretionsverhältnisse des Magens zeigen beim Diabetiker keine charakteristischen Eigentümlichkeiten. Es können beim Diabeteskranken alle neurotischen und organischen Erkrankungen des Magens vorkommen, sie stehen aber mit der diabetischen Erkrankung nicht in Zusammenhang. Naunyn[338] machte auf präkomatöse Magenbeschwerden aufmerksam.

Auch die Darmverdauung zeigt beim Diabeteskranken keine für die Krankheit charakteristische Störung. Es sei denn, daß die diabetische Erkrankung durch eine tumoröse Erkrankung der Bauchspeicheldrüse hervorgerufen und dadurch auch die äußere Sekretion des Pankreas in Mitleidenschaft gezogen wird. In der Regel verläuft die excretorische Funktion des Pankreas beim Diabetes ungestört, so daß Fleisch und Fett in größerer Menge verdaut werden.

Durchfälle beim schweren Diabetes sind nicht allzu selten. Es scheinen, infolge der allgemeinen Entkräftung, bei schweren Diabeteskranken sich pathologische Gärungserreger im Darm anzusiedeln und zu schweren Gärungsdyspepsien Veranlassung zu geben.

Die ätiologischen Beziehungen der Durchfälle zum Koma scheinen nicht derartig zu sein, daß im Koma Durchfälle auftreten oder Durchfälle Vorboten des Komas sind. Es dürfte wahrscheinlicher sein, daß die nervöse Komponente, insonderheit der Einfluß auf das autonome System, der durch derartige Gärungsdyspepsien erzeugt wird, auslösend auf das Koma wirken kann. Die Gärungsdyspepsien bei schweren Diabeteskranken sind außerordentlich unerwünscht. Therapeutisch haben sich in diesen Fällen Fasttage mit einigen Tropfen Opium ausgezeichnet bewährt. Geschichtlich ist es interessant, daß die Einführung der Fasttage in die Therapie des Diabetes mellitus darauf zurückzuführen ist, daß derartige Fasttage bei dyspeptischen Diabetikern auf die Zuckerausscheidung auch außerordentlich günstige Wirkung gehabt haben.

Die einzelnen Funktionen der Leber leiden durch das Daniederliegen der Leberglucogensynthese nicht. Man hat zwar in neuerer Zeit gesehen, daß bei allen Lebererkrankungen die Anregung der Leberglucogenbildung durch Insulin mit gleichzeitigen Kohlenhydratgaben von Nutzen ist, und hat die Insulintherapie als die Therapie der Wahl bei gewöhnlicher Lebercirrhose angesehen. Zweifellos scheint eine glucogenreiche Leber in ihrem Organstoffwechsel leistungsfähiger zu sein als eine glucogenarme. Es scheint aber nicht, daß die Glucogenarmut der Leber eine Störung in den fundamentalen Funktionen der Leber, wie: Harnstoffsynthese, Bilirubinbereitung, Cholesterinausscheidung, hervorruft. Damit sei aber nicht gesagt, daß eine Fettleber, wie wir sie im Endzustand eines schwer Diabeteskranken finden, nicht doch in ihren Gesamtfunktionen gestört sein kann. Die funktionelle Differenziertheit der einzelnen Organteilfunktionen tritt gerade bei Störungen einzelner Teilfunktionen (Leber bei Diabetes; Niere bei Gicht) zutage.

Andererseits sieht man nicht allzu selten bei chronisch entzündlichen Erkrankungen der abführenden Gallenwege, mit und ohne Gallensteine, Zuckerausscheidung auftreten. Der Zusammenhang zwischen Zuckerkrankheit und Erkrankung der Gallenwege ist kein funktioneller, sondern dürfte in den meisten Fällen mechanisch bedingt sein. Die Nachbarschaft einer entzündlich veränderten Gallenblase mit dem Pankreas leistet bei diesen Kranken der Überwanderung der Entzündung Vorschub; eine Tatsache, auf die bereits Heiberg[385] und in neuester Zeit Joslin[386] hingewiesen haben.

Die Beziehungen der Lebercirrhose zur Zuckerkrankheit scheinen ebenfalls nicht durch eine gestörte Organfunktion der Leber hervorgerufen zu sein. Die Lebercirrhose wird heute in den meisten Fällen als Folge einer exogenen oder endogenen Noxe angesehen. Die gleiche Noxe kann unter Umständen auch das Pankreas betreffen und in gleicher Weise, wie in der Leber, einen Parenchymschwund mit nachfolgender Cirrhose bewirken. Die auf solche Weise entstehenden Krankheitszustände von Lebercirrhose mit Pankreascirrhose werden wegen der dabei auftretenden eigentümlichen Hautverfärbung unter dem Namen „Bronzediabetes" oder „Pigmentcirrhose" zusammengefaßt. Über die eigentümlichen Hautveränderungen siehe S. 356 u. 547. Mit der primären Inseldegeneration hat diese Krankheit ätiologisch eigentlich nichts zu tun. Die Therapie weicht von der gewöhnlichen Diabetestherapie nicht ab.

Die Trockenheit im Munde, häufig ein Frühsymptom der diabetischen Erkrankung, führt auch in besonders hartnäckigen Fällen zu einer Pharyngo-Laryngitis sicca. Leichtenstern[387] beschreibt diese Zustände ausführlich. Die Rachenschleimhaut zeigt ein ähnliches Aussehen wie die Zunge, rot und glatt wie rohes Fleisch. Der gleiche Autor beschreibt auch eine Larynxfurunculosis als Begleiterscheinung einer diabetischen Furunculose.

Die tuberkulöse Erkrankung der Lunge ist eine häufige Komplikation der diabetischen Stoffwechselstörung. Es scheint aber, daß mit der besseren diätetischen Behandlung des Diabetischen diese gefährliche Komplikation von seiten der Lunge nicht mehr so häufig ist. Während Griesinger[388] 42% Tuberkulosen bei seinem Sektionsmaterial an Diabetikern sah, Frerichs[388] sogar 50% feststellte, gibt Naunyn[388] nurmehr 17% an. C. v. Noorden[217] fand unter den zahlreichen Patienten seiner Sprechstunde nur 5,5%, bei den Krankenhauspatienten 5,1 %. v. Noorden weist darauf hin, daß die Tuberkulose bei den südrussischen Juden viel häufiger den Diabetes kompliziere als bei der westlichen Bevölkerung. Von den neueren Statistiken ist noch die von E. P. Joslin[386] anzuführen, der bei 887 Diabetikersektionen nur 6 % Tuberkulosen fand. Zweifellos ist aus diesen Zahlen zu ersehen, daß das Hinzutreten einer Tuberkulose zur diabetischen Störung wohl durch die jetzt übliche Art der Behandlung im Sinken begriffen ist.

Ätiologisch hat Tuberkulose und Diabetes primär keine gemeinschaftliche Ursache, sekundär wohl die für alle Infekte geltende Disposition zur Infektion, die man in einem allgemein geschwächten Körper sieht. Tuberkulöse erkranken kaum an einer diabetischen Störung.

Tritt zu einem Diabetes eine Lungentuberkulose, so beeinflussen sich beide Krankheiten in ungünstigem Sinne. Besonders gilt dies für die Tuberkulose, die in ihrem Verlauf wesentlich beschleunigt wird.

Ein besonders instruktiver Krankheitsverlauf sei hier erwähnt: 14jähriger Junge, Mittelschüler, Zuckerkrankheit in der Familie. Zucker erstmals vor 3 Jahren nachgewiesen; damals über 4 %. Der Junge war mehrmals in Krankenhausbeobachtung und wurde jedesmal zucker- und acetonfrei entlassen mit einer Toleranz von 60 g Brot. 1 Jahr lang nicht beobachtet. Kommt wieder zur Aufnahme in präkomatösem Zustand. Wird mit Insulin wieder aus diesem Zustand herausgeholt. Nach zweimonatlicher Behandlung verläßt er mit 30 Insulineinheiten täglich und entsprechender Kohlenhydratmenge das Krankenhaus. Nachdem das Insulin anfangs regelmäßig gegeben wurde und der magere Junge allmählich an Kräften zunahm, wurde das Insulin aus Sparsamkeit weggelassen. Plötzliches Einsetzen eines Komas. Der Junge wird ins Krankenhaus in komatösem Zustande gebracht. Es gelingt, abermals den Patienten durch Insulin aus dem Koma zu retten. In mehrmonatlicher Behandlung bleibt der Patient bei 30 Einheiten Insulin dauernd zucker- und acetonfrei. Plötzlich entwickelt sich ohne alle Vorboten eine Pleuritis sicca der rechten Lunge und im Anschluß daran eine tuberkulöse Infiltration des rechten Oberlappens. Die tuberkulöse Infiltration führt in kürzester Zeit zur Einschmelzung, so daß der ganze Oberlappen fast nur eine große Kaverne bildet. Rasches Fortschreiten des Prozesses auf die andere Seite. Vom Beginn der tuberkulösen Erkrankung bis zum Exitus vergehen nur 3—4 Wochen. Während der schweren tuberkulösen Erkrankung, die mit mittelhohem Fieber einherging, blieb der Patient unter Insulin zuckerfrei, manchmal nur Spuren von Aceton.

Von M. Rosenberg[389] und E. Lundberg[390] sind Beobachtungen mitgeteilt, daß bei fortschreitender Pthise die diabetische Störung zurückginge. Lundberg[390] glaubt das Verschwinden der diabetischen Symptome in solchen Fällen auf die Wirksamkeit einer im tuberkulösen Gewebe entstehenden Substanz mit insulinähnlicher Wirkung zurückführen zu müssen. Es ist nicht von der Hand zu weisen, daß bei der Tuberkulose Eiweißabbauprodukte in den Kreislauf kommen; ob diese aber wie Lundberg annimmt, insulinähnlich sind, möge dahingestellt bleiben. Jedenfalls ist es nicht unmöglich, daß Eiweißabbauprodukte, es sei nur an das biogene Amin des Arginins, das Agmatin (einen Verwandten des Synthalins) erinnert, den Blutzucker herabsetzen. Die Regel ist aber, daß Tuberkulose die Stoffwechsellage des Diabetischen in ungünstigem Sinne, wie jede Infektionskrankheit, beeinflußt. Jede mit Tuberkulose komplizierte diabetische Erkrankung soll mit Insulin behandelt werden, da beim Diabetiker nur mit Insulin eine den Calorienbedarf weit überschreitende Nahrungsmenge zugeführt werden kann.

Die akut entzündlichen Erkrankungen der Bronchien und der Alveolen als Komplikation beim Diabetischen sind sehr gefahrbringend. Es kommt bei den entzündlichen Erkrankungen der Lunge zu Mischinfektionen der Lunge, die den gewöhnlichen Ablauf der entzündlichen Lungenerkrankungen komplizieren. Absceßbildung und vor allen Dingen Lungengangrän ist häufig der schlimme Ausgang einer einfachen Bronchopneumonie eines schwer Diabetischen. Naunyn[338] unterscheidet zwei Formen der diabetischen Lungengangrän:

1. Die akute Form, bei der sich die Gangrän im Anschluß an eine entzündliche Lungenerkrankung entwickelt. Das Sputum zeigt bei diesen Formen keinen so ausgesprochenen Gestank wie bei anderer Gangrän. Im Sputum selbst sind elastische Fasern nicht vorhanden, dafür aber alle möglichen Spaltpilze.

2. Die subakute-chronische Form. Ein Diabetiker in gutem Zustand leidet an einem Bronchialkatarrh mit wenig Fieber. Das Sputum bekommt plötzlich üblen Geruch, wird leicht hämorrhagisch-eitrig. Der allgemeine Zustand des Patienten nimmt rasch ab, obwohl die Glucosurie nicht wesentlich ansteigt.

Auch hier gilt als erste Regel, jeden Diabetischen, der an einer interkurrierenden stärkeren Bronchitis oder gar Bronchopneumonie leidet, trotz guter Stoffwechsellage, mit Insulin zu behandeln und nicht erst mit der Insulinbehandlung anzufangen, wenn die Gangräneszierung eingetreten ist. Es sei aber hervorgehoben, daß auch bei Gangrän eine Insulinbehandlung in späten Stadien ausgezeichneten Erfolg zeitigt. Auch hier hat die Anwendung des Insulins die Prognose der Gangrän entscheidend geändert. Während früher eine Lungenentzündung mit Gangrän und Abszeßbildung bei einem Diabetischen immer tödlich war, kann unter Insulin die entzündliche Lungenerkrankung, wenigstens insoweit gemeistert werden, daß das befallene entzündliche Gewebe nicht zum Zerfall und zur Gangrän kommt.

Bei den älteren Autoren findet sich die Ansicht, daß die Diabeteskranken besonders zu Arteriosklerose disponiert wären und frühzeitig an Arteriosklerose erkranken. Dieser Ansicht ist bereits Naunyn entgegengetreten, indem er sagte, daß bei Sektionen jugendlicher diabetischer Individuen sich keine Arteriosklerose findet. Andererseits aber kann man sagen, daß arteriosklerotische Individuen sehr häufig einen richtigen Diabetes mellitus bekommen, eine Erscheinung, die wir heute als eine arteriosklerotisch bedingte Minderfunktion des Pankreas erklären. Wir wissen viel zu wenig über den Mechanismus der Arteriosklerose, um über ätiologische Beziehungen der diabetischen Erkrankung zu der Gefäßerkrankung urteilen zu können. Die manchmal geäußerte Ansicht, daß pathologische Zwischenprodukte die Ursache der arteriosklerotischen Gefäßveränderung abgeben könnten, ist durchaus unbewiesen. Auch die Ansicht, daß der Cholesterinstoffwechsel als solcher Beziehungen zur Arteriosklerose habe, ist nicht genügend begründet. Es dürfte vielmehr wahrscheinlich sein, daß die Cholesterinablagerung in den Arterienwänden als eine Folge der primären Gefäßwandveränderung anzusehen ist, als daß sie die Ursache der Gefäßveränderung abgibt.

Zweifellos sind sehr viele Diabeteskranke vasomotorisch stigmatisierte Individuen, welche das gleichzeitige Auftreten von Hypertensionen verständlich erscheinen lassen. Hypertension ist aber nicht so sehr der Ausdruck einer Arteriosklerose als der Ausdruck einer funktionellen, erst sekundär anatomisch sich auswirkenden Gefäßwandbeanspruchung. Die Wechselbeziehungen zwischen Hypertension und Diabetes können vielfacher Natur sein. Betrifft der Gefäßspasmus das Pankreas und die Baucheingeweide, so könnte eine Funktionsminderung des Pankreas Diabetes hervorrufen. Betrifft die Gefäßveränderung aber die peripheren Capillaren, insbesondere die Capillaren der Nieren, so kann ein bereits manifester Diabetes durch Sekretionsstörung der Nieren und auch der peripheren Capillaren zu einer Hyperglucämie ohne Diabetes führen. Dies kann sogar so weit gehen, daß ein bereits manifester Diabetes sich nurmehr in Hyperglucämie und nicht in einer Glucosurie äußert.

Für den diabetischen Organismus, bei dem arteriosklerotische Veränderungen bestehen, ist es aber charakteristisch, daß die arteriosklerotischen Prozesse in ihren klinischen Symptomen und Beschwerden deutlicher hervortreten als bei einem nichtdiabetischen. Stenokardische Beschwerden sind beim Diabeteskranken nicht selten. Es kommt sowohl funktionelle Angina pectoris auf Grund von exogenen Schädigungen, als auch Angina pectoris vera auf Grund von Arteriosklerose bei Diabeteskranken vor. Wir haben nicht den Eindruck, daß Diabetiker häufiger an Angina pectoris erkranken als andere. Wir möchten aber glauben, daß bei tatsächlichem Bestehen von Coronarsklerose der Ablauf der Erkrankung wie auch die Beschwerden stürmischer sind als bei nichtdiabetischen Individuen. Viel deutlicher als bei der Angina pectoris macht sich der verschlimmernde Einfluß der diabetischen Stoffwechselstörung bei der peripheren Arteriosklerose geltend. An erster Stelle steht hier die Claudicatio intermittens. Wir sahen sehr häufig Patienten mit intermittierendem Hinken, die diabetisch waren. Es macht fast den Eindruck, als ob die Beschwerden der Claudicatio intermittens durch die diabetische Störung viel eher manifest würden als sie ohne die diabetische Störung geworden wären. Natürlich ist hier sehr schwer ein absolut objektives Beweismaterial beizubringen. Sicher aber ist, daß die arteriosklerotische Gangrän als weiterer Folgezustand der arteriosklerotischen peripheren Gefäßveränderung durch die diabetische Konstitution viel früher ausgelöst wird, als bei nichtdiabetischen Individuen. Die Gangrän ist eine der gefürchtetsten Komplikationen beim Diabeteskranken. Ältere Autoren geben hohe Prozentzahlen der Mortalität an peripherer Gangrän an. Morrison[391] von 775 Todesfällen 23%; Joslin[386] in einer neueren Statistik nur 6%. Die Gangrän tritt in der Mehrzahl der Fälle im 6. bis 7. Lebensjahrzehnt auf. Es wurden aber auch schon in früheren Lebensaltern derartige Fälle beobachtet. Meistenteils handelt es sich um relativ leichtere Fälle von diabetischer Störung im Alter. Es besteht bei diesen Patienten jahrzehntelang eine geringgradige Zuckerausscheidung, bis plötzlich Beschwerden an den unteren Extremitäten (an anderen Stellen ist die diabetische Gangrän sehr selten; aber doch auch an Händen, Nase und Ohren beobachtet) beim Gehen auftreten. Zunächst denkt man an eine neuritische Komponente, und es ist oft sehr schwer, die durch Neuritiden bedingten kribbelnden und stechenden Schmerzen von den Gefäßschmerzen zu unterscheiden. Das Fehlen des Fußpulses und der Temperaturunterschied der Haut geben den richtigen Fingerzeig. Nachdem der Zustand der Schmerzhaftigkeit, des Eingeschlafenseingefühls und des Pelzigseins längere Zeit bestanden hat, kommt es zum Auftreten von dunkelverfärbten Hautstellen, die sich bald als trockene Brandstellen gegen die Umgebung abgrenzen. Wird dann nicht sorgfältig die betreffende Stelle verbunden, so kommt es durch Hinzutreten von Sekundärinfektion zu Blasen- und Eiterbildung, welche den trockenen Brand in einen diffus in die Umgebung übergreifenden feuchten Brand verwandeln. Bei aufmerksamer Beobachtung gelingt es aber die brandigen Stellen trocken zu halten und eine scharfe Demarkation abzuwarten. Die demarkierten Stellen mumifizieren, so daß es manchmal zum Abstoßen einzelner Zehen ohne operativen Eingriff kommt. Auch symmetrische Gangrän wurde bei Diabeteskranken beobachtet.

Für das Zustandekommen der Gangrän sind nach der allgemeinen Ansicht der jüngeren Autoren nicht nur arteriosklerotische Thrombosen, sondern sekundär hinzutretende Tonusveränderungen der Gefäße von ursächlicher Bedeutung. Es scheint, als ob die Lumenverlegung einen Kontraktionsreiz auf die Gefäßwände ausübe. F. Kazda[392] glaubt zwei Typen der Gangrän unterscheiden zu können. Bei dem kleineren Teil handelt es sich um Patienten mittleren Alters, bei denen segmentäre Abschnitte der Extremitäten unter heftigen Schmerzen gangränos werden. Hier sei die Ursache mehr der Gefäßkrampf als die Thrombose. Bei den anderen, der größeren Gruppe, bei welcher Individuen höheren Alters befallen werden, soll hauptsächlich die arteriosklerotische

Thrombose die Ursache abgeben. Zweifellos kann es reine Formen beider Typen geben, bei der Mehrzahl aber werden beide Komponenten, arteriosklerotische Lumenveränderung und Gefäßkrampf, als ursächliche Momente gemeinsam auftreten.

Wie bei allen zu Infektion neigenden Komplikationen des Diabetes, ist auch hier die Anwendung von Insulin dringend indiziert. Auch bei solchen Patienten, bei welchen die Zuckerausscheidung rein diätetisch leicht hintanzuhalten ist, pflegen wir kleine Mengen Insulin (10—20 Einheiten) mit geringen Kohlenhydratzulagen anzuwenden. Unter Insulin ist die Gefahr des feuchten Brandes viel geringer und die Demarkation, sogar die Wiederherstellung der Zirkulation, in vielen Fällen möglich. Ist natürlich die Mumifikation weit vorgeschritten, so kann auch unter Insulin die Wiederherstellung der Zirkulation nicht erwartet werden, aber ein Fortschreiten wird verhindert. Unser Hauptbestreben muß darauf abzielen, die betreffenden gangränösen Stellen trocken zu halten; Bestreuen mit desinfizierendem Puder, lockere, sterile Verbände genügen. Salben und feuchte Verbände sind dringendst zu widerraten. Gleichzeitig hat eine mäßige Wärmeapplikation an oberhalb der Gangrän gelegenen Stellen in Form von Glühbogen oder Diathermie gute Wirkung. Von gefäßerweiternden Mitteln, innerlich verabreicht, habe ich nie einen eindeutigen Erfolg gesehen.

Die Indikation zum chirurgischen Eingreifen stellt den Arzt vor folgenschwere Entscheidung. Als erste Regel möge gelten, die Geduld nicht zu verlieren und abzuwarten, bis die Gangrän vollständig demarkiert ist. Gelingt es nicht, die Demarkation mit Insulin zu erreichen, so haben wir bei diesen Patienten auch mit der Operation schlechte Erfahrungen gemacht. Man läßt sich durch die auch nach Wochen nicht erfolgte Demarkierung verleiten, hoch zu amputieren und erlebt dann meistens gerade bei diesen Kranken, entweder schwere Allgemeininfektionen oder Fortschreiten der Gangrän am Amputationsstumpf. Man kann wohl sagen, wo es nicht gelingt mit Insulin zu demarkieren, ist auch die Operation in den meisten Fällen tödlich. Die gleichzeitige Insulintherapie macht an sich die Operation trotz Narkose zwar nicht gefahrlos, aber doch immerhin nicht mehr so gefährlich, so daß die Operation als solche, bei tatsächlich eingetretener Demarkation, soweit es sich nicht um ganz kleine Stellen oder einzelne Zehen handelt, gemacht werden soll. Die schwierige Frage für den Operateur bleibt aber immer, den Ort der Amputation zu bestimmen. Die erfahrenen Chirurgen neigen auch heute noch dazu, die Amputation möglichst hoch auszuführen und bei Gangrän des Fußrückens oberhalb des Knies zu amputieren. Ich glaube, auch hier hat uns die Insulintherapie etwas vorwärts gebracht, indem wir die Absetzung unterhalb des Knies unter dauernder Insulingabe versuchen können. Die Feststellung der Verkalkung durch Röntgenaufnahme oder durch Capillarmikroskopie der Haut kann gewisse Hinweise geben; es wird aber doch Erfahrungssache bleiben, in welcher Höhe der Chirurg im einzelnen Falle amputieren soll. Es sei nochmals darauf hingewiesen, daß ein Hinausziehen der Operation bei gleichzeitiger Insulinbehandlung nach unseren Erfahrungen nicht schadet, daß aber eine frühzeitige Operation bei einer unvollständigen Demarkation, trotz Insulin, unheilvoll sein kann.

Bei der Besprechung der essentiellen Hypertension wurde bereits ausgeführt, daß die diabetische Störung unter Umständen durch die gleiche vasomotorische Übererregbarkeit, wie manche Arten der Hypertension, ausgelöst werden könnte. Die Inkretproduktion des Pankreas ist letzten Endes auch von vasomotorischen Einflüssen abhängig. Es kann daher nicht wundernehmen, wenn gewisse Herzbeschwerden der vasomotorisch stigmatisierten Personen auch diabetische Patienten betreffen. Leichte Erregbarkeit der Schlagfolge durch exogene und endogene Reize, auch Zeichen der geringeren Leistungsfähigkeit bei Belastung durch Arbeit sind bei diabetischen Patienten nichts Ungewöhnliches. Alkohol und Tabak werden von solchen Patienten schlecht vertragen. Es ist aber nicht zulässig, derartige Herzen als schwache Herzen zu bezeichnen, da es noch gar nicht ausgemacht ist, ob diese Unzulänglichkeit des Kreislaufs vom Herzen oder von der Peripherie ausgelöst wird.

Die diabetische Stoffwechselstörung als solche scheint keinen Einfluß auf den Stoffwechsel des Herzens zu haben. Nach unseren heutigen Kenntnissen bestreitet jede Muskelkontraktion ihren Energiebedarf aus der Umwertung von Kohlenhydraten. In der Muskulatur, demnach auch im Herzen, das sich hinsichtlich seines Kohlenhydratbedarfs nicht vom peripheren Muskel unterscheidet, wird der Zucker auch im schwersten Diabetes verwertet. In der Besprechung der Ätiologie und der Theorie des Diabetes ist darauf hingewiesen, daß die Zuckerverwertung in der Muskulatur sowohl über die Zwischenstufe des Glucogens, als auch über die Zwischenstufe der Hexose-Phosphorsäure-Ester gehen kann. Beim Diabetiker ist die Umwertung des Zuckers in Glucogen eingeschränkt, während die Zucker-Phosphorsäure-Bildung anscheinend vollständig erhalten ist. Das Herz pankreasdiabetischer Tiere verwertet nach Starling und Patterson[393] den Zucker in gleicher Weise wie das Herz normaler Tiere. Es kann keinem Zweifel unterliegen, daß von der diabetischen Störung ausgehend ein unterwertiges Funktionieren des Herzmuskels nicht verursacht werden dürfte. Damit ist aber nicht gesagt, daß der gesamte Kreislauf nicht doch durch die diabetische Störung in Mitleidenschaft gezogen wird. Das Extrem der durch den Diabetes verursachten Kreislaufsstörung sehen wir im Coma diabeticum, wo tatsächlich der Kreislauf vollständig daniederliegt. Wie Baumann und Lauter[378] zeigen konnten, läuft das Herz im Koma nahezu leer, d. h. sein Schlagvolumen ist außerordentlich klein und seine Schlagfolge besonders hoch. Der größte Teil der Blutmenge befindet sich in der Peripherie in den Capillaren. Die Ursache dieses Kreislaufskollapses dürfte zweifellos in einem Versagen der Vasomotoren zu suchen sein. Ob diese Störung durch abwegige Zwischenprodukte des Stoffwechsels ausgelöst wird oder ob hier eine zentrale Störung infolge der Veränderung des Säuren-Basen-Haushaltes vorliegt, läßt sich nicht mit Sicherheit entscheiden. Es ist begreiflich, daß dieses Versagen des Kreislaufs beim Koma schon in seinen Anfängen im Verlauf einer schweren diabetischen Störung bemerkbar wird. Es sei aber darauf hingewiesen, daß eine schlechte Kreislauftätigkeit beim Schwerdiabetischen nicht, wie so oft angenommen wird, durch eine Störung des Herzmuskels, sondern durch eine periphere Störung hervorgerufen wird. Aus diesen Gründen wirken bei den Kreislaufstörungen Diabetischer Stimulantia wie Coffein, Strychnin, Spartein viel intensiver als Digitalis. Auch die neueren synthetischen Stimulantia, das Cardiazol und das Coramin, werden bei Kreislaufstörungen Diabetischer mit gutem Erfolg angewandt. Mit diesen Ausführungen sei nicht gesagt, daß bei Diabetischen nicht auch primäre Erkrankungen des Herzens, die parallel mit der diabetischen Störung gehen, aber nicht durch sie verursacht werden, vorkommen können. Es ist selbstverständlich, daß Herzklappenfehler oder luische Erkrankungen des Myokards auch diabetische Individuen betreffen können.

Die Ansicht, daß bei schwer Herzkranken, falls diese diabetisch sind, eine Insulintherapie kontraindiziert wäre, ist unzutreffend. Nach den bisherigen Erfahrungen wirkt das Insulin weder auf den nervösen noch auf den muskulären Apparat des Herzens schädigend ein. Vorsicht mit Insulin ist jedoch bei Herzkranken mit hohem Blutdruck geboten. Bei diesen Kranken ist eine Überdosierung von Insulin gefährlich und kann zu Apoplexien führen.

Durch die größere Inanspruchnahme der Nieren, durch die beim Diabetiker erhöhte Wasserausscheidung kommt es in gewissem Sinne zu einer Arbeitshypertrophie der Niere. Diese schon von den älteren Untersuchern beobachtete hypertrophische Diabetesniere zeigt sich im histologischen Bilde in Gestalt einer Vergrößerung der Glomeruli- und Kanälchenepithelien (Fahr[394]). Es scheint aber nicht angebracht, diese als Ausdruck der gesteigerten Funktion aufzufassende Vergrößerung des Ausscheidungsorgans als eine Nierenerkrankung, wie dies früher vielfach geschehen ist, zu bewerten. Es ist durchaus begreiflich, daß bei einer derartig funktionell überlasteten Niere bisweilen kleine Eiweißmengen in den Urin mit übertreten können. Es wäre aber verfehlt, diese minimalen Eiweißausscheidungen im Sinne einer entzündlichen oder degenerativen Nierenerkrankung zu werten. Die Funktionsprüfung solcher Nieren, wie auch die chemische Untersuchung des Blutes auf Schlacken des Stoffwechsels zeigen, daß die Funktion vollständig erhalten ist. Aschoff[395] spricht von einer Nephropathia diabetica, ohne beweisen zu können, daß die diabetische Stoffwechselstörung eine dauernde Nierenschädigung hervorrufen kann. Zweifellos kommt es bei chronischem, schwerem Diabetes zur Fettwanderung und zur Lipämie. Es dürfte möglich sein, daß eine dauernde Lipämie zu einer Verfettung der Kanälchenepithelien führen könnte.

Der einzige konstante pathologische Harnbefund, der auf eine Nierenstörung beim Diabetes hinweisen könnte, ist das Auftreten von kleinen Zylindern bei schwer acidotischen Diabetikern vor und im Koma. Diese kurzen Komazylinder, welche Külz[396] erstmals beschrieben hat, weisen auf eine Störung des Kanälchensystems durch oder gleichlaufend mit der Ketonkörperausscheidung hin. Da aber diese Zylinder bei Aufhören der komatösen Symptome wieder vollständig verschwinden und keine nachhaltigen Funktionsstörungen der Niere zurückbleiben, kann es sich hier wohl nicht um eine anatomisch sichtbare Läsion des Organs, sondern nur um eine funktionelle Schädigung durch Giftstoffe handeln. Inwieweit eine im Koma unter Umständen auftretende Anurie eine funktionelle Nierenstörung oder eine zentrale Störung zur Ursache hat, steht noch zur Diskussion.

P. Ehrlich[397] hat als erster auf die Glucogenablagerung in den Nieren Diabeteskranker aufmerksam gemacht. Es ist merkwürdig, daß beim Diabeteskranken das Glucogen gerade in anderen Organen als in dem Organ, in dem es funktionsgemäß zu finden sein müßte, nämlich in der Leber, in vermehrter Menge auftritt. Es scheint, daß in allen Organen Substanzen, die eine Glucogensynthese auslösen können, vorkommen. Das Überangebot an Zucker aus der Gewebsflüssigkeit führt dann zu einer Glucogenanreicherung. In der Leber aber fehlt das Insulin, so daß es trotz des Überangebotes an Zucker in diesem Organ nicht zur Glucogenbildung kommt. Inwieweit diese Erklärung der Glucogenanhäufung in der Niere den Tatsachen entspricht, muß erst der Nachweis von glucogenbildenden Substanzen in der Niere erweisen.

Bei der Besprechung der Gefäßerkrankungen beim Diabetes haben wir bereits auf die Häufigkeit und die Zusammenhänge des gemeinsamen Auftretens von Hypertension und Diabetes hingewiesen. Da eine lange bestehende Hypertension immer zu anatomischen Veränderungen an den Gefäßen führt und insonderheit diese anatomische Gefäßveränderung (arterio-capillary fibrosis, Arteriolosklerose) an den Nierencapillaren eine Nierenerkrankung zur Folge hat, kann die diabetische Störung sehr oft durch eine arteriolosklerotische Schrumpfniere kompliziert sein. Ist die Niere ernstlich in Mitleidenschaft gezogen, sei es durch einen akut entzündlichen, sei es durch einen primär von einer Erkrankung der Gefäße ausgehenden Prozeß, so sehen wir beim Diabeteskranken sich die Zuckerausscheidung mindern, während die Blutzuckererhöhung dauernd bestehen bleibt. Es kommt zu einer scheinbaren Besserung der diabetischen Störung.

Daß es sich nicht um eine Besserung, sondern nur um ein Latentwerden der Glucosurie durch die schlechtere Nierenfunktion handelt, erweist eindeutig die Blutzuckeruntersuchung bei diesen Patienten. Derartige Kranke müssen entsprechend ihres Blutzuckergehaltes diätetisch ständig als Diabetiker behandelt werden, und die Einstellung der Nahrung muß sich nach dem Blutzucker und nicht nach dem Harnzucker richten. Wir haben Diabeteskranke mit Schrumpfniere und Hochdruck gesehen, bei denen der Blutzucker über 200 mg-% war, ohne daß meßbare Mengen von Zucker im Urin auftraten. Solche Patienten sind es recht häufig, bei denen eine periphere Gangrän der Extremitäten auftritt, ohne daß eine Zuckerausscheidung merklich ist. In der Regel kommt man mit diätetischen Maßnahmen bei der Behandlung der Nierenkranken mit hohem Blutzucker und niederer Glucosurie zum Ziele. Sind aber Anzeichen von intermittierendem Hinken oder beginnender Gangrän vorhanden, so müssen nierenkranke Diabetiker mit Insulin behandelt werden. Wir besitzen keine Kenntnis von Berichten in der Literatur, aus welchen hervorginge, daß Insulin bei Nierenkranken schädliche Folgen gezeitigt hätte.

Blase. Eine leichte Cystitis ist eine häufige Komplikation beim Diabetes mellitus. v. Noorden [217] schätzt allerdings die Cystitis bei den von ihm behandelten Diabetikern als seltene Komplikation ein. Der Zuckergehalt des Urins scheint der Ansiedelung von Bakterien in der Harnblase Vorschub zu leisten. Neben den gewöhnlichen Bakterien, die wir als Erreger von Blasenkatarrhen kennen, finden wir beim Diabeteskranken in nicht allzu seltenen Fällen Hefearten und auch Streptothrix. Als Zeichen der Anwesenheit abnormer Gärungserreger in der Blase kommt es zur Pneumaturie. Wir haben einen Diabeteskranken beobachtet, bei dem der sonst gefährliche Gasbrandbacillus (Bacillus Welch-Fraenkel) die abnorme Gärung und Pneumaturie auslöste. Diese Erreger sind sehr schwer zu bekämpfen. Sie bleiben meistens als harmlose Parasiten dauernd in der Blase. Jedoch ist das Symptom der Pneumaturie verschwunden, sobald der Harn zuckerfrei wird. Aus diesem Grunde ist beim Diabeteskranken bei jeder Cystitis, die Entzuckerung des Patienten die Grundbedingung zur Bekämpfung der Erkrankung der Blase und des Pyelons.

Nervensystem und Diabetes. Von den Erkrankungen des Nervensystems, welche den Diabetes komplizieren, sind wohl die Erkrankungen der peripheren Nerven die häufigsten. Auf das Fehlen des Patellarreflexes bei Diabetikern hat bereits Bouchard hingewiesen. Nach der Besserung der Glucosurie kann der Patellarsehnenreflex wiederkehren. Das Fehlen des Patellarreflexes ist kein Kriterium für die Schwere der Erkrankung; er kann auch bei leicht Kranken herabgesetzt sein oder fehlen. Jedenfalls ist das Nichtzustandekommen des Sehnenreflexes durch eine periphere Schädigung des Reflexbogens bedingt.

Sensibilitätsstörungen sind das häufigste Symptom nervöser Störungen beim Diabetiker. Wir finden Parästhesien, Ausfälle der Gefühlsempfindung, Verstärkung der Gefühlsempfindung und sehr häufig Schmerzen, die anfänglich in die Muskulatur lokalisiert werden, aber sehr bald als neuralgische Schmerzen imponieren. Die Neuralgien kommen bei Diabetischen jeden Lebensalters vor. Sie können sowohl an den Armen als an den Beinen als auch am Rumpf lokalisiert sein. Es können alle Nerven, auch die motorischen und sensiblen Hirnnerven, betroffen sein. Diabetiker, die gleichzeitig Alkoholiker sind, leiden eigentlich fast alle an Nervenschmerzen und echten Neuritiden. In besonders schweren Fällen kommt es zur Ausbildung einer richtigen Neuritis mit Muskelschwund und Entartungsreaktion. Das Bild der Polyneuritis ist hingegen selten. Ich konnte mich manchmal des Eindrucks nicht erwehren, daß nicht nur diabetische Patienten leicht an Nervenschmerzen erkranken, sondern, daß auch umgekehrt bei Kranken, die an einer schweren Neuritis leiden, manchmal eine vorübergehende Zuckerausscheidung auftritt. Es sind dies Patienten, die vor und nach dem akuten Schub der Neuritis nie mehr glucosurisch wurden. Wahrscheinlich bestehen hier durch die außerordentlichen Schmerzen Zusammenhänge mit dem sog. neurogenen Diabetes.

In der Regel aber darf man wohl annehmen, daß die diabetische Störung die Neuritis auslöst und nicht umgekehrt. Inwieweit man überhaupt von einer entzündlichen Erkrankung der peripheren Nerven beim Diabetes sprechen kann, ist noch sehr fraglich, da es sich wahrscheinlich um chemische Veränderungen des Milieus handelt, welche die Nervenerkrankung hervorrufen. Sehr schwierig ist es oft, die neuralgischen Beschwerden von Schmerzen in der Muskulatur auseinanderzuhalten. Die leichte Ermüdbarkeit des Diabetikers ist oft verbunden mit Muskelziehen. Es dürften unseres Erachtens auch bei diesen Fällen die Erscheinungen eher von seiten des Nervensystems als von seiten der Muskulatur ausgelöst werden. Deshalb soll nicht geleugnet werden, daß bei manchen Diabetikern tatsächlich eine große Leistungsschwäche der Muskulatur vorhanden ist und daß diese, wie R. Fitz und W. P. Murphy[398] in dynamometrischen Untersuchungen festgestellt haben, über das Maß der an und für sich verminderten Muskulatur hinausginge. Es kann sein, daß diese Erscheinung mit der beim Diabetes beobachteten Kreatinurie zusammenhängt. Wenngleich die sensiblen Symptome bei den diabetischen, peripheren Störungen der Nerven im Vordergrund stehen, so kommen auch motorische Ausfallserscheinungen vor, die wie Lähmungen imponieren. Derartige Fälle wurden als Pseudotabes beschrieben. Hauptsächlich betroffen ist hierbei der Nervus cruralis.

Trophische Störungen finden sich beim Diabetischen recht häufig: Atrophien der Haut, Splittern der Nägel, Ausfallen der Zähne ohne Alveolarpyorrhöe werden nicht selten beobachtet. Herpesausschläge, entsprechend der schmerzhaften Nervenstelle, können sowohl im Bereich der Intercostalnerven als auch an Kopf und Extremitäten auftreten. Bei unsachgemäßer Behandlung kommt es hier zu schweren trophischen Störungen der Haut. Hierher gehört auch die Erwähnung des Malum perforans als diabetische Komplikation. Meistens tritt das Malum perforans bei Diabetikern auf, die Nervenschmerzen haben. In seinem Aussehen unterscheidet es sich nicht von dem Malum perforans bei der Tabes und Syringomyelie.

Systemerkrankungen, die für die diabetische Störung charakteristisch sind, gibt es nicht. Es wurden zwar Degenerationen der Hinterstränge und auch der Seitenstränge bei Diabetes beschrieben, die mit den nervösen Störungen der perniziösen Anämie Ähnlichkeit haben und durch den Diabetes verursacht sein sollten. Ein Beweis des Zusammenhangs dieser Erkrankung mit der gleichzeitig vorhandenen diabetischen Störung konnte nicht erbracht werden. Die meisten Erkrankungen des Gehirns und Rückenmarks dürften zufällige Komplikationen sein. Vielleicht ist der Boden zum Ausbruch einer endogenen Nervenerkrankung beim diabetisch geschwächten Individuum günstig.

Alle neuralgischen und neuritischen Erscheinungen beim Diabetischen sind außerordentlich hartnäckig. Setzt eine sachgemäße diätetische Behandlung sehr zeitig ein, so können sie unter Umständen schlagartig verschwinden. Die symptomatische Behandlung dieser Neuralgien und Neuritiden muß hinter der diätetischen zurückstehen. Auch bei Leichtdiabetischen mit neuralgischen Beschwerden haben wir mit Erfolg Insulin angewandt. Bei schwereren Krankheitszuständen ist Insulin absolut indiziert. Dies gilt vor allen Dingen bei den Kranken, bei denen sich trophische Störungen finden.

Psychische Veränderungen beim Diabetiker sind sehr häufig. Wir müssen unterscheiden zwischen psychischen Veränderungen jugendlicher und älterer

Individuen. Während man bei älteren Individuen die psychischen Veränderungen meist durch eine gleichzeitig vorhandene Arteriosklerose erklären kann, sind die geistigen Schwächezustände bei jüngeren Individuen allein auf die diabetische Störung zurückzuführen. Vergeßlichkeit, leichte Ermüdbarkeit sind zwar allgemein neurasthenische Symptome. Sie treten aber bei jugendlich Diabetischen oft derartig in den Vordergrund, daß man von einer richtigen Psychose sprechen kann. Maréchal de Calvi[309] und Legrand du Saulle[400] haben über diabetische Psychosen ausführlich berichtet, bei denen Willensschwäche und gewisse moralische Defekte in Erscheinung traten. Laudenheimer[401] und C. v. Noorden[217] berichteten über psychische Störungen, die sie mit dem Namen einer diabetischen Pseudoparalyse bezeichnen und bei denen ein erheblicher Grad von Demenz vorhanden war. Wie bei allen chronischen Krankheiten, so ist auch beim Diabetes eine seelische Gleichgewichtsstörung sehr häufig. Früher hat man diese seelischen Störungen als Neurasthenie bezeichnet, ohne dabei die seelischen Auswirkungen einer chronischen Krankheit zu bedenken. Die Angst vor einem frühen Tode, die Furcht, durch Nichteinhalten der Vorschriften einem raschen Fortschreiten des Leidens Vorschub zu leisten, und nicht zuletzt die der diabetischen Störung eigentümlichen Ermüdungserscheinungen können die Psyche eines innerlich nicht ausgeglichenen Patienten leicht verwirren. So ist der Boden geschaffen, um Angstneurosen, hypochondrische Wahnvorstellungen, maniakalische Erregungszustände und auch Depressionen auf Grund des organischen Leidens entstehen zu lassen. Es wird von Kranken berichtet, bei denen eine psychische Behandlung, eine Hypnose die Zuckerausscheidung zum Verschwinden brachte. Zweifellos kann durch eine Suggestivbehandlung das innere Gleichgewicht derartig seelisch dekompensierter Individuen wiederhergestellt und dadurch die inneren Erregungszustände wieder ausgeglichen werden. Bei den zweifellos bestehenden Zusammenhängen zwischen psychischer Erregung und Zuckerausscheidung ist es auf diese Weise möglich, daß durch Suggestivtherapie die Glucosurie gemindert wird. Es ist aber unmöglich, durch eine Suggestivbehandlung eine diabetische Störung zu beseitigen.

Auge. Beim Diabetischen kommen, ihrer Häufigkeit nach geordnet, Katarakt, Retinitis, retrobulbäre Neuritis, Refraktions- und Akkommodationsstörungen, Augenmuskelerkrankungen, Iritis und Choreoiditis sowie Venenthrombosen vor.

Inwieweit der Diabetes für die Kataraktentstehung verantwortlich zu machen ist, kann mit Sicherheit nicht festgestellt werden. Bemerkenswert ist aber das häufige Vorkommen des Katarakts bei jugendlichen Diabetikern und die auffallend rasche Entwicklung der Linsenerkrankung. Heine[402] glaubt aus der Reihenfolge, wie die einzelnen Schichten befallen werden, den diabetischen Katarakt erkennen zu können. Daß tatsächlich gewisse Zusammenhänge zwischen Kataraktbildung und Diabetes bestehen müssen, haben schon früher die Erfolge der diätetischen Therapie erwiesen. Die Heilerfolge mit Insulin zeigen dies noch deutlicher. Obgleich der Humor aquaeus bei Diabetikern reichlich Zucker enthält (Konzentration gleich dem des Blutes), so kann man doch die Entstehung der Linsentrübung mit Sicherheit nicht auf die abnorme Beschaffenheit des Humor aquaeus zurückführen.

Die gewöhnliche Retinitis diabetica unterscheidet sich in keiner Weise von der Retinitis albuminurica. Sie ist in höherem Lebensalter viel häufiger als bei jugendlichen Diabetikern. Es scheint, daß zum Zustandekommen der Retinitis diabetica eine gleichzeitige Erkrankung der Gefäße Voraussetzung ist. Volhard[403] meint nie eine Retinitis diabetica ohne Gefäßveränderungen und ohne Hypertension gesehen zu haben. Gleicher Ansicht sind Wagener und Wilder[404]. Die weißen Flecke am Augenhintergrund sind nicht nur Lipoidablagerungen in Gestalt von Fett- und Körnchenzellen, sondern auch fibrinöses Exsudat. Schon der Ort dieser Ablagerung in den Gefäßwänden und neben den Gefäßen spricht dafür, daß die retinalen Veränderungen eine Veränderung der Gefäße zur Voraussetzung haben. Auch Blutungen, Thrombosen und Infarkte kommen vor. Es besteht aber kein Parallelismus zwischen dem Grade der Netzhautveränderung und der Schwächung des Sehvermögens. Für das Sehvermögen ist der Sitz der Herde von Bedeutung. Foveaherde kleinster Natur können zu schwersten Ausfällen führen. Die bei lipoider Blutbeschaffenheit auftretende Durchsichtigkeit, d. h. hellere Beschaffenheit der Netzhautgefäße, führt nur dann zur Retinitis diabetica, wenn gleichzeitig eine Gefäßerkrankung besteht.

Die Retinitis retrobulbaris diabetica ist charakterisiert durch ein zentrales Skotom, ohne primäre Beteiligung der Papille, die erst relativ sehr spät in ihrem temporalen Teil abblaßt. Die peripheren Gesichtsfeldhälften sind bei dieser diabetischen Neuritis nicht eingeengt. Auslösend für die Neuritis retrobulbaris sind oft Nicotin und Alkohol, die auch ihrerseits ohne diabetische Störung zu einem zentralen Skotom führen können. Die Prognose der Neuritis retrobulbaris ist bei antidiabetischer Behandlung eine sehr gute. Eine richtige Sehnervenatrophie ohne vorausgehende retrobulbäre Neuritis soll vorkommen. Sie dürfte aber sehr selten sein.

Die Erkrankung der brechenden Medien in Zusammenhang mit dem Diabetes ist eine relativ seltene Erscheinung und dürfte in ihrer ätiologischen Bedeutung als diabetisch bedingt nicht immer eindeutig sein.

Augenmuskellähmungen sind der Ausdruck einer diabetischen Neuritis. Abducens, Oculomotorius und Trochlearis können betroffen sein. Die Störungen verschwinden sehr oft schon nach wenigen Tagen. Eine Kombination von Lähmungen der äußeren und inneren Augenmuskeln ist sehr selten. Akkommodationsschwäche ist bei Diabetes häufig. Eine reflektorische Pupillenstarre ist nicht als diabetische Komplikation zu werten, sondern wird wohl immer durch Lues bedingt sein. Eine Ophthalmoplegia interna ist als diabetisch beschrieben, aber nur von wenigen Autoren beobachtet worden. Die von O. Löwi[405] angegebene Adrenalinmydriasis, die als Ausdruck eines erhöhten Sympathicustonus anzusehen ist, glaubte man für die Ätiologie der diabetischen Störung auswerten zu können. Es zeigte sich aber, daß die Adrenalinmydriasis bei allen möglichen Erkrankungen vorkommt und nicht für den Diabetes charakteristisch ist.

Balanitis und Vulvitis sind häufige Erscheinungen bei Diabeteskranken. Es wurde darüber schon bei der Besprechung der Erkrankungen der Haut beim Diabetes gesprochen. Auf Entzuckerung findet sich meistens ein prompter Rückgang der Entzündungserscheinungen der äußeren Genitalien. Geschlechts-
organe.

Durch die diabetische Störung erleidet die Potenz beim Manne eine frühzeitige Minderung. Auch bei der Frau ist die Libido sexualis oft bis zum Widerwillen gegen Kohabitationen verringert. Die Minderung der Libido ist die Regel. Es gibt aber auch Ausnahmen, wo es zu exzessiver Steigerung der Libido kommt. Die Steigerung ist keineswegs immer durch den Juckreiz an den Genitalien bedingt. Von besonderer Wichtigkeit ist die Einwirkung der diabetischen Störung bei der Frau auf den Ablauf der ovariellen Tätigkeit, Menstruation, Konzeption und Schwangerschaft. Bei der Menstruation ist ein gesetzmäßiges Verhalten hinsichtlich der diabetischen Störung nicht festzustellen. In der Regel steigt die Glucosurie vor und während der Menstruation, um nach der Menstruation wieder auf niedere Werte zurückzugehen. H. Küstner[406] hat gefunden, daß die Kohlenhydrattoleranz bei normalen Frauen unmittelbar vor und während der Regel geringer sei. Ein frühzeitiges Klimakterium wird durch die diabetische Störung meistens nicht ausgelöst. In den wenigen Fällen, bei denen bei einer diabetischen Störung ein frühzeitiges Klimakterium eintritt, ist der Zusammenhang nicht erwiesen. C. v. Noorden[217] berichtet von diabetischen Frauen, die ihre Regel bereits verloren haben und die, auf antidiabetische Diät gesetzt, die Regel wieder-bekamen. E. P. Joslin[386] hat die gleiche Erscheinung des Wiederauftretens der Regel nach Insulinkuren beobachtet.

Lecorché[407] wies erstmals darauf hin, daß diabetische Frauen nicht kon-zipieren. Diese Beobachtung wurde vielfach bestätigt. Jedoch sah man unter strenger Diät doch auch Konzeption eintreten. Die Fähigkeit zu konzipieren hängt im wesentlichen vom Zustand des Diabetikers ab. Leicht diabeteskranke Frauen wurden wiederholt Mütter. Nach Lecorché soll die Konzeption durch ein übermäßig saures Vaginalsekret hintangehalten werden. Jedenfalls sind bei wiederholten Untersuchungen die Spermatozoen diabetischer Männer lebend gefunden worden.

Schwangerschaft und Diabetes. Schwanger-schafts-glucosurie.

Die Einwirkung der Schwangerschaft auf die diabetische Stoffwechsellage wurde in der früheren Literatur als durchaus ungünstig beurteilt. Eine statistische Angabe von Offergeld[408] aus dem Jahre 1909 zeigt, daß 30% schwangerer diabe-tischer Frauen im Koma starben. Besonders bemerkenswert sind neuere An-gaben in der Literatur (F. Umber[409], M. Rosenberg[410], E. P. Joslin[396] u. a.), wonach ein leichter, schon vor der Schwangerschaft bestehender Diabetes und sogar diabetische Störungen leichtesten Grades, die während der Schwangerschaft aufgetreten sind und nach Blutzucker und Glucosurie als renale diabetische Störungen erschienen, plötzlich in einen schweren acidotischen Diabetes über-gingen und im Koma starben. Besonders auffällig ist, daß Frauen mit einem leichten Diabetes die erste Schwangerschaft gut durchhalten, aber bei mehreren Schwangerschaften dann schwer diabetisch werden. Über einen besonders charakteristischen Fall, den ich an der Müllerschen Klinik mitbeobachtete, berichten Lauter und Hiller[411].

Eine 29jährige Frau bekam bei der ersten Schwangerschaft im vierten Monat eine leichte Glucosurie. Im achten Monat Totgeburt eines Riesenkindes. Die Glucosurie, welche nach der Schwangerschaft bestehen blieb, zeigte den Typus der renalen Glucosurie (nor-maler Blutzuckerwert, Glucosurie von der Nahrungskohlenhydratzufuhr weitgehend un-abhängig). Plötzlich entwickelt sich aus dieser anscheinend harmlosen Glucosurie ein schwerer Diabetes, der zum Koma führt, in dem die Patientin zugrunde ging. Die Sek-tion ergab ein schwer verändertes Pankreas.

Die Schwangerschaftsglucosurie gilt in der Regel als renale Glucosurie, d. h. die Zuckerausscheidung wird durch Belastung bei normalem Blutzucker-gehalt nicht gesteigert. Zweifellos gibt es Kranke, bei denen dieser Typus der renalen Glucosurie kurze Zeit besteht und nach der Schwangerschaft wieder vollständig verschwindet. Andererseits wurden aber auch Fälle, wie der von Lauter und Hiller[411], auch von anderen Autoren: Umber[409], Porges[412], Novak[413], Bockelmann[414] beschrieben, wo Graviditätsglucosurien vom Typus der renalen Glucosurien in schweren Diabetes übergingen. Diese Befunde geben doch zu denken, ob die Schwangerschaftsglucosurie einheitlich in ihrer Entstehung zu werten ist. Wir wissen durch die Untersuchungen von Hofbauer[415], daß die Leber der Schwangeren einen geringeren Glucogengehalt hat. Auch die Neigung zur Acidosis ohne Zuckerausscheidung während der Schwangerschaft weist auf ein geringeres Glucogenbildungsvermögen der Leber hin. Umber[332] bezeichnet diese Störung im alten Naunynschen Sinne als eine akute „Dyszooamylie" der Schwangerschaft. Wahrscheinlich handelt es sich hier ebenfalls, wie beim rich-tigen Diabetes, um eine in der Schwangerschaft auftretende Unterfunktion der Inkretbildung des Pankreas und die damit zusammenhängende, geringere Fähig-keit zur Leberglucogenbildung. Andererseits ist es auch möglich, daß die wäh-rend der Schwangerschaft veränderte Hypophyse direkt auf die Tätigkeit der secernierenden Nierenepithelien einwirkt, in dem Sinne, daß die Zuckersekretion bei normalem Blutzuckergehalt eine gesteigerte ist. Demnach ist es von theoretischen Gesichtspunkten aus wahrscheinlich, daß die Schwangerschaftsglucosurie in ihrer Entstehung nicht einheitlich zu werten ist. Jedenfalls soll man immer daran denken, daß aus einer harmlosen Glucosurie während einer Schwangerschaft ein schwerer Diabetes entstehen kann. Schwindet die Glucosurie nicht nach der Geburt, so ist der Übergang in einen richtigen Diabetes zu befürchten.

Die Lactosurie in der Stillperiode ist im Gegensatz zur Glucosurie in der Schwangerschaft ganz harmlos. Die in der Lactationsperiode auftretende Lactosurie (puerperale Lactosurie) wurde im Jahre 1850 von Blot entdeckt und der ausgeschiedene Zucker von Hofmeister[416] und Kaltenbach[417] als Milchzucker erkannt. Sie kommt bei überreichlicher Milchsekretion oder bei plötzlichem Absetzen des Säuglings häufig vor. Die Milchzuckerausscheidung bewegt sich in mäßigen Grenzen und geht über 20 g Tagesausscheidung nicht hinaus. Sehr häufig wird die Lactosurie mit einer Glucosurie verwechselt. An der Gärprobe sind beide Zucker zu unterscheiden. Der Milchzucker wird im Blute nicht in seine Komponenten Traubenzucker und Galaktose aufgespalten, sondern gelangt als Disaccharid in den Urin (F. Voit[12]). Schwangerschaftslactosurie.

Eine interessante Frage ist die Möglichkeit einer Schädigung des kindlichen Organismus durch den Diabetes der Mutter. Die Häufigkeit des Abortus und der Frühgeburt bei Diabetischen ist von vielen Gynäkologen bestätigt. Der fünfte Monat scheint für das intrauterine Leben des Kindes bei diabetischen Müttern der kritischste zu sein. F. Umber hat in einem Falle die Blutzuckerwerte im Mutterblut, Fruchtwasser, Nabelschnur- und Kindesblut untersucht. Die Patientin wurde infolge einer drohenden komatösen Störung durch Kaiserschnitt entbunden. Das Mutterblut enthielt 453 mg-%, das Nabelschnurblut 275 mg-%, das Fruchtwasser 138 mg-% und das Kindesblut 91 mg-% Blutzucker. Der kindliche Organismus scheint trotz gegenteiliger Angabe von P. Ambard[418], der zufolge das Kind nach der Abnabelung noch einige Zeit Hyperglucämie zeigte, die diabetische Störung der Mutter auch im intrauterinen Leben nicht mitzumachen. Diese Erscheinung hat den Gedanken nahegelegt, daß eine diabetische Mutter evtl. von der intakten Pankreasfunktion des wachsenden Kindes Gewinn ziehen könne. Gegen diese Auffassung sprach allerdings die bereits oben betonte Tatsache, daß durch die Schwangerschaft der Diabetes der Mutter meistens verschlechtert wird. Hundeversuche von F. M. Allen[419] zeigten, daß dies nicht der Fall ist und daß gegenteilige Angaben von Carlson, Drennan und Glinzburg[420], wonach trächtige diabetische Hündinnen eine Verringerung der Glucosurie und Hyperglucämie zeigen, nicht zutreffen. Eine günstige Einwirkung des kindlichen Inselapparates auf die diabetische Mutter dürfte in größerem Maßstabe nicht statthaben. Die Stillperiode ist für die diabetische Frau eine große Gefahr, da die Milchproduktion eine große Kohlenhydratzufuhr in der Nahrung erfordert. Das Stillen ist diabetischen Frauen aus diesem Grunde zu widerraten. Eine Insulinkur während des Stillens soll gute Erfolge haben. Ich besitze über diese Frage keine Erfahrungen. Die Behandlung der Schwangerschaftsglucosurie muß nach den gleichen Grundsätzen wie die Diabetesbehandlung durchgeführt werden. Nur scheint es bei dem gesteigerten Nahrungsbedarf der Schwangeren von vornherein angezeigt zu sein, eine Insulinbehandlung von Anfang an durchzuführen. Diejenigen Schwangerschaftsglucosurien, welche auf Insulin nicht sofort ansprechen, sind die ungefährlichen und dürften durch andere Momente als durch insuläre Insuffizienz hervorgerufen sein. Während man früher eine Schwangerschaft wegen eines Diabetes mit Recht unterbrochen hat, kann man jetzt dank der Erfolge mit Insulin unter Insulin auch bei mittelschweren Fällen eine Schwangerschaft zu Ende führen. Schwangerschaft bei einer schwer diabetischen Frau soll aber trotz Insulin unterbrochen werden. Glücklicherweise kommt man bei schweren Fällen gar nicht vor die Frage der Unterbrechung, da entweder eine Konzeption überhaupt nicht stattfindet oder die Frucht schon in den ersten Monaten abgestoßen wird.

Fettleibigkeit
und Diabetes. In allen Abhandlungen über den Diabetes finden wir der Tatsache Erwähnung getan, daß Diabetes und Fettleibigkeit häufig zusammen vorkommen. Während die einen glauben, den Zusammenhang von Diabetes und Fettleibigkeit darin zu erkennen, daß beide Erkrankungen durch konstitutionelle, d. h. durch endokrine Störungen ausgelöst sind, suchen andere Autoren den Zusammenhang darin zu erblicken, daß dauernde Überernährung und Mast zu einer Überbelastung der Leberfunktionen führt und so gewissermaßen ein „lipogener" Diabetes aus der Mastfettsucht entstehe.

Zweifellos gibt es endokrine Störungen, die gleichzeitig zu Diabetes und zu Fettsucht führen können. Thyreogene Fettsucht bedingt durch Unterwertigkeit der Schilddrüse Fettsucht. Ein Zusammenhang mit Diabetes ist hier nicht gegeben. Genitale Fettsucht und Diabetes ist wiederholt beobachtet, während primär hypophysäre Fettsucht und echter Diabetes recht selten sein dürften, da ja die hypophysären Glucosurien nicht als echter Diabetes anzusehen sind.

Das große Kontingent der Fettleibigen, die diabetisch sind, kann man nicht als konstitutionell bedingte Fettsuchten ansprechen. Sie zeigen durchaus den Typus der Mast; eine eingehende Anamnese zeigt meistens den Faktor der Überernährung auf. Die Zusammenhänge der Mastfettsucht mit dem Diabetes dürften darin zu erblicken sein, daß eine Mästung nur dann zustande kommt, wenn die Leber mit Glucogen vollständig aufgefüllt ist. Große Mengen Pankreasinkret sind hierzu nötig (Insulinmastkuren!). Weiterhin verbraucht der Abbau einer übermäßigen Nahrungsmenge, die vorzugsweise aus Eiweiß besteht, erhebliche Mengen von Glucogen, um das Nahrungseiweiß ganz durchzubrennen. So sehen wir, daß der insuläre Apparat durch ein Übermaß von Nahrung nach zwei Seiten hin außerordentlich stark in Anspruch genommen wird. Erstens wird er durch ständigen Überschuß an Kohlenhydraten hinsichtlich der Glucogenbildung strapaziert und ausgeschöpft; zweitens gebrauchen große Eiweiß- und Fettmengen, falls sie wirklich zur Umsetzung gelangen, sehr viel Glucogen, um vollständig verbrannt zu werden. Besteht die Nahrung vorwiegend aus Eiweiß und Fett, so wird die Pankreasinkretproduktion am stärksten ausgeschöpft werden. Wenn sich daher H. Kisch[421], F. M. Allen[339] und E. P. Joslin[386] dahin aussprechen, daß ein Übermaß der Ernährung zu Diabetes führt, so ist diesen Autoren aus den obigen Gründen durchaus beizustimmen. C. v. Noorden (217) glaubt, daß zwar Mästung der „Erwecker" des Diabetes sein kann, meint aber, daß eine erworbene oder angeborene Minderwertigkeit des Inselapparates als zweites Moment hinzukommen muß, um einen Diabetes zu erzeugen. Es erscheint durchaus möglich, daß lediglich durch die zu starke Inanspruchnahme der Inkretproduktion des Pankreas durch Überernährung eine Minderung der Inkretproduktion eintreten kann, was mit der klinischen Tatsache in Übereinstimmung wäre, daß gerade die Fettleibigen, welche lange Zeit der Mast gehuldigt haben, allmählich die Erscheinung eines leichten Diabetes (Überlastung der Inkretproduktion) bekommen. Bei diesen Kranken wird Nahrungsbeschränkung in den meisten Fällen genügen, die diabetische Störung zu beheben. Bei den Vielessern und Völlern kommen noch gefäßschädigende Momente in Gestalt von Alkohol und Tabak hinzu, welche an den Gefäßen der Bauchspeicheldrüse Veränderungen hervorrufen können. Bei diesen Überlegungen über die Zusammenhänge von Mast und Diabetes wird uns wieder offenbar, welch zentrale Stelle in der Pathologie des Diabetes das Leberglucogen einnimmt. Jede exogene oder endogene zu starke Inanspruchnahme des Leberglucogens führt zu einer funktionellen Überlastung der Pankreasinkretproduktion.

E. P. Joslin[386] geht sogar so weit, in seiner Monographie über den Diabetes zu sagen, daß die Ursachen der exogenen Fettsucht und des Diabetes gewissermaßen zusammenfallen. Jeder habe es in der Hand, frei von Diabetes zu bleiben, sofern er sich nicht mäste. In dieser Auffassung steckt zweifellos eine gewisse Wahrheit. Die Therapie des Diabetes mit ihrer Hauptanforderung der calorienarmen Kost ist gewissermaßen das Spiegelbild der Entstehung des Diabetes bei Fettleibigen.

Die Funktionsminderung des Pankreas durch dauernde Überernährung kann man durch alimentäre Belastung, am besten durch Verfolgen des Blutzuckerspiegels schon vor Auftreten einer Glucosurie erkennen. Hier kann die Untersuchung des Blutzuckerspiegels in sehr vielen Fällen Aufklärung bringen.

Die statistischen Angaben über die Häufigkeit des gemeinsamen Auftretens von Diabetes und Fettsucht sind verschieden. Bei einem Material von 400 Zuckerkranken findet Frerichs 15%, Seegen 30%, Bouchard 45%, C. v. Noorden 22%. Diese Prozentzahlen würden sich noch um ein Erhebliches erhöhen, wenn man die Diabetiker, die vorher fettleibig gewesen sind, hinzurechnen würde. v. Noorden käme dann auf 35%, E. P. Joslin auf 40%. Dies sind so eindrucksvolle Zahlen, daß man fast Joslin Recht geben möchte, wenn er sagt, daß der fett werdende Mensch in gewissem Grade in die gleiche Kategorie gehöre wie der Säufer.

Im Gegensatz zu diesen Zusammenhängen von Diabetes und Mast stehen die Beobachtungen, wonach auch durch dauerndes Hungern eine Zuckerausscheidung hervorgerufen werden kann. Das Gegenteil hierzu ist die von Traugott und Staub beschriebene Erscheinung, daß eine kleine Dosis früh nüchtern gereichten Traubenzuckers den Blutzuckeranstieg nach einer kurze Zeit darauf erfolgenden Darreichung einer weit größeren Traubenzuckermenge hintanhält oder verringert (Traugott-Staubscher Effekt). Hofmeister[422] hat bei Hunden Glucosurie nach stärkstem Hunger beobachtet. Hoppe-Seyler[423] beschreibt auch beim Menschen Zuckerausscheidung nach langem Hungern bei Vagabunden, die sich vorwiegend mit Kohlenhydraten (Kartoffeln) ernährt haben. Lichtwitz[381] teilt einen Fall mit, bei dem bei einem 63jährigen Mann bei stärkster Inanition (allerdings nach primären Durchfällen [Pankreas?]) Zuckerausscheidung aufgetreten ist. Diese an und für sich seltenen Fälle von Zuckerausscheidung nach lange dauernder Unterernährung dürften wohl dadurch zu erklären sein, daß infolge langen Hungerns, wie wir dies ja leider im Krieg und in der Nachkriegszeit gesehen haben, alle endokrinen Organe atrophieren. Eine Atrophie des Pankreasparenchyms könnte auf diese Weise zu Zuckerausscheidung bei dauernder Unterernährung führen. In dem von Lichtwitz mitgeteilten Falle war die Pankreasatrophie ein Teil der allgemeinen Parenchymatrophie, so daß Lichtwitz glaubt, daß die Zusammenhänge zwischen Unterernährung und Diabetes in einer Minderung aller Organfunktionen und auch in einer Minderung des Pankreasinkretes zu suchen sind. Da aber diese extremen Zustände des Hungerns im allgemeinen beim Menschen nicht vorkommen, dürfte ein Diabetes durch Hunger und dauernde Unterernährung zu den größten Seltenheiten gehören. Es möge aber hier besonders hervorgehoben werden, daß diese seltenen Fälle von Diabetes bei Inanition uns nicht hindern dürfen, eine Beschränkung der Nahrungsaufnahme als Hauptmoment der Diabetestherapie das Wort zu reden.

Die Gicht als Begleiterin des Diabetes ist nicht allzu häufig. Von ausländischen Autoren, besonders von englischen und französischen Beobachtern, ist ein Zusammenhang von Gicht und Diabetes immer propagiert worden. In-

24*

wieweit die dabei gestellte Diagnose Gicht den von uns aufgestellten, stoffwechslerischen Grundsätzen gerecht wird, erscheint bei den Franzosen mehr als fraglich, da sie unter dem Begriff des Arthritismus alle vegetativ Stigmatisierten zusammenfassen, die aber zweifellos nicht immer gerade eine gichtische Gelenkerkrankung haben. Wenn aber so erfahrene Gichtkenner wie die Engländer Prout und Duckworth einem Zusammenhang beider Krankheiten das Wort reden, so muß man annehmen, daß tatsächlich in England Gicht und Diabetes häufiger gemeinsam vorkommen als bei uns. v. Noorden[217] stellt ein Material von 6000 Zuckerkranken zusammen und findet, daß 3,8% davon gichtkrank waren und annähernd ebenso viele Nierensteine hatten. v. Noorden glaubt, daß diese Zahl sich auf 8% steigern würde, wenn man die Kranken mit erhöhtem Harnsäurespiegel (nach seiner Annahme verkappte Gichtiker) hinzuzählen würde. Erhöhung des Harnsäurespiegels im Blut allein genügt nicht zur Annahme einer Gicht, so daß man besser bei der statistischen Angabe 3,8% bleiben wird. Interessant ist die Angabe v. Noordens, daß alle Gichtiker einen erhöhten Blutzuckerspiegel haben, den sie trotz Diät lange festhalten, als Hinweis auf die Mitbeteiligung der Nieren bei der Gicht. Die Inkretproduktion des Pankreas ist zweifellos vom Zustand der vegetativen Innervation abhängig. Auf vegetativem Wege wird auch die Sekretion der Harnsäure durch die Niere reguliert. Es wäre denkbar, daß durch den Zusammenhang der vegetativen Innervation der allerdings ganz differenten Erfolgsorgane in seltenen Fällen eine ätiologische Beziehung zu der jeweiligen Krankheitsgenese bestünde. Auch die vererbliche Krankheitsanlage sowohl für Diabetes wie auch Gicht weist auf eine ererbte Minderfunktion vegetativ innervierter Organe hin. Die klinischen Beziehungen beider Erkrankungen treten nach v. Noorden derartig in Erscheinung, daß die Gicht meistens die primäre Krankheit ist und der Diabetes erst später hinzukommt. Die französischen Autoren sprechen sogar von einem Wechsel der Krankheitserscheinungen, in dem die Gichtanfälle und auch die Glucosurie in Anfällen wechseln können (Diabetes alternans). Wir konnten derartige Fälle bisher nicht beobachten. Bei Kranken, bei denen Diabetes zuerst besteht und dann die Gicht hinzukommt, glaubt Bouchardat einen ungünstigen Verlauf voraussagen zu können.

Infektions
krankheiten und
Diabetes. Wir haben bereits besprochen, daß fieberhafte Erkrankungen, d. h. Infektionskrankheiten, bei Diabeteskranken nicht allzu selten vorkommen und den Verlauf des Diabetes äußerst ungünstig beeinflussen.

Andererseits steht außer Zweifel, daß Infektionskrankheiten direkt einen echten Diabetes auslösen können. An erster Stelle ist hier die Mumps zu nennen, bei der gleichzeitig mit einer Orchitis auch eine Schädigung der Pankreasdrüse beobachtet wurde. C. v. Noorden[217] und L. Mohr[424] haben schon frühzeitig darauf hingewiesen, daß Influenza und Streptokokkeninfektionen wahrscheinlich durch toxische Einflüsse das Pankreas schädigen können. Das toxisch geschädigte Inselorgan erholt sich meistens nicht mehr vollständig; es bleibt immer eine Schwäche der Zuckerassimilation, meistens ein richtiger Diabetes mellitus zurück. Das Inselorgan scheint besonders auf toxische Schädigungen anzusprechen. Glücklicherweise ist die Schädigung in der Mehrzahl der Fälle keine fortschreitende, obgleich die einmal geschädigte Funktion sich nicht mehr vollständig erholt und ihre Minderwertigkeit sich sehr oft bei neuen infektiösen Erkrankungen durch neue Glucosurie offenbart. Wir wissen, daß Fieber an und für sich den Glucogenbestand der Leber herabsetzt und dadurch den Kohlenhydrathaushalt abwegig machen kann. Es sind also bei infektiösem Fieber die Bedingungen zur Glucosurie auf zweierlei Grundlagen gegeben: erstens durch Minderung des Glucogenbestandes und zweitens durch Verhinderung des Neuaufbaues des zu

Verlust gegangenen Glucogens durch Minderung der Inkretproduktion. Wenngleich in den meisten Fällen, bei welchen Infektionskrankheiten einen Diabetes auslösen, schon vorher, wie v. Noorden an manchen Beispielen zeigt, eine eingeschränkte insuläre Inkretproduktion vor der Infektion bestanden hat, so geht doch aus den in der Literatur mitgeteilten Fällen unzweideutig hervor, daß unabhängig von dieser primären Minderwertigkeit des Inselorgans Infektionskrankheiten entzündlich oder toxisch das Inselorgan funktionell schädigen können. Der Diabetes kann sich aus dieser Schädigung langsam oder schnell weiter entwickeln. Aus diesen Gründen ist bei einem bestehenden Diabetes und hinzutretender Infektion eine Insulinmedikation immer angezeigt.

Die Bedeutung der luischen Infektion für die Miterkrankung der Bauchspeicheldrüse auf luischer Basis ist ihrer Häufigkeit nach nicht hoch zu werten. Luische Lebercirrhosen mit gleichzeitiger Pankreaserkrankung und konsekutiver Glucosurie sind beschrieben. Auch isolierte luische Pankreatitis mit und ohne Gummen kommen vor. Jedoch ist die Lokalisation der Lues am Pankreas nicht häufig. Auf eine antiluische Kur geht die Zuckerausscheidung nicht zurück. *(Lues und Diabetes.)*

Bei der Besprechung der toxischen Noxen bei Infektionskrankheiten auf das Pankreas muß auch einer anderen toxischen Noxe, des Alkohols, gedacht werden. Bei Schenkwirten und Schnapsbrennern sowie bei Biertrinkern ist der Diabetes keine seltene Erscheinung. Inwieweit der Diabetes der Alkoholiker durch eine Gefäßschädigung des Pankreas oder durch eine direkte toxische Schädigung des Inselapparates ausgelöst wird, steht noch zur Diskussion. Wahrscheinlich ist die direkte toxische Schädigung der Inseln, da nach Abstinenz die Glucosurie wieder zurückzugehen pflegt. Bei einer Glucosurie nach übermäßigem Biergenuß kommt wohl zu dem alimentären Moment noch das toxische Moment des Alkohols hinzu.

Die Beziehungen der Blutzuckerkonzentration zur Glucosurie wurden bereits mehrfach gewürdigt. Wir haben gesehen, daß nur in gewissem Sinne eine Schwelle, die zwischen 100 und 130 mg% Blutzuckerkonzentration liegen dürfte, besteht, auf welche die Niere mit einer Zuckerausscheidung antwortet. Wir haben ferner gesehen, daß bei Erkrankungen der Nieren, vorzüglich bei Erkrankungen, die vom Gefäßapparat ausgehen, der Blutzucker erhöht sein kann, ohne daß Zucker in den Harn übergeht. Es gibt also Hyperglucämien, bei denen die Empfindlichkeit der Nieren gegenüber dem Blutzucker herabgesetzt ist. Wir kennen aber auch Zustände, bei denen das Gegenteil der Fall ist. So sehen wir, daß durch Gabe von Phlorrhizin (s. S. 293) die Niere bei einem normalen Blutzuckergehalt bereits Zucker secerniert. Wir kennen auch Krankheitsbilder beim Menschen, bei denen in gleicher Weise bei normalem Blutzuckergehalt Zucker in den Urin übertritt. Solche Fälle sind einwandfrei beschrieben von Lépine (1895) und besonders von G. Klemperer[425], der ihnen den zusammenfassenden Namen „renaler Diabetes" gegeben hat. Obwohl die Berechtigung eines renalen Diabetes von namhaften Autoren, wie von C. v. Noorden anfangs bestritten wurde, haben dann doch wiederholte Beobachtungen derartiger Krankheitszustände, so in neuerer Zeit von Frank[426], Umber und Rosenberg[427], dazu geführt, dem renalen Typ der Glucosurie, der gekennzeichnet ist durch normalen Blutzuckergehalt und geringe Beeinflußbarkeit durch Insulin, Anerkennung zu verschaffen. Es sind zwei Gruppen von renaler Glucosurie, die in der menschlichen Pathologie gefunden wurden: erstens der renale Typus des Diabetes der Jugendlichen und zweitens auch die Schwangerschaftsglucosurie, wenngleich auch die Schwangerschaftsglucosurie zu den Formen der primär extrainsulären Glucosurien überleitet, die auf dem Wege Hypophyse—Schilddrüse—Keimdrüse auf das Adrenal- *(Renale Form des Diabetes, sogenannter Diabetes innocens. Normoglucämischer Diabetes.)*

system einwirken und durch eine gesteigerte Glucopoese zur Zuckerausscheidung führen.

Das Hauptsymptom der renal bedingten Glucosurie ist der normale Blutzuckergehalt. Die Glucosurie ist bei diesen Kranken recht unabhängig von den Nahrungskohlenhydraten. Manchmal findet man eine „paradoxe Glucosurie" (Naunyn), wobei reichliche Kohlenhydratzufuhr nur ganz minimale Zuckerausscheidung auslösen und bei verminderter Kohlenhydratzufuhr eine gesteigerte Zuckerausscheidung vorhanden sein kann. Bei den reinen Formen des renalen Diabetes ist die Zuckerausscheidung sehr gering, 0,1—0,5%. Auf intravenöse Zuckerbelastung verhält sich die Blutzuckerkurve nach Umber genau so wie bei normalen Individuen, einem kurzen Anstieg folgt ein Abfall innerhalb einer Viertelstunde zum normalen Ausgangswert, wobei nur geringe Zuckermengen ausgeschieden werden (s. S. 321). Eine besonders charakteristische Krankengeschichte von Umber[332] sei hier wiedergegeben:

Fritz Gul., Kaufmann. Erste Beobachtung im Jahre 1904 des damals 17jährigen Patienten. Der Arzt wurde damals wegen einer Gewichtsabnahme und Mattigkeit konsultiert, die Urinuntersuchung ergab $^1/_4$% Zucker. Die klinische Beobachtung zeigte, daß es sich um eine Bruchteile eines Prozents betragende Glucosurie handelte, die von der KH-Zufuhr unabhängig war. Eine Blutzuckeruntersuchung wurde damals noch nicht vorgenommen, eine leichte KH-Beschränkung angeraten. Sein Befinden war in den folgenden Jahren wechselnd; besonders in Südamerika, wohin er 1909 übergesiedelt war, hat er sich zeitweise sehr matt gefühlt, allerdings auch viel Arbeit und Aufregungen durchzumachen gehabt. Der Zuckergehalt schwankte zwischen $^1/_2$ und 2% bei normaler Urinmenge, diabetische Beschwerden bestanden nie, doch ist die Potenz seit dem 22. Lebensjahre erloschen. Beobachtung Dezember 1921. Kein organischer Krankheitsbefund. Die Glucosurie beträgt maximal 0,5—6 g, fehlt aber an mehreren Tagen, auch solchen mit starker KH-Belastung, völlig. Nüchternblutzucker 0,098%. Dextroseversuch (100 g): Blutzucker nach $^1/_2$ Stunde 0,100 g, nach 1 Stunde 0,091 g, nach $1^1/_2$ Stunden 0,092 g. Dabei Glucosurie von 0,7 g (maximale Konzentration in den 3 Einzelportionen 0,86%) in diesen $1^1/_2$ Stunden. Letzte klinische Beobachtung 1924: unveränderter Befund.

In diese Gruppe der harmlosen, renalen Glucosurie zählt Umber auch Kranke, die bei normalem Blutzuckergehalt (0,05—0,08%) erhebliche Zuckermengen bis zu 100 g pro die ausscheiden. Wir konnten derartige Kranke nie beobachten. Jedoch sind die von Umber[332] und auch von Salomon[331] mitgeteilten Krankengeschichten so eindeutig, daß an dem Vorkommen dieser seltenen Krankheitszustände nicht gezweifelt werden kann. Umber weist aber selbst darauf hin, daß ein „harmloser Diabetes" mit normalem Blutzuckergehalt allmählich die Erscheinungen eines richtigen Diabetes bekommen kann.

In den klinischen Symptomen weichen diese seltenen Formen der Zuckerausscheidung ohne erhöhten Blutzucker vollständig von dem Symptomenkomplex des Diabetes ab. Durst, Polyurie, Pruritus und Acidose fehlen; Störungen in der Potenz werden oft geklagt. Es handelt sich meistens um neuropathische Individuen. Als besonders eigentümliches Kennzeichen dieser seltenen Krankheitsgruppe ist ihre geringe Beeinflußbarkeit durch Insulin zu werten. Selbstverständlich setzt das Insulin in größeren Dosen wie beim Gesunden den Blutzucker herab; kleine, dauernde Insulinmedikation hat aber im Gegensatz zum leichten insulären Diabetes keinen Einfluß auf die an sich niedere Zuckerausscheidung.

Über die Ätiologie der „harmlosen Glucosurie" ist man bis heute noch nicht ganz im klaren. Die Ansicht, daß die Niere auf den normalen Blutzuckergehalt mit einer Zuckersekretion antwortet, ist die einfachste Erklärung dieses seltenen Syndroms. Für diese Auffassung spricht auch die Analogie mit der Phlorrhizinglucosurie und die Tatsache, daß bei gewissen degenerativen Nierenerkrankungen, besonders bei den experimentellen Tubulusschädigungen, Glucosurien bei normalem Blutzucker vorkommen. Gegen die rein renale Erklärung spricht, daß intravenös injizierter Zucker trotz Anstieg des Blutzuckers keine stärkere Glucosurie hervorrufen soll als wie wir sie bei gesunden Nieren auf diese Belastung zu sehen gewohnt sind. Mir scheint, daß dieser Einwand nicht so sehr stichhaltig ist, da die Blutzuckererhöhung nach intravenöser Injektion nur eine nach Minuten zählende Konzentrationserhöhung des Blutzuckers hervorruft und im Harnzucker kaum in Erscheinung tritt.

Rosenfeld[428] hat als erster darauf hingewiesen, daß die Erscheinungen des Diabetes innocens sich auf eine übermäßige Tätigkeit der Nebennieren zurückführen lassen könnten. Für diese Ansicht würde sprechen, daß die Glucosurie des renalen Diabetes sich durch Adrenalin besonders leicht steigern läßt (Joël[429]). v. Noorden[217] wendet aber mit Recht ein, daß reichliche Alkaligaben hier in gleicher Weise wie bei einer Adrenalinglucosurie die Zuckerausscheidung herunterdrücken müßten; dies ist aber beim renalen Diabetes nach den bisherigen Mitteilungen nicht der Fall. Trotzdem scheint die Annahme Rosenfelds, daß diese Gruppe ihrer Ätiologie nach der Adrenalinglucosurie nähersteht als dem insulären Diabetes, durchaus bemerkenswert. Umber[332] glaubt die Ätiologie des Diabetes innocens darin zu suchen, daß eine gesteigerte Glucopoese stattfindet, was ja in gewissem Sinne der Ansicht Rosenfelds ziemlich nahekommt. v. Noorden[227] weist mit Recht darauf hin, daß man mit der Einreihung einer Glucosurie in die Gruppe des renalen Diabetes oder der Glucosuria innocens sehr vorsichtig sein soll und erst nach langfristiger Beobachtung die Annahme eines Diabetes levissimus aufgeben und eine renale oder suprarenale Ätiologie annehmen soll.

Wir sehen, daß die Ätiologie dieser außerordentlich seltenen Form der Glucosurie noch nicht eindeutig geklärt ist. Man kann aber an der Tatsache nicht vorübergehen, daß trotz aller Gegeneinwände Glucosurien unabhängig von der Nahrungskohlenhydratzufuhr bei normalem Blutzuckergehalt auftreten und ein ganzes Leben hindurch ohne die klinischen Erscheinungen eines insulären Diabetes bestehen bleiben können. v. Noorden schlägt für diese Krankheitsgruppe den nichts präjudizierenden Namen „normoglucämischer" Diabetes vor. Diese Bezeichnung ist entschieden den bislang üblichen ein gewisses Werturteil enthaltenden Bezeichnungen: renaler Diabetes oder Diabetes innocens vorzuziehen.

Bei der Beurteilung dieser Kranken muß man sehr vorsichtig sein. Der normoglucämische Diabetes kann vollständig unabhängig von der Diät ein ganzes Leben hindurch verlaufen. Die anamnestischen Angaben geben gerade hier einen gewissen Hinweis in der Beurteilung, da die Kranken meistens aus Familien stammen, in denen die geringen Grade der Zuckerausscheidung bei normalem Blutzucker bei mehreren Familienangehörigen beobachtet wurden (Brugsch und Dresel[430] und andere). Man wird aber gut daran tun, auch dem normoglucämischen Diabetes eine Diät vorzuschreiben, die nicht übermäßig viel Kohlenhydrate enthält, da doch gerade von denjenigen Autoren, die einem Diabetes innocens das Wort reden, Zwischenformen gesehen wurden, die in insulären Diabetes übergingen. Andererseits wäre es aber unsinnig, solche Kranke mit strengen Diätvorschriften zu quälen. Lediglich eine vorbeugende Einschränkung der Kohlenhydrate, die nicht schmerzlich empfunden wird, soll statthaben. Da diese seltene Art der Glucosurie sich dem Insulin gegenüber ziemlich refraktär zeigt (das refraktär ist natürlich cum grano salis zu nehmen), erübrigt sich eine Insulintherapie.

Die zuerst von Maase[431] gemachte Beobachtung, daß in der Schwangerschaft Glucosurie bei normalem Blutzuckergehalt auftritt, ließ die Schwangerschaftsglucosurie in nahem Zusammenhang mit dem renalen Diabetes, der normoglucämischen Zuckerausscheidung, erscheinen. Es sei aber hier nochmals besonders darauf hingewiesen (s. S. 368), daß man bei der Schwangerschaft streng unterscheiden muß zwischen einem richtigen Diabetes mellitus der Schwangeren, der Schwangerschaftslactosurie und der sog. Schwangerschaftsglucosurie. Echter Diabetes bei Schwangeren ist selten, da, wie wir auf S. 368 ausgeführt haben, eine Konzeption diabetischer Frauen nicht häufig ist. Die Erkennung des echten Diabetes bei Schwangerschaft ist durch die allgemeinen klinischen Symptome, durch die Beeinflußbarkeit durch Nahrungskohlenhydrate und den hohen Blutzuckergehalt nicht schwierig. Die Lactosurie Schwangerer ist an dem fehlenden Gärvermögen des ausgeschiedenen Milchzuckers zu erkennen. Die harmlose Schwangerschaftsglucosurie hat normalen Blutzucker und ist wie die sog. renalen Formen von dem Nahrungskohlenhydrat unabhängig. Eine Schwierigkeit allerdings zur Erkennung der Schwangerschaftsglucosurie ist in der oft gleichzeitig bestehenden Acetonurie der Schwangeren zu erblicken. Schon allein aus der Tatsache der Acetonausscheidung Schwangerer ist zu ersehen, daß die Schwangerschaftsglucosurie keine reine renale Angelegenheit ist, sondern gleichzeitig an dem Zentralorgan des Kohlenhydratstoffwechsels, an der Leber, angreift. Die Schwangerschaftsacetonurie ist mit größter Wahrscheinlichkeit durch eine für die Schwangerschaft charakteristische Minderung des Leberglucogens bedingt, einer Tatsache, die Umber[332] im Anschluß an Naunyn als Dyszooamylie bezeichnete. Es scheint aber nicht, daß diese Minderung des Leberglucogens in der Schwangerschaft auf einem Unvermögen der Glucogensynthese beruht und durch eine Funktionsschwäche des insulären Organes ausgelöst wird. Hier dürfte vielmehr nicht die Glucogenbildung, sondern die gesteigerte Glucogenverzuckerung den Glucogengehalt der Leber mindern und dadurch die Acetonurie hervorrufen. Die gesteigerte Verzuckerung oder, wie der alte Ausdruck heißt, Mobilisation des Glucogens, wird durch adrenale Reize ausgelöst, und es scheint, daß hier der Mechanismus des renalen oder normoglucämischen Diabetes offenkundiger ist wie bei den reinen, oben besprochenen Formen des Diabetes innocens. Zweifellos können sich zu diesen glucogenmobilisierenden, adrenalen Impulsen noch insuläre Insuffizienzerscheinungen der Glucogensynthese hinzugesellen, so daß aus der harmlosen Schwangerschaftsglucosurie sich unter Umständen ein richtiger Diabetes entwickeln kann (Beispiel des Falles Lauter und Hiller[411], s. S. 368). Damit soll aber nicht gesagt sein, daß die Schwangerschaftsglucosurie häufig in einen richtigen Diabetes übergeht; im Gegenteil, es ist die Ausnahme, wenn wir einen Diabetes aus einer vorübergehenden Schwangerschaftsglucosurie sich entwickeln sehen. Wir haben bei der Besprechung des sog. renalen Diabetes bereits ausgeführt, daß es den Anschein hat, als ob die Niere bei diesen Formen auf den normalen Blutzuckergehalt sekretorisch überschwellig antwortet. Diese rein renale Komponente käme auch für die Erklärung der Schwangerschaftsglucosurie in Frage, wenn nicht die sehr oft bestehende Acetonurie uns doch mehr auf einen anderen Mechanismus hinwiese, der in einer durch das Adrenalsystem bedingten zu starken Mobilisierung des Leberglucogens verursacht sein könnte. Der Einwand, daß bei einer derartigen Störung eine Hyperglucämie auftreten müßte, ist allerdings berechtigt; er vermag aber nicht die oben angeführten Überlegungen zu entkräftigen. Die Adrenalinempfindlichkeit der Schwangeren spricht in gleichem Sinne, und Salomon weist mit Recht darauf hin, wie adrenalinempfindlich solche Fälle sein können und wie renaler Diabetes suprarenale Einstellung des Blutzuckers und der Glucosurie keineswegs ausschließt. Es soll damit nicht geleugnet werden, daß bei der Zuckerausscheidung, sei es, daß es sich um einen richtigen Diabetes, sei es um Nephritis und Diabetes sei es, daß es sich um einen normoglucämischen, sog. renalen Diabetes handelt, die Niere immer eine gewisse Rolle spielt. Es sei aber nochmals betont, daß die Niere nur in den allerseltensten Fällen als die alleinige Ursache für das Zustandekommen einer Zuckerausscheidung verantwortlich zu machen ist.

Therapeutisch gilt für die Schwangerschaftsglucosurie das gleiche, was wir über den normoglucämischen Diabetes gesagt haben; keine strenge Diät, kein Insulin, nur prophylaktische Einschränkung der Kohlenhydratzufuhr.

Macht man die einfachen Reduktionsproben oder die Gärungsprobe, so findet sich kein Unterschied zwischen Dextrose und Lävulose. Lävulosurie wird nur bei der Polarisation des Urins augenfällig, da die Lävulose das polarisierte Licht nach links, der Traubenzucker nach rechts dreht. Die reine Lävulosurie ist sehr selten. Sie tritt ohne die klinischen Zeichen der Zuckerkrankheit auf. O. Neubauer[432] beschreibt zwei charakteristische Fälle. Die Lävuloseausscheidung besteht nur bei Zufuhr von Lävulose, oder, wie Neubauer zeigen konnte, auch bei Zufuhr des Polysaccharids der Lävulose, des Inulins. Es wird meistenteils eine konstante Menge, gleichgültig ob man kleine oder große Mengen gibt, im Harn ausgeschieden. Neubauer beobachtete Ausscheidung von 15 bis 17 % der zugeführten Nahrungslävulose. Der Blutzucker bei der Lävulosurie scheint nach den Untersuchungen von Snapper[433] und Barenscheen[434] an der oberen Grenze der Norm zu sein. Bei Belastung mit 50 g Fructose steigt der Blutzucker auf ca. 200 mg-%. In den Familien, in denen Lävulosediabetes beobachtet wurde, kommt auch echter Diabetes vor. Die an und für sich harmlose Lävulosurie soll ebenfalls, wie ein leichter Diabetes, mit Beschränkung der Kohlenhydrate behandelt werden. Vor allen Dingen ist die Beschränkung mit Fruchtzucker nötig. Alle süßen Früchte, Honig, gewöhnlicher Würfelzucker sind zu verbieten. Von Polysacchariden muß man die inulinhaltige Topinambur meiden.

Es gibt auch Krankheitszustände, bei denen Lävulose und Glucose gleichzeitig ausgeschieden werden. Die Ansicht, daß die Seliwanoffsche Reaktion immer auf Anwesenheit von Lävulose zurückzuführen ist, ist nach O. Adler[435] nicht richtig. Ein eindeutiger Nachweis von Lävulose neben Glucose kann nur dann als geführt gelten, wenn Reduktionswert und Polarisationswert größere Verschiedenheit aufweisen. Meistens sind es nur kleine Mengen von Lävulose, die neben Dextrose auftreten. Es können aber auch größere Mengen der beiden Zuckerarten nebeneinander vorkommen (Zimmer[436]). H. Königsfeld[437] unterscheidet drei Formen der Lävulosurie:

a) urinogene Lävulosurie: der Traubenzucker wird erst nach der Ausscheidung durch die Niere bei alkalischer Reaktion des Harns bei längerem Stehen in Lävulose übergeführt;

b) alimentäre Lävulosurie: bei Nahrungsüberlastung mit Lävulose kann wie bei Überlastung mit Traubenzucker Lävulose im Harn auftreten;

c) spontane Lävulosurie, die gleichzusetzen ist einem leichten Diabetes.

Das Wesen der Lävulosurie ist theoretisch von großem Interesse. Die Fructose geht nach Untersuchungen von S. Isaac[438] leichter in Glucogen über als der Traubenzucker und wird deshalb für gewöhnlich vom Diabetiker besser toleriert. Um so merkwürdiger erscheint es, daß trotz der Fähigkeit, leichter in Glucogen überzugehen, in seltenen Fällen die Lävulosurie ohne gleichzeitige Glucosurie auftritt. Nach Isaac[438] vollzieht sich die Glucogenbildung über eine der Lävulose und der Dextrose, wahrscheinlich auch der Mannose eigenen Zwischenform, der Enolform,

$$\text{Lävulose} \rightleftarrows \text{Enolform} \rightleftarrows \text{Dextrose}$$
$$\updownarrow$$
$$\text{Glucogen}$$

Es wäre denkbar, daß dieses Gleichgewicht nach der Seite der Lävulose verschoben ist und dadurch ein übermäßiger Gehalt der Säfte an Lävulose zustande kommt. Es könnte aber auch sein, daß bei einzelnen Individuen der sich sonst leichter in Glucogen umlagernde Fruchtzucker nur ungenügend in Glucogen verwandeln kann. Obwohl die Lävulosurie wegen ihres Entstehungsmechanismus theoretisch von großer Bedeutung ist, erscheint sie praktisch weniger wichtig.

Lactosurie. Lactosurie tritt, wie auf S. 369 angegeben, bei Schwangeren und in der Lactationsperiode auf. Der Milchzucker ist parenteral zugeführt im intermediären Stoffwechsel nicht verwertbar, da ein milchzuckerspaltendes Ferment im intermediären Stoffwechsel anscheinend nicht vorhanden ist. Bemerkenswert ist, daß Milchzuckerdarreichung beim schweren Diabetiker unter Umständen die Glucosurie steigert (Roubitschek[12]).

Galaktosurie. Die Galaktosurie ist außerordentlich selten. L. Langstein und Fr. Steinitz[439] haben bei darmkranken Kindern Galaktosurie beschrieben. Bei diesen Kindern fand sich neben Galaktose auch Milchzucker im Urin. Infolge ungenügender Saccharifizierung des Milchzuckers im Darm kann ungespaltener Milchzucker ins Blut übertreten und hier zum größten Teil unverändert ausgeschieden werden. Ein Teil wäre doch in Galaktose und Traubenzucker im intermediären Stoffwechsel aufgespalten worden, so daß die Galaktose in den Urin übertreten konnte. Dieser Auffassung widerspricht aber das Fehlen eines milchzuckerspaltenden Fermentes im intermediären Stoffwechsel, so daß auch die Galaktose wahrscheinlich vom Darm her in den Kreislauf gelangt ist. Diese Ansicht wird noch durch Göppert[440] gestützt, der zeigte, daß Galaktose bei verschiedenen Leberkrankheiten von Kindern nach Milchzuckergenuß im Urin auftritt. Die Galaktosurie der Kinder ist demnach ein Symptom einer Leberschädigung, bei welcher die vom Darm zuströmende Galaktose nicht weiter verwertet werden kann.

Pentosurie. Im Pflanzenreich sind hochmolekulare Polysaccharide der Pentosen, die Pentosane, sehr häufig. Der Mensch kann die pflanzlichen Pentosen verbrennen. Über die Toleranz der Pentosen sind die Angaben verschieden. Wir haben die Toleranz von Xylose untersucht und bei 30 g kaum eine Xyloseausscheidung gefunden. Im tierischen Organismus kommen Pentosen nur in Form von Nucleinsäuren, und zwar in Gestalt der Mononucleotide Adenosinphosphorsäure und Guanosinphosphorsäure vor. Diese im Körper vorgebildeten Mononucleotide enthalten wie die pflanzliche Nucleinsäure eine Pentose, die nach den Untersuchungen von P. A. Levene[441] eine Ribose ist. Merkwürdigerweise sind die im Harn von Pentosurikern gefundenen Fünferzucker meistens nicht als Ribose beschrieben. Verschiedene Autoren geben an, daß eine racemische Arabinose der ausgeschiedenen Pentose zugrunde liegt (Neuberg[442]). Zerner und Waltuch[443] fanden bei einem Kranken eine d-Xylose im Harn, während Levene und La Forge[444] die in der Nucleinsäure enthaltene d-Ribose auch aus Harn identifizierten.

Für die Erkennung der Pentosurie ist es wichtig, daß die Reduktion im Harn erst nach längerem Kochen, aber dann sehr plötzlich, auftritt. Obwohl der Harn Fehling und Nylander reduziert, ist er nicht gärfähig und meistens auch optisch inaktiv. Als charakteristische Reaktion für Pentosen im Harn ist die Orcinprobe zu nennen.

Man gibt zu ein paar Kubikzentimetern Harn ein Körnchen Orcin und die doppelte Menge rauchender Salzsäure und kocht auf ein kleines Volumen ein. Zuerst eine rotviolette, dann deutliche Grünfärbung. Verwechselung mit Glucuronsäure ist zu beachten. Das Bromphenylosazon gibt nach Neuberg einen charakteristischen Schmelzpunkt.

E. Salkowski und Jastrowitz[445] haben die Pentosurie erstmals als selbständige Stoffwechselerkrankung beschrieben. Seither sind Veröffentlichungen über Pentosurie von F. Blumenthal[446], M. Bial[447], C. Neuberg[442], P. J. Cammidge und H. H. A. Howard[448] erschienen. Auf die Arbeit der letzteren Autoren sei besonders hingewiesen. Die Pentosurie hat häufig familiären Charakter. Bei Alkoholikern und Cocainisten kommt sie vorübergehend vor. Der Gehalt des Harns an Pentose ist nicht größer als 1 %. Die Pentosurie scheint nicht vom Gehalt der Nahrung an Pentosen abhängig zu sein. Die Pentosurie ist exogen durch Einschränkung des Eiweißes und der Milch zu beeinflussen (Luzzato[449], Alexander[450]). Der Einfluß der Milch auf die Pentosurie hat Neuberg[442] zu der Ansicht gebracht, daß die Pentose des Harns sich aus der Galaktose bilde. Cammidge und Howard[448] glauben, daß eine Leberschädigung die Pentosurie verursache, da gleichzeitig bei ihren Kranken Aminosäuren und Urobilin im Harn vermehrt auftraten. Inwieweit Darmstörungen (Obstipation) mit der Pentosurie ätiologisch zusammenhängen, wie Alexander[450] und auch C. v. Noorden[217] anzunehmen glauben, steht noch zur Diskussion. Es erscheint nach C. v. Noorden wohl möglich, daß infolge von Stuhlträgheit Jugendlicher Pentosurie entstehen kann. Es erscheint aber sehr fraglich, ob alle Pentosurien in diesem Sinne zu erklären sind.

Die Pentosurie ist eine harmlose Erkrankung und hat mit dem Diabetes weder ätiologisch noch nosologisch irgendetwas gemeinsam. Die Pentosurie ist nur vom Standpunkt des intermediären Stoffwechsels aus von Bedeutung, da man unter Umständen hier Einblick gewinnen könnte, ob die in den Nucleinsäuren vorgebildeten Pentosen die Muttersubstanz für die im Harn erscheinenden Pentosen abgeben könnten.

In diesem Zusammenhang ist auch der Beobachtungen zu gedenken, die *Hypophyse und Glucosurie.* bei Erkrankungen der Hypophyse von einer Zuckerausscheidung berichten. Während die einen bei Hypophysenerkrankungen Hyperglucämie beobachteten, sahen andere (W. Falta und J. G. Priestley[451], Th. Stenström[452]) normalen Blutzuckergehalt und Glucosurie. Sicher ist, daß die Glucosurie bei hypophysären Störungen sehr große, oft von der Nahrung unabhängige Schwankungen zeigt. Umber[332] teilt die Krankengeschichte eines klassischen Falles von Akromegalie mit, der auf strengsten Kohlenhydratentzug seinen Zucker beibehielt, aber an einem Tag mit 120 g Weißbrot zuckerfrei wurde. Umber weist mit Recht darauf hin, daß die durch Erkrankung des Hypophysenvorderlappens hervorgerufenen Zuckerausscheidungen sicherlich nicht dem insulären Diabetes zuzurechnen sind und viel eher in die Gruppe der nervös-sympathisch bewirkten Glucosurien einzureihen sind. Es würde zu weit führen, alle die experimentellen Beobachtungen zu erwähnen, die sich mit den Beziehungen der Hypophyse zur Zuckerausscheidung befaßten (Literatur bei C. v. Noorden[217]). Hier interessiert nur die von vielen Autoren gemachte Beobachtung, daß die bei Hypophysen- oder Zwischenhirnerkrankungen beobachteten Glucosurien sowohl wegen ihres klinischen Verhaltens wie auch wegen ihrer relativen Unempfindlichkeit gegen Insulin nicht zu dem richtigen Diabetes mellitus hinzugerechnet werden dürfen. Inwieweit auch für die hypophysäre Glucosurie eine spezielle Erniedrigung der Reizschwelle der Niere für die Zuckerausscheidung, also eine rein renale Störung, anzunehmen ist, steht noch zur Diskussion. Gewisse klinische Beobachtungen (Legroux[453], H. Senator[454], H. Freund[455] und andere), die einen Diabetes insipidus mit Glucosurie beobachteten, weisen allerdings auf einen gewissen Zusammenhang der Nierensekretion mit der Zuckerausscheidung bei den Hypophysenerkrankungen hin.

Störungen der Schilddrüsenfunktion können ebenfalls zu Zuckerausschei- *Schilddrüse und Glucosurie.* dungen führen. Das gleichzeitige Vorkommen von Basedow und Glucosurie ist seit langem bekannt. Sattler[456] fand in seiner Basedowstatistik bei 3 %

gleichzeitig Diabetes. Die Hyperthyreose geht meistens dem Diabetes zeitlich voraus. v. Noorden fand bei 1000 Diabetikern nur 6 gleichzeitig an Basedow Erkrankte. v. Noorden hat früher das Auftreten von Zuckerausscheidung bei Hyperthyreosen durch eine Korrelation der Schilddrüse mit dem Pankreas zu erklären versucht und die Zuckerausscheidung, hauptsächlich auf der Arbeit von Eppinger, Falta und Rudinger[363] fußend, als eine pathologische Einwirkung der Schilddrüse auf den Pankreasdämpfer angesehen. Ich glaube nicht, daß man diese Ansicht heute noch aufrechterhalten kann. Der primäre Anstoß zur Zuckerausscheidung bei Schilddrüsenerkrankungen dürfte nicht auf eine Insuffizienz des insulären Organs zurückzuführen sein, sondern vielmehr durch eine gesteigerte Erregbarkeit des Sympathicus und der dadurch bewirkten adrenalen Glucogenmobilisierung hervorgerufen werden. Zweifellos kann eine erhöhte Glucogenverzuckerung eine insulär bedingte Insuffizienz der Glucogenneubildung nach sich ziehen, so daß bei Schilddrüsenerkrankungen noch häufiger als bei hypophysären Erkrankungen aus einer primär sympathisch bedingten Glucosurie ein richtiger Diabetes entstehen kann. Hierher gehört auch die Beobachtung, daß auf Thyreoidinmedikation manchmal Zucker im Harn erscheint. Die Zuckerausscheidung bleibt oft sehr lange, viele Monate nach Absetzen des Thyreoidins bestehen. Die Komplikation des Basedow mit echtem Diabetes ist klinisch sehr ernst zu werten. Sattler[456] berichtet von einer Mortalität von 60 % bei ausgesprochenen Basedowfällen. Die therapeutische Beeinflussung dieser Kranken ist außerordentlich schwer, da man den Basedowkranken wenig Fleisch geben soll und meistenteils eine starke Abneigung gegen Fett besteht. Zudem führen größere Fettgaben bei Basedowkranken meistens zu Durchfällen. Diesen Kranken muß man Insulin und gleichzeitig reichlich Kohlenhydrat geben. Das Insulin ist hier nicht so sehr wegen der Zuckerausscheidung als wegen der Gesamtfrage der Nahrungsaufnahme indiziert. Durch Insulin gelingt es, den Basedowkranken durch Kohlenhydratnahrung im Caloriengleichgewicht zu halten, ohne genötigt zu sein, das übermäßige Nahrungsbedürfnis mit dem die Gesamtoxydationen steigernden Eiweiß abzudecken. Allerdings kann man derartige Insulinkuren mit reichlicher Kohlenhydratzufuhr bei hyperthyreodischen Diabetikern nur unter klinischer Aufsicht machen, da gerade diese Kranken außerordentlich leicht hypoglucämische Zustände bekommen, die bei der allgemeinen Kreislaufschwäche bedrohlich werden können.

Geschlechtsdrüsen und Glucosurie. Eine primäre Einwirkung der Geschlechtsdrüsen auf den Zuckerhaushalt ist nicht bekannt. Jedoch finden sich sehr häufig sowohl bei hypophysären Störungen wie auch bei hyperthyreodischen Individuen gleichzeitig mit einer Veränderung der Sexualfunktion nicht allzu selten Zucker im Harn. Hier sind aber die Beziehungen zur Zuckerausscheidung nicht primär durch die Keimdrüsen verursacht.

Nebennieren und Glucosurie. Das klinische Bild des Nebennierenschwundes zeigt entsprechend der Minderung der Adrenalinsekretion eine Hypoglucämie und eine erhöhte Zuckertoleranz (Eppinger, Falta und Rudinger[363], C. v. Noorden[217]). Über die gegenteiligen Zustände, der Nebennierenhyperplasie (Adenom der Nebennieren), besitzen wir keine ausreichenden Angaben. H. Strauß[457] veröffentlichte in jüngster Zeit eine Krankengeschichte, bei der klinisch Hirsutismus, Hypertonie und bei einem an der oberen Grenze der Norm sich haltenden Blutzucker Glucosurie bestand. Die Autopsie ergab einen Nebennierentumor der chromaffinen Substanz. H. Strauß bezeichnet die Glucosurie als normoglucämisch. Allerdings blieb der Blutzucker bei Belastung mit 50 g Traubenzucker nach 3 Stunden noch erhöht und die Zuckerausscheidung im Harn stieg nicht unwesentlich an. Es überrascht, daß bei derartigen Tumoren mit Anhäufung von chromaffinen Zellen nicht dauernd Hyperglucämie besteht. Nach den in der Literatur niedergelegten Beobachtungen scheint auch die Glucosurie kein konstantes Symptom der Nebennierenhyperplasie zu sein. Es liegen aber viel zu wenig eingehendere Untersuchungen über den Kohlenhydratstoffwechsel bei derartigen Krankheitszuständen vor, um über die Art der Glucosurie bei Nebennierenhyperplasien ein Urteil zu gewinnen. Nach unseren Kenntnissen über die Wirkung des Adrenalins kann es aber keinem Zweifel unterliegen, daß Glucosurien durch Hyperplasie der Nebennieren mit Hyperglucämie einhergehen, welche durch eine übermäßige Verzuckerung des Leberglucogens hervorgerufen werden. Die Nebennierenglucosurien sind nicht gleichzusetzen der insulären Glucosurie; hier eine übermäßige Mobilisation des Leberglucogens, dort ein Unvermögen, Leberglucogen aufzubauen. Beide Funktionsausfälle, obwohl sie in ihrem Mechanismus ganz verschieden sind, haben eine Hyperglucämie zur Folge.

Die Beobachtung von Strauss, daß eine Glucosurie bei Erkrankung der Nebennieren anscheinend normoglucämisch auftreten kann, läßt die Erklärung der normoglucämischen sog. renalen Glucosurie als rein durch die Nieren bedingt zweifelhaft erscheinen. Obwohl ein gewisser renaler Faktor bei jeder Glucosurie mitspielen kann, scheint es doch möglich, daß die nichtinsulären Glucosurien zum größten Teil durch eine übermäßige Mobilisation des Leberglucogens, die auf endokrinem oder rein nervösem Wege ausgelöst wird, verursacht werden können. Jedenfalls darf man die zweifellos bestehende Tatsache des normalen Blutzuckerspiegels bei bestehender Glucosurie nicht eindeutig auf eine überschwellige Reaktion der Nierensekretion zurückführen.

Das Symptom der Zuckerausscheidung ist ätiologisch nicht einheitlich zu bewerten. Es kann nach unseren Ausführungen durch zwei verschiedenartige anatomische und funktionelle Störungen verursacht sein. Heute ist erwiesen, daß der klassische Diabetes mellitus einzig und allein durch eine funktionelle oder anatomische Veränderung der Langerhansschen Inseln hervorgerufen wird. Ein verschwindend kleiner Teil der Fälle von Zuckerausscheidung ist nicht in das Bild des Diabetes mellitus einzubeziehen. Diesen seltenen Fällen liegt eine Überfunktion der Adrenalorgane oder eine Störung der den Adrenalorganen übergeordneten endokrinen Organe oder nervösen Zentren der Glucosurie ätiologisch zugrunde. Solche Störungen, welche sich in einer übermäßigen Mobilisation bereits vorhandenen Glucogens auswirken, haben mit der Ursache des klassischen Diabetes mellitus, der mit Recht als insulärer Diabetes bezeichnet wird, nichts zu tun. Auf die Bedeutung des Pankreas für die Ätiologie des Diabetes mellitus dürfte als erster vor mehr als 100 Jahren Cawley[451] hingewiesen haben. Bouchardat[333] hebt in seinem klassischen Lehrbuch über den Diabetes 1845 die Bedeutung des Pankreas für das Zustandekommen der Erkrankung hervor. Lancéraux[452] beschrieb im Jahre 1877 auf Grund mehrerer anatomischer Beobachtungen eine besondere Form des Diabetes, den „Diabète pancréatique ou Diabète maigre". Diese Form sollte sich durch plötzlichen Beginn und durch ungemein bösartigen Verlauf von anderen Diabetesfällen auszeichnen. Aber erst durch die fundamentalen Untersuchungen von v. Mering und Minkowski[266] ist das Pankreas in den Mittelpunkt aller Betrachtungen der diabetischen Störungen gerückt worden. v. Mering und Minkowski[266] exstirpierten Hunden das Pankreas (s. S. 295) und erzeugten ein Krankheitsbild (Zuckerausscheidung, Blutzuckererhöhung, Acetonurie und Abmagerung), das dem menschlichen Diabetes in jeder Weise gleichkam. E. L. Opie[453] gebührt das Verdienst, nachhaltig auf die von Langerhans beschriebenen Zellkomplexe, die sog. Langerhansschen Inseln des Pankreas, für die Ätiologie des Pankreas hingewiesen zu haben. Eine besondere Stütze für die Inseltheorie des Diabetes brachte die

Feststellung, daß nach Unterbindung der Pankreasausführungsgänge nach dem Darm zu kein Diabetes auftrat. Nach Unterbindung der äußeren Sekretion des Pankreas bleiben die Inselkompléxe anatomisch erhalten; sie hypertrophieren sogar, während das übrige Pankreasgewebe einer Atrophie anheimfällt. Weichselbaum[454] hat bereits darauf hingewiesen, daß bei degenerativen Erkrankungen des Pankreas der Diabetes ausbleibt, sofern nur eine genügende Anzahl Inseln erhalten bleibt.

Die Krönung dieser anatomischen und experimentellen Untersuchungen bildeten die Arbeiten von Banting und Best[228], welchen es gelang, nach Unterbindung des Pankreas beim Hunde aus den verbleibenden Inselkomplexen ein Extrakt (Insulin) darzustellen, welches die diabetischen Krankheitserscheinungen zum Verschwinden brachte. Bei gewissen Fischen (Teleostiern, besonders Lophius piscatorius und Scorpaena scropha) kommen die Langerhansschen Inseln getrennt vom wenig entwickelten eigentlichen Pankreasgewebe als eigene Organe vor. Aus diesen Organen ließen sich ebenfalls stark antidiabetisch wirksame Insulinextrakte gewinnen. Trotzdem wird von manchen Autoren die entwicklungsgeschichtliche Differenziertheit von hormonlieferndem Inselgewebe und dem acinös-tubulösen Drüsengewebe bestritten. Herxheimer[455], Seyfarth[456], Fahr[457] vertreten die Auffassung, daß auch die Tubuli sich in Inselzellen umbilden können und daß auch der umgekehrte Vorgang möglich sei. Die Inselzellen entwicklen sich aus den primären Pankreasgängen im fötalen Leben, und erst in der 17. Woche findet eine Differenzierung des tubulös-acinösen Gewebes statt. Herxheimer und Moldenhauer glauben, daß nach Unterbindung der Pankreasgänge sich auch im postfötalen Leben Inselzellen aus Acinuszellen bilden, so daß ein Teil der restierenden Inselzellen sich auch aus einer Umbildung von Acinuszellen rekrutiere. Als besonderen Analogiebeweis führt Herxheimer die Erscheinung an, welche nach schwerer Erkrankung des Leberparenchyms zu sehen ist, wo aus Gallengangszellen sich bei schwerer Destruktion Leberparenchymzellen neu bilden können. Wie man sich zur anatomischen Genese der Inzelzellen auch stellen mag, ob man mit Weichselbaum[454], Macleod[114] und anderen die Inselzellen als entwicklungsgeschichtlich gesonderte Drüse, oder ob man sie mit Herxheimer[455] als entwicklungsgeschichtlich in wechselseitiger Beziehung zu dem acinös-tubulösen Gesamtkomplex stellt, so wird doch die funktionelle Differenziertheit einmal entstandener Inselzellen von der tubulös-acinösen Pankreasdrüse heute allgemein anerkannt. Nur die Inseln liefern das Inkret; der tubulös-acinösen Drüse obliegt die Bildung des äußeren Sekretes. Diese Tatsache ist schon lange vor der Entdeckung des Insulins aus vielen klinischen Befunden deutlich geworden. Man hat vollständige Atrophie der tubulös-acinösen Drüse gefunden ohne Diabetes; man hat vollständig intaktes Pankreas und veränderte Inseln mit schwerem Diabetes gesehen. Trotzdem ist erst seit der Entdeckung von Banting und Best[228] die zentrale Stellung der Pankreasinseln für die Ätiologie des Diabetes Allgemeingut geworden. Fragen wir uns, warum erst nach der Entdeckung des Insulins durch die amerikanischen Autoren die Ätiologie des Diabetes nunmehr von allen Autoren auf eine insuläre Erkrankung zurückgeführt wird, so muß man bedenken, daß in sehr vielen Fällen bei der Autopsie Diabeteskranker eine anatomische Veränderung des Inselapparates sich nicht hat nachweisen lassen. Diese negativen Befunde bildeten immer wieder vor der Entdeckung des Insulins einen Grund zum Zweifel über den ätiologischen Zusammenhang von Diabetes und Inselsystem. Wurde doch von Sauerbeck[458] als gewichtiges Argument gegen die Inseltheorie angeführt, daß das Gesamtgewicht der Inseln höchstens 0,1—0,2 g beträgt und nur den 1000. Teil der Pankreasdrüse ausmacht. In neuerer Zeit konnte Allen[459] in aus-

gedehnten Untersuchungen an pankreatektomierten Hunden zeigen, ein wie
kleiner Teil der Drüse noch genügt, um die Entstehung eines Diabetes zu verhindern, eine Tatsache, die allen, welche selbst Pankreasexstirpationen ausführten, schon lange unliebsam bekannt war. Andererseits muß man aber sagen,
daß bei Hunden oft schon ein kleiner Eingriff am Pankreas genügt, um einen
progredienten Diabetes zu erzeugen, der, wie die Autopsie dann aufweist, in
einem chronisch entzündlichen Vorgang, der die ganze Drüse langsam ergreift,
seine Ursache hat. Allen[459] gibt an, daß auch das Gegenteil der Fall sein kann.
Bei partieller Exstirpation des Pankreas kann der hinterbleibende Rest sich
nicht nur gesund erhalten, sondern auch in manchen Teilen hypertrophieren
und das noch vorhandene Inselgewebe eine kompensatorische Hypertrophie
aufzeigen. Vielleicht spielen hier auch regenerative Momente im Sinne Herx-
heimers eine Rolle. Eines geht aber aus allen anatomischen Betrachtungen
der Inkretorgane und nicht minder aus der anatomischen Betrachtung des
Pankreas hervor, daß es nicht erlaubt ist, allein aus der anatomischen Intaktheit
auf eine volle physiologische Funktionsbreite zu schließen. Dieser Irrtum hat
lange Zeit gerade bei der Beurteilung der Ätiologie des Diabetes die überragende
Bedeutung des insulären Apparates nicht erkennen lassen. Gewiß hat Heiberg[385] auf die Wichtigkeit der elektiven Inselerkrankung bei dem schweren
jugendlichen Diabetes hingewiesen. Gerade dieser Autor hat auch bei Diabetischen ohne stärkere anatomische Mitbeteiligung des insulären Systems immer
auf den Zusammenhang der Inselstörung mit dem Diabetes aufmerksam gemacht. Aber trotzdem waren es immer wieder die vielen negativen Befunde,
welche Zweiflern die insuläre Genese des Diabetes bis zur Entdeckung des
Insulins nicht eindeutig erscheinen ließ. Heute kann man mit den neueren
anatomischen Untersuchungsmethoden wohl in den allermeisten Fällen, v. Noorden[217] glaubt bereits in 90%, auch anatomisch die Inselschädigung erweisen.
Weichselbaum[454] unterschied drei anatomische Formen der insulären Veränderung:

1. Sklerose und Atrophie der Inseln; hauptsächlich infolge von Gefäßerkrankung, von entzündlichen Veränderungen in der Umgebung des Pankreas,
akuter und chronischer Pankreatitis, vorübergehenden infektiösen Pankreas-
entzündungen.

2. Hyaline Degeneration der Inseln. Meistens ungeklärte Ursache, manchmal
ebenfalls mit Gefäßveränderungen vergesellschaftet.

3. Hydropische Degeneration der Inseln, ein Zustand, wie er besonders beim
jugendlichen Diabetes und bei allen akut verlaufenden Diabetesfällen vorkommt.
Manchmal findet man hydropische und hyaline Degeneration nebeneinander.
Allen glaubt, daß die hydropische Degeneration eine Folge der funktionellen
Überbelastung des Inselsystems sei, sei es, daß die Überbelastung durch Kohlenhydrate oder durch Überernährung zustande komme. Ein Beweis für diese
Ansicht kann nicht als erbracht gelten. Es ist sehr fraglich, ob die exogene Überbelastung oder eine Veränderung der endogenen nervösen Impulse die hydropische
Degeneration verursacht. Für letztere Ansicht würde sprechen, daß wir gerade
die hydropische Degeneration bei jugendlichen, mageren Diabetikern finden,
wo eine exogene Überbelastung nicht stattgehabt hat. Die anatomische Ursache
der Erkrankung des Inselsystems ist dann offenkundig, wenn gleichzeitig eine
Infektionskrankheit oder eine Erkrankung der Gefäße, sei sie arteriosklerotischer
oder luetischer Natur, vorliegt. Die elektive Inselerkrankung, wie sie dem
klinischen Bilde des Diabetes zugrunde liegt, finden wir in ihrer reinsten Form
nur beim jugendlichen Diabetes (Heiberg). Die anatomische Ursache dieser
elektiven Inselerkrankung ist noch vollständig ungeklärt. Inwieweit hier ererbte

Minderwertigkeit, Geschlecht und Rasse eine Rolle spielen können, soll weiter unten besprochen werden. Mit großer Wahrscheinlichkeit scheinen endogene Momente, die wir mit unseren heutigen Untersuchungsmethoden noch nicht fassen können, für das Zustandekommen der elektiven Inselerkrankung ausschlaggebend zu sein. Diese Erkrankung dürfte mit großer Wahrscheinlichkeit zunächst überhaupt nicht in einer anatomischen Veränderung sich äußern, sondern nur in einer eingeschränkten Funktionsbreite der endokrinen Sekretion sich kundtun. Wir sehen hier in gewissem Sinne eine Parallele zur Gicht, bei der zunächst das Vermögen, die Harnsäure zu konzentrieren, in der Niere nachläßt und erst in den späteren Stadien sich die anatomische Veränderung der Niere hinzugesellt. Die Funktion eines Organes hängt zweifellos von den nervösen Impulsen ab. So dürfte auch hier die primäre Störung nicht im Erfolgsorgan selbst, als vielmehr in der übergeordneten, nervösen Regulation zu suchen sein. Die Parallele mit der Gicht ließe sich noch weiterspinnen. Bei der Gicht unterscheiden wir eine primäre, konstitutionelle Gicht, die zuerst mit der Funktionsstörung beginnt und dann erst in den spätesten Stadien eine anatomisch sichtbare Veränderung nach sich zieht. Bei der sekundären Gicht finden wir zunächst schwere anatomische Veränderungen der Niere, sei es durch Gefäß- oder infektiös entzündliche Erkrankungen. Aus dieser schweren durch exogene Noxen verursachten Organstörung kann sich eine sekundäre Gicht entwickeln. In gleicher Weise dürfte auch beim Diabetes eine primäre konstitutionelle Funktionsstörung des Inselsystems das klassische Bild des Diabetes mellitus auslösen, während Gefäßerkrankungen und Infektionskrankheiten, die den ganzen Organismus befallen, auch im Pankreas schwere Veränderungen setzen können und sekundär zu einem richtigen Diabetes mellitus Veranlassung geben. Das Gemeinsame dieser Stoffwechselerkrankungen ist eben, daß sie einerseits lediglich endogen durch eine Einschränkung der Funktionsbreite, andererseits durch exogene Noxen, die das funktionstüchtige Organ befallen und durch anatomische Veränderungen einen Funktionsausfall bedingen, ausgelöst werden können.

Von Infektionskrankheiten, die das Pankreas selbst betreffen, hat keine Infektion eine besondere Neigung, sich im Pankreas zu lokalisieren. Es kann aber bei jeder Infektion, sei es eine Streptokokken- oder Staphylokokkeninfektion oder sei dies eine Diplokokken- oder eine andere Infektion, zu einer akuten oder chronischen Pankreatitis kommen, die aber nicht immer eine diabetische Erkrankung nach sich zieht. Am häufigsten führen Gefäßerkrankungen des Pankreas, sei es, daß sie arteriosklerotischer oder luischer Natur sind, zur Zuckerkrankheit. Der Altersdiabetes ist immer durch eine Sklerose der Pankreasgefäße verursacht. Obgleich man gemeinhin annimmt, daß der Altersdiabetes prognostisch günstig zu beurteilen ist, kann es doch durch starke Gefäßveränderungen zu einer so hochgradigen Atrophie und Verkleinerung der Drüse kommen, daß die Langerhansschen Inseln vollständig zugrunde gehen und ein schwerer Diabetes auf arteriosklerotischem Boden entsteht. In gleichem Sinne kann auch eine Arteriolosklerose schwere Pankreasveränderungen auslösen, so daß Hypertension und Glucosurie eine gemeinsame Ursache haben. Besonders zu erwähnen sind die toxischen Schäden, die meistens gleichzeitig Leber und Pankreas in Mitleidenschaft ziehen und zu einer gleichzeitigen Degeneration des Leber- und Pankreasparenchyms führen. Nicht allzu selten ist die richtige Lebercirrhose auch mit einer Cirrhose des Pankreas verknüpft. Je nachdem die Langerhansschen Inseln in den cirrhotischen Komplex mit einbegriffen sind, kommt es zur Zuckerausscheidung. Bei diesen Leber- und Pankreaserkrankungen ist meistenteils eine abnorme Pigmentanhäufung in der Haut festzustellen, die diesem Krankheitsbild den Namen Bronzediabetes eingebracht hat. Das Pigment bei diesen

Erkrankungen stammt vom Blutfarbstoff. Merkwürdigerweise finden wir bei der akuten Pankreasnekrose, d. h. bei der Fettgewebsnekrose mit Pankreatitis keine Zuckerausscheidung. Auch bei denjenigen Kranken, bei denen ich diesen schweren Zustand durch Operation überwinden sah, hat sich keine Zuckerausscheidung an die akute Pankreatitis angeschlossen.

Von größtem Interesse ist es, die Hilfsursachen zu ergründen, welche die Heredität. konstitutionelle Funktionsuntüchtigkeit der Langerhansschen Inseln bewirken. Hier spielen zweifellos hereditäre Momente die wichtigste Rolle. Naunyn findet in seinen Fällen 20%, v. Noorden 18,5%. Die Zahlen anderer Autoren bewegen sich in der gleichen Größenordnung. Sie würden aber meines Erachtens viel höher sein, wenn man die Kranken, bei denen eine Alters- oder infektiöse Ursache für die Pankreasstörung vorliegt, ausschalten würde und lediglich nur die mit Sicherheit endogenen Fälle in den Kreis der Statistik einbezöge. Nach den Mendelschen Gesetzen ist es einleuchtend, daß der Diabetes vererbt werden kann, aber nicht vererbt werden muß. F. Pick[460] zeigt mehrere Fälle von dominantem Erbgang. Auch S. Hansen[461] veröffentlichte einen Stammbaum, bei welchem der Diabetes in drei Generationen dominant vererbt wurde.

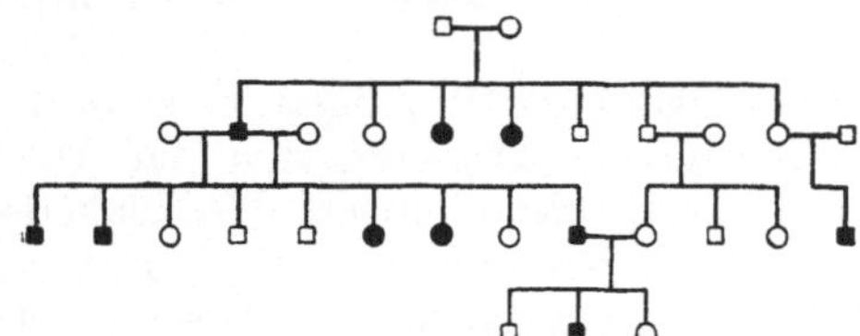

Abb. 79a. Dominante Vererbung des Diabetes. (Nach S. Hansen.)

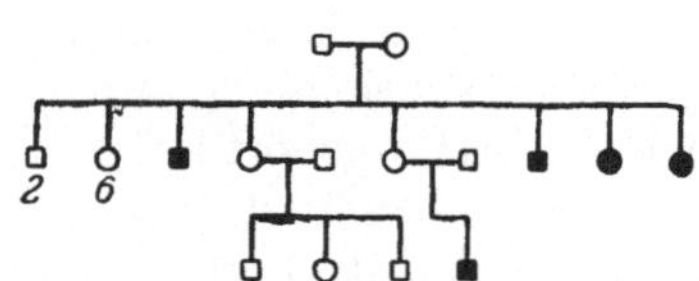

Abb. 79b. Recessive Vererbung des Diabetes. (Nach S. Hansen.)

Nach dem gleichen Autor findet aber die Vererbung häufiger sogar recessiv als dominant statt. Leider ist die Durcharbeitung von Diabetikerstammbäumen im Hinblick auf die Mendelschen Regeln bisher viel zu wenig durchgeführt worden. Es liegt dies in erster Linie an der Unkenntnis der weitesten Kreise ihrer Aszendenz. Andererseits sind die Angaben in adeligen Familien, bei denen die Aszendenz festgelegt ist, über die Krankheiten der Vorfahren so dürftig, daß auch hier der Versuch, Material herbeizuschaffen, scheitert. Meines Erachtens geht aber v. Noorden zu weit, wenn er die ererbte Krankheitsbereitschaft für den Diabetes nur als einen Ausschnitt der ererbten Minderwertigkeit des gesamten endokrinen Systems bezeichnet. v. Noorden glaubt, daß einmal auf diese Weise in einer Familie Diabetes, Fettsucht oder Kretinismus in der Deszendenz wechselseitig in Erscheinung treten könnte. Gerade in Diabetikerfamilien findet man relativ selten andere endokrine Störungen. Nur Fettsucht kommt häufig in Diabetikerfamilien vor. Die Beziehungen der Fettsucht zum Diabetes haben wir ja schon anderenorts besprochen. Leider sagt uns die Tatsache, daß die diabetische Erkrankung eine ausgesprochen erbliche Erkrankung ist, nichts über die Ursache der ererbten Minderwertigkeit des Inselsystems. Wir können vorläufig nur die Tatsache registrieren.

Nicht nur in einzelnen Familien, sondern auch bei ganzen Rassen scheint Rasse. die Neigung zu einem funktionell unterwertigen Inselsystem zu bestehen und dadurch eine Prädisposition für den Diabetes vorzuliegen. Die Häufigkeit der diabetischen Erkrankung bei Juden weist eindeutig in dieser Richtung. C. v. Noorden[217] gibt an, daß in Frankfurt a. M. in der Zeit von 1878 bis 1890 die Diabetesmortalität bei Juden sechsmal größer war als bei Nichtjuden. In Budapest sollen unter 1000 Todesfällen im Jahre 1906 bei Juden 20,4 auf Diabetes, bei Nichtjuden nur 3,4 festgestellt worden sein. Die Zahl der v. Noordenschen

Zuckerpatienten ist 40 % auf Juden, 60 % auf Nichtjuden. C. v. Noorden hebt hervor, daß besonders die wohlhabenden Juden an Diabetes erkranken, während die arme jüdische Bevölkerung keinen so hohen Diabetesstand zeigt. Gerade diese Beobachtung möchte vielleicht zu denken geben, ob nicht diese Erscheinung durch eine Vielesserei, die bei Juden häufiger ist als bei anderen, verursacht sein könnte. C. v. Noorden allerdings glaubt, daß die hohe Diabetesmorbidität bei Juden auf die zahlreichen Verwandtenehen zurückzuführen sei, die den endogenen Degenerationskrankheiten Vorschub leisten. Von anderen Rassen als von den Juden ist eine Häufigkeit des Diabetes nicht bekannt. Besonders darauf hinzuweisen wäre auch, daß bei den in großen Mengen Kohlenhydrat essenden Völkerstämmen, wie den Japanern, eine besondere Disposition zum Diabetes nicht vorhanden ist.

Geschlecht. Ein Unterschied zwischen männlichem und weiblichem Geschlecht wurde früher angenommen, da nach den verschiedenen Statistiken Männer häufiger befallen seien als Frauen. Auch in England zeigt die Statistik nach C. Pirquet[462] im Gegensatz zu früheren Jahren jetzt mehr Frauen an Diabetes leidend als Männer. Eine Ursache dieses Wechsels der Häufigkeit des Diabetes auf beide Geschlechter ist ungeklärt, sie dürfte wahrscheinlich weder ursächlich noch nosologisch von Bedeutung sein.

Alter. Der Diabetes kommt in jedem Alter vor; selbst im Säuglingsalter kann die diabetische Erkrankung auftreten. Der jugendliche Diabetes, d. h. im Alter vor der Pubertät gehört keineswegs zu den seltenen Erkrankungen. Der Diabetes der jüngeren Leute ist prognostisch ungünstig zu beurteilen. Erst die Insulinbehandlung hat hier eine Änderung der Prognose gebracht. Im zweiten bis dritten Dezennium ist die diabetische Erkrankung nicht allzu häufig. Gegen Ende des dritten Dezenniums nimmt die Zahl der Diabetiker wieder zu. Das fünfte bis sechste Lebensdezennium weist die größte Zahl der diabetischen Erkrankung auf. Hier spielen zweifellos bei den Frauen das Klimakterium (Pavy[463], Bouchardat[333], Lecorché[407]) und bei den Männern die Gefäßveränderungen für das Zustandekommen der Krankheit eine wesentliche Rolle. Folgende Tabellen, die aus C. v. Noordens Lehrbuch der Zuckerkrankheit entnommen sind, zeigen das Auftreten und die Sterblichkeit an Diabetes in den verschiedenen Lebensaltern. In den neueren Statistiken aber, besonders in der preußischen Statistik über die Todesfälle, hat sich dieses Verhältnis der beiden Geschlechter zur Diabetesmortalität annähernd gleichgestaltet.

Vorkommen des Diabetes mellitus in den verschiedenen Lebensaltern
(nach C. v. Noorden).

Dezennium	1.	2.	3.	4.	5.	6.	7.	8.
Frerichs . . .	1,0	7,0	10,0	18,0	25,0	26,0	11,0	1,00 % der Fälle
Seegen . . .	0,5	3,0	16,0	16,0	24,0	30,0	10,0	0,50 % „ „
Grube	—	1,7	2,8	11,2	23,1	39,5	18,1	3,40 % „ „
Schmitz . . .	0,83	4,13	9,33	17,3	22,3	32,6	10,0	3,30 % „ „
Pavy.	0,58	4,19	7,13	16,4	24,9	30,7	13,4	2,56 % „ „
Külz	1,0	3,0	4,6	17,2	36,0	26,8	9,2	0,10 % „ „
C. v. Noorden	—	0,43	2,43	10,0	21,0	17,7	4,04	0,43 % leichte
	1,43	2,43	6,0	9,57	12,57	11,0	2,14	— % schwere u. mittelschwere Fälle

Beruf. Manche Berufe liefern relativ eine große Zahl von Diabeteskranken. An der Spitze stehen diejenigen Berufe, welche mit Lebensmittelverkauf zu tun haben und bei denen die Gelegenheit zur Mast gegeben ist. Die Metzger, Gastwirte,

Brauer und nicht zuletzt die Winzer und Weinhändler erkranken häufig an Zuckerharnruhr. Diabetes ist in Weinländern viel häufiger als in Bierländern. In München gibt es viel weniger Diabetiker als am Rhein. Besonders trifft dies für die diabetische Erkrankung im vierten bis fünften Lebensdezennium zu. Vielfach wird angenommen, daß die geistigen Berufe besonders zur Zuckerkrankheit disponieren. Dieser Ansicht ist nur mit Vorbehalt zuzustimmen. Von den geistigen Berufen scheinen nur die besondere Neigung zur diabetischen Störung zu haben, die mit großen seelischen Erregungen zu tun haben. Lichtwitz[381] weist aus diesem Grunde auf die Häufigkeit der diabetischen Erkrankung bei Bahnangestellten, besonders bei Zugführern, hin. Ich möchte diese Beobachtung durchaus bestätigen. Der Abhängigkeit der Höhe der Zuckerausscheidung von seelischen Erregungen wurde ja bereits ausführlich Erwähnung getan.

In Preußen starben an Zuckerkrankheit in den einzelnen Altersklassen (nach C. v. Noorden):

Jahr	0—20		20—30		30—40		40—50		50—60		60—70		70—80		Über 80 Jahr	
	m.	w.	m.	w.	m.	w.	m.	w.	m.	w.	m.	w.	m.	w.	m.	w.
1913	175	123	147	100	179	116	263	142	525	368	577	495	223	252	20	24
1914	145	121	130	85	176	106	333	157	570	404	668	557	243	285	23	21
1915	126	106	121	84	173	91	255	176	499	325	562	506	246	217	29	22
1916	151	87	103	79	165	86	215	142	425	335	546	475	210	211	11	22
1917	107	90	94	76	160	86	217	120	397	287	514	383	203	182	23	15
1918	120	92	103	78	157	92	194	123	372	226	368	271	167	131	16	9
1919	111	99	108	101	111	96	196	104	322	200	381	290	139	101	3	14
1920	119	99	129	80	123	112	165	115	303	220	340	273	125	103	17	9
1921	128	95	106	85	127	107	166	145	323	291	349	315	145	156	13	11
1922	139	99	139	80	133	102	192	141	399	289	382	385	175	191	12	14
1923	148	103	160	95	160	119	186	136	430	292	456	368	202	184	16	10

Ob der Diabetes in der wohlhabenderen Bevölkerung tatsächlich häufiger ist als bei der ärmeren, wie man dies in fast allen Lehrbüchern angegeben findet, kann man durch Statistiken nicht belegen. Der momentane Eindruck aus der Privatpraxis kann sehr täuschen. An der Düsseldorfer Klinik befindet sich auf der allgemeinen Abteilung ständig eine so große Zahl Diabeteskranker, daß ich fast glauben möchte, daß die Beteiligung der wohlhabenderen und der ärmeren Bevölkerungsteile nicht in allen Teilen Deutschlands gleichmäßig ist.

Wir haben als Ursache des klassischen Diabetes mellitus eine Funktions- Nervensystem. störung der Inselzellen des Pankreas angesehen. Die inkretproduzierende Funktion der Langerhansschen Zellkomplexe ist von nervösen Impulsen abhängig. Zweifellos muß nach dieser Auffassung auch vom Nervensystem her die Auslösung der diabetischen Stoffwechselerkrankung möglich sein. Das Vorkommen eines neurogenen Diabetes ist von allen Autoren anerkannt. Es ist aber noch durchaus ungeklärt, inwieweit dieser neurogene Diabetes tatsächlich mit dem insulären Diabetes mellitus identisch ist. Seit dem Zuckerstich von Claude Bernard wissen wir, daß die nervös bedingten Glucosurien, seien sie durch eine Verletzung der sympathischen Zentralorgane, seien sie durch Veränderungen im peripheren Sympathicus ausgelöst, in dem Sinne wirken, daß durch eine Adrenalinausschüttung zuviel Glucogen verzuckert wird und durch eine dauernde Tonussteigerung des sympathischen Systems diese verstärkte Mobilisation lange Zeit anhalten kann, so daß es zu einer dauernden Zuckerausscheidung kommt. Diese Art der Glucosurie, die wir nach v. Noorden als „chromaffine Glucosurie" bezeichnet haben, ist aber in ihrem Entstehungsmechanismus durchaus verschieden von der „insulären Glucosurie". Hier kann das Glucogen gebildet werden; es kommt durch eine Störung des chromaffinen Systems zu einer verstärkten Ausschüttung von Zucker. Dort kann infolge des Fehlens des Inselinkretes Glucogen nicht gebildet werden; der Zucker durchläuft ohne in Glucogen umgeprägt zu sein ungenutzt die Leber und überschwemmt den Organismus. Es ist durchaus möglich, daß sich auch im Anschluß an eine chromaffine Glucosurie ein richtiger, insulärer Diabetes entwickelt, indem der verstärkten Glucogenverzuckerung das Inselorgan nicht mit einer gleich starken Glucogensynthese nachkommen kann. Dieser Mechanismus eines sich aus einer chromaffinen Glucosurie sich entwickelnden insulären Diabetes dürfte nicht allzu häufig sein. Wir haben bereits bei der Besprechung der Schwangerschaftsglucosurie darauf hingewiesen.

Zusammenfassend läßt sich sagen, daß die neurogen entstandene Glucosurie, der traumatische Diabetes, die Glucosurie nach exogenen und endogenen Schädigungen des sympathischen Systems in den meisten Fällen als chromaffine Glucosurie zu deuten ist, daß aber der Entstehungsmechanismus eines neurogen entstandenen, echten Diabetes mellitus mit einer insulären Glucosurie noch vollständig ungeklärt und noch unerwiesen ist. Es muß aber zugegeben werden, daß nach der Auffassung des insulären Diabetes als primäre Funktionsstörung der Langerhansschen Inseln die Möglichkeit durchaus gegeben ist, daß sich diese Funktionsstörung durch krankhaft veränderte, nervöse Impulse entwickeln könnte.

Die diabetische Störung zeigt in ihrem Stoffwechselverhalten vier anscheinend vollständig verschiedene Symptome, die aber in ihrem ätiologischen Zusammenhange mit größter Wahrscheinlichkeit auf einen einzigen Funktionsausfall zurückzuführen sind. Alle vier Symptome werden ja auch durch die Zufuhr eines einzigen Agens, das dem Diabetischen ungenügend zu Gebote steht, des Insulins, mit einem Schlage behoben.

Die vier Kardinalsymptome der diabetischen Störung sind:

1. die ungenügende Glucogenbildung mit ihrer Folge, der Hyperglucämie und Glucosurie;

2. die ungenügende Kohlenhydratverbrennung in der Leber;

3. die krankhaft gesteigerte Gluconeogenie, d. h. die übermäßig gesteigerte Neubildung von Kohlenhydraten aus Nichtkohlenhydraten;

4. die Bildung von Ketonkörpern als Ausdruck eines unvollständigen Abbaues von Fettsäuren und bestimmter Aminosäuren.

Eine Theorie des Diabetes kann nur dann befriedigen, wenn sie diesen vier abwegigen Erscheinungen des Stoffwechsels von einem Gesichtspunkt aus gerecht wird.

Seegen[334] war der erste, welcher darauf hinwies, daß der diabetische Organismus nurmehr ungenügend imstande sei, den Zucker zu verbrennen. Er unterschied noch einen reinen „hepatogenen" Diabetes, bei dem nur die Unfähigkeit der Leberzellen, das eingeführte Kohlenhydrat zu verwerten zur Zuckerausscheidung führe und einen „schweren" Diabetes, bei dem das Zelleben des Gesamtorganismus zum Zuckerabbau nicht mehr voll befähigt sei. Diese letztere Ansicht führte zu der Auffassung, daß tatsächlich im Diabetes der Zucker im Organismus nurmehr ungenügend verbrannt werden könne und deshalb zur Ausscheidung gelange. v. Mering und Minkowski[464], C. Voit und Fr. Müller sahen die diabetische Störung ebenfalls in einer Minderung der Fähigkeit, die Nahrungskohlenhydrate zu verwerten, an. Der Zucker kann nur ungenügend verbrannt werden, staut sich im Blute an und wird dann von der Niere ausgeschieden. Da der Zucker von den Geweben nur ungenügend verwertet werden kann, kommt es trotz der Zuckerstauung in den Säften zu einem Zuckerhunger der Gewebe. Die Leber reagiert auf diesen falschen Zuckerhunger mit einer vermehrten Verzuckerung des Leberglucogens zum Nachschub in die zuckerhungerigen Gewebe. Die Leber versucht gleichzeitig das verzuckerte Glucogen durch Neubildung von Glucogen zu ersetzen und zieht zur Neubildung auch Nichtkohlenhydrate, in erster Linie das Eiweiß heran. Gleichzeitig mit dieser Störung der Zuckerverbrennung leidet auch der vollständige Abbau der Fettsäuren und gewisser Aminosäuren, da diese Substanzen zum vollständigen Abbau eine unbeschränkte Verbrennungsfähigkeit des Zuckers zur Voraussetzung haben. „Die Fette verbrennen im Feuer der Kohlenhydrate." Als Stütze dieser Theorie, welche die diabetische Störung in einem teilweisen Unvermögen, das Kohlenhydrat zu verbrennen erblickt, wurde von Minkowski und anderen angeführt, daß beim vollständigen Diabetes der Gesamtnahrungszucker im Harn ungenutzt wieder erscheint und sogar über das Nahrungskohlenhydrat hinaus Zucker im Harn ausgeschieden wird. Auch der niedere respiratorische Quotient und sein konstantes Verharren auf niederen Werten während der diabetischen Störung zeigt an, daß der diabetische Organismus wenig Kohlenhydrate verbrennt. Warum der Traubenzucker vom Diabetischen nicht verbrannt werden könne, können die Verfechter dieser Auffassung nicht angeben. Sie mutmaßen aber, daß der Traubenzucker, welcher im Organismus verbrennt, nicht die gewöhnliche Aldehyd- oder Ketonform des Zuckers ist, sondern eine besonders reaktionsfähige Zwischenstufe, die in der allen Hexosen gemeinsamen Enolform (Isaac[438]) am besten ihren theoretischen Ausdruck fände. Es ist aber bis heute noch nicht geglückt, den Nachweis einer besonderen Reaktionsform, sei dies die Enolform oder sei dies ein anderes Isomeres der Glucose (man versuchte eine solche als γ-Glucose vergeblich zu identifizieren), zu erbringen.

Dieser Auffassung der Minderverbrennung steht eine andere Auffassung der diabetischen Störung gegenüber, welche die Ursache dieser Erkrankung in einer Mobilisationsstörung und einer durch die Mobilisationsstörung hervorgerufenen übermäßigen Neubildung von Zucker aus Nichtkohlenhydraten sieht. Diese von C. v. Noorden[217] vertretene Theorie sieht das primäre Geschehen der diabetischen Störung in einer übermäßigen Verzuckerung des Leberglucogens, welche durch einen Fortfall des Pankreasdämpfers zustande kommt. Nach seiner Ansicht bewirkt das Pankreasinkret dem Adrenalin gegenteilige Funktionen. Die übermäßige Einwirkung des Adrenalins löst die Glucogenverzuckerung aus. Der Wegfall des Pankreas gibt der Adrenalinwirkung freie Bahn. Er betont ausdrücklich: „Nicht die Polymerisation der Dextrose zu Glucogen ist gestört, sondern seine Fixation in den Zellen. Die normal-physiologisch eingeschaltete Wehr, das sofortigen Wiederzerfall von Glucogen zu Zucker und Abfluß des letzteren in die Blutbahn regelt, je nach Bedarf sich öffnend und schließend, ist undicht geworden und hindert die Füllung des Staubeckens (mit anderen Worten die „Fixation"). Der Wegfall der Hemmung ist Ursache des Glucogenschwundes." Durch diesen übermäßigen Zerfall von Glucogen, der nicht nur in der Leber, sondern in schwer diabetischen Fällen auch im Muskel stattfände, wird eine unmäßige, gesteigerte Zuckerproduktion ausgelöst, welche die Ursache der Zuckerüberschwemmung des Blutes und des Harns darstellt. Hierbei kämen zunächst die normalen Zuckerquellen in Betracht. Es wird aber dann weiterhin Zucker in erhöhtem Maße aus Eiweiß und nach v. Noordens Ansicht auch aus Fett gebildet. C. v. Noorden faßt seine Auffassung dahin zusammen: „Die krankhaft verstärkte Erregung bzw. Erregbarkeit des zuckerbildenden Apparates, die zu Überproduktion von Zucker führt, beruht auf Wegfall normaler Hemmungen, welcher der Zuckerbildung aus Glucogen und aus Fettsäuren entgegentreten. Zu stärkerer Hemmungslosigkeit der Zuckerbildung aus Fett kommt es wahrscheinlich erst dann, wenn die Zellen der Leber gänzlich an Glucogen verarmen. Dem krankhaften Geschehen entspringt eine Störung der Regulation, welche die Zuckerlieferung dem jeweiligen Bedarf der Gewebe anpaßt. Die Natur der Signale, welche der Zentrale den Bedarf kundgeben, ist einstweilen nicht bekannt. Daß der Glucogengehalt der Muskeln, vor allem aber der Leber hierbei eine Rolle spielt, halten wir für wahrscheinlich, dagegen für unwahrscheinlich, daß krankhafte Stärke oder krankhafte Art dieser Signale Ursache der gesteigerten Zuckerproduktion des Diabetikers ist. Wir suchen die Ursache hierfür in krankhafter gesteigerter Reaktion auf normale Signale und auf sonstige normale Erreger der Zuckerbildung. Die krankhafte Stärke der Reaktion ist bedingt durch krankhafte veränderte Tätigkeit funktionell verbundener Organe, vor allem des dämpfenden pankreatischen Inselsystems." Das Wesentliche dieser Auffassung ist das Unvermögen der Leber, Glucogen zn speichern (nicht Glucogen zu bilden!), eine Störung, die auf einer Diskrepanz der glucogenmobilisierenden, adrenalen Reize und glucogenfixierenden, pankreatischen Reize zurückzuführen ist. Gleichlaufend mit dieser Störung entstünde dann die vermehrte Zuckerproduktion aus Nichtkohlenhydraten.

C. v. Noorden hält der Theorie, welche in einer eingeschränkten Zuckerverbrennung die Ursache der diabetischen Störung sieht, als gewichtigstes Argument entgegen, daß sowohl der schwere Diabetiker als auch das pankreaslose Tier in seinen muskulären Organen ständig Zucker verbrenne. Die Versuche von Starling und Patterson[393] an Herzen pankreasdiabetischer Tiere, wie auch die Untersuchungen von Macleod und Pearce[465] an der Muskulatur pankreasdiabetischer Tiere als auch die gleichsinnigen, schönen Untersuchungen von Burn und Dale[241] zeigen, daß diese Organe in gleicher Weise Zucker verwerten können, wie normale Tiere.

Der zweite Einwand C. v. Noordens besteht darin, daß die Minderverbrennungstheorie eine leicht verbrennliche Zwischenform voraussetzt, die nach den bisherigen Untersuchungen nicht gefunden wäre. Das dritte wichtige Argument, welches C. v. Noorden gegen die Minderverbrennungstheorie aufwirft, wäre die Tatsache, daß der niedere respiratorische Quotient, welcher ein Fehlen der Zuckerverbrennung anzeigen solle, durch Umwandlung von Fett in Kohlenhydrat zustande komme. Gegen den ersten Einwand ist zu sagen, daß nie behauptet worden ist, daß im diabetischen Organismus überhaupt kein Zucker verwertet wird und daß auch die Minkowskischen[266] Befunde des völligen Wiedererscheinens der Nahrungskohlenhydrate im Urin nicht dahin gedeutet worden sind, daß überhaupt keine Zuckerverbrennung stattfände. Es wurde nur einer erheblichen Verminderung der Zuckerverbrennung das Wort geredet. Immerhin ist gerade dieser Einwand, daß in der Muskulatur auch im schwersten Diabetes dauernd Zucker verwertet wird, der schwächste Punkt der Minderverbrennungstheorie gewesen. Der zweite Einwand, daß eine labile Zwischenform weder früher noch jetzt durch Insulin aufgefunden wurde, besteht zu Recht. Er trifft aber nicht die Minderverbrennungstheorie in ihrem Kernpunkte. Der dritte Einwand, daß der respiratorische Quotient im schweren Diabetes sehr niedrig wäre, weil die sauerstoffarmen Fette in sauerstoffreiche Kohlenhydrate umgewandelt würden, ist bis heute hinfällig, da der Übergang von Fett in Kohlenhydrat durchaus unerwiesen ist (s. S. 272 ff.).

Gegen die v. Noordensche Theorie, die diabetische Störung als Mobilisationsstörung und parallelgehender Überproduktion von Zucker aus Nichtkohlenhydraten anzusehen, ist einzuwenden, daß alles, was wir bisher über die Wirkung des Insulins wissen, mit einer Mobilisationsstörung nicht in Einklang zu bringen ist. Wäre die primäre Ursache der diabetischen Störung eine verstärkte Verzuckerung des Leberglucogens, so müßte das Insulin nach v. Noorden eine antidiastatische Wirkung auslösen können. Obwohl durch verschiedene Untersuchungen versucht wurde, das Insulin als Gegenwirker des Adrenalins im Sinne einer antidiastatischen Wirkung hinzustellen, ist es bisher nicht gelungen, nur den leisesten Beweis zu erbringen, daß ein antidiastatischer Einfluß statthat. Im Gegenteil, im schwersten Zustand der Insulinwirkung, bei der Insulinhypoglucämie, vermag das Adrenalin eine verzuckernde Wirkung auf das Leberglucogen auszulösen. Andererseits sehen wir bei glucogenfreien Lebern durch Insulin Glucogen in den Leberzellen wieder auftreten, sowohl beim Diabetischen, als auch beim Normalen (Frank, Nothmann und Hartmann[466]). Beide Erscheinungen, die Verzuckerung des Glucogens, welche durch Adrenalin, wahrscheinlich auf dem Umwege über ein diastatisches Ferment angeregt wird und Glucogenbildung durch Insulin, welcher Vorgang wahrscheinlich durch die Anregung eines synthetischen Fermentes erzeugt wird, sind zwei in ihrem Mechanismus ganz unabhängig voneinander verlaufende Erscheinungen. Das Insulin bewirkt die synthetische Bildung von Leberglucogen und nach den neuesten Untersuchungen der Daleschen Schule auch von Muskelglucogen. Die diabetische Störung sitzt demnach nicht, wie v. Noorden anzunehmen glaubt, in einer verminderten Fixation des Glucogens, sondern in einer verminderten Bildung des Glucogens.

Der zweite Einwand gegen die v. Noordensche Auffassung ist der Einwand gegen seine Vorstellung, daß die Überproduktion von Zucker nicht an den Schwund von Glucogen geknüpft ist, sondern eine selbständige Erscheinung wäre, die in einer krankhaft gesteigerten Reaktion auf normale Signale der Zuckerbildung (Gluconeogenie) zu suchen ist.

Der dritte Einwand, den man gegen die v. Noordensche Auffassung erheben kann, ist die Annahme einer Zuckerbildung aus Fett, ein Vorgang, der bis heute noch vollständig unerwiesen ist.

Das vierte und entscheidende Moment, die v. Noordensche Theorie abzulehnen, ist die Unmöglichkeit, mit der v. Noordenschen Auffassung die Bildung der Acetonkörper in Einklang zu bringen. v. Noorden versucht im Anschluß an Geelmuyden die Acetonkörper als Ausdruck einer gesteigerten Zuckerbildung aus Fett anzusehen. Für eine derartige Ansicht fehlt bisher jeder experimentelle Beweis. So kann man wohl aus den verschiedensten Gründen mit großer Wahrscheinlichkeit sagen, daß die v. Noordensche Auffassung den experimentellen Tatsachen eine Deutung gibt, die nicht zwingend ist.

Alle diese Theorien, die zum großen Teil vor der Entdeckung des Insulins und vor der Kenntnis seiner eindeutigen Wirkung auf alle Symptome der diabetischen Stoffwechselstörung aufgestellt wurden, könnten nur dann befriedigen, wenn sie gleichzeitig den Mechanismus der Insulinwirkung berücksichtigen. Nach der Minderverbrauchstheorie müßte das Insulin den im Blut angehäuften Zucker in eine brennbare Form überführen und damit gleichzeitig Glucosurie und Ketonurie zum Verschwinden bringen. Nach der v. Noordenschen Auffassung der diabetischen Störung müßte das Insulin ein Antagonist des Adrenalins sein und die Glucogenfixierung bewirken, gleichzeitig auch die gesteigerte Reaktion auf normale Signale der Zuckerbildung abschwächen.

Betrachten wir aber die tatsächliche Insulinwirkung, so haben wir weder einen Anhalt für das Auftreten eines brennbaren Zuckers noch ein Zeichen, daß das Insulin antidiastatisch wirkt und die Gluconeogenie im Sinne v. Noordens beeinflußt. Das Insulin macht beim Normalen ein Verschwinden des Zuckers aus den Geweben (Hypoglucämie) und eine gesteigerte Glucogenneubildung. Best,

Hoet u. Marks[241] wiesen nach, daß die Glucogenneubildung nicht nur in der Leber, sondern auch im Muskel vonstatten geht und daß der unter Insulin verschwindende Zucker teils verbrennt und sich teils als Glucogen wiederfinden läßt (gesteigerte Verbrennung und gesteigerte Glucogenbildung). Beim diabetischen Tiere verursacht das Insulin ein Sinken des Blut- und Harnzuckers und gleichzeitig eine Vermehrung des Leberglucogens und parallelgehend mit dem Anstieg des Leberglucogens ein Verschwinden der Ketonkörper.

Für eine verstärkte Zuckerneubildung, die unbeeinflußt von dem jeweiligen Glucogenbestand der Leber auftritt, konnte bisher kein experimenteller Beweis erbracht werden, so daß es immer noch das Wahrscheinlichste ist, die Gluconeogenie mit dem jeweiligen Glucogenbestand des Organismus in Parallele zu setzen. Im Mittelpunkt der Erscheinungen, die durch das Insulin ausgelöst werden, steht die Glucogenneubildung in der Leber und in der Muskulatur. Es wird gewissermaßen unter der Insulinwirkung der gesamte verfügbare Zucker des Blutes und der Gewebe in Glucogen umgewertet. Die Versuche von Burn und Dale[241] und von Cori und Cori[467] zeigen dies in eindeutiger Weise. Laufberger[267] hat darauf aufmerksam gemacht, daß die Insulinwirkung nicht nur auf einer Glucogenneubildung beruhe, sondern daß durch das Insulin die Gluconeogenie aus Nichtkohlenhydraten aufgehoben werde. Zweifellos ist an der Beobachtung von Laufberger insofern ein wichtiges Moment der Insulinwirkung gegeben, als tatsächlich die Zuckerneubildung aus Nichtkohlenhydraten gleichzeitig mit der Glucogenneubildung verringert wird. Der Hinweis Laufbergers, daß die Gesamtkohlenhydrate des Organismus, von Lesser[468] für die Maus errechnet, nicht ausreichen würden, um den erforderlichen Gesamtstoffwechsel für länger als 20 Minuten zu bestreiten, dürfte vollständig zu Recht bestehen. Unserer Ansicht nach hat aber das Insulin keinen direkten Einfluß auf die Abstoppung der Gluconeogenie. Es dürfte vielmehr die durch das Insulin bewirkte vermehrte Glucogenbildung ein Vorgang sein, der der Gluconeogenie biologisch entgegengesetzt ist. Eine vermehrte Glucogenbildung dürfte als solche schon die Gluconeogenie hemmen, so daß ein Vorgang, der wie das Insulin die Glucogensynthese auslöst, durch die Glucogenanhäufung in den Zellen die Gluconeogenie herabsetzt. Unter dem Gesichtspunkte, daß das Insulin eine Glucogenbildung im verstärkten Maße auslöst und gleichzeitig die Gluconeogenie hemmt, ist das Absinken der Traubenzuckerkonzentration im Blute und in den Säften zu verstehen. Andererseits sind die zwei Hauptsymptome der diabetischen Störung (s. S. 296), ungenügende Glucogenbildung mit ihrer Folge, der Hyperglucämie und Glucosurie und krankhaft gesteigerte Gluconeogenie aus Nichtkohlenhydraten aus der Insulinwirkung verständlich.

Wir sehen, daß durch die Glucogenbildung im Organismus der Zucker für den Stoffwechsel wieder verwertbar gemacht wird. Naunyn war der erste, welcher die Ursache der diabetischen Störung in einem Unvermögen des Organismus, Glucogen neu zu bilden (Dyszooamylie) erblickte. Diese Ansicht Naunyns fand leider keine allgemeine Anerkennung, und doch enthielt sie bereits den Schlüssel für das Verständnis der diabetischen Störung. Man suchte vergeblich nach der sog. Reaktionsform des Zuckers und suchte diese Reaktionsform abwärts vom Glucogen, d. h. nachdem das Glucogen in der Leber verzuckert wurde. Uns scheint die Reaktionsform, welche die Leber unbedingt zur Aufrechterhaltung des Kohlenhydratstoffwechsels benötigt, nicht nach der Verzuckerung des Glucogens aus dem Aldehydzucker zu entstehen. Die Reaktionsform des Zuckers dürfte vielmehr im Glucogen bereits vorgebildet sein und das Wesen der Glucogensynthese ausmachen. Es wäre ja auch ganz unverständlich, warum die pflanzliche Stärke zuerst verzuckert und durch die Verzuckerung im Magen-

Darm-Kanal ihrer chemisch-strukturellen Form entkleidet wird, um dann neuerdings als gleiches Stärkemolekül jenseits der Darmwand wieder aufgebaut zu werden. Die Umprägung pflanzlicher Stärke über Monosaccharide in tierische Stärke muß einen stofflichen Zweck haben. Die pflanzliche Stärke brauchte, um Stapelstoff im tierischen Organismus zu sein, nicht abgebaut und wieder zu einem neuen Stärkemolekül aufgebaut zu werden, wenn nicht gleichzeitig in diesem Neuaufbau des Stärkemoleküls im tierischen Organismus eine strukturelle Veränderung vor sich gehen müßte. Diese strukturelle Veränderung, welche die tierische Stärke von der pflanzlichen Stärke unterscheidet und die tierische Stärke erst für den intermediären Stoffwechsel verwertbar macht, möchten wir in der strukturellen Anordnung des Zuckermoleküls im Glucogen erblicken. Die Isomerisierung des Aldehyd- und Ketonzuckers dürfte mit der durch das Insulin bewirkten Synthese des tierischen Stärkemoleküls sich vollziehen. Es wäre also die Entstehung der sog. Reaktionsform des Zuckers mit der Synthese des Glucogens verknüpft und diese selbst im Glucogenmolekül bereits vorgebildet. Diese Überlegung würde uns besagen, daß die Glucogensynthese nicht nur den Zweck hat, Zucker zu stapeln, sondern einen viel wichtigeren stofflichen Vorgang bedeutet, der in dem besonderen strukturellen Aufbau des Glucogens begründet ist. Die vom Darm her zuströmenden Monosaccharide müssen jenseits des Darmes umgeprägt werden, um die dem Stoffwechsel adäquate Reaktionsform des Zuckers zu liefern. Kann die Glucogensynthese in der Leber nicht genügend erfolgen, so durchströmen die vom Darm her zufließenden Monosaccharide, ohne in Glucogen umgeprägt zu werden, die Leber und sind dadurch für die Leber unverwertbar. Hyperglucämie und Glucosurie sind die Folge der ungenügenden Leberglucogensynthese. Das Insulin bewirkt die Synthese von Leberglucogen und macht dadurch den Zucker für den Stoffwechsel verwertbar.

Vom Stoffwechsel des Normalen wissen wir, daß beim Hunger die Leber an Glucogen verarmt und Ketonkörper auftreten. Ketonkörper und Leberglucogenbildung sind Vorgänge, die eng miteinander zusammenhängen müssen. Beim Diabetischen ist wohl Zucker vorhanden, aber Leberglucogen kann nur in geringem Maße gebildet werden. Die Leber des Diabetischen verhält sich wie die Leber des hungernden Gesunden, die kein Glucogen hat. In beiden Fällen treten Ketonkörper auf, weil kein Leberglucogen vorhanden ist. Beim hungernden Gesunden ist Zucker, aus dem das Leberglucogen gebildet werden könnte, nur in ungenügendem Maße vorhanden, beim Diabetischen ist Zucker zwar im Übermaß vorhanden, es kann aber wegen Insulinmangels nur ungenügend Leberglucogen gebildet werden. In beiden Zuständen ist das Auftreten der Ketonkörper ein Zeichen der verminderten Glucogenbildung. Gibt man einem hungernden Gesunden Insulin (Thannhauser und Mezger[306]), so wird aus den geringen Beständen von Zucker die Glucogenbildung forciert und die Ketonurie geht vorübergehend zurück. Gibt man einem Diabetischen Insulin, so entsteht aus dem reichlich vorhandenen Zucker Glucogen; gleichlaufend, nur in viel stärkerem Maße, verringert sich hier die Ketonkörperbildung.

Der Mechanismus, welcher Leberglucogenbildung, Abbau der Fettsäuren und gewisser Aminosäuren verbindet, sei hier nicht erörtert. Man könnte nur Hypothesen anführen (s. S. 311). Es sei nur die Tatsache festgestellt, daß der Abbau der Fettsäuren und gewisser Aminosäuren an das Vorhandensein von Leberglucogen geknüpft ist. Im diabetischen Organismus führt die verringerte Fähigkeit der Leberglucogenbildung zum Auftreten der Ketonkörper im Urin. Das Insulin macht die Ketonkörper verschwinden, indem es die Bildung von Leberglucogen auslöst.

Wir sehen, daß man die diabetische Störung und die Insulinwirkung lediglich durch die Tatsache, daß das Insulin die Leberglucogenbildung auslöst, er-

klären kann, und daß alle Störungen des diabetischen Organismus durch die
mittels des Insulins bewirkte Glucogensynthese erklärt werden können.

Als berechtigten Einwand gegen diese Erklärung möchte eingewendet werden,
daß im schwersten Diabetes die Leberglucogenbildung vollständig aufhört und
auch die Muskulatur an Glucogen verarmt; trotzdem werden aber auch beim
schwersten Diabetes Muskelbewegungen ausgeführt, die eine Umsetzung von
Kohlenhydraten in der Muskulatur zur Voraussetzung haben. Zweifellos gehen
normalerweise auch die Kohlenhydratumsetzungen im Muskel zum größten Teil
über das Glucogen. Es erscheint aber nach den Untersuchungen von Embden
durchaus wahrscheinlich, daß die Stufe des Glucogens nicht zwangsläufig für
eine Umsetzung von Kohlenhydrat in der Muskulatur durchlaufen werden muß,
sondern daß hier eine Umwandlung des Zuckers in einen Kohlenhydrat-Phos-
phorsäure-Ester (Lactacidogen) genügt, um das Kohlenhydrat für den Energiebedarf des Muskels verwertbar zu machen. Die Muskelmaschine würde demnach
auf zwei Wegen die Zucker in für die Aufspaltung angreifbare Form zu
bringen imstande sein. Der eine, wohl der geläufigere Weg, dürfte über das
Glucogen zu Kohlenhydrat-Phosphorsäure und den anoxybiotischen Spaltprodukten des Zuckers führen, der zweite, kürzere Weg geht, ohne die Stufe
des Glucogens zu durchlaufen, direkt über die Kohlenhydrat-Phosphorsäure.
Bei der diabetischen Störung, bei der infolge des Insulinmangels die Glucogen-
bildung in der Muskulatur eingeschränkt sein dürfte, bleibt noch der zweite,
kurz geschlossene Weg über die Kohlenhydrat-Phosphorsäure übrig, um der
Muskelmaschine die Reaktionsform zur anoxybiotischen Spaltung in Gestalt von
Phosphorsäureestern zu liefern. In der Muskulatur scheint im Gegensatz zur
Leber der wichtige Vorgang der Kohlenhydratverwertung zweigeleisig angelegt
(Lactacidogen wurde bisher in der Leber nicht gefunden), um den lebenswichtigen
Vorgang der Muskelkontraktion zu gewährleisten.

Über den Mechanismus der Glucogenbildung·durch das Insulin wissen wir
noch sehr wenig. Es ist wohl das Wahrscheinlichste, daß ebenso wie durch das
Adrenalin auch durch das Insulin auf nervösem Wege ein fermentativer Vorgang
(Adrenalin diastatisch, Insulin polymerisierend) ausgelöst wird. Lesser[236] glaubt
an eine räumliche Trennung von Substrat und Ferment in der Leberzelle. Je
nach Veränderung des Milieus würde diese Trennung von Substrat (Glucogen)
und Ferment (Diastase) aufgehoben oder verstärkt. Löwi[469] glaubt den Insulin-
mechanismus dadurch zu erklären, daß er neben dem Insulin noch eine zweite,
hypothetische Substanz in den Säften annimmt, die er Gluchämin nennt. Im
normalen Plasma ist nach den Untersuchungen von Wiechmann[469] die Verteilung von zugesetzter Glucose zwischen Plasma und Blutkörperchen konstant. Durch Insulinzusatz wird Traubenzucker in die roten Blutkörperchen
aufgenommen. Beim diabetischen Plasma bleibt das Plasma zuckerhaltiger.
Löwi[469] glaubt aber nicht, daß ein Insulinmangel allein die Traubenzucker-
fixation der Zellen hemmt. Er nimmt vielmehr an, daß eine zweite Substanz, die er Gluchämin nennt, die Aufnahme von Traubenzucker in rote Blutkörperchen hindert. Nach seiner Auffassung wäre ein Antagonismus Insulin
(Traubenzuckeraufnahme in rote Blutkörperchen) und Gluchämin (Hemmung
der Traubenzuckeraufnahme) gegeben. Beim Diabetes sei die Hyperglucämie
nicht allein durch Fehlen von Insulin, sondern durch ein Übermaß von Gluchämin bedingt. Das gleiche Gluchämin soll nach Löwi nicht nur die Aufnahme
von Traubenzucker in die Zelle hemmen, sondern auch in der Leber die Gluco-
genolyse steigern. Löwi vermag aber in seinen experimentellen Arbeiten in
keiner Weise den Beweis für die Existenz eines zweiten Hormons zu erbringen.
Es scheint vielmehr den Experimenten von Löwi durch die Versuche von

Harpuder[470], der die Versuche von Löwi nicht zu reproduzieren vermochte, der Boden entzogen. Vorläufig können wir nur die durch verschiedene Autoren gefundene Tatsache registrieren, daß durch Insulin eine Leberglucogensynthese bewirkt wird, ohne Einblick gewonnen zu haben, auf welche Weise der feinere Mechanismus der Glucogenbildung verläuft.

Es ist irrtümlich, zu glauben, daß mit der Erfindung des Insulins eine diätetische Behandlung des Diabetes sich erübrigen würde. Die diätetische Behandlung steht nach wie vor im Mittelpunkt unserer therapeutischen Maßnahmen beim Diabetiker, sei es, daß wir rein diätetisch oder diätetisch mit Insulin behandeln.

Für die diätetische Therapie müssen drei Gesichtspunkte richtunggebend sein: 1. kohlenhydratarm zu ernähren, um die herabgesetzte Funktion der Inkretproduktion des Pankreas zu schonen; 2. die Gesamtcalorienzahl zu beschränken, um vorhandenes Leberglucogen nicht durch eine zu große Zufuhr von Eiweiß- und Fettsubstanzen zu verbrauchen und 3. die Kost möglichst eiweißarm zu gestalten[1]), um durch das Eiweiß die Gesamtverbrennungen nicht zu steigern und die Gluconeogenie zu dämpfen. Neben diesen drei Grundregeln der diätetischen Diabetestherapie ist hervorzuheben, daß beim schweren Diabetiker eine einseitig festgelegte Dauerkost nicht wünschenswert ist, sondern daß in schwereren Fällen in wechselnder Folge zwischen die Dauerkost, Kohlenhydrattage und eventuell Fasttage eingeschaltet werden müssen. Zur Durchführung einer Entzuckerung ist die Zusammenstellung einer schematischen Grundkost unbedingt erforderlich. Es genügt nicht, daß man auf einem vorgedruckten Zettel dem Patienten die Nahrungsmittel angibt, welche er essen oder nicht essen darf. Man muß sich als erste Überlegung bei der Zusammenstellung der Diabetikerkost die Frage vorlegen: Wieviel Gesamtnahrung in Calorien ausgedrückt bedarf der Patient? Erst wenn der Calorienbedarf des Patienten festgestellt ist, kann man die Verteilung der Gesamtcalorien auf die verschiedenen Nährmittel geben, wobei als Grundregel zu beachten ist, daß der geringste Teil der Calorien an Eiweiß und der größte Teil mit Fett abgedeckt werden soll. Als Träger der Fettcalorien eignet sich am besten Gemüse, das mit Butter zubereitet ist.

Bei der Besprechung der Diät wollen wir zunächst nicht, wie dies in Lehrbüchern allgemein üblich und in besonders ausgezeichneter Weise in dem von Noordenschen Lehrbuch der Zuckerkrankheit ausgeführt ist, die Bewertung der einzelnen Nahrungsmittel nach ihrem Kohlenhydratgehalt für die Kost des Diabetikers durchführen, sondern von praktischen Beispielen ausgehen und an Hand der von uns empfohlenen Grunddiäten auf die Wertigkeit der einzelnen Speisen kurz eingehen.

Ich möchte mich in dieser Darstellung ganz auf die in unserer Klinik gut bewährten Methoden der Entzuckerung stützen. Bevor wir eine Diät festsetzen, lassen wir auch in schweren Fällen zunächst den Patienten eine frei gewählte, kohlenhydrathaltige Kost essen, deren Calorien- und Kohlenhydratgehalt wir feststellen. Auf diese Weise gewinnt man vom ersten Tag an ein ungefähres Urteil über die Höhe der Toleranz bei frei gewählter Kost und über die Höhe einer gleichzeitig bestehenden Acetonurie. Nach einem Tage mit frei gewählter Kost gehen wir sofort auf eine kohlenhydratfreie, eiweiß- und calorienarme

Therapie
des Diabetes
mellitus.

---

[1]) Während der Korrektur erschien eine große Arbeit in Monographieform von Porges und Adlersberg[470a], welche experimentell und klinisch zu zeigen versuchten, daß eine fettarme, eiweißreiche Kost für den Diabeteskranken zweckmäßig, zum mindesten nicht schädlich ist. Es erscheint nach den bisherigen klinischen Erfahrungen der letzten Jahre, die uns gerade von der eiweißreichen Ernährung abbrachten (s. S. 331), wenig wahrscheinlich, daß man wieder zu einem eiweißreichen Regime zurückkehrt, das mit guten Gründen verlassen wurde.

Standardkost über. Wir machen diesen momentanen Übergang zur kohlenhydratarmen Kost auch bei schweren Diabeteskranken. Lediglich bei präkomatösen oder gar komatösen Zuständen gehen wir von dieser Gepflogenheit ab und geben von der ersten Stunde an Insulin mit der entsprechenden Kohlenhydratzulage. Am Tage des Beginns der strengen Kost wird im Nüchternzustand der Blutzucker bestimmt und während des Verlaufs der diätetischen Behandlung mindestens einmal die Woche kontrolliert. Die Standardkost setzen wir in der auf S. 325 bereits angegebenen Weise in der Art fest, daß wir bei Ruhe (am besten in den ersten Tagen Bettruhe) 20—22 Cal pro Kilogramm Sollgewicht geben. Hierbei ist zu bemerken, daß wir das Sollgewicht nur bei fettleibigen Patienten in Rechnung ziehen, bei untergewichtigen, mageren Individuen die Calorienzahl aber für das tatsächliche Gewicht annehmen. Nehmen wir als Beispiel einen 75 kg schweren Menschen von 170 cm Körperlänge, dessen Sollgewicht nach der einfachen Berechnung: Körperlänge — 100 = Sollgewicht, 70 kg beträgt, so ist der Calorienbedarf dieses Individuums $70 \cdot 22 = 1540$ Cal. Diese Calorienzahl wird in der Weise abgedeckt, daß in Ruhe 1 g Eiweiß pro Kilogramm Körpergewicht gereicht wird. Das 70 kg schwere Individuum würde demnach 70 g Eiweiß $= 350,4$ Eiweißcalorien bekommen. Es verbleiben $1540 — 350,4 = 1189,6$ Cal. Diese Calorien werden mit Fett in Gestalt von Butter und Speck abgedeckt. Als Vehikel für das Fett wird reichlich Gemüse gegeben. Wir pflegen die im Gemüse enthaltenen Calorienmengen weder als Extrakohlenhydrate noch die in ihnen enthaltenen Eiweiß- und Kohlenhydratcalorien in die Calorienrechnung mit einzubeziehen. Das in den Gemüsen enthaltene Eiweiß wird gewichtsmäßig in die Kostberechnung einbezogen. Für die Praxis genügt es, die Calorienrechnung lediglich nach Eiweiß- und Fettmengen aufzustellen und den Nährwert der gereichten Gemüse in der Calorienrechnung zu vernachlässigen, so daß das Gemüse lediglich als Träger der Fettcalorien anzusehen ist.

Mann von 75 kg Istgewicht und 170 cm Körperlänge. Sollgewicht $= 170 — 100 = 70$ kg. Calorienzufuhr $= 70 \times 22 = 1540$ Cal. Eiweißzufuhr $= 70$ g $= 350,4$ Eiweißcalorien; es verbleiben $1540 — 350,4$ Cal $= 127,9$ g Fett.

Nahrungsmittel	Eiweiß g	Fett g	Kohlenhydrat	Alkohol	Calorien
100 g gekochtes Rindfleisch . . .	31,0	12,5	—	—	245
80 g geräucherter Speck	6,8	55,2	—	—	540
20 g rohen Schinken	4,7	2,7	—	—	38
2 Eier	11,0	10,3	0,6	—	150
45 g Fett	—	43,2	—	—	402,75
800 g Bouillon	4,0	4,0	—	—	40
20 g Cognac	0,2	—	0,14	8,46	59,6
100 g französischen Rotwein . .	2,4	—	0,2	8,2	66
200 g Tomaten, frisch	1,0	—	⎡7⎤	—	⎡30⎤
300 g Spinat	4,5	—	⎢4,5⎢	—	⎢30⎢
300 g Blumenkohl	4,0	—	⎣8⎦	—	⎣50⎦
	69,7	127,9	0,94	16,66	1541,35

Diätschema:

1. Frühstück: 300 ccm Kaffee; 30 g gerösteten Speck mit einem Ei.

2. Frühstück: 200 ccm Bouillon.

Mittagessen: 300 ccm Bouillon; 100 g gekochtes Rindfleisch; 20 g gerösteten Speck; 300 g Spinat; 20 g Fett; 200 g frische Tomaten.

Nachmittags: 300 ccm Kaffee oder Tee; 20 ccm Cognac.

Abendessen: 300 ccm Bouillon; 30 g gerösteten Speck mit einem Ei; 20 g rohen Schinken; 300 g Blumenkohl; 20 g Fett; 100 ccm roten Bordeaux.

Bei Arbeit steigern wir die Grundkost auf 30 Cal pro Kilogramm Körpergewicht. Die Verteilung von Eiweiß und Fett bleibt die gleiche. Lediglich für das Eiweiß kann man auf 1,2 g pro Kilogramm Körpergewicht gehen. Will man aber bei 1 g pro Kilogramm bleiben, so ist auch bei mäßiger Beschäftigung nicht zu befürchten, daß man zu wenig gibt, da der minimale Eiweißbedarf weit unterhalb liegt.

Für den obigen Fall würde dann bei mäßiger Arbeit folgende Kostverordnung in Frage kommen:

Nahrungsmittel	Eiweiß g	Fett g	Kohlenhydrat	Alkohol	Calorien
100 g gekochtes Rindfleisch . . .	31	12,5	—	—	245
80 g Speck, geräuchert	6,8	55,2	—	—	540
20 g roher Schinken	4,4	1,7	—	—	34
50 g Edamer Käse	12	13,25	1,75	—	180
2 Eier.	11	10,3	0,6	—	150
45 g Fett	—	43,2	—	—	402,75
50 g Butter	0,25	41,0	0,25	—	385
800 g Bouillon.	4,0	4,0	—	—	40
20 g Cognac	0,2	—	0,14	8,46	59,6
100 g deutscher Rotwein	2,5	—	0,1	8,0	63
300 g Tomaten, eingemacht . . .	3	—	⎡6,0⎤	—	⎡45⎤
300 g Spinat	4,5	—	⎢4,5⎢	—	⎢30⎢
300 g Blumenkohl	4	—	⎣8⎦	—	⎣50⎦
	83,65	181,15	2,84	16,46	2099,35

Diätschema:

1. Frühstück: 300 ccm Kaffee mit 25 g Butter; 40 g gebratenen Speck mit einem Ei; 50 g Edamer Käse.

2. Frühstück: 200 ccm Bouillon.

Mittagessen: 300 ccm Bouillon; 100 g gekochtes Rindfleisch; 300 g Blumenkohl; 300 g eingemachte Tomaten (an Stelle dieser Gemüse können auch äquivalente Mengen anderer Gemüsesorten verwendet werden); 20 g Fett.

Nachmittags: 300 ccm Kaffee oder Tee, mit 25 g Butter; 20 ccm Cognac.

Abendessen: 300 ccm Bouillon; 40 g gerösteten Speck mit einem Ei; 20 g rohen Schinken; 300 g Spinat; 25 g Fett; 100 ccm deutschen Rotwein.

Bei leichten Diabeteskranken gibt man die Grundkost so lange, bis der Urin zuckerfrei und der Blutzucker auf annähernd normale Werte gesunken ist. Sobald die Entzuckerung erreicht wird, beginnt man mit Zulagen von Kohlenhydraten, am besten in Gestalt von Brot. Wir geben in der Regel als Zulage Grahambrot; jedoch kann man die entsprechenden Äquivalente anderer Kohlenhydratträger an Stelle des Grahambrotes zulegen. Die Kohlenhydratäquivalente der verschiedenen Nahrungsmittel sind in Tabelle S. 398 zusammengestellt.

Die Kohlenhydratzulage steigert man so lange, bis wieder Zucker im Urin auftritt und die Toleranzgrenze erreicht ist. Man bleibt dann unterhalb der Toleranzgrenze für die dauernde Gewährung der Kohlenhydratzulage stehen, d. h. ist die Kohlenhydrattoleranz 150 g Grahambrot = 66 g Kohlenhydrat, so erlaubt man zur Grundkost ca. 70—80 % der Toleranz.

In unserer Kost ist das Eiweiß im wesentlichen außer zwei Eiern in Form Eiweiß. von Fleisch gereicht. Die verschiedenen Fleischsorten sind hinsichtlich ihres Eiweißgehaltes für den Diabetiker gleichwertig und gleich verträglich. Man kann deshalb an Stelle des Rindfleisches unserer Kost mit jeder Fleischeiweißart oder mit Fisch wechseln und dadurch eine Abwechslung in der Kost erzielen. Auch Käse kann als Eiweißträger an Stelle von Fleisch gegeben werden, jedoch ist zu bedenken, daß das Casein am leichtesten in Zucker umgewandelt wird. Auch der Gehalt an Milchzucker ist bei frischen, ungegorenen Käsearten nicht zu vernachlässigen. Fleisch und Fisch werden in gekochtem Zustand dem Patienten zugewogen und in Rechnung gesetzt. In ungekochtem oder ungebratenem Zustand sind ca. 25 % mehr Fleisch abzuwiegen, da der Wassergehalt des rohen Fleisches 25 % beträgt.

Äquivalenztafel.

1. Stoffe mit geringem Kohlenhydratgehalt[1]).

20 g Weißbrot = 12 g Kohlenhydrat entsprechen:

Weiße Bohnen	getrocknet		Kirschen süß (12—14) . .	85—100 g
Erbsen	(45—50)	25 g	Kirschen, sauer (10—12)	100—120 g
Linsen			Bananen (16—24)	50—75 g
Erbsen frisch, grün (10-12)	100—120 g		Apfelsine (10—12) . . .	100—120 g
Schnittbohnen (5—6) . .	200—240 g		Ananas (8—10)	120—150 g
Salatbohnen	jung, grün (16)	75 g	Melone (8)	150 g
Puffbohnen				
			Walderdbeeren .	
			Wilde Himbeeren	(4—6) 200—300 g
Karotten (8)	150 g		Brombeeren	
Weiße Kohlrübe (7) . . .	170 g		Heidelbeeren . .	
Große gelbe Rübe	(10)	120 g	Preißelbeeren (2—4) . . .	300—600 g
Teltower Rübe .			Johannisbeeren (7—9) . .	133—170 g
Schwarzwurzel (12—15) .	80—100 g		Stachelbeeren, reif (6—8)	150—200 g
Kohlrabi, jung (4) . . .	300 g		Stachelbeeren, unreif (2) .	600 g
Topinambur (15. Inulin) .	80 g		Gartenhimbeeren (6) . .	200 g
Sellerieknollen (10—12) .	100—120 g		Vollmilch (4,5)	276 g
			Süßer Rahm (2,5—3) . .	400—600 g
Äpfel	(8—12)	100—150 g	Saure Milch (4)	300 g
Birnen				
Pflaumen (10)	120 g		Bayrische Biere (4—5,5)	215—300 g

2. Kohlenhydratreiche Stoffe.

Kakao (30)	40 g	Bananenmehl (76) . . .	16 g
Mehl von Weizen, Roggen,		Pumpernickel (48)	25 g
Gerste, Buchweizen,		Kommißbrot (52)	23 g
Mais, Grünkorn (70) .	17 g	Roggenbrot	
Mehl von Hafer (65) . .	18 g	Grahambrot (50) . . .	24 g
Mehl von Erbsen, Linsen,		Simonsbrot	
Bohnen (55)	22 g	Friedrichsdorfer Zwie-	
Stärkemehle (ca. 82) . .	14,5 g	back (70)	17 g
Reis (80)	15 g	Luftbrötchen (Dr. Thein-	
Gerste (70)	17 g	hardt) (25)	48 g
Hafer (65)	18 g	Kartoffeln, Sommer(16-18)	66—75 g
Kastanienmehl (72) . . .	16 g	Kartoffeln, Winter (20) .	60 g

Die Bouillon spielt in unserer Kost eine gewisse Rolle, da sie relativ wenig Calorien enthält und von dem Patienten gern genommen wird. Je nach Bedarf kann in die Suppe ein Ei geschlagen oder weichgekochtes Gemüse als Einlage zugegeben werden. Der Zusatz von Knochenmark muß als Fett in Rechnung

---

[1]) Die eingeklammerten Zahlen geben den Prozentgehalt an Kohlenhydraten wieder. Tabelle aus Lichtwitz: Diabetes mellitus im Handbuch der inn. Med. von Bergmann u. Staehelin. 2. Aufl. Berlin 1926.

gesetzt werden. Will man an Stelle des Fleischeiweißes nur Gemüseeiweiß Petrénkost.
geben, wie dies vor allen Dingen Petrén[471] empfiehlt, so ist folgende Kostform
(Petrén-Kost) anzuempfehlen:

1. Frühstück: Tee oder Kaffee, 1 Eigelb mit etwas ·Cognac.

2. Frühstück: Gemüse mit 50 g Fett zubereitet (Butter oder Speck).

Mittags: Gemüse mit 50 g Fett zubereitet, Salat, Radieschen, Gurken,
Rhabarber oder Preißelbeerkompott.

Vesper: Tee oder Kaffee, 2 Eigelb mit Cognac.

Abends: Gemüse und 100 g Fett, Kompott wie mittags. Ein Teil des Fettes
kann durch guten Rahm ersetzt werden.

Durchschnittlich: 2000 Cal täglich.

Von Gemüsen: Grünkohl, Weißkohl, Spinat, Blumenkohl, Rhabarber, verschiedene Arten grüner Bohnen, Erbsenschoten, Gurken (jeden dritten Tag wenig
Topinambur). Gewicht pro Tag 800—1000 g.

Von Obst: Äpfel, Erdbeeren (Mengen nicht angegeben); Preißelbeeren bis
zu 500 g.

Von Fett: 200—250 g in Form von Butter oder schierem Speck.

Von Sahne, mit 30% Fettgehalt, bis zu 150 ccm als Maximum.

Reine Fleischbrühe, Kaffee, Tee.

$1/_2$ Flasche Bordeauxwein, gelegentlich.

In dieser Kost, die hinsichtlich ihrer Calorienzahl etwas über unserer Grundkost steht, ist fast das ganze Eiweiß als pflanzliches Eiweiß enthalten. Nach
unserer Erfahrung sind auch diese ganz geringen Eiweißmengen für den Diabetiker ausreichend, da sie immer noch über dem Minimum liegen. Wir glauben
aber nicht, daß das pflanzliche Eiweiß in seiner Wertigkeit für den Diabetiker
etwas Besonderes darstellt, so daß man auch unsere Standardkost auf so kleine
Eiweißgaben herunterdrücken könnte (70 g auf 30—35 g Fleischeiweiß). Die dadurch wegfallenden Calorien sind dann durch die der Eiweißmenge kalorisch entsprechende Menge Fett zu ersetzen. Wir haben nur in den seltensten Fällen eine
Kost gereicht, die entsprechend der Petrénschen Vorschrift fast nur das Eiweißminimum abdeckte, da wir uns überzeugt haben, daß es zwar nötig ist, dem
Diabetiker wenig Eiweiß zu geben, daß es aber unnötig ist, mit der Eiweißmenge
allzu nahe an das Eiweißminimum oder sogar unter das Eiweißminimum herunterzugehen.

Es ist eine alte Erfahrungstatsache, daß von allen Nahrungsmitteln das Fett Fett.
am besten vom Diabetiker vertragen wird. Würde der Diabetiker aus Fett in
gleicher Weise wie aus Eiweiß Zucker bilden, so wäre diese hundertfältig in ihrer
guten, klinischen Wirkung beobachtete Fettverträglichkeit nicht verständlich.
Am besten gibt man das Fett in Form von Butter, die zur Zubereitung von
Gemüsen und besonders von Saucen verwendet wird. Fleischbrühen und Fleisch-
saucen mit Butterfett, Gemüse mit reichlich Fett, wie auch Mayonnaisen aus Öl,
Butter und Ei sind die besten Formen, um große Fettmengen dem Patienten
in angenehmer Weise beizubringen. Ein ausgezeichneter Fettträger ist der Rahm.
Obwohl der Rahm 3% Zucker enthält, kann er doch bei Diabetikern mit
einiger Kohlenhydrattoleranz in kleiner Menge gegeben werden. Besonders als
Zubereitungsmittel für Speisen und auch als Zusatz zu Kaffee oder Tee ist der
süße und saure Rahm zu verwenden. Milch als Getränk kann dem Diabetiker
nicht erlaubt werden, da die Milch 4,5% Milchzucker enthält. Nur bei Diabetikern mit großer Toleranz ist die Milch entsprechend ihres Kohlenhydratgehaltes,
$1/_4$ l = 20 g Weißbrot = 12 g Kohlenhydrat, einzusetzen.

Als Gemüse sind erlaubt alle Gemüse, die über der Erde wachsen: Spinat, Gemüse.
Wirsing, Weißkraut, Rotkraut, Sauerampfer, alle Kohlarten, Blumenkohl,

Rosenkohl, Artischoken, alle Stengelgemüse, Spargel, Mangold, Rhabarber, Kohlrabi, Blattsalate, Tomaten, Gurken, Schnittbohnen. Verboten sind alle Hülsenfrüchte und Rüben, Gemüse, die unter der Erde wachsen, rote Rüben, weiße Rüben, gelbe Rüben dürfen nicht ohne weiteres gegessen werden, sondern sind entsprechend ihres Kohlenhydratgehaltes bei entsprechender Toleranz in Rechnung zu setzen. Von den unter der Erde wachsenden Knollen sind erlaubt: Zwiebel, Radieschen und Meerrettich. Sie enthalten zwar alle etwas mehr Kohlenhydrat als die Blattgemüse, aber das Kohlenhydrat ist in einer wenig nutzbaren Form vorhanden.

Von den Obstarten sind die Preißelbeeren und Citronen diejenigen Früchte, welche nur wenig Kohlenhydrate enthalten. Alle übrigen Früchte dürfen nur bei einer entsprechenden Toleranz verordnet werden. Es ist sehr zu empfehlen, einen Teil der tolerierten Kohlenhydrate in Form von Früchten zuzuführen, da die Früchte zum großen Teil Lävulose enthalten, die gut vertragen wird. Strengstens verboten sind aber in allen Fällen Weintrauben (24 % Zucker), süße Apfelsinen, Feigen, Datteln und Bananen; Obstkonserven sind in der Regel mit Zucker eingekocht. Der Diabetiker soll von Kompotten nur die im Haushalt zubereiteten essen, von denen man sicher ist, daß kein Zucker zugesetzt wurde. Will man Kompotte süßen, so kann dies durch Zusatz von Saccharin oder von Ersatzkohlenhydraten (Sionon) geschehen.

Kohlenhydrat-
zulagen.
Die Kohlenhydratzulage zur Grundkost kann in Form von Brot, Kartoffeln oder kohlenhydrathaltigen anderen Nahrungsmitteln geschehen. Die Zulage soll einsetzen, sobald die Entzuckerung durch die Grundkost erreicht ist. Eine Entzuckerung eines leichten Diabetikers soll innerhalb zehn Tagen durchgeführt sein. Gelingt die Entzuckerung innerhalb dieses Zeitabschnittes nicht und treten größere Mengen von Ketonkörpern gleichzeitig mit einer reichlichen Zuckerausscheidung im Urin auf, so sind Maßnahmen (Gemüse- und Hungertage, evtl. Kohlenhydrattage) zu ergreifen, über deren Anwendung wir weiter unten bei der Behandlung von mittelschweren Diabeteskranken berichten werden. Schreitet die Entzuckerung aber innerhalb kurzer Zeit rasch voran, so möchte ich bei weichendem Zucker auf das Auftreten geringer Ketonkörper (bis zu 8 g Gesamtketonkörper) keinen großen Wert legen und trotzdem die Grundkost bis zur vollständigen Entzuckerung weiterführen. Diese geringen Mengen Ketonkörper verschwinden sofort wieder, wenn nach erfolgter Entzuckerung Kohlenhydrate zugelegt werden. Man muß allerdings bei einer strikten Durchführung der Entzuckerung nach unserer Weise ständig gleichlaufend mit dem Urinzucker auch die Gesamtketonkörperausscheidung überwachen, um sofort zu erkennen, ob der geringe Ketonkörperanstieg nur die Begleiterscheinung des Kohlenhydratentzugs oder der Ausdruck einer schwereren diabetischen Störung mit gleichzeitig vermehrter Zuckerneubildung aus Nichtkohlenhydraten ist. Es mag zugestanden werden, daß eine derartige Handhabung der Entzuckerung in der Praxis ambulant nicht durchzuführen ist. Aus diesem Grunde sollte jeder Zuckerkranke zur erstmaligen Erforschung seiner Stoffwechsellage in stationäre Behandlung kommen und erst nach geklärter Stoffwechsellage die ambulante Behandlung weitergeführt werden. Ist die Entzuckerung erreicht, so legt man täglich das Äquivalent von 10 g Kohlenhydrat am besten zunächst in Gestalt von Brot zu. Über die Art des Brotes, welches man dem Diabetiker gewähren soll, ist zu sagen, daß es zweckmäßig ist, Diabetikern mit großer Toleranz gewöhnliches, am besten geröstetes Weißbrot zu geben; bei Diabetikern mit niederer Toleranz sind die nicht ausgemahlenen Brote mit starkem Kleiegehalt vorzuziehen, da man entsprechend ihres niederen Kohlenhydratgehaltes etwas größere Mengen reichen kann. Man muß den Patienten eindringlich davor warnen, sog.

Diabetikerbrot nach Belieben zu essen, da alle Brote mehr oder minder einen Kohlenhydratgehalt von ca. 50% haben. Brote mit unter 50% Kohlenhydrat schmecken meist nicht mehr wie Brot und werden vom Diabetiker als Brotersatz nur ungern genommen.

In 100 g sind enthalten:	Eiweiß	Fett	Kohlen-hydrate	Calorien	Einer WBE = 20 g Weiß-brot entsprechen g
Gebäck:					
Berliner Knüppel	5,7	1,0	60,0	277	20
Wasserwecken	6,1	0,4	51,1	239	25
Milchbrötchen	7,0	0,4	56,5	265	22
Weißbrot, fein	5,5	0,4	55,6	253	22
Panierbrösel	7,2	0,5	69,8	319	18
Graham-Weizenbrot	5,8	0,4	44,0	208	28
Roggenbrot	4,7	0,6	47,9	220	25
Pumpernickel	4,3	0,6	41,8	194	30
Simonsbrot	6,0	0,9	50,0	238	25
Sanitasbrot	4,6	0,6	37,4	176	32
Steinmetzbrot	9,5	0,4	42,9	221	28
Knäckelbrot, schwedisch	8,0	0,6	56,3	270	22
Weizenzwieback, feiner	10,1	3,3	70,5	362	18
Haferzwieback	6,9	7,3	62,0	349	20

(Tabelle aus C. v. Noorden und S. Isaak: Die Zuckerkrankheit, S. 394.)

Die sog. Luftbrote bestehen aus Kleber und Weizenmehl. Sie enthalten gewichtsmäßig gerade soviel Kohlenhydrate als andere Kleberbrote. Infolge ihrer besonderen Backart sind sie aber so leicht, daß ihre Gestalt ein größeres Gewicht vortäuscht und dadurch in einem Brötchen viel weniger Kohlenhydrat enthalten ist als in einem gleich großen, aber viel schwereren Brotgebäck. Für gewöhnlich empfiehlt es sich, die Zulagen nach der Entzuckerung zunächst mit Grahambrot zu beginnen. Erst nachdem größere Quantitäten von Kohlenhydraten in Gestalt von Grahambrot toleriert werden, kann man Weißbrot und auch andere Kohlenhydratarten: Kartoffeln, Reis, Grieß und Früchte zulegen. An der Hand der Kohlenhydratäquivalenztabellen ist dann nach festgestellter Toleranz größerer Kohlenhydratmengen eine Abwechslung in die Zulagen zu bringen. Es kann entsprechend des tolerierten Kohlenhydratwertes Mehl, am besten Aleuronatmehl, in gewissen Mengen treten. Es sei aber davor gewarnt, die tolerierte Kohlenhydratmenge in allzuviel verschiedenartigen, gleichzeitig gereichten Kohlenhydratzulagen zu verzetteln, da man dann zu leicht die Übersicht verliert, und auch eine Beschränkung bei neuerlichem Auftreten von Zucker nicht in zweckmäßiger Weise durchgeführt werden kann. Am besten gibt man eine bestimmte Menge Brot und Kartoffeln oder eine bestimmte Menge Mehl zum Zubereiten von Eierspeisen und Kartoffeln oder Reis und Hülsenfrüchte. Bei leichten Diabetikern mit besonders großer Toleranz kann man zu diesen Kohlenhydratträgern noch Milch zulegen.

Der Speisezettel von Leichtdiabeteskranken, bei denen eine Toleranz von 100 und mehr Gramm Brot erreicht wurde, ist sehr leicht zu variieren. Es sei hier auf die ausgezeichnete Darstellung der diätetischen Materie im Lehrbuch von v. Noorden verwiesen, in dem alle Einzelheiten zu finden sind. Für den Patienten ist es zweckmäßig, daß er sich selbst in die Diätverordnungen vertieft und sich davon überzeugt, wie nötig es ist, genau nach dem Speisezettel zu leben. Besonders empfehlenswert für den Selbstunterricht des Patienten ist das kleine Büchlein von C. v. Noorden und S. Isaac, Verordnungsbuch und diätetischer Leitfaden für Zuckerkranke.

Es sei aber noch einmal gesagt, daß für die stationäre Überprüfung der Stoffwechsellage eines Patienten eine abwechslungsreiche Kost sich nicht als zweckmäßig erweist. Eine einfache Grundkost in der von uns angegebenen Form mit schrittweisen Kohlenhydratzulagen wird bei stationärer Behandlung am raschesten die Entzuckerung herbeiführen und die Toleranz bestimmen lassen. Immer zuerst Toleranzbestimmung und dann erst Auswahl eines abwechslungsreichen Speisezettels.

Wilder[345] sucht die Grundkost in der Art festzustellen, daß er eine Tabelle aufstellt, aus der für eine Nahrung von bestimmtem Caloriengehalt der Gehalt an Kohlenhydrat, Eiweiß und Fett abgelesen werden kann. Wilder fußte bei der Aufstellung seines Schemas auf den von Shaffer, Woodyatt, Wilder und Winter[345] errechneten Normen, nach denen die Kost aufgeteilt wird in ketogene Substanzen (K) und antiketogene Substanzen (A). Ketogene Substanzen sind das Fett zu 90%, das Eiweiß zu 45%, antiketogen sind die Kohlenhydrate und das Eiweiß zu 55%. Eine Ketonurie wird dann verhindert, wenn $\frac{K}{A} = 2$ ist. Ein Molekül umgesetzter Traubenzucker wirkt gegen 2 Moleküle Acetessigsäure antiketogen. Es sei hier nicht näher auf die von den einzelnen Forschern aufgestellten Berechnungsformeln eingegangen, da im Endeffekt die von den amerikanischen Autoren geforderten Prinzipien, Beschränkung der Calorienmenge, geringe Eiweißzufuhr, auch in unserer Standardkost sich ausdrücken. Unsere Kostformen unterscheiden sich lediglich von den amerikanischen durch etwas reichlichere Fettzufuhr.

Diese Maßnahmen führen bei den leichten Diabeteskranken sehr rasch zu dem gewünschten Erfolg. Wie soll man aber die Diät gestalten, wenn nach einer acht- bis zehntägigen Periode von Grundkost wohl der Blutzucker sinkt und die Zuckerausscheidung zurückgeht, aber gleichzeitig eine stärkere Ketonkörperausscheidung sich einstellt und eine vollständige Entzuckerung nicht durchführbar ist. Diese Gruppe von Kranken, welche, wie wir bereits S. 348 besprochen haben, zu den mittelschweren Fällen gerechnet werden muß, wird man heute unbedingt mit Insulin behandeln. Auf die Insulinbehandlung sei später näher eingegangen. Es möge hier mehr aus didaktisch-historischen Gründen auf die Art und Weise, wie man vor der Insulinära verfuhr, näher eingegangen werden. Es sei aber nochmals betont, daß diese Kranken heute nicht mehr nur diätetisch, sondern diätetisch mit Insulin behandelt werden müssen.

Der Hafertag.   Bei starkem Ansteigen der Ketonkörper und nicht vollständiger Entzuckerung gaben wir zunächst einen Kohlenhydrattag. Am Kohlenhydrattag gibt man am besten ca. 150—250 g Hafermehl oder Hafergrütze, 75—125 g Butter, 2 Eier, 500 ccm Kaffee oder Tee, 1 Glas französischen Rotwein und 1 Gläschen Schnaps.

	Eiweiß	Fett	Kohlenhydrat	Alkohol	Calorien
250 g Hafergrütze	25	13,75	161,25	—	800
70 g Butter	0,35	57,4	0,35	—	539
2 Eier	11	10,3	0,6	—	150
200 g französischer Rotwein . .	4,8	—	0,4	16,4	132
20 g Cognac	0,2	—	0,14	8,4	59,6
	41,35	81,45	162,74	24,8	1680,6

Als Hafer wird Hafermehl oder Haferflocken verwendet. Die Haferflocken haben sich ausgezeichnet bewährt. Man kann aus dem Hafer Hafersuppen oder Breie (Porridge) bereiten. Man gibt die einzelnen Portionen über den Tag verteilt in vier bis fünf einzelnen Mahlzeiten. Von besonderer Wichtigkeit ist es, daß die

Haferkost ohne Salzzutat bereitet wird, da sonst sehr leicht infolge des im Kochsalz enthaltenen Na$^+$ Ödeme auftreten. Einen angenehmen Geschmack der Hafersuppe kann man durch ein paar Tropfen Maggi erzielen, das zwar Kochsalz enthält, was aber bei einigen Tropfen nicht in die Wagschale fällt.

Es ist zweckmäßig, die Fettmengen nicht allzu hoch zu nehmen, da sonst die Calorientoleranz stark belastet und einer stärkeren Ketonurie Vorschub geleistet wird. 60—80 g Fett, evtl. noch weniger, scheinen das richtige Maß zu sein.

Das Wesentliche der Hafertage ist der geringe Gehalt der Nahrung an Eiweißstoffen. Dazu kommt noch, daß das Pflanzeneiweiß nach v. Noorden viel weniger Zucker bilden soll als das tierische.

Wir haben bereits besprochen, daß pflanzliches Eiweiß im allgemeinen dem tierischen Eiweiß hinsichtlich der Zuckerbildung gleich ist. Es müssen aber bei gewissen Pflanzenarten die Resorptionsverhältnisse des in den Pflanzen gespeicherten Eiweißes ungünstiger sein, so daß tatsächlich Pflanzeneiweiß auf die Glucosurie weniger stark einwirken wird. Bedenken wir, daß beim Diabeteskranken nur ein kleiner Teil der gereichten Kohlenhydratmengen beim Hafertag verwertet werden, so stellt ein Hafertag einen calorien- und eiweißarmen Unterernährungstag dar. Zweifellos ist mit dieser Erklärung die günstige Wirkung der Hafertage nicht erschöpft; jedoch dürfte auch dieses Moment der unterwertigen Calorienausnutzung zu dem Erfolg eines solchen Kohlenhydrattages beitragen helfen. Versuche, die besonders günstige Wirkung von Haferkuren auf eine insulinartige Substanz im Hafer, ähnlich wie sie tatsächlich in gewissen Pflanzen vorzukommen scheinen, zurückzuführen, haben bisher kein Ergebnis gezeitigt.

Die Hafertage wurden erstmals von v. Noorden[472] in die Therapie eingeführt. Als Vorläufer der Hafertage ist die von A. v. Düring 1868 empfohlene Reiskur anzusehen, die eine calorien- und eiweißarme gemischte Amylaceenkost darstellt. Merkwürdigerweise hat diese in ihren Grundzügen ausgezeichnete Vorschrift v. Dürings keinen Anklang gefunden, obwohl sie den diätetischen Kenntnissen jener Zeit intuitiv weit vorauseilte.

Külz[336] und Donkin haben in den 70er Jahren Milchtage zur Behandlung des Diabetes vorgeschlagen (Milchtage ca. 1000 ccm Milch jeden Tag). Diese Milchtage sind keine Kohlenhydrattage, sondern im wesentlichen Eiweißkost mit etwas Milchzucker. Sie eignen sich nicht zur Behandlung von schwer Diabeteskranken. Die Bedeutung der Milchtage für Kreislaufinsuffiziente, nicht aber für kreislaufinsuffiziente Diabetiker ist inzwischen Allgemeingut geworden. Gleichzeitig mit der v. Noordenschen Haferkur hat A. Mossé[473] im Jahre 1902 eine Kartoffelkur empfohlen. Obgleich eine einseitige Kartoffelernährung sich in eine Diabetikerdiät sehr gut interpolieren ließe, hat sich diese Art der einseitigen Kohlenhydraternährung mit Kartoffeln nicht so einzubürgern vermocht wie die Haferkost.

Falta[474] zeigt, daß kohlenhydrathaltige Amylaceen in gleicher Weise wie der Hafer zu einseitigen Kohlenhydrattagen herangezogen werden können. Es ist aber bemerkenswert, daß der Eiweißgehalt von Leguminosenmehlen ein viel höherer ist als von Hafermehl. Die eiweißärmste Stärkenahrung ist zweifellos die Kartoffel; aber trotzdem scheinen die Kartoffeltage in der Diätetik weniger gangbar als der eiweißreichere Hafer und die Leguminosen zu sein. Falta legt weniger Wert darauf, daß eine Amylaceenkost in der Art der Hafertage in eine Standardkost interpoliert wird, sondern daß sie als Dauerkost für schwere Diabetiker Verwendung finden soll. Falta läßt lediglich seine Mehlfrüchtekost ein- bis zweimal wöchentlich durch Gemüsetage unterbrechen und rät mit Fortschreiten der diabetischen Erkrankung immer längere Perioden von Amylaceenkost einzuschalten. In diesen langen Perioden dürfte eine gewisse Gefahr liegen, die in der auf die Dauer stark strapazierten Kohlenhydrattoleranz zu suchen ist. Im übrigen möchte ich aber betonen, daß die Mehlfrüchteernährung von Falta bei mittelschweren Fällen sehr gute Resultate liefert.

Es seien drei Formen der von Falta[474] angegebenen Kost angeführt. Es erweist sich aber immer als nötig, auch die Amylaceengemüsekost dem jeweiligen Fall hinsichtlich des Calorienbedürfnis anzupassen und auch bei dieser Kostform nicht zu stark über das Calorienbedürfnis hinauszugehen.

a) Die Suppenkost.

Sieben Suppen von je 30 g Weizenmehl, Hafermehl, Haferflocken, Grünkern, Reis, Grieß, Graupen, Erbsenmehl, Bohnenmehl, Linsenmehl, Maismehl, Hirse, Tapioka oder Kartoffeln (100 g). Alle Amylaceen werden roh gewogen. Die Amylaceen werden in Kraftsuppe oder in Salzwasser (evtl. Zusatz von Fleischextrakt) weich gekocht, zum Schluß werden 15—30 g Butter eingelassen.

Butter im ganzen 220 g.

Reichlich Getränke: Wein, Kaffee, Tee, Kraftsuppe, Cognac usw.

30 g Luftbrot.

b) Mehlspeisekost.

Sieben Portionen Amylaceen (davon drei als Suppen, vier in Form von Brei, Teig- oder Backwaren).

Eine Portion = 30 g Weizenmehl, Hafermehl usw. wie bei a).
   = 30 g getrocknete Linsen, Erbsen usw. als Brei.
   = 30 g Reis für Risotto (mit einigen Pilzen und sehr wenig Parmesan).
   = 30 g Nudeln oder Makkaroni.
   = 30 g Mais für Polenta.
   = 100 g Kartoffeln gekocht oder als Brei oder Bratkartoffeln.
   = 40 g Semmel.
   = 50 g Schrotbrot.
Butter im ganzen 220 g.
Reichlich Getränke wie bei a.
   = 30 g Luftbrot.

Die Amylaceen werden zweckmäßig auf den ganzen Tag verteilt, wie folgendes Beispiel zeigt:

I. Frühstück: Kaffee oder Tee (ohne Rahm) mit 25 g Schrotbrot und Butter.

II. Frühstück: Eine Suppe von 30 g Mehl, Luftbrot und Butter, 1 Glas Wein.

Mittagessen: Eine Tasse Kraftsuppe, eine halbe Stunde später eine Suppe von 30 g Mehl, ferner Risotto von 30 g Reis, ein Glas Wein, Luftbrot und Butter, ein Täßchen schwarzen Kaffee.

4 Uhr nachmittags: Kaffee oder Tee mit 25 g Schrotbrot und Butter.

6 Uhr abends: Eine Suppe von 30 g Mehl, ein Gläschen Cognac.

7 Uhr abends: Ein Brei von 30 g Hülsenfrüchten.

8 Uhr abends: 100 g Bratkartoffeln mit Butter, $1/_4$ Liter Wein.

c) Amylaceengemüsekost.

Fünf Portionen Amylaceen (davon zwei als Suppen, zwei Portionen von Hülsenfrüchten).

Gemüse wie bei strenger Kost.

Butter im ganzen 220 g.

Getränke wie bei a.

30 g Luftbrot.

Folgende Verteilung hat sich als zweckmäßig erwiesen:

1. Frühstück: Kaffee oder Tee mit 25 g Schrotbrot und Butter.

2. Frühstück: Eine Suppe von 30 g Hülsenfrüchtemehl, Luftbrot und Butter, ein Glas Wein.

Mittagessen: Eine Suppe mit 15 g Hülsenfrüchtemehl, eine Gemüseplatte, Risotto von 30 g Reis, Luftbrot und Butter, ein Glas Wein, schwarzer Kaffee.

Nachmittags: Kaffee oder Tee mit 25 g Schrotbrot und Butter.

Abends: Eine Suppe mit 15 g Hülsenfrüchtenmehl, Gemüse mit 100 g Kartoffeln, Luftbrot und Butter, ein Gläschen Cognac, $^1/_4$ Liter Wein.

Es ist darauf zu achten, daß die Menge der Gemüse 600 g (roh) nicht übersteigt und daß nur wenig oder gar keine eiweißreichen Gemüsesorten verabreicht werden.

Die Hafertage v. Noordens erscheinen uns im Rahmen der auf den einzelnen Fall besonders berechneten Standardkost für die Entzuckerung des Patienten am vorteilhaftesten. Wir haben oben (S. 402) ausgeführt, daß wir bei mittelschweren Diabeteskranken, die auf Standardkost einen stärkeren Anstieg der Ketonkörper zeigen und nicht vollständig entzuckern, zunächst einen Hafertag einschalten. Beim mittelschweren Diabetiker ist es nicht zweckmäßig, zwei, drei und mehr Hafertage aufeinander folgen zu lassen. Wir verfahren in Anlehnung an die v. Noordensche Vorschrift in der Weise, daß wir nach dem ersten Hafertag nunmehr einen Hunger- und einen Gemüsetag folgen lassen, dann wieder zwei bis drei Tage Standardkost reichen. Im weiteren Verlauf der Kur wird nach zwei bis drei Standardtagen ein Hafertag eingeschoben, den wir mit einem Hunger- und einem Gemüsetag einrahmen, so daß eine derartige „Schaukelkost" sich in folgender Art gliedert: zwei bis drei Standardtage, Hungertag, Hafertag, Gemüsetag, zwei Standardtage, Hungertag, Hafertag, Gemüsetag (vgl. untenstehende Tabelle u. Abb. S. 332).

Tabelle (nach Thannhauser und Tischhauser).

Datum	Kostform	Calorien	Eiweiß g	Fett g	C-hydrat g	Von den Gesamtcalorien machen in % aus			Körpergewicht kg
						Eiweiß	Fett	C-hydrat	
16. VII.	—	2291,7	75,4	142,9	155,3	—	—	—	—
17. VII.	—	1692,2	58,7	123,2	71,3	—	—	—	36,5
18. VII.	—	1707,2	63,9	123,3	66,5	—	—	—	36,5
19. VII.	—	1740,7	68,9	131,7	49,2	—	—	—	36,0
20. VII.	—	1839,6	66,3	132,3	61,6	—	—	—	36,0
21. VII.	Hungertag . .	69,0	—	—	0,1	—	—	—	35,5
22. VII.	Hafertag . . .	1830,5	48,6	98,2	163,9	—	—	—	33,0
23. VII.	Hungertag . .	84,0	1,6	0,1	1,6	8,7	1,1	0,7	34,5
24. VII.	Hafertag . . .	1830,5	48,6	98,2	163,9	12,3	49,8	35,8	33,5
25. VII.	„ . . .	1830,5	48,6	98,2	163,9	12,3	49,8	35,8	34,0
26. VII.	Gemüsetag . .	1815,0	34,8	155,0	41,1	8,8	79,4	9,0	34,5
27. VII.	„ . .	1855,0	36,7	152,1	55,9	9,1	76,2	12,0	35,0
28. VII.	Strenger Tag .	1800,0	68,3	144,4	30,2	17,4	74,6	6,7	35,0
29. VII.	„ . .	1810,0	69,1	144,6	31,7	17,5	74,2	7,0	34,5
30. VII.	Hungertag . .	99,0	3,2	0,3	3,1	14,8	2,8	12,5	34,0
31. VII.	Hafertag . . .	1257,4	32,8	66,4	111,4	11,9	49,1	35,4	33,8
1. VIII.	„ . . .	1257,4	32,8	66,4	111,4	11,9	49,1	35,4	34,5
2. VIII.	Gemüsetag . .	1251,5	27,3	101,9	32,0	10,0	75,7	10,2	35,5
3. VIII.	„ . . .	1261,3	27,8	104,2	33,4	10,1	76,8	10,5	35,5
4. VIII.	Strenger Tag .	1279,6	49,1	97,6	23,0	17,6	70,9	7,1	36,0
5. VIII.	„ . .	1286,6	49,6	97,7	24,1	17,7	70,6	7,4	36,5
6. VIII.	Hungertag . .	64,5	3,2	0,3	3,0	22,8	4,3	18,6	36,5
7. VIII.	Hafertag . . .	946,8	22,0	50,6	85,0	10,6	49,6	35,9	35,5
8. VIII.	„ . . .	946,8	22,0	50,6	85,0	10,6	49,6	35,9	36,5
9. VIII.	Gemüsetag . .	982,0	22,5	78,4	27,7	10,5	74,2	11,2	37,0
10. VIII.	„ . . .	994,0	22,4	80,8	27,2	10,3	75,5	10,9	37,5

Tabelle (nach Tannhauser und Tischhauser [Fortsetzung]).

Datum	Kostform	Calorien	Eiweiß g	Fett g	C-hydrat g	Von den Gesamtcalorien machen in % aus			Körpergewicht kg
						Eiweiß	Fett	C-hydrat	
11. VIII.	Strenger Tag .	914,1	37,9	69,3	19,6	19,0	70,4	8,5	37,5
12. VIII.	„ . .	919,1	38,3	69,4	20,3	19,1	70,2	8,8	37,0
13. VIII.	Hungertag . .	99,0	3,2	0,3	3,1	14,8	2,8	12,5	36,5
14. VIII.	Hafertag . . .	1257,4	32,8	66,4	111,4	11,9	49,1	35,4	35,0
15. VIII.	„ . . .	1257,4	32,8	66,4	111,4	11,9	49,1	35,4	36,5
16. VIII.	Gemüsetag . .	1251,5	27,3	101,9	32,0	10,0	75,7	10,2	36,0
17. VIII.	„ . .	1261,3	27,8	104,2	33,4	10,1	76,8	10,5	36,5
18. VIII.	Strenger Tag .	1279,6	49,1	97,6	23,0	17,6	70,9	7,1	36,5
19. VIII.	„ . .	1286,6	49,6	97,7	24,1	17,7	70,6	7,4	37,0
20. VIII.	Hungertag . .	99,0	3,2	0,3	3,1	14,8	2,8	12,5	37,0
21. VIII.	Hafertag . . .	1257,4	32,8	66,4	111,4	11,9	49,1	35,4	36,5
22. VIII.	„ . . .	1257,4	32,8	66,4	111,4	11,9	49,1	35,4	37,5
23. VIII.	Gemüsetag . .	1251,5	27,3	101,9	32,0	10,0	75,7	10,2	37,3
24. VIII.	„ . .	1261,3	27,8	104,2	33,4	10,1	76,8	10,5	37,3
25. VIII.	Strenger Tag .	1279,6	49,1	97,6	23,0	17,6	70,9	7,1	37,0
26. VIII.	„ . .	1286,6	49,6	97,7	24,1	17,7	70,6	7,4	37,3
27. VIII.	Hungertag . .	99,0	3,2	0,3	3,1	14,8	2,8	12,5	37,0
28. VIII.	Hafertag . . .	1257,4	32,8	66,4	111,4	11,9	49,1	35,4	35,0
29. VIII.	„ . . .	1257,4	32,8	66,4	111,4	11,8	49,1	35,4	35,0
30. VIII.	Gemüsetag . .	1251,5	27,3	101,9	32,0	10,0	75,7	10,2	35,3
31. VIII.	„ . . .	1261,3	27,8	104,2	33,4	10,1	76,8	10,5	35,5
1. IX.	Strenger Tag .	1279,6	49,1	97,6	23,0	17,6	70,9	7,1	35,3
2. IX.	„ . .	1286,6	49,6	97,7	24,1	17,7	70,6	7,4	35,3
3. IX.	Hungertag . .	99,0	3,2	0,3	3,1	14,8	2,8	12,5	35,0
4. IX.	Strenger Tag .	1286,6	49,6	97,7	24,1	17,7	70,6	7,4	34,5
5. IX.	„ . .	1286,6	49,6	97,7	24,1	17,7	70,6	7,4	34,5
6. IX.	„ . .	1286,6	49,6	97,7	24,1	17,7	70,6	7,4	33,5
7. IX.	„ . .	1286,6	49,6	97,7	24,1	17,7	70,6	7,4	32,8
8. IX.	Hafertag . . .	1257,4	32,6	66,4	111,4	11,9	49,1	35,4	32,5
9. IX.	„ . . .	1257,4	32,8	66,4	111,4	11,9	49,1	35,4	33,0
10. IX.	„ . . .	1257,4	32,8	66,4	111,4	11,9	49,1	35,4	33,3
11. IX.	„ . . .	1257,4	32,8	66,4	111,4	11,9	49,1	35,4	33,5
12. IX.	Strenger Tag .	1286,6	49,8	97,7	24,1	17,7	70,6	7,4	33,5
13. IX.	„ . .	1286,6	49,6	97,7	24,1	17,7	70,6	7,4	33,0
14. IX.	„ . .	1286,6	49,6	97,7	24,1	17,7	70,6	7,4	33,0
15. IX.	„ . .	1286,6	49,6	97,7	24,1	17,7	70,6	7,4	33,0
16. IX.	„ . .	1286,6	49,6	97,7	24,1	17,7	70,6	7,4	33,0

Hungertage.   Die Hungertage sind von Cantani[337] eingeführt worden. Aber erst Naunyn[338] und seine Schule verschafften den Fasttagen allgemeinen Eingang in die Therapie der schweren Diabetesfälle. Es erscheint fürs erste widersinnig, einen Diabetiker hungern zu lassen, da doch ein Gesunder beim Hungern Ketonkörper bekommt und man beim Diabetiker gerade das Gegenteil erreichen will. Tatsächlich erreicht man auch beim Diabetiker durch Hungern das Gegenteil wie beim Gesunden; eine bestehende Ketonurie wird geringer. Diese durch hundertfältige Beobachtung gesicherte Tatsache kann nur dadurch erklärt werden, daß im Hunger beim Diabetiker der Bestand an Leberglucogen geschont wird. Diese paradoxe Erklärung dürfte aber insofern berechtigt sein, als durch die Calorieneinschränkung, besonders durch die Einschränkung von Fett und Eiweiß, ein gleichzeitiger Glucogenverbrauch, der zum Abbau gewisser Aminosäuren und Fettsäuren nötig ist, nicht stattzufinden braucht, andererseits aber aus dem in den Säften und im Blut reichlich vorhandenes Kohlenhydrat entsprechend der zwar eingeschränkten, aber immerhin noch bestehenden jeweiligen Insulinsekretion noch Leberglucogen gebildet werden kann. Der Stoffbedarf an einem solchen Hungertag dürfte zum größten Teil durch Körperfett abgedeckt werden. Vorbedingung für einen Hungertag ist vollständige Körperruhe.

An einem derartigen strengen Hungertag reichen wir: 500 ccm Kaffee oder Tee, zwei Glas Cognac, ein Glas Rotwein.

Bei milderer Form des Hungertages gibt man noch 200—300 g Gemüse mit 20 g Fett zu.

Es ist nicht zweckmäßig, direkt auf den Hungertag wieder die volle, strenge Standardkost folgen zu lassen. Wir geben in der Regel nach dem Hungertag einen Hafertag; man kann auch nach dem Hungertag einen Gemüsetag setzen. Die zweifellos richtige Erkenntnis, daß im Hunger die Stoffwechsellage am meisten Allendiät. gebessert wird, ist in den letzten Jahrzehnten in Amerika zu einer Methode der Diabetesbehandlung ausgebaut worden. Das Prinzip der Allenmethode ist die dauernde Unterernährung. Eine derartige Allenkur wird mit drei bis vier Fasttagen eingeleitet, soll aber bei dauernder Glucosurie auf die doppelte Anzahl von Fasttagen gebracht werden. Ist auf diese Weise Hyperglucämie, Glucosurie und Ketonurie beseitigt, d. h. ist wenigstens nach Beseitigung der Glucosurie auch die Ketonurie auf niedere Werte herabgegangen, so wird die Diät wieder aufgebaut, indem täglich ca. 200—300 g Gemüse gegeben werden, denen man Fett, aber nicht größere Mengen als 50—60 g zusetzt. Eier werden vorsichtig eins bis zwei zugelegt. Ist auf diese Weise die Zucker- und Ketonkörperausscheidung beseitigt, so gibt man allmählich etwas Kohlenhydrat zu. In untenstehender Tabelle sind die Calorienmengen, welche Joslin[475], der ebenso wie Allen[339] mit dauernder Unterernährung behandelt, zusammengestellt:

Tägliche Nahrungseinfuhr im Durchschnitt.

Kurdauer	Gewichtsverlust	Erste Woche						Letzte Woche					
		K. H.	Eiw.	Fett	Alk.	Cal	Cal	K. H.	Eiw.	Fett	Alk.	Cal	Cal
Tage	kg	g	g	g	g		p. kg	g	g	g	g		p. kg
33	3,1	19	17	11	2	243	4	26	54	76	1	992	18
23	2,9	25	24	6	1	234	4	43	60	82	4	1151	21
28	1,6	27	24	16	1	356	9	43	60	90	3	1239	23

Allen[339] und Joslin[475] unterscheiden sich in ihrer Kostvorschrift von den in Europa üblichen Behandlungsmethoden nicht nur durch die abnorm niedere Calorienzufuhr, sondern auch durch die geringen Fettgaben. Sie fürchten die Fette als Quelle der Ketonkörper. Zweifellos sind die Fette die wesentlichsten Ketonbildner. Es hat sich aber gezeigt, daß die Ketonkörperbildung aus Fett nur dann hohe Grade annimmt, wenn eine große Menge Eiweiß in der Nahrung gereicht wird. Innerhalb des Calorienbedarfs und besonders bei gleichzeitiger starker Eiweißbeschränkung bewirken größere Fettgaben nur in geringem Grade einen Anstieg der Ketonkörper im Harn. Die günstige Wirkung einer Gemüsefettkost, wie sie Petrén zur Behandlung schwerer Diabetesfälle empfohlen hat, ist der eindeutige Beweis für diese Auffassung. Zweifellos ist die dauernde Unterernährung nach Allen und Joslin ein ausgezeichnetes Mittel, um einen Diabeteskranken zucker- und acetonfrei zu machen. Die Aufgabe des Arztes bei der Behandlung von Diabeteskranken ist es aber nicht, einseitig die Behandlung des Patienten in der Weise durchzuführen, daß man nur auf den Blutzucker und Urin achtet und die Gesamtpersönlichkeit außer acht läßt. Es ist mindestens ebenso wichtig, einen Zuckerkranken als Glied der menschlichen Gesellschaft arbeitsfähig und berufstätig zu halten, als ihn vollständig zuckerfrei zu machen, dabei aber seinen Kräftezustand durch dauerndes Hungern so zu untergraben, daß er aus Erschöpfung arbeitsunfähig wird. Es ist ein Zerrbild der ärztlichen Kunst, den Kranken zuckerfrei körperlich zugrunde gehen zu lassen. Hüten wir uns vor derartigen Übertreibungen der Unterernährung, bedenken wir aber immer, daß die Nahrungsbeschränkung das wesentliche Moment der Diabetesbehandlung ist. Gerade für die Theorie des Diabetes sind die Erfolge des Hungerns und der dauernden Unterernährung von größter Wichtigkeit (vgl. die theoretischen Erörterungen S. 329 über Calorientoleranz). Zweifellos gebührt Allen und Joslin trotz ihrer extremen Forderung das Verdienst, den großen Wert der Unterernährung wieder propagiert und die vergessene Lehre Bouchardats und Naunyns „manger le moins possible" als Hauptgrundsatz der Diabetikerkost wieder eingeführt und vertreten zu haben.

Gemüsetage. Die Gemüsetage wurden wie die Hafertage von v. Noorden in die Diabetestherapie planmäßig eingeführt. Die Hauptbedeutung eines richtigen Gemüsetages liegt in der Eiweißarmut der Kost und in dem relativ geringen Caloriengehalt des Gemüses. Die ursprüngliche Vorschrift v. Noordens:

Gewöhnliche Gemüsetage mit Eiern und Fett.
Die Nahrung wurde frei gewählt aus:
Kaffee, Tee oder Rahm, nach Wunsch Saccharin.
Fleischbrühe, Gemüsebouillon.
Vier ganze Hühnereier, sechs Eidotter.
Gemüse (insbesondere Spinat, Blätterkohl, Sauerkraut, Kochsalat, Kochendivien, Spargel, Tomaten).
Salat aus Kopfsalat, Gurken, Tomaten.
Butter, Knochenmark, Pflanzenöl, nichtdurchwachsener Speck.
Kaviar (bis 50 g).
Essig, Citrone, Citronensäure.
Alkalische Mineraltafelwässer.
Wein, Branntwein nach besonderer Vorschrift.
(Luftbrot, je nach Erlaubnis, bis Maximum = 50 g.)

hat im Laufe der Zeit eine wesentliche Wandlung erfahren, indem v. Noorden selbst und die meisten Autoren mit dem Eiereiweiß stark zurückgegangen sind. Der Gemüsetag setzt sich nach unseren Erfahrungen am besten folgendermaßen zusammen:

1. Frühstück: Tee mit einem Ei.
2. Frühstück: 200—300 g Gemüse (Spinat, Wirsing, Kohlarten mit Einschluß von Sauerkraut).
Mittagessen: Leere Fleischbrühe, 300 g Gemüse oder Salate (grüner, Kopf-, Tomaten-, Spargelsalate).
Zu den Gemüsen 70—80 g Butter auf den ganzen Tag verteilt.
Nachmittags: Tee mit Cognac.
Abendessen: Fleischbrühe und 300 g Gemüse oder Salate, ein Ei, ein Glas Rotwein.
Die Gemüse- und Salatmengen können sich wechselseitig vertreten, d. h. bei besonderer Vorliebe kann nur Salat oder Gemüse gegessen werden.

Die Gemüsetage können als Gemüseverpflegung der Zuckerkranken zum dauernden Kostregime gemacht werden. Kolisch[476] war wohl der erste, der eine vegetabilische eiweißarme Diät mit einem geringen Caloriengehalt zur systematischen Ernährung der Diabetiker anempfahl. Kolisch wies auch darauf hin, daß man die Gemüsekost durch Zulage von Amylaceen ergänzen könne und Perioden einer gemischten Kohlenhydratgemüsekost zweckmäßig einführe. Auf diesen Anregungen von Kolisch baut sich das Faltasche[474] Amylaceenregime auf. Auch die Kost von Petrén[471], über die wir bereits gesprochen haben, ist eine Gemüsefettkost für schwere Diabetiker. Will man nach dem Vorgange von Kolisch und Petrén die Gemüsefettkost längere Zeit hindurch geben, so ist nach dem Vorschlage von Petrén, die gleichzeitige Zufuhr von reichlich Fett sehr wünschenswert, um die nötige Calorienzufuhr zu gewährleisten. Nach unserer Erfahrung ist nicht zu befürchten, daß auch bei dauernder Fettgemüsekost durch allzu große Fettgaben die Ketonurie übermäßig gesteigert wird. Die Zuckerausscheidung sahen wir niemals auf lange Fettkost ansteigen. Es möge dahingestellt bleiben, inwieweit es überhaupt fettempfindliche Fälle gibt, bei denen größere Fettgaben die Zuckerausscheidung heraufsetzen. Es bedarf aber einer sorgfältigen, abwechslungsreichen Zubereitung der Gemüsefettkost, um den Patienten nicht überdrüssig werden zu lassen. Es sei auch hier auf die Vorschriften in dem kleinen Büchlein von C. v. Noorden und Isaac hingewiesen.

Bei mittelschweren Diabetesfällen kamen wir immer mit der oben angegebenen Wechseldiät aus, ohne lang dauernde Perioden von calorienarmen Gemüsetagen oder von calorienreichen Petrénperioden einzuschalten. Anders ist es bei Schwerdiabeteskranken. Diese Patienten reagieren auf unsere Standardkost mit einer persistierenden Zuckerausscheidung mittlerer Höhe, d. h. sie bilden reichlich Zucker aus Eiweiß und scheiden diesen aus. Gleichlaufend mit diesem Extrazucker aus Eiweiß steigt auf die Standardkost auch die Ketonurie an und kann Werte von 20—30 g Ketonkörper schon nach zwei bis drei Tagen erreichen. Diese hohen Ketonkörperzahlen zeigen eindeutig die schlechte Stoffwechsellage des Patienten, sie sind aber nicht immer ein Zeichen für ein drohendes Koma. Bei diesen Schwerdiabeteskranken haben wir die gleiche Wechseldiät dann an die strengen Tage angeschlossen, wie wir sie oben bei dem mittelschweren Diabetes angegeben haben. Gelang es uns nicht, die Ketonurie mit einem Hafertag herabzudrücken, so gaben wir zwei bis drei aufeinanderfolgende Hafertage und ließen dem Hafertag einen Hungertag und zwei bis drei Gemüsetage folgen. Auf diese Weise wurde unsere Standardkost nur an wenigen Tagen gereicht. Das Schema der Wechselkost für einen Schwerdiabeteskranken wäre in folgender Weise zu formulieren: zwei bis drei Hafertage, Hungertag, zwei bis drei Gemüsetage, zwei Standardtage, Hafertage usw. Diese haferreiche Kost soll möglichst salzarm gekocht werden, besonders wenn man gleichzeitig, wie dies meistens nötig ist, 20—30 g Natriumbicarbonat pro die zuführt. Die Gabe von Natriumbicarbonat in der Zeit vor der Insulinära ist bei Schwerkranken immer notwendig, da sonst der Körper durch die ständige Ausscheidung von ketonsauren Na-Salzen an Alkali verarmt.

Diese Art der Diätetik beim schweren Diabetiker ist heute glücklicherweise durch die Einführung des Insulins überwunden. Sie hat mehr oder minder nur mehr theoretisches Interesse, denn jeder mittelschwere oder schwere Diabeteskranke soll mit Insulin behandelt werden. Es gibt aber auch heute noch Patienten, die sich absolut gegen das Insulin stemmen und eine Insulintherapie verweigern. Bei diesen Kranken muß man auf das alte Kostschema zurückgreifen. Über die Behandlung des Komas und des präkomatösen Zustandes sei erst nach der Besprechung der Insulinbehandlung eingegangen. Es wäre ein Kunstfehler, einen komatösen Kranken heute anders als mit Insulin zu behandeln.

Vor der Einführung des Insulins war das Unangenehme jeder diätetischen Behandlung die relativ geringe Zufuhr von Kohlenhydraten. Es fehlte daher nicht an Versuchen, ein Kohlenhydrat oder einen Kohlenhydratabkömmling zu finden, der vom Diabetiker besser toleriert würde als Nahrungszucker und Stärke, d. h. aus dem der Diabetiker leichter als aus diesen Stoffen Leberglucogen machen könnte. Bereits Bouchardat hat darauf hingewiesen, daß Lävulose vom Diabetiker besser toleriert wird und leichter Leberglucogen entstehen läßt als andere Zuckerarten. In der Tat sieht man, daß Leichtdiabeteskranke Lävulose ohne Zuckerausscheidung ertragen. Man kann ungefähr sagen, daß zunächst die doppelte Menge von Lävulose im Vergleich zum Traubenzucker ertragen wird. Gibt man aber auch Leichtdiabeteskranken längere Zeit Lävulose in größeren Mengen, so sieht man, daß auch die Toleranz für Lävulose absinkt und Glucosurie auftritt. Allerdings erreicht die Glucosurie niemals so hohe Grade wie bei gleicher Traubenzuckergabe. C. v. Noorden[217] sagt, man solle auch beim Leichtdiabetiker von Lävulosegaben absehen, sofern sie nicht über 150 g Weißbrot vertragen. Es ist nicht zweckmäßig, bei Leichtdiabetikern Lävulose zum Süßen in größeren Mengen zu geben, hingegen in Gestalt von Obst kann man bei diesen Leichtkranken Lävulose in größeren Mengen zuführen. Bei mittelschweren und besonders bei schweren Diabetikern sieht man keinen nennenswerten Unterschied gegenüber der Toleranz von Stärke und anderen Zuckerarten. Bei Schwerdiabeteskranken wird in der Regel die gesamte Lävulosemenge als Traubenzucker ausgeschieden (Falta). Man hat versucht, mit der Lävulose Schokolade und Süßgebäck zu machen (Stollwerck), die sehr wohlschmecken. Diese lävulosehaltigen Nahrungsmittel sind nur bei Leichtdiabeteskranken erlaubt. Das Polysaccharid der Lävulose, das Inulin, ist eine stärkeartige Substanz, die sich in den Wurzeln von gewissen Compositen findet. Alantwurzeln, Dahlienknollen und auch Löwenzahnwurzeln enthalten in der Trockensubstanz ca. 40 % Inulin, Topinambur nur 15 % (V. Grafe[478]). Die Analysen von Topinambur von verschiedenen Autoren stimmen nicht ganz überein. Topinambur ist die gebräuchlichste Form der Inulindarreichung. Die Höhe der Verträglichkeit ist immer von Fall zu Fall zu entscheiden und die jeweilige Toleranz auch für inulinhaltige Knollen auszuwerten.

E. Grafe[7] hat gefunden, daß gerösteter Zucker vom Diabetiker besser toleriert wird. Der entstehende Caramelzucker scheint eine Form des Kohlenhydrats zu enthalten, die leichter in Glucogen übergeht. Von E. Merck wird ein Traubenzuckercaramel unter dem Namen Caramose hergestellt, die je nach der Toleranz einer Diabetikerkost zugelegt werden kann. Einseitige Caramelernährung an Stelle von Hafertagen hat sich nicht bewährt, da bei großen Gaben sehr häufig Durchfälle auftreten. In der Regel kann man mit einigen Tropfen Opium die Durchfälle hemmen, muß aber einige Tage mit der Caramelzufuhr aufhören. Der calorische Wert des Caramels ist für 1 g 4,3 bis 4,6 Cal (Grafe[7]). Das Caramelisieren von Mehlen wurde ebenfalls von Grafe[7] und seinen Mitarbeitern versucht, jedoch ist es technisch viel schwerer durchzuführen als das Rösten von Zucker. Der Geschmack leidet durch die Verkohlung. Unter Umständen kann die Gabe von Caramel bei leichten und mittelschweren Diabetikern die Kost variabler machen. Jedoch hat sich auch hier bei dauerndem Gebrauch sehr oft entgegen dem anfänglichen Befund bei dem gleichen Kranken leichte Zuckerausscheidung eingestellt. Trotzdem ist die Caramelisierung oder vielmehr das fertige Präparat Caramose bei leichten und mittelschweren Fällen anzuempfehlen.

Untersuchungen über die Röstprodukte des Zuckers wurden in letzter Zeit von Pictet und seinen Mitarbeitern angestellt. Sie fanden, daß hierbei Zuckeranhydride entstehen, die Glucosane genannt werden. Über die Konfiguration dieser Glucosane, die sowohl aus Traubenzucker, α-Glucosan, als aus Lävulose, Lävoglucosan entstehen, s. S. 246 (Pictet, Karrer). Da man die auf die Glucosurie günstige Wirkung des Caramels auf die Entstehung derartiger Glucosane zurückführte, versuchte man diese Substanzen bei Diabeteskranken zu geben. Nachdem Grafe und E. v. Schröder[7] gezeigt haben, daß der Gesunde nach Verabfolgung von 20—30 g Lävoglucosan nur 5 % im Harn wieder ausscheidet, zeigten auch Versuche an Diabetikern die gute Verträglichkeit des Lävoglucosans bei gleichzeitiger Verminderung der Glucosurie und Sinken des Blutzuckers.

Während Lävoglucosan diese günstigen Erfolge zeitigte, konnte Nonnenbruch[479] beim α-Glucosan eine günstige Wirkung wohl auf die Ketonkörperausscheidung nicht aber auf den Blutzucker feststellen. Polymerisationsprodukte des α-Glucosans, das Tetraglucosan, wurden auch untersucht (J. Kerb[480]). Sie zeigten eine sehr günstige Wirkung auf Zuckerausscheidung und Ketonurie. Das Tetraglucosan wird unter dem Namen Salabrose in den Handel gebracht. Allerdings ist der Preis der Salabrose so hoch, daß sie als dauerndes Nährmittel nicht in Frage kommt. Der Geschmack der Salabrose ist zwar etwas süßlich, in größeren Mengen aber auf die Dauer nicht angenehm. Bei leichten und mittelschweren Fällen ist Salabrosegabe sicherlich unbedenklich, bei schweren Fällen scheint nach K. Salomon[481] die antiketogene Wirkung nicht hoch zu sein. Inwieweit die Glucosane tatsächlich in Glucogen übergehen (J. Kerb und C. Schilling[480], M. Nothmann und J. Kühnau[482]) steht noch zur Diskussion. Die Auffassung, daß die die Glucogensynthese bewirkende Anhydrisierung des Zuckers durch die Darreichung derartiger Anhydrozucker wie der Glucosane erleichtert wird, ist unbewiesen, wie überhaupt noch zur Diskussion steht, inwieweit die Glucosane analog den Kohlenhydraten im intermediären Stoffwechsel abgebaut werden. Es wäre aber ein Gewinn, Diabetikern kohlenhydratähnliche Nahrungsmittel verabfolgen zu können, die entsprechend ihrem Caloriengehalt verwertet werden, ohne die Kohlenhydrattoleranz zu belasten.

Von dem Gedanken ausgehend, daß ein Zucker, der gleichzeitig Keton und Aldehyd ist, leichter im diabetischen Organismus verwertet wird, versuchten Thannhauser und Jenke[483] aus dem Osazon der Phenylhydrazinverbindung des Traubenzuckers und der Lävulose das entsprechende Oson darzustellen.

$$\begin{array}{c} CH_2OH \\ | \\ CHOH \\ | \\ CHOH \\ | \\ CHOH \\ | \\ CO \\ | \quad H \\ C \diagdown \\ \quad O \end{array}$$

Die Darstellung des Osons gelingt leider nicht in kristallisierter Form. Man muß sich mit einem Syrup begnügen, der bei der Zersetzlichkeit des Osons auch andere Substanzen enthält. Der Geschmack dieses Syrups ist süßlich-sauer. Er geht bei leichten und mittelschweren Diabetikern nicht in Zucker über und zeigte gute antiketogene Eigenschaften. Die Einführung in die Therapie erschien aber nicht zweckmäßig, da bei längerem Gebrauch die Patienten diesen Syrup nur ungern wegen des eigentümlichen Geschmackes, der nicht zu beseitigen war, nahmen.

Nach Angaben von S. Isaac[484] stellten I. G. Farbenindustrie, Höchst, eine Triose, das Dioxyaceton, her und brachten es als Oxantin in den Handel. Der

$$\begin{array}{c} CH_2OH \\ | \\ CO \\ | \\ CH_2OH \end{array}$$

Geschmack des Oxantins ist eigentümlich süßlich-kalt. Auch das Dioxyaceton zeigt gute Einwirkung auf die Ketonurie und geht bei leichten und mittelschweren Fällen nicht in den Harn als Zucker über. Die geeignete Tagesmenge ist 50 bis 80 g. Das Oxantin konnte sich wegen der teuren Herstellungskosten nicht als Nahrungsmittel einbürgern, obwohl seine antiketogene Wirkung von verschiedenen Autoren bestätigt wurde.

Von der Überlegung geleitet, daß ein billiges, kohlenhydratähnliches Nahrungsmittel, das einerseits Süßkraft, andererseits gute calorische Ausnutzbarkeit besitzt, führten Thannhauser und K. H. Meyer[113] den Sorbit, den Alkohol der Glucose, als Kohlenhydratersatz in die Diabetestherapie ein. Der Sorbit wird unter dem Namen Sionon von den I. G. Farben hergestellt. Der große Vorteil des Sorbits ist sein angenehmer süßer Geschmack und seine leichte Verwendbarkeit zur Herstellung verschiedener Süßspeisen. Das Sionon wird vom Gesunden bis auf kleine Mengen vollständig ausgenutzt und erscheint nur in geringen Quantitäten im Harn. Beim leichten und mittelschweren Diabetiker wird die Glucosurie nicht nennenswert gesteigert. Bei einer Gabe von 60 g täglich über lange Zeit hindurch sieht man einen Anstieg von höchstens 2—3 g Zucker im Tag. Merkwürdigerweise geht auch das Sionon, obwohl es kein eigentlicher Zucker, sondern nur ein sechswertiger Alkohol ist, beim Schwerdiabeteskranken zum großen Teil in Zucker über und erscheint als Harnzucker. Die bessere Verträglichkeit des Sionons gegenüber den Aldehyd- und Ketozuckern scheint darin zu beruhen, daß aus Sionon leichter Glucogen gemacht wird als aus gewöhnlichem Zucker. In dieser Eigenschaft scheint es der Lävulose überlegen. Für den mittelschweren Diabetiker ist in dem Sionon ein Nahrungsmittel gefunden, das entsprechend seinem Brennwert als Calorienträger in Frage kommt, ohne die Zuckertoleranz zu mindern. Die Darreichung des Sionons geschieht als Zulage von 40—80 g zu einer Diabetikerkost. Eine Zulage von Sionon zu einer frei gewählten Kost wird natürlich die in der Kost enthaltene Zuckermenge nie herabdrücken können, und es wäre vollständig falsch zu glauben, daß das Sionon ein Heilmittel des Diabetes sei. Bei Sorbitgebrauch ist ebenso Diät zu halten wie bei der gewöhnlichen Diabetesbehandlung, nur bietet das Sionon bei leichten und mittelschweren Fällen die Möglichkeit, einen Zuckerstoff zuzuführen, der die Schwierigkeit der Kohlenhydratentziehung erleichtert. Bei der Entzuckerung legen wir von Anfang an zu unserer Standardkost 40—60 g Sionon zu, das in Form von Limonaden, Tee oder als Zusatz zu Speisen genommen wird, und vermeiden auf diese Weise ein Auftreten oder ein stärkeres Ansteigen der Ketonkörper. Das Sionon läßt sich mit Früchten verkochen und mit Eiweiß verbacken. Eine Reihe erprobter Rezepte liegt den Packungen bei.

Die ganze Frage des Anwendungsgebietes der Ersatzkohlenhydrate ist eigentlich durch die Insulintherapie überholt. Das Anwendungsgebiet der Ersatzkohlenhydrate sind eigentlich nur die Diabeteskranken, welche noch eine ziemliche Toleranz haben und kein Insulin bedürfen. Hier leisten sie gute Dienste.

Insulin-
behandlung. Seit der Darstellung des Insulins durch Banting und Best[228] besitzen wir ein Mittel, das uns gestattet, den Diabetes mellitus ätiologisch zu behandeln. Wir führen dem Diabeteskranken dasjenige Hormon parenteral zu, welches bei dieser Krankheit in ungenügender Menge durch den Inselapparat des Pankreas erzeugt wird, und können dadurch die Funktionsminderung, welche in erster Linie in einer verringerten Leberglucogensynthese besteht, ätiologisch ausgleichen. Das Pankreashormon ist gegen die tryptischen Fermente der Bauchspeicheldrüse außerordentlich empfindlich und erleidet durch sie eine vollständige Aufspaltung. Aus diesem Grunde (bereits S. 299 besprochen) muß man das Pankreashormon parenteral geben, da es sonst innerhalb des Magen-Darm-Kanals der Zersetzung anheimfällt. Die Versuche, das Insulin außerhalb des Magen-Darm-Kanals von der Haut oder Schleimhaut aus zur Resorption zu bringen, haben zu keinem befriedigenden Ergebnis geführt, so daß man bis heute für die Insulintherapie lediglich auf die subcutane Injektion des Hormons angewiesen ist. Bei der Scheu eines großen Teils der Kranken, dauernd Einspritzungen zu erhalten oder sich selbst zu verabreichen, ist eine Schwierigkeit der Insulinbehandlung gegeben, die manchmal zu einer Ablehnung der Insulinbehandlung durch den Patienten führt. Die subcutane Einverleibung des Insulins ist aber heute die einzig zuverlässige Methode, mit der man durch einige Übung die Erscheinungen auch des schwersten Diabetes meistern kann.

Zunächst ist die Frage zu erörtern, sind alle Diabeteskranken mit Insulin zu behandeln. Diese Frage muß entschieden verneint werden. Gelingt es, einen Patienten ohne Insulin zu entzuckern und seine Toleranz erträglich zu gestalten (erträglich würde heißen 50 g und mehr Brotzulage = 30 g Kohlenhydrat), so ist es nicht nötig und auch nicht wünschenswert, eine dauernde Insulinbehandlung einzuleiten. Dazwischengeschaltete Insulintage mit reichlicherer Kohlenhydratzufuhr nützen auch den Patienten, bei denen eine dauernde Insulinbehandlung nicht angezeigt erscheint. Sehr viele Autoren sind nicht der Ansicht, daß man Leichtdiabeteskranke ohne Insulin behandeln soll. Sie gehen von der Ansicht aus, daß auch bei diesen Kranken eine Insulinbehandlung nicht nur die Möglichkeit verschafft, Kohlenhydrate zu genießen, sondern daß auch gleichzeitig durch die Insulinbehandlung eine dauernde Erhöhung der Kohlenhydrattoleranz erreicht würde. Ich möchte mich dieser Ansicht nicht vollständig anschließen und einen Teil der Diabeteskranken, deren Toleranz noch immerhin erträglich ist, zunächst ohne Insulin lassen.

Wir gehen bei der Behandlung des Diabetikers mit Insulin in der gleichen Weise vor, wie dies eingangs dieses Kapitels bei der Diätbehandlung des Diabetes beschrieben wurde, wir geben die dort angegebene calorien- und eiweißarme Standardkost und versuchen zunächst, die Stoffwechsellage des Patienten zahlenmäßig festzulegen. Wir halten es nicht für richtig, dem Patienten, ohne seine Stoffwechsellage festzustellen, sofort mit einer entsprechenden Kohlenhydratzulage Insulin zu geben und die Insulingabe so lange zu steigern, bis die Glucosurie und auch die Acetonurie verschwunden sind. Es muß zugestanden werden, daß auch dieser Weg gangbar ist, vielleicht manchmal vom Patienten angenehmer empfunden wird, als zunächst auf eine calorienarme Standardkost gesetzt zu werden. Wie bei der Untersuchung jeder anderen Krankheit vor der Medikation eine genaue Beobachtung und manuelle Untersuchung des Patienten nötig ist, so dürfte auch für den Zuckerkranken die Untersuchung seiner Stoffwechsellage unbedingtes Erfordernis sein, ausgenommen seien hier nur die schweren präkomatösen und komatösen Zustände, bei denen sofort ohne vorherige Erforschung der Stoffwechsellage Insulin in großen Mengen zugeführt werden muß.

Ist bei der Standardisierung der Stoffwechsellage offenbar geworden, daß die Toleranz weniger als 50 g Weißbrotäquivalente beträgt, so geben wir immer Insulin mit entsprechenden Kohlenhydratzulagen. Die Dosierung des Insulins geschieht in der Weise, daß für 1,5—2 g Harnzucker eine Insulineinheit gespritzt werden soll. Bei Leichtdiabeteskranken ist das Insulinäquivalent höher, und man kann mit einer Insulineinheit eine Glucosurie bis zu 5 g unterdrücken. Es wäre aber falsch, wollte man die Insulinbehandlung in der Weise durchführen, daß lediglich so viel Insulin gegeben wird, als dem bei der Standardkost aufgetretenen Harnzucker entspräche. Würde man lediglich die Dosierung nach dem Harnzucker bei Standardkost vornehmen, so würde man zu leicht Gefahr laufen, hypoglucämische Zustände zu bekommen. Aus diesem Grunde ist es nötig, gleichzeitig mit der Insulinbehandlung eine Kohlenhydratzulage zu geben und diese Kohlenhydratzulage durch eine Mehrgabe von Insulin auszugleichen. Scheidet ein Kranker nach einigen Tagen Standardkost immer noch 15 g Zucker aus, so gibt man nicht zehn Einheiten, sondern reicht 15—25 Minuten nach der Insulinspritze eine Kohlenhydratmahlzeit, die aus 50 g Haferflocken oder Brot = 30 g Kohlenhydrat entsprechend, besteht. Durch die Kohlenhydratzulage ist es nötig, mehr Insulin zu geben, als dem Harnzucker entsprechen würde. In dem angezogenen Falle würden also für den Harnzucker zehn Einheiten und für die Kohlenhydratzulage (für je 3 g Zulage eine Insulineinheit) noch weitere zehn Einheiten, im ganzen also zwanzig Einheiten, erforderlich sein. Die erforderliche Insulinmenge muß also den Harnzucker bei zuckerfreier Kost und die für die Insulinspritze gereichte Extrazuckerzulage kompensieren. Man kann im allgemeinen die Insulindosierung so formulieren, daß für 1,5—2 g Harnzucker bei Standardkost eine Insulineinheit, für die Kohlenhydratzulage für je 3 g Kohlenhydrat eine Insulineinheit benötigt wird. Es wird auf diese Weise sehr oft gelingen, die Insulindosis richtig zu treffen. Gelingt dies nicht und wird weiterhin noch Zucker ausgeschieden, so muß man entweder mit der Insulindosis steigen oder die Kohlenhydratzulage reduzieren. Beim Einstellen des Patienten auf die richtige Insulinmenge ist es nicht zu empfehlen, unter die Kohlenhydratzulage von 50 g Hafer oder Brot herunterzugehen. Bei persistierender Zuckerausscheidung ist es richtiger, mit der Insulingabe langsam um fünf Einheiten pro dosi in die Höhe zu gehen, bis die Zuckerausscheidung verschwindet. Es ist nicht ratsam, die Insulinmenge beim Einstellen des Patienten täglich zu variieren. Man läßt den Patienten am besten zwei bis drei Tage bei der gleichen Insulindosis und steigt erst dann mit dem Insulin an, wenn die Zuckerausscheidung konstant ist. Ein Beispiel möge dies illustrieren:

Kostform	Harn-zucker	Gesamt-aceton-körper im Harn	Blut-zucker	Eiweiß	Fett	Kohlen-hydrat	Calorien	Insulin
	g	g	mg %	g	g	g		Einh.
Vollkost	114,8	0,42	192	75,4	142,9	155,3	2291,7	—
1. Standardkost	74,8	1,48	188	69,7	127,9	0,94	1541,4	—
2. ,, ...	50,9	2,36	—	69,7	127,9	0,94	1541,4	—
3. ,, ...	28,3	2,64	154	69,7	127,9	0,94	1541,4	—
4. ,, ...	15,2	2,82	—	69,7	127,9	0,94	1541,4	—
5. ,, ...	15,0	3,24	160	69,7	127,9	0,94	1541,4	—
	7,1	+	152	75,95	130,9	33,44	1728,9	20
	4,6	∅	—	75,95	130,9	33,44	1728,9	20
	3,2	∅	159	75,95	130,9	33,44	1728,9	20
	1,8	∅	—	75,95	130,9	33,44	1728,9	20
	1,2	∅	—	75,95	130,9	33,44	1728,9	20
	1,3	∅	—	75,95	130,9	33,44	1728,9	20
Standardkost + 50 g Haferflocken	0,4	∅	151	75,95	130,9	33,44	1728,9	25
	0,1	∅	—	75,95	130,9	33,44	1728,9	25
	+	∅	154	75,95	130,9	33,44	1728,9	25
	∅	∅	—	75,95	130,9	33,44	1728,9	25
	∅	∅	149	75,95	130,9	33,44	1728,9	25
	∅	∅	156	75,95	130,9	33,44	1728,9	20
	∅	∅	—	75,95	130,9	33,44	1728,9	20

Aus dieser Tabelle ist ersichtlich, daß man versuchen muß, nach erzielter Entzuckerung mit der Insulinmenge zurückzugehen. Man sieht dann sehr oft, daß man mit kleineren Insulinmengen auskommt, als man sie anfänglich bei der Entzuckerung benötigte.

Bei einer Insulinspritze geht man nicht gern über 20 Einheiten und verlegt besser eine zweite Injektion nach 12 Stunden, wie dies an einem weiteren Beispiel auseinandergesetzt werden soll.

Wird mehr Insulin als 20 Einheiten pro Tag benötigt, so muß man die Insulinmengen über den Tag verteilen. Zunächst legt man eine Spritze am Abend zu und versucht mit einer kleineren Insulinmenge wie am Morgen, aber auch mit einer entsprechend kleineren Kohlenhydratzulage auszukommen. Die Kohlenhydratzulage verteilt man auf die beiden Insulinspritzen, für je 3 g Kohlenhydratzulage eine Einheit Insulin. Wird trotzdem noch Zucker im Harn ausgeschieden, so legt man für je 1,5 g Harnzucker eine Insulineinheit zu. Scheidet z. B. ein Patient bei 20 Einheiten Insulin und einer Zulage von 30 g Kohlenhydrat = 50 g Brot oder Haferflocken noch 15 g Zucker aus, so beläßt man die morgendlichen 20 Einheiten und gibt am Abend weitere 10 Einheiten. Die Kohlenhydratzulage des Morgens wird um 10 g Kohlenhydrat = 17 g Brot oder Haferflocken gekürzt und die entsprechende Menge bei der Abendmahlzeit gegeben, so daß die Kohlenhydrat- und Insulinzulage nunmehr lautet: 20 Einheiten Insulin mit 20 g Kohlenhydrat = 33 g Brot oder Haferflocken morgens und 10 Einheiten Insulin mit 10 g Kohlenhydrat = 17 g Brot oder Haferflocken am Abend. Bleibt noch eine geringe Zuckerausscheidung bestehen, so ermittelt man durch 8stündiges Fraktionieren der Urinportionen, zu welcher Tageszeit die Zuckerausscheidung stattfindet, und legt entsprechend Insulin zu. Werden nur 1—5 g Zucker ausgeschieden, so geht man mit der Kohlenhydratzulage zurück. Ein Beispiel möge diesen Fall illustrieren:

Kostform	Harn-zucker	Gesamt-aceton-körper im Harn	Blut-zucker	Eiweiß	Fett	Kohlen-hydrat	Calorien	Insulin	
	g	g	mg%	g	g	g		Einh.	
Vollkost	212	0,48	382	120,0	200,0	180,0	3090,0	—	
1. Standardkost . . .	120,4	2,8	184	69,7	127,9	0,94	1541,4	—	
2. „ . . .	74,6	5,4	—	69,7	127,9	0,94	1541,4	—	
3. „ . . .	40,3	6,8	—	69,7	127,9	0,94	1541,4	—	
4. „ . . .	32,1	7,8	—	69,7	127,9	0,94	1541,4	—	
5. „ ' . . .	31,6	8,6	—	69,7	127,9	0,94	1541,4	—	
	19,3	2,6	192	75,95	130,9	33,44	1728,9	20	
Standardkost	17,4	0,72	—	75,95	130,9	33,44	1728,9	20	
+ 50 g Haferflocken	15,3	+	—	75,95	130,9	33,44	1728,9	20	
morgens	15,1	∅	—	75,95	130,9	33,44	1728,9	20	
	15,0	∅	—	75,95	130,9	33,44	1728,9	20	
								7 Uhr	21 Uhr
Standardkost	9,4	∅	186	75,95	130,9	33,44	1728,9	20	10
+ 33 g Haferflocken	7,8	∅	—	75,95	130,9	33,44	1728,9	20	10
morgens	8,1	∅	—	75,95	130,9	33,44	1728,9	20	10
+ 17 g Haferflocken	7,6	∅	—	75,95	130,9	33,44	1728,9	20	10
abends	7,5	∅	—	75,95	130,9	33,44	1728,9	20	10
	2,3	∅	190	75,95	130,9	33,44	1728,9	20	15
	1,4	∅	—	75,95	130,9	33,44	1728,9	20	15
Standardkost	1,1	∅	—	75,95	130,9	33,44	1728,9	20	15
+ 33 g Haferflocken	0,4	∅	—	75,95	130,9	33,44	1728,9	20	15
morgens	0,2	∅	—	75,95	130,9	33,44	1728,9	20	15
+ 17 g Haferflocken	+	∅	—	75,95	130,9	33,44	1728,9	20	15
abends	∅	∅	174	75,95	130,9	33,44	1728,9	20	15
	∅	∅	—	75,95	130,9	33,44	1728,9	20	15

In der Regel soll man bei 2 Insulininjektionen nicht über 30 Einheiten pro dosi gehen und soll lieber eine dritte Injektion in der Mittagszeit zulegen. Bei diesen

Fällen ist es dringend nötig, eine Blutzuckertageskurve mit 2—3stündlichen Intervallen anzulegen und im Urin in Achtstundenportionen die Zuckerausscheidung festzustellen. Die Insulinmedikation richtet sich nach der Höhe der Zuckerausscheidung im Harn.

In den schwersten Fällen kommt man auch mit zwei Insulininjektionen nicht zurecht und findet dann meistens im Morgenurin immer noch reichlich Zucker. Gerade bei diesen Patienten ist manchmal die paradoxe Erscheinung, daß trotz einer bestehenden Zuckerausscheidung untertags hypoglucämische Zustände auftreten, festzustellen. Die Blutzuckertageskurve zur Zeit des hypo-

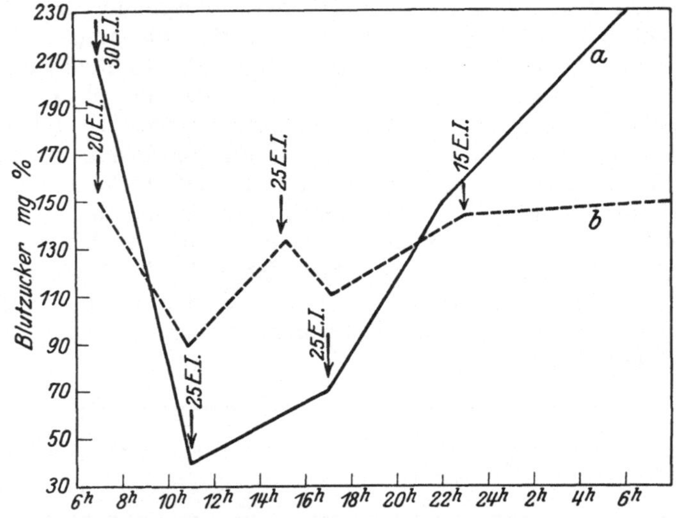

Abb. 80. Blutzuckertageskurven bei einem Schwerdiabetiker.

a Bei gewöhnlicher Applikation von Insulin.
b Bei rationeller Verteilung des Insulins in drei Achtstundenintervallen über den Tag.

glucämischen Syndroms in 2 Stundenintervallen zeigt, daß der Blutzucker abnorm nieder ist. Läßt man bei diesen Kranken, die trotz mehrmaliger Insulingabe immer noch Zucker ausscheiden und dabei tagsüber hypoglucämische Zeichen haben, den Urin in drei oder vier Portionen getrennt auffangen, so sieht man, daß die Gesamtzuckerausscheidung meist nur im Morgenurin statthat, während untertags keine Spur Zucker produziert wird. Es ist also erklärlich, daß diese Patienten untertags hypoglucämische Zeichen haben; die Hyperglucämie und die Zuckerausscheidung besteht nur in den Morgenstunden. Dieser Erscheinung wird am besten dadurch begegnet, daß man die Abstände zwischen den einzelnen Insulinspritzen ganz gleichmäßig gestaltet und die 24 Tag- und Nachtstunden in drei gleiche Intervalle von je 8 Stunden legt, morgens um 6 Uhr eine Spritze, die zweite mittags um 2 Uhr und die dritte abends um 10 Uhr. Es zeigt sich, daß bei einer derartig rationellen Verteilung des Insulins man bei schweren Fällen mit viel kleineren Insulinmengen auskommt und die hypoglucämischen Zustände umgehen kann (Gottschalk [585]).

Bei der folgenden Tabelle des Patienten L. Th. handelt es sich um einen schwersten Diabetiker. Der Patient ist uns schon wiederholt im komatösen Zustand eingeliefert worden und kam auch dieses Mal in schwer komatösem Zustand zur Krankenhausaufnahme. Die Wiedergabe der Tabelle des Patienten L. Th. setzt nicht in der komatösen Periode ein, sondern beginnt erst, nachdem er durch große Insulinmengen aus dem komatösen Zustand herausgeholt war, ca. 3 Wochen nach der Krankenhausaufnahme. Die Tabelle beginnt zu einer Zeit, in der der Patient 100 Einheiten Insulin und 160 g Kohlenhydrat bekommt. Trotz der 100 Einheiten Insulin bei 140—160 g Kohlenhydrat in der Nahrung scheidet er zwischen 40 und 80 g Zucker pro die aus. Vom 21. April ab werden die 100 Insulineinheiten in achtstündigen Perioden über den Tag verteilt. Der Erfolg ist ein eklatanter. Innerhalb von 8 Tagen wurde der Patient bei der gleichen Zufuhr von Kohlenhydrat und bei gleichbleibender Insulinmedikation von 100 Einheiten nur bei richtiger Verteilung des Insulins über den Tag zuckerfrei. In der Folge wurde vom 30. April ab mit der Insulinmenge bei gleichbleibender, sogar etwas vergrößerter (190—200 g) Kohlenhydratzufuhr zurückgegangen. Am 5. Mai war der Patient bei 60 Einheiten Insulin und 194 g Kohlehydrat zuckerfrei. Nunmehr wurde versucht, die Kohlehydratmenge von 190 auf ca. 125 bis 130 g zu reduzieren und gleichzeitig mit der in achtstündigen Intervallen verteilten Insulinmenge zurückzugehen. Nach weiteren 8 Tagen war der Patient mit 40 Einheiten und ca. 140 g Kohlenhydrat zuckerfrei.

Diese auf S. 418—425 ausführlich wiedergegebene Tabelle soll veranschaulichen, wie nötig es ist, bei schweren Diabeteskranken die Insulinmengen in achtstündigen Intervallen zu verordnen. Es ist aus dieser Tabelle einwandfrei ersichtlich, wie mit einem Schlage durch die rationelle Verteilung des Insulins die erforderliche Insulinmenge kleiner wird und die Stoffwechsellage vollständig zu beherrschen ist.

Diese drei Schemen der Insulinmedikation zeigen, daß das Vorgehen bei der Insulinbehandlung sich jeweils der Stoffwechsellage des Diabeteskranken anpassen muß. Bei jeder Insulinbehandlung soll man immer wieder versuchen, auf kleinere Mengen zurückzugehen. Es wird aber in den meisten Fällen bei anfänglich richtiger Einstellung des Patienten sich zeigen, daß ein Zurückgehen der Insulindosis nur selten möglich ist, da die Insulinbehandlung in der Regel keine länger dauernde Erhöhung der Toleranz hervorzurufen imstande ist. Leider sieht man bei Schwerdiabeteskranken sehr häufig, daß man mit sinkender Toleranz die anfangs richtig eingestellten Insulinwerte erhöhen muß. Gerade bei diesen Kranken dürfte sich die Insulinverteilung in Achtstundenintervallen als insulinsparend erweisen. Sollte in anderen Fällen die Hauptzuckerausscheidung nicht in den Morgenstunden, sondern zu anderen Zeiten erfolgen, so muß eine in drei bis vier Fraktionen geteilte Urinausscheidung zeigen, zu welcher Tageszeit die Hauptzuckermenge ausgeschieden wird, und zu welcher Tageszeit demzufolge die größere Insulinmenge zu verabfolgen ist. Es sei hier noch einmal betont, daß bei jeder dieser Arten der Insulinbehandlung immer eine calorien- und eiweißarme Standardkost zu reichen ist, und daß lediglich die Art der Kohlenhydratzulage unter Berücksichtigung der Kohlenhydratäquivalente variiert werden kann. Es wird durch Variation der Kohlenhydratzulagen möglich sein, auch dem schwersten Diabetiker unter Insulin eine Abwechslung der Kost zu gewährleisten.

Die Behandlung des kindlichen Diabetes soll von den gleichen Grundsätzen geleitet sein, wie die Behandlung des Diabetes Erwachsener. Die Eiweißgabe in der Standardkost soll möglichst niedrig gehalten werden. Wenngleich die Abnutzungsquote des wachsenden Individuums höher ist als die des Erwachsenen (s. Tab. S. 132), so läuft man mit 1 g Eiweiß pro Kilogramm Sollgewicht, wie wir dies in unserer Standardkost für den Erwachsenen postulieren, nicht Gefahr, der Abnutzungsquote zu nahe zu kommen. Mit 1 g Eiweiß pro Kilogramm Körpergewicht wird auch beim wachsenden Individuum ein Mehrfaches der Abnutzungsquote zugeführt. Priesel und Wagner geben auf Grund ihrer umfangreichen Erfahrungen an der Pirquetschen Klinik 10% der Grundumsatzcalorien in Gestalt von Eiweißcalorien. Diese von Priesel und Wagner geforderte Eiweißmenge entspricht ebenfalls ungefähr 1 g Eiweiß pro Kilogramm Sollgewicht.

Behandlung
des kindlichen
Diabetes.

L. Th. 29 Jahre. Schwere Diabetes. Krankengeschichte S. 416—417.

Datum	Harn-menge	Spez. Gewicht und Re-aktion	Eiweiß		Zucker %		Zucker absol.		Aceton		FeCl₃	β-Oxy-buttersäure	N	NH₃
			qual.	quant.	polar.	red.	polar.	red.	%	g				
15. IV.	2220	1025	—	—	1,98	—	43,96	—	+	—	(+)	—	—	—
16. IV.	2620	1020	—	—	1,55	—	40,61	—	+	—	(+)	—	—	—
17. IV.	2810	1018	—	—	,43	—	40,18	—	+	—	(+)	—	—	—
18. IV.	3510	1019	—	—	1,98	—	69,49	—	+	—	(+)	—	—	—
19. IV.	2420	1022	—	—	2,75	—	66,55	—	+	—	(+)	—	—	—
20. IV.	2210	1020	—	—	3,3	—	72,93	—	+	—	(+)	—	—	—
21. IV.	2010	1022	—	—	4,18	—	84,02	—	∅	—	∅	—	—	—
22. IV.	2010	1015	—	—	1,9	—	38,19	—	∅	—	∅	—	—	—

Blut-zucker mg%	Körper-gewicht kg	Diät	Eiweiß	Fett	Kohlen-hydrate	Calorien	Insulin
—	—	300 g Grünkohl 400 g Blumenkohl 200 g Bohnen 100 g Kalbfleisch 70 g Speck 100 g Butter 900 g Bouillon 20 g Cognac 1 Ei 6 Brötchen	80,7	148,38	**160,6**	2424,6	30 E 35 E 35 E } in zeitlich untereinander unregelmäßigen Abständen entsprechend den Mahlzeiten
—	58,2	300 g Weißkohl 400 g Rotkohl 300 g Blumenkohl 100 g Rindfleisch 70 g Speck 100 g Butter 900 g Bouillon 20 g Cognac 1 Ei 6 Brötchen	73,2	152,38	**146,6**	2372,6	30 E. 35 E. 35 E. } „
137	—	300 g Spinat 400 g Weißkohl 300 g Bohnen 100 g Rindfleisch 70 g Speck 100 g Butter 900 g Bouillon 20 g Cognac 1 Ei 6 Brötchen	74,7	152,38	**143,15**	2364,6	30 E. 35 E. 35 E. } „
—	57,8	180 g Haferflocken 100 g Milch 2 Eier 2 Brötchen 30 g Butter	40,95	49,76	**158,05**	1289	30 E. 35 E. 35 E. } „
—	—	180 g Haferflocken 100 g Milch 2 Eier 2 Brötchen 30 g Butter	40,95	49,76	**158,05**	1289	30 E. 35 E. 35 E. } „
—	56,9	200 g Haferflocken 30 g Butter 2 Brötchen 100 g Milch 2 Eier	43,45	50,96	**171,05**	1364	30 E. 35 E. 35 E. } „
—	—	200 g Haferflocken 30 g Butter 2 Brötchen 100 g Milch 2 Eier	43,45	50,96	**171,05**	1364	7 Uhr: 35 E. 3 „ 35 E. 11 „ 30 E.
—	—	200 g Haferflocken 30 g Butter 2 Brötchen 100 g Milch, 2 Eier	43,45	50,96	**171,05**	1364	7 Uhr: 35 E. 3 „ 35 E. 11 „ 30 E.

Datum	Harn-menge	Spez. Gewicht und Re-aktion	Eiweiß		Zucker %		Zucker absol.		Aceton		FeCl₃	β-Oxy-butter-säure	N	NH₃
			qual.	quant.	polar.	red.	polar.	red.	%	g				
23. IV.	1130	1025	—	—	2,75	—	31,1	—	∅	—	∅	—	—	—
24. IV.	2210	1010	—	—	1,54	—	34,25	—	∅	—	∅	—	—	—
25. IV.	1850	1010	—	—	0,55	—	10,18	—	∅	—	∅	—	—	—
26. IV.	1510	1012	—	—	1,88	—	13,28	—	∅	—	∅	—	—	—
27. IV.	2340	1005	—	—	0,44	—	10,29	—	∅	—	∅	—	—	—
28. IV.	1800	1004	—	—	0,27	—	4,86	—	∅	—	∅	—	—	—
29. IV.	2310	1006	—	—	—	—	—	—	∅	—	∅	—	—	—
30. IV.	2510	1005	—	—	∅	—	∅	—	∅	—	∅	—	—	—
1. V.	4010	1005	—	—	0,66	—	27,06	—	∅	—	∅	—	—	—

Blut-zucker mg%	Körper-gewicht kg	Diät	Eiweiß	Fett	Kohlen-hydrate	Calorien	Insulin
—	56,4	200 g Haferflocken 30 g Butter 2 Brötchen 100 g Milch 2 Eier	43,45	50,96	**171,05**	1364	7 Uhr: 35 E. 3 „ 35 E. 11 „ 30 E.
—	—	200 g Haferflocken 30 g Butter 2 Brötchen 100 g Milch 2 Eier	43,45	50,96	**171,05**	1364	7 Uhr: 35 E. 3 „ 35 E. 11 „ 30 E.
—	56,2	200 g Haferflocken 30 g Butter 2 Brötchen 100 g Milch 2 Eier	43,45	50,96	**171,05**	1364	7 Uhr: 35 E. 3 „ 35 E. 11 „ 30 E.
—	—	200 g Haferflocken 30 g Butter 2 Brötchen 100 g Milch 2 Eier	43,45	50,96	**171,05**	1364	7 Uhr: 35 E. 3 „ 35 E. 11 „ 30 E.
—	57,1	200 g Haferflocken 30 g Butter 2 Brötchen 100 g Milch 2 Eier	43,45	50,96	**171,05**	1364	7 Uhr: 35 E. 3 „ 35 E. 11 „ 30 E.
—		200 g Haferflocken 30 g Butter 2 Brötchen 100 g Milch 2 Eier	43,45	50,96	**171,05**	1364	7 Uhr: 35 E. 3 „ 35 E. 11 „ 30 E.
—	—	200 g Haferflocken 30 g Butter 2 Brötchen 100 g Milch 2 Eier	43,45	50,96	**171,05**	1364	7 Uhr: 35 E. 3 „ 35 E. 11 „ 30 E.
—	—	200 g Haferflocken 200 g Weißkohl 200 g Blumenkohl 200 g Spinat 50 g Butter 2 Brötchen 100 g Milch 2 Eier 20 g Speck	54,75	83,96	**189,15**	1792	7 Uhr: 30 E. 3 „ 30 E. 11 „ 30 E.
—	—	200 g Haferflocken 200 g Blumenkohl 200 g Rotkohl 200 g Grünkohl 50 g Butter 20 g Speck 2 Brötchen 100 g Milch 2 Eier	58,35	93,76	**204,25**	1882	7 Uhr: 30 E. 3 „ 30 E. 11 „ 30 E.

Datum	Harn-menge	Spez. Gewicht und Re-aktion	Eiweiß		Zucker %		Zucker absol.		Aceton		FeCl₃	β-Oxy-butter-säure	N	NH₃
			qual.	quant.	polar.	red.	polar.	red.	%	g				
2. V.	2520	1005	—	—	0,11	—	2,772	—	∅	—	∅	—	—	—
3. V.	1820	1008	—	—	0,33	—	—	—	—	—	—	—	—	—
4. V.	2810	1010	—	—	0,44	—	12,36	—	∅	—	∅	—	—	—
5. V.	4030	1003	—	—	∅	—	∅	—	∅	—	∅	—	—	—
6. V.	2520	1009	—	—	0,11	—	2,77	—	∅	—	∅	—	—	—
7. V.	2410	1012	—	—	∅	—	∅	—	∅	—	∅	—	—	—

Blut-zucker mg%	Körper-gewicht kg	Diät	Eiweiß	Fett	Kohlen-hydrate	Calorien	Insulin
—	57,4	200 g Haferflocken 200 g Blumenkohl 200 g Grünkohl 100 g Tomaten 50 g Butter 20 g Speck 2 Brötchen 100 g Milch 2 Eier	56	84,76	**199,65**	1867	7 Uhr: 30 E. 3 ,, 30 E. 11 ,, 30 E.
—	—	200 g Haferflocken 200 g Grünkohl 200 g Spinat 200 g Wachsbohnen 50 g Butter 20 g Speck 2 Brötchen 100 g Milch 2 Eier	58,35	94,76	**197,25**	1852	7 Uhr: 30 E. 3 ,, 25 E. 11 ,, 25 E.
—	57,8	200 g Blumenkohl 200 g Rotkohl 200 g Spinat 50 g Himbeersaft 200 g Haferflocken 50 g Butter 2 Brötchen 100 g Milch 2 Eier 20 g Speck	54,65	86,76	**190,25**	1792	8 Uhr: 30 E. 3 ,, 20 E. 11 ,, 10 E.
—	—	200 g Haferflocken 300 g Spinat 200 g Weißkohl 300 g Blumenkohl 50 g Butter 20 g Speck 2 Brötchen 100 g Milch 2 Eier	58,15	86,76	**194,75**	1827	7 Uhr: 30 E. 3 ,, 20 E. 11 ,, 10 E.
—	—	200 g Haferflocken 500 g Bohnen 200 g Weißkohl 2 Brötchen 50 g Butter 100 g Milch 2 Eier 20 g Speck	57,65	86,76	**205,75**	1872	7 Uhr: 30 E. 3 ,, 20 E. 11 ,, 10 E.
173	58,2	300 g Pfifferlinge 400 g Sauerkraut 300 g Blumenkohl 5 Brötchen 70 g Speck 90 g Butter 900 g Bouillon 20 g Cognac 1 Ei	43,35	152,35	**125,64**	2081,6	7 Uhr: 20 E. 3 ,, 20 E. 11 ,, 10 E.

Datum	Harn-menge	Spez. Gewicht und Re-aktion	Eiweiß		Zucker %		Zucker absol.		Aceton		$FeCl_3$	β-Oxy-butter-säure	N	NH_3
			qual.	quant.	polar.	red.	polar.	red.	%	g				
8. V.	3250	1010	—	—	0,44	—	14,3	—	∅	—	∅	—	—	—
9. V.	3010	1013	—	—	1,1	—	33,11	—	—	—	—	—	—	—
10. V.	2200	1022	—	—	1,98	—	43,56	—	∅	—	(+)	∅	—	—
11. V.	2310	1013	—	—	0,14	—	9,24	—	∅	—	(+)	∅	—	—
12. V.	2720	1012	—	—	0,11	—	2,992	—	∅	—	∅	∅	—	—
13. V.	2340	1013	—	—	∅	—	∅	—	∅	—	∅	∅	—	—

Blut-zucker mg%	Körper-gewicht kg	Diät	Eiweiß	Fett	Kohlen-hydrate	Calorien	Insulin
—	—	300 g Spinat 700 g Rotkohl 100 g Rindfleisch 5 Brötchen 90 g Butter 70 g Speck 1 Ei 900 g Bouillon 20 g Cognac	69,05	152,40	**129,0**	2143,6	7 Uhr: 20 E. 3 ,, 10 E. 11 ,, 10 E.
—	58,4	600 g Blumenkohl 300 g Grünkohl 100 g Rindfleisch 70 g Speck 90 g Butter 1 Ei 900 g Bouillon 5 Brötchen 20 g Cognac	80,55	153,90	**139,70**	2168	7 Uhr: 10 E. 3 ,, 10 E. 11 ,, 10 E.
—	—	300 g Blumenkohl 400 g Sauerkraut 300 g Wachsbohnen 100 g Rindfleisch 70 g Speck 90 g Butter 900 g Bouillon 2 Eier 20 g Cognac 5 Brötchen	78,55	153,20	**131,70**	2269,6	7 Uhr: 10 E. 3 ,, 10 E. 11 ,, 10 E.
—	58,9	300 g Blumenkohl 400 g Grünkohl 300 g Rübstiel 100 g Schweinefleisch 70 g Speck 90 g Butter 1 Ei 900 g Bouillon 20 g Cognac 5 Brötchen	82,05	146,0	**148,20**	2363,6	7 Uhr: 10 E. 3 ,, 20 E. 11 ,, 10 E.
—	—	300 g Spinat 400 g Grünkohl 300 g Blumenkohl 100 g Rindfleisch 70 g Speck 30 g Butter 1 Ei 900 g Bouillon 20 g Cognac 5 Brötchen	82,55	154,40	**140,70**	2328	7 Uhr: 10 E. 3 ,, 20 E. 11 ,, 10 E.
—	—	400 g Grünkohl 700 g Bohnen 100 g Kalbfleisch 70 g Speck 90 g Butter 1 Ei 900 g Bouillon 20 g Cognac 5 Brötchen	84,05	148,90	**162,70**	2368	7 Uhr: 10 E. 3 ,, 20 E. 11 ,, 10 E.

Nur in einem Punkte muß die Diätvorschrift für das wachsende Individuum von den von uns für den Erwachsenen geforderten Vorschriften abweichen. Beim Erwachsenen deckt man mit einer Gabe von 20—22 Cal pro Kilogramm Körpergewicht ungefähr diejenige Nahrungsmenge ab, welche der Grundumsatz erfordert. Beim wachsenden Individuum wäre eine derartig niedrige Einstellung der Nahrungscalorien von Verhängnis, da der Bedarf des wachsenden Individuums ein weit größerer ist. Aus der auf S. 18 wiedergegebenen Tabelle von Magnus-Levy und Falk über den Grundumsatz von Kindern im Alter von $2^1/_2$—14 Jahren ersehen wir, daß der Grundumsatz beim wachsenden Individuum, wie dies bereits auf S. 18 besprochen wurde, bis zum 18. Lebensjahre viel höher ist als beim Erwachsenen. Eine Menge von 20—22 Cal würde nicht ausreichen, um auch nur annähernd den Bedarf des Grundumsatzes abzudecken. Aus diesem Grund gibt man für eine Standardkost bei Kindern bis zu 6 Jahren ca. 60 Cal pro Kilogramm Körpergewicht und bei Kindern von 6—14 Jahren eine Calorienmenge von ca. 40 Cal pro Kilogramm Körpergewicht. Kinder unter 2 Jahren, bei denen der Calorienbedarf ein noch größerer wäre, kommen für die Diabetesbehandlung nicht in Frage. Mit einer derartigen Nahrungsberechnung, welche 1 g Eiweiß pro Kilogramm Körpergewicht und 60 Cal pro Kilogramm bei Kindern unter 6 Jahren, 40 Cal pro Kilogramm bei Kindern über 6 Jahren vorsieht, wird eine Standardkost zusammengestellt.

Beispiel: 10jähriges Kind soll nach Camerer-Pirquet ein Gewicht von 30 kg haben. Als Standardkost erhält es demnach 40 Cal pro Kilogramm, das sind $30 \times 40 = 1200$ Cal. Von dieser Calorienmenge soll 1 g Eiweiß pro Kilogramm gegeben werden, das macht $30 \text{ g} = 30 \times 4,1 = 123$ Cal. Es verbleiben $1200 - 123 = 1077$ Cal, die durch Fett abgedeckt werden (entspricht 115,8 g Fett).

Das Eiweiß gibt man am besten in Gestalt von Fleisch und Eiern, das Fett in Form von geschmelztem Gemüse, wobei weder die Calorien des Gemüses, noch der Kohlenhydratgehalt der Gemüse in die Calorienrechnung einzusetzen ist. Das Gemüse soll lediglich als Fettträger dienen.

Eine solche Standardkost gibt man nur so lange, bis das betreffende Kind entzuckert ist. Man muß bei Kindern im Gegensatz zu Erwachsenen möglichst bald trachten, die Calorienzahl der Standardkost zu erhöhen, da das optimale Calorienmaß für das wachsende Individuum fast das Doppelte des Grundumsatzes beträgt und die von uns gereichte Standardkost ihrer Calorienzahl nach nur den Grundumsatz abdeckt.

Ist es nicht möglich, Kinder bei höherer Calorienzufuhr zuckerfrei zu halten, so muß man sehr bald Insulin zulegen. Nach unserer Erfahrung soll man beim kindlichen Diabetes überhaupt nur die leichtesten Fälle ohne Insulin lassen. Diabetische Kinder, die bei der optimalen Calorienzufuhr (optimale Calorienzufuhr von Kindern nach der Benedict-Talbotschen Tabelle zirka das Doppelte des Grundumsatzes) und einer Zulage von 40 g Kohlenhydrat = ca. 70 g Brot zuckerfrei bleiben, kann man ohne Insulin lassen. Kinder, die unter diesen Bedingungen Zucker im Harn zeigen, sollen Insulin bekommen. Wagner und Priesel gehen bei der Behandlung ihrer diabetischen Kinder in gleicher Weise vor. Ihre sog. Probediät, welche in der Berechnung $^3/_{10}$ des Bedarfs nach dem Sitzhöhequadrat entspricht, kommt in ihrer Calorienmenge unserer Standardkost gleich. Auch diese Autoren raten sehr bald zu einer sog. Dauerkost überzugehen, welche hinsichtlich der Calorienzahl ungefähr das Doppelte der Probediät beträgt und in der Tat in ihrem Caloriengehalt dem von uns nach Benedict und Talbot geforderten optimalen Calorienbedarf entspricht. Die Erfahrung lehrt, daß bei den meisten kindlichen Diabeteskranken nach einer kurzen Zeit der Standardkost man fast durchwegs den optimalen Calorienbedarf nur mit Hilfe von Insulin zuführen kann. Es wird sich daher empfehlen, nach einer kurzen Zeit der Einstellung ohne Insulin, größere Insulinmengen mit großen Kohlenhydratzulagen zu geben. Ein kindlicher Diabetes kann nur dann als beherrscht gelten, wenn es gelingt, erhebliche Gewichtszunahmen zu erzielen.

Für die Insulindosierung gelten die gleichen Normen wie beim Erwachsenen. Die Insulingabe richtet sich entsprechend den oben angegebenen Vorschriften nach der Höhe des Harnzuckers und nach der Größe der Kohlenhydratzulage. Da die Kohlenhydratzulage bei den kindlichen Diabetikern von Anfang an hoch zu bemessen ist, wird man sie zweckmäßig von Anfang an in zwei 12 stündigen Perioden mit entsprechenden Insulinmengen verteilen. Nachfolgendes Beispiel möge diesen Fall illustrieren.

Kostform	Harn-zucker	Gesamt-acetonkörper im Harn	Blut-zucker	Eiweiß	Fett	Kohlen-hydrat	Calorien	Insulin
	g	g	mg %	g	g	g	g	Einheiten
Vollkost	82,6	∅	182	90	169,8	120	2380	—
1. Standardkost . . .	48,2	0,24	168	30	115,8	∅	1200	—
2. ,, . . .	31,2	0,32	—	30	115,8	∅	1200	—
3. ,, . . .	18,4	0,46	—	30	115,8	∅	1200	—
4. ,, . . .	6,4	0,58	—	30	115,8	∅	1200	—
5. ,, . . .	2,31	0,64	172	30	115,8	∅	1200	—
6. ,, . . .	0,2	0,82	—	30	115,8	∅	1200	—
7. ,, . . .	+	1,2	—	30	115,8	∅	1200	—
8. ,, . . .	∅	1,4	166	30	115,8	∅	1200	—
Standardkost								
+ 10 g Grahambrot	∅	0,61	—	30,6	115,85	4,4	1221	—
+ 20 g ,,	∅	0,42	—	31,2	115,9	8,8	1242	—
+ 30 g ,,	∅	0,28	—	31,8	115,95	13,2	1263	—
+ 40 g ,,	∅	0,12	—	32,4	116,0	17,6	1284	—
+ 50 g ,,	∅	+	—	33,0	116,05	22,0	1305	—
+ 60 g ,,	∅	∅	—	33,6	116,1	26,4	1326	—
+ 70 g ,,	∅	∅	—	34,2	116,15	30,8	1347	—
+ 80 g ,,	5,8	∅	—	34,8	116,2	35,2	1368	—
+ 80 g ,,	5,4	∅	—	34,8	116,2	35,2	1368	—
Dauerkost	2,8	∅	158	60,0	187,9	60,0	2230	10
,, ...	1,6	∅	—	60,0	187,9	60,0	2230	10
,, ...	1,5	∅	—	60,0	187,9	60,0	2230	10
,, ...	1,8	∅	—	60,0	187,9	60,0	2230	10
,, ...	0,4	∅	—	60,0	187,9	60,0	2230	15
,, ...	0,2	∅	160	60,0	187,9	60,0	2230	15
,, ...	+	∅	—	60,0	187,9	60,0	2230	15
,, ...	∅	∅	—	60,0	187,9	60,0	2230	15

Bei präkomatösen Kranken leiten wir die Insulinbehandlung in der Weise ein, daß wir sehr große Insulindosen pro Tag geben, aber gleichzeitig ausschließlich Kohlenhydrate in Form von Hafer zuführen. Wir geben ca. 200 g Haferflocken in drei Portionen über den Tag verteilt und injizieren morgens 60, mittags 40 und abends wieder 60 Einheiten Insulin. Der Blutzucker ist bei diesen Patienten in der Regel sehr hoch und man läuft nicht Gefahr, trotz der großen Insulinmengen momentane Hypoglucämien zu verschulden. Die Ketonkörperausscheidung geht ziemlich rasch zurück. Parallel gehend mit diesem Rückgang der Acetonurie reduziert man gleichsinnig Insulin und Kohlenhydratzulagen, bis man auf eine geringe Zuckerausscheidung gekommen ist. Der Neuaufbau der Kost geschieht dann mit der Standardkost nach den gleichen Grundsätzen, wie wir sie oben bei der Insulinbehandlung schwerer Diabeteskranker erörtert haben. Folgendes Beispiel möge dies erläutern:

Kostform	Harn-zucker	Gesamt-aceton-körper im Harn	Blut-zucker	Eiweiß	Fett	Kohlen-hydrat	Calorien	Insulin		
	g	g	mg%	g	g	g	g	Einheiten		
200 g Haferflocken . .	120,4	25,2	568	25	12	130	750	60	40	60
200 g „ . .	90,2	12,8	382	25	12	130	750	40	20	40
100 g „ . .	60,8	8,2	—	12,5	6	65	375	30	20	30
100 g „ . .	45,4	2,6	189	12,5	6	65	375	30	20	30
100 g „ . .	40,9	0,4	—	12,5	6	65	375	20	10	20
Standardkost	38,7	2,6	—	69,7	127,9	0,94	1541,4	—		
„	26,4	3,0	—	69,7	127,9	0,94	1541,4	—		
„	21,9	3,8	—	69,7	127,9	0,94	1541,4	—		
„	15,1	4,1	—	69,7	127,9	0,94	1541,4	—		
„	15,0	4,2	—	69,7	127,9	0,94	1541,4	—		
Standardkost + 50 g Haferflocken	8,4	0,42	168	75,95	130,9	33,44	1728,9	20		
	6,7	0,21	—	75,95	130,9	33,44	1728,9	20		
	5,4	+	—	75,95	130,9	33,44	1728,9	20		
	5,3	∅	—	75,95	130,9	33,44	1728,9	20		
								7 Uhr	21 Uhr	
Standardkost + 50 g Haferflocken auf 2 Portionen verteilt	2,4	∅	—	75,95	130,9	33,44	1728,9	20	10	
	1,2	∅	—	75,95	130,9	33,44	1728,9	20	10	
	0,1	∅	—	75,95	130,9	33,44	1728,9	20	10	
	∅	∅	—	75,95	130,9	33,44	1728,9	20	10	
	∅	∅	—	75,95	130,9	33,44	1728,9	20	10	

Kommt ein Patient in bereits ausgebrochenem Koma zur Behandlung, so ist es unmöglich, dem bewußtlosen Kranken per os größere Mengen von Kohlenhydraten zuzuführen. In der Literatur sind die Meinungen geteilt, ob es überhaupt nötig ist, im schweren Koma zu den großen Insulindosen wegen der Hypoglucämiegefahr Zucker zuzulegen. Der außerordentlich hohe Blutzucker beim Komatösen bietet an und für sich schon eine Gewähr, daß eine momentane Erniedrigung auf hypoglucämische Werte auch bei großen Dosen nur sehr selten stattfinden dürfte. In der Minkowskischen Klinik (Bucka, A. Wagner[486]) gibt man in der Regel keine Kohlenhydrate trotz großer Insulinmengen. Umber[487], Strauss[488], v. Noorden[489], vor allem amerikanische Autoren halten Zuckerinjektionen gleichlaufend mit der Insulingabe auch beim Koma für nötig. C. v. Noorden warnt mit Recht davor, größere Mengen von Zucker intravenös beim Koma zu injizieren, da gleichzeitig durch die große Flüssigkeitszufuhr von einer 7—10proz. Traubenzuckerlösung der Kreislauf allzu stark belastet würde. C. v. Noorden gibt Injektionen von 10—20 g Zucker bei großen Insulindosen von 80—100 Einheiten beim Schwerkomatösen. Wir verfahren in der Regel so, daß bei einem tiefen Koma zunächst 50 Einheiten intravenös und 50 Einheiten subcutan gespritzt werden. Gleichzeitig geben wir ein Tropfklysma einer 10proz. Traubenzuckerlösung. Wir pflegen nur bei der ersten Injektion eine einmalige intravenöse Insulingabe zu verabreichen und setzen dann auf die erstmalige Dosis von 50 intravenös und 50 Einheiten subcutan in Abständen von drei Stunden subcutan Gaben von je 20—30 Einheiten fort, so daß die Gesamttagesmenge am ersten Tage des Komas 300 Einheiten und mehr betragen kann. Gelingt es, auf diese Weise den Patienten aus dem komatösen Zustand herauszubringen und ihn zum Essen zu bewegen, so geben wir ihm wie bei den präkomatösen Kranken zunächst nur Haferflocken, ca. 100—150 g pro die und dosieren das Insulin in Achtstundenintervallen je nach der Höhe der Zuckerausscheidung. In der Regel kommt man am zweiten Tage schon mit 120—150 Einheiten aus. Die Kost wird im weiteren Verlauf nach den oben angegebenen Prinzipien neu aufgebaut. Aus der Erfahrung kann man wohl sagen, daß ein Mißerfolg nach den ersten 24 Stunden in der Regel einen schlimmen Ausgang bedeutet. Gelingt es nicht, den Patienten innerhalb 24 Stunden bei einer Gabe von 300 Einheiten aus dem komatösen Zustand herauszubringen, so ist eine Steigerung der Insulinmenge fruchtlos. Leider erlebt man es nicht allzu selten, daß der komatöse Zustand wohl auf die angegebene Art überwunden wird, daß aber trotz sinkender Ketosis und sinkender Zuckerausscheidung der Kreislauf sich nicht gleichsinnig erholt und die Patienten an Kreislaufsinsuffizienz zugrunde gehen (s. S. 351). Vor der Insulinära hat man den Patienten im Koma große Mengen von Natrium bicarbonicum zugeführt. Zweifellos ist im schwersten Koma, im letalen Stadium eine Änderung der Säureverhältnisse im Blut im Sinne einer wirklichen Säuerung vorhanden. Dies trifft aber nur für die Kranken unmittelbar vor dem Tode zu, da im Anfang des Komas eine Änderung der Wasserstoffionenkonzentration im Blute nicht festzustellen ist. Aus diesem Grunde kommt man bei erfolgreicher Insulinbehandlung im Koma auch ohne Alkalizufuhr aus. Trotzdem ist es empfehlenswert, Alkalien zu geben, da bei den großen Säuremengen, die im präkomatösen und komatösen Stadium entstehen, die Alkalireserve der Säfte stark gesunken ist und der Alkalibestand auch durch das Freiwerden der Alkalimengen, die aus den durch Insulin verbrennenden ketonsauren Salzen stammen, nicht rasch und vollständig genug aufgefüllt wird. Im allgemeinen wird eine rectale Applikation von Alkalien ausreichen. Die intravenöse Injektion von 3proz. Natriumbicarbonatlösung dürfte nur in den allerseltensten Fällen anzuraten sein.

Na bicarbonicum.

Für orale Gabe eignet sich am besten ein Gemisch von Carbonaten, das nach v. Noorden[217] 82,2 g Natrium bicarbonicum, 6,0 g Kalium bicarbonium, 8,0 g Calcium carbonicum und 4,0 g Magnesium carbonicum enthält. Über den Tag verstreut, kann man bis 40 g dieses Gemisches nehmen lassen. Lichtwitz[317] empfiehlt an Stelle des Carbonatgemisches ein Citratgemisch, das besser schmeckt und läßt auch entsprechend Natrium-, Kalium-, Calcium- und Magnesiumcitratgemische herstellen.

Heute gelingt es, einen großen Teil der komatösen Kranken aus diesem fürchterlichen Zustand durch Insulin herauszureißen. Wenn man bedenkt, daß vor der Entdeckung des Insulins ein ausgebrochenes Koma das absolute Todesurteil war und jetzt doch ein sehr großer Teil dieser Patienten dem Leben wieder zurückgewonnen werden (in der Literatur ca. 75%), so ist damit schon gekennzeichnet, daß die Prognosestellung bei ausgebrochenem Koma heute ganz anders zu beurteilen ist. In der Regel kann man sagen, daß alle Komatösen, die noch bei suffizientem Kreislauf zur Behandlung gelangen, durchkommen. Wird aber der Beginn des Komas bereits mit einer Kreislaufsinsuffizienz eingeleitet, so haben wir noch nie von Insulin Erfolg gesehen. Umber[486] glaubt, daß sechs Stunden nach dem Einsetzen des vollausgebildeten Komas Insulin die toxischen Schädigungen, die wohl durch den Zusammenbruch der Zuckerverbrennung entstanden sind, nicht wieder gutmachen kann. Die zeitliche Begrenzung der noch möglichen, wirksamen Behandlung dürfte nach unserer Ansicht in jedem Falle verschieden sein und letzten Endes vom Zustand des Kreislaufes abhängig bleiben. Ein gutes Kriterium über den Erfolg der Behandlung eines Komatösen gibt der Blutzucker. Geht der Blutzucker, der bei den Komatösen meistens zwischen 400—800 mg-% beträgt, innerhalb der ersten 24 Stunden unter Insulin auf ca. die Hälfte zurück, so spricht dies deutlich für eine günstige Prognose. Häufige Blutzuckerbestimmungen am ersten und zweiten Tage des Komas sind nicht aus Angst vor Hypoglucämie, sondern zur Beurteilung des Ausgangs des Komas von Wichtigkeit. Eine besondere Einschätzung des Alters des komatösen Patienten für den Ausgang scheint nach unseren Erfahrungen von vornherein nicht möglich. Wir sahen ebenso viele junge wie alte Leute im Koma kreislaufinsuffizient sterben.

P. 58 Jahre. Kruppöse Pneumonie und Diabetes. Krankengeschichte S. 440—441.

Datum	Harn-menge	Spez. Gewicht und Re-aktion	Eiweiß		Zucker %		Zucker absol.		Aceton		FeCl$_3$	β-Oxy-buttersäure	N	NH$_3$
			qual.	quant.	polar.	red.	polar.	red.	%	g				
11. I. 1929	1800	1028	—	—	I. 3,8 II. 5,5	+ +	68,5 99,0	— —	++ (+)	3,93 pro l	++ ∅	— —	— —	— —
12. I.	4700	1028	—	—	5,8	+	244,4	—	(+)	—	∅	—	—	—
13. I.	1400	1032	—	—	5,2	+	72,8	—	∅	—	∅	—	—	—
14. I.	1100	1024	—	—	2,5	+	27,5	—	∅	—	∅	—	—	—
15. I.	1300	1022	—	—	2,5	+	32,5	—	∅	—	∅	—	—	—
16. I.	2200	1026	—	—	4,3	+	94,6	—	∅	—	∅	—	—	—
17. I.	1000	1030	—	—	5,6	+	56,0	—	∅	—	∅	—	—	—
18. I.	1400	1028	—	—	4,1	+	49,2	—	∅	—	∅	—	—	—

Blut-zucker mg/%	Körper-gewicht kg	Diät	Eiweiß	Fett	Kohlen-hydrate	Calorien	Medikamente Insulin
409 451	—	600 g Milch 600 g Haferschleim 110 g Zucker 120 g Himbeersaft	(50) 29,1	4,2	254,8	1208,7	80 E.
550	—	?	—	—	—	—	200 E.
—	—	?	—	—	—	—	200 E.
431	—	2 Eier 30 g Fleisch 50 g Gemüse 5 g Butter 5 g Sahne 200 g Kartoffelbrei 80 g Brot 30 g Butter 600 g Himbeersaft	28,7	48,5	491,4	2602,3	200 E.
380	—	3 Eier 20 g Speck 400 g Gemüse 40 g Butter 40 g Sahne 110 g Brot 300 g Milch 400 g Himbeersaft 50 g Kartoffeln	43,7	104,0	510,4	3258,1	100 E.
458	—	1 Ei 100 g Fleisch 450 g Gemüse 45 g Butter 45 g Sahne 90 g Brot 30 g Butter 200 g Kartoffeln 10 g Wurst 900 g Himbeersaft	44,5	84,7	709,2	3975,0	100 E.
284	—	4 Eier 70 g Fleisch 250 g Gemüse 25 g Butter 25 g Sahne Reibekuchen 30 g Kuchen 100 g Kartoffeln 60 g Brot 20 g Butter 300 g Himbeersaft	48,7	69,0	288,5	2032,8	150 E.
221	—	2 Eier 150 g Fleisch 620 g Gemüse 60 g Butter 60 g Sahne 80 g Brot 70 g Butter 60 g Kuchen 150 g Himbeersaft 1 Apfelsine	61,4	138,1	221,6	2501,0	100 E.

Datum	Harn-menge	Spez. Gewicht und Re-aktion	Eiweiß		Zucker %		Zucker absol.		Aceton		FeCl$_3$	β-Oxy-butter-säure	N	NH$_3$
			qual.	quant.	polar.	red.	polar.	red.	%	g				
19. I.	1800	1020	—	—	1,8	+	32,4	—	∅	—	∅	—	—	—
20. I.	2100	1025	—	—	3,5	+	73,5	—	∅	—	∅	—	—	—
21. I.	1600	1024	—	—	3,0	+	48,0	—	∅	—	∅	—	—	—
22. I.	2400	1022	—	—	4,0	+	96,0	—	∅	—	∅	—	—	—
23. I.	2260	1026	—	—	3,8	+	83,6	—	∅	—	∅	—	—	—
24. I.	2000	1024	—	—	3,8	+	76,0	—	∅	—	∅	—	—	—

Blut-zucker mg/%	Körper-gewicht kg	Diät	Eiweiß	Fett	Kohlen-hydrate	Calorien	Medikamente Insulin
271	—	2 Eier 120 g Fleisch 300 g Gemüse 30 g Butter 30 g Sahne 150 g Kartoffeln 130 g Brot 40 g Butter 20 g Wurst 80 g Kuchen	59,5	90,5	116,6	1751,7	100 E.
—	—	2 Eier 100 g Fleisch 450 g Gemüse 45 g Butter 45 g Sahne 150 g Kartoffeln 140 g Brot 50 g Butter	49,4	103,9	120,1	1659,9	50 E.
272	—	3 Eier 50 g Fleisch 400 g Gemüse 40 g Butter 40 g Sahne 300 g Kartoffeln 200 g Brot 60 g Butter 50 g Himbeersaft	51,2	109,6	213,3	2104,5	100 E.
291	—	3 Eier 100 g Fleisch 400 g Gemüse 40 g Butter 40 g Sahne 20 g Käse 20 g Wurst 80 g Kartoffeln 210 g Brot 70 g Butter 50 g Himbeersaft	62,3	133,1	175	2211,7	100 E.
228	—	120 g Fleisch 650 g Gemüse 65 g Butter 65 g Sahne 100 g Schinken 50 g Butter 30 g Wurst 2 Eier 80 g Kartoffeln 150 g Brot	84,5	168	122,6	2409,3	100 E.
258	—	2 Eier 100 g Fleisch 600 g Gemüse 60 g Butter 60 g Sahne 80 g Kartoffeln 150 g Brot 50 g Butter 20 g Käse 20 g Wurst	57,6	141,7	117,2	1939,3	100 E.

Datum	Harn-menge	Spez. Gewicht und Re-aktion	Eiweiß		Zucker %		Zucker absol.		Aceton		FeCl₃	β-Oxy-butter-säure	N	NH₃
			qual.	quant.	polar.	red.	polar.	red.	%	g				
25. I.	1400	1025	—	—	1,4	+	19,6	—	⌀	—	⌀	—	—	—
26. I.	1100	1020	—	—	2,0	+	22,0	—	⌀	—	⌀	—	—	—
27. I.	1800	1012	—	—	0,9	+	16,2	—	⌀	—	⌀	—	—	—
28. I.	2300	1009	—	—	0,9	+	20,7	—	⌀	—	⌀	—	—	—
29. I.	1500	1018	—	—	1,0	+	15,0	—	⌀	—	⌀	—	—	—
30. I.	1200	1014	—	—	0,9	+	10,6	—	⌀	—	⌀	—	—	—

Blut-zucker mg/%	Körper-gewicht kg	Diät	Eiweiß	Fett	Kohlen-hydrate	Calorien	Medikamente Insulin
204	—	3 Eier 150 g Fleisch 20 g Speck 600 g Gemüse 60 g Butter 60 g Sahne 80 g Kartoffeln 160 g Brot 60 g Butter 20 g Käse	77,73	146,74	121,54	2244,5	150 E.
251	—	3 Eier 150 g Fleisch 600 g Gemüse 60 g Butter 60 g Sahne 50 g Butter 150 g Brot	64,55	127,4	90,30	1861,0	150 E.
—	—	3 Eier 150 g Fleisch 20 g Speck 850 g Gemüse 85 g Butter 85 g Sahne 80 g Kartoffeln 150 g Brot 40 g Butter	71,3	158,3	127,25	2514,0	150 E.
281	—	3 Eier 150 g Fleisch 600 g Gemüse 60 g Butter 60 g Sahne 80 g Kartoffeln 150 g Brot 40 g Butter	76,15	119,2	115,95	1855,5	150 E.
246	—	3 Eier 150 g Fleisch 20 g Speck 600 g Gemüse 60 g Butter 60 g Sahne 80 g Kartoffeln 80 g Brot 60 g Butter 100 g Haferflocken	76,59	156,56	145,3	2440,0	100 E.
256	—	3 Eier 150 g Fleisch 20 g Speck 800 g Gemüse 80 g Butter 80 g Sahne 80 g Kartoffeln 50 g Brot 60 g Butter 100 g Haferflocken	75,05	174,7	136,35	2487,5	100 E.

Datum	Harn-menge	Spez. Gewicht und Re-aktion	Eiweiß		Zucker %		Zucker absol.		Aceton		FeCl$_3$	β-Oxy-butter-säure	N	NH$_3$
			qual.	quant.	polar.	red.	polar.	red.	%	g				
31. I.	2200	1015	—	—	1,0	+	22,0	—	$\varnothing$	—	$\varnothing$	—	—	—
1. II.	3400	1010	—	—	0,4	+	13,6	—	$\varnothing$	—	$\varnothing$	—	—	—
7. II.	1600	1015	—	—	0,8	+	12,8	—	$\varnothing$	—	$\varnothing$	—	—	—
8. II.	1700	1014	—	—	—	$\varnothing$	—	—	$\varnothing$	—	$\varnothing$	—	—	—
9. II.	1400	1014	—	—	—	Sp.	—	—	+	—	$\varnothing$	—	—	—
10. II.	1700	1014	—	—	—	Sp.	—	—	$\varnothing$	—	$\varnothing$	—	—	—
11. II.	800	1018	—	—	—	$\varnothing$	—	—	$\varnothing$	—	$\varnothing$	—	—	—

Blut-zucker mg/%	Körper-gewicht kg	Diät	Eiweiß	Fett	Kohlen-hydrate	Calorien	Medikamente Insulin
240	—	3 Eier 150 g Fleisch 20 g Speck 800 g Gemüse 80 g Butter 80 g Sahne 30 g Brot 50 g Butter 100 g Haferflocken	72,24	166,46	110,60	2293,0	80 E.
—	—	2 Eier 75 g Fleisch 20 g Speck 500 g Gemüse 50 g Butter 50 g Sahne 40 g Butter 100 g Haferflocken	39,4	115,0	89,5	1744,5	60 E.
235	—	3 Eier 150 g Fleisch 700 g Gemüse 70 g Butter 70 g Sahne 40 g Butter 100 g Haferflocken	64,6	131,9	98,4	1761	60 E.
—	—	3 Eier 150 g Fleisch 20 g Speck 600 g Gemüse 60 g Butter 60 g Sahne 40 g Butter 100 g Haferflocken	64,2	135,3	94,0	1773	60 E.
—	—	80 g Butter 3 Eier 150 g Fleisch 20 g Speck 800 g Gemüse 80 g Sahne 40 g Butter 100 g Haferflocken	67,4	155,7	102,8	2011	60 E.
—	—	80 g Butter 3 Eier 150 g Fleisch 20 g Speck 800 g Gemüse 80 g Sahne 40 g Butter 100 g Haferflocken	67,4	155,7	102,8	2011	60 E.
—	—	80 g Butter 3 Eier 150 g Fleisch 20 g Speck 800 g Gemüse 80 g Sahne 40 g Butter 100 g Haferflocken	67,4	155,7	102,8	2011	60 E.

Datum	Harn-menge	Spez. Gewicht und Re-aktion	Eiweiß		Zucker %		Zucker absol.		Aceton		FeCl₃	β-Oxy-butter-säure	N	NH₃
			qual.	quant.	polar.	red.	polar.	red.	%	g				
19. II.	1600	1012	—	—	0,2	+	3,2	—	(+)	—	∅	—	—	—
20. II.	1000	1014	—	—	—	(+)	—	—	(+)	—	∅	—	—	—
21. II.	1500	1010	—	—	—	∅	—	—	(+)	—	∅	—	—	—
3. III.	2000	1012	—	—	0,2	+	4,0	—	+	—	∅	—	—	—
4. III.	1700	1012	—	—	0,1	+	1,7	—	+	—	∅	—	—	—
5. III.	1600	1015	—	—	0,2	+	3,2	—	(+)	—	∅	—	—	—
6. III.	2200	1011	—	—	—	∅	—	—	∅	—	∅	—	—	—

Blut-zucker mg/%	Körper-gewicht kg	Diät	Eiweiß	Fett	Kohlen-hydrate	Calorien	Medikamente Insulin
244	—	3 Eier, 150 g Fleisch 20 g Speck 600 g Gemüse 60 g Butter 60 g Sahne 20 g Brot 30 g Butter 20 g Haferflocken	53,8	121,7	50,2	1618,2	30 E.
—	—	3 Eier, 150 g Fleisch 20 g Speck 800 g Gemüse 80 g Butter 80 g Sahne 20 g Brot 20 g Butter 20 g Haferflocken	57,0	133,9	59,0	1779,7	20 E.
—	—	3 Eier, 150 g Fleisch 20 g Speck 800 g Gemüse 80 g Butter 80 g Sahne 20 g Butter 40 g Haferflocken	59,7	135,2	62,6	1813,5	20 E.
—	—	3 Eier, 150 g Fleisch 20 g Speck 800 g Gemüse 80 g Butter 80 g Sahne 20 g Butter 40 g Haferflocken	64,2	138,6	60,1	1794,9	10 E.
—	—	3 Eier, 150 g Fleisch 20 g Speck 800 g Gemüse 80 g Butter 80 g Sahne 20 g Butter 40 g Haferflocken	64,2	138,6	60,1	1794,9	10 E.
229	—	3 Eier, 150 g Fleisch 20 g Speck 700 g Gemüse 70 g Butter 70 g Sahne 20 g Brot 20 g Butter 20 g Haferflocken	31,7	129,4	53,5	1653,9	10 E.
—	—	3 Eier, 150 g Fleisch 20 g Speck 600 g Gemüse 60 g Butter 60 g Sahne 20 g Brot 20 g Butter 20 g Haferflocken	30,1	119,2	49,1	1534,9	10 E.

Heute wäre es ein Kunstfehler, würde man das Coma diabeticum anders als mit Insulin behandeln. Es erübrigt sich deshalb, eingehend auf die früheren Behandlungsarten des Coma diabeticum einzugehen. Es sei hier nur daran erinnert, daß in der Zeit vor der Insulinära der komatöse Patient am besten ohne nennenswerte Nahrung im Hungerzustand belassen wurde, lediglich größere Alkoholgaben in Form von Cognac bis zu $^1/_4$ Liter neben größeren Alkalimengen, die man in Form von Citronenlimonade reichte, wurden gegeben. Erholte sich der Kranke, dann gab man kleine Mengen, 40—80 g, Haferzulage. Die antiketogene Wirkung des Alkohols ist eine Tatsache, auf die besonders O. Neubauer[347] hingewiesen hat und von der man auch heute noch bei der Diabetesdiätetik mit und ohne Insulin Gebrauch macht. Man versäume nicht, jedem schweren Diabetiker ein bis zwei Glas Cognac zu seiner Nahrung zuzulegen.

Von großer Wichtigkeit ist die Frage, ob Patienten, die einmal ein Koma überwunden haben, in ihrer Lebensfähigkeit geschwächt sind. Diese Frage kann natürlich erst Jahre nach der Einführung des Insulins beantwortet werden. Zweifellos sind Leute, die einmal im Koma waren, immer wieder geneigt, plötzliche Komaanfälle zu bekommen und sehr häufig erliegen sie einem der Anfälle, bevor der Arzt rechtzeitig eingreifen kann. Von 14 Fällen P. F. Richters starben vier in einem erneuten Komaanfall. Nach unseren Erfahrungen möchte ich sagen, daß erneute Komaanfälle nur bei Patienten vorkommen, die nicht regelmäßig in ärztlicher Kontrolle waren und sich interkurrent wieder von der dauernden Insulinmedikation abwandten. Wir haben eine ganze Reihe von Patienten unter dauernder Kontrolle, die bei ständiger Insulinbehandlung nach ihrem ersten Komaanfall keinen weiteren mehr erlebten. Allerdings ist ein abschließendes Urteil auch hier noch nicht am Platze.

Aus diesen Ausführungen geht hervor, daß wir bei unkomplizierten Diabetesfällen Insulingaben für indiziert halten, wenn die Kohlenhydrattoleranz unter 50 g Weißbrot (= 30 g Kohlenhydrat) ist. Absolut indiziert ist Insulin bei allen Fällen, die eine ganz geringe oder gar keine Kohlenhydrattoleranz besitzen und bei komatösen Patienten. Diese Indikation gilt nur für unkomplizierte Fälle. Besteht aber gleichzeitig mit einer diabetischen Erkrankung auch nur eine leichte interkurrente, fieberhafte Erkrankung, so ist trotz des leichten Diabetes Insulin mit entsprechender Kohlenhydratzulage zu geben. Dies gilt vor allen Dingen für Infektionskrankheiten: Angina, Grippe, Lungenentzündung, Erysipel und für andere Infektionen. Man scheue sich nicht, auch bei anfänglich geringer Zuckerausscheidung sofort 20—30 Insulineinheiten mit 60—70 g Haferflockenzulage zu geben. Das gleiche gilt von Diabeteskranken, die operiert werden sollen. Ist der Eingriff auch noch so gering, so halten wir eine dauernde Insulingabe vor und während der Operation bis zur Abheilung der Wunde für indiziert. Man erlebt ja leider nur allzuoft, daß Leichtdiabeteskranke nach einem Eingriff trotz der prophylaktischen Insulingabe nach dem chirurgischen Eingriff eine Verschlechterung der Stoffwechsellage erfahren und dann dauernd Insulin bedürfen. Der Unerfahrene wird auch heute noch durch ein plötzlich einsetzendes Koma unmittelbar nach dem operativen Eingriff überrascht. Hier gelten die gleichen Richtlinien der Komabehandlung wie bei unkomplizierten Fällen.

58jährige Frau (Tab. S. 430—439) kommt in somnolentem Zustande mit einer schweren kruppösen Lungenentzündung des linken Unterlappens, die sich später noch auf den Oberlappen ausdehnt, in klinische Behandlung. Trotz des Alters gelingt es, die Patientin mit großen Insulindosen und gleichzeitig beträchtlichen Kohlenhydratzulagen über die schwere Infektion hinüberzubringen und zu verhindern, daß der für den Diabetiker gewöhnliche Ausgang der Lungenentzündung in Gangrän eingetreten ist. Wesentlich bei der Behandlung der Lungenentzündung eines schwer Diabeteskranken ist die langdauernde Gabe von großen Insulinmengen mit gleichlaufenden großen Kohlenhydratgaben. Hierbei kommt es zunächst nicht darauf an, den fieberhaften Pneumoniekranken zuckerfrei zu machen, sondern ihm reichlich Kohlenhydrat mit Insulin zuzuführen. Bei den großen Dosen von Insulin ist es wichtig, daß ständig Kohlenhydrat im Überschuß vorhanden ist. Bei unserer Patientin gingen wir erst dann von den großen Insulinmengen ab, als die Zuckerausscheidung bei gleichbleibend hoher Kohlenhydratzufuhr zurückging (s. Kurve Datum: 30. Januar, 1. Februar). Allmählich senkten wir dann gleichlaufend mit der Reduktion der Insulinmenge auch die Kohlenhydratzulage.

Eine gefürchtete Komplikation des Diabetes mellitus, besonders der Jugendlichen, ist das plötzliche Einsetzen einer tuberkulösen Erkrankung der Lunge (s. S. 357). Ungeklärtes Fieber bei einer diabetischen Erkrankung findet meistenteils in einer Erkrankung der Lunge seine Erklärung. Manche Autoren (H. Strauß und M. Simon[487]) sind der Ansicht, daß man nur leicht tuberkulös Erkrankte mit Insulin behandeln soll; jedoch gehen wir mit Umber[486] und v. Noorden[488] einig, indem wir die Insulinbehandlung bei jeder tuberkulösen Infektion eines Diabetischen empfehlen. Minkowski[489] und v. Jaksch[490] haben darauf hingewiesen, daß tuberkulöse Kranke manchmal größerer Insulindosen bedürfen als unkomplizierte Diabeteskranke. Diese Beobachtung dürfte aber nicht die Regel, sondern eher die Ausnahme sein. Auf die tuberkulöse Erkrankung selbst hat das Insulin keine Einwirkung. Nachteilige Wirkung haben wir nicht gesehen. Jedoch sei auf die Krankengeschichte des einen jugendlichen Diabetikers auf S. 358 hingewiesen, bei dem es gelang, den schwerkranken Jungen wiederholt aus einem schwer komatösen Zustand durch Insulin zu retten, bis eine foudroyant einsetzende Tuberkulose innerhalb weniger Wochen trotz Zucker- und Acetonfreiheit des Urins einen tödlichen Ausgang herbeiführte. Jugendliche Diabetiker sind durch Tuberkulose besonders gefährdet und bedürfen ständig der Insulinbehandlung.

Lungentuberkulose und Insulinbehandlung.

Die Tabelle S. 442—448 zeigt die günstige Insulinwirkung bei einem jugendlichen Diabetiker, der gleichzeitig eine schwere, doppelseitige, kavernöse Phthise hat. Das Gewicht des jungen Mannes war auf 46,7 kg heruntergegangen. Durch das Insulin war es möglich, ca. 40 Cal pro Kilogramm zuzuführen und eine Gewichtszunahme auf 66,2 kg zu erzielen. Besonders bemerkenswert in der Kurve ist die Erscheinung, daß zu verschiedenen Zeiten, trotz gleicher Kohlenhydrat- und Calorienzufuhr und trotz gleicher Insulinquantitäten nicht unerhebliche Zuckermengen anscheinend ohne jegliche diätetische Ursache im Harn auftreten. Derartige Schwankungen der Zuckerausscheidung sieht man häufig bei der Behandlung fieberhafter und eitriger Erkrankungen von Diabetikern mit Insulin. Auf diese Erscheinung soll später bei der Besprehung der Insulinresistenz noch näher eingegangen werden.

Der diabetische Juckreiz verschwindet unter Insulin vollständig. Das diabetische Xanthom soll nach Chauffard[491] und anderen Autoren ebenfalls zurückgehen. Furunculose und Karbunkel bei Diabetischen bedürfen auch bei geringer Zuckerausscheidung und Ketonurie unbedingt der Insulinbehandlung. Wir haben wiederholt schon universelle Furunculose auch ohne Zuckerausscheidung unter Insulinbehandlung heilen sehen. Man findet fast immer bei diesen Furunculosen trotz fehlender Glucosurie einen Blutzucker an der oberen Grenze der Norm, der durch Insulin auf niedere Werte herabgedrückt werden muß. Bei diabetischer Gangrän ist die Insulinbehandlung unbedingt indiziert. Es empfiehlt sich, gerade bei diesen Erkrankungen größere Insulinmengen mit entsprechend größerer Kohlenhydratzulage zu geben, auch wenn die Zuckerausscheidung primär keine große ist. Wenngleich bei manifester Gangrän eine Zirkulation an der gangränösen Stelle auch unter Insulin nur in den allerseltensten Fällen wieder erreicht wird, so kann man doch durch die Insulingabe die Gangrän abgrenzen und dann die Abtragung der gangränösen Stelle ohne weitgehende Amputation vornehmen.

Insulin und Erkrankungen der Haut.

Es ist selbstverständlich, daß jedwede Eiterung, sei es ein Empyem oder Absceß der Lunge, sei es ein Empyem der Gallenblase, bei einem diabetischen Individuum mit Insulin behandelt werden muß. Auch diese Kranken bedürfen großer Insulinmengen bei entsprechend großer Kohlenhydratzulage.

J. H. 20 Jahre. Doppelseitige, kavernöse Phthise und Diabetes.

Datum	Harn-menge	Spez. Gewicht und Re-aktion	Eiweiß		Zucker %		Zucker absol.		Aceton		FeCl₃	β-Oxy-butter-säure	N	NH₃
			qual.	quant.	polar.	red.	polar.	red.	%	g				
26. IX. 1928	1720	1016	—	—	1,8	—	31,0	—	++	—	+	—	—	—
28. IX.	2020	1003	—	—	∅	—	∅	—	∅	—	—	—	—	—
30. IX.	1620	1006	—	—	0,4	—	6,5	—	++ 0,02	0,32	+	—	—	—
3. X.	1930	1003	—	—	∅	—	∅	—	(+)	—	∅	—	—	—
5. X.	800	1005	—	—	∅	—	∅	—	∅	—	—	—	—	—
10. X.	2500	1006	∅	∅	∅	—	∅	—	∅	—	∅	—	—	—
16. X.	2800	1008	∅	—	∅	—	∅	—	(+)	—	∅	—	—	—
23. X.	1500	1010	∅	—	∅	—	∅	—	∅	—	∅	—	—	—
2. XI.	1800	1019	Spur	—	∅	—	∅	—	∅	—	∅	—	—	—

Blut-zucker mg/%	Körper-gewicht kg	Diät	Eiweiß	Fett	Kohlen-hydrate	Calorien	Insulin
—	46,7	60 g Haferflocken 10 g Butter 100 g Himbeersaft	7,7	11,6	108,0	587	12 Uhr: 30 E. 7 „ 30 E.
—	47,6	Gemüsetag: 300 g Blumenkohl 200 g Kohlrabi 200 g Gurkengemüse 50 g Himbeersaft 100 g Haferflocken	37,4	83,4	125,9 + 65*)	1326	10 Uhr: 20 E. 3 „ 20 E. 11 „ 10 E.
—	—	Gemüsetag: 200 g Kohlrabi 300 g Bohnen 50 g Schweinefleisch 100 g Haferflocken	51,8	88,9	93,9 + 65	1398	7 Uhr: 10 E. 3 „ 10 E. 11 „ 10 E.
—	54,1	200 g Spinat 300 g Blumenkohl 40 g Speck 40 g Butter 1 Ei 600 g Bouillon 80 g Haferflocken 40 g Weißbrot	34,2	72,5	104,5	1178	7 Uhr: 15 E. 3 „ 10 E. 10 „ — E.
104	56,2	120 g Haferflocken 50 g Weißbrot 20 g Cognac	19,2	15,9	103,1 +103	623	7 Uhr: 15 E. 3 „ 10 E.
—	56,0	1000 g Spinat 1 Ei 70 g Speck 135 g Butter 100 g Hackfleisch 40 g Brot 2 Brötchen	63,0	179,6	16,0 + 51,2	2188	7 Uhr: 15 E. 3 „ 15 E. 11 „ 10 E.
—	56,0	40 g Spinat 400 g Blumenkohl 100 g Rindfleisch 2 Eier 135 g Butter 50 g Speck 2 Brötchen 40 g Brot	65,8	171,7	23,3 + 51,2	1865,1	7 Uhr: 15 E. 3 „ 15 E. 11 „ 10 E.
—	56,5	100 g Wirsing 100 g Rotkohl 135 g Butter 70 g Speck 2 Eier 20 g Cognac 3 Brötchen	26,8	181,3	11,2 + 48,0	2030,4	7 Uhr: 15 E. 3 „ 15 E. 11 „ 10 E.
—	57,3	100 g Spinat 150 g Sauerkraut 2 Eier 135 g Butter 70 g Speck 20 g Cognac 3 Brötchen	25,4	107,0	7,6 + 48,0	2244	7 Uhr: 15 E. 3 „ 15 E. 11 „ 10 E.

*) Die mit *) versehenen Zahlen bedeuten die Kohlenhydratzulagen (Brot, Haferflocken) in Gramm.

Datum	Harn-menge	Spez. Gewicht und Re-aktion	Eiweiß		Zucker %		Zucker absol.		Aceton		FeCl$_3$	β-Oxy-butter-säure	N	NH$_3$
			qual.	quant.	polar.	red.	polar.	red.	%	g				
7. XI.	2100	1016	∅	—	∅	—	∅	—	∅	—	∅	—	—	—
14. XI.	2500	1010	∅	—	∅	—	∅	—	∅	—	∅	—	—	—
20. XI.	1500	1008	Spur	—	∅	—	∅	—	∅	—	∅	—	—	—
28. XI.	1600	1011	,,	—	∅	—	∅	—	∅	—	—	—	—	—
5. XII.	1600	1021	,,	—	? (!)	—	?	—	∅	—	—	—	—	—
12. XII.	1800	1016	,,	—	2,7	—	48,6	—	∅	—	∅	—	—	—
20. XII.	1200	1022	,,	—	∅	—	∅	—	∅	—	—	—	—	—

Blut-zucker mg%	Körper-gewicht kg	Diät	Eiweiß	Fett	Kohlen-hydrate	Calorien	Insulin
—	56,8	350 g Rotkohl 100 g Rindfleisch 3 Brötchen 2 Eier 70 g Speck 20 g Cognac 135 g Butter	59,35	214,8	18,2 + 48,0	2311,9	7 Uhr: 15 E. 3 „ 15 E. 11 „ 10 E.
—	56,9	300 g Spinat 100 + 300 g Wirsing 2 Eier 135 g Butter 70 g Speck 20 g Cognac 100 g Rindfleisch 3 Brötchen	67,7	191,1	25,9 + 48,0	2384	7 Uhr: 15 E. 3 „ 15 E. 11 „ 10 E.
—	55,6	150 g Blumenkohl 400 g Rotkohl 50 g Wirsing 100 g Schweinefleisch 2 Eier 135 g Butter 70 g Speck 20 g Cognac 3 Brötchen	62,6	193,7	29,1 + 48,0	2357	7 Uhr: 15 E. 3 „ 15 E. 11 „ 10 E.
—	56,5	150 g Rosenkohl 1200 g Sauerkraut 100 g Leber 135 g Butter 20 g Cognac 70 g Speck 2 Eier 3 Brötchen	62,2	185,1	60,3 + 48,0	2416	7 Uhr: 15 E. 3 „ 15 E. 11 „ 10 E.
—	56,9	500 g Sauerkraut 100 g Rosenkohl 100 g Schweinefleisch 2 Eier 135 g Butter 70 g Speck 20 g Cognac 3 Brötchen	61,7	192,1	27,1 + 48,0	2339	7 Uhr: 15 E. 3 „ 15 E. 11 „ 10 E.
—	58,0	135 g Butter 70 g Speck 20 g Cognac 2 Eier Kein Gemüse 3 Brötchen	22,4	180,6	1,4 + 48,0	1965	7 Uhr: 15 E. 3 „ 15 E. 11 „ 10 E.
—	59,3	200 g Spinat 100 g Mettwurst 2 Eier 70 g Speck 135 g Butter 20 g Cognac 3 Brötchen	44,4	221,4	4,4 + 48,0	2422	7 Uhr: 15 E. 3 „ 15 E. 11 „ 10 E.

Datum	Harn-menge	Spez. Gewicht und Re-aktion	Eiweiß		Zucker %		Zucker absol.		Aceton		FeCl₃	β-Oxy-butter-säure	N	NH₃
			qual.	quant.	polar.	red.	polar.	red.	%	g				
28. XII.	1200	1026	Spur	—	5,2	—	62,4	—	—	—	—	—	—	—
2. I. 1929	800	1026	„	—	3,6	—	28,8	—	∅	—	∅	—	—	—
9. I.	2000	1016	„	—	4,0	—	80,0	—	∅	—	∅	—	—	—
16. I.	1100	1025	„	—	1,9	—	20,9	—	∅	—	∅	—	—	—
23. I.	1700	1020	„	—	0,8	—	13,6	—	∅	—	∅	—	—	—
30. I.	1000	1119	„	—	∅	—	∅	—	∅	—	∅	—	—	—
6. II.	400	1023	„	—	Spur	—	∅	—	∅	—	∅	—	—	—
9. II.	1400	1014	„	—	Spur	—	∅	—	∅	—	∅	—	—	—

Blut-zucker mg/%	Körper-gewicht kg	Diät	Eiweiß	Fett	Kohlen-hydrate	Calorien	Insulin
—	55,5	300 g Wirsing 400 g Bohnen 100 g Schweinebraten 2 Eier 135 g Butter 70 g Speck 20 g Cognac 3 Brötchen	67,5	193,1	38,4 + 48,0	2413	7 Uhr: 15 E. 3 „ 15 E. 11 „ 10 E.
—	58	500 g Sauerkraut 100 g Schweinefleisch 2 Eier 135 g Butter 70 g Speck 20 g Cognac 3 Brötchen	56,4	191,6	20,4 + 48,0	2285	7 Uhr: 15 E. 3 „ 15 E. 11 „ 10 E.
—	60,8	2 Eier 135 g Butter 70 g Speck 20 g Cognac 3 Brötchen	22,4	180,6	1,4 + 48,0	1965	7 Uhr: 20 E. 3 „ 20 E. 11 „ 10 E.
—	62,1	500 g Grünkohl 100 g Rindfleisch 2 Eier 70 g Speck 20 g Cognac 135 g Butter 3 Brötchen	70,9	195,6	43,9 + 48,0	2485	7 Uhr: 30 E. 3 „ 30 E. 11 „ 20 E.
—	63,9	600 g Bohnen 600 g Rotkohl 10 g Cognac 100 g Rindfleisch 2 Eier 70 g Speck 135 g Butter 3 Brötchen	75,6	194,3	63,2 + 48,0	2564	7 Uhr: 30 E. 3 „ 30 E. 11 „ 20 E.
—	65,2	300 g Bohnen 2 Eier 40 g Speck 135 g Butter 20 g Cognac 3 Brötchen	26,9	180,6	10,24 + 45,0	2025	7 Uhr: 30 E. 3 „ 30 E. 11 „ 20 E.
—	65,3	200 g Bohnen 500 g Sauerkraut 2 Eier 135 g Butter 70 g Speck 20 g Cognac 100 g Fleisch 3 Brötchen	62,4	193,1	31,4 + 45,0	2370	7 Uhr: 20 E. 3 „ 20 E. 11 „ 20 E.
—	60,8	400 g Rotkohl 2 Eier 135 g Butter 20 g Cognac 3 Brötchen	23,3	133,4	20,6 + 45,0	1611	7 Uhr: 20 E. 3 „ 20 E. 11 „ 20 E.

Datum	Harn-menge	Spez. Gewicht und Re-aktion	Eiweiß		Zucker %		Zucker absol.		Aceton		FeCl₃	β-Oxy-butter-säure	N	NH₂
			qual.	quant.	polar.	red.	polar.	red.	%	g				
13. II.	2100	1015	Spur	—	Spur	—	∅	—	∅	—	∅	—	—	—
20. II.	2000	1015	,,	—	∅	—	∅	—	∅	—	∅	—	—	—
24. II.	500	1020	,,	—	∅	—	∅	—	∅	—	∅	—	—	—
27. II.	1000	1018	,,	—	0,7	—	7,0	—	∅	—	∅	—	—	—
6. III.	1500	1010	,,	—	∅	—	∅	—	∅	—	∅	—	—	—

Eine besondere Vorsicht bei der Insulinbehandlung ist bei Hypertonien geboten. Durch die Untersuchungen von Lauter und Baumann[492] an meiner Klinik ist gezeigt worden, daß unter Insulinüberdosierung das Schlagvolumen des Herzens ansteigt. Es ist aus diesem Grund begreiflich, daß Hypertoniker bei Insulinüberdosierung leicht zu Apoplexien neigen. Einschlägige Beobachtungen sind in der Literatur niedergelegt. Wir selbst beobachteten einen Hypertoniker, der in einem leichten hypoglykämischen Zustand eine Apoplexie bekam, die leider bestehen blieb. Aus diesem Grunde muß man bei Hypertoniekranken die Kohlenhydratzulage bei Insulinbehandlung eher zu hoch als zu niedrig bemessen.

Bei länger dauernder Insulinbehandlung sahen wir bei Kranken, welche eine Retinitis diabetica hatten, trotz vollständiger Beherrschung des Diabetes durch Insulin, im Augenhintergrund Blutungen auftreten. In der Literatur sind ähnliche Fälle beschrieben und es ist auch vor der Insulinbehandlung bei Neigung zu Blutungen im Augenhintergrund gewarnt worden. Wir möchten uns nicht

Blut-zucker mg/%	Körper-gewicht kg	Diät	Eiweiß	Fett	Kohlen-hydrate	Calorien	Insulin
—	66	300 g Bohnen 500 g Rotkohl 300 g Sauerkraut 2 Eier 135 g Butter 20 g Cognac 3 Brötchen	34,0	133,6	53,3 + 45,0	1790	7 Uhr: 20 E. 3 „ 20 E. 11 „ 20 E.
—	65,5	600 g Rotkohl 500 g Bohnen 200 g Spinat 2 Eier 135 g Butter 70 g Speck 20 g Cognac 3 Brötchen	45,6	181,8	60,0 + 45,0	2311	7 Uhr: 20 E. 3 „ 20 E. 11 „ 10 E.
—	63,9	600 g Rotkohl 500 g Spargel 100 g Schweinefleisch 2 Eier 70 g Speck 135 g Butter 20 g Cognac 3 Brötchen	66,1	191,8	37,8 + 45,0	2407	7 Uhr: 20 E. 3 „ 20 E. 11 „ 10 E.
—	65,4	400 g Bohnen 200 g Schweinefleisch 2 Eier 135 g Butter 70 g Speck 20 g Cognac 4 Brötchen	88,9	200,8	23,6 + 64,0	2534	7 Uhr: 20 E. 3 „ 20 E. 11 „ 10 E.
—	66,2	500 g Rotkohl 400 g Bohnen 100 g Rindfleisch 2 Eier 135 g Butter 70 g Speck 20 g Cognac 4 Brötchen	72,5	189,8	52,9 + 64,0	2842	7 Uhr: 20 E. 3 „ 20 E. 11 „ 10 E.

durchaus dieser Warnung anschließen, da es in der Regel Schwerdiabeteskranke sind, bei denen Blutungen bei einer schon bestehenden Retinitis auftreten. Man soll eher eine leichte Blutung im Augenhintergrund mit in Kauf nehmen als einem schwer diabetischen Patienten das Insulin entziehen. Solch eine Entscheidung läßt sich natürlich nicht prinzipiell regeln, sondern wird von dem jeweiligen Krankheitszustand abhängen. Hierher gehören auch die während der Insulin-medikation beobachteten Blutungen in den ableitenden Harnwegen, wie sie von Thomson und Layton[493], von Moritz[494] und von Güdemann[495] be-schrieben worden sind. Auch Blutungen in verschiedenen inneren Organen wurden von Ehrmann und Jakoby[496] bei schweren Diabetikern im komatösen Zu-stande nach Insulininjektionen beschrieben. Diese Neigung zu Blutungen dürfte sowohl von toxischen Momenten als auch von der von Lauter und Baumann er-wiesenen veränderten Zirkulation abhängen. Trotz dieser vereinzelten, unan-genehmen Zufälligkeiten bei Insulinbehandlung möchten wir auch bei Schwerdiabeteskranken, die zu Blutungen neigen, nicht von der Insulinbehandlung absehen, da vorübergehende Blutungen uns immer noch beim schweren Diabetiker als kleineres Übel erscheinen, als eine durch Absetzen des Insulins hervorgerufene Verschlechterung der diabetischen Stoffwechsellage.

Diabetesbehand-
lung bei Fett-
leibigkeit oder
Gicht. Das Zusammentreffen von Diabetes und Fettleibigkeit ist außerordentlich häufig. Auf die Ursache dieser Erscheinung wurde bereits auf S. 370 eingehend eingegangen. Hier soll nur besprochen werden, ob man die Diät bei der Diabetestherapie von Fettleibigen unter anderen Gesichtspunkten betrachten soll, als die auf S. 395 angegebene. Es mag zunächst befremden, die Kost eines fettleibigen Diabetikers vorwiegend mit Fett zu bestreiten. Diese paradox erscheinende Diätetik ist aber durchaus angezeigt, sofern man in der gereichten Gesamtcalorienmenge unter dem Bedarf bleibt. Man kann demnach mit Recht sagen, die Diätetik des fettleibigen Diabetikers ist nach denselben Gesichtspunkten zu verordnen, wie wir sie für jeden Diabetiker in der Standardkost aufgestellt haben. Was für die rein diätetische Behandlung gilt, gilt auch für die diätetische Behandlung mit Insulin. Bei Fettleibigkeit und Diabetes ist das Insulin ebenso angezeigt wie bei mageren Diabetikern, sofern es von der Schwere der Erkrankung und der dadurch bedingten Stoffwechsellage erfordert wird. Es ist hier noch zu besprechen, inwieweit eine Abmagerungskur beim fettleibigen Diabetiker durchgeführt werden soll. C. v. Noorden warnt mit Recht vor forcierten und übertriebenen Abmagerungskuren bei Diabetikern und weist an der Hand seiner eigenen großen Erfahrung nach, daß gerade bei den Abmagerungskuren diabetischer Personen auch von erfahrenen Ärzten bisweilen große Mißgriffe vorkommen. Vor allem ist es hier der Kreislauf der Fettleibigen, der bei gleichzeitigem Diabetes durch forciertes Abmagern Schaden leidet. Besonders die körperliche Arbeit, die man bei Abmagerungskuren verordnen muß, ist sehr oft die Ursache einer Kreislaufsinsuffizienz. Zur Entfettung von Diabetikern eignet sich eine ständige calorisch unterwertige Kost, die im wesentlichen aus Vegetabilien bestehen soll. Gleichzeitig muß eine strenge Flüssigkeits- und Salzentziehung durchgeführt werden. Die calorienarme Kost wirkt hier gleichsinnig auf Diabetes und Fettleibigkeit günstig ein. Die Gabe von Thyreoidin ist im allgemeinen zu widerraten. Das Thyreoidin bedingt eine starke Erregung des sympathischen Systems und dadurch eine Einwirkung auf die Leberdiastase. Verstärkung der Glucosurie durch Thyreoidin ist deshalb die Regel. Trotzdem kann man bei einzelnen ausgewählten Fällen, bei denen die diabetische Störung nur geringgradig ist, mit kleinen Dosen Thyreoidin unter strenger Beobachtung des Zuckergehaltes des Urins Versuche machen. Wir haben einige Kranke, bei denen die Adipositas der vorherrschende und eine leichte diabetische Störung der Nebenbefund war, auch mit Thyreoidin abgemagert, ohne eine Verschlechterung der diabetischen Stoffwechsellage zu bewirken. Jedoch bleiben diese Fälle, bei denen die Fettleibigkeit vorherrscht, die Ausnahme. Jedenfalls soll der Unerfahrene die Ordination von Thyreoidin prinzipiell bei Zuckerkranken meiden.

Was für die diätetische Behandlung der fetten Diabetiker gesagt wurde, gilt auch für die gichtkranken Diabetiker. Hier wie dort wirkt eine Calorienbeschränkung günstig auf beide Störungen ein. Eine eiweißarme, fettreiche Kost hat nur günstigen Einfluß auf die Arthritis urica. Eine Medikation von Atophan ist ohne Einfluß auf die diabetische Störung und kann deshalb ungestört bei gichtkranken Diabetikern durchgeführt werden. Andererseits ist Insulin ohne Einfluß auf die gichtige Störung, da durch Insulin die Harnsäureausscheidung in keiner Weise verschlechtert wird.

Bei der Besprechung der Theorie der Insulinwirkung ist bereits eingehend auf den Mechanismus der Insulinwirkung und der gleichlaufenden Erscheinung der Hypoglucämie hingewiesen worden. Hier sei nur auf die klinischen Erscheinungen der Hypoglucämie und ihre Behandlung hingewiesen.

Zu Anfang der Insulinbehandlung fürchtete man den hypoglucämischen Symptomenkomplex, der sich in folgenden subjektiven Empfindungen des Patienten äußert: starker Hunger mit allgemeinem Schwächegefühl, plötzliche Blutwallungen und Reizbarkeit, Schwindel, Zittern und momentaner Schweißausbruch. Der ganze Symptomenkomplex tritt meistens nicht in seiner Gesamtheit auf, sondern nur einzelne Zeichen. In besonders schweren Fällen kommt es zu Verwirrungszuständen, Sprachstörungen und Muskelzuckungen. Der zeitliche Eintritt der Hypoglucämie nach der Injektion schwankt von einer Stunde bis zu fünf Stunden. Bestimmt man während eines solchen Anfalles den Blutzucker, so sind Werte unter 40 mg-% nichts Seltenes. Manche Patienten bekommen aber bereits hypoglucämische Symptome bei Blutzuckerwerten, die noch an der unteren Grenze des Normalen, 60—50 mg-%, liegen. Das Auftreten der Hypoglucämie tritt meist dann ein, wenn die Kohlenhydratzulage der Nahrung der gewählten Insulindosis nicht entspricht. In der ersten Zeit der Insulinära war man in der Beurteilung der Hypoglucämie ziemlich ängstlich und vermied es peinlich, hypoglucämische Symptome bei der Behandlung auftreten zu lassen. Auch heute noch müssen wir es vermeiden, die Insulindosierung soweit zu treiben, daß untertags oder auch nachts der Kranke über Schwäche oder Schwindelgefühl klagt, die immer ein Zeichen sind, daß wir uns der Hypoglucämie nähern. Wir stehen aber heute nicht mehr so ängstlich dem hypoglucämischen Symptomenkomplex gegenüber, da uns die Erfahrung lehrte, daß hypoglucämische Zeichen durch entsprechende Maßnahmen ohne Schaden für den Patienten vorübergehen. In der Regel genügen einige Schluck zuckergesüßter Limonade oder ein bis zwei Stückchen Würfelzucker, um rasch die hypoglucämischen Symptome zum Schwinden zu bringen. Es ist immer besser, einfache Zucker und keine Stärke zu geben, da die Resorption und damit die Bekämpfung des Anfalles rascher vor sich geht. Wir lassen aus prinzipiellen Gründen jeden Patienten, der unter dauernder Insulinbehandlung steht, immer einige Zuckerstückchen mit sich führen, damit er bei Bedarf sofort hypoglucämischen Symptomen begegnen kann. Bei schweren Anfällen hat man geraten, $^1/_2$—1 ccm Adrenalin zu spritzen, gleichlaufend mit einer intravenösen oder subcutanen Injektion von 10 proz. Traubenzuckerlösung. Nur in den allerseltensten Fällen wird dies nötig sein. Besonders sei hier noch darauf hingewiesen, daß hypoglucämische Zustände auch durch unrichtige Insulinverteilung ausgelöst werden können. Es ist dann nötig, den Urin und das Blut mehrmals am Tage fraktioniert zu untersuchen und festzustellen, in welchen Perioden mehr oder weniger Insulin gespritzt werden darf. Bei Schwerdiabeteskranken vermeidet man die Insulinüberdosierung am besten durch achtstündige (s. S. 416) Darreichung. Bei jugendlichen Individuen sind hypoglucämische Erscheinungen häufiger als bei älteren Individuen (hoher Blutdruck). Man sei deshalb besonders bei Kindern mit Insulinüberdosierung vorsichtig und unterrichte die jugendlichen Patienten genau über die Symptome und die Gegenmaßnahmen. Andererseits muß man sehr Obacht geben durch eine mahnende Erklärung des Zustandes eine übermäßige Angst vor der Hypoglucämie bei dem Patienten zu provozieren und dadurch psychogene Symptome auszulösen.

Über die Theorie der Hypoglucämie wurde bereits S. 305 gesprochen. Zweifellos hängen diese Anfälle mit dem Verschwinden des Zuckers aus der Gewebsflüssigkeit zusammen und sind nicht, wie man anfänglich geglaubt hat, durch andere Dinge verursacht, die dem Sinken des in den Gewebsflüssigkeiten gelösten Zuckers parallel gehen. Ein Schwellenwert, bei dem hypoglucämische

Vermeidung der Insulinhypoglucämie.

Symptome auftreten, existiert nicht, im Gegenteil, die individuellen Schwankungen sind so groß, daß Umber sogar glaubte, nicht der niedere Blutzucker, sondern die Geschwindigkeit des Blutzuckerabfalls rufe die hypoglucämischen Symptome hervor. Wenngleich man dieser Auffassung nicht ohne weiteres beistimmen kann, so ist doch die Reaktionsbereitschaft eines jeden Organismus auf niedere Zuckerwerte in den Geweben außerordentlich verschieden.

Wasserretention. Insulin bewirkt eine Wasserretention im Körper. Diese Eigenschaft des Insulins ist bei gesunden wie bei diabetischen Individuen festzustellen. Bei Insulinmastkuren kann man Gewichtsanstiege in wenigen Tagen von zwei und mehr Kilogramm beobachten, die hauptsächlich auf Wasserretention zurückzuführen sind. Die plötzlich einsetzende Gewichtszunahme von Diabetikern schon im Anfange der Insulinkur ist im wesentlichen der Wasserretention zuzuschreiben, die unter Insulin eintritt. Der Mechanismus der Wasserretention, die durch Insulin hervorgerufen wird, ist bisher noch reichlich unklar. Der Wassergehalt des Blutes selbst erfährt nur eine geringgradige Veränderung im Sinne einer Eindickung (Wandel und Schmöger[497], O. Klein[498]). Allerdings sehen wir dann bei langdauernder Insulinbehandlung eine Wasseranreicherung des Blutes, die wohl einer Wasseranreicherung der Gewebe, besonders der Muskulatur parallel geht. Inwieweit die Fähigkeit, Zucker wieder zu verwerten, mit der Neigung zur Wasserretention gemeinsame Ursachen hat oder inwieweit die Fähigkeit der Leber, Glucogen wiederzubilden und festzuhalten, das für den Wasserhaushalt so wichtige Leberorgan in ein funktionelles Gleichgewicht setzt oder inwieweit die durch die diabetische Polyurie entwässerten Kolloide beim Aufhören der Polyurie wieder Wasser retinieren, läßt sich nach den vorliegenden Arbeiten (O. Klein[498]) nicht eindeutig klären. Merkwürdig ist die Beobachtung von O. Klein, daß Zuckerausscheidungen, die nicht auf eine Pankreasstörung zurückzuführen sind, unter Insulin keine Wasserretention erweisen lassen.

Es ist ohne weiteres einleuchtend, daß diese Eigenschaft des Insulins, eine Wasserretention zu fördern, bei sehr vielen mageren Individuen durchaus erwünscht ist. Nicht minder wichtig erscheint es aber bei fettleibigen Personen bei Insulinmedikationen eine Wasseransammlung hintanzuhalten. Man muß vor allen Dingen vermeiden, Salze zu geben, die als Kation Na haben. Die Darreichung des Carbonatgemisches ist aus diesen Gründen bei dauernder Insulinmedikation zu vermeiden. Glücklicherweise erübrigt es sich ja auch bei der Insulinbehandlung, eine größere Menge Carbonate zu geben, da unter Insulin die alkalischen Salze der Fettsäuren alle verbrannt werden und dadurch wieder Alkali im Körper zur Verfügung steht. Weitgehende Kochsalzeinschränkung ist bei kleinen Insulindosen unnötig, bei großen Insulindosen aber von großer Wichtigkeit.

Sind Insulinödeme einmal aufgetreten, so sind alle Alkalien aus der Kost fortzulassen und die Nahrungszufuhr auf eine Kost, die Säuren entstehen läßt oder enthält (Schwefelsäure, Phosphorsäure), zu beschränken. Gleichzeitige Gaben von Methylpurinen (Diuretin, Euphyllin) erleichtern es, eine bereits eingetretene Wasseransammlung wegzuschaffen.

Nebenwirkungen des Insulins. Manchmal erlebt man unangenehme Sensationen an der Einspritzungsstelle, Erscheinungen von der leichtesten Quaddel angefangen bis zur richtigen entzündlichen Schwellung sind nichts Seltenes. Auch über einen brennenden Nachschmerz wird manchmal ohne sichtbaren Grund geklagt. Man hat geglaubt, daß die Spuren Eiweiß, die in der Insulinlösung noch vorhanden sind, die Empfindlichkeit und die lokale Entzündung auslösen können. Auch dachte man, daß einzelne Präparate unbekannte Beimengungen enthalten, um die Konservierung zu ermöglichen. Dieser Ansicht gab die Erfahrung Nahrung, daß die Patienten ein Präparat ganz gut vertragen und wiederum auf ein anderes Schmerzen und

Infiltrationen bekommen. Man muß dann so lange das Präparat wechseln, bis man ein Insulinpräparat findet, auf das der Patient keine Reaktion bekommt. Dies ist uns in allen Fällen auch schließlich gelungen. Inwieweit diese ganze Reaktion eine Überempfindlichkeitsreaktion ist, steht noch zur Diskussion. Jedenfalls sollen Schmerzen bei der Injektion und auch entzündliche Schwellungen uns nicht davon abhalten, Insulin zu geben, wo es indiziert ist. Vor intravenöser Verabreichung in hautempfindlichen Fällen möchte ich warnen. Die perorale Verabreichung des Insulins muß vorläufig zu so großen Dosen greifen, daß sie als Ersatz für hautempfindliche Fälle vorläufig nicht in Frage kommt.

Man glaubte, vom Insulin auch eine gewisse Wirkung auf den Blutdruck im Sinne einer Herabdrückung des Blutdrucks konstatieren zu können (Klemperer und Strisower[499], Gigon[500]). Die Blutdrucksenkung ist keine regelmäßige Erscheinung und dürfte keine Bedeutung haben. Insulineinwirkung auf das Herz, von der manchmal gesprochen wurde, ist keine eindeutige. Jedenfalls sind herzkranke Diabetiker ebenso mit Erfolg mit Insulin zu behandeln als Herzgesunde. Inwieweit eine Beeinflussung der Salzsäureproduktion einerseits und Galleproduktion andererseits (Collazo und Dobreff[501], Detre und Sivo[502]) durch Insulin statthat, ist bisher wohl an einzelnen Fällen untersucht, aber für die Insulintherapie ohne Bedeutung. Auch auf die Wärmeproduktion soll das Insulin einen gewissen Einfluß haben (Noyons[503], Rosenthal, Licht und Freund[504]). Inwieweit die Senkung der Wärmeproduktion unter Insulin durch das Insulin selbst oder durch die mit Insulin hervorgerufene Stoffwechsellage hervorgerufen wird, ist nicht zu entscheiden. Ich möchte aber nicht anstehen, zu glauben, daß die bei Insulinmastkuren erzielte Gewichtszunahme nicht nur auf Wasserretention beruht, sondern durch eine Stoffwechsellage (Glucogenspeicherung) hervorgerufen wird, die dem Fettansatz Vorschub leistet.

Falta[505], Umber und Rosenberg[506], Minkowski und andere haben Diabeteskranke beschrieben, die sich hinsichtlich der Insulindosierung nicht in das übliche Schema der Insulindosierung einreihen lassen. Es wurden sogar Fälle beobachtet, bei welchen auch bei einer 3—4fachen Insulinmenge, wie sie bei anderen Kranken mit gleicher Zuckerausscheidung genügt hätte, um Zuckerfreiheit zu erzielen, eine nur unbedeutende Einwirkung auf die Zuckerausscheidung festzustellen war. Man hat für diese ganz vereinzelnden Fälle — ich selbst konnte noch nie einen solchen beobachten — den Ausdruck „insulinresistente" Fälle geprägt. Es wäre falsch, anzunehmen, daß das Insulin bei diesen Kranken gar keine oder eine gegenteilige Wirkung gehabt hätte. Auch bei diesen sog. insulinresistenten Fällen hat das Insulin eine blutzuckersenkende und die Zuckerausscheidung vermindernde Wirkung. Allerdings werden viel größere Dosen wie bei den typischen Fällen benötigt.

Aller Wahrscheinlichkeit nach ist die Ursache der sog. Insulinresistenz bei den verschiedenen Beobachtungen der Autoren keine einheitliche. Bei manchen Beobachtungen dürfte es sich zweifellos um besondere nicht pankreatogene Arten der Zuckerausscheidung handeln. Dieser Grund allein dürfte aber nicht genügen, um die großen Insulinmengen zu erklären, welche die verschiedenen Beobachter zur Entzuckerung dieser Kranken brauchten. Falta glaubte zunächst, daß es sich bei manchen dieser Kranken um eine vermehrte Adrenalingegenreaktion handle. Rosenthal und Behrendt benötigten viel größere Insulinmengen bei Diabetes, der durch Eiterungsprozesse kompliziert wurde. Diese Beobachtungen führten Rosenthal zu dem Schluß, daß im Blut ein dem Eiter entstammendes, autolytisches Ferment kreise, das das Insulin ähnlich wie das tryptische Ferment spalte und unwirksam mache, eine Ansicht, die neuerdings aus der Faltaschen Schule von Depisch und Hasenöhrl[507] durch experimentelle Befunde bekräftigt wurde. Diese Autoren konnten zeigen, daß Eiter tatsächlich Insulin spaltet und unwirksam macht. Ferner konnten sie mit Serum von einem insulinresistenten Patienten die Insulinwirkung bei Tieren einschränken. Inwieweit tatsächlich bei den sog. insulinresistenten Fällen diese Eigenschaft durch ein autolytisches Ferment des Serums verursacht wird, läßt sich nach den vorliegenden Untersuchungen nicht mit Sicherheit entscheiden. Es dürfte wahrscheinlich sein, daß bei der Verschiedenheit des klinischen Bildes der bisher beschriebenen Ausnahmefälle die benötigte größere Insulinmenge bei den verschiedenartigen Fällen nicht eine einheitliche Ursache haben dürfte. Eine dieser Ursachen kann wohl ein Übermaß von autolytischem Ferment im Serum sein. Zweifellos sind die insulinresistenten Fälle eine besondere Seltenheit. Wir sahen, daß sich auch bei typischen Patienten die Insulinmedikation nicht absolut schematisieren läßt, da der eine mehr, der andere weniger benötigt. Auch hier ist ein fließender Übergang von typischen Insulinwirkungen zu atypischen Insulinwirkungen gelegentlich festzustellen.

Medikamentöse Behandlung. Die chemische Forschung hat seit der Entdeckung des Insulins nicht aufgehört, den wirksamen Körper des Langerhansschen Inselextraktes, der im Insulin enthalten ist, zu suchen und chemisch zu identifizieren. Es ist zweifellos eine der reizvollsten Aufgaben der analytischen und synthetischen Chemie, diesen Körper zu finden. Es wird nur eine Frage der Zeit sein, wann dies gelingen wird, da man in dem Blutzucker einen Test hat, der dem analytischen Chemiker eindeutig zeigt, welchen Weg er bei der Fraktionierung des Insulinextraktes zu gehen hat. Hinweise über die Art des Körpers hat man in dem Schwefel- und Stickstoffgehalt des Insulins erblickt. Ein weiterer Hinweis ist in der Empfindlichkeit gegen tryptische Fermente gegeben, der anzeigt, daß der gesuchte Körper die Eigenschaften, die einem Peptid ähnlich sind, haben dürfte. Es fehlte auch nicht an Meinungen, die glauben, daß es nicht ein chemischer Körper mit molekular-konstitutionellen Eigenschaften ist, welcher die Wirkung auslöst. Es sollte ein Ferment ungeformter Struktur sein, das die Insulinwirkung verursache. Gegen diese Ansicht spricht sehr vieles; vor allen Dingen aber die Festigkeit der Insulinlösung gegen alkoholische Salzsäure bei hohen Temperaturen. Die Entscheidung wird aber letzten Endes die experimentelle Arbeit haben, der es gelingen dürfte, dieses Problem zu lösen.

Synthalin. Dieses Problem wurde von Frank[508] und seinen Mitarbeitern gedanklich von einer anderen Seite angegangen. Die Forscher stellten sich die Aufgabe, bekannte Substanzen mit blutzuckerherabsetzender Wirkung zu untersuchen und Substanzen synthetisch zu erzeugen, die ähnlich wie das Insulin auf den Blutzucker wirken. Frank und seine Mitarbeiter gingen von der durch Watanabe gefundenen Tatsache aus, daß das Guanidin in großen Dosen den Blutzucker zu senken imstande ist. Sie versuchten nun, einen Körper der Guanidinreihe herzustellen, der wohl die blutzuckersenkende Wirkung des Guanidins noch besitzt, die krampferregende und toxische Komponente der Guanidinwirkung aber in therapeutischen Dosen wenigstens nicht mehr aufzeigt. Die Forscher untersuchten auf diese Weise eine Reihe von Guanidinen mit längerer Kohlenstoffkette und fanden, daß, je länger die C-Kette wird, desto geringer auch die krampferregende Wirkung des Guanidinderivates ist. Auf diese Weise gelangten sie zu einem Körper, der scheinbar die optimalen Bedingungen, Blutzuckerherabsetzung und geringe Krampferregbarkeit in kleinen Dosen experimentell aufweist. Diese Substanz ist das Decamethylendiguanid:

$$HN = C\underset{NH-CH_2 \cdot (CH_2)_8 \cdot CH_2-HN}{\overset{NH_2}{<}}\hspace{2cm}\underset{}{\overset{H_2N}{>}}C = NH$$

eine Substanz, die von Schering unter dem Namen Synthalin in den Handel
gebracht wird. Nach den Angaben von Frank wird das Präparat folgendermaßen dosiert:

Die therapeutische Einzeldosis des Synthalins beträgt 20—25 mg. Nach dem
Vorschlag von Frank wird bei der Synthalinbehandlung so vorgegangen, daß
am ersten und dritten Tage 2 mal 25 mg, am zweiten Tage 1 mal 25 mg gegeben
werden und am vierten Tage mit der Darreichung pausiert wird. Frank beginnt
die Behandlung im allgemeinen mit Dosen von 20 mg und sucht allmählich jede
dieser Dosen durch eine solche von 25 mg zu ersetzen. Zur Erläuterung sei eines
der von Frank aufgestellten Schematas wiedergegeben:

	morgens	abends			morgens	abends
1. Tag	20 mg	20 mg	9. Tag		25 mg	25 mg
2. „	20 „	— „	10. „		20 „	— „
3. „	20 „	20 „	11. „		25 „	25 „
4. „	— „	— „	12. „		— „	— „
5. „	25 „	20 „	13. „		25 „	25 „
6. „	20 „	— „	14. „		25 „	— „
7. „	25 „	20 „	15. „		25 „	25 „
8. „	— „	— „	16. „		— „	— „

usw.

Seit der ersten Publikation von Frank[508] sind sehr viele widersprechende
Mitteilungen über den Erfolg des Synthalins veröffentlicht worden. Die Angaben,
daß bei längerer Darreichung des Synthalins Beschwerden von seiten des Magen-
Darm-Kanals auftreten, kehren immer wieder, obgleich gesagt werden muß, daß
viele Autoren Synthalin über sehr lange Zeit gegeben haben, ohne unangenehme
Nebenerscheinungen von Magen und Darm beobachtet zu haben. Unsere eigenen
Erfahrungen gehen dahin, daß die Verträglichkeit des Synthalins individuell
außerordentlich verschieden ist. Wir haben Patienten gesehen, die schon nach
der ersten Tablette über Appetitlosigkeit und Brechreiz klagten, haben aber
andererseits auch bei länger dauernder Gabe gute Verträglichkeit beobachtet.
Das Wesentliche in der Beurteilung des Synthalins dürfte aber die Tatsache sein,
daß die Zuckerausscheidung nur in leichten und mittelschweren Fällen heruntergedrückt werden kann, und zwar nur in einem Umfang, wie er ungefähr 20 Insulineinheiten entspricht. Diese geringgradige Wirkung schränkt die Indikation des
Synthalins nur auf leichte Fälle ein. Bei schwereren Fällen, die eine größere
Insulinmenge benötigen, kann man wohl durch gleichzeitige Synthalingaben die
gebrauchten Insulinmengen etwas reduzieren. Es dürfte aber gerade hier wenig
zweckmäßig sein, wenn man schon einmal spritzt, nebenher noch Synthalin zu
geben.

Der Wirkungsmechanismus des Synthalins ist noch ungeklärt. Die ursprünglichen Angaben von Frank[508] und Mitarbeitern besagen, daß ebenso unter
Synthalin wie unter Insulin Leberglucogen gebildet wird. Neuere Arbeiten,
besonders die Arbeit von Staub[509], scheinen dies nicht zu bestätigen.

Wenngleich das Synthalin in der Diabetestherapie nur einen ganz be-
schränkten Indikationsbereich, und zwar nur bei leichten Fällen haben wird,
so gibt es sicherlich doch einen Fingerzeig, auf welchen Wegen man zu chemischen
Körpern gelangen kann, die insulinähnliche Wirkung haben. Es ist dies zweifellos
ein Verdienst Franks, als erster diesen Weg gewiesen zu haben. Mit dem
wirksamen Prinzip des Insulins als solchem hat das Synthalin nichts zu tun.
Es scheint aber durchaus möglich, daß ähnliche Amine oder Abwandlungsprodukte aus Aminosäuren in Peptidverknüpfung das wirksame Prinzip des

Inselextraktes ausmachen. Wir selbst haben derartige Peptide und Amine des Cystins untersucht, allerdings ohne Einwirkung auf den Blutzucker zu finden. Es ist wohl zunächst nötig, die analytischen Daten über die wirksame Substanz weiterzufördern, um mit Analogieschlüssen synthetisch diese Frage anzugehen. Es sei noch bemerkt, daß die Angabe von Abel[248], das wirksame Produkt krystallinisch in Händen gehabt zu haben, der Nachprüfung durch Freudenberg[249] und seine Mitarbeiter nicht standgehalten hat.

In früheren Zeiten wurde der Diabetes mellitus mit einer Unzahl von Mitteln behandelt, aber keines dieser Mittel hielt einer kritischen Nachprüfung stand. Mit die ältesten Diabetesmittel sind Teeaufgüsse, Dekokte aus verschiedenen Wurzeln und Blättern: Heidelbeerblättertee, Bohnenhülsentee, Knoblauchabkochungen und andere pflanzliche Extrakte wurden gebraucht. Nach der Entdeckung des Insulins glaubte man vielleicht, in diesen Volksmitteln Pflanzen vor sich zu haben, die insulinähnliche Substanzen enthalten. Nur bei Myrthillus (Heidelbeerblättern) und in Hefen ist in geringen Konzentrationen eine blutzuckersenkende Substanz gefunden worden, deren Wirksamkeit aber wegen der in konzentrierteren Lösungen gleichzeitig vorhandenen toxischen Substanzen sich nicht auswerten läßt. Bislang wurde kein Pflanzenextrakt gefunden, der nennenswerte Insulinwirkung hätte.

In früheren Zeiten versuchte man, den Diabetiker mit Opium zu behandeln, und tatsächlich sahen sowohl J. v. Mering als auch v. Noorden durch Opium die Glucosurie etwas zurückgehen. Einer systematischen Behandlung mit Opium ist dringend zu widerraten. Wohl kann man gewisse Restzustände einer Glucosurie nach diätetischer Behandlung durch kleine Opiumgaben vollständig zum Verschwinden bringen; doch ist es durchaus nicht ratsam, Opiate längere Zeit Diabetikern zu geben. Die Wirkung auf die Darmtätigkeit und auch auf die Psyche ist nicht günstig für den Diabetes. In neuerer Zeit sucht man die Opiate durch andere Sedativa zu ersetzen. Man gab kleine Dosen Brom in Form von Bromnatrium, Adalin und auch Luminal. Zweifellos sind diese Sedativa bei geringgradigen Zuckerausscheidungen, die durch Aufregungen entstehen, günstig in ihrer Wirkung, jedoch kommen sie für eine ernstliche Diabetestherapie nicht in Frage. Substanzen, die das vegetative System beeinflussen, wurden auch für die Behandlung des Diabetes versucht. Atropin, Physostigmin und Pilocarpin zeigen keinen Erfolg. In neuerer Zeit gab man Ergotoxin, um die sympathisch-chromaffine Erregung zu dämmen und die Glucogenmobilisierung hintanzuhalten. Ein eindeutiger Erfolg wurde auch vom Ergotoxin nicht gesehen. Unter der Unzahl von Geheimmitteln spielen einige Hefepräparate eine gewisse Rolle. Weder theoretisch noch praktisch hat sich aber für Hefepräparate eine Berechtigung erwiesen.

Die Angabe von Singer[510], daß mit Caseosaninjektionen, d. h. unspezifischer Proteinkörpertherapie, auf die Glucosurie dauernd eingewirkt werden könne, ist durch eine große Zahl von Nachprüfungen als nicht stichhaltig gefunden worden. Selbstverständlich kann man alles unspezifisch behandeln. Man sollte aber froh sein, daß man endlich eine Störung so weit meistern kann, daß sie einer spezifischen Behandlung zugänglich wird. Dies ist in eindeutiger Weise beim Diabetes mellitus der Fall, den wir heute durch das Insulin tatsächlich spezifisch-ätiologisch behandeln können.

Badekuren.   Von den Orten, die von alters her von Diabetikern aufgesucht werden, sind Karlsbad, Marienbad, Neuenahr, Vichy die bekanntesten. Mergentheim, Tarasp, Bertrich, Salzbrunn, Homburg beherbergen ebenfalls unter ihren Kurgästen reichlich Diabetiker. Neuenahr, Salzbrunn und Vichy sind einfach alkalische Wässer; Bertrich, Karlsbad, Marienbad, Mergentheim, Tarasp sind alkalisch-sulfatische Wässer, während Kissingen, Homburg und Salzschlirf einfache Kochsalzquellen sind. Nach unseren heutigen Kenntnissen über die Ätiologie des Diabetes mellitus wird es wohl kaum möglich sein, irgendeinem dieser Wässer einen entscheidenden Einfluß auf den funktionellen Zustand der Bauchspeicheldrüse einzuräumen. Wenngleich indirekt vom Darm aus ein gewisser Einfluß auf die äußere Sekretion der Drüse ausgelöst wird, so ist damit doch nicht gesagt, daß auch die innere Sekretion irgendwie durch diese Wässer angeregt werden kann. Ich möchte aus diesem Grunde auf die theoretischen Arbeiten, die einen Einfluß der verschiedenen Wässer nachzuweisen versuchen, nicht näher eingehen, weil ich glaube, daß die Voraussetzungen zu einer derartigen Untersuchung nicht gegeben erscheinen und einer strengen wissenschaftlichen Kritik nicht in allen Punkten gerecht werden.

Wenn man auch der Trinkkur keinen entscheidenden therapeutischen Effekt auf die diabetische Störung zuerkennt, so soll damit keineswegs gesagt sein, daß ein Kuraufenthalt in irgendeinem dieser schönen Badeorte nicht in manchen Fällen anzuraten wäre. Der Kureffekt dürfte vor allem darin zu erblicken sein, daß der Patient eine Reihe von Wochen aus seinem gewöhnlichen Betriebe herauskommt und lediglich seiner Gesundheit lebt. Der Patient ist nirgendwo besser geneigt, sich den diätetischen Vorschriften des Arztes zu fügen, als gerade in diesen Kurorten. Dazu kommt noch, daß in allen diesen Kurorten ausgezeichnete Ärzte vorhanden sind, die sich eine besonders gute Ausbildung in der Behandlung der diabetischen Stoffwechselstörung und ihrer Kontrolle durch die neuen chemischen Untersuchmethoden angeeignet haben. Besonders die Leichtkranken sind die geeigneten Patienten, um in derartige Kurorte geschickt zu werden. Wir sehen sogar recht häufig, daß die Patienten mit geringer Zuckerausscheidung bei einer ruhigen Lebensweise ihre Zuckerausscheidung verlieren und mit einer erheblich höheren Toleranz nach Hause zurückkehren. Es ist aber vollständig verfehlt, Schwerdiabeteskranke in diese Kurorte zu schicken, sofern sie dort nicht in Diätkuranstalten untergebracht werden können. Für die freie Diät eignen sich eben nur die leichter Kranken. Vermeintliche Erfolge durch Trinkkuren werden oft dadurch vorgetäuscht, daß man die Patienten reichlich trinken läßt und dabei eine Verdünnung und einen geringeren Prozentgehalt an Zucker erreicht. Maßgebend ist nur die Gesamtausscheidung an Zucker, und jede andere Bemessung der Glucosurie ist eine Täuschung des Patienten über seinen Zustand. Das Wesentliche für die Anempfehlung eines Kuraufenthaltes ist in den Einrichtungen der oben angegebenen Kurorte zu erblicken, da in diesen Orten in fast allen Gasthäusern eine Zuckerdiät verabfolgt wird. Sofern es aber nicht nur auf den Kohlenhydratgehalt der Kost ankommt, kann man auch in den Kurorten die Patienten nicht wahllos die entsprechende Zuckerdiät essen lassen, und es wird auch hier eine genaue, mit angegebenen Gewichtsmengen dosierte Nahrung, die vom Arzt verordnet werden muß, vom Kranken einzuhalten sein. Leider gibt es an diesen Kurorten noch zu wenig öffentliche Speiseanstalten, die nach diesen Gesichtspunkten ihre Speisekarte aufstellen. Ich halte es deshalb immer noch für das Ratsamste, daß die Diabeteskranken auch an Kurorten in diätetisch geleiteten Heilanstalten verpflegt werden. Es ist hier noch sehr viel Aufklärungsarbeit beim Publikum zu leisten, das auch heute noch Heilwirkungen von Kurfaktoren erwartet, die tatsächlich keine Heilwirkung bringen. Der Arzt soll natürlich die psychische Wirkung, die ein dampfender Sprudel auf das Gemüt eines Patienten ausübt, nicht unterschätzen und diese psychischen Momente zur Unterstützung des Gesundungswillens, der ein wesentlicher Faktor ist, benützen. Dies darf aber nicht so weit gehen, daß dem Patienten auch von berufener Seite Heilwirkungen von unwirksamen Dingen vorgetäuscht werden, und gewissermaßen so nur unter der Hand die für die Heilung wichtigen Faktoren untergeschoben werden. Es geschieht dann nur zu leicht, daß der Patient das Unwichtige tut und das Wichtige, was ihm ja vom Arzte scheinbar nur als Begleitmaßnahme verordnet wird, vernachlässigt. Mit kurzen Worten: es muß auch in dem Kurort dem Patienten immer und immer wieder eingehämmert werden, daß das Wichtigste die Diät ist und daß das Unterstützende die Kurmittel des Bades sind.

Über eine klimatische Einwirkung auf den Diabetes mellitus, sei es durch Hochgebirge, sei es durch Aufenthalt an der See, kann man nur so viel sagen, daß Seeklima und Höhenklima, die auf den Gesamtumsatz eine stimulierende Wirkung ausüben, schweren Diabetikern nicht anzuraten sind. Diabetiker fühlen sich in der Regel in Orten mittlerer Höhenlage mit intensiver Sonnenbestrahlung am wohlsten. Spaziergänge und Körperbewegung in klimatischen Kurorten sind anzuempfehlen; anstrengende Touren sind auch Leichtdiabeteskranken strengstens zu widerraten.

Literaturverzeichnis.

Zusammenfassende Darstellungen über Chemie und Physiologie der Kohlenhydrate.

Abderhalden, E.: Lehrbuch der physiologischen Chemie, 5. Aufl. 1923. — Armstrong, E. Frankland: Die einfachen Zuckerarten und die Glucoside. Übersetzung der 2. engl. Aufl. v. Eugen Unna. Berlin: Julius Springer 1913. — Bergmann, M.: Chemie der Kohlenhydrate. Handbuch der normalen und pathologischen Physiologie 3, S. 113. 1927. — Cremer, M.: Über Glykogenbildung, T. 1. Erg. Physiol. 1, 803 (1902). — Cohnheim, O.: Physiologie der Verdauung und Ernährung. Berlin 1908. — Czapek, F.: Biochemie der Pflanzen, 2. Aufl. Jena 1913. — Dautrebande, L.: L'acidose. Rapport au 18. Congrès français de Medicine. Nancy: A. Humblot & Co. 1925. — Embden, G.: Chemismus der Muskelkontraktion und Chemie der Muskulatur. Handbuch der normalen und pathologischen Physiologie, T. 8, S. 1. 1925. — Fischer, Emil: Untersuchungen über Kohlenhydrate und Fermente 1884—1908, Berlin 1909, und 1908—1919, Berlin 1922. — Geelmuyden, H. Chr.: Die Neubildung von Kohlenhydrat im Tierkörper, T. 1. Erg. Physiol. I 21, 274 (1923); T. 2 ebenda 22, 51 (1923). — Die Hyperlipämie beim Diabetes mellitus. Ebenda 26, 1 (1928). — Gottschalk, A.: Der Kohlenhydratumsatz in tierischen Zellen. In Oppenheimer: Handbuch der Biochemie, 2. Aufl., 2, S. 485, 1925; Monographie. Jena 1925. — Über die Beziehungen zwischen pflanzlichem und tierischem Kohlenhydratabbau. Erg. Physiol. 25, 643 (1926). — Harden, A.: Alcoholic Fermentation, 3. Ausg. London: Longmans, Green & Co. 1923. — Hedin, S. G., in Hammarsten: Lehrbuch der physiologischen Chemie, 11. Aufl., S. 149. 1926. — Isaac, S., u. R. Siegel: Physiologie und Pathologie des intermediären Kohlenhydratstoffwechsels. Handbuch der normalen und pathologischen Physiologie 6, S. 469. 1928. — Karrer, P.: Der Aufbau der polymeren Kohlenhydrate. Erg. Physiol. 20 (1922). — Laqueur, E. u. A. Grevenstuk: Insulin. Ebenda 23, 2 (1925). — Lesser, E. J.: Wechselbeziehungen zwischen Traubenzucker und Glykogen in der Leberzelle und ihre Bedeutung für die Lehre vom Pankreasdiabetes. Erg. inn. Med. 16, 279 (1918). — Die innere Sekretion des Pankreas. In Oppenheimer: Handbuch der Biochemie, 2. Aufl., S. 9. 1925; Monographie. Jena 1925. — Lichtwitz, L.: Klinische Chemie. 1918. — Lindhardt, K.: Stickstoffhaltige Kohlenhydrate. In Oppenheimer: Handbuch der Biochemie, 2. Aufl., 1, S. 542. 1924. — Lippmann, E. v.: Die Chemie der Zuckerarten. Braunschweig 1904. — Lusk, Graham: Phlorhizinglukosurie. Erg. Physiol. 12, 315 (1912). — Macleod, J. R.: Kohlenhydratstoffwechsel und Insulin. Ins Deutsche übertragen von H. Gremels. Berlin: Julius Springer 1927. — Magnus-Levy, A.: Die Azetonkörper. In v. Noorden: Handbuch der Pathologie des Stoffwechsels, 2. Aufl., 1, S. 181. 1906. — Erg. inn. Med. 1, 352 (1908). — In Oppenheimer: Handbuch der Biochemie, 1. Aufl., 4, I, S. 476. 1911; 2. Aufl., 8, S. 464. 1925. — Die Kohlenhydrate im Stoffwechsel. Ebenda 8. 1925. — Maquenne, L.: Les sucres. Paris 1900. — Meyerhof, O.: Atmung und Anaerobiose des Muskels. Handbuch der normalen und pathologischen Physiologie 8, I, S. 476. 1925. — Neuberg, C.: Zucker. In Oppenheimer: Handbuch, 2. Aufl., 1, S. 477. 1924. — Vom Zuckerumsatz der pflanzlichen Zelle. Ebenda 2, S. 442. 1925. — Neuberg, C., u. B. Rewald: Die Kohlenhydrate Biochemisches Handlexikon 2. 1911. — Noorden, C. v.: Physiologie und Pathologie des Stoffwechsels, 2. Aufl. Berlin 1908. — Noorden, C. v., u. S. Isaac: Die Zuckerkrankheit und ihre Behandlung, 8. Aufl. Berlin 1927. — Pflüger, E. F. W.: Das Glykogen, 2. Aufl. Bonn 1905. — Pollak, L.: Physiologie und Pathologie der Blutzuckerregulation. Erg. inn. Med. 23, 337 (1923). — Pringsheim, H.: Zuckerchemie. Leipzig 1925. — Die Polysaccharide, 2. Aufl. Berlin 1923. — In Oppenheimer: Handbuch der Biochemie, 2. Aufl., 1. 1924. — In Houben-Weyl: Die Methoden der organischen Chemie 3. Leipzig 1923. — Shaffer, Ph.: Antiketogenesis. Medicine 4 II, 375 (1923). — Staub, H.: Insulin, 2. Aufl. Berlin 1925. — Über Insulin und seinen Wirkungsmechanismus. Erg. inn. Med. 31, 121 (1927). — Tollens, B.: Handbuch der biochemischen Arbeitsmethoden 2, S. 43. 1910. — Kurzes Handbuch der Kohlenhydrate. Leipzig 1914. — Zémplen, Geza: Handbuch der biologischen Arbeitsmethoden 10, S. 213—915. 1923.

Zusammenfassende Darstellungen über Diabetes.

Allen, F. M.: Glycosuria and Diabetes. Boston: Leonard 1913. — Bernhard, Claude: Vorlesungen über Diabetes. Berlin 1878. — Bouchardat: De la glycosurie ou diabete sucré. Paris 1875. — Brugsch, Horsters u. Seelig: Diabetes. In Kraus-Brugsch: Spezielle Pathologie und Therapie, Erg.-Bd. 1924. — Cantani: Diabetes mellitus. Deutsch von S. Hahn. Berlin 1880. — Charcot: Maladies des vieillards. Paris 1874. — Ebstein, W. Die Zuckerharnuhr, ihre Theorie und Praxis. Wiesbaden 1887. — Lebensweise der Zuckerkranken. Wiesbaden 1898. — Escudero, Pedro: Tratamiento de la Diabetes. Buenos Aires 1923. — Falta, W.: Die Therapie des Diabetes mellitus. Erg. inn. Med. 2, 119 (1908). — Mehlfrüchtekur bei Diabetes. Wien 1920. — Frerichs: Über den Diabetes. Berlin 1884. — Gigon, A.: Neuere Diabetesforschungen. Erg. inn. Med. 9, 206 (1912). — Grube: Diätetische Behandlung der Zuckerkrankheit. Bonn 1898. — Heiberg: Die Krankheiten des Pankreas. Wiesbaden 1914. — Hijmans v. d. Bergh: Vorlesungen über die Zuckerkrankheit. Berlin 1926. — Hirschfeld: Die Zuckerkrankheit. Leipzig 1902. — Külz, E.: Beiträge zur Pathologie und Therapie des Diabetes mellitus. Marburg 1874 u. 1875. — Klinische Erfahrungen über Diabetes mellitus. Herausgegeben von Th. Rumpf. Jena 1899. — Joslin, E. P.: The treatment of diabetes. Philadelphia u. New York 1923. — Labbé: Le diabete sucré. Paris 1920. — Lecorché: Traité du diabete. Paris 1877. — Lenné: Die Zuckerkrankheit. Berlin 1898. — Lépine: Le diabete sucre. Paris 1909. — Lichtwitz, L.: Diabetes. In Bergmann u. Staehelin: Handbuch der inneren Medizin, 2. Aufl., 4, I. 1926. — Lusk, Gr.: Metabolism in diabetes. In: The elements of the science of nutrition, 2. Aufl., S. 271. Philadelphia 1909. — Magnus-Levy: Diabetes. In Kraus-Brugsch: Spezielle Pathologie und Therapie 1. Wien 1913. — Mering, v.: Behandlung des Diabetes mellitus. In Pentzoldt u. Stintzing: Handbuch der speziellen Therapie. 1895 u. 1898. — Naunyn: Diabetes mellitus. In Nothnagel: Handbuch der speziellen Pathologie und Therapie, 2. Aufl., S. 7. 1902. — Noorden, C. v.: Diabetes mellitus. In v. Leyden: Handbuch der Ernährungstherapie, 2. Aufl., 2. 1899. — Diabetes mellitus ist pathology, chemistry and therapy. New York: E. B. Treat & Co. 1905. — Diabetes mellitus. Im Handbuch der Pathologie des Stoffwechsels 2. 1907. — Diabetes mellitus. In Garré-Krause: Lehrbuch der speziellen Therapie, 2. Aufl., 2. 1907. — New aspects of diabetes. New York 1912. — Hausärztliche Behandlung der Zuckerkrankheit. Berlin 1923; 2. Aufl. 1925. — Noorden, C. v., u. S. Isaac: Verordnungsbuch und diätetischer Leitfaden für Zuckerkranke, 3. u. 4. Aufl. Berlin 1926. — Die Zuckerkrankheit und ihre Behandlung, 8. Aufl. Berlin 1927. — Pavy: On diabetes. London 1869. — Physiologie der Kohlenhydrate. Wien u. Leipzig 1895. — Petrén, K.: Studies on Diabetes. Merristown 1924. — Behandlung schwerer Diabetesfälle. Erg. inn. Med. 28, 92 (1925). — Porges u. Adlersberg: Die Behandlung der Zuckerkrankheit mit fettarmer Kost. Berlin-Wien 1928. Priesel, R., u. R. Wagner: Die Pathologie und Therapie der kindlichen Zuckerkrankheit. Erg. inn. Med. 30, 536 (1926). — Rosenberger: Die Ursachen der Glykurie. München 1911. — Saundby: Lectures on renal and urinary diseases. London 1896. — Seegen: Der Diabetes mellitus. Berlin 1870; 3. Aufl. 1893. — Senator: Diabetes mellitus. In Ziemssen: Handbuch der speziellen Pathologie und Therapie 13. Leipzig 1876 u. 1879. — Umber, Fr.: Diabetes mellitus: in Ernährung und Stoffwechselkrankheiten, 3. Aufl. Berlin 1925. — Williamson: Diabetes mellitus. London 1899.

Einzelarbeiten.

(1) Tollens, B. : Ber. 16, 921 (1883). — (2) Pryde: J. chem. Soc. 123, 1808 (1923). — (3) Hirst u. Purves: Ebenda 123, 1352 (1923). — (4) Gélis: C. r. 51, 331 (1860). — Pictet u. Castan: Helvet. chim. Acta 3, 645 (1920); C. r. 171, 243 (1920). — (5) Tanret: Bull. Soc. chim. France 3, 11, 949 (1894). — Pictet u. Sarasin: Helvet. chim. Acta 1, 87 (1918). — Pictet u. Cramer: Ebenda 3, 640 (1920). — (6) Fischer, E., u. Zach: Ber. 45, 456 (1912). — (7) Grafe, E.: Dtsch. Arch. klin. Med. 116, 437 (1914); 143, 1, 87 (1923);

Verh. Ges. inn. Med. 1921. — Grafe, E., u. E. v. Schröder: Dtsch. Arch. klin. Med. 114, 156 (1924); Erg. inn. Med. 5, 449 (1924); Fortschr. Ther. 2, 37 (1926). — (8) Kiliani: Arch. Pharmaz. 233, 320 (1895); 234, 487 (1896); 254, 261 (1916); Ber. 38, 4040 (1905). — (9) Windaus u. Hermanns: Ber. 48, 979 (1915). — (10) Fischer, E.: Ber. 47, 196 (1914); Chem. Zbl. 1, 1668 (1913). — (11) Bergmann u. Schotte: Ber. 54, 440 (1921). — Fischer, E., Bergmann u. Schotte: Ber. 53, 509 (1920). — Bergmann, Schotte u. Lechinsky: Ber. 55, 158 (1922). — (12) Voit, F.: Dtsch. Arch. klin. Med. 58, 523 (1897). — Bingel, A.: Arch. f. exper. Path. 64, 1 (1910). — (13) Roubitschek, R.: Klin. Wschr. 1923, Nr 35, 1647. — (14) Karrer u. Nägeli: Helvet. chim. Acta 4, 264, 812 (1921). — Karrer: Z. angew. Chem. 35, 85 (1922). — (15) Pringsheim, H., u. Eißler: Ber. 46, 2959 (1913). — (16) Pictet u. Jahn: Helvet. chim. Acta 5, 640 (1922). — (17) Irvine: J. chem. Soc. 123, 898 (1923). — (18) Maquenne: Bull. III 29, 1218 (1903); 33, 723 (1905); 35, I—XV. — (19) Pringsheim, H., u. Goldstein: Ber. 55, 1449 (1922). — Pringsheim u. Wolfsohn: Ber. 57, 887 (1924). — (20) Ling u. Nanji: J. chem. Soc. 123/124, 2666 (1923). — (21) Karrer: Z. angew. Chem. 35, 88 (1922). — (22) Pringsheim, H., u. Goldstein: Ber. 55, 1449 (1922). — (23) Herzig u. Jancke: Ber. 53, 2162 (1920). — (24) Gatin-Gruzewska: Pflügers Arch. 102, 569 (1904). — (25) Laquer: H.-S. Z. 122, 44 (1922). — (26) Pringsheim, H.: Biochem. Z. 156, 109 (1925). — (27) Cellulosechemie 2, 57 (1921). — (28) Karrer u. Smirnoff: Helvet. chim. Acta 5, 187 (1922). — (29) Meyer, K. H., u. Mark: Ber. 61, 513 (1928). Z. physik. Chem. Abt. 2, 115 (1929). — Meyer, K. H.: Z. angew. Chem. 1928, Nr 34. Bioch. Z. 208, 1 (1929). (30) Neuberg, C.: Der Harn. Berlin: Julius Springer 1911. — Hoppe-Seyler-Thierfelder: Physiologisch- und pathologisch-chemische Analyse. Berlin: Julius Springer 1924. — (31) Buchner-Hahn: Die Zymasegärung. Berlin u. München 1903. — (32) Buchner u. Meisenheimer: Ber. 43, 1773 (1910). — (33) Lobry de Bruyn: Rec. Trav. chim. Pays-Bas 14, 156 (1895). — Lobry de Bruyn u. A. van Ekenstein: Ebenda 14, 203 (1895); 15, 92 (1896); 16, 257, 262, 274, 282 (1897); Ber. 28, 3078 (1895). — (34) Wohl u. Neuberg: Ber. 33, 3099 (1900). — (35) Michaelis, L., u. P. Rona: Biochem. Z. 47, 447 (1912). — (36) Harden, A., u. W. J. Young: Proc. chem. Soc. 21, 189 (1905); Biochem. Z. 32, 173, 177 (1911). — (37) Euler, v., u. Kullberg: H.-S. Z. 74, 15 (1911). — Euler, v., u. Ohlsen: Biochem. Z. 37, 313 (1911). — Euler, v.: Ebenda 41, 215 (1912). — (38) Young: Proc. roy. Soc. B. 81, 528 (1909). — Lebedew: Biochem. Z. 28, 213 (1910); 36, 248 (1911). — Lebedew u. Griaznoff: Ber. 45, 3256 (1912). — Harden u. Henley: Biochem. Z. 21, 1216 (1927). — (39) Robison, A.: Biochemic. J. 16, 809 (1922). — (40) Neuberg u. Färber: Biochem. Z. 78, 238 (1917). — Neuberg, Färber, Levite u. Schwenk: Ebenda 83, 253 (1918). — (41) Wohl, H.: Biochem. Z. 5, 45 (1907). — (42) Dakin, H. D.: J. of biol. Chem. 14, 423 (1913). — (43) Neuberg: s. Oppenheimer: Handbuch, 2. Aufl., 2, S. 459. — S. auch Pringsheim: Zuckerchemie, S. 222. — (44) Neuberg u. Mitarbeiter: Biochem. Z. 1911—15. — S. besonders C. Neuberg, u. L. Karczag: Ebenda 36, 60, 68, 76 (1911); 37, 176 (1912); Ber. 44, 2477 (1911). — Neuberg u. Rosenthal: Ebenda 71, 1 (1915). — (45) Neuberg, C., u. E. Färber: Biochem. Z. 78, 238 (1916). — Neuberg, C., u. E. Reinfurth: Ebenda 89, 365 (1918); 92, 234 (1918); Ber. 52, 1677 (1919). — (46) Connstein, W., u. K. Lüdecke: Ber. 52, 1385 (1919). — (47) Neuberg u. Reinfurth: Ber. 52, 1677 (1919). — (48) Zerner: Ber. 53, 325 (1920). — (49) Neuberg u. Färber: Biochem. Z. 78, 238 (1916). — Neuberg, C., u. J. Hirsch: Ebenda 96, 175 (1919). — Neuberg, C., J. Hirsch u. E. Reinfurth: Ebenda 105, 307 (1920). — Neuberg, C., u. W. Ursum: Ebenda 110, 193 (1920). — (50) Parnas: Biochem. Z. 28, 274 (1910). — (51) Literatur s. bei Kruse, W.: Allgemeine Mikrobiologie. Leipzig 1910. — (52) Neuberg, C., F. Nord u. E. Wolff: Biochem. Z. 112, 144 (1920). — (53) Neuberg, C., u. B. Arinstein: Biochem. Z. 117, 269 (1921). — (54) Wehmer, C.: Ber. 51, 1663 (1918). — Ehrlich, F.: Ber. 44, 3734 (1911); 52, 63 (1919). — (55) Neuberg, C., u. P. Mayer: H.-S. Z. 29, 256 (1900). — Mayer, P.: Ebenda 32, 518 (1901); Z. klin. Med. 47, 68 (1902); Berl. klin. Wschr. 1903, 292. — (56) Baer, J., u. L. Blum: Arch. f. exper. Path. 65, 1 (1911). — (57) Sundvik: Malys Jb. 1886, 76. — (58) Fischer, E., u. O. Piloty: Ber. 24, 521 (1891). — (59) Falck: Münch. med. Wschr. 1902, 1483. — (60) Hämäläinen: Skand. Arch. Physiol. 30, 196 (1913). — (61) Embden, G.: Hofm. Beitr. 2, 591 (1902). — (62) Embden, Griesbach u. Schmitz: H.-S. Z. 93, 1 (1914). — S. auch Embden: Zusammenfassende Darstellungen. — (63) Embden u. Laqueur: H.-S. Z. 113, 1 (1921). — (64) Embden, G., u. M. Zimmermann: H.-S. Z. 167 (1927). — (65) Lépine, R.: Le diabete sucré. Paris 1909; C. r. 110, 742 (1890); 120, 139 (1895). — Lépine, R., u. M. Barral: C. r. 110, 1314 (1890); 112, 146, 411, 604, 1185 (1891). — (66) Slosse, A.: Arch. internat. Physiol. 11, 154 (1911). — (67) Kraske, B.: Biochem. Z. 45, 81 (1912). — (68) Kondo, K.: Ebenda 45, 88 (1912). — (69) Levene, P. A., u. G. M. Meyer: J. of biol. Chem. 11, 361; 12, 265 (1912); 14, 149, 551 (1913); 15, 65, 475; 16, 555; 17, 443 (1914). — (70) Magnus-Levy: Hofm. Beitr. 2, 261 (1904). — (71) Noorden, K. v. jun.: Biochem. Z. 45, 94 (1912). — (72) Hermann, L.:

Untersuchungen über den Stoffwechsel der Muskeln, S. 66. Berlin 1867. — *(73)* Werther, M.: Pflügers Arch. **46**, 63 (1890). — *(74)* Hoppe-Seyler, F.: Ber. **253**, 685 (1892). — Zillessen, H.: H.-S. Z. **15**, 387 (1891). — *(75)* Fletscher, W. M., u. F. G. Hopkins: J. of Physiol. **35**, 247 (1907). — Fletcher, W. M.: Ebenda **43**, 286 (1911); **47**, 361 (1913). — *(76)* Meyerhof, O.: Arb. in Pflügers Arch. von **175** an; Zusammenfassende Darstellungen und ausführliche Literatur Erg. Physiol. **22** (1923). — *(77)* Hill, A. V.: J. of Physiol. **48**, 10 (1914); Zusammenfassende Darstellungen und Literatur Erg. Physiol. **15**, 340 (1914); **22** (1923). — *(78)* Meyerhof, O.: Pflügers Arch. **188**, 114 (1921). — *(79)* Laquer, Fr.: H.-S. Z. **116**, 169 (1921). — *(80)* Inouye, K., u. K. Kondo: H.-S. Z. **54**, 481 (1908). — S. auch F. Ransom: J. of Physiol. **40**, 1 (1910). — *(81)* Embden, G., F. Kalberlah u. H. Engel: Biochem. Z. **45**, 45 (1912). — *(82)* Meyerhof, O.: Pflügers Arch. **188**, 114 (1921). — *(83)* Embden, G., K. Baldes u. E. Schmitz: Biochem. Z. **45**, 108 (1912). — *(84)* Embden, G., E. Schmitz u. M. Wittenberg: H.-S. Z. **88**, 210 (1913). — *(85)* Parnas, J.: Zbl. Physiol. **26**, 671 (1912). — *(86)* Neuberg, C.: Biochem. Z. **49**, 502 (1913); **51**, 484 (1913). — *(87)* Dakin, H. D., u. H. W. Dudley: J. of biol. Chem. **14**, 155, 423 (1913); **15**, 127, 463 (1913); **16**, 505 (1914); **18**, 29, 91 (1914). — *(88)* Neubauer, O.: Dtsch. Arch. klin. Med. **95**, 211 (1909). — *(89)* Dakin, H. D., u. H. W. Dudley: J. of biol. Chem. **14**, 555 (1913); **15**, 177 (1913). — *(90)* Parnas, J., u. J. Baer: Biochem. Z. **41**, 386 (1912). — *(91)* Stepp, W.: Ebenda **107**, 60 (1920); Arch. f. exper. Path. **87**, 148 (1920). — Stepp, W., u. R. Feulgen: 33. Kongr. inn. Med. **1921**, 288; H.-S. Z. **114**, 301 (1921); **119**, 72 (1922). — *(92)* Neuberg, C., u. A. Gottschalk: Klin. Wschr. **2**, 1458 (1923); Biochem. Z. **146**, 164 (1924). — *(93)* Gottschalk, A.: Biochem. Z. **146**, 582 (1924). — *(94)* Klin. Wschr. **3**, 713 (1924). — *(95)* Thunberg, T.: Skand. Arch. Physiol. **40**, 1 (1920). — *(96)* Fischer, B.: Ber. **60**, 2257 (1927). — *(97)* Hahn, Amandus u. W. Haarmann: Z. Biol. **87**, 107 (1928). — *(98)* Einbeck, H.: H.-S. Z. **87**, 145 (1913); **90**, 301 (1914); Biochem. Z. **95**, 296 (1919). — *(99)* Batelli, F., u. L. Stern: Soc. Biol. **84**, 305 (1921). — *(100)* Mayer, P.: Biochem. Z. **62**, 462 (1914); **156**, 300 (1925). — *(101)* Wieland, H.: Ber. **55**, 3644 (1922); Erg. Physiol. **21**, 407 (1922). — Oppenheimer: Handbuch der Biochemie, 2. Aufl., **2**. 1924. — *(102)* Knoop, F.: Klin. Wschr. **2**, 60 (1923). — *(103)* Grube, K.: Pflügers Arch. **139**, 428 (1911). — S. dagegen Schöndorff u. Grebe: Ebenda **138**, 525 (1911). — *(104)* Isaac, S.: H.-S. Z. **89**, 78 (1914); Ther. Halbmh. **1921**, H. 5, 129; Berl. klin. Wschr. **1919**, Nr 40. — *(105)* Draudt, L.: Arch. f. exper. Path. **72** (1913). — *(106)* Grube, K.: Pflügers Arch. **118**, 1 (1907); **121**, 636 (1908). — *(107)* Macleod, J. J. R., u. R. G. Pearce: Amer. J. Physiol. **27**, 341; **28**, 403 (1911). — *(108)* Noble, E. C., u. J. J. R. Macleod: J. of Physiol. **58**, 33 (1923). — *(109)* Issekutz: Biochem. Z. **147**, 264 (1924). — *(110)* Lesser, E. J.: Erg. inn. Med. **16**, 279 (1918). — *(111)* Cremer, M.: Erg. Physiol. I **1**, 803 (1902). — *(112)* Hoesslin, H., u. H. Pringsheim: H.-S. Z. **131**, 168 (1923). — *(113)* Thannhauser, S. J., u. Kurt H. Meyer: Münch. med. Wschr. **1929**, Nr 9, 356. — *(114)* Macleod: s. zusammenfassende Darstellungen. — *(115)* Pflüger, E.: Das Glykogen und seine Beziehungen zur Zuckerkrankheit, 2. Aufl. Bonn 1905. — Pflüger, E., u. P. Junkersdorf: Pflügers Arch. **131**, 201. — *(116)* Külz, E.: Marburger Festschr. f. C. Ludwig, S. 69. 1890. — *(117)* Lusk, Gr.: J. amer. med. Assoc. **1910**, 17. Dezember; Erg. Physiol. **12**, 315 (1912). — *(118)* Lüthje, H.: Z. klin. Med. **39**, 397 (1900); **43**, 225 (1901). — *(119)* Janney, N. W.: J. of biol. Chem. **20**, 321 (1915). — Janney, N. W., u. F. A. Csonka: Ebenda **22**, 203 (1915). — Janney, N. W., u. N. R. Blatherwick: Ebenda **23**, 77 (1915). — *(120)* Embden, G., u. H. Salomon: Hofm. Beitr. **5**, 507 (1904); **6**, 63 (1904). — Embden u. Almagia: Ebenda **7**, 298 (1905). — *(121)* Minkowski, O.: Arch. f. exper. Path. **31**, 85 (1893). — Untersuchungen über den Diabetes nach Pankreasexstirpation. Leipzig 1893. — *(122)* Markowitz, J.: Trans. roy. Soc. Canada, Sec. V **19**, 79 (1925). — *(123)* Rumpf: Berl. klin. Wschr. **36**, 185 (1899); Z. klin. Med. **45** (1902). — *(124)* Zitiert bei Macleod: s. zusammenfassende Darstellungen. — *(125)* Mandel, A. R., u. Gr. Lusk: Amer. J. Physiol. **10**, 47 (1903). — *(126)* Falta, W.: Zahlreiche Arbeiten in Z. klin. Med.; ausführliche Literatur s. Geelmuyden: Zusammenfassende Darstellungen. — *(127)* Geelmuyden: s. zusammenfassende Darstellungen (1, 2). — *(128)* Ringer u. Lusk: H.-S. Z. **66**, 106 (1910). — *(129)* Chauveau u. Kaufmann: C. r. Acad. Sci. Paris **103**, 974, 1057, 1153 (1886); **104**, 1126, 1352, 1763 (1887); **105**, 296, 328 (1887); **116**, 226, 297 (1893). — *(130)* Chauveau: Ebenda **122**, 58 (1896); **125**, 1070; **126**, 795, 930 (1898). — *(131)* Ebenda **122**, 1163, 1169 (1896). — *(132)* Zuntz, N.: Arch. f. Physiol. **1894**, 541; **1896**, 538; **1897**, 535; Pflügers Arch. **83**, 557 (1901). — *(133)* Benedict u. Cathcart: Carnegie Inst. Washington Publ. **1913**, Nr 187. — *(134)* Anderson u. Lusk: J. of biol. Chem. **32**, 421 (1917). — *(135)* Krogh u. Lindhard: Biochemic. J. **14**, 290 (1920); Ber. ges. Physiol. **6**, 388. — *(136)* Chauveau u. Kaufmann: C. r. Acad. Sci. Paris **103**, 1057 (1886); **104**, 1352 (1887). — *(137)* Verzar: J. of Physiol. **44**, 243 (1912); s. auch Erg. Physiol. **15**, 1 (1916). — *(138)* Bernstein, Bolaffio u. Westenrijk: Z. klin. Med. **66**, 378 (1908). — *(139)* Hesse: Ebenda **45**, 237 (1902). — *(140)* Asher, L.: Beiträge zur Physiologie der Drüsen, Nr. 83. Von Calvo-Criado. Biochem. Z. **164**, 76 (1925). —

(*141*) Thannhauser, S. J., u. G. Tischhauser: Münch. med. Wschr. **1924**, Nr 41, 1419, Nr 42, 1469, 1471. — (*142*) Allard: Arch. f. exper. Path. **59**, 111 (1908). — (*143*) Landergren, E.: Skand. Arch. Physiol. **14**, 112 (1903). — (*144*) Zeller, H.: Arch. f. Physiol. **213**, 585 (1914). — (*145*) Luegu. Flaschenträger: Klin. Wschr. **4**, Nr 15. — (*146*) Frentzel u. Schreuer, zitiert bei Loewy in Oppenheimer: Handbuch der Biochemie, 1. Aufl., **4**, I, S. 156, und bei Hammarsten: Lehrbuch der physiologischen Chemie, 8. Aufl., S. 836. — (*147*) Lusk, Gr.: Science of Nutrition, 3. Ausg. Philadelphia: Saunders 1917. — (*148*) Mohr, L.: Z. exper. Path. **4**, 910 (1907). — (*149*) La Franca, S.: Ebenda **6**, 1 (1909). — (*150*) Falta, Grote u. Staehelin: Hofm. Beitr. **10**, 199 (1907). — (*151*) Macleod, Markowitz, N. R. Hearn u. F. L. Robinson, zitert bei Macleod: Zusammenfassende Darstellungen. — (*152*) Rasmussen: Amer. J. Physiol. **39**, 20 (1915). — (*153*) Valentin: Moleschotts Untersuchungen zur Naturlehre der Menschen und der Tiere **2**, S. 285; **3**, S. 195. 1857. — (*154*) Hári: Pflügers Arch. **130**, 112 (1909); Biochem. Z. **113**, 89 (1921). — (*155*) Rubner, Biochem. Z. **148**, 263 (1924). — (*156*) Leclerc du Sablon: C. r. Acad. Sci. Paris **117**, 524 (1893); **119**, 610 (1894); Rev. gén. **9**, 5 (1897). — (*157*) Mazé: C. r. **130**, 424 (1900); **134**, 309 (1902). — (*158*) Wertheimer: Pflügers Arch. **213**, 262, 280, 287, 298 (1926). — (*159*) Magnus-Levy: Arch. f. exper. Path. **42**, 149 (1899); **45**, 389 (1901). — (*160*) Knoop: Hofm. Beitr. **6**, 150 (1905); **11**, 411 (1908). — (*161*) Minkowski: Arch. f. exper. Path. **31**, 85 (1893); Pflügers Arch. **111**, 13 (1906). — (*162*) Geelmuyden: H.-S. Z. **58**, 255 (1909). — (*163*) Ringer: J. of biol. Chem. **17**, 107 (1914). — (*164*) Geelmuyden: H.-S. Z. **73**, 176 (1911). — (*165*) Baer u. Blum: Arch. f. exper. Path. **55**, 89 (1906); **56**, 92 (1906); **59**, 321 (1908); **62**, 129 (1910). — (*166*) Kühnau, J.: Biochem. Z. **200**, 29, 61 (1928). — (*167*) Knoop: Klin. Wschr. **1923**, Nr 5, 60. — (*168*) Gottschalk: H.-S. Z. **152**, 136 (1926). — (*169*) Ehrlich, F., u. Ida Bender: H.-S. Z. **171**, 119 (1927). — (*170*) Bloor, W. R.: J. amer. chem. Soc. **34**, 534 (1912). — (*171*) Starr, P., u. R. Fitz: Arch. int. Med. **33**, 97 (1924). — (*172*) Bernard, Claude: Leçon sur le Diabete. Paris 1877. Vorlesung über Diabetes. Berlin 1877. — (*173*) Eckhard, C.: Beitr. Anat. usw. Ohr usw. **4**, 4 (1869). — (*174*) Blum, L.: Dtsch. Arch. klin. Med. **71**, 146 (1901). — (*175*) Freund, H., u. Schlagintweit: Arch. f. exper. Path. **76**, 303 (1914). — (*176*) Mayer, André: C. r. Soc. Biol. Paris **60**, 1123 (1906); **64**, 219 (1908). — (*177*) Kahn, R. H.: Pflügers Arch. **139**, 181 (1911); **140**, 209 (1911); **144** (1912); **169**, 326 (1917). — (*178*) Borberg: Skand. Arch. Physiol. **28**, 91 (1912). — (*179*) Trendelenburg u. Fleischhauer: Z. exper. Med. **1**, 369 (1913). — (*180*) Brugsch, Th., K. Dresel u. F. H. Lewy: Ebenda **37**, 373 (1923). — Dresel, K.: Ebenda **21**, 358 (1920). — Dresel, K., u. F. H. Lewy: Ebenda **26**, 95 (1922). — (*181*) Hiller, F.: Kongr. inn. Med. **1929**. — (*182*) Krause, Fr.: Ebenda **1929**. — (*183*) Aschner, B.: Pflügers Arch. **146**, 1 (1912); Berl. klin. Wschr. **1916**, 772. — (*184*) Thannhauser, S. J.: Münch. med. Wschr. **1916**, Nr 16, 581. — (*185*) Stewart, G. M., u. J. M. Rogoff: Amer. J. Physiol. **44**, 543 (1917); **46**, 90 (1918); **51**, 366 (1920); **52**, 304 (1922); **65**, 319, 331, 342 (1923). — (*186*) Ausführliche Literatur bei I. Bang: Der Blutzucker. Wiesbaden 1913. — (*187*) Hagedorn, H. C. (u. Norman Jensen): Biochem. Z. **135**, 46; **137**, 92 (1923). — (*188*) Thannhauser, S. J., u. Helene Pfitzer: Münch. med. Wschr. **1913**, Nr 39. — (*189*) Jacobsohn, A. T. B.: Biochem. Z. **56**, 471 (1913). — (*190*) Lépine, R.: Le diabete sucré. Paris 1909. — (*191*) Winter, L. B., u. W. Smith: J. of Physiol. **57**, 100 (1922); Brit. med. J. **1923**, Nr 3236. — (*192*) Thannhauser, S. J., u. M. Jenke: Münch. med. Wschr. **1924**, 196. — (*193*) Lundsgaard, Chr., u. S. A. Holboell: J. of biol. Chem. **62**, 453 (1924); **68**, 457, 475, 485 (1926); **70**, 71, 79, 83, 89 (1926); C. r. Soc. Biol. Paris **91**, 1108 (1924); **92**, 115, 387, 390, 395, 525 (1925); Ugeskr. Laeg. (dän.) **86**, 591, 693 (1924); **87**, 168, 243, 431, 482, 1073, 1099 (1925); **88**, 106, 215, 273 (1926). — (*194*) Michaelis, L., u. P. Rona: Biochem. Z. **14**, 476 (1908); **18**, 375 (1909). — (*195*) Wiechmann, E.: Z. exper. Med. **41**, 462 (1924). — (*196*) Pflüger, E.: Pflügers Arch. **96**, 1 (1903). — (*197*) Noorden, C. v.: Biochem. Z. **45**, 94 (1912). — (*198*) Elias, H.: Erg. inn. Med. **25**, 192 (1925). — (*199*) Pollak, L.: Ebenda **23**, 337 (1923). — (*200*) Grafe, E., u. F. Meythaler: Klin. Wschr. **1927**, 1240; Arch. f. exper. Path. **125**, 181 (1927); **131**, 80 (1928); Klin. Wschr. **1928**, Nr 8, 358. — (*201*) Blum, F.: Dtsch. Arch. klin. Med. **71**, 146 (1901); Pflügers Arch. **90**, 516 (1902). — (*202*) Friedmann, E.: Hofm. Beitr. **8**. — (*203*) Takamine, J.: Amer. J. Pharmacy **73**, November (1901). — (*204*) Stolz: Ber. **37**, 4149 (1904); Pharmaz. Ztg **1906**, Nr 80. — (*205*) Christie, C. D., R. G. Pearce u. J. J. R. Macleod: Proc. Soc. exper. Biol. a. Med. **8**, 110 (1911). — (*206*) Neubauer, E.: Biochem. Z. **52**, 118 (1913). — (*207*) Snyder, C. D., L. E. Martin u. M. Levin: Amer. J. Physiol. **62**, 442 (1922). — (*208*) Pollak, L.: Arch. f. exper. Path. **61**, 149 (1909). — (*209*) Brösamlen, O.: Dtsch. Arch. klin. Med. **71**, 146 (1901). — (*210*) Billigheimer: Ebenda **136**, 1 (1921); Kongr. inn. Med. **1922**, 194. — (*211*) Hirsch, R.: Z. exper. Path. **3**, 393 (1906); **5**, 233 (1909). — (*212*) Weed, Cushing u. Jacobson: Amer. J. Physiol. **31**, Proc. 13 (1913). — (*213*) Brugsch, Th.: Z. exper. Path. **18**, 269 (1916). — (*214*) Langendorff: Du Bois Reymonds Arch. **1886**, Suppl. 269. — (*215*) Oppermann, E.: Z. Nervenheilk. **47**, 48,

590 (1913). — (216) Bock u. Hoffmann: Experimentalstudien über Diabetes. Berlin 1874. — (217) Noorden, C. v., u. S. Isaac: Die Zuckerkrankheit und ihre Behandlung, 8. Aufl. — (218) Mering, v.: Z. klin. Med. 14, 405 (1888); 16, 431 (1889). — (219) Frank, E., u. S. Isaac: Arch. f. exper. Path. 64, 293 (1911). — (220) Rosenberg, M.: Klin. Wschr. 1922, 342. — (221) Reilly, F. H., F. W. Nolan u. G. Lusk: Amer. J. Physiol. 1, 395 (1898). — (222) Zuntz, N.: Arch. f. Physiol. 1895, 570; 1896, 385. — (223) Nishi, M.: Arch. f. exper. Path. 62, 173 (1910). — (224) Underhill, F. P.: J. of biol. Chem. 13, 15 (1912). — (225) Epstein, A., u. G. Baehr: Ebenda 24, 17 (1916). — (226) Mering, J. v., u. O. Minkowski: Zbl. klin. Med. 10, 393 (1889); Arch. f. exper. Path. 26, 371 (1889). — Minkowski, O.: Berl. klin. Wschr. 27, 167 (1890); Zbl. klin. Med. 11, 81 (1890); Berl. klin. Wschr. 29, 90, 639 (1892); Arch. f. exper. Path. 31, 85 (1893); Untersuchungen über den Diabetes mellitus nach Pankreasexstirpation. Leipzig: F. C. Vogel 1893; Erg. Path. 1, 69 (1896); Arch. f. exper. Path., Suppl. Schmiedeberg-Festschr. 1908, 395; Arch. f. exper. Path. 58, 271 (1908). — (227) De Dominici, N.: Studii speriment. intorno agli effetti delle estirpazione del pancreas. Giorn. int. delle Sci. med. 1889, 801. — (228) Banting, F. G., u. C. H. Best: J. Labor. a. clin. Med. 7, 251 (1922); 7, 464 (1922); Trans. roy. Soc. Canada, Sec. V 16, 27 (1922). — (229) Hédon, E.: Zahlreiche Arbeiten in C. r. Soc. Biol. Paris 1893—1912; Rev. Méd. 30, 617 (1910). — (230) Forschbach, J.: Arch. f. exper. Path. 60, 131 (1908). — (231) Biedl, A.: Zbl. Physiol. 12, 624 (1898). — Biedl, A., u. Offer: Wien. klin. Wschr. 1907, Nr 49. — (232) Sandmeyer, W.: Z. Biol. 31, 12 (1895). — (233) Allen, F. M.: Zahlreiche Arbeiten in J. metabol. Res. u. J. of exper. Med. — Glycosuria and Diabetes. Boston: Leonard 1913. — (234) Doyon, M., Morel u. N. Kareff: J. Physiol. et Path. gén. 7, 998 (1906). — (235) Eppinger, H., W. Falta u. K. Rudinger: Z. klin. Med. 66, 1 (1908); 67, 380 (1908). — (236) Lesser, E. J.: Biochem. Z. 103, 1 (1920). — Die innere Sekretion des Pankreas. Jena 1925. — (237) Fröhlich, A., u. L. Pollak: Arch. f. exper. Path. 77, 265 (1914). — (238) Barrenscheen, H.: Biochem. Z. 58, 277 (1914). — (239) Embden, G., u. S. Isaac: H.-S. Z. 99, 297 (1917). — (240) Mann, F. C., u. T. B. Magath: Arch. int. Med. 31, 797 (1923). — (241) Burn, J. H., u. H. H. Dale: J. of Physiol. 59, 164 (1924). — Best, C. H., J. P. Hoet u. H. P. Marks: Proc. roy. Soc., Ser. B 100, Nr 700, 32 (1926). — Best, Dale, Hoet u. Marks: Ebenda 100, 55 (1926). — (242) Blumenthal: Z. physik. u. diät. Ther. 1898, 276. — (243) Zülzer, G.: Berl. klin. Wschr. 44, 474 (1907); Z. exper. Path. 5, 307 (1908). — Zülzer, G., M. Dohrn u. A. Marxer: Dtsch. med. Wschr. 34, 1380 (1908). — (244) Forschbach, J.: Dtsch. med. Wschr. 1909, 2053; Arch. f. exper. Path. 60, 131 (1908). — (245) Murlin, J. R., Kramer u. Sweet, zitiert bei Macleod: Zusammenfassende Darstellungen. — (246) Collip, J. B.: Trans. roy. Soc. Canada, Sec. V 16, 28 (1922). — (247) Best, C. H., u. D. A. Scott: J. of biol. Chem. 57, 709 (1923). — (248) Abel, J. J.: Proc. nat. Acad. Sci. U. S. A. 12, 132 (1926). — Abel, J. J., u. E. M. K. Geyling: J. of Pharmacol. 25, 423 (1925); Proc. nat. Acad. Sci. U. S. A. 12, 132 (1926). — Abel, J. J., Rouiller, Bell u. Wintersteiner: J. of Pharmacol. 31, 65 (1927). — (249) Freudenberg u. Dirscherl: H.-S. Z. 157, 64 (1926). — (250) Cori, C. F.: Proc. Soc. exper. Biol. a. Med. 20, 522 (1923). — (251) Cruickshank, E. W. H.: J. of Physiol. 47, 1 (1913). — (252) Mc Cormick, N. A., u. J. J. R. Macleod: Trans. roy. Soc. Canada, Sec. V 17, 63 (1923). — (253) Dudley, H. W., u. G. F. Marrian: Biochemic. J. 17, 435 (1923). — (254) Lesser, E. J.: Die innere Sekretion des Pankreas. Jena 1924. — Bissinger, Lesser u. Zipf: Klin. Wschr. 2, 2233 (1923). — (255) Collazo, Haendel u. Rubino: Dtsch. med. Wschr. 1, 747 (1924). — (256) Macleod, J. J. R., u. E. C. Noble, M. K. O'Brien: Trans. roy. Soc. Canada, Sec. V 18, 129 (1924). — (257) Noble, E. C., u. J. J. R. Macleod: J. of Physiol. 58, 33 (1923). — (258) Issekutz: Biochem. Z. 147, 264 (1924). — (259) Brugsch, Th.: Dtsch. med. Wschr. 1, 491 (1924). — Brugsch, Th., A. Benatt, H. Horsters u. R. Katz: Biochem. Z. 147, 117 (1924). — (260) Allen, Frank M.: Amer. J. Physiol. 67, 275 (1924); 71, 472 (1925). — (261) Davies, Lambie, Lyon, Meakins u. Robson: Brit. med. J. 1, 847 (1923). — (262) Dickson, B. R., G. S. Eadie, J. J. R. Macleod u. F. R. Pember: Quart. J. exper. Physiol. 14, 123 (1924). — (263) Dudley, Laidlaw, Trevan u. Boock: J. of Physiol. 57, Proc. 47 (1923). — (264) Dale, H. H.: Lancet 204, 989 (1923). — (265) Krogh, A.: Dtsch. med. Wschr. 49, 1321 (1923). — (266) Tolstoi, E., R. O. Loebel, Levine u. Richardson: Proc. Soc. exper. Biol. a. Med. 149, 40 (1924). — (267) Laufberger: Z. exper. Med. 42, 570 (1924); Klin. Wschr. 1924, 264; 1925, 151. — (268) Bornstein u. Holm: Z. exper. Med. 43, 376 (1924); Dtsch. med. Wschr. 1, 503 (1924). — Bornstein, Griesbach u. Holm: Z. exper. Med. 43, 391 (1924). — (269) Pavy, F. W., u. R. L. Siau: J. of Physiol. 29, 375 (1903). — (270) Macleod, J. J. R.: Amer. J. Physiol. 23, 278 (1909). — Macleod, J. J. R., u. R. G. Pearce: Ebenda 32, 184 (1913); 33, 378 (1914). — (271) Minkowski, O.: Arch. f. exper. Path. 21, 41 (1886). — (272) Fischler, F.: Physiologie und Pathologie der Leber, 2. Aufl. Berlin 1924. — (273) Mann, F. C., u. T. B. Magath: Trans. Sect. Path. a. Physiol. J. A. M. A. 1921; Amer. J. med. Sci. 161, 37 (1921); Amer. J. Physiol. 55, 285 (1921); 59,

484 (1922); Erg. Physiol. **23**, 212 (1924). — Mann, Fr. C.: Erg. Physiol. **24**, 379 (1925). — (*274*) Enderlen, E., S. J. Thannhauser u. M. Jenke: Arch. f. exper. Path. **120**, 16 (1927). — (*275*) Stadelmann, E.: Dtsch. med. Wschr. **1902**, V. B., Nr 49. — (*276*) Fischer, B.: Virchows Arch. **172**, 30 (1903). — (*277*) Arnoldi, W., u. J. A. Collazo: Z. exper. Med. **40**, 323 (1924). — (*278*) Hartmann, H. V.: Biochem. Z. **146**, 307 (1924). — (*279*) Williamson: Zbl. inn. Med. **1897**, Nr 32. — (*280*) Bremer, L.: N. Y. med. J. **1896**, March 7. — (*281*) Loewy, A.: Fortschr. Med. **1901**, 171. — (*282*) Hallervorden: Arch. f. exper. Path. **10**, 125 (1878). — (*283*) Stadelmann: Ebenda **17**, 443; Dtsch. Arch. klin. Med. **37**, 580; **38**, 303. — (*284*) Minkowski, zitiert bei Naunyn: Zusammenfassende Darstellungen. — (*285*) Gerhardt, C.: Wien. med. Presse **6**, Nr 28 (1868). — (*286*) Neubauer, O.: Kongr. inn. Med. **1910**, 566. — (*287*) Dakin, H. D.: J. of biol. Chem. **8**, 97 (1910). — (*288*) Engfeldt, N. O.: H.-S. Z. **99**, 166 (1917); **100**, 93 (1917); **112**, 176 (1920); Acta med. scand. (Stockh.) **52**, 311 (1920). — Beiträge zur Kenntnis der Biochemie der Acetonkörper im Blute. Dissert., Lund 1920. — (*289*) Slyke, D. D. van: J. of biol. Chem. **30**, 289 (1917). — (*290*) Lintzel, W.: Münch. med. Wschr. **1922**, Nr 34. — (*291*) Magnus-Levy: Arch. f. exper. Path. **42**, 149 (1899); **45**, 389 (1901); s. auch zusammenfassende Darstellungen. — (*292*) Embden, G., H. Salomon u. Fr. Schmidt: Hofm. Beitr. **8**, 129 (1906). — Embden, G., u. H. Engel: Ebenda **11**, 323 (1908). — Embden, G.: Ebenda **11**, 348 (1908). — (*293*) Baer, J., u. L. Blum: Arch. f. exper. Path. **55**, 89 (1906); **56**, 92 (1907); **59**, 321 (1908); **62**, 129 (1910); Hofm. Beitr. **11**, 101 (1907). — (*294*) Thannhauser, S. J., u. W. Markowicz: Klin. Wschr. **1925**, Nr 44. — (*295*) Loeb, A.: Biochem. Z. **47**, 118 (1912). — Embden, G., u. A. Loeb: H.-S. Z. **88**, 246 (1913). — (*296*) Friedmann, E.: Hofm. Beitr. **11**, 202 (1908); Biochem. Z. **55**, 436 (1913). — Mochiozuka, J.: Ebenda **55**, 443 (1913). — Iwamura, K.: Ebenda **61**, 302 (1914). — (*297*) Satta: Hofm. Beitr. **6**, 1, 376 (1905). — (*298*) Embden, G., u. S. Isaac: H.-S. Z. **99**, 297 (1917). — (*299*) Shaffer, Ph. A.: J. of biol. Chem. **47**, 433, 449; **49**, 143 (1921); **54**, 399 (1922). — (*300*) Woodyatt, R. T.: Arch. int. Med. **28**, 125 (1921). — (*301*) Landergren, E.: Skand. Arch. Physiol. **14**, 112 (1903); Nord. med. Ark. (schwed.) II **10**, Nr 10. — (*302*) Knöpfelmacher: Wien. med. Wschr. **1921**, 1151. — (*303*) Talbot, Shaw u. Moriarty: Amer. med. Assoc. **83**, 12 (1924). — (*304*) Geelmuyden: Acta med. scand. (Stockh.) **54**, 147 (1920). — (*305*) Becker, E.: Dtsch. med. Wschr. **1894**, 359, 380, 404. — (*306*) Thannhauser, S. J., u. H. Mezger: Klin. Wschr. **1924**, 1989. — (*307*) Slyke, D. D. van, u. G. E. Cullen: J. of biol. Chem. **30**, 289 (1917). — (*308*) Plesch, J.: Z. exper. Path. u. Ther. **6**, 484 (1909). — (*309*) Porges, O., A. Leimdörfer u. E. Marcovici: Z. klin. Med. **73**, 389 (1911). — (*310*) Haldane, J. S., u. J. G. Priestley: J. of Physiol. **32**, 225 (1905). — Haldane, J. S., u. E. P. Poulten: Ebenda **37**, 390 (1908). — (*311*) Beddard, A. P., M. S. Pembrey u. E. J. Spriggs: J. of Physiol. **37**, 39 (1908); Brit. med. J. **1908**, 580. — (*312*) Straub, H.: Münch. med. Wschr. **1911**, 930; Dtsch. Arch. klin. Med. **109**, 223 (1913); **117**, 397 (1915); Erg. inn. Med. **25**, 1 (1924). — (*313*) Kennewey, E. L., M. S. Pembrey u. E. P. Poulton: J. of Physiol. **47**, Proc. 10 (1913). — (*314*) Endres, H.: Dtsch. Arch. klin. Med. **146**, 51 (1925). — (*315*) Peters, J. P., D. P. Barr u. F. D. Rule; Haggard, W. H., u. Y. Henderson, s. Straub: Erg. inn. Med. **25**, 1 (1924). — (*316*) Cullen, G. E., u. L. Jonas: J. of biol. Chem. **57**, 541 (1923). — (*317*) Lichtwitz, L.: Diabetes. In Bergmann-Staehelin: Handbuch der inneren Medizin, 2. Aufl., **4**, I. 1926. — (*318*) Marx, A.: Z. klin. Med. **71**, 65 (1910). — (*319*) Ehrmann, R., Esser u. A. Loewy: Ebenda **72**, 496, 500, 502 (1911). — (*320*) Lynn Tschunn-Nien: Ebenda **4**, 151 (1922). — (*321*) Harpuder, K., u. H. Erbsen: Z. exper. Med. **46**, 768 (1925). — (*322*) Moritz, F.: Dtsch. Arch. klin. Med. **46**, 217 (1890). — (*323*) Lohnstein, Th.: Med. Zztg **1900**, Nr 30. — (*324*) Noorden, C. v.: Handbuch der Pathologie des Stoffwechsels **2**, S. 7. 1907. — (*325*) Frank, E.: H.-S. Z. **70**, 291 (1911). — (*326*) Tachau, H.: Dtsch. Arch. klin. Med. **104**, 37 (1911). — (*327*) Rosenberg, M.: Klin. Wschr. **1922**, 360; Arch. f. exper. Path. **93** (1922). — (*328*) Welz, A.: Arch. f. exper. Path. **73**, 159 (1913). — (*329*) Jacobsen, A.: Biochem. Z. **51**, 443 (1913). — (*330*) Isaac, S.: Med. Klin. **1920**, 1207. — (*331*) Salomon, H.: Dtsch. med. Wschr. **1914**, Nr 5; Wien. klin. Wschr. **1919**, Nr 26. — (*332*) Umber, F.: Ernährung und Stoffwechselkrankheiten, 3. Aufl. 1925. — Umber u. Rosenberg: Z. klin. Med. **100**, 655 (1924); Klin. Wschr. **1925**, Nr 13. — (*333*) Bouchardat: De la glycosurie ou diabete sucré. Paris 1875. — (*334*) Seegen: Der Diabetes mellitus. Berlin 1870; 3. Aufl. 1893. — (*335*) Petrén, K.: Arch. f. exper. Path. **99**, 53 (1923); Diabetes Studier. Kopenhagen 1925; Erg. inn. Med. **28**, 92 (1925). — (*336*) Külz, E.: s. zusammenfassende Darstellungen. — (*337*) Cantani, A.: Diabetes mellitus, S. 427. Berlin 1880. — (*338*) Naunyn, B.: Diabetes mellitus. Wien 1906. — (*339*) Allen, F. M.: Boston med. J. **172**, 241 (1915); J. amer. med. Assoc. **4**, 480 (1915); **74**, 571 (1920); **161**, 16 (1921). — Allen, F. M., u. Sherill: J. metabol. Res. **1**, 377 (1922). — (*340*) Falta, W.: Erg. inn. Med. **2**, 99 (1908). — (*341*) Benedict, F. G., u. E. P. Joslin: Metabolism in Diabetes mellitus, S. 209. Washington 1910. — Joslin, E. P.: The Treatment of Diabetes. 1923. — (*342*) Rosenfeld, G.: Über Kohlenhydratkuren bei Diabetes.

Halle a. S. 1912. — (*343*) Salomon, H.: Über Kohlenhydratkuren bei Diabetes. Ther. Mh. 1916, 277. — (*344*) Ebstein, W.: s. zusammenfassende Darstellungen. — (*345*) Shaffer, P. A.: J. of biol. Chem. 47, 433, 449; 49, 143; 50, 26 (1921); 54, 399 (1922). — Woodyatt, R. T.: J. amer. med. Assoc. 66, 1910 (1916); Arch. int. Med. 28, 125 (1921). — Hubbard, R. S., u. F. R. Wright: Proc. Soc. exper. Biol. a. Med. 19, 91 (1921); J. of biol. Chem. 50, 361 (1922). — Hubbard, R. S.: Ebenda 57, 115 (1923). — Wilder, R. M.: J. amer. med. Assoc. 78, 1878 (1922). — Wilder, R. M., u. M. D. Winter: J. of biol. Chem. 52, 393 (1922). — Banting, F. G., R. W. Campbell u. A. A. Fletscher: J. metabol. Res. 2, 547 (1922). — (*346*) Tögel, O., E. Brezina u. A. Durig: Biochem. Z. 50, 296 (1913). — (*347*) Neubauer, O.: Münch. med. Wschr. 1906, Nr 17. — (*348*) Allen, F. M., u. M. B. Wishart: J. metabol. Res. 1, 281 (1922). — (*349*) Leclercq, F. S.: Ebenda 1, 307 (1922). — (*350*) Lichtwitz, L.: Berl. klin. Wschr. 1914, Nr 22. — (*351*) Bürger, M.: Z. exper. Med. 5, 125 (1916); Arch. f. exper. Path. 87, 233 (1920); Ges. inn. Med. 1922, 303. — (*352*) Moraczewski, v.: Biochem. Z. 71, 269 (1915). — (*353*) Mohr, L.: Z. klin. Med. 42, 402 (1901). — (*354*) Stäubli, C.: Dtsch. Arch. klin. Med. 93, 107 (1908). — (*355*) Magnus-Levy, A.: Z. klin. Med. 56, 83 (1905); 60, 182 (1906). — Kraus-Brugsch: Handbuch der speziellen Pathologie und Therapie 1, S. 12. 1913. — (*356*) Rolly, F.: Dtsch. Arch. klin. Med. 105, 494 (1912). — (*357*) Leimdörfer, A.: Biochem. Z. 40, 326 (1912). — (*358*) Grafe, E., u. Ch. G. L. Wolff: Dtsch. Arch. klin. Med. 107, 201 (1912). — (*359*) Benedict, F. G., u. E. P. Joslin: Metabolism in Diabetes. Washington 1910. — A study of metabolism in severe diabetes. Washington 1912. — (*360*) Falta, Benedict u. Joslin: 26. Kongr. inn. Med. 1909, 498. — (*361*) Allen u. Du Bois: Arch. int. Med. 17, 1010 (1916). — (*362*) Du Bois u. Veeder: Ebenda 5, 37 (1910). — (*363*) Eppinger, H., W. Falta u. K. Rudinger: Z. klin. Med. 66, 1 (1908); 67, 380 (1909). — (*364*) Wilder, R., W. Boothby u. C. Beeler: J. of biol. Chem. 51, 311 (1922). — (*365*) Geyelin, R. H., u. E. F. Du Bois: J. amer. med. Assoc. 66, 1532 (1916). — (*366*) Noorden, C. v.: Handbuch der Pathologie des Stoffwechsels 2, S. 90. 1907. — (*367*) Müller, Fr. v.: Dtsch. med. Wschr. 1922, 513. — (*368*) Lauritzen, M.: Z. klin. Med. 90, 376 (1921). — (*369*) Embden, G.: Vers. dtsch. Naturforsch. u. Ärzte, Düsseldorf September 1926; Ber. Physiol. 38, 157 (1927). — Embden, G., u. M. Zimmermann: H.-S. Z. 167, 137 (1927). — Embden, G., C. Riebeling u. G. E. Selter: Ebenda 179, 149 (1928). — Embden, G., u. H. Wassermeyer: Ebenda 179, 161 (1928). — Embden, G. K., M. Karstensen u. H. Schuhmacher: Ebenda 179, 226 (1928). — Wassermeyer, H.: Ebenda 179, 238 (1928). — Schmidt, G.: Ebenda 179, 243 (1928). — Embden, G., u. G. Schmidt: Ebenda 181, 130 (1929). — (*370*) Lauter: Dtsch. Arch. klin. Med. 146, 323 (1928). — (*371*) Krehl u. Mezger: H.-S. Z. 130, 108 (1923). — (*372*) Meyer-Bisch, R., u. F. Günther: Biochem. Z. 152, 286 (1924). — (*373*) Wyss, A. v.: Dtsch. Arch. klin. Med. 111, 93 (1913). — (*374*) Jansen, W. H.: Die Ödemkrankheit. Studien über die Physiologie der Unterernährung und der Ödempathogenese. Habilitationsschrift. Leipzig: Vogel 1920. — (*375*) Falta, W.: Wien. Arch. inn. Med. 5, 581 (1923). — (*376*) Elias, H., u. G. Singer: Wien. klin. Wschr. 1918, 1247. — Elias, H., u. R. Jeiteles: Ebenda 1926, Nr 39. — (*377*) Frerichs, F. Th. v.: Z. klin. Med. 6 (1883). — Über den Diabetes. Berlin 1884. — (*378*) Lauter, S., u. H. Baumann: Dtsch. Arch. klin. Med. 159, 65 (1928). — (*379*) Kußmaul, A.: Ebenda 14, 1 (1874). — (*380*) Bettmann, S.: Dtsch. med. Wschr. 1913, Nr 25. — (*381*) Lichtwitz: Zitat 317, S. 775. — (*382*) Siemens, H. W.: Arch. f. Dermat. 136, 159 (1921). — (*383*) Arning, E., u. A. Lippmann: Z. klin. Med. 89, 107 (1920). — Rosenthal, F., u. R. Braunisch: Ebenda 92, 429 (1921). — Yamakawa, S., u. M. Kashiwabara: Kongreßzbl. ges. inn. Med. 29, 437. — (*384*) Noorden, C. v.: 5. internat. Dermat.-Kongr., Berlin 1904. — (*385*) Heiberg, K.: Die Krankheiten des Pankreas. Wiesbaden 1914. — (*386*) Joslin, J. P.: Treatment of Diabetes. 1923. — (*387*) Leichtenstern, O.: Münch. med. Wschr. 1900, Nr 16/17. — (*388*) Zitiert bei Naunyn: s. zusammenfassende Darstellungen. — (*389*) Rosenberg, M.: Klin. Wschr. 1925, 159. — (*390*) Lundberg, E.: Acta med. scand. (Stockh.) 62 (1925). — (*391*) Morrison: Zitiert nach Joslin, Zitat 386. — (*392*) Kazda, F.: Dtsch. Z. Chir. 187, 86 (1924). — (*393*) Knowlton u. Starling: Proc. roy. Soc. Lond. B 85, 218 (1912); J. of Physiol. 45, 146 (1912). — Starling, E. H., u. S. W. Patterson: J. of Physiol. 47, 137 (1913). — (*394*) Fahr, Th.: Dtsch. med. Wschr. 1916, 1337. — (*395*) Aschoff, L.: Lehrbuch der pathologischen Anatomie. Jena 1923. — (*396*) Aldehoff, G., u. E. Külz: Kongr. inn. Med. 10, 345 (1891). — Aldehoff, G., in Külz, E.: Diabetes mellitus, S. 449. Jena 1899. — Külz, C.: Dissert., Marburg 1895. — (*397*) Ehrlich, P.: Z. klin. Med. 6, 33 (1883). — (*398*) Fitz, R., u. W. P. Murphy: Arch. int. Med. 34, 402 (1924). — (*399*) Maréchal de Calvi: Recherches sur les accidents diabétiques. Paris 1864. — (*400*) Legrand du Saulle: Gaz. Hôp. 1884, Nr 18, 21, 24, 27, 30; Arch. f. Psychiatr. 20, H. 2 (1897). — (*401*) Laudenheimer, R.: Berl. klin. Wschr. 1898, Nr 21. — (*402*) Heine, L.: Krankheiten des Auges im Zusammenhang mit der inneren Medizin. Berlin 1921. — (*403*) Volhard, F.: Diskussion. Kongr. inn. Med. 1921. —

(*404*) Wagener, H. P., u. R. M. Wilder: J. amer. med. Assoc. **76**, 515 (1921). —
(*405*) Loewi, O.: Arch. f. exper. Path. **59**, 83 (1908). — (*406*) Küstner, H.: Klin. Wschr.
1922, Nr 7. — (*407*) Lecorché: C. r. Acad. Sci. Tessc. **6**, III (1882); Arch. de Neur. **10**,
359; **11**, 50 (1886); s. auch zusammenfassende Darstellungen. — (*408*) Offergeld, H.:
Die Wechselbeziehungen zwischen Diabetes und den Generationsprozessen. Würzburg
1909. — (*409*) Umber, Fr.: Verh. dtsch. Kongr. inn. Med. **1920**. — Umber u. Rosenberg: Z. klin. Med. **1924**. — (*410*) Rosenberg, M.: Klin. Wschr. **1924**, Nr 35. —
(*411*) Lauter, S., u. F. Hiller: Dtsch. Arch. klin. Med. **146**, 355 (1925). — (*412*) Porges, O.,
u. J. Novak: Berl. klin. Wschr. **1911**, Nr 39. — (*413*) Novak, J., O. Porges u. H. Strisower:
Z. klin. Med. **78**, 413 (1913). — (*414*) Bockelmann, O., u. J. Rother: Z. exper. Med. **33**,
161 (1923). — (*415*) Hofbauer, J.: Zbl. Gynäk. **1922**, 348. — (*416*) Hofmeister, Fr.:
H.-S. Z. **1**, 101 (1877). — (*417*) Kaltenbach, P.: H.-S. Z. **2**, 360 (1878). — (*418*) Ambard,
P., Merklen, Schmid, Wolf u. Arnovljevitsch: Bull. Soc. méd. Hôp. Paris **1925**,
Nr 13. — (*420*) Carlson, Drennan u. Glinzburg: Amer. J. Physiol. **28** (1911); **36** (1916). —
(*421*) Kisch, H.: Die Fettleibigkeit. Stuttgart 1888. — Wien. med. Wschr. **1909**, Nr 16;
Münch. med. Wschr. **1911**, Nr 13. — (*422*) Hofmeister: Arch. exper. f. Path. **26**, 355
(1890). — (*423*) Hoppe-Seyler: Münch. med. Wschr. **1900**, 531. — (*424*) Mohr, L.:
Z. klin. Med. **42**, 402 (1901). — (*425*) Klemperer, G.: Berl. Ver. inn. Med. **1896**, 18. Mai. —
(*426*) Frank, E.: Arch. f. exper. Path. **72**, 387 (1913); Verh. Kongr. inn. Med. **1913**, 166;
1921, 240; Ther. Gegenw. **1914**, 439. — (*427*) Umber, F., u. M. Rosenberg: Z. klin.
Med. **100**, 655 (1924). — (*428*) Rosenfeld, G.: Berl. klin. Wschr. **1916**, Nr 40. — (*429*) Joël, E:
Ther. Gegenw. **1922**, 323. — (*430*) Brugsch, Th., u. K. Dresel: Med. Klin. **1919**. —
(*431*) Maase, C.: Charité-Ann. **35** (1911). — (*432*) Neubauer, O.: Münch. med. Wschr.
1905, Nr 38; Arch. f. exper. Path. **61**, 174 (1909). — (*433*) Snapper, Grünbaum u. van
Creveld: Arch. Verdauungskrankh. **38**, 1 (1926). — (*434*) Barrenscheen, H. K.: Bio-
chem. Z. **127**, 222 (1922). — (*435*) Adler, O.: Pflügers Arch. **139**, 93 (1911); Prag. med.
Wschr. **1913**, Nr 30. — Borchardt, L.: H.-S. Z. **55**, 241 (1908); **60**, 411 (1909). —
(*436*) Zimmer: Dtsch. med. Wschr. **1876**, 329. — (*437*) Königsfeld, H.: Z. klin. Med.
69, 291 (1909). — (*438*) Isaac, S.: H.-S. Z. **89**, 78 (1914); Med. Klin. **1920**, 1207. —
Isaac, S., u. E. Adler: H.-S. Z. **115**, 105 (1921); Ther. Halbmh. **1921**, 129; Erg. inn.
Med. **27** (1925). — (*439*) Langstein, L., u. Fr. Steinitz: Hofm. Beitr. **7**, 575 (1906). —
(*440*) Göppert, F.: Berl. klin. Wschr. **1917**, Nr 20. — (*441*) Levene, P. A., u. W. A. Jacobs:
Ber. **42**, 1201, 2102, 2469, 2474, 3247. — (*442*) Neuberg, C.: Physiologie der Pentosen.
Erg. Physiol. **3**, 415 (1904). — Die Pentosurie. In v. Noorden: Handbuch der Pathologie
des Stoffwechsels **2**, S. 219. 1907. — (*443*) Zerner, E., u. R. Waltuch: Biochem. Z. **58**,
410 (1913). — (*444*) Levene, P. A., u. La Forge: J. of biol. Chem. **15**, 481 (1913). —
(*445*) Salkowski, E., u. Jastrowitz: Zbl. med. Wiss. **1892**, Nr 19. — (*446*) Blumenthal, F.: Über nichtdiabetische Glykosurien. Halle a. d. S. 1909. — (*447*) Bial, M.: Dtsch.
med. Wschr. **1902**, 253; Berl. klin. Wschr. **1904**, 552. — Bial, M., u. F. Blumenthal:
Dtsch. med. Wschr. **1901**, Nr 22. — (*448*) Cammidge, P. J., u. H. H. A. Howard: Brit.
med. J. **1920**, 777. — (*449*) Luzzato, R.: Arch. f. exper. Path. Suppl. **1908**, 366. —
(*450*) Alexander, A.: Verh. Kongr. inn. Med. **31**, 552 (1914). — (*451*) Cawley: Lond.
med. J. 1788. — (*452*) Lancéraux: Bull. Acad. Méd., Sér. II **6**, 46 (1877); Union Méd. **13**,
16 (1880). — (*453*) Opie, E. L.: Diseases of the Pancreas. Philadelphia: Lippincott 1910. —
(*454*) Weichselbaum, A.: Die Veränderungen des Pankreas beim Diabetes mellitus.
Wien 1910. — (*455*) Herxheimer, G.: Festschr. f. J. Orth. 1903; Dtsch. med. Wschr.
1906, Nr 21; Verh. dtsch. path. Ges. **1909**, 276; Dtsch. med. Wschr. **1920**, 522. — Vortrag
beim ärztlichen Fortbildungskursus Wiesbaden. Berlin 1926. — (*456*) Seyfarth, C.: Neue
Beiträge zur Kenntnis der Langerhansschen Inseln beim menschlichen Diabetes. Jena
1920. — Kongr. inn. Med. **1920**, 278; Klin. Wschr. **1924**, 1085. — (*457*) Fahr, Th.: Verh.
dtsch. path. Ges. Marburg **1913**, 289. — (*458*) Sauerbeck: Erg. Path. II **8**, 538 (1904). —
(*459*) Allen, F. M.: J. of exper. Med. **4**, 363 (1920); zahlreiche Arbeiten im J. metabol.
Res. **1** (1922). — (*460*) Pick, E.: Dtsch. med. Wschr. **1911**, Nr 5; **1912**, Nr 11. —
(*461*) Hanssen, S.: Acta med. scand. (Stockh.) **62**, 85 (1925). — (*462*) Pirquet, C. v.:
Wien. klin. Wschr. **1924**, Nr 50. — (*463*) Pavy: On diabetes. London 1869. — (*464*) Minkowski: Diskussion auf dem Kongr. inn. Med. **1911**, 564; Med. Klin. **1911**, Nr 27; Dtsch.
med. Wschr. **1922**, 475; Verh. Kongr. inn. Med. **1924**. — (*465*) Macleod, J. J. R., u.
R. G. Pearce: Amer. J. Physiol. **32**, 184 (1913); Zbl. Physiol. **26**, 1311 (1913). —
(*466*) Frank, E., M. Nothmann u. E. Hartmann: Arch. f. exper. Path. **127**, 35 (1927). —
(*467*) Cori, G. T., u. C. F. Cori: J. of biol. Chem. **73**, 555 (1927); **76**, 755 (1927). —
(*468*) Lesser, E., u. E. Bissinger: Biochem. Z. **153**, 39 (1924); **168**, 398 (1926); Verh.
dtsch. pharmak. Ges. **1928**. — Wiechmann: Z. exper. Med. **41**, 462 (1924). — (*469*)
Löwi, O.: Klin. Wschr. **6**, 2169 (1927); **7**, 629 (1928); **8**, 391 (1929). — Geiger u. Löwi:
Pflügers Arch. **198**, 633 (1923). — Häußler, H., u. O. Löwi: Ebenda **210**, 238 (1925). —
Häußler, H., u. O. Hoesch: Ebenda **210**, 545 (1925). — Häußler, H., u. Raoul

Margarido: Ebenda **210**, 566 (1925). — Häußler, H.: Ebenda **210**, 557 (1925); **213**, 602 (1926). — Dietrich, S.: Ebenda **214**, 675 (1925). — Dietrich, S., u. O. Löwi: Ebenda **215**, 78 (1927). — *(470)* Harpuder, K.: Klin. Wschr. 7, 266 (1928). — *(470a)* Porges, O., u. D. Adlersberg: Wien. Arch. inn. Med. 17, H. 1/2. — Die Behandlung der Zuckerkrankheit mit fettarmer Kost. Berlin u. Wien 1929. — *(471)* Petrén, K.: Verh. dtsch. Ges. inn. Med. **1922**, 363. — Über Eiweißbeschränkung in der Behandlung des Diabetes gravis. Slg Abh. Verdgskrkh. 8, H. 5 (1923). — Zur Behandlung schwerer Diabetesfälle. Erg. inn. Med. **28**, 92 (1925). — *(472)* Noorden, C. v.: Berl. klin. Wschr. **1903**, Nr 36; Bombay med. Congr. **1909**, 18. — New aspects of diabetes. New York 1912. — *(473)* Mossé, A.: Rev. Méd. **22**, 107, 279, 371, 620, 1098 (1902). — *(474)* Falta, W., u. Bernstein: Dtsch. Arch. klin. Med. **121**, 36 (1916). — Falta, W.: Erg. inn. Med. 2, 119 (1908); Verh. Kongr. inn. Med. **31**, 529 (1914); **1921**, 234; Münch. med. Wschr. **1914**, 1218; Dtsch. med. Wschr. **1921**, 889. — Die Mehlfrüchtekur bei Diabetes mellitus. Berlin u. Wien 1920. — *(475)* Joslin, J. P.: Boston med. J. **186**, 833 (1922). — The treatment of diabetes. Philadelphia u. New York 1923. — *(476)* Kolisch: Diätetische Therapie. Wien 1899/1900. — *(477)* Grafe, V.: Biochem. Z. **68**, 1 (1915); Naturwiss. 1, 787 (1913). — *(478)* Nonnenbruch, W.: Z. exper. Med. **48**, 233 (1925); Münch. med. Wschr. **1925**, 1821. — *(479)* Kerb, J., u. C. Schilling: Verh. dtsch. Ges. inn. Med. **1924**, 115; Med. Klin. **1925**, Nr 19. — *(480)* Salomon, H.: Ther. Gegenw. **1926**, 252. — *(481)* Nothmann, M., u. J. Kühnau: Ebenda **1925**, H. 9. — *(482)* Thannhauser, S. J., u. M. Jenke: Arch. f. exper. Path. **110**, 300 (1925). — *(483)* Isaac, S., u. E. Adler: Verh. dtsch. Ges. inn. Med. **1924**, 110; Klin. Wschr. **1924**, 1208. — *(484)* Gottschalk, A.: Verh. Kongr. inn. Med. **1928**, 275. — *(485)* Wagner, A.: Klin. Wschr. **1925**, 1767. — *(486)* Umber, Fr.: Med. Klin. **1926**, 599. — *(487)* Strauß, H., u. M. Simon: Insulinbehandlung des Diabetes, 3. Aufl. Berlin 1925. — *(488)* Noorden, C. v., u. S. Isaac: Hausärztliche und Insulinbehandlung der Zuckerkrankheit. Berlin 1925. — *(489)* Minkowski, O.: Verh. Kongr. inn. Med. **1924**; Med. Klin. **1926**, 437. — *(490)* Jaksch, R. v.: Klin. Wschr. **1923**, 1968; **1924**, 721; Münch. med. Wschr. **1925**, 973. — *(491)* Chauffard, A., P. Brodin u. R. Yovanowitsch: Bull. Soc. méd. Hôp. Paris **1924**, 1573. — *(492)* Lauter, S., u. H. Baumann: Dtsch. Arch. klin. Med. **163**, 161 (1929). — *(493)* Thomson u. Layton: Brit. med. J. **1922**. — *(494)* Moritz: Kongr. inn. Med. **1924**. — *(495)* Güdemann, J.: Wien. klin. Wschr. **1926**, Nr 34. — *(496)* Ehrmann u. Jakoby: Dtsch. med. Wschr. **1925**. — *(497)* Wandel u. Schmöger: Ebenda **1923**, 1253. — *(498)* Klein, O.: Z. klin. Med. **100**, 458 (1924); Z. exper. Med. **43**, 665 (1924); **27**, 309 (1925); Münch. med. Wschr. **1925**, 506. — *(499)* Klemperer u. Strisower: Wien. klin. Wschr. **36**, Nr 38, 672 (1923). *(500)* Gigon, A.: Würzburg. Abh., N.F. 2, 149 (1925). — *(501)* Collazo, J. A., u. M. Dobreff: Biochem. Z. **154**, 349 (1924); Münch. med. Wschr. **1924**, 1678. — *(502)* Detre, L., u. R. Sivo: Z. exper. Med. **46**, 594 (1925). — *(503)* Noyons, A. K.: C. r. Soc. Biol. Paris **90**, 365 (1924). — *(504)* Rosenthal, F., H. Licht u. H. Freund: Arch. f. exper. Path. **103**, 17 (1924). — *(505)* Falta, W.: Klin. Wschr. **1924**, 1315. — *(506)* Umber u. Rosenberg: Ebenda **1925**, 583. — *(507)* Depisch u. Hasenöhrl: Z. exper. Med. **58**, 110 (1927). — *(508)* Frank, E., M. Nothmann u. A. Wagner: Dtsch. med. Wschr. **1926**, 2067. — *(509)* Staub, H.: Z. klin. Med. **107**, 607 (1928). — *(510)* Singer, S.: Wien. klin. Wschr. **1924**, 155, 621; **1925**, 64; **1926**, Nr 1 u. 26.

VI. Fettstoffwechsel.

Die Fette sind esterartige Verbindungen von Alkoholen mit Fettsäuren. Der Alkohol, der sich mit einer Fettsäure verestert, kann verschiedene Wertigkeiten haben. Bei den mehrwertigen Alkoholen kann eine Alkoholgruppe und können auch alle Alkoholgruppen mit Fettsäuren zu einem Ester zusammentreten. Die im tierischen Körper vorkommenden Fette sind im wesentlichen Ester des Glycerins mit höheren Fettsäuren, und zwar mit der Palmitinsäure $C_{16}H_{32}O_2$, mit der Stearinsäure $C_{18}H_{36}O_2$ und der ungesättigten Ölsäure $C_{18}H_{34}O_2$. Die Ölsäure hat ihre doppelte Bindung in der Mitte des Moleküls.

$$CH_3 \cdot (CH_2)_7 \cdot CH = CH \cdot (CH_2)_7 \cdot COOH$$
Ölsäure

Die Ölsäure vermag wie alle ungesättigten Fettsäuren an die doppelte Bindung Wasserstoff oder Halogen zu addieren. Auf diese Weise kann man durch die addierten Jodatome (Jodzahl) die Mengen der in einem Fett enthaltenen ungesättigten Fettsäuren bestimmen. Als Typus eines sogenannten Neutralfettes sei das Tripalmitin angeführt, bei dem alle drei Alkoholgruppen des Glycerins durch die Palmitinsäure verestert sind.

$$CH_2 \cdot O \cdot OC \cdot C_{15}H_{31}$$
$$|$$
$$CH \cdot O \cdot OC \cdot C_{15}H_{31}$$
$$|$$
$$CH_2 \cdot O \cdot OC \cdot C_{15}H_{31}$$
Tripalmitin

Es gibt Neutralfette, die mit Radikalen der gleichen Fettsäure, Tri-palmitin, -stearin, -olein, verbunden sind. Es gibt aber auch Neutralfette, bei denen in einem Glycerid verschiedene Fettsäureradikale vorhanden sind. Je nachdem mehr oder weniger ungesättigte Fettsäureradikale in einem Triglycerid vorhanden sind, ist das entsprechende Fett fest oder flüssig. Das Triolein ist flüssig. Flüssige Fette heißt man Öle. Sie kommen im wesentlichen in pflanzlichen Organismen und bei Kaltblütern vor. Fast alle Fette, die im tierischen Organismus angetroffen werden, sind mit dem dreiwertigen Alkohol Glycerin verestert. Es gibt aber auch Fettsäuren, die mit einem einfachen Alkohol, z. B. dem Cetylalkohol $C_{16}H_{33}OH$ und höheren Alkoholen der Paraffinreihe, esterartig zusammentreten. Alkohole der zyklischen Reihe bilden ebenfalls mit Fettsäuren Fette, von denen die Gruppe der Sterine, die Cholesterinester, die wichtigsten Vertreter sind.

Die Fette unterscheiden sich von den Kohlenhydraten und dem Eiweiß nicht nur durch ihr verschiedenes Aussehen, sondern auch durch ihre andersartige Löslichkeit. Während Eiweiß und Kohlenhydrate fast nur in wäßrigen Lösungsmitteln löslich sind, sind die Fette in den meisten organischen Lösungsmitteln: Äther, Chloroform, Benzol, Schwefelkohlenstoff und Tetrachlorkohlenstoff löslich. Auch Alkohol löst einen Teil der Fette. Beim Schütteln mit Wasser geben die Fette eine trübe, milchige Flüssigkeit, aus der sich beim Stehen allmählich Tröpfchen absetzen, die sich an der Oberfläche ansammeln, da das spezifische Gewicht der Fette kleiner ist als das von Wasser. Eine derartige feinste Verteilung von Fett in Wasser ist für den Transport des Fettes in den wäßrigen Körperflüssigkeiten die gegebene Verteilungsbedingung. Man nennt eine derartig feinste Verteilung in Tröpfchenform in einem wäßrigen Lösungsmittel eine Emulsion. Durch Zusatz eines stark wasserbindenden Kolloids, z. B. durch Zusatz von Gummi arabicum, kann eine derartige Emulsion stabilisiert werden. Die Rolle des Gummi arabicums dürften in der Körperflüssigkeit Eiweißkolloide spielen.

Die Darstellung der Fette in reinem Zustande ist sehr schwierig, weil sie mit wenig Ausnahmen nicht krystallisieren. Das Glycerid der Palmitin- und Stearinsäure ist bei gewöhnlicher Temperatur fest und krystallisiert. In der Natur kommen die Fette nicht als reines chemisches Individuum in krystallisiertem Zustande vor; sie sind immer in Gemischen vorhanden, die sich gegenseitig lösen. Bei der großen physikalischen Ähnlichkeit, die allen Fetten gemeinsam ist, kann die Isolierung nur schwer erfolgen.

Behandelt man die Fette mit Alkali in der Wärme, so zerfällt das Fett durch Verseifung. Wasseraufnahme in Alkohol und fettsaures Alkali. Man nennt eine derartige Hydrolyse Verseifung. Die Salze der Fettsäuren heißt man gemeinhin Seifen. Man spricht von Alkaliseifen und von Kalkseifen, je nach der Art der Lauge, die mit der Fettsäure zur Salzbildung zusammentritt. Den gleichen Verseifungsprozeß, der im Reagensglas durch Alkali bewirkt wird, kann der Organismus durch bestimmte Fermente ausführen. Derartige fettspaltende Fermente heißen Lipasen oder Steapsine. Sie sind im pflanzlichen und tierischen Organismus weit verbreitet.

Bei der Verseifung eines Fettes kann der das Fett bildende Alkohol fast immer leicht isoliert werden, dagegen hält es schwer, die Fettsäuren rein zu gewinnen und bei ungesättigten Fettsäuren sekundäre Veränderungen durch die Verseifung auszuschalten. Aus diesem Grunde ist die Kenntnis über den Aufbau der verschiedenen Fette noch eine recht dürftige.

Außer den Neutralfetten kommen im tierischen Organismus ständig Fettsäuren vor, die als Zwischenstufen beim Auf- und Abbau des Fettmoleküls anzusehen sind. Es ist bisher noch vollständig unbekannt, wie die langen Ketten der Fettsäurereihen vom pflanzlichen und tierischen Organismus synthetisiert werden und aus welchen Vorstufen ihre Bildung statthat. Von den Kohlenhydraten ist sicher erwiesen, daß sie in Fett übergehen können. Aber auch hier ist der feinere Mechanismus der Reaktion noch ungeklärt, da wir bisher keine Zwischenkörper kennen. Wahrscheinlich spielt hier die Essigsäure, welche durch Dehydrierung wieder zu Bernsteinsäure zusammengefügt und zu langen Fettsäureketten aufgebaut werden kann, eine noch ungeklärte Rolle. Auch das Eiweiß kann mit Teilen seines Moleküls Fett bilden. Der Weg von einer desaminierten Aminosäure zu einer langgliedrigen Fettsäure könnte ebenfalls auf dem Wege einer Dehydrierung erfolgen. Es ist merkwürdig, daß wir über diese einfachen physiologischen Vorgänge nur geringe experimentelle Kenntnisse besitzen. Die Fette enthalten von allen Nährstoffen am wenigsten Sauerstoff im Molekül. Wird Fett im Organismus verbrannt, so ist zur Verbrennung sehr viel Sauerstoff nötig. Aus diesem Grunde ist der respiratorische Quotient (s. S. 8) bei Fettverbrennung sehr niedrig (R. Q. bei Fett: 0,707, bei Eiweiß: 0,801, bei Kohlenhydrat: 1,000). Eine offene Frage ist es, inwieweit aus Fetten Kohlenhydrate gebildet werden können. Diese für alle Stoffwechselfragen grundlegende Überlegung wurde bereits in dem Kapitel des Kohlenhydratstoffwechsels (s. S. 272) abgehandelt. Es sei hier nur nochmals betont, daß wir bis heute keine sicheren experimentellen Beweise für den Übergang von Fett in Kohlenhydrate besitzen, obgleich die theoretische Möglichkeit nach der dort angeführten chemischen Formulierung als gegeben erscheint.

Fettverdauung.
Lipasen.

Die Fette, welche mit der Nahrung aufgenommen werden, werden in der Mundhöhle chemisch nicht verändert. Es ist lange eine offene Streitfrage gewesen, ob im Magen die Fette zerlegt werden können. Derartige fettspaltende Fermente, die unter den Sammelbegriff der Esterasen fallen, bezeichnet man allgemein als Lipasen. Die Schwierigkeit, eine derartige Lipase im Magen einwandfrei nachzuweisen, besteht darin, daß der Magensaft in der Regel, wie verschiedene Autoren und neuerdings Boldyreff[1] zeigen konnten, ständig durch Zurückfließen von Darmsaft verunreinigt ist, so daß dadurch ein Vorhandensein einer Lipase im Magensaft vorgetäuscht werden kann. Andere Autoren, so Laqueur[2] und Davidsohn[3] konnten aber zeigen, daß die Lipase des Magens als Proferment sezerniert wird, das durch den gewöhnlichen Aktivator der Lipase, durch die Galle, nicht aus der unwirksamen Vorstufe zum wirksamen Ferment gebracht werden kann (Takata[4]). Die Magenlipase benötigt eine äußerst feine Emulsion des Fettes, wie sie in der Milch vorhanden ist. Aus diesem Grunde scheint die Magenlipase im Säuglingsalter eine gewisse Bedeutung zu haben, während im späteren Lebensalter ihre fettspaltende Wirkung im Magen unwichtig wird. Nach den vorliegenden Untersuchungen kann aber kein Zweifel bestehen, daß tatsächlich die Magenschleimhaut eine Lipase abgibt, die in den Vorbedingungen zu ihrer Wirkung von den Lipasen des Darmtrakts verschieden ist. Man kann sagen, daß normalerweise die Fettverdauung im Magen sicherlich sehr unbedeutend ist und die hauptsächlichste fettspaltende Wirkung erst durch die Fermente des Dünndarmes einsetzt. Hier sind die Bedingungen zur Fettspaltung außerordentlich günstig. Zunächst ist das alkalische Milieu des Dünndarmsaftes geeignet, aus bereits vorhandenen Fettsäuren Seifen zu machen und dadurch eine Emulgierung des Neutralfettes herbeizuführen. Die Emulgierung des Fettes im Darm wird dann besonders durch die Galle zuwege gebracht. Gallensaure Salze vermögen das Fett in einen feinsten Zustand der Emulgierung zu bringen und dadurch die Einwirkung von spaltenden Fermenten zu erleichtern. Fettseifen und gallensaure Salze gehen an die Grenzfläche von Fett und Wasser, vergrößern dadurch die Oberfläche und setzen die Oberflächenspannung an den Grenzflächen herab. Je größer die Oberfläche, desto feiner die Emulsion. Fettseifen, die in kleinen Mengen wahrscheinlich schon im Magen durch die geringe Magenlipasewirkung entstehen, und gallensaure Salze schaffen im Darm die Vorbedingungen für die Entstehung einer großen Oberfläche des Neutralfettes in Gestalt einer feinen Emulsion, so daß die Lipasen des Darmkanals ein Optimum ihrer Wirkung entfalten können. Im Darmkanal wird eine Lipase vom Pankreas sezerniert, die durch die Galle wirksam wird. Claude Bernard[5] wies als erster eine Fettspaltung durch Pankreassekret nach, während v. Fürth und Schütz[6] zeigen konnten, daß das aktivierende Prinzip der Pankreaslipase die Gallensäuren darstellen (s. S. 481, 512).

Choleinsäure-
prinzip
(Wieland).

Von besonderem Interesse sind die Untersuchungen von Wieland[7], der nachweisen konnte, daß die Choleinsäure der Galle keine einheitliche Substanz ist, sondern daß ihrer Struktur eine zusammengesetzte Verbindung von Desoxycholsäure mit Fettsäure zugrunde liegt. Für die Gesamtheit der Fettverdauung ist das Vorhandensein von Galle unbedingt nötig. Aus diesem Grunde sind bei Gallezuflußstörungen immer Fettstühle zu beobachten. Daß aber auch der Pankreas- und Darmsaft ohne wesentliche Beimengungen von Galle Fette zu spalten vermag, kann man im Reagensglasversuch nachweisen; jedoch tritt die Spaltung nicht so vollständig ein, als wenn Galle zugegen ist. Die Wirksamkeit der Pankreaslipase wurde durch die Arbeiten von Willstätter[8] neuerdings untersucht. Auch hier haben die von Willstätter[8] eingeführten Methoden der Adsorption und Elution es uns ermöglicht, reines Ferment darzustellen. Die Pankreaslipase ist klar und löst sich in Wasser. Als Lipaseeinheit (s. Oppenheimers Hdb. d. Bioch. 2. Aufl. Bd. 1, S. 811) für die Tributyrinspaltung ist diejenige Menge anzusehen, die unter bestimmten Bedingungen die Abnahme der Tropfenzahl der Tributyrinlösung in 50 Min. um 20 bewirkt, d. h. etwa die Hälfte der Differenz zwischen den Tropfenzahlen von reiner Tributyrinlösung und von Wasser. Das Wirkungsoptimum der verschiedenen Lipasen ist verschieden. Rona[9] fand für das Pankreas p_H 7—8, für Blutlipase ca. 8. Jedoch ist dieses Optimum nach den Angaben von Willstätter[8] wenig bedeutungsvoll, da die Wirkungsbreite des Ferments eine sehr große ist und der Einfluß der H^+ von aktivierenden und hemmenden Begleitstoffen überdeckt wird. Gewisse Stoffe im Darmsaft (Calciumsalze, Proteine, Gallensalze) hemmen im sauren, fördern im alkalischen Gebiet. Es können solche Einflüsse ein falsches Optimum erzeugen und reine Präparate ein ganz anderes Optimum aufweisen. Die Aktivierung im alkalischen Gebiet bezieht sich hauptsächlich auf die Gallensäuren. Die Gallensalze wirken nach den Angaben von Willstätter[8] weder als Koferment noch als Emulgens, sondern durch Herbeiführung kolloidaler Niederschläge mit den Proteinen, an denen dann Ferment plus Substrat adsorbiert werden und als „komplexes Adsorbat" aufeinander einwirken. In ähnlicher Weise wie Gallensalze sollen auch Calciumsalze der Fettsäuren als Adsorbate wirken.

Die Spaltung der Glycerin-Fettsäure-Ester durch Lipase ist ein reversibler Prozeß, der unter geeigneten Umständen auch synthetisch rückwärts verlaufen kann. Ist das Gleichgewicht so verschoben, daß die Konzentration der Spaltprodukte erhöht wird, so bewirkt die Lipase eine Synthese von Fett. Kastle und Loevenhart[10] beobachteten diesen Vorgang zuerst beim Äthylbutyrat. Die Synthese eines echten Fettes (Triolein) und anderer Glycerinester wurde dann von Pottevin[11] und Bradley[12] durch Lipase erreicht. Die synthetische Reaktion verläuft nur sehr unvollkommen. Sie wird durch Wasser aber nicht gänzlich verhindert. Inwieweit die synthetische Wirkung der Lipase für den Stoffwechsel eine Bedeutung hat, ist bisher noch nicht endgültig geklärt. Jedoch dürfte die Reversibilität der Spaltung und Synthese gerade für den Durchtritt von Fetten durch die Körperzellen von Bedeutung sein, da ungespaltenes Fett aus den Zellen selbst in die Körperflüssigkeit, wenn überhaupt, nur in feinster Verteilung und in ganz geringer Menge austreten kann. Synthetische Fähigkeit der Lipase.

Die wichtigste Frage für die Aufnahme von Fett in die Körpersäfte ist die Frage, ob die Fette vor ihrer Resorption im Darmkanal vollständig gespalten werden müssen, oder ob auch Neutralfette zur Resorption gelangen. Es sind hier die gleichen unklaren Verhältnisse gegeben wie bei der Eiweiß- und Kohlenhydratverdauung, wo auch nicht mit Sicherheit entschieden werden kann, ob höhere Peptide und Polysaccharide neben vollständig aufgespaltenen Aminosäuren und Zuckern zur Resorption gelangen. Auch bei der Fettresorption stehen sich zwei Ansichten gegenüber, wobei für jede experimentelle Beweise beigebracht werden können. Otto Frank[13] und E. Pflüger[14] nehmen eine vollständige Zerlegung des Fettes im Darmkanal an, während Exner[15] glaubt, daß Fett auch in Form feinster Tröpfchen zur Resorption gebracht werden kann. Die Vorstellung der Resorption von Fetttröpfchen erscheint zunächst nicht wahrscheinlich, da Fett ebensowenig die Zellen der Darmwand ungespalten passieren dürfte, als Fett ohne Alteration der Zellstruktur frei werden kann. Die ganze Auffassung der Fettresorption läuft auf die Frage hinaus, kann Fett in feinster Emulsion tierische Membranen durchdringen. Es ist festgestellt, daß bald nach Beginn der Fettverdauung in den Darmepithelien Neutralfett nach- Fettresorption.

weisbar ist (Noll[16]). Ferner können wir immer wieder sehen, daß kurz nach einer fettreichen Mahlzeit Neutralfett im Blute in verstärktem Maße vorhanden ist; das Plasma wird milchig trübe und setzt eine Fettschicht ab. Nimmt man an, daß das Fett in den Darmepithelien und im Blut unmittelbar nach Beginn der Fettverdauung aus den Spaltprodukten der Fettverdauung im Darm herrührt, so muß man voraussetzen, daß die Darmepithelzelle Seifen und Glycerin aufnimmt und je nach der Konzentration der Spaltstücke mit ihrer Lipase eine Neutralfettsynthese ausführt. Damit wäre aber noch nicht erklärt, wie dieses Neutralfett aus der Darmepithelzelle in die Blutbahn kommt. Es müßte zu diesem Zwecke wieder gespalten und jenseits der Darmzelle wieder synthetisiert werden. Diese Vorgänge wären ein dauerndes Wechselspiel zwischen Spaltung und Synthese, deren ökonomischer und formativer Sinn ganz dunkel wäre. Abderhalden[17] meint, „daß das Problem der Fettresorption nicht so schwierig wäre, wenn man die Fettverdauung und Fettresorption nicht nur qualitativ, sondern auch quantitativ verfolgen könnte". Er sagt, „daß niemand bis jetzt bewiesen habe, daß die gesamten resorbierten Bausteine der Fette im Darm als Neutralfette auftreten. Nichts spräche dagegen, daß der bei weitem größte Teil der resorbierten Seifen, Fettsäuren und des Glycerins direkt durch die Zellen der Darmwand in den Körper gelangen und dort in der Lymphbahn erst die Synthese zu Neutralfett vollzogen wird". Abderhalden glaubt, daß hierbei den Lymphknoten — den Mesenterialdrüsen — eine besondere Bedeutung zukomme, die gewissermaßen eine Regulation des Zustromes von Fett in die Körpersäfte bewirken könnten. Auch Bayliss[18] ist der Ansicht, daß durch die reversiblen Fähigkeiten der Lipase je nach den Konzentrationsverhältnissen in der Darmwandzelle ein Auf- und Abbau von Fett statthat und im wesentlichen nur gespaltene Neutralfette die Darmwände passieren. Trotz dieser Ansichten von Abderhalden[17] und Bayliss[18] dürfte es aber immer noch eine offene Frage sein, ob nicht doch beide Möglichkeiten der Resorption von Fett, teils in gespaltenem, teils in ungespaltenem Zustand möglich ist. Es dürfte letzten Endes nur eine Frage der Teilchengröße des emulgierten Fettes sein, inwieweit die Teilchen zum Durchtritt befähigt sind. Es ist unwahrscheinlich, daß der größte Teil des Neutralfettes in feiner Emulsion durch die Darmwände tritt. Es ist viel wahrscheinlicher, daß die Hauptmenge in Gestalt von fettsauren Salzen und Glycerin resorbiert wird, um erst in den Lymphbahnen wieder zu Neutralfett aufgebaut zu werden. Es dürfte aber wie immer im Organismus bei wichtigen Vorgängen nicht nur einen Weg geben, der die Fettresorption gewährleistet. Es werden wohl beide Wege möglich sein, wobei die Aufspaltung im Darm und die Resynthese jenseits der Darmwand der gewöhnliche und der Durchtritt von fein verteilten Fetttröpfchen der ungewöhnliche Weg sein dürfte.

Nach dem Durchtritt durch die Darmwand finden wir das Fett in den Lymphbahnen des Mesenteriums, von wo es dem Ductus thoracicus zugeführt wird. Der Chylus des Ductus thoracicus ergießt sich in die Vena anonyma sinistra. Verfüttert man Fettsäuren oder Seifen, dann erscheint im Ductus thoracicus Neutralfett (Munk und Rosenstein[19]). Bei Verfütterung von Monoglyceriden und anderen Estern der Fettsäuren (O. Frank[20]) ist im Chylus stets eine Zunahme von Triglyceriden zu beobachten. Besonders interessant ist, daß körperfremde Fette ebenfalls zum Ansatz gebracht werden können (Walrat, Rüböl). Auch hier soll im Darm eine Aufspaltung und im Chylus eine Resynthese statthaben. In gleicher Weise wie das Fett vom Ort der Resorption im Darm her durch die Lymphgefäße abtransportiert wird, wird auch das Depotfett des Körpers in Hungerzuständen auf dem Lymphweg aus den Depots entfernt und in das Blut ergossen. Das milchige Aussehen des Blutes in Hungerzuständen ist die Folge des vermehrten Fetttransportes. Auf die Lipämie wird später noch einzugehen sein (s. S. 482).

Wir haben gesehen, daß die Fettspaltung und die Fettresynthese Prozesse sind, die auf der Reversibilität der esterspaltenden Fermente, d. h. der Lipasen, beruhen. Die in den Kreislauf gelangenden Fette werden nicht unter allen Umständen verbrannt. Der Abbau der Fette richtet sich nach der Menge der gleichzeitig resorbierten Eiweiß- und Kohlenhydratmenge. Bei genügender Eiweiß- und Kohlenhydratmenge wird das Nahrungsfett nach seiner Resorption zum größten Teil als Depotfett abgelagert. Es gelingt bei ungenügender Zufuhr anderer Brennstoffe, Fette als Heizmaterial zum Abbau zu bringen, so daß Neutralfette auch im intermediären Stoffwechsel zunächst in Glycerin und fettsaure Salze aufgespalten werden. Die langgliedrigen Fettsäuren werden im intermediären Stoffwechsel in einer nur den Fettsäuren eigentümlichen Weise weiter abgewandelt.

Unsere Kenntnisse über den Abbau der Fettsäuren leiten sich von Untersuchungen her, die die Entstehung der β-Oxybuttersäure und Acetessigsäure beim Diabetes aufklärten. Seit Magnus-Levy[21] gefunden hat, daß die β-Oxybuttersäure beim Diabeteskranken im wesentlichen sich von den höheren Fettsäuren herleitet, ist sie für die allgemeine Betrachtung des Fettsäureabbaues von grundlegender Bedeutung geworden. Nachdem bereits durch L. Schwarz[22] und A. Loeb[23] erwiesen wurde, daß die β-Oxybuttersäure im intermediären Stoffwechsel aus der Buttersäure entsteht, konnte Knoop[24] in grundlegenden Untersuchungen zeigen, daß der Mechanismus der β-Oxydation, welcher von der Buttersäure zur β-Oxybuttersäure führt, ein allgemeingültiges Gesetz für den Abbau der Fettsäuren im Organismus darstellt. Knoop[24] hat eine Reihe von phenylierten Fettsäuren im Stoffwechsel untersucht und gefunden, daß Phenylfettsäuren mit einer geraden Zahl von C-Atomen in der Seitenkette Phenylessigsäure liefern, während die Phenylfettsäuren mit ungerader Anzahl von C-Atomen Benzoesäure entstehen lassen. Beim oxydativen Abbau brennt also, nicht wie man aus Analogieschlüssen mit der Reaktion im Reagensglas erwarten würde, ein Kohlenstoffatom nach dem andern von unten her ab. Die Oxydation setzt nicht am Endkohlenstoffatom ein, sondern an dem β-Kohlenstoffatom, so daß die Seitenkette in der Weise verkürzt wird, daß eine um zwei oder ein Vielfaches von zwei Kohlenstoffatomen kürzere Kette entsteht. Ein Hund scheidet auf Gabe von Phenylpropionsäure Benzoesäure bzw. Hippursäure aus.

$$
\begin{array}{ccc}
 & C_6H_5 & C_6H_5 \\
 & | & | \\
\beta & CH_2 & \longrightarrow \quad COOH \\
 & | & \\
\alpha & CH_2 & \\
 & | & \\
 & COOH &
\end{array}
$$

Auch die ungesättigte Zimtsäure ($C_6H_5 \cdot CH : CH \cdot COOH$) und Benzoylessigsäure ($C_6H_5 \cdot CO \cdot CH_2 \cdot COOH$) führt in gleicher Weise wie Phenylpropionsäure zur Benzoesäure. Auch die fünfgliedrige Phenylvaleriansäure ($C_6H_5 \cdot CH_2 \cdot CH_2 \cdot CH_2 \cdot CH_2 \cdot COOH$) läßt Benzoesäure entstehen, während die viergliedrige Phenylbuttersäure zur Phenylessigsäure abgewandelt wird (Knoop[24], Dakin[25]). Gleichsinnige Befunde konnten Embden und Marx[26] mit der Methode der Leberdurchblutung bei aliphatischen Fettsäuren erzielen, die sie auf ihre Fähigkeit der Acetessigsäurebildung prüften. Die Befunde von Embden[26] sind in folgender Tabelle zusammengestellt:

Acetessigsäure

$CH_3(CH_2)_2COOH$ (Buttersäure) . . . . +
$CH_3(CH_2)_3COOH$ (Valeriansäure) . . . . —
$CH_3(CH_2)_4COOH$ (Capronsäure). . . . . +
$CH_3(CH_2)_5COOH$ (Heptylsäure) . . . . —
$CH_3(CH_2)_6COOH$ (Octylsäure) . . . . +
$CH_3(CH_2)_7COOH$ (Nonylsäure) . . . . —
$CH_3(CH_2)_8COOH$ (Decylsäure) . . . . +
$CH_3(CH_2)_9COOH$ (Undecylsäure) . . . . —
$CH_3(CH_2)_{10}COOH$ (Laurinsäure) . . . . +

Die Bildung von Acetessigsäure kann in gleichem Sinne für den Beweis einer β-Oxydation angeführt werden. Es können nur Fettsäuren mit einer geraden Anzahl von C-Atomen in Acetessigsäure übergehen. Die Tatsache der β-Oxydation von Fettsäuren im intermediären Stoffwechsel kann heute nicht mehr bezweifelt werden, obwohl sie in ihrer ersten Formulierung von Knoop überraschend erschien, da Oxydationen im Reagensglas mit Salpetersäure oder Kaliumpermanganat die C-Ketten vom Endglied aus stufenförmig abbauen. Dakin[27] konnte aber zeigen, daß auch im Reagensglas bei Oxydation mit Wasserstoffsuperoxyd, die der biologischen Oxydation am nächsten steht, der Abbau der fettsauren Ammonsalze über das β-C-Atom geht. Inwieweit die β-Oxydation der Fettsäuren der einzige Weg ist, auf welchem im intermediären Stoffwechsel die Fettsäuren abgebaut werden, läßt sich heute noch nicht eindeutig festlegen. Jedenfalls haben alle Versuche und auch die neuen Versuche der Thomasschen Schule (Thomas und Schotte[28], Peters und Watanabe[29], Peters[30], Flaschenträger und Beck[31], Flaschenträger und Halle[32], Peters[33]) mit möglichst langen, in bestimmten C-Gliedern mit einer Benzolsulfomethylaminogruppe festgelegten aliphatischen Fettsäuren kein anderes Resultat als das der β-Oxydation ergeben. Der Abbau erfolgt auch bei diesen synthetischen Aminosäuren bis zur entsprechenden substituierten Propion- bzw. Buttersäure.

$$\bigcirc\!\!\!\begin{array}{c}SO_2\\ \\CH_3\end{array}\!\!\!>N \cdot CH_2 \cdot CH_2 \cdot COOH$$

β-Benzolsulfo-methylamino-propionsäure

$$\bigcirc\!\!\!\begin{array}{c}SO_2\\ \\CH_3\end{array}\!\!\!>N \cdot CH_2 \cdot CH_2 \cdot CH_2 \cdot COOH$$

γ-Benzolsulfo-methylamino-buttersäure

Neuere Untersuchungen zur β-Oxydation stammen von Quick[33a] und wurden auch auf ungesättigte aromatische Fettsäuren ausgedehnt. Dieser Autor fand, daß bei Verfütterung am Hund Phenylvaleriansäure, Phenyl-α, β-pentensäure und Phenyl-β, γ-pentensäure Benzoesäure liefern, welche mit Glucuronsäure und Glykokoll im Verhältnis 2 : 1 gepaart, im Harn ausgeschieden wird. Phenyl-β-oxypropionsäure wird nur zu 25 % zu Benzoesäure oxydiert, während der größte Teil unverändert den Körper verläßt.

Trotzdem ist es nicht unwahrscheinlich, daß der Organismus noch auf andere Weise den Abbau der Fettsäuren vollziehen kann. Die von Leathes und Meyer-Wedell[34] gemachte Beobachtung, daß in der Leber nach Verfütterung von Fett ein Fett mit ungesättigten Fettsäuren aufträte, könnte den Hinweis eines anderen Weges geben. Der geläufige Weg des Abbaues dürfte aber über die von Knoop aufgeklärte β-Oxydation laufen.

Friedmann[35] und Dakin[36] haben versucht, den feineren Mechanismus der β-Oxydation aufzuklären. Wie bei dem Abbau der Aminosäuren diskutiert wurde, ob die Desaminierung sich als hydrolytischer oder oxydativer Vorgang abspielt, d. h. ob die einer Aminosäure entsprechende Alkohol- oder Ketonsäure entsteht, so ist auch beim Fettsäureabbau der Frage nachgegangen worden, ob sich bei der β-Oxydation zunächst die Ketonsäure oder die Alkoholsäure bildet. Die Tatsache, daß Friedmann[35] sowohl als auch Dakin[36] fanden, daß die Phenyl-β-Oxy-propionsäure im intermediären Stoffwechsel schwerer angreifbar ist als die Phenylpropionsäure, als auch die experimentellen Befunde von Friedmann[35] nach Verfütterung von Benzoylessigsäure, die in gleicher Weise wie die Phenylpropionsäure in reichlichem Ausmaße Benzoesäure entstehen läßt, lassen die Auffassung als berechtigt erscheinen, daß bei der Oxydation der Fettsäuren zunächst die Ketonsäure entstehe. Die Bildung der Oxysäure würde einer asymmetrischen Reduktion gleichkommen, wobei die linksdrehende Modifikation der entstehenden Alkoholsäure schwerer für den Organismus angreifbar sein dürfte, als die rechtsdrehende. E. Friedmann und Maase[37] durchströmten Lebern mit Acetessigsäure und sahen durch asymmetrische Reduktion β-Oxybuttersäure auftreten. Es ist also durchaus wahrscheinlich, daß das primäre Produkt der β-Oxydation die Ketonsäure ist, die sich ihrerseits wieder in einem Gleichgewicht mit ihrer tautomeren Form als Enolsäure befindet. (Analogie mit Phenylglyoxylsäure: Mandelsäure) (O. Neubauer[38]) (s. S. 96).

$$
\begin{array}{ccc}
\mathrm{R} & & \mathrm{R} \\
| & & | \\
\mathrm{CO} & & \mathrm{COH} \\
| & \rightleftarrows & \| \\
\mathrm{CH_2} & & \mathrm{CH} \\
| & & | \\
\mathrm{COOH} & & \mathrm{COOH}
\end{array}
$$

Die Annahme, daß die Ketosäure aus einer primär durch Dehydrierung entstandenen ungesättigten Säure
$$
\begin{array}{c}
\mathrm{R} \\
| \\
\mathrm{CH} \\
\| \\
\mathrm{CH} \\
| \\
\mathrm{COOH}
\end{array}
$$
durch Sauerstoffaufnahme entstünde, ist immerhin möglich, da verfütterte Zimtsäure ebenfalls als Benzoesäure ausgeschieden wird. Fassen wir die Möglichkeiten des Reaktionsmechanismus der erwiesenen β-Oxydation in einem Schema zusammen,

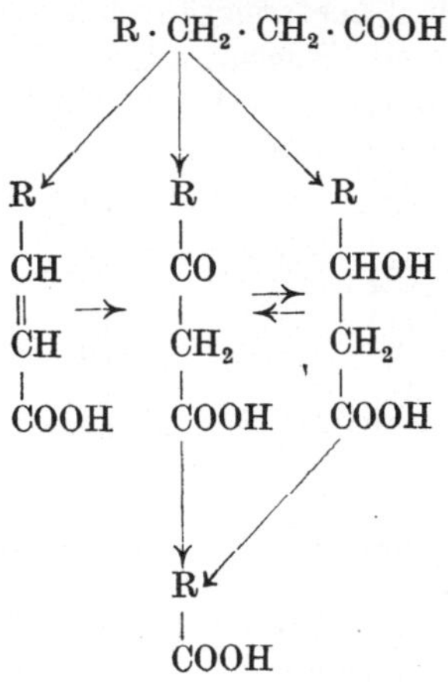

so sind wohl alle drei Arten des Reaktionsablaufes, die durch die drei Pfeile
angezeigt sind, möglich, jedoch dürfte nach den erläuterten experimentellen
Befunden der Weg über die Ketosäure der im intermediären Stoffwechsel geläufigere sein. In unseren Betrachtungen und im obigen Schema ist der Übergang einer β-oxydierten Fettsäure unter Abspaltung einer zweigliedrigen Carbonsäure (Essigsäure) auf Grund der zahlreichen experimentellen Arbeiten erläutert
worden. Für diesen Mechanismus scheint die Zahl der Kohlenstoffglieder nicht
gleichgültig zu sein. Während bei den Gliedern mit über 4 C-Atomen ein Stehenbleiben der β-Oxydation auf einer Zwischenstufe und die Ausscheidung einer
langgliedrigen β-Oxysäure uns bisher unbekannt ist, sehen wir im Hungerzustand und beim diabeteskranken Organismus reichlich eine viergliedrige
β-Oxysäure, die Acetessigsäure und die β-Oxybuttersäure als Ausdruck eines
unvollständigen Abbaues der Fettsäuren in Erscheinung treten. Es ist bisher
noch vollständig unklar, warum die langgliedrigen Fettsäuren im Hungerzustand
und im Diabetes mellitus ungestört bis zur Acetessigsäure und β-Oxybuttersäure
abgebaut werden können, während der vollständige Abbau der letzten vier
Glieder unmöglich sein soll. Wir haben bereits bei der Besprechung der Entstehung der Ketonkörper beim Diabetes darauf hingewiesen, daß die vollständige
Verbrennung dieses letzten Abbauproduktes der Fettsäurereihe an das Vorhandensein von reichlich Leberglucogen geknüpft ist (s. S. 311). Man stellt sich
vor, daß die leicht oxydablen Kohlenhydrate die vollständige Verbrennung erst
ermöglichen. Es sei aber zugegeben, daß diese Vorstellung, was ihren chemischen
Ablauf betrifft, eine gezwungene ist, da nicht einzusehen ist, warum der Abbau
von C_{18} auf C_4 glatt ohne Kohlenhydrat vor sich gehen soll und gerade der Abbau
einer viergliedrigen C-Kette Leberglucogen benötigt.

Diese unbefriedigende Erläuterung des Stehenbleibens des Fettsäureabbaues
bei der Acetessigsäure und β-Oxybuttersäure im Hungerzustand und im Diabetes
mellitus kann zu der Anschauung führen, daß das Auftreten der Acetessigsäure
und β-Oxybuttersäure nicht als Zeichen eines unvollständigen Abbaues der
Fettsäuren anzusehen wäre. Die Fettsäuren sollen in jedem Falle, auch im Falle
des Hungers und des Diabetes mellitus bis zur zweigliedrigen Essigsäure abgebaut werden können und erst sekundär aus der anfallenden Essigsäure zu
Acetessigsäure resynthetisiert werden. Tatsächlich dürfte im intermediären Stoffwechsel reichlich Essigsäure anfallen, und die von Loeb[23] sowohl als auch von
Friedmann[39] gemachte Beobachtung, daß Blut, dem Essigsäure zugesetzt
wurde, bei der Leberdurchblutung Acetessigsäure entstehen läßt, spricht in dem
Sinne einer synthetischen Entstehung der Acetessigsäure im Stoffwechsel. Der
Mechanismus der synthetischen Acetessigsäurebildung kann nach Friedmann[40],
ausgehend von Acetaldehyd und Essigsäure über die Crotonsäure, zur Acetessigsäure führen, oder man könnte sie sich durch Aldolkondensation aus zwei Molekülen Acetaldehyd entstanden denken.

$$\underset{\text{Acetaldehyd}}{\overset{\displaystyle CH_3}{\underset{\displaystyle \underset{\displaystyle +}{\underset{\displaystyle CH_3}{\underset{\displaystyle |}{\underset{\displaystyle \text{Essigsäure}}{COOH}}}}}{C\!\!<\!\!{}^{O}_{H}}} - \underset{H_2}{\overset{O}{\|}} \to \underset{\text{Crotonsäure}}{\overset{\displaystyle CH_3}{\underset{\displaystyle CH}{\underset{\displaystyle \|}{\underset{\displaystyle CH}{\underset{\displaystyle |}{COOH}}}}}} + \underset{H}{\overset{OH}{|}} \to \underset{\text{β-Oxybuttersäure}}{\overset{\displaystyle CH_3}{\underset{\displaystyle CHOH}{\underset{\displaystyle |}{\underset{\displaystyle CH_2}{\underset{\displaystyle |}{COOH}}}}}} + O \to \underset{\text{Acetessigsäure}}{\overset{\displaystyle CH_3}{\underset{\displaystyle CO}{\underset{\displaystyle |}{\underset{\displaystyle CH_2}{\underset{\displaystyle |}{COOH}}}}}} + H_2O$$

$$\underset{\text{Acetaldehyd}}{CH_3 \cdot CHO} + \underset{\text{Acetaldehyd}}{CH_3 \cdot CHO} = \underset{\text{Aldol}}{CH_3 \cdot CH(OH) \cdot CH_2 \cdot CHO}$$

Da auch einfache Acetylierungsvorgänge im Körper möglich sein dürften, stehen auch diesem dritten Weg der synthetischen Entstehung der Acetessigsäure aus zwei Molekülen Essigsäure keine theoretischen Bedenken entgegen.

Trotzdem diese Überlegung der synthetischen Bildung der Acetessigsäure und β-Oxybuttersäure im intermediären Stoffwechsel sehr viel Bestechendes hat, so besitzen wir doch bis heute keinen einzigen experimentellen Beweis, daß die Ausscheidung von Acetessigsäure und β-Oxybuttersäure die Folge einer Synthese, und wie Minkowski[41] und Spiro[42] zuerst annahmen, einer mißglückten Zuckersynthese aus Essigsäure gleichzusetzen wäre (s. S. 312).

Fettsäuren mit verzweigter C-Kette sind in ihrem Abbau von Baer und Blum[43] und auch Friedmann[44] studiert worden. Es scheint, daß die erste Stufe des Abbaues der Fettsäuren mit verzweigter C-Kette in der Abspaltung der Zweigkette zu suchen ist, wobei die Zweigkette in einen primären Alkohol und die Stammkette in die nächste niedere n-Fettsäure übergeführt wird; z. B.: Methyläthylessigsäure

$$
\begin{array}{cccccc}
CH_3 & & & & CH_3 & \\
\diagdown & & & & | & \\
CH_2 & CH_3 & OH & & CH_2 & \\
\diagdown & \diagup & | & \rightarrow & | & + CH_3OH \\
CH & & H & & CH_2 & \\
| & & & & | & \\
COOH & & & & COOH &
\end{array}
$$

Methyläthylessigsäure (α-Methylbuttersäure)   Buttersäure Methylalkohol

geht unter Entmethylierung in Buttersäure über. Bei β-substituierten Säuren, wie z. B. der β-Methylbuttersäure kommt noch ein Ersatz der Methylgruppe durch eine OH-Gruppe in Frage, so daß aus der β-Methylbuttersäure β-Oxybuttersäure und Methan entstehen kann.

$$
\begin{array}{cccccc}
CH_3\ CH_3 & H & & CH_3 & & CH_4 \\
\diagdown\diagup & | & & | & & \\
CH & + \ OH & & CH(OH) & & \\
| & & \rightarrow & | & + & \\
CH_2 & & & CH_2 & & \\
| & & & | & & \\
COOH & & & COOH & &
\end{array}
$$

β-Methylbuttersäure   β-Oxybuttersäure Methan

Von den mehrbasischen Fettsäuren, wie der Malonsäure, Bernsteinsäure und Glutarsäure, weiß man, daß sie vollständig abgebaut werden können, daß aber ein Teil auch, ohne abgebaut zu werden, den Körper durch die Galle und die Niere verlassen kann. Über die Zwischenstufen beim Abbau der mehrbasischen Fettsäuren sind wir durch Experimente nur dürftig orientiert. Es hat den Anschein, als ob hier die Regel der β-Oxydation für den stufenweisen Abbau nicht in allen Fällen zutrifft. Die einfachste Dicarbonsäure, die Oxalsäure, wird im tierischen Organismus fast gar nicht angegriffen und zum größten Teil wieder unverändert ausgeschieden (Pohl[45], Hildebrandt[46], Neuberg[47]).

Von den aromatischen Fettsäuren wissen wir, daß nur diejenigen, welche beim Alkaptonuriker Homogentisinsäure liefern, unter Sprengung des Benzolringes Acetessigsäure bilden (s. S. 121).

Nachdem wir die intermediären Abbauprodukte des Fettsäureabbaues erläutert haben, können wir die anfangs angeschnittene Frage, inwieweit aus den intermediären Abbauprodukten des Fettes andere Nahrungsstoffe, Eiweiß und Kohlenhydrat, entstehen können, nähertreten. Andererseits hat uns auch die Kenntnis der intermediären Stoffwechselprodukte des Fettsäureabbaues Einblicke gewinnen lassen, aus welchen Zwischenstufen des Kohlenhydrat- und Ei-

Fettbildung aus Kohlenhydrat.

weißabbaues eine Abzweigung nach der Fettsynthese möglich wäre. Die Fettbildung aus Kohlenhydraten ist eine der ältesten Kenntnisse des Stoffwechsels, die zur praktischen Auswertung bei der Tiermästung geführt haben. Der Übergang von Kohlenhydrat in Fett findet im Pflanzen- und Tierreich statt. Pflanzensamen enthalten Kohlenhydrate; bei der Reifung der Samen entstehen aus Kohlenhydraten Fette. Das aus Kohlenhydrat entstehende Fett ist fest und enthält wenig Ölsäure. Bei der Umwandlung von Kohlenhydrat in Fett können bezüglich der Zwischenstufen verschiedene Möglichkeiten statthaben. Die Entstehung des Glycerins aus Kohlenhydraten macht keine Schwierigkeiten. Jedoch erscheint es vollständig unbewiesen und reichlich unwahrscheinlich, daß aus drei Zuckermolekülen durch Aldolkondensation ein sechzehngliedriges Kohlenhydrat entstünde, das durch Reduktion in Stearinsäure überginge. Mit größter Wahrscheinlichkeit erfolgt der Aufbau des Fettmoleküls nicht ohne vorhergehenden Abbau des Kohlenhydratmoleküls zu tieferen Spaltprodukten. Zweifellos ist es nicht das Zuckermolekül selbst, sondern seine Spaltprodukte Methylglyoxal, Brenztraubensäure, sowie die zweigliedrigen Abbauprodukte Acetaldehyd und Essigsäure, welche die bindenden Glieder des Fett- und Kohlenhydratstoffwechsels darstellen. Man kann sich sehr wohl vorstellen, daß aus mehreren Molekülen Acetaldehyd durch Aldolkondensation ein langgliedriger Oxyaldehyd entsteht, der durch wechselseitige Oxydation und Reduktion in die entsprechende Fettsäure übergehen kann. So entsteht aus zwei Molekülen Acetaldehyd Aldol und aus diesem Buttersäure.

$$CH_3 \cdot C {\overset{O}{\underset{H}{<}}} + CH_3 \cdot C {\overset{O}{\underset{H}{<}}} \longrightarrow CH_3 \cdot CH(OH) \cdot CH_2 \cdot C {\overset{O}{<}} H$$

Acetaldehyd   Acetaldehyd   Aldol

Diese Aldolsynthese führt zu einer immer um zwei Glieder höheren Fettsäure mit einer geraden Anzahl von C-Atomen, wie sie in der Natur tatsächlich vorkommen. Eine Analogie dieser Synthese ist, wie wir gesehen haben, auch im Abbau festzustellen, da im Abbau eine zweigliedrige C-Kette durch die β-Oxydation aboxydiert wird, während bei der Aldolsynthese durch Zusammentritt von zweigliedrigen Ketten die langgestreckten, geradlinigen C-Ketten aufgebaut werden. In gleichem Sinne spricht auch die Feststellung von Parnas[48], daß im Tierreich Fette und Wachse vorkommen, in denen die Fettsäure und der Alkohol den gleichen Bau und die gleiche Anzahl von C-Atomen aufweisen. So enthält die Bürzeldrüse der Vögel z. B. Octadecylalkohol $C_{18}H_{38}O$ und Stearinsäure $C_{18}H_{36}O_2$. Smedley[49] glaubt, daß eine Aldolkondensation nicht nur zwischen den einzelnen Molekülen des Acetaldehyds zustande komme, sondern auch zwischen einem Molekül Aldehyd und einem Molekül Brenztraubensäure erfolgen könne. Die so entstehende α-Keto-γ-Oxysäure würde durch

$$\text{Acetaldehyd} + \begin{matrix} CH_3 \\ | \\ C {\overset{O}{<}} H \end{matrix} \; \begin{matrix} CH_3 \\ | \\ CO \\ | \\ COOH \end{matrix} \longrightarrow \begin{matrix} CH_3 \\ | \\ CH(OH) \\ | \\ CH_2 \\ | \\ CO \\ | \\ COOH \end{matrix} \longrightarrow \begin{matrix} CH_3 \\ | \\ CH(OH) \\ | \\ CH_2 \\ | \\ C {\overset{O}{\underset{OH}{<}}} \end{matrix} + CO_2$$

Brenztraubensäure α-Keto-β-oxy-valeriansäure β-Oxybuttersäure

Aboxydation der endständigen Carboxylgruppe in β-Oxybuttersäure übergehen. C. Neuberg[50] hat in neuerer Zeit ein Ferment aus Hefe dargestellt, das z. B.

Acetaldehyd in statu nascendi mit Benzaldehyd zu Phenylacetylcarbinol bzw. Phenylbrenztraubensäure zusammentreten läßt.

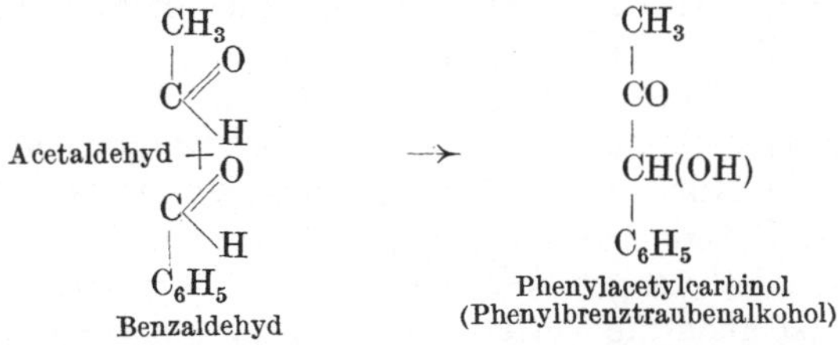

$$\text{Acetaldehyd} + \begin{matrix} CH_3 \\ | \\ C \overset{O}{\underset{H}{\diagup}} \\ O \\ C \overset{}{\underset{H}{\diagup}} \\ | \\ C_6H_5 \end{matrix} \quad \longrightarrow \quad \begin{matrix} CH_3 \\ | \\ CO \\ | \\ CH(OH) \\ | \\ C_6H_5 \end{matrix}$$

Benzaldehyd

Phenylacetylcarbinol
(Phenylbrenztraubenalkohol)

Ein derartiges Ferment, das die C-Atome zweier Aldehydgruppen verbindet und eine langgliedrige Reihe entstehen läßt, nennt Neuberg „Carboligase". Zweifellos würde der Nachweis einer Carboligase im Stoffwechsel einen gewichtigen Hinweis für die Entstehung kohlenstoffreicherer Ketten aus den bei dem Zuckerabbau entstehenden Aldehyden wahrscheinlich machen. Vorläufig können wir aber mit Sicherheit nicht sagen, ob die von Neuberg in der Hefe aufgefundene Carboligase auch im tierischen Organismus das lange Kohlenstoffketten aufbauende Ferment ist. Die Wege, welche vom Kohlenhydratabbau zum Fettaufbau führen können, sind, wie wir sahen, verschieden und entsprechen durchaus der Geläufigkeit dieser Reaktion für den tierischen Stoffwechsel.

Bei der Eiweißspaltung entstehen Aminosäuren, bei denen als erster Schritt (s. S. 95) der intermediären Umwandlung die oxydative Desaminierung ist, wahrscheinlich gleichzeitig tritt die Abspaltung der Carboxylgruppe ein. Die durch Oxydation entstehende, um ein C-Atom ärmere Fettsäure wird nach den Regeln des Fettsäureabbaues, d. h. durch β-Oxydation weiter abgewandelt. Es ist durchaus möglich, daß der hinterbleibende, desaminierte Fettsäurerest auch durch Anlagerung von Acetaldehyd in gleicher Weise, wie wir dies oben ausgeführt haben, zu einer langgliedrigen Oxyfettsäure wird, die zum Aufbau von Fett Verwendung finden kann. Der geläufigere Weg der Fettbildung aus Eiweiß dürfte über den Umweg über die Kohlenhydrate geschehen. Wir haben bei der Besprechung der Zuckerbildung aus Eiweiß gesehen, daß nahezu die Hälfte des Eiweißmoleküls, nach manchen Autoren sogar die Kohlenstoffatome des ganzen Eiweißmoleküls, zur Zuckerbildung Verwendung finden können. Auf diesem Umweg über Zucker könnte der größte Teil des Eiweißmoleküls in Fett übergehen. Sicherlich ist der für den Organismus geläufige Weg der Fettbildung der Weg über die Kohlenhydrate, wenngleich auch die oben angeführte theoretische Möglichkeit besteht, daß aus desaminierten Aminosäuren direkt Fettsäuren entstehen können.

Schon lange bevor die Möglichkeit eines Überganges von Eiweiß in Fett auf Grund der beim Eiweiß entstehenden Abbauprodukte näher begründet wurde, sind Versuche am Gesamtstoffwechsel gemacht worden, welche die Entstehung von Fett aus Eiweiß wahrscheinlich machten. Pettenkofer und Voit[51] zeigten, daß bei reichlicher und ausschließlicher Fleischernährung nicht aller Kohlenstoff des zersetzten Eiweißes in den Excreten wiederzufinden ist. Diese Autoren glauben, daß die Retention von kohlenstoffhaltigen Körpern in Form von Fett geschehe. Diese Lehre von Pettenkofer und Voit ist von Pflüger[52] angegriffen worden, hat aber in E. Voit[53], Cremer[54] und Kumagawa[55] und auch in Max v. Gruber[56] Verteidiger gefunden. Es mag wohl richtig sein, daß aus Gesamtstoffwechseluntersuchungen der eindeutige Beweis einer Fettbildung aus Eiweiß nicht zu erbringen ist, da die Untersuchung der Excrete für den außerordentlich komplexen Vorgang dieser Umbildung nicht beweisend sein kann. Trotzdem steht auf Grund der intermediären Stoffwechseluntersuchungen

Fettbildung aus Eiweiß.

die Möglichkeit der Umwandlung von Eiweiß in Fett fest. Die Leichenwachs-
bildung, welche zu einer Ablagerung von Fettsäuren und fettsauren Salzen in
den Weichteilen führt, sowie die Entstehung des Milchfettes ist für den Umwand-
lungsprozeß des Eiweißes in Fett herangezogen worden. Das Leichenwachs entsteht aber nicht durch Umwandlung von Eiweiß in Fett, sondern durch eine
Zersetzung von bereits vorhandenem Fett durch Mikroorganismen. Für das Auftreten von Fett in der Milch und in anderen drüsigen Organen kann nicht ausschließlich das Eiweiß verantwortlich gemacht werden, sondern die in diesen
Sekreten befindlichen Fettmengen können ebensogut aus dem Körperfett stammen.
In früheren Zeiten ist auch die Verfettung von drüsigen Organen als Beweis für
die Fettbildung aus Eiweiß herangezogen worden. Besonders die Leberverfettung
nach verschiedenen Vergiftungen gab Veranlassung, das reichlich abgelagerte
Fett als Produkt der direkten Umwandlung von Eiweiß in Fett anzusehen.

Wir unterscheiden heute:

1. eine fettige Infiltration (Aufnahme von Fett in die Zellen von außen);

2. eine fettige Dekomposition (Auflösung von Zellkomplexen unter Sichtbar-
werden von Fett [Fettphanerose]), und

3. eine fettige Transformation, Fettmetamorphose in engerem Sinne, Umbau von Eiweiß oder Kohlenhydrat zu Fett innerhalb der Zelle. Für die ersten
beiden Vorgänge, fettige Infiltration und fettige Dekomposition, ist es ohne
weiteres ersichtlich, daß die Verfettung entweder aus zugewandertem Fett oder
aus an Ort und Stelle bereits vorhandenem Fett sich vollzieht. Inwieweit der
dritte Mechanismus, die fettige Transformation, d. h. die eigentliche Umbildung
von Eiweiß und Kohlenhydraten zu Fett an Ort und Stelle möglich ist, dürfte
bisher vollständig unbewiesen sein. Wenngleich aus der morphologischen Betrachtung die Fettbildung aus Eiweiß nicht wahrscheinlich ist und bisher als unbewiesen gelten muß, so kann doch auf Grund der Überlegungen des intermediären
Eiweißabbaues und der Umwandlung des Eiweißes in das Zuckermolekül von einer
Fettbildung aus Eiweiß, sei es direkt, sei es indirekt, nicht gezweifelt werden.

Über die Zuckerbildung aus Fett ist bereits im Kapitel des Kohlenhydratstoffwechsels (s. S. 272) ausführlich gesprochen worden. Es dürfte auch nach
den neueren Arbeiten von Wertheimer[57], der in den Fettdepots der Fettgewebe
Glucogen nachgewiesen hat und durch die Überlegungen, die Flaschenträger[58]
zusammenstellt, ein Beweis für die Zuckerbildung aus Fett nicht erbracht sein.
Auch die Durchströmungsversuche mit glucogenfreien Fettlebern von Burn und
Marks[59a] sowie die Experimente von Chaikoff und Weber[59b] an pankreaslosen und mit Adrenalin injizierten Hunden, scheinen den Beweis der Zuckerbildung aus Fett nicht eindeutig zu erbringen, wenngleich auch hier noch einmal betont werden muß, daß die Möglichkeit einer Zuckerbildung aus Fett, wie
wir bereits bei der ausführlichen Besprechung S. 283 ausgeführt haben, durchaus gegeben ist.

Zuckerbildung aus Fett.

Störungen des Fettstoffwechsels.

Ein gesunder Mensch scheidet bei einer Fettzufuhr von 80—100 g ca. 4—6 g
dieses Fettes im Kote wieder aus. Findet man mehr als 20 % des eingeführten
Fettes im Kot wieder, so muß dies als pathologisch bezeichnet werden. Das im
Kot erscheinende Fett ist zum allergrößten Teil (ca. 75 %) gespalten, d. h. im
Kote sind im wesentlichen nur Seifen und Fettsäuren nachweisbar.

Der Fettstuhl hat ein eigentümlich glänzendes Aussehen. Er ist wegen der
vorhandenen flüchtigen Fettsäuren besonders übelriechend. Je nach Vorhandensein oder Fehlen des Gallezuflusses kann der Fettstuhl gefärbt oder lehmfarben

Störungen der Fettverdauung.

sein. Mikroskopisch finden wir im Fettstuhl zahlreiche, feinste Nadeln von Kalkseifen und Fetttröpfchen. Ist man sich über das Vorhandensein von Fetttröpfchen im unklaren, so versetzt man das Präparat auf einen Objektträger mit einemTropfenkonzentrierterEssigsäureunderwärmt.Diebüschelförmigen,plumpen Krystallnadeln, die aus Kalkseifen bestehen, schmelzen dann zu Fetttröpfchen[60].

Die Fettspaltung kann notleiden: 1. bei Erkrankungen des Magen-Darm-Kanals auch ohne Mitbeteiligung der Galle und des Pankreas, bei allen geschwürigen Prozessen, die den Dünndarm betreffen, besonders bei den verschiedenen Dysenterien und bei der Spru. Gerade bei letzterer sind Fettstühle sehr häufig; 2. bei Erkrankungen der Bauchspeicheldrüse und 3. bei Erkrankungen, die den ungehinderten Zufluß der Galle in den Darm hindern oder bei Lebererkrankungen, die zu einer verminderten Galleproduktion führen. Es ist hier nicht der Platz, um auf die klinischen Erscheinungen all dieser Erkrankungen, bei denen eine Störung der Fettresorption durch die oben angeführten Gründe statthaben kann, näher einzugehen. Es sei nur so viel gesagt, daß Fettbilanzen, d. h. Ausnützungsversuche mit Fettmahlzeiten, wie sie als erster wohl Friedrich Müller[61] bei seinen Untersuchungen über Ikterus angestellt hat, zahlenmäßig Aufschluß geben. In der Regel genügt wohl die mikroskopische Untersuchung auf Fettseifen und Neutralfett und erübrigt die recht langwierigen Extraktionen der quantitativen Fettbestimmung mit flüchtigen Lösungsmitteln.

Es ist auffallend, daß bei ungenügender Fettresorption fast die größte Menge des ausgeschiedenen Fettes trotzdem als gespaltenes Fett im Kot zur Ausscheidung gelangt. Das zeigt, daß die Neutralfettspaltung nicht die hinreichende Voraussetzung für die Resorption ist. Für die Resorption dürfte noch ein wesentlicher Faktor in der Galle zu suchen sein. Die Galle erhöht eben nicht nur die Fettspaltung im Darm, indem sie die Pankreaslipase aktiviert, sondern sie gewährleistet gleichzeitig durch ihre emulgierende Fähigkeit die Resorption der entstandenen fettsauren Salze. Eine Fettspaltung kann bei vollständigem Fehlen von Galle (Fr. Müller[61]) und auch von Pankreas und Galle (Brugsch, Umber[62]) stattfinden, aber die aus der Spaltung resultierenden Fettseifen werden bei mangelnder Galle nicht genügend aufgenommen. Es ist irrtümlich, daß Fettspaltung und Resorption im Darm parallel gehen.

Patienten, bei denen die Fettverdauung gestört ist, magern ziemlich rasch ab. Dies wird nicht allein durch den Ausfall der Fette als Heizmaterial verursacht, sondern nicht minder durch die meistens gleichzeitig mit der Störung der Fettresorption auftretenden Durchfälle. Durchfälle und Störung der Fettresorption müssen nicht immer zusammen auftreten. Da aber gleichzeitig mit der Störung der Fettresorption eine abnorme Bakterienflora sich ansetzt, sind die Durchfälle fast immer die Folge einer gestörten Fettverdauung.

Gewöhnlich bezeichnet man alle fetten Speisen als schwer verträglich und folgt damit der Laienansicht, welche die Verdauungsstörungen hauptsächlich auf zuviel Fettgenuß oder auf schlechte Fette zurückführt. In wissenschaftlichen Versuchen konnte in der Tat Penzoldt[63] nachweisen, daß alle fetten Speisen besonders lange im Magen verweilen. Pawlow[74] erklärt diese Erscheinung dadurch, daß bei Fettverdauung im Duodenum der Pylorus so lange reflektorisch verschlossen bliebe, bis das Duodenum fettfrei ist. Aus diesem Grunde ist es verständlich, daß fettreiche Speisen tatsächlich eine längere Verdauungszeit benötigen, da unter Umständen beim Liegenbleiben von Fett im Duodenum reflektorisch der Pylorus geschlossen bleibt und die Speise überlang im Magen zurückgehalten wird. Praktisch ist diese Erklärung von sehr großer Wichtigkeit, da man bei allen Verdauungsstörungen darauf Rücksicht nehmen muß, daß die gereichte Nahrung rasch den Magen verläßt und deshalb nicht fettreich sein darf.

Lipämie.   Normalerweise ist ständig Neutralfett im Blut vorhanden. Am besten sieht man dies im Dunkelfeldmikroskop. Die Hämokonien benannten feinsten Fettkügelchen dürften wohl die Fähigkeit haben, die Capillaren zu durchwandern. Sie können auch wie korpuskuläre Elemente in die Zelle aufgenommen werden. Am stärksten ist die Anreicherung von Fett im Blute nach einer großen Fettmahlzeit. Hier können Werte erreicht werden, die an pathologische Werte hinreichen. Normalwerte des Fettes im Blut (Petrolätherextrakt) sind 0,2—0,8 %[65]. Außer dem Neutralfett, den fettsauren Salzen, sind auch noch Sterine und Lipoide an der Lipämie beteiligt. Anhäufung von Fetten geht immer mit Anhäufung fettähnlicher Substanzen einher. Von pathologischen Zuständen, die eine Lipämie verursachen können, sei die Lipämie im Hunger, die Lipämie beim Aderlaß, die Lipämie bei Schwangerschaft, die Lipämie bei Diabetes mellitus und bei Nephritis als Transportlipämie bezeichnet. Bei diesen Zuständen wird durch die Lipämie ein Ortswechsel von Depotfett in die Organe angezeigt. Eine Störung des intermediären Fettabbaues zeigen diese Lipämien nicht an. Außer diesen Zuständen kennen wir noch Lipämien, die bei Lebererkrankungen, besonders bei cholämischen Zuständen, auftreten. Hier kann es zu beträchtlichen Fettanhäufungen im Blute kommen, ohne daß das Blut die für Lipämie charakteristische chylöse Verfärbung annimmt. Das Fett scheint hier nicht in Gestalt von Hämokonien, sondern wahrscheinlich durch die gleichzeitig vorhandenen Gallenbestandteile in kolloidaler Form im Blute zu kreisen.

Betrachtet man den Gesamtätherextrakt des Blutes, so ist der Hauptteil Neutralfett, ein kleinerer Teil Cholesterin und Lecithin. Man versuchte die verschiedenen Lipämien nach ihrem Gehalt an Neutralfett oder an ihrem Gehalt an Sterinen und Phosphatiden zu differenzieren, mußte aber immer sehen, daß keine der vorstehend genannten Krankheiten, die mit einer Lipämie einhergeht, eine für die Krankheit charakteristische Verteilung der Fette und Lipoide zeigt. Man glaubte in der Anreicherung von Cholesterin und Cholesterinestern eine besondere Eigenschaft der Lipämie bei Nephrosen zu sehen, mußte aber erkennen, daß diese bei Diabetischen in gleicher Weise vorkommt.

Die Lipämie als klinisches Symptom ist nicht als Zeichen der Störung des intermediären Fettstoffwechsels zu werten. Sie ist meistenteils durch sekundäre Veränderungen erkrankter Organe hervorgerufen und als Transportlipämie aufzufassen. A. Magnus-Levy und L. F. Meyer[66] glauben zwar noch ein zweites Moment für die Entstehung der Lipämie verantwortlich zu machen, indem sie annehmen, daß entweder die Capillaren das Fett nicht rasch genug aus dem Kreislauf herauslassen oder gleichzeitig eine Verzögerung des Ab- oder Aufbaues des Fettes einträte.

Chylurie.   Normalerweise enthält der menschliche Harn nur Spuren von Fett. Zirka
Lipurie. 2 mg im Liter (Hybbinette[67]). Wahrscheinlich kommen diese geringen Mengen von abgestoßenen Zellen aus den ableitenden Harnwegen. Jedoch zeigen die Versuche von Schöndorff[68], daß bei übermäßigem Fettgenuß, entsprechend einer alimentären Lipämie, Fett in den Harn übertreten kann. Auch bei den verschiedenen Formen von pathologischen Lipämien kann der Fettgehalt des Urins erhöht sein; es kommt aber bei einer ziemlich starken Lipämie niemals zu einer ausgesprochenen Lipurie. Eine sichtbare Lipurie sieht man nur dann in Erscheinung treten, wenn Chylusgefäße mit den ausführenden Harnwegen durch irgendwelche krankhaften Prozesse kommunizieren. Auf welche Weise diese Kommunikation der Chylusgefäße mit den ausführenden Harnwegen zustande kommt, ist ungeklärt. Man spricht dann nicht von einer Lipurie, sondern von einer Chylurie. Die Chylurie ist beobachtet bei Tropenkrankheiten, bei Infektionen mit Filaria sanguinis, bei Distomum haematobium. Auch bei nicht-

infektiösen Krankheiten kann durch pathologische Prozesse eine Kommunikation von Chylusgefäßen mit den ableitenden Harnwegen statthaben. So wurde bei Pankreastumoren und bei Eiterungen im Abdomen wiederholt Chylurie beobachtet. Eine merkwürdige Erscheinung tritt hierbei sehr oft zutage, daß bei Lagewechsel des Patienten die Chylurie verschwindet, indem die Kommunikation durch die veränderte Körperlage verschlossen wird. Das in den Harn übergehende Fett bei derartigen Kommunikationen entspricht dem Nahrungsfett. Die Menge des im Harn unter solchen Umständen gefundenen Fettes beträgt 0,1—1,2 %[69, 70]. Bei sehr starker Absonderung von Chylus in die ableitenden Harnwege kann es zu Konkrementen fettiger Konsistenz in den ableitenden Harnwegen kommen. Diese Konkremente bestehen aus fettsauren Salzen und Lipoiden. Derartige „Urostealithe" sind von Horbaczewski[71] beschrieben und analysiert worden. Bemerkt sei noch, daß Chylurien von Simulanten dadurch vorgetäuscht sein können, daß Milch in den Harn gegeben wird. Der Nachweis von Milchzucker dient zur Aufklärung solcher Täuschungen.

Abnorme Fettansammlungen im Körper sind nicht durch Störungen des intermediären Stoffwechsels verursacht. In dem Abschnitt über Gesamtstoffwechsel sind die einzelnen Formen der abnormen Fettanhäufung zusammengestellt (s. S. 38). In diesem Kapitel wurde betont, daß für die Fettablagerung an einzelnen Körperteilen mit größter Wahrscheinlichkeit das periphere Nervensystem mitbeteiligt ist. Es entstehen dadurch auch bei endokriner Ursache der Fettanhäufung gewisse Typen der Fettansammlung, die eine Unterscheidung der Fettsuchten nach der Ätiologie in den meisten Fällen ermöglicht. Über den Mechanismus der Mitbeteiligung des peripheren Nervensystems für die Ablagerung von Fett in den peripheren Hautdepots wissen wir noch sehr wenig. Wir können lediglich sagen, daß bei muskulären Atrophien, die auf Erkrankung der Vorderhornganglienzellen oder auf Erkrankung des peripheren Nerven zurückgehen, gleichzeitig mit dem Schwund der Muskulatur auch ein Schwund des die Muskulatur einbettenden Fettgewebes eintritt. Typische Beispiele hierfür sind die spinale Muskelatrophie (Typus Duchenne-Aran) und die neurale Muskelatrophie (Typus Charcot-Marie-Hofmann). Zur gleichmäßigen Ablagerung von Fett in den physiologischen Depots scheint ein normales Funktionieren der Gesamtheit des endokrinen Systems und ein normaler peripherer Nerv zu gehören. Störungen der Fettablagerung können durch Erkrankungen eines dieser beiden Systeme zutage treten. Von besonderer Bedeutung für die Fettablagerung ist die Funktion des ganzen endokrinen Apparates, der die Dynamik der Nahrungsverwertung beherrscht.

In neuester Zeit hat man gesehen (Falta), daß Fettansatz durch Insulinkuren mit gleichzeitiger Kohlenhydratgabe erzwungen werden kann. Der Mechanismus des Fettansatzes nach Insulin dürfte in einer optimalen Glucogenbildung in der Leber zu suchen sein, wodurch erst die Voraussetzung zum Abtransport des Nahrungsfettes in die Depots gegeben ist. Da es durch Insulin und gleichzeitige Kohlenhydratgaben möglich ist, die Glucogendepots, besonders das Leberglucogen, vollständig aufzufüllen, kann man eigentlich bei jedem Menschen mit Insulin und reichlicher Kohlenhydratgabe eine erfolgreiche Mastkur durchführen. Es wird sehr oft angegeben, daß die Gewichtszunahme nach Insulin im wesentlichen auf Wasserretention beruhe, und daß der Fettansatz nach Insulin überhaupt noch unbewiesen sei. Sicherlich ist die Gewichtszunahme in den ersten Tagen bei einer Insulinmastkur auf Wasserretention zurückzuführen. Es ist aber über jeden Zweifel erhaben, daß Gewichtszunahmen von 30 und mehr Pfund nach Insulin-Kohlenhydrat-Kuren zum größten Teil durch Fettansatz erzielt werden. Über die Vorschriften zur Mästung mit und ohne Insulin siehe S. 65.

Literaturverzeichnis.

Zusammenfassende Darstellungen.

Abderhalden, E.: Lehrbuch der physiologischen Chemie, 5. Aufl. 1923. — Bloor, W. R.: Fat Transport in the animal Body. Physiologic. Rev. 2, 92 (1922). — Bürger, M.: Pathologisch-physiologische Propädeutik. Berlin 1924. — Eichwald, E.: Die tierischen Fette und Wachse. In Oppenheimer: Handbuch der Biochemie, 2. Aufl., 1, S. 73. 1924. — Friedmann, E.: Abbau der Fettsäuren im Tierkörper. Med. Klin. 1909, 1368, 1398. — Geelmuyden, H. Chr.: Das Syndrom der Fettwanderung und Ketonurie. Erg. Physiol. I 21, 274 (1923). — Die Bildung von Kohlenhydrat aus Fett. Die Physiologie der Ketonkörper. Ebenda 22, 51 (1923). — Die Hyperlipämie beim Diabetes mellitus. Ebenda 26, 1 (1928). — Jost, H.: Intermediärer Fettstoffwechsel und Acidosis. Handbuch der normalen und pathologischen Physiologie 6, S. 606. 1928. — Leathes, J. B.: Die Synthese der Fette im Tierkörper. Erg. Physiol. 8, 356 (1909). — Leathes, J. B., u. H. S. Raper: The Fats. London 1926. — Magnus-Levy, A., u. L. F. Meyer: Die Fette im Stoffwechsel. In Oppenheimer: Handbuch der Biochemie, 2. Aufl., 8, S. 422. 1925. — Porges, O.: Über den Abbau der Fettsäuren. Erg. Physiol. 10, 1 (1910). — Rosenfeld, G.: Fettbildung. Ebenda I 1, 651 (1902). — Fettbildung II. Ebenda I 2, 50 (1903). — Thannhauser, S. J.: Kann der Organismus aus Fett Kohlenhydrat bilden? Dtsch. med. Wschr. 1927, Nr 40. — Wells, H. G.: Chemical Pathology, Chapter XVIII, S. 445, 5. Ausg. Philadelphia u. London 1925.

Einzelarbeiten.

(1) Boldyreff, W.: Pflügers Arch. 121, 13 (1917). — (2) Laqueur, E.: Hofm. Beitr. 8, 215 (1906). — (3) Davidsohn, H.: Biochem. Z. 49, 249 (1913). — (4) Takata, M.: J. of exper. Med. 2, 209 (1921). — (5) Bernard, Cl.: Mémoire sur le pancréas et sur le rôle du suc pancréatique. Paris 1856. — (6) Fürth, O. v., u. J. Schütz: Hofm. Beitr. 9, 28 (1906). — (7) Wieland, H., u. Sorge: H.-S. Z. 97, 1 (1916). — (8) Willstätter, R., E. Waldschmidt-Leitz u. Fr. Memmen: H.-S. Z. 125, 93 (1923). — Willstätter, R., u. E. Waldschmidt-Leitz: Ebenda 125, 132 (1923). — Willstätter, R., u. Fr. Memmen: Ebenda 129, 1 (1923). — (9) Rona, P.: Biochem. Z. 134, 108. — (10) Kastle u. Loevenhart: Amer. chem. J. 24, 491 (1900); 26, 533 (1901); 27, 481; 31, 521. — (11) Pottevin: Ann. Inst. Pasteur 20, 901 (1906); C. r. Acad. Sci. Paris 136, 1152 (1903); 138, 378 (1904). — (12) Bradley: J. of biol. Chem. 8, 251 (1910); 13, 407 (1913). — (13) Frank, O.: Z. Biol. 36, 568 (1898). — (14) Pflüger, E.: Pflügers Arch. 80, 111 (1900); 81, 375 (1900); 82, 303 (1900); 85, 1 (1901); 86, 211 (1902). — (15) Exner, S.: Ebenda 84, 628 (1901). — (16) Noll: Ebenda 136, 208 (1910). — (17) Abderhalden, E.: Lehrbuch der physiologischen Chemie, 5. Aufl., S. 264ff. 1923. — (18) Bayliss, W. M.: J. of Physiol. 46, 236 (1913). — (19) Munk, 5. Aufl., S. 264ff. 1923. — (18) Bayliss, W. M.: J. of Physiol. 46, 236 (1913). — (19) Munk, J.: Virchows Arch. 95, 431 (1884). — Munk, J., u. Rosenstein: Ebenda 123, 230, 484 (1891). — (20) Argyris, A., u. O. Frank: Z. Biol. 59, 143 (1912). — (21) Magnus-Levy, A.: Arch. f. exper. Path. 42, 149 (1899). — Noorden, V.: Handbuch der Pathologie des Stoffwechsels, 2. Aufl., 1, S. 184. — (22) Schwarz, L.: Dtsch. Arch. klin. Med. 76, 233 (1903). — (23) Loeb, A.: Zbl. ges. Physiol. u. Path. d. Stoffwechs. 3, 198 (1902); Biochem. Z. 46, 118 (1912). — (24) Knoop, F.: Hofm. Beitr. 6, 150 (1904). — (25) Dakin, H. D.: J. of biol. Chem. 6, 221 (1909). — (26) Embden, G., u. Marx: Hofm. Beitr. 11, 318 (1908). — (27) Dakin, H. D.: J. of biol. Chem. 4, 77, 227, 419 (1905); Amer. chem. J. 44, 41 (1910). — (28) Thomas, K., u. H. Schotte: H.-S. Z. 104, 141 (1919). — (29) Peters, F., u. K. Watanabe: Ebenda 159, 261 (1926). — (30) Peters, F.: Ebenda 159, 270 (1926). — (31) Flaschenträger, B., u. E. Beck: Ebenda 159, 279 (1926). — (32) Flaschenträger, B., u. F. Halle: Ebenda 159, 286 (1926). — (33) Peters, F.: Ebenda 159, 309 (1926). — (34) Leathes u. Meyer-Wedell: J. of Physiol. 38 (1909). — (35) Friedmann, E.: s. zusammenfassende Darstellungen. — Friedmann, E., u. W. Türk: Biochem. Z. 55, 425 (1913). — (36) Dakin, H. D.: J. of biol. Chem. 4, 419 (1908); 5, 173, 303 (1908); 6, 213, 221 (1909); 9, 123 (1911). — Oxidations and reductions in the animal body. London 1912; 2. Ausg. London 1922. — (37) Friedmann, E., u. Maase: Biochem. Z. 55, 450 (1913). — (38) Neubauer, O.: Dtsch. Arch. klin. Med. 95, 211 (1909). — (39) Friedmann, E.: Biochem. Z. 55, 436 (1913). — (40) Hofm. Beitr. 11, 371 (1908); Biochem. Z. 55, 438 (1913). — (41) Minkowski, O.: Arch. f. exper. Path. 31, 184 (1893). — (42) Spiro, zitiert bei Lichtwitz: Klinische Chemie, S. 195. 1918. — (43) Baer u. Blum: Arch. f. exper. Path. 55, 89 (1906); 56, 92 (1907). — (44) Friedmann, E.: Hofm. Beitr. 11, 365, 371 (1908); s. auch zusammenfassende Darstellungen. — (45) Pohl, J.: Arch. f. exper. Path. 37, 413 (1895); Z. exper. Path. 8, 308 (1910). — (46) Hildebrandt, H.: H.-S. Z. 35, 41 (1902). — (47) Neuberg, C., u. S. Saneyoshi: Biochem. Z. 36, 32 (1911). — (48) Parnas:

Ebenda 28, 275 (1910). — (49) Smedley: Zbl. Physiol. 26, 915 (1915). — (50) Neuberg, C., u. Hirsch: Biochem. Z. 115, 282 (1921). — (51) Pettenkofer u. Voit, s. Voit: Physiologie des Stoffwechsels, S. 248ff. Leipzig 1883. — (52) Pflüger, E.: Pflügers Arch. 51, 229 (1891); 68, 176, 77, 415, 521 (1899); ausführliche Literatur s. bei G. Rosenfeld (Zusammenfassende Darstellungen). — (53) Voit, E.: Münch. med. Wschr. 1892, Nr 26. — (54) Cremer, M.: Z. Biol. 38, 309 (1899). — (55) Kumagawa: Ref. Malys Jb. 1894, 41. — (56) Gruber, M. v.: Z. Biol. 42, 407 (1901). — (57) Wertheimer, E.: Pflügers Arch. 213, 262, 280, 287, 298 (1926); 215, 779, 796 (1926). — Hoffmann, A., u. E. Wertheimer: Ebenda 216, 337 (1927); 217, 728 (1927); 218, 176 (1927). — Wertheimer, E.: Ebenda 219, 233 (1928). — (58) Flaschenträger, B.: Ber. sächs. Akad. Wiss. Leipzig, Math.-physik. Kl. 79 (1927). — (59a) Burn, J. H., u. H. P. Marks: J. of Physiol. 61, 497 (1926). — (59b) Chaikoff, J. L., u. J. J. Weber: J. of biol. Chem. 76, 813 (1928). — (60) Seifert, O., u. Fr. Müller: Taschenbuch der klinisch-medizinischen Diagnostik, 12. Aufl., S. 118. 1907. — (61) Müller, Fr.: Z. klin. Med. 12, 45 (1887). — (62) Brugsch, Th.: Z. exper. Path. 1, 419 (1905). — Umber, Fr., u. Th. Brugsch: Arch. f. exper. Path. 55, 164 (1905). — S. auch Bergmann u. Staehelin: Handbuch der inneren Medizin, 2. Aufl., 3, II, S. 31, 212. — (63) Best, F., u. O. Cohnheim: Sitzgsber. Heidelberg. Akad. Wiss., Math.-naturwiss. Kl. 1910, 23. Abh. — (64) Pawlow: Die Arbeit der Verdauungsdrüsen. Wiesbaden: J. F. Bergmann 1898. — (65) Magnus-Levy, A., u. L. F. Meyer in C. Oppenheimer: Handbuch der Biochemie, 2. Aufl., 8, S. 441. 1925. — (66) Ebenda S. 440ff. — (67) Hybbinette, S.: Skand. Arch. Physiol. 7, 380 (1897). — (68) Schöndorff, B.: Pflügers Arch. 117, 291 (1907). — (69) Siegmund, G.: Berl. klin. Wschr. 21, 150 (1884). — (70) Slosse, A.: La Policlinique 11, 361 (1902); Malys Jber. Tierchem. 1902, 822. — (71) Horbaczewski, J.: H.-S. Z. 18, 335 (1894). — (72) Falta, W.: Magerkeit und Insulinmast. Aus den Fortbildungskursen der Wien. med. Fakultät, H. 84. Wien: Julius Springer 1926; Wien. klin. Wschr. 1925, Nr 27. — Die Erkrankungen der Blutdrüsen. Berlin 1928.

VII. Lipoidstoffwechsel.

Overton[1] bezeichnet eine Gruppe von Substanzen als „Lipoide", denen die Eigenschaft, in fetten Ölen leichter löslich zu sein als in Wasser, zukommt. Bang[2] geht in seiner Definition der Lipoidstoffe weiter als Overton, indem er alle Stoffe der Zelle, welche in organischen Lösungsmitteln, wie Äther, Alkohol, Chloroform, Benzol, löslich sind, zu der Gruppe der Lipoide hinzurechnet. Das grundlegend Wichtige war die Erkenntnis, daß in der Zelle Stoffe existieren, die in ihrem physikalischen Verhalten durchaus verschieden sind von den Kohlenhydraten und Eiweißkörpern, die in ihren physikalischen Eigenschaften zwar den Fetten gleichen, sich aber in ihrer biologischen, d. h. funktionellen Wertigkeit von den Fetten prinzipiell unterscheiden. Ich möchte die Definition des Begriffes „Lipoid" allgemeiner fassen und diejenigen Substanzen den Lipoiden zuzählen, welche Glyceride ein- und mehrwertiger Alkohole sind, die mit langgliedrigen Fettsäuren Ester bilden.

Wir unterscheiden vier Gruppen von Lipoiden:

die Phosphatide

die Sulfatide

die Cerebroside

die Sterine.

Phosphatide. Die Phosphatide zerfallen in mehrere Gruppen, von denen die Monoaminophosphatide und die Diaminophosphatide gut charakterisiert sind. Der Typus Lecithin. des Monoaminophosphatides ist das Lecithin. Im Lecithinmolekül ist die 3 basische Phosphorsäure mit einer Hydroxylgruppe mit dem Glyceridrest, der zwei Fettsäureradikale enthält, mit der zweiten Hydroxylgruppe mit dem Cholin verestert. Die dritte Hydroxylgruppe der Phosphorsäure im Lecithin ist unbesetzt.

$$
\begin{array}{l}
\left.\begin{array}{l}
CH_2O \cdot OCR \\
| \\
CHO \cdot OCR
\end{array}\right\} \text{Glycerid} \\
| \\
CH_2 \\
\quad \searrow \\
\qquad O \\
\qquad \searrow \\
HO-P=O \left.\right\} \begin{array}{l}\text{Phosphorsäure-}\\\text{rest}\end{array} \\
\qquad \nearrow \\
\left[\begin{array}{l}
\quad CH_2 \cdot CH_2O \\
N \begin{array}{l}-CH_3\\-CH_3\\\diagdown CH_3\end{array} \\
| \\
OH
\end{array}\right. \text{Cholin-rest} \qquad \text{Lecithin}
\end{array}
$$

Die Fettsäuren des Lecithins können verschieden sein. Von gesättigten Fettsäuren werden Stearin- und Palmitinsäure, von ungesättigten Fettsäuren Ölsäure, Linolsäure und Arachidonsäure gefunden. Es scheint, daß in jedem Molekül

Lecithin eine gesättigte und eine ungesättigte Fettsäure vorhanden ist. Aus diesen Befunden erhellt, daß es verschiedene Lecithine gibt, die sich durch ihre Fettsäureradikale unterscheiden.

Das zweite bekannte Monoaminophosphatid ist das Kephalin. Es unter- Kephalin. scheidet sich in seiner Struktur von den Lecithinen durch die Fettsäuren (Radikal hier Stearinsäure und Linolsäure) und die Aminobase (hier Aminoäthanol = Colamin).

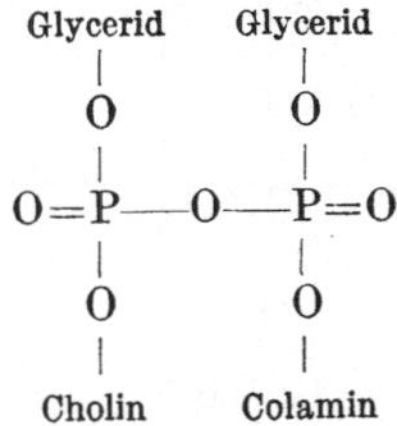

Lecithin[3] und Kephalin[4] können durch die Reaktion ihrer Aminogruppe unterschieden werden. Im Kephalin ist eine freie Aminogruppe vorhanden, die sich diazotieren läßt und nach van Slyke bestimmbar ist, Lecithin hat keinen diazotierbaren Aminostickstoff.

Nicht unerwähnt soll die Vermutung Levenes[5] bleiben, daß zwei Moleküle Lecithin und Kephalin mit verschiedenen Fettsäureradikalen zu einem Diglycerid zusammentreten können, ohne daß sich das Verhältnis N : P = 1 : 1 ändert und doch ein dem Grundkörper verschiedenes chemisches Individuum entsteht.

$$
\begin{array}{cc}
\text{Glycerid} & \text{Glycerid} \\
| & | \\
O & O \\
| & | \\
O=P-O-P=O \\
| & | \\
O & O \\
| & | \\
\text{Cholin} & \text{Colamin}
\end{array}
$$

Von den zahlreich beschriebenen Di- und Triaminophosphatiden kann bisher Sphingomyelin. nur das Diaminophosphatid, Sphingomyelin durch die Untersuchungen von Levene[6] als wohlcharakterisiertes chemisches Individuum gelten.

Es setzt sich zusammen aus einem Molekül Phosphorsäure; an dieser sind zwei basische Substanzen mit ihren alkoholischen Hydroxylen verestert. Die eine Base ist das Cholin, die andere Base ist das von Thierfelder entdeckte, von Levene[7], Thierfelder[8] und ihren Mitarbeitern weiter erforschte Sphingosin. Sphingosin ist ein primäres Amin, das in den α- und β-ständigen Kohlenstoffen alkoholische Hydroxyle enthält. In der geradlinigen Kette von 17 Kohlenstoffen ist zwischen dem vierten und fünften Kohlenstoff (wenn man den an der Aminogruppe liegenden Kohlenstoff mit 1 benennt) eine doppelte Bindung.

$$
\overset{}{CH_3} \cdot (CH_2)_{11} \cdot \overset{\beta}{CH}=\overset{}{CH} \cdot \overset{\alpha}{CHOH} \cdot \overset{}{CHOH} \cdot \overset{}{CH_2NH_2}
$$
$$
\phantom{CH_3 \cdot (CH_2)_{11} \cdot} 5 \quad 4 \quad 3 \quad \;\; 2 \quad\quad 1
$$

Sphingosin

An die Aminogruppe des Sphingosins ist eine Fettsäure säureamidartig gekettet. Bisher wurden zwei Fettsäuren, die Lignozerinsäure $C_{24}H_{48}O_2$ und eine Oxystearinsäure als Bestandteile des Sphingomyelins isoliert. Demnach gibt es, wie bei den Lecithinen, mehrere Sphingomyeline, die sich durch die Natur der in ihnen enthaltenen Fettsäuren unterscheiden.

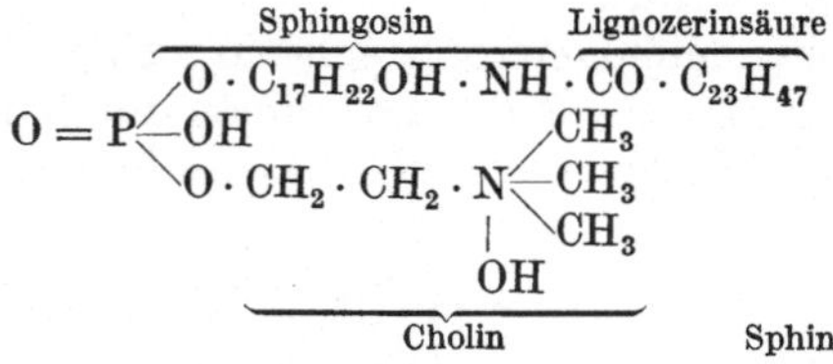

$$\overbrace{O \cdot C_{17}H_{22}OH \cdot NH}^{\text{Sphingosin}} \cdot \overbrace{CO \cdot C_{23}H_{47}}^{\text{Lignozerinsäure}}$$

Cerebroside. Die bisher von verschiedenen Forschern beschriebenen Cerebroside sind im wesentlichen gleichheitlich zusammengesetzt, wie die Untersuchungen von Levene[9], Rosenheim[10] und Thierfelder[11] erwiesen. Sie bestehen aus der im Sphingomyelin enthaltenen Base Sphingosin, an die ebenso wie im Sphingomyelin eine Fettsäure säureamidartig verkettet ist. Die Fettsäuren können verschieden sein; bisher wurden Cerebronsäure $C_{25}H_{50}O_2$, eine Alkoholsäure und Lignozerinsäure $C_{24}H_{48}O_2$ isoliert. Die verschiedenen Cerebroside, **Phrenosin** (= **Cerebron**) und **Cerasin**, unterscheiden sich durch ihre Fettsäuren. Außer der Base Sphingosin und der säureamidartig verketteten Fettsäure enthalten die Cerebroside noch einen Zucker, der nach den bisherigen Feststellungen immer Galaktose ist. Die Galaktose dürfte in glucosidartiger Bindung an eine der beiden Alkoholgruppen des Sphingosins verankert sein.

(Randnotiz: Phrenosin (Cerebron) und Cerasin.)

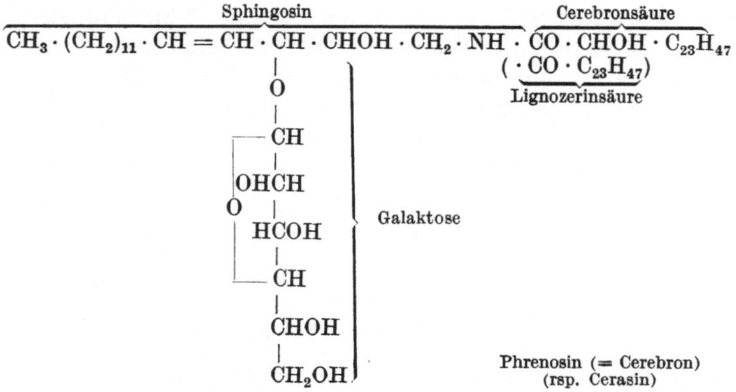

$$\overbrace{CH_3 \cdot (CH_2)_{11} \cdot CH = CH \cdot CH \cdot CHOH \cdot CH_2 \cdot NH}^{\text{Sphingosin}} \cdot \overbrace{CO \cdot CHOH \cdot C_{23}H_{47}}^{\text{Cerebronsäure}}$$

Wenn wir die Konstitution des Sphingomyelins und der Cerebroside betrachten, so ist beiden Körpern Sphingosin und die Fettsäure gemeinschaftlich. Es erscheint durchaus möglich, daß der Glucosidkomplex primär auch am Sphingomyelin haftet und die Cerebroside in derartigen großen Molekülen vorgebildet sind. Ein derartiges Molekül scheint das Protagon zu sein. Das Protagon ist aber als einheitliches chemisches Individuum nicht festzulegen gewesen, da es bei sorgfältiger Reinigung sich immer als ein Gemisch von Sphingomyelin und Cerebrosiden erwies.

Sulfatide. Die Gruppe der Sulfatide ist noch sehr problematisch und chemisch in keiner Weise geklärt. Sie sollen nach Koch[12] Phosphatid-Schwefelsäure-Cerebroside sein, nach Levene[13] gar keine Phosphorsäure enthalten.

Bedeutung der Phosphatide im Zellstoffwechsel. Fette und Lipoide sind in ihrer physiologischen Funktion grundverschieden. Fette sind für den Organismus energielieferndes Brennstoff- und Heizmaterial. Lipoide haben für den Energiehaushalt, wenn überhaupt, dann nur untergeordnete Bedeutung. Die Bedeutung der Lipoide liegt in ihren physikalischen Eigenschaften. Als integrierender Bestandteil jeder Zelle finden sich diese Stoffe besonders in den die Zellverbände verbindenden Grenzflächen. Mag man mehr der Annahme zuneigen, daß die Lipoide membranartig die Zellen gegeneinander abgrenzen, oder daß sie als ständig veränderliches Fluidum die Zellen umgeben, sicherlich findet sich das aus Lipoidstoffen bestehende Substrat nicht allein nur an der Zelloberfläche, es durchtränkt vielmehr die Zelle und befähigt reaktionsträge Massen, Oberflächenveränderungen einzugehen. Für die Konstanz der Reaktion an den Oberflächen scheinen durch ihre chemische Konstitution besonders die Phosphatide geschaffen zu sein, da wir in den Phosphatiden, wie in allen organischen Phosphorsäureestern, Puffersubstanzen vor uns haben. Von größtem Interesse wäre die biologische Funktion der Lipoide in der Nervensubstanz zu kennen. Bisher fehlt über den Chemismus der Nervensubstanz in seiner funktionellen Auswertung jede Kenntnis. Der sog. „Stoffwechsel der Nervensubstanz" ist nach unserem heutigen Wissen ein Wort, das lediglich unsere Unkenntnis umschreibt.

Zunächst gingen die Untersuchungen über die Rolle der Phosphatide im Tierkörper von der Frage aus, ob der Organismus die lecithinartigen Substanzen selbst aufbauen kann oder ob er auf die Zufuhr von außen angewiesen ist.

Kann der
tierische
Organismus
Phosphatide
synthetisieren?

Die Versuche von Stepp[14] im Hofmeisterschen Laboratorium gingen von der Fragestellung aus, ob der tierische Organismus auf die Zufuhr von Lipoiden, insbesondere von Phosphatiden angewiesen sei. Stepp extrahierte das Futter mit Alkohol und Äther und fand, daß eine derartig vorbehandelte Nahrung die Tiere nicht am Leben zu erhalten vermag. Der daraus gezogene Schluß, daß der tierische Organismus auf die Zufuhr von Phosphatiden angewiesen sei, eine Auffassung, die auch Röhl[15] mit gleichen Versuchsresultaten vertrat, hat sich nicht als richtig erwiesen. Hopkins[16], Osborne und Mendel[17] und andere konnten zeigen, daß Futter, welches mit Alkohol-Äther extrahiert wurde, in gleicher Weise wie in den Steppschen Versuchen die Tiere nicht am Leben erhalten kann, daß aber die Minderwertigkeit dieses Futters nicht durch das Unvermögen der Tiere, Phosphatide zu bilden, verursacht ist, sondern daß durch die Alkohol-Äther-Extraktion dem Futter gewisse Stoffe entzogen werden, die der Organismus zum Leben brauche. Diese Feststellungen von Hopkins[16] führten zur Auswertung der Steppschen Versuche und zur Entdeckung des alkohol-ätherlöslichen Vitamins A. Über die chemische Natur der Vitamine, insbesondere ob sie chemisch den Phosphatiden nahestehen, sind wir bisher noch nicht orientiert. Jedenfalls sind die Versuche von Stepp[14] nicht in dem Sinne zu deuten, daß der Körper Lipoide nicht selbst aufbauen kann. Es scheinen für die Synthese die gleichen Verhältnisse vorzuliegen wie beim Neutralfett. Da in allen Organen sowohl lipoid- wie fettsäureesterspaltende und -bildende Fermente (Lipasen und Esterasen) vorhanden sind, ist die Möglichkeit gegeben, daß mit Hilfe dieser reversiblen Fermentreaktionen sich in gleicher Weise Phosphatide wie Neutralfette bilden können. Dieser reversible Vorgang der Esterbildung und Esterspaltung gibt an den Grenzflächen die Möglichkeit, Stoffe von ganz differenten, physikalischen Eigenschaften zu erzeugen und hierdurch Bewegungserscheinungen hervorzurufen. Die Fähigkeit des Organismus, Phosphatide selbst zu bilden ist durch verschiedene Untersuchungen wahrscheinlich gemacht. Tichomiroff[18] konnte in seinen berühmten Versuchen am Ei des Seidenspinners zeigen, daß weniger Phosphatide im unentwickelten Ei als in den entwickelten Larven vorhanden sind. Inwieweit beim Hühnerei das gleiche zutrifft, ist wegen der Schwierigkeit der Phosphatidanalysen noch umstritten. Mit Sicherheit konnte aber Fingerling[19] nachweisen, daß Enten, die lipoidarm ernährt wurden, in ihren Eiern viel mehr Phosphatide produzieren als in der Nahrung zugeführt wurden.

Der Abbau der mit der Nahrung zugeführten Phosphatide dürfte durch die gleichen Fermente vollzogen werden wie bei den Fetten. Eine prinzipielle Unterscheidung des Fett- und Phosphatidabbaues liegt in dem im Phosphatidmolekül anwesenden Cholin- oder Colaminrest. Es scheint nach neueren Untersuchungen (R. Magnus[20], Le Heux[21]) sehr wahrscheinlich, daß ein Teil des abgespaltenen Cholins im Darm eine funktionelle Wirkung entfaltet. Es wurde gefunden, daß in der Darmwand so große Cholinmengen vorhanden sind, daß die dem Cholin eigentümliche, erregende Wirkung auf das sympathische Nervensystem (Auerbachscher Plexus) eintreten muß. Le Heux[21] bezeichnet das Cholin als das physiologische Hormon des Darmes. Er führt die unterschiedliche Reaktion des Atropins auf die Darmmuskulatur auf deren wechselnden Gehalt an Cholin zurück. Da man im Chylus ungespaltenes Lecithin findet, ist auch die Ansicht vertreten worden, daß es im Darm gar nicht zur Cholinabspaltung komme. Dies dürfte ebensowenig zutreffen, wie der Befund von Neutralfett im Chylus eine Fettspaltung im Darm unwahrscheinlich macht. Inwieweit auch im intermediären Stoffwechsel einer Abspaltung von Cholin aus dem Lecithin eine funktionelle Bedeutung zukommt, ist bisher noch ungeklärt. Jedoch lassen die Versuche, bei denen Acetylprodukte des Cholins eine Einwirkung auf die nervösen Endapparate des Herzens zeigen[22], eine derartige Annahme nicht unwahrscheinlich erscheinen. Über die Spaltprodukte des Sphingosins und der Cerebroside, in Sonderheit über die Wirksamkeit der in den Cerebrosiden enthaltenen Base Sphingosin sind wir noch wenig unterrichtet. Versuche, die auf meine Anregung von Eichholtz mit Sphingosin unternommen wurden, zeigten keine cholinartige Wirkung dieser Substanz. Es dürften aber noch weitere Versuche nötig sein, um die funktionelle Bedeutung dieses im Zentralnervensystem und in allen Zellen verbreiteten Amines klarzustellen.

Die ersten Anfänge einer systematischen Untersuchung des Vorkommens der Phosphatide im intermediären Stoffwechsel wurden von Beumer und Bürger[23] unternommen. Besonders erwähnenswert sind die Versuche dieser Autoren, welche eine Aufteilung des Phosphatidgehaltes der Stromata der roten Blutkörperchen anstrebten. Die analytische Methodik ist aber heute noch so unzulänglich, daß das experimentelle Angehen der Frage nach dem Verhalten der Phosphatide im intermediären Stoffwechsel noch nicht möglich ist.

In neuester Zeit hat man nachgewiesen, daß bei einer eigenartigen Milzvergrößerung, die zuerst von Gaucher[24] (Gauchersche Krankheit) beschrieben wurde, sich besonders große Retikulumzellen finden, in denen Cerebroside angehäuft sind. Diese Gaucherzellen finden sich bei dieser Krankheit nicht nur in der Milz, sondern auch in der Leber, in den Lymphknoten und im Knochenmark. In anderen Organen ist trotz wiederholten Versuchs, sie nachzuweisen, der Nachweis nicht geglückt. Inwieweit die Anhäufung von Cerebrosiden in den Retikuloendothelien eine Stoffwechselstörung der Cerebroside zugrunde liegt (Eppinger[25]), läßt sich nach unseren heutigen geringen Kenntnissen über das Schicksal dieser Substanzen im intermediären Stoffwechsel noch nicht erörtern. Lieb[26] und Epstein[27] zeigten, daß die Gauchersubstanz im wesentlichen aus Cerasin (Formel s. S. 488) besteht, während neuerdings Beumer[28] mitteilt, daß es sich um ein Gemisch von Cerebrosiden handelt. Diese Cerebroside haben alle die Struktur eines Sphingosinesters und unterscheiden sich nur durch die esterbildende Fettsäure.

Die Erkrankung[29] befällt häufig mehrere Geschwister einer Familie. Sie entwickelt sich, falls nicht schon im Säuglings- oder Kindesalter der Tod erfolgt, ganz allmählich. Im Vordergrund des klinischen Bildes steht der große Milztumor, der auch später von einer Vergrößerung der Leber gefolgt wird, welche aber stets hinter der Milzvergrößerung zurückbleibt. Der Verlauf ist äußerst chronisch. Die höchste bisher beobachtete Lebensgrenze ist 56 Jahre. Durch die Vergrößerung von Milz und Leber, wie auch durch eine bestehende Perisplenitis können Schmerzen im Leib ausgelöst werden. Die linke Niere kann durch Druck atrophisch werden oder infolge Ureterknickung hydronephrotisch entarten. Im fortgeschrittenen Stadium erscheint der Rumpf tonnenförmig, infolge des stark aufgetriebenen Abdomens und der Abmagerung am Oberkörper. Ascites fehlt fast ausnahmslos. Die Haut zeigt eine gelbbraune bis ockerbraune oder auch eine Bronzefarbe, bei gleichzeitig bestehender Anämie ist sie wächsern bis bleifarben, besonders an den belichteten Stellen. Abb. s. S. 548. An der Bindehaut kann ähnlich wie bei der Ochronose eine keilförmige braungelbe Verdickung auftreten. Die äußeren Lymphknoten sind meist nicht oder nur gering vergrößert. Im Blute besteht meist eine Leukopenie und eine leichte hypochromatische Anämie. Auch Megaloblasten und eine mäßige Myelocytose sind beschrieben worden. Die körperliche und geistige Leistungsfähigkeit bleibt erhalten. In manchen Fällen verläuft der Morbus Gaucher unter dem Bilde einer Skeleterkrankung mit Knochen- und Muskelschmerzen. Bei langem Bestehen der Krankheit soll Neigung zur hämorrhagischen Diathese eintreten. Der Tod erfolgt meist nach einer Splenektomie oder an interkurrierenden Erkrankungen. Differential-diagnostisch kommt die Abgrenzung gegenüber anderen Splenomegalien in Betracht (Anämia splenica, Morbus Banti, familiärer, splenomegaler Ikterus, Hanotsche Cirrhose). Pathognomonische Symptome der Krankheit gibt es nicht. Die Diagnose kann intra vitam nur durch histologische Untersuchung von Knochenmark oder Milzpunktat gestellt werden.

Literaturverzeichnis.

Zusammenfassende Darstellungen.

Bang, I.: Chemie und Biochemie der Lipoide. Wiesbaden 1911. — Leupold, E.: Der Cholesterinstoffwechsel. Im Handbuch der normalen und pathologischen Physiologie 6, S. 1095. 1928. — Maclean, H., u. Ida Smedley Maclean: Lecithin and allied substances, 2. Ausg. London: Longmans, Green & Co. 1927. — Schulz, Fr. N.: Phosphatide und Sulfatide. In Oppenheimer: Handbuch der Biochemie, 2. Aufl., 1, S. 213. 1924. — Cerebrodide: Ebenda 1, S. 991. — Stoffwechsel der Phosphatide. Ebenda 8, S. 534. 1925. — Thudichum, J. L. W.: Die chemische Konstitution des Gehirns des Menschen und der Tiere. Tübingen 1901.

Einzelarbeiten.

(1) Overton, H.: Studien über Narkose. Jena 1901. — (2) Bang, I.: Biochemie der Zellipoide. I. Erg. Physiol. 6, 131 (1907); II. Ebenda 8, 463 (1909); auch als Monographie. Wiesbaden: J. F. Bergmann 1911. — (3) Levene, P. A., u. C. J. West: J. of biol. Chem. 33, 111 (1917); 34, 175 (1918). — Levene, P. A., u. Ida P. Rolf: Ebenda 46, 193, 353 (1921); 51, 507 (1922); 54, 91, 99 (1922). — Levene, P. A., u. H. G. Simms: Ebenda 48, 185 (1921); 51, 285 (1922). — Levene, P. A., u. J. Inggvaldsen: Ebenda 43, 355 (1920). — (4) Levene, P. A., u. C. J. West: J. of biol. Chem. 16, 419 (1913); 24, 41, 111 (1916); 25, 517 (1916); 35, 285 (1918). — Levene, P. A., u. S. Komatsu: Ebenda 39, 83, 91 (1919). — Levene, P. A., u. Ida P. Rolf: Ebenda 40, 1 (1919). — (5) Levene, P. A.: Structure and signifiance of the Phosphatides. S. P. Rolf. Bibliogr. Physiologic. Rev. 1, 327 (1921). — (6) J. of biol. Chem. 15, 153 (1913); 18, 453 (1914); 24, 69 (1916). — (7) Levene, P. A., u. J. C. West: Ebenda 16, 549 (1914); 18, 481 (1914); 24, 63 (1916). — Levene, P. A., u. W. A. Jacobs: Ebenda 11, 457 (1911). — (8) Thomas, K., u. H. Thierfelder: H.-S. Z. 77, 511 (1912). — (9) Levene, P. A., u. C. J. West: J. of biol. Chem. 91, 649 (1920). — Levene, P. A., u. W. A. Jacobs: Ebenda 12, 389 (1912). — Levene, P. A., u. Meyer: Ebenda 41, 627 (1921). — (10) Rosenheim, O.: Biochemic. J. 7, 604 (1913); 8, 110, 121 (1914); 10, 142 (1916). — Rosenheim, O., u. Ch. Tebt: J. of Physiol. 38, 51 (1909). — (11) Thierfelder, H., u. E. Worms: H.-S. Z. 30, 542 (1900); 43, 21 (1904); 44, 366 (1905). — Thierfelder, H., u. F. Kitagawa: Ebenda 49, 286 (1906). —

Thierfelder, H., u. H. Loening: Ebenda **68**, 464 (1910); **70**, 94 (1911); **77**, 202 (1912). — Thierfelder, H., u. O. Riesser: Ebenda **77**, 508 (1912). — Thierfelder, H., u. K. Thomas: Ebenda **77**, 511 (1912). — Thierfelder, H.: Ebenda **85**, 35 (1913); **89**, 236, 348 (1914); **91**, 107 (1914). In Abderhalden: Handbuch der biologischen Arbeitsmethoden, Abt. I, T. VI, S. 145. 1922. — (*12*) Koch, W.: H.-S. Z. **37**, 181 (1903); **53**, 496 (1907); **70**, 94 (1910); Arch. f. Neur. **3**, 331 (1907). — (*13*) Levene, P. A.: J. of biol. Chem. **13**, 463 (1913). — (*14*) Stepp, W.: Biochem. Z. **22**, 452 (1909); Z. Biol. **57**, 135 (1911); **59**, 366 (1912); **62**, 405 (1913); Verh. Kongr. inn. Med. 1912; Dtsch. med. Wschr. 1914, 892. — (*15*) Röhl, W.: Verh. Kongr. inn. Med. **29**, 607 (1912). — (*16*) Hopkins, F. G.: Analyst **31**, 385 (1906); J. of Physiol. **44**, 425 (1912). — (*17*) Osborne, Th. B., u. L. B. Mendel: J. of biol. Chem. **12**, 81 (1912); **15**, 311 (1913); **16**, 423 (1913); **17**, 401 (1914); **20**, 379 (1915). — (*18*) Tichomiroff, A.: H.-S. Z. **9**, 518, 566 (1885). — (*19*) Fingerling, G.: Biochem. Z. **37**, 265 (1911); **38**, 448 (1912). — (*20*) Magnus, R.: Naturwiss. **8**, 383 (1920); Münch. med. Wschr. 1925, 249. — (*21*) Le Heux: Ber. über die Tagung d. dtsch. physik. Ges., Hamburg 1920; Ronas Ber. **2**, 162 (1920); Pflügers Arch. **179**, 177 (1920); **190**, 280 (1921). — (*22*) Reid Hunt: J. of Pharmacol. **7**, 301 (1915). — Geiger, E., u. O. Loewi: Biochem. Z. **127**, 174 (1922). — Schliephake: Dtsch. Arch. klin. Med. **152**, 113 (1926). — (*23*) Beumer u. Bürger: Z. exper. Path. **13**, 343 (1913); Arch. f. exper. Path. **71**, 311 (1913). — (*24*) Gaucher: Thèse de Paris. 1882. — (*25*) Eppinger, H.: Die hepato-lienalen Erkrankungen. Berlin 1920. — (*26*) Lieb, H.: H.-S. Z. **140**, 305. — (*27*) Epstein, W.: Biochem. Z. **145**, 398 (1924). — (*28*) Beumer, H.: Klin. Wschr. 1928, Nr 16, 758. — (*29*) Pick, L.: Der Morbus Gaucher und die ihm ähnlichen Erkrankungen. Erg. inn. Med. **29**, 519 (1926). Hier ausführliche Literatur.

VIII. Cholesterinstoffwechsel.

Während die bisher besprochenen Gruppen fast durchweg Verbindungen von Estern offener Kohlenstoffketten sind, haben wir in den Sterinen eine Körperklasse vor uns, die eine ringförmige Struktur hat und auf den ersten Blick gar nicht wesensverwandt mit den anderen bisher abgehandelten Lipoiden zu sein scheint.

Der typische Vertreter der Klasse der Sterine ist das bereits im 18. Jahrhundert von Conradi[1] in den Gallensteinen gefundene Cholesterin, dessen Vorkommen in allen tierischen Zellen und Flüssigkeiten seither nachgewiesen wurde.

Das Cholesterin und seine Ester sind in Wasser unlöslich; in Fetten, in Lipoiden und organischen Lösungsmitteln sind die Sterine löslich. Daraus ergibt sich, daß das Cholesterin in tierischen Flüssigkeiten nur in kolloidaler Lösung oder als Emulsion vorhanden sein kann. Die physikalischen Lösungsbedingungen in dem jeweiligen physiologischen Medium sind von Fall zu Fall verschieden. Bei den höheren Tieren kommt nur ein Sterin vor, das Cholesterin von der Bruttoformel $C_{27}H_{46}O$. Im Wollfett der Schafe ist ein Isomeres des Cholesterins gefunden worden (Isocholesterin). Die Sterine der niederen Tiere und Pflanzen, welche die Gruppenbezeichnung „Phytosterine" haben, unterscheiden sich von dem Cholesterin nicht in ihrer elementaren Zusammensetzung, sondern in ihren physikalischen Konstanten, d. h. sie sind wahrscheinlich stereoisomer mit dem tierischen Cholesterin.

Als Windaus[2] im Jahre 1903 mit seiner Habilitationsschrift seine Untersuchung über das Cholesterin begann, wußte man über die Konstitution dieses Körpers, daß das Sauerstoffatom einer Hydroxylgruppe angehört, die bei Behandlung mit Säuren bzw. Säurechloriden Ester liefert (Berthelot[3]). Ester des Cholesterins mit hohen Fettsäuren waren nicht nur synthetisch gewonnen, sondern auch im tierischen Organismus von Hürthle[4] bereits festgestellt. Durch Oxydationsversuche hatten Mauthner und Suida[5] gefunden, daß das Hydroxyl im Cholesterin einer sekundären Alkoholgruppe angehört. Ferner wußte man, daß Cholesterin zwei Atome Brom oder Wasserstoff addiert. Dies Verhalten rechtfertigte die Annahme einer doppelten Bindung im Molekül.

Man wußte aber nicht, wo die doppelte Bindung im Molekül sitzt und wo die sekundäre Alkoholgruppe verankert ist. Über das molekulare Gefüge war man noch ganz im unklaren. Lediglich aus der Überlegung, daß die Bruttoformel $C_{27}H_{46}O$ nur bei einer doppelten Bindung zehn Wasserstoffatome weniger enthält als einem gesättigten Alkohol der Fettreihe $C_{27}H_{56}O$ zukommt, kam man schon vor Windaus zur Hypothese, daß Ringbildungen, und zwar hydrierte Ringe, die den Terpenen nahe stehen, das Cholesterinmolekül ausmachen.

Hier setzt nun Windaus ein, der mit einer geradezu künstlerischen Schönheit der experimentellen Arbeit das Strukturbild des Cholesterins entschleiert. Diels und Abderhalden[6] hatten gefunden, daß bei der Oxydation des Cho-

lesterins mit unterbromigsaurem Alkali eine Dicarbonsäure (II) mit gleicher Zahl
von Kohlenstoffen, aber nunmehr ohne Hydroxylgruppe entsteht.

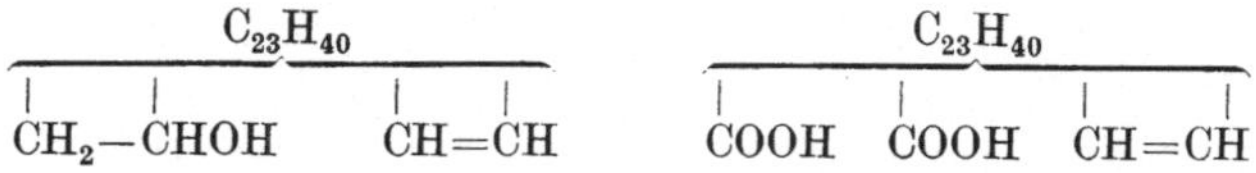

$$C_{23}H_{40} \qquad\qquad\qquad C_{23}H_{40}$$

$$CH_2{-}CHOH \quad CH{=}CH \qquad COOH \quad COOH \quad CH{=}CH$$

Cholesterin (I) $\qquad\qquad$ Dicarbonsäure (II)

Dieses Ergebnis berechtigte zur Annahme, daß die sekundäre alkoholische
Hydroxylgruppe einem Ring angehört, der durch Oxydation zu einer Dicarbonsäure aufgespalten wurde (sekundäre Alkoholgruppen in geraden Kohlenstoffketten geben bei Oxydation Ketone und zwei Carbonsäuren mit verschiedener
Zahl von Kohlenstoffatomen). Windaus[7] vermochte nun die Doppelbindung
im Cholesterin, nachdem er vorher die Hydroxylgruppe durch Chlorsubstitution
geschützt hatte, zu einer zweiten Dicarbonsäure (IV) oxydativ aufzuspalten.

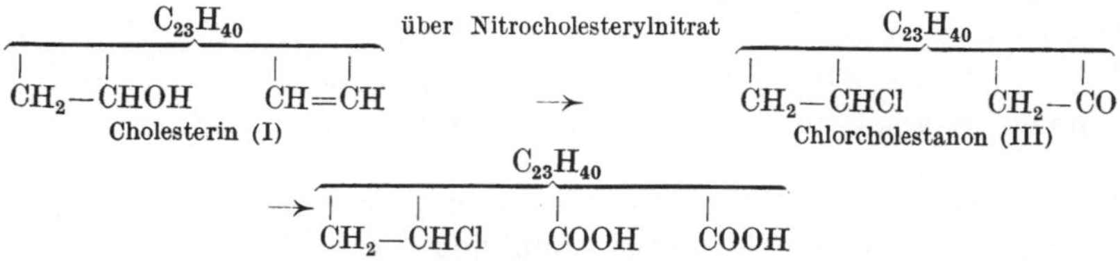

$$C_{23}H_{40} \qquad \text{über Nitrocholesterylnitrat} \qquad C_{23}H_{40}$$

$$CH_2{-}CHOH \quad CH{=}CH \qquad\longrightarrow\qquad CH_2{-}CHCl \quad CH_2{-}CO$$

Cholesterin (I) $\qquad\qquad\qquad\qquad$ Chlorcholestanon (III)

$$C_{23}H_{40}$$

$$\longrightarrow\; CH_2{-}CHCl \quad COOH \quad COOH$$

Chlordicarbonsäure (IV)

Die Dicarbonsäure ließ sich weiterhin zu einer Tetracarbonsäure (V) mit gleich
viel Kohlenstoffatomen wie im ursprünglichen Cholesterin oxydieren.

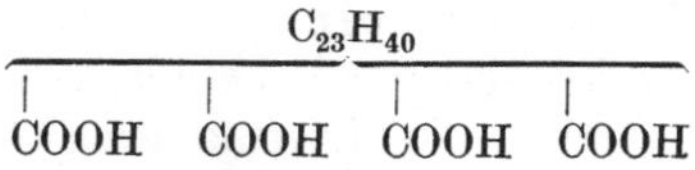

$$C_{23}H_{40}$$

$$COOH \quad COOH \quad COOH \quad COOH$$

Tetracarbonsäure (V)

Durch die Darstellung dieser Tetracarbonsäure ist erwiesen, daß Hydroxylgruppen und Doppelbindung in zwei verschiedenen Ringen enthalten sind. Es
bleibt nun die Frage, wie die Hydroxylgruppe und die doppelte Bindung in den
beiden Ringen zueinander liegen.

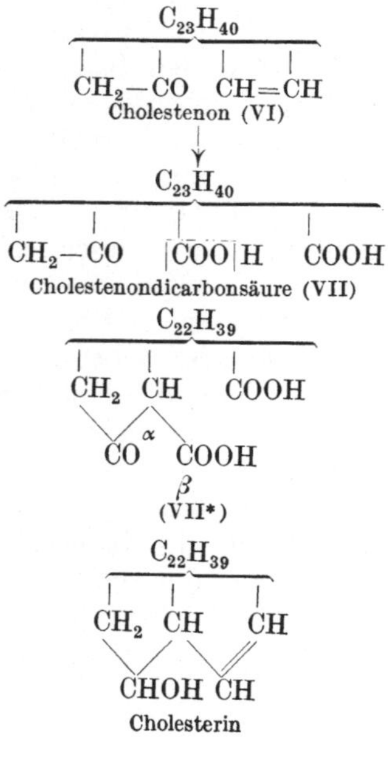

$$C_{23}H_{40}$$

$$CH_2{-}CO \quad CH{=}CH$$

Cholestenon (VI)

$$\downarrow$$

$$C_{23}H_{40}$$

$$CH_2{-}CO \quad [\overline{COO}]H \quad COOH$$

Cholestenondicarbonsäure (VII)

$$C_{22}H_{39}$$

$$CH_2 \quad CH \quad COOH$$
$$CO^{\alpha} \quad COOH$$
$$\beta$$

(VII*)

$$C_{22}H_{39}$$

$$CH_2 \quad CH \quad CH$$
$$CHOH \quad CH$$

Cholesterin

Das Cholestenon (VI), ein Keton des Cholesterins, das an Stelle der Hydroxylgruppe eine Ketongruppe trägt, gibt bei vorsichtiger Oxydation mit Permanganat eine Dicarbonsäure (VII), die sofort CO_2 abspaltet. Dieses Verhalten läßt darauf schließen, daß die abgespaltene Carbonsäure in β-Stellung zum Keton steht. Demnach ist auch die ursprüngliche Stellung der Hydroxylgruppe im Cholesterin (Ia) zur Doppelbindung festgelegt und eine Konjugation durch eine CH-Gruppe an zwei ineinandergreifenden Ringen anzunehmen.

In gleichem Sinne sprechen die Eigenschaften des von Windaus dargestellten Cholesterin-Diketons, dem Cholestandion (VIII), als eines 1,4-Diketons.

$$\overbrace{C_{22}H_{39}}$$
$$CH_2 \quad CH \quad CO$$
$$CO \quad CH_2$$

Cholestandion (VIII)

Nachdem die Stellung der Hydroxylgruppe und der Doppelbindung zueinander durch diese experimentellen Befunde gefestigt war, mußte nun die Gliedzahl der Ringe, an denen die Hydroxylgruppe und die doppelte Bindung festgestellt war, erforscht werden. Nach Blanc[8] gehen 1,4- und 1,5-Dicarbonsäuren beim Behandeln mit Essigsäureanhydrid bis ca. 240^0 in Säureanhydride, 1,6- und 1,7-Dicarbonsäuren in Ringketone über. Behandelt man die aus Cholesterin gewonnenen Dicarbonsäuren auf diese Weise, so muß das Entstehen eines Ringketons auf eine 1,6-Dicarbonsäure, also auf einen ursprünglichen 6-Ring, das Entstehen eines Säureanhydrides auf eine 1,5-Dicarbonsäure, also auf einen ursprünglichen 5-Ring schließen lassen. Bei den aus Cholesterin gewonnenen Dicarbonsäuren entsteht bei der aus dem Hydroxylring gewonnenen Dicarbonsäure ein Ringketon, somit ist der die Hydroxylgruppe tragende Ring ein 6-Ring, bei der aus der Äthylenbindung gewonnenen Dicarbonsäure ein Säureanhydrid, der zweite Ring ist also ein 5-Ring. Daraus ergibt sich für die Konstitution der beiden Ringe, nachdem bereits oben die 4,3-Stellung des Hydroxyls zur Doppelbindung erwiesen wurde, ein hydrierter Indenring.

$$\overbrace{C_{18}H_{34}}$$

Cholesterin (Ic)

Über den nunmehr verbleibenden Kohlenwasserstoff von $C_{18}H_{34}$ gab ein Befund, der bereits schon vor Windaus erhoben wurde, einen Hinweis. Cholesterin zerfällt nämlich bei trockener Destillation in zwei Kohlenwasserstoffe, von denen der eine 8 Kohlenstoffatome, der andere 19 Kohlenstoffatome enthält. Windaus konnte nun zeigen, daß bei verschiedener Oxydation des Cholesterins immer in geringer Menge ein wohlriechender Stoff, den er als Methylisohexylketon identifiziert hat, entsteht. Es ist sehr wahrscheinlich, daß der bei trockener Destillation entstehende achtgliedrige Kohlenwasserstoff und dieses Keton der gleichen im Cholesterinmolekül präformierten Gruppe entstammen. Durch

weitere Analogie in der Gallensäurereihe konnte bewiesen werden, daß dieser
8-Kohlenwasserstoff im Cholesterin als offene Seitenkette

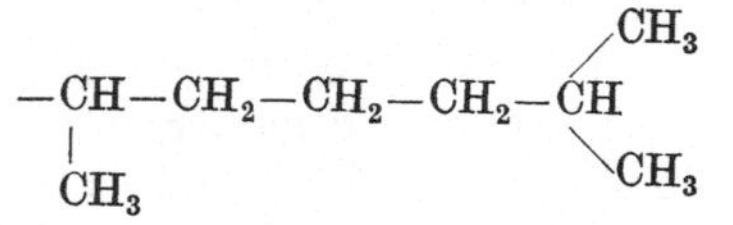

$$-CH-CH_2-CH_2-CH_2-CH\big\langle{}^{CH_3}_{CH_3}$$
$$\quad\ |$$
$$\quad CH_3$$

präformiert ist.

Für die überbleibenden 10 Kohlenstoffatome nimmt Windaus einen
hydrierten Naphthalinring an, dessen tatsächliche Existenz durch Untersuchungen
von Heinrich Wieland an der Gallensäurereihe experimentell erwiesen wurde
(s. dagegen [9]). Das Cholesterin setzt sich also aus einem hydrierten Inden- und
einem hydrierten Naphthalinring zusammen, an dem eine offene Seitenkette
mit 9 Kohlenstoffen sitzt.

Windaus[10] gibt folgende Formulierung:

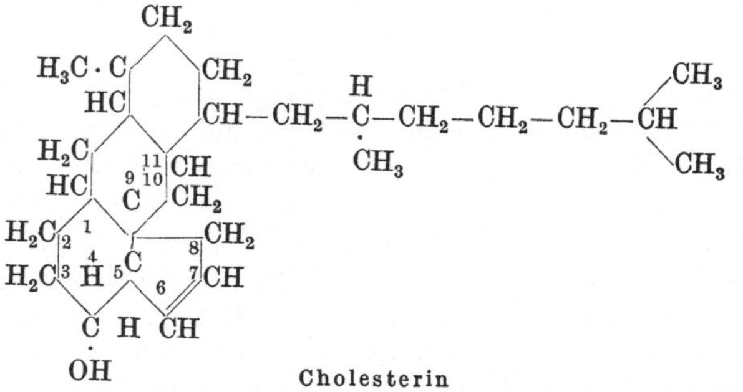

$$-CH_2-\overset{H}{\underset{CH_3}{C}}-CH_2-CH_2-CH_2-CH\big\langle{}^{CH_3}_{CH_3}$$

Cholesterin

Für die Chemie des Cholesterins ist es von größter Wichtigkeit, daß nach
der Stellung der Hydroxylgruppe und der benachbarten CH-Gruppe im Raum
verschiedene Stereoisomere möglich sind. Das Cholesterin selbst läßt sich nicht
ohne weiteres in seine Stereoisomeren überführen. Die Stereoisomeren entstehen
bei der Hydrierung des Cholesterins durch Anlagerung von Wasserstoff an die
Doppelbindung.

Es sind dies außer dem β-Cholestanol: (s. Formeln auf S. 497)

Nach einer neueren Ansicht von Windaus[11] wird nicht mehr das C-Atom
C_5 sondern das Kohlenstoffatom C_1 als das asymmetrische angesehen. Der Unterschied zwischen der Konstitution des Cholesterins und seines Isomeren Allocholesterin und dessen Hydrierungsprodukt, des Koprosterins, würde demnach
auf einer verschiedenen räumlichen Lagerung des H-Atomes bei C_1 beruhen.

Die Stammkohlenwasserstoffe Cholestan und Koprostan sind von großer
Wichtigkeit. Windaus[12] ist es nämlich gelungen, aus der Seitenkette dieser
Kohlenwasserstoffe eine Isopropylgruppe abzuoxydieren. Die beim Cholestan
hinterbleibende Carbonsäure konnte er als isomer mit der Cholansäure, die beim
Pseudocholestan (Koprostan) hinterbleibende Säure als die Cholansäure selbst
identifizieren. Damit ist der strukturchemische Zusammenhang zwischen den
Sterinen und Gallensäuren bewiesen. Beide Klassen unterscheiden sich in ihren
Stammkohlenwasserstoffen außer der sterischen Konfiguration um eine Isopropylgruppe (Acetongruppe) in der Seitenkette. Die Gallensäuren leiten sich nicht
vom Stammkohlenwasserstoff des Cholesterins, dem Cholestan, sondern von
einem Isomeren, dem Pseudocholestan (Koprostan), ab.

Im Gegensatz zu den anderen Lipoiden sind wir über das Vorkommen und
Verhalten des Cholesterins im Organismus besser unterrichtet. Diese begünstigte
Stellung des Cholesterins unter den Lipoiden ist dadurch begründet, daß man

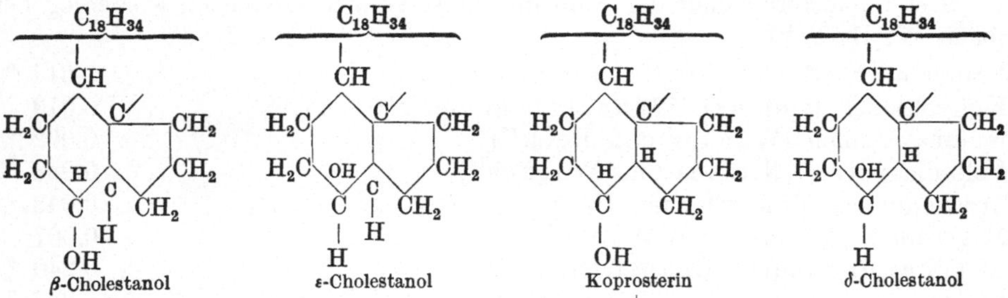

$C_{18}H_{34}$ — CH — β-Cholestanol

$C_{18}H_{34}$ — CH — ε-Cholestanol

$C_{18}H_{34}$ — CH — Koprosterin

$C_{18}H_{34}$ — CH — δ-Cholestanol

Reduziert man in diesen Produkten auch noch die Hydroxylgruppe, so entstehen die Stammkohlenwasserstoffe des Cholesterins, das Cholestan und aus dem Koprosterin das isomere Pseudocholestan.

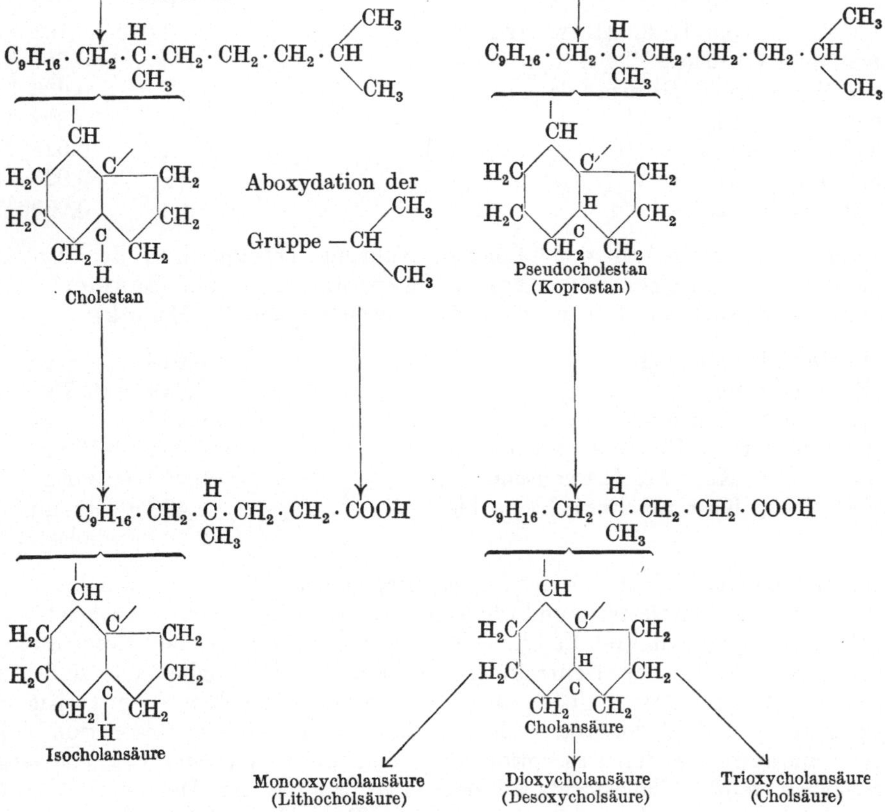

$$C_9H_{16} \cdot CH_2 \cdot \overset{H}{\underset{CH_3}{C}} \cdot CH_2 \cdot CH_2 \cdot CH_2 \cdot CH \underset{CH_3}{\overset{CH_3}{\diagup}}$$

Cholestan

Aboxydation der Gruppe

$$-CH \underset{CH_3}{\overset{CH_3}{\diagup}}$$

$$C_9H_{16} \cdot CH_2 \cdot \overset{H}{\underset{CH_3}{C}} \cdot CH_2 \cdot CH_2 \cdot CH_2 \cdot CH \underset{CH_3}{\overset{CH_3}{\diagup}}$$

Pseudocholestan (Koprostan)

$$C_9H_{16} \cdot CH_2 \cdot \overset{H}{\underset{CH_3}{C}} \cdot CH_2 \cdot CH_2 \cdot COOH$$

Isocholansäure

$$C_9H_{16} \cdot CH_2 \cdot \overset{H}{\underset{CH_3}{C}} \cdot CH_2 \cdot CH_2 \cdot COOH$$

Cholansäure

Monooxycholansäure (Lithocholsäure)

Dioxycholansäure (Desoxycholsäure)

Trioxycholansäure (Cholsäure)

schon relativ frühzeitig Methoden kannte, die die Bestimmung des Cholesterins in den Körperflüssigkeiten ermöglichte. Die colorimetrischen Methoden lassen nur eine Bestimmung des Gesamtcholesterins (freies + Estercholesterin) zu. Mit der weitaus besten Methode, der Windausschen Digitoninfällung[13], bestimmt man nur das freie Cholesterin; um das Gesamtcholesterin zu bestimmen, muß man zuerst verseifen und dann die Digitoninfällung durchführen. Da sowohl in pflanzlichen als auch in tierischen Zellen Cholesterin und Cholesterinester enthalten sind, wird mit der Nahrung ständig Cholesterin zugeführt.

Der Cholesteringehalt der Nahrung sei an einigen Beispielen wiedergegeben (nach W. Hueck):

Frauenmilch (Beumer[14], Wacker und Beck[15]) . . . . 0,014 %
Kuhvollmilch (Beumer,[14] Wacker und Beck[15]) . . . . 0,013 %
Kuhmagermilch (Wacker und Beck[15]) 0,0023%
Vollmilchpulver (Niemes und Wacker[16]) . . . . 0,088 %
Trockenmilch (Thannhauser[17]) . . . . 0,048 %
Magermilch (Niemes und Wacker[16]) . . . . 0,007 %
Ei (Thannhauser[17], Beumer[14]) . . . . 0,240 %
Eigelb (Beumer[14]) . . . . 1,342 %
Butter (Beumer[14]) . . . . 0,185 %
Lebertran (Wacker und Hueck[18], Wacker und Beck[15]) . . . . 0,488 %
Amerikanisches Schweinefett (Wacker und Beck[15]) . . . . 0,108 %
Muskelfleisch vom Rind (Hotta[19]) . . . . 0,046—0,048 %
       „   vom Kalb (Hotta[19]) . . . . 0,084—0,088 %
       „   vom Huhn (Lewaczek[20]) . . . . 0,059—0,108 %
Roggenmehl (Beumer[14]) . . . . 0,061 %
Feines Weizenmehl (Beumer[14]) . . . . 0,026 %
„Mehl" (Thannhauser[17]) . . . . 0,008 %
Haferflocken (Beumer[14]) . . . . 0,025 %
Reis (Thannhauser[17]) . . . . 0,026 %
Apfelmus (Thannhauser[17]) 0,0008%

Der Cholesteringehalt der täglichen Nahrung beträgt nach den Untersuchungen von Wacker und Beck[21], Thannhauser[17] und Beumer[22] für Kinder und Erwachsene je nach dem Fettreichtum (nach W. Hueck):

bei Buttermilchnahrung . . . . = 0,018   g
„   Brustnahrung . . . . = 0,049—0,097 g
„   gemischter Nahrung . . . . = 0,062   g
„   fettarmer Kost für Erwachsene . . . . = 0,039—0,109 g
„   gemischter Kost für Erwachsene . . . . = 0,200—0,362 g
„   fettreicher Kost für Erwachsene bis zu . . . . . .   1,406 g Gesamt-
                                                             cholesterin

In diesen Angaben bezieht sich der Cholesteringehalt auf das Gesamtcholesterin; das Verhältnis von Cholesterin und Cholesterinestern ist hier nicht berücksichtigt.

Für das Cholesterin und die Cholesterinester gelten die gleichen Resorptionsverhältnisse wie für das Neutralfett. Es besteht die Möglichkeit, daß die Cholesterinester im Darm durch die dort vorhandenen Esterasen (Lipasen) in Cholesterin und Fettsäuren zerlegt werden, und daß der Resorption von Cholesterinestern wie der Resorption von Neutralfett erst eine Esterspaltung vorausgehen muß. Cholesterinspaltendes Ferment ist im Duodenalsaft, im Pankreassaft und in der Galle vorhanden (Thannhauser[17]). Andererseits wissen wir, daß Cholesterinester bei Gegenwart von freiem Cholesterin sich leichter in einen fein emulgierten, hochdispersen Zustand überführen lassen und man in Analogie mit der Fettresorption auch annehmen könnte, daß diese feinste Verteilung des Cholesterins einen direkten Durchtritt durch die Darmepithelien in die Lymphgefäße ermögliche. Jedenfalls sind nach den Untersuchungen von Howard Mueller[23] und Wacker und Hueck[18] jenseits der Darmwand die Ester reichlicher vorhanden als freies Cholesterin. Es überwiegen die Cholesterinester in allen Körperflüssigkeiten das freie Cholesterin um das 2—3fache. Die Vorbedingungen zur Resorption der Sterine ist das gleichzeitige Vorhandensein von Fett. Ich[17] konnte zeigen, daß in Substanz zugeführtes Cholesterin und auch Cholesterinester beim Menschen kaum resorbiert werden und eine Resorption erst nach Lösung der Sterine in Fett (Triolein) eintrat. Hoppe-Seyler[24] hat die Resorption des Cholesterins vom Fettgehalt der Nahrung abhängig gemacht, und in treffender Weise mit dem Satz: „Die Fette bahnen dem Cholesterin den Weg" die Resorptionsverhältnisse charakterisiert.

In gleicher Weise wie Fett muß auch Galle im Darm anwesend sein, um die für die Resorption günstigsten Emulsionsverhältnisse zu erzeugen. Inwieweit die Desoxycholsäure (Wieland und Sorge[25]) und ihre Alkalisalze durch Komplexsalzbildung die Resorption von Sterinen erleichtern oder ob die Galle als Ganzes durch ihre emulgierende Eigenschaft die Resorption ermöglicht, kann nicht auseinandergehalten werden. Jedenfalls ist genügender Gallezufluß Vorbedingung einer guten Sterinresorption.

Mit der Nahrung wird nicht nur tierisches Cholesterin, sondern auch pflanzliches Phytosterin aufgenommen. Das Phytosterin ist ein Isomeres des Cholesterins. Da in den Geweben und in den Säften bisher nur Cholesterin gefunden wurde, muß man annehmen, daß die Umlagerung des isomeren Phytosterins in das Cholesterin entweder schon im Darm oder erst im intermediären Stoffwechsel erfolgt. Nach den ausführlichen Arbeiten von Schönheimer[25a] scheint das Phytosterin überhaupt nicht in den Kreislauf zu gelangen, sondern unverändert im Kote wieder ausgeschieden zu werden. In den tieferen Darmabschnitten wird das Nahrungssterin in Koprosterin (Dihydrocholesterin) durch Bakterieneinwirkung verwandelt. Der Übergang von Cholesterin in Koprosterin setzt nicht nur eine Hydrierung an der doppelten Bindung, sondern auch eine sterische Umwandlung des Skelets hinsichtlich eines H-Atomes voraus. Dieser interessante biologische Vorgang der sterischen Umlagerung durch Bakterienwirkung im Darm ist in seinem Mechanismus noch nicht erfaßt. Inwieweit das Nahrungscholesterin zuerst in das dem Koprosterin isomere Allocholesterin im Darm verwandelt wird, bedarf noch weiterer Untersuchung. Von großer Wichtigkeit wäre es, zu wissen, ob das durch die Darmbakterien entstehende Koprosterin vollständig im Kot ausgeschieden wird oder ob es auch zur Resorption gelangt. Da das Koprosterin alle Reaktionen gibt, welche wir zur Cholesterinbestimmung verwenden (Farbreaktionen und auch die Digitoninfällung), könnte es dem Nachweis in den Säften bisher entgangen sein. Durch die Untersuchungen von Enderlen, Thannhauser und Jenke[26] ist gezeigt worden, daß Derivate des Cholesterins nicht in Gallensäuren übergehen, jedoch das Allocholesterin und Koprosterin bei parenteraler Zufuhr eine Mehrbildung von Gallensäuren zur Folge haben. Dieser Befund ist deshalb von besonderem Interesse, da sich die Gallensäuren in ihrer sterischen Konfiguration mit dem Allo- und Koprosterin nach den Untersuchungen von Windaus als identisch erwiesen haben. Es wäre demnach möglich, daß zur Resorption gelangtes Koprosterin für die Gallensäurebildung in Frage käme.

Das resorbierte Cholesterin gelangt über die Chylusgefäße durch den Ductus thoracius in die Blutbahn. Wie bereits erwähnt, ist in den Körpersäften der Gehalt an Cholesterinestern 2—3mal größer als an freiem Cholesterin. Die zahlenmäßigen Angaben über den Cholesteringehalt schwanken nicht nur je nach der Bestimmungsmethode, sondern sind auch dadurch noch verwirrend, daß die Zahlen sich einmal auf das Gesamtblut, das andere Mal auf das Serum beziehen. Durch die Untersuchungen von Wacker und Hueck[27] wissen wir, daß in den roten Blutkörperchen fast nur freies Cholesterin vorhanden ist, während im Serum das Estercholesterin das freie Cholesterin um das Doppelte überwiegt. Man wird zweckmäßig bei Bestimmungen von Cholesterin und Cholesterinestern

Cholesterin und Cholesterinester im Blute.

vom Blutserum ausgehen, da durch die Zahl der roten Blutkörperchen im Gesamt-blut die Verhältnisse bei der quantitativen Auswertung der Cholesterinbestimmung kompliziert werden. Physiologischerweise findet man im Blutserum Werte, die zwischen 100 und 200 mg-% Gesamtcholesterin schwanken. Davon treffen 40—80 mg-% auf freies und 60—120 mg-% auf Estercholesterin. Beim Neu-geborenen ist der Cholesteringehalt besonders niedrig, 0,054 mg% (György[28]). Diese Zahlen sind mit der Autenrieth-Funkschen[29] colorimetrischen und der besseren Windausschen[13] gravimetrischen Methode gewonnen. Die Methoden von Bloor[30] und Bang[31] geben höhere Werte. Aus diesen Zahlen ist ersichtlich, daß die Schwankungsbreite auch unter normalen Bedingungen sehr groß ist und man sehr vorsichtig sein muß, von einer abnormen Anhäufung von Cholesterin in den Säften zu sprechen.

Zweifellos ist der Gehalt der Säfte in gewissem Maße von dem Gehalt der Nahrung an Cholesterin abhängig (Gardner[32]). Besonders bemerkenswert ist, daß bei Fleischfressern: Mensch, Hund, Katze usw., eine cholesterinreiche Kost einige Stunden nach der Mahlzeit zu einer geringen Erhöhung des Cholesterins in den Säften führt, die aber sehr bald abklingt und keine dauernde Vermehrung von Cholesterin in den Säften nach sich zieht. Im Gegensatz hierzu zeigen die Pflanzenfresser (Ssokoloff[33]) anfangs keine Cholesterinvermehrung der Säfte nach Nahrungsaufnahme. Setzt man aber bei den Pflanzenfressern die Cholesterin-zulagen längere Zeit fort, so findet sich hier im Gegensatz zu den Fleischfressern eine dauernde Anhäufung und Ablagerung von Cholesterin im Blut und Gewebe. Bis heute ist es unklar, was dieses gegensätzliche Verhalten von Fleisch- und Pflanzenfressern bei Cholesterinfütterung verursacht. Wahrscheinlich dürften die Ausscheidungsorgane, besonders die Leber, für dieses gegensätzliche Verhalten maßgebend sein.

Kann der Organismus Cholesterin synthetisch aufbauen? Für den menschlichen Cholesterinstoffwechsel ist die Frage von größter Wichtigkeit, inwieweit der Organismus von der Zufuhr bereits fertiggebildeter Sterine abhängig ist und inwieweit er Sterine selbst bilden kann. Es wurde ver-sucht, diese Frage durch die verschiedensten experimentellen Anordnungen klarzustellen. Thannhauser und Schaber[34] versuchten, am Cholesterin-gehalt des bebrüteten und unbebrüteten Hühnereies die Frage der Cholesterin-synthese zu lösen. In diesen Versuchen ist eine geringe Zunahme des Gesamt-cholesterins beim Ei nach der Bebrütung festzustellen. Die Versuche von Thannhauser und Schaber wurden neuerdings von Kenzo Kusui[34a] be-stätigt. Dieser Autor fand wie Thannhauser und Schaber während der Bebrütung eine Abnahme des freien Cholesterins. Das Estercholesterin war auf Kosten des freien Cholesterins vermehrt. Das Gesamtcholesterin, das bis zum vierzehnten Bebrütungstage eine stetige Abnahme gezeigt hatte, erfuhr während der weiteren Entwicklung eine deutliche Zunahme. Andere Untersucher, wie Gardner[32], fanden keine Vermehrung des Cholesteringehaltes nach der Bebrü-tung. In ausgedehnten Bilanzversuchen beim Menschen, die über viele Wochen sich erstreckten, suchten Thannhauser[17] und seine Mitarbeiter den Nachweis zu erbringen, daß bei dauernder cholesterinarmer Ernährung die Cholesterin-bilanz positiv wird, d. h. daß weniger Cholesterin zur Ausscheidung kommt, als zugeführt wird. In der Tat gelang es auch Thannhauser[17] und seinen Mitarbeitern in über viele Wochen ausgedehnten Versuchen die Bilanz für ganz kurze Zeit positiv zu gestalten. Jedoch sind die Zahlen der positiven Cholesterinbilanz so klein, daß man nicht aus ihnen schließen kann, der Mensch wäre auf das Nahrungscholesterin angewiesen und könne das Cholesterin nicht selbst bilden. Bei Säuglingen fand Beumer[36] bei cholesterinreicher Kost stets eine negative Bilanz, die eindeutig darauf hinweist, daß mehr Cholesterin im

Organismus gebildet, als zugeführt wird. Beumer und Lehmann[37] führten die Frage der Möglichkeit einer Cholesterinsynthese im Organismus durch folgende Versuche einer Lösung zu. Von zwei Hundewürfen wurde je ein Hund sofort auf seinen Gesamtcholesteringehalt analysiert. Von jedem Wurf wurde der andere vier Wochen lang cholesterinarm ernährt und Zufuhr und Ausfuhr genau bestimmt. Dabei zeigten beide Hunde eine negative Cholesterinbilanz, d. h. sie schieden mehr Cholesterin aus, als zugeführt wurde. Nach vier Wochen wurden beide Hunde getötet und ebenso wie seinerzeit ihre Geschwister aus dem gleichen Wurf auf ihren Gesamtcholesteringehalt untersucht. Von den sofort getöteten Hunden enthielt der eine 1,045, der andere 0,924 g Cholesterin. Die beiden überlebenden Hunde bekamen während der ganzen Zeit 0,0655 bis 0,0802 g Cholesterin zugeführt. Nach vier Wochen hatten sie einen Gesamt-cholesterinbestand von 1,993 bis 2,363 g. Sie hatten also 30 mal mehr Cholesterin im Organismus, als ihnen während der vier Wochen zugeführt wurde. Einen weiteren ganz eindeutigen Beweis für die Möglichkeit der Synthese des Sterinringes bringen Enderlen, Thannhauser und Jenke[38] bei, indem sie an Gallefistelhunden, die nahezu cholesterinfrei ernährt wurden, die tägliche Menge der Gallensäure-ausscheidung bestimmten. Nachdem durch die Untersuchungen von Wieland und Windaus gezeigt war, daß den Gallensäuren das gleiche Ringsystem wie den Sterinen zugrunde liegt, kann der Befund dieser Autoren, daß täglich in der Galle bei cholesterinfreier Ernährung bis zu 0,7—1,5 g Gallensäuren ausgeschieden werden, nur so zu deuten sein, daß der Organismus das Ringsystem, welches dem Cholesterin zugrunde liegt, synthetisch zu bilden imstande ist. Zweifellos kann aus Fettgewebe und aus anderen Fett- und Lipoiddepots endogen eine gewisse Cholesterinquote anfallen. Sie kann aber nie so groß sein, wie die Rechnung von Thannhauser und Jenke[38] zeigt, daß sie nur annähernd den täglich ausgeschiedenen Gallensäurenmengen als Muttersubstanz dienen könnte. Zusammenfassend läßt sich sagen, der Organismus bezieht wahrscheinlich einen Teil seines Cholesterins aus der Nahrung, die Hauptmenge wird aber mit dem Kote ausgeschieden. Auch durch lang dauernde, cholesterinarme Ernährung ist eine positive Cholesterinbilanz auf längere Zeit nicht zu erreichen. Die Chole-sterinausscheidung überwiegt sowohl beim wachsenden als auch beim aus-gewachsenen Organismus in Perioden normaler Ernährung die Zufuhr. Die täglich ausgeschiedenen Gallensäurenmengen sind so groß, daß auch aus diesem Grunde an einer Sterinsynthese im Organismus nicht gezweifelt werden kann.

Von größtem Interesse ist die Frage, ob die Sterine im intermediären Stoff-wechsel des Organismus eine Veränderung erleiden und ob der Organismus, welcher das komplizierte Ringskelet der Sterine synthetisieren kann, auch imstande ist, dieses Ringsystem durch Abbau wieder aufzuspalten. Von Ab-wandlungsprodukten des Cholesterins im intermediären Stoffwechsel kennen wir bis heute nur die von Lifschütz[39] beschriebenen Oxycholesterine, die an der doppelten Bindung im Fünferring eine Sauerstoffanreicherung erfahren haben dürften. Die Oxycholesterine von Lifschütz[39] sind bisher nicht in krystalli-siertem Zustande erhalten worden, obwohl die von Lifschütz[39] angegebenen Reaktionen keinen Zweifel lassen, daß es sich tatsächlich um Oxydationsprodukte des Cholesterins handelt. Eines scheint aber sicher zu sein, daß die Lifschütz-schen Oxycholesterine noch das volle Cholesteringerüst enthalten und lediglich eine sauerstoffreichere Verbindung des Cholesterins darstellen. Wir kennen bis heute kein Abwandlungsprodukt des Cholesterins, das ersehen ließe, daß im inter-mediären Stoffwechsel das Ringsystem der Sterine aufgespalten werden könnte.

Es trifft für die Sterine das gleiche zu wie für die anderen zyklischen und heterozyklischen Verbindungen. Der Organismus ist wohl in großem Maße befähigt, aus offenen Ketten ringförmige Gebilde zu erzeugen, er ist aber nur in ganz geringem Maße befähigt, ringförmige Gebilde wieder in offene Ketten aufzuspalten (Purine, Pyrrole, Indol).

Aus der eingangs gegebenen Darstellung des chemischen Aufbaues des Cholesterins ist ersichtlich, daß an dem Ringskelet der Sterine sich eine offene Seitenkette befindet. Die Gallensäuren enthalten noch das unveränderte Ringgerüst des Cholesterins, nur in der Seitenkette ist eine Isopropylgruppe aboxydiert (Windaus[12]), und das endständige Kohlenstoffatom daselbst zur Carboxylgruppe oxydiert. Die Gallensäuren leiten sich nicht, wie wir ausgeführt haben, von dem Stammkohlenwasserstoff, dem Cholestan, sondern von seinem Isomeren, dem Pseudocholestan oder Koprostan ab. Das den Gallensäuren entsprechende Sterin ist das Allocholesterin und sein hydriertes Produkt, das Koprosterin. Enderlen, Thannhauser und Jenke[26] konnten an Gallefistelhunden nachweisen, daß alle Sterine, welche die Struktur des Cholesterins haben, nicht in Gallensäuren übergehen, daß aber das dem Cholesterin isomere Allocholesterin und das Koprosterin bei intravenöser Zufuhr die Gallensäurenausscheidung bedeutend erhöht. Hier tritt zum ersten Male für die Reihe der Sterine die Wichtigkeit der stereoisomeren Anordnung im Molekül zutage.

In gleicher Weise wie die Fermente des Organismus nur auf die rechtsdrehende Form gewisser Aminosäuren zum Abbau eingestellt sind und die linksdrehende unverändert lassen, sehen wir auch hier, daß der Abwandlung der Sterine zu Gallensäuren eine sterische Veränderung des Moleküls vorausgehen muß. Ob das Allocholesterin oder das Koprosterin, welche die Muttersubstanzen der Gallensäuren sein dürften, überhaupt im intermediären Stoffwechsel vorkommen, bedarf noch der experimentellen Klärung. Es scheint aber sehr wahrscheinlich, daß die Gallensäurebildung nicht nur über diese isomeren Sterine läuft, sondern daß die Gallensäurebildung ein synthetischer Vorgang ist, dessen Vorstufen wir bisher nicht kennen. Aus diesen Befunden ergibt sich, daß ein zwangsläufiger Abbau von Cholesterin zu Gallensäuren nicht stattfindet und daß die Annahme, die Gallensäuren wären ein Abbauprodukt des im Organismus geläufigen Sterines, des Cholesterins, nicht zutreffend ist. Nach den bis heute vorliegenden experimentellen Daten kann man nicht annehmen, daß im intermediären Stoffwechsel der Sterinring abgebaut wird und daß an einer Seitenkette eine wesentliche Veränderung eintritt.

Squalen. Gegenwärtig sind Untersuchungen in meinem Laboratorium im Gange, die sich mit der Frage befassen, ob der hochungesättigte Kohlenwasserstoff Squalen $C_{30}H_{50}$, den erstmals Tsujimoto[62] in der Leber japanischer Haie und Rochen gefunden hat, irgendwelche Beziehungen zu den Sterinen aufweist. Es wäre nicht unwahrscheinlich, daß das Ringsystem des Sterinskelets sich aus derartig ungesättigten, verzweigten Kohlenwasserstoffen aufbauen würde. Der Befund Tsujimotos wurde von Chapman, Mastbaum[63] bei anderen Haiarten der portugiesischen und marokkanischen Küste bestätigt.

Die Konstitution des Squalens ist noch nicht völlig aufgeklärt. Als wahrscheinlichste Formel kann heute folgender Ausdruck angesehen werden[64]:

$$\begin{matrix} H_3C \\ \\ H_3C \end{matrix}\!\!\!\diagdown\!\!\!\diagup C{=}CH \cdot CH_2 \cdot [CH_2C{=}CH \cdot CH_2]_4 \cdot CH_2 \cdot \overset{\displaystyle CH_3}{C}{=}CH \cdot CH_3 .$$

Während in Knochenfischen ebenfalls Squalen vorzukommen scheint, ist in der Leber von Säugetieren[65] (Mensch, Pferd, Rind, Schaf, Schwein und Pottwal) ein homologer Kohlenwasserstoff — wahrscheinlich $C_{35}H_{60}$ — in geringer Menge nachgewiesen worden. Die physiologische Bedeutung dieser Kohlenwasserstoffe, die beim Hai 80 % des Leber- und 20 % des gesamten Körpergewichtes ausmachen können, ist ganz unklar. Fütterungsversuche[66] mit Abkömmlingen des Squalens führten bei Ratten, ohne eine Störung zu verursachen, zu einer Steigerung des Leberunverseifbaren auf das $2^1/_2$fache der Norm. Die Cholesterinmenge stieg dabei auf das Doppelte. Die Gesamtsteigerung des Unverseifbaren war größer, als der zugeführten Squalenmenge entsprach. Mit dem Vitamin A ist Squalen nicht identisch[67].

Die Ausscheidung des Cholesterins vollzieht sich zum großen Teil in die Galle, vielleicht auch direkt in den Darm (Bäumer). Die Leber hat für die Cholesterinausscheidung wesentliche Funktionen. Wir sehen, daß der Cholesteringehalt der Galle dem Cholesteringehalt des Blutes bei intakter, gesunder Leber parallel geht; hoher Cholesteringehalt des Blutes, hoher Cholesteringehalt der Galle. Sind die Gallenwege mechanisch gedrosselt, so nimmt der Cholesteringehalt des Blutes zu. Die täglich ausgeschiedenen Mengen von Cholesterin kann man nur approximativ berechnen. Der Gehalt der Fistelgalle an Cholesterin ist 0,003—0,097 % [40]. Bei Duodenalsondierung wurde durch Gallenblasenreflex Blasengalle gewonnen, die einen erheblich höheren Cholesteringehalt aufzeigen und 0,2—0,6 % betragen kann. In der Leichengalle finden sich 0,15—0,17 %. Nehmen wir als hohen Wert der täglich produzierten Galle 1000 ccm an und setzen einen hohen Wert von 0,01 bis 0,05 % für die Fistelgalle ein, so ergibt sich eine tägliche Ausscheidung von 0,1 bis 0,5 g Cholesterin. Diese Zahl würde ausreichen, um anzunehmen, daß die gesamte, mit der Nahrung aufgenommene Cholesterinmenge in die Galle ausgeschieden wird. Außer mit der Galle, und dadurch mit dem Kot, kommen für die Cholesterinausscheidung noch die Haut und die Hautdrüsen in Frage. Die Gesamtausscheidung durch die Haut dürfte ca. 0,1 g betragen. Durch die Bronchialepithelien wird ebenfalls mit dem Sputum ein kleiner Teil Cholesterin, der nicht zahlenmäßig in Betracht kommt, ausgeschieden. Im wesentlichen handelt es sich hier um die Ausscheidung von cholesterinhaltigen Zellen. In den Harn treten nur Spuren von Cholesterin über. Finden sich größere Mengen von Cholesterin im Harn, so ist dies ein Zeichen, daß in der Niere degenerative Prozesse stattfinden und lipoiddegenerierte Nierenzellen zugrunde gehen. Ein direkter Übertritt von Cholesterin aus den Säften in den Harn bei Lipoidnephrosen der Niere dürfte nicht statthaben. Das Cholesterin ist kein harnfähiger Körper, während die Gallensäuren harnfähige Substanzen sind. Die Harnfähigkeit der Gallensäuren wird durch die Carboxylgruppe in der Seitenkette bewirkt. Wir sehen hier einen für den Exkretionsvorgang biologischer Substanzen wichtigen Prozeß, in dem durch Carboxylierung, d. h. durch Oxydation zur Carbonsäure, die Harnfähigkeit bewirkt wird. Eine Analogie zu dem nicht harnfähigen Cholesterin und zur harnfähigen Gallensäure sehen wir in dem nicht harnfähigen Hämatoporphyrin und dem mehrfach carboxylierten Derivat, dem Uroporphyrin (s. S. 535).

Nachdem wir gesehen haben, daß die exogene Quote, d. h. das Nahrungscholesterin, täglich variiert und daß auch die endogene Quote (0,03 g, Thannhauser[17]), sei es, daß sie aus Depots oder durch Synthese anfällt, in ihrer täglichen Menge sehr wechseln dürfte, so ist der ziemlich konstante Gehalt der Säfte an Cholesterin nur dadurch zu erklären, daß gewisse Regulationsvorgänge diesen Ausgleich schaffen.

Die Regulation, welche die Konstanz des Cholesteringehaltes der Säfte bedingt, dürfte in der Hauptsache durch das Ausscheidungsorgan, durch die Leber, bedingt sein. Es könnte aber auch der Zustand des Cholesterins, das in den Körperflüssigkeiten immer in kolloidaler Form vorhanden ist, für die Regulation maßgebend sein, indem das Cholesterin und seine Ester je nach dem vorliegenden Zustand in Depots abgelagert oder in der Galle ausgeschieden wird. Auf den

Lösungszustand des Cholesterins haben die Elektrolyte und in gewissem Sinne auch die lokalen Milieureaktionen einen gewissen Einfluß. Es wäre aber ganz verfehlt, wollte man den physikalisch-chemischen Momenten eine allzu große Bedeutung für die Regulation des Cholesterinstoffwechsels zulegen. Das Cholesterin ist bei diesen Regulationsvorgängen nicht als chemisches Individuum zu werten, sondern als Teil eines kolloidalen Komplexes, dessen Ausscheidung und Speicherung durch die gegenseitige Abhängigkeit der Lösungsverhältnisse untrennbar verknüpft ist.

Funktion des Cholesterins. Auch die Funktionen des Cholesterins im Organismus sind nicht vom chemischen Individuum Cholesterin aus zu beurteilen, d. h. die stoffliche Bedeutung des Cholesterins ist nicht wie die stoffliche Bedeutung eines Eiweißkörpers oder eines Arzneimittels aus der funktionellen Wirkung der Molekülteile zu erschließen. Die physikalischen Eigenschaften, die durch die Gesamtheit des Moleküls bedingt sind, sind es, welche die biologischen Funktionen dieses Körpers verursachen. Aus diesem Grunde ist die Bedeutung des Cholesterins für den Zellstoffwechsel nicht losgelöst von der Bedeutung der anderen Lipoide zu betrachten.

Allerdings sprechen die Untersuchungen von Ransom[41], die im H. H. Meyerschen Laboratorium ausgeführt wurden, dafür, daß dem Cholesterinmolekül auch eine stoffliche Bedeutung zukommt, die an den strukturellen Aufbau des Cholesterinmoleküls geknüpft ist. Ransom konnte nachweisen, daß die Hämolyse durch Gifte der Saponinreihe durch Cholesterin aufgehoben wird. Diese Eigenschaft des Cholesterins beruht auf dem Vorhandensein der alkoholischen Hydroxylgruppe, da die Ester des Cholesterins eine Hemmung der Saponinhämolyse nicht zeigen. Die unveresterte Hydroxylgruppe des Cholesterins läßt Additionsverbindungen mit Saponinen zu, die bei Veresterung der Hydroxylgruppe nicht zustande kommen können[42]. Nach unseren heutigen Kenntnissen hat diese interessante Feststellung Ransoms keine Bedeutung für die Entgiftung anderer Substanzen als die der Saponinreihe, zu denen wahrscheinlich gewisse Schlangengifte gehören dürften.

Antagonismus. Lecithin-Cholesterin. In der Literatur wird in vielen Arbeiten von einem antagonistischen Verhalten von Lecithin und Cholesterin berichtet. Bei manchen hämolytischen und serologischen Vorgängen soll das Lecithin eine aktivierende, das Cholesterin eine hemmende Funktion haben. Auch Permeabilitätsänderungen an der Zelloberfläche, die Blutkörperchensenkungsgeschwindigkeit und andere vom physikalischen Zustand des Milieus abhängige Erscheinungen sollen von Lecithin und Cholesterin in gegensätzlichem Sinne beeinflußt werden. Auch auf den Blutdruck (Westphal[43]) soll das Cholesterin und auch das Lecithin einen gewissen Einfluß haben. Hierher gehören auch die Beobachtungen über Phagocytose (Stuber[44]) und über das Wachstum (Robertson[45]). Alle diese hierher gehörigen Arbeiten, welche eine besondere Funktion des Cholesterins, losgelöst von den anderen Fetten und Lipoiden, für den Organismus beweisen wollen, bringen zweifellos eine Zahl interessanter Beobachtungen bei; in der Deutung dieser Befunde kann man aber nicht vorsichtig genug sein, da sich durch Veränderung einer Komponente des physikalischen Zustandes der Zelle noch kein Urteil über die Funktion dieser variierten Komponente oder gar über die Funktion des Gesamtkomplexes mehrerer Unbekannten fällen läßt.

Es ist leider heute noch unmöglich, die besonderen physikalischen Eigenschaften des Cholesterins in der Zelle und auch im kolloidalen Milieu der Gewebssäfte mit einer physikalischen Formulierung zu fassen. Es ist lediglich festzustellen, daß die Sterine in dem physikalischen Milieu der Säfte und der Zelle eine von den anderen Lipoiden nicht loszutrennende physikalische Funktion haben.

Sterine mit Vitamineigenschaften. Ein ganz neuer Gesichtspunkt für die Bedeutung der Sterine im Stoffhaushalt ist durch die Versuche von Heß[46], Rosenheim und Webster[47] zu erblicken, die nachweisen konnten, daß bestrahltes Cholesterin die Rachitis der Ratten und nach neueren Untersuchungen auch die Rachitis des Menschen heilen könne. Diese Eigenschaft des Cholesterins, in das rachitisheilende Prinzip überzugehen, ist nach den Untersuchungen von Heß[46], Rosenheim und Webster[47] sowie von György und Jenke[48] an das Vorhandensein der doppelten Bindung und der alkoholischen Hydroxylgruppe des Cholesterins gebunden. Erst die Untersuchungen von Windaus und Pohl[49] brachten Klarheit in diese verwickelten Zusammenhänge von Cholesterin und dem durch das Licht zu aktivierenden, antirachitischen Faktor. Windaus konnte zeigen, daß das Cholesterin, welches durch Addition von Brom an die doppelte Bindung in das entsprechende Dibromid übergeführt wurde, nach Abspaltung des Broms, also nach Rückführung in richtiges Cholesterin, nicht mehr durch Licht in das antirachitische Prinzip überzuführen ist. Pohl konnte erweisen, daß alle Sterine, die durch Bestrahlung antirachitisch wirksam werden, ein Spektrum von charakteristischem Aussehen haben. Durch diese Feststellung konnte Windaus nach dem Körper suchen, der scheinbar in ganz kleinen Mengen verschiedenen Sterinen beigemengt ist. Windaus gelang es, diesen Körper zu isolieren und als Ergosterin zu identifizieren. Das Ergosterin ist ein Sterin, welches eine dreifache doppelte Bindung enthält. Es kommt hauptsächlich in der Hefe vor. Es scheint als Verunreinigung, auch 10—20fach umkrystallisiertes Cholesterin, in kleinsten Mengen, durch physikalische Methoden untrennbar, zu begleiten. So ist es begreiflich, daß eine Hydrierung, die das Cholesterin nicht mehr als antirachitisch wirksam erscheinen läßt, auch das begleitende Ergosterin unwirksam macht. Diese Tatsache läßt den Schluß zu, daß die Wirksamkeit des antirachitischen Faktors im Ergosterin an die doppelten Bindungen im Molekül geknüpft ist. Inwieweit wir in dem Ergosterin selbst den antirachitischen Faktor, der durch Bestrahlen aktiviert wird, vor uns haben, ist noch nicht entschieden. Sicher ist nur, daß der antirachitische Faktor mit dem Molekül des Ergosterins zusammenhängt. Es wäre durchaus möglich, daß das Ergosterin mit seinen doppelten Bindungen gewissermaßen als Kollektor des antirachitischen Vitamins fungiert, ohne selbst mit dem antirachitischen Prinzip identisch zu sein. Damit ist die Bedeutung des Ergosterins für die Heilung der Rachitis in keiner Weise geschmälert. Es ist nur die Frage aufgeworfen, ob die antirachitische Wirkung durch das Ergosterinmolekül selbst oder durch eine Substanz, welche durch das Ergosterin aufgeladen wird, hervorgerufen ist. Die Mengen bestrahlten Ergosterins, die nötig sind, um die Rachitis zu heilen, sind außerordentlich gering.

Als Vigantol ist Ergosterin in Sesamöl gelöst im Handel, und zwar in Form einer 1proz. Lösung (1 ccm = 10 mg) und in Gestalt von Pastillen (1 Pastille = 2 mg). Die Dosierung beträgt je nach der Schwere des Falles, 4, 6, 8 oder 10 mg täglich.

Eine Anhäufung von Cholesterin in den Säften finden wir bei allen Erkrankungen, bei denen ein Transport von Fett aus den normalen Depots zu anderen Organen stattfindet. Das Cholesterin ist hier der Begleiter des Fettes. Aus dieser Ursache kommt es unter Umständen bei allen Inanitionszuständen, bei schwerer Tuberkulose, beim Diabetes und bei degenerativen Nierenerkrankungen zu einer Anhäufung von Cholesterin im Blute. Bei diesen Cholesterinämien überwiegen wie normalerweise die Ester das freie Cholesterin. Eine besonders starke Anhäufung von Sterinen im Blute beim Diabetiker kann zu einer Xanthombildung (s. S. 355) Veranlassung geben. Die diabetischen Xanthome imponieren als kleine, furunkelähnliche Höckerchen der Haut, die an ihrer höchsten Spitze einen gelblichen Punkt haben. Dieser gelbliche Punkt ist aber nicht durch Eiter hervorgerufen, sondern durch Anhäufung von Sterinen in

Hyper-
cholesterinämie.

diesen Knötchen. Auch die diffuse Gelbfärbung der Innenfläche der Fußsohlen und der Hände bei Diabeteskranken (Xanthosis) (s. S. 355) wird durch einen gelben Farbstoff, der die Fette und das Cholesterin begleitet, hervorgerufen (s. Diabetes). Als Xanthelasmen werden flächige, gelbliche Hautflecke bezeichnet, die sich häufig an den Lidrändern bei zunehmendem Alter, aber auch schon bei Jugendlichen lokalisieren. Die Xanthelasmen haben mit den diabetischen Xanthomen ätiologisch nichts zu tun. Es sind familiär vererbte Hautanomalien, denen degenerative Verfettungsprozesse zugrunde liegen.

Eine Sonderstellung in der Beurteilung der Anhäufung von Sterinen im Blute nehmen die Erkrankungen der Leber ein. Während die bisher besprochenen Hypercholesterinämien eine Vermehrung des Choleringehaltes in den gleichen Verhältnissen des freien und Estercholesterins wie beim Normalen zeigen, sehen wir bei Lebererkrankungen das Verhältnis freies Cholesterin zu Cholesterinester zu ungunsten des ersteren sich verändern. Bei Stauungsikterus kommt eine Hypercholesterinämie vor, die eine Cholesterinvermehrung zeigt, die sich von den bisher besprochenen Cholesterinanhäufungen nicht unterscheidet, indem auch hier der größte Teil des Cholesterins in Esterform vorhanden ist. Wir konnten aber zeigen (Thannhauser und Schaber[50]), daß bei Erkrankungen des Leberparenchyms eine Vermehrung des Gesamtcholesterins vorhanden sein, aber auch fehlen kann. Es wurden bei chronischen Cirrhosen auch unternormale Gesamtcholesterinwerte gefunden. Die charakteristische Veränderung im Blute beim Leberkranken wird nicht mit der Bestimmung des Gesamtcholesterins erfaßt, sondern nur durch Ermittelung der Werte des freien und Estercholesterins augenscheinlich. Bei einer Reihe von Leberkranken findet sich im Gegensatz zum Normalen das Estercholesterin in geringerer Menge als das freie Cholesterin. Wir haben in besonders schweren Fällen (Leberatrophie) ein starkes Zurückgehen der Blutcholesterinwerte und ein vollständiges Verschwinden der Cholesterinester beobachtet und von einem „Estersturz" gesprochen. Die Einwendungen von Bürger[51] gegen die von uns gemachten Beobachtungen sind inzwischen durch eine umfassende Arbeit von Adler[52] auf das richtige Maß zurückgeführt worden. Die Tatsache bleibt jedenfalls bestehen, daß bei einer Reihe von schweren Leberkrankheiten das Verhältnis von freiem Cholesterin zum Estercholesterin sich umkehrt und daß diese Erscheinung mit der Funktion der Leber etwas zu tun haben muß. Da nach unseren Untersuchungen beim Menschen in der Galle fast nur freies Cholesterin ausgeschieden wird (Thannhauser und Fleischmann), ist es naheliegend, daß in der Leber ein Mechanismus vorhanden ist, der auf die Relation: $\dfrac{\text{freies Cholesterin}}{\text{Cholesterinester}}$ einwirkt. Als besonders charakteristisch möchten wir unsere Befunde bei akuter, gelber Leberatrophie halten, bei der Cholesterinester im Serum vollständig verschwinden, aber auch der Wert für freies Cholesterin sehr stark absinkt. Diesen für die Diagnose der akuten gelben Leberatrophie charakteristischen Befund konnten wir in der Zwischenzeit durch die an einem zweiten Fall von akuter gelber Leberatrophie ermittelten Cholesterinwerte ergänzen. In gleichem Sinne sprechen auch die von Enderlen, Thannhauser und Jenke[53] ausgeführten Cholesterinbestimmungen im Blut entleberter Hunde.

Außer den bereits besprochenen Ursachen der Cholesterinämie (Fettwanderung, Ausscheidungsstörung) soll eine Vermehrung des Blutcholesterins auch beim Zugrundegehen von Zellen im Körper zustande kommen (Grigaut[54]). Es scheint aber wenig wahrscheinlich, daß eine derartige cytologische Hypercholesterinämie nicht durch eine normal funktionierende Leber ausgeglichen werden könnte. Es scheint uns viel wahrscheinlicher, daß auch bei den fieberhaften Erkrankungen die Cholesterinämie als Begleiterscheinung einer Fettwanderung in Erscheinung tritt. Man hat auch versucht, die Cholesterinämie bei chronischen Nierenerkrankungen aus dem Zugrundegehen von Nierengewebe zu erklären. Es dürften aber die geringen Gewichtsmengen, die hierbei frei würden, leicht durch die Leber bewältigt werden. Bei allen chronischen Inanitionskrankheiten, so auch bei der Lipoidnephrose, ist eine mehr oder minder starke Fettwanderung festzustellen.

Der klinische Wert der Ermittlung des Cholesteringehaltes der Säfte darf, wie dies leider so oft geschieht, nicht überschätzt werden. Den Blutcholesteringehalt als Maß des Cholesterinstoffwechsels zu bezeichnen, ist jedenfalls unrichtig. Neben dem normalen Funktionieren der Leber sind sicherlich noch eine ganze Reihe anderer Faktoren, teils funktioneller, teils chemisch-physikalischer Natur für die Anhäufung von Sterinen im Blut wichtig.

Eine Cholesterinanhäufung kommt unter pathologischen Verhältnissen nicht nur im Blute, sondern auch in verschiedenen endokrinen Organen vor, ohne daß es wie bei der Cholesterinanhäufung in anderen Organen zu einer lipoiden Degeneration der Organzellen kommt. Das Cholesterin kann in der Nebenniere und auch im Ovarium gespeichert werden. Chauffard[55] und Grigaut[54], die zuerst die Bedeutung des Cholesterins für den Stoffhaushalt zu erforschen versuchten, glaubten in den Nebennieren und im Corpus luteum Regulationsorgane für den Cholesterinkreislauf zu erblicken. Diese Forscher glaubten auch die Nebenniere als den Ort der Cholesterinsynthese ansprechen zu müssen. Es ist aber durch die Untersuchungen von Landau[56], Wacker und Hueck[57] gezeigt worden, daß Nebennierenexstirpation sogar ein Ansteigen des Cholesterins nach sich zieht, und daß damit die Fähigkeit dieses Organs, Cholesterin zu synthetisieren, widerlegt sein dürfte. Trotz vieler Arbeiten ist heute noch unbewiesen, ob hormonale Organe überhaupt eine Einwirkung auf den Cholesterinumlauf haben. Man kann von der Nebenniere und dem Ovar nur sagen, daß beide Organe die Fähigkeit haben, Lipoide und Cholesterin zu speichern und vielleicht als Depots dieser Substanzen zu dienen. Man weiß aber nicht, inwieweit diese Speicherung von Cholesterin einen funktionellen Zweck für den Organismus hat. Es ist ungewiß, ob diese Speicherung lediglich im Sinne eines Depots oder im Sinne einer besonderen Funktion des Cholesterins (vielleicht für die Hormonproduktion) in diesen Organen zu deuten ist.

Zum Schluß ist noch die Möglichkeit eines Zusammenhanges einer Cholesterinanhäufung in den Säften mit dem Zustandekommen einer Atheromatose und der Arteriosklerose zu besprechen. Es kann heute als sichergestellt gelten, daß beim Menschen ein derartiger Zusammenhang nicht besteht. Wenn auch beim Menschen (durchaus nicht immer) bei schwerer Arteriosklerose ein erhöhter Gesamtcholesteringehalt des Blutes vorkommt, so ist dies nicht in dem Sinne zu werten, daß die Hypercholesterinämie als Ursache der Arteriosklerose aufzufassen wäre. Die Hypercholesterinämie ist hier ein Zeichen des erhöhten Fett- und Lipoidtransportes und nicht ein Zeichen einer Ausscheidungsstörung. Es sei hier nochmals betont, daß Hypercholesterinämien als Ausscheidungsstörungen nur bei mechanischem Verschluß der abführenden Gallenwege entstehen. Wenn es Wacker und Hueck[58], Kawamura[59], Chalatow[60] und anderen Forschern trotzdem gelungen ist, durch überreichliche Cholesterinverfütterung bei Herbivoren (Kaninchen und Meerschweinchen) Gefäßveränderungen zu erzeugen, die der menschlichen Atheromatose ähneln, so darf man, wie dies auch Hueck[61] betont, diese Befunde nicht mit den Verhältnissen beim Menschen vergleichen. Wir haben bereits eingangs erwähnt, daß die Cholesterinausscheidung durch die Leber bei Herbivoren sehr leicht überlastet wird und zu einer Cholesterinanhäufung in den Säften führen kann. Beim Menschen ist eine derartige Überlastung der Leber durch Cholesterinfütterung, die zu einer dauernden Anhäufung von Cholesterin in den Säften führt, bisher nicht beobachtet worden. Die menschliche Leber ist hinsichtlich ihrer Cholesterinausscheidung viel leistungsfähiger als die Leber der Herbivoren. Das Zustandekommen der Atheromatose und der Arteriosklerose dürfte beim Menschen primär nicht durch die Anhäufung von Cholesterin bedingt sein, sondern durch degenerative Veränderungen in der Gefäßwand ausgelöst werden. Die in ihrer Lebensfähigkeit geschwächten, bindegewebigen Bestandteile der Gefäßwände treten als Cholesterinfänger auf, d. h. an den aufgelockerten Fibrillen lagern sich diejenigen Substanzen des Blutes ab, die in übersättigter und in kolloidaler Form gelöst sind. Dies sind in erster Linie das Cholesterin und seine Ester und die Kalksalze. Es scheint mir abwegig zu sein, wenn Hueck[61] in seinem ausgezeichneten Referat über den Cholesterinstoffwechsel diese Verhältnisse mit der Harnsäuregicht vergleicht. Die Ablagerung der Harnsäure bei der Gicht wird durch eine Ausscheidungsstörung der Harnsäure veranlaßt und die Gewebsnekrose erst durch die retinierte Harnsäure verursacht. Bei der Atheromatose ist keine Ausscheidungsstörung des Cholesterins vorhanden; hier ist die Gewebsveränderung in dem Gefäßrohr das Primäre und die Cholesterinablagerung das Sekundäre. Bei der Gicht hoher prozentualer Harnsäuregehalt im Blute, niederer prozentualer Harnsäuregehalt im Urin; bei der Arteriosklerose manchmal erhöhter Cholesteringehalt des Blutes, aber niemals ein geringerer Cholesteringehalt in der Galle, sondern meistenteils gleichlaufend mit der Hypercholesterinämie ein Anstieg des Cholesteringehaltes der Galle. Wenn schon ein Vergleich gemacht werden darf, so ist die Arteriosklerose und Atheromatose der sog. Kalkgicht, die mit der Arthritis urica gar nichts zu tun hat, in ihrem Entstehungsmechanismus ähnlich. Bei der Kalkgicht ist die primäre Erkrankung eine Hyalinisierung des Bindegewebes und das Sekundäre die Verkalkung. Es liegt bis heute kein Beweis vor, daß es eine Krankheitseinheit gibt, die man mit Aschoff als „Cholesterinindiathese" bezeichnen könnte, d. h. eine Krankheitsgruppe, bei der das Cholesterin der pathogenetische Faktor wäre.

Ob die neuerdings durch Überfütterung mit bestrahltem Ergosterin (Vitamin D) hervorgerufenen Gefäßveränderungen (Kreitmair, Heubner, Hottinger) mit dem Entstehungsmechanismus der Arteriosklerose etwas zu tun haben, erscheint nicht sehr wahrscheinlich und bedarf noch weiterer Untersuchungen.

Literaturverzeichnis.
Zusammenfassende Darstellungen.

Aschoff, L.: Zur Morphologie der lipoiden Substanzen. Beitr. path. Anat. **47** (1910). — Das reticulo-endotheliale System. Erg. inn. Med. **26** (1924). — Vorträge über Pathologie. Jena 1925. — Chalatow, S.: Die anisotrope Verfettung im Lichte der Pathologie des Stoffwechsels. Jena: G. Fischer 1922. — Dalmer, O.: Hydroaromatische Verbindungen. Handbuch der Biochemie, 2. Aufl., **1**, S. 127. 1925. — Gross, O.: Das Cholesterin, sein Stoffwechsel und seine klinische Bedeutung. Klin. Wschr. **2**, Nr 5 (1923). — Hueck, W.: Ref. über den Cholesterinstoffwechsel. Verh. path. Ges. **1925**, 18. — Kawamura, R.: Die Cholesterinesterverfettung (Cholesterinsteatose). Jena: G. Fischer 1911. — Neue Beiträge zur Morphologie und Physiologie der Cholesterinsteatose. Jena: G. Fischer 1927. — Thannhauser, S. J.: Ref. über den Cholesterinstoffwechsel. Verh. path. Ges. **1925**, 5. — Versé, M.: Ref. über den Cholesterinstoffwechsel. Ebenda **1925**, 67. — Leupold, E.: Der Cholesterinstoffwechsel. Im Handbuch der normalen und pathologischen Physiologie **6**, 606 (1928). — Schulz, Fr. N.: Stoffwechsel der Cholesterine und Inosite. In Oppenheimer: Handbuch der Biochemie, 2. Aufl., **8**, S. 545 (1925).

Einzelarbeiten.

(1) Conradi: Inaug.-Dissert., Jena 1775. — (2) Windaus, A.: Habilitationsschrift, Freiburg 1903. — (3) Berthelot: Ann. Chim. et Phys. **56**, 51 (1856). — (4) Hürthle, K.:

H.-S. Z. 21, 331 (1895/96). — (5) Mauthner u. Suida: Mschr. Chem. 17, 4143. — (6) Diels, O., u. E. Abderhalden: Ber. 36, 3179 (1903); 37, 3092 (1904). — (7) Windaus, A.: Habilitationsschrift, Freiburg 1903; Ber. 36, 3752 (1903). — Windaus u. Stein: Ber. 37, 3699 (1904). — (8) Blanc, G. H.: C. r. 144, 1356; Chem. Zbl. 2, 685 (1907). — (9) Wieland u. Vocke: H.-S. Z. 177, 68 (1928). — (10) Windaus: Ber. 53, 488 (1920); Nachr. Ges. Wiss. Göttingen, Math.-physik. Kl. 1919. — (11) Ebenda 1925, 159. — (12) Ebenda 1919, 1925; Ber. 52, 1915 (1919); H.-S. Z. 117, 146 (1921). — (13) H.-S. Z. 65, 110 (1910). — (14) Beumer: Z. Kinderheilk. 33 (1922). — (15) Wacker u. Beck: Z. Kinderheilk. 27, 228 (1921). — (16) Niemes u. Wacker: Arch. f. exper. Path. 93 (1922). — (17) Thannhauser, S. J.: Dtsch. Arch. klin. Med. 141, 290 (1923). — (18) Wacker u. Hueck: Arch. f. exper. Path. 71 (1913); 74, 406 (1913); 77 (1914); Biochem. Z. 100 (1919). — (19) Hotta: H.-S. Z. 128 (1923). — (20) Embden u. Lawaczek: H.-S. Z. 125 (1923). — (21) Wacker, L., u. K. F. Beck: Z. Kinderheilk. 27, 288 (1921); 29, 331 (1921); 33, 195; Berl. klin. Wschr. 58, 453 (1921). — (22) Beumer, H.: Z. Kinderheilk. 33, 184 (1922); 35, 328 (1923); Dtsch. med. Wschr. 1925, Nr 6. — Beumer, H., u. Fr. Lehmann: Z. exper. Med. 37, 274 (1923). — (23) Mueller, J. H.: Stud. Dep. Columbia Univ. New York 16 (1917); J. of biol. Chem. 22, 1 (1916). — (24) Hoppe-Seiler: zitiert bei Hueck, zusammenfassende Darstellungen S. 27. — (25) Wieland u. Sorge: H.-S. Z. 97, 1 (1916). — (25a) Schönheimer, R.: H.-S. Z. 180, 1 (1929). — (26) Enderlen, E., S. J. Thannhauser u. M. Jenke: Arch. f. exper. Path. 130, 292, 308 (1928); 135, 131 (1928). — (27) Wacker u. Hueck: Biochem. Z. 100 (1919). — (28) György, P.: Z. exper. Med. 43 (1924). — (29) Autenrieth u. Funk: Münch. med. Wschr. 1913, Nr 23. — (30) Bloor, W. R.: J. of biol. Chem. 22 (1915); 24 (1916); 25 (1916); 27 (1916); 29 (1917). — (31) Bang, I.: Biochem. Z. 91 (1918). — (32) Gardner u. Dorée: Proc. roy. Soc. 80, 212, 227 (1908); 81, 109 (1909). — Gardner u. Ellis: Ebenda 81, 129, 505 (1909); 84, 461 (1912); 85, 385 (1912); 86, 13 (1913). — Gardner u. Fraser: Ebenda 81, 230 (1909); 82, 559 (1910). — Gardner u. Fox: Biochemic. J. 18 (1924). — (33) Ssokoloff: Virchows Arch. 245, 203 (1923); Dtsch. Arch. klin. Med. 144 (1924). — (34) Thannhauser, S. J., u. H. Schaber: H.-S. Z. 127, 278 (1923). — (34a) Kusui, Kenzo: H.-S. Z. 181, 101 (1929). — (35) Ellis, G. W., u. J. A. Gardner: Proc. roy. Soc. 81, 129 (1909). — Gardner, J. A., u. P. E. Lander: Ebenda 87, 229 (1914). — (36) Beumer, H.: Z. exper. Med. 35, 328 (1923); Dtsch. med. Wschr. 1925, Nr 6. — (37) Beumer, H., u. Fr. Lehmann: Z. exper. Med. 37, 274 (1923). — (38) Enderlen, E., S. J. Thannhauser u. M. Jenke: Arch. f. exper. Path. 130, 292, 308 (1928); 135, 131 (1928); Klin. Wschr. 1926, Nr 50. — Enderlen, E., S. J. Thannhauser u. Distl: Ebenda 135, 137 (1928). — (39) Lifschütz: H.-S. Z. 50 (1907); 53 (1907); 58 (1908); 63 (1909); 117 (1921); Biochem. Z. 48 (1913); 52 (1913); 54 (1913); 62 (1914); 83 (1917). — (40) Siehe Hueck, zusammenfassende Darstellungen; dort auch Lit. — (41) Ransom: Dtsch. med. Wschr. 1901. — Kyes, P., u. H. Sachs: Berl. klin. Wschr. 1903, Nr 2/4. — Kyes, Preston: Ebenda 1902, Nr 38/39; H.-S. Z. 41, 273 (1904). — Flexner, S., u. H. Noguchi: J. of exper. Med. 6, Nr 3 (1912). — (42) Hausmann, W.: Hofm. Beitr. 6, 517 (1905). — Abderhalden, E., u. Le Count: Z. exper. Path. 2, 199 (1905). — (43) Westphal: Verh. Kongr. inn. Med. 1924. — (44) Stuber: Biochem. Z. 51 (1913). — (45) Robertson: Studies in Electropathology. London 1918. — (46) Hess, A. C.: Zahlreiche Arbeiten im J. of biol. Chem. von 1924 ab. — (47) Rosenheim u. Webster: Lancet 1 (1925); Biochemic. J. 20 (1926). — (48) György, P., M. Jenke u. G. Popoviciu: Jb. Kinderheilk. 112, 35 (1926). — György, P., u. M. Jenke: Ebenda 115, 1 (1927). — (49) Windaus u. Pohl: Nachr. Ges. Wiss. Göttingen, Math.-physik. Kl. 1926. — Windaus: Münch. med. Wschr. 74, 301 (1927). — Pohl: Naturwiss. 15, 433 (1927). — Windaus: H.-S. Z. 174, 8 (1928). — (50) Thannhauser, S. J., u. H. Schaber: Klin. Wschr. 1926, Nr 7, 252. — (51) Bürger, M.: Ebenda 1927, Ar 45, 2125. — Bürger, M., u. Habs: Ebenda 1927, Nr 57, 2221. — (52) Adler, A., u. H. Lemmel: Dtsch. Arch. klin. Med. 158, 173 (1928). — (53) Enderlen, E., S. J. Thannhauser u. M. Jenke: Arch. f. exper. Path. 120, 16 (1927). — (54) Grigaut: Le Cycle de la Cholestériémie. Paris 1913. — (55) Chauffard: Presse méd. 1922, T. 30; s. Ronas Ber. 18, 350; Sem. méd. 1912, T. 16, 193. — Chauffard, Laroche u. Grigaut: C. r. Soc. Biol. Paris 1911, 1912, 1913. — Chauffard, Richet u. Grigaut: Ebenda 1911, T. 25, II. — (56) Landau, M.: Die Nebennierenrinde. Jena 1915. — Landau, M., u. J. W. Mc Nee: Zieglers Beitr. 58, 667 (1914). — (57) Wacker u. Hueck: Biochem. Z. 100 (1919). — (58) Münch. med. Wschr. 60, 2097 (1913); Arch. f. exper. Path. 74, 416 (1913). — (59) Kawamura, R.: Cholesterinesterverfettung. Jena 1911. — (60) Chalatow, S. S.: Anisotrope Cholesterinverfettung (Cholesterindiathese). Jena 1922. — (61) Hueck, H.: Ref. Verh. dtsch. path. Ges. Würzburg 1925. — (62) J. chem. Ind. Tokyo 1906, 953; J. Ind. Engin. Chem. 8, 889 (1916); 12, 63 (1920). — (63) J. chem. Soc. Lond. 1917, 56; 1918, 458; Chemiker-Ztg 39, 889. — (64) J. chem. Soc. Lond. 1926, 1630; vgl. auch ebenda 3131. — (65) Biochem. J. 20, 409 (1926); Chem. Umsch. auf dem Gebiet d. Fette, Öle, Harze u. Wachse 1928. — (66) Biochem. J. 20, 400 (1926). — (67) Ebenda 19, 1047 (1925).

IX. Stoffwechsel der Gallensäuren.

Die nahe strukturchemische Verwandtschaft der Gallensäuren mit dem Cholesterin ist schon lange vermutet, aber erst durch die grundlegenden Untersuchungen von Wieland[1] und Windaus[2] und Borsche[3] durch umfangreiche analytische Aufspaltung des Moleküls ergründet worden. Wieland[4] und Windaus[5] konnten zeigen, daß sich das Cholesterin vom Stammkohlenwasserstoff Cholestan (Formel s. S. 497) und die Gallensäuren von dem isomeren Stammkohlenwasserstoff Pseudocholestan oder Koprostan ableiten. Erfolgt in dem Pseudocholestan (Koprostan) eine Aboxydation einer Isopropylgruppe in der Seitenkette, so entsteht die Cholansäure, welche die Muttersubstanz der drei in der Galle vorkommenden Gallensäuren: der Lithocholsäure (Monooxycholansäure), der Desoxycholsäure (Dioxycholansäure) und der Cholsäure (Trioxycholansäure) ist. Es ist hier nicht der Platz, auf die umfangreichen, schönen Arbeiten von Wieland, in denen der stufenweise Abbau der einzelnen Ringsysteme der Gallensäuren ausgeführt wurde und die zu unseren heutigen Kenntnissen der molekularen Zusammensetzung der Gallensäuren führten, näher einzugehen. Hier sei nur das wichtige Resultat dieser Arbeiten, die Strukturgleichheit der Sterine und Gallensäuren in den nachstehenden Formulierungen festgehalten, wobei zu bemerken ist, daß der Strukturunterschied der Gallensäuren vom Cholesterin lediglich in einer Isomerie an einem H-Atom bei C (5) resp. C (1) besteht. Übernehmen wir das von Windaus gegebene Gerüst des Cholesterins für das Gerüst der Gallensäuren, so müssen wir die drei für den Stoffwechsel wichtigsten Gallensäuren folgendermaßen formulieren:

$$\text{Lithocholsäure } C_{24}H_{40}O_3$$

$$\text{Desoxycholsäure } C_{24}H_{40}O_4 \textit{ isomer mit der Anthropo-} (= \text{Cheno-}) \text{desoxycholsäure}$$

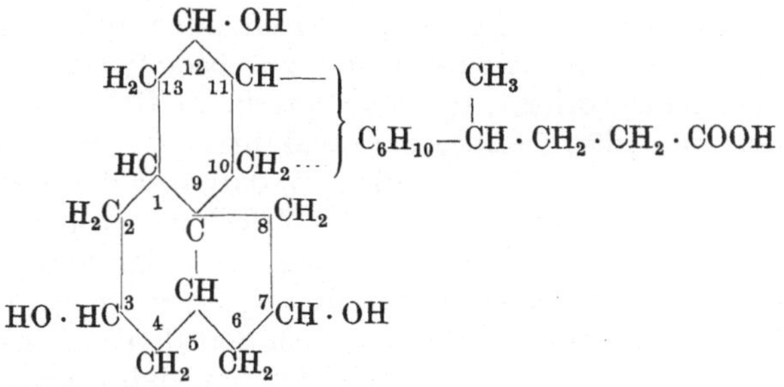

$$\text{Cholsäure } C_{24}H_{40}O_5$$

Structural formula of Cholsäure $C_{24}H_{40}O_5$, showing the ring system with numbered positions (1–13), hydroxyl groups (CH·OH), and the side chain $C_6H_{10}-CH\cdot CH_2\cdot CH_2\cdot COOH$ bearing a CH_3 group.

Wieland diskutiert in neueren Untersuchungen (**Wieland** und **Vocke**[6]) die Möglichkeit, daß in den Gallensäuren noch ein zweiter Fünferring vorgebildet ist.

Im menschlichen Organismus findet sich in der Galle die Desoxycholsäure, die Cholsäure und die Anthropodesoxycholsäure. Die Lithocholsäure ist von H. **Fischer**[7] aus Rindergalle und von **Wieland**[18] auch aus Menschengalle erhalten worden. Sowohl die Cholsäure als auch die Desoxycholsäure findet sich in der Galle gepaart mit Glykokoll als Glykocholsäure und mit Taurin gepaart als Taurocholsäure. Über die Entstehung des Taurins aus Cystin (s. S. 113). Die Bindung der Gallensäuren an Glykokoll und Taurin erfolgt zwischen Amino- und Carboxylgruppe durch Wasseraustritt, d. h. durch eine Säureamidbildung, wie wir sie bei den einfachen Peptiden kennengelernt haben. Die Glykocholsäure und die Taurocholsäure finden sich hauptsächlich in der menschlichen Galle, während in der Hundegalle hauptsächlich Taurocholsäure vorkommt. In Fischgallen kommen noch Paarungen von Scymnol mit Schwefelsäure vor, die im menschlichen Stoffwechsel nicht bekannt sind. Man nimmt in der Regel an, daß die gesamten Gallensäuren als gepaarte Gallensäuren ausgeschieden werden.

Vorkommen der Gallensäuren.

Nachdem durch die strukturchemischen nahen Beziehungen der Gallensäuren und der Sterine die Verwandtschaft beider Substanzen durch **Windaus**[5] und **Wieland**[4] nachgewiesen war, mußte die Frage entschieden werden, ob die Gallensäuren ein Abbauprodukt des Cholesterins im tierischen Stoffwechsel seien. **Enderlen**, **Thannhauser** und **Jenke**[8] suchten diese Frage durch zwei verschiedene experimentelle Anordnungen zur Entscheidung zu bringen. Zunächst bestimmten sie an Hunden mit einer kompletten Gallenfistel die tägliche Gallensäureausscheidung. Diese beträgt zwischen 0,6 und 1,5 g Gesamtgallensäureausscheidung pro die. Werden nun diese Tiere auf nahezu cholesterinfreie Kost gesetzt, so ändern sich auch die in monatelang fortgesetzten, täglichen Gallensäurenbestimmungen festgestellten Mengen der ausgeschiedenen Gallensäuren hinsichtlich der angegebenen Größenordnung von 0,6—1,5 g, in keiner Weise. Zieht man auch den gesamten, im Hundeorganismus vorhandenen Cholesterinbestand mit in Rechnung, so würde dieser zahlenmäßig nicht ausreichen, um als Muttersubstanz für die ständig in gleicher Weise ausgeschiedenen Gallensäurenmengen in Frage zu kommen. Nach den Angaben von **Beumer** errechnet sich für unseren Hund ein Cholesterinbestand von 33,22 g. Mit der Nahrung wurden maximal 130 mg pro die zugeführt. Die Zufuhr während der 59 tägigen Versuchszeit entspricht 7,67 g. Cholesterinbestand $+$ Cholesterinzufuhr während des 59 tägigen Versuchs betragen 40,89 g. Während dieser Versuchszeit schied der Hund 71,97 g Cholsäure aus. **Thannhauser** und **Jenke**[8] ziehen aus diesem eindeutigen Befund den Schluß, daß die Gallensäurebildung im wesentlichen eine biologische Synthese sein dürfte, die aus unbekannten Vorstufen zwangsläufig stattfindet, und setzen diesen Vorgang in Parallele mit einer anderen biologischen Synthese von Ringkörpern, der Synthese des Blutfarbstoffgerüstes. Wir versuchten weiter-

Besteht ein Zusammenhang zwischen Cholesterin und Gallensäurestoffwechsel?

hin festzustellen, ob die Gallensäurebildung durch parenterale Zufuhr von Cholesterin und seinen Derivaten zu beeinflussen ist, d. h. ob überhaupt die Möglichkeit vorliegt, daß Cholesterin in Gallensäuren übergeht. Es zeigte sich nun, daß alle Sterine, die strukturisomer mit dem Cholesterin sind, die Gallensäurebildung nicht beeinflussen, daß aber die Sterine, die mit den Gallensäuren strukturisomer sind, wie das Allocholesterin und Koprosterin, eine Vermehrung der Gallensäureausscheidung zur Folge haben. Durch diese Versuche ist die Bedeutung der sterischen Konfiguration eines chemischen Individuums auch für die biologischen Vorgänge bei den Sterinen nachgewiesen. Wenngleich in diesen Versuchen gezeigt werden konnte, daß tatsächlich Allocholesterin und Koprosterin in die Gallensäuren überzugehen vermögen, ist damit noch nicht der Beweis erbracht, daß Allocholesterin und Koprosterin als Vorstufen für die Gallensäuren im intermediären Stoffwechsel in Frage kommen. Wir kennen im intermediären Stoffwechsel bis heute nur das Cholesterin und seine Ester, eventuell die Lifschützschen Oxycholesterine (s. S. 501), die sich auch vom Cholesterin ableiten. Wir wissen aber noch nicht, ob Allocholesterin und Koprosterin in den Säften vorkommen und als Muttersubstanz der Gallensäurebildung in Frage kommen können. Nach diesen Untersuchungen kann man vorerst nur sagen, daß der tierische Organismus imstande ist, die Gallensäuren synthetisch zu bilden und daß ein Übergang von Cholesterin in Gallensäuren nur bei den Isomeren des Cholesterins, dem Allocholesterin und Koprosterin, nachgewiesen ist.

Funktion der Gallensäuren.

Die Funktion der Gallensäuren im Stoffwechsel ist bereits bei der Fettverdauung besprochen worden. Die Gallensäuren ermöglichen im Darm die Emulgierung des Fettes und vermögen durch diese Fähigkeit auch andere unlösliche Stoffe löslich zu machen (Choleinsäureprinzip Wielands).

Inwieweit Gallensäuren durch Darmbakterienwirkung in den unteren Darmabschnitten abgebaut werden, ist nicht sichergestellt. Rosenthal[9] und seine Mitarbeiter halten nach ihren Untersuchungen einen solchen Abbau für wahrscheinlich.

Außer dieser Funktion der gallensauren Salze im Darm ist uns aus der Pathologie noch eine besondere Wirkung der gallensauren Salze auf die Herztätigkeit bekannt. Erfolgt bei Abflußbehinderung der Galle ein Übertritt von Galle in die Blutbahn, so tritt gleichzeitig eine starke Pulsverlangsamung auf. An Tierversuchen konnte Brandenburg[10] und in eingehenden Untersuchungen auch Hermann Wieland[11] die Herzwirkung der Gallensäuren analysieren. Es konnte gezeigt werden, daß einer kurzen Zeit der Steigerung der Pulszahl eine sehr starke Verlangsamung der Schlagfolge bis zum Herzstillstand folgt. Inwieweit diese in pathologischen Zuständen des Stauungsikterus auftretende Wirkung der Gallensäuren auf die Schlagfolge des Herzens auch normalerweise beim Gesunden eine Bedeutung hat, ist noch vollständig unentschieden. Die normalerweise im Blut vorkommenden Gallensäuremengen sind so klein, daß ihre quantitative Bestimmung mit den bisherigen Methoden nicht möglich ist. Die Auffassung, daß die Gallensäuren normalerweise das „Digitalis" des gesunden Herzens wären, entbehrt bisher jeder Begründung. Zweifellos gibt es Substanzen, die den Gallensäuren sehr nahestehen und die eine sehr starke Herzwirkung ausüben. Das von Heinrich Wieland[12] untersuchte Bufotalin, das Krötengift, ist eine dieser Substanzen.

Krankheitserscheinungen, die durch Anhäufung von Gallensäuren im Blut hervorgerufen werden.

Bei vollständiger Insuffizienz der Leber und bei vollständiger Abflußbehinderung der Galle kommt es zu schweren Vergiftungserscheinungen des Körpers mit schweren Bewußtseinsstörungen. Es ist zweifelhaft, ob der Übertritt von Gallensäuren in das Blut, wie dies von manchen Autoren angenommen wird, als Ursache für die Bewußtseinsstörungen anzusehen ist. Die Einflüsse auf das Sensorium bei cholämischen Zuständen dürften nicht durch die Gallensäuren verursacht sein. Rosenthal[13] und seine Mitarbeiter haben in ausführlichen Untersuchungen gezeigt, daß der Nachweis von Gallensäuren im Blut dazu dienen könnte, die verschiedene Ätiologie von Ikterusformen auseinanderzuhalten. Bei Abflußbehinderung der Galle findet sich immer neben vermehrtem Bilirubin vermehrte Gallensäure im Blut. Bei Ikterus, der ohne Abflußbehinderung durch Schädigung des Lebergewebes zustande gekommen ist, ist eine Vermehrung der Gallensäuren im Blute nicht nachzuweisen. In gleichem Sinne sprechen auch die von Enderlen, Thannhauser und Jenke[14] ausgeführten Cholesterinbestimmungen im Blute entleberter Hunde.

Kommt es zu Rupturen der Gallenwege und zum Abfluß von Galle in die freie Bauchhöhle, so entsteht ein Zustand, der unter schweren, peritonealen Reizerscheinungen rasch zum Tode führt. Diese reaktiven Galleperitonitiden oder, wie Clairmont und Haberer[15] sie nennen, perforationslose Galleperitonitiden sind mit der Bezeichnung Cholaskos identisch. Rosenthal, Wislicki und Melchior[16] haben in einer interessanten Studie zu zeigen versucht, daß das Problem des Cholaskos, d. h. der aseptischen, cholämischen Peritonitis nach Galleruptur durch eine Gallensäureintoxikation zustande kommt. Die Autoren zeigten, daß die Gallensäurekonzentration im Blut und in den Organen nach experimenteller Gallensäurevergiftung weitgehend mit den Werten übereinstimmen, wie sie bei tödlichem Cholaskos des Hundes gefunden werden. Rosenthal, Wislicki und Melchior[16] glauben im Anschluß an diese Befunde, daß das Symptomenbild der Cholämie bei schweren Leberschädigungen nicht nur durch eine schwere Autointoxikation, eine Folge des gestörten Eiweißstoffwechsels in der Leber, hervorgerufen wird, sondern ähnlich wie beim Cholaskos auch durch Gallensäurevergiftung entstehen kann. Die Beantwortung der Frage, inwieweit die für den Cholaskos wahrscheinlich zutreffenden Beobachtungen von Rosenthal und Mitarbeitern auch auf die gewöhnliche Cholämie bezogen werden können und inwieweit sie klinisch zu einer Differenzierung der verschiedenen Cholämieformen führen könnten, scheitert vorläufig an einer einwandfreien Bestimmung der Gallensäuren im Blut. Die einzige Bestimmung der Gesamtgallensäuren, die eindeutige Werte liefert, ist die von Jenke[17] ausgeführte polarimetrische Bestimmung in der Galle. Leider sind die Gallensäurenkonzentrationen im Blute auch bei pathologischen Verhältnissen nicht groß genug, um mit dieser einwandfreien Methode ermittelt werden zu können. Zweifellos wird in der Pathologie des Gallensäurestoffwechsels die Ausbildung der Methodik noch wesentlich neue Gesichtspunkte über die normale und gestörte Funktion dieser Körperklasse bringen.

Literaturverzeichnis.

(1) Wieland, H., u. Fr. J. Weil: H.-S. Z. 80, 287 (1912). — Wieland, H., u. E. Boersch: Ebenda 108, 190 (1919). — Wieland, H., u. A. Kulenkampff: Ebenda 108, 295 (1919/20). — Wieland, H.: Ebenda 108, 306 (1919/20). — Wieland, H., u. P. Weyland: Ebenda 110, 123 (1920). — Wieland, H., u. W. Schulenburg: Ebenda 114, 167 (1921). — Wieland, H., u. O. Schlichting: Ebenda 119, 76 (1922). — Wieland, H., u. F. Adickes: Ebenda 120, 232 (1922). — (2) Windaus, A.: Ber. 52, 1915 (1911); H.-S. Z. 117, 146 (1921); Nachr. Ges. Wiss. Göttingen, Math.-physik. Kl. 1919. — Windaus u. Huckel: Ebenda 1921. — (3) Borsche, W.: Ber. 52, 342 (1919). — Borsche, W., O. Weickert u. Robert Meyer: Ber. 54, 3177 (1911). — Borsche, W., u. E. Rosenkranz: Ber. 52, 342 (1919). — Hallwass, J.: Inaug.-Dissert., Göttingen 1922. — (4) Wie-

land u. Weil: H.-S. Z. **80**, 287, 296 (1912). — (*5*) Windaus u. Neukirchen: Chem. Ber. **52**, 1915 (1919). — (*6*) Wieland u. Vocke: H.-S. Z. **177**, 68 (1928). — (*7*) Fischer, H.: H.-S. Z. **73**, 234 (1911). — (*8*) Enderlen, Thannhauser u. Jenke: Arch. f. exper. Path. **130**, 292, 308 (1928); **135**, 131 (1928); Klin. Wschr. **1926**, Nr 50. — (*9*) Rosenthal, F., u. M. v. Falkenhausen: Klin. Wschr. **2**, Nr 24 u. 32. — Licht: Biochem. Z. **153**, 159 (1924). — (*10*) Brandenburg: Engelmanns Arch. **1903**, Suppl. 150. — (*11*) Wieland, Hermann, u. Th. Hildenbrand: Arch. f. exper. Path. **85**, 199 (1919). — Wieland, Hermann: Ebenda **86**, 79, 92 (1920). — (*12*) Wieland, H., u. R. Alles: Ber. **55**, 1789 (1922). — Wieland, H., u. F. Weil: Ber. **46**, 3315 (1913). — Wieland, H.: Sitzgsber. bayer. Akad. Wiss. **1920**, 329. — (*13*) Rosenthal, F. M., v. Falkenhausen u. H. Freund: Arch. f. exper. Path. **111**, 170 (1926). — Wislicki, L.: Ebenda **112**, 120 (1926). — Rosenthal, F., u. L. Wislicki: Ebenda **117**, 8 (1926); Klin. Wschr. **1927**, Nr 17. — Rosenthal, F., u. H. Pommernelle: Arch. f. exper. Path. **122**, 159 (1927). — (*14*) Enderlen, Thannhauser u. Jenke: Arch. f. exper. Path. **120**, 16 (1927). — (*15*) Clairmont u. Haberer: Mitt. Grenzgeb. Med. u. Chir. **22**, 154. — (*16*) Rosenthal, F., L. Wislicki u. E. Melchior: Z. exper. Med. **64**, 795 (1927). — (*17*) Jenke, M.: Arch. f. exper. Path. **130**, 280 (1928). — (*18*) Wieland, H.: H.-S. Z. **148**, 232 (1925).

X. Stoffwechsel des Blut- und Gallenfarbstoffs.

A. Chemie und Physiologie des Blut- und Gallenfarbstoffs.

Den Farbstoffanteil des Hämoglobins heißt man nach Küster die Prosthetische Gruppe des Hämoglobins.
„prosthetische" Gruppe. Der farbgebende Anteil des Hämoglobins baut sich
aus vier substituierten heterocyclischen Ringen auf, deren Grundkörper das
Pyrrol ist.

$$\begin{array}{c} HC\!\!-\!\!CH \\ HC\diagdown\!\!\diagup CH \\ N \\ H \end{array}$$

Gießt man Blut in heißen, mit Kochsalz gesättigten Eisessig, so krystallisiert Hämin.
Hämin, der färbende Bestandteil des Hämoglobins, aus. Das Hämin enthält
Eisen und Chlor. Seine Bruttoformel ist $C_{34}H_{30}N_4O_4FeCl$. Das Chlor ist im
Blutfarbstoff nicht präformiert, sondern tritt bei der präparativen Darstellung
des Hämins unter Salzbildung an das Eisen. Das Eisen hinwiederum hängt am
Stickstoff, der im Hämin vorgebildeten vier Pyrrolringe. Die vier Sauerstoffatome im Häminmolekül entsprechen zwei Carboxylgruppen $(-COOH)_2$, welche
mit Alkohol verestert werden können $(-CO \cdot OC_2H_5)_2$. Das Hämin ist ein un-
gesättigter Körper, und zwar kann es an vier Stellen des Moleküls, von denen
je zwei gleichwertig zu sein scheinen, je zwei Atome Wasserstoff addieren. Mit
der Reduktion des einen ungesättigten Gruppenpaares ändern sich die Eigenschaften nicht wesentlich, es dürfte sich um die Reduktion von Vinylgruppen
$(-CH = CH-)_2$ in der Seitenkette handeln, welche durch die Wasserstoffanlagerung in Äthylgruppen übergeführt werden $(-CH_2-CH_2-)_2$. Der hierbei
entstehende Körper $C_{34}H_{34}O_4N_4FeCl$ heißt Mesohämin. Mit der Reduktion des Mesohämin.
zweiten ungesättigten Gruppenpaares geht die Farbstoffnatur des Hämins verloren; es entsteht bei vollständiger Reduktion eine farblose Substanz, das
Hämochromogen. Wegen der außerordentlichen Sauerstoffempfindlichkeit konnte
bisher das Hämochromogen (wahrscheinlich $C_{34}H_{38}O_4N_4FeCl$) nicht zur Analyse Hämo-chromogen.
gebracht werden. Nencki[1], Küster[2], Piloty[3], Willstätter und Hans
Fischer[4] haben Häminformeln aufgestellt. Es sei hier die Formel von Küster
wiedergegeben, die am meisten den weiter unten zu besprechenden, experimentell
erhaltenen Abbauprodukten entspricht. Die Küstersche Konstitutionsformel
ist heute auch von H. Fischer angenommen und experimentell begründet
worden.

33*

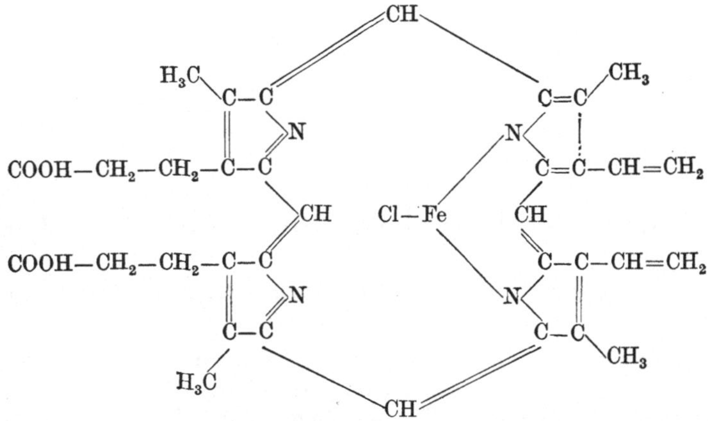

$$
\begin{array}{c}
\text{CH} \\
\text{H}_3\text{C} \diagdown \text{C}-\text{C} \qquad\qquad \text{C}=\text{C} \diagup \text{CH}_3 \\
\text{COOH}-\text{CH}_2-\text{CH}_2-\text{C}-\text{C}\diagup\text{N} \qquad \text{N}\diagdown\text{C}=\text{C}-\text{CH}=\text{CH}_2 \\
\text{CH} \qquad \text{Cl}-\text{Fe} \qquad \text{CH} \\
\text{COOH}-\text{CH}_2-\text{CH}_2-\text{C}-\text{C} \qquad\qquad \text{C}-\text{C}-\text{CH}=\text{CH}_2 \\
\text{N} \qquad\qquad \text{N} \\
\text{C}-\text{C} \qquad\qquad \text{C}-\text{C}\diagdown\text{CH}_3 \\
\text{H}_3\text{C} \qquad\qquad\qquad \text{CH}
\end{array}
$$

Als **Hämatin** $C_{34}H_{30}N_4O_4FeOH$ bezeichnet man einen Körper, bei dem das Cl des Hämins wahrscheinlich durch OH ersetzt ist. Bei der Einwirkung von Natronlauge auf krystallisiertes Hämin entsteht das nicht krystallisierte Hämatin, das vorläufig in Hämin nicht zurückverwandelbar ist. H. Fischer und Schneller[5] gelang es allerdings auf einem Umwege über das Hämochromogen wieder krystallisiertes Hämin zu machen. Sind die beiden Carboxylgruppen im Häminmolekül durch Veresterung festgelegt, so gelingt nach Willstätter und Max Fischer[6] eine reversible Umlagerung von Häminester in Hämatinester.

Aus dem Hämin entstehen die Porphyrine durch Einwirkung von Brom- oder Jodwasserstoffsäure, wodurch gleichzeitig die Abspaltung des Eisens und eine Reduktion herbeigeführt wird. Die Porphyrine sind eisenfrei. Sie haben basische Eigenschaften und können mit Metallen komplexe Salze bilden. Die Einführung des Eisens als Komplexsalz gelingt im allgemeinen glatt. Die hierbei entstehenden Hämine sind in ihren spektroskopischen Eigenschaften dem natürlichen Hämin sehr ähnlich. Die Komplexsalzbildung ist für die ganze Gruppe der Porphyrine charakteristisch. Sie resultiert aus der Basizität der vier im Blutfarbstoffmolekül präformierten Pyrrolringe, die nach Abspaltung des Eisens zum Vorschein kommt. Die Porphyrine verhalten sich aber nicht, wie man erwarten sollte, als viersäurige Basen, sondern nur wie zweisäurige Basen. Aus diesem Verhalten geht hervor, daß im Porphyrinmolekül zwei Pyrrole am Stickstoff nicht mehr substituierbar sind. Die Bindung des Eisens im Hämin wird von Küster, in Übereinstimmung mit Willstätter, als Substitution zweier Pyrrolimingruppen durch die Gruppe $=$Fe—Cl aufgeführt. Im Widerspruch hierzu steht der experimentelle Befund, daß die Einführung des Eisens in das Porphyrin am besten mit Ferrosalzen gelingt. Neuerdings hat F. Haurowitz[7] hervorgehoben, daß die Einführung von Ferri-Eisen nur bei Gegenwart von reduzierenden Stoffen möglich ist. Er schließt daraus, daß das Eisen nicht in drei-, sondern in zweiwertigem Zustande im Hämin enthalten ist. Die bisherige Formulierung des komplexgebundenen Eisens erklärt den starken Unterschied im chemischen Verhalten zwischen Häminen und Porphyrinen schwer. Die Porphyrine sind in der Tier- und Pflanzenwelt sehr verbreitet. Unter pathologischen Umständen werden sie auch beim Menschen ausgeschieden. In der Tierwelt findet sich eine Anhäufung von Porphyrinen bei den Nagetieren in der Harderschen Drüse. Königsdörffer[8] hat Porphyrine in jugendlichen Blutkörperchen und in Embryonen des vierten Monats nachgewiesen.

In den Porphyrinen sind die im Häminmolekül präformierten zwei Carboxylgruppen noch erhalten. Aus diesem Grunde haben die Porphyrine neben den basischen Eigenschaften (Komplexsalzbildung) auch saure Eigenschaften (Ester-bildung).

Das dem Hämin ($C_{34}H_{30}O_4N_4FeCl$) entsprechende Porphyrin $C_{34}H_{32}O_4N_4$ war bis vor kurzem nicht bekannt, bis Kämmerer[9] unter dem Einfluß eines be-stimmten Bakteriensynergismus Porphyrinbildung aus Blutfarbstoff bewirken konnte. Das hierbei entstehende Porphyrin, welches H. Fischer „Kämmerers Porphyrin" nennt, hat nach den Untersuchungen H. Fischers[10] die Zusammen-setzung $C_{34}H_{32}O_4N_4$. Das gleiche Porphyrin erhielt H. Fischer und Schneller[11] bei der Fleischfäulnis. Nachdem es H. Fischer[12] gelungen war, dieses Porphyrin zu krystallisieren und zu analysieren, zeigte sich, daß Kämmerers Porphyrin identisch war mit einem Produkt, das zuerst Laidlaw[13] durch Eingießen von Blut in konzentrierte Salzsäure erhalten hatte, und das auch nach H. Fischer[14] durch Einwirkung von Ameisensäure und Eisen auf Hämin entsteht. Dieses Protoporphyrin genannte Porphyrin ist ferner identisch mit einem Porphyrin, das H. Fischer und Kögl[15] in krystallisiertem Zustande aus gefleckten Eier-schalen der im Freien brütenden Vögel isoliert, und dem sie dem Namen Oopor-phyrin gegeben haben. Aus diesen Untersuchungen H. Fischers geht hervor, daß Kämmerers Porphyrin, welches durch Bakterieneinwirkung auf Hämin und durch Fleischfäulnis entsteht, mit dem Ooporphyrin und dem Proto-porphyrin identisch ist.

Dem reduzierten Hämin, dem Mesohämin, $C_{34}H_{34}O_4N_4FeCl$ (H. Fischer[16], Willstätter[6]), entspricht ein Porphyrin, das zuerst von Nencki und Za-leski[17] beschrieben wurde, das Mesoporphyrin $C_{34}H_{38}O_4N_4$. Im Mesoporphyrin sind, wie im Mesohämin, durch Wasserstoffanlagerung die zwei Vinylgruppen der Seitenketten zu Äthylgruppen abgesättigt. Tritt nun anstatt der Wasserstoff-atome der Wasserrest OH—H an das ungesättigte Gruppenpaar der Seitenketten des Hämins, so entsteht das Hämatoporphyrin $C_{34}H_{34}O_4N_4(OH)_2$ (Nencki[18]). Das Mesoporphyrin und das Hämatoporphyrin haben, wie oben bereits erwähnt, noch die im Hämin präformierten zwei Carboxylgruppen, die veresterbar sind. Spaltet man durch Erhitzen mit Natronkalk die Carboxylgruppen aus dem Porphyrinmolekül ab, so erhält man die sauerstofffreie Grundsubstanz der Porphyrine, das Ätioporphyrin $C_{32}H_{38}N_4$ (Willstätter[19]). Von großer Wichtig-keit ist, daß Willstätter[20] den gleichen Körper auch aus den Porphyrinen der Chlorophyllreihe erhalten hat und durch diesen Befund den gleichartigen strukturellen Aufbau des Blut- und Blattfarbstoffes nachzuweisen vermochte.

Von den künstlich erzeugten Porphyrinen ist noch ein Porphyrin bemerkens-wert, das aus Blut bei schwach alkalischer Reaktion durch monatelange Fäulnis entsteht. H. Fischer[21] hat diesem Porphyrin den Namen Deuteroporphyrin, $C_{30}H_{30}N_4O_4$ gegeben. Aus den analytischen Feststellungen H. Fischers geht hervor, daß im Deuteroporphyrin die beiden ungesättigten Seitenketten des Hämins durch die Fäulnis abgebaut worden sind, so daß das Deuteroporphyrin nurmehr zwei freie Methingruppen besitzt.

Als sog. natürliche Porphyrine bezeichnet man das Kopro- und das Uro-porphyrin. Beide Porphyrine wurden durch Hans Fischer[22] aufgeklärt, der zeigen konnte, daß bei einem Patienten mit sog. Hämatoporphyrinurie nicht Hämatophyrin, sondern Uro- und Koproporphyrin ausgeschieden werden. Auf die Eigentümlichkeiten der Hämatoporphyrinurie, die man nach H. Fischer, da bei diesen Patienten kein Hämatoporphyrin ausgeschieden wird, besser „Por-phyrie" nennt, wird später noch näher einzugehen sein (s. S. 535).

Das Uroporphyrin wurde zuerst von Baumstark[23] und auch von Nebel-thau[24] in amorphem Zustande isoliert und analysiert. Hammarsten[25] hat es in krystallisiertem Zustande in minimalen Mengen in Händen gehabt. Normalerweise ist es im Harn nur in ganz kleinen Mengen vorhanden. Nach Sulfonalvergiftung und bei der bisher als Hämatoporphyrinurie bezeichneten Porphyrie ist es in großen Mengen vorhanden. Während das Hämatoporphyrin, das irrtümlicherweise der bei der Porphyrinurie ausgeschiedene Körper sein sollte, nur sechs Sauerstoffatome im Molekül besitzt, weist das Uroporphyrin nach den Analysen von H. Fischer 16 Sauerstoffatome auf. Nach den Untersuchungen von H. Fischer[26] hat das Uroporphyrin die Formel $C_{40}H_{38}N_4O_{16}$. Die 16 Sauerstoffatome verteilen sich auf die acht Carboxylgruppen, die im Uroporphyrin enthalten sind. Die Konstitutionsformel des Uroporphyrins konnte von H. Fischer[26] durch Synthese erhärtet werden.

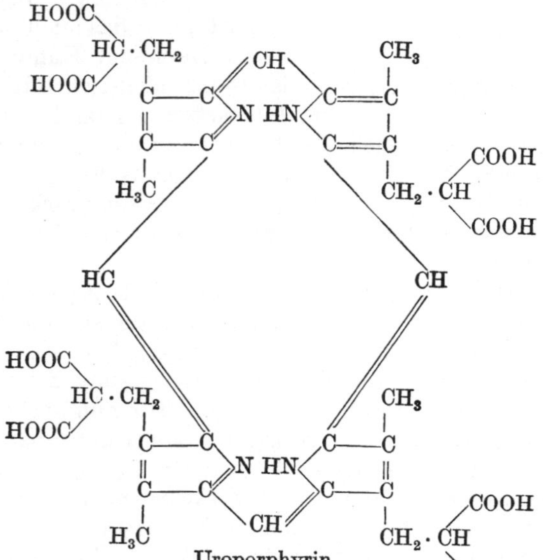

Uroporphyrin
— $4\,CO_2$ = Koproporphyrin.

Das Bemerkenswerte des Uroporphyrins sind die acht Carboxylgruppen in den Seitenketten der Pyrrolringe. Durch die mehrfache Carboxylierung des Porphyrins in den Seitenketten wird dieser Körper harnfähig, d. h. er kann als wasserlösliches Salz ausgeschieden werden. Mit der H. Fischerschen Methode konnten Ellinger und Rieser[27], Abderhalden[28], W. Löffler[29], Garrod, W. H. Veil und H. Weiß[30] Uroporphyrin aus Harnen von Porphyrinuriekranken isolieren. Bemerkenswert ist die Tatsache, daß das Uroporphyrin auch in der Tierwelt vorkommt. In den Schwungfedern der in Afrika vorkommenden Turacasarten (Helmvögeln) hat Church[31] einen kupferhaltigen Farbstoff, das Turacin, krystallisiert und analysiert. H. Fischer und Hilger[32] konnten die Identität des Turacins mit dem Kupfersalz des Uroporphyrins nachweisen.

. Im Harn der Porphyriekranken findet sich ein zweites Porphyrin, das hauptsächlich im Stuhl dieser Kranken ausgeschieden wird. Aus diesem Grunde erhielt es den Namen Koproporphyrin. Auch dieses Porphyrin gibt schön krystallisierende Metallsalze. Nach der Analyse von H. Fischer hat es die Zusammensetzung $C_{36}H_{38}N_4O_8$. Das Koproporphyrin steht in nahen Beziehungen zum Uroporphyrin. H. Fischer zeigte, daß beim trockenen Erhitzen des Uroporphyrins vier Carboxylgruppen als Kohlendioxyd abgespalten werden und Koproporphyrin entsteht. Dementsprechend enthält das Koproporphyrin nur vier Carboxylgruppen in den Seitenketten. Auch unter normalen Bedingungen kommt Koproporphyrin im Harn und Kot von Vegetariern vor. Spektroskopisch wurde Koproporphyrin in der Kuhmilch nachgewiesen. Besonders bemerkenswert ist, daß es H. Fischer[33] und seinen Mitarbeitern gelungen ist, Koproporphyrin aus Hefe zu isolieren und zu analysieren. Unter besonderen Bedingungen treten in der Hefe große Mengen von Koproporphyrin auf. Es ist damit der Nachweis erbracht, daß auch ein so niedrig organisiertes Lebewesen den Porphyrinkern synthetisch aufbauen kann. In späteren Untersuchungen fanden H. Fischer und Hilmer[34] auch das primäre Auftreten von Hämin in Hefereinkulturen. Es lag die Annahme nahe, daß Koproporphyrin aus dem Hämin der Hefe hervorgeht Die gleiche Annahme ist auch bei der Porphyrie des Menschen gemacht worden Bis jetzt hat sich aber kein Beweis hierfür erbringen lassen. H. Fischer glaubt im Gegenteil, daß alle Beobachtungen dahin sprechen, daß Koproporphyrin primär synthetisiert wird. Die ursprüngliche Annahme H. Fischers[35], daß Kopro- und Uroporphyrin beim Menschen durch Abbau des Muskelfarbstoffes entstünden, eine Vermutung, die meines Erachtens sehr viel Wahrscheinlichkeit für sich hat, hat sich leider bis jetzt nicht experimentell erweisen lassen, so daß Fischer auch beim Menschen eine synthetische Bildung des Uro- und Koproporphyrins annimmt. Nachdem bei dem Porphyriepatienten Petry Uro- und Koproporphyrin in großen Mengen im Knochenmark gefunden wurden, glaubt H. Fischer[8, 36] das Knochenmark als die Hauptbildungsstätte dieser Körper ansprechen zu können. Außer dem Uro- und Koproporphyrin fand H. Fischer[8] noch ein Porphyrin mit fünf Carboxylgruppen im Harn des gleichen Porphyriepatienten. H. Fischer glaubt, daß bei Untersuchung weiterer Porphyrinuriefälle sich noch mehr Porphyrine identifizieren lassen, die zwischen Uro- und Koproporphyrin stehen und sich hinsichtlich der Zahl der Carboxylgruppen unterscheiden werden. Nimmt man an, daß noch sterische Verschiedenheiten in dieser Gruppe bestehen können, so ist die Zahl der möglichen Porphyrine außerordentlich groß.

Folgende Tabelle gibt eine Übersicht über die wichtigsten Porphyrine.

Hämin	$C_{34}H_{30}N_4O_4FeCl$
Protoporphyrin	
Ooporphyrin	$C_{34}H_{32}N_4O_4$
Kämmerers Porphyrin	
Hämatoporphyrin	$C_{34}H_{36}N_4O_6$
Mesoporphyrin	$C_{34}H_{38}N_4O_4$
Porphyrinogen	$C_{34}H_{44}N_4O_4$
Ätioporphyrin	$C_{32}H_{38}N_4$
Uroporphyrin	$C_{32}H_{38}N_4 + 8\,CO_2$
Koproporphyrin	$C_{32}H_{38}N_4 + 4\,CO_2$
Mesoporphyrin	$C_{32}H_{38}N_4 + 2\,CO_2$
Deuteroporphyrin	$C_{30}H_{30}N_4O_4.$

Die dem Hämochromogen der eisenhaltigen Leukoverbindung des Hämins entsprechende eisenfreie Leukoverbindung der Porphyrine, das Porphyrinogen $C_{34}H_{44}N_4O_4$ ist von H. Fischer[37] und seinen Mitarbeitern dargestellt worden. In diesem Körper sind sowohl die Vinylgruppen der Seitenketten, als auch das ungesättigte farbgebende Gruppenpaar durch Wasserstoffanlagerung abgesättigt. Das Porphyrinogen hat nicht mehr die Fähigkeit, Eisen komplex zu binden. Porphyrinogen.

Zur Klärung des konstitutionellen Aufbaues des Hämins und der Porphyrine wurden drei chemische Methoden angewandt: die Oxydation, die Reduktion und die Einwirkung von Alkoholaten. Chemische Aufspaltung des Hämins.

Auf dem Wege der Oxydation kommt man, vom Hämin ausgehend, ausschließlich zu sauren Derivaten, die von Küster[38] in grundlegenden Arbeiten Oxydation.

als Imid (I) und Anhydrid (II) von substituierten Maleinsäuren erkannt und
mit dem Namen Hämatinsäuren belegt wurden.

$$CH_3 \cdot C = C \cdot CH_2 \cdot CH_2 \cdot COOH$$

(I)

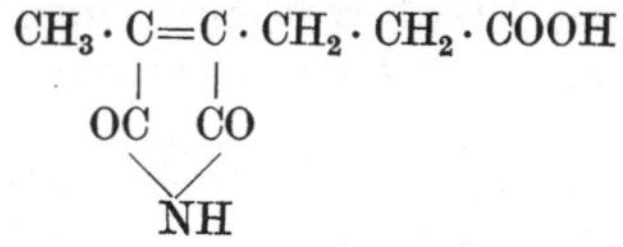

$$OC \quad CO$$

$$NH$$

$$CH_3 \cdot C = C \quad CH_2 \cdot CH_2 \cdot COOH$$

(II)

$$OC \quad CO$$

$$O$$

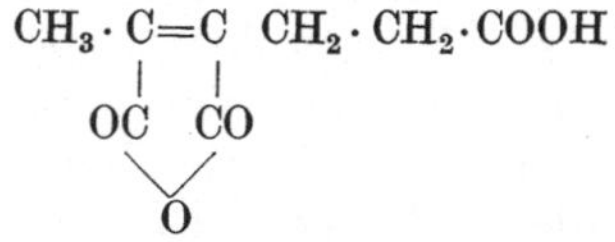

Das Andydrid entsteht durch starke Oxydation des Imids unter NH_3-
Abspaltung. Oxydiert man Mesoporphyrin, so erhält man neben den Hämatinsäuren die der Hämatinsäure entsprechende Base, das Methyläthylmaleinimid.

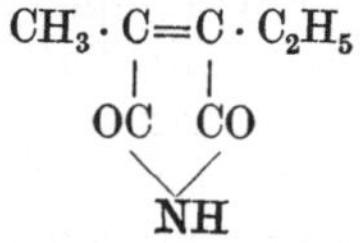

$$CH_3 \cdot C = C \cdot C_2H_5$$

$$OC \quad CO$$

$$NH$$

Reduktion.   Durch Reduktion des Häminmoleküls erhält man basische und saure Spaltstücke. Es entsteht ein Gemisch von Pyrrolbasen, das ursprünglich als einheitliches Hämopyrrol angesehen wurde (Nencki[39], Piloty[40]), aber durch die
Arbeiten von R. Willstätter, H. Fischer und O. Piloty als ein Gemisch
verschiedener Pyrrolbasen aufgeklärt werden konnte. Im Hämopyrrolöl sind
vier Pyrrole nachgewiesen, das Hämopyrrol (I), das Kryptopyrrol (II), das
Phyllopyrrol (III) und das Opsopyrrol (IV).

Reduktive Spaltprodukte des Hämins.

Hämopyrrolbasen.

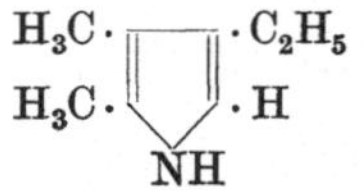

I. Hämopyrrol 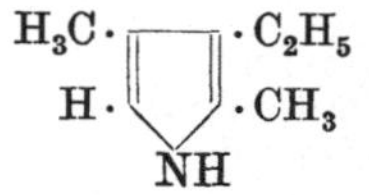   II. Kryptopyrrol

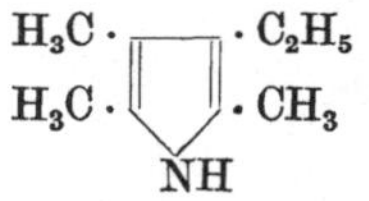

III. Phyllopyrrol 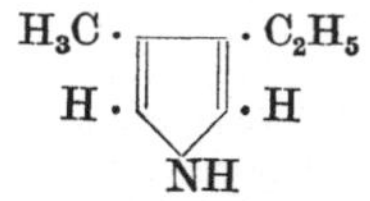   IV. Opsopyrrol

Neben diesem Basengemisch entsteht bei der Reduktion eine Säurefraktion,
in welcher die dem Hämopyrrol, Kryptopyrrol, Phyllopyrrol und Opsopyrrol
entsprechenden Carbonsäuren aufgefunden wurden.

Hämopyrrolsäuren.

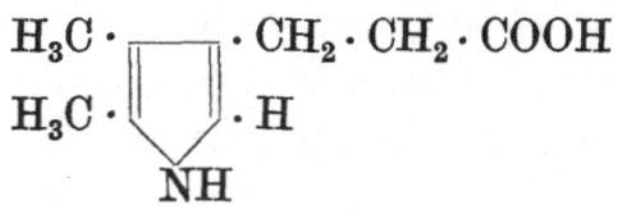

V. Hämopyrrolcarbonsäure 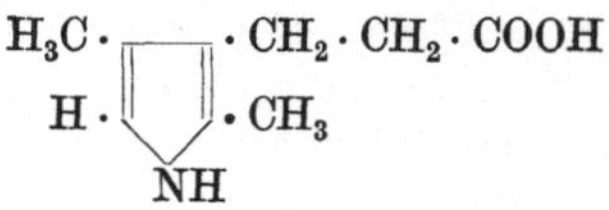   VI. Kryptopyrrolcarbonsäure

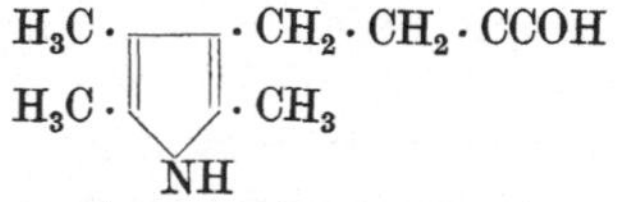

VII. Phyllopyrrolcarbonsäure 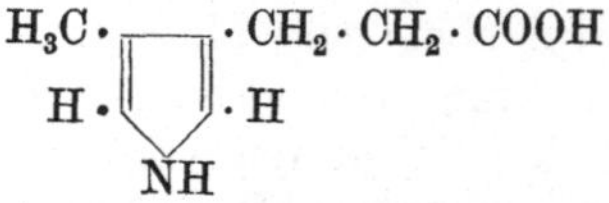   VIII. Opsopyrrolcarbonsäure

Unterwirft man diese bei der Reduktion des Häminmoleküls entstehenden Spaltstücke der Oxydation, so entsteht Hämatinsäure und Methyläthylmaleinimid.

Durch diesen experimentellen Befund sind die auf den ersten Blick als verschieden imponierenden Reaktionsprodukte der oxydativen und reduktiven Spaltung des Häminmoleküls (Maleinsäureimid einerseits, Pyrrole andererseits) in leicht verständliche chemische Beziehung gebracht.

Aus diesen analytischen Befunden und aus der quantitativen Berechnung der aufgefundenen Spaltstücke auf das Ausgangsmolekül geht eindeutig hervor, daß im Hämin und im Porphyrin vier Pyrrolringe vorgebildet sind. Über die Art, wie diese vier Pyrrolringe im Farbstoffmolekül miteinander verkettet sind, geht die Meinung noch auseinander. Wir haben auf S. 516 die Formel von Küster angegeben, da diese Formulierung am meisten den experimentellen Tatsachen gerecht wird. Einen eindeutigen Aufschluß konnte hier nur die rückläufige Synthese bringen, ein Weg, der von H. Fischer beschritten wurde, und welcher bereits zur Synthese der Porphyrine und des Hämins geführt hat.

Der synthetische Weg, den H. Fischer[8,42] ging, war folgender: Zuerst wurden die Di-pyrryl-methane, welche durch Einwirkung von Formaldehyd auf Pyrrole (Colaccici[43]) erhalten wurden, studiert. Nachdem es Piloty[44] gelungen war, folgendes Di-pyrryl-methan mit Eisenchlorid entsprechend folgender Formel zum Di-pyrryl-methen zu oxydieren,

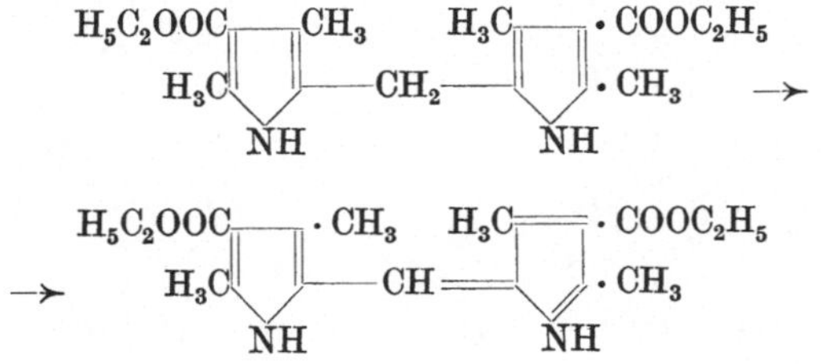

$$H_5C_2OOC-\!\!-\!\!-CH_3 \qquad H_3C-\!\!-\!\!-\cdot COOC_2H_5$$
$$H_3C-\!\!-\!\!-CH_2-\!\!-\!\!-\cdot CH_3 \quad \rightarrow$$
$$NH \qquad\qquad NH$$

$$H_5C_2OOC-\!\!-\!\!-\cdot CH_3 \qquad H_3C=\!\!=\!\!=\cdot COOC_2H_5$$
$$\rightarrow \quad H_3C-\!\!-\!\!-CH=\!\!=\!\!=\cdot CH_3$$
$$NH \qquad\qquad NH$$

wurden von Fischer und Eismayer[45] durch Einwirkung von Formaldehyd bzw. Glyoxal auf trisubstituierte Pyrrole ebenfalls synthetische Methene der Pyrrolcarbonsäuren erhalten. Eine wichtige Etappe in der Synthese der Porphyrine war die Beobachtung von H. Fischer, daß bei Einwirkung von Brom auf trisubstituierte Pyrrole bromierte Farbstoffe entstehen. H. Fischer und Scheyer[46] konnten dann zeigen, daß die entstehenden Farbstoffe bromsubstituierte Di-pyrryl-methene sind. Besonders reaktionsfähig erwiesen sich tetrasubstituierte Pyrrole, wenn ein α-Substituent eine Carbäthoxygruppe war. Die Di-pyrryl-methen-Farbstoffe geben mit Metallen Komplexsalze, die aber in ihren charakteristischen spektroskopischen Erscheinungen nicht an die Porphyrine erinnern. Ein besonders interessantes Methen dieser Reihe ist der von H. Fischer und Scheyer[47] beschriebene Körper, welcher vier Pyrrolkerne linear miteinander verbunden enthält. H. Fischer gibt an, daß dieser Körper in seinen Eigenschaften, Farbe, Löslichkeit außerordentlich an den Gallenfarbstoff erinnert. Beziehungen zu den Porphyrinen waren aber ebensowenig festzustellen, wie bei den Tri-pyrryl-methenen. Vielleicht ist dieser Hinweis Fischers dereinst noch von Wichtigkeit, da ja der Gallenfarbstoff auch kein Porphyrinspektrum mehr zeigt und zweifellos nicht in die cycloide Reihe der Porphyrine gehört. Es wäre durchaus möglich, daß im Organismus durch oxydative Abspaltung einer der in den Porphyrinen präformierten Methingruppen (Gallenfarbstoff enthält ein C-Atom weniger als die Porphyrine) ein linearer Körper entsteht, der ebenfalls noch vier Pyrrolkerne enthält und in seinen Eigenschaften mit dem von H. Fischer und Scheyer synthetisierten, linearen Methen Ähnlichkeit haben könnte.

Die durch die Einwirkung von Aldehyd auf substituierte Pyrrole gewonnenen Tetra-pyrryl-äthylene und Tetra-pyrryl-äthane zeigten, wie schon gesagt, in keiner Weise die Eigenschaften der Porphyrine und ließen das charakteristische Porphyrinspektrum vermissen. Erst der weitere Ausbau der Bromreaktion auf Pyrrole verholf H. Fischer[48, 49] zum endgültigen Erfolg, zur Synthese des Ätioporphyrins. H. Fischer und Klarer[50] ließen auf Kryptopyrrol Brom einwirken und erhielten einen zweiten Körper. Versetzt man dieses gebromte Äthen mit konzentrierter Schwefelsäure, so entsteht eine Substanz, die das Porphyrin-

$$\begin{array}{ccccc}
H_3C\cdot C\!-\!\!-\!C\cdot C_2H_5 & & H_3C\cdot C\!=\!\!=\!C\cdot C_2H_5 \\
Br\cdot C\quad\ C & & C\quad\ C\cdot CH_3 \\
NH & & N \\
& CH &
\end{array}$$

spektrum gibt. Damit war die Synthese des Ätioporphyrins, das der Grundkörper des Blut- und Blattfarbstoff-Porphyrins ist, von H. Fischer vollzogen

$$\begin{array}{ccccc}
H_5C_2\cdot C\!-\!\!-\!C\cdot CH_3 & & H_5C_2\cdot C\!-\!\!-\!C\cdot CH_3 \\
C\quad\ C & CH & C\quad\ C \\
NH & & N \\
HC & & CH \\
NH & & N \\
C\quad\ C & CH & C\quad\ C \\
H_3C\cdot C\!=\!\!=\!C\cdot C_2H_5 & & H_3C\cdot C\!=\!\!=\!C\cdot C_2H_5
\end{array}$$

Ätioporphyrin

Eine zweite, wichtige Synthese beruht auf dem trockenen Erhitzen oder Kochen mit Ameisensäure der Pyrrol-methan-di-carbonsäuren, die H. Fischer und seine Mitarbeiter zur Synthese des Iso-ätio-porphyrins[51] und des Iso-Kopro-porphyrins[52] geführt hat.

Eine dritte Synthese führte H. Fischer mit Sturm[8] aus, indem er auf β-Methyl-β'-äthyl-pyrrol (Opsopyrrol) Ameisensäure bei Gegenwart von Wasserstoff-Donatoren einwirken ließ und zum Ätioporphyrin gelangte.

Durch diese drei wichtigen Arten der Porphyrinsynthese ist es H. Fischer gelungen, alle bisher bekannten Porphyrine aufzubauen. In neuester Zeit gelang H. Fischer[41] auch die Synthese des Hämins. Durch Acetylierung des Deuteroporphyrins entsteht Diacetyldeuteroporphyrin. Die Acetylgruppe wird durch Kochen mit alkoholischem Kali in die Vinylgruppe übergeführt. Es entsteht auf diese Weise Hämatoporphyrin. Durch Abspaltung von zwei Molekülen Wasser im Hochvakuum und Überführung in seinen Ester gelang die Krystallisation des Protoporphyrinesters und des Deuteroporphyrins. Das Deuteroporphyrin kann nach früheren Angaben von H. Fischer in Hämin übergeführt werden.

H. Fischer[8] schlägt für das Grundsystem, von dem sich alle Porphyrine ableiten, den Namen „Porphin" vor, numeriert die Pyrrolkerne mit I, II, III und IV, wie aus folgender Formel zu entnehmen ist, und zählt die β-Substituenten fortlaufend von Pyrrolkern I ab. Ätioporphyrin ist dann ein 1,3,5,7-Tetramethyl-2,4,6,8-tetraäthyl-porphin.

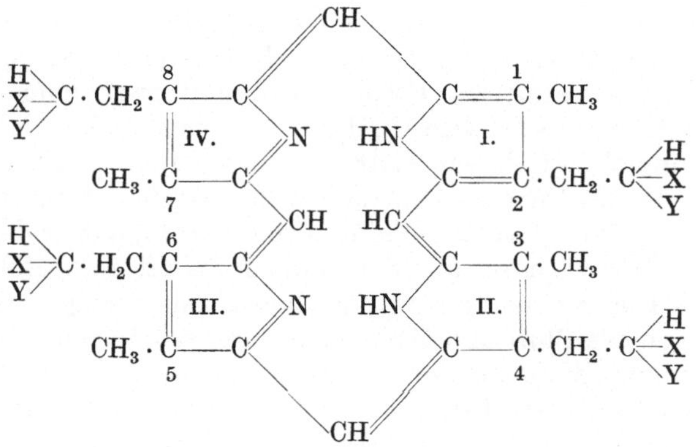

$$
\begin{array}{c}
\text{CH} \\
\overset{H}{\underset{Y}{X}}\!\!>\!C\cdot CH_2\cdot \overset{8}{C}\!-\!C \quad\quad C\!=\!\overset{1}{C}\cdot CH_3 \\
\quad\quad\quad IV.\quad >\!N \quad HN\!< \quad I. \\
CH_3\cdot \overset{}{C}\!-\!C \quad\quad C\!=\!\overset{}{C}\cdot CH_2\cdot C\!<\!\overset{H}{\underset{Y}{X}} \\
7 \quad\quad CH \quad HC \quad 2 \\
\overset{H}{\underset{Y}{X}}\!\!>\!C\cdot H_2C\cdot \overset{6}{C}\!-\!C \quad\quad C\!-\!\overset{3}{C}\cdot CH_3 \\
\quad\quad\quad III.\quad >\!N \quad HN\!< \quad II. \\
CH_3\cdot \overset{}{C}\!-\!C \quad\quad C\!-\!\overset{}{C}\cdot CH_2\cdot C\!<\!\overset{H}{\underset{Y}{X}} \\
5 \quad\quad CH \quad\quad 4
\end{array}
$$

Wenn in dieser Formel X und Y durch Wasserstoff ersetzt sind, haben wir Ätioporphyrin. Bedeutet X eine Carboxylgruppe und Y Wasserstoff, so sehen wir Koproporphyrin vor uns. Sind endlich X und Y durch Carboxyl ersetzt, so entspricht dieser Typ dem Uroporphyrin. Mesoporphyrin ist dann die entsprechende Dicarbonsäure, sein Porphyrinogen die entsprechende Tetramethylen-dihydro-Verbindung folgenden Typs:

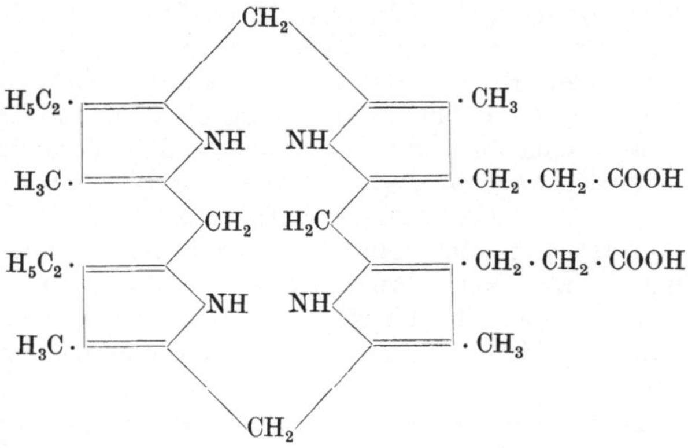

$$
\begin{array}{c}
CH_2 \\
H_5C_2\cdot\!=\!\!=\quad\quad\quad =\!\!=\cdot CH_3 \\
\quad\quad >\!NH \quad NH\!< \\
H_3C\cdot\!=\!\!=\quad\quad\quad =\!\!=\cdot CH_2\cdot CH_2\cdot COOH \\
\quad\quad CH_2 \quad H_2C \\
H_5C_2\cdot\!=\!\!=\quad\quad\quad =\!\!=\cdot CH_2\cdot CH_2\cdot COOH \\
\quad\quad >\!NH \quad NH\!< \\
H_3C\cdot\!=\!\!=\quad\quad\quad =\!\!=\cdot CH_3 \\
CH_2
\end{array}
$$

Die Reihenfolge der Seitenketten ist hier natürlich noch unbewiesen, es steht lediglich fest, daß vier Methylgruppen sich auf vier Pyrrolkerne verteilen.

Hans Fischer[8] hat Pyrrole durch Acetessigestersynthesen aufgebaut. Es ist nicht wahrscheinlich, daß der Organismus diesen Weg über den Acetessig-ester gehen kann, um Pyrrole aufzubauen, obgleich die Möglichkeit besteht, daß aus anderen Fettsäureabbauprodukten mit Ammoniak Blutfarbstoffbausteine entstehen. Auf S. 85 wurde bereits darauf hingewiesen, daß auch aus Eiweiß-bausteinen die Gelegenheit der Pyrrolringschließung gegeben ist. Die im Eiweiß präformierten Pyrrolidine sprechen eindeutig in dieser Richtung. Letzten Endes müssen wir aber zugeben, daß wir heute über diese wichtigste Grundfrage, aus welchen Vorstufen der Organismus seine Pyrrole für den Blutfarbstoff aufbaut, nicht beantworten können. Sicher ist nur die Tatsache, daß er Pyrrole synthetisieren kann und nicht auf die Zufuhr der im Chlorophyll enthaltenen Pyrrole angewiesen ist.

Gallenfarbstoff.   Betrachten wir nun den Gallenfarbstoff, das Bilirubin, so sehen wir bereits aus der Bruttoformel $C_{33}H_{36}O_6N_4$, daß dieser Körper nach der Formel sehr nahe Beziehungen zu den eisenfreien Porphyrinen, und zwar zum Mesoporphyrin $C_{34}H_{38}O_4N_4$ und Hämatoporphyrin $C_{34}H_{36}O_6N_4$ haben müßte. Ich glaube, jeder Forscher, der einmal auf diesem Gebiete experimentell gearbeitet hat, wurde verlockt, die bei Betrachtung der Bruttoformeln scheinbar einfachen Beziehungen zwischen Blut- und Gallenfarbstoff dadurch zu erhärten, daß er den Blutfarbstoff durch Oxydation im Reagensglas in den Gallenfarbstoff überzuführen versuchte. Der Erfolg blieb bisher einem derartigen Experiment versagt. Die konstitutionellen Beziehungen des Blut- und Gallenfarbstoffes scheinen demnach doch nicht so einfach zu sein, wie die Bruttoformeln glauben ließen. Ein prinzipieller Unterschied trennt den Gallenfarbstoff von den Porphyrinen ab. Der Gallenfarbstoff gibt mit Eisen keine Komplexsalze. Die Imidstickstoffe der im Gallenfarbstoff vorgebildeten Pyrrolmoleküle reagieren anders als wie bei den Porphyrinen. Eine Reihe von qualitativen Reaktionen, von denen die Fähigkeit mit Diazoniumlösung einen Azofarbstoff zu geben, erwähnt sei, zeigen erhebliche Verschiedenheiten der Reaktionsweise des Gallenfarbstoffes im Vergleich zu den Porphyrinen. Man darf allerdings auch nicht vergessen, daß die uns bisher bekannten Porphyrine aus dem Blutfarbstoff durch Reduktion im Reagensglas hergestellt sind, während der Gallenfarbstoff ein Produkt der oxydativen Vorgänge des Organismus ist (s. S. 526). Durch Reduktion des Bilirubins kommt man zu einer wasser-

Mesobilirubin. stoffreicheren Verbindung $C_{33}H_{40}O_6N_4$, dem Mesobilirubin (H. Fischer[53]). Das Mesobilirubin steht im gleichen Verhältnis zum Bilirubin, wie das Mesohämin zum Hämin. In beiden Fällen sind die ungesättigten Gruppenpaare in den Seitenketten abgesättigt. Die im Hämin vorgebildeten Vinylgruppen in der Seitenkette sind also auch im Bilirubin vorhanden. Das Mesobilirubin ist in der Farbe und auch in den anderen Eigenschaften dem Bilirubin sehr ähnlich. In gleicher Weise, wie man vom Mesoporphyrin durch weitere Reduktion zum farblosen Porphyrinogen kommt, gelingt es, auch das Mesobilirubin in seine Leukoverbindung, das Mesobilirubinogen (Hemibilirubin) umzuwandeln

Mesobilirubinogen = Urobilinogen. (H. Fischer[54]). Das Mesobilirubinogen ist, wie H. Fischer[55] zeigen konnte, mit dem Urobilinogen identisch. Auf diese Beziehung soll später noch eingegangen werden.

     Aus diesen Ergebnissen bei der Reduktion des Bilirubins ist ersichtlich, daß im Gallenfarbstoff die gleichen ungesättigten Gruppenpaare vorhanden sein dürften, die wir bereits beim Hämin kennengelernt haben. Die zwei Vinylgruppen in den Seitenketten und die zwei farbgebenden ungesättigten Bindungen im Molekül sind durch die Entstehungsweise des Mesobilirubins und des Mesobilirubinogens nachgewiesen (H. Fischer).

Chemische Aufspaltung des Bilirubins.   Wie verhält sich nun das Bilirubinmolekül bei einer tiefgreifenden oxydativen und reduktiven Aufspaltung. Durch Oxydation des Bilirubins mit Chromsäure entsteht Hämatinsäure (Küster[56]). Spaltet man in gleicher Weise das Mesobilirubin, so entsteht Hämatinsäure und Methyläthylmaleinimid. Dieser Befund steht in vollständiger Analogie zu dem Verhalten des Hämins einerseits und des Mesohämins bzw. Mesoporphyrins andererseits bei der oxydativen Aufspaltung (H. Fischer).

     Die reduktive Aufspaltung des Bilirubinmoleküls hingegen verläuft prinzipiell verschieden von der reduktiven Aufspaltung des Blutfarbstoffes. Während wir beim Blutfarbstoff bei der Reduktion ein Gemisch von vier verschiedenen Pyrrolbasen und den entsprechenden Carbonsäuren entstehen sehen, treten bei der gleichen Reaktion beim Bilirubin überhaupt keine Pyrrolbasen auf, sondern nur zwei Säuren, von denen die eine die Kryptopyrrolcarbonsäure (I) und die andere, die aus zwei Pyrrolringen aufgebaute Bilirubinsäure (II) ist (Piloty und Thannhauser[57], H. Fischer und Röse[58]).

(I)
$$CH_3 \cdot C\!-\!C \cdot CH_2 \cdot CH_2 \cdot CCOH$$
$$HC \quad C \cdot CH_3$$
$$NH$$

(II)
$$CH_3 \cdot C\!-\!C \cdot C_2H_5 \qquad CH_3 \cdot C\!-\!C \cdot CH_2 \cdot CH_2 \cdot COOH$$
$$HO \cdot C \quad C\!-\!\!-\!\!-\!CH_2\!-\!\!-\!\!-\!C \quad C \cdot CH_3$$
$$NH \qquad\qquad NH$$

Durch gelinde Oxydation der Bilirubinsäure mit Permanganat erhielten Piloty und Thannhauser[59] die Xanthobilirubinsäure. H. Fischer und Röse[60] konnten diese Verbindung durch Einwirkung von Natriumalkoholat auf Bilirubin, Mesobilirubin und Mesobilirubinogen darstellen. Die Xanthobilirubinsäure steht im selben Verhältnis zu ihrer Leukoverbindung, der Bilirubinsäure wie das Mesoporphyrin zum Mesoporphyrinogen.

$$H_3C \cdot C\!=\!\!=\!C \cdot C_2H_5 \qquad H_3C \cdot C\!-\!\!-\!C \cdot CH_2 \cdot CH_2 \cdot COOH$$
$$HOC \quad C\!=\!\!=\!\!=\!C\!-\!\!-\!C \quad C \cdot CH_3$$
$$N \qquad\qquad\qquad NH$$

Xanthobilirubinsäure.

Aus dem Vergleich der Ergebnisse der oxydativen Aufspaltung des Blut- und Gallenfarbstoffmoleküls ersehen wir, daß in beiden Molekülen substituierte Pyrrole und Pyrrolcarbonsäuren vorgebildet sind. Aus der Zusammensetzung der bei der Aufspaltung erhaltenen Körper können wir schließen, daß sowohl im Blut- als auch im Gallenfarbstoff vier verschiedene Pyrrolringe präformiert sind. Diese im Grundgerüst gleichartige Zusammensetzung beider Körper wird durch die Bestimmung ihrer Molekulargewichte erhärtet, welche für beide Körper innerhalb der gleichen Größenordnung liegen. Aus dem gleichartigen Verhalten des Hämins und Bilirubins gegenüber milder Reduktion (Bildung von Mesoporphyrin einerseits und Mesobilirubin andererseits) kann man schließen, daß sowohl im Blut- als auch im Gallenfarbstoff zwei ungesättigte Vinylgruppen in den Seitenketten vorhanden sind, die in beiden Farbstoffen in gleicher Weise auf reduktive Agenzien ansprechen und in gesättigte Äthylgruppen überführbar sind. Die Anwesenheit eines zweiten gleichartigen Paares von ungesättigten Bindungen im Blut- und Gallenfarbstoff ist durch die Überführung von Mesoporphyrin und Mesobilirubin in die entsprechenden Leukoverbindungen Porphyrinogen und Mesobilirubinogen erwiesen. Auch hinsichtlich der in beiden Farbstoffen vorgebildeten Carboxylgruppen dürfte vollständige Analogie bestehen. Während im Hämin und seinen eisenfreien Derivaten die zwei Carboxylgruppen sich leicht verestern lassen, ist die Veresterung der zwei Carboxylgruppen im Bilirubin nicht so leicht möglich und erst in neuester Zeit durch Einwirkung von Diazomethan (W. Küster) geglückt.

Wenn wir zusammenfassend die nach unseren bisherigen Kenntnissen gleichartigen chemischen Gruppen im Blut- und Gallenfarbstoff hervorheben, so finden wir das konstitutionelle Gerüst beider Farbstoffe durch vier Pyrrolringe gebildet, an welchen in den Seitenketten zwei ungesättigte Vinylgruppen und zwei Carbonsäuren angeheftet sind. Die Pyrrolringe selbst scheinen in beiden Farbstoffen durch Kohlenstoffbrücken zusammengehalten, und zwar dürften

Vergleich des
konstitutionellen
Aufbaues des
Blut- und
Gallenfarb-
stoffes.

bei den Kohlenstoffbrücken an zwei Stellen Doppelbindungen vorhanden sein, welche durch Addition von Wasserstoffatomen die Farbstoffe (Mesoporphyrin, Mesobilirubin) in die entsprechenden Leukoverbindungen (Porphyrinogen, Mesobilirubinogen) übergehen lassen.

Betrachten wir nun diejenigen Momente, durch welche sich das Bilirubin vom Blutfarbstoff unterscheidet, so müssen wir uns in erster Linie fragen, an welchem Teile des Moleküls des Blutfarbstoffes hat die Oxydation zu Bilirubin eingesetzt. Vom Hämatoporphyrin wissen wir, daß es ebensoviel Sauerstoff enthält wie das Bilirubin, und deshalb sehr oft mit dem Bilirubin in enge Relation gebracht wird. Und doch sind beide Substanzen grundverschieden. Beim Hämatoporphyrin gelingt es leicht, den Sauerstoff auf reduktivem Wege zu entfernen, im Bilirubin halten die in ihm enthaltenen Sauerstoffatome auch den energischsten Reduktionsvorgängen stand. Die Oxydation des Hämins zum Hämatoporphyrin erfolgt durch Eintritt von zwei Hydroxylgruppen an die ungesättigten Vinylgruppen der Seitenketten, im Bilirubin sind die ungesättigten Vinylreste in den Seitenketten noch vorhanden; die Oxydation ist hier an den Pyrrolkernen erfolgt, wie die wahrscheinliche chemische Konstitution der oben angeführten Bilirubinsäure gezeigt hat. Das Vorhandensein von Hydroxylgruppen an zwei Pyrrolringen des Bilirubingerüstes ist wahrscheinlich der wesentliche Unterschied zwischen den bisher bekannten Porphyrinen des Blutfarbstoffes und dem Gallenfarbstoff.

Inwieweit können nun diese chemischen Forschungsergebnisse unsere Vorstellungen über den physiologischen Mechanismus der Gallenfarbstoffbildung erweitern? Obgleich eine direkte oxydative Umwandlung von Blut- in Gallenfarbstoff bisher nicht gelungen ist, erscheint nach der Erkenntnis des gleichheitlichen Aufbaues beider Farbstoffe aus vier Pyrrolringen eine tiefgreifende Spaltung des Blutfarbstoffes vor der Bilirubinbildung und ein Wiederaufbau der Spaltstücke zu Bilirubin unwahrscheinlich. Nehmen wir also eine direkte oxydative Umwandlung des Blutfarbstoffes in das eisenfreie Bilirubin an, so sehen wir, daß die Oxydation des Blutfarbstoffes im Reagensglas an einer anderen Stelle des Moleküls einsetzt wie die Oxydation im Organismus. Im Reagensglas entsteht Hämatoporphyrin, im Organismus Bilirubin. Im Organismus wird der Umbau scheinbar mit einer Oxydation an den Pyrrolkernen angefangen; vielleicht mit der Aufspaltung einer Methingruppe des cyclischen, aus vier Pyrrolkernen bestehenden Porphyrinkernes, so daß ein geradliniges Tetrapyrrol gebildet wird. Dieser Annahme widerspricht der oben angeführte parallele Entstehungsmechanismus des Porphyrinogens einerseits und des Mesobilirubinogens andererseits. Vielleicht gelingt es aber doch diese Gegensätzlichkeit aufzuklären. Im Reagensglas beginnt die Oxydation in den ungesättigten Seitenketten. Die Bilirubinbildung aus Blutfarbstoff ist bisher jedenfalls eine Eigentümlichkeit, die an die lebendige Zelle geknüpft ist. Es wäre nun für das Verständnis der Bilirubinbildung wünschenswert, auf dem Wege des Blutfarbstoffes zum Gallenfarbstoff physiologische Zwischenprodukte zu gewinnen, die in ihren Eigenschaften ein Bindeglied zwischen beiden Körpern darstellen könnten.

Das eisenhaltige Pigment „Hämosiderin" wurde ebenfalls als Zwischenprodukt der Gallenfarbstoffbildung aus dem Blutfarbstoff angesprochen, da es immer dann als Einlagerungsprodukt in Leber, Milz und Knochenmark gefunden wird, wenn reichlich Blutzellenzerfall statthat. Das Hämosiderin ist nach den bisherigen Versuchen als einheitlicher chemischer Körper nicht anzusehen. Das Hämosiderin ist kein Blutporphyrin, sondern eine lockere Verbindung von Eisen mit eiweißartigen Komplexen. Jedenfalls scheint das Hämosiderin kein Bindeglied zwischen Blut- und Gallenfarbstoff zu sein.

Wir sehen, daß man bisher kein physiologisch vorkommendes Porphyrin kennt, das als Zwischenprodukt zwischen Blut- und Gallenfarbstoff stünde. Als Vorstufe für das Bilirubin kommt lediglich das Hämoglobin in Betracht, ein Körper, der noch den Eiweißpaarling am eisenhaltigen Farbstoffrest gebunden enthält. Wo findet nun dieser komplizierte Vorgang der Gallenfarbstoffbildung aus dem Hämoglobin statt. Diese Frage steht heute noch im Brennpunkt der experimentell-pathologischen Forschung. Von einer Seite (Naunyn, Minkowski[61]) wird die Leber als die alleinige Bildungsstätte des Gallenfarbstoffes angesehen, von anderer Seite (Virchow[62], Quincke[63], Aschoff[64], Eppinger[65]) glaubt man die Bildung von Gallenfarbstoff auch außerhalb der Leber auf Grund von experimentellen Befunden annehmen zu müssen. Besonders ist es Aschoff und seine Schüler, welche die Bildung des Gallenfarbstoffes einem „System" von Zellen zuteilten, die an vielen Stellen des Körpers anzutreffen sind, aber speziell in der Leber, im Endothel der Pfortadercapillaren (Kupffersche Sternzellen), im Reticulum der Milz, der Lymphknoten und des Knochenmarkes vorhanden sind — das reticuloendotheliale System. Die Lehre Naunyns und Minkowskis der hepatischen Gallenfarbstoffbildung fußt auf dem Experiment, daß blutkörperchenzerstörende Gifte (Toluylendiamin, Arsenwasserstoff) bei entleberten Vögeln nicht zu Ikterus führen, während diese Gifte bei gesunden Tieren schwersten Ikterus zur Folge haben. Die Lehre von der extrahepatischen Gallenfarbstoffbildung geht auf die Befunde Virchows[62] zurück, der in alten Blutungsherden goldgelbe Krystalle fand, die er Hämatoidin nannte und deren Identität mit Bilirubin von Quincke[66] und anderen Forschern, trotz des Widerspruchs Städelers[67] angenommen wurde. In neuester Zeit hat die Lehre der extrahepatischen Bilirubinbildung durch die Untersuchung von Mc Nee[68], Hijmans van den Bergh[69] und Lepehne[70] neuen Boden gewonnen. Mc Nee[68] überprüfte auf Veranlassung Aschoffs den grundlegenden, oben angeführten, Naunyn-Minkowskischen Versuch an entleberten Vögeln und stellte im Gegensatz zu diesen Autoren das Auftreten eines leichten Ikterus fest. Hijmans van den Bergh[69] fand mit Hilfe einer quantitativen Bilirubinbestimmungsmethode in alten hämorrhagischen Exsudaten und im Milzvenenblut einen höheren Bilirubingehalt als in anderen Gefäßbezirken. Lepehne[70] glaubte den verschiedenen Ausfall der Ehrlich-Pröscherschen Diazoreaktion bei der van den Berghschen Methode (direkte und indirekte Kupplung) im Sinne des Vorhandenseins von hepatisch und extrahepatisch gebildetem Bilirubin verwerten zu können, eine Ansicht, die sicherlich unrichtig ist.

Die Frage der Möglichkeit einer extrahepatischen Bilirubinbildung ist neuerdings durch zwei grundlegende Feststellungen endgültig geklärt worden. Es gelang H. Fischer[71] Hämatoidin, das er aus Echinococcuscysten gewonnen hat, sowohl seiner Krystallform nach als auch nach den chemischen Reaktionen, mit Bilirubin zu identifizieren. Ich glaubte anfänglich, daß das Hämatoidin keine Diazoreaktion gibt. H. Fischer zeigte aber, daß die Diazoreaktion zustande kommt, sobald man das Eiweiß von den Hämatoidinkrystallen durch Verdauung entfernt hat. Erst wenn das Eiweiß entfernt ist, läßt sich das Hämatoidin in gleicher Weise wie das Bilirubin mit Chloroform extrahieren und gibt dann in dem Chloroformextrakt die Diazoreaktion. Damit war eigentlich die Frage prinzipiell erledigt, daß auch außerhalb der Leber Blutfarbstoff in Gallenfarbstoff übergehen kann. Ein weiterer Beweis wurde noch durch den biologischen Versuch von Mann und Magath[72] erbracht. Diese Autoren erdachten eine originelle Operationsmethode die Leber bei Hunden zu exstirpieren (Anlegung einer umgekehrten Eckschen Fistel mit nachfolgender Leberexstirpation). Die Hunde bleiben allerdings maximal nur 36 Stunden am Leben. Diese Zeit genügt, um festzustellen, daß innerhalb dieser Periode der Gallenfarbstoffgehalt des Blutes auf das 2- bis 3fache ansteigt. Die Hunde werden richtig gelb und das Serum gelbbraun. Enderlen, Thannhauser und Jenke[73] konnten nachweisen, daß ein Teil dieses gelben Farbstoffes nicht Bilirubin ist, sondern wahrscheinlich ein Farbstoff sein dürfte, der nicht mit dem Blutfarbstoff zusammenhängt. Die Autoren nennen diesen Farbstoff „Xanthorubin" und heben hervor, daß er große Ähnlichkeit hat mit einem Farbstoff, der neben Bilirubin im Blute bei perniziöser Anämie auftritt. Trotz dieser Feststellung bleibt die von Mann und Magath gefundene Tatsache bestehen, daß im Blute leberloser Hunde der Bilirubingehalt beträchtlich ansteigt, eine Tatsache, die nur mit einer Bilirubinbildung außerhalb der Leber erklärt werden kann. Es wäre aber falsch, wollte man nun glauben, daß die Mengen des Gallenfarbstoffes, die außerhalb der Leber gebildet werden können, sehr groß sind. Rosenthal, Licht und Melchior[74] konnten zeigen, daß hämolytisch wirkende Gifte, wie Toluylendiamin, die bei normalen Tieren einen schweren Ikterus machen, bei Hunden nach Leberexstirpation die Gallenfarbstoffbildung nicht vermehren. Der Ansicht von Rosenthal, Licht und Melchior[74], daß der Leber immer noch das Primat der Gallenfarbstoffbildung zuzusprechen ist, und daß die extrahepatische Gallenfarbstoffbildung physiologischerweise an Größe weit hinter der Gallenfarbstoffbildung in der Leber zurücksteht, ist zuzustimmen. Die Ansicht von Naunyn und Minkowski[61], daß die Leber die einzige Bildungsstätte des Gallenfarbstoffes ist, hat wohl eine prinzipielle Einschränkung erfahren. Man muß aber auch heute noch annehmen, daß die Hauptmenge des Gallenfarbstoffes in der Leber entsteht.

Biliverdin, Bilifuscin und die verschiedenfarbigen oxydativen Abwandlungsprodukte des Bilirubins sind keine einheitlichen Körper. Sie entstehen nicht innerhalb des Organismus, sondern außerhalb des Körpers durch den Sauerstoff der Luft.

Das Bilirubin wird mit der Galle in den Darm ergossen. H. Fischer[54, 55] zeigte, daß das Bilirubin im Darm zu Mesobilirubinogen (= Urobilinogen) wahrscheinlich durch Bakterienwirkung reduziert wird. Das Mesobilirubinogen ist ein Körper, der sich zum Bilirubin ähnlich verhält wie Mesoporphyrinogen zum Farbstoff Mesoporphyrin. Das Mesobilirubinogen hat die Zusammensetzung $C_{33}H_{44}N_4O_6$ und kann durch Oxydation wieder in Mesobilirubin $C_{33}H_{40}N_4O_6$ zurückverwandelt werden. Das Mesobilirubinogen wird zum Teil in den Kot und in den Urin ausgeschieden, zum Teil macht es einen Kreislauf durch, in dem es zur Resorption gelangt und wieder durch die Leber in den Darm ausgeschieden wird. Durch die Ehrlichsche Aldehydreaktion mit Paradimethylamidobenzaldehyd ist nach O. Neubauer[75] das Mesobilirubinogen, id est Urobilinogen, nachzuweisen. Neubauer[75] wies darauf hin, daß die Ehrlichsche Reaktion mit Paradimethylamidobenzaldehyd nicht spezifisch für Mesobilirubinogen (= Urobilinogen) ist, sondern eine allgemeine Pyrrolreaktion darstellt. Trotzdem können wir für den klinischen Gebrauch die Aldehydreaktion im Urin und in ätherischen Auszügen des Kotes auf das Vorhandensein von Mesobilirubinogen (= Urobilinogen) beziehen.

Urobilin ist ein Oxydationsprodukt des Mesobilirubinogens (= Urobilinogens). Urobilin ist keine einheitliche Substanz. Es entsteht sekundär meistens außerhalb des Körpers durch Oxydation mit Luftsauerstoff im Harn und im Kot.

Das Schicksal des Gallenfarbstoffes nach seiner Ausscheidung durch die Galle ist nach diesen Befunden eine Reduktion im Darm zu Mesobilirubinogen (= Urobilinogen). Das Mesobilirubinogen (= Urobilinogen) wird normalerweise im Kot ausgeschieden und sehr bald durch oxydative Vorgänge in unbestimmte

Körper verwandelt, die wir mit dem Sammelnamen „Urobilin" bezeichnen. Ein Teil des Mesobilirubinogens (Urobilinogens) gelangt durch Resorption wieder in den intermediären Stoffwechsel und wird zum kleinsten Teil durch die Niere, zum größten Teil wieder durch die Leber in den Darm entleert. Die Angaben über die Ausscheidungsgröße im Harn und im Kote schwanken außerordentlich, da die Bestimmungsmethoden sehr unsicher sind.

Von größter Wichtigkeit für die klinische Diagnostik ist die Frage, ob das Mesobilirubinogen (Urobilinogen) nur im Darm gebildet wird. Die grundlegenden Arbeiten von Friedrich Müller[76] zeigen, daß bei einem vollständigen Verschluß des Ductus choledochus, also bei fehlendem Bilirubinzufluß, Urobilinogen und Urobilin in den Ausscheidungen nicht nachzuweisen sind. Fromholdt und Nersesoff[77] haben Bilirubin, H. Fischer und Meyer-Betz[55] Hemibilirubin bei Kranken mit Galleverschluß per os gegeben. Sie sahen kein Urobilinogen im Urin auftreten. Aus diesen Befunden ist aber nicht zu schließen, daß keine Urobilinogenbildung stattgehabt hat, da zur Resorption von Bilirubin und Mesobilirubin die emulgierenden Stoffe der Galle gegenwärtig sein müssen. Der alte Versuch von Fr. Müller, der bei Galleverschluß Galle gegeben und Urobilin im Harn nachgewiesen hat, bleibt in seiner Deutung bestehen. Gegen die ausschließliche enterogene Entstehung des Mesobilirubinogens sprechen die Versuche von Fischler, der bei Hunden mit kompletter Gallenfistel Urobilinogenausscheidung beobachtet hat. Diese Beobachtung von Fischler[78] können wir (Jenke und Thannhauser) vollauf bestätigen. Es muß aber zugegeben werden, daß bei allen Versuchen mit Gallefistelhunden für eine Sterilität der Galle nicht gebürgt werden kann, so daß es durchaus möglich erscheint, daß die Urobilinogenbildung durch Bakterienwirkung zustande gekommen ist. In neueren Versuchen konnten Fischler und Ottensooser[79] Aldehydreaktion im Urin von Tieren mit vollständigem Galleverschluß nach Leberparenchymschädigung nachweisen und damit neues Material für die Fischlersche Ansicht, daß Urobilinogen auch außerhalb des Darmes im intermediären Stoffwechsel gebildet werden kann, beibringen. Auch gegen diese Versuche bleibt der Einwand bestehen, daß andere die Aldehydreaktion gebende Stoffe entstanden sein könnten. Wie dem auch sei, für die klinische Beurteilung eines Kranken, ob ein kompletter Choledochusverschluß vorhanden ist oder nicht, kommt nach wie vor, ausschließlich das Fehlen von Urobilinogen- und Urobilinreaktion im Kot und im Urin in Frage.

Die vermehrte Ausscheidung von Mesobilirubinogen (Urobilinogen) im Harn wird nach dem Vorschlag von O. Neubauer als der Ausdruck einer Störung der Leberfunktion angesehen und in der klinischen Beurteilung im Sinne einer Lebererkrankung gewertet. Diese Schlußfolgerung ist durchaus berechtigt, da physiologischerweise der vom Darm aus zur Resorption gelangende Anteil des Urobilinogens nur zum kleinen Teil in den Harn, zum größten Teil durch die Leber wieder in den Darm ausgeschieden wird.

Eine Bilanzierung des Blutfarbstoffwechsels könnte durch eine Bilanzierung des Eisenstoffwechsels erfaßt werden. Es kommt aber nur ein geringer Teil des Eisens zur Ausscheidung, ein wesentlicher Teil bleibt in den Organen hängen (s. S. 606). Die Methode der Wahl, einen Maßstab der endogenen Blutfarbstoffbildung und des Blutfarbstoffzerfalles zu gewinnen, wäre die quantitative Bestimmung der Endprodukte dieses Stoffwechsels, die in Gestalt von Mesobilirubinogen (Urobilinogen) und Urobilin zur Ausscheidung gelangen. Derartige Untersuchungen wurden von Charnas und Eppinger[80], von Brugsch und Retzlaff[81] durchgeführt. Diese außerordentlich mühevollen Untersuchungen haben nur geringen Wert, da die angewandten Methoden bis heute nicht gestatten,

Die Entstehung
des Mesobili-
rubinogens.

Bilanzen des
Blutfarbstoff-
wechsels.

einen Schluß über die quantitativen Verhältnisse zu ziehen. Auch die Versuche an Tieren mit kompletter Gallenfistel, die bis heute ausgeführt wurden, lassen eine eindeutige Folgerung auf die Quantität der Blutfarbstoffmengen, die täglich in Form von Bilirubin ausgeschieden werden, wegen der ungenügenden Methodik nicht zu. Für das Krankheitsproblem der endogenen Anämien und des hämolytischen Ikterus wäre es ein dringendes Bedürfnis derartige Bilanzierungen durchführen zu können, da Bilanzen sowohl über die Pathogenese als auch über den Verlauf der Krankheit wichtige Hinweise geben könnten.

B. Störungen des Blut- und Gallenfarbstoff-Stoffwechsels.

Ort der Blutfarbstoffbildung. Nach unseren bisherigen Kenntnissen nehmen wir an, daß die roten Blutzellen beim Menschen im Knochenmark entstehen. Nach Hammar[82] beginnt die Blutbildung in den langen Extremitätenknochen im vierten Fötalmonat. Die hämoglobinhaltigen roten Blutkörperchen entstehen aus hämoglobinfreien, kernhaltigen Zellen. Da die Umbildung dieser kernhaltigen, hämoglobinfreien Zellen zu den kernlosen, hämoglobinhaltigen Erythrocyten im Knochenmark sich vollzieht, müssen wir wohl auch annehmen, daß die Bildung des Hämoglobins an den gleichen Orten statthat. Welche Zellen im Knochenmark für die Synthese des Blutfarbstoffes verantwortlich zu machen sind, entzieht sich unserer Kenntnis. Vielleicht hat die Hämoglobineinwanderung ursächlich die Kernauflösung zur Folge. Bei ungenügender Hämoglobineinwanderung bleibt der Kern oder Reste des Kernes, wie wir dies bei krankhaften Zuständen beim Menschen sehen, bestehen. Die Fähigkeit zur Hämoglobinbildung scheint beim Menschen eine außerordentlich große zu sein, da auch Hämoglobinverluste bis auf ein Zehntel des Bestandes, wie wir das bei Blutungen sehen, verhältnismäßig rasch wieder ergänzt werden. Blutverluste, die 30—40% betragen, werden in 16—20 Tagen wieder vollständig regeneriert. Aus dieser Tatsache kann geschlossen werden, daß die Vorstufen für die Pyrrolbildung ständig im Organismus vorhanden sein müssen und deshalb als Vorstufen nur Eiweißbausteine oder Fettsäuren in Frage kommen können.

Anämien. Für das Zustandekommen einer Hämoglobinarmut, die man klinisch mit dem Sammelnamen „Anämien" bezeichnet, können zweierlei Ursachen in Frage kommen: 1. eine ungenügende Blutfarbstoffbildung und 2. ein übermäßiger Abbau von Blutfarbstoff, d. h. ein vorzeitiges Zugrundegehen von roten Blutkörperchen.

Chlorose. Zu der ersten Gruppe rechnet man die Chlorose und die Biermersche oder perniziöse Anämie. Als Chlorose bezeichnet man eine Hämoglobinarmut, die sich im Pubertätsalter entwickelt. Bei diesem Krankheitszustand ist die Zahl der roten Blutkörperchen normal oder vermindert, der Hämoglobingehalt aber stärker herabgesetzt als es der Verminderung der roten Blutkörperchen entspricht. Der sog. Färbeindex ist kleiner als eins. Die klinischen Zeichen jeder Anämie sind starke Müdigkeit, blasse Haut- und besonders Schleimhautfarbe und gesteigerte Herztätigkeit. Besonders das letztere Zeichen hat ätiologische Bedeutung, da infolge des Mangels des sauerstoffübertragenden Pigmentes das Sauerstoffbedürfnis des Gewebes nur durch ein vermehrtes Minutenvolumen geleistet werden kann.

Das Krankheitsbild der Chlorose ist immer seltener geworden, da durch die besseren Untersuchungsmethoden die Ursachen der Blutarmut immer mehr in Krankheiten anderer Organe und Systeme gefunden werden. Tuberkulöse Erkrankungen, Magengeschwüre und vor allen Dingen septische Erkrankungen (Viridanssepsis) wurden früher verkannt und gingen wahrscheinlich als Chlorosen. Trotzdem bleibt noch ein kleiner Bruchteil jugendlicher Kranke übrig, die im Pubertätsalter eine Hämoglobinarmut (Bleichsucht) befällt, für die eine andere Ursache als die des hämoglobinbildenden Systems nicht gefunden werden kann. Man ist geneigt, diese seltenen Fälle von Chlorose mit einer Unterfunktion der Geschlechtsdrüsen in Zusammenhang zu bringen (v. Noorden[83]). Zweifellos dürften endokrine Beziehungen zwischen Geschlechtsdrüse und Blutfarbstoffbildung bestehen. Wir sind aber weder über das Inkret, noch über den Mechanismus dieser Beziehungen unterrichtet. Es scheint sogar zweifelhaft, ob der inkretorische Apparat, welcher mit der Blutfarbstoffbildung in Zusammenhang steht, direkt in den Geschlechtsdrüsen zu suchen ist oder ob ein bisher unbekannter inkretorischer Apparat die Blutfarbstoffneubildung überwacht und dieser nur in sekundärer Abhängigkeit von anderen endokrinen Drüsen und so auch von der Geschlechtsdrüse steht. Für diese Ansicht würde die Beobachtung sprechen, daß wir bei sichergestellten endokrinen Erkrankungen (Hypophysenerkrankung, Nebennierenerkrankung) Anämien vom Typus der Chlorose kennen, für die wir keine andere Erklärung haben, als die Erkrankung bestimmter endokriner Drüsen. Die Annahme, daß eine Störung des Eisenstoffwechsels vorliegt, in dem Sinne, daß zu wenig Eisen vorhanden wäre, ist nicht richtig, obwohl mit der Eisentherapie gerade bei der Chlorose gute Erfolge erzielt werden. Man kann nur sagen, daß es sicher zu sein scheint, daß endokrine Beziehungen zur Blutfarbstoffneubildung bestehen, und daß gewisse Anämien vom Typus der Chlorose auf dieser Grundlage entstehen.

Eine Insuffizienz der Blutfarbstoffbildung im weitesten Maße finden wir bei der Biermerschen[84] oder perniziösen Anämie. Im Gegensatz zur Chlorose ist hier immer gleichlaufend mit der ungenügenden Farbstoffbildung eine verminderte Zahl von roten Blutkörperchen vorhanden. Das einzelne rote Blutkörperchen hat genügenden Farbstoff, es hat sogar meistenteils mehr Farbstoff als das normale rote Blutkörperchen; der Färbeindex ist größer als eins. Jedoch ist die Zahl der roten Blutkörperchen bei der Biermerschen Anämie so außerordentlich gering, daß der Gesamtgehalt an kreisendem Blutfarbstoff manchmal weniger als ein Fünftel der normalen Hämoglobinmenge beträgt. Charakteristisch für die Biermersche Anämie ist das Auftreten großer, kernhaltiger Blutkörperchen, besonders der embryonalen, kernhaltigen Form der roten Blutkörperchen, der Megaloblasten.

Perniziöse
Anämie.
(Biermer.)

Die Biermersche Anämie geht noch mit besonderen Allgemeinsymptomen einher. Atrophie und Entzündungen der Zungenschleimhaut (Hunter[85], Müller), Atrophie der Magen- und Darmschleimhaut, Achylie, Durchfälle und degenerativen Erscheinungen am Zentralnervensystem (funikuläre Erkrankungen hauptsächlich des Hinterstranges). Manchmal wird bei der Biermerschen Anämie eine nicht unbedeutende Milzvergrößerung gefunden.

Die Anschauungen über die Ursache des verminderten Farbstoffgehaltes und der verminderten Erythrocytenzahl bei der Biermerschen Anämie sind bisher nicht einheitlich gewesen. Martius[86] und seine Schüler glauben an eine mehr oder minder ausgesprochene konstitutionelle Schwäche des Knochenmarkes, die zu dieser Anämie führt. Gegen diese Ansicht sprechen die starken Remissionen, welche Zeiten mit vollständig normaler Blutbildung haben. Die meisten Autoren nehmen eine toxische Ätiologie der Biermerschen Anämie an. Es besteht aber auch unter diesen Autoren wieder Unklarheit, ob die Toxinwirkung primär das Knochenmark schädigt und dadurch die Blutfarbstoffbildung hintanhält oder ob die toxische Einwirkung mehr oder minder die Peripherie betrifft, d. h. die-

34*

jenigen Organe, welche die Auflösung der roten Blutkörperchen besorgen. Ehrlich, Nägeli, Hirschfeld[87] halten die Erkrankung des Knochenmarkes für das Wesentliche, den Untergang der Erythrocyten als Folge einer abnormen Bildung hinfälliger Erythrocyten. v. Noorden, Eppinger, Morawitz und Zadek[87] glauben auf die überwiegende Bedeutung der peripheren Hämolyse hinweisen zu können. Sie führen mit Recht die Remissionen als Begründung ihrer Auffassung an. Man kann auch die außerordentlich starke Eisenablagerung in der Leber für einen vermehrten Untergang von Erythrocyten heranziehen. Hier besteht eine Brücke zur Ätiologie des hämolytischen Ikterus. Da aber die perniziöse Anämie wesensverschieden vom hämolytischen Ikterus ist, wird man als Ätiologie allein die gesteigerte periphere Hämolyse nicht gelten lassen können und auf eine gleichzeitige, vielleicht durch die gleiche Ursache bewirkte Schädigung des Knochenmarkes zurückgreifen müssen. Ein neues Gesicht hat die Frage nach der Ätiologie der perniziösen Anämie durch die Untersuchungen der amerikanischen Forscher Minot und Murphy[88] und Mitarbeitern bekommen, welche die schon seit alters her bekannte Tatsache, daß Leberverfütterung günstig auf Anämien einwirke, eine konkrete Grundlage gaben. Diesen Forschern ist es gelungen, aus tierischen Lebern einen wäßrigen, eiweißfreien Extrakt herzustellen, dessen Gabe Blutfarbstoff- und Blutkörperchenbildung nahezu wieder auf ein normales Maß zurückführt. Der gleiche Effekt wird auch durch die Verfütterung von roher und leicht angebratener Leber erzielt. Durch langes Kochen verliert die Leber einen großen Teil ihrer Wirksamkeit. Es ist bisher nicht gelungen, diese wirksame Substanz analytisch klarzustellen, obwohl die amerikanischen Forscher[89] ein Präparat in Händen hatten, das zwar nicht krystallisiert, aber einer Analyse zugänglich war. Die Analysen ergaben einen Stickstoffgehalt von ca. 19 %. Die Autoren schließen aus dem hohen N-Gehalt, daß die Substanz eine Stickstoffbase oder ein Polypeptid sein müsse.

Aus diesen Analysen kann man leider noch gar nichts schließen, da man nicht weiß, inwieweit der wirksame Körper nicht in ganz geringen Mengen einer unwirksamen Substanz fest anhaftet, wie wir das mit dem Ergosterin erlebt haben. Wir wissen über die Natur dieses Leberstoffes nicht, ob er ein bestimmter organischer Körper mit bestimmter Struktur oder ob er ein Vitamin oder ein Enzym ist. Wir haben auch bisher noch keine bestimmte Vorstellung über den Mechanismus der Wirkung dieses Leberstoffes. Die Unbeständigkeit gegen hohe Temperaturen sagt weder in der einen noch in der anderen Hinsicht etwas aus. Es gelingt bei fast allen Kranken mit perniziöser Anämie, durch diesen Leberstoff Remissionen zu erzwingen. Inwieweit Dauerheilungen möglich sind, läßt sich bei der kurzen Spanne Zeit, die wir über dieses Mittel verfügen, nichts aussagen. Zwei Erfahrungen mit der Therapie des Leberstoffes scheinen bemerkenswert. Der Leberstoff wirkt auf eine ganz kleine Zahl Kranker mit perniziöser Anämie nicht ein (eigene Beobachtungen). Vielleicht hat die perniziöse Anämie bei diesen Kranken eine andere Ursache. Es wäre möglich, auf diese Weise ätiologisch zu differenzieren. — Auf die degenerativen Erscheinungen im Zentralnervensystem hat die Lebertherapie, entgegen den Angaben von v. Weizsäcker und Lottig[90], nach unseren Erfahrungen keinen Einfluß. Wir sahen Kranke hinsichtlich des Blutbildes nahezu vollständig gebessert und im Verlauf der Behandlung nervöse Erscheinungen hinzutreten. Diese Beobachtung spricht sehr im Sinne einer Giftwirkung, wobei der durch das Toxin bedingte Ausfall des Leberstoffes durch exogene Zufuhr ersetzt werden kann und die Blutneubildung durch die Ersatztherapie wieder angeregt wird. Eine der Leberschädigung parallel gehende Toxinwirkung auf das Zentralnervensystem kann durch eine Leberersatztherapie nicht beeinflußt werden.

In neuester Zeit berichtet von den Velden und Nipperdey[91], sowie Lichtwitz und Francke[92] über einen Stoff der Milz, welcher per oral gegeben, eine Anämie durch Sinken des Hämoglobins und Sinken der Zahl der roten Blutkörperchen bewirkt. Es wäre möglich, daß die roten Blutkörperchen mit diesem Stoff in der Milz beladen in der Leber abgebaut werden, wenn nicht genügend von dem Leberstoff vorhanden ist. Ist die Funktion der Leber, diesen besonderen Stoff zu bilden, geschädigt, so kommt der Milzstoff voll zur Geltung. Man könnte gerade so gut auch glauben, daß der Leberstoff die Blutbildung im Knochenmark anrege und der Milzstoff die Blutbildung hemme (Lichtwitz und Francke[92]). Man muß aber zugeben, daß vorläufig der Wirkungsmechanismus des Leberstoffes noch vollständig unklar ist. Die Ätiologie der Biermerschen Anämie ist auch durch diesen großen Fortschritt in der Therapie nicht geklärt worden, obwohl ein ganz neuer Gesichtspunkt in der Beurteilung dieser Anämie hinzugekommen ist.

Ein ähnliches Krankheitsbild wie die Biermersche Anämie wird durch den Bothriocephalus latus erzeugt (Schaumann[93], Tallqvist[94]). Die Leibessubstanz des Bothriocephalus enthält hämolytisch wirkende Substanzen. Tallqvist und Faust[95] versuchten diese Substanzen zu isolieren und glaubten im Cholesterinölsäureester die hämolytisch wirkende Substanz gefunden zu haben. Wir möchten aber Morawitz[87] beipflichten, der sagt, daß diese Autoren mit dem Cholesterinester niemals ein richtiges Bild der Bothriocephalusanämie erzeugen konnten. Es ist wahrscheinlicher, daß es andere Stoffe sind, welche die Bothriocephalusanämie hervorrufen. Bisher glaubte man, daß diese Giftstoffe des Bothriocephalus das Knochenmark schädigen und dadurch die Anämie hervorrufen. Nach den oben dargelegten Anschauungen über den Mechanismus der Wirkung des Leberstoffes kann auch die Bothriocephalusanämie in ihrem Mechanismus ähnlich sein. Erfahrungen über die Heilung der Bothriocephalusanämie durch Leberstoff liegen nicht vor, sie wären aus theoretischen Gründen sehr wünschenswert. Praktisch verschwindet die Anämie, wenn der Wurm entfernt ist.

Eine Anämie, die durch vermehrtes Zugrundegehen von roten Blutkörperchen zustande kommt, ist die Anämie bei hämolytischem Ikterus. Diese Krankheit ist charakterisiert durch einen leichten Ikterus ohne Bilirubinurie, durch zeitweise Cholangien mit starken Schmerzparoxysmen und durch einen mittelgroßen, derben Milztumor. Die Leber ist meistens nicht vergrößert. Als charakteristisch für den hämolytischen Ikterus wird die verminderte Resistenz gegen hypotonische Kochsalzlösung angesprochen. Hämolyse tritt bereits bei 0,5 und höherprozentischen Lösungen ein, während normalerweise erst die Hämolyse bei 0,44 proz. Kochsalzlösung beginnt. Da mitunter das Blutbild mit dem der perniziösen Anämie außerordentlich ähnlich sein kann, gilt die Resistenzveränderung gegen hypotonische Kochsalzlösung als differential-diagnostisches Merkmal. Man unterscheidet eine hereditär bedingte Form (Typus Minkowski) und eine erworbene Form (Typus Hayem). Eppinger[65] führt die Anämie bei dem hämolytischen Ikterus auf eine Überfunktion der Milz zurück („Hypersplenie"). In der Milz erhalten nach Eppinger[65] die Erythrocyten, die durch die ungebahnten Blutreservoire gehen, eine Stigmatisierung, der zufolge sie in der Leber zugrunde gehen. Bei einer Überfunktion der Milz kommen mehr derartig stigmatisierte Blutkörperchen in den Kreislauf, es kommt zum vermehrten Untergang von Blutkörperchen und zur Anämie. Die neueren, oben angeführten Untersuchungen über einen „Milzstoff" lassen diese Hypothese Eppingers verständlich erscheinen. Im Gegensatz zu Eppinger steht die Auffassung von Nägeli[96], der den erblichen hämolytischen Ikterus als Mutationserschei-

nung der roten Blutkörperchen auffaßt. Nägeli erklärt die Kleinheit der roten
Blutkörperchen und ihre verringerte Resistenz als eine durch Mutation entstandene neue Erbeigenschaft, die als Dominante weiter vererbbar ist (Meulengracht[97]). Die Ansicht Nägelis ist unserer Auffassung nach sehr leicht mit den
Ideen Eppingers vereinbar. Die durch Mutation hervorgerufenen neuen
Erbeigenschaften lassen die roten Blutkörperchen durch eine verstärkte Milz-
wirkung leichter zerfallen als normal. Wahrscheinlich wirken beide Momente
zusammen. Es wäre aber auch verständlich, wenn einmal mehr das eine Moment
(Hypersplenie), in anderen Fällen mehr das andere Moment (verringerte Widerstandsfähigkeit gegen physiologische, endogene Vorgänge) ätiologisch für die
Anämie des hämolytischen Ikterus ausschlaggebend ist. Sicherlich ist die Anämie
des hämolytischen Ikterus der Typus derjenigen Anämien, welche durch einen
vermehrten Untergang von roten Blutkörperchen außerhalb des Knochenmarks
zustande kommen.

Als hämolytische Anämie sensu strictiori bezeichnet man alle diejenigen
Anämien, bei welchen Infektionserreger die roten Blutkörperchen schädigen.
Jede septische Erkrankung, aber ganz besonders der Streptokokkus viridans,
vermag eine derartige Anämie herbeizuführen. In gewissem Sinne gehört auch
die Malaria, die Lues, ebenso wie die chemisch charakterisierten Blutgifte
(Hydrazin, Toluylendiamin usw.), die ein vermehrtes Zugrundegehen der roten
Blutkörperchen innerhalb der Blutbahn bewirken, hierher.

In allen diesen Fällen findet man eine außerordentlich starke Ablagerung
von Eisen in der Leber und Milz, aber auch in anderen Organen. Diese Eisen-
ablagerungen in den Organen hat man Hämosiderosis genannt. Die Pathologen
nahmen an, daß das Hämosiderin ein eisenhaltiger Farbstoff sei, der sich noch
vom Blutfarbstoff herleite. Diese Auffassung hat sich als irrig erwiesen. Neuerdings treten Hueck[98], Strasser[99] und Lignac[100] dafür ein, daß Hämosiderin
keine einheitliche Substanz ist, sondern lediglich eine Eisenablagerung, die locker
an Eiweiß und andere Körper gebunden ist, darstellt.

Erythrämie. Dieser Krankheitsgruppe, die charakterisiert ist durch einen verringerten
Bestand an Blutfarbstoff, steht eine andere, weit seltenere gegenüber, bei der
wir einen vermehrten Bestand an Blutfarbstoff haben. Die Erythrämie, eine
vermehrte Anzahl von roten Blutkörperchen (Erythrocytose) findet sich bei einer
Reihe von Zuständen, die einen erhöhten Sauerstofftransport verlangen (Herz-
krankheiten, Aufenthalt in Höhenklima). Eine richtige Erythrämie aber mit
stark vermehrter Zahl von roten Blutkörperchen und stark vermehrtem Hämo-
globinwert ist ein einheitliches klinisches Krankheitsbild. In Analogie zu den
Anämien könnte dieses Bild durch eine vermehrte Blutneubildung oder durch
einen verminderten Blutzerfall verursacht sein. Aus den vorliegenden anatomischen Untersuchungen läßt sich vorläufig nur mit Sicherheit eine Ursache des
von Vaquez[101] zum erstenmal beschriebenen Krankheitsbildes feststellen.
Die Überfunktion des Knochenmarks. In allen Röhrenknochen wird bei dieser
Erkrankung vermehrtes rotes Knochenmark gefunden. Das rote bis zwetschgen-
blaue Aussehen des Patienten entspricht einer Erhöhung der Erythrocytenzahl
von 5 bis auf 11 Millionen und einem Hämoglobingehalt von weit über 100. Die
Zunahme des Hämoglobins geht meistens parallel der Zunahme der roten Blutkörperchen, so daß der Färbeindex sich nicht wesentlich ändert. Die Gesamt-
menge des Blutes soll vergrößert sein, so daß durch die vermehrte Zahl von roten
Blutkörperchen eine Eindickung des Blutes nur in geringem Maße statthat. Nach
Eppinger[65] findet sich bei der richtigen Polycythämia rubra keine vermehrte
Urobilinausscheidung. Eppinger nimmt an, daß die Ursache der Erkrankung in
einer verminderten Zerstörung der roten Blutkörperchen zu suchen ist. Gegen

diese Auffassung spricht der auch von Eppinger erhobene Befund des ständig
vorhandenen roten Knochenmarks in den langen Röhrenknochen. Zieht man aber
die neuerdings von van den Velden und Nipperdey[91], Lichtwitz und
Francke[92] bereits oben erwähnten Feststellung über einen wasserlöslichen Milzstoff, der per oral gegeben, bei Polycythämie die Zahl der roten Blutkörperchen
auf die Norm zurückbringt, für die ätiologische Betrachtung mit in Frage, so
müßte man, sollte der „Milzstoff" sich bewahrheiten, die Erklärung Eppingers
für stichhaltig halten. Damit soll aber nicht gesagt sein, daß es nicht eine Gruppe
von Fällen geben kann, bei denen eine primäre Hyperplasie des roten Knochenmarks und damit eine Überproduktion von Blutfarbstoff die Erscheinungen der
Polcythämia rubra auslösen kann.

Bei Knochenmarkstumoren, die wegen ihrer Farbe unter dem Namen Chlorome.
„Chlorome" zusammengefaßt werden, findet sich im Knochenmark ein grüner
Farbstoff. Burgeß[102], Ottenberg[103] und andere vermuten, daß es sich um
einen den Lipochromen nahestehenden Farbstoff handeln dürfte. Kossel und
Giese[104] widersprechen dieser Auffassung, da sie zeigen konnten, daß die grüne
Farbe, welche bei Licht verschwindet, durch Behandlung mit Ammonsulfid
wiederhergestellt werden kann. Sie glauben, daß die grüne Farbe des Chloroms
durch Eisensulfid verursacht würde, da auch nach einer Behandlung mit lipoid-
lösenden Lösungsmitteln die Behandlung mit Ammonsulfid die Wiederherstellung
der grünen Farbe ergab. Die Autoren weisen darauf hin, daß die grüne Farbe
des Chloroms Ähnlichkeit besitze mit der grünlichen Farbe an der Oberfläche
eines Eidotters, der durch langes Kochen koaguliert wird. Auch hier soll Eisensulfid die Ursache der Grünfärbung sein.

Man hat als Hämatoporphyrinurie einen Zustand bezeichnet, bei dem im Über die Por-
menschlichen Urin Hämatoporphyrin auftreten soll. Durch die Untersuchungen phyrinurien.
von Hans Fischer ist klargestellt, daß die Körper, welche bei den verschiedenen Porphyrinurien ausgeschieden werden, sicherlich kein Hämatoporphyrin sind. Es handelt sich bei diesen Krankheitszuständen um die Ausscheidung
des auf S. 518 konstitutionell klargestellten Uro- und Koproporphyrins, von
denen H. Fischer zeigen konnte, daß diese Körper (aus der angegebenen Konstitutionsformel, s. S. 518 ersichtlich) vier bzw. acht Carboxylgruppen tragen.
H. Fischer gibt auch ein im Urin vorkommendes Porphyrin an, daß fünf
Carboxylgruppen enthält und glaubt, daß mit der Zeit noch eine ganze Reihe
von Porphyrinen gefunden werden, die sich lediglich durch die Zahl der Carboxylgruppen unterscheiden. Die hervorragende Bedeutung der konstitutionellen
Aufklärung der Porphyrine liegt nicht in der Aufklärung dieses außerordentlich
seltenen Krankheitsbildes, sondern in der Aufklärung des Ausscheidungsmechanis-
mus hochmolekularer Stoffe, wie es die Porphyrine darstellen. Wenn Porphyrine
im Harn ausgeschieden werden sollen, dann ist es nur möglich, diese Stoffe harnfähig zu machen, indem sie im intermediären Stoffwechsel mehrfach carboxyliert
werden und dadurch lösliche Alkalisalze bilden können. Es ist sehr wahrscheinlich, daß die Carboxylierung nicht nur der Weg ist, auf dem Porphyrine aus-
scheidungsfähig gemacht werden, sondern daß die Carboxylierung ein allgemeiner
intermediärer Vorgang sein dürfte, um hochmolekulare Substanzen harnfähig
zu machen.

Die Angabe, daß Porphyrine als amorphe Pigmente bei Blutungen im Gewebe
abgelagert werden, hat sich nicht bestätigt. Es ist aber von den verschiedensten
Autoren nachgewiesen, daß Koproporphyrin (irrtümlicherweise immer als Hämatoporphyrin bezeichnet) in minimalen Mengen im normalen Urin vorkommt
(Garrod[105], Saillet[106], H. Fischer[107]). Auch im menschlichen Kot finden
sich Spuren von Koproporphyrin (ebenfalls irrtümlich als Hämatoporphyrin

bezeichnet), Stokvis[108], Garrod[109], Snapper[110], desgleichen auch im Mekonium.

Über die Vorstufen der Porphyrine bei Porphyrinurie können nur hypothetische Angaben gemacht werden. Man hat an das Muskelhämoglobin gedacht. Auch der Gallenfarbstoff ist meiner Ansicht nach mit Unrecht als Muttersubstanz in Frage gezogen worden (Gallenfarbstoff ist kein Porphyrin mehr). Es besteht auch die Möglichkeit, daß die Porphyrine der Porphyrinurie aus synthetischen Vorgängen im Organismus resultieren. Die Annahme, daß Uroporphyrin seine Entstehung der Tätigkeit von Darmbakterien verdankt, beruht auf Untersuchungen von Snapper[111] und von Schumm[112], die beide gefunden haben, daß nach Blutzufuhr sowohl im Stuhl als auch im Harn Porphyrine (Kämmerers [= Proto]porphyrin!) auftreten. Es scheint mir nicht recht wahrscheinlich, daß Darmbakterien eine Carboxylierung machen können; wenigstens sind Analogievorgänge bisher nicht bekannt. Die Möglichkeit, daß das Uroporphyrin mit seinen acht Carboxylgruppen durch resorbiertes, im Darm entstandenes Koproporphyrin im intermediären Stoffwechsel entsteht, erscheint aufs erste ganz einleuchtend, hat aber immer die sehr unwahrscheinliche Entstehung des Kotporphyrins mit seinen vier Carboxylgruppen im Darm zur Voraussetzung. Wahrscheinlich sind Kot und Urin nur die Ausscheidungsorte der intermediär entstehenden Porphyrine bei Porphyrinurie. Bis heute kann man über die Vorstufen nur Hypothesen äußern.

Der Nachweis der Porphyrine geschieht am besten in der Weise, daß man das Koproporphyrin aus dem mit Eisessig angesäuerten Harn mit Äther ausschüttelt. Die alte Methode, ein Phosphatniederschlag des Uroporphyrins zu erzeugen, den Phosphatniederschlag wieder aufzulösen und zu spektroskopieren, ist nicht so schön und eindeutig wie die Eisessigmethode H. Fischers. Die qualitative Probe von Langecker[113] ist außerordentlich empfindlich, meiner Ansicht nach aber nicht so beweisend wie die Spektroskopprobe. Die Langecker-sche Fluorescenzprobe wird folgendermaßen angestellt:

1 Liter Harn wird (bei phosphatarmen Harnen nach Zufügung von Phosphat) mit 200 ccm 10proz. NaOH gefällt, der Niederschlag auf dem Filter wiederholt mit Wasser gewaschen, dann in einem Schälchen mit Alkoholsalzsäure (8 Teile Alkohol, 2 Teile Salzsäure) gut verrieben und auf dem Wasserbad 3 Minuten ausgezogen. Das Filtrat wird am besten vor einer Bogenlampe oder einem anderen, an ultravioletten Strahlen reichen Licht auf Fluorescenz geprüft. Das Porphyrin zeigt eine tiefrote Fluorescenz.

 Bei schwachen Porphyrinurien kann der Harn mit vollständig normaler Farbe entleert werden. Erst beim Stehen am Licht und beim Zutritt von Sauerstoff wird er intensiv rot. In diesen Fällen wird nur Porphyrinogen ausgeschieden, das sich erst an der Luft in Porphyrin umwandelt. Besonders hervorzuheben ist noch, daß die Harne der Porphyrinuriekranken starke Aldehydreaktion zeigen, die auch nach langem Stehen noch beständig ist. Die Aldehydreaktion bei Porphyrinuriekranken wird durch die Porphyrine selbst verursacht. Bei normalen Harnen, die Aldehydreaktionen geben, verschwindet die Aldehydreaktion und Urobilinreaktion tritt auf. Im Gegensatz hierzu verschwindet die Aldehydreaktion im Porphyrinurieurin nicht, es tritt auch keine der verschwindenden Aldehydreaktion entsprechende richtige Urobilinbildung ein. Allerdings sehen wir in dem Harn von Porphyrinuriekranken noch andere Farbstoffe auftreten. Günther[114] nennt einen dieser Farbstoffe, der eine besonders dunkle bis schwarze Farbe hat, Urofuscin. H. Fischer[115] erklärt die Entstehung dieser Farbstoffe aus einer Verharzung des Porphyrinogens, welches nur zum kleinen Teil in den reinen Farbstoff übergeht und zum größeren Teil verharzende Farbstoffgemische liefert. Derartige Beobachtungen konnte Jenke an meiner Klinik machen; bei einem Kranken, der bloß minimale Mengen richtiges Koproporphyrin ausschied, bildeten sich ständig aus einem stark Aldehydreaktion gebenden Körper derartige verharzende, dunkle Farbstoffe.

H. Fischer und Meyer-Betz[116] verfütterten 0,5 g richtiges Hämatopor-phyrin beim Menschen. Sie konnten im Urin keine Spur von Porphyrinen nach-weisen, dagegen war der Stuhl am folgenden Tage intensiv rot gefärbt. Welches Porphyrin im Kot ausgeschieden wurde, geben die Autoren nicht an. Sie fanden lediglich das Hämatoporphyrinspektrum im salzsauren alkoholischen Extrakt. Fischer verfütterte 0,06 g Uroporphyrin, das nicht resorbiert wurde und nicht in den Urin überging, sondern im Kot wiedergefunden wurde. Die Porphyrine widerstehen der Darmfäulnis und Fleischfäulnis in vitro.

Verhalten der Porphyrine im Stoffwechsel.

Die Versuche von subcutanen und intravenösen Injektionen von Hämato-porphyrinlösungen sind für physiologische Überlegungen nicht brauchbar, da das Hämatoporphyrin weder physiologisch noch pathologischerweise im Organis-mus vorkommt. Es sei deshalb lediglich auf die Versuche von H. Fischer und Meyer-Betz, die die natürlichen Porphyrine, Uro- und Koproporphyrin verwendeten, näher hingewiesen. Uroporphyrin wird nach H. Fischer[117] bei subcutaner Gabe vollständig in den Urin ausgeschieden, Koproporphyrin bei subcutaner Injektion bei Kaninchen und Mäusen hauptsächlich in den Kot. O. Neubauer[118], H. Fischer und Meyer-Betz[119] zeigten, daß im Gegensatz hierzu richtiges Hämatoporphyrin in die Gallenblase wandert. Meyer-Betz[120] zeigte in seinen Selbstversuchen, daß 0,2 g richtiges Hämatoporphyrin bei intra-venöser Injektion nur in ganz geringen Mengen in den Harn übergeht; das Hämato-porphyrin war lange noch im Blute nachweisbar. Auch Mesoporphyrin wird nach H. Fischer[121] nicht bei subcutaner Injektion in den Kot und Urin ausgeschieden. Aus diesen Daten geht hervor, daß der normale Organismus richtiges Hämatopor-phyrin intermediär in die bei den Porphyrinurien gefundenen Porphyrine nicht umzuwandeln vermag und daß diese Porphyrine (Koproporphyrin, Uroporphyrin) andere Vorstufen haben müssen als etwa intermediär entstehendes Hämatopor-phyrin. Es ist nicht wahrscheinlich, daß richtiges Hämatoporphyrin, Kopro-porphyrin, Uroporphyrin und andere Porphyrine physiologische Zwischenprodukte des normalen Abbaues des Blutfarbstoffes zum Gallenfarbstoff sind. Es ist möglich, daß wir bei den Porphyrinurien Abwege einer fehlerhaften Blutfarbstoff-neubildung vor uns haben. Die Untersuchungen über das Hämatoporphyrin und seine Veränderungen im Stoffwechsel sind theoretisch zwar sehr interessant, sie sind aber praktisch ohne jede Bedeutung, da das Hämatoporphyrin nur durch chemische Einwirkungen außerhalb des Körpers entsteht, nie aber im Organismus selbst. Die irrtümliche Ansicht, daß bei den Porphyrinurien Hämatoporphyrin ausgeschieden wird, hat zu dieser Reihe von Untersuchungen der Veränderungen des Hämatoporphyrins im Stoffwechsel geführt, die aber mit der Feststellung H. Fischers, daß die bei der Porphyrinurie zur Ausscheidung gelangenden Körper kein Hämatoporphyrin sind, praktisch bedeutungslos geworden sind.

Hausmann[122] hat wohl als erster auf die photosensibilisierende Wirkung des Hämatoporphyrins hingewiesen. Fluorescierende Stoffe, zu denen auch die Porphyrine gehören, werden unter dem Einflusse des einfallenden Lichtes selbst-leuchtend, indem sie einfallende Lichtstrahlen adsorbieren und in ein Licht anderer Brechbarkeit umwandeln. Die Fluorescenz ist, wie die Farbe, an eine bestimmte chemische Konstitution gebunden. Im Tier- und Pflanzenreich sind fluorescierende Stoffe weit verbreitet. Sie wirken als optische Sensibilisatoren in dem Sinne, daß Stellen, die intensiver Bestrahlung ausgesetzt werden, eine Veränderung im Zellstoffwechsel zeigen. Bei der Injektion von richtigem Hä-matoporphyrin tritt bei Mäusen Lichtscheu, Rötung der Haut, besonders der

Photosensibili-sierung durch Porphyrin.

unbehaarten Teile, Ödem, starkes Jucken und Brennen, das durch Beißen und Kratzen der Tiere bemerkbar wird, auf. Bei fortgesetzter Belichtung sterben die Tiere. Bringt man die Tiere rechtzeitig ins Dunkle, so verschwinden die Erscheinungen. Durch die rechtzeitig unterbrochene, aber wiederholte Aussetzung an das Licht kann man bei diesen Tieren eine chronische Form der Erkrankung erzielen, die mit Enthaarung, Thrombose und trockener Nekrose der Ohren einhergeht. Das Mesoporphyrin zeigt nicht die photosensibilisierende Fähigkeit des Hämatoporphyrins. In einem heroischen Selbstversuch prüfte mein leider im Kriege gefallener Mitassistent an der Müllerschen Klinik, Meyer-Betz[120], die sensibilisierende Wirkung des Hämatoporphyrins an sich selbst aus, indem er 0,2 g Hämatoporphyrin in 10 ccm n/10 NaOH gelöst, mit 300 ccm physiologischer Kochsalzlösung verdünnt, sich intravenös injizierte. Während der Injektion dieser tiefdunkelbraunen Lösung traten in der Lebergegend Schmerzen auf, die noch mehrere Stunden anhielten und zeitweilig nach dem Rücken ausstrahlten. Ein Bestrahlungsversuch am Unterarm mit Finsenlampe 30 Minuten nach der Injektion mit einer Lichtdosis, die beim Nichtsensibilisierten höchstens oberflächliche Blasenbildung verursacht, ergab Infiltration, Ödem, nach 9 Tagen oberflächliche Nekrose der bestrahlten Hautstelle, Bildung eines schwarzen Schorfes und nach 3 Wochen ein tiefgreifendes Ulcus, welches im Laufe von mehreren Wochen allmählich unter starker Narbenbildung heilte. Noch interessanter waren die Ergebnisse der Sonnenbestrahlung. Es trat am zweiten Tag nach der Injektion schon 10 Minuten nach der isolierten Bestrahlung von Händen und Gesicht eine starke Rötung und Schwellung auf; am folgenden Tage war das rechte Auge zugeschwollen; an Stelle der teigigen Schwellung sah man eine harte Infiltration, „die das Gesicht wie eine Maske umhüllt", an der Haargrenze größtenteils endet und an Hals und Kragenhöhe in normale Haut übergeht. Kein Fieber. Nach drei Tagen tritt an mehreren Stellen (besonders Stirn, Lippen) Abhebung der Epidermis, seröse Exsudation, Borkenbildung ein; allmähliche Regression unter Pigmentierung und Abschuppung. Noch neun Tage nach der Injektion hatte Besonnung Ödembildung zur Folge, auch in den folgenden Wochen bestand noch Empfindlichkeit; erst im Frühjahr nach der im Oktober erfolgten Injektion war keine Sensibilisierung mehr nachweisbar außer einer vermehrten Neigung zur Hautpigmentierung.

Die Eigenschaft, gegen Lichteinwirkung zu sensibilisieren, scheint nach H. Fischer erst mit dem Grade der Carboxylierung des Hämatoporphyrins zuzunehmen, so daß in der Reihe der Porphyrine das carboxylreichste Porphyrin, das Uroporphyrin, das stärkst wirksamste ist und mit der Injektion von Uroporphyrin die schwersten Erscheinungen ausgelöst werden können, während beim Hämatoporphyrin und auch noch beim Koproporphyrin ein gewisser Zeitabschnitt zwischen Injektion und Sensibilisierungserscheinungen verstreichen müsse. Es ist wahrscheinlich, daß die entsprechenden Leukoverbindungen der Porphyrine überhaupt keine photosensibilisierende Wirkung haben. Ein großer Teil der Porphyrine wird auch als Leukoverbindung ausgeschieden (O. Schumm[122]). Auch wir konnten einen derartigen Fall beobachten, der einen normal gefärbten Urin produzierte, welcher erst bei einigem Stehen die charakteristische Rotfärbung zeigte. Dieser Patient hatte keine Lichtüberempfindlichkeit.

Pathologisch-anatomisch finden sich bei der akuten Photosensibilisierung venöse Hyperämie der inneren Organe, Ödem der Cutis und Subcutis mit Leukocytenanhäufung (Hausmann), Capillarblutungen in fast allen Organen (Adler). Günther[114] wies bei den sezierten Tieren Veränderungen im Magen-Darm-Kanal nach, Dilatation des Magens und stärkste Kontraktion des Dickdarmes.

Die experimentell gefundenen photosensibilisierenden Eigenschaften der Porphyrine haben praktisch nur insofern Bedeutung erlangt, als man dadurch die klinischen Symptome der Lichtüberempfindlichkeit bei manchen Porphyrinuriekranken experimentell nachahmen konnte.

Bei der Besprechung der klinischen Erscheinungen der Porphyrinurien folgen wir der Einteilung, die Günther[114] in seiner Abhandlung über das Hämatoporphyrin gibt. Wir gebrauchen hierbei nicht mehr den Namen „Hämatoporphyrinurie", sondern „Porphyrinurie", da das Hämatoporphyrin mit den Porphyrinurien weder ätiologisch noch im Stoffwechsel etwas zu tun hat. Günther unterscheidet chronische Formen und akute Formen. Die chronischen Formen sind die klassischen Formen der Porphyrinurien. Bei diesen Formen steht im Vordergrund der Erscheinung die photodynamische und toxische Wirkung der im Stoffwechsel gebildeten Porphyrine. Bei den chronischen Formen sind die Magen-Darm-Symptome kaum vorhanden. Zweifellos kann bei diesen chronischen Formen der Porphyrinurien nicht alles Porphyrin ausgeschieden werden, so daß es zu einer Retention von Uroporphyrin in den Geweben kommt, welches die zerstörenden photodynamischen Wirkungen auslöst. Bei den chronischen Formen unterscheidet Günther eine Porphyrinuria congenita und eine Porphyrinuria chronica. Im Gegensatz zu diesen angeborenen und chronisch verlaufenden Porphyrinurien stehen die akuten Formen der Porphyrinurie, bei denen die Magen-Darm-Symptome im Vordergrund der klinischen Erscheinungen stehen, während Lichtempfindlichkeit und Schädigungen durch Licht nicht beobachtet werden. In besonders schweren Fällen der akuten Porphyrinurien sind polyneuritisähnliche Störungen, ja selbst die Symptome der ascendierenden Spinalparalyse beschrieben worden. Ätiologisch trennt Günther die Porphyrinuria acuta mit unbekannter Ätiologie von der Porphyrinuria acuta toxica mit bekannter Ätiologie (Sulfonal, Trional, Blei, Typhus) ab.

Die kongenitale Porphyrinurie ist eine Krankheit, die sich bereits in den ersten Lebensjahren durch ihre schweren Lichtschädigungen bemerkbar macht. Günther gibt an, daß 13 Fälle dieser Krankheit bekannt sind, die er in seiner Monographie namentlich auseinanderhält. Bei der Porphyrinuria congenita ist familiäres Auftreten beobachtet. Aus eigener Beobachtung kenne ich nur den Fall Günther[123] oder, wie er später geheißen wurde, den Fall Petry. Ich sah den Kranken kurze Zeit mit H. Fischer in der Müllerschen Klinik und durfte ihn später während seines langen Aufenthaltes in der v. Rombergschen Klinik wiederholt sehen.

Die Krankheit wird im frühesten Kindesalter offenbar. Im Falle Günther-Petry[123] bemerkte die Mutter bereits im 20. Lebensmonat sowohl Blasenbildung im Gesicht („als wenn man sich verbrannt hat") als auch Rotfärbung des Urins. Die in frühester Kindheit auftretenden Hauteruptionen, welche das Gesicht und die Hände befallen, wiederholen sich meistenteils jährlich in Anfällen. Im Falle Günther-Petry war dies vom 1. bis 18. Lebensjahre hindurch der Fall. Es können aber auch jahrelange Remissionen ohne besonderen Lichtschutz vorkommen (Fall Schultz-Mosler[124]). Die Zeit zwischen Bestrahlung und Bläscheneruption hängt von der Stärke der Bestrahlung ab. Im Frühjahr längere Zwischenzeit, im Sommer kürzeste Zwischenzeit. Die Blasen erreichen Markstückgröße und sind mit serösem, gelegentlich auch blutig-serösem Inhalt prall gefüllt. Sie können im weiteren Verlauf vereitern, so daß tiefe Wunden entstehen, die als Narben sichtbar bleiben. Bei der Vereiterung ist meistenteils Fieber vorhanden. Die Narbenbildung kann zu schweren Verstümmelungen an den Händen führen. Es werden hierbei nicht nur die Haut, sondern auch das periartikuläre Gewebe und das knöcherne Skelet, sowie an Nase und Ohren die

Knorpel in Mitleidenschaft gezogen. Die Verstümmelungen im Falle Petry
sind so schwer gewesen, daß das Gesicht überhaupt keine Nase mehr zeigte.
Die Oberlippe war vollständig narbig geschrumpft, so daß der Mund ständig
offen stand, Zahnfleisch und Schneidezähne wie bei einem Totenschädel bloß-
lagen. Es nimmt einen nicht wunder, wenn Unkundige derartige Verstümmelungen als Lepra ansehen. Bemerkenswert ist, daß sowohl die Conjunctiva wie
die Cornea ebenfalls durch die Belichtung leiden, Blasenbildung zeigen und unter
schweren Narbenbildungen verstümmelt werden. In diesen Narben ist eine
starke, dunkelbraune Pigmentation zu sehen. Diese braunen Pigmente finden
sich auch in den Knochen, Muskeln und Sehnen. Durch die Untersuchungen
von Borst und Königsdörffer[125] sind diese Stoffe mit dem Harnporphyrin
identifiziert worden. Organveränderungen finden sich keine, es sei denn, daß

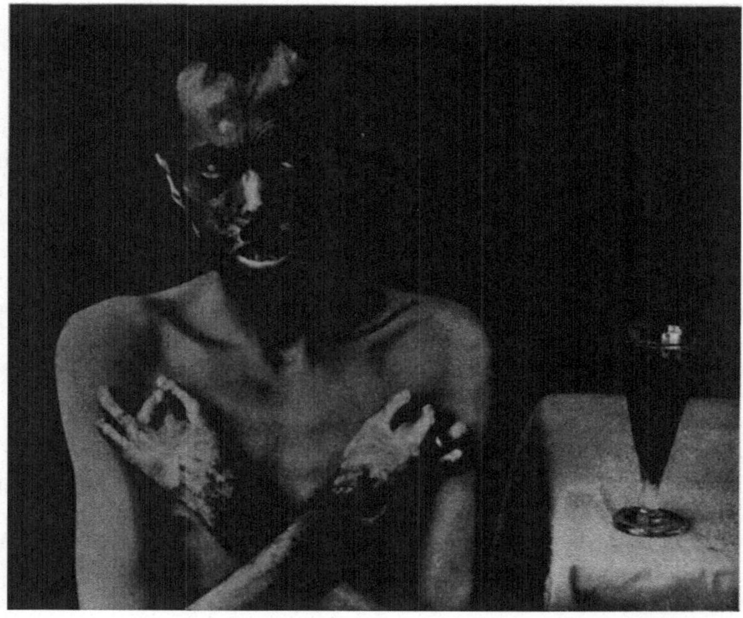

Abb. 81. Fall Petry. Kongenitale Porphyrinurie. Aufgenommen von Prof. J. Mayer. Hautklinik München.

man die im Falle Schultz-Mosler und Günther-Petry festgestellte Milzvergrößerung als zu der Porphyrinurie gehörige Organveränderungen zählen
möchte, eine Ansicht, die sicherlich nicht eindeutig wäre, da im Falle Günther-
Petry und auch Schultz-Mosler die vorhandene Sekundärinfektion der
Photosensibilisierungswunden die Milzvergrößerung ausgelöst haben könnte.
Auch die im Falle Petry zuerst von Schumm[126] festgestellte Anämie, die sich
später noch außerordentlich verschlimmerte (25 % Hämoglobin, 1,3 Millionen
rote Blutkörperchen) (Weiß [126a]), ist wohl auf den vorhandenen chronischen Infekt zurückzuführen. Bei der kongenitalen Form finden sich primär keine Erscheinungen vom Nervensystem. Die Veränderungen der Sensibilität und des
Temperatursinnes sind nach den Angaben der Beobachter wohl mit den sekundär
entstandenen Verstümmelungen zu erklären.
    Der Zusammenhang der Krankheitserscheinungen mit der intermediären
Porphyrinbildung ist durch die oben angeführten Experimente der Photosensibilisierung mit Urinporphyrin und dem dadurch ausgelösten, schweren Krank-

heitsbilde beim Tiere bewiesen. Vollständig unklar ist aber, auf welche Weise die krankheitserzeugende Bildung von Uro- und Koproporphyrin zustande kommt. Bei der kongenitalen Form ist der auslösende Mechanismus noch viel unklarer als bei der akuten, toxischen Form, bei welcher wir wenigstens gewisse exogene Schädigungen haben, die wir als Ursache ansprechen können.

Bemerkenswert ist, daß auch Porphyrinkrankheiten bei den Tieren vor-kommen. Hier wurden sie als Osteohämochromatosen beschrieben, wobei be-sonders auf die mahagonibraune Verfärbung der Knochen hingewiesen wurde. Die pathologische Anatomie bei der Porphyrinuria congenita wurde durch die Autopsie des Falles Petry, der an einer durch die Sekundärinfektion hervor-gerufenen septischen Erkrankung zugrunde ging, gefördert. Borst und Königsdörffer[125] legten ihre Beobachtungen in einer Monographie nieder, aus der nur zitiert sei, daß die Porphyrinablagerung in allen Organen gefunden wurde.

Eine kausale Therapie der Porphyrinuria congenita kennen wir nicht. Von größerem Werte sind die vorbeugenden Maßnahmen gegen die Lichtwirkung. Man muß alle Körperteile vollständig bedecken (Schleier, Handschuhe) und sie vor Insolation schützen. Salben, welche die erregenden Lichtstrahlen absor-bieren, besonders rote Schminken oder Salben, welche die Lichtstrahlen in ihrer Wellenlänge und damit in ihrer Wirksamkeit verändern (Chininbisulfat, Äsculin) werden in dicken Schichten auf die der Lichtwirkung ausgesetzten Hautstellen aufgetragen.

Günther[114] beschrieb bis zum Jahre 1912 14 derartige Fälle, die zum großen Teil in England beobachtet wurden (Garrod[127], Ranking und Par-dington[128]). In letzter Zeit hat sich die Zahl der Fälle stark vermehrt (Gün-ther[129], Snapper[130], Barker und Estes[131], Bostroem[132], Löffler[133], Veil und Weiß[134], Grund[135], Hijmans van den Bergh). Es ist zweifellos, daß bei besserer Beobachtung die Zahl der akuten und toxischen Porphyrinurien noch mehr ansteigen wird. Bei den akuten Porphyrinurien steht der enterale Sym-ptomenkomplex: Leibschmerzen, Erbrechen und Obstipation in dem Vorder-grund. Gleichzeitig mit diesen Symptomen tritt anfallsweise die Dunkelfärbung des Harns auf. Eine Lichtüberempfindlichkeit, auch in Zeiten des Anfalls, be-steht nicht. Die Schmerzen im Bauch sitzen meistenteils in der Nabelgegend. Sie können aber auch so diffus geäußert werden, daß sowohl der Verdacht auf Appendicitis wie auf Pankreatitis, als auch auf Steinkoliken wachgerufen wird. Snapper[130] und Grund[135] berichten über zwei Kranke, bei denen zuerst eine Appendektomie vorgenommen wurde und dann erst die richtige Diagnose ge-stellt werden konnte. Der Verdacht eines Ileus wurde von Günther[129], Bar-ker und Estes[131] geäußert, bis die Urinfarbe die Diagnose brachte. Röntgeno-logisch wurden durch Günther und Aßmann[136] die ersten Kontrollen der Darmerscheinungen gemacht. Es zeigte sich eine hochgradige, atonische Er-weiterung des Magens und Duodenums; das Ileum ist spastisch kontrahiert. Zwischen tonischem und spastischem Darm besteht eine scharfe Grenze. Meteoris-mus und hochgradige Störung der Darmentleerung sind die Folge. Die Anfälle klingen von allein ab. Grund[135] zählte sieben derartige Attacken. Besonders bemerkenswert sind die Angaben von Veil und Weiß[134], daß die Anfälle in dem von ihnen beobachteten Falle immer mit den Menses und auch mit der Schwan-gerschaft in Zusammenhang stehen. Die Mehrzahl der Erkrankten zeigen schwere neurasthenische und psychische Veränderungen. Schlaflosigkeit, Angst und mo-torische Reizerscheinungen gehen dem Anfall voraus. An den Anfall können sich die Zeichen einer akuten Polyneuritis anschließen, die sogar manchmal nach der Art einer aufsteigenden Landryschen Paralyse verlaufen. Diese schlimmen

Komplikationen sind nur bei einigen Fällen beschrieben. Die neuro-histologischen Befunde (Bostroem[132], Grund[135]) sind noch sehr spärlich. Bostroem[132] beschreibt Erkrankung der Vorderhornganglienzellen. Inwieweit gerade bei der akut toxischen Porphyrinurie die Nervensymptome, die bei der kongenitalen zu fehlen pflegen, mit der Bildung und Ausscheidung des Porphyrins zusammenhängen, erscheint sehr fraglich. Wahrscheinlicher ist, daß das Gift, welches die akute Porphyrinurie verursacht, auch die Nervenschädigung macht. Die Lichtüberempfindlichkeit ist bei der akuten Porphyrinurie unbekannter Ätiologie nicht vorhanden. Jedoch finden sich auch bei diesen Kranken Hyperpigmentationen an verschiedenen Körperstellen. Wir haben bereits schon einmal die Vermutung ausgesprochen, daß bei der akuten Porphyrinurie nur wenig Porphyrin gebildet wird, da die Hauptmengen als ungefärbtes Porphyrinogen ausgeschieden werden. Erst wenn es zu einer reichlichen Retention von Porphyrinogen und dadurch zu einer Porphyrinbildung in den Geweben kommt, tritt die photosensibilisierende Wirkung in verstärktem Maße auf. Wir haben einen Fall beobachtet, der nur Porphyrinogen ausschied. Der Harn färbte sich erst nach längerem Stehen dunkel. Merkwürdig ist, daß nur die akute Porphyrinurie Magen- und Darm-Erscheinungen macht, während wir diese Erscheinungen bei der kongenitalen vollständig vermissen. Sollte diese Diskrepanz nicht dadurch zu erklären sein, daß die Magen-Darm-Erscheinungen durch das gleiche Gift verursacht werden, das auch die Porphyrinbildung auslöst. In der Literatur angegebene kausale Zusammenhänge von Porphyrinurie und Magen-Darm-Symptomen stützen sich auf die Versuche von Günther[114], der nach subcutaner Injektion Hämorrhagien im Darm, Dilatation der oberen und engeren Darmteile beobachtet hat. Trotz dieses Befundes scheint es nicht bewiesen, daß die Darmsymptome der akuten Porphyrinurie ätiologisch durch die Porphyrinbildung hervorgerufen werden.

Die Dauer eines Anfalles schwankt zwischen einigen Tagen bis zu vier Wochen. Die Porphyrinuria acuta ohne erkennbaren Grund ist als prognostisch schlecht zu beurteilen. Die frühzeitig hinzutretenden neuritischen Erscheinungen sind hinsichtlich der Prognose ein schlechtes Zeichen. Die allgemein toxischen Symptome stehen dann im Vordergrund des Krankheitsbildes. Die Ursache der Porphyrinuria acuta ist meist vollständig ungeklärt. Hier dürfte die Porphyrinurie nur ein Symptom und nicht die Krankheitsursache darstellen. Zweifellos handelt es sich hier um einen schwer toxischen Zustand, bei dem das Toxin einen Blutzerfall auslöst, der auf bisher ganz ungeklärte Art und Weise zur Porphyrinbildung führt. Toxischer Blutzerfall ist ein so häufiges Symptom einer schweren Infektion, ohne daß es zur Porphyrinurie kommt, daß wir entweder bei einem Blutzerfall mit Porphyrinurie ein besonderes Toxin oder eine besondere Konstitution der erkrankten Person annehmen müssen. Veil und Weiß[134] haben bei einem tödlich verlaufenden Fall von Porphyrinurie im Urin Cystin und Leucin gefunden und glauben darin einen Hinweis finden zu können, daß die Leber der Ort der Funktionsstörung für die Porphyrinbildung sei. Wir sind aber auch bei der akuten Porphyrinurie über den Mechanismus der Störung noch vollständig unorientiert.

Porphyrinuria
acuta toxica. Als Untergruppe der Porphyrinuria acuta unbekannter Natur ist die Porphyrinausscheidung bei toxischen Schädigungen bekannter Natur anzusehen. Die Symptome und der Krankheitsverlauf ist der gleiche wie bei der akuten Porphyrinurie. Im Vordergrund stehen die kolikartigen, an Peritonitis gemahnenden Darmerscheinungen. Übermäßige Empfindlichkeit gegen Licht ist auch hier nicht vorhanden. Jedoch sind abnorme Pigmentierungen der Haut, besonders an Stirn, Gesicht und auch an Schleimhäuten beobachtet (Fr. Müller[137], Breslauer[138]). Als Gifte, welche unter Umständen eine Porphyrinurie auslösen

können, sind die ersten aus der Gruppe der Barbitursäure stammenden Schlafmittel, das Sulfonal und besonders das Trional bekannt. Es wird auch vom
Veronal behauptet, daß es Porphyrinurie auslösen kann. Porphyrin ist aber niemals
auch bei schweren Veronalvergiftungen im Harn gefunden worden. Auch beim
Sulfonal und beim Trional müssen unbekannte, konstitutionelle Momente vorhanden sein, um eine Porphyrinurie entstehen zu lassen. Denn eine ganze Reihe
von Kranken mit schwerem Mißbrauch dieser Schlafmittel ist bekannt, bei denen
nie eine Porphyrinurie eingetreten ist. Auch bei Tieren scheint das konstitutionelle Verhalten einzelner Tierrassen maßgebend zu sein. Manchmal gelingt
es absolut nicht im Hundeversuch eine Porphyrinurie zu erzeugen, bis man
nach wiederholten Fehlschlägen in der gleichen Rasse durch Sulfonalvergiftung
Porphyrinurie bekommt. Auch bei Kaninchen ist dieses wechselvolle Verhalten
beobachtet. Bemerkenswert ist, daß bei den toxischen Porphyrinurien, wie bei
der Porphyrinuria acuta unbekannter Ursache, in der Mehrzahl Frauen erkranken. Die Angaben, daß nach Bleivergiftung Porphyrinurie auftritt, werden
mit Recht von Günther[114] angezweifelt, da weder bei der akuten noch bei der
chronischen Bleivergiftung im Harn mehr Porphyrine als bei Normalen nachgewiesen sind. Allerdings sind bei schweren experimentellen Bleivergiftungen
beim Tiere durch Erlenmeyer[139], Stokvis[140] und Götzl[141] Porphyrinaus-
scheidungen gesehen worden.

In der älteren Literatur wird von Porphyrinurien bei Typhus berichtet (Mc
Munn[142], Sobernheim[143], Nebelthau[144]). Heinecke[145] beschreibt bei einem
24jährigen Mädchen nach Typhus eine Porphyrinurie, die gleichzeitig mit einer
Amaurose einherging. Die Fälle nach Typhus sind aber so selten und auch einschließlich des Heineckeschen Falles nicht so sichergestellt, als daß man mit
Sicherheit den Typhus als Ursache für eine toxische Porphyrinurie ansprechen
könnte. Günther[114], der seine besondere Aufmerksamkeit in dieser Hinsicht auf
Typhuskranke richtete, konnte nie eine stärkere Porphyrinurie bei Typhuskranken beobachten.

Es ist auch bei anderen Giften Chloroform (Nikolaysen[145]), Chlorzink
(Jaksch[146]), Thiosinamin (Lesser[147]), Novokain (Roedelius und Schumm[148])
Porphyrinurie beobachtet worden.

Als chronische Porphyrinurie bezeichnet Günther[114] diejenigen Fälle, die
eine Mittelstellung zwischen der akuten und kongenitalen Porphyrinurie einnehmen. Mit der akuten Porphyrinurie hat diese Krankheitsform gemeinsam,
daß die Krankheitssymptome sowohl im späten Kindesalter als auch im mittleren Lebensalter, in selteneren oder öfteren Anfällen auftreten. Mit der kongenitalen Porphyrinurie sind die Lichtsensibilisierung und die dadurch hervorgerufenen Hauterkrankungen gemeinsam. Es sind nach Günther[114] etwa sieben
hierher gehörige Fälle beobachtet.

Das Symptom der Hydroa aestivale soll immer an Porphyrinurie denken
lassen. Es sind nach Günther[114] 92 derartige Hydroa-Fälle ohne Porphyrinausscheidung beschrieben, aber Günther[114] weist mit Recht darauf hin, daß die
Urinuntersuchungen nicht mit der nötigen Sorgfalt durchgeführt wurden. Der
Anfall der Hydroa aestivale tritt einige Stunden nach der Insolation auf. Nach
einem kurzen Vorstadium mit Wärmegefühl, Brennen, Jucken, Schnupfen, Conjunctivitis erfolgt die Blaseneruption, entweder nach dem Typus Hydroa aestivale vesiculo-bullosum (Möller[149]) oder nach dem Typus Hydroa vacciniforme
(Radaeli[150]). Die Bläschen enthalten meistens eine rötliche Flüssigkeit. Die
Dauer eines solchen Hydroa-Anfalles beträgt 48 bis 72 Stunden.

Über eine ätiologische Therapie der Porphyrinurien kann man nichts sagen,
da man den Mechanismus der Porphyrinurien nicht kennt. Es sei auf die obigen

Ausführungen über Muttersubstanzen der Porphyrine und über die Schutzmaßnahmen gegen die Lichteinwirkung hingewiesen.

Der Ikterus.   In den theoretischen Ausführungen haben wir zu zeigen versucht, in welcher Weise der Blutfarbstoff zum Gallenfarbstoff abgebaut wird und welche Veränderungen das Molekül des Blutfarbstoffes hierbei erleidet. Wir haben dort bereits besprochen, daß die Gallenfarbstoffbildung im wesentlichen in der Leber sich vollzieht, daß aber auch geringe Mengen von Gallenfarbstoff außerhalb der Leber gebildet werden können (Hämatoidin = Bilirubin). Für die Pathogenese und die klinische Bewertung des Ikterus ist die Frage von prinzipieller Bedeutung, ob ein Ikterus auch ohne Mitwirkung der Leber beim Menschen zustande kommen kann. Nachdem durch die Versuche von Mann und Magath[72] am entleberten Hunde ein Ikterus beobachtet wurde, so müßte man nach dem heutigen Stand unserer Kenntnisse annehmen, daß ein Ikterus auch ohne Mitwirkung der Leber zustande kommen könne. Obgleich die Angaben von Mann und Magath[72], durch die Untersuchungen von Enderlen, Thannhauser und Jenke[73] eine Einschränkung der bilirubinogenen Entstehung der gelben Färbung der entleberten Hunde erfahren haben, so muß man doch zugeben, daß bei diesen Versuchen eine Vermehrung des Bilirubins nach der Entleberung eintritt, die bei längerer zeitlicher Dauer zu einem Ikterus führen kann. In der menschlichen Pathologie kennen wir aber bis heute noch keinen Zustand, bei welchem ein Ikterus durch eine außerhalb der Leber in vermehrtem Maße stattfindende Bilirubinbildung mit Sicherheit nachgewiesen wäre. Es steht die Leber heute noch ebenso im Mittelpunkt der Pathogenese des Ikterus (Naunyn, Minkowski[61]) wie vor der Zeit des experimentellen Nachweises einer extrahepatischen Gallenfarbstoffbildung.

Entstehungsursachen und Formen.   Die Entstehung eines Ikterus ist zurückzuführen:

1. auf eine Störung des Galleabflusses in den großen Galleabflußwegen oder in den abführenden Gallencapillaren (mechanischer Stauungsikterus oder pleiochromer Ikterus mit Gallenthrombenbildung). Die Ursache der Abflußbehinderung kann hierbei in einem mechanischen Hindernis oder in der Beschaffenheit der Galle selbst liegen.

2. durch krankhafte Zustände in den die Bildung und Ausscheidung des Gallenfarbstoffes besorgenden Leberzellen (Kupffersche Sternzellen und Leberparenchymzellen). Solche krankhafte Zustände können herbeigeführt werden durch ein übermäßiges Angebot an Blutfarbstoff (hepato-lienaler Ikterus) oder durch verschiedene destruktive Momente, welche die ausscheidende Leberzelle betroffen haben (Ikterus durch Destruktion des Leberparenchyms).

Zu den ersteren Zuständen, der Stauung, führen alle entzündlichen Veränderungen in den Galleabflußwegen: Cholangitis, Cholecystitis, Schleimhautkatarrh des Duodenums, ferner Ikterus bei Steinbildung und Geschwulstverschluß. Für den pleiochromen Ikterus kennen wir in der menschlichen Pathologie kein typisches Beispiel. Eine Pleiochromie, eine Anhäufung von Bilirubin in der Galle, dürfte wohl bei den Zuständen eintreten, bei denen ein vermehrtes Zugrundegehen von Blutfarbstoff die Leber zu vermehrter Bilirubinbildung zwingt. Ikterus kommt bei Pleiochromie aber nur dann zustande, wenn sich in den Gallecapillaren, wie Eppinger[65] nachgewiesen hat, Gallenthromben bilden, die den Abfluß behindern. Der Ikterus nach Toluylendiaminvergiftung erzeugt eine solche Pleiochromie mit Gallenthromben. Obgleich die Ursache des Ikterus nach Toluylendiaminvergiftung zum großen Teil auf diese Thrombenbildung zurückzuführen ist, führt man für den Mechanismus des Toluylendiaminikterus doch auch Leberparenchymschädigung wie auch die Einwirkung auf den reticulo-endothelialen Apparat als ursächliche Momente an.

Zu der zweiten Art des Ikterus, bei dem eine Stauung nicht nachgewiesen ist, gehört der Ikterus bei hepato-lienalen Erkrankungen, der angeborene und erworbene hämolytische Ikterus und der Ikterus bei Leberparenchymschädigung, d. h. bei allen Formen der Cirrhosen. Bei diesen Fällen kommt es wohl zur Gallenfarbstoffbildung, aber sehr oft nur zu einer ungenügenden Gallenfarbstoffausscheidung.

Man hat versucht die Ehrlich[151]-Pröscher[152]sche Bilirubinreaktion im Serum, die von van Hijmans van den Bergh[69] in die Klinik eingeführt wurde, zur Unterscheidung der verschiedenen Ikterusformen heranzuziehen. Hijmans van den Bergh unterscheidet zwei Reaktionstypen der Ehrlich-Pröscherschen Reaktion im Serum: die Auskuppelung des Serums mit Diazoniumlösung ohne Alkoholzusatz (direkte Reaktion) und die Auskuppelung des Serums mit Diazoniumlösung nach Alkoholzusatz (indirekte Reaktion). Zweifellos gibt die Auskuppelung mit und ohne Alkoholzusatz im gleichen Serum veränderte Werte. Thannhauser und Andersen[153], wie neuerdings auch Weltmann und Jost[154], sind den Ursachen des verschiedenen Ausfalles der Kuppelungsreaktion nachgegangen. Übereinstimmend fanden diese Autoren, daß die Verschiedenheit der Reaktion nicht auf der Anwesenheit von verschiedenen Bilirubinen sich gründen könne, sondern lediglich durch den physikalischen Zustand des Milieus (Adsorption an Eiweiß) verursacht sei. Nach van den Berghs und unseren Untersuchungen sind diese zwei Reaktionstypen merkwürdigerweise sehr oft an ätiologisch differente Ikterusformen geknüpft. Direkte Reaktion stärker als indirekte findet man hauptsächlich bei frischem Stauungsikterus, indirekte stärker als direkte Reaktion bei vielen Cirrhosen, bei perniziöser Anämie und hämolytischem Ikterus. Es scheint aber durchaus unzulässig, aus dem Ausfall dieser Reaktion in dem einen Fall auf ein hepatisches, in dem anderen Falle auf ein extrahepatisches Bilirubin schließen zu wollen (Lepehne[155]). Die Verschiedenheit der Kuppelungsreaktion ist lediglich auf eine Verschiedenheit des physikalisch-chemischen Zustandes des jeweils vorliegenden Bilirubins zurückzuführen. Längere Zeit in der Blutbahn kreisendes Bilirubin scheint nach Weltmann und Jost[154] von den Bluteiweißkörpern stärker adsorbiert zu werden. Bei den meisten Formen des Ikterus verläuft gleichzeitig mit der Anhäufung des Bilirubins im Blute eine Ausscheidung im Urin. Die Ausscheidung des Bilirubins scheint für die Nierenzelle nicht ganz gleichgültig zu sein, da wir bei schwerem Ikterus immer Cylinder und Eiweiß im Urin finden. Ein Schwellenwert, bei dem der Übertritt von Gallenfarbstoff aus dem Blute in den Urin erfolgt, hat sich bisher nicht finden lassen. Bei manchen Formen von Ikterus (hepato-lienaler Ikterus, Ikterus durch Veränderung des Leberparenchyms) können erhebliche Mengen von Gallenfarbstoff im Blute vorhanden sein, ohne daß es zu einem mit unseren Methoden nachweisbaren Übertritt von Bilirubin in den Urin kommt. Derartige ikterische Seren zeigen die indirekte Kuppelungsreaktion nach Hijmans van den Bergh.

Nicht immer ist eine gelbe Farbe des Serums lediglich auf Bilirubin zu beziehen. Bei der perniziösen Anämie kommt neben dem Bilirubin ein zweiter gelber Farbstoff vor, der nach den Untersuchungen von Enderlen, Thannhauser und Jenke[73] wahrscheinlich große Ähnlichkeit mit dem gelben Farbstoff der Hunde nach Leberexstirpation hat und den diese Autoren „Xanthorubin" nennen. Es ist mehr als fraglich, ob das Xanthorubin sich vom Blutfarbstoff herleitet. Die genannten Autoren nehmen vielmehr an, daß es den Lipochromen und Xanthophyllen nahesteht. Es scheint eine der Funktionen der Leber zu sein, die endogen anfallenden Kohlenwasserstoffe und Farbstoffe dieser Reihe weiter abzubauen. Bei schweren Leberschädigungen

Ehrlich-
Pröschersche
Reaktion.
Direkte, indirek-
te Kuppelung.

Xanthorubin.

oder bei experimenteller Leberentfernung sind diese Farbstoffe im Blute nachweisbar.

Eine besondere Stellung in der Pathologie des Ikterus nimmt der Icterus neonatorum ein, über dessen Ätiologie man noch keine sicheren Angaben machen kann. Merkwürdig ist, daß beim Icterus neonatorum im Harn kein gelöster Gallenfarbstoff ausgeschieden wird, während im Blute und in den Geweben, besonders aber auch in den Nierenzellen, sich vermehrter Gallenfarbstoff nachweisen läßt. Die alte Hypothese von Quincke[156], daß im Darm durch Mangel an Bakterien zu viel Bilirubin resorbiert würde und den Ikterus bei manchen Neugeborenen verursache, erscheint sehr unwahrscheinlich. Es dürfte die Ursache viel eher in der Leber selbst zu suchen sein, die in ihrer Funktion der Gallenfarbstoffausscheidung bei manchen Säuglingen in den ersten Tagen noch nicht voll leistungsfähig zu sein scheint, so daß eine Bilirubinretention herbeigeführt wird. Sobald die Leberfunktion richtig einsetzt, verschwindet der Icterus neonatorum.

Literaturverzeichnis

(folgt im Anschluß an das nächste Kapitel: Pigmentstoffwechsel S. 555).

XI. Pigmentstoffwechsel.

Ein noch so schwerer Stauungsikterus hinterläßt keine sichtbaren Zeichen einer Hautpigmentation, wenn der Galleabfluß wieder vollständig hergestellt ist. Handelt es sich aber um Ikterusformen, bei denen der Ikterus durch einen dauernden Schaden der Leber hervorgerufen ist, wie z. B. bei Lebercirrhose, so kommt es durch das jahrelange Bestehen einer Bilirubinretention zu einer dauernden Anhäufung von Bilirubin in den Geweben. Das Bilirubin erleidet dann eine Veränderung zu einem bräunlichen Farbstoff, der dem chronisch Leberkranken das charakteristische Hautkolorit gibt. Die Hautfarbe des chronisch Leberkranken ist nicht durch das normale Hautpigment verursacht, sondern durch einen Farbstoff, der durch Licht- und Oxydationswirkung aus dem Gallenfarbstoff entsteht, also letzten Endes sich vom Blutpigment ableitet. Man hat derartig verändertes Bilirubin mit dem Namen Biliverdin, Bilifuscin, Bilihumin usw. belegt. Diese Stoffe sind aber keine einheitlichen chemischen Körper, und aus diesem Grunde soll man diese Bezeichnungen für die bilirubinogenen Pigmente fallen lassen.

Auch die Hautfarbe beim Bronzediabetes und bei den mit Pigmentanhäufungen einhergehenden Pankreaserkrankungen ist bilirubinogener Natur. Wir finden bei allen cirrhotischen Erkrankungen der Bauchspeicheldrüse gleichlaufend in den meisten Fällen eine cirrhotische Erkrankung der Leber, so daß es nicht wunder nimmt, wenn je nach der Mitbeteiligung der Leber an der Pankreascirrhose das charakteristische graubraune Leberpigment bei diesen Kranken sichtbar wird (Hämochromatose). Die Ansicht, daß dieses Pigment einen besonderen Ursprung hat, ist nicht richtig. Es sind Oxydationsprodukte des Bilirubins, die wie alle oxydierten Pyrrolderivate uneinheitliche Körper darstellen.

Bei der seltenen Gaucherschen Krankheit ist besonders bei dem von Niemann und Pick[159] beschriebenen Typ eine bräunliche Pigmentierung der Haut beschrieben. Die Gauchersche Krankheit zeigt, wie bereits auf S. 490 erwähnt, eine Lipoidentartung der Milz und der Leber. Das Pigment könnte aus diesem Grunde sich wohl vom Blutfarbstoff, d. h. vom Bilirubin herleiten und mit dem Pigment bei Lebererkrankungen identisch sein. Ich konnte an der Düsseldorfer Kinderklinik einen derartigen Fall beobachten. Merkwürdigerweise war aber auch bei diesem Kinde nicht nur eine dunkelbraune Pigmentation der Haut vorhanden, sondern auch bläulichbraune Pigmentflecken an der Wangenschleimhaut und an der Zunge wie beim Addisonkranken sichtbar (s. Abb. 82 u. 83). Bei der Sektion dieses Kindes zeigte sich neben den typischen Veränderungen der Milz und der Leber auch die von Pick[159] beschriebene Vergrößerung beider Nebennieren, so daß die Ätiologie der Pigmentanhäufungen beim Typus Pick-Niemann der Gaucherschen Krankheit von beiden Systemen sowohl vom Blutfarbstoff als auch von dem im folgenden Abschnitt zu besprechenden ektodermalen Pigmente sich herleiten könnte.

35*

    An dieser Stelle ist mit einigen Worten der Harnpigmente zu gedenken. Die normale Harnfarbe schrieb man früher einem Farbstoff, dem Urochrom, zu.

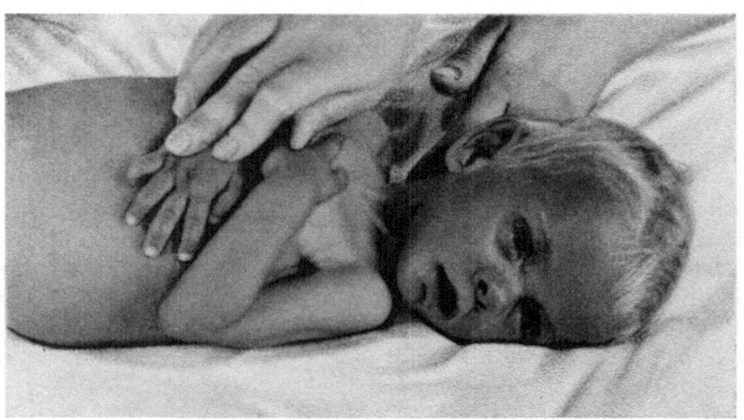

Abb. 82. Pigmentation des Gesichtes und der Arme bei Morbus Gaucher. Typus Pick-Niemann. Aufgenommen von der Kinderklinik Düsseldorf.

Es hat sich herausgestellt, daß die Harnfarbe nicht durch einen Farbstoff, d. h. durch ein Chromogen bedingt ist, sondern daß eine ganze Reihe von Chromogenen für die charakteristische gelbe und gelbrote Farbe des Harns verantwortlich zu machen sind. Mit Sicherheit kann man sagen, daß der Anteil, welchen die Blutfarbstoffderivate an diesem Chromogen bilden, außerordentlich klein ist und vielleicht in einer kleinen Urobilinquote in Erscheinung treten kann. Das Chromogen des Harns mit dem Blutfarbstoff in Parallele zu setzen, wie dies in letzter Zeit versucht wurde, geht nicht von richtigen Voraussetzungen aus. Der größte Teil der Chromogene des Harns stammt aus Substanzen, die sich vom Eiweißmolekül ableiten. So sehen wir, daß bei allen einschmelzenden und fieberhaften Prozessen (Tuberkulose, Neoplasmen und Infektionskrankheiten) der Harn eine dunkle Farbe annimmt. Ein Teil dieses normalen Chromogens des Harns gibt die Diazoreaktion des normalen Harns (Penzoldt und Pauli[157]). Die rote Diazoreaktion des pathologischen Harns soll nach L. Hermanns und P. Sachs[158]

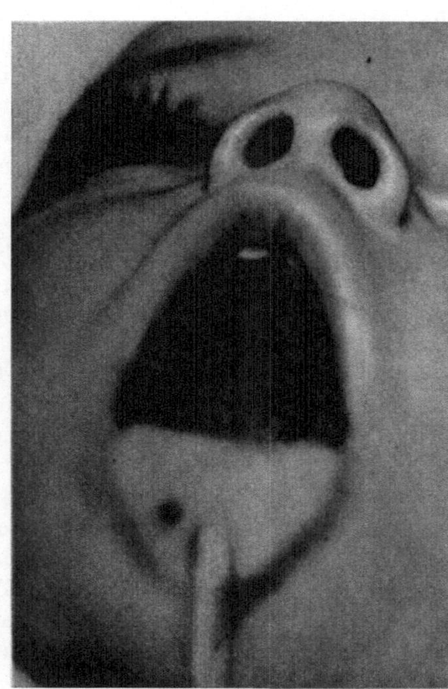

Abb. 83. Pigmentation der Mundschleimhaut und der Zunge bei Morbus Gaucher. Typus Pick-Niemann. Aufgenommen von der Kinderklinik Düsseldorf.

sich nicht von einem einheitlichen Körper ableiten. Diese Autoren sprechen von einem vom Tyrosin abstammenden Phenolderivat und einer vom Tryptophan stammenden Oxyindolessigsäure. Es wird sehr schwer sein, die Verhältnisse bei normaler und pathologischer Harnfarbe aufzuklären, da die Chromogene sich unmittelbar nach der Entleerung so rasch in die gefärbten Verbindungen umwandeln, daß eine Isolierung der Vorstufen schwerhalten wird. Ist erst einmal das fertige Pigment des Harnes gebildet, so handelt es sich um einen Oxydationsvorgang, der aus dem Chromogen keinen einheitlichen Körper entstehen läßt. Solche Pigmente sind für den analytischen Chemiker in ihrer Konstitution experimentell nicht faßbar. Eine Wertung des Harnpigmentes auf krankhafte Zustände ist aus diesem Grunde unmöglich.

Außer den bisher besprochenen Pigmenten, die sich vom Blutfarbstoff herleiten, kennen wir noch zwei einheitliche Pigmentgruppen, deren eine Gruppe sich von Eiweißabbauprodukten ableitet, deren andere Gruppe den hochmolekularen Verbindungen der cyclischen Kohlenwasserstoffe der Sterine nahestehen dürfte. Die erste Gruppe von Pigmenten und Melaninen, welche aus den Eiweißabbauprodukten entstehen, sind die normalen Pigmente der Haut. Früher führte man Pigmentuntersuchungen in der Weise durch, daß man die Melanine darstellte und die Melanine einer chemischen Aufarbeitung unterzog. Das Ergebnis derartiger Untersuchungen (Schmiedeberg[160], Nencki[161], Fürth[162]) konnte nur ganz primitive Aufschlüsse über die Grundstoffe dieser Pigmente geben und zeigen, wieweit sie C-, N-, S- oder Fe-haltig sind. Eine Pigmentuntersuchung darf nie von der Untersuchung des fertigen Pigmentes ausgehen, da diese Stoffe nicht einheitlich und durch die Oxydationsvorgänge, die sie erzeugen, mit Eiweiß zusammen zu einer huminartigen Masse geworden sind. Will man über die Pigmente und Melanine Aufschluß haben, so muß man versuchen, die Vorstufen dieser Pigmente zu fassen, um den Mechanismus der Pigmententstehung zu begreifen. In gleicher Weise wie wir gesehen haben, daß das Urobilin ein unentwirrbarer Körper ist, dessen Entstehung erst durch die Kenntnis des Urobilinogens (= Mesobilirubinogen) geklärt wurde, so müssen wir auch versuchen, die chromogenen Substanzen der Pigmente zu isolieren, um den Aufbau des Pigmentes zu erkennen. Diesen Weg der Pigmentforschung beschritt als erster Bloch[163]. Er zeigte, daß die Schwarzfärbung der Samen der Vicia faba auf der Gegenwart der von Guggenheim[164] aus Vicia faba isolierten Aminosäure, dem Brenzcatechinalanin oder Dioxyphenylalanin entsteht.

Nach Blochs Vorstellung soll auch das Hautpigment durch Einwirkung eines besonderen Oxydationsfermentes, das er Dopaoxydase nennt, auf das Dioxyphenylalanin entstehen. Die Vorstufe des Pigmentes muß nach Bloch an die pigmentführenden Zellen der Cutis als Brenzcatechinderivat herangeführt werden, um dort Pigment entstehen zu lassen. Meirowsky[165] und seine Schule als auch namhafte Pathologen (Rößle[166], Kreibich[167]) sind der Ansicht, daß die Entstehung der Muttersubstanz des Pigmentes in der Pigmentzelle selbst erfolgt. Thannhauser und Weiß[168, 169] ist es nun gelungen, aus dem Harn von zwei Kranken mit Melanosarkom eine farblose Vorstufe des Pigmentes als Brenzcatechinderivat, und zwar als Homoprotocatechusäure wahrscheinlich zu machen.

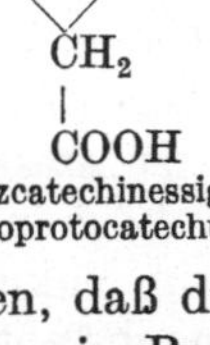

$$\begin{array}{c} OH \\ \bigcirc\!\!-\!OH \\ | \\ CH_2 \\ | \\ COOH \end{array}$$

Brenzcatechinessigsäure
(Homoprotocatechusäure)

Mit diesem Befund ist nachgewiesen, daß die Vorstufe des Hautpigmentes tatsächlich, wie Bloch es vermutete, ein Brenzcatechinderivat ist; andererseits

aber ist gezeigt, daß die Tumorzellen des melanotischen Sarkoms selbst die
Vorstufe des Pigmentes bilden können und nicht darauf angewiesen sind,
daß ihnen die Vorstufe des Pigmentes von außen erst zugeführt wird. Wir
möchten daher glauben, daß auch bei der normalen Pigmentbildung der Cutis
die Vorstufe des Pigmentes in der Zelle selbst gebildet wird, und zwar in gleicher
Weise wie bei der Pigmentzelle des melanotischen Tumors ein Brenzcatechinderivat entsteht. Für diese Auffassung, daß die Pigmentzelle selbst mit einem
spezifischen Ferment (Brenzcatechinase) die Vorstufe des Pigmentes aus einem
Eiweißspaltstück bildet, spricht die Tatsache, daß ein Brenzcatechinderivat als
Bruchstück des Eiweißmoleküls bisher nicht gefunden wurde. Als Spaltstück
des Eiweißmoleküls, aus welchem in der Pigmentzelle das Brenzcatechinderivat
entsteht, ist das Phenylalanin und das Tyrosin anzusehen. Der normale Abbau
des Tyrosins geht im intermediären Stoffwechsel über die p-Oxyphenylbrenztraubensäure zur Hydrochinonessigsäure (Homogentisinsäure). In der Pigmentzelle würde aber dieser Abbau nicht über die p-Oxyphenylbrenztraubensäure,
sondern mit Hilfe der spezifischen Brenzcatechinase über die Brenzcatechinbrenztraubensäure zur Brenzcatechinessigsäure (Homoprotocatechusäure) führen,

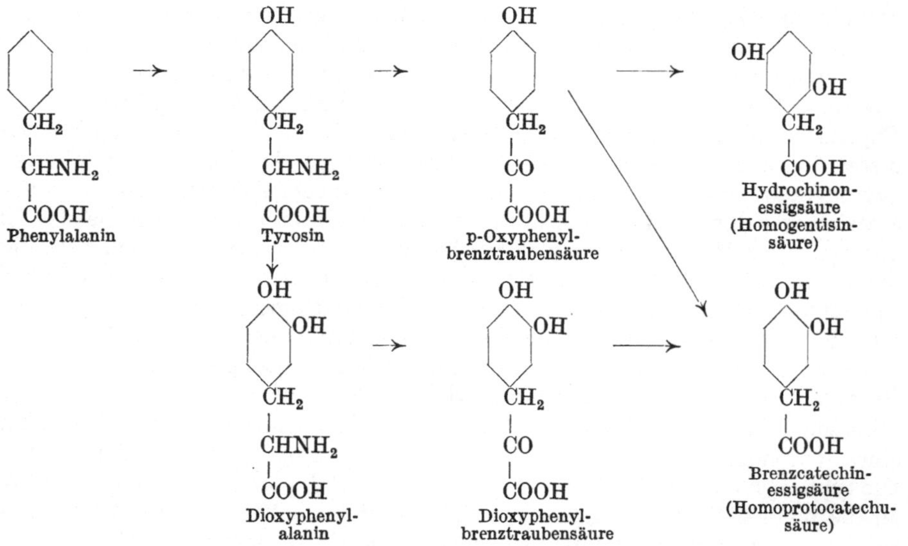

<table>
<tr><td>Phenylalanin</td><td>→</td><td>Tyrosin</td><td>→</td><td>p-Oxyphenyl-
brenztraubensäure</td><td>→</td><td>Hydrochinon-
essigsäure
(Homogentisin-
säure)</td></tr>
<tr><td></td><td></td><td>↓</td><td></td><td></td><td></td><td></td></tr>
<tr><td></td><td></td><td>Dioxyphenyl-
alanin</td><td>→</td><td>Dioxyphenyl-
brenztraubensäure</td><td>→</td><td>Brenzcatechin-
essigsäure
(Homoprotocatechu-
säure)</td></tr>
</table>

welches die melaninbildende Muttersubstanz sein dürfte. Der Vorgang der
Melaninbildung aus dem Brenzcatechinderivat geht wahrscheinlich, wie Lignac[170]
bereits angibt und wie es neuerdings von Mayer[171] wieder vermutet wird, über
die Chinole. Einen ähnlichen Vorgang sehen wir beim Anilin über die polymeri-
sierten Chinolimine zu schwarzen Körpern führen.

In neuerer Zeit hat Raper[183] den Mechanismus der Tyrosinasewirkung
näher aufgeklärt. Es erfolgt zunächst ein Eintritt einer zweiten Hydroxylgruppe
in Stellung 3. Das entstehende 3,4-Dioxyphenylalanin (Dopa) konnte von Raper
isoliert werden. Im weiteren Verlauf wird diese Verbindung durch Dehydrierung
zu dem entsprechenden Chinon oxydiert (3,4-Chinon des Phenylalanins). Dieses
geht unter Ringschluß in eine rote Substanz über, welche sich als 5,6-Chinon
der Dihydroindolcarbonsäure erwies. Es kommt also zur Bildung eines hydrierten
Indolringes. Die rote Substanz wird im Vakuum oder durch Einwirkung von SO_2
entfärbt, wobei zwei neue Körper aus ihr entstehen, die als 5,6-Dihydroxyindol-

carbonsäure und 5,6-Dihydroxyindol von Raper identifiziert werden konnten.
Bei alkalischer Reaktion entstehen durch Oxydation an der Luft Melanine.

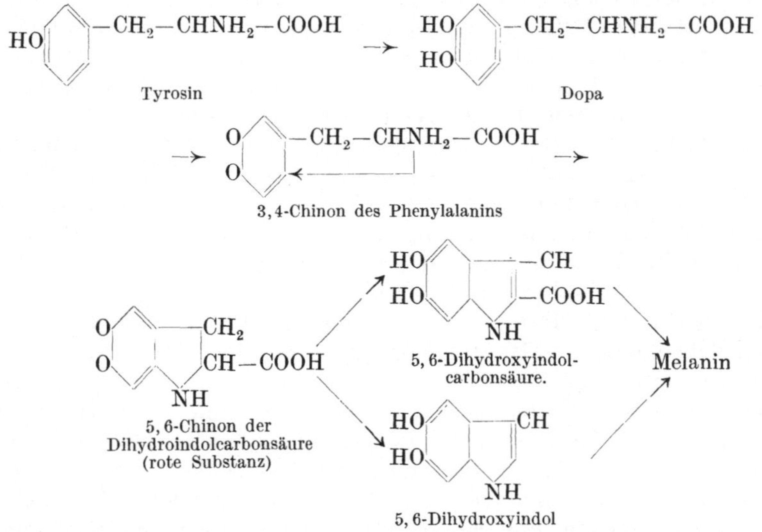

$$HO{-}\bigcirc{-}CH_2{-}CHNH_2{-}COOH \longrightarrow \begin{matrix} HO \\ HO \end{matrix}\bigcirc{-}CH_2{-}CHNH_2{-}COOH$$

Tyrosin   Dopa

$$\longrightarrow \begin{matrix} O \\ O \end{matrix}\bigcirc{-}CH_2{-}CHNH_2{-}COOH \longrightarrow$$

3,4-Chinon des Phenylalanins

$$\begin{matrix} O \\ O \end{matrix}\bigcirc\!\!\begin{matrix} -CH_2 \\ CH{-}COOH \\ NH \end{matrix}$$

5,6-Chinon der
Dihydroindolcarbonsäure
(rote Substanz)

$$\begin{matrix} HO \\ HO \end{matrix}\bigcirc\!\!\begin{matrix} -CH \\ -COOH \\ NH \end{matrix}$$

5,6-Dihydroxyindol-
carbonsäure.

$$\begin{matrix} HO \\ HO \end{matrix}\bigcirc\!\!\begin{matrix} CH \\ NH \end{matrix}$$

5,6-Dihydroxyindol

Melanin

Die Versuche von Moncorps und Thannhauser[172] zeigen, daß frische
Hautschnittchen aus p-Oxyphenylbrenztraubensäure und Dioxyphenylbrenz-
traubensäure wie auch Homoprotocatechusäure Melanin entstehen lassen. Besonders wichtig erscheint es, daß die p-Oxyphenylbrenztraubensäure zur Pigmentbildung in hervorragendem Maße befähigt ist und somit die im Eiweiß vorgebildeten Aminosäuren, welche einen Benzolring enthalten, als Muttersubstanzen
für die normale Hautpigmentbildung anzusehen sind. In der Pigmentzelle selbst
dürfte die Pigmentvorstufe nach unserer Annahme durch die spezifische Brenzcatechinase gebildet werden. Licht und Wärme wirken verstärkend auf diese
Fermenttätigkeit. Nach Rothmann[173] verschwindet bei dem Pigmentierungsprozeß der Haut Tyrosin aus dem Säftestrom. Rothmann propagiert die schon
früher von anderen geäußerte Auffassung, daß der Pigmentierungsprozeß unter
der Einwirkung des vegetativen Systems stehe und daß der Sympathicus im
wesentlichen die fördernden Impulse aussende.

Wir haben gesehen, daß der Abbau des Tyrosins in den Organen im intermediären Stoffwechsel über das Hydrochinonderivat führt. Wir haben ferner
gesehen, daß ein Abbau des Tyrosins auch über das Brenzcatechin möglich ist.
Da aber Brenzcatechinderivate bisher nur im Nebennierenmark (Adrenalin), in
der Pigmentzelle des melanotischen Tumors, sowie in der Pigmentzelle der Haut
gefunden wurden und alle diese Fundorte Derivate des äußeren Keimblattes sind,
handelt es sich in all diesen Fällen um einen ektodermalen Entstehungsort. Rechnet
man noch zu diesen Pigmenten ektodermaler Genese die Pigmente der Retina
und das Pigment in manchen Ganglienzellen des Gehirns (Substantia nigra), so
scheint es, daß das Vorkommen der Brenzcatechinase an die Zellen, welche sich
vom äußeren Keimblatt herleiten, gebunden ist. Aus diesem Gesichtspunkte
heraus wäre das Melanin, welches dem normalen Hautpigment entspricht, auf
einen einheitlichen Mechanismus zurückgeführt. Die Hautfärbung der schwarzen
Rassen könnte durch eine vermehrte Pigmentbildung zu erklären sein, deren
Ursache in der durch Licht und Wärme aktivierten Wirkung des pigmentbildenden Fermentes der Cutiszelle liegt und wahrscheinlich auch in einer ererbten
Vermehrung der Pigmentzellen verursacht sein dürfte. Die Ansicht, daß bei

den Negern eine besonders große Nebenniere vorhanden sei, hat sich nicht als
richtig erwiesen. Wohl aber konnte man durch Zerquetschung der Nebennieren
abnorme Pigmentierung erzielen (Nothnagel[174], Tizzoni[175]). In gleicher Weise
konnte Lichtwitz[176] durch Injektion von Suprarenin bei Katzen eine Pigmentierung herbeiführen. Obwohl nach diesen Versuchen ein Zusammenhang
zwischen abnormer Pigmentierung und Nebenniere besteht, so kann man die
Versuche nicht so deuten, daß die Nebenniere die einzige Vorstufe des normalen
Pigmentes liefert. Die Beziehungen der Nebenniere zur Pigmentbildung liegen
in der Tatsache begründet, daß sowohl das Nebennierenmark, welches ektodermaler
Herkunft ist, wie auch die Cutiszelle über ein Ferment (Brenzcatechinase) verfügen,
welches den Abbau des Phenylalanins und des Tyrosins über ein Brenzcatechinderivat leitet. In dem einen Fall Adrenalinbildung, in dem anderen Fall Bildung
der Pigmentvorstufe (wahrscheinlich Brenzcatechinbrenztraubensäure oder Brenzcatechinessigsäure, sog. Homoprotocatechusäure). Die wechselnden Beziehungen
zwischen Nebennieren und Hautpigment treten am sinnfälligsten bei der Addisonschen Krankheit zutage.

Addisonsche   Die Addisonsche Krankheit ist hervorgerufen durch eine Erkrankung der
Krankheit. Marksubstanz der Nebenniere, sei es, daß eine Tuberkulose oder ein Tumor
die Krankheitsursache ist. Es sind auch Addisonkranke beschrieben, bei denen
die Nebenniere keine anatomischen Schädigungen gezeigt haben soll. Die in
diesem Zusammenhang interessierende Frage ist nicht die Entstehung des
klinischen Symptomenkomplexes der Addisonschen Krankheit, die in Hypoglucämie, Blutdruckerniedrigung, Schwächezuständen, Adynamie und abnormer
Haut- und Schleimhautpigmentierung besteht, sondern lediglich die Frage nach
dem Zustandekommen der Pigmentierung beim Morbus Addison. Die Mehrzahl der
Autoren nahm bisher an, daß im Nebennierenmark Adrenalin und vielleicht auch
die Vorstufe des normalen Hautpigmentes gebildet wird. Als solche Vorstufen sahen
Neuberg[177] das p-Oxyphenyläthylamin, Guggenheim[164] das Dioxyphenyl-
äthylamin und Brahn[178] ein Oxy- bzw. Dioxycystin und Bloch[163] das Dioxyphenylalanin an. Diese Autoren stimmen darin überein, daß das Adrenalin und
die sog. Muttersubstanzen des Pigmentes lediglich in der Nebenniere aus einer
gemeinsamen Vorstufe gebildet und als Propigment der Haut zugeführt werde.
Bei einer Erkrankung der Nebennieren soll nun bei verringerter Adrenalinbildung
eine vermehrte Bildung des normalen Hautpropigmentes eintreten oder bei einer
verminderten Adrenalinbildung die Vorstufe des Adrenalins als Pigmentvorstufe
vermehrt der Haut zugeführt werden. Gegen diese Annahme muß man aber den
Einwand machen, daß ein Organ, welches durch einen Krankheitsprozeß zerstört
ist, nicht plötzlich die eine Funktion (Adrenalinbildung) verlieren und die andere
Funktion (Bildung der Pigmentvorstufe) aufrechterhalten kann. Sinngemäß
müßten bei der Richtigkeit dieser Annahme beide Funktionen leiden, und es
müßte parallel gehend der Minderproduktion des Adrenalins auch eine Minderproduktion der Vorstufe des Hautpigmentes eintreten. Das Gegenteil ist aber
beim Morbus Addison der Fall, einer Minderproduktion des Adrenalins steht
eine übermäßige Pigmentierung der Haut und der Schleimhäute gegenüber.
Es scheint, daß bei Ausfall der Brenzcatechinase in der Nebenniere die Brenzcatechin bildenden Funktionen der Hautzellen vikariierend verstärkt sind. In
welcher Weise hier nervöse Einflüsse im Sinne der von Rothmann[173] geäußerten
Ansicht statthaben, läßt sich vorläufig nicht ermessen. Es dürfte aber nach
den oben gegebenen Anschauungen über die normale Pigmentbildung der Haut
wahrscheinlich sein, daß auch die Überpigmentierung beim Morbus Addison
nicht durch ein übermäßiges Angebot der Pigmentvorstufen, die von außen her
an die Zelle herangeführt werden, zustande kommt, sondern daß die Hyper-

pigmentation bei dieser Krankheit in der Hautzelle selbst durch eine verstärkte Tätigkeit des Brenzcatechin bildenden Fermentes hervorgerufen wird.

Auch bei den multiplen melanotischen Tumoren kann es zu einer diffusen Hautpigmentierung kommen. Wir konnten eine solche Kranke mit Hunderten von kleinen Melanomen in allen Organen beobachten, bei der eine diffuse stahlgraue, universelle Hautpigmentation sich zeigte (s. Abb. 84). Im Harn dieser Patientin wurde von Thannhauser und Weiß[168], wie bereits oben angegeben, als Vorstufe des Pigmentes Brenzcatechinessigsäure (Homoprotocatechusäure) wahrscheinlich gemacht. Bei dieser Form der diffusen Pigmentation scheint es mög-

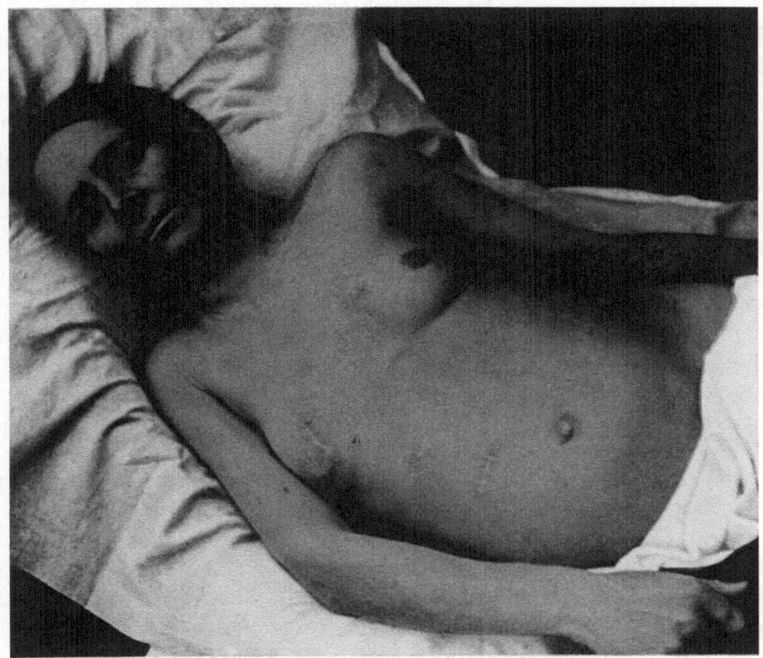

Abb. 84. Diffuse Melanosis bei Melanosarkom. An der Haut neben der diffusen Melanosis kleine Melanomknötchen.

lich, daß bei der Überschwemmung des Gesamtorganismus mit Pigmentzellen, die imstande sind, die Vorstufen des Pigmentes, ein Brenzcatechinderivat, zu bilden, auch ein Überangebot von Propigment an den ganzen Organismus zustande kommt. Bemerkenswert ist, daß auch bei dieser Kranken, wie bei einem Addison-Kranken, Pigmentationen an den Schleimhäuten beobachtet wurden.

In engstem Zusammenhang mit der normalen Vorstufe des Pigmentes der Haut und mit den pathologischen Pigmentierungen des Morbus Addison und der melanotischen Tumoren steht ein Pigment, das wir bereits bei einer Abartung des intermediären Eiweißstoffwechsels, bei der Alkaptonurie, beschrieben haben. Bei der Alkaptonurie (s. S. 116) bleibt der Abbau des Tyrosins, welcher im intermediären Stoffwechsel über die Hydrochinonessigsäure (Homogentisinsäure) führt (im Gegensatz zu dem eben beschriebenen Tyrosinabbau in den ektodermalen Organen, der über die Brenzcatechinessigsäure führt), bei der Stufe der Homogentisinsäure stehen. Die Homogentisinsäure (Hydrochinonessigsäure) häuft sich in den Geweben an und wird in den knorpeligen und sehnigen Geweben zum Pigmentbildner. Dieses Pigment, das aus der Hydrochinonessigsäure entsteht, hat eine schwarzblaue Farbe und dürfte ebenso wie das Hautpigment durch Chinolbildung und Polymerisation aus dem Chinon entstanden sein. Diese Pigmentation bei der Alkaptonurie, welche bereits intra vitam besonders am Ohrknorpel und den Skleren sichtbar ist (s. Abbildungen S. 125), wurde bereits von Virchow[179] im Jahre 1865 an der Leiche entdeckt und als Ochronose bezeichnet. Die Gegenüberstellung der normalen Hautpigmentbildung aus einem Brenzcatechinderivat und der Pigmentbildung bei der Alkaptonurie ist für die Theorie der Pigmententstehung von großer Wichtigkeit.

Als Tyrosinasen wurden bei Tieren und Pflanzen Fermente beschrieben, die dunkle Pigmente aus Tyrosin erzeugen (Biedermann[180], Fürth[181], Neuberg[177], Guggenheim[182]). Es ist wahrscheinlich, daß die pflanzlichen Pigmente, die durch die Tyrosinase erzeugt werden, ebenfalls über die Dioxybenzolabkömmlinge gehen. Inwieweit die anderen ringförmigen Eiweißspaltprodukte Tryptophan und Histidin, Indol- und Imidazolabkömmlinge ebenfalls im menschlichen Organismus Pigmente bilden können, erscheint nach den vorliegenden Untersuchungen (Eppinger[184]) nicht eindeutig erwiesen. Vielleicht gehört der die Thormählensche Reaktion gebende Körper zu dieser Reihe. Bei den Tieren sind die Pigmentvorstufen aus dem Eiweißmolekül jedenfalls mannigfacher als beim Menschen.

Lipochrome. Eine dritte Gruppe von Pigmenten, welche im menschlichen Organismus vorkommt, sind Begleitstoffe des Fettes, die man unter dem Sammelbegriff „Lipochrome" zusammenfaßt. Es hat sich gezeigt, daß diese Lipochrome mit gewissen pflanzlichen Farbstoffen sehr nahe verwandt sind. Diese grundlegende Feststellung stammt von Willstätter und H. H. Escher[185]. Diese Autoren haben aus dem Hühnerdotter einen Farbstoff gewonnen, der die empirische Xanthophyll. Zusammensetzung $C_{40}H_{56}O_2$ hat. Diese Gruppe von Farbstoffen, zu denen das Pigment des Hühnereidotters gehört, heißen sie Xanthophyllgruppe. Das Pigment des Hühnereidotters ist nach Willstätter ein Isomeres des pflanzlichen Xanthophylls. Willstätter und Escher[185] konnten ferner den Farbstoff aus dem Corpus luteum isolieren und ihn mit dem Farbstoff der gelben Carotin, Lutein. Rübe (Karotte) identifizieren. Dieser Farbstoff, das Carotin, ist der zu dem Xanthophyll gehörige Kohlenwasserstoff $C_{40}H_{56}$. Die Farbe dieser Farbstoffe ist goldgelb bis rotgelb. Sie haben Absorptionsstreifen in der Nähe von F oder zwischen F und G. Ihre Löslichkeit in Alkohol, Äther, Benzol und Chloroform unterscheidet sie von allen anderen Pigmenten des menschlichen Körpers. Die Lipochrome sind außerordentlich lichtempfindlich und verblassen sehr rasch. Pigmente der sog. Lipochromreihe kommen im menschlichen Organismus infolge der zahlreich vorhandenen Fettdepots und infolge der ständigen Aufnahme mit der Nahrung (Butter) vor. Auch im Blutserum sind ständig Lipochrome vorhanden. Nach der Ansicht von Enderlen, Thannhauser und Jenke[73] gehört der gelbe Farbstoff, der nach Leberexstirpation beim Hunde auftritt, und den diese Autoren Xanthorubin nannten, auch in diese Reihe. Die Leber scheint die im intermediären Stoffwechsel anfallenden Lipochrome weiter abzubauen oder in die Galle auszuscheiden. Bei Entfernung der Leber oder bei schwerer Erkrankung der Leber häufen sie sich im Serum an.

Xanthosis. Setzt man einen Diabeteskranken ziemlich rasch auf eine fettreiche Gemüsekost, so beobachtet man bei manchen Kranken eine intensive Färbung der Innenflächen der Hände und Plantarflächen der Füße. Diese als Xanthosis diabetica genannte Erscheinung (s. S. 355 und Abb. 78) dürfte ihren Grund in der Anhäufung lipochromer Pigmente haben. Die Xanthosis diabetica verschwindet durch intensive Lichteinwirkung. Auch die starke gelbe Tingierung von sog. Xanthelasmen (flächigen Cholesterinanhäufungen an den Augenlidern) ist auf Lipochrome zurückzuführen.

Menschen, die ein Übermaß von Karotten konsumieren, sollen nach den Angaben von Heß und Myers[186] und Head und Johnson[187] eine Hautpigmentation bekommen, die der Gelbsucht außerordentlich ähnlich ist. Auch eine Aurantiasis cutis, welche der Carotinpigmentation gleichen soll, sei nach übermäßigem Genuß von Orangen beobachtet worden (Miyake[188]). Inwieweit die Pigmente der Lipochromgruppe allein durch die exogene Zufuhr im menschlichen Organismus erzeugt werden oder ob sie im Stoffwechsel selbst entstehen, ist noch nicht einwandfrei geklärt (Currie[189], Palmer[190]).

Ein Zusammenhang mit den ungesättigten Kohlenwasserstoffen, den Spinacenen, (s. S. 502) ist, möglich.

Literaturverzeichnis.

Zusammenfassende Darstellungen.

Aschoff, L.: Vorträge über Pathologie. Jena 1925. — Borst, M., u. H. Königsdörffer: Untersuchungen über Porphyrie. Leipzig: Hirzel 1929. — Eppinger, H. (u. Ranzi): Die hepatolienalen Erkrankungen. Berlin 1920. — Fischer, H.: Erg. Physiol. 15, 185 (1916); Z. angew. Chem. 38, 981 (1925); Ber. 60, 2611 (1927). — Günther, H.: Die Bedeutung der Hämatoporphyrine in Physiologie und Pathologie. Erg. Path. (Lubarsch-Ostertag) I 20, 608 (1922). — Hämatoporphyrie. In Enzyklopädie d. klin. Med., Spez. Teil. — Schittenhelm: Handbuch der Krankheiten des Blutes und der blutbildenden Organe 2. 1925. — Hueck, W.: Pigmentstudien. Habilitationsschrift. München 1912. — Lichtwitz, L.: Die Porphyrinurien. In Bergmann-Staehelin: Handbuch der inneren Medizin, 2. Aufl., 4, I, S. 978. 1926. — Mann, Fr. C., u. Th. B. Magath: Die Wirkungen der totalen Leberexstirpation. Erg. Physiol. 23, 212 (1924). — Mann, Fr. C.: The extrahepatic formation of bilirubin. Ebenda 24, 379 (1925). — Meyer-Betz: Erg. inn. Med. 1913. — Wells, H. G.: Chemical Pathology, Kap. 20, 5. Aufl. London 1925. — Willstätter, R., u. Stoll: Untersuchungen über Chlorophyll. Berlin 1913. — Willstätter, R.: Über Pflanzenfarbstoffe. Ber. 47, 2831 (1914). — Biochemisches Handlexikon, herausgegeben von E. Abderhalden: William: Küster, Tierische Farbstoffe. Pyrrolderivate. 10, S. 1. 1923. — Handbuch der biologischen Arbeitsmethoden, herausgegeben von E. Abderhalden, 1, S. 8, 1922: Küster, W.: S. 185, 203, 224, 253, 303, 323; Schumm, O.: S. 351, 365; Küster, W.: T. 8, H. 2, Lief. 26, S. 200—350. 1921. — Handbuch der Biochemie, herausgegeben von C. Oppenheimer, 1, 1924: Fischer, H.: Farbstoffe mit Pyrrolkernen, S. 351; Müller, Fr., u. W. Biehler: Respiratorische Farbstoffe, S. 405; Fürth, O.: Harnfarbstoffe, Melanine, Lipochrome, Farbstoffe der Wirbellosen, S. 944. — Handbuch der normalen und pathologischen Physiologie 6, I, 1928: Lipschütz, W.: Umwandlungsprodukte des ungespaltenen Farbstoffes, S. 149; Fischer, H.: Konstitution der eiweißfreien Farbstoffkomponente und ihrer Derivate (Chlorophyll), S. 164.

Einzelarbeiten.

(1) Nencki u. Zaleski: Ber. 34, 997 (1901). — (2) Küster, W.: H.-S. Z. 82, 463 (1913); Arch. de Pharmacie 253, 472 (1915). — (3) Willstätter, R., u. A. Stoll: Untersuchungen über Chlorophyll. Methoden und Ergebnisse. Berlin 1913. — (4) Fischer, H., u. Röse: H.-S. Z. 89, 263 (1914). — (5) Fischer, H., u. Schneller: H.-S. Z. 128, 230 (1923). — (6) Willstätter, R., u. Max Fischer: H.-S. Z. 87, 430 (1912). — (7) Haurowitz, F.: H.-S. Z. 169, 91 (1927). — (8) Königsdörffer, zitiert nach H. Fischer: Ber. 60, 2611 (1927). — (9) Kämmerer: Dtsch. Arch. klin. Med. 145, 257 (1924). — (10) Fischer, H., u. F. Lindner: H.-S. Z. 145, 203 (1925). — (11) Fischer, H., u. Schneller: H.-S. Z. 135, 268 (1923). — (12) H.-S. Z. 130, 316 (1923). — (13) Laidlaw: J. of Physiol. 31, 465 (1904). — (14) Fischer, H., u. B. Pützer: H.-S. Z. 154, 39 (1926). — (15) Fischer, H., u. F. Kögl: H.-S. Z. 131, 241 (1923); 138, 262 (1924). — Fischer, H., u. F. Lindner: H.-S. Z. 142, 142 (1925). — (16) Fischer, H., u. Röse: H.-S. Z. 87, 38 (1913); 88, 9 (1913). — Fischer, H., u. Hahn: H.-S. Z. 91, 176 (1914). — (17) Nencki u. Zaleski: Ber. 34, 997 (1901). — (18) Nencki: Arch. f. exper. Path. 24, 442 (1900); Opera omnia. Vieweg 1905. — (19) Willstätter, R., u. Max Fischer: H.-S. Z. 87, 423 (1913). — (20) Liebigs Ann. 400, 182 (1913). — (21) Fischer, H., u. F. Lindner: H.-S. Z. 161, 18 (1926). — (22) Fischer, H., u. W. Zerweck: H.-S. Z. 132, 12 (1924). — (23) Baumstark: Arch. f. Physiol. 9, 568 (1874). — (24) Nebelthau: H.-S. Z. 27, 324 (1899). — (25) Hammarsten, O.: Skand. Arch. Physiol. 3, 319. — (26) Fischer, H.: H.-S. Z. 140, 231 (1924). — (27) Ellinger u. Rieser: H.-S. Z. 98, 1 (1916). — (28) Abderhalden: H.-S. Z. 106, 178

(1919). — (29) Löffler, W.: Biochem. Z. 98, 105 (1919). — (30) Veil, W. H., u. H. Weiss: Verh. Kongr. inn. Med. 1923, 189. — (31) Church: Proc. roy. Soc. 17, 436 (1869); 51, 399 (1892); Phil. Trans. roy. Soc. 159, 2 (1870); 183, 511 (1892). — (32) Fischer, H., u. Hilger: H.-S. Z. 138, 49 (1924). — (33) Fischer, H., u. K. Schneller: H.-S. Z. 135, 253 (1924). — Fischer, H., u. J. Hilger: Ebenda 138, 49, 288 (1924). — Fischer, H., u. H. Fink: Ebenda 144, 102 (1925); 150, 244 (1925). — Fischer, H., u. J. Schwerdtel: Ebenda 159, 120 (1926). — (34) Fischer, H., u. Hilmer: H.-S. Z. 153, 195 (1926). — (35) Fischer, H., u. Hilmer: H.-S. Z. 137, 185 (1924). — Fischer, H.: Ebenda 168, 175 (1927). — (36) Fischer, H., H. Hilmer, F. Lindner u. B. Pützer: H.-S. Z. 150, 43 (1925). — (37) Fischer, H., Röse u. E. Bartholomäus: H.-S. Z. 84, 262 (1913). — (38) Küster, W.: Ber. 30, 105, 1831 (1897); 32, 677 (1899); 35, 2948 (1902); 40, 2017 (1907); Liebigs Ann. 315, 174 (1901); H.-S. Z. 28 (1900). — (39) Nencki, M., u. N. Sieber in Nencki: Opera omnia 1, S. 745. 1884. — Nencki, M., u. J. Zaleski: Ebenda 2, S. 792. 1901. — (40) Piloty, O.: Liebigs Ann. 366, 237 (1910). — (41) Fischer, H., u. K. Zeile: Ebenda 462, 210 (1928); 468, 98 (1929). — (42) Fischer, H.: I.—XII. Mitt. über Porphyrinsynthesen. Liebigs Ann. 448, 458. — (43) Collaccici: Chem. Zbl. 1912 I, 143. — (44) Piloty, O.: Ber. 47, 2544 (1914). — (45) Fischer, H., u. Eismayer: Ber. 47, 2026 (1914). — (46) Fischer, H., u. H. Scheyer: Liebigs Ann. 334, 237 (1923). — (47) Ebenda 439, 185 (1924). — (48) Fischer, H., u. Ernst: Ebenda 447, 139 (1926). — (49) Fischer, H., u. Halbig: Ebenda 447, 123 (1926). — (50) Fischer, H., u. J. Klarer: Ebenda 448, 178 (1926). — (51) Fischer, H., u. P. Halbig: Ebenda 448, 193 (1926). — (52) Fischer, H., u. Andersag: Ebenda 450, 201 (1926). — (53) Fischer, H.: Z. Biol. 65, 172 (1914); Ber. 47, 2330 (1914). — (54) H.-S. Z. 73, 227 (1911). — (55) Fischer, H., u. F. Meyer-Betz: H.-S. Z. 75, 232 (1911). — (56) Küster, W.: H.-S. Z. 26, 314 (1898); 35, 1268 (1902); 47, 294 (1906); 59, 63 (1909); Ber. 30, 1831 (1897); 32, 681 (1899); 35, 1268 (1902). — (57) Piloty, O., u. S. J. Thannhauser: Liebigs Ann. 390, 191 (1912). — (58) Fischer, H., u. Röse: Ber. 45, 1579 (1912). — (59) Piloty u. Thannhauser: Ber. 45, 2393 (1912). — (60) Fischer, H., u. Röse: Ber. 46, 439 (1913). — (61) Naunyn u. Minkowski: Arch. f. exper. Path. 21, 41 (1886); Erg. Path. 1897, 679. — (62) Virchow: Virchows Arch. 1, 279 (1847). — (63) Quincke: Ebenda 95, 125 (1884); Arch. klin. Med. 20, 1 (1877). — (64) Aschoff, L.: Klin. Wschr. 1924, Nr 22. — Vorträge über Pathologie. Jena 1925. — Münch. med. Wschr. 69, 352 (1922). — (65) Eppinger, H.: Die hepato-lienalen Erkrankungen. Berlin 1920. — (66) Lit. s. bei Stadelmann: Der Ikterus usw., S. 3, 45. Stuttgart 1891. — (67) Staedeler: Vjschr. naturforsch. Ges. Zürich 8, 1 (1863). — (68) Mc Nee: Med. Klin. 1913, 1125. — (69) Hijmans van den Bergh u. Snapper: Berl. klin. Wschr. 1914, 1109, 1190; 1915, Nr 42; Malys Jber. 45. — Hijmans van den Bergh: Der Gallenfarbstoff im Blute, S. 285. Leipzig 1918. — (70) Lepehne: Dtsch. med. Wschr. 1914, 1361; Zieglers Beitr. 64, 55 (1917); Dtsch. Arch. klin. Med. 132, 96. — (71) Fischer, H., u. F. Reindel: Münch. med. Wschr. 1922, Nr 41, 1451; H.-S. Z. 127, 300 (1923). — (72) Mann u. Magath: Erg. Physiol. 23, 212 (1924). — (73) Enderlen, E., S. J. Thannhauser u. M. Jenke: Kongr. inn. Med. 1925; Arch. f. exper. Path. 120, 16 (1927). — (74) Rosenthal, F., H. Licht u. E. Melchior: Arch. f. exper. Path. 115, 138 (1926); Klin. Wschr. 1926, Nr 13; 1927, Nr 44. — (75) Neubauer, O.: Münch. med. Wschr. 1903, 1846. — (76) Müller, Fr.: Verh. schles. Ges. vaterländ. Kultur 1892, 1; Kongr. inn. Med. 1892, 118; Z. klin. Med. 12, 45 (1887). — (77) Fromholdt u. Nersesoff: Z. exper. Path. 11, 400 (1912). — (78) Fischler: Physiologie und Pathologie der Leber. Berlin 1916. — (79) Fischler u. Ottensooser: Dtsch. Arch. klin. Med. 146, 305 (1925). — (80) Charnass: Biochem. Z. 20, 401 (1909). — Eppinger u. Charnass: Z. klin. Med. 78, 1 (1913). — (81) Brugsch u. Retzlaff: Z. exper. Path. 9, 508 (1913). — (82) Hammar: Anat. Anz. 19, 567 (1901). — (83) Noorden, v.: Die Bleichsucht. Wien: Hölder 1897. — (84) Biermer: 42. Vers. dtsch. Naturforsch. u. Ärzte, Dresden 1868; Korresp.bl. Schweiz. Ärzte 1872, 15. — (85) Hunter: Severest Anaemies 1. London 1909. — (86) Martius: Achylia gastrica, ihre Ursache und ihre Folgen. Leipzig u. Wien 1897. — Weinberg: Dtsch. Arch. klin. Med. 126, 447; Z. angew. Anat. 6, 289 (1920). — Schauman: Dtsch. med. Wschr. 1910, Nr 26; 1912, Nr 26. — (87) Zitiert nach Morawitz u. Denecke in Bergmann-Staehelin: Handbuch der inneren Medizin, 2. Aufl., 4, I, S. 100 ff. — (88) Minot u. Murphy: J. amer. med. Assoc. 87, 470 (1926); 89, 759 (1927); Boston med. J. 195, 410 (1926); Brit. med. J. 3484 (1927); 3482, 603 (1927); J. of biol. Chem. 74, 69 (1927). — Minot, Cohn, Murphy u. Lawson: Amer. J. med. Sci. 175, 599 (1928). — Minot, Murphy, Cohn, Stetson u. Lawson: Trans. Assoc. amer. Physicians 1927. — Minot, Murphy, Stetson: Amer. J. med. Sci. 175, 581 (1928). — (89) Cohn, E. J., G. R. Minot, J. F. Fulton, H. F. Ulrichs, C. F. Sargent, J. H. Weare u. W. P. Murphy: J. of biol. Chem. 74, 69 (1927). — Cohn, E. J., G. R. Minot, A. G. Alles, u. W. T. Salter: Ebenda 77, 325 (1928). — Laqueur u. Münch: Nederl. Tijdschr. Geneesk. 72, 1664 (1928). — Felix, K., u. Frühwein: 90. Vers. dtsch. Naturforsch. u. Ärzte, Hamburg 1928; Klin. Wschr. 1928, Nr 47, 981. — (90) Lottig: Dtsch.

Ztschr. f. Nervenheilkunde **107**, H. 3/6 (1928). — (*91*) Nipperdey: Dtsch. med. Wschr. **1928**. — (*92*) Lichtwitz, L., u. W. Francke: Klin. Wschr. **1929**, Nr 1, 17. — (*93*) Schauman: Die Bothriozephalusanämie. Berlin 1894. — (*94*) Tallqvist: Über experimentelle Blutgiftanämien. Berlin 1900. Helsingfors 1900. — Z. klin. Med. **61**, 427 (1907). — (*95*) Faust, E. H.: Arch. f. exper. Path. **171** (1908). — Faust u. Tallqvist: Ebenda **57**, 367 (1907); Dtsch. med. Wschr. **1898**, Nr 20. — (*96*) Naegeli: Blutkrankheiten und Blutdiagnostik, 4. Aufl. 1923. — (*97*) Meulengracht: Der chronische hereditäre hämolytische Ikterus. Leipzig 1922. — (*98*) Hueck: Beitr. path. Anat. **54**, 68 (1912). — (*99*) Strasser: Ebenda **70**, 248 (1922). — (*100*) Lignac: Zbl. Path. **35**, 129 (1924). — (*101*) Vaquez: Semaine méd. **1892**, 192; Bull. méd. **1892**, Mai. — (*102*) Burgess: J. med. Res. **27**, 133 (1912). — (*103*) Ottenberg: Amer. J. med. Sci. **138**, 565 (1909). — (*104*) Kossel u. Giese: H.-S. Z. **114**, 127 (1921). — (*105*) Garrod, A. E.: J. of Path. **1**, 187 (1893). — (*106*) Saillet: Rev. Méd. **16**, 542 (1896). — (*107*) Fischer, H.: H.-S. Z. **98**, 78 (1916). — (*108*) Stokvis: Nederl. Nat. Geneesk. Congr. **1899**, 378. — (*109*) Garrod: Lancet **2**, 1323 (1900). — (*110*) Snapper, J.: Nederl. Tijdschr. Geneesk. **1**, 10 (1918); Zbl. inn. Med. **1918**, 587. — (*111*) Tijdschr. Nederl. Geneesk **1**, 1692 (1918); Arch. Verdgskrkh. **25**, 230 (1919); Berl. klin. Wschr. **1921**, 800. — (*112*) Schumm, O.: H.-S. Z. **126**, 169 (1922). — Roedelius u. Schumm: Z. urol. Chir. **3**, 112 (1914). — Schumm, O.: Die spektrochemische Analyse natürlicher organischer Farbstoffe. Jena 1927. — (*113*) Langecker: H.-S. Z. **115**, 1 (1921). — (*114*) Günther, H.: Die Bedeutung der Hämatoporphyrine in Physiologie und Pathologie. Erg. Path. I **20**, 634 (1922). — (*115*) Fischer, H.: H.-S. Z. **95**, 34 (1915). — (*116*) Fischer, H., u. F. Meyer-Betz: H.-S. Z. **96**, 148 (1915). — (*117*) Fischer, H.: Münch. med. Wschr. **1916**, 377. — (*118*) Neubauer, O.: Arch. f. exper. Path. **43**, 456 (1900). — (*119*) Fischer, H., u. Meyer-Betz: H.-S. Z. **82**, 96 (1912). — (*120*) Meyer-Betz, Fr.: Dtsch. Arch. klin. Med. **112**, 476 (1913). — (*121*) Fischer, H.: H.-S. Z. **97**, 109 (1916). — (*122*) Hausmann, W.: Wien. klin. Wschr. **1909**, 1820. — (*123*) Günther, H.: Sitzgsber. niederrhein. Ges. Natur- u. Heilk. Bonn **13**, III (1911); Dtsch. med. Wschr. **1**, 1771 (1911); Dtsch. Arch. klin. Med. **105**, 89 (1911). — (*124*) Schultz, J. H.: Dissert., Greifswald 1874. — (*125*) Borst, M., u. H. Königsdörffer: Untersuchungen über Porphyrie. Leipzig 1929. — (*126*) Schumm, O.: H.-S. Z. **98**, 123 (1916). — (*126a*) Weiß, H.: Dtsch. Arch. klin. Med. **149**, 255 (1925). — (*127*) Garrod, A. E.: J. of Physiol. **13**, 598 (1892); **15**, 108 (1894). — (*128*) Ranking u. Pardington: Lancet **2**, 607 (1890). — (*129*) Günther: Dtsch. Arch. klin. Med. **105**, 89 (1911); Virchows Arch. **134**, 257 (1920). — (*130*) Snapper, J.: Tijdschr. Geneesk. **1920**, 1233; Dtsch. med. Wschr. **1922**, 619; Klin. Wschr. **1922**, 567. — (*131*) Barkes, Lewellis u. Estes: J. amer. med. Assoc. **59**, 718 (1912). — (*132*) Bostroem: Z. Neur. **56**, 181 (1920). — (*133*) Löffler: Korresp. bl. Schweiz. Ärzte **1919**, 1871. — (*134*) Veil u. Weiß: 35. Kongr. inn. Med. **1923**, 189. — (*135*) Grund: Zbl. inn. Med. **116**, 178 (1919). — (*136*) Aßmann, H.: Röntgendiagnostik. Leipzig 1921. — (*137*) Müller, Fr.: Wien. klin. Wschr. **1894**, 252. — (*138*) Bresslauer: Wien. med. Bl. **1891**. — (*139*) Erlenmeyer, E.: Z. exper. Path. **14**, 310 (1913). — (*140*) Stokvis: Z. klin. Med. **1895**, 1. — (*141*) Götzl, A.: Wien. klin. Wschr. **1911**, 1727; Arb. a. d. Geb. d. soz. Med. Wien 1912, H. 2, 52. — (*142*) Mac Munn: J. of Physiol. **10**, 71 (1889). — (*143*) Sobernheim, S.: Dtsch. med. Wschr. **1892**, 566. — (*144*) Heinecke, E.: Dissert., Göttingen 1912. — (*145*) Nikolaysen: Zbl. inn. Med. **1901**, 379. — (*146*) Jaksch, v: Die Vergiftungen. In Nothnagel: Handbuch der speziellen Pathologie und Therapie **1**. 1891. — (*147*) Lesser: Mschr. prakt. Med. **43**, 13 (1906). — (*148*) Roedelius u. Schumm: Z. urol. Chir. **3**, 112 (1914). — (*149*) Möller: Einfluß des Lichtes auf die Haut. In Neisser u. Nägele: Bibliotheca medica. Stuttgart 1901. — (*150*) Radaeli, F.: Boll. Clin. Milano **1910**, Nr 10, Oktober; Ges. Dermat. Rom **1910**, Dezember, ref. Arch. f. Dermat. **110**, 298 (1911); Giorn. ital. Mal. vener. **46**, 93 (1911). — (*151*) Z. analyt. Chem. **32**, 275 (1883). — (*152*) Proescher: H.-S. Z. **29**, 411 (1900). — (*153*) Thannhauser u. Andersen: Dtsch. Arch. klin. Med. **137**, 178 (1921). — (*154*) Weltmann u. Jost: Ebenda **161**, 203 (1928). — (*155*) Lepehne: Ebenda **132**, 96. — (*156*) Quincke: Virchows Arch. **95**, 125 (1884). — (*157*) Penzoldt u. Pauli, s. O. Fürth: Biochem. Z. **96**, 269 (1919). — (*158*) Hermanns, L., u. P. Sachs: H.-S. Z. **114** (1921). — Hermanns, L.: Ebenda **122**, 98 (1922). — (*159*) Pick, L.: Der Morbus Gaucher und die ihm ähnlichen Erkrankungen. Erg. inn. Med. **29**, 519 (1926). — (*160*) Schmiedeberg, O.: Arch. f. exper. Path. **39**, 65. — (*161*) Nencki: Berl. Ber. **28**, 567 (1895). — (*162*) Fürth, O.: Probleme der physiologischen und pathologischen Chemie **1**, S. 524. Leipzig 1912. — Lehrbuch der physiologischen und pathologischen Chemie **1**, S. 339. 1926. — (*163*) Bloch, B.: Z. exper. Med. **1916**; H.-S. Z. **98**, 226 (1917); Arch. f. Dermat. **124**, 129 (1917); Dtsch. Arch. klin. Med. **121**, 262 (1917). — (*164*) Guggenheim, M.: H.-S. Z. **88**, 276 (1913). — (*165*) Meirowsky: Frankf. Z. Path. **2**, 438 (1909); Zbl. Path. **26**, 301; Zbl. Hautkrkh. **8**, 97. — (*166*) Rößle: Z. Krebsforschg **2**, 291 (1904). — (*167*) Kreibich: Arch. f. Dermat. **1914**, 837. — (*168*) Thannhauser, S. J., u. St. Weiß: Kongr. inn. Med. **1922**, 156. — (*169*) Weiß: Klin. Wschr. **1922**, 1, 694. — (*170*) Lignac,

G. O.: Zbl. Path. **32**, Nr 8; Virchows Arch. **240**, 383 (1923). — (*171*) Mayer, P.: Klin. Wschr. **1928**, Nr 52, 2471. — (*172*) Moncorps, C.: Arch. f. Dermat. **148**, 2 (1924); Münch. med. Wschr. **71**, 1019 (1924). — (*173*) Nothmann, St.: Z. exper. Med. **36**, 398; Klin. Wschr. **1923**, 881. — (*174*) Nothnagel: Z. klin. Med. **1** (1879). — (*175*) Tizzoni: Zieglers Beitr. **6**, 1 (1889). — (*176*) Lichtwitz, L.: Dtsch. Arch. klin. Med. **94**, 567 (1908). — Zuelzer, G.: Berl. klin. Wschr. **1901**, Nr 48. — (*177*) Neuberg, C.: Biochem. Z. **8**, 383 (1908); Z. Krebsforschg **8**, 195 (1910). — (*178*) Brahn u. Schmidtmann: Virchows Arch. **227**. — (*179*) Virchow: Virchows Arch. **37**, 212 (1866). — (*180*) Biedermann, H.: Pflügers Arch. **72**, 105 (1898). — (*181*) Fürth u. Schneider: Hofm. Beitr. **1**, 229 (1901). — (*182*) Abderhalden u. Guggenheim: H.-S. Z. **54**, 331 (1907); **57**, 329 (1908).—(*183*)Raper, H. R., u. A. Wormal: Biochemic. J. **17**, 454 (1923); **19**, 84 (1925). — Hapold, F. Ch.: Ebenda **19**, 92 (1925). — Raper, H. R., u. Speakman: Ebenda **20**, 69 (1926). — Raper, H. R.: Ebenda **20**, 735 (1926); **21**, 89 (1927). — (*184*) Eppinger, H.: Biochem. Z. **28**, 181 (1910). — (*185*) Willstätter, R., u. H. H. Escher: **76**, 214 (1913); Liebigs Ann. **355**, 1 (1907). — (*186*) Heß u. Myers: J. amer. med. Assoc. **73**, 1743 (1919); **74**, 32 (1920). — (*187*) Head u. Johnson: Arch. int. Med. **28**, 268 (1921). — (*188*) Miyake: Arch. f. Dermat. **147**, 184 (1924). — (*189*) Currie: Biochemic. J. **18**, 235 (1924). — (*190*) Palmer, L. S.: Carotinoid and Related Pigments. New York: Chem. Catalog Co. 1922.

XII. Mineralstoffwechsel und Wasserhaushalt.
Der Mineralstoffwechsel.

Wäßrige Lösungen einer Säure, einer Base und eines Salzes enthalten die Elektrolyte. Stoffe in molekularer und in dissoziierter Form. Die grundlegenden Anschauungen Anionen. Kationen. über die Dissoziation gelöster Stoffe gehen auf die Arbeiten von Nernst, W. Ostwald, van't Hoff und Arrhenius zurück. Jede Lösung, die den elektrischen Strom gut leitet, enthält die Moleküle der gelösten Substanz dissoziiert, d. h. die einzelnen Atome oder Atomgruppen der gelösten Substanz sind Träger elektrischer Ladung (Ionen). Die ionisierten Spaltstücke der Moleküle, die Ionen, sind entweder mit positiver (Kationen) oder negativer Elektrizität (Anionen) geladen. Kochsalzlösungen enthalten Na^+ und Cl^--Teilchen im Gegensatz zu Zuckerlösungen, welche den elektrischen Strom nicht leiten und die einzelnen $C_6H_{12}O_6$-Moleküle undissoziiert und ungeladen enthalten. Substanzen, welche in wäßriger Lösung in positive und negative Ionen zerfallen, heißt man Elektrolyte und unterscheidet drei Gruppen: Säuren, Basen und Salze. Die Säuren dissoziieren in H^+ als Kation und ein je nach der Säure verschiedenes Säurerestion, als Anion; $HCl = H^+ + Cl^-$; die Basen in OH^- (Hydroxylion) als Anion und in das entsprechende Kation; $NaOH = Na^+ + OH^-$; die Salze in ein metallisches Kation und das entsprechende Säurerestion als Anion; $NaCl = Na^+ + Cl^-$. Die typischen Eigenschaften einer Säure werden durch das H^+, die Eigenschaften einer Base durch das OH^- verursacht.

Die wäßrigen Lösungen des Organismus enthalten reichliche Mengen Mineralsubstanzen, die zum allergrößten Teil dissoziiert sind. Das gesamte Kochsalz des Blutwassers ist in Na^+ und Cl^--Ionen gespalten. Na^+ und Cl^- sind der Menge nach im Organismus am stärksten vorhanden. Auf 10 Millionen Moleküle Wasser treffen im Organismus 20000 Na^+ und etwa gleichviel Cl^-, während nur 1 H^+ in dieser Wassermenge enthalten ist.

Diese geringe Menge von freien H^+-Ionen in den Körperflüssigkeiten ließ zunächst die Bedeutung der Dissoziationstheorie für den Organismus in den Hintergrund treten. Erst als Sörensen[21] und Friedenthal auf die Bedeutung der H^+-Ionen hingewiesen hatten, ist die Diskussion über die funktionelle Bedeutung der H^+-Ionen nicht mehr zur Ruhe gekommen. Im Organismus sind die Salze praktisch vollständig in Anionen und Kationen, wie Na^+, K^+ und Cl^-, dissoziiert und können nicht ohne weiteres in einen anderen Zustand übergeführt werden. Für die H^+- und OH^--Ionen trifft dies nicht zu. Sie können verschwinden und in undissoziiertes Wasser übergehen, das lediglich als Lösungssubstrat in Erscheinung tritt.

Die Reaktion der Ionen untereinander wird durch das von Guldberg und Massenwirkungsgesetz. Waage aufgestellte Massenwirkungsgesetz beherrscht. Dieses Gesetz besagt auf die Dissoziation angewandt, daß das Produkt der Konzentrationen der zwei Ionengattungen geteilt durch die Konzentration des undissoziierten Anteils eine Konstante ist. Die Konzentration wird immer in Molen pro Liter angegeben.

Für die Ionen H^+ und OH^- ist diese Konstante gleich $^1/_{100}$ Billionen $= ^1/_{10}{}^{14}$ $= 10^{-14}$. Es ist somit das Massenwirkungsgesetz auf die Dissoziation des Wassers angewandt:

$$\frac{[H^+] \times [OH^-]}{[H_2O]} = 10^{-14}$$

In dieser Gleichung ist $[H^+]$ die Konzentration der H^+-Ionen, $[OH^-]$ die Konzentration der OH^--Ionen und $[H_2O]$ die Konzentration des undissoziierten Wassers. Setzt man die Konzentration des undissoziierten Wassers gleich k, so ist:

$$[H^+] \times [OH^-] = k \cdot 10^{-14}$$

Saure und alkalische Reaktion. Folglich ändert sich mit der Konzentration der H^+-Ionen zwangsläufig die Konzentration der OH^--Ionen, da immer das Produkt der beiden konstant ist. Aus der Überlegung, daß im Wasser gleichviel H^+- und OH^--Ionen sein müssen, folgt, daß die Wasserstoffionenkonzentration $[H^+] = 10^{-7}$ und die $[OH^-]$ ebenfalls gleich 10^{-7} in reinem Wasser sein muß, da die Konstante bei einer bestimmten Temperatur stets gleich 10^{-14} ist. Eine Lösung heißt neutral, wenn sie auf 1 Liter Wasser 10^{-7} g H^+-Ionen und ebensoviel OH^--Ionen enthält. Eine Lösung heißt sauer, wenn mehr H^+ als OH^- vorhanden sind. Die H^+-Konzentration saurer Lösungen schwankt demnach zwischen 10^0 bis 10^{-7}. Eine Lösung ist alkalisch, wenn die H^+-Konzentration sich innerhalb 10^{-7} bis 10^{-14} bewegt. Im Sprachgebrauch schreibt man nicht $[H^+] = 10^{-7}$, sondern $p_H = 7$, wobei man unter p_H den negativen Zehnerlogarithmus von $[H^+]$ versteht und als Wasserstoffexponent bezeichnet.

Die Dissoziation mehrbasischer Säuren und Salze erfolgt in geradliniger Stufenfolge mit jeweils verschiedenen Dissoziationskonstanten.

Bestimmung der Wasserstoffionenkonzentration. Die Bestimmung der H^+-Ionenkonzentration, des p_H, findet in der Biologie zur Klärung funktioneller Vorgänge in ausgedehntem Maße Anwendung. Die Bedeutung des p_H für funktionelle Vorgänge soll gewiß nicht geschmälert werden, jedoch ist sicher im p_H allein nicht der Stein der Weisen zur Erklärung der Lebensvorgänge gefunden.

Die Methoden, welche heute für die p_H-Bestimmung angewandt werden, beruhen auf den verschiedensten Voraussetzungen. Die älteste und auch die exakteste Methode ist die Bestimmung durch die Gaskette. An der Berührungsfläche verschieden konzentrierter Lösungen eines Stoffes entsteht ein elektrisches Potential. Die Größe des Potentials ist nach Nernst proportional der Konzentrationsdifferenz beider Lösungen. Je größer der Unterschied der Konzentrationen ist, desto größer wird das elektrische Potential. Taucht man einen Platindraht, der mit Wasserstoffgas gesättigt wurde, in eine Lösung, welche H^+-Ionen enthält, so wirkt der Platindraht wie eine Lösung von H^+-Ionen in Platin. Wird ein solcher mit H^+-Ionen gesättigter Platindraht in eine Lösung mit bekanntem p_H, ein zweiter in die zu messende Lösung getaucht, so fließt bei Verbindung beider Drähte von den Orten höheren Potentials zu jenen niederen Potentials ein Strom, dessen Potentialdifferenz der Konzentrationsdifferenz der beiden Lösungen proportional ist. Man kompensiert durch Vorschalten einer Wheatstoneschen Brücke mit bekanntem Widerstand das stärkere Potential so lange, bis kein Strom mehr durchfließt. Aus den gefundenen Zahlen der Kompensation kann die ursprüngliche Potentialdifferenz und dadurch die Konzentration der H^+ berechnet werden. Der Umstand, daß die Platinelektroden stets mit Wasserstoffgas neu gesättigt werden müssen, ist bei einer neu eingeführten Chinhydronelektrode vermieden. Die Chinhydronelektrode kann man aber bei alkalischer Reaktion nur unter besonderen Bedingungen verwenden. Für die ärztliche Praxis hat die Indicatorenmethode zur Bestimmung der [H+] große Bedeutung gewonnen. Das, was man früher mit Reaktionspapieren (Lackmus, Kongo) grob qualitativ ausgeprüft hat, kann man jetzt mit einer Serie von Farbstoffen, deren p_H beim Umschlag genau bekannt ist, zahlenmäßig ausmessen. Die Reihe von Farbstoffen mit verschiedenem p_H ist für die Untersuchung des p_H des Harnes durch die Indikatorenmethode von Michaelis in ein System gebracht worden. Einfache Schaukästen (Komparatoren) erleichtern den Vergleich der zu testierenden Lösungen. Für die Bestimmung des p_H des Blutes dient eine indirekte Methode, die sich darauf gründet, daß das Verhältnis der freien Kohlensäure zur gebundenen Kohlensäure, d. h. das Verhältnis $CO_2 : NaHCO_3$ vom p_H abhängt. In wäßriger Lösung kann die Kohlensäure als freie Kohlensäure oder als gebundene Kohlensäure vorhanden sein. Je saurer die Lösung und je kleiner also das p_H ist, desto mehr freie Kohlensäure wird aus der gebundenen entstehen. Hat man den Wert der freien und der gebundenen Kohlensäure durch besondere analytische Methoden im Blut festgestellt, so läßt sich nach folgender Gleichung

$$p_H = p_K + \log \delta + \log \frac{[\text{Bicarb.}]}{[CO_2]}$$

das p_H berechnen (s. S. 564 Erklärung der Bezeichnungen).

Die Ermittlung des p_H einer Lösung gibt die aktuelle Reaktion der Lösung an. Der Ausdruck „aktuelle Reaktion" stammt von v. Pfaundler. Wir unterscheiden zwischen aktueller Acidität und Titrationsacidität. Die aktuelle Acidität einer Lösung kann groß, ihre Titrationsacidität klein sein. Die aktuelle Acidität hängt von der Dissoziation der gelösten Säure ab. Die Titrationsacidität ist der Ausdruck der in der Volumeneinheit gelösten Gewichtsmenge. Diese Tatsache möge folgendes Beispiel erläutern. Eine starke Säure, z. B. HCl, ist in wäßriger Lösung vollständig dissoziiert. Löst man Essigsäure und Salzsäure in molaren Mengen in einem Liter Wasser, so hat man Normallösungen dieser Säuren. Jeder Kubikzentimeter dieser Normallösung von Essigsäure und Salzsäure gebraucht 1 ccm der Normallösung einer Lauge zur Neutralisation. Jede Volumeneinheit der beiden Normalsäuren hat die gleiche Titrationsacidität; trotzdem ist die aktuelle Reaktion eines Kubikzentimeters n-Essigsäure und eines Kubikzentimeters n-Salzsäure verschieden groß. In dem Kubikzentimeter n-HCl ist die Dissoziation in H^+ und Cl^- nahezu vollständig, daher die aktuelle Reaktion sehr hoch. In dem Kubikzentimeter n-Essigsäure ist die Dissoziation in H^+ $+ CH_3COO^-$ unvollständig, daher die aktuelle Reaktion nieder.

Bei der Titration einer starken Säure mit einer starken Base erfolgt der Umschlag von der sauren nach der alkalischen Seite mit einem Tropfen scharf und plötzlich. Das p_H schnellt momentan von niederen Werten auf sehr hohe Werte im alkalischen Gebiet. Im Gegensatz zu den starken Säuren vollzieht sich der Übergang vom sauren ins alkalische Gebiet bei der Neutralisation schwacher Säuren unscharf und langsam. Die Essigsäure, eine schwache Säure, ist nur z. T. in ihre Ionen $H^+ + CH_3COO^-$ gespalten; ein nicht unbeträchtlicher Teil befindet sich undissoziiert in Lösung. Versucht man diese schwache Säure mit Natronlauge zu neutralisieren, so bildet sich Natriumacetat, das nahezu vollständig in $Na^+ + CH_3COO^-$ gespalten ist, und undissoziiertes H_2O. Durch Wechselwirkung mit den immer vorhandenen Ionen des Wassers bildet sich aus dem Acetation und dem H^+ des Wassers undissoziierte Essigsäure, während die freien OH^--Ionen des Wassers restieren. Die Konzentration der H^+ nimmt daher von Anfang an ab. In gleichem Maße wie die freien Ionen der schwachen Säure durch den Neutralisationsvorgang abgefangen werden, tritt eine Spaltung des undissoziierten Anteils ein. Es nimmt also von Anfang an bei der Neutralisation der Essigsäure mit Natronlauge die Wasserstoffionenkonzentration nicht ruckweise, sondern allmählich ab, bis die neutrale Reaktion erreicht ist. Erst nach dem Durchlaufen dieses breiten Gebietes bewirkt ein weiterer Zusatz von Natronlauge ein rasches Ansteigen auf hohe p_H-Werte. Die Salze der schwachen Säuren haben aber auch die Fähigkeit, beim Zusatz starker Säuren einen momentanen Sprung im p_H zu mildern. Dieser Vorgang erklärt sich dadurch, daß bei der Einwirkung der starken Säure auf das Salz der schwachen Säure die betreffende schwache Säure in Freiheit gesetzt wird, welche nur z. T. dissoziiert ist und dadurch nur einen allmählichen Anstieg der H^+ nach der sauren Seite zuläßt.

Diese abstoppende Wirkung der Salze schwacher Säuren gegen die Einwirkung starker Säuren und Laugen heißt man Pufferung. Je mehr Salze schwacher Säuren in einer Lösung vorhanden sind, desto verzögerter kommt der Zusatz einer stark dissoziierten Säure im Fallen des p_H zum Ausdruck. Eine Pufferlösung kann auch sehr stark verdünnt sein, ihre Pufferwirkung hängt nicht von der absoluten Menge, sondern nur von den molaren Mengenverhältnissen der beiden Puffersubstanzen zueinander ab.

Puffergemische (phosphorsaure, citronensaure, essigsaure und borsaure Salze, Glykokoll) haben nicht nur für die Durchführung der Bestimmungen der H^+-Konzentration mit der Indikatorenmethode Bedeutung; Puffergemische sind auch in allen Flüssigkeiten des Organismus vorhanden und spielen hier an den Orten des Zellstoffwechsels, wo trotz starker Umsetzungen die lokale Reaktion, d. h. das p_H konstant gehalten werden muß, eine Rolle.

Puffer-
substanzen
der Säfte. Die wichtigsten Puffersubstanzen der Körpersäfte sind die Salze der Kohlensäure mit verschiedenen Kationen, in erster Linie das Natriumbicarbonat, ferner das primäre und sekundäre Natriumphosphat; auch organische Substanzen mit nicht ausgesprochener Säurenatur, wie das Hämoglobin und die Eiweißkörper, können als Puffer wirken. Die feinsten Puffersubstanzen sind wohl die Nucleinsäuren, da ihrer Konstitution nach eine basische (Aminopurin, Aminopyrimidin) und eine saure Komponente (Phosphorsäure) vorhanden sind, die je nach Bedarf nach der sauren oder alkalischen Seite hin verändert werden können. Es wird später abgehandelt werden, inwieweit pathologische Prozesse des Stoffwechsels die Pufferung der Gewebssäfte verschlechtern und dadurch Krankheitserscheinungen hervorrufen können.

Um die Titration einer gepufferten Lösung im Gegensatz zu einer ungepufferten Lösung zu veranschaulichen, sei das Beispiel des Magensaftes gewählt. Titriert man reine Salzsäure der gleichen Konzentration wie im Magensaft ($p_\mathrm{H} = 2$) mit Natronlauge, so springt das p_H plötzlich beim Neutralitätspunkt auf $p_\mathrm{H} = 12$. Alle Indikatoren schlagen bei dieser Titration fast gleichzeitig um. Bei der Titration des Magensaftes geht dieser Sprung beim Neutralisationspunkt nicht sofort auf diesen hohen Wert des p_H, da der Magensaft durch Milchsäure, Fettsäuren, Eiweißkörper gepuffert ist. Die erste Etappe bis zur Neutralisation der freien Salzsäure markiert der Umschlag von Methylorange oder Dimethylamidoazobenzolsulfosäure bei $p_\mathrm{H} = 3\text{—}4$. Nunmehr müssen die aus den Puffersubstanzen (Phosphaten, Milchsäure, Fettsäuren) frei gemachten schwachen Säuren mit ihrer allmählichen Änderung im p_H abtitriert werden, so daß das p_H nicht wie bei der Titration reiner Salzsäure momentan ansteigt. Erst nach der Absättigung dieser als Puffer wirkenden Säuren kommt auch hier der Umschlag nach der alkalischen Seite bei $p_\mathrm{H} = 8$ mit Phenolphthalein als Indikator zustande.

Regulation des
konstanten p_H
im Organismus. Eine der wichtigsten Konstanten des Organismus ist die Aufrechterhaltung eines gleichbleibenden p_H an den Orten des Zellstoffwechsels und in den Säften.

Englische und amerikanische Untersucher leisteten zur Aufklärung dieser komplizierten Regulationen die Pionierarbeit. Von deutschen Untersuchern waren es vor allen Dingen Michaelis und Rona, die methodisch, und H. Straub und seine Schule, der experimentell wichtige Beiträge zur Lehre der funktionellen Bedeutung des p_H im Organismus beibrachten. Das Blutwasser hat ein p_H von 7,38. Diese Zahl liegt schon leicht auf der alkalischen Seite. Bedenken wir, daß im Organismus ständig Kohlensäure durch Verbrennung gebildet wird und Milchsäure bei jeder Muskelkontraktion entsteht, so muß der Organismus über ausgezeichnete Regulationen verfügen, um vor einer Säuerung geschützt zu sein und sein p_H konstant zu erhalten. Der Regulationsmechanismus ist bei der Wichtigkeit dieses Vorganges nicht eingeleisig angelegt, sondern vollzieht sich auf den verschiedensten Wegen: erstens durch die Atmung und den Abtransport von Kohlensäure, zweitens mittels Puffersubstanzen und drittens durch die Niere, welche imstande ist, sauren und alkalischen Harn zu bereiten und dadurch sowohl H^+ wie OH^- zu entfernen. Einen größeren Anteil an der Regulation hat auch die Haut.

Das Atemzentrum in der Medulla oblongata bewirkt die Koordination der entsprechenden Muskelbewegungen der Atmung. Periodische Erregungen gehen vom Atemzentrum zu den motorischen Neuronen der spinalen Segmente des Rückenmarkes weiter. Das Atemzentrum wird, wie alle nervösen Zentren, auch durch zentripetale nervöse Reize beeinflußt. Derartige nervöse Reize dürften in erster Linie von der Lunge aus, aber auch von anderen Organen aus, dem Atemzentrum auf afferenten Bahnen zuströmen. Parallel zu diesen nervösen Reizen geht der humorale Reiz des strömenden Blutes. Früher glaubte man, es wäre der Sauerstoffgehalt des Blutes, welcher den konstanten Reiz für das Atemzentrum abgibt, bis man im Anschluß an die Untersuchungen von Haldane und Priestley[1] erkannte, daß die Regulation der Atmung, worunter die Ventilationsgröße pro Zeiteinheit und die Gesamtheit des ein- und ausgeatmeten Luftvolumens zu verstehen ist, durch die Kohlensäurespannung des Arterienblutes bewirkt wird. Haldane und Priestley[1] konnten fernerhin zeigen, daß die CO_2-Spannung in den Lungenalveolen der CO_2-Spannung des Arterienblutes gleichzusetzen ist. Das venöse Blut gelangt nämlich nicht direkt zum Atemzentrum, sondern muß vorher beim Passieren der Capillaren in den Lungenalveolen seine Gasspannung mit der Alveolarluft ausgleichen. Ist die CO_2-Spannung des Venenblutes nur um eine geringe Menge erhöht, so nimmt auch der CO_2-Gehalt der Alveolarluft durch Diffusion zu; das die Lunge verlassende arterialisierte Blut hat die gleiche erhöhte CO_2-Spannung. Die Folge wird sein, daß das Atemzentrum angeregt wird und daß durch stärkere Ventilation der Überschuß an Kohlensäure aus den Alveolen abgeatmet und rückläufig wieder die CO_2-Spannung im venösen Blut herabgesetzt wird. Haldane und Priestley[1] wiesen nach, daß eine Zunahme der CO_2-Spannung in den Lungenalveolen um 1,6 mm Hg entsprechend 0,22 % die Lungenventilation auf das Doppelte steigert. Die gleichen Autoren gaben ein Verfahren zur Gewinnung reiner Alveolarluft beim Menschen an, welches die Möglichkeit gab, für klinische Überlegungen die CO_2-Spannung der Alveolarluft und somit den CO_2-Gehalt des arteriellen Blutes zu untersuchen. Spätere Untersuchungen haben dann gezeigt, daß das eigentlich Wirksame für die Atmungsregulation nicht die CO_2 als solche ist, sondern daß es die im wesentlichen durch die CO_2 bestimmte Gesamtacidität des Blutes ist, auf welche das Atemzentrum anspricht. Winterstein[2] hat als erster diese Überlegungen dahin formuliert, daß nicht die Kohlensäurespannung als solche, sondern die aktuelle Reaktion des Blutes, d. h. die Wasserstoffionenkonzentration des Blutes den wahren Reiz des Atemzentrums ausmacht (Reaktionstheorie).

Nach Experimenten von Winterstein[3] und von Hasselbalch[4] sehen wir, daß jeder Vorgang, sei er exogen oder endogen bedingt, sofern er im venösen Blut zu einer Säuerung führt, die Atmung verstärkt. Es wird später noch darauf einzugehen sein, welche Momente in pathologischen Zuständen eine Veränderung der Atmung bewirken können. Es ist ohne weiteres einleuchtend, daß einerseits die Atmung durch die H^+-Konzentration des Blutes reguliert wird, daß aber andererseits eine verstärkte Atemtätigkeit durch Abrauchen von CO_2, durch eine Selbststeuerung, die Konstanz der aktuellen Reaktion des Blutes gewährleistet.

Für die klinischen Untersuchungen hat sich die Ermittlung der alveolaren Kohlensäurespannung nach Haldane und Priestley[1] als außerordentlich wertvoll erwiesen. Da man die alveolare Kohlensäurespannung der Kohlensäurespannung im Arterienblute gleichsetzen kann, hat man in dieser Methode einen Weg, um den momentanen Gehalt an freier CO_2 im Arterienblut zu ermitteln. Als normale Grenzen sind von den verschiedensten Untersuchern Werte zwischen 35 und 45 mm Hg Kohlensäurepartialdruck angegeben. In Gemeinschaft mit der Festlegung der Kohlensäurebindungskurve, die angibt, wieviel Gesamtkohlensäure bei einer bestimmten CO_2-Spannung in einer bestimmten Blutmenge enthalten ist, kann man den sog. Arterienpunkt der untersuchten Person bestimmen. Der Arterienpunkt gibt an, wieviel gebundene und freie Kohlensäure in dem Moment der Untersuchung in dem betreffenden Blute vorhanden ist. Henderson-Hasselbalch[5] hat die Frage, inwieweit sich aus der freien und gebundenen Kohlensäure des Blutes die aktuelle Reaktion des Blutes errechnen läßt, experimentell untersucht. Das Resultat dieser grundlegenden Versuche war die Aufstellung einer Gleichung

$$p_H = p_K + \log \delta + \log \frac{[\text{Bicarbonat}]}{[CO_2]}$$

in der K die erste Dissoziationskonstante der Kohlensäure, p_K der negative Logarithmus dieser Dissoziationskonstanten und δ der Dissoziationsgrad des Bicarbonates ist. Schreibt man statt $p_K + \log \delta = p_{K_1}$, so ist es nicht nötig, die beiden Konstanten getrennt zu bestimmen; die Gleichung erhält dann die endgültige Form:

$$p_H = p_{K_1} + \log \frac{[\text{Bicarbonat}]}{[CO_2]} = p_{K_1} + \log \frac{3,8 \cdot s}{p \, \alpha}$$

wo s die gebundene Kohlensäure, p den Partialdruck der Kohlensäure und α den Absorptionskoeffizienten der Kohlensäure bedeutet, der für Blut und Serum bekannt ist. Durch Tonometerversuche hat Hasselbalch[5] die Größe von p_{K_1} für jede Bicarbonatkonzentration, d. h. jede Größe der gebundenen Kohlensäure ermittelt und in einer Kurve eingetragen. Aus dieser Kurve liest man p_{K_1} für die analysierte gebundene Kohlensäure ab und berechnet dann p_H für jeden Punkt der Bindungskurve aus dieser Gleichung. Verbindet man die Punkte gleicher H^+-Konzentration, so ergibt sich nahezu eine Gerade, die von dem O-Punkt des Koordinatensystems ausgeht. Man kann nun für alle p_H derartige Linien gleicher Wasserstoffzahl vom Scheitelpunkt des Koordinatensystems aus ausgehen lassen. Trägt man eine Schar solcher Linien gleicher Wasserstoffzahl in das Koordinatensystem der Kohlensäurebindungskurve ein, so kann man aus einem solchen Koordinatensystem, sofern man den Arterienpunkt ermittelt hat, das p_H ablesen. In folgendem Diagramm nach van Slyke (wiedergegeben nach Straub, Ergebnisse d. Inn. Med. u. Kinderheilkunde, Bd. 25, S. 79) übersieht man die normalen und pathologischen Zustände der Kohlensäurespannung für verschiedene p_H. Verläuft die Kohlensäurebindungskurve im normalen Bezirk, so spricht man von Eukapnie des Blutes. Liegt die Bindungskurve unterhalb dieses Bezirkes, so heißt der Zustand Hypokapnie, ist sie oberhalb des normalen Bezirkes, so spricht man von Hyperkapnie. Die Lage der Bindungskurve, d. h. die Höhe der zugehörigen Ordinate ist zugleich der Ausdruck des für die Kohlensäurebindung verfügbaren Alkalis, der nach van Slyke[6] bestimmten Alkalireserve (s. S. 317). In dem Feld des normalen Bezirkes der Kohlensäurebindungskurve wird in dem obigen Diagramm durch die Wasserstofflinien $p_\mathrm{H} = 7{,}5$ und $p_\mathrm{H} = 7{,}3$ der eukapnische Bezirk der normalen Arterienpunkte begrenzt, dem auf der Abszisse die abgemessenen CO_2-Spannungen von 35—45 mm Hg entsprechen. Die außerhalb dieses Bezirks gelegenen Punkte zeigen einen pathologischen Zustand des Blutes an. Verläuft die Bindungskurve unterhalb des Normalbezirks, so resultieren verschiedene Möglichkeiten. Ist die Kohlensäurespannung um entsprechende Beträge erniedrigt, so kann die Reaktion des Blutes innerhalb der normalen Grenzen bleiben. Ist die Spannung der CO_2

Beziehungen
der kompen-
sierten und
dekompensierten
Acidose und
Alkalose zur
Alkalireserve.

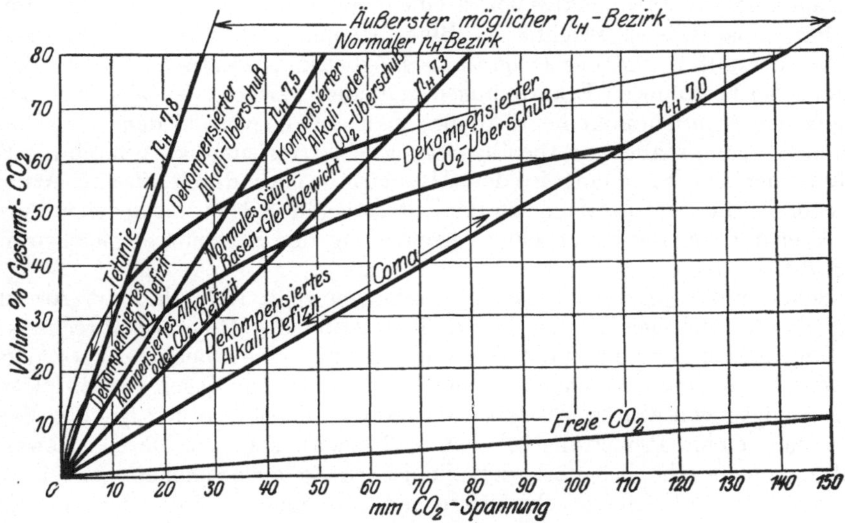

Abb. 85 (aus: Straub: Erg. inn. Med. 25. 1924).

dadurch gesenkt, daß zuviel aus dem Blute entfernt wurde und gleichzeitig auch Alkali aus dem Blute abgegeben wird, so liegen die diesem Zustande entsprechenden Arterienpunkte zwar unterhalb der normalen Bindungskurve, aber zwischen den normalen Wasserstofflinien; man spricht dann von einem kompensierten Alkali- oder Kohlensäuredefizit. Ist aber die CO_2-Spannung nicht entsprechend gesenkt und liegt der Arterienpunkt unterhalb und rechts vom normalen Reaktionsbezirk bei zu sauren Werten, dann spricht man von dekompensiertem Alkalidefizit oder von einer Acidose des Blutes im strengeren Sinne. An Stelle von Acidose schlägt Winterstein den besseren Namen Hyperhydrie vor und will den Namen Acidose nicht für die aktuelle Reaktion, sondern für einen Zustand des Auftretens abnormer Säuren beim diabetischen Organismus reservieren. Würde aber durch Überventilation die CO_2-Spannung auf abnorm niedrige Werte herabgedrückt, ohne daß entsprechende Alkalimengen aus dem Blute verschwänden, so liegt der Arterienpunkt unterhalb des normalen Bereichs und links vom normalen Reaktionsbezirk, also bei zu alkalischen Werten. Man spricht dann von dekompensiertem Kohlensäuredefizit (Hypohydrie). Liegt die CO_2-Bindungskurve oberhalb des normalen Bindungsbereichs, so kann gleichzeitig durch zu geringe Ventilation die CO_2-Spannung stark erhöht werden, ohne daß die Reaktion aus dem normalen Bereich herausgeht. Der Arterienpunkt liegt zwar oberhalb des normalen Bezirks, aber zwischen den Linien normaler Wasserstoffzahlen. Dieser Zustand entspricht einem kompensierten Alkali- oder CO_2-Überschuß. Bleibt aber die Herabsetzung der Ventilationsgröße aus, wird trotz abnorm hoch liegender Bindungskurve die CO_2-Spannung auf normale oder erniedrigte Werte eingestellt, so liegt der Arterienpunkt oberhalb und links des normalen Bezirks bei abnorm basischer Reaktion; man spricht dann von dekompensiertem Alkaliüberschuß oder echter Alkalosis. Ist durch unzureichende Ventilation die CO_2-Spannung auf abnorm hohe Werte angestiegen, ohne daß gleichzeitig entsprechende Mengen Alkali dem Blut zugeführt werden, so liegt der Arterienpunkt oberhalb des Unterrandes des normalen Bindungsbezirks und rechts vom normalen Reaktionsbezirk. Es resultieren zu saure Werte, die in diesem Falle durch die CO_2 allein hervorgerufen werden (dekompensierter CO_2-Überschuß). Man sieht, daß man mit Hilfe des obigen Diagramms durch Eintragen des Arterienpunktes sofort eine Vorstellung über die Art der Störung des Säurenbasengleichgewichts im Blut bekommt. Straub[20] sagt, daß die meisten der auf Grund des Diagramms möglichen theoretischen Zustände tatsächlich bei bestimmten Erkrankungen gefunden werden. Je nach dem Bezirk, in dem der Arterienpunkt liegt, könnte man auf die verschiedene Ursache der Atmungsstörung schließen. Die Ermittlung des Arterienpunktes durch die Feststellung der CO_2-Spannung in der Alveolarluft oder durch direkte Arterienpunktion ist die Voraussetzung für die Unterscheidung der verschiedenen Formen der Atemstörung, die durch eine Verschiebung des Säurenbasengleichgewichts ausgelöst werden.

Einfluß der Nahrung auf die CO_2-Spannung. Schon unter physiologischen Bedingungen zeigt sich, daß die Atmungstätigkeit ein wichtiger Faktor in der Regulation des Mineralstoffwechsels ist. Die Nahrungsaufnahme und die Verdauung bedingt eine erhebliche Verschiebung in dem Säuren-Basen-Gleichgewicht des Organismus. Im Magen werden plötzlich große Mengen von sauren Valenzen abgegeben, die sich in dem p_H des Magensaftes nach einem Probefrühstück von 1,77 ausdrücken. Im Darm ist zwar die Reaktion nicht erheblich nach der alkalischen Seite verschoben; jedoch sehen wir auch hier, daß sich basische Valenzen abdissoziieren, da die Reaktion einem p_H von 7,7 im Durchschnitt entspricht. Während diese Veränderungen lediglich durch die Sekretion der Verdauungssäfte verursacht werden, kommt mit dem Einsetzen der Resorption noch die Veränderung durch die sauren oder alkalischen Nahrungsspaltprodukte hinzu. Die ersten einschlägigen Beobachtungen wurden von Porges[7] und seinen Mitarbeitern mitgeteilt, die eine Erhöhung der CO_2-Spannung im venösen Blute fanden. Straub[8] und seine Mitarbeiter untersuchten die CO_2-Spannung im arteriellen und venösen Blut. Sie fanden, daß nach dem Frühstück und nach dem Mittagessen die CO_2-Spannung etwa eine Stunde nach dem Essen ansteigt und meist mehrere Stunden anhält. Auch nach dem Abendessen folgt ein abermaliger Abstieg der Kohlensäurespannung. Jeder Mahlzeit geht eine leichte Senkung der CO_2-Spannung voraus. Die nach Plesch ermittelte Spannungskurve des venösen Blutes hat bestimmt nicht den regelmäßigen Charakter des arteriellen Blutes. Bennet und Dodds[9] fanden, daß bei mangelnder Salzsäureproduktion des Magens der Anstieg der CO_2-Spannung ausfällt, während er bei Hyperacidität verstärkt ist. Es ist naheliegend, daß hier die Art der zur Verdauung gelangenden Mahlzeit eine wesentliche Rolle spielt, und daß die verschiedenartigen Resultate anderer Forscher dadurch zu erklären sind. Die aktuelle Reaktion des Blutes bleibt trotz der Abwanderung saurer Valenzen in den Magen und trotz Abwanderung alkalischer Valenzen in den Darm konstant. Die Regulation geschieht durch die Pufferung des Blutes und durch die Nierentätigkeit. Auf letztere Momente soll später eingegangen werden.

Der Einfluß des Schlafes auf die CO_2-Spannung und die Blutreaktion wurde von Straub[10] und Endres[11] untersucht. Die Untersucher konnten zeigen, daß die Kohlensäurespannung während des Schlafes im arteriellen und venösen Blut deutlich erhöht ist und die Reaktion des Blutes leicht nach der sauren Seite verschoben ist. Während des Tages arbeiten Atmung und Niere in der gleichen Richtung. Treten saure Valenzen in das Blut ein, so ist die Atmung durch Senkung der CO_2-Spannung und die Niere durch Produktion eines sauren Urins bestrebt, das Gleichgewicht herzustellen. CO_2-Spannungskurve und Urinsekretion verlaufen parallel. Im Schlafe ist die Kohlensäure die wesentliche saure Valenz, die im Körper zurückbleibt. Das Atemzentrum schläft, d. h. es reagiert unterschwellig, während die Niere wie im wachen Zustande in der ursprünglichen Richtung tätig ist, indem sie basische Valenzen zur Neutralisation der zurückgehaltenen Kohlensäure zu retinieren trachtet und gleichzeitig saure mit dem Harn ausscheidet. Durch eine Reihe von Untersuchungen konnten Straub[10] und Endres[11] festlegen, daß der Anstieg der CO_2-Spannung im Schlafe nicht durch eine Änderung der Blutzusammensetzung, sondern durch eine veränderte Erregbarkeit des Atemzentrums erklärt werden kann. Auch die Begleiterscheinungen des Schlafes: Verlangsamung der Herzaktion und Erweiterung der Blutgefäße sucht Straub durch Erhöhung der CO_2-Spannung zu erklären. Nach seiner Ansicht dürfte auch der Stoffwechsel in den verschiedensten Organen und der Ablauf der fermentativen Prozesse im Körper im Schlafe durch die erhöhte CO_2-Spannung und die dadurch bedingte leichte Verschiebung des p_H bedingt sein. Durch Gaben von Schlafmitteln (Morphium) wurden nach Untersuchungen von Hasselbalch[12] und Beckmann[13] die gleichen Erscheinungen beobachtet wie im natürlichen Schlaf. Durch Feststellung der CO_2-Bindungskurve des Blutes konnte Endres[11] zeigen, daß durch Morphin eine Veränderung der Blutpuffer nach der sauren Seite herbeigeführt wird.

Die entgegengesetzten Verhältnisse wie im Schlafe wurden bei Erregungszuständen von mehreren Autoren beobachtet. Beckmann und Straub[13] untersuchten Personen aus den verschiedensten Bevölkerungsschichten im Zustand seelischer Erregungen und fanden eine Senkung der alveolaren Kohlensäurespannung um 3—8 mm Hg. Henderson und Haggard[14] machten die gleiche Beobachtung im Exzitationsstadium der Äthernarkose und bei forcierter, künstlicher Atmung. Diese Autoren glauben, daß durch die Abnahme der CO_2-Spannung und die gleichzeitige Ausschwemmung von Alkali ein Zustand von Akapnie herbeigeführt würde, der Ursache für Kollapszustände mit tödlichem Ausgang werden kann, eine Ansicht, die nicht unwidersprochen geblieben ist.

Verschiedene Untersucher haben die CO_2-Spannung der Alveolarluft an dem Einzelindividuum durch die verschiedenen Jahreszeiten das ganze Jahr durch verfolgt. Im Gegensatz zu Haldane und Douglas[15] und Haldane und Priestley[16] fand Lindhard[17] erhebliche Schwankungen der CO_2-Spannungen in den verschiedenen Jahreszeiten. Straub und seine Mitarbeiter[10] suchten diese widersprechenden Verhältnisse zu klären und fanden in Selbstversuchen, daß die CO_2-Spannung bei den untersuchten Personen sich in verschiedenen Jahreszeiten individuell verschieden verhält; während einer der Untersuchten analog den englischen Forschern keine Schwankung der CO_2-Spannungskurve zeigte, konnten bei der Mehrzahl der Untersuchten jahreszeitliche Schwankungen in ausgeprägtem Maße nachgewiesen werden. Straub[10] und seine Mitarbeiter ergänzten diese Beobachtung durch Ermittlung der CO_2-Bindungskurve in verschiedenen Jahreszeiten. Sie fanden bei allen Untersuchten, auch bei der Versuchsperson, die keine Schwankung in der CO_2-Spannung der Alveolarluft zeigte, eine gleiche Höhenlage der Bindungskurve mit den Jahreszeiten. Im Mai lag die Bindungs-

Schlaf und CO_2-Spannung.

Erregungszustände und CO_2-Spannung.

Einfluß der Jahreszeiten und des Klimas auf die CO_2-Spannung.

kurve im unteren Bezirk, im September nahe dem oberen Rande mit dem entsprechenden Anstieg der Alkalireserve. Die Untersuchungen wurden an verschiedenen Orten verschiedener Höhenlage ausgeführt. Würde die Änderung der CO_2-Bindungskurve in diesen Versuchen allein durch eine Veränderung der Atmungsregulation ausgeglichen werden, so müßten der tiefsten CO_2-Bindungskurve dem Zeitpunkte nach auch die tiefsten Werte der CO_2-Spannungen in der Alveolarluft entsprechen, so daß das p_H des Blutes konstant bleibt. Es zeigte sich nun in den Versuchen von Straub[10], daß die Wasserstoffzahlen des Arterienblutes zwar nur innerhalb ganz geringer Grenzen schwanken, aber bei keiner Versuchsperson als konstant anzusehen sind. Straub gibt Schwankungswerte der reduzierten Wasserstoffzahl von p_H 7,4—7,28 an. Trotzdem bei den meisten Versuchspersonen die Senkung der alveolaren CO_2-Spannung mit dem Abfall der Bindungskurve gleichsinnig ging, reichte die Regulation des Atemzentrums nicht aus, um das p_H konstant zu erhalten. Das Blut war im Frühjahr saurer als im Herbst. Straub schließt aus seinen Versuchen, daß die jahreszeitliche Schwankung des p_H im Blute das Primäre ist und die Reaktion des Atemzentrums auf diese Veränderung individuell verschieden sein kann. Obwohl die Versuche von Straub und seinen Mitarbeitern über die Ursache der Jahresschwankungen des Säuren-Basen-Haushaltes im Blut keinen Aufschluß geben, so scheint doch diese Feststellung für die klimatologischen Einflüsse auf den Organismus — für die man bisher gar keine Handhabe hatte — einen Hinweis zu geben. Inwieweit auch plötzliche Schwankungen der Feuchtigkeit und des Druckes der Atmosphäre ähnliche Verschiebungen in der CO_2-Spannung und damit im Mineralhaushalt hervorrufen können, soll noch weiteren Untersuchungen vorbehalten bleiben. Vielleicht könnte hier das individuell verschiedene Ansprechen des Einzelindividuums auf Witterungsschwankungen eine Deutung finden.

Bergkrankheit.   Daß die Verhältnisse der klimatischen Einflüsse und der Höhenlage nicht nur vom Standpunkte der CO_2-Spannung und der p_H-Verschiebung im Blut beurteilt werden dürfen, zeigt der Spezialfall der Bergkrankheit. Die Bergkrankheit äußert sich in starker Cyanose, Appetitlosigkeit, Übelkeit und Erbrechen, Kopfschmerz, Ohnmachten, ruckweises Atmen, starker Hyperpnöe bei Anstrengungen, psychischen Störungen, die ähnlich Rauschzuständen sind. Zweifellos ist in den Höhen, in welchen die Bergkrankheit entsteht, entsprechend dem niederen atmosphären Druck auch die Kohlensäurespannung erniedrigt. Jedoch zeigen eindeutig die Untersuchungen der letzten Jahre, daß wir in dem Symptomenkomplex der Bergkrankheit eine Erscheinung vor uns haben, die nicht durch eine veränderte CO_2-Spannung und eine damit veränderte Reaktion des Atemzentrums erklärt werden kann. Im Gegenteil, das Atemzentrum reagiert auf die annähernd normale CO_2-Spannung des Blutes normal, ohne daß die verringerte O_2-Spannung des Blutes primär eine Einwirkung auf die Atmung ausüben vermag. Der geringere Sauerstoffgehalt der Atmosphäre kann das Sauerstoffbedürfnis bei normaler Atmung nicht befriedigen; es bleibt infolge der unveränderten CO_2-Spannung des Blutes die ein Minderangebot des Sauerstoffs regulierende Atembeschleunigung aus. Es entstehen infolge der mangelnden Sauerstoffversorgung im Gewebe saure Stoffwechselprodukte. Die toxische Wirkung dieser Produkte auf das Nervensystem ist stärker als ihre erregende Wirkung auf das Atemzentrum. Die Bergkrankheit zeigt deutlich, daß das Atemzentrum nicht, wie man erwarten sollte, auf den Sauerstoffgehalt des Blutes eingestellt ist, sondern lediglich auf die Spannung der CO_2 im strömenden Blute. Es wäre sonst nicht verständlich, daß bei der Bergkrankheit, die durch Zurückgehen der O_2-Spannung des Blutes hervorgerufen ist, nicht automatisch eine Hyperventilation einsetzen würde.

Werden bei körperlicher Arbeit durch den erhöhten Umsatz in den Organen des Stoffwechsels reichliche Mengen von Kohlensäure gebildet, so muß eine erhöhte Ventilation der Alveolen zum Abtransport der gebildeten Kohlensäure eintreten. Diese reichlichere Durchlüftung der Alveolen kann die CO_2-Spannung im Arterienblut auf ihrem Normalwert halten. Es ist eine gesteigerte Atemtätigkeit zum Abtransport der Kohlensäure nötig. Diese Form der verstärkten Atmung bei Arbeit heißt man „Arbeitsdyspnöe". Sie ist der selbsttätige Reaktionsvorgang auf die durch endogene Vorgänge vermehrte Kohlensäurebildung. Bei gesunden Menschen genügt dieser Regulationsmechanismus, um die Wasserstoffzahl des Blutes konstant zu erhalten. Der gleiche Vorgang wird ausgelöst, wenn man künstliche Gasgemische atmen läßt, die mehr CO_2 enthalten als atmosphärische Luft. Die Arbeitsdyspnöe wird dadurch noch vertieft, daß auch der Blutpuffer durch überreichliche Säureproduktion bei der Muskeltätigkeit in Anspruch genommen wird. Die auftretende Fleischmilchsäure nimmt einen nicht geringen Grad des Natriumbicarbonatpuffers in Anspruch und verursacht dadurch eine Verringerung der Alkalireserve, eine Hypokapnie des Blutes.

(Randnotiz: Arbeitsdyspnöe.)

Die Voraussetzung für einen konstanten Austausch der CO_2-Spannung des Arterienblutes mit der atmosphärischen Luft ist eine normale Beschaffenheit des Lungengewebes. Ist der Gasaustausch im Lungengewebe durch eine Erkrankung der Alveolen, sei es durch entzündliche Vorgänge, sei es durch Veränderungen des Lungengewebes mechanischer Art, gestört, so wird das Gleichgewicht der CO_2-Spannung der Alveolarluft mit dem Arterienblut eine Beeinträchtigung erfahren, sofern nicht das restierende, intakte Lungengewebe einen Ausgleich zu schaffen vermag. Kann dieses Gleichgewicht nicht durch das gesunde Lungengewebe gehalten werden, so muß die CO_2-Spannung der Alveolarluft durch eine Überventilation herabgedrückt werden. Die dadurch entstehende Form der Dyspnöe bezeichnet man als reine „pulmonale Dyspnöe". Bei der pulmonalen Dyspnöe findet sich die CO_2-Spannung im Arterienblut hoch, während sie in den Lungenalveolen niederer als im Arterienblut gefunden wird, eventuell sogar niedriger als sie in der Norm zu sein pflegt. Die Wasserstoffionenkonzentration des Arterienblutes kann bei dieser Form der Dyspnöe normal sein, wenn es durch vermehrte Atmung gelingt, die alveolare Kohlensäurespannung so weit herabzusetzen, daß trotz der Störung des Gasaustausches in den Lungen die arterielle CO_2-Spannung normal ist. Kann die Atmung diese regulatorische Funktion nicht genügend erfüllen, so wird die CO_2-Spannung des Arterienblutes zu hohe Werte zeigen, da der Blutpuffer bei gegebenem Bicarbonatgehalt die vermehrte Kohlensäure nicht ausregulieren kann. Die Folge bei dekompensierter, pulmonaler Dyspnöe wird die Verschiebung der Reaktion nach der sauren Seite sein. Ähnliche Verhältnisse wie bei einer Erkrankung des Lungenparenchyms liegen bei Störungen einer Lungendurchlüftung vor, bei der aus mechanischen Gründen einzelne Lungenabschnitte abgeschlossen sind, besonders bei Stenosen der oberen und tieferen Luftwege. Hier treten noch besondere Verhältnisse für den Sauerstoff hinzu, da unter Umständen bei Ausfall von größeren Lungenabschnitten wohl die CO_2-Abgabe durch Hyperventilation kompensiert werden, aber die O_2-Aufnahme ungenügend bleiben kann.

(Randnotiz: Pulmonale Dyspnöe.)

Die Ansicht Wintersteins[2, 3], daß nicht das p_H des Blutes für die Atmungsregulation maßgebend ist, sondern lediglich die im Atemzentrum selbst herrschende H^+-Konzentration, die nicht immer mit der H^+-Konzentration des Blutes gleichzusetzen wäre und ihr unter Umständen nicht parallel zu gehen brauche, veranlaßte Straub[19], das klinische Bild einer centrogenen Dyspnöe aufzustellen. Winterstein[2, 3] versuchte zu zeigen, daß örtliche Störungen des Gasaustausches zwischen Gewebe und Blut vorkommen. Liegen derartige

(Randnotiz: Centrogene Dyspnöe.)

örtliche Störungen der Gewebsatmung im Zentrum selbst vor, so kann trotz normaler Reaktion des Blutes die Reaktion im Atemzentrum selbst nach der sauren Seite verschoben sein und dadurch eine vermehrte Tätigkeit ausgelöst werden. In dem Fall der reinsten centrogenen Dyspnöe würden wir bei normaler CO_2-Spannung des Blutes eine übermäßige Lungenventilation bekommen und dadurch eine Ausschwemmung der Kohlensäure mit einer Verschiebung der Blutreaktion nach der alkalischen Seite resultieren sehen. Die centrogene Dyspnöe ist dahin zu definieren, daß bei abnorm niederer CO_2-Spannung in den Alveolen und im Arterienblut eine normale Alkalireserve und Eukapnie des Blutes besteht, während die H^+-Konzentration des Blutes sich nach der alkalischen Seite verschiebt. Die centrogene Dyspnöe findet sich bei Erkrankungen der Hirngefäße anatomischer und funktioneller Natur. Auch bei Nierenkranken könnte die Dyspnöe auf derartige Störungen im Atemzentrum zurückgeführt werden. Letzten Endes sind die bereits besprochenen Formen von abnormer Atmungsregulation im Schlafe und bei Aufregungszuständen auch zentraler Natur, da man bei diesen Formen eine unterschwellige Einstellung des Atemzentrums annimmt. Gewisse Formen der Atmungsstörung mit periodischen Schwankungen *Cheyne-* (Cheyne-Stokessche und Kußmaulsche Atmung) dürften zum Teil auch durch *Stokes-und* abnorme Verhältnisse der Blutversorgung des Atemzentrums erklärt werden *Kußmaul-* *Atmung.* können. Jedoch liegen die Verhältnisse hier zweifellos komplizierter, da bei diesen periodischen Atemstörungen sowohl Sauerstoffmangel als auch das Auftreten abnormer Stoffwechselprodukte den normalen Reiz für das Atemzentrum, die Kohlensäure, überwiegen. Haldane vergleicht die Rolle der Kohlensäure bei der normalen Atmung mit dem Schwungrad einer Dampfmaschine, das den gleichmäßigen Gang der Maschine gewährleistet. Wird der Gang des Schwungrades durch andere Kräfte ungleichmäßig, so erfolgt die Bewegung stoßweise. Vermögen andere Vorgänge den ständig gleichlaufenden Reiz der Kohlensäure zu übertönen, so erfolgt die Atmung ruckweise und unregelmäßig. Dieses Bild ist zwar sehr anschaulich, es gibt aber über die letzten Ursachen der periodischen Atmung keinen eindeutigen Aufschluß.

Kardiale Als kardiale Dyspnöe bezeichnet man eine Form von Kurzatmigkeit, die *Dyspnöe.* ebenfalls durch eine Störung des Gasaustausches in den Lungen, durch Stauungserscheinungen in dem Lungengewebe, verursacht sein kann. Straub[20] stellt die pulmonale Komponente der kardialen Dyspnöe nicht in den Vordergrund, sondern versucht nachzuweisen, daß bei der kardialen Dyspnöe noch andere Faktoren für die Überventilation in Frage kommen. In erster Linie sucht er auch für die kardiale Dyspnöe Störungen im Atemzentrum selbst heranzuziehen und sie als Spezialfall einer „centrogenen Dyspnöe" hinzustellen. Die hohe CO_2-Spannung des Venenblutes bei kardialer Stauung treibt auch die CO_2-Spannung des Gewebes in die Höhe, so daß Straub die Vorstellung für gangbar hält, daß auch im Atemzentrum selbst eine Kohlensäurestauung statthat und eine zentrale Dyspnöe auslöst. Bei der kardialen Dyspnöe findet man eine Kohlensäurestauung nicht nur im Atemzentrum, sondern in allen Geweben durch den verlangsamten und ungenügenden Blutumlauf, so daß es allenthalben zu einer Verschiebung der Gewebsreaktion nach der sauren Seite kommen dürfte. Die kardiale Dyspnöe ist jedoch nach Straub nicht allein als cerebrale Kohlensäuredyspnöe zu erklären. Er zieht auch die durch die ungenügende Zirkulation zustande kommende Sauerstoffverarmung mit als Ursache heran und glaubt, daß infolge der Sauerstoffverarmung (Anoxämie) abnorme, saure Stoffwechselprodukte entstehen, die den Blutpuffer übermäßig beanspruchen und dadurch neben der Verschiebung nach der sauren Seite durch die Kohlensäureanhäufung auch eine Verminderung der Alkalireserve herbeiführe. Man muß also zur

Erklärung der kardialen Dyspnöe eine pulmonale, eine cerebrale und eine hämatogene Ursache heranziehen.

Bevor wir auf die hämatogenen Ursachen der Dyspnöe näher eingehen, müssen wir uns den Mechanismus veranschaulichen, mit dem das Blut imstande ist, eine Verschiebung der H^+-Konzentration hintanzuhalten und um gleichsinnig mit der Atmung die Konstanz des p_H des Blutes zu gewährleisten. *Die Blutpuffer als Regulatoren des p_H im Blute.*

Es ist schon lange bekannt, daß der Zusatz von verhältnismäßig großen Mengen Säuren oder Laugen zu Blut oder Plasma im Gegensatz zum Verhalten des Wassers bei derartigen Zusätzen keine wesentliche Änderung der Reaktion herbeiführt. Diese Erscheinung wurde wohl mit dem Carbonat-, Phosphat- und Eiweißgehalt des Blutes in Zusammenhang gebracht, der Mechanismus dieses Vorganges blieb aber unklar, bis die Gesetze der elektrolytischen Dissoziation auf das Blut Anwendung fanden.

Wir haben bereits im Anfang dieses Kapitels besprochen, daß Lösungen, die Salze schwacher Säuren mit starken Basen enthalten, bei Zusatz erheblicher Säure- und Laugenmengen nur geringe Veränderungen im p_H erfahren und Puffer (Sörensen[21]) genannt werden, eine Wirkung, die in der ursprünglichen Bezeichnung „Tampons" ausgezeichnet zum Ausdruck gebracht wird, aus der Vorstellung heraus, daß der Puffer wie ein Schwamm die überschüssige Säure und Lauge aufnimmt und für die Umgebung unschädlich macht. Da das Blut mit der Gewebsflüssigkeit und den Organen des Stoffwechsels, welche die größten Umsetzungen vollführen, in innige Berührung kommt, ist die Gefahr vorhanden, daß die im Stoffwechsel entstehenden sauren und basischen Produkte die Blutflüssigkeit in ihrer konstanten Reaktion bedrohen. Zweifellos ist die Atmung mit ihrer Fähigkeit, große Mengen Kohlensäure abzudunsten und dadurch dem Blut saure Valenzen zu entziehen, der wirksamste Regulator und die größte Sicherheitsvorrichtung, um die Konstanz der aktuellen Reaktion, des Gleichgewichtes zwischen H^+- und OH^--Ionen im Blute, zu gewährleisten. Hierbei spielt die Kohlensäure nicht nur die Rolle eines nutzlosen Abbauproduktes, sondern eines selbsttätigen Regulators, der den Ausgleichsmechanismus durch seine Einwirkung auf das Atemzentrum auslöst. In einer grundlegenden Arbeit zeigte H. H. Meyer[22], daß das Maß der Säuerung nicht, wie dies Walter[23], ein Schüler Schmiedebergs, angibt, allein von dem Kohlensäuregehalt des Blutes in seiner Relation zur Atmung, Temperatur und Barometerstand abhängig ist, sondern in weitgehendem Maße vom Blute selbst beeinflußt wird und von seiner Fähigkeit, Kohlensäure in gebundener Form aufzunehmen, d. h. von seiner Kohlensäurebindungsfähigkeit abhängig ist. Für diese voraussehenden Angaben haben Henderson und Hasselbalch die tatsächlichen Grundlagen geschaffen, auf die wir bereits im vorstehenden eingegangen sind. Die Fähigkeit Kohlensäure aufzunehmen verdankt das Blut der Gegenwart schwacher Säuren und deren Salzen mit starken Basen. In erster Linie kommt hier das komplexe Puffergemisch, Kohlensäure-Natriumbicarbonat und primäres und sekundäres Natriumphosphat in Frage. Der Phosphatpuffer tritt allerdings im Blute im Gegensatz zu den Zellen in den Hintergrund, da Phosphate im Blute nur in geringerer Menge vorhanden sind. Die Pufferwirkung des Blutplasmas wird nach Henderson[24] hauptsächlich durch das System Kohlensäure-Natriumbicarbonat bedingt, dessen Wirkung bei gleich großer Konzentration beider Substanzen optimal ist. Auch die gelösten Plasmaeiweißkörper haben als Alkalisalze schwacher Säuren (Natriumproteinat, Alkalialbuminat) eine gewisse Pufferwirkung, doch tritt diese gegenüber der Pufferwirkung des Hämoglobins an Größe zurück. Das Hämoglobin ist nach Untersuchungen von van Slyke[25] der beste Blutpuffer, da es bis zu 90% des Gesamtpufferungsvermögens bewerkstelligt. Die Hauptpufferwirkung kommt aus diesem Grunde dem Vollblut zu und nicht dem Plasma oder Serum, eine Tatsache, auf die bereits Zuntz in einem grundlegenden Versuch hingewiesen hat. Zuntz leitete Kohlensäure einerseits durch Serum und andererseits durch Vollblut und bemerkte, daß in dem abzentrifugierten Serum des Vollblutes die Alkalireserve größer war als in dem mit Kohlensäure behandelten Serum. Die Erklärung hierfür ist in der Tatsache zu erblicken, daß die Kohlensäure als stärkere Säure aus dem Hämoglobinnatrium Natriumbicarbonat bildet, das aus dem Blutkörperchen in das Serum diffundiert und dadurch eine Vermehrung der Alkalireserve hervorruft. Da das Hämoglobinnatrium eine außerordentlich schwache Säure enthält, kann ähnlich wie in diesem Beispiel die Kohlensäure auch die Milchsäure das Kation an sich reißen und zur Bildung von undissoziiertem Hämoglobin und schwach alkalisch reagierendem, dissoziiertem Natriumlactat führen. Die große Menge von Milchsäure, die bei der Muskelarbeit anfällt, kann auf diese Weise paralysiert werden, indem sie teils durch den Bicarbonat- und teils durch den Eiweiß- und Hämoglobinpuffer ohne Veränderung der aktuellen Reaktion ausgeglichen wird. Diese ausgezeichnete Wirkung des Blutpuffers drückt sich am besten in dem geringen Unterschied des p_H des arteriellen und des venösen Blutes aus. Das p_H im venösen Blut ist nur um 0,02 kleiner als im arteriellen Blut, obwohl die ganzen Stoffwechselvorgänge in den Organen mit ihrer gewaltigen Produktion an Kohlensäure und sauren Zwischenprodukten zwischen arteriellem und venösem Blute liegen. Dieser außerordentlich kleine Unterschied im p_H wird erst völlig klar, wenn er als Bruchteil der tatsächlichen H+-Konzentration ausgedrückt wird. Es würde einen Unterschied von einem Milliardstel Gramm H+ pro Liter ausmachen. Dieses unvorstellbare Maß gibt einen Begriff, auf welch minimalste Differenzen die nervösen Regulationsorgane eingestellt sind.

Verschiebungen innerhalb des Puffersystems bei krankhaften Zuständen. Die Pufferungsvorgänge im Blute können unter krankhaften Bedingungen in der Zusammensetzung Verschiebungen erfahren, die zu klinisch greifbaren und zu diagnostisch wichtigen Unterscheidungen führen können. Zum Verständnis dieser Vorgänge wollen wir uns immer gegenwärtig halten, daß die Verschiebung der aktuellen Reaktion, eine Acidose oder Alkalose des Blutes nur in den allerseltensten Fällen, meist nur kurz vor dem Tode, stattfindet, daß aber bei konstanter aktueller Reaktion Verschiebungen innerhalb des Puffersystems nach der alkalischen oder sauren Seite bei krankhaften Vorgängen sehr wohl in Erscheinung treten können. Der alte Begriff der Acidose für die Zustände bei Vergiftung mit Säuren und bei diabetischem Koma sind im strengen Sinne des Wortes nicht mehr haltbar, da eine Änderung der H+-Konzentration nur in Ausnahmefällen statthat und auch die Säuerung lediglich in einer Verschiebung des Blutpuffers sich kundtut. Es sei zunächst auf die Entwicklung des Begriffes der Acidose und Alkalose eingegangen.

Acidose Alkalose. Die Wasserstoffzahl des arteriellen Blutes ist bei konstanter Kohlensäurespannung nur dann normal, wenn der freien Kohlensäure eine entsprechende Konzentration von Bicarbonat gegenübersteht. Sobald der Bicarbonatgehalt des Blutes vermindert ist, entsteht trotz normaler Kohlensäurespannung eine zu hohe H+-Konzentration und eine Abdrängung der Reaktion nach der sauren Seite. Es muß durch die Atmungsregulation die Kohlensäurespannung im Arterienblut erniedrigt werden, um die Wasserstoffzahl konstant zu erhalten. Es ist verständlich, daß bei dieser Art der Kompensation die Kohlensäurespannung in den Alveolen und im Blute niedrig ist und als Ausdruck eines verminderten Bicarbonatgehaltes angesehen werden muß. Das Wesentliche des Rückganges an Bicarbonaten ist der Verlust des Alkalis, das im Körper zum Ausgleich saurer Valenzen dauernd zur Verfügung stehen muß. Man spricht daher seit Jaquet[26] von einer Alkalireserve, die gleichsinnig ist mit der Höhe des Bicarbonatgehaltes. Die Alkalireserve wird vermindert, sobald organische Säuren in abnormer Menge im Stoffwechsel entstehen und das Alkali aus dem Bicarbonat wegnehmen (Diabetes). Ein gleicher Zustand der verminderten Alkalireserve tritt aber auch ein, wenn basische Valenzen in großer Menge durch die Nieren oder den Darm ausgeschieden werden. Einer Verminderung der Alkalireserve muß ein Absinken der Kohlensäurespannung im Blut parallel gehen, um die Konstanz der aktuellen Reaktion des Blutes aufrechtzuerhalten. Es ist daher verständlich, daß trotz der geringen Kohlensäurespannung bei gleichzeitig erniedrigter Alkalireserve die Kohlensäurebindungskurve erniedrigt ist.

Merkwürdigerweise finden wir den gleichen Zustand des Blutpuffers auch aus der entgegengesetzten Ursache. Wird zuviel Kohlensäure durch primäre Hyperventilation abgedunstet (Hochgebirge, nervöse Hyperpnöe), so muß zur Abwehr einer alkalischen Blutreaktion, d. h. zur Aufrechterhaltung des Verhältnisses freier zu gebundener Kohlensäure Alkali durch die Nieren ausgeschieden werden. Dieser Zustand der kompensierten Alkalose hat die gleiche Blutzusammensetzung zur Folge, wie wir sie bei einer kompensierten Acidose antreffen: Herabsetzung der Kohlensäurespannung der Alveolarluft, Absinken der Kohlensäurebindungskurve, verminderte Alkalireserve. Aus dieser Tatsache erhellt, daß die Analyse des Blutpuffers allein in manchen Fällen nicht genügt, um die Ursache der Verschiebung der das Säuren-Basen-Gleichgewicht aufrechterhaltenden Puffersubstanzen zu erkennen. Lichtwitz und Mainzer[27] wiesen darauf hin, daß in solchen Fällen die Analyse des Harnes den richtigen Fingerzeig gibt. Bei der kompensierten Acidose sucht der Körper dem Verlust des Alkalis dadurch vorzubeugen, daß er die Säuren als Ammoniaksalze ausscheidet. Gleichzeitig versucht er, soweit die Nieren gesund sind, die Fähigkeit der Niere die H^+-Ionen des Blutes zu konzentrieren, d. h. einen stark sauren Harn auszuscheiden, zur Einsparung des Alkalis heranzuziehen. Wir haben also bei der kompensierten Acidose eine hohe Ausscheidung von Ammoniumsalzen bei stark saurem Urin zu erwarten; bei der kompensierten Alkalose hingegen ist keine vermehrte Ausscheidung von Ammoniumsalzen vorhanden, und die Urinreaktion wird durch die durch die Kompensation nötige Abgabe von Alkali nach der alkalischen Seite verschoben.

Die Vorgänge in der Verschiebung des Blutpuffers bei Säuerung und Alkalinisierung wurden zuerst bei den experimentellen Vergiftungen mit Säuren und Laugen studiert. Die grundlegenden Versuche von Walter[23] aus dem Schmiedebergschen Laboratorium über die experimentelle Säurevergiftung zeigen, daß die Regulationsvorgänge bei den einzelnen Individuen nicht gleichartig sind. Bei Pflanzenfressern (Kaninchen) genügte eine viel kleinere Menge von Säure, um eine Säurevergiftung hervorzurufen als beim Fleischfresser. Beim Pflanzenfresser entzieht die Säure das ganze Alkali, während beim Fleischfresser reichliche Mengen Ammoniak zu Gebote stehen, um mit der Säure ausgeschieden zu werden. Die Symptome der Säurevergiftung sind Steigerung der Atemfrequenz, allmählich werden die Atembewegungen tiefer und mühsamer, das Tier kann sich nicht mehr fortbewegen, verharrt bis zum Tode unbeweglich in seiner Lage. Schon die Analysen Walters, die mit sehr guter Technik ausgeführt wurden, zeigten bei der Säurevergiftung ein Absinken der Kohlensäurespannung von Normalwerten, die beim Kaninchen 24—28 Vol.-% betragen, auf die Hälfte bis zum zehnten Teil der Normalwerte. Löwy und Münzer[28] fanden, daß bei Vergiftung mit Salzsäure wie auch mit Phosphorsäure gleichzeitig mit der Verminderung der Kohlensäurespannung auch die Kohlensäurebindungsfähigkeit des Blutes herabgesetzt ist. Jaquet[26] fügte diesen Beobachtungen bei den Säurevergiftungen noch das dritte wichtige Charakteristikum des Blutes hinzu, daß im Blute ein großer Teil des Alkalis verschwindet. Die Regulationsvorgänge des Organismus bei experimenteller Säurevergiftung drücken sich aus in Überventilation mit konsekutiver Herabminderung der Kohlensäurespannung im Blute, durch Absinken der Kohlensäurebindungskurve und durch starkes Herabsinken der Alkalireserve. Reicht diese Regulation aus, so kann die H^+-Konzentration sowohl bei der Salzsäure- als auch bei der Phosphorsäurevergiftung konstant erhalten und der Zustand kompensiert werden. Gelingt die Kompensation nicht, so wird die H^+-Konzentration nach der sauren Seite verschoben und es kommt zu einer wirklichen Säuerung. Nach dem Vorschlag von Winterstein sprechen wir hier von einer echten Säuerung, einer Hyperhydrie. Hyperhydrie ist immer begleitet von einer Herabsetzung der Alkalireserve, von einer Hypokapnie. Der alte Begriff der Säuerung trifft also nur für die echte Hyperhydrie zu, der klinisch nur bei Vergiftung mit starken Mineralsäuren, bei dem diabetischen Koma kurz vor dem Exitus statthat, da der Organismus durch die besprochenen Regulationsvorgänge die Säure abfangen und kompensieren kann. Das was wir klinisch früher als Acidose bezeichnet haben und z. T. noch heute mit diesem Begriffe verbinden, zeigt keine Veränderung der Wasserstoffzahl im Blute. Der Zustand der Säuerung wird erst durch Analyse des Blutpuffers klar. Man spricht dann von einer kompensierten Acidose, die charakterisiert ist durch Herabsetzung der Kohlensäurespannung des Blutes, Sinken der Kohlensäurebindungskurve und Verminderung der Alkalireserve. Gebrauchen wir für den Zustand der Acidose die strengeren, neuen Begriffe, so haben wir es mit einer Isohydrie bei Hypokapnie (Verminderung der Alkalireserve) zu tun.

Das Spiegelbild der Säurevergiftung ist die Laugenvergiftung. Hier muß kompensatorisch die Kohlensäurespannung des Blutes erhöht werden, die Atmungsgröße sinken. Bei der experimentellen Laugenvergiftung ist die Herabsetzung der Ventilationsgröße nur gering. Haggard und Henderson[29] erklären dies daraus, daß schon eine geringe Verminderung der Respirationsgröße genügt, um die Kohlensäurespannung im Blute stark in die Höhe zu treiben. Auch die Kohlensäurebindungskurve liegt auf höherem Niveau. Die Regulation durch die Nieren erfolgt leichter als bei der Säurevergiftung, da zur Ausscheidung basischer Valenzen ständig Säuren zu Gebote stehen. Aus diesem Grunde können therapeutische Injektionen von Natriumbicarbonat beim Menschen sehr leicht kompensiert werden, ohne daß die Wasserstoffzahl des Blutes sich merklich verändert.

Für die Erklärung von Krankheitsbildern hat die experimentelle Säurevergiftung weit größere Bedeutung als die experimentelle Laugenvergiftung. Die bereits angeführten Untersuchungen der Schmiedeberg-Schüler Hallervorden[30] und Walter[23] veranlaßten Naunyn[31] das Wesen der diabetischen Intoxikation als Säurevergiftung zu erklären. Diese Lehre von der diabetischen Acidose wurde durch die Schüler Naunyns noch vertieft, indem sie zeigen konnten, daß tatsächlich beim Diabetiker abnorme Säuren im Blute auftreten (β-Oxybuttersäure und Acetessigsäure) und gleichzeitig im Harn eine Vermehrung der Ammoniakausscheidung zu beobachten ist. Auch die Erscheinungen der veränderten Atmung beim säurevergifteten Tier zeigten mit der von Kußmaul beschriebenen großen Atmung des Diabetikers, die allmählich in Atemverflachung übergeht, außerordentliche Ähnlichkeit. Die von der Naunynschen Schule geführte Parallele der diabetischen Acidose mit der Säurevergiftung wurde noch weiter ausgebaut durch die Feststellung, daß hier wie dort die Kohlensäurespannung im arteriellen Blut vermindert ist (erstmals durch Minkowski 1888[32] und neuerdings durch die Feststellung, daß auch die Kohlensäurebindungsfähigkeit des Diabetikerblutes in gleicher Weise wie bei der Säurevergiftung stark herabgesetzt ist. Normalzahlen für den Kohlensäuregehalt des Arterienblutes sind 17 Vol.-% bei 40 mm Spannung. Beim Diabeteskranken können diese Werte auf ein Bruchteil erniedrigt sein. Straub[20] weist darauf hin, daß die Bestimmung der Kohlensäurespannung in der Alveolarluft beim Diabetiker das beste Kriterium für das Herannahen des Komas ist. Ein Wert unter 25 mm sei von ernster Bedeutung und ein Wert unter 20 mm zeige an, daß ein Koma droht. Naunyn hat in seiner Annahme, daß im Blut des schweren Diabeteskranken ähnliche Verhältnisse herrschen wie bei der Säurevergiftung vollständig das Richtige getroffen. Die Veränderungen des Blutpuffers, die Herabsetzung der Kohlensäurespannung und das Heruntergehen der Kohlensäurebindungskurve sind die gleichen wie bei der Säurevergiftung. Allerdings ist die Vorstellung, daß diese Veränderungen des diabetischen Blutes, denen das Auftreten abnormer Säuren zugrunde liegt, eine richtige Acidose herbeiführen nach unseren heutigen Kenntnissen nur in den seltensten Fällen berechtigt. Die Pufferung des Blutes und die Kompensation durch Atmung und Nieren genügt, um auch bei großen Mengen endogen entstehender Säuren die Wasserstoffzahl bis kurz vor dem Tode konstant zu erhalten. Der Name Acidose soll daher dem ganzen Komplex der diabetischen Störung, der mit dem Auftreten abnormer Säuren einhergeht, vorbehalten bleiben, und nicht für den Zustand des Blutes gebraucht werden. Im Blute ist lediglich eine Verminderung der Alkalireserve (Hypokapnie) und Herabsetzung der Kohlensäurespannung im Arterienblute als Ausdruck der kompensierten Säuerung vorhanden. Die diabetische Stoffwechselstörung ist das beste Beispiel für eine hämatogen verursachte Veränderung des Blutpuffers mit seinen Auswirkungen auf Atmung und Ausscheidungsorgane, um die Konstanz der aktuellen Blutreaktion zu wahren.

Der Organismus verfügt neben der Möglichkeit, mit der Atmung Kohlensäure zu entfernen und mit dem Blutpuffer Säuren und Basen aufzufangen noch über einen dritten Weg die Konstanz der aktuellen Reaktion des Blutes aufrechtzuerhalten. Diese dritte Möglichkeit ist durch die Niere gegeben, die alkalischen und sauren Urin zu secernieren vermag, und dadurch wechselseitig saure und basische Valenzen abtransportieren kann. Bei normalem Urin schwankt die Urinreaktion zwischen 1×10^{-5} und $0,3 \times 10^{-5}$. Bei Belastung mit Basen kann aber auch die normale, gesunde Niere einen stark alkalischen Urin sezernieren. Die normale saure Reaktion des Urins ist durch die primären Salze der Phosphorsäure bedingt. Die Urinreaktion ist weitgehend von der Kost abhängig. Bei reiner Fleischkost kommt es infolge des Schwefel- und Phosphorgehaltes zur Ausscheidung von schwefel- und phosphorsauren Salzen und dadurch zur Säuerung. Bei reiner vegetabilischer Kost kommt es durch Verbrennung der Alkalisalze organischer Säuren zu einem vermehrten Anfallen basischer Valenzen und dadurch zur alkalischen Reaktion. Die normale Niere vermag jede Zuwanderung von basischen und sauren Valenzen ins Blut, die durch den Abbau der Nahrung entstehen, auszugleichen. Es ist einleuchtend, daß bei Erkrankungen der Niere eine Einschränkung dieser Funktionsbreite, einen sauren oder alkalischen Harn produzieren zu können, eintreten kann. Es ist verständlich, daß bei einem schwerkranken Ausscheidungsorgan die Funktion der Variabilität der Harnreaktion so weit eingeschränkt ist, daß die Zuwanderung saurer und alkalischer Valenzen nicht mehr genügend ausgeglichen wird, und die beiden anderen Regulationsvorgänge, Atmung und Blutpuffer, zur Aufrechterhaltung des konstanten p_H im Blute mit herangezogen werden müssen.

Die ersten einschlägigen Beobachtungen stammen von Jaksch[33], der eine Herabsetzung der Kohlensäurespannung im Blute bei Urämischen feststellte. Straub und Schlayer[34] sowie Porges und Leimdörfer[7] bestätigten diesen

Befund von Jaksch[33]. Diese Autoren brachten die Beobachtung der herabgesetzten Kohlensäurespannung mit der Nierenerkrankung in Zusammenhang, indem sie annahmen, daß bei schweren Nierenstörungen nicht genügend Säuren ausgeschieden und im Blut zurückgehalten werden, so daß es zu einer kompensierenden Hyperventilation kommen muß, um durch eine Herabsetzung der Kohlensäurespannung, den für die Reaktion wichtigen Austausch zwischen gebundener und freier Kohlensäure zu schaffen. Straub und Schlayer[34] stellten sogar die Frage zur Diskussion: „Ist die Urämie eine Säurevergiftung?" Wenngleich die mit dieser Frage hypothetisierte Auffassung der Urämie sich nicht als zutreffend erwiesen hat, so ist doch die von diesen Untersuchern angegebene Deutung des Sinkens der alveolaren Kohlensäurespannung im Sinne einer Säureretention von vielen Nachuntersuchern bestätigt worden. In Erweiterung dieser Befunde wiesen Begun und Münzer[35] darauf hin, daß die Ammoniakausscheidung im Verhältnis zum Gesamtstickstoff bei schwer Nierenkranken verringert sei. Diese Untersucher erkannten in klarer Weise das gegensätzliche Verhalten des Urämischen und des Komatösen. Bei beiden ist die Kohlensäurespannung im Blute herabgesetzt, bei dem einen die Ammoniakausscheidung gesteigert, bei dem anderen die Ammoniakausfuhr verringert. Während Begun und Münzer[35] glauben, daß das Unvermögen des Urämischen Ammoniak mit der Niere auszuscheiden auf dem Unvermögen, Ammoniak in der Niere abzuspalten, beruhe, sieht Straub[20] in der verringerten Ammoniakausscheidung des Urämischen eine Ausscheidungsinsuffizienz der erkrankten Niere. Begun und Münzer führten Belastungsproben der erkrankten Niere mit Salzsäure aus und zeigten, daß der Nierenkranke dieses Einströmen von sauren Valenzen nicht wie der Normale durch eine momentane Ausscheidung von Ammoniak beantwortet, sondern mehrere Tage braucht, um im Urin den Zustrom der sauren Valenzen auszuscheiden und gezwungen ist, einer Säuerung des Blutes durch eine starke Verminderung der Kohlensäurespannung vorzubeugen. Ein ähnliches Verhalten sehen wir bei der Belastung mit Alkalien (Sellards[36], Palmer[37], Peabody[38]). Gibt man einem Gesunden alle 2 Stunden 5 g Natrium bicarbonicum per os, so wird spätestens nach der zweiten Gabe der Urin gegen Lackmus alkalisch. Bei Nierenkranken muß man bis zu 80 g geben, ehe Alkalinität eintritt. Beckmann[39] suchte durch eine Probekost die Leistungsfähigkeit der Niere für die Säuren-Basen-Ausscheidung zu ermitteln. Bei saurer Kost wird der Urin beim Nierengesunden sehr bald nach der Mahlzeit stark sauer, um wieder nach einigen Stunden zur normalen Reaktion zurückzukehren. Das entsprechende Verhalten tritt nach basischer Kost ein. Wir sehen bei normaler Funktion der Nieren eine außerordentliche Variationsbreite der Harnreaktion, die in gewisser Analogie aber nicht Parallelität steht zur Fähigkeit der Niere, einen konzentrierten und verdünnten Harn zu bereiten. Eine schwerkranke Niere kann den Anforderungen, die eine abwechslungsreiche Ernährung, eine saure oder basische Kost, an die Variation der Harnreaktion zur Aufrechterhaltung des Säure-Basen-Gleichgewichts stellt, nicht mehr nachkommen. Es muß zum Ausgleich der Blutpuffer herangezogen werden, so daß die Senkung der Kohlensäurespannung im Blute dieses Unvermögen ausgleichen muß. Inwieweit die Senkung der Kohlensäurespannung, die nach Angaben von Straub und Schlayer[34] so tief wie im Coma diabeticum sein kann, tatsächlich durch Retention abnormer Säuren bedingt ist, kann trotz großer Wahrscheinlichkeit nicht mit Sicherheit entschieden werden.

Ist der Blutpuffer nicht mehr imstande, die aktuelle Reaktion des Blutes zu erhalten, so tritt bei Insuffizienz der Niere und des Blutpuffers eine Verschiebung der aktuellen Reaktion nach der sauren Seite ein, wie dies zuerst Poulton und Ryffel[40] nach der Gleichung von Peters-Barcroft durch Bestimmung der Sauerstoffdissoziation gefunden haben. Diese Beobachtung wurde von verschiedenen Autoren, so auch von Straub[20] durch Feststellung der Kohlensäurebindungskurve und Bestimmung des Arterienpunktes bestätigt. Gleichzeitige Verminderung der Alkalireserve (Hypokapnie) wurde bei den meisten Nierenkranken in den Spätstadien gefunden. Da das Zustandsbild des Nierensiechtums im Blut (herabgesetzte Kohlensäurespannung, Hypokapnie) mit dem Coma diabeticum so große Ähnlichkeit hat, ist es außerordentlich wichtig, in allen Fällen die Urinanalyse heranzuziehen, sei es, daß man mit Beckmann[39] durch verschiedene Kost die Einschränkung der Reaktionsbreite nachweist (Poikilopikrie, Straub), oder indem man mit Begun und Münzer[35] das Verhältnis von NH_3- zur Gesamt-N-Ausscheidung untersucht und die für die Nierenerkrankung charakteristische Ammoniakverminderung feststellt. In einer neueren Arbeit haben Magnus-Levy und Siebert[41] auf die Verhältnisse der Ammoniakausscheidung bei chronischen Nierenkranken noch einmal besonders hingewiesen. Die gleichen Verhältnisse für die Regulation des Säuren-Basen-Haushaltes wie beim Nierenkranken findet man bei experimentellen Nierenschädigungen und bei operativer Einschränkung des Nierenparenchyms. Je nach dem Grade der Störung ist die Variationsbreite für die Harnreaktion eingeschränkt. Die Hypokapnie erreicht auch hier so hohe Grade, daß trotz der Kompensation durch Überventilation eine Verschiebung der aktuellen Blutreaktion nach der sauren Seite eintreten und dadurch der Tod des Tieres verursacht werden kann.

Bei Versagen der Niere zur Aufrechterhaltung des Säuren-Basen-Gleichgewichtes können auch die anderen Ausscheidungsorgane, Darm und Schweiß, zur Ausscheidung saurer Valenzen mit herangezogen werden. Zweifellos sind Durchfälle und profuse Schweiße bei Niereninsuffizienzerscheinungen im Sinne eines solchen Ausgleichs anzusehen. Wir wissen aber noch zu wenig über derartige Funktionen des Darmes und der Haut, um ein Urteil abgeben zu können, inwieweit auch diese Organe unter normalen Umständen ebenfalls an der Aufrechterhaltung der aktuellen Reaktion des Blutes mitarbeiten. Regulation der H-Ionen-konzentration durch Darm und Schweiß.

Aus diesen Ausführungen ist ersichtlich, auf welche vielfältige Weise der Organismus eine seiner wichtigsten Konstanten, die aktuelle Reaktion des Blutes, aufrechterhalten kann. Zur Analyse einer vorliegenden Verschiebung nach der sauren oder alkalischen Seite (Hyper- und Hypohydrie, Hyper- und Hypokapnie) ist es, um ein klares Bild zu bekommen, nicht angängig, nur einen der kompensierenden Faktoren zu bestimmen. Es ist dringend notwendig, daß alle in Betracht kommenden Faktoren, Atmung, Blut und Harn, untersucht werden.

Nach van 't Hoff[42] zeigen die gelösten Stoffe (unter Voraussetzung großer Verdünnung) das gleiche Verhalten wie die Gase. Es gelten daher auch für sie die Gasgesetze. Die kinetische Gastheorie nimmt an, daß die Gasteilchen beim Bestreben, einen möglichst großen Raum einzunehmen, Stöße gegen die umschließenden Wände und dadurch einen bestimmten Druck ausüben. In einer Flüssigkeit haben wir an Stelle der Gasteilchen die gelösten Teilchen. Auch sie üben auf die Wände des sie umgebenden Gefäßes einen Druck aus, indem sie das Bestreben haben, einen möglichst großen Raum einzunehmen. Den Druck, den die gelösten Teilchen auf die sie begrenzenden Flächen ausüben, heißt man osmotischen Druck. Die Gase wandern vom Orte des höheren Druckes zu Orten des niederen Druckes. Das gleiche Gesetz, das für die Gase gilt, gilt auch für die gelösten Teilchen. Hierbei ist zu berücksichtigen, daß wie in den Gasgemischen auch in den Lösungsgemischen der Partiardruck des jeweiligen Gases oder des jeweils in Lösung befindlichen Stoffes maßgebend ist. Die Die Bedeutung der Osmose für den Mineralstoffwechsel.

Übertragung der Lehre von den Gasgesetzen auf die Druckverhältnisse in verdünnten Lösungen zeigt uns eine der Triebkräfte des Flüssigkeitsstromes in den Geweben. Der Organismus ist bestrebt, in allen seinen Teilen die Konstanz des osmotischen Druckes aufrechtzuerhalten. Die Isotonie (Isosmie) des Organismus ist an die gleichbleibende Konzentration seiner mineralischen Bestandteile gebunden, wobei ihre elektrolytische Dissoziation infolge der Einwirkung auf die Größe des osmotischen Druckes in Rechnung gesetzt werden muß. Die organischen gelösten Bestandteile, wie Harnstoff, Zucker, Eiweiß, üben nur einen geringen osmotischen Druck aus. Für die Messung des osmotischen Druckes in Körperflüssigkeiten steht uns die Methode der Gefrierpunktserniedrigung zur Verfügung. Die Gefrierpunktsdepression des menschlichen Blutes beträgt 0,56°.

Mineralstoffgehalt des Körpers. Die mineralischen Stoffe, welche im Blutserum und verschiedenen Organen vorkommen, sind in folgender Tabelle nach Heubner[43] zusammengestellt.

Gehalt des normalen Blutserums an Mineralstoffen.

	mg auf 100 ccm Grenzwerte	mg auf 100 ccm Mittel	Konzentration in Äquivalenten
Cl	320—400	355	0,100 n
HCO$_3$ . . .	—	160	0,026 n
SO$_4$	—	22	0,002 n
HPO$_4$ . . .	3—15	10	0,002 n
Na	280—320	300	0,130 n
K	16—24	20	0,005 n
Ca.	8—16	10	0,005 n
Mg	1—4	2$^1/_2$	0,002 n
Summe		880	saure: 0,133 bas.: 0,142

Gehalt verschiedener Organe an Mineralstoffen (Zahlen in mg-%).

Organ	Na	K	Ca	Mg	Cl	Gesamt-HPO$_4$	wasser-löslich HPO$_4$
Haut (Kaninchen)	179	204	18,2	8,5	—	—	—
Gehirn.	—	150—300	4—41	15	131—145	1000	250
Skeletmuskel . . .	150—89	330—400	3—19	20—30	ca. 60	500—700	470—650
Herz.	110	340	7—26	17,4	100—170	630	—
Lunge	—	—	14—32	—	210—260	260	—
Leber	—	—	5—20	9—17	96—207	800—1200	—

Bevor wir auf die wechselseitigen Beziehungen der Anionen und Kationen zueinander näher eingehen, seien die allgemeinen Beziehungen der in der Körperflüssigkeit gelösten Mineralbestandteile zu den Kolloiden erörtert, da im Organismus eine ständige Wechselwirkung zwischen elektrolytisch dissoziierten Salzen und Kolloiden statthat.

Krystalloide. Kolloide. Th. Graham[44] lehrte uns als erster die Gesetze der Diffusion. Er konnte zeigen, daß gewisse Stoffe durch eine Membran, die mit dem Lösungsmittel durchdrängt ist, in eine wäßrige Lösung nicht diffundieren oder, wie er sagte, nicht dialysieren. Derartige nicht dialysierbare Stoffe bezeichnete Graham als Kolloide; alle Stoffe, die dialysieren, bezeichnete er als Krystalloide. Man glaubte, daß eine wesentliche Unterscheidung der Krystalloide und Kolloide dadurch gegeben sei, daß die ersteren einen osmotischen Druck ausüben, die anderen hingegen keinen osmotischen Druck hervorrufen. Es zeigte sich aber, daß dies keine prinzipielle, sondern eine graduelle Unterscheidung ist, da auch

Kolloide je nach ihrer Teilchengröße im dispersen System einen geringen osmotischen Druck auszuüben imstande sind. Auch die Annahme, daß nur den Krystalloiden ein elektrisches Leitvermögen zukomme, hat sich als irrtümlich erwiesen, da auch die im kolloiden Zustand befindlichen Teilchen elektrische Eigenschaften besitzen. Die kolloiden Teilchen haben gegenüber dem Dispersionsmittel eine elektrische Ladung aufzuweisen. Wir kennen positiv und negativ aufgeladene Kolloide. Entgegengesetzt geladene Kolloide fällen sich aus. Aus diesem Grunde ist verständlich, daß auch die Ladung der Elektrolyte auf den Zustand der Kolloide von Einfluß ist. Wir sehen, daß allen in Lösung befindlichen Stoffen gemeinsame Eigenschaften zukommen, gleichgültig, ob wir kleinste Teilchen in Gestalt von Ionen oder grobdisperse Teilchen in Gestalt von Kolloiden vor uns haben. Die Unterschiede sind nur quantitativ und nicht qualitativ. Es bestehen aus diesem Grunde fließende Übergänge zwischen beiden Systemen; entscheidend ist nur die Teilchengröße. Alle Kolloide können aus ihrem gelösten Zustand (Solzustand) in den festen (Gelzustand) übergeführt werden. Dieser Übergang kann reversibel und irreversibel sein. Der Übergang in den irreversiblen Zustand hängt im wesentlichen von Temperatur und Dispersionsmittel ab.

Die Betrachtung der Verteilung der kolloiden Teilchen im Dispersions- Adsorption. mittel hat gezeigt, daß die Verteilung nicht gleichmäßig ist. Man hat an den sog. Grenzflächen, z. B. an der Grenzfläche zwischen Flüssigkeit und Luft, an der Oberfläche der Lösungen oder zwischen Flüssigkeit und Gefäßwand eine Anreicherung der Teilchen gefunden. Die Verschiebungen der Konzentration der Teilchen an den Grenzflächen hat man Adsorptionserscheinungen genannt. Zwischen den einzelnen dispergierten Teilchen und dem Dispersionsmittel bestehen besondere Beziehungen. Jedes Kolloidteilchen steht in einem gewissen Verhältnis zu seinem Dispersionsmittel. Am deutlichsten sehen wir das bei Kolloiden im wäßrigen Dispersionsmittel. Die Aufnahme von Wasserteilchen Hydratation. in den kolloidgelösten Stoff hat man als Hydratation bezeichnet und diese Erscheinung als Adsorptionsverbindung zwischen Wasserteilchen und Kolloid gedeutet. Der Grad der Hydratation ist verschieden. Er nimmt mit der Abnahme der Teilchengröße aber zu. Kolloidal gelöste Teilchen, die stark hydratisiert sind, heißen lyophile oder hydrophile Kolloide, während weniger hydratisierte lyophob oder hydrophob genannt werden. Der Grad der Hydratation dürfte aber nicht allein von der Teilchengröße abhängen, sondern auch von anderen Momenten, die in der Natur der Teilchen und im Lösungsmittel gegeben sind. Bestimmte Gesetzmäßigkeiten sind bisher noch nicht gefunden. Stellt man sich vor, daß nicht nur das Wassermolekül in seiner Gesamtheit von Kolloiden aufgenommen wird, sondern die dissoziierten Ionen, H^+ und OH^- des Wassers an die kolloiden Teilchen gelangen, so müssen Erscheinungen eintreten, die gerade in physiologischer Hinsicht für den physikalisch-chemischen Zustand der Kolloide von Bedeutung sind. Leider sind die Verhältnisse in physiologischen Flüssigkeiten durch die gleichzeitige Gegenwart der verschiedensten Elektrolyte und der verschiedensten Kolloide derartig kompliziert, daß die Gesetzmäßigkeiten, welche man bei Kolloiden in einfachen Dispersionsmitteln findet, nicht ohne weiteres auf die physiologischen Flüssigkeiten zu übertragen sind. Dies gilt besonders für die Beziehung der Oberflächenspannung zur Adsorption.

Gibbs[45] und Thomson[46] fanden, daß diejenigen Stoffe, die eine vorhandene Oberflächen-Oberflächenspannung erniedrigen, in der Oberflächenschicht angereichert werden. spannung. Es besitzt dann diese Oberflächenschicht den im Dispersionsmittel vorhandenen Stoff in höherer Konzentration als die übrige Lösung. Umgekehrt besitzt die Oberflächenschicht von denjenigen Stoffen, die die Oberflächenspannung erhöhen, eine geringere Konzentration als das übrige Dispersionsmittel. Diese Beobachtungen sind für das Verständnis des Geschehens an der Zelloberfläche von grundsätzlicher Bedeutung. Wenn auch in der Zelle das Dispersionsmittel, das Wasser, ständig das gleiche ist, so erschwert doch der fortwährende Wechsel der dispersen Teilchen den Vergleich mit einfachen Modellen.

In neuester Zeit sind die biologischen Adsorptionsvorgänge nicht nur unter dem Gesichtspunkte des Verteilungsgesetzes (Henry) betrachtet worden, sondern auch, angeregt durch die Untersuchungen von Langmuir[47] und Harkins[48], wieder im Sinne einer Bindung, die zwischen rein chemischer und Adsorptionsbindung steht, zu deuten versucht worden. Durch die röntgenspektrographischen Untersuchungen der Kolloide unterscheidet man Kolloidteilchen, die polar und apolar gerichtet sind. Für die Art der Adsorption soll die polare und apolare Orientierung der einzelnen Kolloidteilchen eine Rolle spielen, wobei als polare Kolloide Kolloide mit gleichgerichteten Teilchen und apolare Kolloide Kolloide mit ungerichteten Teilchen zu verstehen sind. Die Unterscheidung der Kolloide nach der Teilchenrichtung ist nach den Röntgenspektren möglich. Die röntgenspektrographische Untersuchung, welche uns den Aufbau gewisser Naturprodukte zu erkennen erlaubt (K. H. Meyer und Mark[49]), ist nur zur Untersuchung homogener, „gerichteter" Kolloide möglich und vorerst auf die Kolloidgemische des Organismus nicht anwendbar.

Der elektrische Zustand. Isoelektrischer Punkt.   Für die Funktion der Kolloide im Organismus ist neben der Erscheinung der Hydratation und Adsorption ihr elektrischer Zustand von Bedeutung. Sole gehen in den Gelzustand über, wenn sie ihre Ladung einbüßen, d. h. wenn ihre Ladung neutralisiert wird. Man bezeichnet den Punkt, in dem die Teilchen ihre elektrische Ladung verlieren, als isoelektrischen Punkt. Die meisten Kolloide flocken im isoelektrischen Punkt aus. Es gibt aber auch Ausnahmen von dieser Regel (Plasmaalbumin, Hämoglobin). Es ist ohne weiteres einleuchtend, daß Elektrolyte verschiedener Ladung Kolloide isoelektrisch machen können, und daß im Organismus die Voraussetzungen für einen solchen Vorgang gegeben sind, so daß manche Zellschädigung auf derartige Ursachen zurückgeführt werden kann.

Einfluß der Elektrolyse auf die Kolloide. Hofmeistersche Reihe.   In ihrer Wirkung auf den Solzustand vieler Kolloide ist bei den Neutralsalzen nur das eine Ion, d. h. das Anion bzw. das Kation maßgebend. Hofmeister[50] fand, daß zur Ausflockung von Hühnereiweiß folgende Mengen von Natriumsalzen verschiedener Säuren, in Molen pro Liter ausgedrückt, zur eben eintretenden Fällung notwendig waren: Citrat 0,56, Tartrat 0,78, Sulfat 0,80, Acetat 1,69, Chlorid 3,62, Nitrat 5,42, Chlorat 5,52, Jodid und Rhodanid.

Es ergibt sich folgende Reihe, wenn man die Anionen nach wachsendem Fällungsvermögen ordnet:

$$CNS, J < ClO_3 < NO_3 < Cl < Acetat < SO_4 < Tartrat < Citrat$$

Einen Einfluß in der gleichen Reihenfolge sehen wir auch beim gegenteiligen Vorgang, beim Quellen von Gelen. Eine ähnliche Reihe hat sich bei der Beeinflussung der Oberflächenspannung und bei der Verdrängungswirkung von adsorbierten organischen Substanzen ergeben. Besonders für die Quellung hat Hofmeister die Gültigkeit dieser Reihe zu zeigen vermocht.

Für die Funktion der Zellen ist der Zustand der die Zellenmasse ausmachenden Kolloide maßgebend. Die Dispersität dieser Kolloide, besonders der Proteine, kann durch verschiedene Bedingungen erhöht und verringert werden. Der Dispersitätsgrad wird beeinflußt durch Anionen und Kationen, bei gewissen Eiweißarten auch durch undissoziierte Salze. Im Zellinhalt müssen besondere Regulationseinrichtungen vorhanden sein, die den kolloiden Zustand, d. h. den Dispersitätsgrad gewährleisten, da durch die im Zellstoffwechsel entstehenden

Abbauprodukte schon ständig Änderungen des kolloiden Zustandes eintreten würden. Hier müssen Puffersubstanzen von besonders feiner Einstellung die beim Abbau entstehenden Stoffe auffangen und die für den Dispersitätsgrad maßgebende Konstanz der Reaktion aufrechterhalten. Neben den Säuren und Basen haben auch die Salze einen großen Einfluß auf kolloidal gelöste Substanzen. Bei der Quellung eines Kolloids wird nicht Wasser allein, sondern immer auch Salz aufgenommen. Im Anfange wächst die Salzaufnahme mit der Salzkonzentration, bis ein gewisses Maximum erreicht ist. Ist dieses Maximum der Salzaufnahme erreicht und tritt trotz steigender Salzkonzentration des Dispersionsmittels kein Salz mehr in das Kolloid, so wird dem Kolloid Wasser entzogen. Das Kolloid verhält sich in diesem Zustande gegenüber der Lösung wie eine halbdurchlässige Membran. Aus diesen Verhältnissen läßt sich erklären, daß die verschiedenen Kolloide im Organismus die einzelnen Salze der Gewebsflüssigkeit in verschiedener Konzentration speichern können. In diesem Sinne ist es auch verständlich, daß in den Blutkörperchen die Salze in einer anderen Konzentration als im Plasma vorhanden sind. Es dürfte kein Zweifel sein, daß die Ursache der verschiedenen Konzentration molekular gelöster Stoffe in verschiedenen Zellen des Organismus auf Adsorptionserscheinungen der Kolloide zurückzuführen ist. Bei der Besprechung des Wasserhaushaltes wird noch darauf einzugehen sein, daß man eigentlich zwei verschiedene Zustandsformen des wäßrigen Lösungsmittels annehmen muß, auf der einen Seite das freie Lösungswasser, auf der anderen das kolloid gebundene Hydratationswasser (s. S. 608). Auf beide Flüssigkeiten verteilen sich die gelösten Stoffe je nach Art und Zustand des kolloiden Anteils und je nach der Konzentration und den spezifischen Eigentümlichkeiten der gelösten Stoffe. Inwieweit es sich hier um reine Adsorptionsvorgänge oder um innige Verbindungen des Lösungsmittels mit dem Teilchen handelt, läßt sich schwer entscheiden. Die Fähigkeit, Wasser zu binden oder Wasser zu entbinden, hängt eng mit dem Geschehen der Resorption, Sekretion und Exkretion zusammen, wobei immer zu bedenken ist, daß im Organismus auch beim Freiwerden von Quellungswasser oder Hydratationswasser niemals destilliertes Wasser, sondern immer Salze in Wasser gelöst entbunden werden.

Die Zellen und Gewebe nehmen aus der Nährflüssigkeit Mineralstoffe auf, die in verschiedenster Form in der Nährflüssigkeit enthalten sind. Mit der Nahrung werden ständig Mineralstoffe in verschiedenen Mengenverhältnissen zugeführt, so daß der Organismus über Regulationen verfügen muß, die bei überreicher oder mangelnder Mineralzufuhr die Konstanz des Mineralgehaltes der einzelnen Organe und Körperflüssigkeiten gewährleisten. In erster Linie versorgen diese Regulation die Ausscheidungsorgane Niere, Darm und Haut. Es muß dem Organismus in seinen verschiedenen Altersperioden möglich sein, Salze zu retinieren und zu thesaurieren (Zustand der Mineralisation), Salze durch die Ausscheidungsorgane im Übermaß abzugeben (Zustand der Demineralisation) und auch die Zusammensetzung der Mineralbestandteile des Organismus in gewissem Grade zu variieren (Zustand der Transmineralisation). Regelung des Mineralbedarfes.

Die Bedeutung der Mineralstoffe für die Ernährung ist zweifellos von den Ernährungsphysiologen eine Zeitlang in den Hintergrund gedrängt worden. Man hat sich einseitig auf die Energieträger eingestellt und den Wert einer genügenden Mineralzufuhr mehr oder weniger dem Instinkt überlassen. Die in der Physiologie etwas zurückgedrängte Bedeutung der Mineralien für den Stoffhaushalt ist wohl dadurch verursacht worden, daß Kurpfuscher und Laien mit phantastischen Anpreisungen einfacher Mineralstoffgemische alle möglichen Leiden zu heilen glauben. Diesem Aberglauben folgte ein zu starkes Ausschlagen der wissenschaftlichen Medizin nach der Gegenseite, indem von namhaften Forschern der Die Bedeutung der Mineralstoffe für die Ernährung.

Mineralzufuhr nur geringe Bedeutung beigemessen wurde. Als nunmehr zu Anfang dieses Jahrhunderts von den amerikanischen Forschern Osborne und
Mendel[51] die Bedeutung der Mineralzufuhr für die Erhaltung des Lebens und
besonders des Wachstums von neuem betont wurde, wandte sich die wissenschaftliche Medizin mit verstärktem Interesse dem Problem der Mineralzufuhr
zu. Es sei hier auf die propagandistischen und daher oft mißdeuteten Forderungen
von Lahmann[52] hingewiesen, der wohl als erster in Deutschland erkannt hat,
daß im eiweißfreien Milchwasser alle Mineralien vorhanden sind, die der Mensch
benötigt. Lahmanns chemischer Mitarbeiter, Ragnar Berg, hat in einer
großen Reihe von mühevollen Mineralanalysen den Mineralgehalt der verschiedensten Nahrungsmittel festgelegt. Ragnar Berg[53] unterscheidet eine saure und
eine alkalische Nahrung, d. h. Nahrungsmittel, die im intermediären Stoffwechsel
im wesentlichen Säuren bzw. Basen entstehen lassen. Einen Säureüberschuß
lassen entstehen alle Fleischsorten und tierische Organe, Fette, Eier und Sahne.
Einen Alkaliüberschuß liefern die Wurzeln und Knollen, Stengel und Blätter,
die Zwiebeln und Früchte mit Ausnahme der Preißelbeeren. Zu den Blättern
sind alle gebräuchlichen Gemüsearten zu rechnen. Ragnar Berg fordert für
eine gesunde Kost, daß sie mehr basische als saure mineralische Äquivalente enthalte, da eine Säuerung durch allzu saure Kost, insonderheit die Eiweißkost,
Vergiftungserscheinungen im Sinne einer Acidose hervorrufen könne. Zweifellos
ist eine einseitige saure Fleischkost für den Organismus nicht das Wünschenswerte, aber Ragnar Berg unterschätzt die Regulationsvorrichtungen des
Körpers, welche einer Säuerung entgegenarbeiten. Bei normaler Funktion dieser
Regulationen, Atmung, Blutpuffer, Niere (s. S. 575) wird es niemals zu einer
Veränderung der konstanten Reaktion in den Säften kommen. Die Wasserstoffzahl der Säfte bleibt trotz saurer Nahrung konstant. Ausschließliche Fleischfresser sind ebenso lebensfähig wie Vegetarianer. Eine andere Frage ist es allerdings, inwieweit der Körper bei einseitiger saurer Fleischkost unter optimale
Lebensbedingungen gesetzt ist und ob nicht die Regulationsvorrichtungen durch
die dauernde einseitige Kost so stark angespannt werden, daß sie bei hinzutretenden Krankheiten, die ebenfalls eine gewisse Säuerung verursachen, überbelastet
werden. Diese Möglichkeit erscheint im Sinne Ragnar Bergs diskutabel. Man
soll aber nicht in das andere Extrem verfallen und die saure Äquivalente liefern-
den Nahrungsbestandteile aus der menschlichen Ernährung verbannen. Eine
gemischte Kost, die Fleisch und reichlich Gemüse in entsprechender Form enthält, ist die gegebene Nahrung, um auch dem Mineralbedarf des Körpers zu
genügen. In Deutschland ist im allgemeinen die gemischte Kost die Kost der
Wahl, jedoch bedarf es sehr oft, besonders in den südlichen Gegenden Deutschlands, des besonderen Hinweises auf eine reichlichere Zufuhr von Gemüsen. Auf
die Zubereitung der Gemüse muß noch besonders hingewiesen werden. Ein
allzu langes Kochen der Gemüse und ein Wegschütten des Abkochwassers hat
ein Auslaugen der Mineralbestandteile zur Folge und macht den Wert der
Gemüse als Nahrungsmittel illusorisch. Die Rohkostesser übertreiben diese
Erkenntnis. Selbstverständlich steckt in der Forderung des möglichst natürlichen Genusses von Gemüsen und Salaten ein Körnchen Wahrheit. Die Mineralien und Vitamine werden ihrem vollen Gehalt nach zugeführt. Eine vernünftige Zubereitung der Gemüse und Salate dürfte aber dem Rohkostgenuß
vorzuziehen sein. In neuester Zeit ist das Rohkostessen mehr ein sektierender
Glaube als eine vernünftige Lebensweise.

Die Nahrung des Säuglings ist in der Milch gegeben. Die Milch enthält
alle Mineralien, die für den Ansatz (Mineralisation) nötig sind. Nach Heubner[54]
werden einem Säugling von 5 kg mit 800 ccm Muttermilch pro Kilogramm die

in folgender Tabelle zusammengestellten Mengen von Mineralien verabreicht. Zum Vergleich ist die Mineralzufuhr eines 70 kg schweren Erwachsenen pro Kilogramm aus einer Durchschnittskost berechnet danebengesetzt.

	Säugling	Erwachsener
Na . . .	25	100
K	80	85
Ca. . . .	50	20
Mg . . .	7	10
Cl	80	150
HPO_4 . .	(70)	(85)

Der Vergleich der beiden Tabellen ist überraschend. Der wachsende Organismus bekommt pro Kilogramm weniger Mineralien als der erwachsene Organismus. Lediglich Ca macht eine Ausnahme. Phosphorsäure und Kalium ist der Menge nach pro Kilogramm ungefähr gleich. Für alle Mineralstoffe ist ein gewisser Minimalbedarf vorhanden; jedoch dürften die in der Heubnerschen Tabelle angegebenen ein Vielfaches der Minima sein, so daß beim Säugling bei ausreichender Milchkost und beim Erwachsenen bei gemischter Kost ein beständiges Überangebot an Mineralien statthat. Bemerkenswert ist noch, daß die Nahrungsmittel des Erwachsenen, wie sie in der Natur vorkommen, bei höherem Gehalt an Kalium und Phosphor einen geringeren an Na und Cl haben. Die Zufuhr des Kochsalzes geschieht bei allen Kulturnationen durch Extrasalzzusatz. Außer K und P enthält eine gemischte Kost noch Ca, Mg, Fe und im Eiweiß vorgebildeter S. In kleinsten Mengen sind in den Nahrungsmitteln noch J, F, Br, Cu, Mn und Kieselsäure enthalten. Die Zufuhr von kleinsten Mengen J hat in letzter Zeit für die Beurteilung der Entstehung des Kropfes Bedeutung erlangt. Relativ jodreich sind Seefische. Der Jodgehalt der Nahrungsmittel schwankt mit dem Jodgehalt des Bodens. Diese Tatsachen weisen darauf hin, daß auch der Gehalt an anderen Mineralien außerordentlich von dem Boden abhängig sein dürfte, auf dem die pflanzlichen Nahrungsmittel gewachsen sind. Es wird aus diesem Grunde sehr schwer sein, Einheitszahlen für den Mineralgehalt der verschiedenen Nahrungsmittel aufzustellen.

Dehnicke[55] stellte an Kostformen einer Krankenhauskost die tägliche Zufuhr an Mineralien aus Mittelwerten, die in einer vierzehntätigen Ernährungsperiode gegeben wurden, zusammen. Er fand pro die 8,5 g Na, 8,5 g K, 1,5 g Ca, 0,75 g Mg und aus einer Kostperiode von 7 Tagen einer diätetischen Kuranstalt 5,5 g Na, 4 g K, 1,25 g Ca, 0,5 g Mg. Die Menge der Anionen richtet sich nach den Kationen. v. Wendt schätzt das Chlor auf das eineinhalbfache des Na (ca. 6—13 g), das Anion HPO_4 auf das gleiche Gewicht wie das K (4—8 g).

Die Ausfuhr der Mineralien erfolgt im Harn, im Kot und durch die Haut. Mineralausfuhr. Im Harn finden sich alle Mineralien der Nahrung. Er ist der Hauptausscheidungsort. Im Kot findet sich von Mineralien hauptsächlich Calciumphosphat. Das Calcium ist im Kot zum größeren Teil als Tricalciumphosphat vorhanden, eine Tatsache, die für das Säure-Basen-Gleichgewicht im Organismus von Bedeutung ist, weil dadurch dem Organismus basische Äquivalente entzogen werden.

Man kann in der Betrachtung des Mineralstoffwechsels so vorgehen, daß Disposition der Darstellung des Mineralstoffwechsels. man Anionen und Kationen der Reihe nach bespricht. Bei einer solchen Betrachtungsweise würde aber die untrennbare Zusammengehörigkeit der Alkalien mit dem Cl-Ion und der alkalischen Erden mit dem PO_4-Ion nicht augenscheinlich werden. Wir wollen deshalb in unserer Betrachtungsweise wohl Anionen und Kationen trennen, aber die als Salze zusammengehörigen Ionen gemeinsam abhandeln. Untrennbar mit jeder Überlegung des Mineralstoffwechsels muß die Bedeutung des Lösungsmittels der Mineralien, die Bedeutung des Wassers gewürdigt werden. Das Wasser kann im Körper gewissermaßen als selbständiges Mineral (Hydratationswasser) oder als Lösungs- und Transportmittel vorhanden sein. Es sollen zunächst die Mineralien selbst und am Schluß erst das Wasser im Zusammenhang mit den gelösten Stoffen besprochen werden.

Die Chloride NaCl und KCl. Die Chloride sind die osmotisch wirksamsten Stoffe in der Gewebsflüssigkeit. Der osmotische Druck ist in den Gewebsflüssigkeiten zum größten Teil auf Chloride zu beziehen. Schwankungen der Konzentration der Chloride der Körperflüssigkeit vollziehen sich nur innerhalb enger Grenzen. Der Normalgehalt des Blutserums beträgt 560—600 mg-%. Wird dem Körper überschüssig Wasser zugeführt, so kann die Ausscheidung des Wassers (da niemals destilliertes Wasser ausgeschieden werden kann) nur durch gleichzeitige Ausscheidung von Chloriden erfolgen. Man kann durch reichliches Trinken von gewöhnlichem Leitungswasser, ohne daß gleichzeitig Salz zugeführt wird, den Körper demineralisieren und eine zu große Ausfuhr an Kochsalz hervorrufen. Andererseits kann durch Zufuhr von Salzwasser, auch bei normal funktionierenden Nieren, die Kochsalzausscheidung derart belastet werden, daß nicht alles Kochsalz ausgeschieden werden kann und mit Wasser im Körper zurückbleibt (Verdursten Schiffbrüchiger). Bei geringer Wasserzufuhr ist der absolute Bedarf an Chloriden sehr gering, ca. 4 g. Normalerweise wird mit der Nahrung mehr als der Bedarf aufgenommen. Das Kochsalzbedürfnis ist individuell außerordentlich verschieden. Das Kochsalz verläßt zum größten Teil im Harn den Organismus. Die Niere vermag das Blutkochsalz auf die doppelte Konzentration zu bringen (Blut 0,56—0,6 g-% ; Urin 0,1—1,2 g-%). Ein Teil des Kochsalzes verläßt mit dem Schweiß den Körper. Bei starken Schweißen, bei körperlichen Bewegungen und hoher Außentemperatur werden mehrere Gramm Kochsalz mit dem Schweiß ausgeschieden. Die Konzentration im Schweiß ist 0,03—0,2 % Cl entsprechend 0,05—0,33 g NaCl. Die Ausscheidung der Chloride durch den Darm hängt von der Konsistenz des Kotes ab. Normalerweise verläßt nur 1 % des gesamten Chlorides den Körper mit dem Kot. Wird reichlich Salz aufgenommen und unterbleibt eine gleichzeitige Zufuhr von Wasser, so wird das Ausscheidungswasser dem Körper entnommen. In diesem Sinne kann auch Salzzufuhr diuretisch wirken. Der gleichzeitig reflektorisch eintretende Durst gleicht aber sofort den Wasserverlust aus. Der Durst ist in einem solchen Falle durch eine erhöhte osmotische Konzentration in den Geweben ausgelöst. Wird eine größere Salzmenge in Gestalt von stark gesalzenen Speisen aufgenommen, so wird die Salzkonzentration bereits im Darme derartig reguliert, daß nur eine den Körpersäften adäquate Chloridlösung zur Resorption kommt. Trotzdem steigt nach einer starken Kochsalzmahlzeit der Kochsalzgehalt des Serums an. Merkwürdigerweise ist die Verteilung des Kochsalzes nach einer kochsalzreichen Mahlzeit in verschiedenen Organen verschieden. Die höchste Konzentration findet sich in der Haut. Eine stärkere Kochsalzgabe löst gleichsinnig mit der Chloridvermehrung ein Einströmen von Wasser in die Blutbahn aus. Erst nach Einsetzen der Diurese gleicht sich dieser Anstieg wieder aus. Die gesunde Niere antwortet auf eine erhöhte Kochsalzkonzentration im Plasma mit einer Diurese. Der Ausgleich einer plötzlich erhöhten Kochsalzzufuhr, wie sie z. B. durch Einspritzen einer hypertonischen Kochsalzlösung erzielt wird, erfolgt nicht nur durch die Niere allein, sondern ebenfalls durch das Gewebe. Bei normaler Beschaffenheit des Flüssigkeitsaustausches zwischen Serum und Gewebe erfolgt gleichzeitig eine Abwanderung ins Gewebe und eine Ausscheidung durch die Nieren. Eine größere Menge Kochsalz, die intravenös oder auch per os gegeben wird, erscheint deshalb nicht sofort im Urin, weil derjenige Teil, welcher zuerst in die Gewebe wandert, erst allmählich rückläufig ins Blut gelangt und ausgeschieden wird. Eine Kochsalzzulage von 10 g wird in der Regel in 24 Stunden nahezu vollständig ausgeschieden; jedoch ist für die Ausscheidungsgröße der Bestand des Körpers an Kochsalz vor dem Versuche maßgebend. War der Bestand vor dem Versuch vermindert, so wird nur der Überschuß ausgeschieden. Für derartige Kochsalzbilanzversuche ist es dringend nötig, in Vorversuchen eine Gleichgewichtslage zu schaffen.

Den Gesamtkochsalzbestand des Körpers schätzt Magnus-Levy[56] auf 150 g NaCl. Die kochsalzreichsten Organe sind Blut, Haut und Niere. Der Muskel, welcher relativ kochsalzarm ist, kann bei übermäßiger Kochsalzzufuhr reichlich NaCl aufnehmen.

Entzieht man einem Menschen plötzlich das Kochsalz, so schwemmt er zunächst ca. 20 g mit dem entsprechenden Wasser aus, um es dann stark einzusparen. Die Ausscheidung bilanziert sich dann mit der geringen Aufnahme aus. Zu den Sparmaßnahmen des Körpers bei vollständiger Kochsalzentziehung gehört auch die Einsparung der Chloridsekretion des Magensaftes. Rosemann[57] zeigte, daß der Organismus bei einem Verluste von 20 % seines Chloridbestandes keinen Magensaft mehr bildet. Da die Kochsalzzufuhr, wie bereits gesagt, nicht durch den in den einzelnen Nahrungsmitteln vorgebildeten Kochsalzgehalt erfolgt, sondern dem willkürlichen Zusatz von Kochsalz zur Nahrung folgt, so ist es verständlich, daß weder einer Fleisch- noch einer vegetabilischen Nahrung eine Besonderheit für den Kochsalzstoffwechsel zukommt. Bei genügender Wasserzufuhr kann bei jedweder Kost bei einer in weiten Grenzen gehaltenen Kochsalzzufuhr ein Kochsalzgleichgewicht erreicht werden. Kochsalz-
entziehung.

Es ist sehr schwer, von einem normalen Wert der Kochsalzzufuhr zu sprechen. Die Kochsalzaufnahme hängt im wesentlichen vom individuellen Geschmack ab und schwankt von 5 bis über 20 g.

Von einer Störung des Kochsalzhaushaltes wird bei den verschiedensten Erkrankungen berichtet, ohne daß man bis heute für irgendeine Krankheit eine isolierte Störung des Kochsalzstoffwechsels hätte nachweisen können. Besonders bei chronischen Magenleiden hat man eine dauernde Abnahme der Kochsalzausscheidung gefunden. Es hat sich aber gezeigt, daß gerade beim Magenkranken das Heruntergehen der Kochsalzausscheidung lediglich ein Bilanzierungsvorgang ist, um die beim Erbrechen mit dem erbrochenen Magensaft verlustig gegangenen Chloride einzusparen. Auch bei Hyperacidität ist eine Abnahme der Urinchloride beobachtet, eine Erscheinung, die auch normalerweise auf dem Höhepunkt der Verdauung bei starker Salzsäureproduktion zu beobachten ist. Eine Steigerung der Chloridausfuhr ist als Begleiterscheinung der Erhöhung des Gesamtstoffwechsels beim Basedow und auch bei Schilddrüsendarreichung gefunden worden. Es dürfte fraglich sein, ob diese Erscheinungen der erhöhten Kochsalzausscheidung bei Hyperthyreosen mit dem Gesamtstoffwechsel in Zusammenhang zu bringen sind und nicht viel eher einer besonderen Einwirkung der Schilddrüse auf die Austauschvorgänge zwischen Unterhautzellgewebe und Säftestrom zuzuschreiben ist. Auf die Zusammenhänge des Einflusses der Schilddrüse auf den Wasseraustausch und damit auch auf das Kochsalz wird beim Wasserstoffwechsel ausführlich einzugehen sein (s. S. 620). Kochsalz-
ausscheidung
bei krankhaften
Zuständen.

Bei starken Blutverlusten, bei Aderlässen findet man eine Kochsalzeinsparung, die nach Wiederauffüllung des Blutbestandes rasch ausbalanciert ist (Kast[58]). Bei schweren Anämien, die mit Hydrämie einhergehen, kann die Blutkochsalzkonzentration erhöht sein, ohne daß es zu einer vermehrten Kochsalzausschwemmung kommt. Aderlaß.

Die Frage, ob das Chlor und das Natrium durch andere Halogene und Alkalien für den Betrieb des Organismus ersetzt werden können, ist mehr von theoretischem als von praktischem Interesse. In gewissem Sinne kann Brom das Chlor in Form des Natriumsalzes ersetzen. Es tritt sogar nach Bromdarreichung im Magensaft Bromwasserstoff auf. Auch bei ausgiebiger Verdrängung des Chlors durch Brom sind keine Erscheinungen von Chlorhunger vorhanden. Gibt man Kochsalz, so wird das Brom rasch wieder ausgeschieden und das Chlor tritt in seine Rechte. Andere Halogene, besonders das Jod, können das Chlor, auch nicht in geringem Maße, ersetzen. Das Natrium kann nur zum kleinen Teil durch andere Kationen, speziell durch Kalium, ersetzt werden. Die biologisch differente Wirkung des Natrium- und Kalium-Ions läßt einen Austausch des Natriums im Kochsalz ohne krankhafte Reaktion des Organismus nicht zu.

Bei Pylorusstenosen kommt es infolge des starken Erbrechens zu einem Defizit an Chlor-Ionen im Organismus. Das Blut verarmt an Chloriden. Gleichzeitig ist ein Anstieg des Bicarbonats festzustellen. Die Reaktion des Blutes wird nach der alkalischen Seite verschoben, da die Kohlensäurespannung nicht parallel dem Bicarbonatgehalt ansteigt. In welcher Weise die durch diesen Zustand chronischen Erbrechens hervorgerufene Tetanie direkt mit dem Verlust an Chlor-Ionen zusammenhängt oder als eine sekundäre Folge des Chlorverlustes auf die übrigen mineralischen Bestandteile des Körpers anzusprechen ist, steht noch zur Diskussion. Die tetanischen Erscheinungen dürften wahrscheinlich mit sekundären Verschiebungen des Milieus der Blutmineralien zusammenhängen.

Schaps[59] hat erstmals bei Säuglingen die Beobachtung gemacht, daß übermäßige Kochsalzzufuhr Temperaturerhöhungen auslösen kann. Diese von vielen Autoren bestätigte Tatsache des sog. Salzfiebers kann durch orale Gaben und durch intravenöse Injektion von Salzlösungen ausgelöst werden. Merkwürdigerweise ist die Erscheinung des Salzfiebers nicht bei allen Individuen in gleicher Weise auszulösen. Diese individuelle Verschiedenheit ist sowohl bei Säuglingen wie auch bei Erwachsenen festzustellen. Der Wirkungsmechanismus ist noch durchaus unklar. Die Tatsache, daß das Salzfieber bei Kindern leichter zu erzeugen ist als bei Erwachsenen, gerade bei Kindern, die leichte Ernährungsstörungen haben, weist darauf hin, daß vasomotorische Einflüsse zur Entstehung des Salzfiebers heranzuziehen sind. Das Cl-Ion ist nach L. F. Meyer[60] unbeteiligt. Auf die Temperatur soll das Na-Ion einzuwirken vermögen, da auch andere Natriumsalze, wie Jodide und Bromide, als fiebererzeugend sich erwiesen. Obgleich das Na-Ion für die Fiebererzeugung verantwortlich gemacht wird, muß doch die Tatsache registriert werden, daß nur durch die Halogenverbindungen der Alkalien und nicht durch andere Salze der Alkalien ein Salzfieber hervorgerufen werden kann. Als man zu Anfang der Salvarsanära das Fieber bei Salvarsaninjektionen durch reines Wasser zu vermeiden lernte, glaubte man auch, daß das Salzfieber durch einen „Wasserfehler" hervorgerufen würde. Die Möglichkeit, den pyrogenen Effekt auch durch perorale Kochsalzgaben auszulösen, erweist aber eindeutig, daß das Salzfieber durch das Salz selbst ausgelöst wird. Freund und Grafe[61] zeigten, daß das Salzfieber von einer Steigerung der Wärmeproduktion und von einem vermehrten Eiweißumsatz begleitet wird und somit alle charakteristischen Zeichen des infektiösen Fiebers hat. Meyer und Rietschel[62] konnten den Fiebereffekt des Kochsalzes durch gleichzeitige Zufuhr von Calcium-Ionen verhindern. Diese Beobachtung in Zusammenhang mit der Beobachtung von Freund[63], daß auch das Adrenalinfieber in ähnlicher Weise durch Cholin und Pilokarpin zu unterdrücken ist, weisen darauf hin, daß vom vegetativen System aus das Salzfieber ausgelöst werden dürfte. Die Tatsache, daß in ähnlicher Weise wie Fieber auch durch größere Kochsalzgaben bei Kaninchen Glucosurie auftritt, beleuchtet den gleichsinnigen Mechanismus des Salzfiebers.

Redtenbacher[64] und französische Autoren (Laubry[64] u. a.) wiesen zuerst darauf hin, daß bei der kruppösen Pneumonie eine erhebliche Retention von Kochsalz stattfindet, so daß der Urin fast nahezu kochsalzfrei wird. Es scheint aber, daß nicht nur bei der Pneumonie, sondern auch bei anderen fieberhaften Erkrankungen (eine Ausnahme macht nur die Malaria) eine Kochsalzretention statthat, die aber nie so hohe Grade erreicht als gerade bei der kruppösen Pneumonie. Eine Salzzufuhr bei fieberhaften Erkrankungen führt nie zur entsprechenden Vermehrung der Harnchloride. Für die Ursache der Kochsalzretention bei fieberhaften Erkrankungen glaubte man eine verminderte Kochsalzzufuhr annehmen zu können. Schwenkenbecher[65] weist aber mit Recht darauf hin, daß auch beim extremsten Kochsalzhunger niemals so niedere Werte gefunden werden, wie bei der Pneumonie. Die Annahme, daß im Blute das Kochsalz retiniert wird und nicht zum Ausscheidungsorgan gelangt, ist unzutreffend, da merkwürdigerweise das Gegenteil der Fall ist; der Kochsalzgehalt des Blutes bei fieberhaften Infektionskrankheiten, besonders der Pneumonie (Monakow[66]), zeigt abnorm niedrige Werte. Die direkte Ursache der fehlenden Kochsalzausscheidung im Urin ist die Senkung der Kochsalzkonzentration im Blute. Aus dieser Tatsache kann mit Sicherheit geschlossen werden, daß das Kochsalz bei fieberhaften Krankheiten in die Gewebe wandert. Die Auffassung, daß etwa nur das entzündlich veränderte Gewebe durch Exsudatbildung (Pneumonie) für die Retention verantwortlich zu machen ist, hat sich nicht erweisen lassen, da der Kochsalzgehalt einer pneumonischen Lunge nicht groß genug ist, um die gesamte Retention zu erklären. Es scheint, daß für das Abfallen der Blutkochsalzkonzentration im Fieber die Abwanderung des Kochsalzes sich auf alle Gewebe erstrecken dürfte. Mit dem Sinken des Fiebers kommt es zu einer Ausschwemmung von Kochsalz, die mit der Krise der Pneumonie oft schlagartig einsetzt (s. S. 635, Wasserretention und Fieber).

Bei Erkrankungen der Niere sehen wir, daß die Leistungsfähigkeit der Niere für die Kochsalzausscheidung zurückgeht. Es kann zu einer richtigen Kochsalzretention kommen, die sich in einem vermehrten Kochsalzgehalt des Blutes und gleichlaufender Hydrämie und gleichzeitiger Retention in den Geweben mit gleichzeitiger Wasserretention als Ödem ausdrückt. Widal und H. Strauß haben als erste darauf hingewiesen, daß das nephritische Ödem durch eine Störung der Kochsalzausscheidung hervorgerufen wird. Nach der Ansicht von Nonnenbruch[67] ist die Entstehung des nephritischen Ödems nicht lediglich durch eine Ausscheidungsstörung für das Kochsalz bedingt. Er glaubt, daß wenigstens bei der akuten Nephritis extrarenale Momente für die Ödementstehung wesentlich sind. Nonnenbruch[67] sagt, daß die Regulation der Konzentration der im Blutserum gelösten Bestandteile nicht allein von der Niere, sondern in mindestens gleichem Grade vom Gewebe aus erfolge. Eine Erhöhung der Serumkonzentration der Salze hat bei normalem Austausch der Gewebe und Capillaren einen gesteigerten Abtransport ebenso zur Folge, wie gleichzeitig eine erhöhte Ausscheidung durch die Niere. Die erhöhte Kochsalzkonzentration des Serums der akut Nierenkranken sei im wesentlichen ein Ausdruck der gesteigerten Austauschprozesse zwischen Serum und Geweben, so daß trotz erhöhter Serumkochsalzkonzentration zunächst eine normale Funktion der Niere vorhanden sein könne. In einer großen Reihe von Untersuchungen bei der Kriegsnephritis konnte Thannhauser[68] zeigen, daß auch bei der akuten Nephritis die renalen Momente im Vordergrund stehen, da vom ersten Tage der Erkrankung an die Kochsalzkonzentration im Blute und der Wassergehalt im Blute erhöht sind, die

Niere aber durch Konzentrationssteigerung im Harn diesen Anstieg nicht auszugleichen vermag. Wären nur extrarenale Momente für die Entstehung des
Ödems bei akuter Nephritis verantwortlich, so müßte die Konzentration im
Harn mit der Konzentrationssteigerung im Blut parallel gehen. Zweifellos spielen
bei der akuten Nephritis extrarenale Momente eine gewisse Rolle, jedoch gehen
diese Capillarschädigungen meistens parallel mit einer gleichzeitigen ausgedehnten
Nierenschädigung (s. S. 632, nephritische Ödeme).

Extrarenale Ödeme und Kochsalzretention.

Kranke in schwer kachektischem Zustande, Hungernde, Myxödemkranke
zeigen in den Geweben eine Kochsalzretention, die extrarenal durch gestörte Austauschvorgänge zwischen Blut und Gewebsflüssigkeit hervorgerufen
wird. Die Genese dieser extrarenal bedingten Ödeme mit Kochsalzretention soll
beim Wasserstoffwechsel noch näher besprochen werden (s. S. 634).

Unterschiede zwischen K und Na.

Obgleich im großen und ganzen der Natriumstoffwechsel parallel geht mit
dem Kochsalzstoffwechsel, so kommt doch dem Kation Na^+ noch eine besondere
stoffliche Bedeutung zu. Bock[69] konnte in einer Reihe von Versuchen zeigen,
daß dem Na^+ eine viel größere Verwandtschaft zum Wasser zukommt als dem
K^+. Kalium wird leichter ausgeschieden, Natrium wird stärker retiniert. Für
die Erzeugung des Ödems bei Diabeteskranken ist nach den ersten Beobachtungen
von Blum[70] und denen vieler anderer Autoren das Na^+ das Wesentliche und
nicht das Cl^-. Wenn durch starke Bicarbonatgaben Ödeme erzeugt werden, so
ist dies nur dadurch möglich, daß im Körper reichlich Cl^- vorhanden sind und
Kochsalz retiniert wird. Im intermediären Stoffwechsel scheinen Natrium und
Kalium funktionell verschiedene Wirkungen zu haben. Insonderheit in der Auswirkung auf das vegetative System ist die differente Wirkung zu erkennen. Das
Na^+ spielt bei der Alkalisierung des Darminhaltes eine Rolle, das K^+ scheint eine
besondere Aufgabe bei der Herz- und Muskelarbeit zu haben. Obwohl in neuester
Zeit über die funktionelle Differenzierung von Na^+ und K^+ viel geschrieben
wurde, so ist doch eine einheitliche Erklärung der funktionellen Differenziertheit noch nicht gefunden. Ebenso wie Bock aus seinen Versuchen eine Verdrängung von Natrium durch Kalium im Körper an der Ausscheidung erkannte,
konnte auch Gérard[71] durch Organanalysen eine solche erweisen. Er fütterte
zwei Hunde vom gleichen Wurf parallel mit Fleisch (Verhältnis $K:Na = 2$) und
vegetarisch ($K:Na = 22$) und fand in Leber und Niere des ersten Tieres $K:Na$
$= 1,28$ und $1,25$, dagegen bei dem zweiten $1,58$ und $1,53$. Luithlen[72] fand analog
in der Haut eines Kaninchens nach Grünfutter ein Verhältnis von $K:Na = 0,69$,
nach Haferfütterung $0,99$. Das Verhältnis von $K:Na$ im Grünfutter selbst ist
$2,28$ und im Hafer $2,64$. Trotzdem erscheint es nach der bereits besprochenen
biologisch differenten Wirkung von Na und K nicht wahrscheinlich, daß ohne
funktionelle Störung eine dauernde wechselseitige Verschiebung möglich ist. Für
den Organismus ist das gleichzeitige Vorhandensein beider Alkalimetalle wichtig,
da jedes von ihnen bei Abwesenheit des anderen in gewissem Sinne giftig ist.
J. Loeb[73] zeigte in seinen Versuchen am Fundulus heteroclitus, daß dieser Fisch
zwar in reinem Wasser und in Salzmischungen leben kann, daß sein Leben in
reiner Kochsalz- oder Kaliumchloridlösung unmöglich ist. Kaliumchlorid und Na-
triumchlorid scheinen bei gleichzeitigem Vorhandensein sich in ihrer Wirkung auszugleichen. Neuschloß[74] versuchte den Antagonismus der beiden Alkalimetalle
an einem Modellversuch zu zeigen, bei welchem die Wirkung von KCl und NaCl
auf die Oberflächenspannung von Lecithinlösung ausbalanciert wird. Beim allmählichen Übergang einer bestimmten NaCl-Konzentration zu einer bestimmten
KCl-Konzentration tritt ein Minimum von Oberflächenspannung auf, so daß
beide Salze sich hinsichtlich ihrer Wirkung auf die Oberflächenspannung von
Lecithinlösungen ausgleichen. Erwähnt sei noch die Untersuchung von Zwaarde-

maker[75], der die besondere Wirkung des KCl auf die Radioaktivität des Kaliums zurückführt, eine Eigenschaft, die dem Natrium mangelt. Die Ansichten Zwaardemakers über die funktionelle Bedeutung der Radioaktivität des Kaliums sind umstritten.

Die Phosphorsäure kommt im Körper immer in der Oxydationsstufe des fünfwertigen Phosphors vor. Wir finden die Phosphorsäure in folgenden Verbindungen:

1. Tertiäre Phosphate der Erdalkalien, vor allem des Calciums. Sie sind als krystallinischer Bestandteil des Knochens und der Zähne vorhanden.

2. Sekundäre Phosphate der Alkalien und der Erdalkalien. Sie kommen in gelöster Form in den Säften und als Zellbestandteil vor.

3. Ester der Phosphorsäure mit Zucker sind hauptsächlich als sekundäre, wasserlösliche Natriumsalze im Betriebsstoffwechsel des Muskels und der Zelle zu finden.

4. Nucleinsäuren sind ebenfalls Ester der Phosphorsäure mit einem Kohlenhydrat, die als basischen Bestandteil, der mit dem Kohlenhydrat noch glucosidisch verankert ist, noch Purin- und Pyrimidinbasen enthalten. Die Nucleinsäuren sind Bestandteile des Zellkerns, kommen aber auch in der Gewebsflüssigkeit vor.

5. Phosphatide setzen sich aus Glyceriden, Phosphorsäure und quarternären Aminen zusammen. Sie sind Bestandteile der Nervensubstanz.

Die Funktion der tertiären und sekundären Phosphate ist verschieden. Während die tertiären Phosphate die schwer löslichen Gerüstsubstanzen der Knochen darstellen, dürften die wasserlöslichen sekundären Phosphate im wesentlichen infolge ihrer Puffereigenschaft zur Aufrechterhaltung der konstanten Reaktion der Gewebssäfte Verwendung finden. Die im Körper vorhandene Phosphorsäuremenge ist in ihrer Hauptmasse in Form von tertiärem Phosphat im Knochen enthalten. Nach Volkmann[76] enthält das gesamte Skelet eines Erwachsenen 22% Asche. Aus dem Verhältnis der Skeletasche zur Gesamtasche des Körpers ist für die Asche des Skelets 3,9% des Körpergewichts zu setzen. 55% der Skeletasche trifft auf das HPO_4''-Ion, so daß über 2% vom Körpergewicht auf die Phosphorsäure der Knochen kommen.

Man schätzt den Bestand an Phosphorsäure beim erwachsenen Menschen auf 1—$1^1/_2$ kg. Der Phosphorsäurestoffwechsel ist aufs engste mit dem Stoffwechsel der Erdalkalien, besonders mit dem des Calciums, verknüpft. Wenn wir trotzdem zunächst nur auf den Phosphorsäurestoffwechsel eingehen, so müssen wir uns stets gegenwärtig halten, daß es eigentlich einen isolierten Phosphorsäurestoffwechsel nicht gibt und daß mit der Phosphorsäure zum größten Teil gleichlaufend das Kation Ca^{++} zu betrachten ist.

Aus Bilanzversuchen hat man den täglichen Bedarf an Phosphorsäure auf ca. 2,5—3,5 g pro die für den Erwachsenen geschätzt.

Die Erforschung der Rachitis hat viele Arbeiten über den Phosphorsäurestoffwechsel mit sich gebracht. Fast der gesamte Phosphatgehalt der Frauenmilch wird beim wachsenden Menschen retiniert. Das Angebot in der Frauenmilch an Phosphat-Ion wird auf 0,07 g HPO_4 pro Kilogramm und Tag geschätzt. Nach Untersuchungen Kellers[77] berechnet sich für den zweiten bis fünften Monat ein Mittelwert von 0,10 g HPO_4 pro Tag und Kilogramm. Durch Phosphorsäurezulage zur Brustnahrung wird die Phosphorsäureretention gesteigert. Die Neigung zur Retention verschwindet nach Langstein und Meyer[78] mit zunehmendem Alter. Im Wachstum scheinen die verschiedenen Phosphorsäureverbindungen ineinander umgebaut zu werden, wie dies am sinnfälligsten durch die Untersuchungen am Hühnerembryo durch Plimmer und Scott[79] nachgewiesen wurde. Der wechselseitige Umbau der einzelnen Phosphorsäureverbindungen dürfte auch im späteren Leben noch möglich sein. Bei eierlegenden Enten zeigte Fingerling[80], daß die mit den Eiern produzierte organische Phosphorsäuremenge viel größer ist als die Menge der organischen Phosphorverbindungen der Nahrung des Tieres. Osborne und Mendel[81] hielten Ratten $1^1/_2$ Monate im Wachstum bei einer Nahrung, die keine organischen Phosphorverbindungen hatte. Nach diesen Resultaten muß man annehmen, daß der Organismus aus anorganischer Phosphorsäure alle organischen Phosphorverbindungen aufzubauen imstande ist. Für den erwachsenen Menschen ist diese Tatsache von prinzipieller Bedeutung, da der Erwachsene jederzeit aus seinen Phosphatdepots in den Knochen bei verringerter Phosphorsäurezufuhr seinen Bedarf an organisch gebundener Phosphorsäure decken kann. Jedoch dürfte beim erwachsenen Menschen und Tier lang dauernde, phosphorsäurearme Ernährung auf die Gesamtfunktionen seines Körpers nicht günstig einwirken und zu Ausfallserscheinungen führen. So sah man auf einem amerikanischen Mustergute (Meigs und Woodward[82]) auf phosphorarme Nahrung die Milchproduktion der Kühe im Laufe der Jahre erheblich zurückgehen. Bei phosphorarmer Ernährung ist zu erwarten, daß ähnlich wie bei calciumarmer Ernährung, Veränderungen am knöchernen Skelet sich zeigen. Diese Voraussetzung trifft nur beim wachsenden Individuum zu, da der Erwachsene einen reichlichen Vorrat von Phosphorsäure in seinem Skelet hat. Beim wachsenden Organismus finden sich aber bei phosphatarmer Ernährung Veränderungen am Skelet, die je nach dem Alter des Versuchstieres früher oder später in Erscheinung treten (Heubner[83]). Die Veränderungen des Skelets, welche von den verschiedenen Autoren (Hart[84], Lipschütz[85], Durlach[86]) gefunden wurden, zeigen eine ähnliche Knochenerweichung wie bei kalkarmer Ernährung. Die Knochen sind brüchiger und haben eine gewisse Ähnlichkeit mit der Rachitis, sind aber nicht als Rachitis zu deuten. Die Versuche, Rachitis durch eine derartige, phosphatarme Ernährung experimentell zu erzeugen, sind trotz aller gegenteiligen Behauptungen sicherlich nicht geglückt, da für die Entstehung der Rachitis in erster Linie der Vitaminmangel ausschlaggebend ist.

Verhalten der Phosphate bei mangelnder Zufuhr.

Im Hunger nimmt die Phosphatausscheidung zu. Versuche, aus dem Verhältnis von $N:P$ im Hunger über die Herkunft des ausgeschiedenen Phosphates Aufklärung zu gewinnen, basieren auf der Vorstellung, daß der N-Gehalt in gewissen Organen zu dem P-Gehalt in einem bestimmten Verhältnis steht. Die Voraussetzung für diesen Quotienten sind aber sehr zweifelhaft, da beide Größen eine summarische Größe aus allen Organen widerspiegeln und nur bei extremen Versuchsbedingungen, wie im Hunger, vielleicht einige Hinweise geben können. Sehr interessant ist, daß der Hungerkünstler Cetti in 10 Tagen 3,164 g N zu 2,05 g P_2O_5 ausschied. Aus diesen Zahlen geht mit Sicherheit hervor, daß die ausgeschiedenen Phosphate nicht nur aus organischen Phosphaten, sondern zum größten Teil aus anorganischen Depots herrühren.

Verhalten bei übermäßiger Phosphatzufuhr.

Bei übermäßiger Zufuhr von Phosphaten kommt es zu Retentionen nicht unbeträchtlicher Mengen. Eigentliche Bilanzversuche des Phosphorsäurestoffwechsels sind aus diesem Grunde nur in ganz langfristigen Perioden durchzuführen. Ein Gleichgewicht ist sehr schwer zu erzielen. Man kann deshalb beim Erwachsenen den täglichen Bedarf an Phosphat nur schätzungsweise ermitteln. Der Mineralbedarf an HPO_4-Ion dürfte ungefähr bei $2^1/_2$ g liegen. Die tägliche Zufuhr bei einer ausreichenden gemischten Kost beträgt nach v. Noorden[87] $5—7^1/_2$ g HPO_4. Früher ging man von der irrtümlichen Voraussetzung aus, daß organisch gebundene Phosphorsäure für die Aufrechterhaltung des Bestandes an organisch gebundener Phosphorsäure unbedingt von außen her zugeführt werden muß. Eine Reihe von künstlichen Nährpräparaten preisen ihre Wirksamkeit auf Grund ihrer organisch gebundenen Phosphorsäure an. Die Voraussetzungen für die günstigere Wirkung organisch gebundener Phosphorsäure gegenüber anorganischen Phosphaten sind nicht vollständig zutreffend, da nach unserer heutigen Auffassung der Organismus aus anorganischen Phosphaten alle organischen Phosphate aufbauen kann. Inwieweit die organischen Phosphor enthaltenden Nährpräparate durch einen besonderen Vitamingehalt den Organismus beeinflussen, entzieht sich vorläufig unserer Kenntnis. Jedenfalls der Gehalt an organisch gebundener Phosphorsäure bietet keine Indikation zur Anwendung der verschiedenen Nährpräparate.

Wie bereits bei der Besprechung des Phosphat-Ions gesagt wurde, gehört *Calcium.* zum Stoffwechsel dieses Ions untrennbar das Calcium. Sehr vieles, was für das HPO_4-Ion angeführt wurde, gilt gleichsinnig für das Ca^{++}. Dies geht schon aus der Tatsache hervor, daß die Gerüstsubstanz im Knochen das Hauptreservelager für das Ca^{++}- und für das HPO_4-Ion in Gestalt von Calciumphosphat vorhanden ist. Neben Calciumphosphat ist in den Knochen auch Calciumcarbonat vorhanden. Es scheint, daß der Calciumcarbonatanteil des Knochens für den Körper eine besondere Reserve von basischen Valenzen darstellt, der bei einer Stoffwechselstörung, die zu einer Überflutung des Organismus mit Säuren führt (Diabetes), zur Absättigung der sauren Valenzen unter Umständen herangezogen werden kann. Im Tierversuch konnte Kingo Goto[88] zeigen, daß tatsächlich bei lang dauernder Säurezufuhr der Calciumcarbonatgehalt des Knochens zurückgeht. Es erscheint sehr zweifelhaft, ob das in Gestalt von Tricalciumphosphat vorhandene Calcium in gleicher Weise bei übermäßiger Säuerung mobilisiert werden kann. Der Calciumbestand des Körpers ist außerhalb des Knochens in geringerem Maße auf die übrigen Organe verteilt als der Phosphatbestand. Das Ca kommt außerhalb des Knochens in den Organen und Säften im wesentlichen als Tricalciumphosphat vor. Der Gesamtbestand des Körpers an Calcium beträgt 0,7—1,4% des Körpergewichts (Forbes und Keith[89]). 99% dieses Gesamtbestandes befinden sich im Skelet, 1% in den Organen und Weichteilen. Besonders bemerkenswert ist, daß jede tierische Zelle Ca^{++} enthält.

Es ist schwer, den Kalkbedarf des Erwachsenen durch genaue Standard- *Kalkbedarf und* zahlen festzulegen. Bilanzversuche zeigen lediglich, daß der erwachsene Organis- *Kalkbilanz.* mus mit geringen Calciummengen sich ins Gleichgewicht setzt. Der Bedarf wird zwischen 0,4 und 1,5 g CaO angegeben (Bertram[90], Renvall[91]). Mit der täglichen Nahrung nimmt man bei frei gewählter Kost größere Mengen auf als diesen Bilanzzahlen entspricht. Tigerstedt[92] fand bei frei gewählter Kost bei Erwachsenen folgende Werte:

	P_2O_5	CaO	MgO
Frauen . . .	6,3	3,2	1,1
Männer . . .	9,9	5,3	1,8

Von anderen Autoren werden bei frei gewählter Kost niedrigere Zahlen angegeben. Der Kalkgehalt der frei gewählten Kost richtet sich in der Regel nach regionalen Gepflogenheiten und wird in Gegenden, wo viel Milch genossen wird, ein höherer sein. Das Ca-Bedürfnis des wachsenden Individuums ist größer als das des Erwachsenen und dürfte hier nicht unter 1 g CaO liegen. Beim Wachsenden *Einfluß des* geht Ca- und HPO_4-Retention parallel. Es scheint, daß die gleichzeitige An- *Magnesiums auf den Kalkstoff-* wesenheit von Magnesium in der Nahrung für den Ca-Stoffwechsel von Bedeu- *wechsel.* tung ist (Emmerich und Loew[93]). Eine Reihe von Autoren konnte zeigen, daß bei gleichzeitiger Zufuhr von Magnesiumsalzen Magnesium kurze Zeit retiniert und gleichzeitig Calcium ausgeschieden wird. Ein Zusatz von Phosphaten verbessert die Ca-Retention. Oehme und Wassermeyer[94] erwiesen, daß bei gleichmäßig gestalteter Kost, und zwar bei zwei verschiedenen Kostformen von bekannter mineralischer Zusammensetzung, Zulagen verschiedener Salze antagonistische Bilanzbewegungen der zugesetzten wie der im Milieu bereits vorhandenen Ionen auslösen. Bei diesen Versuchen tritt ein Kationen- (Na, K) und ein Anionenantagonismus (Cl, HCO_3) zutage. Der Ca- und HPO_4-Ansatz unter NaCl-Zulage ist außer von dem Ionengemisch von der absoluten Größe der Calcium- und Phosphatzufuhr abhängig. KCl vermag bei einer calcium- und phosphatarmen Kost, bei welcher NaCl die Calcium- und Phosphatbilanz negativ gestaltet, noch Ansatz zu erzielen. Die Arbeiten von Oehme und Wassermeyer[94] zeigen, wie schwierig es ist, Mineralbilanzversuche und Mineralbelastungsversuche zu beurteilen, da die Bewegungen bei Belastungen und Entziehungen mit den einzelnen Mineralstoffen nicht nur das einzelne zur Untersuchung gelangende Mineral betreffen, sondern gleichzeitig eine Bewegung im ganzen Mineralmilieu auslösen.

Kalk-
ausscheidung.

Die Resorption des Ca findet nach Abderhalden und Hanslian[95] in ionisierter Form statt. Es scheint, daß auch hier die Verhältnisse für die Resorption von den gleichzeitig im Darm anwesenden anderen gelösten Mineralien abhängig ist. Eine Resorption in kolloidaler Form scheint nach den Versuchen von Zuckmayer[96] ebenfalls möglich, so daß es fast den Anschein hat, als ob die Form, in welcher die Calciumsalze in der Nahrung vorkommen, für die Größe der Resorption nicht allzusehr ins Gewicht fällt.

Die Ausscheidung des Ca geschieht in der Hauptmenge durch den Darm. In der Tabelle von Zucker[97] sind die Ausscheidungsverhältnisse für das Ca und das HPO_4 im Harn und im Kot wiedergegeben:

Ausscheidung während dreier Tage.

	Im ganzen		Kot		Harn	
	g P	g Ca	g P	g Ca	g P	g Ca
Bei Normalkost	9,35	4,44	3,99	3,17	5,36	1,27
+ 15 g $NaHCO_3$ p. d. . . .	9,24	4,41	4,72	3,42	4,52	0,99
+ 300 ccm n/10 HCl p. d.	9,13	4,35	3,53	2,94	5,60	1,41

Aus dieser Tabelle ist ersichtlich, daß die Art der Ernährung die Kalksalze mehr im Kot oder mehr im Harn zur Ausscheidung gelangen läßt.

Beim Säugling ist das Verhältnis Harn- zu Kotkalk schon durch den Wechsel von Kuhmilch und Muttermilch verschieden. Bei Brustnahrung erscheint der Kalk mehr im Urin, bei der Kuhmilchernährung mehr im Kot. Besonders hervorzuheben ist, daß bei jeder Störung der Fettresorption der Gehalt des Kotes an Kalk vermehrt wird, da ein großer Teil des gespaltenen Fettes in Gestalt von Kalkseifen zur Ausscheidung gelangt.

Kalkretention.

Bei übermäßigem Angebot von Calciumsalzen sieht man eine erhebliche Retention eintreten. Herxheimer[98] sah nach Zufuhr von $CaCO_3$ eine größere Kalkretention eintreten, ohne daß gleichzeitig entsprechende Mengen von Phosphat zurückgehalten wurden. Auch bei Verfütterung von Ca in Gestalt von milchsaurem oder citronensaurem Kalk wird erheblich Kalk retiniert. Bei einer täglichen Gabe von 15 g Calcium lacticum trat in 50 Tagen eine Retention von über 60 g CaO ein (Voorhoeve[99]). In der Nachperiode wird meistenteils die ganze retinierte Menge wieder ausgeschieden. Auch die übrigen Kationen werden durch die Calciumretentionen beeinflußt, Kalium wird meistens zurückgehalten, während Natrium in vermehrter Menge ausgeschieden wird. Das Verhalten des

Magnesiums bei Ca-Retentionen ist nicht einheitlich, doch dürfte auch hier eine mit der Ca-Retention parallel gehende Mg-Ausscheidung erfolgen. Nach Heubner und Rona[100] wandert der retinierte Kalk ins Skelet ab; jedoch dürfte auch der Kalkgehalt der übrigen Organe leicht ansteigen. Die Erhöhung des Kalkspiegels im Blute läßt sich bei intravenöser Zufuhr kurze Zeit nach der Injektion feststellen. Er sinkt aber bald im Verlaufe einiger Stunden auf normale Werte ab. Nach den bisher vorliegenden Untersuchungen scheint eine längere Ca-Retention nur dann stattzuhaben, wenn gleichzeitig Phosphat-Ion zurückgehalten wird. Da aber diese Retention von HPO_4-Ion nur dann der Ca-Retention parallel geht, wenn gleichzeitig phosphorsaure Salze gegeben werden, so ist zur Erzielung eines Ca-Ansatzes gleichzeitige Phosphorsäuregabe notwendig. Heubner[83] zeigte, daß eine übermäßige Zufuhr von Kalksalzen durch intravenöse oder subcutane Gaben bei Katzen ein Krankheitsbild entstehen läßt, das sich durch Paresen und Lähmungen der Extremitäten kundgibt. Obwohl eine derartige „Kalkvergiftung" auch bei großen Kalkgaben bei Menschen niemals beobachtet wurde, so verdient doch dieses bei Tieren erzeugte Krankheitsbild auch für den Menschen Beachtung, da in den letzten Jahren große Kalkgaben zu therapeutischen Zwecken beim Menschen vorgenommen wurden.

In neuerer Zeit wurden Kalkbelastungsversuche unter Vermeidung langwieriger Bilanzversuche lediglich so ausgeführt, daß intravenös $CaCl_2$ zugeführt und gleichzeitig der Blutkalk untersucht wurde. Der normale Gehalt des Blutes an Ca ist bei Erwachsenen 9—11 mg-%, beim Säugling 10,2 mg-%; der Phosphatgehalt des Blutserums beim Erwachsenen 2,1—3 mg-%, beim Säugling 5,0 mg-%. Nach der Belastung mit 1,0 g $CaCl_2$ bei intravenöser Applikation in 10proz. Lösung zeigt normalerweise der Blutkalkwert nach 5 Minuten einen Anstieg auf 12,0 mg-% und muß nach 2 Stunden wieder zur Norm zurückgekehrt sein. Der Wert dieser Untersuchungsmethode für die Beurteilung des Kalkstoffwechsels erscheint problematisch.

Man unterscheidet eine Verkalkung von Geweben und die Abscheidung von Kalkkonkrementen in Sekreten und Exkreten. Zu der ersteren Form sind auch die Kalkabscheidungen in den Tubuli der Niere nach Vergiftungen (Sublimatniere) zu rechnen. Im folgenden soll zunächst nur von der normalen und pathologischen Verkalkung in Organen gesprochen werden. Eine Kalkablagerung in den Geweben kann ihren Kalk in der Hauptsache nur aus dem Blute und der Gewebsflüssigkeit beziehen. Es ist daher von prinzipieller Wichtigkeit, zu wissen, in welcher Form und in welcher Konzentration sind die Kalksalze in Blut und Gewebsflüssigkeit gelöst und welche Bedingungen führen zu ihrer Abscheidung? Der Ca-Gehalt im Blutserum beträgt 9—11 mg-%. Wir haben bereits besprochen, daß bei gewissen Krankheiten (Rachitis, Osteomalacie, Tetanie) der Blutkalkgehalt verringert sein kann und daß bei starker Acidosis der Blutkalkgehalt höhere Werte zeigt. Fütterung mit Kalk lassen den Blutkalkgehalt nur kurze Zeit ansteigen; der Kalk verschwindet sehr rasch in die Organe. Die Meinungen über die Form, in welcher der Kalk im Serum gelöst ist, ist trotz reichlicher experimenteller Untersuchungen nicht einheitlich. Folgende Formeln dürften den tatsächlichen Verhältnissen am ehesten gerecht werden (Howland[101]):

$$Ca_3(PO_4)_3 + 2\,H_2CO_3 \rightleftarrows 2\,CaHPO_4 + Ca(HCO_3)_2 \rightleftarrows 2\,Ca^{++} + 2\,HPO_4'' + Ca^{++} + 2\,HCO_3''.$$

Sicherlich spielt die Menge der im Serum vorhandenen absorbierten CO_2 für den Löslichkeitszustand der Kalksalze eine wesentliche Rolle. Ein Absinken der Kohlensäurespannung, d. h. ein höheres p_H und eine stärkere Alkalinität sind für die Löslichkeitsverhältnisse des Kalkes ungünstig und beschleunigen seine Ausfällung. Umgekehrt dürfte eine hohe Kohlensäurespannung die Löslichkeit der Kalksalze begünstigen. 60—70% des im Serum vorhandenen Kalkes ist in diffundierbarer Form, d. h. in molekulardisperser Form vorhanden (v. Meysenbug[102], R. F. Loeb[103]). Demnach ist ein nicht unbeträchtlicher Teil ca. 30 bis 40% des Kalkes nicht molekular, sondern kolloidal gelöst. Dieser adialysable Anteil soll nach der Ansicht einiger Autoren in undissoziierter Form in organischer Bindung als Amphisalz der Aminosäurezwitterionen vorkommen. Diese Tatsachen zeigen, daß nicht nur die Kohlensäurespannung und die aktuelle Reaktion des Serums, sondern auch die im Serum vorhandenen Kolloide, besonders das Eiweiß, für die Lösungsverhältnisse der Kalksalze von Bedeutung sind. Von großer Wichtigkeit für den Zustand des Ca ist der Phosphatgehalt des Serums. Beim wachsenden Individuum beträgt er 5—7 mg-%, beim ausgewachsenen Individuum nur 4 mg-% oder weniger. Sind irgendwelche Knochenneubildungen, wie nach Frakturen im Gange, so steigt auch beim Erwachsenen der Phosphatgehalt im Blute wieder an.

Für das Wesen der Verkalkung ist besonders wichtig, daß die Zusammensetzung aller Kalkablagerungen im Organismus, sei es, daß es sich um die normale Knochenbildung handelt, sei es, daß abgestorbene oder in ihrer Vitalität verminderte Zellkomplexe verkalken, immer gleich bleibt, d. h. die gleiche Proportion von Tricalciumphosphat zu Calciumcarbonat besteht.

Die Voraussetzung für eine Verkalkung dürfte in erster Linie in dem Zustande des Gewebes liegen. Regressive Veränderungen des Gewebes scheinen die unbedingte Voraussetzung für die Verkalkung zu sein. Besonders das Binde- und Stützgewebe neigt zur Verkalkung, insofern es durch hyaline Degeneration oder durch Nekrose in seiner Vitalität geschädigt ist. In derartig veränderten Geweben ist die Zirkulation außerordentlich gering, so daß eine Niederschlagsbildung von Substanzen, die in den Säften in übersättigter Lösung oder in kolloidaler Form vorhanden sind, erleichtert wird. Besonders scheint eine Vermehrung der. Alkalinität oder, was das gleiche ist, eine Abnahme der Kohlensäure die Abscheidung von Kalk zu begünstigen. Bei der normalen Verkalkung des Knorpelgewebes ist es nicht ohne weiteres ersichtlich, auf welche Weise eine Veränderung der Gewebsreaktion der Verkalkung vorausgehen könnte. Wir nehmen an, daß gewisse große Zellen im Knorpelgewebe, die Osteoblasten, eine Apposition von Kalk hervorrufen können. Wenngleich der Beweis aussteht, daß die Osteoblasten sekretorische Zellen sind, so scheint die Hypothese nicht unwahrscheinlich, daß gerade diese Zellen das Knorpelgewebe durch ein Sekret, welches alkalisch reagiert, verändern und dadurch eine Niederschlagsbildung veranlassen können. Ein gegenteiliges Verhalten dürfte in den knochensubstanzlösenden Eigenschaften der Osteoclasten zu suchen sein. Hier muß eine erhebliche örtliche Säurebildung zustande kommen, um das schwer lösliche Tricalciumphosphat in Lösung zu bringen. Man müßte denn annehmen, daß bei resorbierenden Prozessen im Knochen die Knochensubstanz nicht in gelöster Form verschwindet, sondern ungelöst, in kleinsten Teilchen abtransportiert wird. Es wird zunächst schwer halten, für diese Hypothese experimentelle Beweise zu erbringen, da es vorläufig unmöglich sein dürfte, die Funktion der Osteoblasten und Osteoclasten mit chemischen Methoden zu untersuchen. Die in neuester Zeit von verschiedenen Autoren bei Überdosierung von Vigantol (Vitamin D) beobachtete Verkalkung von Gefäßen (s. S. 682) könnte dahin gedeutet werden, daß das Vitamin D imstande ist, das Bindegewebe derartig zu verändern, daß es zum Kalkfänger wird. Es wäre möglich, den Mechanismus der Vitamin D-Wirkung in der Weise zu erklären, daß durch das Vitamin D das jugendliche Knorpelgewebe durch kleinere Dosen, in Analogie zu der Wirkung auf die Gefäßwand bei Überdosierung, so verändert wird, daß eine Kalkablagerung an dem durch das Vitamin D regressiv veränderten

Knorpelgewebe erfolgt. Die Voraussetzung für die Verkalkung außerhalb des Knochens ist immer eine regressive Veränderung des Gewebes, welche durch die verschiedensten endogenen und exogenen Ursachen bewirkt sein kann. Hier spielt für die Niederschlagsbildung, wie Lichtwitz[104] zeigen konnte, die Veränderung des kolloiden Zustandes eine ausschlaggebende Rolle. Regressiv veränderte hyaline, nekrotische oder verkäste Gewebe wirken als Niederschlagsbildner für Substanzen, die im Blute in übersättigter oder kolloider Lösung sind. Auch die Gegenwart von Fettsäuren, die bei degenerativen Veränderungen der Zelle auftreten können, können die Verkalkung begünstigen. Das ausschlaggebende Moment aber ist die regressive Veränderung des Gewebes und die den regressiven Veränderungen gleichlaufende Minderung der Flüssigkeitszirkulation an diesen Stellen. Nach diesen Ausführungen ist der Mechanismus des normalen Verknöcherungsprozesses und der pathologischen Calcification nur insofern verschieden, daß beim Verknöcherungsprozeß durch die Osteoblasten Gewebsveränderungen regressiver Art, die eine Änderung des physikalischen Zustandes verursachen und das Knorpelgewebe zum Kalkfänger machen, hervorgerufen werden, während bei pathologischen Verkalkungsprozessen außerhalb des Knorpels die Veränderungen, welche das Gewebe zum Kalkfänger machen und der Verkalkung vorausgehen, durch die verschiedensten exogenen und endogenen Noxen hervorgerufen werden können.

Bei der Rachitis findet sich eine starke Verminderung der Kalksalze in den Knochen. Die organische Substanz der Knochen, d. h. unverkalkter Knorpel, überwiegt. Die folgende Tabelle (Vierordt[105]) enthält Zahlen, die auch heute noch gelten, obwohl mit neueren Analysenmethoden kleine Abweichungen für die Magnesiumwerte sich ergeben haben. *Kalkstoffwechsel bei der Rachitis.*

	Normaler Knochen eines 2 Monate alten Kindes		Rachitische Knochen	
	Tibia	Ulna	Femur	Tibia
Anorganische Stoffe	65,32	64,07	20,60	33,64
Organische Substanzen	34,68	35,93	79,40	66,36
Calciumphosphat	57,54	56,35	14,78	26,94
Magnesiumphosphat	1,03	1,00	0,80	0,81
Calciumcarbonat	6,02	6,07	3,00	4,88
Lösliche Salze	0,73	1,65	1,02	1,08
Kollagen (oder Ossein)	33,86	34,92	72,20	60,14
Fett	0,82	1,01	7,20	6,22

(Nach Vierordt[105].)

Bestandteile	Normal		Rachitisch	
	I.	II.	I.	II.
Wasser	11,67	11,45	10,63	10,77
Glühverlust	37,04	37,23	42,92	42,53
Ca	24,48	24,31	21,34	21,61
Mg	0,10	0,10	0,53	0,74
PO_4	33,79	33,33	30,22	30,54
CO_3	3,20	3,01	2,61	2,90
Cl	0,39	0,46	0,45	0,45
K	0,30	0,30	0,31	0,31
Na	0,60	0,68	0,73	0,73

(Nach György nach den Mittelwerten von Gaßmann[106].)

Pathologisch-anatomisch ist nach Schmorl[107] das erste morphologische Zeichen der rachitischen Störung das Unvermögen der Kalkeinlagerung in die kleinen Inseln der vorläufigen Verkalkungszone. Das ausgeprägte Bild der

Rachitis zeigt die charakteristischen Veränderungen an der Epiphysengrenze (Verbreiterung der Knorpelwucherungszone). Die Ansicht von Aschenheim[108], Benjamin[109] und anderen Forschern, daß das Primäre des rachitischen Prozesses in einer Markveränderung zu suchen ist, konnte nicht erwiesen werden. Unseres Erachtens spielt bei der Entstehung der Rachitis eine funktionelle Veränderung der Osteoblastentätigkeit im Sinne der oben erwähnten Hypothese der normalen Knochenbildung eine wesentliche Rolle, indem das Knorpelgewebe durch ungenügende Einwirkung des Osteoblastensekretes nicht zum Kalkfänger wird. Jede Heilung der Rachitis setzt mit einer schlagartigen Einlagerung von Kalksalzen im osteoiden Gewebe ein, gleichsam als ob sich plötzlich dieses Gewebe verändere und zum Kalkfänger würde. Die experimentelle Rattenrachitis hat in den letzten Jahren zu einer wesentlichen Vertiefung auch der morphologischen Kenntnisse geführt.

Für den normalen Knochen ist charakteristisch, daß das relative Verhältnis der drei Bestandteile Ca, PO_4, CO_3 ziemlich konstant ist: $Ca : PO_4 : CO_3 =$ $= 1 : 5,7 : 0,8$. Dieses Verhältnis der Hauptbestandteile bleibt merkwürdigerweise auch bei der Rachitis ziemlich konstant. Nur bei fortschreitendem Alter und bei der Hungerosteopathie (Loll[110]) sind niederere Zahlen für die Phosphate gefunden worden. Insgesamt enthält der normale Knochen ca. 60% an Ca, PO_4 und CO_3, während der rachitische aus 54% und weniger an diesen Salzen besteht.

Kalk- und Phosphatwerte des Serums bei Rachitis. Während die Zusammensetzung des Knochens bei der Rachitis in den Proportionen Ca : PO_4 : CO_3 ziemlich konstant ist, finden sich im Serum erhebliche Abweichungen hinsichtlich des Ca- und PO_4-Gehaltes gegenüber Normalen. Im Serum sind, wie bereits angegeben wurde, normalerweise 9—11 mg-% Ca' Bei der Rachitis sehen wir ebenfalls normale Zahlen für das Ca, manchmal an der unteren Grenze liegende Werte. Ist der Serumkalk beträchtlich erniedrigt. so weist diese Erscheinung auf eine Komplikation mit Tetanie hin. Die Kalkverarmung der Knochen greift bei der Rachitis nicht auf das Blut über. Im Gegensatz zu diesen normalen Kalkwerten finden wir bei der Rachitis abnorm niedere Werte für den anorganischen Phosphor. Die Menge der vorgebildeten Phosphate im Blutserum ist im Säuglings- und Kindesalter bis zur Pubertät 5 mg-% und geht nach abgeschlossenem Wachstum auf 3 mg-% zurück und bleibt beim Erwachsenen das ganze Leben hindurch konstant. Hypophosphatämie ist charakteristisch für die Rachitis (Iversen-Lenstrup[111], Howland-Kramer[112]); Hypocalcämie für die mit Tetanie komplizierte Rachitis (György[113]). Die Menge des organisch gebundenen Phosphors zeigt auch im Blute rachitischer Kinder keine Abweichung von der Norm (Zucker-Gutmann[114], György[113]). Der Heilung der Rachitis geht eine Steigerung des anorganischen Phosphates im Serum voraus, so daß man bei therapeutischen Maßnahmen an der Serumphosphatkurve die Heilungsvorgänge bobachten kann. Howland und Kramer[112] legen Wert auf die Beziehung von Ca : PO_4 im Serum und sagen, daß das Produkt aus Ca- $\times$ P-Gehalt in Milligramm normalerweise größer als 40 sein muß. Wenn es kleiner als 30 ist, sei es absolut charakteristisch für Rachitis. Die Einschätzung dieses Produktes aus Ca- und PO_4-Gehalt gilt nur bei Säuglingen und wachsenden Kindern; bei normalen Erwachsenen ist durch den niedrigen PO_4-Gehalt eine Zahl, die kleiner als 30 ist, sehr häufig. György weist mit Recht darauf hin, daß auch bei einer durch Tetanie komplizierten Rachitis die Howland-Kramersche Formel nicht gültig ist.

Von verschiedenen Untersuchern wurde angegeben, daß die Alkalireserve des Blutes eine deutliche Verminderung im floriden Stadium der Rachitis zeigt. Als dann noch György[115] und andere Untersucher im Urin des Kindes eine vermehrte Ammoniakausscheidung fanden, hat man diese Erscheinung der „acidotischen Stoffwechselrichtung" als ätiologisches Moment für die Rachitis angesehen. Obwohl sowohl Titrationsacidität als auch aktuelle Reaktion des Harns des rachitischen Kindes keine charakteristischen Veränderungen aufzeigen, glaubt doch György in dem Verhältnis:

$$\frac{\text{Titrationsacidität} + \text{Ammoniakzahl}}{\text{N-Ausscheidung}} \times 100$$

einen Gesamtsäurekoeffizienten gefunden zu haben, der die acidotische Komponente augenscheinlich macht. Zweifellos zeigt das Blut in seinen Puffern einen Zustand, den man in ähnlichen Zuständen beim Auftreten von abnormen Säuren findet. Es dürfte aber nicht angängig sein, diesen Zustand der acidotischen Veränderung des Puffermilieus als ursächlich für die Rachitis anzusehen. Hier liegen Veränderungen vor, die gleichzeitig und parallel mit der Rachitis gehen, aber nicht ursächlich der Rachitis vorausgehen.

Schon frühzeitig hat man durch Bilanzversuche des Ca^{++}- und HPO_4''-Ions die rachitischen Erscheinungen zu erklären versucht. Normalerweise ist die Ca- und Phosphatbilanz immer sehr stark positiv. Die Bilanz bleibt auch bei der Rachitis in den meisten Fällen positiv, die Retention ist nur viel geringer (Orgler[116]). In ganz schweren Fällen kann gelegentlich auch negative Bilanz auftreten. Der hauptsächlichste Ausscheidungsort für das Ca ist bei der Rachitis in gleicher Weise wie beim Normalen der Darm. Sowohl Ca- als auch Phosphatgehalt des Stuhles sind bei der Rachitis viel höher wie bei normalen Kindern. Nach Telfer[117] ist der Verlust an Phosphaten, die im wesentlichen durch den Kot und weniger durch den Harn ausgeschieden werden, relativ höher als der an Kalk. Das Problem der Rachitis ist durch den Bilanzversuch nicht zu erfassen. Der Bilanzversuch zeigt lediglich, daß im floridrachitischen Stadium mehr Kalk und Phosphat ausgeschieden wird, als bei normalen Kindern. Hierbei muß nicht einmal die Bilanz negativ werden.

Die neuesten Forschungen über die Rachitis haben das erfreuliche Resultat gezeitigt, daß man sowohl die tierische als auch die menschliche Rachitis zu heilen imstande ist. Sei es, daß man den Rachitiskranken mit ultraviolettem, chemisch wirksamem Licht bestrahlt oder sei es, daß man ihm Lebertran oder bestrahlte Milch oder bestrahltes Ergosterin verabreicht. Durch alle diese Maßnahmen kann der rachitische Prozeß zur Ausheilung und sekundär die Ca- und PO_4-Bilanz stark positiv gemacht werden. Durch die ausgedehnten Untersuchungen, die von den amerikanischen Forschern Heß[118] und Rosenheim[118] und von deutscher Seite aus von György und Jenke[119] unternommen wurden, ist festgestellt worden, daß die Wirksamkeit der ultravioletten Strahlen die Gegenwart eines Sterins zur Voraussetzung hat, das eine OH-Gruppe und vor allen Dingen eine doppelte Bindung in seinem strukturellen Aufbau aufweist. Es ist aber erst Windaus und Pohl[120] gelungen, nachzuweisen, daß dieser rachitisverhütende Stoff nicht das Cholesterin selbst, sondern eine Begleitsubstanz des Cholesterins ist, die in Bruchteilen von Milligrammen auch wiederholt umkrystallisiertem Cholesterin anhaftet. Windaus[120] konnte diese Substanz als Ergosterin identifizieren und feststellen, daß das Charakteristische dieses Sterins eine dreifache doppelte Bindung ist. Mit dieser Entdeckung rückt die Rachitis in die Reihe derjenigen Krankheiten ein, welche wir als Avitaminosen (Deficiency Diseases) bezeichnen. Durch diese Erkenntnis sind wir in unserem Wissen über die Rachitis wohl ein großes Stück vorwärts gekommen. Wir können aber über den Mechanismus dieser Krankheit, über den Gesamtkomplex der Allgemeinstörungen und besonders über die Ursache der mangelhaften Verkalkung, auch nach der Erkennung des heilenden Vitamins noch nichts aussagen.

Untersuchungen bei der Spätrachitis zeigen die gleichen Verhältnisse wie bei der eigentlichen Rachitis. Die Bilanzversuche von Ricklin[121] zeigen eine geringere Ca-Retention als gewöhnlich, aber doch positive Bilanzen, die auf Phosphorlebertran steigen. Die Blutwerte für Ca und PO_4 sind die gleichen wie bei der Rachitis und charakterisiert durch niedere Phosphatwerte. Angaben über Stoffwechseluntersuchungen bei Rachitis tarda mit den für diese Krankheit charakteristischen Veränderungen der Wirbelsäule (Kyphoskoliose) und des knöchernen Schädels liegen nicht vor. Es fehlen auch genauere anatomische Untersuchungen, inwieweit überhaupt die Spätformen des Pubertätsalters, die sich in ihrem klinischen Bilde von der Rachitis des Kindesalters wesentlich unterscheiden, mit der richtigen Rachitis zu identifizieren sind.

Tetanie. Wir haben bei der Besprechung des Ca-Stoffwechsels der Rachitis wiederholt auf die mit der Rachitis auftretende Tetanie hingewiesen und Beziehungen beider Erkrankungen zum Ca- und PO_4-Stoffwechsel erörtert. Es kann kein Zweifel sein, daß Tetanie und Spasmophilie im Kindesalter, ähnlich wie die Rachitis in einer Veränderung des Kalk- und Phosphatansatzes sich ausdrückt. Die Vermutung (Stöltzner[122]) aber, daß ein Ca-Überschuß oder überhaupt eine primäre Erkrankung des Ca-Stoffwechsels uns zu einer ursächlichen Erklärung der Tetanie führt, die in einer Überschwemmung des Organismus mit Ca-Ionen zu sehen wäre, mußte schon dadurch hinfällig sein, weil ein Überschuß von Ca im Organismus die nervöse Erregbarkeit herabsetzen und nicht steigern würde.

Ca- und HPO_4-Gehalt im Serum bei Tetanie. Zudem kann heute als gesichert gelten, daß im Serum des tetaniekranken Säuglings die Verminderung des Kalkgehaltes ein konstantes Symptom ist (Howland und Marriott[123], Howland und Kramer[112], Tisdall[124], György[115]). Diese Hypocalcämie findet sich auch im latenten Stadium der Tetanie. Auch bei der Tetanie der Erwachsenen sind niedere Kalkwerte gefunden worden (Turpin[125], Underhill und Tileston[126], György[115]). Es ist aber bis heute noch unentschieden, ob die Hypocalcämie bei der Tetanie lediglich die dissoziierten Ca-Ionen oder auch den sog. adialysablen Anteil des Ca betrifft. Gegenteilige Angaben finden sich bei Pinkus[127] und Mitarbeitern, die eine Verminderung des ultrafiltrierbaren Anteiles feststellen konnten. Im Gegensatz zur Rachitis findet man bei der Tetanie normale Phosphatwerte (5 mg - %). In den seltenen Fällen von kindlicher Tetanie ohne Rachitis findet man sogar erhöhte Phosphatwerte. Die für die Rachitis geltende Produktgröße $Ca \times P < 40$ trifft für die Tetanie nur selten wegen der erhöhten Phosphatwerte zu. Der Quotient $Ca : P$, welcher bei florider Rachitis erhöht ist (normal $= 2$), sinkt bei der Tetanie unter 2 herab. Eine eindeutige diagnostische Bedeutung, sowohl der Produktgröße $Ca \times PO_4$ als auch des Quotienten $Ca : P$, kann weder für

Kalkbilanzen bei Rachitis und Tetanie. die Rachitis noch für die kindliche Tetanie angenommen werden. Die Ansicht, daß die Tetanie durch eine Kalkverarmung des Organismus hervorgerufen wird, hat sich aus Kalkbilanzversuchen nicht erweisen lassen. Während bei der reinen, mit Tetanie nicht komplizierten Rachitis ein Zurückgehen der Ca-Retention sicher ist, kann man aus den Kalkbilanzen bei der Tetanie nicht einmal den Schluß ziehen, ob diese verminderte Kalkretention bei der Rachitis in der Tetanie noch stärker zum Ausdruck kommt und sich in negativen Bilanzen äußert. Die Befunde gehen so stark auseinander, daß man ebensoviel für wie gegen die Annahme eines Ca-Defizits anführen kann (Orgler[116]). Auch die Untersuchung der Leichenorgane, besonders des Gehirns, haben keine eindeutige Kalkverarmung erwiesen, so daß auch die Hypothese, in einer Kalkverarmung des Gehirns die

Acidose und Alkalose bei Rachitis und Tetanie. Ätiologie der Tetanie zu erblicken, nicht aufrechterhalten werden kann. Die von Freudenberg und György[128] und anderen Autoren wiederholt festgestellte Senkung der Alkalireserve des Blutes trifft auch für die Tetanie zu. Die Werte für den Gesamtkohlensäuregehalt (nach van Slyke) liegen bei der Tetanie etwas höher als bei der Rachitis, erreichen aber nicht die Norm. Die Annahme von György und seinen Mitarbeitern, daß für die Ätiologie der

Tetanie die „alkalotische Stoffwechselrichtung" in einer in den Blutpuffern zum Ausdruck kommenden Alkalose in Betracht zu ziehen sei (im Gegensatz zur Rachitis mit „acidotischer Stoffwechselrichtung", kompensierte Acidose), wird heute von György selbst nicht mehr aufrechterhalten. Zweifellos werden wohl bei der Tetanie und auch bei der Rachitis im Blutpuffer Veränderungen nach der einen oder anderen Seite durch sekundäre Störungen hervorgerufen. Sie sind aber nicht ätiologisch, sondern parallel gehend mit der Störung zu bewerten.

Die Erwachsenentetanie bei parathyreopriven Störungen, die Arbeits- und Graviditätstetanie, wie auch die Magen- und Hyperventilationstetanie sind in ihren chemischen Manifestationen der kindlichen Tetanie, wenn auch nicht gleichzusetzen, doch außerordentlich ähnlich. Auch hier finden sich niedere Werte für den Kalkgehalt des Serums. Von besonders pathognomonischer Bedeutung ist die Erscheinung, daß nach Epithelkörperchenexstirpation der Ca-Gehalt des Serums absinkt und bei Werten unterhalb 7 mg-% tetanische Manifestationen auftreten (McCallum und Voegtlin[129]). Snapper berichtete auf dem Kongreß für innere Medizin 1929 über einen Kranken, bei dem ein Tumor eines Epithelkörperchens gefunden wurde und der im klinischen Zustandsbilde eine cystische Knochenerkrankung zeigte. Der Serumkalkgehalt betrug ein Vielfaches des normalen. Nach Exstirpation des Epithelkörperchentumors sank der Serumkalkgehalt auf unternormale Werte und es traten tetanische Symptome auf (s. S. 703). Nach Epithelkörperchenexstirpation dürfte wohl der ionisierte Anteil des Blutkalkes für den Kalkabfall von ausschlaggebender Bedeutung sein (Trendelenburg und Goebel[130]). Collip[131] konnte zeigen, daß Injektion von Epithelkörperchenextrakt den Kalkgehalt des Serums steigern und die tetanischen Syndrome zum Zurückgehen bringen kann. Hinsichtlich der Kalkbilanz gilt für die Erwachsenentetanie das gleiche wie für die kindliche Tetanie, daß die Bilanzen nicht eindeutig sind, aber eher nach der negativen als nach der positiven Seite neigen. Nach den vorliegenden Tatsachen scheint tatsächlich das Epithelkörperchenhormon irgendwie auf den Ca-Gehalt des Blutes einwirken zu können und besonders den ionisierten Ca-Anteil im Blute zu beeinflussen. Es scheint aber die Funktion der Epithelkörperchen sich nicht allein auf den Ca^{++}-Ionenanteil des Serums zu beschränken, sondern gleichzeitig das gesamte Kationenmilieu zu regulieren. J. Loeb[73] hat in seinen klassischen Untersuchungen gezeigt, daß die Erregbarkeit der Zellen nur in einer äquilibrierten Lösung, in der die Kationen in gleichem Verhältnis zueinander stehen wie im Blute, erhalten bleibt. Nach Spiro kommen auf 100 Na-Teilchen 2 K-Teilchen und 2 Ca-Teilchen. Es scheint, daß bei einem Überwiegen von Na^+ und K^+, und besonders von K^+, die Erregbarkeit sich steigert. Es wird jeder Vorgang, der eine Kationenverschiebung im Blute zugunsten der Alkalien und besonders zugunsten des erregbarkeitssteigernden K^+ auslöst, eine Übererregbarkeit zur Folge haben. Dies tritt bei den blutanalytischen Befunden bei der Tetanie in einem Absinken der Ca^{++} und dadurch in einem sekundären Überwiegen der Alkalikationen in Erscheinung. In welcher Weise diese Milieuverschiebung bei den Kationen ausgelöst wird, kann man mit Sicherheit nicht sagen; jedoch scheinen, wie bereits ausgeführt, die Epithelkörperchen durch ihr Inkret hier einen regulatorischen Einfluß auszuüben.

Hier sei auch bemerkt, daß bei der Tetanie die Werte für Guanidin und Methylguanidin im Urin und in den Faeces, besonders bei der Erwachsenentetanie, vermehrt gefunden wurden (Orr bzw. Noël Paton, Findlay und Sharpe, Sharpe[132], Frank und Kühnau[133]). Es scheinen die Bedenken, die Greenwald[134] gegen die Methodik vorbringt, gegen die Beweiskraft dieser Resultate berechtigt.

Therapie der
Tetanie.

Eine pathologische Funktion der Epithelkörperchen kann primär durch eine Insuffizienz der Epithelkörperchen und sekundär durch eine übermäßige funktionelle Beanspruchung der Epithelkörperchen (Erbrechen saurer Massen, Überventilation) zustande kommen. Nach diesen Überlegungen kann die Tetanie, gleichviel welcher Ätiologie sie ist, symptomatisch dadurch heilend beeinflußt werden, daß man den ionisierten Anteil des Ca im Blute erhöht und dadurch den erregbarkeitssteigernden Einfluß der Alkalikationen mildert. Dies geschieht am besten durch Gabe von $CaCl_2$, das rascher wirksam ist, als die organischen Kalksalze (Calcium lacticum, Calcium citricum). Man gibt 5—6 g Calcium chloratum über den Tag verteilt in Substanz oder in 10proz. Lösung, immer mit Nahrung, am besten mit Milch vermischt, da die stark dissoziierte Salzlösung leicht zu Verätzung und Vergiftungserscheinungen führt. Organische Kalksalze sollen in Dosen von ca. 20 g gegeben werden. Da das Calciumchlorid bei oraler Applikation sehr unangenehm schmeckt und die Wirkung erst nach 24 Stunden zu erwarten ist, gibt man das Ca am besten intravenös, 2—5 ccm einer 10proz. $CaCl_2$-Lösung oder eine Ampulle Afenil, wodurch momentan der tetanische Komplex behoben wird. Die Kalkgabe oder die intravenöse Zufuhr muß längere Zeit fortgesetzt werden, bis die Erscheinungen vollständig ausbleiben.

Bei der kindlichen Tetanie haben sich Gaben von NH_4Cl in Dosen von 4 bis 6 g (Freudenberg und György[135] und andere Autoren) als nützlich erwiesen. Auch saure Ammoniumphosphatlösungen, die besser schmecken als Ammoniumchlorid (Adlersberg und Porges[136]), haben tetanieverhütende Eigenschaften. Den gleichen Effekt zeigt auch Milch, die mit etwas Salzsäure versetzt ist. Freudenberg und György[135] sehen den Effekt, sowohl des Ca als auch der Ammoniumchlorid- und -phosphatgaben in einer Wirkung auf die Blutpuffer. Alle drei therapeutischen Maßnahmen verursachen eine Verschiebung der Blutpuffer nach der acidotischen Seite. Inwieweit diese Annahme zur Erklärung des tetanieheilenden Effektes berechtigt ist, steht noch zur Diskussion, zumal nach den Erfahrungen bei der Tetanie Erwachsener NH_4Cl-Gaben niemals den schlagartigen Effekt zeigen, wie die Einverleibung von Ca-Salzen. Die therapeutische Beeinflussung sowohl der Säuglings- als auch der Erwachsenentetanie konnte bisher durch das Inkret der Nebenschilddrüse noch nicht erreicht werden.

Tetanie als
Saisonkrankheit.

Die Tatsache, daß alle Tetanieformen, besonders aber die Säuglingstetanie, saisonweise vermehrt auftritt und besonders im Sommer und im Herbst Gipfel zeigt, dürfte auf Witterungseinflüssen beruhen, die die Erregbarkeit des Nervensystems treffen. Es ist nicht so, daß im Frühjahr und Herbst oder bei Barometerstürzen mit gleichzeitig starker Luftfeuchtigkeit der Ca-Stoffwechsel sich ändert, sondern die Erregbarkeit des Nervensystems gegenüber einer calciumarmen, kaliumreichen Blutflüssigkeit dürfte durch Witterungseinflüsse variabel sein.

Osteomalacie.

Nach Christeller[137] ist die Osteomalacie die Rachitis des ausgewachsenen Skelets; sie bildet mit der Früh- und Spätrachitis eine nosologische Einheit, die der rachitischen Malacien. Dieser Ansicht haben sich die verschiedensten Autoren angeschlossen, indem sie diesen Komplex noch erweiterten und die osteoporotischen Knochenerkrankungen, die als Hunger- und Kriegsosteopathien bezeichneten Entkalkungen des Skeletsystems, nosologisch und ätiologisch, der Osteomalacie und der Rachitis gleichstellen. Zweifellos sprechen manche Beobachtungen für diese Ansicht. Bei der Rachitis findet man im fortgeschrittenen Stadium tetanische Symptome, bei der Osteomalacie tritt das tetanische Syndrom in gleicher Weise in schweren Fällen hinzu. Trotzdem möchten wir uns nicht dazu entschließen, die Osteomalacie als die Rachitis des Erwachsenen zu bezeichnen und sie ätiologisch einheitlich mit der Rachitis aufzufassen. In noch viel stärkerem Maße wie für die Osteomalacie gilt dies für die osteoporotischen

Krankheitserscheinungen im Hunger und im Alter. Der Zusammenhang der Osteomalacie mit inkretorischen Vorgängen der Keimdrüsen ist so offenkundig, daß man nicht an dieser Tatsache vorübergehen und einen Vorgang, wie den der Knochenerweichung, auch wenn man einen ständigen Um- und Aufbau der Knochen im Erwachsenenalter zu Recht annimmt, ätiologisch in gleichem Sinne erklären kann als den ungenügenden Kalkappositionsvorgang im Kindesalter. Selbst wenn das histologische Bild beider Vorgänge vollständig gleich wäre, muß man sich doch ständig gegenwärtig halten, daß gleiche anatomische Bilder durch die verschiedensten Ursachen ausgelöst werden können. Die Rachitis ist eine ausschließliche Störung der Knochenverkalkung des wachsenden Organismus, die Osteomalacie ist eine Störung des Knochenumbaues des erwachsenen Organismus. Hier sind bereits fertige Knochen vorhanden, dort ist der Knochen erst in Bildung begriffen. Ist die Diskussion über die nosologische Einheit der Osteomalacie und der Rachitis auf Grund verschiedener Überlegungen noch verständlich, so scheinen solche Überlegungen für die Hunger- und Greisenosteopathie nicht angängig. Hier handelt es sich offenbar um anatomisch und funktionell ganz anders geartete Vorgänge. Wir können den Zustand des Knochens, wie wir ihn bei der Hungerosteopathie finden, im Tierversuch durch Ca- und besonders durch PO_4-arme Nahrung nachahmen, und alle Untersuchungen stimmen darin überein, daß die Knochenveränderungen bei Tieren nach Ca- und Phosphatarmer Kost weder mit der Rachitis noch mit der Osteomalacie etwas zu tun haben (Kellner[138], Hofmeister[139], Loll[140], Schmorl[141], Maßlow[142]). In diese Reihe der Knochenveränderungen durch Kalk- und Phosphatmangel der Nahrung gehören auch die Knochenveränderungen bei Gallenfistelhunden, bei denen übermäßiger Kalkentzug osteoporotische Vorgänge erzeugt.

Der prozentuale Salzgehalt der Knochen bei Osteomalacie ist erniedrigt. Der Zustand der Knochen bei Osteomalacie. Die Zunahme der organischen Substanz ist in nicht unerheblichem Maße durch Fettgewebe bedingt. Wie bei der Rachitis ist auch bei der Osteomalacie das Verhältnis $CaO : P_2O_5 : CO_3$ von der Norm nicht verschieden. Bei der Hungerosteopathie ist eine Verschiedenheit dieser Relation vorhanden (Loll[140]), indem die Phosphatkomponente in der Knochenasche abnimmt. Auch im Alter ist schon normalerweise eine Abnahme der Phosphate der Knochenasche vorhanden. In noch größerem Maße geschieht dies bei den senilen Osteoporosen. Schon durch diesen analytischen Befund der Knochen allein hebt sich die Osteoporose von den malacischen Knochenerkrankungen ab.

Die Stoffwechseluntersuchungen des Ca- und PO_4-Stoffwechsels bei der Kalkstoffwechsel bei der Osteomalacie. Osteomalacie zeigen die gleichen Erscheinungen wie bei der Rachitis. Es wurden positive und auch negative Kalkbilanzen gefunden. Eine Gesetzmäßigkeit besteht bei der Osteomalacie ebensowenig wie bei der Rachitis (Neumann[143], Sauerbruch[144], Hotz[145]). Trotzdem kann man sagen, daß in den meisten Fällen von florider Osteomalacie mehr Ca-Phosphat ausgeschieden wird als in der Norm (Miles und Feng Chih-Tung[146]). Die vermehrte Ausscheidung von Ca und PO_4 erfolgt bei der Osteomalacie ebenfalls im Kot. Es können vereinzelt auch hohe Urinkalkwerte auftreten.

Bei der Seltenheit der Erkrankung sind die Angaben über den Blutchemismus bei der Osteomalacie weniger zahlreich als bei der Rachitis. Miles und Feng Chih-Tung[146] zeigten, daß Hypocalcämie und Hypophosphatämie vorkommen. Die Fälle von Miles und Feng Chih-Tung waren in der Mehrzahl mit Tetanie kompliziert, so daß die Hypocalcämie nicht eindeutig auf das Konto der Osteomalacie zu setzen ist. Auch bei der kindlichen Rachitis finden wir als Hauptcharakteristikum Hypophosphatämie ohne Tetanie, bei der mit Tetanie komplizierten Rachitis Hypocalcämie und unter Umständen Hypophosphatämie. Bei der Osteomalacie sind auch die Pufferungsverhältnisse ähnlich verändert wie bei der Rachitis. Die Alkalireserve und die alveoläre Kohlensäurespannung sind erniedrigt (Novak und Porges[147], Blum[148]). Trotz dieser ähnlichen Verhältnisse von Ca- und Phosphationen im Blutserum des Rachitis- und Tetaniekranken ist man nicht berechtigt, auf eine einheitliche Ätiologie und einen gleichartigen Entstehungsmechanismus beider Erkrankungen zu schließen.

Seit Fehling[149] bei der puerperalen Osteomalacie durch Kastration ausgezeichnete Erfolge erzielt hat, ist die Frage des Zusammenhanges der Osteomalacie mit einer Überfunktion der Keimdrüsen erörtert worden. Bemerkenswert erscheint, daß verschiedentliche Untersuchungen des Kalkstoffwechsels nach der Kastration eine Änderung in der Kalkbilanz insofern eintreten sahen, daß nach der Kastration Ca und PO_4 erheblich mehr retiniert wird (Zuntz[150], Neumann[143]). Im Gegensatz zu diesen günstigen Phosphatbilanzen bei Erwachsenen konnte Lüthje[151] und auch Falk[152] bei kastrierten Tieren keine sicheren Abweichungen der Kalkbilanz nach der Kastration feststellen. In neuerer Zeit hat man günstige Erfahrungen bei der Osteomalacie in gleicher Weise wie bei der Rachitis mit bestrahlter Milch, Lebertran und Ergosterin erzielt. Untersuchungen der Kalk- und Phosphatbilanz nach diesen therapeutischen Mitteln liegen nicht vor.

<table><tr><td>Kalkstoff-
wechsel bei der
Hunger- und
Kriegs-
osteopathie.</td><td>

Im Hunger nimmt die Kalkausscheidung durch den Darm ab, durch die Nieren etwas zu. Es scheint, daß im Hunger bei reichlicher Kalkausscheidung Magnesium zurückgehalten und thesauriert wird. Da im Hunger sich reichlich Säuren bilden, dürfte die Mehrausscheidung von Kalk durch die Nieren in einer Ausscheidung von sauren Calciumsalzen zu suchen sein. Das Verhältnis der organischen zur anorganischen Substanz der Knochen bei der Hunger- und Kriegsosteopathie ist nicht verschoben. Sehr wichtig scheinen die Untersuchungen von Loll[140], welcher feststellte, daß bei dieser Kategorie von Knochenerkrankungen sich im Gegensatz zum Normalen und zum rachitischen und osteomalacischen Knochen eine Verschiebung des Verhältnisses von $CaO : P_2O_5 : CO_2$ in der Knochenasche findet. Es zeigt sich hier eine ausgesprochene Verminderung des Phosphatanteils. Durch diesen Befund scheinen die Hungerosteopathien in Parallele zu stehen mit den experimentellen Osteopathien, die durch Kalk- und besonders Phosphatentzug erzeugt werden. Länger ausgedehnte Bilanzversuche liegen bei diesen Erkrankungen nicht vor. Jedoch dürften wahrscheinlich auch hier aus den Bilanzversuchen keine eindeutigen Zahlen hervorgehen. Über den Gehalt von Ca und PO_4 im Blute sind in der Literatur keine Angaben vorhanden. Aus den Versuchen an dem Hungerkünstler Cetti geht lediglich hervor, daß der Organismus im Hunger kalkreiche, magnesiumarme Teile seines Körpers einschmilzt. Das Verhältnis von $CaO : MgO : P_2O_5$ ist nach Munk[153] im Harn das gleiche wie im Knochen. Lediglich Adlersberg[154] fand eine vermehrte Ammoniakausscheidung im Urin, was darauf schließen läßt, daß wenig Phosphate ausgeschieden werden. Bei der senilen Osteoporose fanden Etienne und Douplais[155] stark negative Kalkbilanzen, Verminderung des Ca-Gehaltes der Knochen und Vermehrung des Ca-Gehaltes der Weichteile gegenüber der Norm.

</td></tr></table>

Bei der Hungerosteopathie ist der Übergang zur normalen Ernährung mit gemischter Kost, mit genügendem Ca- und PO_4-Gehalt, gleichbedeutend mit der Heilung der Krankheit.

<table><tr><td>Kalk-
niederschläge
in den Organen.</td><td>

Kalkabscheidungen in den verschiedensten Organen, bei denen eine infektiöse, toxische oder rein chemische Noxe zu Veränderungen der Vitalität des Gewebes, die sich bis zur Nekrose gesteigert haben können, geführt haben, sind für den pathologischen Anatomen eine geläufige Erscheinung Hierher gehören

</td></tr></table>

die Verkalkung verkäsender, tuberkulöser Herde besonders in den Lymphdrüsen, die Verkalkung von Thromben, periartikulärem Bindegewebe (Duplay), von Schleimbeuteln und besonders auch die Verkalkung von regressiv veränderten Gefäßwänden. Inwieweit die Kalkmetastase (Virchow[156]) eine Kalkablagerung in gesunden Organen bei knochenzersetzenden Prozessen bedeutet, steht noch zur Diskussion. Wie bereits ausgeführt, wird erst dann ein Gewebe zum Kalkfänger, wenn es in seiner Vitalität geschädigt ist.

Eine besondere Anomalie der Verkalkung stellt die Kalkgicht und die im ganzen Körper diffus im Bindegewebe auftretende Verkalkung (Calcinosis universalis) dar. Es handelt sich bei beiden Erscheinungen um Kalkablagerungen ausschließlich im Bindegewebe, die in ihrer Anordnung nicht prinzipiell, sondern wahrscheinlich nur graduell verschieden sein dürften. Die Zusammensetzung der Kalkniederschläge unterscheidet sich in dem Verhältnis $CaO : P_2O_5 : CO_2$ weder von der Zusammensetzung des Knochens, noch von der der sekundären Verkalkungen nekrotischer Organe.

Als Kalkgicht sind zuerst von französischen Autoren (Milan[157], Profichet[158] u. a.) Veränderungen beschrieben, bei denen sich Kalkeinlagerungen in dem periartikulären Gewebe, vorzugsweise an den letzten Phalangen der Finger und auch in dem periartikulären Gewebe der übrigen Gelenke der Hand finden können. Magnus-Levy[159], M. B. Schmidt[160] und Umber[161] beschrieben derartige Krankheitsbilder. Die Kalkeinlagerungen imponieren wie Gichttophi, zeigen mitunter weiß-gelbliche Konkremente, die durch die Haut durchschimmern und auch die Haut durchbrechen und exulcerieren können. Von den deutschen Autoren wurden bei all diesen Kranken gleichzeitig Veränderungen der Haut beschrieben, welche der Sklerodermie nahestehen. Zwei Kranke, welche ich selbst beobachtete, zeigten ebenfalls sklerodermieartige Veränderungen; bei der einen der Kranken standen die sklerodermieartigen Veränderungen sogar im Vordergrund der Erscheinungen (s. Abb. 87).

Ausführliche Untersuchungen des Kalkstoffwechsels liegen bei diesen abortiven Formen der Kalkgicht, die mit Sklerodermie kombiniert sind, nicht vor. Zweifellos handelt es sich bei dieser Krankheit nicht um eine Störung des Kalkstoffwechsels, sondern um ein, primär durch eine unbekannte Noxe, geschädigtes periartikuläres und subcutanes Bindegewebe, das sekundär verkalkt. Die gleichzeitig beobachtete Sklerodermie legt den Zusammenhang dieser Erkrankung mit einer endokrinen Störung, wahrscheinlich der Schilddrüse, nahe.

Als Calcinosis universalis ist eine Erkrankung beschrieben, bei der die Verkalkung nicht nur in dem periartikulären Gewebe und in den Schleimbeuteln auftritt, sondern diffus in den bindegewebigen Organen den ganzen Körper durchzieht. Die bereits zitierten französischen Autoren, ferner Krause und Trappe[162], Oehme[163], Versé[164], von Gaza und Marchand[165] und andere Autoren haben solche Krankheitsbilder beschrieben. Marchand und Versé wiesen in ausführlichen pathologisch-anatomischen Untersuchungen darauf hin, daß nur das Bindegewebe, nicht aber Muskel- und Organgewebe diesem Verkalkungsprozeß unterliegt und daß dem Verkalkungsprozeß eine Quellung und Hyalinisierung aus unbekannten, wahrscheinlich konstitutionellen Ursachen vorausgeht. Also auch hier vor der Verkalkung eine regressive Veränderung des Gewebes und sekundäre Verkalkung. Besonders beweisend für diese Tatsache sind die Untersuchungen von Versé[164], der neben verkalktem Bindegewebe bei der Calcinosis universalis auch hyalinverändertes, nicht verkalktes Gewebe nachweisen konnte. Bei einem jungen Mädchen von 11 Jahren haben wir ein derartiges Krankheitsbild beobachtet und durch eine genaue Stoffwechseluntersuchung von Friedländer, welche die wichtigsten Anionen und Kationen berücksichtigt, festlegen können.

Periode	Datum	Régime	N				Na					K				
			Ein g	Aus g	Harn Kot g	Bilanz g	Ein g	Aus g	Harn Kot g	Bilanz g	Blut g	Ein g	Aus g	Harn Kot g	Bilanz g	Blut g
1	12. II. 14. II.	Normal	11,59	13,96	12,92 1,04	− 2,37	2,88	2,70	2,65 0,05	+ 0,18	—	5,76	5,43	4,85 0,48	+ 0,33	—
2	15. II. 17. II.	Normal	11,91	12,43	10,79 1,64	− 0,52	2,63	1,77	1,68 0,09	+ 0,86	—	5,38	4,59	3,88 0,71	+ 0,79	—
3	23. II. 25. II.	Normal	13,84	16,58	14,82 1,76	− 2,74	2,89	2,95	2,85 0,10	− 0,06	225	4,01	6,53	5,62 0,91	− 2,52	148
4	26. II. 28. II.	Ca-Belastung .	13,45	15,96	13,83 2,13	− 2,51	3,25	4,03	3,93 0,10	− 0,78	219	4,42	5,42	4,57 0,85	− 1,00	175
5	3. III. 5. III.	Normal	14,79	15,66	14,40 1,26	− 0,87	3,30	4,00	3,93 0,07	− 0,70	206	4,81	5,87	4,88 0,99	− 1,06	158
6	6. III. 8. III.	Ca-Belastung . + Ephetonin	15,71	17,16	13,78 3,38	− 1,45	2,31	3,86	3,73 0,13	− 1,55	194	5,14	4,69	3,40 1,29	+ 0,45	164
7	12. III. 14. III.	Normal	13,77	18,46	15,93 2,53	− 4,69	2,28	3,14	3,06 0,08	− 0,86	221	4,21	5,78	4,71 1,07	− 1,57	180
8	15. III. 17. III.	Ca-Entziehung.	15,61	18,01	15,62 2,39	− 2,40	2,08	2,72	2,63 0,09	− 0,64	221	2,96	4,81	3,92 0,89	− 1,85	169

Aus diesen Zahlen geht hervor, daß weder die Ca- noch die Phosphat-Bilanz
gestört ist. Belastungsversuche mit Calcium citricum zeigen, daß auch ein
übermäßiges Kalkangebot nicht zu einer besonders starken Retention führt.

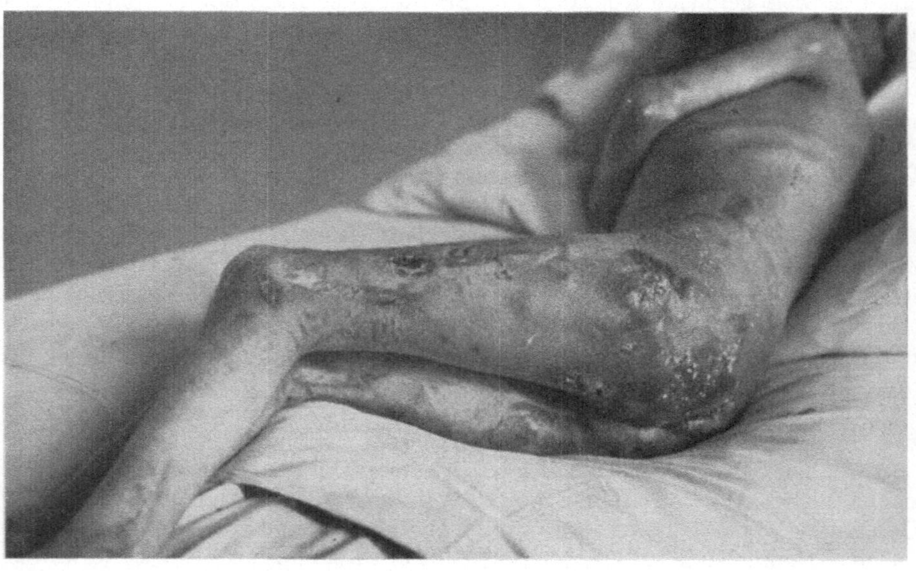

Abb. 86. Calcinosis universalis bei einem 11 jährigen Mädchen. Der ganze Körper ist bedeckt von soliden
Kalkknoten und aufgebrochenen, geschwürig veränderten Kalkknoten.

Durch gleichzeitige Gabe von Ephetonin bei dem Belastungsversuch konnte
sogar entsprechend dem Verhalten eines Gesunden fast eine vollständige Ausscheidung des im Überschuß zugeführten Kalkes erzielt werden (s. Tabelle).
Nach diesen Befunden ist es nicht angängig, weder die Kalkgicht noch die
Calcinosis universalis als eine Störung des Kalkstoffwechsels zu bezeichnen. Die
Verkalkung findet sich lediglich hier in gleicher Weise wie bei der Verkalkung
nekrotischer Organe (Lymphdrüse, Schleimbeutel usw.) als Ausdruck einer

Ca					Mg					Cl					P				
Ein g	Aus g	Harn Kot g	Bilanz g	Blut mg%	Ein g	Aus g	Harn Kot g	Bilanz g	Blut mg%	Ein g	Aus g	Harn Kot g	Bilanz g	Blut mg%	Ein g	Aus g	Harn Kot g	Bilanz g	Blut mg%
5,86	4,96	0,36 / 4,60	+0,90	—	0,36	0,32	0,11 / 0,21	+0,04	—	5,42	5,17	5,03 / 0,14	+0,25	—	1,24	0,67	0,17 / 0,50	+0,57	—
5,42	5,11	0,31 / 4,80	+0,31	—	0,30	0,32	0,10 / 0,22	−0,02	—	5,99	3,47	3,34 / 0,13	+2,52	—	1,16	0,84	0,30 / 0,54	+0,32	—
4,89	4,30	0,34 / 3,96	+0,59	7,4	0,21	0,37	0,13 / 0,24	−0,16	3,8	6,76	6,48	6,32 / 0,16	+0,28	—	0,70	1,32	0,51 / 0,81	−0,62	11,4
24,7	15,1	0,46 / 14,6	+9,6	15,0	0,22	0,30	0,11 / 0,19	−0,08	2,7	5,94	6,20	6,03 / 0,17	−0,26	—	0,93	0,95	0,37 / 0,58	−0,02	16,9
4,85	3,92	0,30 / 3,62	+0,93	7,8	0,13	0,36	0,11 / 0,25	−0,23	3,0	8,32	7,74	7,59 / 0,15	+0,58	380	0,52	1,72	0,69 / 1,03	−1,20	12,8
23,0	20,8	0,55 / 20,2	+2,2	7,3	0,20	0,43	0,14 / 0,29	−0,23	3,4	5,78	6,29	5,99 / 0,30	−0,51	388	0,71	1,24	0,36 / 0,88	−0,53	11,1
5,95	4,16	0,38 / 3,78	+1,79	5,9	0,23	0,37	0,13 / 0,24	−0,14	3,9	5,18	6,39	6,20 / 0,19	−1,21	368	0,89	1,35	0,61 / 0,74	−0,46	16,4
0,11	2,61	0,19 / 2,42	−2,50	6,5	0,10	0,35	0,14 / 0,21	−0,25	3,5	6,74	5,16	5,06 / 0,10	+1,58	411	0,41	1,53	0,95 / 0,58	−1,12	11,4

schweren Gewebsschädigung, die sekundär zur Verkalkung geführt hat. Die Vorgänge, welche bei der mit Sklerodermie einhergehenden Kalkgicht und bei der Calcinosis universalis zu den regressiven Veränderungen im periartikulären

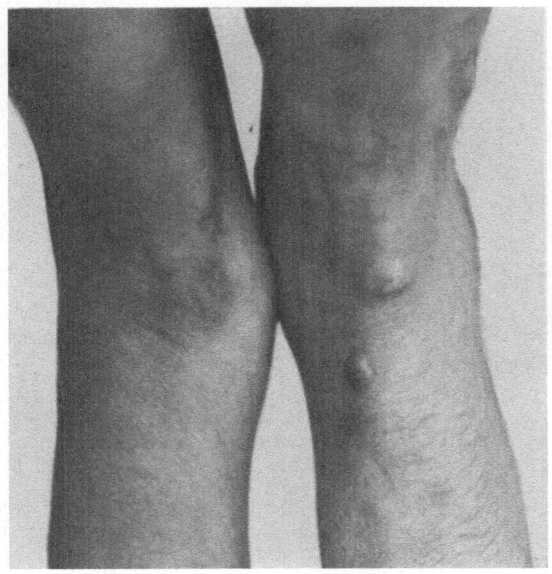

Abb. 87. Calcinosis universalis. Solide Kalkknoten in der Kniekehle.

Bindegewebe geführt haben, sind mit großer Wahrscheinlichkeit endogener Natur. Sie sind aber in ihrer Ätiologie noch vollständig unbekannt.

Die Bedeutung des Eisens für den menschlichen Organismus ist besonders durch die Untersuchungen von Warburg[166], welcher die Oxydationsvorgänge in den Zellen als eine Eisen- und Schwermetallkatalyse deutet, wieder in den Vordergrund getreten. Bereits Bunge[167] hat darauf hingewiesen, daß das Eisen ein lebenswichtiger Bestandteil des Körpers ist. Er berechnete für den Erwachsenen einen Gesamteisengehalt von 3,2 g, wovon ca. 2,4—2,7 g im Hämoglobin enthalten

sind, während der Rest sich auf die Körperzellen verteilen dürfte. Besonders in
den Kernen der Zellen sei Eisen vorhanden. Schätzungsweise werden in 24 Stunden, wie Lichtwitz[168] angibt, 90 ccm Blut $= 12,5$ g Hämoglobin abgebaut und
zu Gallenfarbstoff verändert. Das Hämoglobin enthält 0,336% Eisen, so daß
täglich 42 mg Eisen endogen anfallen. Die Eisenausscheidung ist kleiner als
diesem Werte entspricht. Es muß daher ständig Eisen entweder wieder zum
Hämoglobin- oder Zellaufbau verwendet oder im Organismus abgelagert werden.
Im Harn wird täglich nur ca. 1 mg ausgeschieden. Die Hauptmenge verläßt
durch den Dickdarm den Körper. Fr. Müller[169] gibt beim Hungerkünstler
Cetti 7 mg Eisenverlust durch den Darm pro die an.

Der minimalste Eisenbedarf ist etwa um 10 mg pro Tag gelegen. Wir führen
in der Regel im späteren Leben durch die reichliche Gemüsenahrung eine viel
größere Menge zu, so daß wir nicht in Gefahr kommen, an die Minimalgrenze
heranzukommen. Hornemann[170] gibt als tägliche Zufuhr für erwachsene
Männer ca. 156 mg, für erwachsene Frauen ca. 91 mg Fe_2O_3 an. Der Organismus
dürfte stets einen Überschuß von Eisen zu Gebote haben.

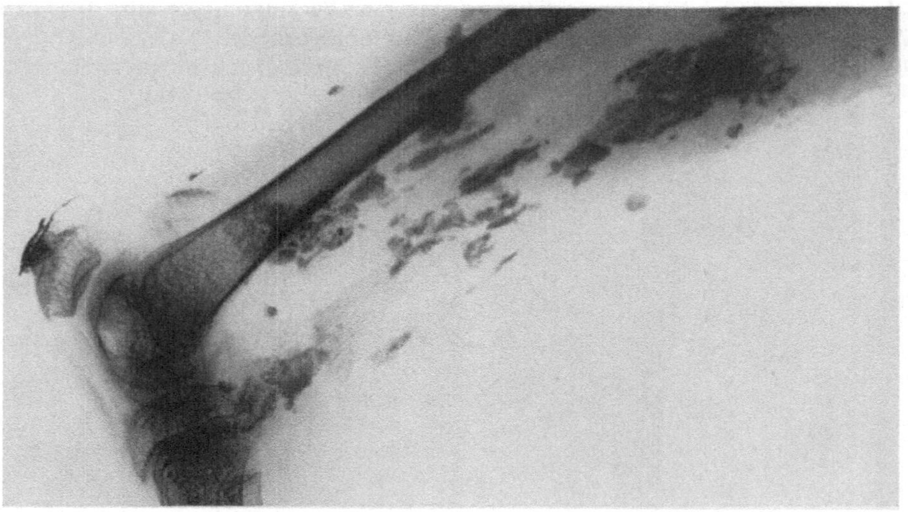

Abb. 88. Calcinosis universalis. Röntgenaufnahme des Oberschenkels. Die wolkigen Schatten stellen die
diffusen Kalkeinlagerungen im Bindegewebe dar.

Es ist merkwürdig, daß nicht nur das endogen anfallende Eisen, sondern
auch per oral gereichte Eisenmengen retiniert werden. Der Körper besitzt in
ausgesprochenem Maße die Eigenschaft, Eisen zu stapeln. Aus diesem Grunde
ist, wie Queckenstedt[171] hervorhebt, es nahezu unmöglich, Eisenbilanzen aufzustellen. Nach starken Blutverlusten verarmen alle Eisendepots. Das Nahrungseisen genügt dann nicht, den Bedarf zu decken.

Die engen Beziehungen des Eisens zur Hämoglobinbildung lassen eine
Änderung des Eisenstoffwechsels am ehesten bei Blutkrankheiten erwarten.
Merkwürdigerweise gibt es keine Anämie, die durch einen Eisenmangel entstünde.
Im Organismus ist immer genügend Eisen vorhanden. Es läßt sich auch durch
Eisenentzug keine stärkere Anämie erzeugen. Die Bedeutung eisenarmer Ernährung beim Tiere tritt erst bei späteren Generationen in Erscheinung.
M. B. Schmidt[172] zeigte die Folgen eisenarmer Ernährung bei Mäusen, die erst
in der zweiten Generation auftritt. Durch Zufuhr von Eisen ist sofort wieder

normales Verhalten hergestellt. Es ist eine lange diskutierte Frage, ob bei Zufuhr von anorganischem Eisen überhaupt Eisen durch die unversehrte Schleimhaut resorbiert wird. Kunkel[173], Quincke und Hochhaus[174], neuerdings Barkan[175] zeigen, daß tatsächlich Eisen zur Resorption gelangt. Hösslin[176], Abderhalden[177], Franz Müller[178], Häusermann[179] wiesen übereinstimmend nach, daß bei Eisenzufuhr die Blutfarbstoffbildung zunimmt. Der Einwand, daß das Eisen unspezifisch wirke und das Knochenmark reize, ist durch nichts erwiesen. Inwieweit zugeführtes Eisen direkt zur Hämoglobinbildung verwandt werden kann, haben wir bereits auf S. 516 im Anschluß an die Versuche von Haurowitz[180] diskutiert und gesehen, daß zweiwertiges Eisen in Porphyrin substituierbar ist.

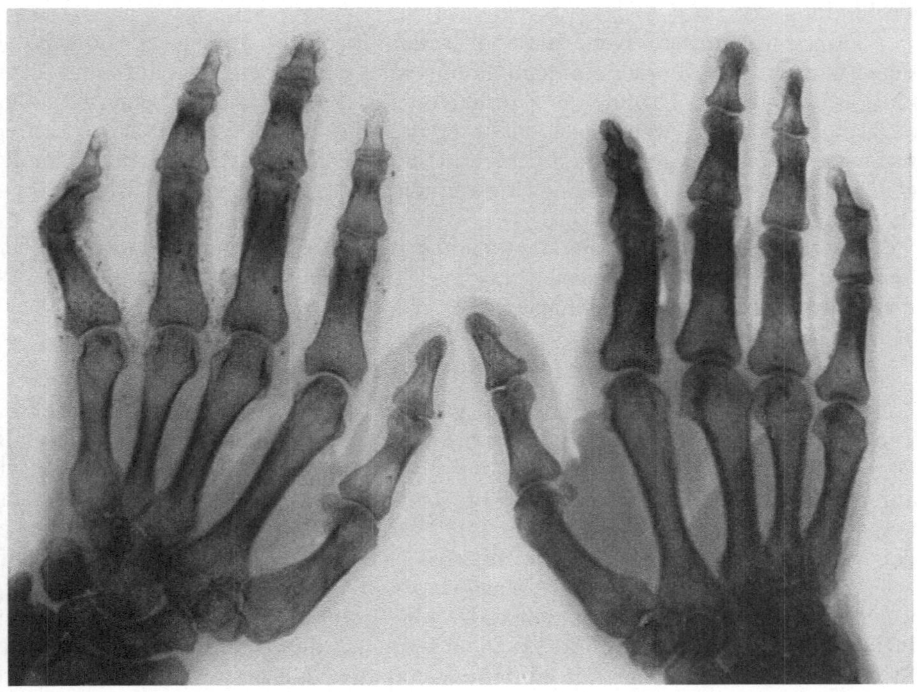

Abb. 89. Kalkgicht bei einer 30 jährigen Frau. Röntgenbild bei einer Kalkgicht mit Sklerodermie. Die Weichteile der Finger sind durchsetzt mit feinsten Kalkablagerungen, die im Röntgenbilde als schwarze Pünktchen imponieren. Man hat den Eindruck, als ob eine Ladung feinsten Schrotes in die Weichteile eingedrungen sei. Äußerlich waren an der Hautdecke vereinzelte Knötchen, an denen kalkige Massen durchschimmerten, zu sehen. Die sklerodermisch veränderte Haut war nahezu unverschieblich auf der Unterlage.

Bunge[181] hat in seinen klassischen Untersuchungen die Entstehung des Hämoglobins bei der Entwicklung des Hühnchens untersucht. Er fand im Eidotter Eisen in organischer Bindung. Da das fertige Hühnchen bereits Hämoglobin hat, so schließt der synthetische Vorgang der Hämoglobinbildung im wachsenden Hühnchen auch die Überführung des Vorratseisens in die Hämoglobin-Eisen-Verbindung ein. Auch bei Säugetieren liegen ähnliche Verhältnisse vor. Die Säuglingsnahrung ist außerordentlich eisenarm. 100 g Kuhmilch enthalten nur ca. 2 mg Eisen. Die Hämoglobinbildung während der Laktationsperiode bedarf einer viel größeren Menge Eisens. Bunge konnte nun zeigen, daß allen Tieren und auch dem Menschen eine ziemliche Menge Eisen bei der Geburt mitgegeben wird und daß dieses Vorratseisen, welches in der Hauptsache in den Leberzellen sitzen soll, während der Laktationsperiode in Hämoglobin umgewandelt wird.

Aus diesem Grunde ist es verständlich, daß Kinder, die allzulange ausschließlich mit Milch gesäugt werden, eine gewisse Anämie bekommen, da ihnen ungenügend Eisen zugeführt wird, wenn ihr Vorratseisen aufgebraucht ist. Ohne Kenntnis dieser Sachlage hat bereits O. Heubner, der Pionier der Kinderheilkunde, darauf hingewiesen, daß man Säuglingen recht bald schon Gemüse füttern soll. Alle Gemüse sind eisenhaltig.

Wenn Blutfarbstoff innerhalb des Organismus in allzu großer Menge zerfällt, so beobachtet man besonders in der Leber und Milz ein eisenhaltiges Pigment, das man als Hämosiderin bezeichnet. Bei der Besprechung der Pigmente wurde bereits gezeigt (S. 527), daß das Hämosiderin kein eigentliches Pigment, sondern lediglich eine Eisenablagerung in den Zellen, wahrscheinlich eine Eisen-Eiweiß-Verbindung ist.

Fassen wir unsere Kenntnisse über den Eisenstoffwechsel zusammen, so sehen wir, daß der Mensch Hämoglobin aus anorganischem Eisen aufbauen kann und daß aus diesem Grunde die Zufuhr von Eisen aus therapeutischen Gründen angezeigt erscheint, wenngleich nicht erwiesen ist, daß das mit der Nahrung gereichte Eisen in Hämoglobin übergeht. Im menschlichen Organismus ist immer genügend Eisen vorhanden. Eine Erkrankung des Erwachsenen aus Eisenmangel ist nicht bekannt.

Bilanzversuche sind wegen der Neigung zu großer Eisenretention weder beim Säugling noch beim Erwachsenen möglich. Im Harn wird nur wenig Eisen, die Hauptmenge im Kot ausgeschieden.

Der Wasserhaushalt.

Der menschliche Körper besteht, wie sehr viele Organismen, zum größten Teil aus Wasser. Der Begriff Wasser ist in seiner funktionellen Stellung im Organismus vielseitig. Das Wasser dient als Lösungsmittel. Es kann, wie wir auf S. 584 ausgeführt haben, selbst die Rolle eines Minerals spielen (Hydratations-, Quellungswasser). Ferner entsteht Wasser als Stoffwechselendprodukt bei der Verbrennung. Es erscheint wunderbar, daß trotz dieser funktionellen Differenziertheit des Wassers der Wasserbestand des Gesamtorganismus wenig wechselt. Hier müssen fein aufeinander abgestimmte Regulationsmechanismen tätig sein, die sowohl Aufnahme als auch Ausscheidung beeinflussen und auch bei Störungen dieser einfachen Äquilibrierungsvorgänge den Wasserbestand innerhalb des Gesamtorganismus ausgleichen können.

Der älteste Versuch von Chaussier[183], der eine menschliche Leiche im Backofen getrocknet hat, ergab 90 % Wasser. Bei dieser Art der Trocknung sind aber viele flüchtige, organische Bestandteile verlorengegangen, so daß diese Angabe als erheblich zu hoch angesehen werden muß. Spätere Untersuchungen zeigen, daß der Wassergehalt des Menschen, besonders im embryonalen, aber auch noch im Säuglingsalter schwankt, um im Erwachsenenalter ziemlich konstant zu bleiben. Im embryonalen Alter werden folgende Zahlen angegeben: (Fehling[184]):

Embryo von 6 Wochen   97,5 %
„   „   4 Monaten 92   %
„   „   6 Monaten 85   %
„   „   9 Monaten 74   %

Nach diesen Autoren und nach den älteren Angaben von Eckert[185] ist der kindliche Organismus wasserreicher als der des Erwachsenen. Die Angaben über den Wassergehalt des Erwachsenen schwanken zwischen 58 % (Gerhartz[186]) bis 66 % (Volkmann[187]). Es dürfte sehr schwer sein, für den Gesamtorganismus

Der Wasser-
bestand.

Normzahlen anzugeben, da weitgehende individuelle Verschiedenheiten (trockene und feuchte Menschen) noch als innerhalb der Norm angesehen werden müssen. Die Hauptmenge der Flüssigkeit im Organismus zirkuliert auf gebahnten Wegen in Blut- und Lymphgefäßen. Die Blutflüssigkeit hat ganz besondere Eigenschaften. Sie enthält kleinste, ionisierte und größte kolloide Teilchen; dazu kommen noch die in der Flüssigkeit suspendierten Zellen. Der Wassergehalt des Blutplasmas beträgt ca. 91%. Ein wesentlicher Teil des Wassergehaltes des Plasmas ist Lösungswasser, ein kleinerer Teil ist Quellungswasser. Läßt man Plasma durch ein Ultrafilter, das die Eiweißkörper nicht durchläßt, filtrieren, so bleibt ein Teil des Wassers mit dem Eiweiß zurück. Die Menge des Wassers, welche an dem lyophilen Kolloid Eiweiß haften bleibt, ist nicht nur von der Art des Eiweißes, sondern auch von dem Zustand des Milieus (Reaktion, Anionen, Kationen) abhängig. Der Druck, welcher nötig wäre, um das Wasser aus dem Kolloid zu entbinden, heißt Quellungsdruck. Schade bezeichnet den Quellungsdruck des Plasmaeiweißes als onkotischen Druck des Plasmaeiweißes.

Wassergehalt des Plasmas.

Die Menge des Blutplasmas beträgt ca. 3—4% des Körpergewichtes und würde bei einem Durchschnittsgewicht von 70 kg 2,5—3 Liter betragen. Es gibt verschiedene mehr oder minder zuverlässige Methoden, um die Plasmamenge zu bestimmen. Am zuverlässigsten scheint noch die Kohlenoxydmethode zu sein.

Die Lymphe ist etwas wasserreicher, aber eiweißärmer als das Plasma. Über die Gesamtmenge der Lymphe existieren kaum zuverlässige Angaben. Man schätzt den Bestand an strömender Lymphflüssigkeit auf ca. 1 Liter. Der größte Teil des im Organismus enthaltenen Wassers findet sich in den Organgeweben und in der Zwischensubstanz. Die sog. Gewebs- oder Zwischenflüssigkeit dürfte im lebenden Zustand ständig in Bewegung sein. Jede Zelle enthält ebenfalls Wasser, so daß wir im Gesamtorganismus zwischen in gebahnten und ungebahnten Wegen strömender Flüssigkeit und zwischen Zellflüssigkeit zu unterscheiden haben.

Wassergehalt der Lymphe.

Der Wasserwechsel, der sich zwischen den gebahnten und ungebahnten Wegen der Zelle selbst vollzieht, ist von den verschiedensten Faktoren abhängig. Zunächst seien die Faktoren betrachtet, welche den Flüssigkeitsaustausch zwischen dem in den Capillaren strömenden Blute und den pericapillären Gewebsspalten regeln. Die älteste Auffassung, daß der Flüssigkeitsaustausch zwischen Capillaren und umgebendem Gewebe vom hydrodynamischen Druck, unter dem die Flüssigkeit steht, abhängig ist, stammt von Ludwig[188]. In dem Ludwigschen Sinne soll durch den Druck im Gefäßsystem aus den Capillaren eine eiweißarme Salzlösung filtriert werden. Die Ludwigsche Ansicht wurde in neuerer Zeit von Starling[189] und Cushny[190] weitergeführt und besonders von Cushny[190] für die Bildung des Urins in der Niere in weitgehendem Maße herangezogen. Es ist nicht zu bezweifeln, daß für die Austauschsvorgänge zwischen Capillaren und Gewebe der hydrodynamische Druck der durchströmenden Flüssigkeit eine beachtliche Rolle spielt, jedoch kann man schon durch Anführung der Konstanz der chemischen Eigenschaften der Blutflüssigkeit bei wechselndem, hydrodynamischem Druck ersehen, daß nicht allein mechanische Momente für den Flüssigkeitsaustausch durch die Capillarwände hindurch ausschlaggebend sind.

Flüssigkeits-austausch zwischen Capillaren und Gewebsflüssigkeit.

Dieser rein mechanischen Auffassung des Wasser- und Stoffaustausches zwischen Blut und Geweben steht die Sekretions- und Resorptionstheorie, die Heidenhain[191] auf vitale Vorgänge der Capillarendothelien bezieht, diametral gegenüber. Heidenhain[191] ging davon aus, daß Einwirkungen auf den Lymphstrom durch Zufuhr verschiedener Substanzen erzielt werden, die in keiner Weise durch den Filtrationsdruck erklärt werden können. Es sei hier nicht auf die Einwirkung der verschiedenen chemischen Agenzien auf die Lymphbildung, die Heidenhain zu der Einteilung in Lymphagoga I. und II. Ordnung führten, eingegangen, sondern lediglich die Tatsache hervorgehoben, daß Heidenhain entgegen der Ludwigschen Auffassung annahm, daß es Stoffe gibt, die unabhängig vom hydrodynamischen Druck den Flüssigkeitsaustausch zwischen den gebahnten und ungebahnten Flüssigkeitsreservoirs regeln. Die Wirkung dieser chemischen Agenzien wurde in Abhängigkeit gestellt von einer sekretorisch vitalen Funktion der Endothelzelle. Siebeck[192] hat zweifellos recht, wenn er an dem Begriff des vitalen Sekretionsprozesses als Erklärung Anstoß nimmt. Man weiß ja nicht, welche Kräfte den Sekretionsprozeß in der Zelle auslösen, ob nicht hier auch letzten Endes physikalisch-chemische oder dynamische Vorgänge eine Rolle spielen. Es möchte mir aber doch scheinen, daß man den Begriff der vitalen Funktion der Endothelzelle für den Stoff- und Wasseraustausch beibehalten soll, weil er sich in unseren Vorstellungen in dem Sinne eingebürgert hat, daß wir unterscheiden zwischen Austauschsvorgängen physikalisch-chemischer Natur (Osmose usw.), die wir nach physikalisch-chemischen Gesetzen verfolgen können, und cellulär bedingten Austauschsvorgängen, bei denen uns vorläufig und wohl auch immer ein gesetzmäßiges Verstehen versagt bleiben wird. Mit dieser Auffassung der Austauschsvorgänge zwischen gebahntem und ungebahntem Flüssigkeitsstrom sind wir zur dritten Komponente dieser Regulation gekommen, der Regulation, welche durch physikalisch-chemische Gesetze erklärt wird. Der Flüssigkeitsaustausch durch die Kapillarwände vollzieht sich in gewissem Maße vergleichbar mit dem Flüssigkeitsaustausch durch eine semipermeable Membran. Der Flüssigkeitsaustausch hängt von den Eigenschaften der Membran und der Zusammensetzung der Lösung zu beiden Seiten der Membran ab. Je nach der Konzentration der gelösten Stoffe zu beiden Seiten der Membran kommt es entsprechend den Partiardrucken der molekulargelösten Stoffe zu Ausgleichsströmungen. Für diese osmotischen Vorgänge gelten die Gesetze des Gasdruckes, wonach der Druckausgleich sich nach den Partiardrucken der einzelnen Gase, in diesem Falle der einzelnen in Wasser gelösten Moleküle und Ionen, richtet.

Die an einfachen Modellversuchen gewonnenen Erkenntnisse über Diffusionsvorgänge haben natürlich nur zum Teil für die Austauschsvorgänge zwischen Blutflüssigkeit und Gewebe Gültigkeit, da die Verhältnisse im Blutplasma, das eine kolloidale und molekulare Lösung großer und kleiner Moleküle darstellt, viel komplizierter liegen. Siebeck[193] hat in schönen Versuchen die Kompliziertheit der vorliegenden Verhältnisse an dem Modell der roten Blutkörperchen gezeigt. Mit Recht weist er in seinem Referat über den Wasserhaushalt darauf hin, daß womöglich nicht die ganzen dissoziierten Ionen als wirksame Träger des osmotischen Druckes in Rechnung zu setzen sind, da auch mit einer Adsorption der Elektrolyte an große Oberflächen gerechnet werden muß. Es könnte also der Fall eintreten, daß die wirksame Konzentration des dissoziierten Elektrolyten nicht dem entsprechen würde, was wir durch die Elementaranalyse feststellen. Trotzdem dürfte die Bedeutung der physikalisch-chemischen Gesetze für den Stoffaustausch einer wäßrigen Lösung, die Elektrolyte enthält, in weiterem Sinne auch für die Blutflüssigkeit maßgebend sein. In geistvoller Weise hat J. Loeb[194] darauf hingewiesen, daß für die osmotischen Bewegungen an den Capillarwänden ähnliche Verhältnisse vorliegen, wie sie von Donnan als anormale Osmose beschrieben sind. Das Donnansche Gesetz (Donnansches Membrangleichgewicht) besagt: Sind in einer Lösung kolloide Ionen, wie sie die elektrisch geladenen Komplexe der Plasmaeiweißkörper darstellen, mit den Ionen eines Elektrolyten in einer Lösung vorhanden, und ist diese Lösung durch eine Membran von der Lösung des gleichen Elektrolyten getrennt, so verteilen sich die Ionen des

Donnan
Membrangleich-
gewicht.

gelösten Elektrolyten durch Diffusion nicht in gleicher Konzentration zu beiden Seiten der Membran, sondern das dem Kolloidion gleichgeladene Ion des Elektrolyten findet sich bei eingetretenem Gleichgewicht auf der kolloidfreien Seite in größerer, das entgegengesetzt geladene in geringerer Konzentration als in der Kolloidlösung. Das Kolloidion stößt also gewissermaßen gleichgeladene, membrandiffusible Ionen nach der anderen Seite ab. Die für diese Verhältnisse maßgebende Ionisation hinsichtlich der elektrischen Ladung der Eiweißkolloide im Blutplasma ist in erster Linie abhängig von der H^+-Konzentration, d. h. von der Reaktion des Milieus.

Die Eiweißkörper sind isoelektrisch (maximal entladen) im sog. isoelektrischen Punkt. Dieser Punkt gibt diejenige Reaktion an, bei welcher das betreffende Protein nur ein Minimum an Ionen abgibt. Es sind positive wie negative Ionen in kleinstmöglichem Betrage im isoelektrischen Punkt vorhanden. Der isoelektrische Punkt für das Serumalbumin liegt bei p_H 4,7, für Globulin bei 5,4, für Euglobulin bei 6,5. Bei niedrigerem p_H, also auf der sauren Seite geben die betreffenden Eiweißkörper Kationen ab, bei höherem p_H auf der basischen Seite Anionen. Für den Flüssigkeitsaustausch an den Capillarwänden kommt nur eine Reaktionslage in Frage, bei der im Membrangleichgewicht Anionen nach außen durchtreten, während Kationen zurückgehalten werden. In folgendem Schema, das einer zusammenfassenden Darstellung der Ödempathologie von Oehme[195] entnommen ist, bezeichnet z die Konzentration der nicht permeierenden Kolloidanionen R^- und der diesen entsprechenden Kolloidkationen Na^+; y bezeichnet die Konzentration der hereindiffundierten Na^+ und Cl^-; x die noch verbleibende NaCl-Konzentration der Außenlösung.

Isoelektrischer Punkt.

Donnansches Membrangleichgewicht. Schema. (Nach Oehme.)

| Ausgangszustand | | | Gleichgewicht | | |
innen	außen		innen		außen
R^- Na^+	Cl^-	Na^+	R^- Cl^- Na^+		Cl^- Na^+
z $\quad z$	$x+y$	$x+y$	$z \quad y \quad z+y$		$x \quad x$

Die Summe der Anionen ist gleich derjenigen der Kationen auf jeder Seite (Gesetz der Elektroneutralität). Loeb[194] zeigte, daß der Donnansche Verteilungssatz, welchen er für Gelatine und Casein experimentell festlegte, für die Wasserbewegung im Organismus, bei der es sich um ähnliche Verhältnisse handelt, nicht gleichgültig sein kann. Die Anreicherung des diffusiblen Elektrolyten in der Außenflüssigkeit bedeutet einen osmotischen Gegendruck gegen den Druck des Kolloides innen. Das Messungsergebnis des letzteren wird also nicht allein von der Konzentration des Kolloides selbst, sondern von dem Konzentrationsverhältnis $z : x$ abhängen. Gegen die Übertragung der Loebschen Versuche auf die Verhältnisse des Flüssigkeitsaustausches in den Capillarwänden sind die verschiedensten Einwände gemacht worden (Rona und Petow[196], Hill[197]). Siebeck[192] betont, daß das Verhältnis der Elektrolytkonzentration zu der Konzentration der Kolloide im Organismus ganz anders ist als in den Modellversuchen Loebs. Andererseits konnte aber die klinisch schon lange bekannte Tatsache, daß die Ödemflüssigkeit chlorreicher ist als das Serum, wie auch die von Klotilde Gollwitzer-Meier[198] geprüfte Cl^-- und HCO_3^--Verteilung durch das Donnangleichgewicht eine Erklärung finden.

Ellinger[199] und seine Schüler haben den Quellungsdruck im Plasma für den Flüssigkeitswechsel zwischen Blut und Gewebe besonders hervorgehoben. Der Quellungsdruck im Plasma ist abhängig von der Art und dem Zustand der

Quellungsdruck.

Kolloide, von der Einwirkung von Elektrolyten und oberflächenaktiver Stoffe
auf die Kolloide. Der tatsächlich vorhandene Quellungsdruck des Eiweißes im
Blutplasma soll sechzigmal so groß sein wie der osmotische Druck im Plasma.
Ellinger konnte bei künstlich durchbluteten Froschteilen nachweisen, daß
Beziehungen bestehen zwischen den gefundenen Werten des Quellungsdruckes
und dem Flüssigkeitsaustritt aus der Gefäßbahn. Ellinger ging sogar so weit,
den Einfluß diuretisch wirkender Arzneien so zu erklären, daß sie den Quellungsdruck des Plasmas erhöhen oder erniedrigen. Die Auffassung Ellingers blieb
nicht unwidersprochen. Oehme[200] konnte zeigen, daß zwischen Flüssigkeitsaufnahme und Wasserbindung der Kolloide im Plasma kein nachweisbarer Zusammenhang besteht. Schade[201] hat Einwände gegen die methodische Bestimmung des Quellungsdruckes durch Ellinger erhoben und glaubt in seinem
Verfahren der Messung des onkotischen Druckes (Bezeichnung Schades für
Quellungsdruck) ein besseres Kriterium gefunden zu haben. Schade geht
insoweit mit Ellinger einig, daß er dem onkotischen Druckgefälle zwischen
Blutplasma und angrenzender Gewebsflüssigkeit für den Flüssigkeitsaustausch
einen wesentlichen Einfluß zuschreibt. Siebeck[192] wendet gegen alle diese Auffassungen, dem Quellungsdruck der Kolloide für den Flüssigkeitswechsel ausschlaggebende Bedeutung zuzumessen, ein, daß diese Versuche zur Voraussetzung eine in ihren physikalischen Eigenschaften konstante Gefäßwand haben,
während doch die Verhältnisse in Wirklichkeit durch die wechselnde Permeabilität
der Gefäßwände viel komplizierter liegen. Die Untersuchungen Ellingers
und Schades haben aber zweifellos einen neuen Gesichtspunkt für den Flüssigkeitswechsel zwischen Blut und Gewebe ergeben, der zusammen mit den bisherigen physikalisch-chemischen Betrachtungen der normalen und anormalen
(Donnansches Membrangleichgewicht) Osmose, das physikalisch-chemische Geschehen in den Vordergrund für den Flüssigkeitsaustausch stellt.

Zusammenfassend läßt sich sagen, daß sich die Flüssigkeitsbewegung zwischen
den gebahnten Wegen der Capillaren und den ungebahnten Wegen der Gewebe
von drei Faktoren abhängig erweist, die im hydrodynamischen Druck, in dem
Zustand und der Funktion der Capillarendothelien und in physikalisch-
chemischen Gesetzmäßigkeiten begründet sind. Ein weiteres Moment, das ebenfalls für diesen Flüssigkeitsaustausch in Frage kommt, ist die Funktion der
blindsackartig in die Gewebsflüssigkeit eintauchenden Lymphgefäße. Bei Ver-
legung dieser Lymphabflußwege kann es ebenfalls zu Störungen des Flüssigkeitsaustausches zwischen Capillaren und Gewebsflüssigkeit kommen.

Flüssigkeitsaus-
tausch zwischen
Gewebsflüssig-
keit und Zelle.
Overton-
Theorie.   Die Flüssigkeitsbewegung zwischen Gewebsflüssigkeit und Zelle liegt noch
komplizierter als die dargestellten Verhältnisse des Flüssigkeitsaustausches
zwischen Capillaren und Gewebsflüssigkeit. Die grundlegenden Untersuchungen
von Overton[202], welche zwar heute in ihrer ursprünglichen Deutung nicht mehr
aufrechterhalten werden können, zeigen, daß Zellen in isotonischer Lösung verschiedener Neutralsalze ihren Wasserbestand aufrechterhalten. In verdünnteren
Lösungen dieser Salze nehmen die Zellen Wasser auf, in konzentrierteren geben
sie Wasser ab. Es scheint demnach, daß die Wasseraufnahme der Zelle in weitgehendem Maße vom osmotischen Druck der umgebenden Lösung abhängig ist.
Die Wasseraufnahme und -abgabe geht in ihrer Größenordnung nicht parallel
der Größenordnung der Änderung des osmotischen Druckes. Overton hat
bereits darauf hingewiesen, daß bei der die Volumenveränderung bedingenden
Wasserbewegung der Zelle nicht alles Wasser in der Zelle beteiligt ist, sondern
daß nur diejenigen Phasen, welche die Eigenschaften einer Lösung haben, die
Wasserbewegung mitmachen. Siebeck[193] zeigte an Modellversuchen an roten
Blutkörperchen, daß etwa der dritte Teil eines roten Blutkörperchens Phasen

mit der Eigenschaft einer Lösung enthält, welcher bei Änderung des osmotischen Außendruckes die Flüssigkeitsbewegung mitmacht. Wir sehen in der Zelle ähnliche Verhältnisse wie im Plasma; das Wasser ist in verschiedenem Zustande vorhanden, teils als Lösungswasser, teils als Quellungswasser. Overton glaubt, daß die Flüssigkeitsbewegung von der Zelle und in die Zelle sich durch eine Plasmahaut vollziehe, die zwar nicht histologisch als Membran zu erkennen ist, die aber strukturlos von Lipoiden aufgebaut wäre. In diese Membran können nur lipoidlösliche Stoffe eindringen, während die meisten Neutralsalze lediglich osmotische Wirkungen im Sinne einer Wasserbewegung entfalten. Aus der Theorie von Overton ist die Tatsache schwer erklärlich, daß Wasser von der Zelle so leicht aufgenommen und abgegeben wird, obwohl das Wasser nicht lipoidlöslich ist. Ein weiterer Einwand gegen die Overtonsche Deutung ist die Tatsache, daß alle Nährstoffe, Zucker, Aminosäuren und Salze in die Zelle eindringen und auch wieder als Abbauprodukte heraustreten müssen. Dies wäre bei der Voraussetzung der Lipoidlöslichkeit für das Eindringen in die Zelle nicht möglich. Alle Hilfshypothesen, wie die Mosaiktheorie von Nathanson[203] und die Heranziehung sekretorischer, vitaler Vorgänge, können die ursprüngliche Overtonsche Deutung nicht aufrechterhalten.

Die Untersuchungen von Hofmeister[204] und seiner Schule über die Quellung von Gelatinestückchen in verschiedenen Lösungen sind in weitgehender Weise auch auf die Flüssigkeitsbewegungen zwischen Zelle und Gewebsflüssigkeit angewandt worden. Hofmeister und seine Schüler fanden, daß die Quellbarkeit der Gelatine, d. h. die Aufnahmefähigkeit für Wasser durch Säuren und Alkalien, wie auch durch Neutralsalze begünstigt wird. Bei den Neutralsalzen sollen hierbei die Anionen die hauptsächlichste Wirkung entfalten. Es besteht aber zwischen diesen beiden Größen, dem Einfluß der H^+-Konzentration und der Neutralsalze, ein Quellungsantagonismus, indem die Quellung in saurer und alkalischer Lösung durch Neutralsalze herabgesetzt wird. Ein solcher Quellungsantagonismus soll auch zwischen ein- und mehrwertigen ($Mg < Ca < Ba < Sr < Cu < Fe$) Kationen bestehen. Zweifellos sind die Beobachtungen an den Gelatineklümpchen außerordentlich lehrreich für die auch biologisch wichtigen Vorgänge der Quellung und Entquellung. Man muß aber Siebeck[192] vollständig zustimmen, der gegen die weitgetriebenen Analogieschlüsse aus diesen Modellversuchen am toten Material auf die Vorgänge der Wasserbewegung zwischen lebender Zelle und Gewebsflüssigkeit polemisiert. Quellungsvorgänge und Entquellungsvorgänge mit den daraus resultierenden, frei werdenden Energien spielen im Organismus wahrscheinlich eine große Rolle. Man darf aber nicht so weit gehen, wie dies von manchen Seiten aus geschehen ist, diese am toten Material gewonnenen Erkenntnisse als Haupttriebkraft für den Wasserwechsel anzusehen.

Traube[205] hat darauf hingewiesen, daß die Aufnahme von gelösten Stoffen in Zellen nicht nur durch ihre Lipoidlöslichkeit, sondern durch ihre Oberflächenaktivität erklärt werden kann. Ordnet man die Stoffe nach ihrer Geschwindigkeit, mit der sie in die Zelle eindringen, so entspricht die Reihenfolge ebenso der Oberflächenaktivität wie der Lipoidlöslichkeit. Auch bei Untersuchungen, die auf die Verteilung der Stoffe auf Zellen und Lösungen abzielen, sind die Beziehungen zur Adsorption eindeutiger wie die zur Lipoidlöslichkeit (Loewe[206]). In diesem Sinne sprechen auch die Versuche von O. Warburg[207], der sowohl für Zelltrümmer, die vom Lipoidsubstrat befreit sind, als auch für Tierkohle zeigen konnte, daß lipoidlösliche Stoffe von diesen Substraten in gleicher Weise gebunden werden, wie von normalen Zellen, die ihr Lipoidgerüst noch besitzen. Wenn auch die ursprüngliche Auffassung von Overton, daß die Lipoidlöslichkeit die Voraussetzung für das Eindringen in die Zelle ist, durch die von Warburg und

Loewe aufgezeigten Verhältnisse der Adsorption und der Oberflächenwirkung in ihrer Allgemeingültigkeit erschüttert wird, so lassen sich doch gemeinsame Gesichtspunkte, die beide Auffassungen miteinander verbinden, finden, wenn man annimmt, daß auch die lipoiden Substanzen durch Adsorption und Oberflächenwirkung an den Grenzflächen festgehalten werden und so auf die Oberflächenspannung der durchtretenden Flüssigkeit Einfluß gewinnen.

In gleicher Weise, wie für den Flüssigkeitsaustausch durch das Capillarendothel ist auch für den Flüssigkeitswechsel durch die Zellbegrenzung, sei sie nun durch adsorbierte Stoffe oder durch eine tatsächliche Plasmahaut gegeben, das oben ausführlich behandelte Donnangleichgewicht und die anormale Osmose von Wichtigkeit. Die osmotischen Verhältnisse in der Zelle selbst sind noch viel schwieriger zu beantworten, da die jeder Zellart eigentümliche Struktur physikalisch-chemisch unergründlich ist. Wir haben es hier nicht nur mit einer oder zwei Phasen, mit Hydratationswasser und mit molekularer Lösung zu tun, sondern sicherlich mit einer ganzen Reihe von Phasen, die durch das Vorhandensein von Fetten und Lipoiden noch besonders kompliziert erscheinen.

Zusammenfassend läßt sich sagen, daß die Flüssigkeitsbewegung und damit der Stoffaustausch zwischen Zelle und Gewebsflüssigkeit, trotz vieler physikalisch-chemischer Analogien mit unbelebten Modellen, heute noch vollständig unklar ist. Man kann einige Analogien aus dem Modellversuch vermuten. Es wäre aber verfrüht, diese Vermutungen als Tatsachen darzustellen.

Wasserbilanz. Die Wasseraufnahme. Die Wasseraufnahme beim einzelnen Individuum zeigt außerordentliche Schwankungen. Sie ist in hohem Maße von der Art der Nahrung und speziell vom Salzgehalt der Nahrung abhängig. Bei der Wasseraufnahme folgen wir einem elementaren Triebe, dem Durst. In den meisten Fällen (starke Schweiße, Durchfälle, Blutverluste) ist Wassermangel die Ursache des Durstes. Wir kennen aber auch Zustände, bei denen das Durstgefühl nicht durch einen Wasserverlust bedingt ist. Herz- und Nierenkranke im Stadium des zunehmenden Ödems zeigen häufig heftigen Durst trotz Vermehrung des Wasserbestandes. Erich Meyer[208] nimmt an, daß nicht der Wassergehalt des Blutes, sondern die Konzentration osmotisch wirksamer Substanzen im Blute das Durstgefühl auslöst. In der Tat findet sich nach Blutverlusten ein Anstieg des Kochsalzgehaltes des Blutplasmas. Auch den Durst der Diabeteskranken könnte man durch die Anhäufung von Zuckermolekülen im Blutplasma erklären, die Lösungswasser beanspruchen. Durch Zufuhr von hypertonischen Lösungen verschiedener Stoffe konnte Leschke[209] Durst auslösen, eine Ansicht, die nicht unwidersprochen blieb (Bauer und Aschner[210]), da die Durstempfindung erst 10—20 Minuten nach der Injektion einsetzt. Zweifellos hat Nonnenbruch[211] mit seiner Annahme recht, daß nicht nur die molare Konzentration im Blute, sondern auch die Konzentration im Gewebe für das Zustandekommen der Durstempfindung maßgebend ist. Das subjektive Gefühl der Austrocknung im Munde ist vielfach für das ursächliche Moment der Durstempfindung angenommen worden. L. R. Müller[212] berichtet über Versuche, bei denen die Versuchspersonen deutlich zwischen Austrocknen im Munde und Durstgefühl unterschieden hatten. Nach unseren heutigen Kenntnissen kann man die Durstempfindung nicht auf einen einheitlichen Nenner bringen. Sie kann ebenso vom Elektrolytgehalt der Körperflüssigkeiten, wie rein psychisch, wie auch durch lokale Veränderungen an der Mundschleimhaut und im Ösophagus (L. R. Müller[212]) ausgelöst werden. Auch der Zustand der nervösen Apparate kann unabhängig von den bisher angegebenen Momenten zur Durstempfindung führen.

Wasserabgabe. Durch diese große Variation in den Bedingungen für die Wasseraufnahme ist es um so erstaunlicher, daß normalerweise die Wasserabgabe mit einer beliebig gesteigerten Wasseraufnahme Schritt halten kann. Die Hauptmenge des auf- Niere. genommenen Wassers verläßt den Körper durch die Nieren. Die Niere antwortet auf einen anormalen Wassergehalt des sie durchströmenden Blutes mit gesteigerter Wasserausfuhr. Ferner sind die in der Zeiteinheit durch die Niere strömende Blutmenge sowie hormonale und nervöse Reize auf die Wasserausscheidung von Einfluß. Das Charakteristikum der normalen Niere ist die große Breite des Wasserausscheidungsvermögens, mit dem sie in kurzer Zeit das Überangebot bewältigen kann.

Der renalen Wasserabgabe beigeordnet sind extrarenale Wege der Wasser- Haut. abgabe. Die Menge des Wassers, welche auf extrarenalem Wege den Körper verläßt, ist normalerweise ca. 400—500 ccm, kann aber auch bis zu 1000 ccm betragen (Doll und Siebeck[213]). Die Wasserabgabe durch die Haut spielt nicht nur bei Variation der Körperwärme eine Rolle, sondern auch bei übertriebener Wasserzufuhr (Moog und Hauck[214]). Bei großen ödematösen Wasseransammlungen im Körper können ohne überschießende Diurese große Mengen Wasser durch die Haut den Körper verlassen.

Durch die Lunge wird beim Gesunden ca. 300 g Wasser in 24 Stunden aus- Lunge. geschieden. Hier ist Atmungszahl, Temperatur und Feuchtigkeit der Luft für die Größenordnung des ausgeschiedenen Wassers maßgebend. Daß auch die Wasserausscheidung durch die Lungen durch eine überreichliche Flüssigkeitszufuhr gesteigert werden kann, hat Siebeck[215] gezeigt.

Durch den Darm werden unter normalen Verhältnissen ca. 100—200 g Darm. Wasser abgegeben. Der Wasserverlust durch den Darm kann aber unter pathologischen Umständen bei Durchfällen mehrere Liter betragen.

Vermehrte Wasserzufuhr führt in erster Linie zu einer vermehrten Aus- Wirkung scheidung durch die Nieren. Von Volhard ist das Trinken von $1^1/_2$ Liter vermehrter Tee als Funktionsprüfung für die Wasserausscheidung durch die Nieren und für Wasserzufuhr. die Verdünnungsfähigkeit der Niere eingeführt worden. Wenngleich die Menge „Trinkversuch". des nach einem solchen Trinkversuch ausgeschiedenen Wassers auch beim gesunden Menschen individuellen Schwankungen unterworfen sein kann, so hat sich doch die praktische Verwertbarkeit des Trinkversuchs für die Frage, ob die Nieren eine größere Menge zugeführten Wassers bewältigen können, erwiesen. Bei den meisten Menschen antwortet zunächst nur die Niere bei übermäßiger Wasserzufuhr mit einer stark vermehrten Ausscheidung. Es ist zu beachten, daß bei übermäßiger Wasserzufuhr im Säuglingsalter die Neigung zur Retention größer ist als beim Erwachsenen. Auch zeigt der Säugling die Neigung bei Zufuhr einer größeren Wassermenge, die extrarenalen Wege der Wasserausscheidung zu bevorzugen (Aschenheim[216], Wengraf[217]). Für die Wasserausscheidung nach großer Zufuhr (Trinkversuch) hat der Gesamtwasserbestand des Körpers und vor allen Dingen die Wasser- und Salzzufuhr in der Vorperiode großen Einfluß. Es ist einleuchtend, daß bei salz- und wasserreicher Nahrung vor einem solchen Wasserstoß die Ausscheidung anormal verlaufen kann. In eingehender Weise wurden die Verhältnisse von W. H. Veil[218] und Regnier[218] studiert. H. Strauß[219] hat die Angaben dieser Autoren nicht in allen Teilen bestätigen können. Besonders divergierend sind die Angaben der angeführten Autoren in bezug auf die Veränderungen des Blutes nach überreicher Wasserzufuhr. H. Strauß[219] fand an gesunden, jungen Männern nach übermäßiger Flüssigkeitszufuhr stets eine Verdünnung des Blutes und keine wesentliche Veränderung im osmotischen Druck des Blutes. Die Geschwindigkeit, mit der die Diurese erfolgt, ist ebenfalls individuell sehr verschieden. Bei den meisten setzt die Diurese nach einer Viertelstunde ein und ist in der dritten halben Stunde auf dem Höhepunkt. Es gibt aber auch gesunde Menschen, bei denen die Diuresekurve nach großer Flüssigkeitszufuhr von der ersten halben Stunde an hoch ist und während drei Stunden ein erhöhtes, aber flaches Niveau beibehält.

Abhängigkeit der Wasserabgabe vom Salzbestand. Wie bereits bei der Beurteilung des Trinkversuchs ausgeführt wurde, ist die Wasserabgabe von dem Salzgehalt der Kost und von dem Salzbestande des Organismus abhängig. Beim Wasserwechsel handelt es sich ja nie um reine wäßrige Flüssigkeit, sondern immer um Salzlösungen. Von den Elektrolyten, die den Wasserhaushalt bestimmend beeinflussen, ist das Kochsalz der wichtigste. Gibt man zu einer gewöhnlichen Kost 10—15 g Kochsalz als Zulage, so wird diese Menge in der Regel durch eine stärkere Diurese in 1—2 Tagen wieder ausgeschieden (Magnus-Levy[220], Schlayer[221], v. Monakow[222]). Bei Säuglingen sind die Verhältnisse weniger eindeutig (Schloß[223], Lasch[224]). Der Säugling retiniert mehr als der Erwachsene. Versuche mit Salzwasser wurden von Schittenhelm und Schlecht[225], Versuche mit intravenösen Salzinfusionen von Magnus[226] ausgeführt. Die Resultate hinsichtlich der Ausscheidung sind außerordentlich verschieden. Es kommt eben im wesentlichen auf den Zustand der Wasser- und Salzdepots an, wobei zu bemerken ist, daß in der Haut sich anscheinend mehr Salz anhäufen kann als einer physiologischen Kochsalzlösung entsprechen würde. Die Retention von Trockenkochsalz ist immer wieder in Erwägung gezogen worden. Bei krankhaften Zuständen wird eine Kochsalzzulage mit einer gleichzeitigen Wasserretention beantwortet. Man glaubte die in Betracht kommenden Verhältnisse durch Veränderungen der Konzentration der verschiedenen Plasmabestandteile widergespiegelt zu finden. Veil[218] sieht nach Salzzulagen den Refraktometerwert des Serums vermindert, auch der Hämoglobingehalt des Blutes sinkt, während der Cl-Gehalt des Serums nur vorübergehend ansteigt, in den meisten Fällen unbeeinflußt bleibt. Bei ähnlichen Versuchen an Nierenkranken habe ich gesehen, wie wenig zuverlässig der Refraktometerwert des Serums für die Beurteilung des Wassergehaltes des Serums ist. Es scheint doch immer noch das beste zu sein, bei der Analyse irgendeiner Substanz, sei diese ein Mineral oder das Wasser, die Substanz selbst zu bestimmen und nicht durch indirekte Methoden Zahlenwerte für die zu untersuchende Substanz zu gewinnen. Die Methode der Wahl für Wasserbestimmungen ist die quantitative Ermittlung des Wassergehaltes durch Trockensubstanzbestimmungen. Aus diesem Grunde scheinen auch die Angaben Veils (Refraktometerbestimmungen) beim Übergang von salzreicher zu salzarmer Kost nicht eindeutig. Siebeck[192] zeigt durch Gegenüberstellung der Hämoglobinwerte und der Refraktometerwerte im Serum der untersuchten Kranken, wie variabel die Deutungsmöglichkeiten der Befunde Veils sind. Der salzarme Organismus vermag das Wasser weniger gut zu binden. Diese Einsicht ist für die Einleitung einer Diurese sehr wichtig, da der Organismus bei salzarmer Kost und gleichzeitiger Gabe von Diureticas retiniertes Wasser leichter abgibt (Bogendörfer[227]). Nächst den zahlreichen Untersuchungen über die Verhältnisse bei Wasseraufnahme und Wasserabgabe im Zusammenhang mit der Kochsalzkonzentration der Säfte sind diese Verhältnisse auch unter Berücksichtigung anderer Ionen, besonders des HCO_3-Ions, untersucht worden. Die diabetischen Ödeme, welche bei reichlicher Bicarbonatgabe entstehen, gaben die erste Veranlassung für diese Untersuchungen. v. Wyß[228] und später Magnus-Levy[229] zeigten, daß ein normaler Mensch nach Einnahme von 30—40 g Natriumbicarbonat ca. 300—500 g Wasser und gleichzeitig etwas Cl^- retiniert. Bei längerer Zulage von solchen Natriumbicarbonatmengen paßte sich der Organismus der Zufuhr an und blieb gewichtskonstant. Patienten aber, die zu Ödemen neigen, seien es Herz- oder Nierenkranke, bekommen von Natriumbicarbonat immer Ödeme. Die Ursache für die Wasserretention nach Natriumbicarbonat erkannte v. Wyß[228]

in dem Na^+-Ion, da weder beim Gesunden noch beim Kranken eine Salzsäure- Bedeutung des
Na-Ions für die
Wasserretention.
gabe von einer Wasserretention gefolgt ist. Die hydropigene Wirkung des Na^+
zeigt sich nach unseren Beobachtungen bei gleichzeitigem Vorhandensein des
Cl^- am stärksten, da sowohl beim Gesunden als auch beim Diabetiker die
Wasserretention nach Natriumbicarbonat vermieden werden kann, wenn die
Kost extrem salzarm gehalten wird. Von hohem Interesse sind die Beobachtungen
von Blum[230], daß die Kaliumsalze nicht gleichsinnig mit den Natriumsalzen eine
Wasserretention herbeiführen. Bei Nierenkranken führte Kochsalz zur Retention
von Na^+ und Wasser und zur Ausschwemmung von K^+, während Kaliumchlorid
eine Abgabe von Na^+ und gleichzeitig von Wasser hervorrief, K^+ wird hierbei
retiniert. Blum[231] zeigte, daß Calciumsalze wie Kaliumsalze auf die Wasserabgabe bei großen Dosen (15—30 g pro die) wirken. Ist die Kost nicht kochsalzfrei, so führen Ca-Salze ebenfalls Wasserretention herbei. In gleichem
Sinne sprechen die Beobachtungen von Kempmann und Menschel[232], die
nach intravenösen Euphyllininjektionen durch K und Ca die Diurese verstärkt
sahen. Oehme[233] zeigte, daß die Zufuhr von Mineralsäuren und NH_4Cl
eine Verschiebung der Puffer nach der sauren Seite unter gleichzeitigem Wasser-
und Salzverlust herbeiführt, während $NaHCO_3$ im entgegengesetzten Sinne zu
wirken scheint. Auch Oehme glaubt, daß die Wasserretention an das Na^+
gebunden ist. Es muß aber gleichzeitig immer genügend Cl^- vorhanden sein.
Die Wirkung der verschiedenen zugeführten Salze hängt von dem Äquivalenzverhältnis der aufgenommenen Ionen und der gleichzeitig gegebenen Kostart ab.
Hierbei spielt die saure und alkalische Kost eine nicht zu übersehende Rolle.
Oehme zeigt in seinen Versuchen überzeugend, daß es nicht richtig ist, zur
Beurteilung des Wasserwechsels nur einen Elektrolyten herauszugreifen und
an seiner Variation die Veränderungen zu klären. Es ist nötig, das gesamte
Ionenmilieu gleichzeitig mit der Wasserbilanz zu untersuchen, um wechselseitige
Verschiebungen und somit Ursache und Wirkung zu erkennen. Wie unrichtig
erscheint es bei der Kompliziertheit der Verhältnisse, gerade den vieldeutigen
Refraktometerwert herauszugreifen. Jeder Eingriff in das Ionenmilieu durch
Zulagen oder durch Entzug greift in das komplizierte Räderwerk des fein auf-
einander abgestimmten Mechanismus ein, der nur durch sorgfältige Analyse des
Gesamtkomplexes zu erfassen ist. Aus den Untersuchungen Oehmes geht
ferner hervor, daß tatsächlich durch einseitige saure oder alkalische Kost der
Salzbestand des Organismus und auch gleichlaufend die Wasserbilanz verändert
werden und in gewissem Sinne eine Umstimmung der mineralischen Stoffe hervorgerufen werden kann. Zweifellos ist bei einer bestimmten Kostart eine solche
Verschiebung des Mineralbestandes noch durch entsprechende Salzzulagen zu
verstärken. Inwieweit aber derartige Veränderungen des Ionenmilieus auf Heilvorgänge von Wunden oder gar von Infektionskrankheiten (Tuberkulose [Sauer-
bruch und Herrmannsdorfer[234]]) eine Einwirkung auszulösen imstande sind,
erscheint mehr als fraglich, zum mindesten aber ganz unbewiesen. Die Anwendung
von sog. biochemischen Salzgemischen, die wahllos zu einer beliebigen Kost gegeben werden, sind in ihrer Heilwirkung theoretisch ebenso unbegründet, wie
praktisch erfolglos.

 Einen Eingriff in den Wasser- und Elektrolytbestand des Organismus stellt Aderlaß und
Blutverlust.
jeder größere Blutverlust dar (s. S. 585). Nach einem Blutverlust kommt es
zu einem Einströmen von Flüssigkeit aus dem Gewebe in die Blutbahn. Die
dadurch zustande kommende Hydrämie kann größer sein, als der verlorenen
Blutmenge entspricht. Gleichzeitig findet ein Ausgleich in dem Elektrolyt-
milieu der Blutflüssigkeit statt, so daß man unter Umständen nach einem großen
Blutverlust eine Molenvermehrung im Blutplasma feststellen kann, wie dies von

v. Hößlin[235] für das Kochsalz gezeigt wurde. Ein Blutverlust drückt sich aber nicht nur in der Verschiebung des Wasser- und Salzgehaltes des Blutplasmas aus, sondern wird durch Veränderung der Kohlensäurespannung und gleichzeitiger Reaktionsänderung des Urins nach der alkalischen Seite sich auch in einer Veränderung des Blutpuffers bemerkbar machen (W. H. Veil[236], Endres[237]). Die Wirkung eines therapeutischen Aderlasses läßt sich somit nicht allein durch den Flüssigkeitsverlust erklären. Es müssen hier noch die eben besprochenen Momente beim Blutverlust mit herangezogen werden, um ein Verständnis der Aderlaßwirkung anzubahnen. Es ist einleuchtend, daß die Verschiebungen, welche durch einen Aderlaß ausgelöst werden, beim kranken Kreislaufinsuffizienten und beim nierenkranken Menschen noch komplizierter und vieldeutiger sind, als sie der Ausgleichsvorgang beim normalen Menschen voraussehen läßt.

Zusammenfassend läßt sich sagen, daß die Elektrolyte mit ihrem Lösungsmittel, dem Wasser, im Organismus einen komplexen Zustand repräsentieren, in dem man wohl durch exogene Eingriffe mit umfassenden Analysen Verschiebungen veranschaulichen kann. Der Mechanismus dieser Regulationsvorgänge im Ionenmilieu erscheint aber noch reichlich unklar.

Wasserretention bei Stoffansatz. Der Wasserbestand des Organismus ist aufs engste verknüpft mit Stoffansatz und Stoffabgabe. Bei jedem Wachstum wird Wasser angesetzt. Im Kindesalter trifft dieser Satz zwar nicht zu, da das wachsende Kind wasserärmer wird. Aber beim ausgewachsenen Individuum ist jede Gewichtszunahme gleichbedeutend mit einer Zunahme des Wasserbestandes. Vom Fettgewebe weiß man schon lange, daß es erhebliche Mengen Wasser retiniert. Die Angaben über die Wasserretention im Fettgewebe schwanken außerordentlich (von 10—70%) und scheinen individuell weitgehend verschieden. Besonders merkwürdig ist, daß nach den Untersuchungen von Schirmer[238] das Fettgewebe bei Normalen und bei Fettsüchtigen wasserärmer sei als das Fett bei kachektischen Individuen. Beim Glucogenansatz zeigte Zuntz[239] eine gleichzeitige Aufnahme von der 3—4fachen Menge Wasser. Die neuerdings gefundenen Beziehungen der Leber zum Wasserwechsel dürften im wesentlichen mit dem Glucogenbestand der Leber parallel gehen.

Die Angaben über die Verhältnisse des Wasserhaushaltes beim Eiweißansatz sind nicht eindeutig. Lüthje[223] glaubt wohl aus seinen Versuchen einen trockenen Ansatz von Eiweiß zu erschließen, doch ist diese Folgerung durchaus nicht zwingend. Wenn andere Autoren durch Erhöhung des N-Umsatzes, d. h. durch starke Eiweißzufuhr eine Vermehrung der Wasserabgabe in Gestalt einer reichlichen Diurese feststellten, so dürfte diese durch die diuretische Wirkung verschiedener N-haltiger Eiweißabbauprodukte hervorgerufen sein. Andererseits kann eine vermehrte Wasserzufuhr zur Ausschwemmung N-haltiger Schlacken führen. N-Ausscheidung und Wasserabgabe hängen demnach nicht mit dem Eiweißansatz oder mit der Eiweißeinschmelzung, sondern mit der Ausschwemmung oder Retention N-haltiger Schlacken zusammen. Sicherlich hat einseitige Eiweiß-, Fett- oder Kohlenhydratkost einen gewissen Einfluß auf den Wasserwechsel. Jedoch dürfte die Beobachtung von Moraczewski[224] zu weit gehen, daß Eiweißkost zur Wasserausscheidung, Kohlenhydrat- und Fettkost eher zur Wasserretention führen. Konnte doch Grafe[225] und v. Hößlin[226] in früheren Versuchen bei Gesunden zeigen, daß reichliche Kohlenhydratzufuhr eher zu Wasserverlusten als zu Wasserretention führt. In gleicher Weise, wie wir für die Beurteilung der Wasserbilanzen den Elektrolytbestand des Körpers als ausschlaggebend gesehen haben, so müßte man auch für die Beurteilung einseitiger Eiweiß- oder Kohlenhydratkostverordnungen eine eindeutige Kenntnis des Körperbestandes an diesen Grundstoffen voraussetzen, da zweifellos im

Zustande der Mast für den Wasserwechsel andere Bedingungen herrschen als in Perioden geringer oder unterwertiger Ernährung. Besonders trifft dies bei fettsüchtigen Patienten zu. Es ist offensichtlich, daß der große zahlenmäßige Erfolg bei Abmagerungskuren in erster Linie durch Wasserverluste zu erklären ist. Wenn man einem fettleibigen Individuum bei einer salzarmen Kost eine Flüssigkeitsbeschränkung auferlegt, so können schon allein durch diese Maßnahmen erhebliche Wasserverschiebungen im Sinne einer erhöhten Ausscheidung erzielt werden. Am deutlichsten kommt dieses Verhalten der Fettsüchtigen bei sogenannten Milchtagen zum Ausdruck. Da die Milch relativ salzarm ist, kann man bei Zufuhr von ca. 1 Liter Milch, also bei geringer Flüssigkeitszufuhr, eine starke Ausschwemmung von Wasser beim Fettsüchtigen auslösen. Der Gewichtsverlust durch dieses Wasser wird sofort wieder ersetzt, wenn die darauffolgende Kost salzreich ist. Gestaltet man aber auch die nachfolgenden Tage salzarm, so tritt kein Wiederersatz des Wassers ein. Zweifellos spielen bei der Wasserretention der Fettsüchtigen auch hormonale Momente mit, auf die im nächsten Abschnitt eingegangen wird. Der magere Mensch neigt zur Wasserabgabe. Hier treten die hormonalen Momente mehr in den Vordergrund, während beim Fettsüchtigen hormonale Momente und die hydropigenen Eigenschaften des Fettgewebes sich addieren.

Im Hunger verliert der Organismus zunächst erhebliche Mengen an Wasser. Am deutlichsten sehen wir diesen Wasserverlust im Hunger bei Psychosen, wo jede Nahrungsaufnahme und meist auch die Flüssigkeitsaufnahme verweigert wird. Die Gewichtsstürze von täglich 1 kg und mehr sind in der Hauptsache durch Wasserverluste bedingt, da der eigentliche Substanzverlust nur ein Bruchteil des verlorenen Gewichtes beträgt. Wir müssen bei der Unterernährung und im Hunger hinsichtlich des Wasserwechsels zwei Stadien unterscheiden: Im ersten Stadium, dessen Dauer bei absolutem Hunger sehr kurz ist, erfolgt eine übermäßige Wasserausschwemmung. Im zweiten Stadium, wo bereits eine erhebliche Reduktion der Körpermaße eingetreten ist, zeigt der Körper große Neigung zur Flüssigkeitsretention. Diese Neigung zur Flüssigkeitsretention wird aber nur dann richtig offenbar, wenn gleichzeitig reichlich Salz in der untercalorischen Nahrung vorhanden ist. Ohne Salz ist auch im Zustande des Hungerns und der Unterernährung eine Wasserretention nicht möglich. Das fürchterliche Massenexperiment des Krieges zeigte uns diese Verhältnisse in eindeutiger Weise. Man suchte die unterwertige und eintönige Nahrung, die meistenteils aus Rüben bestand, durch Salz schmackhaft zu machen, wodurch eine Wasserretention verursacht wurde, die in den extremen Bildern zu diffusen Hungerödemen führte. Man beobachtete diese Hungerödeme sogar bei Personen, die eine genügende Menge von Eiweiß aufnahmen, bei denen aber die Gesamternährung sowohl qualitativ als auch quantitativ unzureichend war. Der Hauptnachdruck für die Entstehung des Hungerödems ist auf die qualitativ unzureichende Ernährung zu legen. Wie später noch zu besprechen sein wird, ist die Ursache der Wasserretention beim Hungerödem in einer Schädigung des Stoffaustausches zwischen Blut und Geweben zu suchen. Die Nieren funktionieren bei diesen Kranken normal (Schittenhelm[244], Jansen[245]). Der Zustand der Unterernährung schafft für den Wasserhaushalt Verhältnisse, die dadurch charakterisiert sind, daß die Wasserausscheidung nicht mehr parallel geht mit der Wasserzufuhr. Während der Gesunde eine in weiten Grenzen schwankende Wasserzufuhr durch seine Ausscheidungsmechanismen regulieren kann, sehen wir bei der Unterernährung dieses Gleichgewicht außerordentlich stark nach der Seite der Retention verschoben.

Bereits bei der Besprechung des Wasserwechsels fettsüchtiger Individuen ist angeführt worden, daß der Wasserwechsel auch hormonalen Einflüssen unterliegt. Von den endokrinen Drüsen scheint der Schilddrüse und dem Hinterlappen der Hypophyse ein Einfluß auf den Wasserwechsel des Organismus zuzukommen, wobei das Schilddrüseninkret im wesentlichen auf den Flüssigkeitsaustausch zwischen Blut und Gewebe und die Hypophyse auf die Elektrolyt- und damit auf die Wasserausfuhr im Ausscheidungsorgan einzuwirken vermag.

Schilddrüse und Wasserwechsel. Schon in der Bezeichnung „Myxödem" liegt die Feststellung eines abnormen Flüssigkeitsreichtums des Gewebes. Nachdem man als Ursache des Myxödems eine Unterfunktion der Schilddrüse erkannt hatte, war der Zusammenhang von Schilddrüse und Wasserwechsel gegeben. Magnus-Levy[246] hat bereits auf die Steigerung der Harnmenge nach Thyreoidingaben hingewiesen. Eppinger[247] zeigte dann in umfassenden Untersuchungen, wie sehr der Wasserhaushalt von dem normalen Funktionieren der Schilddrüse abhängt. Hunde, die nach einer Zufuhr von 300 ccm Wasser in 3 Stunden ca. 184 ccm Wasser wieder ausschieden, zeigten nach einer gleichzeitigen Verfütterung von Schilddrüsensubstanz unter den gleichen Bedingungen eine Ausscheidung von 317 ccm Harn. Wurde diesen Hunden die Schilddrüse exstirpiert und der Versuch wiederholt, so ging die Ausscheidung auf 91 ccm herunter. Eppinger konnte zeigen, daß in gleicher Weise, wie die Wasserausscheidung, sich auch die Kochsalzausscheidung bei entsprechender Salzzulage bei Hunden von der Schilddrüse abhängig erwies. Wenngleich die Versuche beim Menschen nicht so eindeutig ausfielen, so konnten auch hier gleichartige Beobachtungen von Eppinger verzeichnet werden. Bemerkenswert ist ferner, daß Schilddrüsengabe beim Nierenkranken mit Ödem diuretisch wirkt, wie schon Leichtenstern[248], Friedrich Müller[249] und auch Eppinger[147] zeigen konnten. Diese diuretische Wirkung der Schilddrüsensubstanz bei nephritischen Ödemen ist nicht immer konstant, aber gerade bei Kranken mit tubulären Schädigungen oft ganz verblüffend.

Den Angriffspunkt des Schilddrüseninkretes für die Diurese glaubt Eppinger in den Geweben zu suchen. Seine ursprünglich geäußerte Vorstellung, daß bei Mangel an Schilddrüseninkret in den Geweben große und kleine Moleküle liegenbleiben, ohne verwertet zu werden, und daß erst durch Verwertung dieser Stoffe im Stoffwechsel das gleichzeitig retinierte Wasser entbunden wird, ist wohl nur zum Teil richtig. Die diuretische Wirkung der Schilddrüse scheint nicht mit der Wirkung auf den Gesamtumsatz parallel zu gehen. Es dürfte wohl verständlicher erscheinen, wenn wir die Wirksamkeit des Schilddrüseninkretes in einem erhöhten Flüssigkeitsaustausch zwischen Blut und Gewebe suchen, wobei das Schilddrüseninkret auf den vitalen Anteil, der den Capillarendothelien für den Flüssigkeitsaustausch zukommt, im Sinne einer Steigerung dieser Tätigkeit einwirkt. Der Einfluß der Schilddrüse für die Verhältnisse des Wasserwechsels zwischen Blut und Gewebe erscheint nicht nur für die extremen, krankhaften Zustände des Myxödems einerseits und des Basedow andererseits von Bedeutung, sondern dürfte in weitgehendem Maße auch für die Zustände, die wir noch als normal bezeichnen, von Wichtigkeit sein. Die individuellen Schwankungen, die wir immer wieder beim Einzelindividuum sehen, die Verschiedenheit der Reaktion, die ein leicht pastöser, zur Fettleibigkeit neigender Mensch und die ein hagerer Mensch hinsichtlich des Wasserwechsels zeigt, dürften wohl zum Teil auf derartige hormonale Einflüsse der Schilddrüse zurückzuführen sein. Es bedurfte aber hier zuerst der Klärung des Bildes des Myxödems, um uns die normale Physiologie des Wasserwechsels mit seinen vieldeutigen Erscheinungen unter dem Gesichtspunkte der variierenden endokrinen Stimulation verständlich erscheinen zu lassen.

Hypophyse. Ein Einfluß der Hypophyse auf die Diurese wurde durch klinische Beobachtung beim Diabetes insipidus bereits Mitte des vorigen Jahrhunderts vermutet

(Senator[250], E. Leudet[251]). Erst die experimentellen Untersuchungen mit Organextrakten der Hypophyse, und zwar des hinteren, mit dem Infundibulum zusammenhängenden Anteiles (Magnus und Schäfer[252], Schäfer und Herring[253]), gaben positive Anhaltspunkte über den vermuteten Zusammenhang. Die zitierten Autoren sahen nach Injektion wäßriger Extrakte (alkoholische Extrakte hatten bei einigen Tieren entgegengesetzte Wirkung) eine Vermehrung der Diurese. Bereits diese Untersucher beobachteten, daß der Diureseperiode eine Periode verminderter Harnsekretion vorausging. Magnus und Schäfer[252] glaubten, daß die Diuresewirkung des Hypophysenhinterlappenextraktes direkt an der Nierenzelle angreift. Spätere Untersucher (Oehme[254], Fromherz[255], Molitor und Pick[256]) fanden eine diuresehemmende Wirkung des Hinterlappenextraktes; die Diurese steigernde Wirkung konnte nur von wenigen Untersuchern bestätigt werden. Sind schon die experimentellen Angaben über Diuresehemmung und Diuresesteigerung der einzelnen Autoren durchaus nicht eindeutig, so sind die aus diesen Versuchen gezogenen Schlußfolgerungen über den Angriffspunkt des Hinterlappenextraktes weitgehend verschieden. W. H. Veil glaubt, auf Beobachtungen an Kranken mit Diabetes insipidus fußend, daß der Angriffspunkt des Hormons im Gewebe liegt. Bei fehlendem Hypophysenhinterlappenhormon soll das Gewebe die Fähigkeit, Wasser festzuhalten, verloren haben. Zugeführte Hinterlappensubstanz wirkt im Sinne vermehrter Wasserbindung in den Geweben. Auch Molitor und Pick[256] glauben auf Grund einer nachgewiesenen Blutverdünnung nach Hypophysengabe auf einen vermehrten Übergang von Gewebsflüssigkeit ins Blut schließen zu müssen. Erich Meyer und R. Meyer-Bisch[257] legten den Befund, daß aus dem Ductus thoracicus unter der Einwirkung von Pituglandol eine konzentriertere Lymphe abfloß, im Sinne einer extrarenalen Wirkung auf die Wasserbindung im Gewebe aus. In Versuchen an Kaltblütern konnte durch Pohle[258] und Brunn[259] eine eindeutige Einwirkung der Hinterlappensubstanz auf die Gewebe nachgewiesen werden. Inwieweit derartige Versuche an Kaltblütern auf Warmblüter übertragen werden dürfen, erscheint zweifelhaft. Im Gegensatz zu den Forschern, die den Wirkungsort des Pituitrins in die Gewebe verlegen, steht Oehme[254] und auch Fromherz[255], welche wie die ersten Untersucher Magnus und Schäfer[252] eine renale Wirkung annehmen. Oehme[254] zeigte, daß bei Kaninchen und Katzen mit abgebundener Niere die Blutverdünnung nach Flüssigkeitszufuhr, nach intravenöser Infusion und nach Aderlaß mit und ohne Pituitrin sich gleichartig verhält. Der Angriffspunkt liegt nach Oehme in der Nierenzelle selbst, da nach Entnervung der Niere die Pituitrinwirkung höchstens vorübergehend abgeschwächt wäre. Fromherz[255] zeigte in einer Reihe eindeutiger Versuche, daß es zur Beurteilung der Pituitrinwirkung wichtig ist, daß gleichzeitig Wasser zugeführt wird. Je nachdem Pituitrin zugleich mit Wasser oder einige Zeit vorher gegeben wird, kann die Wirkung verschieden ausfallen, da er in gleicher Weise, wie Schäfer und Herring[253], eine diuresehemmende und eine diuretisch wirkende Phase beobachtet hat. Fromherz[255] zeigt, daß sowohl die prozentuale als auch die absolute Kochsalzausscheidung auf Pituitrin ansteigt und gleichlaufend mit einer Verdünnung und einer Abnahme des Kochsalzgehaltes des Blutes einhergeht, ein Vorgang, der nur durch eine renale Wirkung erklärt werden kann. In ähnlichem Sinne sprechen auch Versuche von Bauer und Aschner[260] am Menschen. Trotz dieser Vieldeutigkeit der Befunde über die Wirkung des Hypophysenhinterlappenextraktes möchten wir die Untersuchungen von Fromherz als die einwandfreiesten und eindeutigsten ansehen und mit diesem Autor, im Anschluß an die alten Beobachtungen von Schäfer und Herring[253], den Angriffspunkt des Hypophysenhormons in die Niere verlegen. Es dürfte bewiesen sein, daß der Phase der

Diuresehemmung eine zweite diuretische Phase folgt. Die primäre Phase der Hemmung ist wohl eindeutig auf die Wirkung des Hormons zurückzuführen; die Phase der verstärkten Diurese könnte eine nicht mit dem Hormon zusammenhängende reaktive Erscheinung sein. Es ist selbstverständlich, daß ein so einschneidender Eingriff in den Wasserhaushalt, wie er durch die Pituitrinwirkung auf das Hauptausscheidungsorgan ausgeübt wird, nicht ohne Einfluß auf den Wasserwechsel zwischen Blut und Gewebsflüssigkeit bleibt. Es dürfte aber dieser Vorgang nicht als das Primäre, sondern als die Folge der Wirkung des Hinterlappenextraktes auf das Ausscheidungsorgan anzusehen sein.

Diabetes insipidus. Diese verschiedenartigen Beobachtungen über die hormonale Einwirkung des Hypophysenhinterlappens führten zu einer wechselvollen Deutung des klinischen Krankheitsbildes des Diabetes insipidus. Dieses Krankheitsbild war schon im 17. Jahrhundert bekannt. Seinen Namen „nichtschmeckender Diabetes" hat das Krankheitsbild bekommen, weil der Harn, im Gegensatz zum Diabetes mellitus, den süßen Geschmack vermissen läßt. Das hervorstechendste Kennzeichen dieser Erkrankung ist der ungeheuere Durst, die außerordentliche Wasseraufnahme und die große Urinmenge. Zwanzig und mehr Liter Flüssigkeit werden aufgenommen und ausgeschieden. Zunächst glaubte man, daß bei diesen Kranken psychische Einflüsse die Durstempfindung auslösen und war geneigt, die ganze Erkrankung auf eine psychische Störung zurückzuführen. Es schien der plötzlich einsetzende Beginn der Erkrankung, die manchmal von dem Patienten geäußerte Angabe, daß eine bestimmte Speise den plötzlich einsetzenden Durst erstmals ausgelöst habe, diese Annahme zu bestärken. Durch Selbstexperimente haben Veil[218] und Regnier[218] bewiesen, daß fortgesetzte, übermäßige Wasserzufuhr durch zwangsmäßig gleichlaufende Salzretention zu einer Durstempfindung führen kann und damit einen Circulus vitiosus schafft, der zur Polydipsie und Polyurie führen kann. Zweifellos kann eine Polydipsie mit konsekutiver Polyurie, wie dies Reichardt[261] und Schwenkenbecher[262] annehmen, auf eine geistige Störung zurückgeführt werden. Es würde aber zu weit gehen, bei allen Kranken, bei denen eine Polyurie im Sinne eines Diabetes insipidus besteht, eine Psychose anzunehmen.

Hypophysenveränderungen und Diabetes insipidus. Wie bereits erwähnt, haben E. Leudet[251] und Senator[250] Kranke mit Diabetes insipidus beschrieben, bei denen es nahe lag, eine gleichzeitig bestehende Hypophysenerkrankung mit dem Diabetes insipidus in Verbindung zu bringen. Bei Tumoren des Gehirns, bei Traumen und Hydrocephalus hat man ebenfalls Diabetes insipidus beobachtet. Jedoch ist erst durch die oben besprochenen Untersuchungen mit Hypophysenextrakten ein Zusammenhang des Hypophysenhinterlappens mit dem Krankheitsbild des Diabetes insipidus wahrscheinlich geworden. E. Frank[263] hat dann auf Grund der vorliegenden experimentellen Untersuchungen mit Hinterlappenextrakten erstmals die Erscheinungen bei einem Diabetes insipidus-Kranken, bei welchem eine Kugel die Hypophyse verletzt hatte, in Zusammenhang mit einer Störung der hypophysären Funktion gebracht. Ein Jahr später konnte dann von den Velden[264] zeigen, daß nach Pituitringabe die klinische Erscheinung der Polyurie beim Diabetes insipidus stark heruntergedrückt wird. Nach dem Aufhören der Verfütterung der Hypophysensubstanz bestehen die klinischen Erscheinungen weiter fort. Man möchte geneigt sein, das Krankheitsbild des Diabetes insipidus aus einem Fehlen des Hinterlappenextraktes zu erklären. Es hat sich aber gezeigt, daß bei einer Reihe von klinisch beschriebenen Krankheitsfällen das Hinterlappenhormon keine Einwirkung erkennen läßt.

Es muß demnach die dem Diabetes insipidus zugrunde liegende Störung, nicht nur von der Hypophyse, sondern auch von anderen Orten des Zentralnervensystems aus ausgelöst werden können. So konnten Jungmann und E. Meyer[265] zeigen, daß bei künstlichen Stichverletzungen am Boden des IV. Ventrikels Polyurien auftreten, die mit einer Zunahme der prozentualen Kochsalzausscheidung einhergehen, aber zeitlich unabhängig voneinander verlaufen. Lewy[266] lokalisiert die Stelle dieses Salzstiches in die Gegend der Formatio reticularis. Die Formatio reticularis steht mit dem Nucleus periventricularis und der Regio subthalamica in direkter Verbindung. Verletzungen, die in der subthalamischen Region gesetzt werden, erzeugen Polyurie ohne Vermehrung der Chloridausscheidung, ein ähnliches Bild wie der echte Diabetes insipidus. Es ist wahrscheinlich, daß von einem Zentralorgan für die Wasser- und Salzregulation zentrifugale Bahnen verlaufen, die vom Zwischenhirn abwärts zu den sympathischen Zentralorganen in der Medulla ziehen und welche, durch die verschiedenen künstlichen Verletzungen getroffen, Polyurie erzeugen können. Biedl[267] zieht aus dieser Summe von Beobachtungen der Ursachen, die zu Diabetes insipidus ähnlichen Krankheitsbildern führen können, den Schluß, daß die Zentren im Zwischenhirn das Erfolgsorgan für das im Hypophysenhinterlappen und im Infundibulum erzeugte Inkret seien. Es wäre dann verständlich, daß das gleiche Krankheitsbild sowohl von der Hypophyse aus durch Fehlen des Inkretes, als auch vom Zwischenhirn und den zentrifugalen Bahnen aus, durch Erkrankung oder Schädigung der betreffenden Ganglienzellen, ausgelöst werden kann. Es ließe sich ferner aus dieser Annahme erklären, daß das Hypophysenhinterlappenhormon nur dann wirken kann, wenn sein Erfolgsorgan im Zwischenhirn intakt ist. Bei den Kranken mit primärer Zwischenhirnstörung wird wohl eine hormonale Ersatztherapie keinen Erfolg haben. Auf die Diabetes-insipidus-Erkrankungen mit zentraler Ursache hat bereits Leschke hingewiesen.

Zusammenfassend läßt sich sagen, daß von zahlreichen Stellen des Zentralnervensystems, hauptsächlich an den Stellen, an welchen Zentren und Bahnen des autonomen Nervensystems nachgewiesen sind, sich durch Verletzungen ein dem Diabetes insipidus ähnliches Krankheitsbild erzeugen läßt. Ebenso sicher ist es, daß auch primäre Störungen, die in einer Läsion des Hypophysenhinterlappens irgendwelcher Art ihren Grund haben, das klinische Bild des Diabetes insipidus auszulösen vermögen. Mit dieser Auslegung ist eine einheitliche Ätiologie im Sinne einer funktionellen Wirkung des Inkretorgans auf die Erfolgsorgane gegeben.

Die Analyse der Wasser- und Salzwechselstörung des Diabetes insipidus geht auf die Beobachtung von Strauß[268] im Jahre 1870 zurück, der bereits gefunden hat, daß das Blut bei „zuckerloser Harnruhr" eingedickt ist. Erst die Einführung der chemischen Mikromethoden ermöglichten die genaue Analyse der Stoffwechselvorgänge. Die grundlegende Beobachtung stammt von Tallqvist[269], der zeigen konnte, daß beim Diabetes-insipidus-Kranken die Harnmenge von der ausgeschiedenen Kochsalz- und Harnstoffmenge abhängt und daß durch kochsalzarme Kost die Harnmenge zurückgeht. Dieser Autor zeigte auch, daß die prozentuale Zusammensetzung des Harns fast unabhängig von der Diät verläuft und daß die prozentuale Kochsalzausscheidung ein starres Niveau einhält. Bereits Tallqvist[269] erwog, daß bei der Krankheit nicht eine primäre Polyurie infolge einer gesteigerten Wasserleistung der Niere vorliegt, sondern daß es sich vielmehr um eine Beschränkung ihres Ausscheidungsfunktionsvermögens für gewisse Substanzen handle. Seine Annahme aber, daß es sich auch um gestörte Bedingungen bei der Rückresorption handle, ist irrig. Erich Meyer[270] hat dann als erster nachgewiesen, daß beim „echten" Diabetes insipidus gegenüber dem psychisch bedingten Polydipsiekranken eine Störung der normalen Konzentrationsbreite im Urin vorliegt (1905).

Auf Grund der damaligen Beobachtungen nahm E. Meyer an, daß beim Diabetes-insipidus-Kranken eine Störung der Konzentrationsfähigkeit der Niere vorliege, deren Ursache nicht in einer anatomischen Veränderung, sondern in extrarenalen Faktoren (Zentralnervensystem) zu suchen sei. Einen weiteren Fortschritt brachten die Untersuchungen von Lichtwitz[271], der zeigte, daß bei sehr vielen Fällen eine Konzentrationsstörung lediglich für das Cl⁻-Ion vorhanden ist, während die Ausscheidung des Harnstoffes in normaler Weise erfolgt. Er wies mit Nachdruck darauf hin, daß das Wesentliche für die Konzentrationsstörung in der Diskrepanz der Chloridkonzentration des Blutes mit der Chloridkonzentration des Urins zu suchen ist: Konzentration im Blute für Kochsalz erhöht über 600 mg-%, Konzentration im Urin stark erniedrigt, ca. 0,1 bis 0,2%.

Lichtwitz[271] sieht in der Störung der Partiarfunktion der Kochsalzausscheidung, bei sonst normalem Verhalten der Achloride, das wesentliche Symptom des echten Diabetes insipidus. Andererseits konnte bereits Lichtwitz einen Diabetes-insipidus-Kranken beobachten, bei dem die Chloridkonzentration des Harns leidlich intakt war, und den er als besondere Polyurie von dem eigentlichen Diabetes trennte. Die Deutung von Lichtwitz schien zunächst das Wesen der Störung erfaßt zu haben, bis W. H. Veil[272] auf Grund zahlreicher Beobachtungen zwei Typen des Diabetes insipidus auf Grund ihres verschiedenen Verhaltens in der Kochsalzkonzentration des Blutes und des Urins zu unterscheiden suchte. Die erste Gruppe sei charakterisiert durch Hyperchlorämie (Hyperosmose) im Blute, durch eine beträchtliche Labilität der Wasserbilanz und durch eine äußerste Erschöpfung des Gesamtwasserbestandes im Durstversuch. Die zweite Gruppe zeige hinsichtlich des Blutes ein gegenteiliges Verhalten, in dem nach Veil Hypochlorämie (wohl meistens noch normale Werte an der unteren Grenze), eine stabile, quasi fixierte Wasserbilanz, im Durstversuch Erhaltung des allgemeinen Wasserbestandes, ja sogar Einsparung der

Verschiedene
Formen. extrarenalen Wasserausscheidung und Wasserretention zeige. Veil unterschied auf Grund dieses Befundes zwei fundamental verschiedene Formen des Diabetes insipidus, die so bedeutsam wären wie die Unterscheidung des renalen und hyperglucämischen Diabetes mellitus. Zweifellos geht Veil mit einer solchen Deutung seiner Befunde viel zu weit. Aber das von ihm beigebrachte analytische Tatsachenmaterial ist doch so wichtig und überzeugend, daß zunächst die Auffassung, als ob beim Diabetes insipidus lediglich eine Konzentrationsstörung für das Kochsalz vorliegt, erweitert werden muß. Von besonderer Wichtigkeit erscheint es auch, daß Veil gefunden hat, daß die Wirkung des Pituitrins bei den hyperchlorämischen Fällen sowohl hinsichtlich der Polyurie als auch der Kochsalzkonzentration sich als wirksam erwies, während bei den hypochlorämischen, wohl richtiger normochlorämischen Fällen das Pituitrin keine Wirkung entfaltet. Auf Grund dieser Beobachtungen kommt Veil zu der Ansicht, daß bei allen echten Diabetes-insipidus-Fällen der Grund in einer allgemeinen Störung des Wasserhaushaltes zu suchen ist, daß es sich speziell um Störungen des Wasserwechsels zwischen Gewebe und Blut handelt. Die Konzentrationsstörung der Niere sei zwar eine immer vorhandene, aber eine sekundäre Erscheinung. Erich Meyer und R. Meyer-Bisch[273] brachten durch weitere Beobachtungen ergänzendes Material bei. Von vier zur Beobachtung gekommenen Kranken gehörten zwei zum hyperchlorämischen und zwei zum hypochlorämischen Typ. Bei den hyperchlorämischen blieb auch bei extremer Wasserbeschränkung die Polyurie bestehen, es kam im Durstversuch zur maximalen Bluteindickung und zu einem Gewichtsverlust von mehreren Kilogrammen. Trotz der Serumeindickung im Durstversuch kam es bei diesen Kranken nicht zu einer wesentlichen Erhöhung der Kochsalzkonzentration im Blute. E. Meyer deutet diese Befunde in dem Sinne, daß die aus dem

Gewebe ns Blut einströmende Flüssigkeit kochsalzärmer gewesen sein müsse als das Blut. In diesem Sinne sprechen auch die Befunde, die an den gleichen Kranken nach Aderlaß festgestellt werden konnten. Es fehlte bei beiden Patienten die normale, nach Aderlässen auftretende, reaktive Hydrämie und die Zunahme des Chloridgehaltes. Erich Meyer schließt aus diesem Befunde, daß neben der Nierenstörung auch eine Regulationsstörung bezüglich des Chloridaustausches zwischen Gewebe und Blut vorliege und schließt: „Der Diabetes insipidus erweist sich dadurch als eine tiefgreifende Störung der Osmoregulation, deren letzte Ursache extrarenal gesucht werden muß (Zentralnervensystem, Hypophyse)." Erich Meyer geht aber nicht so weit wie Veil. Er erkennt an, daß es Diabetes-insipidus-Kranke gibt, bei denen nur eine renale Störung nachweisbar ist, eine Gewebsstörung sich aber nicht finden läßt. Er unterscheidet zwei Formen, von denen die eine, die rein renale, als die leichtere anzusehen ist, während die mit Gewebs- und Harnkonzentrationsstörungen einhergehende als die schwerere Erkrankung eingeschätzt werden muß. Bei der zweiten Form liegt eine Erschöpfung des Gewebes an Wasser vor. Diese beiden Formen Erich Meyers entsprechen der Veilschen hypochlorämisch-hyperchlorurischen (leichtere renale Form E. Meyers) und der hyperchlorämisch-hypochlorurischen Form (schwerere Form mit Konzentrations- und Gewebsstörungen). Als Beweis dieser Deutung führt E. Meyer an, daß das Hypophysin nur bei der schwereren Form wirkt. Der Angriffspunkt des Hypophysins ist nach Erich Meyer in erster Linie im Gewebe zu suchen. In dieser Deutung des Hypophysinversuches befindet sich E. Meyer im Widerspruch mit Fromherz. Jedenfalls kann man eine derartige Deutung des unterschiedlichen Ausfalls des Hypophysin-versuchs nicht für die Erklärung der beiden unterschiedlichen Zustandsbilder des Diabetes insipidus heranziehen. Für die Ansicht, daß die normo- oder hypo-chlorämischen Fälle die prognostisch günstiger zu beurteilenden Diabetes-insipidus-Kranken sind, spricht die Beobachtung von Erich Meyer, daß bei abheilenden und intermittierenden Fällen, z. B. nach Schädeltraumen, lediglich Konzentrationsstörungen beobachtet, aber Gewebsstörungen vermißt wurden. Dabei ist zu bemerken, daß der Ausdruck hyperchlorurisch bei diesen Fällen nur relativ zu bewerten ist, da diese Kranken ebenfalls niedrige Kochsalz-konzentration im Urin zeigten, aber nicht so extrem auf niedere Werte fixiert waren, wie bei den schweren hypochlorurischen Fällen. Sehr lehrreich sind auch die von Lichtwitz[274] beschriebenen Kranken, bei denen Polyurie und Durst aufhör-ten, jedoch die Chloridkonzentrationsstörung im Urin noch nachweisbar blieb. Auch E. Meyer und Meyer-Bisch[257] haben derartige Beobachtungen gemacht, bei denen die Konzentrationsstörung persistierte und Polyurie und Durst verschwand. In gleichem Sinne sprechen die Beobachtungen von Klein und Holzer[275], die die beiden Veilschen Formen nur als verschiedene Zustandsbilder des Diabetes insipidus ansehen, die zeitlich miteinander abwechseln können. Erich Meyer[276] schließt seine Darlegungen mit dem Satz: „Es gehört eben zu dem Auftreten der Krankheit eine Minderleistung der Nieren." Man kann dieser Meinung nur beipflichten. Die Ansicht Veils, daß die Minderleistung der Nieren nur etwas Sekundäres sei, ist nach den Beobachtungen bei abklingenden Diabetes-insipidus-Fällen, bei denen die Konzentrationsstörung persistierte, Durst und Polyurie verschwanden, sicherlich widerlegt. Zweifellos führt das schwere Zu-standsbild des Diabetes insipidus, bei dem Hyperchlorämie und Hypochlorurie besteht, zu einer sehr starken Schädigung des Flüssigkeitsaustausches zwischen Blut und Gewebe. Es hieße den Tatsachen Zwang antun, wolle man die Gewebsstörungen für die Pathogenese der Krankheit in den Vordergrund und die renale Störung in den Hintergrund schieben.

Einfluß des Fiebers auf die Kochsalzausscheidung beim Diabetes insipidus.

Der einzige Einwand, der gegen die überragende Bedeutung der Konzentrationsstörung sprechen würde, ist die von A. Weil sen.[277] und von Leschke[278] gemachte Beobachtung, daß bei Diabetes-insipidus-Kranken im Fieber die Kochsalzkonzentration im Urin normal sein kann. Es findet sich aber in beiden Arbeiten keine zahlenmäßige Angabe über die Höhe der Kochsalzkonzentration im Fieber. Solange eine derartige Angabe nicht zahlenmäßig gestützt ist, kann sie nicht als Einwand gelten.

Für die klinische Untersuchung und Charakterisierung eines Diabetes-insipidus-Kranken ist folgender Untersuchungsgang nötig: 1. Durstversuch (Abgrenzung von psychischen Polydipsien); 2. Untersuchung des prozentualen Kochsalzgehaltes des Blutes und des Urins, evtl. unter Kochsalzbelastung; sowie 3. Versuch mit Hypophysenhinterlappensubstanz (Feststellung des Zustandsbildes des Diabetes insipidus).

Therapie des Diabetes insipidus.

Die Therapie kann bei einer exogenen Ursache der Störung (Infektionskrankheiten), besonders wenn Lues im Spiele ist, die exogene Komponente zu bekämpfen suchen. In den meisten Fällen, bei Tumoren und bei degenerativen Prozessen der Hypophyse und des Zwischenhirns, kann die Behandlung nur eine symptomatische evtl. eine Ersatztherapie sein. Symptomatisch wirkt die kochsalzarme Ernährung auf die Polyurie. Die Ersatztherapie mit Hypophysenpräparaten hat nur zeitweise Wirksamkeit. Es gelingt aber durch tägliche Injektion von $^{1}/_{2}$ ccm Pituitrin die Polyurie und Polydipsie herunterzudrücken. Die tägliche Injektion größerer Mengen von Pituitrin verursacht bei dauernder Applikation, wegen der peristaltikerregenden Wirkung, Leibschmerzen und auch Kollaps. Es wird in jedem Einzelfall nötig sein, die Mengen Pituitrin festzustellen, die ohne Begleiterscheinungen vertragen werden.

Merkwürdigerweise sind Diuretica der Methylpurinreihe und auch manchmal Novasurol von günstiger Wirkung. Sowohl Methylpurine als auch Novasurol erhöhen die Kochsalzkonzentration im Urin. Eine dauernde Gabe dieser Mittel ist nicht anzuraten.

Wirkung von Adrenalin auf den Wasser- und Mineralhaushalt.

O. Heß[279] und W. Erb jun.[280] fanden, daß Adrenalin bei intravenöser Gabe das Blut eindickt und die Diurese kurze Zeit absinken läßt. Wir wollen auf die Deutung dieses Befundes, der verschiedenen Autoren, die das gleiche Ergebnis mit Adrenalin hatten, nicht näher eingehen, sondern lediglich die in letzter Zeit übereinstimmend von verschiedenen Autoren angegebene Erklärung anführen. Die Harnsekretion wird durch Adrenalin zuerst gehemmt und dann gesteigert. Die Kochsalzausscheidung wird prozentual und absolut kurze Zeit verringert, um dann wieder normal zu werden. Besonders deutlich wird die hemmende Wirkung des Adrenalins, wenn man gleichzeitig reichlich Flüssigkeit zuführt. Es ist nicht anzunehmen, daß der normale Wasser- und Salzwechsel durch Adrenalinkonzentrationen, wie sie im Blute vorkommen, irgendwie beeinflußt wird. Wir kennen auch keine pathologischen Zustände des Wasser- und Salzwechsels, die auf eine mangelnde oder gesteigerte Adrenalinwirkung zurückzuführen wären.

Ovarien.

Die im Klimakterium beobachteten Fettansammlungen, die gleichzeitig mit Wasserretention einhergehen, ließen die Beziehungen der Ovarien zum Wasser- und Mineralhaushalt untersuchen. Eine eindeutige Wirkung von Ovarialpräparaten konnte Veil[281] nicht nachweisen. Die Wasserretentionen, die bei manchen Frauen im normalen oder Präklimakterium einsetzen, sind auf die endokrinen Organe zu beziehen, die mit der Ovarialfunktion in Korrelation stehen. Die Schilddrüse und Hypophyse, die zweifellos auf den Wasserhaushalt eine Einwirkung haben, werden wohl indirekt durch einen Ausfall oder durch ein übermäßiges Funktionieren der Ovarien in Mitleidenschaft gezogen, so daß eine Störung des Wasserhaushaltes als nicht durch ein ovarielles Hormon verursacht angenommen werden muß.

Mit der Einführung des Insulins in die Diabetestherapie hat man bemerkt, daß gleichzeitig mit der Insulingabe, unter Umständen, Wasserretention auftritt. Seitdem Falta Insulineinspritzungen mit großem Erfolg zum Mästen magerer Individuen empfohlen hat, ist bei diesen Mastkuren die Erscheinung der Wasserretention durch Insulineinspritzungen noch mehr in den Vordergrund getreten. Gewichtszunahmen bei einer Insulinmastkur von 1 kg täglich können natürlich nur zum kleinen Teil durch Ansatz von Körpersubstanz erklärt werden. Der größte Teil der Gewichtszunahme ist auf Wasserretention zurückzuführen. Nach dem Aufhören der Insulintherapie geht nur ein geringer Teil des zurückgehaltenen Wassers wieder verlustig. Es scheint, daß die Substanz, die bei der Insulinmästung zum Ansatz gelangt, außerordentlich hydropigen ist und viel Wasser bindet. In erster Linie kommt hier Glucogen in Frage und in der Tat wissen wir ja, daß Glucogenansatz immer mit einer großen Wasserbindung einhergeht (s. S. 618).

Nachdem die Beobachtungen von Pick[282] und seinen Schülern sowie von Lamson[283], allerdings nur auf Grund von Tierexperimenten, der Leber eine Bedeutung für den Wasserhaushalt beimessen, wäre es auch möglich, daß die Insulinwirkung, welche im wesentlichen eine Einwirkung auf die Synthese des Leberglucogens ausübt, auch noch andere Faktoren der Leberfunktion beeinflussen könnte. Vorläufig scheint aber die Rolle, welche die Leber im Wasserhaushalt spielt, auf Grund der hauptsächlich an Kaltblütern gewonnenen Erkenntnisse der oben zitierten Autoren noch schwer zu entwirren. Vielleicht sind die beobachteten Wasserschwankungen in der Leber auch nichts anderes als eine, mit dem Glucogenbestand gleichlaufende Wasserretention oder Wasserabgabe. Die beim Menschen auf Grund der Tierexperimente ausgeführten Untersuchungen über den Wasserwechsel Leberkranker (Mautner[284], Cori[285], Adler[286]) lassen wohl eine verlangsamte Wasserausscheidung bei Ikterus erkennen. Es würde aber sicherlich zu weit führen, aus diesem an und für sich interessanten Tatsachenmaterial weitgehende Schlüsse über den Einfluß der Leber auf den Wasserhaushalt zu ziehen.

Alle Vorgänge im Organismus stehen unter der Kontrolle des Nervensystems, das seine Impulse von exogenen und speziell von endogenen Reizen empfängt. Die endogenen Impulse resultieren aus dem physikalisch-chemischen Milieuzustand, der in ständigem Wechsel ist, aus besonderen endogenen Stoffwechselprodukten und aus Impulsen, welche den Inkretorganen entstammen, die auf humoralem Wege dem Nervensystem zuströmen. Der Mechanismus der inkretorischen Beeinflussung des Wasserwechsels ist oben abgehandelt und damit die Brücke gegeben zur Besprechung der nervösen Bahnen, die auf den Wasser- und Salzhaushalt Einfluß besitzen. Die berühmte Stichverletzung (Piqûre) am Boden des IV. Ventrikels, die Claude Bernard[287] zum ersten Male ausführte, hat zu einer Zuckerausscheidung und zu einer starken Polyurie geführt. Dies ist die erste Beobachtung über ein Experiment, das vom Zentralorgan den Wasserwechsel beeinflußt. Der Befund Claude Bernards wurde von den verschiedensten Forschern (Eckard[288], Kahler[289]) und in neuester Zeit von Jungmann und Erich Meyer[265] bestätigt. Erich Meyer und Jungmann fügten der Beobachtung der polyurischen Wirkung des Piqûrestiches noch die Beobachtung hinzu, daß gleichzeitig die Kochsalzkonzentration im Harn ansteigt. Diese Autoren bezeichneten deshalb diesen Stich als „Salzstich". Man suchte Piqûre und Salzstich lokalisatorisch zu differenzieren (Jungmann[265], Leschke[278], Brugsch, Dresel und Lewy[266]). Es seien besonders die Untersuchungen von

Lewy hervorgehoben, der die Bahnen, welche nach einem derartigen Stich degenerieren, in sorgfältigen anatomischen Untersuchungen aufzuklären suchte. Daß es sich nicht nur um ein einzelnes Zentrum, sondern um verschiedene miteinander in Korrelation stehende Zentren handeln dürfte, zeigt der Befund von Aschner[290] und von Leschke[291], welche nach Einstich in das Tuber cinereum dicht am Infundibulum eine Vermehrung der Wasserausscheidung bei gleichzeitiger Verminderung der gelösten Stoffe beobachteten. Die Annahme, daß noch ein höher oben gelegenes Zentrum (Gyrus sigmoideus, Bechterew[292], Ucko[293]) mit dem Wasserwechsel in Beziehung steht, scheint nicht absolut sicher, doch aus den Beobachtungen, daß psychische Insulte Polyurie auslösen können, durchaus wahrscheinlich. Die Bahnen, auf welchen die Impulse für den Wasserwechsel von den Ganglienzellkomplexen des Zwischenhirns und der Medulla oblongata nach abwärts verlaufen, schließen sich den Vagus- und Sympathicusfasern an. Die Beobachtungen, welche über den Einfluß der peripheren vegetativen Nerven auf die Wasserausscheidung gemacht wurden, sind in ihrer Deutung nicht einheitlich. Claude Bernard[287] und nach ihm verschiedene Untersucher fanden nach Durchschneidung des Splanchnicus ein Ansteigen der Wasserausfuhr. Untersuchungen, die von Asher[294] und seiner Schule, andererseits von Rhode und Ellinger[295] ausgeführt wurden, zeigen, daß im Splanchnicus sekretionshemmende Fasern verlaufen. Über die Rolle des Vagusanteils gehen die Meinungen auseinander; jedoch haben die jüngsten Untersuchungen von Ellinger und Hirt[296] es wahrscheinlich gemacht, daß die Splanchnici minores durch Vasokonstriktion die Wasserausscheidung hemmen, und daß auf den Bahnen des Vagus diuresefördernde Reize übermittelt werden. Merkwürdigerweise seien bei der Diurese durch Vagusreizung die Nierengefäße nicht erweitert. Im Gegensatz zu diesen Befunden von Ellinger und Hirt[296] stehen die Beobachtungen von Jungmann und E. Meyer[265], daß der Salzstich nach Durchschneidung des Splanchnicus unwirksam ist. Die Entwicklung unserer Vorstellungen über den Wasserhaushalt hat es mit sich gebracht, daß man zunächst nur die nervöse Beeinflussung des Wasserhaushaltes im Hinblick auf die Nierenfunktion untersuchte. Erst als es modern wurde, den Wasserwechsel zwischen Blut und Gewebe (die „Vorniere", wie Volhard es nennt) zu studieren, suchte man auch die nervöse Beeinflussung des Flüssigkeitsaustausches zwischen Gewebsflüssigkeit und Blut nervösen Impulsen unterzuordnen. Die auf S. 609 entwickelten Anschauungen über die Vorgänge des Wasserwechsels zwischen Blut und Gewebe zeigen, daß derjenige Anteil, welcher nicht durch hydrodynamische und physikalisch-chemische Faktoren reguliert wird, den man mit Heidenhain als den sekretorischen Anteil bezeichnet, zweifellos durch nervöse Impulse beeinflußbar ist. Es wäre widersinnig, wollte man Wasser- und Salzwechsel lediglich von der Funktion des Ausscheidungsorganes aus erklären und die Vorgänge des Wasserwechsels zwischen Blut und Gewebe außer acht lassen. Beide Vorgänge, Stoffaustausch zwischen Gewebsflüssigkeit und Blut einerseits, und Ausscheidungsvorgänge durch die Niere andererseits, sind funktionell eng verbundene Vorgänge. Es ist aus diesem Grunde von vornherein wahrscheinlich, daß diese funktionelle Verbundenheit durch übergeordnete nervöse Zentren reguliert wird. Wenn man auch in der Entwicklung der experimentellen Medizin zunächst nur die Einwirkung künstlicher Eingriffe am Nervensystem in ihrer Auswirkung auf die Niere betrachtet hat, so dürften zweifellos die gleichen Eingriffe (Salzstich, Zwischenhirnverletzungen) gleichzeitig auch Veränderungen in der Wasser- und Molenverschiebung zwischen Blut und Gewebe erkennen lassen (Leschke[291], Jungmann und Bernhardt[297], Veil[298]). Auf die Gebundenheit dieser Verhältnisse hat vor allen Dingen die Betrachtung der Pathogenese des Diabetes insipidus hingewiesen. Der Komplex dieser Störung beim Diabetes insipidus (s. S. 623) kann, weder allein durch eine Sekretionsstörung der Niere, noch allein durch eine Störung der Austauschsvorgänge zwischen Gewebe und Blut erklärt werden. Die Störung beim Diabetes insipidus ist der Ausdruck dafür, daß zentrale Störungen der nervösen Regulation des Wasser- und Salzstoffwechsels Niere und Gewebe gleichzeitig treffen.

Das klinische Symptom Polyurie kann durch übermäßiges Trinken, durch Polyurie. Verschiebung der Molenkonzentration im Blute und in der Gewebsflüssigkeit und durch nervöse Einflüsse ausgelöst werden. Die Annahme, daß einer Polyurie immer eine Hydrämie vorausgehen müsse, ist durchaus unzutreffend, da wir gerade beim Diabetes insipidus gesehen haben, daß die Polyurie, trotz der Eindickung des Blutes im Durstversuche, bestehen bleibt. Bei den Polydipsien psychischer Natur ist die vermehrte Urinausscheidung lediglich ein Ausdruck des vermehrten Wasserangebotes. Bei fehlender gleichzeitiger Salzzufuhr kann es unter Umständen bei psychischer Polydipsie zu einem Verlust an Mineralbestandteilen des Körpers (Demineralisation) kommen.

Spezialfälle der psychisch bedingten Polyurien sind die Migräne und die Spezialfälle von Epilepsie. Diese Erkrankungen stehen in engem Zusammenhang mit dem Zu- Polyurien. stande der Gefäße. Es ist daher naheliegend, als Ursache dieser Gruppe von Polyurien eine abnorme Gefäßreaktion der Nierengefäße oder der diesen übergeordneten Zentralorgane anzunehmen. Die Polyurie geht parallel mit der in der Zeiteinheit durch die Nieren gepumpten Blutmenge. So wäre es verständlich, daß bei einem Krampfzustand der Gefäße eine Oligurie und beim Lösen dieses Krampfes eine überschießende Polyurie eintritt. In gleichem Sinne ist wohl auch das Einsetzen einer Harnflut nach stenokardischen Anfällen, bei paroxysmalen Tachykardien, und wohl auch während cerebraler Krisen der Patienten mit enorm gesteigertem Blutdruck zu erklären. Auch die zeitweise beobachteten Polyurien nach Infektionskrankheiten dürften in der, nach schweren Infektionen fortbestehenden, Vasolabilität begründet sein. Zu der Gruppe der nervös bedingten Polyurien gehört auch die Polyurie bei Erkankungen des Pyelons. Hier beruht aber der nervöse Reflex nicht in einer Gefäßreaktion der Nieren und einer konsekutiv starken Durchblutung. Bei den pyelonogenen Polyurien dürfte ein Reflex, der zentripedal zu den Zentren in der Medulla und im Zwischenhirn geleitet wird, auf dem Umwege über die sekretorische Beeinflussung des Nierengewebes die Polyurie auslösen (Ähnlichkeit mit dem Diabetes insipidus in dem Unvermögen zu konzentrieren). In die Gruppe der hämatogen bedingten Polyurien gehört vor allem die Polyurie bei Schrumpfnierenkranken. Volhard[299] gebraucht für diese Gruppe den treffenden Namen „Zwangspolyurien". Zwangs-Hier versagt infolge Zugrundegehens des Nierengewebes die Fähigkeit der Niere, polyurien. zu konzentrieren, so daß die Wasserreserve des Organismus herangezogen werden muß, um den Körper von seinen Schlacken zu befreien. Die Zwangspolyurie des Nierenkranken geht mit einer Einstellung des spezifischen Gewichtes des Harnes um 1010 einher, ein Zeichen dafür, daß die sekretorische Leistung der Niere auf einen kleinen Teil beschränkt ist und die Ausscheidung der Stoffwechselendprodukte nur durch gleichzeitig vermehrte Wasserausscheidung gelöst werden kann. Bei diesen Kranken mit Zwangspolyurie muß genügend Wasser zugeführt werden, um eine Retention von Schlacken zu vermeiden. Einen ähnlichen Vorgang, wie den der Zwangspolyurie, hat man im Tierexperimente durch sukzessive, keilförmige Excisionen an beiden Nieren zu erzeugen versucht und ebenfalls beobachtet, daß bei der Reduktion des Nierengewebes eine Polyurie einsetzt. Zweifellos aber vollzieht sich der Ausgleich zwischen Anhäufung von Schlacken und Ausscheidung durch eine erkrankte und in ihrem secernierenden Parenchym reduzierte Niere nicht ausschließlich zwischen Blut und Niere. Auch hier wird, wie überall beim Salz- und Wasserwechsel, gleichlaufend die Ausgleichsmöglichkeit zwischen Blut und Gewebe herangezogen. W. H. Veil[300] hat besonders auf diese Verhältnisse hingewiesen und gezeigt, daß bei Belastungen mit Kochsalz, anstatt einer Verdünnung, eine Eindickung des Blutes mit Anreicherung des Kochsalzes in den Geweben vorhanden ist. Schrumpfnierenkranke mit kompensatorischer Polyurie zeigen nicht etwa, wie man annehmen möchte, beim Wasserversuch nach Volhard eine genügende Diurese; das Wasser wird vielmehr verspätet herausgebracht. Das spezifische Gewicht des Urins sinkt nur mangelhaft. Das Ergebnis eines solchen Wasserversuches bei Isosthenurie mit Zwangspolyurie zeigt eindeutig, daß das Wasser nicht auf dem geraden Wege vom Aufnahmeorgan zur Niere gebracht wird, sondern den Umweg über das Gewebe nimmt und zunächst von den retinierten Produkten zurückgehalten wird, um erst allmählich wieder in den gebahnten Kreislauf zu gelangen.

Diabetische Polyurie. Die Polyurie beim Diabetes mellitus ist bei großen Zuckerausscheidungen das konstante Symptom dieser Erkrankung. Glucosurie und Polyurie scheinen in gegenseitigem Abhängigkeitsverhältnis zu stehen. Zur Ausscheidung einer bestimmten Menge von Glucose bedarf es einer bestimmten Menge von Lösungswasser. Da aber die Niere beträchtliche Zuckerkonzentration zu leisten imstande ist, müßte die Polyurie nicht immer so groß sein, wie sie tatsächlich ist. Bemerkenswert ist (S. Weber und O. Groß[301]), daß die Polyurie des Diabetikers, ähnlich wie beim Diabetes insipidus, nicht durch eine Hydrämisierung des Blutes bedingt ist. Der zur Ausscheidung gelangende Zucker nimmt zwangsläufig sein Lösungsmittel mit, so daß es bei ungenügender Wasserzufuhr bei einem Diabeteskranken sogar zur Eindickung des Blutes und zur Entwässerung des Gewebes kommt, wodurch regulatorisch das Durstgefühl ausgelöst wird. Starke Polyurie besteht nur bei Kranken mit hohem Blutzuckerwert. Diabeteskranke mit niederen Blutzuckerwerten lassen sehr oft die Polyurie vermissen. Inwieweit für die diabetische Polyurie außer der hämatogen bedingten Ursache der Zuckeranhäufung noch zentral nervöse Momente mitsprechen, ist durch die Erscheinungen beim Claude Bernardschen Zuckerstich und beim Salzstich Jungmanns durch die außerordentlich große räumliche Nähe beider Zentren in den seltenen Fällen von zentral bedingter Glucosurie möglich. Eine einschlägige klinische Beobachtung teilte W. H. Veil[302] mit, der einen Diabeteskranken beschrieb, bei dem gleichzeitig eine Diabetes insipidus ähnliche Störung bestand. Diese Fälle dürften aber außerordentlich selten und für den Mechanismus der diabetischen Glucosurie nicht heranzuziehen sein.

Oligurie. Jede Oligurie ist selbstverständlich durch eine Wasserretention im Körper verursacht. Es soll hier nicht von der symptomatischen Oligurie bei der Ödementstehung die Rede sein, sondern es soll nur auf die Momente hingewiesen werden, die zu einer vorübergehenden Verminderung der Wasserausscheidung führen können, ohne daß sichtbare Ödeme entstehen. Hierher gehören die große Gruppe von vasomotorischen Störungen, die mit „flüchtigen Schwellungen" und mit urticariellen Begleitsymptomen einhergehen. Inwieweit gerade bei diesen Störungen auch endokrine Momente eine Rolle spielen, läßt sich nicht mit Sicherheit erfassen, sondern nur aus dem klinischen Bild vermuten. W. H. Veil[303] beschreibt derartige Beobachtungen von zeitweiser Oligurie bei endokrinen Störungen. In gleicher Weise, wie eine Polyurie von der Psyche und vom Zentralnervensystem aus ausgelöst werden kann (Migräne, Epilepsie), wird es zweifellos auch Zustände geben, in denen die zentral ausgelöste Gefäßreaktion, bei anhaltenden Krampfzuständen, zur Oligurie führt. Daß bei den

Zuständen von Oligurie nicht nur die Niere, sondern auch das Gewebe in besonderem Maße mitbeteiligt ist, bedarf keines besonderen Hinweises, da hier die Zustandsänderungen des Gewebes meistens für das Auge sichtbar werden.

Wasserretention muß nicht immer zu Ödemen führen. Der Ausdruck „Ödem" Ödem ist denjenigen Zuständen vorbehalten, bei welchen Flüssigkeitsansammlungen in den Gewebsspalten statthaben, so daß frei bewegliches Wasser in den Gewebslücken vorhanden ist, das dem drückenden Finger von außen ausweicht und so eine dem Auge sichtbare Druckwirkung in Gestalt einer Delle hinterläßt. Zweifellos gibt es auch Wasseransammlung im Gewebe, die nicht nur in den Zelllücken vor sich geht, sondern auch mehr oder minder das Zellsubstrat und das Bindegewebe betrifft. Vasomotorische und zum Teil auch entzündliche Ödeme gehören in diese Gruppe. Schon diese Differenzierung der durch Druck sichtbar zu machenden Ödeme und der auf Druck nicht sichtbar zu machenden Wasseransammlungen, rollt die Frage auf, die heute heiß umstritten ist, ob dem Ödem nicht nur eine Ansammlung von frei beweglichem Wasser in den Zellücken, sondern vielmehr eine Verquellung des Zellsubstrates und besonders des Bindegewebes zugrunde liegt (Schade[304], Ellinger[199], Hülse[305]). Die Theorien der Ödementstehung hängen aufs engste zusammen mit den Vorstellungen, die man über den normalen Wasserwechsel hat. Im vorausgehenden sind eingehend die Verhältnisse gewürdigt, wie sie die älteren und neueren Untersuchungen hinsichtlich des Wasserwechsels zwischen Zelle und Gewebsflüssigkeit, zwischen Blut und Gewebsflüssigkeit und für das Hauptausscheidungsorgan, die Niere, gezeitigt haben. Die Fülle der Einzelbeobachtungen, die zweifellos in vielen Fällen richtig und wertvoll sind, hat die Autoren veranlaßt, in der Deutung der von ihnen gefundenen Tatsachen in ihrer Allgemeingültigkeit über das Ziel hinauszuschießen. Es ist leider das Schicksal aller medizinischen Beobachtungen, daß der Autor, der eine richtige Beobachtung gemacht hat, geneigt ist, die Richtigkeit dieser Beobachtung dadurch zu bekräftigen, daß er physiologische Vorgänge, die sich immer aus einem Komplex von Zusammenwirkungen ergeben, lediglich unter dem Gesichtspunkte seiner Einzelbeobachtung deuten und erklären will. Für kein Gebiet treffen diese Worte besser zu, als gerade für das Gebiet des Wasserhaushaltes und für die Ödementstehung. Es wurde bei der Betrachtung des normalen Wasserhaushaltes zu zeigen versucht, daß sich der Flüssigkeitsaustausch in Abhängigkeit von den verschiedensten Mechanismen vollzieht, und daß das Zusammenspiel dieser heterogenen Geschehnisse beim Wasserhaushalt durch die Störung irgendeines der in Betracht kommenden Faktoren in seiner Gesamtheit getroffen wird. Es wurde gezeigt, daß der Flüssigkeitswechsel zwischen Blut und Gewebe abhängt: 1. von hydrodynamischen Faktoren (Blutdruck, Zirkulationsgeschwindigkeit und Gefäßweite, Ludwig); 2. von physikalisch-chemischen Vorgängen: Diffusion, Osmose (Pfeffer, Hamburger, Höber), ferner der Donnan-Regel, anormalen Osmose (J. Loeb) und dem Quellungsdruck der hydrophilen Kolloide (Ellinger, Schade); und 3. von vitalen, sekretorischen Vorgängen, die durch die Capillarendothelien vollzogen werden (Heidenhain). Alle drei Vorgänge können auf den stofflichen Zustand der Capillarwand selbst einen verändernden Einfluß gewinnen, so daß es durchaus verständlich erscheint, daß Siebeck für den Flüssigkeitswechsel den Zustand der Capillarwand in Frage zieht. Als letztes Moment für den Flüssigkeitswechsel zwischen Gewebe und Blut ist noch der Zustand der in die Gewebsspalten blindsackartig eintauchenden Lymphgefäße zu berücksichtigen. Durch das übergeordnete Nervensystem zusammengehalten, steht mit dem Flüssigkeitswechsel zwischen Blut und Gewebe die Niere in Zusammenarbeit. Wir haben gesehen, daß Veränderungen in der Salz- und Wasserausscheidung Veränderungen in

Blut und Gewebe nach sich ziehen und daß auch die Umkehrung dieses Vorganges statthaben kann. Es ist nicht möglich, das Zustandsbild des normalen Wasserwechsels lediglich von dem Gesichtspunkte einer dieser regulierenden Faktoren aus zu betrachten.

Ödementstehung. Tritt eine Störung in diesem komplizierten Getriebe des Wasserwechsels an irgendeiner Stelle, sei es in der physikalisch-chemischen Regulation, sei es im sekretorischen Ausscheidungsvorgang, in Erscheinung, so muß das ganze aufeinander abgestimmte Zusammenspiel notleiden. Der sichtbare Ausdruck des Krankheitsgeschehens wird sich in einer Flüssigkeitsretention (Salz allein ohne Flüssigkeit wird kaum retiniert) bemerkbar machen. Diese Flüssigkeitsretention wird zunächst im Blute, aber auch primär im Gewebe vor sich gehen. Es wird sich in beiden Fällen allmählich ein stationärer Zustand ausbilden, indem sich wäßrige, salzhaltige Flüssigkeit in den Geweben anstaut und nach außen hin als Ödem in Erscheinung tritt. Zweifellos wird es zu Beginn eines solchen Zustandes durch unsere verfeinerte Mikromethodik gelingen, nachzuweisen, ob der Ödemzustand primär durch das Ausscheidungsorgan (renal) bedingt ist (Hydrämisierung des Blutes) oder ob dieser Zustand primär durch den Flüssigkeitswechsel zwischen Blut und Gewebe (extrarenal) hervorgerufen ist (normale Beschaffenheit oder sogar Eindickung des Blutes). Dieser Unterschied, der nur in den allerersten Stunden der Ödementstehung zu verzeichnen ist, verschwindet sehr bald und macht einem stationären Zustand, der beiden Arten der Ödementstehung folgt und durch einen Wasserreichtum der Blutflüssigkeit charakterisiert ist, Platz, wobei zur Diskussion steht, ob es sich denn um eine richtige hydrämische Plethora oder um eine Verminderung des Plasmas an gelösten oder kolloidalen Stoffen (Eiweiß) handelt. Aus diesen Ausführungen geht hervor, daß alle diejenigen Anschauungen, die die Ödementstehung einheitlich erklären wollen, sei es durch eine an und für sich unbewiesene Säuerung des Blutes (M. H. Fischer[306]) oder durch eine Verringerung des Quellungsdruckes der Serumeiweißkörper und der Gewebseiweißkörper (Ellinger, Schade), von zu einseitigen Gesichtspunkten aus die Ödementstehung betrachten und höchstens einen Teilvorgang des ganzen Komplexes erfassen.

Chemische Beschaffenheit der Ödemflüssigkeit. Die Zusammensetzung der Ödeme ist seit der ersten Arbeit von C. Schmidt[307] wiederholt untersucht worden. Der Eiweißgehalt ist erheblich niedriger als im Plasma. Den niedrigsten Eiweißwert zeigen die Ödeme bei Nephrosen, die höchsten Werte finden sich bei der akuten, diffusen Glomerulonephritis. Zwischen beiden Extremen stehen hinsichtlich des Eiweißgehaltes die kardialen und kachektischen Ödeme (Beckmann[308]). Der Kochsalzwert ist höher als im Serum (v. Monakow[309], Thannhauser[310]). Besonders bei den frischen, entzündlichen Nierenerkrankungen finden sich hohe Kochsalzwerte. Bei Stauungsödem kann der Kochsalzgehalt niederer sein (Falta und Quittner[311]). Auch der Harnsäuregehalt wie auch der Zuckergehalt übertrifft im Ödem meist die Konzentration dieser Stoffe im Blute (Beckmann[308]). Gollwitzer-Meier[198] zeigte, daß im Ödem zwar mehr Cl^- und HCO_3^--Ionen als im Serum vorhanden sind, dagegen weniger K^+- und Ca^{++}-Ionen (s. Donnansches Membrangleichgewicht, S. 611). Die Gefrierpunkterniedrigung ist im Ödem und Serum fast die gleiche, während die H^+-Konzentration im Blute in der Regel höher gefunden wird als im Ödem.

Hydrops bei Nierenkrankheiten. Nephritische Ödeme. Für den Hydrops bei Nierenerkrankungen nehmen die meisten Autoren jetzt meist eine gleichsinnige Funktionsstörung der peripheren Capillaren und des Ausscheidungsorganes an. Bei den meisten Nierenkranken mit Ödemen, sei es, daß es sich um entzündliche oder degenerative Nierenerkrankungen handelt, findet sich eine Retention von Kochsalz. Diese Erscheinung haben Widal und H. Strauß dahin gedeutet, daß die Ursache des Ödems bei Nierenkrankheiten in einer Kochsalzretention zu suchen ist. Die Beobachtungen von Widal und H. Strauß wurden von vielen Untersuchern bestätigt. So zeigten Friedrich Müller[312] und seine Schüler sowie Kövesi und Roth-Schulz[313] und noch viele andere, daß ödematöse Nierenkranke die Fähigkeit, Kochsalz im Harn zu konzentrieren, nicht mehr in dem Maße besitzen, wie der Normale. Hefter und Siebeck[314], v. Monakow[309], Heinecke und Meyerstein[315] sowie Schlayer und Takayasu[316] konnten zeigen, daß die Fähigkeit, das Kochsalz zu konzentrieren, im Tierexperiment durch Schädigung der Tubuli erzeugt wird. Veil und Nonnenbruch[317] betonen hauptsächlich die extrarenalen Faktoren auch für die Entstehung der Ödeme bei Nierenkrankheiten. Diese Autoren glauben nicht, daß ein erhöhter Blutkochsalzwert und eine Hydrämisierung des Blutes, bei gleichzeitiger Einschränkung des Konzentrationsvermögens der Niere für das Kochsalz, als Leistungsunfähigkeit für das Ausscheidungsorgan zu deuten ist. Diese Autoren möchten vielmehr in der Hydrämie und Hyperchlorämie einen Ausdruck einer Störung der regulatorischen Funktionen der Gewebe erblicken. Bei normaler Funktion würden die Gewebe eine Hyperchlorämie sofort korrigieren, wie die zahlreichen Versuche intravenöser Kochsalzinjektionen zeigen. Sicherlich ist auch eine extrarenale Komponente bei den nephritischen Ödemen vorhanden, wie dies von verschiedenen Untersuchern auch stets betont wurde. Bei der Untersuchung eines riesigen Materials von vielen Hundert ödematöser Nierenkranker im Kriege konnte ich[310] aber zeigen, daß gerade im Anfang dieser Erkrankung stets Hydrämie und Hyperchlorämie vorhanden war, die gleichlaufend mit einer Ödementstehung und einem Absinken des Konzentrationsvermögens der Niere für das Kochsalz auftritt. Es hieße den zahlreichen Befunden Zwang antun, wollte man die extrarenale Komponente in den Vordergrund schieben. Die einigen wenigen Patienten Nonnenbruchs[317], welche eine erhöhte Erythrocytenzahl im Blute und eine daraus gefolgerte Bluteindickung im Beginn des Ödems zeigten, können die vielen gegenteiligen Befunde nicht erschüttern, welche für das nephritische Ödem zuerst eine Hydrämisierung und eine Kochsalzanreicherung nachwiesen. Bei der Entstehung der nephritischen Ödeme spielen renale Momente die wesentliche Rolle, die extrarenalen Momente treten gleichlaufend mit einer auch die Capillaren betreffenden Schädigung bei der diffusen Glomerulonephritis mit in Erscheinung. Siebeck betont, daß bei den chronischen Nierenkranken mit Niereninsuffizienz nicht nur eine Sperre der Harnsekretion, sondern auch eine Sperre des Stoffaustausches zwischen Blut und Gewebe eintritt. Bei den Ödemen der außerordentlich seltenen primären Nephrosen und Nephropathien sind wohl die Störungen im stofflichen Zustand der Capillarwände von Bedeutung, da sich hier im Blute Veränderungen ergeben, die sich in einem besonders niedrigen Eiweißgehalt und in einer Vermehrung der Cholesterinkörper zu erkennen geben. Die nephrotische Ödemflüssigkeit ist milchig trübe, sehr eiweißarm, und zeigt alle Veränderungen der veränderten Blutzusammensetzung. Ödeme bei Nephrosen.

Die Ödeme bei Herzinsuffizienz sind in ihrem Entstehungsmechanismus in erster Linie von hydrodynamischen und mechanischen Momenten beeinflußt. Kardiale Ödeme. Durch die Verlangsamung des Blutstromes und die damit verbundene Stase in den Capillaren werden die Endothelien und die Gefäßwände der Capillaren ungenügend durchlüftet. Der Austausch zwischen Blut und Gewebe ist verlangsamt. Die Capillarwand läßt eine Flüssigkeit austreten, die in ihrer Beschaffenheit in wesentlichen Punkten von dem Ödem des Nierenkranken abweicht. Sie ist viel eiweißärmer und enthält eine Chloridkonzentration, die nicht höher ist als im Blute. Die Flüssigkeit des kardialen Ödems hat mehr den Charakter eines Stauungstranssudats. Bereits H. Strauß[318] hat auf diesen prinzipiellen Unterschied des nephritischen und kardialen Ödems hingewiesen. Zu diesen Beobachtungen kommt noch die von E. Reiß[320] und W. H. Veil gemachte Feststellung, daß in den ersten Tagen der Entstehung des kardialen Hydrops im Gegensatz zum nephritischen Ödem der Eiweißgehalt des Blutes nicht abnimmt. Obwohl das kardiale Ödem im wesentlichen durch einen veränderten Zustand des Flüssigkeitsaustausches zwischen Blut und Geweben, also extrarenal bedingt ist, so dürfte hier, wenn auch in geringem Grade, die Minderfunktion einer Stauungsniere ödembegünstigend wirken. H. Schade erklärt auch die kardialen Ödeme mit einer Störung des onkotischen Gleichgewichtszustandes.

Hungerödem Ödemkrankheit.　　Eine besondere Stellung in der Pathogenese der Ödeme nimmt das Hungerödem, die Ödemkrankheit, ein. Bei dieser Form der Ödementstehung spielt die Niere keine Rolle; die Nierenfunktion ist vollständig normal. Für die Entstehung des Ödems ist reichlich Kochsalz nötig. Da bei der geschmacklosen Kriegskost durch überreichen Salzgehalt versucht wurde, den Geschmack zu korrigieren, war immer Salz im Übermaß vorhanden. Schittenhelm und Schlecht[244] konnten zeigen, daß auch in ödemfreien Perioden durch Kochsalz jederzeit wieder ein Ödem erzeugt werden .konnte. Das Hungerödem ist der Typus des extrarenal entstehenden Ödems. Wir sehen aber auch hier, daß zur Ödementstehung immer genügend Kochsalz vorhanden sein muß. Dabei ist die Konzentration des Blutkochsalzes beim Hungerödem meistens normal. Die Ödeme verschwinden, wenn Wasser- und Salzzufuhr sistiert werden. Es müssen hier krankhafte Bedingungen für den Flüssigkeitsaustausch in den peripheren Capillaren vorliegen. Die Untersuchungen von Jansen[245] haben gezeigt, daß die Nahrung bei den Ödemkranken, sowohl quantitativ wie qualitativ, unzureichend gewesen ist. Der Eiweißgehalt der Nahrung war wohl genügend, aber trotzdem war die N-Bilanz, infolge calorisch unterwertiger Nahrung, negativ. Die Ansicht, daß die Eiweißverarmung des Körpers, die auf diese Weise durch calorisch unterwertige Nahrung verursacht wurde, die Ursache der Capillarschädigung sei, hat sich nicht in vollem Umfange aufrechterhalten lassen, obwohl eine Eiweißabnahme der Gewebe als auch des Serums gefunden wurde. Mit den Eiweißverlusten geht ein ständiger Kalkverlust einher. Auch dieser Kalkverlust wurde für die Capillarschädigung verantwortlich gemacht. Schittenhelm und Schlecht[244] wiesen auf die große Ähnlichkeit des Kriegsödems mit dem Mehlnährschaden des Säuglings hin. Hier wie dort einseitige Ernährung, Gewebsschädigung und Neigung zur Flüssigkeitsretention bei Kochsalzgegenwart. In neuerer Zeit hat man den Mangel an gewissen Vitaminen für die Entstehung des Hungerödems verantwortlich gemacht, da die Ödeme bei Beri-Beri-Kranken in der Entstehung in weitem Maße Ähnlichkeit mit dem Hungerödem haben.

Zusammenfassend läßt sich sagen, daß als Voraussetzung für einen normalen Flüssigkeitswechsel zwischen Capillaren und Gewebe der Körper unter günstigen Ernährungsbedingungen stehen muß. Setzt eine qualitativ und quantitativ (einseitige, vitamin-, eiweiß- und fettarme) ungenügende Ernährung den Organismus unter ungünstige Lebensbedingungen, so scheint die Reduktion des Gesamtkörpers sehr frühzeitig eine Störung des Flüssigkeitswechsels zwischen Blut und Gewebe herbeizuführen. Es dürften demnach die Capillaren mit ihren Endothelien und feinen Gewebswänden frühzeitiger bei qualitativer und quantitativer Unterernährung eine Schädigung erleiden, als andere Organfunktionen.

Diabetische Ödeme.　　In die gleiche Gruppe von Ödemen, die durch unzulängliche Ernährung entstehen, sind die zuerst von v. Noorden[321] beobachteten Ödeme bei Diabeteskranken einzubeziehen. Zunächst sah man diese Ödeme fälschlicherweise als Haferödeme an. Sie treten aber bei allen schweren Diabeteskranken auf, denen man besonders viel Kochsalz oder Natriumbicarbonat mit den Mahlzeiten reicht. Für die Entstehung dieser Ödeme ist eines mit Sicherheit erwiesen, daß der Mechanismus der Entstehung in gleicher Weise wie bei den Hungerödemen lediglich durch pathologische Veränderungen des Wasseraustausches zwischen Capillaren und Gewebe, also rein extrarenal, zu erklären ist. Wie bei den Hungerödemen dürfte eine qualitativ unzureichende Nahrungsverwertung die auslösende Ursache sein. In beiden Fällen sitzt die Ursache mit größter Wahrscheinlichkeit in einer durch die Gesamtstoffwechselverhältnisse bedingten Schädigung der Capillarwände, und in beiden Fällen entstehen nur Ödeme, wenn reichlich Na^+-Ionen vorhanden sind. Über Cl^--Ionen verfügt der Körper an und für sich genügend, um mit dem vorhandenen Na^+-Kochsalz und damit Flüssigkeit zu retinieren.

Die Brücke zu den entzündlichen Ödemen, d. h. vielmehr zu den entzünd- *Neurotische* lichen Exsudationsvorgängen, bilden die neurotischen Ödeme, das Oedema fugax *Ödeme.* oder das Quinckesche Ödem. Hier ist die Einwirkung des Nervensystems auf die lokale Wasseranhäufung offensichtlich. Sie ist aber nicht durch eine direkte Wirkung der Nerven auf den Wasserhaushalt, sondern auf den Zustand der Capillaren zu erklären. Es ist verständlich, daß eine derartige vorübergehende Exsudation, wie es das „flüchtige" Ödem darstellt, ohne gleichzeitige celluläre Reaktion vor sich geht und sich deshalb sehr rasch wieder ausgleichen kann. Anders ist es beim entzündlichen Ödem. Hier ist das entzündliche, stark eiweißhaltige, zellreiche Exsudat eine Teilerscheinung der gesamten entzündlichen Reaktionen. Das entzündliche Exsudat ist von dem Ödem sensu strictiori abzutrennen.

Auf S. 587 wurde bereits besprochen, daß im Fieber und bei Infektions- *Wasserretention* krankheiten Kochsalz retiniert wird. Das Kochsalz wird im infektiösen Fieber *im Fieber und* nicht in fester Form, sondern als Lösung retiniert, so daß der fieberhaften *bei Infektions-* Kochsalzretention immer eine Wasserretention parallel geht. Die nach dem Fieber *krankheiten.* einsetzende Diurese ist als der Ausdruck der Ausschwemmung der retinierten Salzlösung zu betrachten.

Inwieweit diese Schwankungen des Wasserwechsels beim infektiösen Fieber und auch bei Infektionskrankheiten, wie bei der Tuberkulose, mit den lokalen Entzündungsprozessen und der dadurch ausgelösten Exsudatbildung identisch sind, ist bisher nicht erwiesen. Auch die von Meyer-Bisch und Veil diskutierten Beziehungen von Infektion zur Wasserretention scheinen eher Beziehungen von Entzündungsvorgängen zum Wasserwechsel zu sein. Bei der Malaria, bei welcher Fieber und Infektion ohne wesentliche Entzündungserscheinungen verlaufen, finden wir keine Salz- und Wasserretention.

Spezialfälle des lokalen Ödems sind die elephantiastischen Veränderungen, *Elephantiasis.* wie wir sie nach wiederholten Rezidiven von Erysipel und auch bei chronischen Thrombophlebitiden zu sehen bekommen. Die elephantiastischen Zustände nach rezidivierenden Erysipelen sollen durch indurative Veränderungen der abführenden Lymphwege hervorgerufen sein.

Sehr oft finden wir in der Literatur das Wort „Ödembereitschaft". Will *Ödem-* man diese Bezeichnung in den Rahmen unserer Betrachtungen über die Ent- *bereitschaft.* stehung des Ödems einbeziehen, so könnte man sagen, in all den von uns diskutierten Spezialfällen des Ödems kann eine Ödembereitschaft bestehen. Sie wird zum Ödem in dem Augenblick, wo mit der Nahrung reichlich Flüssigkeit und Kochsalz gegeben wird. Das Ödem verschwindet durch Flüssigkeits- und Kochsalzentzug. Die Ödembereitschaft bleibt bestehen.

Es ist hier nicht der Platz, um detailliert auf die Pharmakas, welche den *Pharmakologi-* Wasserstoffwechsel beeinflussen, näher einzugehen. Es sei hier nur zusammen- *sche Wirkungen* fassend festgehalten, daß alle Diureticas der Methylpurinreihe sowie auch die *auf den Wasser-* diureseerzeugenden Eigenschaften der Quecksilbersalze, sowohl auf einer Ein- *haushalt (Diureticas).*

wirkung auf die peripheren Capillaren als auch auf einer renalen Wirkung, die sich in einer Konzentrationssteigerung für das Kochsalz ausdrückt, beruhen. Inwieweit die von Ellinger gegebene Deutung der diuretischen Wirkung aller dieser Mittel durch eine Einwirkung auf den Quellungsdruck der Serumeiweißkörper zu erklären ist, steht noch zur Diskussion. Die einzige Substanz, welche elektiv durch eine Einwirkung auf den Wasser- und Salzwechsel zwischen Blut und Gewebe eine Diurese anregt, ist das Schilddrüseninkret, das Thyreoidin. Auch das synthetisch gewonnene Thyroxin hat eine gewisse Einwirkung auf den Wasserwechsel. Die osmotisch wirksamen Salze haben alle beim Gesunden einen deutlichen Einfluß auf die Diurese. Es wäre aber ein bedenkliches Beginnen, wollte man die diuresesteigernden Eigenschaften dieser osmotisch wirksamen Salze bei einem Kranken mit Hydrops zu einer Flüssigkeitsausschwemmung anwenden. Bei Ödembereitschaft und tatsächlichem Ödem bleiben, wie wir bereits ausgeführt haben, die Salze in gelöster Form in der Gewebsflüssigkeit retiniert und bewirken eine Verstärkung des Hydrops. Aus diesem Grunde hat man organische Substanzen, die keine große osmotische Wirkung haben, wie den Harnstoff und den Traubenzucker, zur Einleitung einer Diurese an Stelle von Salzen zu verwenden gesucht. Auch bei diesen Substanzen, besonders beim Traubenzucker, ist der Erfolg kein eindeutiger, wenngleich man über den Harnstoff sagen muß, daß er bei einer gewissen Art von Ödemen der degenerativen Nierenerkrankungen gute diuretische Wirkung entfaltet. Der Effekt des Kalium aceticums, eines der ältesten diuretischen Mittel, ist nicht in seiner osmotischen Wirkung zu suchen, sondern dem K^+-Ion zuzuschreiben, das, wie wir bereits ausgeführt haben, in gewissem Sinne das hydropigene Na^+-Ion aus dem Gewebe verdrängen und dadurch eine Kochsalzdiurese auslösen kann. Alle Autoren stimmen darin überein, daß jeder Entwässerung eines Wassersüchtigen, durch welche Art von Diureticum sie auch erzwungen wird, ein Einstrom von Wasser aus den Geweben ins Blut und damit eine Hydrämisierung vorausgeht. In diesem Sinne ist die Wirkung der Flüssigkeitsbeschränkung (Karellkur, Schrotkur, Dursttage) und der Schwitzkuren zu erklären. Durch diese Maßnahmen wird Wasser aus den Geweben ins Blut gefördert und die Vorbedingung für das Zustandekommen der Diurese geschaffen.

Literaturverzeichnis.

Zusammenfassende Darstellungen.

Abderhalden, E.: Lehrbuch der physiologischen Chemie, 5. Aufl. 1923. — Albu-Neuberg: Physiologie und Pathologie des Mineralstoffwechsels. Berlin 1906. — Bernard, Claude: Leçons sur les propriétés physiologiques et sur les altérations pathologiques des liquides de l'organisme. Paris 1859. — Elias, Herbert: Zur Bedeutung des Säurebasenhaushaltes und seiner Störungen. Erg. inn. Med. 25, 192 (1924). — Heubner, W.: Der Mineralstoffwechsel. Handbuch der Balneologie 2, S. 181. — Höber, R.: Physikalische Chemie der Zelle und der Gewebe, 5. Aufl. 1922 u. 1924. — Klemensiewicz: Pathologie der Lymphströmung. In Krehl-Marchand: Handbuch der allgemeinen Pathologie 2, S. 1. 1912. — Magnus-Levy: Physiologie des Stoffwechsels. Verhalten und Rolle des Wassers im Stoffwechsel. In v. Noorden: Handbuch der Pathologie des Stoffwechsels, 2. Aufl., 1, S. 423. 1906. — Meyer, Erich: Diabetes insipidus. In Bergmann-Staehelin: Handbuch der inneren Medizin, 2. Aufl., 4, I, S. 1014. 1926. — Meyer-Bisch, R.: Allgemeine Pathophysiologie und Therapie des Wasser- und Salzhaushaltes. Handbuch der praktischen Therapie 1, S. 519. 1926. — Oehme, Curt: Grundzüge der Ödempathogenese. Erg. inn. Med. 30, 1 (1926). — Schade, H.: Über Quellungsphysiologie und Ödementstehung. Ebenda 32, 425 (1927). — Straub, H.: Acidose. Neue dtsch. Klin. 1, 125 (1927). — Alkalosen: Ebenda 1, 249 (1928). — Störungen der physikalisch-chemischen Atmungsregulation. Erg. inn. Med. 25 (1924). — Veil, W. H.: Physiologie und Pathologie des Wasserhaushaltes. Erg. inn. Med. 23, 648 (1923). — Handbuch der Biochemie, herausgegeben von C. Oppenheimer, 2. Aufl., 8: Schade, H.: Wasserstoffwechsel, S. 141; Wendt, G. v.: Mineralstoffwechsel, S. 183; Morawitz, P., u. W. Nonnenbruch: Pathologie des Wasser- und Mineralstoffwechsels, S. 256. — Handbuch der normalen und pathologischen Physiologie 2, 1925: Bayer, G.: Regulation der Atmung, S. 230; 17, III: Parnas, J. K.: Allgemeines und Vergleichendes, S. 137; Siebeck, R.: Physiologie des Wasserhaushaltes, S. 161; Nonnenbruch, W.: Pathologie und Pharmakologie des Wasserhaushaltes, einschließlich Ödem und Entzündung, S. 223; Meyer, E.: Diabetes insipidus, S. 287. — Verh. Ges. Verdgskrkh., 6. Tagung. Leipzig: Georg Thieme 1927. Referate über Wasser- und Mineralstoffwechsel: Pick, E. P.: S. 125; Lichtwitz, L.: S. 137; Herrmanns-dörfer, A.: S. 148; 7. Tagung. Leipzig: G. Thieme 1928. Referate über Reaktions- und Osmoregulation des Stoffwechsels: Höber, R.: S. 29; Koranyi, A. v.: S. 40; Porges, O.: S. 49; Balint, R.: S. 59.

Einzelarbeiten.

(1) Haldane, J. S., u. J. G. Priestley: J. of Physiol. 32, 225 (1905). — (2) Winterstein, H.: Pflügers Arch. 138, 159, 167 (1911); 187, 293 (1921). — (3) Biochem. Z. 70, 45 (1915). — (4) Hasselbalch, K. A.: Ebenda 46, 403 (1912). — Hasselbalch, K. A., u. Chr. Lundsgaard: Skand. Arch. Physiol. 27, 13 (1912). — (5) Hasselbalch, K. A.: Biochem. Z. 78, 112 (1916). — (6) Slyke, D. D. van, u. G. E. Cullen: J. of biol. Chem. 30, 289 (1917). — (7) Porges, O., A. Leimdörfer u. E. Markovici: Z. klin. Med. 73, 389 (1911). — (8) Straub, H., K. Beckmann, H. Erdt u. M. Mettenleiter: Dtsch. Arch. klin. Med. 117, 397 (1915). — (9) Bennet, T. I., u. E. C. Dodds: Brit. med. J. 1922, Nr 3184, 9. — (10) Straub, H., K. Beckmann, H. Erdt u. M. Mettenleiter: Dtsch. Arch. klin. Med. 117, 397 (1915). — (11) Endres, G.: Biochem. Z. 132, 220 (1922); 142, 53 (1923). — (12) Hasselbalch, K. A.: Ebenda 46, 403 (1912). — (13) Straub, H., K. Beckmann, H. Erdt u. M. Mettenleiter: Dtsch. Arch. klin. Med. 117, 419 (1915). — (14) Henderson, Y., u. H. W. Haggard: J. of biol. Chem. 33, 345 (1918). — (15) Douglas, C. G., u. J. S. Haldane: J. of Physiol. 38, 420 (1909). — Haldane, J. S.: Erg. Physiol. 14, 338 (1914). — (16) Haldane, J. S., u. J. G. Priestley: J. of Physiol. 32, 225 (1905). — (17) Lindhard, J.: Ebenda 42, 337 (1911); Skand. Arch. Physiol. 26, 221 (1912). — (18) Straub, H., Kl. Meier u. E. Schlagintweit: Z. exper. Med. 32, 229 (1923). — (19) Straub, H., u. K. Meier: Dtsch. Arch. klin. Med. 138, 208 (1922). — (22) Straub, H.: Störungen der physikalisch-chemischen Atmungsregulation. Erg. inn. Med. 25 (1924). — (21) Sörensen, S. P. L.: Erg. Physiol. 12, 393 (1912). — (22) Meyer, H. H.: Arch. f. exper. Path. 17, 304 (1883). — (23) Walter, F.: Ebenda 7, 148 (1877). — (24) Henderson, Lawrence J.: Erg. Physiol. 8, 254 (1909). — (25) Slyke, D. D. van, A. B. Hastings, M. Heidelberger u. J. McNeill: J. of biol. Chem. 54, 481 (1922). — (26) Jaquet, A.: Arch. f. exper. Path. 30, 311 (1892). — (27) Lichtwitz, L., u. Mainzer: Med. Klin. Nr 41, 1554 (1926). — (28) Löwy, A., u. E. Münzer: Arch. f. Anat. 81 (1901). — (29) Haggard, W. H., u. Y. Henderson: J. of biol. Chem. 39, 163 (1919). — (30) Hallervorden: Exper. Arch. 10, 125 (1878). — (31) Naunyn, B.: Diabetes melitus, 2. Aufl. Wien 1906. — (32) Minkowski, O.: Mitt. med. Klin. Königsberg 1888, 174. — (33) Jaksch, v.: Z. klin. Med. 13, 350 (1888). — (34) Straub, H., u. C. Schlayer: Münch. med. Wschr. 1912, Nr 11. — (35) Begun, A., u. E. Münzer: Zbl. inn. Med. 39, Nr 31 (1918); Z. exper. Path. 20, 2 (1919). — (36) Sellards: Bull. Hopkins Hosp. 23, 289 (1912); 25, 141 (1914). — (37) Palmer, W. W.: Med. Communic. Mass. med. Soc. 24, 113 (1913). — (38) Peabody, F. W.: Arch. int. Med. 14, 236 (1914). — (39) Beckmann, K. Münch. med. Wschr. 1923, Nr 14, 417. — (40) Poulton, E. P., u. J. H. Ryffel: J. of Physiol. 46, 47 (1913). — (41) Magnus-Levy, A., u. W. Siebert: Verh. Kongr. inn. Med. 1927, 166. — (42) Van't Hoff: Vorlesungen über theoretische und physikalische Chemie, 2. Aufl. Braunschweig 1901/03. — (43) Heubner, W.: Der Mineralstoffwechsel. Handbuch der Balneologie², S. 181. — (44) Graham, Th.: Philosophic. Trans. I 151, 183 (1861); Liebigs Ann. 121, 68 (1861). — (45) Gibbs, J. Willard: Thermodynamische Studien. Übersetzt von W. Ostwald. Leipzig 1892. — (46) Thomson, J. J.: Applications of the dynamicon physics and chemistry. Leipzig 1890. — (47) Langmuir: J. amer. chim. Soc. 40, 1361 (1915). — (48) Harkins u. Cheng: Ebenda 43, 35 (1921). — Harkins, Davis u. Clark: Ebenda 39, 541 (1917). — (49) Meyer, Kurt H., u. H. Mark: Ber. 61, 593, 1932, 1936, 1939 (1928); Z. physik. Chem. B 2, 115 (1929). — Meyer, Kurt H.: Z. angew. Chem. 1928, Nr 34. — (50) Hofmeister, Fr.: Arch. f. exper. Path. 28, 210 (1891). — (51) Osborne, T. B., L. B. Mendel, E. L. Ferry u. A. J. Wakeman: H.-S. Z. 80, 307 (1912); Biochem. Z. 14, 25 (1912); J. of biol. Chem. 34, 131 (1918); Biochem. Z. 20, 406 (1919). — (52) Lahmann, H., zitiert nach R. Berg: Die Vitamine. Leipzig 1922. — (53) Berg, Ragnar: Die Nahrungs- und Genußmittel. Dresden: Holz & Pahl 1913. — (54) Heubner, W.: Zitat 43, S. 214. — (55) Dehnicke: Inaug.-Dissert., Göttingen 1920; Z. physik. u. diät. Ther. 24, 380 (1920). — (56) Magnus-Levy: Physio-

logie des Stoffwechsels. In v. Noorden: Handbuch der Pathologie des Stoffwechsels, 2. Aufl., 1, 450 (1906). — (57) Rosemann: Pflügers Arch. 190, 1 (1921). — (58) Kast: H.-S. Z. 12, 267 (1888). — (59) Schaps: Berl. klin. Wschr. 1907, Nr 19. — (60) Meyer, L. F.: Über die Bedeutung der Mineralsalze bei den Ernährungsstörungen der Säuglinge. 26. Vers. Ges. Kinderheilk. Salzburg 1909. — (61) Freund u. Grafe: Arch. f. exper. Path. 67, 55 (1912). — (62) Meyer-Rietschel: 2. Tagung d. freien Ver. wiss. Pädiatrie. Breslau 1908. — (63) Freund, H.: Arch. f. exper. Path. 74, 311 (1913). — (64) Laubry: Etude et interprét. de qu. phénomènes critiques morbides. Thèse de Paris 1903. — (65) Schwenkenbecher: Med. Klin. 1907, Nr 28 u. 29. — (66) Monakow, v.: Untersuchungen über Funktionen der Niere unter gesunden und kranken Verhältnissen. Habilitationsschrift München 1917. — (67) Morawitz, P., u. W. Nonnenbruch: Pathologie des Wasser- und Mineralstoffwechsels. Handbuch der Biochemie, 2. Aufl., 8, S. 303. 1925. — (68) Thannhauser, S. J.: Z. klin. Med. 89. — (69) Bock, J.: Arch. f. exper. Path. 57, 183 (1907). — (70) Blum, L.: Kongr. inn. Med. 26, 122 (1909). — (71) Gérard: C. r. Acad. Sci. Paris 154, 1305; nach Malys Jber. Tierchem. 1912, 565. — (72) Luithlen: Arch. f. exper. Path. 68, 209 (1912). — (73) Loeb, J.: J. gen. Physiol. 3, 229, 237 (1920); J. of biol. Chem. 27, 339 (1916); 28, 175 (1916). — Loeb u. Westeneys: J. of biol. Chem. 21, 223 (1915). — (74) Neuschloss: Pflügers Arh. 181, 17 (1920); 187, 136 (1921). — (75) Zwaardemaker: C. r. Soc. Biol. Paris 82, 625 (1919); Arch. néerl. Physiol. 3, 1, 530 (1919); Pflügers Arch. 169, 122 (1918); 174, 28 (1919); Erg. Physiol. 19, 327 (1921); Biochem. Z. 132, 95 (1922); J. of Pharmacol. 21, 151 (1923). — (76) Volkmann: Ber. sächs. Ges. Wiss., Math.-physik. Kl. 27, 202 (1874). — (77) Keller: Arch. Kinderheilk. 29, 1 (1900). — (78) Langstein u. L. F. Meyer: Säuglingsernährung 31. — (79) Plimmer u. Scott: J. of Physiol. 38, 247 (1909). — (80) Fingerling: Biochem. Z. 38, 448 (1912). — (81) Osborne u. Mendel: H.-S. Z. 80, 307 (1912). — (82) Meigs u. Woodward: J. Dairy Sci. 4, 185 (1921). — (83) Heubner, W.: Calciumvergiftung. Nachr. Ges. Wiss. Göttingen 1924. — (84) Hart, Mc Collum u. Fuller: Amer. J. Physiol. 33, 246 (1908). — (85) Lipschütz: Arch. f. exper. Path. 42, 210 (1910). — (86) Durlach: Ebenda 71, 210 (1913). — (87) Noorden, v., u. Salomon: Ernährungslehre. — (88) Kingo-Goto: J. of biol. Chem. 36, 355 (1919). — (89) Forbes u. Keith, zitiert nach Heubner. — (90) Bertram, J.: Z. Biol. 14, 335 (1878). — (91) Renvall: Skand. Arch. Physiol. 16, 94. — (92) Tigerstedt: Ebenda 24, 97 (1911). — (93) Emmerich u. Loew: Z. Hyg. 77, 311 (1914). — (94) Oehme, C., u. M. H. Wassermeyer: Dtsch. Arch. klin. Med. 154, 107 (1927). — (95) Abderhalden u. Hanslian: H.-S. Z. 80, 121 (1912). — (96) Zuckmayer: Pflügers Arch. 148, 225 (1912). — (97) Zucker: Proc. Soc. exper. Biol. (N. Y.) 18, 272 (1921). — (98) Herxheimer: Berl. klin. Wschr. 1904, Nr 41. — (99) Voorhoeve: Dtsch. Arch. klin. Med. 110, 461 (1913). — (100) Heubner u. Rona: Biochem. Z. 135, 248 (1923). — (101) Howland, John: Harvey Lectures 18, S. 189. 1922/23. — Medicine 2, S. 349. 1923. — (102) Meysenbug, v.: J. of biol. Chem. 47, 529 (1921). — (103) Loeb, R. F.: J. gen. Physiol. 6, 453 (1924). — (104) Lichtwitz, L.: Erg. inn. Med. 13, 1 (1914). — Über die Bildung der Harn- und Gallensteine. Berlin 1914. — (105) Vierordt(Nothnagels System 7, II, S. 21. — (106) Gaßmann: H.-S. Z. 70, 161 (1910); 83 (1913); 90 (1918). — (107) Schmorl: Verh. dtsch. path. Ges. 9, 248 (1905). — (108) Aschenheim-Kaumheimer: Mschr. Kinderheilk. 10 (1911). — (109) Benjamin: Erg. inn. Med. 6 (1910). — (110) Loll: Biochem. Z. 135, 492 (1923). — (111) Iversen-Lenstrup: 1. Nordisch-Pädiatr. Kongr. 1919. — (112) Howland-Kramer: Amer. J. Dis. Childr. 22, 105 (1921); Mschr. Kinderheilk. 25, 279 (1923). — (113) György, zitiert nach Stepp-György: Avitaminosen, S. 230. — (114) Zucker-Gutmann: Proc. Soc. exper. Biol. a. Med. 20, 372 (1923). — (115) György: Jb. Kinderheilk. 99. — (116) Orgler: Erg. inn. Med. 8, 142 (1912). — (117) Telfer: Quart. J. Med. 16, 45, 63 (1922). — (118) Hess, A. F.: Zahlreiche Arbeiten im J. of biol. Chem. von 1924 ab. — Rosenheim u. Webster: Lancet 1 (1925); Biochem. J. 20 (1926). — (119) György, P., M. Jenke u. G. Popoviciu: Jb. Kinderheilk. 112, 35 (1926). — György, P., u. M. Jenke: Ebenda 115, 1 (1927). — (120) Windaus u. Pohl: Nachr. Ges. Wiss. Göttingen, Math.-physik. Kl. 1926. — Windaus: Münch. med. Wschr. 74, 301 (1927); H.-S. Z. 174, 8 (1928). — Pohl: Naturwiss. 15, 433 (1927). — (121) Ricklin: Jb. Kinderheilk. 86, 373 (1917). — (122) Stötzner: Ebenda 63. — (123) Howland u. Marriott: Arch. int. Med. 18 (1916). — (124) Tisdall: J. of biol. Chem. 54 (1922). — (125) Turpin, zitiert nach Stepp u. György: Avitaminosen. — (126) Underhill, Tileston u. Bogert: J. metabol. Res. 1 (1922). — Tilston u. Underhill: Amer. J. med. Res. 165 (1923). — (127) Pincus, Peterson u. B. Kramer: J. of biol. Chem. 68 (1926). — (128) Freudenberg u. György: Münch. med. Wschr. 69, 422 (1922). — (129) Mc Collum u. Voegtlin: Zbl. Grenzgeb. Med. u. Chir. 11, 6 (1908). — (130) Trendelenburg u. Goebel: Arch. f. exper. Path. 89, 171 (1921. — (131) Collip: J. of biol. Chem. 63 (1925). — Collip u. Clark: Ebenda 64 (1925); 66 (1926). — (132) Paton, Noël u. Mitarbeiter: Quart. J. exper. Physiol. 10 (1916). — Paton u. Sharpe: Ebenda 16 (1926). — Paton, N.: Brit. med. J. 1922, Nr 3193; Glasgow med. J. 1925. — Sharpe:

J. of Physiol. **51** (1917); Biochemic. J. **18** (1924). — (*133*) Frank, Stern u. Nothmann: Z. exper. Med. **24** (1921). — Frank, H.: Arch. Kinderheilk. **75** (1924). — Kühnau u. Nothmann: Z. exper. Med. **44** (1924). — (*134*) Greenwald: Amer. J. Physiol. **28** (1911); J. of biol. Chem. **14** (1913); **54** (1922); **61** (1924); **66** (1925); J. of Pharmacol. **11** (1918). — (*135*) Freudenberg u. György: Jb. Kinderheilk. **96** (1921); Klin. Wschr. **1922**, **1923**; Münch. med. Wschr. **1922**. — (*136*) Adlersberg u. Porges: Wien. klin. Wschr. **1923**; Klin. Wschr. **1923**; Wien. Arch. klin. Med. **8** (1924); Z. exper. Med. **42** (1924). — (*137*) Christeller in Lubarsch u. Ostertag: Ergebnisse der allgemeinen Pathologie und pathologischen Anatomie **20**, Abt. 2. 1923. — (*138*) Kellner: Ernährung landwirtschaftlicher Nutztiere, 7. Aufl., S. 176. 1916. — (*139*) Hofmeister, Fr.: Erg. Physiol. **16**, 23 (1918). — (*140*) Loll: Wien. klin. Wschr. **36**, 746 (1923). — (*141*) Schmorl: Arch. f. exper. Path. **73**, 313 (1913). — (*142*) Masslow: Biochem. Z. **64**, 106 (1914). — (*143*) Neumann: Arch. Gynäk. **51**, 130. — (*144*) Sauerbruch: Inaug.-Dissert., Leipzig 1902. — (*145*) Hotz: Z. exper. Path. **3**, 606 (1906). — (*146*) Miles u. Feng Chih-Tung: J. of exper. Med. **41** (1921). — (*147*) Novak u. Porges: Münch. med. Wschr. **1913**. — (*148*) Blum u. Mitarbeiter, zitiert nach Stepp u. György: Avitaminosen. — (*149*) Fehling: Arch. Gynäk. **39**, 182. — (*150*) Zuntz, L.: Ebenda **99**, 145 (1913). — (*151*) Lüthje: Arch. f. exper. Path. **48**, 184; **50**, 268. — (*152*) Falk u. Schulz: H.-S. Z. **27**, 230. — (*153*) Munk: Virchows Arch. **131**, Suppl. (1893). — (*154*) Adlersberg: Biochem. Z. **132** (1922). — (*155*) Etienne u. Douplais: Soc. méd. Hôp. Paris **28**, 77 (1922). — (*156*) Virchow: Virchows Arch. **8**, 103 (1855). — (*157*) Milan: Thèse de Paris 1899. — (*158*) Profichet: Ebenda 1900. — (*159*) Magnus u. Levy: Demonstr.-Sitzg Ver. inn. Med. u. Kinderheilk., Berlin 1914, 16. März. Ref.: Münch. med. Wschr. **1914**, 682. — (*160*) Schmidt, M. B.: Dtsch. med. Wschr. **59** (1913). — Krehl u. Marchand: Handbuch der allgemeinen Pathologie **3**, II, S. 215. 1921. — (*161*) Umber: Berl. klin. Wschr. **58**, 909 (1921). — (*162*) Krause u. Trappe: Fortschr. Röntgenstr. **11**, 14. — (*163*) Oehme: Dtsch. Arch. klin. Med. **106**, 256 (1912). — (*164*) Versé: Zieglers Beitr. **53**, 212 (1912). — (*165*) Gaza, v., u. Marchand: Demonstr.-Sitzg med. Ges. Leipzig 1909, 23. November. Protokoll: Münch. med. Wschr. **1910**, 102. — (*166*) Warburg, O.: Biochem. Z. **119**, 134 (1921). — (*167*) Bunge, G. v.: Lehrbuch der physiologischen und pathologischen Chemie, S. 402. Leipzig 1898. — (*168*) Lichtwitz, L.: Klinische Chemie. Berlin: Julius Springer 1918. — (*169*) Müller, Fr.: Z. Biol. **20**, 332. — (*170*) Hornemann: Z. Hyg. **75**, 553 (1913). — (*171*) Queckenstedt: Z. klin. Med. **79**, 49 (1913). — (*172*) Schmidt, M. B.: Verh. dtsch. path. Ges. **15**, 91 (1912); **17**, 156 (1914). — (*173*) Kunkel: Pflügers Arch. **61**, 595. — (*174*) Quincke u. Hochhaus: Arch. f. exper. Path. **37**, 159 (1896). — (*175*) Barkan, G.: Verh. dtsch. pharmak. Ges. **1925**; H.-S. Z. **148**, 124 (1925); **171**, 179, 194 (1927). — (*176*) Hösslin, v.: Z. Biol. **18**, 612 (1882); Münch. med. Wschr. **1890**, 654. — (*177*) Abderhalden: Z. Biol. **39**, 195, 487. — (*178*) Müller, Franz: Virchows Arch. **164**, 436 (1901). — (*179*) Hansemann: H.-S. Z. **23** (1897). — (*180*) Haurowitz, F.: H.-S. Z. **169**, 91 (1927). — (*181*) Bunge: Verh. Kongr. inn. Med. **1895**, 133; H.-S. Z. **9**, 49 (1884). — (*182*) Heubner, O.: Kinderheilk. **2** (1906). — (*183*) Chaussier, zitiert bei Claude Bernard: Leçons sur les liquides **1**, S. 30. 1859. — (*184*) Fehling: Arch. Gynäk. **11**, 526 (1877). — (*185*) Eckert, zitiert nach L. F. Meyer: Erg. inn. Med. **17**, 585 (1919). — (*186*) Gerhartz, H.: Pflügers Arch. **133**, 397 (1910); **135**, 104 (1910); Dtsch. med. Wschr. **17** (1917). — (*187*) Volkmann, A. W.: Ber. sächs. Ges. Wiss., Math.-naturwiss. Kl. **26**, 202 (1874). — (*188*) Ludwig: Z. k. k. Ges. Ärzte Wien **1863**. — Lehrbuch der Physiologie des Menschen, 2. Aufl., **2**, S. 567. 1861. — (*189*) Starling in Schäfer: Textbook of physiology **1**, S. 285. 1898. — (*190*) Cushny: The excretion of the urine. London 1917. — (*191*) Heidenhain in Hermann: Handbuch der Physiologie **5**, S. 1. 1883. — (*192*) Siebeck, H.: Physiologie des Wasserhaushaltes. Handbuch der normalen und pathologischen Physiologie **17**, S. 177. — (*193*) Siebeck, H.: Arch. f. exper. Path. **85**, 214 (1919). — (*194*) Loeb, J.: J. gen. Physiol. **3**, 4 (1921/22). — Die Eiweißkörper und die Theorie der kolloidalen Erscheinungen. Berlin 1924. — (*195*) Oehme, C.: Grundzüge der Ödempathogenese, mit besonderer Berücksichtigung der neueren Arbeiten dargestellt. Erg. inn. Med. **30**, 1 (1926). — (*196*) Rona u. Petow: Biochem. Z. **137**, 356 (1923). — (*197*) Hill, A. V.: J. gen. Physiol. **6**, 91 (1923). — (*198*) Gollwitzer u. Meier, Kl.: Z. exper. Med. **46**, 15 (1925). — (*199*) Ellinger: Münch. med. Wschr. **1920**, Nr 49, 1399; Klin. Wschr. **1**, 249 (1922); Verh. Kongr. inn. Med. **1922**. — Ellinger u. Heymann: Arch. f. exper. Path. **90**, 336 (1921). — Ellinger, Heymann u. Klein: Ebenda **91**, 1 (1921). — Heymann: Ebenda **90**, 27 (1921). — Freund: Ebenda **95**, 206 (1922). — Spiro: Ebenda **100**, 38 (1923). — Ellinger u. Neuschloß: Biochem. Z. **127**, 241 (1922). Neuschloß: Z. exper. Med. **41**, 664 (1924). — (*200*) Oehme u. Schultz: Kongr. inn. Med. **1922**, 304. — Oehme: Klin. Wschr. **1923**, 1. — Schultz: Z. exper. Med. **31**, 220 (1923). — (*201*) Schade: Z. klin. Med. **101**, 363 (1924). — (*202*) Overton: Über den Mechanismus der Resorption und Sekretion. In Nagel: Handbuch der Physiologie **2**, S. 744. 1907. — (*203*) Nathanson: Jb. Bot. **39**, 607 (1904). — (*204*) Hofmeister, Fr.: Arch. f. exper. Path. **24**, 247

(1888); 25, 1 (1889); 27, 395 (1890); 28, 210 (1891). — (205) Traube, J.: Pflügers Arch. 105, 541, 559 (1904); 123, 419 (1908); 153, 276. — (206) Loewe, S.: Biochem. Z. 42, 150, 190, 205, 207 (1912); Kolloid-Z. 11, 179 (1912). — (207) Warburg, O.: Erg. Physiol. 14, 314 (1914). — Warburg u. Usui: H.-S. Z. 81, 175 (1912). — (208) Meyer, Erich: Schr. wiss. Ges. Straßburg, H. 33. 1918 — (209) Leschke: Arch. f. Psychiatr. 59, 773 (1918); Z. klin. Med. 87, 214 (1919). — (210) Bauer u. Aschner: Wien. Arch. inn. Med. 1, 322 (1920). — (211) Nonnenbruch: Z. exper. Med. 29, 547 (1922). — (212) Müller, L. R.: Dtsch. med. Wschr. 1920, 113. — (213) Doll u. Siebeck: Dtsch. Arch. klin. Med. 116, 549 (1914). — (214) Moog u. Hauk: Z. exper. Med. 25, 385 (1921). — (215) Siebeck u. Borkowski: Dtsch. Arch. klin. Med. 131, 55 (1919). — (216) Aschenheim: Z. Kinderheilk. 24, 281 (1920). — (217) Wengraf: Ebenda 30, 79 (1921). — Veil, W. H.: Dtsch. Arch. klin. Med. 119, 376 (1916). — (218) Regnier: Z. exper. Path. 18, 139 (1916). — (219) Strauss, H.: Klin. Wschr. 1922, 1302. — (220) Magnus u. Levy: Kongr. inn. Med. 1909. — (221) Schlayer u. Takayasu: Dtsch. Arch. klin. Med. 101, 333 (1911). — (222) Monakow, v.: Ebenda 102, 348 (1911). — (223) Schloss: Z. Kinderheilk. 3, 441 (1912). — (224) Lasch: Ebenda 36, 42 (1923). — (225) Schittenhelm u. Schlecht: Z. exper. Med. 9, 40 (1919). — (226) Magnus: Arch. f. exper. Path. 44, 68, 396 (1900); 45, 210 (1901). — (227) Bogendörfer: Ebenda 89, 252 (1921). — (228) Wyss, v.: Dtsch. Arch. klin. Med. 111, 93 (1913). — (229) Magnus-Levy: Dtsch. med. Wschr. 1920, 594; Z. klin. Med. 90, 287 (1921). — (230) Blum, L.: C. r. Soc. Biol. Paris 85, 123 (1921); Bull. Soc. méd. Hôp. Paris 37, 1241 (1921). — (231) J. Méd. franç. 11, 282 (1922). — (232) Kempmann u. Menschel: Klin. Wschr. 1925, 308; Z. exper. Med. 46, 111 (1925). — (233) Oehme: Klin. Wschr. 1923, 1, 1410; Arch. f. exper. Path. 102, 40 (1924); 104, 115 (1924). — (234) Sauerbruch, Herrmannsdorfer u. Gerson: Münch. med. Wschr. 73, Nr 2 u. 3 (1926). — (235) Hösslin, v.: Habilitationsschrift, München 1909; Dtsch. Arch. klin. Med. 103, 272 (1911). — (236) Veil, W. H.: zitiert nach Physiologie und Pathologie des Wasserhaushaltes. Erg. inn. Med. 23, 711 (1923). — (237) Endres, G.: Biochem. Z. 132, 220 (1922). — (238) Schirmer: Arch. f. exp. Path. 89, 263 (1921). — (239) Zuntz, zitiert nach Siebeck: Zitat 192. — (240) Lüthje: Z. klin. Med. 44, 22 (1902); Dtsch. Arch. klin. Med. 81, 248 (1904). — (241) Moraczewski, v.: Z. klin. Med. 101, 38 (1924). — (242) Grafe: Dtsch. Arch. klin. Med. 113, 1 (1913). — (243) Hösslin, v.: Arch. f. Hyg. 88, 147 (1919). — (244) Schittenhelm u. Schlecht: Die Ödemkrankheit. Berlin 1918. — Münch. med. Wschr. 1918, 10, 925; Z. exper. Med. 9, 40 (1919). — (245) Jansen, W. H.: Die Ödemkrankheit. Habilitationsschrift, Leipzig 1920. — Dtsch. Arch. klin. Med. 131, 144, 330 (1920). — (246) Magnus-Levy: Pathologie des Stoffwechsels, herausgegeben von v. Noorden, 2. Aufl., 2, S. 316. 1907. — Biochem. Z. 24, 363 (1910). — (247) Eppinger: Zur Pathologie und Therapie des menschlichen Ödems. 1917. — (248) Leichtenstern u. Wendelstadt: Dtsch. med. Wschr. 1894, Nr 50. — (249) Müller, Fr., zitiert nach Siebeck: Zitat 192, S. 202. — (250) Senator: Diabetes insipidus. In Ziemssen: Handbuch der speziellen Pathologie und Therapie 13, II. Leipzig: F. C. W. Vogel 1876. — (251) Leudet, zitiert bei Senator: Zitat 250. — (252) Magnus u. Schäfer: Proc. physiol. Soc.; J. of Physiol. 27, 11 (1901). — (253) Schäfer u. Herring: Philosophic. Trans. 199, 1 (1906). — (254) Oehme: Dtsch. Arch. klin. Med. 127, 261 (1918); Z. exper. Med. 9, 251 (1919). — (255) Fromherz: Arch. f. exper. Path. 100, 1 (1923). — (256) Molitor u. Pick: Ebenda 101, 169 (1924). — (257) Meyer, Erich, u. R. Meyer-Bisch: Dtsch. Arch. klin. Med. 137, 225 (1921). — (258) Pohle: Pflügers Arch. 182, 215 (1920). — (259) Brunn: Zbl. inn. Med. 41, 657 (1920); Z. exper. Med. 25, 170 (1921). — (260) Bauer u. Aschner: Wien. Arch. inn. Med. 1, 324; Z. exper. Med. 27, 202 (1922). — (261) Reichardt: Diabetes insipidus — Symptom einer Geisteskrankheit. Arb. psychiatr. Klin. Würzburg, H. 2. — (262) Schwenkenbecher: Münch. med. Wschr. 50, 2564 (1909). — (263) Frank: Berl. klin. Wschr. 1912, 393. — (264) Velden, v. d.: Ebenda 1913, 2083. — (265) Meyer, Erich, u. Jungmann: Arch. f. exper. Path. 73, 49 (1913). — (266) Brugsch, Dresel u. Lewy: Z. exper. Path. 21, 358 (1920); Z. exper. Med. 25, 262 (1921). — (267) Biedl: Ref. über die Hypophyse. Kongr. inn. Med. 1921. — (268) Strauss: Die zuckerlose Harnruhr. Tübingen 1870. — (269) Tallqvist: Z. klin. Med. 49, 181 (1903). — (270) Meyer, Erich: Dtsch. Arch. klin. Med. 83, 1 (1905). — (271) Lichtwitz, L.: Kongr. inn. Med. 27, 756 (1910); Arch. f. exper. Path. 65, 128 (1910). — Lichtwitz u. Strohmeyer: Dtsch. Arch. klin. Med. 116, 127 (1914). — (272) Veil, H. W.: Biochem. Z. 91, 317 (1918). — (273) Meyer, Erich, u. R. Meyer-Bisch: Dtsch. Arch. klin. Med. 137, 225 (1921); Z. klin. Med. 96, 469 (1923); Klin. Wschr. 1, 61 (1924). — (274) Lichtwitz, L.: Klin. Wschr. 1922, 387, 1877. — (275) Klein u. Holzer: Z. exper. Med. 58, 471 (1928). — (276) Meyer, Erich: Diabetes insipidus. In Bergmann-Staehelin: Handbuch der inneren Medizin, 2. Aufl., 4, I, S. 1023. 1926. — (277) Weil, A. sen.: Virchows Arch. 95. — (278) Leschke, E.: Z. klin. Med. 87, H. 3 u. 4 (1919); Dtsch. med. Wschr. 1920, 959. — (279) Hess, O.: Dtsch. Arch. klin. Med. 79, 128 (1903). — (280) Erb, W.: Ebenda 88, 36 (1907). — (281) Veil

u. Bohn: Ebenda **139**, 212 (1922). — *(282)* Pick u. Mautner: Münch. med. Wschr. **1915**, 1141; Biochem. Z. **127**, 72 (1922). — Molitor u. Pick: Klin. Wschr. **1922**, 787; Kongr. inn. Med. **1923**, 105; Arch. f. exper. Path. **97**, 317 (1923). — *(283)* Lamson: J. of Pharmacol. **7**, 169 (1915); **8**, 167 (1916); **9**, 129 (1916); **16**, 125 (1920); **17**, 481 (1921). — *(284)* Mautner: Wien. Arch. inn. Med. **7**, 251 (1924). — *(285)* Mautner u. Cori: Z. exper. Med. **26**, 301 (1922). — *(286)* Adler: Klin. Wschr. **2**, 1980 (1923). — *(287)* Bernard, Claude: Leçons sur la physiologie et pathologie de système nerveux **1**, S. 398. Paris 1858. — *(288)* Eckard: Beitr. Anat. usw. Ohr usw. **1869—72**, H. 4—6 u. 8, 95. — *(289)* Kahler: Prag. med. Wschr. **1885**, Nr 51; Z. Heilk. **7**, 105 (1887). — *(290)* Aschner: Pflügers Arch. **146**, 1 (1912); Berl. klin. Wschr. **1916**, 772. — *(291)* Leschke: Z. klin. Med. **87**, 201 (1919); Dtsch. med. Wschr. **1920**, 959. — *(292)* Bechterew: Arch. f. Physiol. **1905**, 297. — *(293)* Ucko: Z. exper. Med. **36**, 211 (1923). — *(294)* Asher u. Pearce: Z. Biol. **63**, 83 (1913). — Asher: Dtsch. med. Wschr. **1915**, 1000. — *(295)* Rhode u. Ellinger: Zbl. Physiol. **1913**, 12. — *(296)* Ellinger u. Hirt: Arch. f. exper. Path. **106**, 135 (1925). — *(297)* Jungmann u. Bernhardt: Z. klin. Med. **99**, 84 (1923). — *(298)* Veil, W. H.: Arch. f. exper. Path. **87**, 189 (1920). — *(299)* Volhard: Verh. Kongr. inn. Med. **1910**. — Die hämatogenen Nierenkrankheiten. In Mohr u. Staehelin: Handbuch der inneren Medizin **3**, S. 2, 1228. 1918. — Die doppelseitigen hämatogenen Nierenerkrankungen. 1918. — *(300)* Veil, W. H.: Zitat 236, S. 747. — *(301)* Weber, S., u. O. Gross: Dtsch. med. Wschr. **1906**, 1250. — *(302)* Veil, W. H.: Zitat 236, S. 745. — *(303)* Ebenda, S. 746, 747. — *(304)* Schade: Die physikalische Chemie in der inneren Medizin. Leipzig 1921. — Physiochemie des Bindegewebes und ihre Bedeutung für die Lymph- und Ödembildung. Verh. Kongr. inn. Med. **1922**. — *(305)* Hülse, W.: Virchows Arch. **225**, 234 (1918); Klin. Wschr. **2**, 63 (1923). — *(306)* Fischer, M. H.: Das Ödem im experimentellen und therapeutischen Unterricht der Physiologie und Pathologie der Wasserbindung im Organismus. Dresden 1910. — Die Nephritis. Dresden 1911. — Kolloid-Z. **8**, 159 (1911); **16**, 106 (1915); J. amer. med. Assoc. **59**, 1429 (1912). — *(307)* Schmidt, C.: Zur Charakteristik der epidemischen Cholera. Leipzig 1850. — *(308)* Beckmann: Dtsch. Arch. klin. Med. **135**, 391 (1921); Dtsch. med. Wschr. **1922**, 1410. — *(309)* Monakow, v.: Dtsch. Arch. klin. Med. **102**, 248 (1911). *(310)* Thannhauser, S. J.: Z. klin. Med. **89**. — *(311)* Falta u. Quittner: Wien. klin. Wschr. **38**, 1180 (1917). — *(312)* Müller, Fr.: Morbus Brightii. Verh. dtsch. Naturforsch. in Meran 1905, S. 64. — *(313)* Kövesi u. Roth-Schulz: Pathologie und Therapie der Niereninsuffizienz. Leipzig 1904. — *(314)* Hefter u. Siebeck: Dtsch. Arch. klin. Med. **114**, 497 (1914). — *(315)* Heinecke u. Meyerstein: Ebenda **90**, 101 (1906). — *(316)* Schlayer u. Takayasu: Ebenda **98**, 17 (1909). — *(317)* Nonnenbruch: Ebenda **122**, 403 (1917). — *(318)* Strauss, H., in v. Noorden: Handbuch der Pathologie des Stoffwechsels, 2. Aufl., **1**. — Untersuchungen über das Ödem. Berlin 1902. — Praktische Winke für die kochsalzarme Ernährung. Z. klin. Med. **60** (1906). — *(319)* Reiss, E.: Erg. inn. Med. **10**, 531 (1903); Verh. Kongr. inn. Med. **1909**. — *(320)* Noorden, v.: Die Zuckerkrankheit und ihre Behandlung, 4. Aufl. Berlin 1907.

XIII. Sediment- und Steinbildungen.

Auf Seite 575 haben wir erörtert, daß die Urinreaktion normalerweise zwischen saurer und basischer Reaktion schwanken kann. Die Breite der normalen Urinreaktion liegt zwischen 1×10^{-5} und $0,3 \times 10^{-5}$. Die normale saure Reaktion des Urins ist durch das primäre Salz der Phosphorsäure bedingt. Das primäre Salz reagiert gegen Lackmus sauer, das sekundäre amphoter und das tertiäre alkalisch. Unter normalen Verhältnissen ist die Reaktion des Urins in weitgehendem Maße von der Kost abhängig. Bei saurer Kost (Fleischkost) sehen wir meistens einen sauren Urin, bei alkalischer (vegetabilischer) Kost verschiebt sich die Reaktion nach der alkalischen Seite. Außer diesen rein exogenen Faktoren, die auf die Reaktion des Harnes Einfluß haben, wird die Harnreaktion sich verändern, wenn endogen viel Säure produziert wird (Magensalzsäure oder wenn im intermediären Stoffwechsel viel organische Säuren anfallen und das Alkali an sich reißen). In beiden Fällen ist es neben der Atmung die Niere, welche durch ihre Fähigkeit, sauren oder alkalischen Harn zu produzieren, d. h. H^+- oder OH^--Ionen abwandern zu lassen, das Säure-Basen-Gleichgewicht erhält. Es wäre verständlich, daß lediglich die Veränderung der Reaktion des Harns eine Niederschlagsbildung zur Folge hat, da im Harn eine Reihe von Substanzen vorkommen, deren Löslichkeit eine weit geringere ist als ihrer wäßrigen Löslichkeit entspricht. Derartige Harnsalze, die in übersättigter oder wohl auch in kolloidaler Form ausgeschieden werden, sind die freie Harnsäure, die harnsauren Salze, die Calcium- und Magnesiumphosphate und -Carbonate sowie das Calciumoxalat.

Phosphaturie. In diesem Abschnitt sollen die Vorgänge beschrieben werden, welche zur vorzeitigen Abscheidung von Phosphaten führen, die man klinisch unter dem Namen „Phosphaturie" zusammenfaßt. Physiologischerweise kommt es zur sichtbaren Phosphatausscheidung im Urin bei Pflanzenkost, aus der durch Verbrennung Carbonate entstehen, und bei der Einnahme von alkalischen Salzen. Man sieht auch gelegentlich bei Leuten, die einen abnorm sauren Magensaft sezernieren, auf der Höhe der Verdauung den Harn alkalisch werden und gleichzeitig ein Phosphatsediment absetzen. In verstärktem Maße tritt diese Erscheinung bei starkem Erbrechen auf, wenn übergroße Mengen salzsauren Mageninhalts dauernd erbrochen werden. Die Niere muß hier kompensatorisch Alkali ausscheiden, das als sekundäres und tertiäres Phosphat ausgeschieden wird. Für die Entstehung der Phosphatniederschläge kommt aber das wasserlösliche Alkaliphosphat nicht in Frage, sondern ausschließlich die Calciumsalze der Phosphorsäure, von denen nur das primäre Salz $Ca(H_2PO_4)_2$ wasserlöslich ist, während das sekundäre Salz $CaHPO_4$ und das tertiäre $Ca_3(PO_4)_2$ in Wasser außerordentlich schwer löslich sind und zur Niederschlagsbildung in erster Linie Veranlassung geben.

Unter echter „Phosphaturie" versteht man einen Zustand, bei dem der Harn in frisch gelassenem Zustande durch Phosphate getrübt ist, wobei die Phosphattrübung nicht durch exogene Momente (Kost oder Alkaligabe) hervorgerufen ist. Zunächst glaubte man, diese Störung als Anomalie des Kalk- und Phosphorsäurestoffwechsels deuten zu müssen. Nach den Ausführungen auf S. 592 wird die Hauptmenge des Kalkes im Kot ausgeschieden. Die Ausscheidung des Kalkes im Harn schwankt normalerweise schon in einer Breite von 20—70% der Gesamtkalkausscheidung, so daß es schwerhalten wird, von einer vermehrten Kalkausscheidung im Urin (Calcariurie) überhaupt zu sprechen, da die gefundenen Zahlen (Sendtner[1], Soetbeer[2] und Tobler[3], Umber[4]) nicht als quantitativ anormal zu bezeichnen sind. Man hat dann das Verhältnis Kalk zu Phosphorsäure herangezogen und wollte aus dem Verhältnis von $CaO : P_2O_5$, das normalerweise 1 : 12 betragen soll, Schlüsse auf eine vermehrte Kalkausscheidung bei der Phosphaturie ziehen (Soetbeer[2], Umber[4]). Es soll nach diesen Autoren, da mitunter bei diesen Patienten auch eine Kolitis beobachtet wird, die Ausscheidung des Kalkes durch den Darm verschlechtert sein und dadurch eine vermehrte Menge Kalk auf dem Harnwege den Körper verlassen. Obwohl es durchaus möglich ist, daß bei schweren Darmstörungen eine vermehrte Kalkausfuhr durch die Nieren Anlaß zu einem Symptomenkomplex, der der Phosphaturie ähnlich ist, kommen kann (dies wird wohl hauptsächlich bei kindlichen Patienten, wie diese Soetbeer[2] beschreibt, der Fall sein), so dürfte es bei der großen Breite der Kalkausscheidung und bei dem ständig wechselnden Verhältnis von $CaO : P_2O_5$ nicht wahrscheinlich sein, für die Phosphaturie des Erwachsenen eine Calcariurie als Ursache anzunehmen.

Eine Störung in der Konzentration des Anions der Phosphorsäure als Ursache der Phosphaturie anzunehmen, ist nicht möglich, da eine vermehrte Ausscheidung des Anions nicht zu unlöslichen, sondern zu löslichen Salzen führen würde. Es ist daher selbstverständlich, daß bei der Phosphaturie niemals eine Vermehrung des PO_4-Anteils gefunden wurde. Das Verdienst von Lichtwitz[5] ist es, gezeigt zu haben, daß bei der echten Phosphaturie die Niere zeitweise die Fähigkeit verloren hat, einen sauren Harn zu bereiten. Es dürfte sich bei der echten Phosphaturie um die Störung einer Teilfunktion handeln, die anfallsweise auftritt. Alle Anfallskrankheiten sind in weitem Maße vom vegetativen System abhängig. Wir nehmen heute an, daß die Funktionsstörungen bei allen Anfallskrankheiten, welche die Niere betreffen (Gicht), nicht durch eine Störung der Nierenzelle selbst, sondern durch eine Einwirkung auf die sekretorischen Nerven der Niere ausgelöst werden. Diese Einwirkung kann eine endogene (endokrine oder durch Tonuszustände des vegetativen Systems) sein oder die Einwirkung kann exogen (psychische Erregung, Einwirkung von Pharmakas) verursacht werden. In diesem Sinne spricht, daß wir die Phosphaturie in der Regel bei vegetativ Stigmatisierten finden und daß auch im Tierversuch von Eckardt[6] sowohl wie von Rhode und Ellinger[7] durch Splanchnicusdurchschneidung der Harn auf der betreffenden Seite seine Reaktion verändert.

Bei einem solchen Zustande der Unfähigkeit, einen sauren Harn zu produzieren, wird das Säuren-Basen-Gleichgewicht gefährdet, da neben der Atmung die Harnbereitung der wichtigste Ausgleichsvorgang für die Konstanz des pH der Säfte bedeutet. Es verlassen dauernd Alkalien und Erdalkalien den Organismus, indem an Stelle der primären Phosphate sekundäre und tertiäre Phosphate in den Harn übergehen. Es wird auf diese Weise im Blutpuffer ein Zustand eintreten, wie wir ihn bei einer kompensierten Acidose sehen. Lichtwitz[8] hat darauf hingewiesen, daß der Organismus, ähnlich wie bei der kompensierten Acidose, sich vor einer Säuerung durch eine vermehrte Ammoniakausscheidung schützt und daß zeitig bei manchen Kranken mit echter Phosphaturie eine Erhöhung der Ammoniakausscheidung zu beobachten ist, auf die bereits Moraczewski[9] hingewiesen hat. Lichtwitz[5] betont, daß auch die von manchen Autoren gefundene hohe Kalkausscheidung nicht im Sinne einer Calcariurie zu deuten ist, sondern lediglich den Ausdruck eines größeren Kationenbedarfs darstelle, wie er bei kompensierter Acidose eintritt. Wir wissen, daß auch bei länger bestehender diabetischer Acidose der Kalkbestand des Körpers zum Ausgleich herangezogen werden kann.

Diese Anschauung über die Ursache der Phosphaturie zeigt lediglich die eine Komponente dieses Symptomenkomplexes, die momentane Unfähigkeit, einen sauren Harn zu bereiten. Sie erklärt aber nicht, warum es bereits im frischen Urin zum Ausfallen der phosphorsauren Kalksalze kommt. Lichtwitz[5] weist darauf hin, daß es alkalische Harne ohne Phosphatsediment gibt und daß man einen sauren Harn weit alkalischer machen kann als es der Harn eines Kranken mit Phosphatsediment ist, ohne daß momentan ein Phosphatniederschlag ausfällt. Zudem wurde die Ausscheidung eines richtigen Phosphatsediments sogar bei Harnen mit saurer Reaktion beobachtet (Angabe von Lichtwitz[10] bei einem Harn von einer Acidität von 1×10^{-6}). Die alkalische Reaktion des Harns, die Alkalinurie, wie Leo[11] diesen Zustand bezeichnete, schafft wohl die besten Vorbedingungen zum Ausfallen eines Phosphatsediments; sie kann aber nicht als alleinige Ursache der Phosphaturie bezeichnet werden. In klarer Weise zeigt Lichtwitz[10] durch einen Modellversuch, in dem er Calciumchloridlösung mit einer Lösung von Mono- und Dinatriumphosphat in einer Konzentration, wie sie im Harn vorkommen, zusammenbringt, daß, unabhängig von der Reaktion, Niederschläge auftreten. Der Wechsel der Reaktion wird bei gleichbleibender Phosphat- und Kalkkonzentration durch die wechselnden Mengen von NaH_2PO_4 und Na_2HPO_4-Lösung bewirkt. Durch diesen Modellversuch, bei dem in jeder Variation ein Kalkphosphatniederschlag auftritt, ist gezeigt, daß das Verhältnis der Kalk- und Phosphatrelation zur Urinreaktion für die Niederschlagsbildung nicht maßgebend ist. Die Löslichkeit des sekundären Calciumphosphats in Wasser beträgt nur 0,02 %, so daß das Ergebnis des Modellversuchs nicht überraschend ist. Man könnte nun sagen, im Harn, in welchem die Konzentrationen ebenso hoch sind wie im Modellversuch, wirken andere Salze, besonders Kochsalz, löslichkeitsvermehrend. Man muß aber andererseits in Betracht ziehen, daß im Harn stets ein Überschuß von Phosphat-Ionen neben den Phosphat-Ionen des Calciumphosphats vorhanden ist, so daß eigentlich das Löslichkeitsprodukt des tertiären Calciumphosphats schon früher als in dem Modellversuch erreicht sein müßte. Wir müssen den Harn als eine übersättigte Lösung von Calciumphosphaten ansehen, so daß die Gelegenheit zur Niederschlagsbildung ständig gegeben sein müßte. Wenn trotzdem die Niederschlagsbildung nicht erfolgt, so muß die übersättigte Lösung durch andere Momente stabilisiert sein. Lichtwitz[5] zeigte, daß die Stabilisierung momentan aufgehoben wird, wenn man den noch klaren Harn kurz mit Äther schüttelt. Es tritt sofort eine Trübung des Harns mit Calciumphosphaten ein. Kein anderes Harnsediment läßt sich auf eine gleiche Weise durch Ausschüttelung mit Äther erzeugen. Lichtwitz[5] nimmt daher mit Recht an, daß der primär alkalische Harn ein ätherlösliches Kolloid enthält, welches die Stabilisierung der übersättigten Calciumphosphatlösung in alkalischen Urinen gewährleistet. Diese Annahme wird dadurch noch erhärtet, daß wir meistenteils mit dem Ausfallen des Calciumphosphatsediments an der Oberfläche des Urins schillernde Häutchen an der Grenze von Harn und Glas auftreten sehen, welche das sichtbare Zeichen einer kolloiden Zustandsänderung der Harnflüssigkeit sind (Lichtwitz[10]). Auch diese Häutchen sind in Äther löslich.

Im Harn sind beständig Kolloide vorhanden, die mit großer Wahrscheinlichkeit den Nierenzellen entstammen und beim Sekretionsvorgang für die Lösung schwer löslicher Stoffe von entscheidender Bedeutung sein dürften. Nach der Vorstellung von Ebstein und Nikolaier [12] wie von Minkowski [13] werden bei der Abgabe einer schwerlöslichen Substanz, wie der Harnsäure, aus dem sezernierenden Nierenepithel durch Adsorption auf die Oberfläche dieser Substanzen Zellkolloide mitgenommen. Die adsorbierten Kolloide begleiten als Schutzkolloid die schwer löslichen Stoffe in die ableitenden Harnwege. Das ätherlösliche Kolloid des alkalischen Harns, das wir bei Herbivoren ständig finden und das in alkalischen Harnen beim Menschen auftritt, dürfte ein derartiges Schutzkolloid sein, dessen Ausscheidung mit der Sekretion alkalischen Urins zusammenhängen dürfte. Der Mechanismus eines solchen Schutzkolloides ist auf die große Oberflächenentwicklung hydrophiler Kolloide gegründet. Je kleiner die Teilchen in einem derartigen Kolloid sind, um so größer ist die Oberflächenwirkung und damit auch die Schutzwirkung auf kolloide und übersättigte Lösungen. Nimmt durch irgendeinen Prozeß die Teilchengröße des Kolloides ab, so verkleinert sich die Oberfläche proportional der Verringerung der Teilchengröße. Als Folge tritt die Aufhebung des Kolloidschutzes ein. Aus diesen Überlegungen ist verständlich, daß in einem alkalischen Harn, der Calciumphosphat in übersättigter, kolloidgeschützter Lösung enthält, eine Ausflockung beobachtet wird, sobald das schützende Kolloid in einen anderen Zustand übergeht. Diesen Übergang des Kolloids und die damit verbundenen Folgen für den alkalischen Harn, den Ausfall des Calciumphosphats, sehen wir durch die Häutchenbildung augenscheinlich werden, in dem das Häutchen nichts anderes darstellt als die Ausflockung des Schutzkolloides. Erst sekundär inkrustiert sich das Häutchen mit den ausfallenden Phosphatniederschlägen. Lichtwitz [10] hebt hervor, daß das Kolloid, welches den Kolloidschutz der übersättigten Phosphatlösung bedingt, nur bei alkalischem Harn sezerniert wird. Dieses Kolloid ist gegen Säuren sehr empfindlich.

Zusammenfassend läßt sich sagen, daß durch die Untersuchungen von Lichtwitz [5] es wahrscheinlich gemacht wurde, daß gleichzeitig mit der Sekretion eines alkalischen Urins aus den Nierenzellen ein Kolloid entbunden wird, welches durch seine Oberflächenwirkung die Löslichkeit der in übersättigter Lösung vorhandenen Calciumphosphate gewährleistet. Kommt dieses Schutzkolloid vor der Entleerung des Harns zur Gerinnung, so wird bereits ein Phosphatniederschlag in den ableitenden Harnwegen gebildet. Es kommt zur Ausscheidung einer milchig trüben Harnflüssigkeit. Kommt der Gerinnungsvorgang, d. h. die Häutchenbildung, erst nach der Entleerung zustande, so setzt sich der Phosphatniederschlag erst nach einiger Zeit ab. Wir möchten aus diesen Gründen mit Lichtwitz annehmen, daß die echte Phosphaturie verursacht ist durch eine momentane Unfähigkeit der Nieren, sauren Harn zu bereiten. Gleichzeitig mit der Produktion des alkalischen Harns wird ein Kolloid abgeschieden, das die Löslichkeit der im alkalischen Harn vorhandenen schwer löslichen Calciumphosphate bewirkt. Das Ausfallen der Calciumphosphate innerhalb des Körpers hängt mit der vorzeitigen Gerinnung des Kolloides zusammen.

Es ist selbstverständlich, daß neben diesen anfallsweise auftretenden Entleerungen alkalischen Harns auch Phosphatausscheidungen auf andere Ursachen zurückgeführt werden können. Entzündliche Veränderungen der Darmschleimhaut dürften eine dieser Ursachen sein. Diese Einschränkung ändert aber nichts an der Auffassung von Lichtwitz, die in voraussehender Weise bereits Minkowski [14] früher geäußert hatte, daß die echte Phosphaturie eine Anfallserkrankung ist, die auf einer anfallsweisen Partiarfunktionsstörung der Niere, auf eine Sekretionsneurose der Niere zurückzuführen sein dürfte.

Das Hauptsymptom der echten Phosphaturie ist die Entleerung eines milchig trüben Harns (Milchpisser). Die Reaktion dieses Harns ist meist alkalisch, Klinische
Symptome.

mitunter amphoter. Die Beobachtung eines sauren, milchigen Harns dürfte zu
den großen Seltenheiten gehören. Bei kurzem Stehen des trüben Harns bildet
sich an dessen Oberfläche ein schillerndes Häutchen, daß beim Bewegen des
Glases faltig wird. Das charakteristische Häutchen befindet sich hauptsächlich
an der Grenze zwischen Glas und Urin und ist sehr oft scharfkantig zerrissen.
Der trübe Niederschlag setzt sich erst langsam zu Boden. Bei der mikroskopischen
Betrachtung dieses Niederschlages sieht man amorphe, krümelige Substanzen,
daneben Rosetten und größere, plattenförmige Krystalle. Auch Sargdeckel-
krystalle kommen bei der Phosphaturie vor. Unter dem Mikroskop findet man
in dem Häutchen zahlreiche Einlagerungen von krystallisierten Calciumphosphat-
salzen. Auf Zusatz von Säure verschwindet Niederschlag und Häutchen. Die
Entleerung des trüben Harns weckt bei den Patienten meist große Befürchtung.
Zudem trifft es sich sehr oft, daß gleichzeitig mit der Entleerung des trüben
Harns Schmerzen am Orificium urethrae auftreten und häufig eine leichte Ure-
thritis mit Schleimabsonderung bemerkt wird. Die Phosphaturiker sind, wie
bereits ausgeführt, vasomotorisch stigmatisierte Individuen. Magenschmerzen,
migräneartige Kopfschmerzen, Müdigkeit, allgemeine und sexuelle Unlustgefühle sind die Klagen dieser Patienten. Auch richtige Hyperacidität mit Angabe
des Sodbrennens können den phosphaturischen Anfall begleiten. Der ursächliche
Zusammenhang der Hyperacidität mit der Phosphaturie ist oben bereits erwähnt
worden. Die Patienten geben unter Umständen auch an, daß kolikartige Schmerzen im Verlauf des Ureters auftreten, die Steinkoliken sehr ähnlich sind. Der gleichzeitige Befund von vereinzelten roten Blutkörperchen im Phosphatsediment hat
schon oft zur Annahme einer Steinkolik Veranlassung gegeben, wo eine vorübergehende Phosphaturie die Schmerzen auslöste. Die Diagnose „echte" Phosphaturie
soll nur gestellt werden, wenn es sich tatsächlich um anfallsweises Auftreten von
milchigen Phosphatharnen handelt. Die Abscheidung eines Phosphatsediments
nach längerem Stehen bei alkalischen Harnen berechtigt nicht zur Annahme einer
Sekretionsneurose, die nur der echten Phosphaturie zugrunde liegt.

Therapie.   Man möchte glauben, daß es ein Leichtes wäre, den alkalischen Harn durch
entsprechende Diätverordnungen sauer zu machen. Eiweißreiche Nahrung
könnte dieses Ziel erreichen, tut es aber in den meisten Fällen nicht. Gleichzeitige Gaben von Acidum phosphoricum (1 Löffel auf 1 Glas Limonade) sind zu
empfehlen. Am wirksamsten auf die Säuerung des Harns ist der Hunger und eine
auf einige Hungertage folgende Fettkost. Diese Maßnahme dürfte aber nach
unseren obigen theoretischen Darlegungen sehr zweischneidig sein, da durch eine
derartige Anordnung zwar der Urin gesäuert werden könnte, aber gleichzeitig eine
starke relative Säuerung der Gewebe im Sinne einer Verschiebung der Puffersubstanzen nach der sauren Seite eintritt. Ist bei der echten Phosphaturie der
Organismus durch die Unfähigkeit der Niere, einen sauren Urin zu bereiten, an
und für sich schon schwer in der Lage, sich seiner sauren Volumen zu entledigen,
so wird eine Diätetik, die eine intermediäre Säuerung herbeiführt, diese Schwierigkeit noch verstärken. Es fragt sich also, ob es überhaupt angezeigt ist, diätetisch
bei der Phosphaturie auf eine Säuerung hinzuarbeiten. Diese Bedenken werden
noch verstärkt, wenn Patienten, wie Moraczewski[9] angibt, aus sich heraus
Mittel suchen, die den Harn noch stärker alkalisch machen (Bicarbonatgabe,
Pflanzenkostgabe). Der subjektive Erfolg dieser „paradoxen" Therapie, d. h.
die Minderung der subjektiven Beschwerden, nicht die Minderung der Phosphaturie, scheinen dem Patienten recht zu geben. Wir verfügen über keine einschlägigen Erfahrungen der paradoxen Therapie. Jedoch wird sich als zweckmäßig erweisen, wenn man schon diätetisch bei der echten Phosphaturie vorgehen will, sowohl den Erfolg der Umstellung nach der sauren Seite als auch

Verstärkung der Urinreaktion nach der alkalischen Seite vorzunehmen, um sich dann von den subjektiven Angaben des Patienten über den Erfolg leiten zu lassen. C. v. Noorden[15] empfiehlt, so wenig als möglich zu trinken, da starke Harnflut auch beim Gesunden eine Aciditätsminderung erzeugt. Gleichzeitig ausgeführte Muskeltätigkeit führt ebenfalls zu einer Säuerung des Harns. Umber[16] gibt kleine Dosen von Atropin ($^1/_2$—3 mg pro die) und will dadurch die Acidität des Magensaftes herabsetzen. Umber hat gute Erfolge von dieser Maßnahme gesehen. Die Forderung, die Kalkzufuhr zu beschränken, ist nach unserer Ansicht von untergeordneter Bedeutung, da eine einseitige Milchnahrung (Milch ist das kalkreichste Nahrungsmittel) beim Erwachsenen an und für sich nicht in Frage kommt. Sehr oft genügt es, den Patienten auf einige Zeit aus seinem Milieu herauszunehmen, um ihm die täglichen Aufregungen durch einen Klima- und Ortswechsel vermindern zu lassen. Die Behandlung des Allgemeinzustandes ist wichtiger wie das Forcieren der Harnreaktion.

In den meisten Lehrbüchern findet sich die Bezeichnung „Uraturie“. Wir wählen absichtlich den Namen „Uricurie“, da wir für dieses Zustandsbild das Auskrystallisieren von freier Harnsäure in den bekannten Formen der Wetzsteine und der Tönnchen, in seltenen Fällen auch in Rhomboedern, für charakteristisch halten. In vielen Fällen werden sich neben der freien Harnsäure auch Urate finden, aber wenn man frühzeitig genug den frisch gelassenen Urin untersucht, so sind es die Krystalle der freien Harnsäure, welche in dem frischen Urin bereits vorhanden sind und dem Zustandsbild das Gepräge geben. Fassen wir die Phosphaturie mit Lichtwitz als eine Anfallserkrankung auf, bei der durch eine nervöse Störung einer Partiarfunktion der Niere die Reaktion des Harns nach der alkalischen Seite hin anfallsweise fixiert ist, so müssen wir die Uricurie als das Spiegelbild dieser Erkrankung betrachten, bei der durch eine nervöse Störung die Reaktion des Harns nach der sauren Seite hin anfallsweise verschoben ist. Die Uricurie.

Im normalen Harn ist die Harnsäure als Mononatriumurat in übersättigter Lösung vorhanden. 1 g saures harnsaures Natron bedarf bei 17° ca. 1200 ccm Wasser zur Lösung, 1 g freie Harnsäure dagegen bei 37° 25 Liter Wasser. Im Harn ist nur ein Bruchteil der Harnsäure an Basen gebunden. Die freie Harnsäure ist demnach in höherer Konzentration im Harn in Lösung als ihrer Löslichkeit in Wasser entsprechen würde. His[17] und Schade[18] glauben an einen kolloidalen Zustand der freien Harnsäure im Harn. Lichtwitz[19] konnte aber zeigen, daß die gesamte Harnsäure in echter Lösung ist. Bei Kompensationsdialyse behalten nach Lichtwitz[19] Harn und Uratlösung, gegen die dialysiert wird, ihre Konzentrationen bei, d. h. die gesamte Harnsäure des normalen Urins befindet sich im Zustande echter Lösung. Da die Harnsäure z. T. im Urin als undissoziierte Harnsäure erscheint, während sie im Blut lediglich als Natriumurat vorhanden ist, bewirkt die Harnsäureausscheidung eine Elimination von H^+ bei gleichzeitiger Alkaliersparnis. Wenn die freie Harnsäure tatsächlich im Urin als übersättigte Lösung beständig ist, so müssen gleichzeitig mit der Harnsäure kolloidale Stoffe im Harn vorhanden sein, die eine solche übersättigte Lösung ermöglichen. Ebstein und Nikolaier[12] sowie Minkowski[13] haben im Anschluß an die G. Meißnerschen[20] Versuche bei Hunden und Kaninchen nach Injektion von Harnsäure die Beobachtung gemacht, daß aus den Zellen der Tubuli gleichzeitig mit der Harnsäure Zellkolloide mit in den Harn übergehen. Lichtwitz[21] weist darauf hin, daß derartige Kolloide, wenn sie in Form von Kügelchen im Sekretionsstadium mit ausgeschieden werden, im Harn aber gelöst sind, reversible Kolloide sein müssen. Den Nachweis eines derartig reversiblen Kolloides führt er durch Aufkochen eines Harns, der bereits ein Sediment Die Löslichkeit
der freien Harn-
säure und der
harnsauren
Salze im Harn.

von harnsaurem Natrium abgesetzt hat, wobei nach dem Aufkochen ein Wieder-
ausfallen des ursprünglichen Sediments nicht mehr eintritt. Man kann sogar
den Harn noch saurer machen als er vorher gewesen ist, ohne daß sich das Sediment absetzt. Auch die Goldzahl vor und nach dem Aufkochen wurde bestimmt
und die Zeit notiert, in der das Sediment in Lösung blieb. Die Goldzahl nahm
um das Zwei- bis Zehnfache zu, d. h. die Harnkolloide waren in diesen Harnen
vor dem Kochen in einem Zustand der Fällung, der durch das Aufkochen reversibel war, ebenso wie Gelatine durch Aufkochen in feinere Verteilung übergeht.
Lichtwitz[21] hat eine Patientin beobachtet, die vier Wochen lang einen Harn
mit starkem Harnsäuresediment ohne Goldzahl entleerte. Nur an einem Tage
war der Harn klar. An diesem Tage war die Goldzahl erhöht. Man könnte
glauben, daß die geringen Eiweißmengen, welche mit jedem Harn ausgeschieden
werden, identisch mit dem Kolloid sind. Das Eiweiß im Harn ist aber so grob-
dispers, daß es auf die Goldzahl gar keinen Einfluß hat. Es ist sehr wahrscheinlich, daß mit dem Sekretionsvorgang in der Nierenzelle besondere Kolloide
mit in den Harn übergehen und daß diese Kolloide unter Umständen mit den
Eiweißspuren im Harn sich ausflocken können. Das Zustandekommen der
normalen Nubecula könnte auf diese Weise erklärt werden. Es ist wahrscheinlich,
daß bei der Ausflockung der Sekretionskolloide durch irgendwelche Zustandsänderungen die Löslichkeit der Harnsäure und auch ihrer Salze beeinflußt wird,
so daß es im wesentlichen von dem Zustand der Sekretionskolloide abhängt, ob
ein Sediment von freier Harnsäure auftritt. Jedenfalls ist für das Ausfallen der
freien Harnsäure im Urin nicht in erster Linie ihre Konzentration maßgebend,
sondern der Zustand der sie begleitenden Harnkolloide. Man sieht hier ähnliche
Verhältnisse wie bei der Phosphaturie, bei der ebenfalls gleichzeitig mit dem alkalischen Urin ein Kolloid ausgeschieden wird. Das Kolloid des sauren Harns und
das des alkalischen Harns sind hinsichtlich ihrer physikalischen Eigenschaften
nicht identisch, da das Kolloid des alkalischen Harns sowohl durch Säuren zerstört als auch durch Aufkochen gelatiniert wird, während das Kolloid des sauren
Harns ein reversibles Kolloid ist, das durch Aufkochen wieder in den kolloidalen
Zustand versetzt werden kann. Es wäre nicht sinngemäß, wollte man für das
Ausfallen des Sediments sowohl bei sauren wie bei alkalischen Harnen nur das
Kolloid verantwortlich machen, da in beiden Fällen die abnorme Harnreaktion
erst das verschiedenartige Kolloid aus der Nierenzelle entbindet. Zum Zustandekommen eines Phosphatniederschlages oder der Auskrystallisation von freier
Harnsäure ist die abnorme Reaktion Vorbedingung, das Ausflocken des Kolloides
aber die mittelbare Ursache. Es kann demnach auch ein abnorm saurer Harn
entleert werden, ohne daß Harnsäure auskrystallisiert; andererseits kann aber
ein Sediment von freier Harnsäure und harnsaurem Natron entstehen, ohne daß
die Reaktion besonders sauer ist, wenn das begleitende Kolloid geflockt ist. Es
ist daher einleuchtend, daß nicht jedes Sediment, das freie Harnsäure enthält,
als Symptom einer echten Uricurie gelten kann. Als „echte" Uricurie soll
man in Analogie mit der echten Phosphaturie nur diejenigen Zustände bezeichnen,
bei denen in Anfällen abnorm saurer Harn entleert wird. O. Neubauer hat
zum Nachweis der abnormen Säuerung des Harns als Indicator die Lakmoid-
tinktur angegeben. Präziser wird die Säuerung durch H^+-Konzentrations-
bestimmung ermittelt: am einfachsten mit der Indicatorenmethode nach Michaelis und dem Walpoleschen Komparator.

Beziehungen der Gicht zur Uricurie und Uratsteinbildung.   In der Literatur finden sich Angaben, daß der Ausfall eines Uratsedimentes
in weitem Maße vom Purinstoffwechsel abhängig sei. Bereits Sydenham[22]
wies auf das häufige gemeinsame Vorkommen von Gicht und Harnsäuresteinen
hin. Nach unseren Ausführungen über die Ätiologie der Gicht ist es ersichtlich,

daß die beiden Vorgänge, Gicht und Uratsteinbildung, nichts miteinander zu tun haben. Die Gicht kommt zustande durch eine Störung der Harnsäureausscheidung, das Ausfallen von Harnsäure in den ableitenden Harnwegen tritt ein, nachdem die Harnsäure bereits sezerniert ist, bei starker Säuerung des Harns, wenn gleichzeitig die Harnkolloide ausflocken. Es kann aber kein Zufall sein, daß Gicht und Uratsteine sehr häufig gemeinsam vorkommen. Lecorché[23] zählt bei 150 Gichtkranken 48 Steinkoliken. Ebstein[23] berichtet bei 124 Gichtkranken über 20 mit Urolithiasis. Ich verfüge an meinem Krankenmaterial nicht über statistische Zahlen. Jedoch habe ich wiederholt Gichtkranke mit Steinkoliken gesehen. Wenn wir nach einem verbindenden Glied, der im Mechanismus so differenten Krankheitsbilder suchen wollen, so können wir es in der Tatsache finden, daß beide Erkrankungen, sowohl die Gicht als auch die Uricurie mit Steinbildung, Anfallskrankheiten sind, die letzten Endes vom vegetativen System ausgehen. In dem Falle der Gicht wirkt sich die Störung in einer Minderung einer besonders empfindlichen Partiarfunktion der Niere, die wir in der Harnsäureausscheidung erblicken, aus, in dem anderen Falle, bei der Uricurie, sehen wir als Folge der nervösen Störung eine anfallsweise Fixierung der Harnreaktion nach der sauren Seite auftreten. Beiden Krankheitsbildern ist gemeinsam die Störung von Partiarfunktionen der Niere, welche ursächlich vom vegetativen Nervensystem aus beeinflußt werden. Es wäre verständlich, wenn sich diese vegetative Neurose einmal in der Störung der einen, das andere Mal in der Störung der anderen Partiarfunktion ausdrücken würde, d. h. daß unter solchen Verhältnissen sowohl die Fähigkeit, die Harnsäure zu konzentrieren, als auch die Fähigkeit, einen sauren Urin zu bereiten, von den gleichen nervösen Organen aus bei demselben Patienten gestört sein kann.

Die Uricurie findet sich, ebenso wie die Phosphaturie, bei vegetativ stigmatisierten Personen. Die klinischen Symptome der Uricurie werden meistenteils nicht beachtet, da sie nicht so sehr in Erscheinung treten, wie die Phosphaturie, die durch den milchig aussehenden Harn die Patienten erschrickt. Hier wie dort können die Symptome einer Steinkolik auftreten, ohne daß Steine vorhanden sind. Gerade bei der Uricurie beobachtet man nicht allzu selten, daß die Krystalle der freien Harnsäure durch kleine Schleimhautverletzungen reflektorisch einen Ureterkrampf auslösen. Die gleichzeitige Ausscheidung von geringen Mengen roter Blutkörperchen wird dann meistens im Sinne einer richtigen Steinkolik gewertet.

Klinische Symptome.

Mit zu den gebräuchlichsten Redensarten des Arztes gehört es, daß er dem Patienten sagt: „Sie haben zuviel Harnsäure im Harn und dürfen deshalb kein Fleisch essen!" Die Unsinnigkeit, aus dem Ausfallen von freier Harnsäure und auch von Natriumurat auf einen übermäßigen Fleischgenuß schließen zu wollen, ist nach den vorherigen Ausführungen offensichtlich. Das Ausfallen von freier Harnsäure und des Uratsedimentes richtet sich zum kleinsten Teil nach dem Angebot an Purinen, sondern hängt von dem kolloidalen Zustand und der Acidität des Harnes ab. Es mag zugegeben sein, daß eine übermäßige Zufuhr von Purinbildnern bei Personen, die zur Uricurie und zur Uratausscheidung neigen, das betreffende Sediment verstärken kann. Die primäre Ursache aber liegt niemals in einer übermäßigen Zufuhr von Harnsäurebildnern. Das Verbot einer Fleischkost hat bei diesen Kranken aber trotzdem eine gewisse Berechtigung, da bei Fleischkost durch den Schwefelgehalt des Eiweißes der Harn sauer wird. Die Umstellung auf eine vegetarische Nahrung hat nicht den Sinn, die Harnsäurebildner fernzuhalten, sondern die Harnreaktion zu ändern. Als besonders diätetisches Verfahren empfiehlt Hindhede[24] eine Kartoffeldiät, welche dem Harn ein besonderes Lösungsvermögen für harnsaure

Therapie.

Salze geben soll. Inwieweit diese Beobachtung richtig ist, bedarf der Nachprüfung. In diesem Sinn ist bei der Uricurie, im Gegensatz zur Gicht, die Gabe von alkalischen Wässern angezeigt. Fachinger enthält 4,8 g Natrium bicarbonicum im Liter, Vichy-Célestin 7,3 g Natrium bicarbonicum. Von anderen alkalischen Wässern ist Gießhübler und Biliner zu nennen. Außer diesen Wässern kann man kleine Gaben von kohlensaurem Natron oder von citronensauren Salzen (Sandowsche Salze) anwenden. Uricidin ist, wie wir bereits besprochen haben, kein Mittel für die Gicht, aber ein sehr gutes Mittel, um bei der Uricurie die Säuerung des Harns zu mindern. Alle diese Mittel haben in erster Linie, wie die vegetarische Kost, nicht den Zweck, die Harnsäure in Lösung zu bringen, sondern die abnorm saure Reaktion des Urins nach der alkalischen Seite zu drängen. Allen Patienten, die zur Uricurie neigen oder die bereits Uratsteine haben, ist stets eine reichliche Durchspülung des Körpers mit Wasser oder den oben genannten Mineralwässern anzuempfehlen. C. v. Noorden[25], der gegen die Uricurie die Gabe von kohlensaurem Kalk empfohlen hat, weist mit Recht darauf hin, daß man sich hüten muß, den Harn zu alkalisch zu machen, da sonst an Stelle der Uricurie das Gegenteil, die Phosphaturie, eintritt und unter Umständen ebenfalls zur Konkrementbildung Veranlassung gibt.

Es bedarf wohl keines besonderen Hinweises, daß eine Atophanverordnung bei einer Uricurie widersinnig wäre, da das Atophan die Harnsäureausscheidung erhöht und bei einer vorhandenen Neigung zum Ausfallen von freier Harnsäure diesen Zustand nur verstärken würde.

Die Oxalurie. Unter der Bezeichnung Oxalurie wurde nach den Beobachtungen von Prout[26], Golding-Bird[27], Cantani[28] und anderen ein besonderes Krankheitsbild angenommen, das trotz der Fülle der Symptome keine Krankheitseinheit bildet. Wenn wir trotzdem der Oxalurie einen besonderen Abschnitt widmen, so geschieht dies nicht, um ein geschlossenes Krankheitsbild und seine Entstehungsweise zu skizzieren, sondern lediglich um die bei allen Menschen vorkommende Ausscheidung von oxalsaurem Kalk in ihrer physiologischen und pathologischen Bedeutung zu erklären. Es ist verwunderlich, daß eine Substanz, wie die Oxalsäure, welche im Reagensglas durch oxydierende Agenzien leicht verbrannt wird, im intermediären Stoffwechsel nicht verbrannt werden kann. Darin stimmen wohl alle neueren Untersuchungen überein (Pohl[29], Faust[30]), daß Oxalsäure durch die normalen Fermente des intermediären Stoffwechsels nicht angreifbar ist.

Der menschliche Harn enthält normalerweise bei gewöhnlicher Ernährung als Tagesmenge zwischen 15 und 20 mg Oxalsäure oder Oxalate. Die charakteristischen, stark lichtbrechenden Krystalle (Briefkuvertform) von oxalsaurem Kalk, $\begin{array}{c}\mathrm{COO}\\ | \\ \mathrm{COO}\end{array}\!\!>\!\mathrm{Ca}$, lassen sofort die Gegenwart von Oxalaten im Mikroskop erkennen. Es können aber beträchtliche Mengen Oxalate in Lösung sein, ohne daß ein charakteristisches Sediment entsteht. Wir unterscheiden hinsichtlich der Herkunft der Oxalate eine exogen zugeführte und eine endogen entstehende Oxalsäure. Der exogene Anteil überwiegt bei weitem den endogenen Anteil. Im wesentlichen führen wir Oxalate mit der Pflanzenkost zu. Oxalsaures Kali ist im Pflanzenreich besonders in jungen grünen Pflanzenteilen weitverbreitet. Über den Gehalt der einzelnen Pflanzenteile an Oxalaten s. S. 682 u. 683. Für die Resorption der Oxalate sind zwei Momente von Bedeutung. Die Resorption ist um so günstiger, je weniger Calciumsalze die Nahrung enthält, da sonst im Magen-Darm-Kanal Ca-Oxalat bereits entsteht und nur zum kleinsten Teil resorbiert und zum größten Teil durch Bakterieneinwirkung im Darm zu Kohlensäure und Wasser ver-

brannt wird. Das zweite Moment ist der Salzsäuregehalt des Magensaftes, wodurch die Oxalate erst in Lösung gebracht werden. Es ist begreiflich, daß bei
dem starken physiologischen Wechsel beider Varianten, die für die Resorption
in Frage kommen, die Angaben über die Oxalsäureausscheidung stark differieren.
Der größte Teil der aufgenommenen Oxalate wird durch die Darmbakterien zersetzt (Klemperer und Tritschler[31]), andererseits kann aber im Darm nicht nur
eine bakterielle Oxalsäurezerstörung stattfinden, sondern es können unter gewissen
Verhältnissen auch durch Einwirkung von Mikroorganismen aus Nahrungsstoffen
Oxalate entstehen. De Sandro[32] konnte aus Kot ein Bacterium züchten, das
aus verschiedenen Kohlenhydraten (Kartoffeln, Kastanien, Leguminosen) Oxalate bilden kann (Bacterium oxalatigenum). Daß derartige Bakterien unter Umständen auch beim Menschen vorkommen können, ist wahrscheinlich, sonst wäre
ein Befund (1246 mg Oxalatausscheidung bei oxalatfreier Kost), wie ihn Rosenberg[33] in einigen Fällen von Enteritis erheben konnte, nicht erklärlich. Eine
besonders interessante Art der Oxalsäurebildung beschreibt Fürbringer[34] bei
einem Diabeteskranken, der an einer Lungengangrän litt, die durch Aspergillus
niger bedingt war. Hier fanden sich reichlich Oxalatkrystalle im hämorrhagischen Sputum. Aspergillus niger kann aus Kohlenhydrat Oxalsäure bilden. Inwieweit die von Autenrieth und Barth[35] sowohl bei Typhus abdominalis als
auch bei Lungentuberkulose gefundene Mehrausscheidung von Oxalsäure auf
eine ähnliche Weise zustande gekommen ist, läßt sich schwer entscheiden.

Die endogene Quote der Oxalsäure, d. h. diejenige Menge, welche im intermediären Stoffwechsel durch Zellabbau abfällt, ist sehr klein. Lüthje[36] fand
bei einem Hund nach 16 Hungertagen durchschnittlich 9 mg. Als Vorstufe dieser
endogen entstehenden Oxalsäure kommen Kohlenhydrate, Fette und Kernsubstanzen nicht in Betracht. Die Annahme, daß aus einem Purinring Oxalsäure
im intermediären Stoffwechsel entstehen könne, ist irrig (Lüthje[36], Mohr und
Salomon[37]).

Die Untersuchungen der verschiedensten Autoren (Klemperer und
Tritschler[31], Lommel[38], Mohr und Salomon[37], Lichtwitz und Thörner[39])
haben die Abstammung der endogen entstehenden Oxalsäure von dem Abbau
des Bindegewebes wahrscheinlich gemacht. Klemperer und Tritschler[31]
haben eine Entstehung derselben aus dem Glykokoll vermutet. Aus dem Glykokoll dieser Gewebe wird zum Teil Oxalsäure. Merkwürdigerweise konnten
Lichtwitz und Thörner[39], im Gegensatz zu Klemperer und Tritschler[31],
durch Glykokollverfütterung keine Oxalsäureausscheidung erzielen, jedoch eindeutig die ältere Beobachtung, daß durch Leim die Oxalsäureausscheidung vermehrt wird, bestätigen. Die Angabe, daß aus Kreatin und Kreatinin Oxalsäure
entsteht (Kühne[40], Klemperer und Tritschler[31]), ist nicht bestätigt worden.
Neuere Untersuchungen von Lichtwitz und Thörner[39], sowie die älteren Stoffwechseluntersuchungen von G. Meißner[41], und C. Voit[42] zeigen, daß Kreatin
und kreatinreiche Organe (Vogelfleisch) keine Vermehrung der Oxalsäureausscheidung verursachen. Bisher ist mit Wahrscheinlichkeit nur gezeigt, daß die
endogene Oxalsäure aus Leim und aus Bindegewebssubstanz entsteht. In krankhaften Zuständen wurde bei Ikterus eine Vermehrung der Oxalatausscheidung
beobachtet (Mohr und Salomon[37], Lichtwitz und Thörner[39]). Es ist nicht
anzunehmen, daß die vermehrte Oxalatausscheidung durch einen intermediären
Abbau von Gallebestandteilen zu Oxalaten hervorgerufen wird. Es ist eher wahrscheinlich, daß gewisse Mengen von Oxalaten den Körper durch die Galle verlassen und bei Verschluß der Galle auf den Weg durch die Niere angewiesen sind.
Die immer wiederkehrende Angabe, daß bei endogenen Stoffwechselstörungen,
wie Gicht und Diabetes, sehr häufig eine vermehrte Oxalsäurebildung statthat,

ist nicht richtig. Vermehrtes Ausfallen von Oxalaten darf nicht als vermehrte Oxalsäureausscheidung gedeutet werden. Zu erwähnen ist noch, daß Schunk[43] im Harn eine Verbindung der Oxalsäure mit Harnstoff, die Oxalursäure, gefunden

$$CO\begin{cases} NH_2 \\ NH \cdot CO \cdot COOH \end{cases}$$
Oxalursäure

hat, die der Menge nach praktisch ohne Bedeutung ist. Es ist zweifelhaft, ob diese Substanz überhaupt ein intermediäres Produkt ist, oder ob sie sich erst bei der Darstellung der Oxalsäure aus dem Harn bildet.

Die Sedimentbildung von Ca-Oxalat in Form von Oktaedern (Briefkuvertformen) kann im sauren, alkalischen und neutralen Harn erfolgen. Jeder Harn ist in bezug auf seinen Oxalatgehalt übersättigt. Umber[44] beobachtete einen Harn, der 68 mal soviel Oxalate enthielt, als der wäßrigen Löslichkeit entspricht. Außer dem Sediment sind immer noch beträchtliche Mengen von Oxalat in Lösung. Klemperer und Tritschler[31] glauben, den Magnesiumgehalt des Harns für die abnorme Löslichkeit der Oxalate heranziehen zu können. Lichtwitz[45] widerspricht diesen Angaben, indem er auf Beobachtungen hinweist (Umber[44]), aus denen hervorgeht, daß so große Mengen von Oxalaten in Lösung gehalten werden können, daß die Erklärung von Klemperer und Tritschler[31] nicht ausreicht. Magnesiumsalze können wohl in gewissen Grenzen die Oxalurie unterdrücken (Absättigung der Magensalzsäure), sie können aber die Löslichkeit im Harn nicht vermehren. Nach Lichtwitz[45] ist für das Ausfallen des Sedimentes von oxalsaurem Calcium, in gleicher Weise wie für das Ausfallen des Phosphatsedimentes und der freien Harnsäure, der kolloidale Zustand des Harns maßgebend.

Wie eingangs bemerkt, ist die Oxalurie als klinisches Bild keine einheitliche Erkrankung. Oxalatkrystalle können bei Gesunden und bei Kranken mit den verschiedensten Störungen sich finden. Oxalatsediment wird nur dann pathognomonisch, wenn gleichzeitig mit einem starken Oxalatsediment die Symptome einer Urolithiasis vorhanden sind. Nur in solchen Fällen ist eine Therapie angezeigt, welche darauf ausgeht, die exogene Zufuhr an Oxalatvorstufen nach Möglichkeit zu beschränken. Aus folgender Tabelle, die den Gehalt der verschiedenen Gemüse an Oxalsäure enthält, kann man auch eine geeignete Kost zusammenstellen.

Die Werte der folgenden Tabelle sind der von Minkowski mitgeteilten Zusammenstellung von Esbach entnommen.

I. Verboten:

Nahrungsmittel, die reich an Oxalsäure sind und in größeren Mengen genossen werden.

	1000 g enthalten Oxalsäure in g		1000 g enthalten Oxalsäure in g
Sauerampfer	3,6	Rosenkohl	0,02
Spinat	3,2	Feigen, getrocknet . .	1,0
Rhabarber	2,4	Stachelbeeren	0,13
Rote Rüben	0,4	Pflaumen	0,12
Kartoffeln	0,4	Erdbeeren	0,06
Bohnen	0,3	Kakao	4,5
Grüne Bohnen . . .	0,2	Schwarzer Tee . . .	3,7
Endivien	0,1	Schokolade	0,9
Tomaten	0,05	Leim	unbekannt, enthält
Sellerie	0,02		Oxalsäurebildner

II. In mäßiger Menge erlaubt:

Nahrungsmittel, die Oxalsäure in geringer Menge enthalten.

	1000 g enthalten Oxalsäure in g
Brot	0,047
Mehle	0—0,17
Kresse	Spuren
Äpfel	Spuren
Thymus	0,011—0,025
Leber	0,006—0,011
Milz	0,018
Lunge	0,011
Muskeln	Spuren
Kaffee	0,1

III. Erlaubt:

Nahrungsmittel, deren Oxalsäuregehalt zweifelhaft ist oder die frei von präformierter Oxalsäure und Oxalsäurebildnern sind.

a) Oxalsäuregehalt zweifelhaft:

Linsen, Erbsen, Reis, Weißkohl, Blumenkohl, grüne Erbsen, weiße Rüben, Spargel, Gurken, Pilze, Zwiebeln, Lauch, Lattich, Birnen, Aprikosen, Pfirsiche, Weintrauben, Melonen.

b) Frei von Oxalsäure und Oxalsäurebildnern:

Fette, Kohlenhydrate, Milch, Käse, Eier.

Sind abnorme Bakterien im Darme, die eine Oxalsäuregärung aus kohlenhydrathaltigen Nahrungsmitteln verursachen, so muß man Kohlenhydrate vermeiden und die Bakterienflora im Darm mit entsprechenden Bakterienpräparaten umzustimmen suchen. Besonders geeignet erscheint nach v. Noorden[46] die Darreichung von Calciumcarbonat (Calcarea carbonica) in Mengen von 3×1 g nach den Hauptmahlzeiten, um die Ausscheidung von Calciumoxalat zu unterdrücken. Durch derartige Gaben von kohlensaurem Kalk wird primär nicht nur die Salzsäure des Magens neutralisiert und dadurch die Auflösung der Nahrungsoxalate verhindert; es wird auch das Nahrungsoxalat in schwer lösliches Calciumoxalat übergeführt, das vom Darm aus nicht resorbiert wird und in den tieferen Abschnitten der bakteriellen Zersetzung anheimfällt. Die Darreichung des Calciumcarbonats ist aus diesen Gründen der Verordnung anderer alkalischer Salze oder alkalischer Wässer vorzuziehen. Zudem ist zu berücksichtigen, daß eine zu starke Alkalisierung des Harns zu vermeiden ist, da sonst Phosphate in den abführenden Harnwegen zum Ausfallen und zur Steinbildung Veranlassung geben können.

Die Bedingungen, welche zur Entstehung eines krystallinischen Sedimentes führen, sind in dem vorausgehenden Abschnitt geschildert. Es wäre irrig, anzunehmen, daß die gleichen Bedingungen, die das krystallisierte Harnsediment erzeugen, auch gleichzeitig die Ursache der Steinbildung sein können. In sehr vielen Urinen von Harnsteinkranken finden wir zwar ein krystallisiertes Sediment, das uns auf den Steinbildner hinweist; trotzdem dürfte der Mechanismus der Steinbildung und der Mechanismus des Ausfallens eines krystallisierten Sedimentes verschiedene Ursachen haben.

Die Anschauungen über die Steinbildung haben sich im Laufe der Jahrhunderte mit unseren Kenntnissen der anorganischen und organischen Chemie geändert. Die Tatsache, daß in der Natur Steinbildungen vorkommen, die mit ihrer radiären Schichtung außerordentliche Ähnlichkeit mit den Harnsteinen haben (Achat, Brunnensteine), hat schon frühzeitig die Vermutung aufkommen lassen, daß die radiäre Schichtung der anorganischen Materie durch eine organische Grundsubstanz hervorgerufen sei. Bereits Hippokrates sah in dem Schleim der Niere und der Harnwege das organische Gerüst des Steins. Die Wichtigkeit der Grundsubstanz für die Entstehung des Steines ist von den verschiedenen Untersuchern Jahrhunderte hindurch aufrechterhalten worden. Meckel von Hemsbach[47] (1846) nahm diese überkommenen Vorstellungen auf, indem er annahm, daß die Harnsteinbildung von einem katarrhalisch stagnierenden, sauren Schleim abhänge, der sich mit dem jeweils vorhandenen Steinmaterial inkrustiere. Wilhelm Ebstein[48] sah nicht nur in den Harnsteinen ein organisches Gerüst, er fand eine Gerüstsubstanz in den krystallisierten Harnsedimenten. Seine Beobachtung, daß mit dem Sekretionsakt eine kolloidale Substanz die Nierenzelle verläßt und die schwer lösliche Substanz in Lösung hält, haben wir bereits bei der Besprechung der Uricurie erwähnt. Zweifellos hat die Auffassung Ebsteins, daß eine Gerüstsubstanz für jeden Stein Voraussetzung ist, in den meisten Fällen Gültigkeit, wenngleich Aschoff und seine Schule zu zeigen versucht haben, daß auch eine Steinbildung ohne Gerüstsubstanz möglich ist. Allerdings ist die Ansicht Ebsteins, daß der Steinbildung das Ausfallen einer spezifischen Gerüstsubstanz, die im normalen Harn nicht vorhanden sei, vorausgehen müsse, nicht richtig. Nachdem heute das Wesen der Krystallisation, und zwar der Krystallisation aus unreinen Lösungen einheitlich dadurch erklärt wird, daß das Auftreten von Krystallen durch Entstehung neuer Oberflächen, an denen eine Adsorption vor sich geht, zustande kommt, ist es nur ein Streit um morphologische Begriffe, der von der Freiburger Schule geführt wird. Liegt ein Gemisch mehrerer adsorbierbarer Stoffe vor, so wird derjenige an der Oberfläche sich anreichern, der die Oberflächenspannung am stärksten herabsetzt. Jede Steinbildung hat ihre Entstehung solchen adsorbierenden Oberflächen zu verdanken. Ob diese Oberfläche nun durch ein morphologisch sichtbares Gebilde oder durch ultramikroskopische Kolloidteilchen dargestellt wird, ist für die Tatsache der Steinbildung gleichgültig. Im normalen Harn sind eine ganze Reihe von Kolloidteilchen vorhanden, so daß die verschiedensten Umstände diese kolloiden Teilchen derartig verändern können, daß an ihrer Oberfläche eine Niederschlagsbildung stattfindet. Durch die Untersuchungen von Lichtwitz[5] wissen wir, daß die Harnkolloide nicht immer in feinstverteiltem Zustande vorhanden sind und daß unter normalen Verhältnissen bereits eine Kolloidfällung eintreten kann. Die Nubeculabildung ist, wie bereits erwähnt, ein derartiger Flockungszustand normaler Harnkolloide. Die Ausflockung der Harnkolloide bedingt aber nicht nur das Auftreten neuer Oberflächen, sondern hat entscheidenden Einfluß auf den Löslichkeitszustand der verschiedenen Steinbildner, die im Harn immer in übersättigtem Zustand vorhanden sind. Kommt es zur Ausflockung derartiger Kolloide nach der Harnentleerung, so entstehen krystallisierte Konkremente. Kommt die Ausfällung der Kolloide aber bereits in den ableitenden Harnwegen zustande, so können schon innerhalb der Harnwege Substanzen auskrystallisieren und mit dem Harnstrom ausgeschieden werden. Es kann aber auch der Fall eintreten, daß die durch das Ausflocken des Kolloids hervorgerufene Veränderung der Oberflächenspannung des Harns, ein Haftenbleiben des ausgeflockten Kolloids an der Wand der ableitenden Harnwege zur Folge hat. In diese als Kern wirkende Kolloidfällung diffundiert der vorbeigleitende Harnstrom hinein und führt je nach dem Zustande des Harns zum Auskrystallisieren einer in übersättigter Lösung vorhandene Substanz, wobei noch die jeweilige Reaktion für die Art der auskrystallisierenden Substanz entscheidend ist. Gleichzeitig gibt diese nunmehr zum Steinkern gewordene Kolloidflockung Veranlassung, daß neues Kolloid an diesem Kern zur Ausflockung kommt, und wiederum Harn in diese appositionierte Kolloidflockung hineindiffundiert und Krystalle absetzt. Dieser Vorgang geht dauernd weiter, so daß allmählich ein Gebilde entsteht, das uns in seiner zirkulären Anordnung die Kolloidabsetzung anzeigt und in seiner radiären Struktur das Durchdringen mit dem krystallisierenden Steinbildner erkennen läßt. Es gibt auch Steine, die nur eine konzentrische Schichtung haben und nicht durch steinbildendes Material gehärtet werden. Derartige Eiweißsteine hat Morawitz[49] beschrieben. Thannhauser und Krauß[50] konnten solche konzentrisch geschichtete Eiweißkoagula bei einem Kranken mit Bence-Jonesscher Albuminurie beobachten.

Lichtwitz[21] weist darauf hin, daß durch die Ausflockung normaler Harnkolloide in den ableitenden Harnwegen auch die Oberflächenspannung zwischen Harn und Ureterenwand herabgesetzt wird und dadurch eine stärkere Netzung der Wand stattfindet. Die hierdurch bedingte stärkere Adhäsion der Harnflüssigkeit an der umgebenden Ureterenwand könnte allein schon das Haftenbleiben von Krystallen an der Wand erklären und dadurch zur Steinbildung führen. Nach Beneke[51] und Ultzmann[51] sollen die meisten Harnsäuresteine durch Haftenbleiben eines Harnsäurekrystalls an der Ureterenwand entstehen. Aschoff und Kleinschmidt bezeichnen diese beiden Entstehungsmechanismen von Harnsteinen als primäre Steinbildung. Als sekundäre Steinbildung sehen diese Autoren einen Vorgang an, bei dem harnfremde Stoffe eine Oberfläche erzeugen, an der die Versteinerung vor sich geht. Hierher gehören: Fibringerinnsel, Blutkoagula, abgestoßene, entzündliche Schleimhautpartikel, Bakterienhaufen und Fremdkörper. Auch entzündliche oder nekrotische Veränderung der Auskleidung der Harnwege bildet eine neue und in gewissem Sinne als fremd zu bezeichnende Oberfläche zur sekundären Steinbildung. In interessanten Versuchen erzeugt Schade[52] mit Salzsuspensionen in Blutplasmalösung Steine, wobei Fibrin ausfällt und steinbildendes Material fixiert wird. Schade sieht das Zustandekommen des konzentrischen Wachsens der Steine auf diese Weise vor sich gehen. Bei dieser Art der sekundären Steinbildung, der das Ausflocken vorausgehen muß, ist weder das Krystalloid noch das Kolloid formbestimmend. Beide werden gleichzeitig nach dem gleichen Gesetze durch Oberflächenwirkung festgehalten. Wo auch immer in Körperflüssigkeiten oder in Organen eine Steinbildung oder eine pathologische Verkalkung vor sich geht, muß vorher eine Kolloidfällung oder eine Änderung der normalen physikalisch-chemischen Beschaffenheit des Substrates vorausgegangen sein. Lichtwitz[53] weist darauf hin, daß Verkäsung, hyaline Degeneration und tropfige Entmischung bei der Verfettung ihrem Wesen nach nichts anderes sind, als Kolloidflockung. In diesen Substraten ist der schützende Einfluß, den gelöste Kolloide auf die übersättigten Lösungen haben, verlorengegangen und es entstehen Lösungsbedingungen, die den Löslichkeitsverhältnissen in Wasser sehr ähnlich werden. Eine übersättigte Lösung wird an dem zum Krystallisationskeim pathologisch veränderten Substrat, an dem ausgeflockten Kolloid aus der Flüssigkeit Krystalle absetzen. Stehen diese, zur Krystallisation Veranlassung gebenden Oberflächen in einem osmotischen Austausch mit den Säften des Körpers, so wird Flüssigkeit hineindiffundieren und immer von neuem Sediment absetzen. Wenn wir nochmals die von Aschoff und seiner Schule herausgearbeiteten Unterschiede zwischen primärer und sekundärer Steinbildung näher präzisieren wollen, so ist unter primärer Steinbildung eine Steinbildung zu verstehen, die das Entstehen eines Steines im klaren Harn zum Ausdruck bringt. Hierher gehören die Harnsteine, welche gleichzeitig mit einer Uricurie, Phosphaturie und Oxalurie entstehen. Die sekundäre Steinbildung hat eine harnfremde Oberfläche zur Voraussetzung. Unter den Begriff der harn-

fremden Oberflächen fällt auch die entzündlich veränderte Ureterenwand. Der
Unterschied zwischen beiden Steinbildungen scheint uns kein prinzipieller,
sondern nur gradueller zu sein, da in beiden Fällen eine Oberflächenveränderung,
sei es durch eine im klaren Harn entstehende Kolloidfällung, sei es eine harnfremde Oberfläche, die durch Blutgerinnsel oder Entzündung entstanden ist,
hervorgerufen wird.

Nach diesen Ausführungen ist es verständlich, daß Harnsteine nicht immer
aus einem einheitlichen Material aufgebaut sind. Je nach der Acidität des Harns
wird um den gleichen Krystallkern einmal Urat, einmal Phosphat und auch
Oxalat zum Auskrystallisieren kommen. Die strenge Unterscheidung von
Aschoff und Kleinschmidt, daß Steine, die der Entzündung der ableitenden Harnwege ihre Entstehung verdanken, harnsaures Ammoniak, phosphorsaure Ammoniakmagnesia sowie Kalksalze enthalten, während die nicht entzündlichen Steine im wesentlichen von einem Steinbildner, dessen Entstehung
auf einen abnormen Zustand des Harns zurückzuführen ist, aufgebaut werden,
ist wohl in sehr vielen Fällen, aber durchaus nicht in allen Fällen richtig.

Die Beziehungen, welche die im vorigen Abschnitt abgehandelten krystallisierten Sedimente zur Steinbildung haben, sind nach diesen Ausführungen sehr
lockere. Die geschichteten Steine haben gar keine Beziehungen zu den Zuständen, bei denen krystallisierte Sedimente ausgeschieden werden. Sie können in
den verschiedenen Schichten je nach der Konzentration und Reaktion des Harns
verschiedene Steinbildner aufweisen. Lediglich bei den primären Harnsteinen
ist aus den ätiologischen Zusammenhängen mit den krystallisierten Harnsedimenten ein charakteristisches Sediment zu erwarten.

Krystallisierte Sedimente können nur dann zum Steinbildner werden, wenn
Krystalle in den ableitenden Harnwegen haften bleiben. Die so entstehenden
Steine zeigen keine Struktur; sie sind zusammengeklumpte Krystallaggregate.

Harnsäure-
infarkt der Neu-
geborenen. Zu den Konkrementbildungen in den ableitenden Harnwegen ist auch der
Harnsäureinfarkt des Neugeborenen zu rechnen. Hierbei handelt es sich um
Einlagerungen gefärbter Ammoniumuratkrystalle (es dürfte auch wohl reichlich
Harnsäure unter diesen Krystallen sein) in die Sammelröhren und Ductus
papillares. Mit großer Wahrscheinlichkeit ist diese Abscheidung von Harnsäure-
und Uratkrystallen in den Sammelröhren, die schon zu den ableitenden Harnwegen zu zählen sind, beim Neugeborenen durch einen abnormen Kolloidgehalt
des erstmals sezernierten Urins zurückzuführen. Sei es, daß der erste Urin noch
eiweißartige Substanzen enthält, die mit den Harnkolloiden flocken und so zur
Konkrementbildung führen; sei es, daß der Urin abnorm lange in der Niere
stagniert und so eine Sedimentbildung schon innerhalb der Harnwege statthat,
so muß man den Harnsäureinfarkt des Neugeborenen nicht unter die Störungen
des Purinstoffwechsels rechnen, sondern ihn den Steinbildungen zuzählen.
Spricht doch schon die gelbe Farbe der Urate und der Harnsäure in diesen Ablagerungen dafür, daß sie aus Harnflüssigkeit ausgefallen sind. Trotzdem findet
man in der Literatur (Aschoff[54]) den Harnsäureinfarkt des Neugeborenen in
einer Rubrik mit den gichtischen Ablagerungen von Natriumurat in der Niere
Gichtkranker abgehandelt. Das Natriumurat in der Niere Gichtkranker krystallisiert aus dem Blute an nekrotischem Nierenparenchym aus und ist irgendeinem
anderen Tophus im Organismus dem Entstehungsmechanismus nach gleichzusetzen. Der Harnsäureinfarkt fällt aus dem bereits sezernierten Harn in den
Sammelröhren aus. Die freie Harnsäure und alle Urate, die aus dem Harn ausfallen, reißen gelben Farbstoff mit. Urate, die aus der Blutflüssigkeit auskrystallisieren, sind im Gegensatz hierzu immer kreidig weiß. Schon dieser
Unterschied in der Farbe müßte den Beobachtern aufgefallen sein und auf den

prinzipiellen Unterschied zwischen Harnsäureinfarkt des Neugeborenen und gichtischen Ablagerungen in der Niere hingewiesen haben.

Über den Cystinstein wurde bereits bei der Cystinurie (s. S. 111) gesprochen.

Von Rosenbloom[55] wurden sechs Fälle von Xanthinsteinen in der Literatur gesammelt und ein neuer beschrieben. Xanthin kommt im Urin nur in mäßiger Menge vor. Die beobachteten Xanthinsteine waren immer mit Harnsäure gemischt.

Sogenannte Indigosteine sind in der Regel Urat- und Phosphatsteine, die Indican in geringen Spuren enthalten, das sich an der Oberfläche zu Indigo oxydiert hat.

Cholesterin- und Cholesterin-Fett-Steine können bei Eiterungen und bei Einführung von Fremdkörpern und nachfolgender Eiterung in den ableitenden Harnwegen in sehr seltenen Fällen beobachtet werden (Kropp[56], Horba-czewski[57]).

Von anorganischem, steinbildendem Material kann in seltenen Fällen auch der kohlensaure Kalk zur Steinbildung Veranlassung geben. Steine aus kohlensaurem Kalk sind häufiger bei Pflanzenfressern. Beim Menschen sind sie sehr selten und kommen wohl nur bei ausgesprochenen Vegetariern vor. Bemerkenswert ist, daß die Calciumcarbonatsteine außerordentlich konsistent und hart sind.

Die Art der Steinkolik ist vollständig unabhängig von der Natur des Steines, welcher sie hervorruft. Die Kolik ist lediglich die Folge einer Fremdkörperreizung der ableitenden Harnwege, die sie oft begleitende Fiebererscheinung die Folge einer Harnstauung oder einer Sekundärinfektion der Harnwege. Ein typischer Anfall tritt plötzlich mit wehenartig sich steigernden Schmerzen auf. Der Schmerz kann bei Nierenbeckensteinen direkt in der Nierengegend lokalisiert bleiben, bei Ureterensteinen strahlt er zur Blase hin bis in das Glied und den gleichseitigen Hoden aus. Bei der Frau wird der ausstrahlende Schmerz bis in die Schamlippen hinein empfunden. Sehr oft hören wir von starken Schmerzen am Oberschenkel. Diese Oberschenkelschmerzen entstehen durch den Nervus genito-femoralis, der hinter dem Ureter nach abwärts zieht und sich in den Nervus lumbo-inguinalis und den Nervus spermaticus externus teilt. Manchmal sind Oberschenkelschmerzen das Prodromalsymptom eines Steinanfalles. Eine Nierensteinkolik kann mit schweren peritonealen Reizerscheinungen einhergehen. Schon viele Laparatomien mit der Diagnose Peritonitis wurden ausgeführt, wo nur eine Pyelitis oder eine Steinkolik die Ursache der peritonealen Reizerscheinung war. So einfach ein typischer Anfall zu diagnostizieren ist, so schwierig kann manchmal die Differentialdiagnose bei atypischen Anfällen sein. Besonders bei Schmerzen auf der rechten Seite kann es unter Umständen sehr schwerfallen, die Nierenkolik von einer Gallenkolik abzutrennen. Diese Schwierigkeit der Diagnostik ergibt sich oft durch eine Rückstauung von Urin in das Nierenbecken, wobei die Niere vergrößert wird und man nicht mit Sicherheit entscheiden kann, ob man die Niere oder die Gallenblase unter den Fingern hat. Läßt man atmen, so tritt die Gallenblase nach abwärts, die Niere bleibt dagegen von der Atmung unbeeinflußt. Aber auch dieses Hilfsmittel versagt manchmal. Man muß unbedingt in zweifelhaften Fällen die Röntgendiagnose zu Hilfe nehmen. Die stärksten Schmerzen treten auf, wenn der Stein vom Nierenbecken in den Ureter eintritt. Eine zweite Stelle, die dem passierenden Stein Schwierigkeiten macht, ist die Stelle, an welcher der Ureter über die Linea arcuata des Os coxae ins Becken zieht. Kommt es hier zu einem Festhaften des Steines, so kann die Differentialdiagnose mit einer Erkrankung des Wurmfortsatzes und bei Frauen mit einer Adnexerkrankung recht schwierig sein. Die letzte Stelle, an der der herabgleitende Stein öfters steckenbleibt, ist das unterste Stück des Ureters beim

Eintritt in die Blase. Sehr oft sieht man beim Cystoskopieren dieser Kranken das Orificium urethrae erweitert, ohne daß sich ein Harnstrahl entleert, manchmal ist der Stein im geöffneten Ureterenmund sichtbar. Diese Steine können leicht heruntergeholt und wie Blasensteine innerhalb der Blase zertrümmert werden. Obwohl man nach der Lokalisation des Schmerzes auf den Sitz des Steines schließen kann, so ist doch in den meisten Fällen das Symptomenbild und die Schmerzlokalisation so unbestimmt, daß die Lokalisation des Steines ohne Photographie unmöglich ist.

Die gefürchtetste Komplikation bei den Harnsteinen ist die Infektion der Harnwege. Es ist hier nicht der Platz, um auf das Symptomenbild und den wechselvollen Verlauf der mit Steinbildung komplizierten Infektion der ableitenden Harnwege näher einzugehen. Gerade diese Kranken bedürfen eingehender klinischer Beobachtung, da ein zu frühes oder zu spätes operatives Eingreifen verhängnisvoll wirken kann.

Therapie.　Die Therapie besteht im akuten Anfall in Bettruhe und antispastischen Mitteln. Ein zu starkes Durchspülen ist nicht zu empfehlen. Jedoch soll man nach dem Durste trinken lassen. Als Getränk eignet sich Bärentraubenblättertee und besonders Hagebuttentee mit seinem angenehmen Geschmack und seiner leicht harntreibenden Wirkung. Es ist ein Irrtum, wenn man glaubt, durch starkes Durchspülen die Ausscheidung des eingeklemmten Steines zu erzwingen. Es ist gerade so wichtig den Ureter durch antispastische Mittel zu erschlaffen als reichlich trinken zu lassen. Durch Einnahme von Gleitmitteln, wie Öl und Glycerin, ist kein Erfolg zu erwarten, da sie nicht in der Niere ausgeschieden werden. Ureterendehnung und Anwendung von Gleitmitteln von der Blase aus sind in geeigneten Fällen zweckmäßig. Das Trinken von besonderen Mineralwässern (Wildunger Helenenquelle, Vichy) dürfte nur in den seltensten Fällen tatsächlichen Erfolg haben. Die Annahme, daß derartige Wässer den Stein lösen, ist irrig. Sie wirken lediglich als leichte Spülkuren. Die Niere kann nicht gezwungen werden, einen Harn zu produzieren, der seiner Reaktion nach einen Stein auflösen könnte. Nur bei abnorm saurem Harn möge man leicht alkalische Wässer geben. Bei alkalischem Harn ist Wildunger oder Vichy zu verbieten. In diesen Fällen ist Phosphorsäurelimonade (1 Löffel Phosphorsäure auf $^1/_2$ Liter Limonade) indiziert. Phosphatsediment ist keine Gegenindikation für die Phosphorsäuredarreichung. Die Phosphorsäure hat sich immer noch als das beste Mittel zum Säuern des Harns erwiesen. Es ist hier nicht der Platz, um auf die Indikationsstellung zur Operation einzugehen. Man muß sich immer bewußt sein, daß man durch die Steinoperation lediglich den Stein entfernt, aber die Gelegenheit zum Ausfallen neuer Steine in den ableitenden Harnwegen nicht wegschafft. Die Operation wird aus diesen Gründen nur dann anzuempfehlen sein, wenn gehäufte Anfälle oder Behinderung des Harnabflusses mit konsekutiver Erweiterung des Nierenbeckens und des Harnleiters vorliegen.

Gallensteine, Zusammensetzung der Galle.　Bevor wir auf den Entstehungsmechanismus der Gallensteine eingehen, müssen wir uns über das Milieu, in dem die Steinbildung statthat, unterrichten. Die Galle ist ein Gemenge, das sich aus dem Sekret der Leberzelle und dem Schleim der Gallengänge zusammensetzt. Das Sekret der Leber (die Lebergalle) hat einen anderen Gehalt an festen Stoffen als die Blasengalle; sie ist dünnflüssig und klar. Die Lebergalle fließt teils direkt in den Darm, teils wird sie in dem Reservoir der Gallenblase angesammelt. Hier in der Gallenblase erfolgt eine Resorption von Wasser, so daß die Blasengalle konzentrierter ist als die Lebergalle. Die zähe, dickflüssige Beschaffenheit der Blasengalle zeigt im Gegensatz zur Lebergalle den geringeren Flüssigkeitsgehalt an. Das spezifische Gewicht der Blasengalle schwankt beim Menschen zwischen 1,01 und 1,04. Die Reaktion der Gallenflüssigkeit beim Menschen auf Lackmus ist schwach alkalisch. Es wurden auch saure Gallen schon beobachtet. Die Reaktion der Gallen bei verschiedenen Tieren schwankt zwischen p_H 4,47—5,33 (Okada[58]). Die Farbe der Blasengalle ist gelbbraun, zum Unterschied von der Lebergalle, die eine schwach hellgelbe Farbe hat. Durch Einführung des Duodenalschlauches kann man jederzeit Blasengalle erhalten, indem man durch den Wittepeptonreflex (Stepp[59]) oder mit dem Hypophysinreflex (Schöndube[60]) die Gallenblase entleeren läßt. Über die Menge der in 24 Stunden abgesonderten Galle beim Menschen sind die Angaben sehr schwankend. Noel-Paton[61], Mayo-Robson[62], Hammarsten[63] u. a.[64,65] geben Zahlen an, die zwischen 500 und 1000 ccm pro 24 Stunden schwanken. Die abgemessenen Gallen beim Menschen sind zudem nicht als normale Gallen zu bezeichnen, so daß diese Zahlen nicht einwandfrei sind. Aus Tierversuchen hat man geschlossen, daß 3—30 g Galle pro Kilogramm Tier und 24 Stunden sezerniert werden. Die Absonderung der Galle hängt in weitesten Grenzen von der Nahrung ab und ist besonders nach Fleischnahrung sehr stark. Das Maximum der Gallenabsonderung nach der Nahrungsaufnahme tritt bei Eiweißnahrung 2—3 Stunden nach der Mahlzeit auf (Heidenhain[66], Barbéra[67], Loeb[68]). Über die quantitative Zusammensetzung der Galle besitzen wir keine mit modernen Methoden ausgearbeiteten Analysen. Im folgenden seien zwei Analysen von Frerichs[69] bei einem 18- (I) und 22- (II) jährigen Manne (Blasengalle) und eine Analyse von Hammarsten[70] von Lebergalle wiedergegeben. Diese Analysen sind auf pro Mille berechnet.

(Nach Frerichs):

	(I)	(II)
Wasser	860,0	859,2
Feste Stoffe	140,0	140,8
Gallensaure Alkalien . .	72,2	91,4
Schleim- und Farbstoff .	26,6	29,8
Cholesterin	1,6	2,6
Fett	3,2	9,2
Anorganische Stoffe . . .	6,5	7,7

(Nach Hammarsten):

Feste Stoffe	25,200	35,260	25,400
Wasser	974,800	964,740	974,600
Mucin und Farbstoff . .	5,290	4,290	5,150
Gallensaure Alkalien . .	9,310	18,240	9,040
Taurocholat	3,034	2,079	2,180
Glykocholat	6,276	16,161	6,860
Fettsäuren aus Seifen . .	1,230	1,360	1,010
Cholesterin	0,630	1,600	1,500
Lecithin . . . . ⎫		0,574	0,650
Fett . . . . ⎭ 0,220		0,956	0,610
Lösliche Salze	8,070	6,760	7,250
Unlösliche Salze	0,250	0,490	0,210

Die Gallenflüssigkeit ist eine kolloidale, wäßrige Lösung, die reichlich Schleimsubstanzen enthält. Die spezifischen Bestandteile der Galle sind die Gallensäuren und die Gallenfarbstoffe. In der menschlichen Galle sind die Gallensäuren im wesentlichen als glykochol- und taurocholsaure Alkalien vorhanden. Die Desoxycholsäure kommt gepaart mit Fettsäuren als Glykocholeinsäure in der menschlichen Galle vor (Hammarsten[71]). Nach den Untersuchungen von Wieland[72] und seinen Mitarbeitern ist die Menge der Desoxycholsäure sehr beträchtlich. Sie kann ein Drittel und noch mehr der ausgeschiedenen Cholsäure betragen. Außer der Desoxycholsäure fand Wieland[73] noch in der menschlichen Galle eine Gallensäure, die früher nur in der Gänsegalle gefunden wurde, die sog. Chenodesoxycholsäure, welche er Anthropodesoxycholsäure nennt (Wieland und Reverey[72]). Aus diesem Grunde scheinen die oben angegebenen Analysen über den Gehalt der Galle an Gallensäuren nicht mehr zutreffend. Über den molekularen Aufbau der Gallensäuren und ihre Bedeutung für den Sterinstoffwechsel s. S. 510. In der Gallenflüssigkeit findet sich nur Cholesterin, Cholesterinester fehlen (s. S. 503). An anderen Lipoiden sind Phosphatide, besonders Lecithin, vorhanden. Geringe Mengen von Neutralfett und von Seifen sowie geringe Mengen von Harnsäure, Harnstoff und Ätherschwefelsäuren sind in der Galle nachgewiesen. Auch einige Mineralbestandteile, Chloride, Ca-, Mg- und Eisenphosphate sowie Spuren von Kupfer kommen in der Gallenflüssigkeit vor. Die Galle ist ein außerordentlich stabiles kolloidales System, dessen besondere Eigentümlichkeiten hinsichtlich der lösenden Eigenschaften in dem gleichzeitigen Vorhandensein von Gallensäuren und Fettsäuren gelegen sein dürfte. Es ist von vornherein verständlich, daß bei einem solchen Gemisch kolloidaler Stoffe die kolloidale Lösung nicht etwa dadurch aufgehoben wird, daß einer der in Lösung befindlichen Stoffe in vermehrter Menge auftritt. Kommt es zum Auskrystallisieren eines Stoffes in der Galle, so werden wohl ebenso, hier vielleicht noch in viel stärkerem Maße als im Harn, die Veränderungen im kolloidalen Zustande der Flüssigkeit maßgebend sein. Aus einem solchen Medium kann sich schwerlich ein reines Krystallisat abscheiden. Es wird immer durch Spuren von Schleim und Farbstoffen verunreinigt sein. Halten wir uns zunächst an die Einteilung von Aschoff, so unterscheidet Aschoff drei größere Gruppen von Steinen:

1. Reine Cholesterinsteine; meistenteils Solitärsteine, die ohne Entzündung auftreten und nur ein ganz zartes Eiweißgerüst aufzeigen. Sie sollen vorwiegend metabolisch auf Grund einer Stoffwechselstörung entstehen.

2. Cholesterin-Pigment-Kalk-Steine mit dichtem Eiweißgerüst, welche auf infektiöser Grundlage zustande kommen.

3. Erdige Pigmentsteine, die im wesentlichen Bilirubinkalk und wenig Cholesterin enthalten. Sie sollen vorwiegend statischen Ursprunges sein und durch Gallenstauung verschiedener Art entstehen.

Entstehung der Gallensteine. Naunyn. Seitdem sich Altmeister Naunyn[74] mit der Gallensteinbildung befaßte und bis in seine letzten Lebenstage als Arbeitsgebiet beibehalten hat, ist die Frage nach der Entzündung wie der Infektion der Gallenwege als Ursache für die Gallensteinbildung nicht mehr außer acht zu lassen. Zweifellos ist die Ursache der meisten Gallensteine eine entzündliche Veränderung der Gallenflüssigkeit oder der Gallenblasenwand. Bei entzündlichen Veränderungen der Gallenwege kommt es zur Abscheidung einer eiweißreichen Galle, die bei ihrer Eindickung in der Gallenblase zur Eiweißflockung (Bilirubin-Kalk-Eiweiß-Flocke) Veranlassung gibt und dadurch einen Steinkern entstehen lassen kann, an dem sich Cholesterin abscheidet. Auch die bakterielle Infektion der Gallenblase, ohne Entzündung der Gallenwände, kann zur Niederschlagsbildung Veranlassung geben. Eine entzündete Gallenwand ist das dritte Moment, das in dem Bereich der Naunynschen Hypothese die Entzündung als das Wesentliche der Steinbildung erscheinen läßt. Ein sekundäres Moment für die Steinbildung erblickt Naunyn[74] in der Stauung der Galle bei Behinderung des Abflusses nach dem Ductus cysticus. Nachdem wir durch die Untersuchungen von Schmieden und Rohde[75] und von John Berg[76] und vor allen Dingen durch die Untersuchungen von Lütkens[77] und Westphal[78] wissen, daß der Abfluß der Galle aus der Gallenblase durch den Oddischen Muskel hintangehalten werden kann, gewinnt der Begriff der Stauung noch mehr Berechtigung. Es ist leicht vorstellbar, daß eine Abflußbehinderung

in der Gallenblase zu einer übermäßigen, momentanen Eindickung der Galle
führt, die eine Zustandsänderung der Kolloide und damit die Steinbildung zur
Folge hat. Sehen wir doch sehr häufig, daß vegetativ labile Personen Gallen-
steinträger sind. Der Oddische Muskel wird vom Vagus innerviert. Naunyn[74]
wollte die Ursache der Gallensteinbildung auf einen einheitlichen Nenner bringen,
der „Stauung und Entzündung" heißt. Mit dieser Formulierung war seine Lehre
angreifbar. Zunächst waren es Aschoff und Bacmeister, die zeigen konnten, Aschoff.
daß die Entstehung der Gallensteine aus einer einheitlichen Ursache sowohl der
Gestalt der Steine, als auch dem Mechanismus der Steinbildung nach, nicht in
allen Teilen gerecht wird. Aschoff und seine Schüler gingen von der Entstehung des Solitärsteines aus und zeigten, daß diese Steine überhaupt keinen
sichtbaren Steinkern haben, sondern von einem leichten, feinfaserigen Netz
durchsetzt sind. Aschoff will für den Entstehungsmechanismus dieser Steine
eine Stoffwechselstörung annehmen. Er glaubt, daß die Solitärsteine bei einem
übermäßigen Reichtum der Galle an Cholesterin zustande kommen. Die Störungen
des Cholesterinstoffwechsels, die zu einer cholesterinreichen Galle führen, sind
nach Aschoff in einer Hypercholesterinämie zu suchen, die hinwiederum durch
einen vermehrten Anfall von Cholesterin, das sich aus Fettdepots und zerfallenden roten Blutkörperchen herleiten könne (Fettsucht, Diabetes, schwere Anämien,
Gravidität), zu suchen sei. Leider widerspricht aber diese Anschauung den tatsächlichen Befunden. Eine Hypercholesterinämie ist nur in den allerseltensten
Fällen bei Gallensteinleiden gefunden worden. Die wenigsten Untersucher fanden
eine Cholesterinanhäufung im Blute, wobei noch nicht einmal berücksichtigt wurde,
ob das Cholesterin als Ester oder als freies Cholesterin sich anstaute. Lediglich
eine Beobachtung von Schwenkenbacher[79], bei der neben Xanthomatose,
Hypercholesterinämie Cholelithiasis festgestellt wurde, spricht im Sinne einer
Stoffwechselstörung. Als Hauptstütze der Aschoffschen Lehre gilt die
Gallensteinbildung der Frauen im Gefolge der Gravidität. Hier spielen aber
so viel andere Momente mit, ich nenne nur Gallenstauung durch Krampfzustände des Oddischen Muskels, Veränderungen des kolloidalen Zustandes der
Galle, daß wir vorerst nicht ohne weiteres aus einer Hypercholesterinämie auf
die Ursache der Steinbildung schließen dürfen. Zweifellos wird es Kranke geben,
bei denen ein übermäßiges Angebot von Cholesterin zur Steinbildung führt.
Es sei auf die Analogie der Uratsteinbildung bei Leukämien hingewiesen, bei der
ebenfalls ein übermäßiges Angebot von Purinen den Harnsäurestein entstehen
läßt; aber hier wie dort dürfte die Steinbildung infolge übermäßigen Anfallens
des steinbildenden Materials zu den Seltenheiten gehören und nicht die Regel
sein. Die These, daß Gallensteine ohne Entzündung entstehen können, hat
Berechtigung, wenn auch die Annahme, daß eine „Stoffwechselstörung" dem
nicht entzündlichen Gallenstein zugrunde liege, in den meisten Fällen nicht
aufrechterhalten werden kann. Aschoff erkennt an, daß in der Mehrzahl
die Gallensteine durch entzündliche Veränderungen der Gallenwege im Sinne
Naunyns entstehen. Die skandinavischen Forscher Boysen[80] und Rovsing[80] Rovsing.
wollen die Gallensteinbildung auf eine einheitliche Ursache zurückführen. Sie
glauben, daß bereits in den intrahepatischen Gallengängen kleine Pigment-
konglomerate sich bilden, die in der Gallenblase sich sekundär zu den einzelnen
Steinarten umbilden. Rovsing lehnt in unfreundlicher und durchaus ungerecht-
fertigter Weise die alten Naunynschen Arbeiten ab und bestreitet jedwede
entzündliche Entstehungsart der Steine. Die Ansicht Rovsings, jedwede
Gallensteinbildung auf intrahepatische Pigmentfällung zurückzuführen, ist
zweifellos unrichtig. Jedoch soll keineswegs geleugnet werden, daß ein Gallenstein sich auch um einen intrahepatisch entstandenen Pigmentkern bilden kann.

Lichtwitz.   Lichtwitz[81] rückt die physikalisch-chemischen Bedingungen der Gallenflüssigkeit in der Gallenblase für die Entstehung der Gallensteine in den Vordergrund. „Die Galle ist ein kompliziertes System von wasserunlöslichen Stoffen, die teils selbst kolloidal verteilt sind, teils durch andere Kolloide in Lösung gehalten werden. Dieses System ist von großer Stabilität. Alles was die Stabilität vermindert oder vernichtet, führt zu Niederschlägen. Diese Niederschläge können, indem sie zu Steinkernen werden, den grundlegenden Akt der Steinbildung darstellen“. Eiweißanreicherung, Bakterien, abgeschilferte Epithelien, Schwermetalle (Kupfer), wie auch Bakterienleiber und Bakteriensekrete können zur Steinbildung führen. Auch die Zusammensetzung der Galle, insbesondere ihr Gehalt an den verschiedenen Gallensäuren, die die Löslichkeit des Cholesterins zum größten Teil bedingen, können für die Niederschlagsbildung in Frage kommen.

Rosenthal und Licht[82] weisen darauf hin, daß entzündliche Veränderungen der Gallenblasenwand eine gesteigerte Resorption von Gallensäuren bewirken und dadurch eine Verschlechterung der Löslichkeit des Cholesterins und Bilirubinkalkes herbeiführen können. Leider ist die Frage, inwieweit die Gallensäuren in der menschlichen Galle für den Löslichkeitszustand des Cholesterins und für die Gallensteinbildung in Frage kommen, der analytischen Feststellung schwer zugänglich, da man mit den gebräuchlichen Methoden wohl die Cholsäure (polarimetrisch, Jenke), die Tauro- und Glykocholsäure (nach van Slyke, Rosenthal), nicht aber die anderen Gallensäuren vor allen Dingen nicht die Desoxycholsäure bestimmen kann.

Es ist ferner sehr wohl möglich, daß die Galle bereits in einem unstabilen Zustand sezerniert wird (Ähnlichkeit mit dem Harn) und daß ein als pathologisch zu bezeichnender Sekretionsakt die Möglichkeit der Steinbildung eröffnet. Lichtwitz[81] glaubt, daß die Bildung eines unstabilen Sekretes den Zwischenakt darstellt, der der Steinbildung durch Vitamin-A-freie Ernährung vorausgeht. Versuche von Fujimaki an Ratten, die Vitamin-A-frei ernährt wurden, ergaben Steinbildung, sowohl in den ableitenden Nierenwegen als auch in der Galle. Die Rolle des Vitamin A für die Steinbildung ist noch vollständig ungeklärt. Sie dürfte aber mit der von Lichtwitz angegebenen Sekretionsstörung, die zur Gallensteinbildung führen könnte, auch gleichsinnig sein.

Das familiäre Auftreten der Gallensteinkrankheiten dürfte am ehesten durch eine funktionelle Störung des Sekretionsaktes der Gallenbildung zu erklären sein, in dem Sinne etwa, daß die Galle zeitweise in einem kolloidal instabilen und als pathologisch zu bezeichnenden Zustande sezerniert wird. Eine Erklärung, die auch für das familiäre Vorkommen der Harnsteine herangezogen wird.

Wir sehen, daß die Gallensteinbildung ihrer Ursache nach auf die verschiedensten Dinge zurückgeführt werden kann und daß es unrichtig wäre, eine einheitliche Ursache für die Steinbildung anzunehmen. Es gibt Gallensteine, die ohne Infektion und ohne Entzündung der Gallenwege entstehen und lediglich durch Veränderung des physikalisch-chemischen Zustandes der Galle in der Gallenblase zustande kommen. Die überragende Rolle für die Steinentstehung dürften aber noch immer, wie Naunyn[74] angibt, die entzündlichen Veränderungen spielen. An dieser Auffassung ändert auch die Tatsache nichts, daß intrahepatisch entstandene Pigmentflocken ohne Entzündung zur Gallensteinbildung führen können. Ob nun die Ursache Entzündung oder Pigmentflockung oder pathologische Zusammensetzung der Gallenflüssigkeit heißt, immer werden diese Ursachen eine Veränderung des physikalisch-chemischen Milieus in der Gallenblase zur Folge haben, wodurch die Stabilität der kolloidalen Lösung des Cholesterins und der Gallenpigmente gestört und zur Ausflockung geführt wird.

Für die klinische Beurteilung der Gallensteinkranken ist es von ausschlaggebender Bedeutung, zu wissen, daß man eine Gallensteinbildung nicht durch irgendwelche Beeinflussung des exogenen Nahrungsangebotes hintanhalten kann, daß es immer endogene Momente sind, die auf die verschiedenste Art eine Ursache zur Steinbildung abgeben können. Für die Klinik der Gallensteinkranken ist auch die Art des Steines von untergeordneter Bedeutung, so daß ich nicht auf die Unterscheidung der einzelnen Steinarten eingehe. Es sei hier nur noch erörtert, ob die Steine ständig wachsen oder ob das Wachstum der Steine in verschiedenen Zeitabschnitten vor sich geht. Naunyn[74] lehrte, daß die Gallensteinbildung episodenweise erfolge und daß die meisten Steinkranken nur eine begrenzte Episode der Steinbildung erleben. Lichtwitz[81] geht noch weiter, indem er sagt, daß der Akt der Steinbildung fast immer ein einmaliger und sehr kurzdauernder ist, d. h. alle Gallensteine, die sich in einer Gallenblase finden, auf einmal und zu gleicher Zeit entstanden sind. Von dieser Regel gibt es nach Lichtwitz nur eine Ausnahme, das ist die Bildung neuer Steine um Steinsplitter herum, die durch Zertrümmerung eines alten Steines entstanden sind. „Daraus folgt, daß bei Anwesenheit freier Steine in der Gallenblase Steine nur um solche Steinkerne anwachsen, die, wie die Steinsplitter, das spezifische Gewicht der Steine haben und daher im toten Raum der Blase liegen können, während die gewöhnlichen Steinkerne bei besetztem toten Raum der Entleerung verfallen." Obwohl ich sonst in allen Fragen der Steinbildung mit Lichtwitz einig gehe, möchte ich diesen Anschauungen nicht zustimmen. Bedenkt man, daß in der Gallenblase nicht mehr Flüssigkeit vorhanden ist, als höchstens 20—30 ccm, in der Regel noch viel weniger, und bedenkt man, daß die Konzentration des Cholesterins in der Galle 0,3—1,0 % beträgt, so ist in der Gallenblase bei einem Gehalte von 20 ccm im Durchschnitt 0,1 g Cholesterin anwesend. Ein mittelmäßiger Solitär wiegt ca. 3 g (Cholesterin ist leichter als Wasser). Eine Steinblase kann an kleinen Steinen weit über 5 g Cholesterin enthalten. Bei Überlegung dieser Vergleichsgrößen des in der Galle vorhandenen Cholesterins mit dem Gewicht der Cholesterinsteine ist ersichtlich, daß die Bildung der Cholesterinsteine nicht in allzu kurzen Zeitabschnitten verlaufen dürfte. Auch die Bildung der einzelnen Schichten spricht ähnlich wie bei der konzentrischen Schichtung der Harnsteine für ein appositionelles Wachstum. Der Vergleich mit den Liesegangschen Ringen, d. h. rhythmischen Niederschlagsbildungen durch wiederholte Kolloidfällung mit allmählicher Durchtränkung des steinbildenden Materials, wäre in diesem Sinne zu deuten. Dabei wird sich das Cholesterin zunächst an den geflockten Kolloiden tropfig entmischen (Schade) und dann erst krystallinisch orientieren. Auch für die Pigment-Kalk-Steine wird es wahrscheinlich sein, daß sie nicht immer in einer Generation entstehen, obgleich gerade bei diesen Steinen das steinbildende Material (Kalk und Gallepigment) in genügend großer Konzentration vorhanden wäre.

Wachstum der Steine.

Die klinischen Erscheinungsformen der Gallensteinkrankheit sind so vielfältige, daß ich nicht in kurzen Schlagworten die klinische Symptomatologie umreißen möchte. Es muß hier auf die einschlägigen Lehrbücher (Umber in Mohr-Staehelin, Kehr in Kraus-Brugsch) verwiesen werden. In den letzten Jahren hat die Diagnostik der Gallensteinleiden durch die röntgenographische Darstellung der Gallenblase einen erheblichen Fortschritt gemacht. Nach den Angaben von Graham und Cole[84] wird Tetrajodphenolphthalein (Jodtetragnost), das man am besten intravenös zuführt, in der Galle ausgeschieden und gibt in der Gallenblase einen Kontrast, der vorhandene Steine aufzeigt. Ohne Kontrastfüllung sieht man im Röntgenbilde nur Steine, die in ihren einzelnen Schichten Kalk enthalten, da Cholesterin selbst für die Strahlen durch-

Diagnostik der Gallensteine.

lässig ist. An meiner Klinik hat sich zur Auffüllung der Gallenblase am besten die intravenöse Einspritzung einer sehr verdünnten Tetrajodphenolphthaleinlösung bewährt. Seitdem wir diese Lösung in einer Verdünnung von 3,0—4,0/200,0 langsam einfließen lassen, haben wir nie mehr irgendwelche unangenehme Zufälligkeiten erlebt. Bei Einspritzung konzentrierterer Lösungen treten oft Übelkeit und Erbrechen, manchmal schockartige Erscheinungen auf. Die Anwendung von Jodatophan hat sich wegen der unangenehmen Nebenerscheinungen (Jodschnupfen, Conjunctivitis) und der nicht ungiftigen Eigenschaften auf das Leberparenchym (Ikterus) nicht bewährt. Eine perorale Darreichung all dieser Präparate ist wegen der Unsicherheit der Füllung nicht zu empfehlen. Die intravenöse Gabe sehr verdünnter Tetrajodphenolphthaleinlösungen ist die Methode der Wahl. Wird eine Gallenblase nach intravenöser Auffüllung röntgenologisch nicht sichtbar, so ist dies in den meisten Fällen als pathologisches Zeichen zu verwerten. Bei Steinverschluß des Ductus cysticus und bei Schrumpfblasen gelingt die Auffüllung nicht. Auch die Darstellung der Gallenwege vom Dünndarm aus ist versucht worden. Jedoch hat diese Methode bisher zu keinem greifbaren Ergebnis geführt.

Therapie.   Als Grundfrage für die Therapie der Gallensteine muß die Frage gelten, ob es möglich ist, die Cholesterinsteine oder Pigmentsteine in den abführenden Gallenwegen aufzulösen. Cholesterin ist in Öl löslich. Diese Tatsache hat schon seit alters her zu der Meinung geführt, daß man Gallensteine durch Öl in der Gallenblase auflösen könne. Auch heute ist die Ölkur in massiger Form ($^1/_2$ Liter täglich) von Kurpfuschern geübt, während die mildere Form der Ölkur (1 bis 3 Löffel täglich) eine häufige von Ärzten gebrauchte Maßnahme bei Gallensteinkranken darstellt. Bei Darreichung von größeren Mengen von Öl bilden sich im Kot weiße, kugelige Gebilde, die häufig von Gebildeten und Laien als Gallensteine angesehen werden. Diese weißlichen, kugeligen Gebilde, die nach Ölkuren zu finden sind, bestehen aus fettsauren Seifen und haben mit Gallensteinen gar nichts zu tun. Es ist unmöglich, mit Öl Gallensteine in den abführenden Gallenwegen in Lösung zu bringen, da das Öl niemals in die Galle ausgeschieden wird. Wenn trotzdem sehr viele Ärzte heute noch das Öl bei Gallensteinkranken anwenden, so geschieht dies aus der Erkenntnis, daß das Öl galletreibend wirkt. Man hofft durch den gesteigerten Gallezufluß zum Darm kleinere Steine herauszuschwemmen. Es muß aber betont werden, daß wir bis heute kein Mittel kennen, das bereits abgeschiedene Gallensteine in der Gallenblase zu lösen imstande ist. Wir sind lediglich darauf angewiesen, Mittel zu verabreichen, die in gleichem Sinne, wie das Öl, die Gallenabsonderung befördern. Als sog. Cholagoga wurden von alters her Kalomel, Rhabarber, Podophyllin gegeben. Die Wirkung dieser Arzneien dürfte aber im wesentlichen eine abführende sein und erst sekundär einen Galleabfluß auslösen. Ätherische Öle, besonders Pfefferminzöl in verschiedener Gestalt, am besten in Gestalt von Pfefferminztee, wirken galletreibend. Der Pfefferminztee ist das angenehmste, galletreibende Mittel. Die „verdauungsbefördernde" Wirkung des Pfefferminzschnapses ist in romanischen Ländern besonders gebräuchlich. Man hat früher die Galle selbst als Cholagogum gegeben. Die durch Gallengaben selbst ausgeübte galletreibende Wirkung dürfte im wesentlichen durch die Gallensäuren hervorgerufen sein. Nach Untersuchungen von E. Neubauer[85] wirkt die Desoxycholsäure auf die Galleproduktion am kräftigsten. Die Präparate Agobilin, Felamin enthalten als wirksame Bestandteile Gallensäuren. Brugsch und Horsters[86] wiesen auf die galletreibende Wirkung des Atophans hin. Es ist zu bemerken, daß alle sog. galletreibenden Mittel lediglich nach ihrer Einwirkung auf die Flüssigkeitsmenge der sezernierten Galle gewertet werden und gleichzeitige Bestimmungen der Gallenbestandteile infolge der experimentellen

Schwierigkeiten nicht ausgeführt wurden. Aus diesem Grunde bleibt die galletreibende Wirkung aller dieser Substanzen ziemlich problematisch. Eine Reihe von Medikamenten wirkt nicht galletreibend im Sinne einer vermehrten Galleproduktion (cholerethisch), sondern im Sinne eines vermehrten Galleabflusses (cholagogisch). Einen vermehrten Abfluß der Galle bewirken alle Abführmittel, so auch das im Karlsbader und Mergentheimer Wasser vorhandene Magnesiumsulfat. Die nach Allard vorgenommenen Dünndarmspülungen mit 20—40 ccm 20 proz. Magnesiumsulfatlösung haben einen außerordentlichen Effekt auf die Entleerung der Gallenblase, aber nicht auf die Vermehrung der Galle selbst. In ähnlichem Sinne wirkt auch die protrahierte Gabe von Belladonnapräparaten, indem sie erschlaffend auf die glatte Muskulatur der Gallenblase und des Sphincter Oddii einwirken und so einen Gallezufluß zum Darm ermöglichen. Die Wirkung des neuerdings in die Therapie eingeführte Hypophysins beruht auf einer momentanen, durch das Hypophysin ausgelösten Kontraktion der Gallenblase. Es ist wohl möglich, daß durch eine derartige Kontraktion ein oder das andere Mal ein kleines Steinchen abgeht. Es ist aber nicht möglich, größere Steine und vor allen Dingen gehäufte Gallensteine durch Hypophysin aus der Gallenblase auszutreiben.

Die diätetische Beeinflussung der Gallenbildung kann sich nach unseren heutigen Kenntnissen lediglich auf die Darreichung einer cholesterinarmen Nahrung beschränken. Nach unseren Untersuchungen wird Cholesterin nur ausgiebig resorbiert, wenn gleichzeitig Fett gegeben wird. Phytosterin soll nach den Angaben von Schönheimer[87] kaum resorbiert werden. Das cholesterinreichste Nahrungsmittel ist das Fleisch und besonders die inneren Organe. Eidotter enthält am meisten Cholesterin. Man ginge aber von falschen Vorstellungen aus, wollte man eine Gallensteinbildung diätetisch hintanhalten, da der größte Teil des mit der Nahrung zugeführten Cholesterins wahrscheinlich gar nicht zur Resorption gelangt und als Koprosterin ausgeschieden wird (s. S. 499). Die Cholesterinzufuhr in der Nahrung ist nach unseren Untersuchungen ohne Einfluß auf die Gallensäurebildung (s. S. 511). Die Diätetik bei Gallensteinkranken muß mehr auf den Magen-Darm-Kanal Rücksicht nehmen als auf die Gallenbildung. Es wäre ein Fehler, wollte man in der Diät des Gallensteinkranken das Fleisch weglassen, da gerade das Fleisch derjenige Nahrungsstoff ist, der den Gallezufluß am meisten anregt. Machen wir doch, um einen momentanen Abfluß zu bekommen, mit dem Wittepeptonreflex praktisch von dieser Eigenschaft des Fleisches Gebrauch. Die gegebene Diät bei Galleerkrankung ist eine fettarme Kohlenhydrat-Fleisch-Gemüse-Kost. Das Fett ist zu vermeiden, weil zu leicht bei größeren Fettmengen Verdauungsstörungen eintreten können, die sekundär einen ungünstigen Einfluß auf den Gallezufluß zum Darm hervorrufen könnten. Dem Verbot von Fett scheint die therapeutische Gabe von Olivenöl zu widersprechen. Das Olivenöl wird nicht als Nahrungsmittel gegeben und nur zum kleinen Teil verwertet, es verläßt zum größten Teil ungespalten sehr rasch den Körper und soll durch seine Abführwirkung den Gallezufluß steigern.

Die Brunnenkur in Karlsbad hat sich durch Jahrhunderte hindurch bewährt. Eine theoretische Begründung, warum eine Karlsbader Kur besser ist als die einfache Gabe von künstlichem oder natürlichem Karlsbader Salz (1 Teelöffel auf $^1/_4$ Liter warmes Wasser), läßt sich schwer geben. Hier dürften die besonderen Verhältnisse dieses Badeplatzes mit der diätetischen Lebensweise für einen guten Erfolg der Kur mitverantwortlich sein. Das Mergentheimer Wasser enthält mehr Magnesiumsulfat und hat einen stärkeren laxierenden Effekt. Die Kur in Mergentheim ist besonders bei Kranken mit hartnäckiger Obstipation bei

Gallensteinen anzuempfehlen. Kranke mit starker Anacidität vertragen in der Regel glaubersalzhaltige Brunnen schlecht. In solchen Fällen kann man Vichy und Friedrichshaller geben. Oft erlebt man, daß eine Brunnenkur neue Anfälle auslöst. Ist dies der Fall, so darf man die Kur nicht forcieren. Man soll sich dann auf leichte Laxativa mit Zugabe von Belladonna beschränken. Die dauernde Gabe der von Nothnagel angegebenen Pillen:

> Extract. Belladonnae 0,6;
> Extract. Rhei;
> Extract. Aloës āā 3,0;
> auf 30 Pillen; 2mal tägl. 1 Pille.

hat sich in allen Fällen gut bewährt. Die gleichzeitige Applikation von Hitze in Form von (elektrischen) Thermophoren und von Fangopackungen auf die Leber müssen bei allen Gallensteinkranken als Maßnahme gegen die Spasmen durchgeführt werden.

Fettgewebs- nekrose des Pankreas. Gallensteine, die sich an der Papilla Vateri einklemmen und den Abfluß des Pankreassekretes behindern, lösen besondere Erscheinungen aus. Es kommt zu unerträglichen Dauerschmerzen in der Mitte des Rückens unter dem rechten und linken Rippenbogen, die durch Morphium kaum zu unterdrücken sind. Sehr bald treten diffuse peritonitische und allgemein toxische Erscheinungen hinzu. Bei Öffnung des Leibes findet man im Fettgewebe des Netzes und an der Bauchspeicheldrüse selbst weiße Flecken, bei fortgeschrittenen Fällen eine Ansammlung chylöser Flüssigkeit im Bauche. Diese Erscheinung, welche man Pankreasfettgewebsnekrose nennt, soll durch die Abflußbehinderung des Pankreassekretes hervorgerufen werden. Langerhans[88], der die ersten experimentellen Studien über die Fettgewebsnekrose machte, zeigte, daß es sich um Auflösung von Fett in seine Komponenten handelt, die als fettsaure Salze die weißen Flecken verursachen. Über den Mechanismus der Fettgewebsnekrose sind von verschiedenen Forschern (Dettmer[89], Flexner[90], Wells[91]) Untersuchungen angestellt worden. Die einzelnen Untersucher stimmen darin überein, daß Trypsin allein nicht die Fettgewebsnekrose verursacht, sondern daß es wahrscheinlich die Lipase sein dürfte, welche ihren natürlichen Abfluß in den Darm nicht findet. Nach den Untersuchungen von Kestner[92] genügt die Lipase allein nicht, um die Fettgewebsnekrose auszulösen, es müssen hier noch besondere Momente, die wahrscheinlich in der gleichzeitigen Gegenwart von Trypsin und Gallebestandteilen gegeben sind, hinzukommen. Es ist wahrscheinlich, daß die Lipasewirkung wie im Darm — hier sind es die Gallensäuren — erst durch die Wirkung emulgierender Stoffe zur Entfaltung kommen kann. Wenngleich der Mechanismus der Fettgewebsnekrose noch nicht vollständig geklärt ist, so ist doch anzunehmen, daß alle Veränderungen, welche Pankreassekret in größerer Menge in die Bauchhöhle gelangen lassen, zur Fettgewebsnekrose führen können. Die Anwesenheit von emulgierenden Substanzen wird die Lipasewirkung beschleunigen.

Pankreassteine. Die Konkrementbildungen im Pankreasausführungsgang sind selten. Die Konkremente können bis zur Größe einer Nuß sich entwickeln. Ihre Oberfläche ist uneben, ihre Farbe ist weißgelblich. Sie enthalten meistens kein Pigment. Die Analyse der Steine ergibt vorzugsweise kohlensauren Kalk (Rosenthal[93]). Sie können aber auch phosphorsauren Kalk und Calciumoxalat (Shattock[94]) enthalten. Die Autoren (Baldoni[95]), welche in den Pankreassteinen Fettsäuren, Fettseifen und Cholesterin gefunden haben, dürften wohl Gallensteine analysiert haben, die sich erst sekundär im Pankreasausführungsgang mit kohlensaurem Kalk inkrustiert haben. Für den Entstehungsmechanismus des Pankreassteines ist in noch größerem Maße als beim Gallenstein die Sekretstauung von Einfluß.

Entzündliche Veränderungen in den Ausführungsgängen können ebenfalls die Steinbildung auslösen.

Die Folge der Steinbildung in dem Pankreasausführungsgang ist für das Drüsenparenchym entscheidend. Es kommt zur Degeneration der verlegten Drüsenbezirke, unter Umständen zu einer vollständigen Atrophie des Pankreas, wobei die Langerhansschen Inseln meistenteils erhalten bleiben (Heß[96]). Oser[97] berichtet, daß trotzdem in 34 % der Kranken mit Pankreassteinen sich gleichzeitig ein Diabetes entwickelt. Je nach der Lage des Konkrementes kann es auch zur Abflußbehinderung aus den Gallengängen und zum schweren Ikterus kommen. Eine Fettgewebsnekrose des Pankreas tritt durchaus nicht immer bei Pankreassteinen auf und dürfte nur dann zu erwarten sein, wenn die Abflußbehinderung eine vollständige und plötzliche ist. Über Pankreasfettgewebsnekrose s. S. 666. Das klinische Bild der Kolikanfälle bei Pankreassteinen ist dem der Gallensteine durchaus ähnlich. Manchmal können Schmerzen in der Mitte des Rückens und unter dem rechten und linken Rippenbogen einen differentialdiagnostischen Anhalt geben. Röntgenologisch sind Pankreassteine wegen ihres Kalkgehaltes darstellbar. Diese Eigenschaft dient am besten für die Differentialdiagnose.

Medikamentös kann man auf die Pankreassteine nicht einwirken. Bei sichergestellter Diagnose ist ein chirurgischer Eingriff in jedem Falle indiziert, da derartige Kranke vor der Gefahr einer Pankreasfettgewebsnekrose stehen. Die Chirurgen können nicht oft genug darauf hingewiesen werden, bei jedem Fall von Gallensteinen auch das Pankreas nach Steinen abzutasten.

Literaturverzeichnis.

Zusammenfassende Darstellungen.

Aschoff, L.: Über Konkrementbildungen. Verh. 5. Internat. path. Kongr., Turin 1912, S. 327. — Über die Entstehung der Gallenblasensteine. Vorträge über Pathologie, S. 204. Jena: Gustav Fischer 1925. — Vers. dtsch. Naturforsch. u. Ärzte Düsseldorf 1926; Klin. Wschr. Nr 42/43; Kongr. Ges. Chir. **1923**; Arch. klin. Chir. **126** (1923). — Aschoff u. Bacmeister: Die Cholelithiasis. Jena 1909. — Bacmeister: Die Entstehung des Gallensteinleidens. Erg. inn. Med. **11**, 1 (1913). — Ebstein, W.: Die Natur und Behandlung der Harnsteine. Wiesbaden 1884. — Fürth, O. v.: Physiologische Chemie der Steinbildung. Verh. Ges. Verdgskrkh. Wien **1927**, 166. — Henderson in Huppert u. Neubauer: Analyse des Harns, 11. Aufl. 1910. — Heller, Fl.: Die Harnkonkretionen. Wien 1860. — Herxheimer, G.: Pathogenese der Steinbildung. Verh. Ges. Verdgskrkh. Wien **1927**, 178. — Kehr, H.: Cholelithiasis. In Kraus u. Brugsch: Spezielle Pathologie und Therapie innerer Krankheiten, **6**, 1 (1923). — Kleinschmidt, O.: Die Harnsteine. Berlin: Julius Springer 1911. — Lichtwitz, L.: Über die Bildung der Harn- und Gallensteine. Erg. inn. Med. **13**, 1 (1914). Monographie: Berlin: Julius Springer 1914. — Niederschlagsbildung, Steinbildung und Verkalkung. In Klinische Chemie, S. 307. Berlin: Julius Springer 1918. — Über die Bildung von Niederschlägen und Konkrementen im Harn und in den Harnwegen. In Kraus u. Brugsch: Spezielle Pathologie und Therapie innerer Krankheiten **1**, S. 239. 1919. — Stoffwechselerkrankungen: VI. Cystinurie; VII. Oxalurie; VIII. Phosphaturie. In Bergmann u. Staehelin: Handbuch der inneren Medizin, 2. Aufl., **4**, I, S. 962. 1926. — Bedingungen und Wesen der Gallensteinbildung. Verh. Ges. Verdgskrkh. Wien **1927**, 192. — Minkowski, O.: Phosphaturie. In Leyden: Handbuch der Ernährungstherapie, S. 2. 1902. — Neuberg, C.: Die Oxalurie (S. 490). Die Phosphaturie (S. 500). In Noorden: Handbuch der Pathologie des Stoffwechsels, 2. Aufl., **2**, S. 490, 500. Berlin 1907. — Naunyn: Klinik der Cholelithiasis. Leipzig 1892. — Versuch einer Übersicht und Ordnung der Gallensteine des Menschen. Jena: G. Fischer 1924. — Posner, C.: Nierensteine. In Kraus u. Brugsch: Spezielle Pathologie und Therapie 1, S. 356. 1920. — Rosenthal, F.: Handbuch der normalen und pathologischen Physiologie 3, S. 908. 1927. — Umber, Fr.: Steinbildung in den Harnwegen. Ernährung und Stoffwechselkrankheiten, 3. Aufl., S. 501. Berlin u. Wien 1925. — Wells, H. G.: Calcification, Concretions and Incrustations. Chemical Pathology, 5. Aufl. Philadelphia u. London: W. B. Saunders & Co.

1925. — Wohlgemuth, J.: Die Leber als sekretorisches Organ. In Oppenheimer: Handbuch der Biochemie, 2. Aufl., 4, S. 603. 1925.

Einzelarbeiten.

(1) Sendtner: Münch. med. Wschr. 1888, Nr 40. — (2) Soetbeer: Jb. Kinderheilk. 54, 1 (1901). — Soetbeer u. Krieger: Arch. Kinderheilk. 72, 553 (1902). — (3) Tobler: Arch. f. exper. Path. 52, 116 (1904). — (4) Umber: Ernährung und Stoffwechselkrankheiten. 1909. — (5) Lichtwitz, L.: Dtsch. med. Wschr. 1910; H.-S. Z. 61, 117 (1909); 64, 144 (1910); 65, 128 (1911); 72, 215 (1911); Kongr. inn. Med. 1912; Z. exper. Path. 13, 271 (1913). — (6) Eckardt: Beitr. Anat. usw. Ohr usw. 1869—72, H. 4—6 u. 8, 95. — (7) Rhode u. Ellinger: Zbl. Physiol. 1913, 12. — (8) Lichtwitz u. Mainzer: Med. Klinik Nr 41. 1554, 1926. — (9) Moraczewski: Zbl. inn. Med. 1905, 401. — (10) Lichtwitz, L., in Bergmann u. Staehelin: Handbuch der inneren Medizin, S. 975 ff. — (11) Leo, H.: Dtsch. Arch. klin. Med. 73, 604 (1902). — (12) Ebstein, W., u. N. Nicolaier: Virchows Arch. 143, 337 (1896). — (13) Minkowski, O.: Arch. f. exper. Path. 41, 375 (1898). — (14) Die Phosphaturie. In v. Leyden: Handbuch der Ernährungstherapie 2. 1903. — (15) Noorden, v., in Krause u. Garré: Lehrbuch der Therapie innerer Krankheiten 2. 1911. — (16) Umber, Fr.: Ther. Gegenw. 53, 97 (1912). — (17) His: Ebenda 1901. — (18) Schade, H.: Münch. med. Wschr. 1909, Nr 1, 2; 1911, Nr 14; H.-S. Z. 83, 347 (1913); Z. klin. Med. 93, 1 (1922). — Die physikalische Chemie in der inneren Medizin, S. 353—362. Dresden: Steinkopff 1923. — (19) Lichtwitz, L.: H.-S. Z. 64, 144 (1910). — (20) Meißner, G.: Z. rat. Med. 31, 162 (1868). — (21) Lichtwitz, L., in Kraus u. Brugsch. — (22) Zitiert bei Umber: Ernährung und Stoffwechselkrankheiten, S. 514, 1925 und bei Lichtwitz in Kraus u. Brugsch, S. 285. — (23) Zitiert bei Umber, S. 514. — (24) Hindhede, M.: Skand. Arch. Physiol. 26, 384 (1912). — (25) Noorden, v.: Kongr. inn. Med. 1896; Handbuch der Pathologie des Stoffwechsels 2, S. 565. — (26) Prout: On the nature and treatment of stomach and renal diseases. Deutsch von Krupp. Leipzig 1843. — (27) Golding Bird: Lect. on the physical and pathol. characters of urinary deposits. 1846. — (28) Cantani: Spezielle Pathologie und Therapie der Stoffwechselkrankheiten. Deutsch von S. Hahn. Berlin 1880. — (29) Pohl, J.: Arch. f. exper. Path. 37, 413 (1896). — (30) Faust: Ebenda 44, 207 (1900). — (31) Klemperer u. Tritschler: Z. klin. Med. 44, 337 (1902). — (32) Sandro, de: Pathologica 6, 231 (1914). — (33) Rosenberg, P.: Berl. klin. Wschr. 1912, 1513. — (34) Fürbringer: Dtsch. Arch. klin. Med. 16, 499 (1875). — (35) Autenrieth u. Barth: H.-S. Z. 35, 376 (1902). — (36) Lüthje: Z. klin. Med. 35, 271 (1898); 39, 400 (1900). — (37) Mohr u. Salomon: Dtsch. Arch. klin. Med. 70, 486 (1901). — (38) Lommel, F.: Ebenda 63, 599 (1899). — (39) Lichtwitz u. Thörner: Berl. klin. Wschr. 1913, 869. — (40) Kühne, zitiert bei Lichtwitz: Lehrbuch der physiologischen Chemie, S. 511. Leipzig 1868. — (41) Meißner, G.: Z. rat. Med. 31, 283 (1868). — (42) Voit, C.: Z. Biol. 4, 77 (1868). — (43) Schunk, E.: Proc. roy. Soc. Med. 15, 259 (1867); 16, 140 (1868). — (44) Umber: Ernährung und Stoffwechselkrankheiten. 1925. — (45) Lichtwitz in Kraus u. Brugsch, S. 276 ff. — (46) Noorden, v., in Krause u. Carré: Lehrbuch der Therapie innerer Krankheiten 2, 1911. — (47) Hemsbach, Meckel v.: Mikrogeologie. Berlin 1856. — (48) Ebstein, W.: Die Natur und Behandlung der Harnsteine. Wiesbaden 1884. — (49) Morawitz u. Adrian: Mitt. Grenzgeb. Med. u. Chir. 17, 579 (1907). — (50) Thannhauser, S. J., u. E. Krauß: Dtsch. Arch. klin. Med. 133, 183 (1920). — (51) Zitiert bei W. Ebstein: Zitat 48. — (52) Schade: Münch. med. Wschr. 1909, H. 1/2; 1911, 723. — (53) Lichtwitz: Dtsch. med. Wschr. 1910. — Kraus u. Brugsch, S. 291. — (54) Aschoff, L.: Lehrbuch der pathologischen Anatomie, S. 458. Jena: G. Fischer 1909. — (55) Rosenbloom: New York med. J. 1915, 16. Januar. — (56) Kropp: Dtsch. med. Wschr. 49, 982 (1923). — (57) Horbaczewski: H.-S. Z. 18, 335 (1894). — (58) Okada: J. of Physiol. 50. — (59) Stepp: Dtsch. med. Wschr. 1918, Nr 43, 1190. — (60) Schöndube: Klin. Wschr. 1925, 640. — Schöndube u. Kalk: Arch. Verdgskrkh. 36, 227 (1926). — (61) Noël Paton: Rep. Lab. roy. Coll. Phys. Edinb. 3. — (62) Mayo u. Robson: Proc. roy. Soc. 47. — (63) Hammarsten: Nova Act. Reg. Soc. Sci. Upsal. 3, 16. — (64) Pfaff u. Balch: J. of exper. Med. 1897. — (65) Brand: Pflügers Arch. 90. — (66) Heidenhain in Hermann: Handbuch der Physiologie 5. — (67) Barbéra: Bull. Sci. med. Bologna 7, 5; Malys Jber. 24; Zbl. Physiol. 12, 16. — (68) Loeb, A.: Z. Biol. 55. — (69) Frerichs in Hoppe-Seyler: Physiologische Chemie, S. 299. — (70) Hammarsten: Lehrbuch der physiologischen Chemie, 11. Aufl., S. 350. 1926. — (71) H.-S. Z. 43. — (72) Wieland, H., u. G. Reverey: H.-S. Z. 140, 186 (1924). — Wieland, H., u. Weyland: H.-S. Z. 110, 123 (1920). — (73) Wieland u. Sorge: H.-S. Z. 97, 1 (1916). — Rosin: H.-S. Z. 124, 282 (1923). — (74) Naunyn: Klinik der Cholelithiasis. Leipzig 1892. — Z. prakt. Ärzte 1898, Nr 18; Mitt. Grenzgeb. Med. u. Chir. 4 (1898); 14, 537 (1905); 33, 1 (1922); 36 (1923); Dtsch. med. Wschr. 1911, Nr 44; Arch. f. exper. Path. 93, 115 (1922); 96, 145 (1923); 102,

1 (1924). — Versuch einer Übersicht und Ordnung der Gallensteine des Menschen. Jena: G. Fischer 1924. — (75) Schmieden u. Rhode: Arch. klin. Chir. 118, 14 (1921). — (76) Berg, J.: Studien über die Funktion der Gallenwege unter normalen und gewissen abnormen Verhältnissen. Acta chir. scand. (Stockh.) Suppl. 2 (1922). — Arch. klin. Chir. 126 (1923). — (77) Lütkens, zitiert bei Herxheimer: s. unter zusammenfassende Darstellungen. — (78) Westphal, K.: Habilitationsschrift, Frankfurt. Berlin: Julius Springer 1922. — Kongr. inn. Med. 1922, 46; Z. klin. Med. 96, 22 (1923); Klin. Wschr. 1924, Nr 25. — (79) Schwenkenbacher u. Panzel, A.: Münch. med. Wschr. 1926, 2199. — (80) Zitiert bei Herxheimer: Zusammenfassende Darstellungen. — (81) Lichtwitz: Ref. Verh. Ges. Verdgskrkh. 1927, 194. — (82) Rosenthal u. Licht: Klin. Wschr. 1928, Nr 141. — (83) Fujimaki, J.: Jap. med. World VI 1926, 29. — Vgl. T. Saiki: Dtsch. med. Wschr. 53, 517 (1927). — Leersum, E. C. van: J. of biol. Chem. 76, 137 (1928). — (84) Graham u. Cole: J. amer. med. Assoc. 1924, 82, 2. — Graham, Cole u. Copher: Amer. J. Surg. 80, 9 (1924); Amer. J. Roentgenol. 6 (1925). — (85) Neubauer, E.: Biochem. Z. 130 (1922); 146 (1924); Arch. f. exper. Path. 97. — (86) Brugsch u. Horsters: Z. exper. Path. 38 (1923); 43 (1924); Med. Klin. 1924, Nr 20. — (87) Schönheimer, R.: H.-S. Z. 180, 1 (1929). — (88) Langerhans: Virchows Arch. 122, 252 (1890). — (89) Dettmer: Dissert., Göttingen 1895. — (90) Flexner: J. of exper. Med. 2, 413 (1897). — (91) Wells: J. med. Res. 9, 70 (1903). — S. auch Wells: Chemical Pathology. Fat Necrosis, S. 431ff. — (92) Kestner: Virchows Arch. 246, 305 (1923). — (93) Rosenthal: Arch. Verdgskrkh. 20, 619 (1914). — (94) Shattock: Brit. med. J. 1, 1034 (1896). — (95) Baldoni: Schmidts Jb. 268, 210 (1900). — (96) Heß: Mitt. Grenzgeb. Med. u. Chir. 19, 637 (1909). — (97) Oser: Erkrankungen des Pankreas. Wien 1898.

XIV. Vitamine und Avitaminosen.

 Die Erkenntnis, daß eine energetisch vollständig suffiziente Nahrung, eine Nahrung, die hinsichtlich der Mischung von Eiweiß, Kohlenhydrat und Fett als genügend zu bezeichnen ist, eine Nahrung, die auch genügend Mineralstoffe enthält, trotz der Erfüllung dieser Erfordernisse als ungenügend zu bezeichnen ist, geht erst auf die Forschungen der letzten 20 Jahre zurück. Man hat gesehen, daß der Nahrung Stoffe beigemischt sein müssen, die für das Leben unentbehrlich sind, und deren Fehlen Krankheitserscheinungen hervorruft. Die Natur dieser lebenswichtigen Stoffe ist bis heute noch unbekannt. Es ist fraglich, ob sie zu den Eiweißarten, Fettstoffen und deren Abbauprodukten oder zu den Mineralien zu rechnen sind. Auch die hormonartige, ja sogar die fermentähnliche Natur dieser Stoffe wurde diskutiert. Der Name Vitamine für diese Gruppe von lebenswichtigen Nahrungsbestandteilen stammt von Casimir Funk[1], der in einer in ihrer Erscheinungszeit aufsehenerregenden Monographie die Bedeutung der Vitamine und ihren Chemismus zu veranschaulichen versuchte. Andere Bezeichnungen sind „accessory food factors" (Hopkins), „food hormons", akzessorische Nahrungsstoffe (Hofmeister), Nutramine (Abderhalden), Ergänzungsstoffe (Schaumann, Boruttau), Extraktstoffe (Aron), Komplettine (Berg). Es ist mehr als zweifelhaft, ob die Gruppe der bisher bekannten Vitamine, es sind deren bis jetzt fünf, aus einer gleichen Kategorie von Stoffen besteht. Schon allein die Verschiedenheit der Löslichkeit deutet darauf hin, daß die Vitamine den verschiedensten chemischen Stoffklassen angehören dürften. In gewissem Sinne ist jeder Körperstoff, den der Organismus nicht selbst zu bilden imstande ist, ein Vitamin. Würde man aber den Begriff Vitamin für den erwachsenen Organismus so weit fassen, so müßten auch gewisse cyclische Körper der Eiweißbausteine, wie auch gewisse Körper der Fettreihe in die Gruppe der Vitamine gehören. Der Vitaminbegriff hat sich aber bloß für die lebensnotwendigen, exogenen Nahrungsbestandteile eingebürgert, deren Natur uns bisher unbekannt ist, und die in geringsten Mengen zur Nahrung zugefügt, genügen, um Ausfallserscheinungen zu vermeiden.

 Die Entwicklung der Lehre von der qualitativ unzureichenden Ernährung, die Lehre von den Insuffizienzkrankheiten oder Avitaminosen (deficiency diseases) geht eigentlich schon auf Versuche Liebigs zurück, mit künstlichen Nahrungsgemischen und synthetischen Nahrungsstoffen eine künstliche Ersatznahrung zu schaffen. Der Zusammenbruch der Liebigschen Vorstellung einer synthetischen Nahrung ist, allerdings ohne damals in Worte gefaßt zu werden, die Geburtsstunde der Lehre von den akzessorischen Nährstoffen. Es existierten wohl vereinzelte Beobachtungen über unzureichende Nahrungsgemische (Lunin[2], Bunge). Moro[3] beobachtete, daß Meerschweinchen, die nur mit Kuhmilch ernährt wurden, in wenigen Tagen zugrunde gingen, und daß Zusatz von Vegetabilien zu dieser Nahrung die Tiere am Leben erhielt. Aber erst durch die experimentellen Arbeiten von Stepp und G. F.

Hopkins wurde der Lehre von den akzessorischen Nährstoffen („accessory food factors") die ersten Grundlagen gegeben. Hopkins[4] hatte bereits in voraussehender Weise im Jahre 1906 geäußert, daß außer den gewöhnlichen Nährstoffen, Eiweiß, Fett und Kohlenhydraten, noch andere Stoffe existieren („dietetic factors"), die für das Leben notwendig sind. Im Hofmeisterschen Laboratorium hat W. Stepp[5] im Jahre 1909 Versuche ausgeführt, Mäuse mit einem Milchbrot, das vorher einer Alkohol-Äther-Extraktion unterworfen wurde, zu ernähren. Die Tiere starben nach 3—4 Wochen. Nachheriger Zusatz des Alkohol-Äther-Extraktes zu dem extrahierten Brot vermochte die Tiere am Leben zu erhalten. In einer späteren Arbeit erkannte Stepp[6], daß die lebensnotwendigen, extrahierten Stoffe nicht nur als Lipoide und Fette anzusehen sind, sondern daß noch andere Substanzen diesen Stoffen beigemischt sein müssen, um die Nahrung vollwertig zu machen. Hopkins[7] fütterte junge, wachsende Ratten mit einem Gemisch reinster Nährstoffe. Die Tiere stellten das Wachstum ein. Sie konnten aber durch 2 ccm frischer Milch pro Tag zu normaler Entwicklung gebracht werden. Alkoholische Milchextrakte hatten die gleiche wachstumsfördernde Wirkung. G. F. Hopkins spricht bereits in diesen Versuchen von unbekannten Stoffen („accessory food factors"), die für das normale Wachstum und Gedeihen unentbehrlich sind. Die Versuchsresultate Hopkins blieben nicht unwidersprochen (Osborne und Mendel[8]), aber Hopkins Befunde setzten sich doch als richtig durch. Der Holländer Eijkman entdeckte im Jahre 1897, daß die Polyneuritis gallinarum durch einseitige Reisnahrung hervorgerufen sei. Die auf seine Anregung ausgeführten Untersuchungen der verschiedensten Tropenärzte, Grijns, Holst, Schaumann usw. zeigten, daß auch die Beriberi durch die einseitige Ernährung mit poliertem Reis hervorgerufen wird. Eijkman glaubte, daß die Ursache in der Nahrung durch Fehlen gewisser Mineralien zu suchen sei. Schaumann und Funk wiesen bereits darauf hin, daß es organische Stoffe sind, die bei diesen Insuffizienzkrankheiten nicht zugeführt werden. Funk[61] prägte den Namen „Vitamine" für diese Stoffe, und „Avitaminosen" für die Krankheitszustände. Die Lehre von den Vitaminen wurde weiterhin durch die Entdeckung des experimentellen Skorbuts durch Axel Holst entscheidend gefördert, der sich der Aufklärung der Barlowschen Krankheit durch E. Freise anschloß. Die Keratomalacie und Xerophthalmie wurde von Frank, Freise und Goldschmidt ebenfalls als Avitaminose erkannt. In den letzten Jahren ist die Erkenntnis der Ätiologie der Rachitis durch die Untersuchungen von A. F. Heß, Windaus u. a. so weit gefördert worden, daß auch diese Erkrankung in der Hauptsache als Avitaminose aufzufassen ist.

Von großer Bedeutung für die Vitaminforschung war es, Nahrungsgemische zusammenzustellen, die tatsächlich nur reinste Nährstoffe enthielten. Angaben über derartige Nahrungsgemische sind in dem Lehrbuch von E. V. McCollum and N. Simmonds: The newer knowledge of nutrition, third edition, 1925, New York, The Macmillan Company, und in dem Lehrbuch über Avitaminosen und verwandte Krankheitszustände von W. Stepp und P. György enthalten.

Wir sind in der Vitaminlehre noch nicht so weit fortgeschritten, daß man die einzelnen Vitamine physikalisch oder chemisch genau charakterisieren kann. Wir sind heute noch darauf angewiesen, die Vitamine entweder mit Decknamen, wie Vitamin A, B, C, D, oder nach ihrer Löslichkeit zu bezeichnen: 1. das fettlösliche Vitamin A (antixerophthalmisches Vitamin); 4. das fettlösliche Vitamin D (antirachitisches Vitamin); 2. das wasserlösliche Vitamin B (antineuritisches Vitamin); 3. das wasserlösliche Vitamin C (antiskorbutisches Vitamin) und 5. das Vitamin E (das Fortpflanzungsvitamin oder der Antisterilitätsfaktor).

Vitamin A. Keratomalacie und Xerophthalmie.

Vitamin A
fettlösliches
Vitamin.

Die ersten Versuche, welche auf ein fettlösliches Vitamin hindeuteten, sind die Grundversuche von Stepp[5, 6] und Hopkins[4, 7] gewesen. Bei der Alkohol-Äther-Extraktion von Milchbrot (Stepp), wie auch bei dem Milchzusatz zu insuffizienter Nahrung (Hopkins) wird aber nicht nur fettlösliches, sondern auch wasserlösliches Vitamin nach unseren heutigen Kenntnissen entzogen bzw. zugegeben. Erst die Zusammensetzung einer Nahrung, die vollständig frei von fettlöslichem Vitamin A war, ließ die reinen Symptome studieren, welche beim Ausfall von Vitamin A entstehen. Ein solches Nahrungsgemisch (Osborne und Mendel[9]) ist 18% wiederholt gereinigtes Casein, 76% wiederholt gereinigte Stärke, 4% Salzgemisch und 2% Hefe. Der Zusatz von Hefe zu diesem Nahrungsgemisch bezweckt die Darreichung von Vitamin B. Bei Ratten kann man bei Versuchen, welche auf Vitamin A abzielen, auf eine besondere Zugabe von Vitamin C (antiskorbutischem Vitamin) verzichten. Bei Verfütterung der an Vitamin A insuffizienten Nahrungsgemische tritt bei Ratten Wachstumsstillstand und Körpergewichtsabnahme („nutritive collapse") auf. Das Vitamin A ist nicht nur für den wachsenden, sondern auch für den erwachsenen Organismus lebensnotwendig. Die experimentellen Versuche sind im wesentlichen nur an Ratten und an Vögeln ausgeführt. Beim Menschen scheint in gewissen Fettanhäufungen ein natürliches Depot an Vitamin A aufgespeichert zu sein (Cramer[10]). Auch in anderen Organen speichert der Mensch Vitamin A, so daß er gegen den Mangel dieses Vitamins nicht so empfindlich ist wie rasch wachsende und kurzlebige Tiere.

Chemische
Natur des
Vitamins A

Angaben über den Chemismus des A-Vitamins sind unsicher. F. G. Hopkins[11] zeigte, daß das Vitamin A an der Luft leicht oxydiert und unwirksam wird, während es hohe Temperatur unter Sauerstoffabschluß verträgt. Takahashi[12] hat ein konzentriertes Präparat stärkster Wirksamkeit dargestellt und analysiert. Auf Grund der Analyse käme ihm eine Formel von $C_{22}H_{44}O_2$ zu. Er glaubt, daß die Substanz ein Alkohol sei. Drummond und Watson[13] zeigen eine chemische Reaktion auf, wonach vitamin-A-haltige Substanzen mit einem Tropfen Schwefelsäure in organischen Lösungsmitteln eine purpurrote Färbung geben sollen. Diese Reaktion ist unspezifisch.

Es konnte von J. C. Drummond und Mitarbeitern[13a] gezeigt werden, daß das Vitamin A nicht mit den hohen Kohlenwasserstoffen (Squalene) in den verschiedenen Tranarten identisch ist. Neuerdings glauben Shimizu und Hatakeyama[13b] das Vitamin A aus Hühnereiern isoliert zu haben. Sie benützten zur Isolierung eine krystallisierte Additionsverbindung mit Choleinsäure, welche sie Gallosterin nennen. Aus dieser Verbindung wird im Hochvakuum unter Gegenwart von Stickstoff bei 200—300° Badtemperatur das Vitamin A überdestilliert. Hierbei krystallisiert das sog. Vitamin in Form langer Nadeln vom Schm.-P. 187°. Das Vitamin gibt noch eine Liebermannsche Sterinreaktion. Die biologischen Versuche von Shimizu und Hatakeyama mit dem auf diese Weise isolierten Vitamin sind aber nicht so überzeugend, daß man mit Sicherheit annehmen könnte, daß der von diesen Forschern isolierte Körper das Vitamin A ist. Die zweifellos sehr interessanten chemischen Isolierungsversuche bedürfen noch der weiteren biologischen Bestätigung.

Keratomalacie,
Xerophthalmie.

Beim Menschen kennen wir eine Augenerkrankung, die auf den Mangel an Vitamin A zurückgeführt ist (Freise, Goldschmidt und Frank[14]). An Tieren, die man lange Zeit mit künstlichen Nährgemischen gefüttert hatte, konnten bereits Falta und Noeggerath[15] darauf hinweisen, daß Augenerkrankungen auftreten. Aber erst Frank, Freise und Goldschmidt[14] brachten an Ratten den Nachweis, daß die Keratomalacie und Xerophthalmie in der 5.—6. Fütterungswoche mit vitamin-A-freier Kost erzeugt wird. Besonders begünstigt wird nach A. M. Yudkin[16] die Entstehung der Xerophthalmie, wenn neben dem A-Vitamin noch die Phosphate in der Nahrung fehlen. Die klinische Symptomatologie der Xerophthalmie und Keratomalacie ist die Trias: Hemeralopie (Nachtblindheit), Xerophthalmie, Keratomalacie. Die Krankheit beginnt mit den spezifischen Hornhautveränderungen in der Form einer leichten, meist zentralen, oberflächlichen Trübung. Die Cornea verliert hier ihren spiegelnden Glanz und ihre Benetzbarkeit mit Tränenflüssigkeit. Gewisse Stellen der Conjunctiva zeigen weiße, trockene, rundliche oder dreieckige Flecken (Bitôtsche Flecken), die die ersten klinischen Manifestationen der Erkrankung darstellen. Die xerotischen Bezirke überziehen sich mit einem talgartigen Sekret der Meibomschen Drüse. Das Auge ist jetzt zunächst noch blaß. Erst später stellt sich eine starke Hyperämie rings um die Hornhaut ein. Lichtscheu und Lidkrampf treten noch in Erscheinung. Die Tränensekretion ist vermindert. An Stelle der Tränenflüssigkeit findet man eine starke eitrige Sekretion (Xerophthalmie). Im Stadium der eitrigen Sekretion sind bereits die tieferen Hornhautschichten mitbefallen. In der Mitte der Hornhaut bildet sich ein graues Infiltrat, das allmählich eine eitergelbe Farbe annimmt und zum Zerfall der Hornhaut führt. Dieses Stadium (Keratomalacie) ist das schwerste Krankheitsstadium. Hypopyon, Irisprolaps eventuell sogar Panophthalmie mit vollkommener Zerstörung des Bulbus können die Folge sein. Die Geschwindigkeit, mit der sich diese Prozesse entwickeln, ist verschieden. Unter Umständen

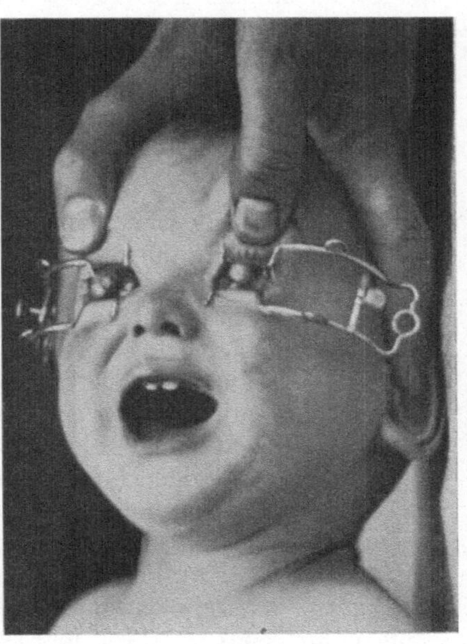

Abb. 90. Frischer Fall von Keratomalacia duplex. (C. Bloch, Kopenhagen.)

kann die Krankheit sich so rasch entwickeln, daß innerhalb weniger Stunden ein solcher Defekt eingetreten ist, so daß man therapeutisch nicht mehr eine vollständige Reparation erreicht.

Die Hemeralopie („Nachtblindheit", „Nachtnebel") ist ein nicht immer konstanter Befund, der hauptsächlich nur bei älteren Kindern und Erwachsenen vorkommt. Bei Kindern findet sich gleichlaufend mit der Xerophthalmie immer eine allgemeine Ernährungsstörung. Es handelt sich meistenteils um ausgesprochen dystrophische Kinder, bei denen die Xerophthalmie hinzutritt. Auch bei Erwachsenen sollen Allgemeinstörungen eine Xerophthalmie begünstigen. Es werden vor allen Dingen Lebererkrankungen als fördernd für das Zustandekommen der Avitaminose angesehen. Es wird auch ein jahreszeitlich gehäuftes Vorkommen der Xerophthalmie statistisch festgestellt. Nach Blegvad[17] zeigt sich ein deutlicher Frühjahrsgipfel. v. Pirquet zeigte in einer Statistik der österreich-ungarischen Armee, daß Hemeralopiefälle mit und ohne Xerophthalmiefälle im Mai am meisten vorgekommen sind (1894—1907). Hemeralopieepidemien wurden in Rußland unter den Kriegsgefangenen im Frühjahr beobachtet.

Hierher gehört auch die interessante Angabe einer eigenartigen Krankheit, Hikan. „Hikan", die in manchen Gegenden Japans in den Sommermonaten oft epidemieartig auftritt, und bei der ein nicht unerheblicher Teil der Befallenen an Xerophthalmie und Keratomalacie erkrankt. Es werden dabei meist Kinder von 2—5 Jahren befallen. Eine Erkrankung von Erwachsenen und Säuglingen an Hikan ist selten. Die Hauptsymptome bei Hikan sind hartnäckige, schwere Diarrhöen und Meteorismus; dann erst allmählich Hinzutreten von Trockenwerden der Haut und der Haare. Ähnlich wie bei dystrophischen Säuglingen tritt auch hier die Xerophthalmie hinzu. Es ist möglich, daß die Ursache der Xerophthalmie und des Hikans gleichartig ist, es ist aber auch möglich, daß beide Krankheiten durch das Fehlen von zwei verschiedenartigen Vitaminen ausgelöst werden. Therapeutisch gelten für das Hikan die gleichen Momente, wie sie für die Xerophthalmie erörtert werden.

Therapie und Prophylaxe. Für die Therapie der xerophthalmischen und keratomalacischen Störungen ist es außerordentlich interessant, daß man instinktiv schon recht frühzeitig zu richtigen Mitteln gegriffen hat. Die ältesten therapeutischen Notizen besagen, daß Hammelleber zur Bekämpfung der Krankheit ausgezeichnete Dienste leistet. Die fette Hammelleber dürfte durch ihren reichen Gehalt an Vitamin A zweifellos erfolgreich gegeben worden sein. In der Mitte des vorigen Jahrhunderts hat Gama Lobo[18] eine Epidemie von echter Xerophthalmie und Keratomalacie in Brasilien, welche die Sklavenbevölkerung betroffen hatte, beschrieben. Die Ernährung war vorwiegend: Suppen aus Bohnenmehl mit wenig getrocknetem Fleisch und wöchentlich nur $1/_4$ Pfund Speck. Gama Lobo hatte mit Lebertran und durch reichlich gemischte Kost bei frühzeitig erkannten Fällen gute Erfolge. Im Jahre 1881 berichtete Kuschbert-Neißer[18] über eine Epidemie in einem Breslauer Waisenhaus. In Arbeits- und Waisenhäusern wurden auch von Gräfe[19], Weiß[18] und von Bitôt[18] Epidemien beobachtet, die mit Änderung der Kost zurückgingen. Besonders interessant sind die in Rußland beobachteten Frühjahrsepidemien von Hemeralopie und Xerophthalmie bei Erwachsenen und Kindern. Besonders mit den mehr als 6 Wochen dauernden Osterfasten traten die Erscheinungen der Krankheit in Rußland auf. Die Fastenkost der armen Landbevölkerung war sehr eintönig: Getreidegrütze, Brot, Kartoffeln, Kohl und nur wenig pflanzliches Öl. Fleisch, Eier, Milch, Butter fehlten vollständig. Obwohl Zeichen einer Abmagerung oder gar einer Kachexie bei der der Quantität nach ausreichenden Ernährung vollständig fehlten, traten bereits in der vierten Fastenwoche Hemeralopie und Xerophthalmie auf. In Gegenden, in welchen die Fastenzeit ebenfalls sehr streng gehalten wurde, aber gute Fische genossen werden, gehörte nach Thalberg[20] die Xerophthalmie zu den größten Ausnahmen. Nach Angaben von Ssaweljew[18] (1892) konnte eine Epidemie von 1200 Kranken auf das vollständige Fehlen von Hanföl zurückgeführt werden. Ssaweljew[18] sagt, „die Nachtblindheit ist eine Folge des Fetthungers". Thalberg[20] hat auf die große Heilkraft des Lebertrans hingewiesen. Man war also schon lange, bevor der Begriff der Avitaminosen geprägt war, aus der rein ärztlichen Beobachtung zu den richtigen therapeutischen Schlußfolgerungen gekommen. Erst durch die experimentelle Erzeugung der Keratomalacie am Tiere konnte erkannt werden, daß nicht der Fettmangel als solcher die Krankheit auslöst, sondern daß das Fehlen gewisser Begleitstoffe des Fettes, des Vitamins A, für die Krankheitsentstehung bestimmend ist (Frank, Freise, Goldschmidt[14], Edelstein-Langstein[21], McCollum-Davis[22], Osborne-Mendel[23]). Der hohe Frühjahrsgipfel der Erkrankung ist wahrscheinlich mit dem mit der Tierfütterung sich verändernden Vitamingehalt der Fettmilch und der Butter maßgebend. Verschiedene Margarinearten enthalten überhaupt kein Vitamin A. Ein trauriges Beispiel für die Richtigkeit der Entstehungsweise der Xerophthalmie erbrachten die Beobachtungen des dänischen Pädiaters Bloch[24] über das Ansteigen der

Xerophthalmie in den Kriegs- und Nachkriegsjahren. Die dänischen Bauern verkauften wegen des hohen Butter- und Milchpreises ihre gesamten Erzeugnisse ins Ausland, so daß für die arme Landbevölkerung, trotz der hohen Eigenproduktion, nur Margarinefettstoffe zur Verfügung standen. Dieses traurigste Kapitel bäuerlicher Habsucht prägte sich in der epidemieartigen Erkrankung in den Jahren 1916/17 aus. Erst als von Amts wegen auch in Dänemark die Butter rationiert wurde, ging schlagartig die Xerophthalmie und Keratomalacie zurück. Blochs Verdienst besteht hauptsächlich darin, daß er nicht den quantitativen Fetthunger, der ja durch Margarine befriedigt war, sondern den qualitativen Mangel an vitaminhaltigem Fett für die Entstehung der Krankheit in den Vordergrund stellte. Die beste Therapie scheint nach unseren heutigen Kenntnissen die Prophylaxe der xerophthalmischen Stoffwechselstörung zu sein. Es muß die Nahrung genügend Nährstoffe enthalten, welche das fettlösliche Vitamin A mit sich führen. Hierher gehören in erster Linie die fetthaltige Milch, frische Butter, Eier, Fleisch und frische Fische, besonders fette Fische (Karpfen, Aal, Lachs). Der Lebertran ist das an Vitamin A reichste Naturprodukt. In Fällen, wo durch gestörte Darmfunktion mit schweren Durchfällen Lebertran oder das nach Poulsson[25] konzentrierte Tranpräparat nicht per os genommen werden kann, ist eine intramuskuläre Verabreichung zu empfehlen.

Vitamin D. Rachitis.

Der Zusammenhang von Fettstoffen der Nahrung und der Knochenbildung ist eine schon lange bekannte klinische Beobachtung. Trotzdem hat die Tatsache, daß das Fehlen oder der Mangel an Fettstoffen in der Nahrung nicht ohne weiteres zur Rachitis führen muß, die Erkenntnis nicht aufkommen lassen, daß hier ähnlich wie bei der Xerophthalmie gewisse Zusammenhänge durch ein Vitamin bestehen. Das Studium des Vitamins A hat bei Ratten nach seiner Ausschaltung keine rachitischen Veränderungen erkennen lassen. Trotzdem ist von englischen Autoren immer wieder mit Nachdruck auf die Beziehungen der Fettstoffe zur Rachitis hingewiesen worden. Das größte Verdienst, die experimentelle Rachitisforschung nach der Seite der Vitamine gefördert zu haben, gebührt dem Pharmakologen Eduard Mellanby. Mellanby[26] erzeugte bei Hunden rachitische Veränderungen durch eine Kost, die Brot nach Belieben, Magermilch 175—250 g, Hafer 5—10 g, Apfelsinensaft 5 ccm, Kochsalz 1—2 g, Leinsamenöl 10 ccm enthielt. Mellanby wies bereits darauf hin, daß nicht nur das Fehlen des fettlöslichen Vitamins A für die Rachitisentwicklung bestimmend ist, sondern daß auch die gleichzeitigen Lebensbedingungen: Licht, Zusammensetzung der Nahrung, für die Entstehung der Rachitis in Betracht zu ziehen seien. Mellanby konnte dann zeigen, daß den verschiedenen Fetten nicht parallel gehend ihrem Gehalt an fettlöslichem Vitamin A eine antirachitische Wirkung zukommt. Er wies nach, daß Lebertran eine hervorragende antirachitische Wirkung auszulösen imstande ist, während die Gabe von Butter und noch weniger von Pflanzenfetten die Rachitis nicht verhindert. Da Butter außerordentlich reich an Vitamin A ist, war durch diese Beobachtung Mellanbys schon ein Hinweis gegeben, daß das Vitamin A nicht identisch sein dürfte mit dem antirachitisch wirksamen, ebenfalls fettlöslichen Vitamin. Mellanby machte auch die interessante Beobachtung, daß hoher Kalkgehalt in der Nahrung meist immer mit gleichzeitiger Gegenwart von fettlöslichem Vitamin parallel geht. Milch, Eigelb sind kalkreich und vitaminreich; Weißbrot, Margarine, Kartoffel sind kalkarm und vitaminarm.

 Einen weiteren Fortschritt brachten die Arbeiten verschiedener amerikanischer Forscher, die zu ihren Experimenten nicht wie Mellanby Hunde, sondern Ratten verwendeten. McCollum[27] und seine Mitarbeiter erkannten, daß es für die Erzeugung einer experimentellen Rachitis wichtig ist, Nahrungsbestandteile zu reichen, die nicht nur arm an „fettlöslichem Faktor" und an Calcium sind, sondern daß es ebenso wichtig ist, die Nahrung zur Rachitiserzeugung so zu

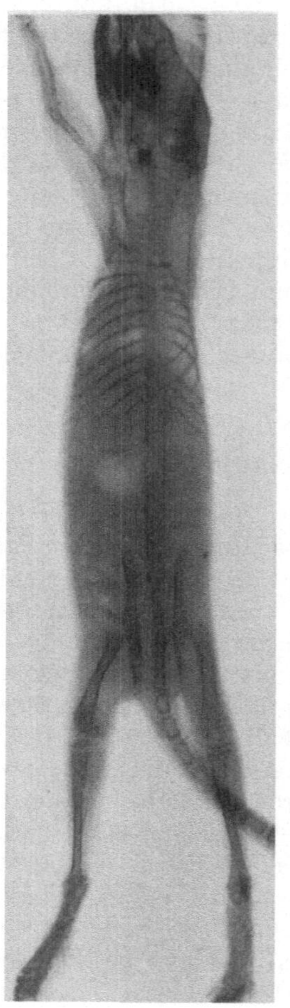 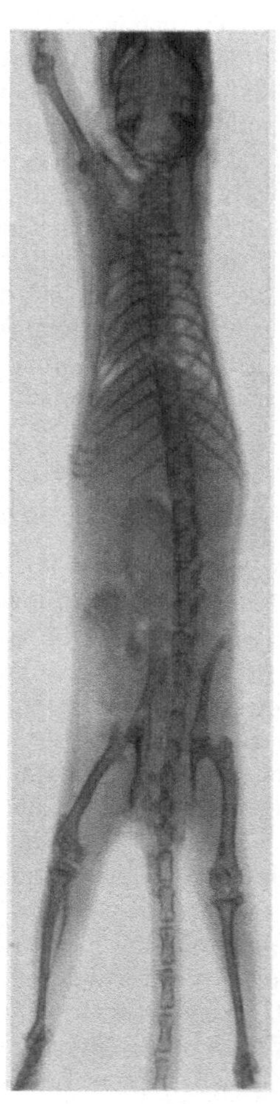

Abb. 91. Rattenrachitis vor der Behandlung mit offenen Epiphysenfugen an der Tibia (Röntgenbild).　　　Abb. 92. Rattenrachitis nach der Behandlung. Epiphysenfugen geschlossen (Röntgenbild).

gestalten, daß das Gleichgewicht Ca : Phosphorsäure gestört ist. Wenn ein Überschuß von Ca oder ein Überschuß von Phosphorsäure vorhanden ist, kommt es um so leichter bei Mangel an „fettlöslichem Faktor" zur Rachitis. Ist das Verhältnis von Ca : Phosphorsäure optimal, d. h. ist weder ein relativer Überschuß von Ca noch ein solcher von Phosphorsäure vorhanden, so genügt eine verhältnismäßig kleine Menge an fettlöslichem Vitamin, um die Knochenentwicklung normal verlaufen zu lassen. Besteht ein Mißverhältnis der knochenbildenden Salze, so kann nur ein Überschuß an „fettlöslichem Faktor" dieses Mißverhältnis ausgleichen, ohne daß es zur Rachitis kommt. Das Bild der echten Rachitis entwickelt sich in seiner reinsten Gestalt in Rattenexperimenten bei einer Ernährung mit einem Futtergemisch, das arm an Phosphaten und arm an dem antirachitischen Faktor ist. Die von McCollum und seinen Mitarbeitern angegebene Rachitiskost besteht aus: 33 Teilen Weizen, 33 Teilen Mais, 15 Teilen Weizengluten, 15 Teilen Gelatine, 1 Teil Kochsalz, 3 Teilen Calciumcarbonat. Der Eiweißgehalt dieser Kost ist sehr hoch (33% der Gesamtnahrung). Der Gehalt an Phosphorsäure ist unterhalb des Optimums für wachsende Ratten; der Ca-Gehalt hingegen das Doppelte des Optimums (damit ist das Mißverhältnis Ca : Phosphorsäure gegeben). Der Gehalt an xerophthalmischem Faktor ist unterhalb des Optimums, aber immerhin noch ausreichend. Der Nachweis der Rachitis nach dieser Kost gelingt mit der von Shipley angegebenen Linienprobe („line test"). Bei der Rachitis fehlt an der die Diaphyse von der Epiphyse der Tibia trennenden Linie die Verkalkung vollkommen (s. Röntgenbild). Auf diese Weise können unter ständiger Röntgenkontrolle Serienversuche ausgeführt werden. McCollum[27] und seine Mitarbeiter konnten nun die Versuche von Mellanby[26], der, wie oben erwähnt, zeigen konnte, daß Lebertran und Butter *Differenzierung von Vitamin A und D.* in der Rachitisverhütung nicht äquivalent sind, bestätigen. Butterzulage versagt, wenn sie bis zu 50% der Gesamtfuttermenge bemessen wird, während Lebertran schon bei 2% des Futters rachitisheilend wirkt. Auf Grund dieser Beobachtungen stellte McCollum die Gegenwart zweier vitaminartiger, fettlöslicher Substanzen fest. Die eine, das Vitamin A, verhindert das Auftreten der Keratomalacie, das andere fettlösliche Vitamin, nach McCollum Vitamin D, verhindert bzw. heilt die Rachitis. Beide Vitamine, A und D, sind im Lebertran vorhanden, in Butter ist Vitamin A im Überschuß, Vitamin D nur viel weniger enthalten. Als Beweis, daß beide Vitamine zwei nicht identische Bestandteile des Lebertrans sind, teilten McCollum und seine Mitarbeiter die wichtige Beobachtung mit, daß Lebertran, durch den bei 100° 12—20 Stunden Luft durchgeleitet wird, seine Fähigkeit Keratomalacie zu verhüten oder zu heilen, verliert, während er seine antirachitische Wirksamkeit unverändert beibehält. Demnach ist das Vitamin D weniger sauerstoff- und temperaturempfindlich, während Vitamin A, wie schon früher beobachtet worden war, gegen Licht und Sauerstoff wie auch gegen Temperatureinwirkung sehr empfindlich ist.

Einen weiteren Fortschritt in der Charakterisierung des antirachitischen *Lichtwirkung auf D-Vitaminvorstufe.* Vitamins brachte die im Jahre 1919 von K. Huldschinsky[28] mitgeteilte Beobachtung, daß kindliche Rachitis durch Bestrahlung mit ultraviolettem Licht zur Heilung gebracht werden könne. Diese Beobachtung wurde von McCollum[29] und seinen Mitarbeitern und unabhängig von ihnen von A. F. Heß, Unger und Pappenheimer[30] auf die experimentelle Rachitis bei Ratten mit gleich guter Wirksamkeit übertragen. A. F. Heß[31] und seine Mitarbeiter legten sich nun die Frage vor, wieweit es möglich ist, durch Bestrahlung in einem Material, das frei von antirachitischem Vitamin ist, Vitamin-D-Bildung anzuregen. Die Versuche wurden mit verschiedenen Ölen ausgeführt. Es konnte gezeigt werden, daß durch kurzfristige Bestrahlung aller möglichen pflanzlichen Öle, die sehr arm an Vitamin D sind, diesen eine ausgesprochene antirachitische Wirkung verliehen wird. Auch Weizenkeimlinge, die bestrahlt wurden, erhielten antirachitische Wirksamkeit. Die Erforschung des antirachitischen Vitamins trat in ihr entscheidendes Stadium als Heß, Weinstock und F. D. Helman[32] feststellten, daß vollständig reines und wiederholt umkrystallisiertes Cholesterin, das an sich vollständig unwirksam ist, durch Bestrahlung mit ultraviolettem Licht anti- *Cholesterin und Vitamin D.* rachitisch wirkt. Ähnliche Beobachtungen machten H. Steenbock und A. Black[33]. Die richtunggebenden Befunde von Heß an bestrahltem

Cholesterin wurden allenthalben bestätigt. Heß[31], Webster und Rosenheim[35], Jenke und György[34] konnten zeigen, daß alle chemischen Vorgänge an der Doppelbindung des Cholesterins, seien dies Hydrierung, Bromierung oder Oxydation, eine nachherige Aktivierung nicht mehr zulassen. Jenke und György[34] an meiner Klinik und andere zeigten, daß die Aktivierung des Cholesterins zum antirachitischen Faktor kein Oxydationsprozeß ist. Die Vorgänge, welche das Cholesterin an der Luft oder in Sauerstoff verändern, haben nichts mit dem antirachitischen Vitamin zu tun. Läßt man ultraviolette Strahlen bei Sauerstoffzutritt zu lange auf Cholesterin einwirken, so gehen seine antirachitischen Eigenschaften verloren. Bei Sauerstoffabschluß aber bleibt der antirachitische Effekt bestehen. Jenke und György[34] wiesen durch Elementaranalyse von in Stickstoffatmosphäre bestrahltem wirksamen, und unbestrahltem unwirksamen Cholesterin nach, daß keine nennenswerte Veränderung im Molekül vor sich gegangen ist. Windaus[36] konnte nun in gemeinschaftlichen Untersuchungen mit dem Physiker Pohl[36] zeigen, daß die Absorptionsspektren einer Lösung eines wiederholt gereinigten Cholesterins nach der Bestrahlung Veränderungen zeigen, und daß der Absorptionskoeffizient bei 280 $\mu\mu$ während der Bestrahlung nahezu auf die Hälfte zurückging. Aus diesen Lösungen konnte Windaus[36] 99,5% des ursprünglichen Cholesterins unverändert zurückgewinnen. Die Untersucher nahmen deshalb an, daß die Abnahme des Absorptionskoeffizienten nicht das Cholesterin selbst, sondern eine Beimengung betrifft. Bromiert man Cholesterin und stellt aus diesem Bromprodukt durch Bromabspaltung wieder Cholesterin her, so läßt sich dieses Cholesterin nicht mehr durch Bestrahlung in eine antirachitisch wirksame Substanz überführen. Die Begleitsubstanz war also durch Brom verändert worden (Windaus). Diese Begleitsubstanz, welche dem gereinigten Cholesterin in einer Menge von $^1/_{20}$—$^1/_{50}$% anhaftet und bei Bestrahlung antirachitisch wirksam gemacht wird, bezeichnet Windaus[36] als „Provitamin". Windaus[36] machte es sehr wahrscheinlich, daß dieses Provitamin, das in pflanzlichen Produkten, insbesondere in der Hefe vorkommende Ergosterin, von der Formel $C_{27}H_{42}O$ sein dürfte. Das Ergosterin unterscheidet sich vom Cholesterin durch drei doppelte Bindungen. Die Intensität des Absorptionsspektrums des Ergosterins ist etwa 4000 mal so stark als die des Cholesterins. In Versuchen an rachitischen Ratten genügt ein Tausendstel Milligramm bestrahltes Ergosterin als Tagesgabe, um etwa in 3 Wochen Heilung herbeizuführen (Heß). Durch diesen Versuch ist es sehr wahrscheinlich, daß das Provitamin mit Ergosterin gleichzusetzen ist. Die Art der Umwandlung, welche das Provitamin bzw. das Ergosterin durch die Bestrahlung erleidet, um in das antirachitische Vitamin überzugehen, ist noch vollständig unbekannt. Das ultraviolette Spektrum erfährt beim Übergang in das Vitamin eine charakteristische Veränderung. Das spektroskopische Verhalten kann zum Nachweis benutzt werden. Es ist möglich, daß die drei doppelten Bindungen im Ergosterinmolekül imstande sind, kleinste Mengen einer noch unbekannten Substanz durch Nebenvalenzen festzuhalten, welche das eigentliche Provitamin ist, so daß das Ergosterin gewissermaßen auch nur Kollektor für das Provitamin wäre. Diese Vermutung entbehrt bisher jeder tatsächlichen experimentellen Grundlage. Windaus[36] glaubt, daß das Ergosterin selbst das Provitamin ist und durch Isomerisierung und Polymerisierung in das Vitamin übergehe. Mit den grundlegenden Feststellungen von Windaus ist man zum ersten Male der Natur eines Vitamins nähergekommen, und man konnte die experimentellen chemischen Feststellungen in ein therapeutisches Präparat auswerten. Unter dem Namen „Vigantol" ist eine Auflösung von bestrahltem Ergosterin in Sesamöl im Handel. Über den Chemismus des Ergosterins und seine Beziehungen zum Cholesterin siehe S. 504.

Identifizierung des Provitamins D.

Die Auffindung eines Stoffes, der die Rachitis zu heilen imstande ist, hat die rachitische Knochenerkrankung eindeutig als in den Kreis der Avitaminosen zugehörig gekennzeichnet. Es wäre aber verfehlt, anzunehmen, daß mit dieser entscheidenden Feststellung der ganze Komplex der Rachitis geklärt wäre und das ganze klinische Rachitisproblem nunmehr klar zutage liegt. Die Reihe von klinischen Beobachtungen, die vor der Auffindung des heilenden Vitamins gemacht worden sind, bestehen sicherlich alle zu recht, nur ist ihre Deutung nunmehr anders in das Bild der Rachitis einzuordnen. Zunächst ist die geographische Verbreitung der Rachitis außerordentlich merkwürdig. Die stärkste Rachitisverbreitung findet sich zwischen dem 40.—60. Breitegrad der nördlichen Erdhälfte, d. h. in den Erdteilen, in denen ein gemäßigtes Klima herrscht. In tropischen wie auch in arktischen Gebieten kommt die Rachitis entweder überhaupt nicht vor, oder aber nur selten und dann in milder Form. Am stärksten befallen sind große Industriestädte in England, Deutschland und Amerika. Man könnte nun fast glauben, daß mit der Ausbreitung der modernen Kultur nach Norden die Rachitis sich auch nach Norden entwickelt hätte, da auch heute noch die Gebiete der alten Kulturstaaten Ägypten, Babylonien, Südchina sowie auch Griechenland fast vollständig rachitisfrei geblieben sind. Die geographische Verbreitung der Rachitis erklärt sich aber zwanglos in der in nördlichen Gegenden verminderten Bestrahlungszeit durch die Sonne. Je weniger Sonne, desto mehr Rachitis. Dieses Wort in übertragenem Sinne heißt: das Provitamin scheint bei jedem Menschen vorhanden zu sein, nur die Bestrahlungszeit ist ungenügend, um endogen reichlich Vitamin entstehen zu lassen. Bezeichnend für die Richtigkeit dieser Auffassung ist die von Hutchison[39] aus dem Nasikbezirk veröffentlichte Beobachtung der dort streng befolgten mohammedanischen Haremsgesetze (Purdahsystem). Sowohl die Mütter als auch die Säuglinge halten sich in verdunkelten, meist auch ungelüfteten Zimmern auf. In der Schwangerschaft, wie auch noch später, während der ganzen Stillperiode, die sich oft jahrelang hinzieht, wird dieses Gebot streng gehalten. Die Kinder kommen die ersten zwei bis drei Lebensjahre meist überhaupt nicht an die Sonne. Die dienenden Stände können dieses religiöse Gesetz aus wirtschaftlichen Gründen nicht einhalten, bei ihnen ist die Rachitis sehr selten, in den vermögenden Ständen, die den religiösen Ritus halten, ist die Rachitis die Regel. Man hat ferner eine Altersdisposition für die Manifestation der Rachitis als ätiologisch bedeutungsvoll angesehen. Zweifellos sind die beiden ersten Lebensjahre das Alter, in welchem die Rachitis am häufigsten auftritt. Eckstein[37] konnte zeigen, daß bei der experimentellen Rattenrachitis Tiere von einem bestimmten Alter die geeignetsten sind. Es besteht aber kein Grund aus dieser Beobachtung, daß das Alter einen Einfluß auf die Rachitisentstehung hat, die Bedeutung des Vitamins D für die Rachitisentstehung abzuschwächen. Es ist sehr wohl möglich, daß die Entstehung des Vitamins aus dem Provitamin in einem gewissen Alter schwerer oder leichter vor sich geht, oder daß eine gewisse Altersstufe mehr oder weniger Vitamin zum Calciumphosphatansatz benötigt. Auch den Gesamtbegriff des konstitutionellen Momentes, der zweifellos für die Entstehung der Rachitis mitentscheidend ist, gegen die Bedeutung des Vitamins für die Entstehung der Rachitis anzuführen, erscheint nicht zwingend. Durch die Untersuchungen Czernys[38] ist auf die endogene Konstitution und auf die familiäre Disposition hingewiesen worden. Diese Beobachtungen bestehen zweifellos zu Recht. Wir wissen aber heute noch gar nicht, auf welche Weise sich bei den Erkrankungen, die durch Mangel an akzessorischen Nährstoffen hervorgerufen werden, endogen konstitutionelle Momente besonders scharf auswerten. Es wäre durchaus verständlich, daß in Familien sich eine Konstitution fortpflanzt, die auf einen Mangel an Vitamin besonders empfindlich ist und eine rachitische Störung bei einem geringfügigen Vitamingehalt bereits entstehen läßt, der für einen Normalen noch ausreichend wäre, um die Avitaminose zu verhindern. Für die Entstehung anderer Avitaminosen, besonders der Avitaminosen durch Mangel an Vitamin B und C ist uns das konstitutionelle Moment sehr geläufig, da Leute auf einem Schiff, welche die gleiche Nahrung genossen haben, verschieden reagieren und nicht alle eine Avitaminose bekommen. Es dürften also der Konstitutions- und Dispositionsbegriff für die Rachitis und die zweifellos zu Recht bestehenden klinischen Beobachtungen in dieser Hinsicht sich zwanglos in die Vitaminätiologie der Rachitis einordnen lassen.

Die Beobachtung (Esser, Czerny-Keller, Jundell[39]), daß eine Überernährung, eine Mästung, besonders mit Kuhmilch, aber auch mit Muttermilch,

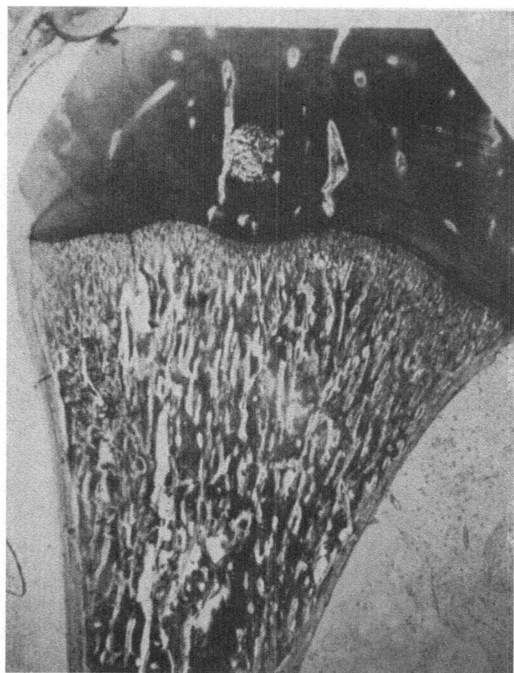

Abb. 93. Normale Epiphysengrenze. (Nach Kihn.)

die Rachitis begünstige, besteht zu Recht. Jede unzweckmäßige Ernährung scheint die Disposition zur Rachitis im Kindesalter zu verstärken. Es ist aber kein Grund vorhanden, anzunehmen, daß in der unzweckmäßigen Ernährung der ätiologische Faktor steckt, zumal man auch bei Kindern bei fortgesetzter unzweckmäßiger Ernährung durch Bestrahlung mit Quarzlampe die Rachitis zum Stillstand bringen kann. Unzweckmäßige Ernährung begünstigt die Entstehung der Rachitis, sie ist aber nicht der ätiologische Faktor der Rachitis.

Die Ansicht, daß die Rachitis durch eine Störung des Mineralstoffwechsels hervorgerufen sei, ist unrichtig. Wir verweisen auf die Ausführungen auf S. 595 über den Kalkstoffwechsel bei der Rachitis. Zweifellos ist für die Rachitis die Neigung zu negativen Kalkbilanzen vorhanden, zweifellos besteht bei der Rachitis ein charakteristisches Sinken der Phosphatwerte im Serum. Es wäre aber unrichtig, wollte man diese Feststellungen im Sinne eines primär gestörten Kalkstoffwechsels ansehen und die Rachitis als eine Mineralstoffwechselstörung erklären. Der Mineral- und besonders der Phosphatstoffwechsel wird sekundär verändert durch die primär rachitische Störung, durch die nur eine ungenügende Verkalkung des kindlichen Knochens sich vollziehen kann. Wird durch Bestrahlung oder durch Vitamin-D-Gabe die Fähigkeit des Knorpels, normal zu verkalken, wiederhergestellt, so gleichen sich die mit chemischen Methoden feststellbaren Folgezustände im Ca- und Phosphatstoffwechsel wieder aus. Trotzdem durch diese Erkenntnisse, die Rachitisätiologie in wesentlichen Punkten geklärt ist, erscheint der Mechanismus der Rachitisentstehung noch vollständig ungeklärt. Wir haben nur eine ungenügende Vorstellung, auf welche Weise das Vitamin D in den Verkalkungsprozeß eingreift (s. S. 594). In unsere bisherigen, auf rein anatomische Beobachtungen gegründeten Vorstellungen, läßt sich die Wirksamkeit eines sterinartigen Körpers nicht einordnen. Wir müssen vorläufig die Tatsachen hinnehmen und nach Methoden sinnen, mit denen wir funktionell den Verkalkungsvorgang beeinflussen können.

Die klinische Symptomatologie der Rachitis muß in den Spezialwerken nachgelesen werden. Es sei auf die vortreffliche Darstellung der Rachitis von P. György in dem Handbuch der Avitaminosen verwiesen. Wir finden bei der Rachitis Veränderungen am knöchernen Schädel (Craniotabes), Veränderungen am Kiefer und Gaumen, Defekte an den Zähnen, besonders am Schmelz der Zähne; an den Rippen wächst das knöcherne Rippenende am Knorpel nach innen vorbei, wobei es eine scharfe Abknickung aufweist (innerer und äußerer Rosenkranz); schwere Thoraxdeformitäten (Hühnerbrust, Trichterbrust); dicker über

Klinische Erscheinungen bei Rachitis.

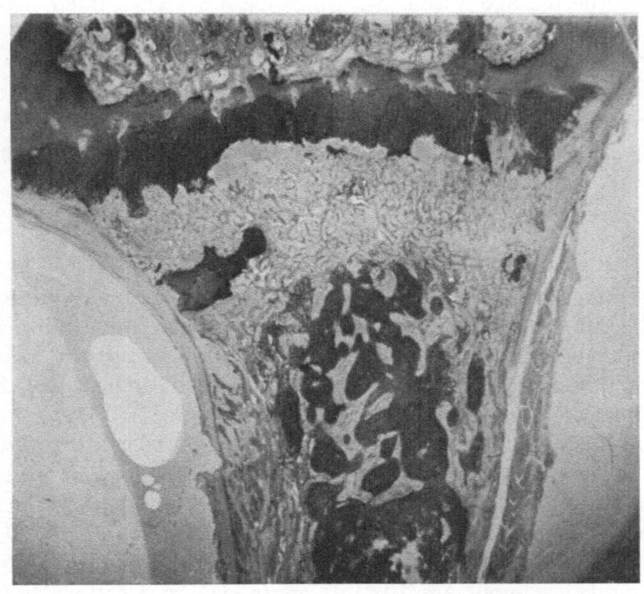

Abb. 94. Histologisches Bild der Epiphysengrenze bei florider Rachitis. (Nach Kihn.)

die Rippen ausladender Froschbauch; eine früh sich ausprägende Kyphose der Brustwirbelsäule mit entsprechender kompensatorischer Veränderung der Lendenwirbelsäule. Das Becken ist in sagittaler Richtung meistens etwas verkürzt mit einer sekundär überhöhten Querspannung. Besonders charakteristisch sind die Epiphysenanschwellungen an den Extremitätenknochen, in schweren Fällen schwere Verkrümmungen und Verbiegungen der ganzen Extremität.

Von größter Wichtigkeit für die Frühdiagnose der Rachitis ist das Röntgenbild der Knochen. Die Röntgenbilder weisen infolge mangelnder Verkalkung an den Epi- und Diaphysenenden, entsprechend dem histologischen Kalkmangel, charakteristische Veränderungen auf. Unter normalen Verhältnissen ist im Röntgenbilde das Meta- und Diaphysenende durch eine scharf sich abgrenzende, homogene, kalkdichte Zone abgesetzt (histologisches Präparat: provisorische Verkalkungszone). Im Röntgenbilde zeigt bei beginnender Rachitis die scharfe Abschlußlinie der provisorischen Verkalkungszone größere oder kleinere Defekte; sie erscheint im Röntgenbilde unscharf, durchlöchert. In späteren Stadien ist sie oft gar nicht mehr zu erkennen. Die angrenzende Spongiosa verliert ihre feine,

Röntgenbefund und Anatomie bei Rachitis.

regelmäßige Struktur. Infolge der Osteoidwucherung nimmt die Entfernung zwischen dem Gelenkspalt (dem Epiphysenende) und dem freien unscharf begrenzten Metaphysenende stetig zu.

Die Anwendung der ultravioletten Strahlen ist ein rasch und sicher wirkendes Mittel, um die Rachitis auszuheilen. Bestrahlte Nahrungsbestandteile: Milch, Milchtrockenpulver, Trockenei sind mit bestem Erfolg angewandt worden. Das alte Heilmittel, der Lebertran, 10—30 ccm täglich, ist immer noch das klassische Mittel der Rachitistherapie. Das bereits erwähnte bestrahlte Ergosterinpräparat Vigantol enthält das Vitamin D in gereinigter Form. Die Frage, ob eine Überdosierung von Vitamin D krankheitserregend wirkt, ist durch die Untersuchungen von Pfannenstiel[40], Kreitmair und Moll[41] zur Diskussion gestellt. Beim Tiere scheinen diese Untersucher Krankheitserscheinungen (Gefäßwandverkalkungen) nachgewiesen zu haben. Beim Menschen kennt man Krankheitserscheinungen durch übermäßige Vitamin-D-Darreichung bisher noch nicht.

Ob die Rachitis tarda des Pubertätsalters ebenfalls wie die Rachitis des Kindesalters im wesentlichen eine Avitaminose ist, erscheint bis heute noch vollständig unklar. Sicherlich darf man aber die osteoporotischen Knochenerkrankungen, die senile und die Hungerosteoporose und wahrscheinlich auch die Osteomalacie ätiologisch nicht mit der kindlichen Rachitis gleichstellen. Ob bei diesen Erkrankungen das Vitamin D überhaupt eine Rolle spielt, ist fraglich.

Vitamin B. Beriberi.

Die Grundlagen für die Erforschung des wasserlöslichen Vitamins B gehen auf die Entdeckung des holländischen Arztes Eijkman[42] im Jahre 1897 zurück. Eijkman, der als Arzt in einem Gefängnis in Java tätig war, beobachtete bei den Hühnern des Spitals das Auftreten einer mit Lähmung der Extremitäten einhergehenden Erkrankung, die eine vollkommene Analogie zu der Beriberi seiner Patienten bot. Ein zufälliger Umstand erlaubte ihm festzustellen, daß die Hühner seit einiger Zeit ausnahmsweise mit gekochtem geschältem Reis gefüttert worden waren. Des weiteren konnte er bemerkenswerte zeitliche Beziehungen zwischen der Verabreichung dieser Nahrung und der Dauer der Erkrankung feststellen. Am 10. Juni hatten die Hühner zum ersten Male den geschälten Reis bekommen; am 10. Juli zeigte sich zum ersten Male die Erkrankung. Am 20. November wurden die Tiere wieder wie früher ernährt und kurze Zeit später war die Krankheit erloschen. Es waren also ganz enge Beziehungen zwischen der Nahrung und der merkwürdigen Polyneuritis festgestellt. Eijkman erkannte weiterhin, daß das Fruchthäutchen des Reises, das beim Polieren als Abfallprodukt entfernt wird, für die Krankheitsentstehung besonders bedeutungsvoll ist. Die Reiskleie, die aus den äußeren holzigen Fruchthüllen, den sog. Spelzen, ferner aus dem Silberhäutchen (Fruchthäutchen) und der diesem anhängenden Aleuronzellenschicht besteht, ist imstande, den Krankheitsausbruch zu verhüten und sogar schon eine bereits ausgebrochene Krankheit zu heilen, wenn die Reiskleie neben dem polierten Reis gegessen wird. Eijkman[42] zeigte, daß weder die holzigen Fruchthüllen, die Spelzen, noch die dünne Cellulosemembran des Silberhäutchens krankheitsverhütend wirken, sondern, daß die beim Polieren verlorengehende Aleuronzellenschicht den wichtigen Stoff, dessen Fehlen die Krankheit erzeugt, enthält. Beim Dämpfen des Reises (gedämpfter unpolierter Reis erzeugt keine Beriberi) wird die Aleuronschicht mit den obersten Stärkeschichten verkleistert und gleichsam an das Reiskorn fixiert. Das nachfolgende Mahlen und Abtrennen der Spelzen kann die wichtige Aleuronzellenschicht nicht mehr loslösen. Eijkman selbst, der diese grundlegenden Beobachtungen machte, konnte seinen Versuchen noch nicht die richtige Deutung geben. Die Entdeckung Eijkmans blieb lange Zeit weiten Kreisen unbekannt und so geschah es, daß diese wichtige Erkenntnis für die Ernährungsphysiologie lange Jahre nicht ausgewertet wurde. Grijns[43] und Schaumann[43] äußerten zuerst die Vorstellung, daß mit dem Schälen des Reises ein Stoff verlorengehe, der für den Organismus bedeutungsvoll sei. Schaumann[43] glaubte, daß die Krankheitsverhütung an die Gegenwart eines phosphorhaltigen Stoffes geknüpft sei. Erst Casimir Funk und Teruuchi[44] wiesen nach, daß ein vollständig phosphorfreier Extrakt, den sie hergestellt hatten, in minimalsten Mengen subcutan injiziert die neuritischen Symptome an beriberikranken Tauben beseitigt. Funk hat mit diesen Befunden die experimentelle Erforschung dieses Gebietes und die theoretischen Vorstellungen über die akzessorischen Nährstoffe stark gefördert. Es wurde bereits betont, daß gerade diese Versuche Funks mit dem wasserlöslichen Faktor B zur Namengebung „Vitamin" geführt haben, da Funk glaubte, daß es Amine sind, also stickstoffhaltige Körper, welche in minimalsten Mengen dem Körper von außen her zugeführt werden müssen.

Durch systematische Fütterungsversuche mit reinen Nährstoffen hat man gesehen, daß nicht nur durch polierten Reis polyneuritische Symptome ausgelöst werden können, sondern daß man mit fast allen Fruchtkörnern die gleiche Erkrankung erzeugen kann, sofern man den unter der Cellulosehaut gelegenen Teil des Kornes, die Aleuronschicht und den Embryo, der ebenso reich an Vitamin B ist, entfernt. Geschälte Gerste, geschälter Weizen, Graupen, Tapioka vermögen beriberiähnliche, polyneuritische Erscheinungen auszulösen. Auch Erhitzen bei alkalischer Reaktion sowie sehr langes Lagern kann in all diesen Stoffen das Vitamin B stark herabmindern. Da bei der technischen Verarbeitung der Getreidefrüchte und besonders in den besten Mehlsorten ein nahezu vollständiger Verlust an Vitamin B auftritt, so könnte bei einseitiger Ernährung mit Erzeugnissen dieser besonders feinen Mehle eine Avitaminose hervorgerufen werden. Es ist noch zu bemerken, daß außer dem Vitamin B noch andere hochwertige Stoffe bei einer unzweckmäßigen Verarbeitung des Kornes verlorengehen. Die Studien, welche zur Ergründung des Vitamins B angestellt wurden, sind, auf die Entdeckung Eijkmans[42] an Hühnern fußend, zunächst bei dieser Tiergattung, dann aber im wesentlichen von C. Funk[43] bei Tauben ausgeführt worden. Die Tauben zeigen bei Ausbruch der Krankheit eine Behinderung der Gehfähigkeit, dann richtige spastische Erscheinungen, die auch auf den Kopf, d. h. die Halsmuskulatur übergehen. Die Tiere gehen im schwersten Zustande an Atemstörungen zugrunde. Außer den Krampferscheinungen treten bei den Tauben noch großer Gewichtsverlust sowie Durchfälle in Erscheinung. Von McCollum wurden auch für Vitamin B Ratten als Versuchstiere herangezogen. Mc Collum wies nach, daß bei gleichzeitigem Mangel an Vitamin A und B das Wachstum junger Ratten nahezu vollständig aufhört. Es zeigte sich, daß für das Wachstum der Ratten fast ausschließlich B-Vitaminmangel in Frage kommt. Außer dieser Wachstumsbehinderung kommen dann bei länger dauerndem Vitaminmangel schwere nervöse Symptome auch bei Ratten hinzu. Die Versuche von Fr. Hofmeister[45] und B. Kihn[46] erwiesen, daß das nervöse Krankheitsbild bei Ratten bei allmählichem Entzug von Vitamin B besser in Erscheinung tritt, als wenn man plötzlich eine Nahrung ohne Vitamin B verabfolgt. Durch Hin- und Herschwenken des Versuchstieres am Schwanze kann man einen richtigen Beriberianfall auslösen. Die Tiere zeigen Drehbewegungen, sog. Reitbahnbewegungen, bohrende Bewegungen des Kopfes und Rückwärtslaufen. Kihn[46] lokalisiert die Störungen in Kleinhirn, in die Haube und in den roten Kern. Hofmeister[45] glaubt, daß die Ganglienzellen und deren Fortsätze auf die Zufuhr von

Vitamin B angewiesen sind. Bei dauerndem Mangel an Vitamin B kommt es zu Degenerationserscheinungen. Bei verschiedenen Tierarten sind gewisse Nervenbezirke zeitlich am ehesten befallen. Bei Mensch und Huhn sind es die peripheren Nerven, die zuerst leiden, bei der Taube und der Ratte sind es das zentrale Nervensystem, besonders die phylogenetisch ältesten motorischen Bahnen. Von großem Interesse ist die Beobachtung, daß bei experimenteller Beriberi der Appetit außerordentlich nachläßt und völlige Nahrungsverweigerung erfolgt. Gleichzeitig mit dieser Appetitlosigkeit zeigen die Tiere Trägheit und Teilnahmslosigkeit, sie schlafen anhaltend und reagieren auf Geräusche sehr schwach. Die Untersuchungen über den Gaswechsel an Tieren mit Vitamin-B-Mangel ergaben, daß der Grundumsatz absinkt. Zufuhr von Hefe- oder Kleiepräparaten treiben die Verbrennungsprozesse dieser Tiere in die Höhe. Auch die von Abderhalden[47] sowie von Freudenberg und György[48] untersuchte Gewebsatmung ist bei Vitamin-B-Mangel herabgesetzt. Die Angaben dieser Autoren blieben nicht unwidersprochen (H. J. Henel jr. und R. Weiß[49]); sie konnten aber nicht erschüttert werden. Es scheint nach den vorliegenden Befunden möglich, daß das Vitamin B, wie Osborne und Mendel[43] meinen, ein Stimulans des Gesamtstoffwechsels wäre, und daß beim Fehlen von Vitamin B die Gesamtoxydationsprozesse in den Zellen verringert würden. Gegen diese Auffassung spricht allerdings, daß eine vermehrte Zufuhr von Vitamin B weder eine Steigerung, noch überhaupt eine Einwirkung auf den Grundumsatz erkennen läßt. Auch Kohlenhydrat- (Bickel[50], Collazo[51]) wie Fettstoffwechsel (K. Asada[52]) und Cholesterin (Embden und Lawaczek[53]) zeigen bei Vitamin-B-Mangel Veränderungen. Diese Veränderungen erscheinen aber nicht charakteristisch genug, um darauf Schlüsse über einen direkten Zusammenhang mit dem Vitamin B-Mangel zu gründen.

Chemische Natur des Vitamins B.

Über die chemische Natur des Vitamins B ist trotz der Untersuchungen von Schaumann, Funk und anderen Autoren keine Klärung erfolgt. Man weiß nur, daß Vitamin B löslich in Wasser und wasserhaltigem Alkohol ist, daß es in Olivenöl und Ölsäure gelöst vorkommt und daß es in absolutem Alkohol, Äther, Chloroform, Essigäther und Benzol unlöslich ist. Gegen schwache Säuren ist Vitamin B beständig. Alkali, besonders bei erhöhter Temperatur, zerstört das Vitamin vollständig. Das Vitamin wird durch Phosphorwolframsäure, Phosphormolybdänsäure, Gerbsäure, Pikrinsäure und Sublimat gefällt. Besonders wichtig ist es, daß das Vitamin B dialysabel ist und daß es von einer Reihe von Stoffen stark adsorbiert wird. P. A. Levene[54] ist es neuerdings gelungen, durch mehrfache Adsorption und Elution eine beträchtliche Konzentrationserhöhung des Vitamins zu erzielen. Weiterhin konnte Levene das Vitamin B in einen thermostabilen und einen thermolabilen Anteil zerlegen.

Über den chemisch strukturellen Aufbau äußerte sich zuerst Casimir Funk[55] und ferner Suzuki[56]. Sie glaubten bereits krystallisierte Stoffe in Händen zu haben, die organische Basen darstellen sollten; je weiter aber die Reinigung fortschritt, desto unwirksamer wurde die Substanz. Die Vermutung, daß das Vitamin B zu den Purin- oder Pyrimidinbasen gehört, hat sich nicht bewahrheitet. In neuerer Zeit wurden von B. C. P. Jansen und W. F. Donath[57] Experimente berichtet, aus denen hervorgeht, daß sie durch Adsorption an Fullers Erde nachfolgende Elution und Fällung und Reinigung des Eluates über das Silber- und Platinchloridsalz zu einem hochwirksamen Extrakt gelangten, der in einer Menge von 3—4 Tausendstel Milligramm gegeben, eine Beriberi trotz Beriberikost nicht entstehen läßt. Die Autoren glauben diese Substanz als Goldchloridsalz und Pikrolonat krystallisiert zu haben und stellen sogar eine Formel von $C_6H_{10}ON_2$ für das Vitamin B auf. Es wird sich zeigen, wieweit diese Angaben begründet sind.

Das vitamin-B-reichste Naturprodukt ist die Bierhefe. Aus diesem Grunde hat man immer wieder aus Bierhefe Extrakte hergestellt und sie angereichert, so daß ausgezeichnet wirksame Extrakte der Therapie zur Verfügung stehen. Die Bäckerhefe steht der Bierhefe an Gehalt weit nach. Die Hefe hat in der Vitaminforschung große Bedeutung erlangt, weil sie als praktisch frei von anderen Vitaminen angesehen werden kann.

Im Pflanzenreich sind alle Aleuronzellenschichten, sowie der Keimling sehr reich an Vitamin B. In frischen, grünen Salaten sowie in Gemüsen ist ebenfalls reichlich Vitamin B enthalten.

In den Knollengewächsen, zu denen die Kartoffel gehört, ist der Gehalt an Vitamin B gering. Man muß große Mengen zu sich nehmen, um den Bedarf an Vitamin B zu decken. Hülsenfrüchte: Bohnen, Erbsen, Linsen enthalten dagegen reichliche Mengen an B-Faktor. Von den Früchten sind Tomaten, Orangen, Zitronen und Trauben reich an Vitamin B.

Von tierischen Produkten enthält die Milch außerordentlich viel wasserlösliches Vitamin B. Es zeigte sich, daß in den tierischen Organen diejenigen am reichsten an Vitamin B sind, welche wie Hoden, Leber, Nieren, Hirn, Bauchspeicheldrüsen, Herz besondere Aufgaben im Gesamtstoffwechsel haben und als sezernierende Drüsen eine gesteigerte Tätigkeit vollziehen. McCollum[43] glaubt, daß alle Organe, denen besondere Aufgaben zufallen und die große Leistungen zu vollbringen haben, besonders reich an Vitamin B sind. Den Gehalt eines Nahrungsmittels an Vitamin B kann man dadurch bestimmen, daß man zu einer vitamin-B-freien Kost Zulagen des zu untersuchenden Nahrungsmittels gibt. Die Ansicht, daß man Vitamin B an wachsender Hefe austestieren kann, hat sich nicht als richtig erwiesen.

Die ersten sichergestellten Nachrichten über Beriberi stammen aus dem 17. Jahrhundert. Um diese Zeit erst wurde polierter Reis von den Eingeborenen in den großen Städten Japans als alltägliche Nahrung genommen. Auch hier bei dieser Avitaminose sieht man die örtliche Verbreitung in den großen Städten. Es herrschte zuerst die Krankheit in Yedo (das heutige Tokio). Die Krankheit wurde „Yedo-Seuche" genannt. In Osaka wurde die Krankheit wegen der begleitenden Ödeme als Schwell- oder Ödemkrankheit bezeichnet und schon damals die Heilwirkung der Gerste und der Bohnen gegen die Krankheit bemerkt. Die erste Kunde nach Europa von dieser Krankheit brachte Bontius aus Batavia mit der Bezeichnung „Beriberi" (1627). Die grundlegenden Untersuchungen stammen von Bälz und Scheube[58] (1882). Das Wort Beriberi wird verschieden erklärt. Es soll von dem hindustanischen Beri = Schaf abgeleitet sein, weil der unsichere Gang der Kranken mit dem Schafgang Ähnlichkeit haben soll (Meyer-Ahrens).

Da mir selbst keine Erfahrungen über die klinischen Erscheinungen der Beriberi zur Verfügung stehen, muß ich mich auf die Angaben der Literatur beschränken. Ich halte mich im wesentlichen an die Monographie der Beriberi von J. Shimazono-Tokyo im Handbuch der Avitaminosen. Beriberi kommt nur in den Ländern vor, in denen die Bevölkerung polierten Reis als Hauptnahrungsmittel zu sich nimmt.

Man stellt vier klinische Zustandsbilder bei der Beriberi fest:

1. kardiovasculäre Störungen mit Steigerung der Herzaktion, in schweren Fällen mit Zeichen der Herzinsuffizienz;

2. das ödematöse Zustandsbild, wobei das Ödem nicht Ausdruck einer Zirkulationsstörung ist, da es bereits frühzeitig ohne Zirkulationsstörungen auftreten kann. Das Ödem bei der Beriberi ist ein extrarenales Ödem, das in seiner Pathogenese dem Hungerödem gleichzusetzen ist.

3. das Zustandsbild der multiplen Neuritis mit sensiblen und motorischen Störungen hauptsächlich an den Extremitäten.

Diese Trias: kardiovasculäre Störungen, Ödeme und Polyneuritis sind die klinischen Erscheinungen der Beriberi. Die Krankheit verläuft chronisch, so daß man zunächst nicht den Eindruck hat, als ob hier ·eine Avitaminose vorliege. Menschliche Beriberi und experimentell am Tier erzeugte B-Avitaminosis sind sich sowohl symptomatologisch als auch pathologisch-anatomisch sehr ähnlich. Es sind aber trotzdem noch bemerkenswerte Abweichungen zwischen menschlicher Beriberi und der experimentellen B-Avitaminosis vorhanden, so daß man von einer absoluten Identität der beiden Zustände nicht reden kann. Es ist hier eben ähnlich wie bei der Rachitis, bei der die experimentelle D-Avitaminosis sich auch nicht in allen Teilen mit dem klinischen Bilde der Rachitis deckt. Trotzdem müssen wir heute mit Recht annehmen, daß der Vitaminmangel im Zentrum der Pathogenese der beiden Krankheiten steht.

In der Regel zeigen die Beriberikranken im Anfangsstadium mehr oder weniger ausgeprägte kardiovasculäre Störungen, Ödeme und leichte dyspeptische Beschwerden. Temperatursteigerungen zu Beginn der Krankheit gehört nicht zum eigentlichen Wesen der Krankheit (Shimazono[59], Miura[60]). Nur bei Shôshin, so heißt man den Zustand bei schwerer Herzinsuffizienz der Beriberikranken, steigt die Temperatur. Bei fieberhaften Zuständen der Beriberi sind meistenteils Komplikationen vorhanden. Es sei daran erinnert, daß Typhus abdominalis, Influenza und Tuberkulose Beriberikranke besonders leicht befallen. Die kardiovasculären Störungen sind charakterisiert durch einen merkwürdig raschen Puls, der in der Pulskurve einem Pulsus celer et altus gleicht. Als besonders charakteristisch für die Beriberi soll ein an sehr vielen peripheren Arterien hörbarer Arterienton sein. Bei schweren Beriberifällen findet sich Dilatation und Hypertrophie des Herzens. W. C. Aalsmer und K. F. Wenckebach[60a] haben neuerdings in einer ausführlichen Arbeit die Herzstörungen bei Shôsin studiert. Die Autoren stellten eine charakteristische Verkürzung des P-R-Intervalls (Überleitungszeit am Elektrokardiogramm fest, wie man sie bei in Wasser oder in hypotonische Salzlösungen gelegten Froschherzen findet. Diese Herzstörung ist nach Wenckebach durch ein Ödem des Herzmuskels zu erklären.

Das Ödem fehlt in den frischen Krankheitsfällen fast nie. Neben allgemeinem Ödem sind Hydrothorax, Hydroperikard und Ascites in schweren initialen Fällen beobachtet. Die Untersuchung der Ödemflüssigkeit zeigt wie beim Hungerödem hohen Kochsalzgehalt und niederen Eiweißgehalt. Im Harn sind bei diesen Patienten weder Eiweiß noch Zylinder nachweisbar. Erst wenn schwere kardiovasculäre Symptome hinzutreten, kommt es zu den Erscheinungen der Stauungsniere.

Die Störungen von seiten des Nervensystems sind das konstanteste und wichtigste Symptom der Beriberi. Die Lähmungen werden ausschließlich durch Läsion der peripheren Nerven und Muskeln hervorgerufen. Die Nervensymptome entsprechen vollkommen den Symptomen der Polyneuritis. Sensibilitätsstörungen am Unterschenkel, am Fußrücken und an den Fingerspitzen sind die Initialsymptome. Frühzeitig kommen auch Sensibilitätsstörungen im Bereiche des Mundes vor. In späteren Stadien werden auch Sensibilitätsstörungen am Unterbauch gefunden. Die Sensibilitätsstörungen treten in der Regel symmetrisch an beiden Körperhälften in gleichem Grade auf. Bald kommen leichte Ermüdbarkeit und Parästhesien dazu. Wadenkrämpfe nachts sind häufige Symptome der Beriberi. Die Motilitätsstörungen treten auch vorwiegend an den Extremitäten auf; sie können aber auch unter Umständen Kopf- und Rumpfmuskulatur befallen. Die motorischen Lähmungen bei der Beriberi sind schlaffe Lähmungen, die durchaus dem klinischen und anatomischen Bilde der Polyneuritis entsprechen. Die elektrische Erregbarkeit zeigt die gleichen Kriterien wie bei der peripheren Nervenlähmung. Die Reflexe entsprechen der Erkrankung der peripheren Nerven und sind meistenteils bei schweren motorischen Ausfallserscheinungen erloschen. Blase, Mastdarm und Geschlechtsfunktion sind nicht gestört.

Die starke Abmagerung der Kranken und das gleichzeitig auftretende Ödem haben Veranlassung gegeben, den Gesamtstoffwechsel bei Beriberikranken zu untersuchen. Es zeigte sich, daß der Grundumsatz im Anfang normal ist, aber bei fortgeschrittenen Fällen eine ausgesprochene Erniedrigung bis zu 40% festgestellt werden konnte. Als Ursache dieser Erniedrigung des Grundumsatzes ist wahrscheinlich die allgemeine Unterfunktion der endokrinen Organe, welche der Ernährungsstörung parallel geht, anzusehen. Die Beriberikranken befinden sich in leichten Fällen im Stickstoffgleichgewicht; in schweren Fällen zeigt sich eine negative Stickstoffbilanz, die besonders zur Zeit des Shôshin (der Herzschwäche) beträchtlich ist. Eine für die Beriberi charakteristische Veränderung des Gesamtstoffwechsels wie auch des intermediären Stoffwechsels ist nicht festzustellen.

Es gibt einige von der typischen Beriberi abweichende Formen, welche auch mit in die Kategorie der Beriberi gehören. 1. Beriberi, welche gruppenweise auf Segelschiffen, in Gefängnissen und an Orten vorkommt, an denen die Nahrung durch besondere Maßnahmen beschränkt ist. Bei dieser Form der Beriberi herrscht das Ödem vor. 2. Beriberi, die als Komplikation bei Typhus abdominalis, bei Infektionskrankheiten sowie als Wochenbetterkrankung auftritt. Bei dieser Art herrscht die Lähmung vor. Man hat den Eindruck, daß die toxische Wirkung des Infektes sich mit der Wirkung der Avitaminose auf den peripheren Nerven summiert. 3. Beriberi als Komplikation bei Inanitionskrankheiten. Hier treten ebenfalls die Ödeme neben den kardiovasculären Erscheinungen in den Vordergrund. Der Verlauf der Beriberi bei diesen kachektischen Zuständen kann oft ein ungewöhnlicher sein.

Die Therapie der Beriberi ist nach der Erkenntnis, daß diese Erkrankung Therapie. eine Avitaminose ist, durch Zufuhr des Vitamins B gegeben. Instinktmäßig hat man früher vor dieser Erkenntnis Reiskleie und Azukibohnen (Phaseolus radiatus) gegeben. Seit der Feststellung des Vitamins B hat man sich bemüht, besonders vitamin-B-reiche Nahrungsmittel zu reichen und die Hefe als das vitamin-B-reichste Nahrungsmittel am meisten empfohlen. Bei besonders bedrohlichen Fällen hat Suzuki[56] ein Extrakt aus Reiskleie hergestellt, der besonders vitamin-B-reich ist und der subcutan gespritzt wird. Suzuki nennt diesen Extrakt aus Kleie Oryzanin. Injektion dieses Präparates in Mengen von 0,01—0,03 g bringen schlagartig Besserung. Im theoretischen Teil sind bereits die vitamin-B-reichsten Nahrungsmittel besprochen. Man wird guttun, bei leichten Fällen zunächst die Nahrung vitaminreich zu gestalten und Hefe oder wäßrige Hefeauszüge ständig in größeren Mengen zu geben.

Vitamin C. Skorbut.

Axel Holst[61] erkannte im Verlaufe seiner Studien über die experimentelle Das antiskorbutische Vitamin C. Beriberi, daß das Meerschweinchen anders auf die vitamin-B-freie Nahrung Der Skorbut. reagiert als andere Versuchstiere. Die Meerschweinchen zeigten eine Erkrankung, die dem menschlichen Skorbut außerordentlich nahekam und welche die Tiere in 30—40 Tagen zugrunde richtete. Es war gleichgültig, ob die Tiere Reis, Hafer oder Gerste bekamen, ob die Körner in rohem oder geschältem Zustand gereicht wurden oder ob sie Brot oder Mehl bekamen. In allen Fällen wurde Skorbut

gefunden, nur bei wenigen Tieren gesellten sich die Erscheinungen der Beriberi
noch hinzu. Bereits Holst und Frölich[61] warfen die Frage auf, ob der Skorbut
des Meerschweinchens auf eine einseitige Ernährung zurückzuführen sei. Diese
Frage war durchaus gerechtfertigt, da man schon vom menschlichen Skorbut
wußte, daß er beim Mangel an frischen, grünen Gemüsen und Salaten zustande
kommt. Der skorbutverhütende Stoff ist ein regelmäßiger Bestandteil aller grünen
Pflanzen und der keimenden Samen. Der ruhende Samen ist vollständig frei von
Vitamin C. Die Grundkost von Holst und Fröhlich[61] zur Erzeugung des
Skorbuts beim Meerschweinchen war: 60 ccm Milch, die eine Stunde im Auto-
klaven auf 120° erhitzt war, Hafer und Kleie. Der Ausbruch der Krankheit erfolgt
bei dieser Kost nach ca. 30 Tagen. Bei reiner Körnerkost entwickelt sich bereits
nach 10—14 Tagen ein Krankheitsbild, das mit Gelenkschmerzen einsetzt. Die
Gelenke sind geschwollen; der Umfang ist auf das drei- bis vierfache des normalen
vergrößert. Die Tiere liegen auf der Seite oder auf dem Rücken und strecken die
schmerzenden Glieder von sich (Skorbutstellung). Zuweilen liegen die Tiere mit
dem Kopf nach unten („scurvy face-ache position"). Die Stellung soll durch
Schmerzen im Kiefer und Zahnfleisch bedingt sein. Das Zahnfleisch blutet leicht
und zeigt Blutpunkte. Die Tiere gehen in wenigen Tagen zugrunde und verweigern die Nahrung. Skorbutsymptome haben mit Inanition nichts zu tun, da
gerade Schwellung und Schmerzhaftigkeit der Gelenke die Tiere befällt, die
reichlich Nahrung zu sich führen. Es wurde auch bei anderen Tieren versucht,
Skorbut zu erzeugen. So konnte Hart[62] durch ausschließliche Ernährung mit
kondensierter Milch an jungen Affen das typische Bild der Möller-Barlow-
schen Krankheit, bei älteren Affen das Bild der schweren ulcerösen Stomatitis
hervorrufen. Auch bei Hunden und Schweinen wurde durch Fütterung von unter
Druck erhitztem, denaturiertem Fleisch Skorbut erzeugt. Die Ratte benötigt,
wie wir bereits bei Besprechung des Vitamins D gesehen haben, das Vitamin C
nicht. Die Ratte ist also gegen Skorbut gefeit. Besonders interessant ist der Versuch, daß bei Verfütterung von Rattenlebern, die kein Vitamin C bekommen
hatten, skorbutkranke Meerschweinchen geheilt werden. Die Ratte scheint das
Vitamin C synthetisieren zu können. Nach McCollum[43] ist der Präriehund
gegen Skorbut ebenso gefeit wie die Ratte. Inwieweit der Vogelorganismus
Vitamin C bilden kann, erscheint noch nicht geklärt.

Alle grünen Pflanzen enthalten das wasserlösliche Vitamin C, das den
Cerealien vollständig fehlt. Darreichung des Vitamins C beugt nicht nur dem
Skorbut vor, Vitamin C kann auch die ausgebrochene Krankheit vollständig
heilen, besonders wenn es frühzeitig gereicht wird. Auch parenteral zugeführt,
erwiesen sich die wäßrigen Extrakte grüner Pflanzen und der Früchte als
wirksam. Da B- und C-Faktor immer zusammen vorkommen, ist man bisher
noch nicht in der Lage, das C-Vitamin isoliert zu studieren. Will man eine Substanz auf ihren C-Vitamingehalt prüfen, so verfüttert man mit einem Grund-
futter die zu untersuchende Substanz oder man läßt an Skorbut erkranken und
prüft die Heilwirkung der verschiedenen Stoffe.

Chemische
Natur des Vita-
mins C.

Das antiskorbutische Vitamin ist, wie gesagt, in Wasser und in Alkohol
löslich; unlöslich aber in absolutem Alkohol. Alle Versuche, der chemischen
Struktur des Vitamins nur einigermaßen näherzukommen, müssen als miß-
lungen angesehen werden. Alle Reaktionen, die das Vitamin C geben soll, sind
unspezifisch und sagen nichts über die Natur des Vitamins aus. Wegen der
guten Wirksamkeit des Citronensaftes hat man aus Citronensaft das Vitamin C
herzustellen versucht. Das wirksame Mittel ist aber nicht in den stickstoffhaltigen Anteilen des Citronenpreßsaftes enthalten. Das Vitamin C ist bei der Zubereitung von Nahrungsmitteln außerordentlich empfindlich. Länger dauerndes

Kochen zerstört es in gleicher Weise wie eine stark alkalische Reaktion. Schon Erwärmen auf 35—40⁰ verträgt das Vitamin nicht lange. Es sei hier nochmals darauf hingewiesen, die Gemüse zweckmäßig zuzubereiten, sie nicht zu stark zu kochen und das vitaminhaltige Kochwasser nicht wegzuschütten. Gemüsekonserven sind nahezu frei von Vitamin C. Diese Tatsache ist für die Ätiologie des Skorbuts außerordentlich wichtig. Auch die Pasteurisierungsmaßnahmen der Milch schädigen das Vitamin C, so daß pasteurisierte Milch nahezu frei von Vitamin C ist. Getrocknete Gemüse sind vollständig unwirksam. Eine einzige Ausnahme machen die Karotten und der Weißkohl, welche nach kurzem Trocknen nichts von ihrer antiskorbutischen Kraft verlieren. Jedenfalls muß man mit dem Trocknen von Milch und Gemüsen sehr vorsichtig sein, um das Vitamin C nicht zu zerstören. Lange lagernde Nahrungsmittel haben stark geschädigtes Vitamin C und keine Heilwirkung.

Der Skorbut des Erwachsenen ist sowohl seinem Wesen, seiner Pathogenese als seiner Erscheinungsart nach durchaus identisch mit dem Skorbut im Säuglings- und Kindesalter, den man früher Möller-Barlowsche Krankheit genannt hat. Der Zusammenhang dieser Erkrankung mit einer fehlerhaften Ernährung oder, wie wir heute sagen, mit einem Mangel an Vitamin C, ist sehr bald erkannt und instinktiv nach den richtigen Heilmitteln, nach grünen Gemüsen gegriffen worden. Zum ersten Male hörte man von dieser Erkrankung im 13. Jahrhundert. Aber erst die großen Seefahrten nach Übersee brachten das Krankheitsbild, welches man auch die Krankheit der Seefahrer nannte, zur allgemeinen Kenntnis. Skorbut ist wohl von Scorbeck (holländisch = Geschwür im Mund) oder vom altsächsischen Schorbock abgeleitet. Berühmt ist die Fahrt Vasko da Gamas um das Kap der guten Hoffnung, bei der er von 160 Mann Schiffsbesatzung 100 an Skorbut verlor. Die Sterblichkeit an Skorbut war in früheren Jahrhunderten eine erschreckend große. Besonders die Weltflotte Englands hatte stark unter dieser Krankheit zu leiden. Der Skorbut kam auch am Festland vor und machte sich besonders in Zeiten sozialer Not als Epidemie bemerkbar. In neuester Zeit wurde gehäuftes Auftreten von Skorbut besonders in Gefangenenanstalten und in Irrenhäusern, sowie bei Belagerungen festgestellt („Morbus castrensis, qui vexat obsessos et inclusos"). Der Weltkrieg hatte eine Reihe von Skorbutepidemien gebracht, die besonders in Gefangenenlagern und auf dem östlichen Kriegsschauplatz auftraten. Salle und Rosenberg[63] sowie Morawitz[64], Korbsch[65] und andere haben Epidemien beschrieben. Das Charakteristische dieser Epidemien war das Auftreten in den Frühjahrsmonaten, in denen es wenig grüne Gemüse gab. Die Beobachtung, daß in dem unterernährten Deutschland während des Krieges kaum Skorbut aufgetreten ist, spricht eindeutig, daß Unterernährung allein nicht die Ursache des Skorbuts ist. Erst der Mangel an grünen Gemüsen, der auch in den Zeiten höchster Not in Deutschland nicht vorlag, erzeugt den Skorbut. Gerade die fürchterliche Zeit der weißen Rüben führte den unterernährten Deutschen genügend Vitamin C zu.

Im Zentrum des klinischen Krankheitsbildes steht die Neigung zu Blutungen in Muskeln, Haut und Schleimhaut. Blutungen in parenchymatösen Organen treten nicht auf; sie können höchstens bei einer bestehenden Organerkrankung die Organerkrankung komplizieren. Die Neigung zur Blutung ist von einer individuellen Komponente noch weitgehend abhängig, so daß auch bei dieser Avitaminose das Fehlen des Vitamins allein noch nicht zur Entstehung der Krankheit ausschlaggebend ist.

Die Kranken klagen zunächst über Allgemeinsymptome, wie sie bei beginnenden Infektionskrankheiten geäußert werden: Müdigkeit, Abgeschlagenheit in den Gliedern. Als Frühsymptom an der Haut kann eine trockene, spröde

Abschilferung gewertet werden, so daß manchmal die sichtbaren Hautstellen wie mit Mehl bestreut aussehen. Auch ein starkes Hervortreten der Haarbälge (skorbutische Gänsehaut) kann zu den Initialsymptomen dieser Krankheit gezählt werden. Ist die Krankheit manifest geworden, so beherrscht die Blutung das Bild. Zuerst wird das Zahnfleisch, dann die Muskulatur, ferner das subcutane Gewebe und die Haut befallen. Blutungen kommen auch an Gelenken, Niere, Darm zustande. Es wäre falsch, die Blutung als Initialsymptom zu werten. Bei sichtbarer Blutung befinden wir uns bereits einem vollausgeprägten Krankheitsbild gegenüber. Die Muskelblutungen sind ein häufiges Anfangssymptom. Die Blutungen verändern die Gestalt des Muskels, so daß spindelförmige und groteske Auftreibungen gewisser Muskeln entstehen können. Die Hautblutungen können in der Subcutis und an der Oberfläche der Epidermis an den Haarfollikeln sitzen. In der Regel bilden sich die Blutungen an Stellen, die einem Druck ausgesetzt sind, am leichtesten aus. Die Blutungen am Zahnfleisch und am weichen Gaumen sind, seitdem die Krankheit zur Beobachtung gekommen ist, als charakteristisch für den Skorbut angesehen worden. Zu der Schleimhautblutung kann sich auch eine Sekundärinfektion gesellen, so daß eine Stomatitis zustande kommt, deren Ursache aber eine Sekundärinfektion mit Spirochäten und fusiformen Bakterien ist. Es ist eine Frage, inwieweit ulceröse Prozesse in der Mundhöhle primär zum Skorbut gehören. Es scheint viel wahrscheinlicher, daß die ulcerösen Prozesse im Munde keine primären Äußerungen des Skorbuts sind, sondern entweder sekundär zum Skorbut hinzutreten oder uns darauf hinweisen, daß die Neigung zu Hämorrhagien nicht durch einen Infekt oder durch eine primäre Blutkrankheit entstanden sind. Die Blutungen in das Periost und in die freie Gelenkhöhle sind beim kindlichen Skorbut sehr häufig, beim Erwachsenen sind sie seltener. Diese Verschiedenheit hat lange dazu beigetragen, den kindlichen Skorbut, die Möller-Barlowsche Krankheit vom Skorbut der Erwachsenen abzutrennen. Nachdem die Ätiologie beider Erkrankungen als ein Mangel an Vitamin C aufgefaßt wird, ist diese Trennung hinfällig. Die Blutungen beim Kinde treten hauptsächlich an der Knorpelknochengrenze auf, wobei noch die Knorpelknochengrenze der Rippen bevorzugt wird. In der Morphologie des Blutes beim Skorbut treten keine charakteristischen Zeichen auf. Es handelt sich meistenteils um eine sekundäre Anämie, wobei der Färbeindex relativ hoch ist. Es wurde beschrieben, daß zu Anfang der Krankheit eine Polyglobulie und auch eine ziemlich starke Leukocytose auftritt, die erst bei stärkeren Blutungen einer Anämie weicht. Beim Skorbut kann von Anfang an Fieber bestehen, das sich ziemlich hoch bis 39⁰ und mehr steigern kann. Fieber ist aber nicht die Regel. Salle[63] beschreibt Fälle mit starken Blutungen ohne jede Temperaturerhöhung. Über die Ursache des Fiebers beim Skorbut ist man über Hypothesen noch nicht hinausgelangt. Das Fieber weicht ebenso wie die anderen Krankheitssymptome mit Veränderung der Nahrung. Hervorzuheben ist noch, daß bei Skorbut ebenso wie bei allen anderen Avitaminosen die Neigung zu Ödemen besteht. Auch Hemeralopie kann sich mit Skorbut kombinieren, d. h. das Fehlen des Vitamins A und C kann gleichzeitig die für das Fehlen jedes der beiden Vitamine typischen Krankheitszeichen auslösen.

Skorbut des Säuglings- und Kindesalters (Möller-Barlowsche Krankheit)

Es hat lange Zeit gebraucht, bis sich die Erkenntnis Bahn gebrochen hat, daß die Möller-Barlowsche Krankheit ätiologisch mit dem Skorbut des Erwachsenen auf die gleiche Ursache zurückzuführen ist. Der zuerst von Möller gebrauchte Name „akute Rachitis" hat die ätiologische Betrachtungsweise zunächst in falsche Bahnen gelenkt, bis Barlow zeigte, daß das Wesen der Krankheit der Skorbut und die Rachitis ein variabler Bestandteil der Erkrankung ist. Heute kann man sagen, daß die Möller-Barlowsche Krankheit sich nur insofern von dem Skorbut des Erwachsenen unterscheidet, „als es die Wachstums-, Lebens- und Ernährungsverhältnisse dieses Alters bedingen" (Czerny-Keller[66]). Wir haben bereits darauf hingewiesen, daß der Skorbut des Kindesalters zu besonders charakteristischen Erscheinungen an den Knochen und an den Gelenken führen kann. Die Knochenveränderungen sind nach den Untersuchungen zahlreicher Pathologen eine besondere Form der Osteoporose, verbunden mit Markschädigungen. György[67] führt in seiner Abhandlung über den Skorbut im Säuglingsalter die pathologisch-anatomischen Befunde an Knochen ausführlich an, die sich im wesentlichen von den Feststellungen bei der Rachitis unterscheiden. Subperiostale Hämorrhagien können zu Epiphysenlösungen führen. Kontinuitätstrennungen an diesen jugendlichen Knochen sind auch an anderen Knochenteilen beschrieben. Die Röntgenuntersuchung zeigt uns charakteristische Bilder dieser Vorgänge, wenngleich auch in den ersten Stadien das subperiostale Hämatom nicht darstellbar ist.

Der Skorbut kann durch Zufuhr von frischen Gemüsen und Obst vermieden werden. Allzu langes Kochen und Weggießen des Abbrühwassers ist zu vermeiden. Die sog. Rohkost enthält reichlich Vitamin C. Durch diese Tatsache ist aber noch keine Berechtigung einer einseitigen Rohkost gegeben. In Gegenden ohne Gemüse und Obst werden zur Prophylaxe Citronensaft, gekeimte Bohnen oder Erbsen empfohlen. Die Hülsenfrüchte werden 24—48 Stunden in Wasser eingeweicht, bis sie sprossen, dann zwischen feuchten Tüchern ausgebreitet, bis der Sproß ca. 1 cm lang ist. Verschiedene Autoren haben mit den gekeimten Hülsenfrüchten und mit Citronensaft gute Erfahrungen bei der Prophylaxe gemacht. Auch für den bereits ausgebrochenen Skorbut empfiehlt sich die Darreichung von Citronensaft und gekeimten Hülsenfrüchten. Frische Salate und besonders kleine Rettiche sind Träger von reichlich Vitamin C. Weißkohlsaft und Kohlblätterauszüge enthalten ebenfalls sehr reichliche Mengen des Vitamins. Nachfolgende Tabelle nach Chick und Dalyell[68] zeigt den Gehalt der verschiedenen Nahrungsstoffe an Vitamin C.

Prophylaxe und Therapie.

Quantitative Angaben nach Chick und Dalyell:
(Die Werte sind auf Citronensaft = 100 bezogen.)

Frischer roher Weißkohlsaft oder Kohlblätter . . .	110
Frischer roher Apfelsinensaft	1000
Weißer Rübensaft	60
Grüne Bohnen	30
Gekeimte Erbsen, frisch	30
Karottensaft	7,5
Roter Rübensaft	7,5
Fleischsaft (Ochs)	7,5
Kartoffeln (30 Minuten gekocht)	7,5
Frische Kuhmilch	1—1,5

Bei den zahlreichen Vitaminstudien amerikanischer Forscher an Ratten wurde wiederholt beobachtet, daß Tiere bei einer Nahrung, die nach unseren Anschauungen alle nötigen Vitamine enthalten müßte, sich nicht fortpflanzten. Die reine Milchernährung bewirkte besonders häufig einen Mangel an Nachkommenschaft. K. S. Bishop und H. M. Evans[69] glauben, daß diese gestörte Funktion der Zeugungsorgane auf das Fehlen eines weiteren Vitamins zurückzuführen sei, das sie Fortpflanzungsvitamin heißen und mit dem Buchstaben E bezeichnen. Durch Zulage von Hefe und Lebertran konnte die Störung nicht beseitigt werden. Das Vitamin E soll durch Extraktion mit Äther aus Getreideembryonen und aus grünen Pflanzen erhalten werden; es fehlt im Lebertran.

Vitamin E.

Nach Evans und P. O. Burr[70] ist das E-Vitamin unlöslich in Wasser, löslich in Äther, Alkohol, Aceton, Essigäther und Schwefelkohlenstoff. Es ist beständig gegen Luft und gegen Erhitzen. Es wird weder von saurer noch von alkalischer Reaktion geschädigt. Auch Destillation im Vakuum bei hoher Temperatur verträgt es. Es enthält weder Schwefel noch Phosphor und sei ein schwerflüssiges, gelbes Öl. Der Mangel an Vitamin E führt beim Männchen zu einer Zerstörung der Keimdrüsen, beim Weibchen zur Unterbrechung einer bestehenden Schwangerschaft. Das Vitamin E hat nichts mit der Aufhebung der Libido oder der Ovulation zu tun, sondern äußert sich direkt an den Zeugungsorganen. Die Untersuchungen eines so ernsthaften Forschers wie Evans lassen zumindest unsere Aufmerksamkeit auf die gefundenen experimentellen Ergebnisse mit dem sog. Fortpflanzungsvitamin lenken. Erst weiteren Untersuchungen wird die tatsächliche Identifizierung des Vitamins vorbehalten sein.

Das sog. Wachstumsvitamin. Vitamin A und B haben gewisse Einflüsse auf das Wachstum. Man hat zuerst das Vitamin A kurzweg als Wachstumssubstanz bezeichnet. Neuerdings ist von H. Aron und R. Gralka[71], von Funk und Dubin[43] u. a. die Frage der Existenz eines besonderen „ansatzfördernden" Vitamins diskutiert worden, das sich von Vitamin A und B prinzipiell unterscheide. Bisher ist kein experimenteller Beweis erbracht, daß ein ansatzförderndes Vitamin, das sich prinzipiell von Vitamin A und B unterschiede, vorhanden wäre. McCollum und seine Mitarbeiter lehnen die Existenz eines solchen Vitamins ab. Stepp hat sich ihnen angeschlossen.

Über die Mengenverhältnisse, in denen die Vitamine in der Nahrung vorhanden sein müssen, sind bisher nur wenige Beobachtungen bekannt. In letzter Zeit aber mehren sich die Untersuchungen, welche zeigen, daß auch ein Übermaß von bestimmten Vitaminen Krankheitszeichen auslösen kann und daß gewisse Relationen in der Menge zwischen den einzelnen Vitaminen bestehen müssen. So zeigte Frank[72], daß ein Überfluß an Vitamin A in der Nahrung bei den Tieren das Fell struppig, die Bauchhaut feucht und die Ohren von einem borkigen Ausschlag bedeckt erscheinen läßt. Vitamin B und C zusammengegeben lassen diese Erscheinungen, welche durch Überschuß von A hervorgerufen wurden, verschwinden. Vitamin C allein hat keinen Einfluß, Vitamin B allein einen günstigen Einfluß. G. F. Hopkins[73] gibt an, daß große Gaben von B-Vitamin nur dann günstig seien, wenn Vitamin A in großen Mengen aufgenommen wird. Bleibt aber A hinter B zurück, dann gedeihen und wachsen die Tiere schlecht. In neuester Zeit hören wir von Kreitmair und Moll[41], daß ein Übermaß von Vitamin D in Gestalt von bestrahltem Ergosterin in Sesamöl schwere Ernährungsstörungen auslösen kann. Aus all diesen Beobachtungen muß man zweierlei Dinge schließen: 1. daß ein Übermaß vitaminreicher Nahrung ebenfalls wie Vitaminmangel Krankheitserscheinungen auslösen kann und 2. daß innerhalb der Vitamingruppen gegenseitige Ausgleichsvorgänge bei übermäßiger Zufuhr statthaben.

Ödemkrankheit. Zu den klinischen Krankheitsbildern, die im vorstehenden als Avitaminosen bei der Besprechung der einschlägigen Vitamine abgehandelt wurden, muß man auch die Ödemkrankheit zuzählen. Die Ödemkrankheit, welche immer die Begleiterin der Kriegsnot ist, trat auch bei uns zu Zeiten des schwersten Hungers im Kriege auf. Sie hielt ihren todbringenden Einzug in den Gefangenenlagern, bei der ärmeren Bevölkerung, in den Irrenanstalten und Gefängnissen. Aus dem vorstehenden ist ersichtlich, daß Ödeme, die den Hungerödemen gleichzusetzen sind, bei allen Avitaminosen beobachtet werden. Beriberi, Skorbut und auch bei den schweren Fällen von Mangel an A- und D-Vitamin. Das Ödem ist hier der Ausdruck einer allgemeinen Unterfunktion der Organe, die bei allen schweren Avitaminosen gleichmäßig in Erscheinung tritt Während das Ödem bei den besprochenen Avitaminosen nur als Symptom auftritt, beherrscht es bei dem als Ödemkrankheit bezeichneten Zustandsbilde die klinischen Erscheinungen. Wir können bei der Ödemkrankheit nicht den Mangel eines Vitamins als pathogenetisch ansehen. Alle Beobachter dieser Erkrankung (Schittenhelm und Schlecht[74], Jansen[75] u. a.) sind sich darin einig, daß die Ödemkrankheit dem Zusammenwirken verschiedener Faktoren der einseitigen und ungenügenden Ernährung zuzuschreiben ist. Eckstein und Rominger[76] zeigten für Säuglinge, daß eine über lange Zeit fortgesetzte Überfütterung mit kohlenhydratreichen Gemischen, insofern nicht gleichzeitig ein Überangebot an Mineralien, Eiweiß, Fett und Vitaminen stattfindet, zu chronischen Schädigungen führen muß, die auf der hydropigenen Wirkung der Kohlenhydrate beruhen. Ähnliche Diskrepanzen in der Nahrungszusammensetzung müssen auch bei der einseitigen Kost bei Erwachsenen zu Ödemen führen. Inwieweit auch hier ein Überschuß an Kohlenhydrat und ein Mangel an Eiweiß und Fett vorliegt, möge dahingestellt sein. Sicherlich bestehen aber auch beim Erwachsenen in der abnormen und stets gleichbleibenden eintönigen Zusammensetzung einer Zwangsnahrung die Gründe für den Nährschaden, der sich in Ödemen äußert. Es ist in der Ätiologie dieses Zustandes n i c h t das Fehlen e i n e s Vitamins für die Pathogenese entscheidend, sondern das Zusammenwirken mehrerer, stets gleichbleibender Faktoren, die sich mit dem Ausdruck q u a l i t a t i v und q u a n t i t a t i v u n z u - r e i c h e n d e Ernährung z u s a m m e n f a s s e n lassen, wobei der Hauptnachdruck auf qualitativ zu legen ist. In den ausführlichen Abhandlungen über die Ödemkrankheit von Schittenhelm und Schlecht[74], von Jansen[75] und von Schittenhelm[77] in dem Handbuch der Avitaminosen finden sich nähere Angaben über das klinische Krankheitsbild. Gleicht man das fehlerhafte Äquivalenzverhältnis der Nahrungsbestandteile, wahrscheinlich auch der Mineralbestandteile (Oehme[78]) aus, gibt man nur einige Tage eine willkürlich anders zusammengesetzte Kost oder läßt die Patienten eine frei gewählte Kost essen, so verschwinden die Ödeme schlagartig.

Literaturverzeichnis.

Zusammenfassende Darstellungen.

Abderhalden, E., u. H. Schaumann: Beiträge zur Kenntnis von den organischen Nährstoffen mit spezifischer Wirkung. Pflügers Arch. **172**, 1 (1918). — Aron, H.: Nährstoffmangel und Nährschaden. Erg. inn. Med. **3**, 125. — Aron, H., u. R. Gralka: Vitamine oder akzessorische Nährstoffe. In Oppenheimer: Handbuch der Biochemie, 2. Aufl., **6**. 1924. — Berg, Ragnar: Die Vitamine, 2. Aufl. Leipzig: S. Hirzel 1927. — Eddy, W. H.: The vitamine manual. Baltimore: Williams & Wilkins Co. 1921. — Funk, Casimir: Über die physiologische Bedeutung gewisser bisher unbekannter Nahrungsbestandteile, der Vitamine. Erg. Physiol. **13**, 124 (1913). — Die Vitamine, ihre Bedeutung für die Physiologie und Pathologie, 3. Aufl. München: J. F. Bergmann 1924. — Heß, Alfred F.: Scurvy past and present. Philadelphia u. London: I. P. Lippincolt & Co. — Hofmeister, Franz: Über qualitativ unzureichende Ernährung. Erg. Physiol. I **16**. 1; II **16**, 510 (1918). — McCollum, E. V., u. Nina Simmonds: The Newer Knowledge of Nutrition. Third Edition. New York: The Macmillan Co. 1925. In deutscher Übersetzung von Else Asher. Berlin: Urban & Schwarzenberg 1928. — Mellanby, Eduard: Experimental rickets. Med. Res. Council. London. Second Edition. London: Published by His Majesty's Stationary Office 1921. — Plimmer, G. Violet u. R. H. Plimmer: Vitamins and the Choice of Food. London: Longmans, Green & Co. 1922. — Report on the present state of knowledge of accessory food factors. Med. Res. Council. London. Second Edition. London: Published by His Majesty's Stationary Office 1924. — Röhmann, F.: Künstliche Ernährung und Vitamine. Biochemie in Einzeldarstellungen. Bornträger 1919. — Richardson, William D.: The Distribution of Vitamines in Nature. Bull. Issued Inst. Margarin Manufacterers **1912**, Nr 5. Washington, D. C.: Munsey Building. — Schaumann, H.: Die Ätiologie der Beri-

beri unter Berücksichtigung des gesamten Phosphorstoffwechsels. Arch. Schiffs- u. Tropenhyg. 14, Beih. 8 (1910). — Die Ätiologie der Beriberi. Ebenda 18, Beih. 6 (1914). —Sherman,
H. C., u. S. L. Smith: The Vitamins. Amer. chem. Soc. Monograph Series. New York:
The Chemical Catalog Co. Inc. 1922. — Sjollema, B.: Ergebnisse und Probleme der Ernährungslehre. Erg. Physiol. 20, 107 (1922). — Stepp, W.: Einseitige Ernährung und
ihre Bedeutung für die Pathologie. Erg. inn. Med. 15, 257 (1917). — Über Vitamine und
Avitaminosen. Ebenda 23, 66 (1923). — Die Vitamine. In Handbuch der normalen und
pathologischen Physiologie 6, 1143 (1928). — Avitaminosen und verwandte Krankheitszustände. Enzyklopädie der klinischen Medizin. Herausgegeben von W. Stepp u. P. György
Berlin: Julius Springer 1927.

Einzelarbeiten.

(1) Funk, Casimir: Die Vitamine, ihre Bedeutung für die Physiologie und Pathologie.
München: J. F. Bergmann 1914. — (2) Lunin, H.: H.-S. Z. 5, 31 (1881). — (3) Moro:
Münch. med. Wschr. 1908, Nr 31. — (4) Hopkins, F. G.: Analyst 31, 395 (1906); zitiert
nach J. of Physiol. 44, 425 (1912). — (5) Stepp, W.: Biochem. Z. 22, 452 (1909). —
(6) Z. Biol. 57, 135 (1911). — (7) Hopkins, F. G.: J. of Physiol. 44, 425 (1912). —
(8) Osborne, Th. B., u. L. B. Mendel: J. of biol. Chem. 12, 81 (1912). — (9) Ebenda 45,
277 (1921). — (10) Cramer, W.: Brit. J. exper. Path. 1, 184 (1920). — (11) Hopkins, F. G.:
Brit. med. J. 1920, Nr 3109, 31. Juli. — (12) Takahashi, K.: Proc. Jap. chem. Soc.;
J. chem. Soc. Japan 43, 828 (1922). — (13) Drummond u. Watson, zitiert bei Stepp
u. György. — (14) Freise, E., M. Goldschmidt u. A. Frank: Mschr. Kinderheilk. 13,
424 (1915). — Goldschmidt, M.: Arch. f. Ophthalm. 40, 354 (1915). — (15) Falta, W.,
u. C. F. Noeggerath: Hofm. Beitr. 7, 313 (1906). — (16) Yudkin, A. M.: Arch. of Ophthalm.
53, Nr 5, 416 (1924). — (17) Blegvad: C. r. Soc. Biol. Paris 89 (1923). — (18) Ältere Literatur
s. bei McCollum u. Simmonds u. Stepp u. György. — Ferner bei Krienes, H.: Über
Hemeralopie. Wiesbaden 1906. — De Gouvea: Graefes Arch. 29, 167. — (19) Graefe:
Arch. vergl. Ophthalm. 29 (1893). — (20) Thalberg: Arch. Augenheilk. 12 (1883). —
(21) Langstein, L. u. F. Edelstein:, Z. Kinderheilk. 16, 305 (1917); 17, 225 (1918). —
(22) McCollum, E. V., u. M. Davis: J. of biol. Chem. 15, 167 (1913); 19, 245 (1914);
20, 641 (1915); 21, 179 (1915); 23, 181, 231 (1915). — (23) Osborne, Th. B., u. L. B. Mendel:
Ebenda 16, 423 (1913/14). — (24) Bloch, C. E.: Ugeskr. Laeg. (dän.); zitiert nach J. amer.
med. Assoc. 68, 1516 (1917); Jb. Kinderheilk. 89, 405 (1919); J. of Hyg. 19, 283 (1921);
Mschr. Kinderheilk. 25 (1923); Amer. J. Dis. Childr. 27 (1924). — (25) Poulsson: Dtsch.
med. Wschr. 1926. — (26) Mellanby, Eduard: Experimental rickets. Privy council;
medical research council. London 1921. — (27) McCollum, E. V., Nina Simmonds,
H. T. Parson, P. G. Shipley u. E. A. Park: J. of biol. Chem. 45, 333, 343 (1921); Bull.
Hopkins Hosp. 32, 160 (1921). — McCollum, E. V., Nina Simmonds, P. G. Shipley
u. E. A. Park: J. of biol. Chem. 47, 507 (1921); Proc. Soc. exper. Biol. a. Med. 18, 175,
277 (1921); Amer. J. Hyg. 1, 492, 512 (1921). — (28) Huldschinsky, K.: Dtsch. med. Wschr.
1919, 712. — (29) Shipley, P. G., E. A. Park, E. V. McCollum u. N. Simmonds: Amer.
J. Dis. Childr. 23 (1922). — (30) Heß, A. F., L. J. Unger u. A. M. Pappenheimer: Proc.
Soc. exper. Biol. a. Med. 19, 8 (1921); 19, 236 (1922); J. of biol. Chem. 77, 1 (1922). —
Seventy-Sixth Annual Session amer. med. Assoc. Atlantic City New York May 1925; zahl-
reiche Arbeiten in J. of biol. Chem. von 1924 ab. — (32) Heß, A. F., M. Weinstock u.
F. D. Helman: J. of biol. Chem. 63 (1925). — (33) Steenbock, H., u. A. Black: Ebenda
61, 405 (1924). — (34) György, P., M. Jenke u. G. Popoviciu: Jb. Kinderheilk. 112,
35 (1926). — György, P., u. M. Jenke: Ebenda 115, 1 (1927). — (35) Rosenheim u.
Webster: Lancet 1 (1925); Biochemic. J. 20 (1926). — (36) Pohl u. Windaus: Nachr.
Ges. Wiss. Göttingen, Math.-physik. Kl. 1926. — Windaus: Münch. med. Wschr. 74, 301
(1927); H.-S. Z. 124, 8 (1928). — (37) Eckstein: Klin. Wschr. 3, Nr 3, 104 (1924). —
(38) Czerny in Kraus u. Brugsch: Spezielle Pathologie und Therapie 9. 1920. — (39) Lit.
s. bei Stepp u. György. — (40) Pfannenstiel: Klin. Wschr. 1927, Nr 48, 2310; Münch.
med. Wschr. 1928, Nr 26, 1113. — (41) Kreitmair u. Moll: Münch. med. Wschr. 1928,
Nr 15, 637. — Kreitmair, H., u. U. Hintzelmann: Arch. f. exper. Path. 137, 203 (1928). —
Wenzel, H.: Ebenda 137, 215 (1928). — (42) Eijkman, G.: Virchows Arch. 148, 523
(1897); 149, 187 (1897). — (43) Zitiert bei McCollum und bei Stepp u. György. —
(44) Funk, C.: J. of Physiol. 43, 395 (1911). — (45) Hofmeister, Fr.: Biochem. Z. 128,
540 (1922); 129, 477 (1922); Klin. Wschr. 1922, März. — (46) Kihn, B.: Z. Neur. 75 (1922);
Zbl. Path. 33, 21 (1923); Festschr. M. B. Schmidt; Münch. med. Wschr. 1923, Nr 25. —
(47) Abderhalden, E.: Pflügers Arch. 187, 80 (1921). — (48) Freudenberg, E., u.
P. György: Münch. med. Wschr. 1920, Nr 37, 1061. — (49) Denel, H. J. jun., u. R. Weiß:
Proc. Soc. exper. Biol. a. Med. 21, Nr 8, 456 (1924). — (50) Bickel, A.: Med. Klin. 1925,
Nr 29. — (51) Collazo, J. A.: Biochem. Z. 134, 194 (1922); 136, 20, 26, 278 (1923). —

Collazo, J. A., u. S. N. Gohse: Biochem. Z. **139**, 285 (1923). — *(52)* Asada, K.: Ebenda **141**, 166 (1923); **142**, 44, 165 (1923); **143**, 387 (1923). — *(53)* Lawaczek, Heinz: H.-S. Z. **125**, 229 (1923). — *(54)* Levene, P. A.: J. of biol. Chem. **79**, 465 (1928). — *(55)* Funk, C.: J. of Physiol. **43**, 395 (1911); Münch. med. Wschr. **1913**, Nr 36. — *(56)* Suzuki, U., T. Shimura u. S. Odake: Biochem. Z. **43**, 89 (1912). — *(57)* Jansen, B. C. P., u. W. F. Donath: Reprint from the Mededeelingen van den Dienst der Volksgezondheid in Nederl. Indie, Anno 1. September 1927. Weltevreden, Batavia: Rolf & Co.; zitiert nach Stepp u. György. *(58)* Baelz, E.: Mitt. Ges. Natur- u. Völkerkde Ostasiens **1882**, H. 27, 295; Z. klin. Med. **4**, 616 (1882). — *(59)* Zitiert nach Shimazono: Beriberi. In Stepp u. György: Avitaminosen. — *(60)* Miura, K.: Arch. Schiffs- u. Tropenhyg. **10**, 646 (1906). — Beriberi oder Kakke. Erg. inn. Med. **4**, 280 (1909). — Suppl. zu Nothnagel: Spezielle Pathologie und Therapie. 1913. — *(60a)* Aalsmeer, W. C., u. K. F. Wenckebad: Wien. Arch. inn. Med. **16**, 193 (1929). — *(61)* Holst, Axel u. Theodor Frölich: Z. Hyg. **72**, 1 (1912); **75**, 334 (1913). — *(62)* Hart, K.: Virchows Arch. **208**, 367 (1912). — *(63)* Salle, V., u. Rosenberg: Erg. inn. Med. **19**, 31. — S. auch Salle, V., in Stepp u. György: Avitaminosen. — *(64)* Morawitz: Jahreskurs für ärztliche Fortbildung 1919; Münch. med. Wschr. **65**, 399 — Bergmann u. Staehelin Handbuch der inneren Medizin, 2. Aufl., **4**, I. — *(65)* Korbsch: Dtsch. med. Wschr. **1919**, Nr 7. — *(66)* Czerny u. Keller: Des Kindes Ernährung, 1. Aufl., **2**, 1917; 2. Aufl., **2**, 1925. — *(67)* György, P.: Der Skorbut im Säuglings- und Kindesalter. In Stepp u. György: Avitaminosen, S. 403. — *(68)* Chick, H., u. W. Dalyell: Wien. klin. Wschr. **1919**, Nr 32, 1219. — *(69)* Bishop, K. S., u. H. M. Evans: Amer. J. Physiol. **63**, 396 (1922/23). — *(70)* Evans, H. M., u. P. O. Burr: Proc. nat. Acad. Sci. U. S. A. **11**, Nr 6, 334 (1925); zitiert nach Ber. Physiol. **33**, 90 (1926). — *(71)* Aron, H., u. R. Gralka in Oppenheimer: Handbuch der Biochemie, 2. Aufl., **6** (1924). — *(72)* Frank, A.: Mschr. Kinderheilk. **25**, 147 (1923). — *(73)* Hopkins, F. G.: Brit. med. J. **2**, 691 (1923). — *(74)* Schittenhelm u. Schlecht: Die Ödemkrankheit. Berlin: Julius Springer 1919. Sonderausgabe aus Z. exper. Med. **9**. — *(75)* Jansen, W. H.: Die Ödemkrankheit. Studien über die Physiologie der Unterernährung und der Ödempathogenese. Habilitationsschrift, Leipzig: Vogel 1920. — *(76)* Eckstein u. Rominger: Physiologie und Pathologie der Ernährungs- und Verdauungsvorgänge im frühen Kindesalter. Handbuch der normalen und pathologischen Physiologie **3**. 1927. — *(77)* Schittenhelm, A.: Ödemkrankheit. In Stepp u. György: Avitaminosen, S. 738. — *(78)* Oehme, C.: Grundzüge der Ödempathogenese mit besonderer Berücksichtigung der neueren Arbeiten dargestellt. Erg. inn. Med. **30** (1926).

XV. Die Hormone.

Der Name „Hormon" ($\delta\varrho\mu\alpha\omega$ = ich rege an) stammt von Starling und Bayliss. Bei ihren Studien über die äußere Sekretion des Pankreas und deren Erregung fanden sie, daß die Wirkungsweise des Sekretins nur als die Wirkung eines „chemischen Boten", den sie Hormon nannten, zu erklären sei. Alle Drüsen, die ihr Sekret nicht durch einen Ausführungsgang auf irgendeine Schleimhautfläche entleeren, sondern ihr Sekret ins Blut schicken, nennt man „inkretorische Drüsen" oder „Hormondrüsen". Hormone sind Substanzen, die in minimalster Konzentration große Wirkungen im Organismus auslösen können. Der Organismus muß die Fähigkeit haben, Hormone leicht zu unwirksamen Produkten abbauen zu können oder, sofern er dies nicht vermag, im Harn zur Ausscheidung zu bringen. Es wird ein dankbares Forschungsgebiet sein, Hormone in den Ausscheidungsorganen aufzusuchen und ihre Veränderungen im intermediären Stoffwechsel zu erforschen. Man spricht bisher lediglich von Hyper- und Hypofunktionen endokriner Organe und der dadurch hervorgerufenen Krankheitszustände. Wahrscheinlich wird es auch Krankheitszustände geben, bei denen das Krankheitsbild nicht durch eine übermäßige oder zu geringe Funktion des endokrinen Organes ausgelöst wird, sondern dadurch zustande kommen, daß Hormone nicht rasch genug ausgeschieden oder nicht rasch genug zerstört werden. Die Bedeutung der inkretorischen Drüsen wurde zuerst von den Klinikern und nicht von den Physiologen erkannt, indem sie schon lange, bevor man Inkrete näher präzisieren konnte, darauf hinwiesen, daß bei Erkrankung verschiedener Drüsen charakteristische Krankheitsbilder entstehen. Wir sehen, daß fließende Übergänge vom normalen zum pathologischen Geschehen gerade durch Über- und Unterfunktion der endokrinen Drüsen ausgelöst werden. Keine dieser Drüsen wirkt als selbständiges Organ, sondern jede inkretorische Drüse steht in Abhängigkeit von allen Drüsen innerer Sekretion. Wenngleich auch ein Zusammenspiel gewisser Inkretorgane Hypophyse, Schilddrüse, Geschlechtsdrüse einerseits (Stoffwechsel), Schilddrüse, Nebenniere, Geschlechtsdrüse andererseits (Geschlechtsfunktion) uns besonders assoziierte endokrine Organe veranschaulicht, so muß man sich doch vergegenwärtigen, daß das ganze Konzert endokriner Organe nur dann zusammenklingt, wenn keines dieser Organe aus dem Zusammenspiel ausfällt.

Von dem Zusammenwirken sämtlicher endokriner Organe hängt das Aussehen, der Typ des Menschen ab. Das wechselvolle Formenspiel in der äußeren Gestaltung des Menschen, das Hervortreten gewisser äußerer Kennzeichen der Rasse sowie des Geschlechts und nicht zuletzt auch des Intellektes und der Gemütslage hängen von inkretorischen Funktionen ab. Die alte Lehre der Humoralphysiologie und -pathologie erlebt in der Lehre von den Hormonen ihre Wiederauferstehung. Hier ist der Weg, der sowohl Physiologie als auch

Pathologie vorwärtsführt. Hier sind neue Erkenntnisse zu erhoffen, die uns Wegweiser sein können, wie wir Heilvorgänge dem natürlichen Geschehen des Heilvorganges im Organismus angleichen und damit eine wirkliche „Naturheilkunde" betreiben können. Naturheilkunde, ein Wort, das durch Schwindler und falsche Propheten diskreditiert wird, könnte hier durch eine sinngemäße Anwendung der Hormone gedanklich und stofflich neu aufgebaut werden. Es soll in diesem Abschnitt weder auf die Physiologie, noch auf die Klinik der endokrinen Organe im Detail eingegangen werden, da der Umfang dieses Buches nicht ausreicht, um dieses wichtige Teilproblem des Stoffwechsels in seiner Ganzheit darzustellen. Es sei lediglich der Chemismus der Inkrete, soweit er bisher bekannt ist, abgehandelt und seine Bedeutung gewürdigt.

Das erste Inkret, welches in seinem chemischen Aufbau erkannt wurde, ist das Inkret der Nebenniere, das Adrenalin oder Suprarenin. Oliver und Schäfer[1] haben im Jahre 1894 gefunden, daß ein Extrakt aus der Marksubstanz der Nebenniere irgendwelcher Tiere den Blutdruck außerordentlich zu erhöhen imstande ist. Takamine[2] hat den wirksamen Stoff krystallisiert und Adrenalin benannt. Die chemische Konstitution wurde von Friedmann[3] ermittelt und das Adrenalin als Brenzcatechinderivat erkannt. In der Seitenkette befindet sich ein Aminoäthanol, in welchem ein H-Atom der Aminogruppe durch eine Methylgruppe substituiert ist.

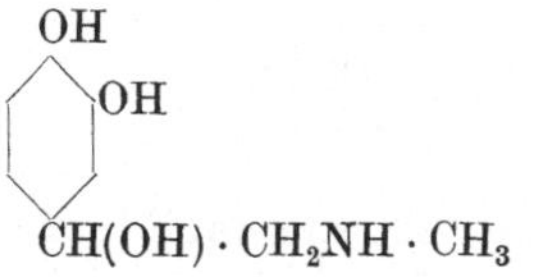

$$\text{Adrenalin, Konstitution.}$$

$$OH$$
$$OH$$
$$CH(OH) \cdot CH_2NH \cdot CH_3$$

Das Adrenalin wurde zuerst als Racemkörper von Stolz[4] in den Höchster Farbwerken synthetisiert. Das natürliche Adrenalin ist linksdrehend; das synthetische zunächst ein Racemkörper. Flächer[5] führte die Spaltung des synthetischen Racemkörpers in seine aktiven Komponenten durch. Das linksdrehende, dem natürlichen Adrenalin entsprechende Produkt ist viel wirksamer als das rechtsdrehende. Die ursprüngliche Stolzsche Synthese läßt Brenzcatechin und reines Chloracetylchlorid in siedender benzolischer Lösung aufeinander einwirken. Es entsteht dabei das Monochloracetat des Brenzcatechins. Dieses Produkt wird nach Ott[6] durch Erwärmen mit 5—10% Phosphoroxychlorid in Chloracetobrenzcatechin mit 90% Ausbeute umgewandelt. Nach der ursprünglichen Synthese von Stolz wird das Chloroketon durch Methylamin in das Methylaminoketon übergeführt und dieses zum racemischen Adrenalin reduziert.

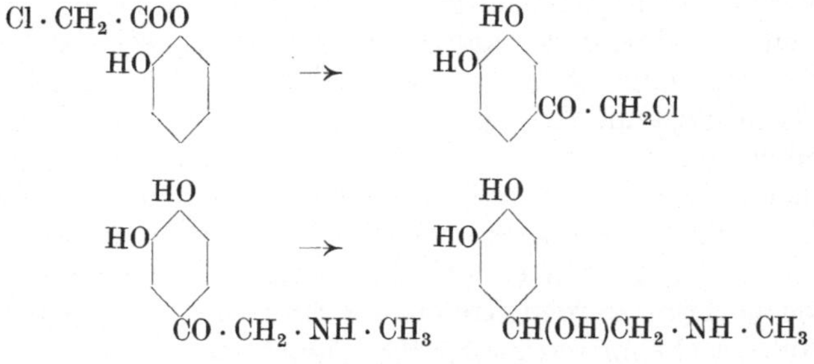

$$Cl \cdot CH_2 \cdot COO \quad \quad HO$$
$$HO \quad \longrightarrow \quad HO$$
$$CO \cdot CH_2Cl$$

$$HO \quad \quad HO$$
$$HO \quad \longrightarrow \quad HO$$
$$CO \cdot CH_2 \cdot NH \cdot CH_3 \quad \quad CH(OH)CH_2 \cdot NH \cdot CH_3$$

Eine neuere Synthese stammt von Nagai[7], der Diacetylprotocatechualdehyd mit Nitromethan kondensiert. Dieses Produkt wird mit Essigsäure und Zinkstaub bei Gegenwart von Formaldehyd reduziert. Die entzinkte Lösung wird zur Abspaltung der Acetylgruppen mit Salzsäure versetzt. Es scheidet sich beim Eindampfen im Vakuum das krystallinische Adrenalinchlorid aus.

$$\text{(OOC·CH$_3$; OOC·CH$_3$; CHO)} \rightarrow \text{(OOC·CH$_3$; OOC·CH$_3$; CH(OH)CH$_2$·NO$_2$)} \rightarrow \text{(OOC·CH$_3$; OOC·CH$_3$; CH(OH)CH$_2$·NH·CH$_3$)} \rightarrow \text{(OH; OH; CH(OH)CH$_2$NH·CH$_3$)}$$

Entstehungsweise im Organismus. Die Vorstufe des Adrenalins im Organismus ist mit großer Wahrscheinlichkeit das Tyrosin. Wir haben bei der Besprechung der Pigmente gesehen, daß das Nebennierenmark und gewisse Zellen der Haut aus Tyrosin Brenzcatechin entstehen lassen können. Raper[8] hat ein Ferment im Mehlwurm (Tenebrio molitor) nachgewiesen, das aus Tyrosin Dioxyphenylalanin bildet, eine Aminosäure, die ursprünglich von Guggenheim[9] in den Hülsen der Vicia faba entdeckt und später von Schmalfuß[10] und seinen Mitarbeitern in Insekten nachgewiesen wurde.

$$\underset{\text{Tyrosin}}{\text{(OH) — CH$_2$ — CH·NH$_2$ — COOH}} \rightarrow \underset{\substack{\text{Dioxyphenyl-}\\\text{alanin}}}{\text{(OH; OH) — CH$_2$ — CHNH$_2$ — COOH}} \rightarrow \underset{\text{Adrenalin}}{\text{(OH; OH) — CHOH — CH$_2$NH·CH$_3$}}$$

Es ist nicht geklärt, ob bei der Adrenalinbildung im Organismus zunächst das, dem Dioxyphenylalanin entsprechende biogene Amin sich bildet und dieses erst am Stickstoff methyliert und an der Äthylgruppe oxydiert wird, oder ob primär die Methylierung an der Aminogruppe statthat und erst sekundär die atypische Decarboxylierung erfolgt.

Bestimmungsmethoden. Quantitative Bestimmungsmethoden des Adrenalins im Organismus sind bisher wohl angegeben, aber immer wieder als unzuverlässig verlassen worden. Man kann wohl den Adrenalingehalt einer herausgenommenen Nebenniere und den Gehalt von Adrenalinlösungen bestimmen. Im Blute ist aber die Konzentration viel zu gering, um richtige Werte zu bekommen. Die chemischen Bestimmungsmethoden beruhen auf der Grünfärbung mit Eisenchlorid und der Blaufärbung mit Phosphorwolframsäure.

Physiologie des Adrenalins. Entfernt man die Nebennieren bei Hunden, so tritt nach 2—3 Tagen Unlust zum Fressen, Schlaffheit der Muskeln ein, die Tiere liegen kraftlos am Boden; es entwickeln sich Lähmungen; die Körpertemperatur sinkt. Unter Dyspnoe, Herzschwäche und allgemeiner Prostration gehen die Tiere zugrunde. Das Körpergewicht sinkt während der kurzen Krankheitszeit sehr schnell, schneller als es durch Verweigerung der Nahrungsaufnahme zu erklären ist. Bei diesen Tieren besteht Hypoglucämie. Die Leber ist glucogenarm, eine Tatsache, die man nur durch einen im Hunger gesteigerten Kohlenhydratverbrauch erklären kann. Diesen nach Nebennierenexstirpation resultierenden Symptomenkomplex heißt man „Adynamie". Verlagert man die Nebennieren unter die Haut, so treten nur unbedeutende Störungen auf. Erst wenn die Nebennieren durch eine zweite Operation entfernt werden, treten die schweren Störungen auf, die man auch nach totaler Nebennierenexstirpation findet (Biedl[11]).

Das Adrenalin wirkt exquisit auf den Sympathicus als Stimulans. Verschiedene Autoren bezeichnen das Adrenalin als den „verflüssigten" Sympathicus. Da überall im Körper sympathisch innervierte Organe vorhanden sind, ist die Wirksamkeit des Adrenalins universell. Besonders empfindlich ist die Gefäßmuskulatur, welche schon auf Bruchteile eines Milligramms eine Kontraktion zeigt (Gefäßpräparat von P. Trendelenburg). Die Wirksamkeit des Adrenalins auf die Gefäße ist aber nicht nur konstriktorisch, sondern auch in ganz geringem Maße dilatatorisch. Die Herzkranzgefäße, welche nur vasodilatatorisch versorgt werden, können durch Adrenalin erweitert werden. Die Einwirkung des Adrenalins auf den Intestinaltraktus ist nicht einheitlich, da die sympathischen Fasern am Intestinaltrakt teils fördernd, teils hemmend wirken. Eine orale Gabe von Adrenalin hat auf Magen- und Darmkanal keinen Einfluß, da das Adrenalin im Magen-Darm-Kanal zerstört wird. Eine besondere Bedeutung erlangt das Adrenalin in seiner Einwirkung auf die Bronchialmuskulatur, da eine Sympathicusreizung eine Erschlaffung der Bronchialmuskulatur hervorruft. Bronchialkrampf beim asthmatischen Anfall wird momentan durch Adrenalin aufgehoben. Auch auf die glatte Muskulatur des Uterus und den Blasentonus ist eine Wirkung sichtbar. Der Blasentonus wird durch Adrenalin verringert. Uteruskontraktionen dagegen angeregt. Die durch Adrenalin erzeugte Mydriasis erfolgt durch Kontraktion des Musculus dilatator iridis. Am ausgeschnittenen Froschauge kann das Adrenalin noch in einer Konzentration von 1 : 20 Millionen nachgewiesen werden. Da aber diese Wirkung nicht für Adrenalin spezifisch ist, eignet sich diese sehr empfindliche Reaktion nur zur Testierung von Adrenalinlösungen, aber nicht zum Nachweis von Adrenalin in den Körperflüssigkeiten.

Adrenalin bewirkt eine Ausschüttung von Glucogen aus der Leber. Es wird mit großer Wahrscheinlichkeit ein glucolytisches Ferment in der Leberzelle aktiviert, das das Glucogen verzuckert. Der von Claude Bernard entdeckte Zuckerstich (s. S. 286, 289) wirkt zum Teil über den Sympathicus auf die Nebenniere, indem durch den Stich eine Erregung des Sympathicus und damit eine Ausschüttung von Nebenniereninkret hervorgerufen wird.

Das Inkret der Nebennierenrinde ist nicht bekannt. Die Nebennierenrinde ist mesodermaler Herkunft und enthält im wesentlichen Lipoide. Das einzige, was wir über die Funktion der Nebennierenrinde wissen, ist, daß Überfunktion der Rinde, wie wir sie bei kropfartigen Adenomen der Rinde finden, zur geschlechtlichen Frühreife bei der Frau, zum Virilismus und zu übermäßiger Behaarung führen kann. Nach Biedl[11] und Kisch ist der frühzeitige Tod bei Tieren, denen man die Nebennieren exstirpiert hat, auf die Exstirpation der lebenswichtigen Rinde zurückzuführen. Durch Injektion von adrenalinfreiem Rindenextrakt kann im Tierexperiment die hochgradige Adynamie und Dyspnoe vorübergehend beseitigt werden (Trendelenburg[12]). Nebennieren-
rinde.

Addison[13] hat als erster darauf hingewiesen, daß beim Menschen durch Ausfall der Nebennieren Krankheitserscheinungen hervorgerufen werden, deren hervorstechendste Zeichen: starke Abmagerung, Pigmentierung der Haut, niedriger Blutdruck, Hypoglucämie und außerordentlich leichte Ermüdbarkeit sind. Es sind die gleichen Krankheitszeichen, die wir bei der experimentellen Entfernung der Nebennieren im Tierexperiment sehen und im wesentlichen mit dem Begriff Adynamie zusammenfassen. Erkrankungen
der Nebenniere.

Eine Erkrankung, die auf einer Überfunktion des Nebennierenmarkes, auf einer übermäßigen Adrenalinsekretion beruht, ist uns in ihrer Symptomatologie unbekannt. Alle Versuche, die essentielle Hypertonie beim Menschen auf einen Hyperadrenalismus zurückzuführen, sind gescheitert. Kropfartige Bildungen an der Nebenniere kommen, wie oben bereits ausgeführt wurde, nur in der Rinde vor, die kein Adrenalin erzeugt.

Die Tatsache, daß das Adrenalin per os genommen vollständig zerstört und unwirksam wird, hat den therapeutischen Anwendungsbereich des Adrenalins Anwendung des
Adrenalins.

eingeschränkt. Größere Gaben Adrenalin per os haben immer eine unberechenbare Wirksamkeit. Es ist nicht vorauszusehen, wieviel zerstört und wieviel resorbiert wird. Eine Substitutionstherapie bei Addisonscher Krankheit ist aus diesem Grunde unmöglich. Bei subcutaner Zufuhr tritt nur kurz dauernde Wirkung ein, das Adrenalin verpufft in wenigen Minuten. Die Domäne der Adrenalintherapie ist die symptomatische Beeinflussung des Asthmaanfalles durch die Einwirkung auf den Sympathicus, der den durch den Vagus bedingten Krampf der Bronchialmuskulatur paralysiert. Da die Coronargefäße vom Sympathicus nur vasodilatatorische Fasern beziehen, kann auch bei Krampf der Coronargefäße durch Adrenalin in manchen Fällen eine Erleichterung verschafft werden. Leider kann man die suprarenal bedingte Adynamie therapeutisch durch Adrenalin nicht beeinflussen. Die rasch verpuffende Wirkung bei subcutaner Zufuhr verhindert gerade bei dieser Ausfallserscheinung einen Effekt. Es wird immer wieder versucht, bei schweren Kollapszuständen Adrenalin zu geben: meistens ohne Erfolg. Einen Erfolg von Adrenalin in Kollapszuständen habe ich nur im anaphylaktischen Kollaps gesehen. Ein naher Verwandter des Adrenalins ist das aus dem Epheuextrakt dargestellte Ephedrin (Formel s. S. 104). Es ist viel schwächer wirksam als das Adrenalin, hat aber die angenehme Eigenschaft, per os gegeben, im Darm nicht zerstört zu werden. Ephetonin ist das synthetische Ephedrin. Bei chronischer Gabe kann man unter Umständen Adynamie mit Ephetonin bessern.

Thyreoidin. Die alten Versuche von Schiff[14] über die Folgen der Schilddrüsenexstirpation beim Tiere im Jahre 1854 blieben lange Zeit vergessen, bis in den achtziger Jahren die Klinik des Morbus Basedowii und des Myxödems physiologisch begründet wurde (Kocher[15], Reverdin[15]). Friedrich Müller[16] und Magnus-Levy[17] zeigten die Steigerung des Grundumsatzes bei Hyperthyreoidismus. Das gegenteilige Verhalten bei Myxödem wurde erst später erkannt. Der Stoff der Schilddrüse, welcher einen so entschiedenen Einfluß auf den Organismus ausübt, enthält Jod. Baumann[18] war der erste, der organisch gebundenes Jod als regelmäßigen Bestandteil der Drüse nachwies. Es ist heute noch unklar, wo im anatomischen Substrat der Jodeiweißkörper gebildet wird. Es ist wahrscheinlich, daß das Kolloid den Jodeiweißkörper enthält und daß dieser als Sekretionsprodukt der spezifischen Schilddrüsenparenchymzellen aufzufassen ist. Als einer der größten Fortschritte der letzten Jahre kann man die konstitutionelle Aufklärung des Schilddrüseninkretes hinstellen. Dabei bleibt es allerdings noch fraglich, ob wir es bei der Schilddrüse nur mit einem Inkret oder mehreren Inkreten zu tun haben. Jedenfalls ist das Inkret der Schilddrüse, das eine besondere Einwirkung auf die sympathischen Nervenfasern und wahrscheinlich auch **Thyroxin.** auf gewisse zentrale Regulationsorgane hat, in dem Thyroxin Kendalls gefunden worden. Kendall[19] hat in mühevoller Arbeit aus 3000 kg frischer Schilddrüsen eine Substanz isoliert und krystallisiert, die er Thyroxin nennt. Dieses Inkret hat in Mengen von Milligrammen eine ausgesprochene Schilddrüsenwirkung. Kendall glaubte, daß das Thyroxin eine 1, 2, 3-Trihydro-4, 5, 6-tri-jod-indolpropionsäure sei.

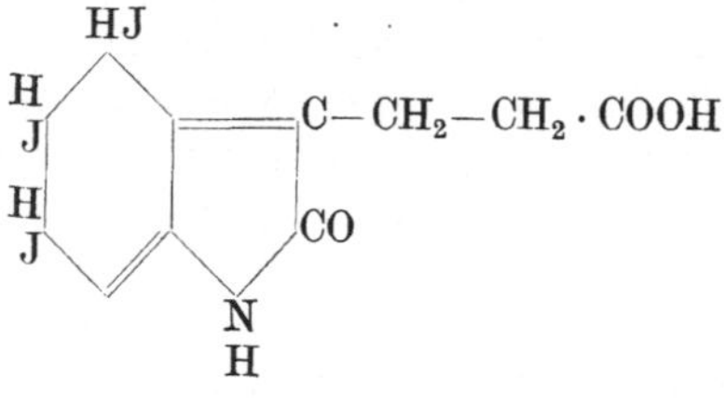

Obwohl diese Formel von Kendall falsch ist, bleibt doch zu Recht bestehen, daß Kendall der erste war, dem es gelang, das wirksame Inkret zu krystallisieren. Die Konstitution einer organischen Verbindung kann erst dann als erwiesen angesehen werden, wenn es gelingt, die betreffende Substanz synthetisch aufzubauen. Diese Tat vollbrachten Harington und Barger[21], nachdem Harington[20] die Kendallsche Formel als falsch nachweisen und durch eingehende Untersuchungen die Konstitution des Thyroxins als ein Äther des Dijodtyrosins mit Dijodhydrochinon aufklären konnte. Harington führte Wasserstoff

$$\text{HO} \underset{\text{J}}{\overset{\text{J}}{\bigcirc}} \text{O} \underset{\text{J}}{\overset{\text{J}}{\bigcirc}} \text{CH}_2 \cdot \text{CHNH}_2 \cdot \text{COOH}$$

an Stelle des Jods in das Thyroxin Kendalls ein, wobei das als Jodid abgespaltene Jod genau der Menge des eingeführten Wasserstoffes entsprach. Das jodfreie Produkt, das Desjodothyroxin, erwies sich als eine dem Tyrosin verwandte Aminosäure. Durch Kalischmelze entstand Ammoniak, Oxalsäure, Hydrochinon, p-Oxybenzoesäure und ein schwer lösliches Phenol. Durch weiteren Abbau wurde das Desjodothyroxin durch erschöpfende Methylierung in ein Betain übergeführt. Dieses Betain konnte durch kochende Kalilauge, durch Abspaltung von Trimethylamin in eine ungesättigte Säure und durch Oxydation an der Doppelbindung in eine um zwei C-Atome ärmere Säure verwandelt werden, die sich hinwiederum in einen Methoxydiphenyläther überführen läßt. Damit war der molekulare Aufbau des Thyroxins gegeben und der Weg für die Synthese frei, die Harington und Barger[21] gelang.

Die Synthese geht vom 3, 4, 5-Trijodnitrobenzol aus, das in siedendem Methyläthylketon kondensiert wird. Durch Reduktion und Diazotierung der Nitrogruppe wird das Cyanid gewonnen, woraus nach einer Reduktionsreaktion nach Stephen[22] ein Aldehyd entsteht. Mit der Erlenmeyerschen Synthese kann aus diesem Aldehyd die Aminosäure aufgebaut werden.

Sowohl das analytisch gewonnene, wie auch das synthetisch hergestellte Thyroxin sind Racemkörper. Es ist wahrscheinlich, daß das in der Schilddrüse vorliegende Thyroxin viel wirksamer ist, als die racemischen, krystallisierten Substanzen. Aus diesem Grunde sind heute noch Schilddrüsentabletten für den Kliniker beliebter als das synthetische Thyroxin. Die Trennung von l- und d-Thyroxin gelang Harington[22]. An Kaulquappen erwies sich das l-Thyroxin dreimal so wirksam als das d-Thyroxin. Bei dem Darstellungsverfahren von Thyroxin aus Schilddrüse wird höchstens 15% des in der Schilddrüse enthaltenen Jods als Thyroxin gewonnen.

Wie wir bereits oben betont haben, ist durchaus die Möglichkeit gegeben, daß außer dem Thyroxin noch andere jodhaltige Substanzen in der Schilddrüse vorhanden sind, die eine dem Thyroxin analoge oder eine andersartige Wirkung haben können. Barger und Harington glauben, daß das von ihnen isolierte Thyroxin nicht in freiem Zustande in der Schilddrüse vorhanden ist, sondern daß es in peptidartiger Verankerung als niederer Eiweißkörper vorkomme.

Eine Bestimmungsmethode des Thyroxins kennen wir bis heute noch nicht. Die bei der Erforschung des Schilddrüsenhormones angewandten Testverfahren, sei es die von Gudernatsch[23] entdeckte Beeinflussung der Kaulquappenmetamorphose, sei es die von Reid Hunt[24] gefundene Tatsache, daß Tiere, die mit Schilddrüse gefüttert wurden, gegen Acetonitril resistenter sind, und zwar parallel dem Jodgehalt der Schilddrüse, haben sich nicht spezifisch für das Thyroxin erwiesen. Sie sind weder für qualitative noch für quantitative Hormonbestimmungen brauchbar.

Seitdem durch Baumann[18] der Jodgehalt der Schilddrüse (Jodothyrin) entdeckt war, wurde nach genaueren Methoden zur Jodbestimmung in organischen Substanzen neben anorganischem Jod gefahndet. In neuester Zeit hat v. Fellenberg[25] ausgedehnte Untersuchungen über den Jodgehalt aller in der belebten und unbelebten Natur vorkommenden Substanzen ausgeführt und eine Mikromethode geschaffen, die den Jodgehalt bis zu $^1/_{1000}$ g $= 1\,\gamma$ Jod zu bestimmen erlaubt. Diese Bestimmungsmethode ist aber leider so empfindlich, daß der Jodgehalt der Luft eines gewöhnlichen Laboratoriums es verhindert, die Fellenbergsche Methode praktisch zu betätigen. Trotzdem sind die von dem Schweizer Forscher in seinem besonderen Laboratorium erzielten Analysen durchaus brauchbar und gaben erstmals eine Grundlage zur Beurteilung der Jod- und der Schilddrüsenwirkung.

Physiologie.
Die Wirkung des Schilddrüsenhormons läßt sich mit zwei Schlagworten charakterisieren: Wirkung auf die Gesamtheit der Verbrennungsvorgänge und Wirkung auf den Wasserwechsel zwischen Blut und Gewebsflüssigkeit. Die Einwirkung auf den Grundumsatz wurde bereits beim Grundumsatz (s. S. 28) besprochen. Hier sei nur nochmals darauf hingewiesen, daß das synthetische Thyroxin ebenfalls auf den Grundumsatz Einfluß hat; daß aber nach unseren Erfahrungen getrocknete Drüse in Gestalt von Thyreoidintabletten meistens wirksamer ist. Wahrscheinlich spielt hier der Komplex der anderen jodhaltigen Substanzen der Schilddrüse, deren Konstitution wir noch nicht kennen, eine Rolle. Die stoffwechselsteigernde Wirkung des Thyreoidins tritt erst 3—4 Tage nach der Einnahme in Erscheinung. Die Dosierung ist durchschnittlich $3 \times 0,1$ Thyreoidin, kann aber, wie S. 52 ausgeführt wurde, noch viel höher gesteigert werden. Die Dosierung vom Thyroxin ist 4×1 mg täglich. Die Dosis kann allmählich bis zu 10 mg gesteigert werden. Mit dieser Stoffwechselwirkung des Thyroxins verknüpft sind die Einwirkungen des Thyroxins auf den Kreislauf. Sowohl das Herz als auch die Gefäße werden über den Sympathicus durch das Schilddrüseninkret beeinflußt.

Die Bedeutung des Thyreoidins für den Wasserhaushalt ist von Eppinger[26] in einer Monographie gewürdigt worden. Die starke Gewichtsabnahme nach dauernder Thyreoidingabe ist zum großen Teil Wasserverlust. Die Entwässerung durch Thyreoidin hat bei nephrotischen Ödemen zu guten Erfolgen geführt. Beim Wasserstoffwechsel haben wir bereits auf S. 620 auf diese Eigenschaft des Schilddrüseninkrets hingewiesen und die Theorien erörtert, die sich besonders an die Ellingerschen kolloidchemischen Vorstellungen über Entquellung der Eiweißkörper an die diuretische Wirkung des Thyreoidins geknüpft haben.

Das Kropfproblem.
Der Kropf, d. h. die Vermehrung der Schilddrüsensubstanz, ist an sich kein Zeichen einer vermehrten oder verminderten Funktion. Es ist falsch, aus der Größe eines Inkretorganes irgend etwas über seine Funktion auszusagen. Dies gilt ganz besonders beim Kropf. Wir finden große Schilddrüsen ohne Zeichen eines Hyperthyreoidismus, und besonders oft kleine, harte Schilddrüsen mit den ausgesprochenen Zeichen eines Morbus Basedowii. Im mikroskopischen Schnitt zeigen die großen Schilddrüsen reichlich Kolloid, während die kleinen, harten Schilddrüsen meistenteils frei von Kolloid sind. Nach Oswald[27] enthalten die kolloidfreien Kröpfe, die parenchymatösen Kröpfe und die Drüsen Neugeborener nur jodfreies Globulin. Jodthyreoglobulin befindet sich nur in den Drüsen, in denen Kolloid vorhanden ist. Der Gehalt an Jod in der Schilddrüse geht meist parallel dem Gehalt an Kolloid. Über die Beziehungen des Kolloids zum Thyroxin sind wir noch im unklaren. Nachdem wir aber wissen, daß in dem Kolloid die wirksame Substanz vorgebildet ist und bei Morbus Basedowii meistens nur geringe Kolloidmengen in den derben Strumen vorhanden sind, so ist die Er-

klärung naheliegend, daß die Erscheinungen des Hyperthyreoidismus auf einer Ausschüttung von Schilddrüseninkret zurückzuführen sind. Es ist noch vollständig unklar, welche Vorgänge diese Ausschüttung von Schilddrüseninkret auslösen. Wir wissen nicht, inwieweit hier nervöse Vorgänge oder rein stoffwechselchemische Vorgänge eine auslösende Rolle spielen.

Durch die Untersuchungen von v. Fellenberg[28] ist es wahrscheinlich geworden, daß Kröpfe überall da entstehen, wo Jodmangel in der Nahrung ist. Diese Ansicht Fellenbergs ist sicherlich für einen großen Teil der Kropfentstehung richtig. Sie umfaßt aber nur einen Teil des Kropfproblems, da wir ebenso mit Sicherheit wissen, daß der Kropf aus rein endogenen Ursachen (Pubertät, Schwangerschaft, Menopause) entstehen kann. Es dürfte die logische Folge dieses divergenten Entstehungsmechanismus sein, daß mit Jodzufuhr in Gestalt des „Vollsalzes" oder anderer geringer Mengen Jod das Kropfproblem nur zum Teil gelöst ist. Die Berichte, die über das Vollsalz vorliegen, zeigen, daß bei einem großen Teil der Bevölkerung ein guter Einfluß und ein Zurückgehen der Kröpfe zu verzeichnen ist. Es fehlt aber auch nicht an Stimmen, und zwar aus angesehenen Kliniken, die von Hyperthyreosen berichten, welche auch nach kleinsten Jodgaben ausgelöst wurden. In dieser Diskrepanz der Erscheinungen ist die ganze Schwierigkeit des Jodproblems beim Kropfe veranschaulicht. Wir wissen nicht wie die Schilddrüse des einzelnen Individuums auf Jod reagiert, da wir über den Mechanismus der Thyroxinbildung noch keinen Bescheid wissen. Sicher scheint nur eine Beobachtung zu sein, daß das Jodangebot nicht zwangsläufig zu einer vermehrten Thyroxinbildung führt, daß aber ein vermehrtes Jodangebot bei einer an sich normalen Schilddrüse den Mechanismus einer verstärkten Thyroxinbildung und -ausschüttung auslösen kann.

Über die Anwendung des Thyreoidins ist zu dem bereits auf S. 702 und oben über die Gabe von Thyreoidin bei Entfettungskuren Gesagten nichts hinzuzufügen. Ständige Kontrolle der Herzaktion und des Urins auf Zucker sind die unbedingten Erfordernisse einer Schilddrüsenanwendung. Bei Kretinen und Strumipriven kann Schilddrüsensubstanz in sehr großen Dosen (täglich $3 \times 0,3$ und mehr) ohne Schaden gegeben werden. Jedoch habe ich schon wiederholt beobachtet, daß auch bei Kretinen eine Überdosierung Teilsymptome eines Hyperthyreoidismus auftreten lassen kann.

Die gleiche Vorsicht, wie bei Entfettungskuren, muß man auch bei der Thyreoidinanwendung zur Entwässerung Ödemkranker betätigen und streng auf hyperthyreotische Zeichen während der Anwendungszeit achten. Es sei noch bemerkt, daß Schilddrüsengabe außer bei diesen beiden Anwendungsgebieten (Entfettung und Entwässerung) bei verschiedenen Zuständen empfohlen wurde. Ein Erfolg ist aber nur in den bereits besprochenen Anwendungsgebieten festzustellen gewesen. Es ist sehr wahrscheinlich, daß die weitere Erforschung der in der Schilddrüse gebildeten Substanzen mit der Entdeckung des Thyroxins nicht abgeschlossen ist.

Die vier Nebenschilddrüsen sind selbständige endokrine Organe (Kohn[29]). Ein Teil der Ausfallserscheinungen, die früher bei Schilddrüsenentfernungen auftraten, sind auf gleichzeitige Mitentfernung von Nebenschilddrüsen zu beziehen (Tetanie, Schichtstar, Erkrankungen der Knochen und Zähne). Die Nebenschilddrüsen stehen in engster Beziehung zum Mineralstoffwechsel. Bei einer durch Nebenschilddrüsenentfernung hervorgerufenen Tetanie finden sich neben den tetanischen Syndromen niedere Calciumwerte im Blute, das Phosphat-Ion in normaler Konzentration. Über die Theorie der Tetanie s. S. 598. Hier sei nur nochmals wiederholt, daß eine Störung des Säure-Basen-Gleichgewichts im Sinne einer Alkalose nicht die Ursache, sondern nur eine Begleiterscheinung ist. Auch die Entgiftungstheorie, welche eine Entgiftung methylierter Guanidine durch die Nebenschilddrüse zur Voraussetzung hat, ist nicht erwiesen. Das greifbare Resultat aller Untersuchungen, welche die Erforschung der Wirkung der Nebenschilddrüse zum Ziele hatten, ist die Tatsache, daß der gesamte Mineralstoffwechsel nach Nebenschilddrüsenentfernung verändert ist, und daß die Erniedrigung des Kalkspiegels im Serum als Ausdruck der Veränderung des Gesamtmineralmilieus aufzufassen ist.

Das Inkret der Epithelkörperchen.

Collip[30] benutzte den niederen Kalkgehalt des Serums nach Nebenschilddrüsenentfernung als Testobjekt, um den Inkretstoff der Nebenschilddrüsen nachzuweisen. Ist in dem zu untersuchenden Extrakt Inkretstoff vorhanden, so gehen die Blutkalkwerte in die Höhe. Gleiche Beobachtungen lassen sich auch bei normalen Tieren, aber in viel stärkerem Grade an parathyreopriven Tieren erzielen. Collip[30] gewann seine Extrakte durch Extrahieren von Ochsenepithelkörperchen mit 5proz. Salzsäure in der Hitze. In dem enteiweißten Extrakt kann das Hormon durch Aussalzen niedergeschlagen werden. Collip und Clark[30] nehmen aus diesem Grunde an, daß das Hormon proteinartigen Charakter hat. Über die Natur des Hormons gibt Collip an, daß es die Eigenschaften einer Albumose habe. Die Reinigung geschieht durch Fällung am isoelektrischen Punkt. Trypsin, Pepsin sowie Kochen mit 10proz. HCl oder 5proz. NaOH zerstört das Hormon. Angeblich soll es Schwefel und Eisen, aber keinen Phosphor enthalten. Sein Stickstoffgehalt liegt zwischen 14—15%. Als Einheit wird $^1/_{100}$ der Dosis bezeichnet, die bei einem 20 kg schweren Hunde innerhalb von 5 Stunden einen Anstieg des Blutcalciumgehaltes von 5 mg hervorruft. Bei Überdosierung tritt Hypercalcämie ein, die bedrohliche Symptome macht (Erbrechen, schwere Durchfälle und Atonie). Wir haben auf S. 593 auf ähnliche Symptome hingewiesen, die bei übermäßigen Kalkgaben entstehen. Collip hat ebenfalls durch übermäßige Kalkgaben die gleichen Symptome auslösen können. Bemerkenswert ist die von Collip gefundene Tatsache, daß Fleischfresser dem Nebenschilddrüsenhormon gegenüber viel empfindlicher sind als Pflanzenfresser. Auch die Art der Ernährung scheint für die Wirkungsweise des Hormons nicht gleichgültig zu sein.

Anwendung des Epithelkörperchenhormons.

Die Angaben über die Anwendung der Collipschen Extrakte für die Therapie sind noch sehr dürftig. Erst nach einer umfassenden Prüfung wird die Wirkungsweise und das Anwendungsgebiet (Tetanie und Knochenerkrankungen) genau bezeichnet werden können. Jedenfalls ist durch den Kalktest ein Weg gefunden, auch aus der Nebenschilddrüse einen der wirksamen Körper zu extrahieren und vielleicht auch zu isolieren.

Thymusdrüse.

Über die Funktion der Thymusdrüse ist man sich noch vollständig im unklaren. Exstirpation der Drüse scheint beim wachsenden Organismus Veränderungen am Skelet zu bedingen. Andere Untersucher (Park und McClure[31]) fanden keine Störungen des Wachstums. Pighini[32] glaubt, nach Thymusexstirpation Entwicklungsstörungen des Knochen- und Genitalsystems gefunden zu haben. Bircher[33] sah bei Kindern, denen man wegen Trachealstenose die Thymus mit herausnehmen mußte, eine Störung des Längenwachstums, besonders an den Epiphysen der oberen Extremität. Der außerordentliche Reichtum an Kernsubstanzen des Thymus weist nach einer Richtung, die vielleicht mit der Synthese von Kernsubstanzen im wachsenden Organismus etwas zu tun haben könnte. Aus der Beobachtung, daß mit Eintritt der Geschlechtsreife das Wachstum des Thymus vollständig aufhört, wird ein Zusammenhang der Thymusdrüse mit dem Genitalapparat gefolgert. Paton[34] erzielte durch vorsichtige Entfernung des Thymus ein stärkeres Wachstum des Hodens. Auch die Versuche von Riddle und Frey[35] und Knipping und Rieder[36] weisen in dieser Richtung.

Versuche von Riddle zeigen auf einen besonderen Zusammenhang von Thymus und Funktion der Nebennierenrinde. Es soll nach Entfernung der Nebennieren eine Regeneration der Thymus eintreten. Die Thymusautolyse soll durch Überfunktion der Nebennierenrinde beschleunigt werden.

Die Verfütterungsversuche (Romeis[37], Abderhalden[38] und andere Autoren) sind so widersprechend in ihren Resultaten, daß man bisher noch keine Schlüsse auf einen besonderen Wirkungsmodus der Thymusdrüse ziehen kann. Die von den Klinikern und besonders von Pathologen gefundene persistierende Thymus hat wiederholt zur Beobachtung plötzlicher Todesfälle Veranlassung gegeben ("Status thymico-lymphaticus"). Henke[39] unterscheidet einen "Status thymicus" und einen eigentlichen "Status thymico-lymphaticus". Der letztere sei besonders ausschlaggebend für die Hinfälligkeit eines Organismus gegen exogene Noxen. Bisher ist eine therapeutische Verwendung von Thymusextrakt noch nicht systematisch überprüft worden, so daß man über den Chemismus des in der Thymus enthaltenen Hormons nichts aussagen kann.

Die Hypophyse besteht aus mindestens zwei voneinander anatomisch und physiologisch vollständig getrennten Teilen, dem Vorderlappen und dem Hinterlappen. Biedl[40] tritt für die Abtrennung noch eines dritten, funktionell getrennten Teiles, der zwischen Vorder- und Hinterlappen liegt und Pars intermedia genannt wird, ein.

Der Vorderlappen der Hypophyse, die Prähypophyse, entwickelt sich aus vier Ausbuchtungen der Rachenwand und des Vorderarmes, die eine gemeinsame Höhle, den pharyngo-hypophysären Recessus bilden. Die aus dem Ektoderm entstehende und als Vorraum bezeichnete Ausbuchtung bildet die sog. Pars tuberalis, die den Hypophysenstiel in Form der chiasmatischen und prämammillaren Läppchen umgibt, während die zweite ebenfalls ektodermale Bucht, die Rathkesche Tasche, die Hauptrolle bei der Bildung des Zwischenlappens spielt. Die zwei vom Entoderm stammenden Buchten, das sog. mittlere Divertikel und die Seeselsche Tasche, bilden die Anlage zum eigentlichen, drüsigen Vorderlappen der Hypophyse (Woerdemann[41], Bruni[41]). Der Hinterlappen der Hypophyse, die Neurohypophyse, leitet sich vom Zwischenhirn ab.

Die Akromegalie ist das erste klinische Krankheitsbild, welches von Pierre Marie[42] auf eine Hypophysenerkrankung zurückgeführt wurde. Bei den Akromegalen nimmt man eine Überfunktion des Vorderlappens der Hypophyse an. Späterhin wurde gefunden, daß auch der familiäre Riesenwuchs mit übermäßiger Unterlänge und übermäßiger "Klafterbreite" der Arme mit einer Überfunktion des Vorderlappens zusammenhängt. Man glaubte, daß eine Überfunktion des Hypophysenvorderlappens in der Wachstumsperiode zu Riesenwuchs und eine Überfunktion in der Periode des ausgewachsenen Menschen zu Akromegalie führt. Es hat sich aber gezeigt, daß sich beide Formen der Wachstumsänderung nicht so scharf trennen lassen, wenngleich die Beobachtungen der Akromegalie in die Periode des Erwachsenen fallen. Andererseits sieht man auch bei ausgewachsenen Riesen mit großer Unterlänge meistens unproportioniert große Hände und Füße.

Die Unterfunktion des Vorderlappens führt zum Zwergwuchs. Der hypophysäre Zwerg ist vollständig proportioniert. Er sieht aus, als wenn man einen normal gewachsenen Menschen durch ein Verkleinerungsglas betrachten würde. Das der Akromegalie entsprechende entgegengesetzte Krankheitsbild, die Akromikrie, ist außerordentlich selten.

Auf das Krankheitsbild des Diabetes insipidus ist bei der Besprechung des Wasserwechsels hingewiesen worden. Dieser Störung des Wasserwechsels liegt als Substrat eine Funktionsänderung des Hinterlappens zugrunde.

Die funktionellen Störungen, welche beim Ausfall der Pars intermedia oder, wenn man dieses Organ nicht besonders abtrennen will, des hinteren Teiles des Vorderlappens zustande kommen, sind von Fröhlich[43] beschrieben worden. Auf das Bild des Typus adiposo-genitalis (Fröhlich) ist bei Besprechung der Fettsucht (s. S. 41) näher eingegangen. Desgleichen auf das Zustandsbild der hypophysären Magerkeit, die dem Typus adiposo-genitalis Fröhlich entgegengesetzt ist. Die hypophysäre Fettsucht mit genitaler Atrophie weist darauf hin, daß eine Korrelation zwischen Hypophyse und Genitalentwicklung besteht. In gleichem Sinne spricht auch die Beobachtung, daß schwangere Frauen nicht allzu selten deutliche akromegale Züge bekommen, die sich nach beendeter Schwangerschaft wieder zurückbilden. Die neuen Untersuchungen von Zondek und Evans über das Hypophysenvorderlappenhormon haben diesen Zusammenhang erwiesen. Das Bild der hypophysären Kachexie, das der Hamburger Pathologe Simmonds[44] erstmals beschrieben hat, wurde auf einen vollständigen Ausfall der gesamten hypophysären Funktionen bezogen. Die hypophysäre Kachexie dürfte, worauf auch Graubner[45] hinweist, nicht allein durch eine hypophysäre Störung, sondern durch die Störung der Gesamtheit der endokrinen Drüsen zustande kommen. Schilddrüse, Genitaldrüse sind sicherlich bei diesem Krankheitsbild mitbeteiligt, das man nicht nur auf eine hypophysäre, sondern auf eine pluriglanduläre Insuffizienz beziehen sollte. Der Zusammenhang der Hypophyse mit anderen endokrinen Organen findet sich in sehr vielen klinischen Krankheitsbildern ausgeprägt, bei denen man durch Betrachtung der äußeren Form des Menschen am besten erkennt, welche endokrinen Organe gleichlaufend mit der Hypophysenfunktion gestört sind.

Die Literatur über die Funktion des Hypophysenhinterlappens ist außerordentlich groß. Die Beurteilung solcher Arbeiten wird dadurch besonders erschwert, daß bei operativen Eingriffen meist die ganze Hypophyse entfernt wurde. Es sei nicht auf die große Reihe dieser Untersuchungen eingegangen, sondern nur hervorgehoben, daß Exstirpationsversuche bei Tieren ähnliche Krankheitsbilder auszulösen imstande waren, als wir sie von der Klinik durch Ausfall der verschiedenen Teile der Hypophyse kennen. Es konnten durch Exstirpationsversuche Einwirkungen auf den Wasser- und Salzstoffwechsel, auf die Diurese (Tschernikoff[46], Jungmann und Bernhardt[47]), auf das Wachstum und auf den Fettansatz erzielt werden.

Sehr bald setzten Versuche ein, durch Extrakte der Hypophyse die Hormonwirkung auszulösen. Nicht immer wurde bei diesen Versuchen Vorder- und Hinterlappen getrennt extrahiert, sondern meistens leider Extrakte der gesamten Hypophyse genommen. Die meisten Untersuchungen wurden mit Hinterlappenextrakten ausgeführt. Die diuretische Wirkung der Hypophysenhinterlappenextrakte ist bereits besprochen (s. S. 620). Ganz eindeutig ist die Wirkung von Hypophysenextrakten auf die glatte Muskulatur; sowohl am herausgeschnittenen Uterus (Dale[48], Macht[49]), wie am Gefäßstreifen und Darm (Trendelenburg[50]) läßt sich die Wirkung des Hypophysenextraktes auf die glattmuskeligen Organe demonstrieren. Neuerdings gewinnt auch die Einwirkung des Hypophysenhinterlappenextraktes zur Auslösung einer Gallenblasenkontraktion klinische Bedeutung. Die Einwirkung des Gesamthypophysenextraktes auf den Gesamtstoffwechsel ist nicht eindeutig. Kestner[51] und seine Schule glauben, daß der Vorderlappen für das Zustandekommen der spezifisch-dynamischen Wirkung der Nahrungsstoffe von Bedeutung ist, eine Ansicht, die bereits auf S. 27 diskutiert wurde. Eine eindeutige Wirkung auf den Grundumsatz konnte bisher von keinem Hypophysenextrakt nachgewiesen werden.

Hypophysen-
hinterlappen.

Als Testobjekt zur Einstellung von Hinterlappenextrakten wurde in der Hauptsache die von Dale[48] gefundene Wirkung auf den isolierten Uterus des Meerschweinchens benutzt. Die Methode wurde von verschiedenen Autoren weiter ausgebaut. Trotzdem ließen sich keine einheitlich wirksamen Präparate erzielen. Man versuchte den Einfluß des Histamins auf den Meerschweinchenuterus in zahlenmäßige Relation zu dem Hypophysenhinterlappenextrakt zu bringen. Diese Methode hat aber sicherlich Bedenken, da das zum Vergleich herangezogene Histamin nichts mit der Hypophysenhinterlappensubstanz zu tun hat und nur in seiner Wirkung diesem ähnlich ist.

Man hat auch ein Standardpräparat nach einer bestimmten Methode von Voegtlin[52] herzustellen und die Extrakte nach diesem Standardpräparat zu testieren versucht (Voegtlin-Einheiten), d. h. 1 ccm Hypophysenhinterlappenextrakt hat die gleiche Wirkung wie 0,005 mg eines nach Voegtlin[52] hergestellten Standardtrockenpulvers. Nach Versuchen von Kestranek, Molitor und Pick[53] soll die antidiuretische Wirkung der Hypophyse der Wirkung auf den Uterus parallel gehen. Molitor[54] hat den Diureseversuch am Blasenfistelhunde zur quantitativen Auswertung des Extraktes herangezogen.

In neuerer Zeit ist von Hogben und Winton[55] die Beobachtung, daß Hypophysenpräparate auf die Melanophoren der Froschhaut einwirken, indem sie die farbstofftragenden Zellen der Froschhaut vergrößern und eine dunklere Färbung hervorrufen, zur Testierung der Hypophysenpräparate benutzt worden. Inwieweit diese Wirkung auf einen Kaltblüterorganismus zur Testierung herangezogen werden kann, erscheint sehr zweifelhaft.

Aus diesen Darlegungen der Testierungsverfahren geht hervor, daß man verschiedene Wirkungen zur Testierung benutzt hat, eine Tatsache, die an und für sich schon bedenklich ist, da man nicht weiß, ob die verschiedenen Wirkungen nicht durch verschiedene hormonale Stoffe ausgelöst werden. Für die diuresehemmende Wirkung und für die Uteruswirkung wäre eine Differenzierung besonders wichtig. Trotz dieser Einstellungsverfahren sind die einzelnen Hinterlappenpräparate noch außerordentlich unterschiedlich in ihrer Wirkungsstärke.

Die alte Ansicht (Abel[56]), daß das Hypophysenhormon ein einziges Hormon mit verschiedener Wirkung sei, hat immer mehr an Wahrscheinlichkeit verloren und ist endgültig durch die Untersuchungen von Dudley[57], Fenn[58] und Schlapp[59] sowie von Draper[60] widerlegt worden. Das uteruserregende Prinzip und das gefäßwirksame Prinzip (blutdrucksteigernd) ließen sich durch Extraktion mit Butylalkohol aus der wäßrigen Lösung trennen. Die Trennung wurde von O. Kamm[61] (Parke, Davis & Co.) noch weitergeführt. Kamm[61] fällt aus einem schwach sauren Auszug der Hinterlappen die aktiven Prinzipien zusammen mit den gelösten albumoseähnlichen Eiweißkörpern durch Aussalzen mit Ammonsulfat, zieht den Niederschlag mit Eisessig aus und fällt mit Äther. Die Ätherfällung enthält fast die ganze blutdrucksteigernde Substanz und nur wenig von der uteruswirksamen Substanz. Die uteruswirksame Substanz wird im Filtrat mit Petroläther gefällt. Durch wiederholtes fraktioniertes Umfällen gelang eine große Steigerung der Wirksamkeit. Das pressorische Prinzip wurde 80 mal so wirksam als das obenerwähnte internationale Standardhypophysenpräparat, das uteruserregende 150 mal so wirksam erhalten. Es hat den Anschein, daß die antidiuretische Substanz mit der blutdrucksteigernden Substanz identisch ist (Dale und Draper). Merkwürdig allerdings ist, daß die klinischen Beobachtungen eine Identität der pressorischen Substanz und der diuresehemmenden Substanz nicht erkennen lassen. Parke, Davis & Co. bringen diese Substanzen als Vasopressin und Oxytocin in den Handel. Bei Diabetes insipidus wird nur das Vasopressin als wirksam befunden.

Die chemische Natur dieser Substanzen kennen wir nicht. Von der uteruswirksamen Substanz (Abel[56]) nimmt man an, daß sie ein Polypeptid ist, da Trypsin ihre Wirksamkeit zerstört. Sie scheint aber nicht so hoch molekular zu sein wie das Insulin. Kamm[61] glaubt, daß beide wirksamen Substanzen Basen seien. Dale[62] gibt folgende Tabelle der Verteilung der wirksamen Substanzen auf die verschiedenen Gewebsarten des Hinterlappens:

P. intermedia	P. neuralis	Wirkung	
— (+)	+ + +	blutdrucksteigernd	erster Stoff an Versuchstieren
— (+)	+ + +	diuretisch, vorübergehend	
+	+ + +	uteruserregend	zweiter Stoff
+	+ + +	milchabsondernd	
+ + +	+	melanophorerweiternd	dritter Stoff
		antidiuretisch, verlängert bei Diabetes insipidus?	
		zuckermobilisierend	?

Vorderlappenhormone. In neuester Zeit hat man auch Vorderlappenextrakte hergestellt. Die Testierung dieser Präparate ist besonders schwierig. Man benutzt als Testobjekt das Wachstum jugendlicher Tiere (Robertson[63]). Robertson glaubte das Hormon krystallisiert zu haben und nannte es „Tethelin". Das Tethelin hat sich aber als Kunstprodukt herausgestellt. In neuester Zeit hat Evans[64] durch tägliche Einspritzungen ziemlich großer Dosen von Vorderlappenextrakt aus Rinderhypophysen durch einen Zeitraum, der sich über ein Jahr erstreckte, Riesenwachstum der Tiere erzielt. Zugleich wurde der Östrus recht selten und verschwand fast ganz. Im Vorderlappen scheinen ebenfalls zwei verschiedene Hormone vorzukommen: ein wachstumförderndes Prinzip und ein auf die Ovulation wirkendes Prinzip. Durch Extraktion mit verschieden prozentischem Alkohol lassen sich beide Prinzipien in der Extraktflüssigkeit anreichern. Das auf die Ovulation wirkende Prinzip wird erst durch mehr als 50proz. Alkohol extrahiert. Auch die Hormone des Hypophysenvorderlappens sind nach Evans hochmolekular und noch zersetzlicher als alle anderen Hormone. Das Hypophysenvorderlappenhormon, das auf die Ovulation einwirkt, ist nach Zondek[65] und Aschheim[66] im Harn von Schwangeren enthalten. Diese Autoren haben eine Schwangerschaftsdiagnose darauf gegründet. Es ist ihnen auch gelungen, das Hormon aus dem Harn darzustellen. Bei den Ovarialhormonen wird auf diese Tatsache noch zurückzukommen sein. Das Hormon, welches auf die Melanophoren der Froschhaut einwirkt, scheint hauptsächlich im Vorderlappen vorzukommen. Auch scheinen die Hormone des Vorderlappens durch Korrelation mit Schilddrüse und Pankreas einen Einfluß auf den Kohlenhydrathaushalt zu haben. Gerade diese Eigenschaft des Hypophysenvorderlappens steht noch zur Diskussion.

Über den Wirkungsmechanismus der verschiedenen Hormone der Hirnanhangsdrüse ist man seit der Auffindung gewisser nervöser Zentren im Hypothalamus und im verlängerten Mark, deren Erkrankung ähnliche klinische Erscheinungen auslösen kann, wie Hypophysenerkrankungen, nicht vollständig im klaren. Es ist sehr wahrscheinlich, daß ein Teil der Hormone (diuresehemmendes Hormon, pressorisches Hormon) von der Hypophyse aus direkt entlang des Hypophysenstieles zu den Zentralorganen gelangt, so daß die Hypophyse das Inkretorgan und die nervösen Zentren im Hypothalamus das Erfolgsorgan darstellen. Ein Teil der hypophysären Hormone aber (wachstumssteigerndes Prinzip, Stoffwechselprinzip) gehen ins Blut über und dürften erst in Korrelation mit anderen endokrinen Drüsen wirksam werden.

Anwendung der Hypophysenhormone. Die Anwendung von Hypophysenpräparaten in der inneren Medizin ist vorläufig noch eine sehr beschränkte, da die im Handel befindlichen Präparate in ihrer Wirksamkeit außerordentlich verschieden sind. Beim Diabetes insipidus haben sich tägliche Injektionen von $^1/_2$—1 ccm Pituitrin bewährt. Das Pituitrin ist in seiner diuresehemmenden Wirkung allen anderen Präparaten überlegen. Manchmal erlebt man bei Überdosierung starken Leibschmerz (Peristaltikwirkung). Will man eine Einwirkung auf die glatte Muskulatur, Uteruskontraktionen, erzielen, so ist das Hypophysin Höchst auf die glatte Muskulatur gut eingestellt und in den im Handel befindlichen Ampullen von 1 ccm gut wirksam. Bei Abmagerungskuren von hypophysär Fettsüchtigen (Dystrophia adiposogenitalis) haben sich neben dauernden Thyreoidingaben Einspritzungen von täglich 1 ccm Präphyson (Passek & Wolf und Promonta, Hamburg) in zehntägigen Rhythmen mit zehntägigen Pausen dreimal im Jahr 30 ccm gut bewährt. Auch bei Zwergwuchs im jugendlichen Alter haben wir mitunter von Präphyson gute Resultate gesehen. Es muß aber hervorgehoben werden, daß die Stoffwechselwirkung wie auch die Wachstumswirkung des Präphysons nur bei Individuen im Wachstumsalter zu erzielen waren. Nach der Pubertät und im Involutionsalter haben wir vom Präphyson nichts gesehen. Über die amerikanischen Präparate Vasopressin und Oxytocin haben wir keine Erfahrung. Auch der Hypophysenvorderlappenextrakt von Evans ist im Handel noch nicht zugänglich.

Seit 1901 datiert erst der Beginn der Erforschung der weiblichen Sexualhormone. Adler[67], Iscovesco[68], Fellner[69], Seitz und Wintz[70] haben die ersten Arbeiten geliefert. Sie bedienten sich als Testobjekt der wachstumssteigernden Wirkung des Uterus infantiler Kaninchen. Auf den Untersuchungen von Stockard und Papanicolau[71] sowie von Evans und Long[72] aufbauend, zeigten Allen und Doisy[73], daß die schon von den vorstehenden Autoren beobachtete Scheidenbrunstreaktion an Meerschweinchen auch an Mäusen nachzuweisen sei. Die Amerikaner zeigten, daß nicht nur das Scheidenepithel, sondern auch das von der Scheide abgesonderte Sekret am ovariellen Rhythmus beteiligt ist. Ein Scheidenabstrich zeigt die Ovarialfunktion an. Während der Brunst baut sich die Uterusschleimhaut und die Scheidenschleimhaut auf. Die obersten verdorrten Zellen stoßen sich in das Scheidenlumen ab, so daß im Scheidensekret der brünstigen Nagetiere eine Menge kernloser, scharfrandiger, scholliger Gebilde gefunden werden. Ruht die Sexualfunktion zwischen zwei Brunstphasen (Diöstrus) oder fehlt die Sexualfunktion (Kastration), so wird kein charakteristisches Scheidensekret gebildet. Das normale Sekret besteht nur aus Schleim und Leukocyten. Mit diesem Testobjekt, das in Amerika Allen-Doisy-Test genannt wird, hat man einen ausgezeichneten Wegweiser, um Lösungen auf ihren Gehalt an brunstförderndem Hormon zu prüfen. Das brunstfördernde, östrische Hormon entsteht im reifenden Follikel. Das Hormon befindet sich nicht im Keimepithel und nicht im Stroma des Ovariums, es entwickelt sich erst im reifenden Follikel und ist in der Follikelwand nachzuweisen. Beim Follikelsprung wird der hormonhaltige Follikelsaft in die Bauchhöhle entleert und gleichzeitig findet eine Ausschüttung auf hämatogenem Wege statt. In der prägraviden Phase ist der gelbe Körper der Träger des Hormons. Entledigt sich der Organismus des Hormons, fällt der Reiz auf die Uterusschleimhaut fort, dann bricht die zwecklos aufgebaute Schleimhaut zusammen, der Uterus stößt sie durch Blutung aus. Im Corpus luteum post menstruale ist kein Hormon vorhanden. Das Hormon ist demnach (Zondek[74]) in seiner Produktion an den follikulären Apparat im Ovarium streng gebunden. Die Hormonproduktion erfolgt cyclisch. Mensch und Tier verhalten sich gleichartig. Das weibliche Sexualhormon löst den Aufbau der Uterusschleimhaut zur Aufnahme des befruchteten Eies aus. Ist eine Befruchtung erfolgt, so hört nicht, wie bei der Abstoßung eines unbefruchteten Eies die Hormonproduktion auf, sondern es kommt zu einer Überschwemmung des gesamten Organismus mit Hormon. Wir finden es in der Placenta in so starkem Maße, daß man sogar angenommen hat, die Placenta sei ebenfalls imstande, das Hormon zu produzieren. Der Übertritt von Hormon in das Blut erfolgt in solchen Mengen, daß der Überschuß beim schwangeren Organismus in den Harn entleert wird (R. T. Frank[76], Fels[77]). Aschheim und Zondek zeigten, daß während der ganzen Schwangerschaft reichlich Hormon in den Harn ausgeschieden wird. Das weibliche Sexualhormon führt zur Brunst, durch fortgesetzte Injektionen kann es zur Dauerbrunst kommen. Aschheim und Zondek konnten aber nie, trotz dauernder Injektion des Sexualhormons eine Beeinflussung der ovariellen Tätigkeit selbst feststellen. Das Sexualhormon ist nicht imstande, die Eireifung auszulösen. Der Impuls für die Eireifung kommt von einer übergeordneten Drüse, von dem Hypophysenvorderlappen. Auf dieses Hypophysenvorderlappenhormon ist noch weiter unten einzugehen.

Chemische Eigenschaften. Das östrogene Hormon ist in Wasser und verdünntem Alkohol löslich. Seine Löslichkeit in Lipoiden wird bezweifelt. Laqueur[78] schließt aus seiner Dialysierbarkeit, daß es in Wasser nicht kolloidal gelöst ist. Es scheint nach den Analysen stickstofffrei zu sein, da die geringen Mengen Stickstoff wahrscheinlich Verunreinigungen sind. Barger[79] glaubt, daß es sich um eine hydroaromatische Verbindung handelt mit Hydroxylgruppen. Gegen Säuren und Alkalien ist es relativ beständig. Biuret- und Diazoreaktion sind an reineren Präparaten negativ. Handelt es sich tatsächlich um einen hydroaromatischen Körper, so wird die Reindarstellung bei dem guten Test, den man für dieses Hormon hat, sicherlich noch möglich sein. Man glaubte, daß das weibliche Sexualhormon nur in Lipoiden löslich sei. Zondek[80] wies nach, daß das Sexualhormon sich nur in den Lipoiden anreichert, daß es aber auch in Wasser löslich ist. Beweisend hierfür ist die Löslichkeit im Harn und die Dialysierbarkeit des Hormons.

Vorkommen außerhalb des weiblichen Organismus. Außer im weiblichen Organismus scheint das Brunsthormon auch in pflanzlichen Organen vorzukommen, da man mit Hefeextrakten Scheidenbrunstreaktion auslösen konnte. Man kann das weibliche Brunsthormon auch nicht streng geschlechtsspezifisch nennen, da das Hormon auch in geringer Quantität im Hoden (Fellner[69]) nachgewiesen werden konnte, eine besondere Eigentümlichkeit, da angeblich das weibliche Sexualhormon antimaskulin wirken soll. Zondek nannte das weibliche Sexualhormon „Folliculin", Laqueur „Menformon", Parkes „Oestrin", Steinach „Progynon".

Anwendung. Die klinische Verwendung wird im wesentlichen Aufgabe des Gynäkologen sein, der mit dem Sexualhormon Menstruation auslösen kann. Inwieweit dem Brunsthormon noch Eigenschaften innewohnen, welche die Ausfallserscheinungen der Menarche und der Menopause beheben können, ist bisher nicht geklärt.

Hypophysenvorderlappenhormon und Ovulation. Wir haben gesehen, daß der Impuls für die Ovarialfunktion nicht durch ein Hormon des Ovariums ausgelöst wird. Die endokrine Drüse, welche die Ovarialfunktion auszulösen imstande ist, hat man in der Hypophyse, und zwar in ihrem Vorderlappen erkannt. Implantiert man einem infantilen Tiere geringe Mengen von Hypophysenvorderlappen, so gehen schon innerhalb der nächsten zwei bis drei Tage starke Veränderungen in dem Generationsapparat des infantilen Tieres vor sich. Das infantile Tier wird sexuell reif. Während man mit dem Brunsthormon auch beim kastrierten Tier Brunsterscheinungen auslösen kann, ist natürlich das Hypophysenvorderlappenhormon streng an das Vorhandensein des Ovariums gebunden. Das Vorderlappenhormon bringt den follikulären Apparat zur Reife. Mit der Reifung entsteht sekundär das Folliculin, das an den Genitalorganen die Erscheinungen der Brunst auslöst. Mit dem Hypophysenvorderlappenhormon kann man am Testobjekt drei verschiedenartige Erscheinungen auslösen und feststellen: 1. Follikelreifung, Ovulation und in ihrer Wirksamkeit außerordentlich verschieden sind. Beim Diabetes insipidus haben sich tägliche Injektionen von $^1/_2$—1 ccm Pituitrin bewährt. Das Pituitrin ist in seiner diuresehemmenden Wirkung allen anderen Präparaten überlegen. Manchmal erlebt man bei Überdosierung starken Leibschmerz (Peristaltikwirkung). Will man eine Einwirkung auf die glatte Muskulatur, Uteruskontraktionen, erzielen, so ist das Hypophysin Höchst auf die glatte Muskulatur gut eingestellt und in den im Handel befindlichen Ampullen von 1 ccm gut wirksam. Bei Abmagerungskuren von hypophysär Fettsüchtigen (Dystrophia adiposogenitalis) haben sich neben dauernden Thyreoidingaben Einspritzungen von täglich 1 ccm Präphyson (Passek & Wolf und Promonta, Hamburg) in zehntägigen Rhythmen mit zehntägigen Pausen dreimal im Jahr 30 ccm gut bewährt. Auch bei Zwergwuchs im jugendlichen Alter haben wir mitunter von Präphyson gute Resultate gesehen. Es muß aber hervorgehoben werden, daß die Stoffwechselwirkung wie auch die Wachstumswirkung des Präphysons nur bei Individuen im Wachstumsalter zu erzielen waren. Nach der Pubertät und im Involutionsalter haben wir vom Präphyson nichts gesehen. Über die amerikanischen Präparate Vasopressin und Oxytocin haben wir keine Erfahrung. Auch der Hypophysenvorderlappenextrakt von Evans ist im Handel noch nicht zugänglich.

Seit 1901 datiert erst der Beginn der Erforschung der weiblichen Sexualhormone. Adler[67], Iscovesco[68], Fellner[69], Seitz und Wintz[70] haben die ersten Arbeiten geliefert. Sie bedienten sich als Testobjekt der wachstumssteigernden Wirkung des Uterus infantiler Kaninchen. Auf den Untersuchungen von Stockard und Papanicolau[71] sowie von Evans und Long[72] aufbauend, zeigten Allen und Doisy[73], daß die schon von den vorstehenden Autoren beobachtete Scheidenbrunstreaktion an Meerschweinchen auch an Mäusen nachzuweisen sei. Die Amerikaner zeigten, daß nicht nur das Scheidenepithel, sondern auch das von der Scheide abgesonderte Sekret am ovariellen Rhythmus beteiligt ist. Ein Scheidenabstrich zeigt die Ovarialfunktion an. Während der Brunst baut sich die Uterusschleimhaut und die Scheidenschleimhaut auf. Die obersten verdorrten Zellen stoßen sich in das Scheidenlumen ab, so daß im Scheidensekret der brünstigen Nagetiere eine Menge kernloser, scharfrandiger, scholliger Gebilde gefunden werden. Ruht die Sexualfunktion zwischen zwei Brunstphasen (Diöstrus) oder fehlt die Sexualfunktion (Kastration), so wird kein charakteristisches Scheidensekret gebildet. Das normale Sekret besteht nur aus Schleim und Leukocyten. Mit diesem Testobjekt, das in Amerika Allen-Doisy-Test genannt wird, hat man einen ausgezeichneten Wegweiser, um Lösungen auf ihren Gehalt an brunstförderndem Hormon zu prüfen. Das brunstfördernde, östrische Hormon entsteht im reifenden Follikel. Das Hormon befindet sich nicht im Keimepithel und nicht im Stroma des Ovariums, es entwickelt sich erst im reifenden Follikel und ist in der Follikelwand nachzuweisen. Beim Follikelsprung wird der hormonhaltige Follikelsaft in die Bauchhöhle entleert und gleichzeitig findet eine Ausschüttung auf hämatogenem Wege statt. In der prägraviden Phase ist der gelbe Körper der Träger des Hormons. Entledigt sich der Organismus des Hormons, fällt der Reiz auf die Uterusschleimhaut fort, dann bricht die zwecklos aufgebaute Schleimhaut zusammen, der Uterus stößt sie durch Blutung aus. Im Corpus luteum post menstruale ist kein Hormon vorhanden. Das Hormon ist demnach (Zondek[74]) in seiner Produktion an den follikulären Apparat im Ovarium streng gebunden. Die Hormonproduktion erfolgt cyclisch. Mensch und Tier verhalten sich gleichartig. Das weibliche Sexualhormon löst den Aufbau der Uterusschleimhaut zur Aufnahme des befruchteten Eies aus. Ist eine Befruchtung erfolgt, so hört nicht, wie bei der Abstoßung eines unbefruchteten Eies die Hormonproduktion auf, sondern es kommt zu einer Überschwemmung des gesamten Organismus

Die chemische Natur dieser Substanzen kennen wir nicht. Von der uteruswirksamen Substanz (Abel[56]) nimmt man an, daß sie ein Polypeptid ist, da Trypsin ihre Wirksamkeit zerstört. Sie scheint aber nicht so hoch molekular zu sein wie das Insulin. Kamm[61] glaubt, daß beide wirksamen Substanzen Basen seien. Dale[62] gibt folgende Tabelle der Verteilung der wirksamen Substanzen auf die verschiedenen Gewebsarten des Hinterlappens:

P. intermedia	P. neuralis	Wirkung	
— (+)	+ + +	blutdrucksteigernd	erster Stoff an Versuchstieren
— (+)	+ + +	diuretisch, vorübergehend	
+	+ + +	uteruserregend	zweiter Stoff
+	+ + +	milchabsondernd	
+ + +	+	melanophorerweiternd	dritter Stoff
		antidiuretisch, verlängert bei Diabetes insipidus?	
		zuckermobilisierend	?

Vorderlappen-hormone. In neuester Zeit hat man auch Vorderlappenextrakte hergestellt. Die Testierung dieser Präparate ist besonders schwierig. Man benutzt als Testobjekt das Wachstum jugendlicher Tiere (Robertson[63]). Robertson glaubte das Hormon krystallisiert zu haben und nannte es „Tethelin". Das Tethelin hat sich aber als Kunstprodukt herausgestellt. In neuester Zeit hat Evans[64] durch tägliche Einspritzungen ziemlich großer Dosen von Vorderlappenextrakt aus Rinderhypophysen durch einen Zeitraum, der sich über ein Jahr erstreckte, Riesenwachstum der Tiere erzielt. Zugleich wurde der Östrus recht selten und verschwand fast ganz. Im Vorderlappen scheinen ebenfalls zwei verschiedene Hormone vorzukommen: ein wachstumförderndes Prinzip und ein auf die Ovulation wirkendes Prinzip. Durch Extraktion mit verschieden prozentischem Alkohol lassen sich beide Prinzipien in der Extraktflüssigkeit anreichern. Das auf die Ovulation wirkende Prinzip wird erst durch mehr als 50proz. Alkohol extrahiert. Auch die Hormone des Hypophysenvorderlappens sind nach Evans hochmolekular und noch zersetzlicher als alle anderen Hormone. Das Hypophysenvorderlappenhormon, das auf die Ovulation einwirkt, ist nach Zondek[65] und Aschheim[66] im Harn von Schwangeren enthalten. Diese Autoren haben eine Schwangerschaftsdiagnose darauf gegründet. Es ist ihnen auch gelungen, das Hormon aus dem Harn darzustellen. Bei den Ovarialhormonen wird auf diese Tatsache noch zurückzukommen sein. Das Hormon, welches auf die Melanophoren der Froschhaut einwirkt, scheint hauptsächlich im Vorderlappen vorzukommen. Auch scheinen die Hormone des Vorderlappens durch Korrelation mit Schilddrüse und Pankreas einen Einfluß auf den Kohlenhydrathaushalt zu haben. Gerade diese Eigenschaft des Hypophysenvorderlappens steht noch zur Diskussion.

Über den Wirkungsmechanismus der verschiedenen Hormone der Hirnanhangsdrüse ist man seit der Auffindung gewisser nervöser Zentren im Hypothalamus und im verlängerten Mark, deren Erkrankung ähnliche klinische Erscheinungen auslösen kann, wie Hypophysenerkrankungen, nicht vollständig im klaren. Es ist sehr wahrscheinlich, daß ein Teil der Hormone (diuresehemmendes Hormon, pressorisches Hormon) von der Hypophyse aus direkt entlang des Hypophysenstieles zu den Zentralorganen gelangt, so daß die Hypophyse das Inkretorgan und die nervösen Zentren im Hypothalamus das Erfolgsorgan darstellen. Ein Teil der hypophysären Hormone aber (wachstumssteigerndes Prinzip, Stoffwechselprinzip) gehen ins Blut über und dürften erst in Korrelation mit anderen endokrinen Drüsen wirksam werden.

Anwendung der Hypophysen-hormone. Die Anwendung von Hypophysenpräparaten in der inneren Medizin ist vorläufig noch eine sehr beschränkte, da die im Handel befindlichen Präparate

wäre wie die Abelschen Krystalle. Der N-Gehalt des Präparates von Dingemanse und Laqueur ist niedriger als der der Abelschen Krystalle. Die
Angaben von Dingemanse lassen vorläufig die Angaben von Abel, daß
seine Krystalle das wirksame Hormon darstellen, zweifelhaft erscheinen. Aus
beiden Untersuchungen geht aber hervor, daß das wirksame Hormon ein hochmolekularer, peptidartiger Körper ist. Freudenberg und Dirscherl[99] konnten
durch Acetylierung bei 0° das Insulin inaktivieren. Bleibt die Lösung in 0,03-n-
Natronlauge 24 Stunden bei 0° stehen, so wird das Insulin fast wieder vollständig
regeneriert. Freudenberg und Dirscherl[99] glauben aus diesen Versuchen auf
eine acetylierbare OH- oder NH-Gruppe zu schließen. Scott[101] zeigte, daß das
Insulin in alkoholischer Lösung von Benzoylchlorid und Schwefelkohlenstoff
inaktiviert wird. Da auch Formaldehyd und salpetrige Säure das Insulin inaktivieren, schließt Scott auf die Anwesenheit einer freien Aminogruppe. Bei
der Einfachheit und Sicherheit der Blutzuckerbestimmung als Testobjekt für
das Insulin ist es wahrscheinlich, daß die chemische Identifizierung noch gelingen
wird. Die Anwendung des Insulins als Heilmittel für den Diabetes ist auf S. 412
besprochen. Die Anwendung des Insulins zur Mästung s. S. 66.

Dem Sekretin gaben Bayliss und Starling[101] erstmals den Namen Sekretin.
eines Hormons. Es wurde von den Entdeckern aus der Darmschleimhaut dargestellt. Dale und Laidlaw[102] haben die Methode der Darstellung verbessert,
Mellanby hat die Herstellungsweise noch vereinfacht. Nach Mellanby[103]
ist das Sekretin in der Schleimhaut nicht chemisch gebunden, sondern als freies
Hormon vorhanden, das sich durch Alkohol extrahieren läßt. Durch Adsorption
an Gallensäuren konnte er das Präparat so weitgehend reinigen, daß Bruchteile
eines Milligramms eine mächtige Sekretion des Pankreassaftes bewirkten. Die
ursprüngliche Angabe von Bayliss und Starling, wonach die Salzsäure des
Magens das Sekretin aus seiner unwirksamen Muttersubstanz in Freiheit setzen
soll, hat sich als irrig erwiesen. Das gereinigte Präparat gibt eine sehr schwache
Biuretreaktion, starke Paulysche Reaktion (Histidin). Die Millonsche Reaktion
ist negativ. Das Sekretin hat die Eigenschaften einer Albumose und wird durch
Sättigung mit Ammonsulfat ausgefällt. Das Hormon der Nebenschilddrüse, das
Insulin und das Sekretin haben als peptidähnliche Körper in ihrem chemischen
Verhalten weitgehende Ähnlichkeit.

Von der Zirbeldrüse weiß man aus der klinischen Literatur, daß bei einer Zirbelhormon.
übermäßigen Entwicklung dieser Drüse eine geschlechtliche Frühreife beobachtet
wird. Außer diesen klinischen Daten seltener Fälle, bei denen meistens geschlechtliche Frühreife mit Fettansammlung beobachtet wurde, weiß man trotz zahlreicher
Experimente an der Zirbeldrüse nichts über die Funktion dieses Inkretorganes.
Auch die Experimente mit Zirbeldrüsenextrakten (Berkeley[104], Lisson[105])
sind in ihren Ergebnissen sehr zweifelhaft.

Das Cholin (Trimethyloxäthylammoniumhydroxyd) hat man als Hormon Cholin.

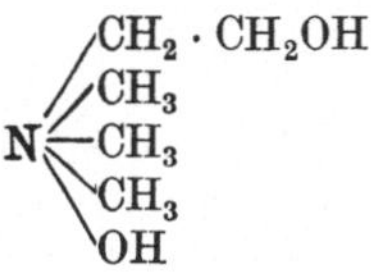

der Darmbewegung bezeichnet. Eine viel stärkere Wirkung als das Cholin entfaltet das synthetische Acetylcholin. Auch therapeutisch ist das Cholin als
Anregungsmittel der Peristaltik in die klinische Therapie eingeführt worden
(Klee[106]). Es scheint aber sehr ungewiß und fraglich, ob man das Cholin als
echtes Hormon bezeichnen kann.

Andere hormon-
ähnliche Sub-
stanzen.

Neuerdings hat man die Existenz von Kreislaufhormonen, Herzhormonen (Loewi[107], Haberlandt[108]), Milz- und auch Leberhormonen angenommen. Über die Leber- und Milzstoffe ist bereits bei Besprechung des Blutfarbstoffes abgehandelt worden. Es ist mehr als zweifelhaft, ob diese Stoffe zu den Hormonen gehören. Von den sog. Kreislaufhormonen wissen wir noch sehr wenig Tatsächliches.

Der Hormonforschung gehört die Zukunft. Vielleicht ist die Zeit nicht allzu fern, in der man die Betrachtungsweise in einem Stoffwechsellehrbuch nur nach hormonalen Gesichtspunkten gliedern wird.

Literaturverzeichnis.

Zusammenfassende Darstellungen.

Barger, G.: Die Chemie der Hormone. Erg. Physiol. 27, 780 (1928). — Neueres über die Chemie der Hormone. Vers. dtsch. Naturforsch. u. Ärzte, Hamburg 1928; Klin. Wschr. 1928, Nr 47, 940. — Guggenheim, M.: Die Chemie der Inkrete. In Max Hirsch: Handbuch der inneren Sekretion 2, S. 36. 1926. — Laquer, Fr.: Hormone und innere Sekretion. — Über weibliche Sexualhormone. Vers. dtsch. Naturforsch. u. Ärzte, Hamburg Klin. Wschr. 1928, Nr 47, 952. — Zondek, B.: Weibliche Sexualhormone. Ebenda S. 946.

Einzelarbeiten.

(1) Oliver u. Schäfer: J. of Physiol. 18, 230 (1895). — (2) Takamine: Ebenda 27, 29 (1902); Engl. Pat. 1467. 1901. — (3) Friedmann: Hofm. Beitr. 8. — (4) Stolz: Ber. 37, 4149 (1904); D.R.P. 152814, 155652, 157300. — (5) Flächer, zitiert bei Barger: Erg. Physiol. — (6) Ott, E.: Ber. 59, B. 1068 (1926). — (7) Nagai, N.: Jap. Pat. 32440, 32441; Engl. Pat. 118298; zitiert nach Chem. Soc. Abstr. 1, 43 (1920). — (8) Raper, H. S.: Biochemic. J. 20, 735 (1926); 21, 89 (1927). — (9) Guggenheim, M.: H.-S. Z. 88, 276 (1913). — (10) Schmalfuß, H., u. Przibram: Biochem. Z. 187, 467 (1927). — Schmalfuß, H., u. H. P. Müller: Ebenda 183, 362 (1927). — (11) Biedl: Pflügers Arch. 67 (1897). — Innere Sekretion, 3. Aufl., S. 418. — (12) Trendelenburg, P.: Z. Biol. 63, 155 (1914). — (13) Addison: London med. gaz. 8, 5 17 (1849). — (13a) Drummond, J. C., u. Mitarbeiter: Biochemic. J. (1929). — (13b) Shimizu, T., u. T. Hatakeyama: H.-S. Z. 182, 57 (1929). — (14) Schiff, zitiert nach Biedl: Innere Sekretion, 3. Aufl., S. 95. — (15) Kocher, Reverdin, zitiert nach Laquer: Hormone und innere Sekretion, S. 34. — (16) Müller, Fr.: Dtsch. Arch. klin. Med. 51, 335 (1893). — (17) Magnus-Levy: Z. klin. Med. 33, 269 (1897). — (18) Baumann, H. S.: H.-S. Z. 21, 319, 481; 22, 1 (1896). — (19) Kendall, E. C.: J. of biol. Chem. 20, 501 (1915); 39, 125; 40, 265 (1919); 43, 148 (1920); 59, 39 (1924); 63, 11 (1925); 72, 213 (1927); Amer. J. Physiol. 49, 136 (1919); Ind. Chem. 17, 525 (1925); J. amer. med. Assoc. 71, 871 (1918); Endocrinology 3, 156 (1919). — The Harvey Lectures 16, S. 41—58. 1920/21. — (20) Harington: Biochemic. J. 20, 293, 300 (1926). — (21) Harington u. Barger: Ebenda 21, 169 (1927). — (22) Harington, zitiert bei Barger. 1928. — (23) Gudernatsch: Arch. Entw.mech. 35 (1912). — (24) Hunt: J. amer. med. Assoc. 57, 1032 (1911). — (25) Fellenberg: Erg. Physiol. 25, 176 (1926). — (26) Eppinger: Zur Pathologie und Therapie des menschlichen Ödems. Berlin 1917. — (27) Oswald: Hofm. Beitr. 2, 545 (1902); H.-S. Z. 23, 265 (1897). — (28) Fellenberg: Biochem. Z. 139, 371 (1923); 152, 116 (1924); 174, 341, 355 (1926). — (29) Kohn: J. amer. med. Assoc. 44 (1895). — (30) Collip: J. of biol. Chem. 62, 63, 64, 66, 67. — (31) Park u. Roy McClure: Amer. J. Dis. Childr. 18, 317 (1919). — (32) Pighini:. Pathology 14, 319 (1922). — (33) Bircher: Schweiz. Arch. Neur. 8, 208 (1921). — (34) Paton: Edinburgh med. J. 33, 351 (1926). — (35) Riddle u. Frey: Amer. J. Physiol. 68, 557 (1924); 71, 413 (1925). — (36) Knipping u. Rieder: Z. exper. Med. 39, 378 (1924). — (37) Romeis: Arch. Entw.mechan. 104, 273 (1925); Münch. med. Wschr. 1921, 420; Klin. Wschr. 1926, 975. — (38) Abderhalden: Pflügers Arch. 211, 324 (1926). — (39) Henke: Dtsch. med. Wschr. 1920, 1257. — (40) Biedl: Physiologie und Pathologie der Hypophyse. Kongr. inn. Med. 1922. — (41) Zitiert bei Biedl. — (42) Marie, Pierre: Bull. Soc. med. Hôp. Paris 13, 413 (1896). — (43) Fröhlich: Wien. klin. Rdsch. 1901. — (44) Simmonds: Dtsch. med. Wschr. 1914, 322. — (45) Graubner: Z. klin. Med. 101, 249 (1925). — (46) Tschernikoff: Pflügers Arch. 187, 212 (1926). — (47) Jungmann u. Bernhardt: Z. klin. Med. 99, 84 (1924). — (48) Dale: J. of Physiol. 34, 163 (1906). — (49) Macht: J. of Pharmacol. 27, 389 (1926). — (50) Trendelenburg: Pharmakologie und Physiologie des Hypophysenhinterlappens. Erg. Physiol. 25, 364 (1926). — (51) Kestner: Klin. Wschr.

1926, 1646. — *(52)* Voegtlin: J. amer. med. Assoc. **85**, 437 (1925). — *(53)* Kestranek, Molitor u. Pick: Biochem. Z. **164**, 34 (1925). — *(54)* Molitor: Ebenda **172**, 379 (1926). — *(55)* Hogben u. Winton: Quart. J. exper. Physiol. **13, 14, 15**. — *(56)* Abel: Bull. Hopkins Hosp. **35**, 305 (1924); The Harvey Lectures **19**, 154 (1924); J. of Pharmacol. **13, 14, 15, 20, 22**. — *(57)* Dudley: J. of Pharmacol. **14**, 295 (1919); **21**, 103 (1923). — *(58)* Fenn: J. of Physiol. **59**, 35 (1924). — *(59)* Schlapp: Quart. J. exper. Physiol. **15**, 327 (1925). — *(60)* Draper: Amer. J. Physiol. **80**, 90 (1927). — *(61)* Kamm, O.: Science **67**, 199 (1928). — Kamm, O., T. B. Aldrich, J. W. Grote, L. W. Rowe u. E. P. Bugbee: J. amer. chem. Soc. **50**, 573 (1928). — *(62)* Dale, H. H.: Chemical control of bodily functions. In H. H. Dale, J. C. Drummond, L. J. Henderson u. A. V. Hill: Certains aspects of biochemistry. London 1926. — *(63)* Robertson: J. amer. med. Assoc. **66**, 1009 (1916); J. of biol. Chem. **24**, 385 (1916); Biochemic. J. **17**, 77 (1923); Engl. Pat. 15683. 1915. Robertson u. Ray: Austral. J. exper. Biol. a. med. Sci. **2**, 173 (1925). — *(64)* Evans: Harvey Lectures **19**, 212 (1924). — Evans u. Long: Anat. Rec. **21**, Nr 1 (1921); Proc. nat. Assoc. Soc. **8**, 38 (1922). — *(65)* Zondek: Klin. Wschr. **1927**, 248. — *(66)* Aschheim: Med. Klin. **1926**, 2023. — *(67)* Adler: Arch. Gynäk. **95**, 349 (1912). — *(68)* Iscovesco: C. r. Soc. Biol. Paris **73**, 16 (1912). — *(69)* Fellner: Zbl. Path. **23**, 673 (1912); Mschr. Geburtsh. **54**, 88 (1917); Pflügers Arch. **189**, 199 (1921); Zbl. Gynäk. **1924**, Nr 50; Klin. Wschr. **1925**, 1651. — *(70)* Seitz, Wintz u. Fingerhut: Münch. med. Wschr. **1914**, 1657, 1734; D.R.P. 320857. — *(71)* Stockard u. Papanicolaou: Amer. J. Anat. **22**, 225 (1917). — *(72)* Long u. Evans: Mem. Univ. California **6**, 98 (1922). — *(73)* Allen u. Doisy: J. amer. med. Assoc. **81**, 819 (1923); **85**, 399 (1925); Amer. J. Anat. **34**, 133 (1924); J. of biol. Chem. **61**, 711 (1924); Proc. Soc. exper. Biol. a. Med. **21**, 500 (1924); **22**, 303 (1925); **24**, (608 (1927). — *(74)* Zondek: Arch. Gynäk. **120**, 251 (1923); Amer. J. Obstetr. **8**, 3 (1924); Klin. Wschr. **1924**, 400, 929, 1388, 2445; **1926**, 1218, 1521, 2199. — *(75)* Frank: J. amer. med. Assoc. **78, 84, 85, 86, 87**; Klin. Wschr. **1927**, 1288. — *(76)* Frank u. Gustavson: Amer. J. Physiol. **74**, 395 (1925); Endocrinology **10**, 260 (1926). — *(77)* Fels: Klin. Wschr. **1926**, 2349; **1927**, 714. — *(78)* Laqueur, E., P. C. Hart u. S. E. de Jongh: Dtsch. med. Wschr. **52**, 1331 (1926). — *(79)* Barger: Erg. Physiol. **27**, 823. — *(80)* Zitiert nach Zondek: Klin. Wschr. **1928**, 951. — *(81)* Berthold: Arch. f. Physiol. **42** (1849). — *(82)* Brown-Séquard: C. r. Soc. Biol. Paris **1898**, 415. — *(83)* Bouin u. Ancet: Ebenda **1903**, 14. November: **88**, 758; **89**, 175 (1923). — *(84)* Steinach: Verjüngung durch experimentelle Neubelebung der alternden Pubertätsdrüse. Berlin 1920. — Arch. Entw.mechan. **46**, 29 (1920). — *(85)* Hotz: Schweiz. Arch. Neur. **7**, 344 (1920). — *(86)* Payr: Zbl. Chir. **47**, 1130 (1920). — *(87)* Stieve: Erg. Anat. **23**; Anat. Anz. **54**, 63 (1921). — *(88)* Harms: Körper und Keimzellen. Berlin 1926. — *(89)* Gley: Bull. Acad. Méd. **87**, 285 (1922). — *(90)* Oslund: Amer. J. Physiol. **76**, 222; **77**, 76 (1926). — *(91)* Champy: C. r. Soc. Biol. Paris **94**, 311 (1926). — *(92)* Lipschütz: Ebenda **90, 91, 94**; Dstch. med. Wschr. **1921**, 350; Klin. Wschr. **1924**, 1903; Pflügers Arch. **211**, 266 (1926). — *(93)* Dudley, Rosenheim u. Starling: Biochemic. J. **18, 19, 20, 21**. — *(94)* Wrede, H. S.: H.-S. Z. **131, 138, 153, 161, 163**. — *(95)* Mering, v., u. Minkowski: Arch. f. exper. Path. **26**, 371 (1889). — *(96)* Banting u. Best: J. Labor. a. clin. Med. **7**, 251, 464 (1922). — Banting, Best u. Collip: Canad. med. Assoc. **12**, 141 (1922). — *(97)* Abel u. Geiling: J. of Pharmacol. **25**, 423 (1925); Proc. nat. Acad. Sci. U. S. A. **12**, 132 (1926). — Abel, Geiling, Rouiller, Bell u. Wintersteiner: J. of Pharmacol. **31**, 65 (1927). — *(98)* Dingemanse u. Laqueur: Nederl. Tijdschr. Geneesk. **71**, I, 970 (1927). — *(99)* Freudenberg u. Dirscherl: H.-S. Z. **157**, 64 (1926). — *(100)* Scott: J. of biol. Chem. **63**, 641; **65**, 601 (1925). — *(101)* Baylis u. Starling: J. of Physiol. **28**, 325 (1902). — *(102)* Dale u. Laidlaw: Ebenda **44**, 11 (1912). — *(103)* Mellanby, J.: Ebenda **61**, 37 (1926); Proc. physiol. Soc. June 5. — Mellanby, J., u. A. St. G. Huggett: J. of Physiol. **61**, 122 (1926). — *(104)* Berkeley: Med. Rec. **97**, 12 (1920). — *(105)* Lisson: J. of exper. Med. **31**, 335 (1920). — *(106)* Magnus u. Klee: Münch. med. Wschr. **1925**, 249. — *(107)* Loewi: Klin. Wschr. **1922**, 22. — Loewi u. Navratil: Pflügers Arch. **214**, 678 (1926). — *(108)* Haberlandt: Klin. Wschr. **1926**, 654, 1522; Pflügers Arch. **214**, 471 (1926). — Das Hormon der Herzbewegung. Berlin u. Wien 1927.

XVI. Anhang.

Tabellen zur Berechnung der normalen Wärmeproduktion.

Nach Harris-Benedict.

Carnegie Inst. Washington Publ. **279**, 253ff. (1919).
Aus E. Grafe: Die pathologische Physiologie des Gesamtstoff- und Kraftwechsels
bei der Ernährung des Menschen, S. 846ff. München: J. F. Bergmann 1923.

Erläuterungen.

Die Tabellen gelten für den Grundumsatz bei Erwachsenen im Alter von 21—70 Jahren
mit Gewichten von 25—124 kg und Körperlängen von 151—200 cm. Die Tabellen I und II
geben die Daten für Männer, die Tabellen III und IV diejenigen für Frauen.

Bei bekanntem Geschlecht, Alter, Körpergewicht und Länge geschieht die Berechnung
der durchschnittlichen normalen Calorienproduktion in der Weise, daß die dem Körpergewicht entsprechende Zahl (vgl. Tabelle I für Männer, Tabelle III für Frauen) jeweils
addiert wird zu dem Faktor für Alter und Körperlänge (Tabelle II für Männer, Tabelle IV
für Frauen).

Tabelle I.

Voraussagetabellen für den normalen Grundumsatz des Mannes.
Faktor für das Körpergewicht.

	0,0	0,1	0,2	0,3	0,4	0,5	0,6	0,7	0,8	0,9
25	410	412	413	414	416	417	419	420	421	423
26	424	425	427	428	430	431	432	434	435	436
27	438	439	441	442	443	445	446	447	449	450
28	452	453	454	456	457	458	460	461	463	464
29	465	467	468	469	471	472	474	475	476	478
30	479	480	482	483	485	486	487	489	490	491
31	493	494	496	497	498	500	501	502	504	505
32	507	508	509	511	512	513	515	516	518	519
33	520	522	523	524	526	527	529	530	531	533
34	534	535	537	538	540	541	542	544	545	546
35	548	549	551	552	553	555	556	557	559	560
36	562	563	564	566	567	568	570	571	573	574
37	575	577	578	579	581	582	584	585	586	588
38	589	590	592	593	595	596	597	599	600	601
39	603	604	606	607	608	610	611	612	614	615
40	617	618	619	621	622	623	625	626	628	629
41	630	632	633	634	636	637	639	640	641	643
42	644	645	647	648	650	651	652	654	655	656
43	658	659	661	662	663	665	666	667	669	670
44	672	673	674	676	677	678	680	681	683	684
45	685	687	688	689	691	692	694	695	696	698
46	699	700	702	703	705	706	707	709	710	711
47	713	714	716	717	718	720	721	722	724	725
48	727	728	729	731	732	733	735	736	738	739
49	740	742	743	744	746	747	749	750	751	753
50	754	755	757	758	760	761	762	764	765	766
51	768	769	771	772	773	775	776	777	779	780
52	782	783	784	786	787	788	790	791	793	794
53	795	797	798	799	801	802	804	805	806	808
54	809	810	812	813	815	816	817	819	820	821
55	823	824	826	827	828	830	831	832	834	835
56	837	838	839	841	842	843	845	846	848	849
57	850	852	853	854	856	857	859	860	861	863
58	864	865	867	868	870	871	872	874	875	876
59	878	879	881	882	883	885	886	887	889	890
60	892	893	894	896	897	898	900	901	903	904
61	905	907	908	909	911	912	914	915	916	918
62	919	920	922	923	925	926	927	929	930	931
63	933	934	936	937	938	940	941	942	944	945

Tabelle I (Fortsetzung).

	0,0	0,1	0,2	0,3	0,4	0,5	0,6	0,7	0,8	0,9
64	947	948	949	951	952	953	955	956	958	959
65	960	962	963	964	966	967	969	970	971	973
66	974	975	977	978	980	981	982	984	985	986
67	988	989	991	992	993	995	996	997	999	1000
68	1002	1003	1004	1006	1007	1008	1010	1011	1013	1014
69	1015	1017	1018	1019	1021	1022	1024	1025	1026	1028
70	1029	1030	1032	1033	1035	1036	1037	1039	1040	1041
71	1043	1044	1046	1047	1048	1050	1051	1052	1054	1055
72	1057	1058	1059	1061	1062	1063	1065	1066	1068	1069
73	1070	1072	1073	1074	1076	1077	1079	1080	1081	1083
74	1084	1085	1087	1088	1090	1091	1092	1094	1095	1096
75	1098	1099	1101	1102	1103	1105	1106	1107	1109	1110
76	1112	1113	1114	1116	1117	1118	1120	1121	1123	1124
77	1125	1127	1128	1129	1131	1132	1134	1135	1136	1138
78	1139	1140	1142	1143	1145	1146	1147	1149	1150	1151
79	1153	1154	1156	1157	1158	1160	1161	1162	1164	1165
80	1167	1168	1169	1171	1172	1173	1175	1176	1178	1179
81	1180	1182	1183	1184	1186	1187	1189	1190	1191	1193
82	1194	1195	1197	1198	1200	1201	1202	1204	1205	1206
83	1208	1209	1211	1212	1213	1215	1216	1217	1219	1220
84	1222	1223	1224	1226	1227	1228	1230	1231	1233	1234
85	1235	1237	1238	1239	1241	1242	1244	1245	1246	1248
86	1249	1250	1252	1253	1255	1256	1257	1259	1260	1261
87	1263	1264	1266	1267	1268	1270	1271	1272	1274	1275
88	1277	1278	1279	1281	1282	1283	1285	1286	1288	1289
89	1290	1292	1293	1294	1296	1297	1299	1300	1301	1303
90	1304	1305	1307	1308	1310	1311	1312	1314	1315	1316
91	1318	1319	1321	1322	1323	1325	1326	1327	1329	1330
92	1332	1333	1334	1336	1337	1338	1340	1341	1343	1344
93	1345	1347	1348	1349	1351	1352	1354	1355	1356	1358
94	1359	1360	1362	1363	1365	1366	1367	1369	1370	1371
95	1373	1374	1376	1377	1378	1380	1381	1383	1384	1385
96	1387	1388	1389	1391	1392	1394	1395	1396	1398	1399
97	1400	1402	1403	1405	1406	1407	1409	1410	1411	1413
98	1414	1416	1417	1418	1420	1421	1422	1424	1425	1427
99	1428	1429	1431	1432	1433	1435	1436	1438	1439	1440
100	1442	1443	1444	1446	1447	1449	1450	1451	1453	1454
101	1455	1457	1458	1460	1461	1462	1464	1465	1466	1468
102	1469	1471	1472	1473	1475	1476	1477	1479	1480	1482
103	1483	1484	1486	1487	1488	1490	1491	1493	1494	1495
104	1497	1498	1499	1501	1502	1504	1505	1506	1508	1509
105	1510	1512	1513	1515	1516	1517	1519	1520	1521	1523
106	1524	1526	1527	1528	1530	1531	1532	1534	1535	1537
107	1538	1539	1541	1542	1543	1545	1546	1548	1549	1550
108	1552	1553	1554	1556	1557	1559	1560	1561	1563	1564
109	1565	1567	1568	1570	1571	1572	1574	1575	1576	1578
110	1579	1581	1582	1583	1585	1586	1587	1589	1590	1592
111	1593	1594	1596	1597	1598	1600	1601	1603	1604	1605
112	1607	1608	1609	1611	1612	1614	1615	1616	1618	1619
113	1620	1622	1623	1625	1626	1627	1629	1630	1631	1633
114	1634	1636	1637	1638	1640	1641	1642	1644	1645	1647
115	1648	1649	1651	1652	1653	1655	1656	1658	1659	1660
116	1662	1663	1664	1666	1667	1669	1670	1671	1673	1674
117	1675	1677	1678	1680	1681	1682	1684	1685	1686	1688
118	1689	1691	1692	1693	1695	1696	1697	1699	1700	1702
119	1703	1704	1706	1707	1708	1710	1711	1713	1714	1715
120	1717	1718	1719	1721	1722	1724	1725	1726	1728	1729
121	1730	1732	1733	1735	1736	1737	1739	1740	1741	1743
122	1744	1746	1747	1748	1750	1751	1752	1754	1755	1757
123	1758	1759	1761	1762	1763	1765	1766	1768	1769	1770
124	1772	1773	1774	1776	1777	1779	1780	1781	1783	1784

Tabelle II. Voraussagetabellen für den

Faktor für Alter

	21	22	23	24	25	26	27	28	29	30	31	32
151	614	607	600	593	587	580	573	566	560	553	546	539
152	619	612	605	598	592	585	578	571	565	558	551	544
153	624	617	610	603	597	590	583	576	570	563	556	549
154	629	622	615	608	602	595	588	581	575	568	561	554
155	634	627	620	613	607	600	593	586	580	573	566	559
156	639	632	625	618	612	605	598	591	585	578	571	564
157	644	637	630	623	617	610	603	596	590	583	576	569
158	649	642	635	628	622	615	608	601	595	588	581	574
159	654	647	640	633	627	620	613	606	600	593	586	579
160	659	652	645	638	632	625	618	611	605	598	591	584
161	664	657	650	643	637	630	623	616	610	603	596	589
162	669	662	655	648	642	635	628	621	615	608	601	594
163	674	667	660	653	647	640	633	626	620	613	606	599
164	679	672	665	658	652	645	638	631	625	618	611	604
165	684	677	670	663	657	650	643	636	630	623	616	609
166	689	682	675	668	662	655	648	641	635	628	621	614
167	694	687	680	673	667	660	653	646	640	633	626	619
168	699	692	685	678	672	665	658	651	645	638	631	624
169	704	697	690	683	677	670	663	656	650	643	636	629
170	709	702	695	688	682	675	668	661	655	648	641	634
171	714	707	700	693	687	680	673	666	660	653	646	639
172	719	712	705	698	692	685	678	671	665	658	651	644
173	724	717	710	703	697	690	683	676	670	663	656	649
174	729	722	715	708	702	695	688	681	675	668	661	654
175	734	727	720	713	707	700	693	686	680	673	666	659
176	739	732	725	718	712	705	698	691	685	678	671	664
177	744	737	730	723	717	710	703	696	690	683	676	669
178	749	742	735	728	722	715	708	701	695	688	681	674
179	754	747	740	733	727	720	713	706	700	693	686	679
180	759	752	745	738	732	725	718	711	705	698	691	684
181	764	757	750	743	737	730	723	716	710	703	696	689
182	769	762	755	748	742	735	728	721	715	708	701	694
183	774	767	760	753	747	740	733	726	720	713	706	699
184	779	772	765	758	752	745	738	731	725	718	711	704
185	784	777	770	763	757	750	743	736	730	723	716	709
186	789	782	775	768	762	755	748	741	735	728	721	714
187	794	787	780	773	767	760	753	746	740	733	726	719
188	799	792	785	779	772	765	758	751	745	738	731	724
189	804	797	790	784	777	770	763	756	750	743	736	729
190	809	802	795	789	782	775	768	761	755	748	741	734
191	814	807	800	794	787	780	773	766	760	753	746	739
192	819	812	805	799	792	785	778	771	765	758	751	744
193	824	817	810	804	797	790	783	776	770	763	756	749
194	829	822	815	809	802	795	788	781	775	768	761	754
195	834	827	820	814	807	800	793	787	780	773	766	759
196	839	832	825	819	812	805	798	792	785	778	771	764
197	844	837	830	824	817	810	803	797	790	783	776	769
198	849	842	835	829	822	815	808	802	795	788	781	774
199	854	847	840	834	827	820	813	807	800	793	786	779
200	859	852	845	839	832	825	818	812	805	798	791	785

normalen Grundumsatz des Mannes.

und Körperlänge.

33	34	35	36	37	38	39	40	41	42	43	44	45
533	526	519	512	506	499	492	485	479	472	465	458	452
538	531	524	517	511	504	497	490	484	477	470	463	457
543	536	529	522	516	509	502	495	489	482	475	468	462
548	541	534	527	521	514	507	500	494	487	480	473	467
553	546	539	532	526	519	512	505	499	492	485	478	472
558	551	544	537	531	524	517	510	504	497	490	483	477
563	556	549	542	536	529	522	515	509	502	495	488	482
568	561	554	547	541	534	527	520	514	507	500	493	487
573	566	559	552	546	539	532	525	519	512	505	498	492
578	571	564	557	551	544	537	530	524	517	510	503	497
583	576	569	562	556	549	542	535	529	522	515	508	502
588	581	574	567	561	554	547	540	534	527	520	513	507
593	586	579	572	566	559	552	545	539	532	525	518	512
598	591	584	577	571	564	557	550	544	537	530	523	517
603	596	589	582	576	569	562	555	549	542	535	528	522
608	601	594	587	581	574	567	560	554	547	540	533	527
613	606	599	592	586	579	572	565	559	552	545	538	532
618	611	604	597	591	584	577	570	564	557	550	543	537
623	616	609	602	596	589	582	575	569	562	555	548	542
628	621	614	607	601	594	587	580	574	567	560	553	547
633	626	619	612	606	599	592	585	579	572	565	558	552
638	631	624	617	611	604	597	590	584	577	570	563	557
643	636	629	622	616	609	602	595	589	582	575	568	562
648	641	634	627	621	614	607	600	594	587	580	573	567
653	646	639	632	626	619	612	605	599	592	585	578	572
658	651	644	637	631	624	617	610	604	597	590	583	577
663	656	649	642	636	629	622	615	609	602	595	588	582
668	661	654	647	641	634	627	620	614	607	600	593	587
673	666	659	652	646	639	632	625	619	612	605	598	592
678	671	664	657	651	644	637	630	624	617	610	603	597
683	676	669	662	656	649	642	635	629	622	615	608	602
688	681	674	667	661	654	647	640	634	627	620	613	607
693	686	679	672	666	659	652	645	639	632	625	618	612
698	691	684	677	671	664	657	650	644	637	630	623	617
703	696	689	682	676	669	662	655	649	642	635	628	622
708	701	694	687	681	674	667	660	654	647	640	633	627
713	706	699	692	686	679	672	665	659	652	645	638	632
718	711	704	697	691	684	677	670	664	657	650	643	637
723	716	709	702	696	689	682	675	669	662	655	648	642
728	721	714	707	701	694	687	680	674	667	660	653	647
733	726	719	712	706	699	692	685	679	672	665	658	652
738	731	724	717	711	704	697	690	684	677	670	663	657
743	736	729	722	716	709	702	695	689	682	675	668	662
748	741	734	727	721	714	707	700	694	687	680	673	667
753	746	739	732	726	719	712	705	699	692	685	678	672
758	751	744	737	731	724	717	710	704	697	690	683	677
763	756	749	742	736	729	722	715	709	702	695	688	682
768	761	754	747	741	734	727	720	714	714	700	693	687
773	766	759	752	746	739	732	725	719	712	705	698	692
778	771	764	757	751	744	737	730	724	717	710	703	697

Tabelle II
Faktor für Alter

	46	47	48	49	50	51	52	53	54	55	56	57
151	445	438	431	425	418	411	404	397	391	384	377	370
152	450	443	436	430	423	416	409	402	396	389	382	375
153	455	448	441	435	428	421	414	407	401	394	387	380
154	460	453	446	440	433	426	419	412	406	399	392	385
155	465	458	451	445	438	431	424	417	411	404	397	390
156	470	463	456	450	443	436	429	422	416	409	402	395
157	475	468	461	455	448	441	434	428	421	414	407	400
158	480	473	466	460	453	446	439	433	426	419	412	405
159	485	478	471	465	458	451	444	438	431	424	417	410
160	490	483	476	470	463	456	449	443	436	429	422	415
161	495	488	481	475	468	461	454	448	441	434	427	420
162	500	493	486	480	473	466	459	453	446	439	432	425
163	505	498	491	485	478	471	464	458	451	444	437	431
164	510	503	496	490	483	476	469	463	456	449	442	436
165	515	508	501	495	488	481	474	468	461	454	447	441
166	520	513	506	500	493	486	479	473	466	459	452	446
167	525	518	511	505	498	491	484	478	471	464	457	451
168	530	523	516	510	503	496	489	483	476	469	462	456
169	535	528	521	515	508	501	494	488	481	474	467	461
170	540	533	526	520	513	506	499	493	486	479	472	466
171	545	538	531	525	518	511	504	498	491	484	477	471
172	550	543	536	530	523	516	509	503	496	489	482	476
173	555	548	541	535	528	521	514	508	501	494	487	481
174	560	553	546	540	533	526	519	513	506	499	492	486
175	565	558	551	545	538	531	524	518	511	504	497	491
176	570	563	556	550	543	536	529	523	516	509	502	496
177	575	568	561	555	548	541	534	528	521	514	507	501
178	580	573	566	560	553	546	539	533	526	519	512	506
179	585	578	571	565	558	551	544	538	531	524	517	511
180	590	583	576	570	563	556	549	543	536	529	522	516
181	595	588	581	575	568	561	554	548	541	534	527	521
182	600	593	586	580	573	566	559	553	546	539	532	526
183	605	598	591	585	578	571	564	558	551	544	537	531
184	610	603	596	590	583	576	569	563	556	549	542	536
185	615	608	601	595	588	581	574	568	561	554	547	541
186	620	613	606	600	593	586	579	573	566	559	552	546
187	625	618	611	605	598	591	584	578	571	564	557	551
188	630	623	616	610	603	596	589	583	576	569	562	556
189	635	628	621	615	608	601	594	588	581	574	567	561
190	640	633	626	620	613	606	599	593	586	579	572	566
191	645	638	631	625	618	611	604	598	591	584	577	571
192	650	643	636	630	623	616	609	603	596	589	582	576
193	655	648	641	635	628	621	614	608	601	594	587	581
194	660	653	646	640	633	626	619	613	606	599	592	586
195	665	658	651	645	638	631	624	617	611	604	597	591
196	670	663	656	650	643	636	629	623	616	609	602	596
197	675	668	661	655	648	641	634	628	621	614	607	601
198	680	673	666	660	653	646	639	633	626	619	612	606
199	685	678	671	665	658	651	644	638	631	624	617	611
200	690	683	676	670	663	656	649	643	636	629	622	616

(Fortsetzung).

und Körperlänge beim Manne.

58	59	60	61	62	63	64	65	66	67	68	69	70
364	357	350	343	337	330	323	316	310	303	296	289	283
369	362	355	348	342	335	328	321	315	308	301	294	288
374	367	360	353	347	340	333	326	320	313	306	299	293
379	372	365	358	352	345	338	331	325	318	311	304	298
384	377	370	363	357	350	343	336	330	323	316	309	303
389	382	375	368	362	355	348	341	335	328	321	314	308
394	387	380	373	367	360	353	346	340	333	326	319	313
399	392	385	378	372	365	358	351	345	338	331	324	318
404	397	390	383	377	370	363	356	350	343	336	329	323
409	402	395	388	382	375	368	361	355	348	341	334	328
414	407	400	393	387	380	373	366	360	353	346	339	333
419	412	405	398	392	385	378	371	365	358	351	344	338
424	417	410	403	397	390	383	376	370	363	356	349	343
429	422	415	408	402	395	388	381	375	368	361	354	348
434	427	420	413	407	400	393	386	380	373	366	359	353
439	432	425	418	412	405	398	391	385	378	371	364	358
444	437	430	423	417	410	403	396	390	383	376	369	363
449	442	435	428	422	415	408	401	395	388	381	374	368
454	447	440	434	427	420	413	406	400	393	386	379	373
459	452	445	439	432	425	418	411	405	398	391	384	378
464	457	450	444	437	430	423	416	410	403	396	389	383
469	462	455	449	442	435	428	421	415	408	401	394	388
474	467	460	454	447	440	433	426	420	413	406	399	393
479	472	465	459	452	445	438	431	425	418	411	404	398
484	477	470	464	457	450	443	437	430	423	416	409	403
489	482	475	469	462	455	448	442	435	428	421	414	408
494	487	480	474	467	460	453	447	440	433	426	419	413
499	492	485	479	472	465	458	452	445	438	431	424	418
504	497	490	484	477	470	463	457	450	443	436	429	423
509	502	495	489	482	475	468	462	455	448	441	434	428
514	507	500	494	487	480	473	467	460	453	446	440	433
519	512	505	499	492	485	478	472	465	458	451	445	438
524	517	510	504	497	490	483	477	470	463	456	450	443
529	522	515	509	502	495	488	482	475	468	461	455	448
534	527	520	514	507	500	493	487	480	473	466	460	453
539	532	525	519	512	505	498	492	485	478	471	465	458
544	537	530	524	517	510	503	497	490	483	476	470	463
549	542	535	529	522	515	508	502	495	488	481	475	468
554	547	540	534	527	520	513	507	500	493	486	480	473
559	552	545	539	532	525	518	512	505	498	491	485	478
564	557	550	544	537	530	523	517	510	503	496	490	483
569	562	555	549	542	535	528	522	515	508	501	495	488
574	567	560	554	547	540	533	527	520	513	506	500	493
579	572	565	559	552	545	538	532	525	518	511	505	498
584	577	570	564	557	550	543	537	530	523	516	510	503
589	582	575	569	562	555	548	542	535	528	521	515	508
594	587	580	574	567	560	553	547	540	533	526	520	513
599	592	585	579	572	565	558	552	545	538	531	525	518
604	597	590	584	577	570	563	557	550	543	536	530	523
609	602	595	589	582	575	568	562	555	548	541	535	528

Tabelle III.

Voraussagetabellen für den normalen Grundumsatz der Frau.

Faktor für das Körpergewicht.

	0,0	0,1	0,2	0,3	0,4	0,5	0,6	0,7	0,8	0,9
25	894	895	896	897	898	899	900	901	902	903
26	904	905	906	907	908	909	909	910	911	912
27	913	914	915	916	917	918	919	920	921	922
28	923	924	925	926	927	928	929	930	931	931
29	932	933	934	935	936	937	938	939	940	941
30	942	943	944	945	946	947	948	949	950	951
31	952	953	953	954	955	956	957	958	959	960
32	961	962	963	964	965	966	967	968	969	970
33	971	972	973	974	975	975	976	977	978	979
34	980	981	982	983	984	985	986	987	988	989
35	990	991	992	993	994	995	996	997	997	998
36	999	1000	1001	1002	1003	1004	1005	1006	1007	1008
37	1009	1010	1011	1012	1013	1014	1015	1016	1017	1018
38	1019	1019	1020	1021	1022	1023	1024	1025	1026	1927
39	1028	1029	1030	1031	1032	1033	1034	1035	1036	1037
40	1038	1039	1040	1041	1041	1042	1043	1044	1045	1046
41	1047	1048	1049	1050	1051	1052	1053	1054	1055	1056
42	1057	1058	1059	1060	1061	1062	1062	1063	1064	1065
43	1066	1067	1068	1069	1070	1071	1072	1073	1074	1075
44	1076	1077	1078	1079	1080	1081	1082	1083	1084	1084
45	1085	1086	1087	1088	1089	1090	1091	1092	1093	1094
46	1095	1096	1097	1098	1099	1100	1101	1102	1103	1104
47	1105	1106	1106	1107	1108	1109	1110	1111	1112	1113
48	1114	1115	1116	1117	1118	1119	1120	1121	1122	1123
49	1124	1125	1126	1127	1128	1128	1129	1130	1131	1132
50	1133	1134	1135	1136	1137	1138	1139	1140	1141	1142
51	1143	1144	1145	1146	1147	1148	1149	1150	1150	1151
52	1152	1153	1154	1155	1156	1157	1158	1159	1160	1161
53	1162	1163	1164	1165	1166	1167	1168	1169	1170	1171
54	1172	1172	1173	1174	1175	1176	1177	1178	1179	1180
55	1181	1182	1183	1184	1185	1186	1187	1188	1189	1190
56	1191	1192	1193	1194	1194	1195	1196	1197	1198	1199
57	1200	1201	1202	1203	1204	1205	1206	1207	1208	1209
58	1210	1211	1212	1213	1214	1215	1216	1216	1217	1218
59	1219	1220	1221	1222	1223	1224	1225	1226	1227	1228
60	1229	1230	1231	1232	1233	1234	1235	1236	1237	1238
61	1238	1239	1240	1241	1242	1243	1244	1245	1246	1247
62	1248	1249	1250	1251	1252	1253	1254	1255	1256	1257
63	1258	1259	1260	1260	1261	1262	1263	1264	1265	1266
64	1267	1268	1269	1270	1271	1272	1273	1274	1275	1276
65	1277	1278	1279	1280	1281	1281	1282	1283	1284	1285
66	1286	1287	1288	1289	1290	1291	1292	1293	1294	1295
67	1296	1297	1298	1299	1300	1301	1302	1303	1303	1304
68	1305	1306	1307	1308	1309	1310	1311	1312	1313	1314
69	1315	1316	1317	1318	1319	1320	1321	1322	1323	1324
70	1325	1325	1326	1327	1328	1329	1330	1331	1332	1333
71	1334	1335	1336	1337	1338	1339	1340	1341	1342	1343
72	1344	1345	1346	1347	1347	1348	1349	1350	1351	1352
73	1353	1354	1355	1356	1357	1358	1359	1360	1361	1362

Tabelle III (Fortsetzung).

	0,0	0,1	0,2	0,3	0,4	0,5	0,6	0,7	0,8	0,9
74	1363	1364	1365	1366	1367	1368	1369	1369	1370	1371
75	1372	1373	1374	1375	1376	1377	1378	1379	1380	1381
76	1382	1383	1384	1385	1386	1387	1388	1389	1390	1391
77	1391	1392	1393	1394	1395	1396	1397	1398	1399	1400
78	1401	1402	1403	1404	1405	1406	1407	1408	1409	1410
79	1411	1412	1413	1413	1414	1415	1416	1417	1418	1419
80	1420	1421	1422	1423	1424	1425	1426	1427	1428	1429
81	1430	1431	1432	1433	1434	1435	1435	1436	1437	1438
82	1439	1440	1441	1442	1443	1444	1445	1446	1447	1448
83	1449	1450	1451	1452	1453	1454	1455	1456	1457	1457
84	1458	1459	1460	1461	1462	1463	1464	1465	1466	1467
85	1468	1469	1470	1471	1472	1473	1474	1475	1476	1477
86	1478	1479	1479	1480	1481	1482	1483	1484	1485	1486
87	1487	1488	1489	1490	1491	1492	1493	1494	1495	1496
88	1497	1498	1499	1500	1501	1501	1502	1503	1504	1505
89	1506	1507	1508	1509	1510	1511	1512	1513	1514	1515
90	1516	1517	1518	1519	1520	1521	1522	1522	1523	1524
91	1525	1526	1527	1528	1529	1530	1531	1532	1533	1534
92	1535	1536	1537	1538	1539	1540	1541	1542	1543	1544
93	1544	1545	1546	1547	1548	1549	1550	1551	1552	1553
94	1554	1555	1556	1557	1558	1559	1560	1561	1562	1563
95	1564	1565	1566	1566	1567	1568	1569	1570	1571	1572
96	1573	1574	1575	1576	1577	1578	1579	1580	1581	1582
97	1583	1584	1585	1586	1587	1588	1588	1589	1590	1591
98	1592	1593	1594	1595	1596	1597	1598	1599	1600	1601
99	1602	1603	1604	1605	1606	1607	1608	1609	1610	1610
100	1611	1612	1613	1614	1615	1616	1617	1618	1619	1620
101	1621	1622	1623	1624	1625	1626	1627	1628	1629	1630
102	1631	1632	1632	1633	1634	1635	1636	1637	1638	1639
103	1640	1641	1642	1643	1644	1645	1646	1647	1648	1649
104	1650	1651	1652	1653	1654	1654	1655	1656	1657	1658
105	1659	1660	1661	1662	1663	1664	1665	1666	1667	1668
106	1669	1670	1671	1672	1673	1674	1675	1676	1676	1677
107	1678	1679	1680	1681	1682	1683	1684	1685	1686	1687
108	1688	1689	1690	1691	1692	1693	1694	1695	1696	1697
109	1698	1698	1699	1700	1701	1702	1703	1704	1705	1706
110	1707	1708	1709	1710	1711	1712	1713	1714	1715	1716
111	1717	1718	1719	1720	1720	1721	1722	1723	1724	1725
112	1726	1727	1728	1729	1730	1731	1732	1733	1734	1735
113	1736	1737	1738	1739	1740	1741	1741	1742	1743	1744
114	1745	1746	1747	1748	1749	1750	1751	1752	1753	1754
115	1755	1756	1757	1758	1759	1760	1761	1762	1763	1763
116	1764	1765	1766	1767	1768	1769	1770	1771	1772	1773
117	1774	1775	1776	1777	1778	1779	1780	1781	1782	1783
118	1784	1785	1785	1786	1787	1788	1789	1790	1791	1792
119	1793	1794	1795	1796	1797	1798	1799	1800	1801	1802
120	1803	1804	1805	1806	1807	1807	1808	1809	1810	1811
121	1812	1813	1814	1815	1816	1817	1818	1819	1820	1821
122	1822	1823	1824	1825	1826	1827	1828	1829	1829	1830
123	1831	1832	1833	1834	1835	1836	1837	1838	1839	1840
124	1841	1842	1843	1844	1845	1846	1847	1848	1849	1850

Tabelle IV. Voraussagetabellen für den

Faktor für Alter

	21	22	23	24	25	26	27	28	29	30	31	32
151	181	176	172	167	162	158	153	148	144	139	134	130
152	183	178	174	169	164	160	155	150	146	141	136	132
153	185	180	175	171	166	161	157	152	147	143	138	133
154	187	182	177	173	168	163	159	154	149	145	140	135
155	189	184	179	174	170	165	160	156	151	146	142	137
156	190	186	181	176	172	167	162	158	153	148	144	139
157	192	188	183	178	173	169	164	159	155	150	145	141
158	194	189	185	180	175	171	166	161	157	152	147	143
159	196	191	187	182	177	173	168	163	158	154	149	144
160	198	193	188	184	179	174	170	165	160	156	151	146
161	199	195	190	186	181	176	172	167	162	158	153	148
162	201	197	192	187	183	178	173	169	164	159	155	150
163	203	199	194	189	185	180	175	171	166	161	157	152
164	205	200	196	191	186	182	177	172	168	163	158	154
165	207	202	198	193	188	184	179	174	170	165	160	156
166	209	204	199	194	190	185	181	176	171	167	162	157
167	211	206	201	197	192	187	183	178	173	169	164	159
168	213	208	203	199	194	189	184	180	175	170	166	161
169	214	210	205	200	196	191	186	182	177	172	168	163
170	216	212	207	202	198	193	188	184	179	174	169	165
171	218	213	209	204	199	195	190	185	181	176	171	167
172	220	215	211	206	201	197	192	187	183	178	173	169
173	222	217	212	208	203	198	194	189	184	180	175	170
174	224	219	214	210	205	200	196	191	186	182	177	172
175	225	221	216	211	207	202	197	193	188	183	179	174
176	227	223	218	213	209	204	199	195	190	185	181	176
177	229	225	220	215	210	206	201	196	192	187	182	178
178	231	226	222	217	212	208	203	198	194	189	184	180
179	233	228	224	219	214	210	205	200	195	191	186	181
180	235	230	225	221	216	211	207	202	197	193	188	183
181	237	232	227	223	218	213	209	204	199	195	190	185
182	238	234	229	224	220	215	210	206	201	196	192	187
183	240	236	231	226	222	217	212	208	203	198	194	189
184	242	237	233	228	223	219	214	209	205	200	195	191
185	244	239	235	230	225	221	216	211	207	202	197	193
186	246	241	236	232	227	222	218	213	208	204	199	194
187	248	243	238	234	229	224	220	215	210	206	201	196
188	250	245	240	236	231	226	221	217	212	207	203	198
189	251	247	242	237	233	228	223	219	214	209	205	200
190	253	249	244	239	235	230	225	221	216	211	206	202
191	255	250	246	241	236	232	227	222	218	213	208	204
192	257	252	248	243	238	234	229	224	220	215	210	206
193	259	254	249	245	240	235	231	226	221	217	212	207
194	261	256	251	247	242	237	233	228	223	219	214	209
195	262	258	253	248	244	239	234	230	225	220	216	211
196	264	260	255	250	246	241	236	232	227	222	218	213
197	266	262	257	252	247	243	238	233	229	224	219	215
198	268	263	259	254	249	245	240	235	231	226	221	217
199	270	265	261	256	251	247	242	237	232	228	223	218
200	272	267	262	258	253	248	244	239	234	230	225	220

normalen Grundumsatz der Frau.

und Körperlänge.

33	34	35	36	37	38	39	40	41	42	43	44	45
125	120	116	111	106	102	97	92	88	83	78	74	69
127	122	117	113	108	103	99	94	89	85	80	75	71
129	124	119	115	110	105	101	96	91	87	82	77	73
131	126	121	117	112	107	102	98	93	88	84	79	74
132	128	123	118	114	109	104	100	95	90	86	81	76
134	130	125	120	116	111	106	102	97	92	87	83	78
136	131	127	122	117	113	108	103	99	94	89	85	80
138	133	129	124	119	115	110	105	101	96	91	87	82
140	135	130	126	121	116	112	107	102	98	93	88	84
142	137	132	128	123	118	114	109	104	100	95	90	86
143	139	134	129	125	120	115	111	106	101	97	92	87
145	141	136	131	127	122	117	113	108	103	99	94	89
147	143	138	133	128	124	119	114	110	105	100	96	91
149	144	140	135	130	126	121	116	112	107	102	98	93
151	146	142	137	132	128	123	118	113	109	104	99	95
153	148	143	139	134	129	125	120	115	111	106	101	97
155	150	145	141	136	131	127	122	117	113	108	103	98
156	152	147	142	138	133	128	124	119	114	110	105	100
158	154	149	144	140	135	130	126	121	116	112	107	102
160	155	151	146	141	137	132	127	123	118	113	109	104
162	157	153	148	143	139	134	129	125	120	115	111	106
164	159	154	150	145	140	136	131	126	122	117	112	108
166	161	156	152	147	142	138	133	128	124	119	114	110
168	163	158	154	149	144	139	135	130	125	121	116	111
169	165	160	155	151	146	141	137	132	127	123	118	113
171	167	162	157	153	148	143	139	134	129	124	120	115
173	168	164	159	154	150	145	140	136	131	126	122	117
175	170	166	161	156	152	147	142	138	133	128	124	119
177	172	167	163	158	153	149	144	139	135	130	125	121
179	174	169	165	160	155	151	146	141	137	132	127	123
180	176	171	166	162	157	152	148	143	138	134	129	124
182	178	173	168	164	159	154	150	145	140	136	131	126
184	180	175	170	165	161	156	151	147	142	137	133	128
186	181	177	172	167	163	158	153	149	144	139	135	130
188	183	179	174	169	165	160	155	150	146	141	136	132
190	185	180	176	171	166	162	157	152	148	143	138	134
192	187	182	178	173	168	164	159	154	150	145	140	135
193	189	184	179	175	170	165	161	156	151	147	142	137
195	191	186	181	177	172	167	163	158	153	149	144	139
197	192	188	183	178	174	169	164	160	155	150	146	141
199	194	190	185	180	176	171	166	162	157	152	148	143
201	196	191	187	182	177	173	168	163	159	154	149	145
203	198	193	189	184	179	175	170	165	161	156	151	147
205	200	195	191	186	181	176	172	167	162	158	153	148
206	202	197	192	188	183	178	174	169	164	160	155	150
208	204	199	194	190	185	180	175	171	166	161	157	152
210	205	201	196	191	187	182	177	173	168	163	159	154
212	207	203	198	193	189	184	179	175	170	165	160	156
214	209	204	200	195	190	186	181	176	172	167	162	158
216	211	206	202	197	192	188	183	178	174	169	164	160

Tabelle IV

	46	47	48	49	50	51	52	53	54	55	56	57
151	64	60	55	50	46	41	36	31	27	22	17	13
152	66	61	57	52	47	43	38	33	29	24	19	15
153	68	63	59	54	49	45	40	35	31	26	21	16
154	70	65	60	56	51	46	42	37	32	28	23	18
155	72	67	62	58	53	48	44	39	34	30	25	20
156	73	69	64	59	55	50	45	41	36	31	27	22
157	75	71	66	61	57	52	47	43	38	33	29	24
158	77	72	68	63	58	54	49	44	40	35	30	26
159	79	74	70	65	60	56	51	46	42	37	32	28
160	81	76	72	67	62	57	53	48	43	39	34	29
161	83	78	73	69	64	59	55	50	45	41	36	31
162	85	80	75	71	66	61	57	52	47	42	38	33
163	86	82	77	72	68	63	58	54	49	44	40	35
164	88	84	79	74	70	65	60	56	51	46	42	37
165	90	85	81	76	71	67	62	57	53	48	43	39
166	92	87	83	78	73	69	64	59	55	50	45	41
167	94	89	84	80	75	70	66	61	56	52	47	42
168	96	91	86	82	77	72	68	63	58	54	49	44
169	98	93	88	83	79	74	69	65	60	55	51	46
170	99	95	90	85	81	76	71	67	62	57	53	48
171	101	97	92	87	83	78	73	68	64	59	54	50
172	103	98	94	89	84	80	75	70	66	61	56	52
173	105	100	96	91	86	82	77	72	67	63	58	53
174	107	102	97	93	88	83	79	74	69	65	60	55
175	109	104	99	95	90	85	81	76	71	67	62	57
176	110	106	101	96	92	87	82	78	73	68	64	59
177	112	108	103	98	94	89	84	80	75	70	66	61
178	114	109	105	100	95	91	86	81	77	72	67	63
179	116	111	107	102	97	93	88	83	79	74	69	65
180	118	113	108	104	99	94	90	85	80	76	71	66
181	120	115	110	106	101	96	92	87	82	78	73	68
182	122	117	112	108	103	98	93	89	84	79	75	70
183	123	119	114	109	105	100	95	91	86	81	77	72
184	125	121	116	111	107	102	97	93	88	83	78	74
185	127	122	118	113	108	104	99	94	90	85	80	76
186	129	124	120	115	110	106	101	96	92	87	82	78
187	131	126	121	117	112	107	103	98	93	89	84	79
188	133	128	123	119	114	109	105	100	95	91	86	81
189	134	130	125	120	116	111	106	102	97	92	88	83
190	136	132	127	122	118	113	108	104	99	94	90	85
191	138	134	129	124	119	115	110	105	101	96	91	87
192	140	135	131	126	121	117	112	107	103	98	93	89
193	142	137	133	128	123	119	114	109	104	100	95	90
194	144	139	134	130	125	120	116	111	106	102	97	92
195	146	141	136	132	127	122	118	113	108	104	99	94
196	147	143	138	133	129	124	119	115	110	105	101	96
197	149	145	140	135	131	126	121	117	112	107	103	98
198	151	146	142	137	132	128	123	118	114	109	104	100
199	153	148	144	139	134	130	125	120	116	111	106	102
200	155	150	145	141	136	131	127	122	117	113	108	103

(Fortsetzung).

58	59	60	61	62	63	64	65	66	67	68	69	70
8	3	—1,2	—6	—11	—15	—20	—25	—29	—34	—39	—43	—48
10	5	0,6	—4	— 9	—13	—18	—23	—27	—32	—37	—41	—46
12	7	2	—2	— 7	—12	—16	—21	—26	—30	—35	—40	—44
14	9	4	0	— 5	—10	—14	—19	—24	—28	—33	—38	—42
16	11	6	1	— 3	— 8	—13	—17	—22	—27	—31	—36	—41
17	13	8	3	— 1	— 6	—11	—15	—20	—25	—29	—34	—39
19	15	10	5	1	— 4	— 9	—14	—18	—23	—28	—32	—37
21	16	12	7	2	— 2	— 7	—12	—16	—21	—26	—30	—35
23	18	14	9	4	0	— 5	—10	—15	—19	—24	—29	—33
25	20	15	11	6	1	— 3	— 8	—13	—17	—22	—27	—31
27	22	17	13	8	3	— 1	— 6	—11	—15	—20	—25	—30
28	24	19	14	10	5	0	— 4	— 9	—14	—18	—23	—28
30	26	21	16	12	7	2	— 2	— 7	—12	—16	—21	—26
32	27	23	18	13	9	4	— 1	— 5	—10	—15	—19	—24
34	29	25	20	15	11	6	1	— 3	— 8	—13	—17	—22
36	31	26	22	17	12	8	3	— 2	— 6	—11	—16	—20
38	33	28	24	19	14	10	5	0	— 4	— 9	—14	—18
40	35	30	26	21	16	11	7	2	— 3	— 7	—12	—17
41	37	32	27	23	18	13	9	4	— 1	— 5	—10	—15
43	39	34	29	25	20	15	11	6	1	— 4	— 8	—13
45	40	36	31	26	22	17	12	8	3	— 2	— 6	—11
47	42	38	33	28	24	19	14	10	5	0	— 4	— 9
49	44	39	35	30	25	21	16	11	7	2	— 3	— 7
51	46	41	37	32	27	23	18	13	9	4	— 1	— 5
52	48	43	38	34	29	24	20	15	10	6	1	— 4
54	50	45	40	36	31	26	22	17	12	8	3	— 2
56	52	47	42	37	33	28	23	19	14	9	5	0
58	53	49	44	39	35	30	25	21	16	11	7	2
60	55	51	46	41	37	32	27	22	18	13	8	4
62	57	52	48	43	38	34	29	24	20	15	10	6
64	59	54	50	45	40	36	31	26	22	17	12	8
65	61	56	51	47	42	37	33	28	23	19	14	9
67	63	58	53	49	44	39	35	30	25	21	16	11
69	64	60	55	50	46	41	36	32	27	22	18	13
71	66	62	57	52	48	43	38	34	29	24	20	15
73	68	63	59	54	49	45	40	35	31	26	21	17
75	70	65	61	56	51	47	42	37	33	28	23	19
77	72	67	63	58	53	48	44	39	34	30	25	20
78	74	69	64	60	55	50	46	41	36	32	27	22
80	76	71	66	62	57	52	48	43	38	33	29	24
82	77	73	68	63	59	54	49	45	40	35	31	26
84	79	75	70	65	61	56	51	47	42	37	33	28
86	81	76	72	67	62	58	53	48	44	39	34	30
88	83	78	74	69	64	60	55	50	46	41	36	32
89	85	80	75	71	66	61	57	52	47	43	38	33
91	87	82	77	73	68	63	59	54	49	45	40	35
93	89	84	79	74	70	65	60	56	51	46	42	37
95	90	86	81	76	72	67	62	58	53	48	44	39
97	92	88	83	78	74	69	64	59	55	50	45	41
99	94	89	85	80	75	71	66	61	57	52	47	43

Berichtigungen.

Seite 60, Zeile 8 von unten, statt Splanchromikrie muß es heißen Splanchnomikrie.
„ 120, „ 7 „ oben, „ Benzoring „ „ „ Benzolring.
„ 141, 3. Marginalie, „ Anaphylarie „ „ „ Anaphylaxie.
„ 179, Zeile 9 von oben, „ hingewissen „ „ „ hingewiesen.
„ 239, „ 5 „ unten, „ Carcia „ „ „ Garcia.
„ 240, „ 8 „ „ „ Bodzynski „ „ „ Bondzynski.
„ 241, „ 1 „ oben, „ Flata „ „ „ Falta.
„ 242, „ 8 „ „ „ Wiechowsk „ „ „ Wiechowski.
„ 260, Schema, „ Camizzaro „ „ „ Cannizzaro.
„ 535, Zeile 10 von unten, statt Pophyrine „ „ „ Porphyrine.
„ 678, „ 9 und 10 von unten, statt: nur Kollektor für das Provitamin muß es heißen:
nur der Kollektor für das Vitamin.
„ 682, Zeile 14 von oben, statt: bisher noch nicht muß es heißen: bisher noch kaum.

Sachverzeichnis.

Müller-Seifert
Taschenbuch der medizinisch-klinischen Diagnostik

Bearbeitet von Dr. **Friedrich Müller**
Professor der Medizin in München

25., unveränderte Auflage. Mit 140 zum Teil farbigen Abbildungen im Text und 4 farbigen Tafeln. 448 Seiten. 1929. RM 16.80

Die unmittelbare Krankenuntersuchung
Ärztliches Sehen, Hören und Fühlen
Von Dr. **Paul Martini**
a. o. Professor an der Universität München

Mit 35 Abbildungen im Text. VIII, 246 Seiten. 1927. Gebunden RM 8.70

Aus den Besprechungen:

„Das Buch bringt eine vortreffliche Darstellung der Inspektion, Palpation, Perkussion und Auskultation, also der Methoden, die immer die Grundlagen jeder ärztlichen Untersuchung bleiben müssen. Es ist erfreulich, daß in unserer Zeit, in der die Laboratoriumsmethoden überwuchern, der Autor den Mut hatte, dies Buch erscheinen zu lassen. Martini ist aber auch durch seine bekannten Arbeiten über die Theorie der Perkussion und Auskultation ganz besonders befähigt zu einer solchen Darstellung. Das Buch ist außerordentlich klar und versteht, auch schwierigere theoretische Auseinandersetzungen in gut verständlicher Form vorzutragen. Es wird dem klinischen Lehrer für die Auskultations- und Perkussionskurse eine erwünschte Unterlage bieten und dem Studenten, wie dem Arzt ein sicherer Führer auf diesen Gebieten sein. Ich habe das auch stilistisch gut geschriebene Buch mit Interesse durchgelesen und kann es nur auf das wärmste empfehlen." Klinische Wochenschrift.

Allergische Diathese und allergische Erkrankungen
(Indiosynkrasien, Asthma, Heufieber, Nesselsucht u. a.)
Von Professor Dr. **Hugo Kämmerer**, München
Leiter des Ambulatoriums der 2. Mediz. Klinik

VIII, 210 Seiten. 1926. RM 13.50; gebunden RM 16.20

Aus den Besprechungen:

„Das Buch vertritt kein abgeschlossenes Urteil über das immer mehr wachsende Forschungsgebiet der allergischen Diathese, sondern ist gerade dadurch so ungeheuer anregend und reizvoll, daß es die ganze Fülle der Fragestellungen und Ergebnisse umfaßt. Es ist für die ganze weitere wissenschaftliche Erforschung des Allergieproblems daher von grundlegendem Werte. Ganz besonders wertvoll sind die ersten Kapitel, die sich mit der Begriffsbestimmung auseinandersetzen und vor allem die Grundlagen der experimentellen Anaphylaxie mitteilen. Eine erstaunliche Fülle von Einzelkenntnissen der allergischen Krankheitsgruppen schließt sich an und bildet den Hauptteil des Buches. Durch die Berücksichtigung der mannigfachen therapeutischen Maßnahmen bei den einzelnen Krankheiten aber wird das Buch auch in Kreisen, die nicht rein wissenschaftlich interessiert sind, große Anerkennung finden. — Der große Wert des Buches liegt darin, daß es jedem hier Forschenden eine sehr brauchbare und gediegene Stütze in die Hand gibt und dadurch eben auch zu experimenteller Weiterforschung auffordert." Medizinische Klinik.

Klinische Physiologie

Von

Professor Dr. Bernhard Stuber

Oberarzt an der medizinischen Klinik der Universität Freiburg i. Br.

I. Teil

Mit 3 Abbildungen und 9 Tabellen im Text. VIII, 150 Seiten. 1926. RM 9.60.

Aus den Besprechungen:

„Das Buch ist aus Vorlesungen entstanden, die der Verfasser über klinische Physiologie an der Universität Freiburg gehalten hat. Der erste Teil befaßt sich vorwiegend mit klinisch- und physiologisch-chemischen Problemen: Der intermediäre Eiweißstoffwechsel, die Chemie und Biologie der Kohlehydrate, die Chemie und Biologie der Fette, die Chemie der Lipoide und der Nukleinstoffwechsel werden eingehend und übersichtlich behandelt. Die Verbindung mit klinischen Problemen wird überall gewahrt. Zahlreiche Literaturangaben sind den Darlegungen beigegeben und machen somit das klar verfaßte Buch für den Forschenden wertvoll."

Zentralblatt für innere Medizin.

II. Teil

Mit 17 Abbildungen im Text. VI, Seite 151—293. 1927. RM 10.50

Aus den Besprechungen:

„Die vorliegende Lieferung umfaßt Verdauung, Pathologie des Magen-Darmkanals, sekretorische Funktion der Leber, retikulo-endotheliales System, Ikterus, extrahepatische Gallenwege und Milz. Wir können unsere bei der Besprechung des ersten Teils geäußerte Ansicht, daß es sich um ein ausgezeichnetes Werk handelt, nur wiederholen. Der Kliniker wird das Buch bald als eine wertvolle Hilfe schätzen lernen."

Wiener klinische Wochenschrift.

III. Teil: In Vorbereitung

Die pathologische Physiologie des Gesamtstoff- und Kraftwechsels bei der Ernährung des Menschen

Vou

Professor Dr. E. Grafe

Direktor der medizinischen Universitäts-Poliklinik in Rostock

VI, 523 Seiten. 1923. RM 12.—

Aus den Besprechungen:

„Kein anderer deutscher Forscher hat sich in den letzten Jahren so umfangreich und tiefgründig mit den Fragen des Energieumsatzes beschäftigt wie E. Grafe. Das vom Verfasser gewählte Thema ist etwas spröde. Aber er verstand es trefflich, diesen Stoff zu meistern und ihn für jeden Biologen und Arzt genuß- und lehrreich zu gestalten. Dem biologischen Forscher ist das mit vollständiger Literatur ausgestattete Werk unentbehrlich; für den Arzt ist es äußerst wichtig, sich hier über alle einschlägigen Fragen in bezug auf Stoffwechsel und Nahrungsbedarf des Gesunden und Kranken unterrichten zu können. Das Buch ist als Sonderabdruck aus den „Ergebnissen der Physiologie" erschienen und unter den an trefflichen Abhandlungen wahrlich nicht armen „Ergebnissen" ist es eine der trefflichsten." Klinische Wochenschrift.